LEHRBUCH DER
PARASITOLOGIE

UNTER BESONDERER BERÜCKSICHTIGUNG

DER PARASITEN DES MENSCHEN

VON

Dr. GERHARD PIEKARSKI

APL. PROFESSOR DER MED. PARASITOLOGIE UND MIKROBIOLOGIE
ABTEILUNGSLEITER AM HYGIENE-INSTITUT DER UNIVERSITÄT BONN

MIT 411 ZUM TEIL FARBIGEN ABBILDUNGEN

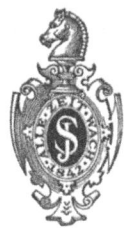

SPRINGER-VERLAG BERLIN HEIDELBERG GMBH 1954

ISBN 978-3-662-23384-9   ISBN 978-3-662-25431-8 (eBook)
DOI 10.1007/978-3-662-25431-8

Vorwort.

Mit dem vorliegenden „*Lehrbuch der Parasitologie*", das in erster Linie die *tierischen Parasiten des Menschen* berücksichtigt, wird der Versuch unternommen, zu einer Synthese zwischen den biologischen und medizinischen Interessen an der Parasitologie zu kommen. Dieses Lehrbuch soll die speziellen Werke der Protozoologie, Helminthologie und Entomologie keineswegs ersetzen, sondern eine Art Niemandsland ausfüllen, das in Deutschland weder in der Biologie noch in der Medizin hinreichende Würdigung findet. In dem Bestreben, diesem Gedanken zu dienen, folgte ich gern der Anregung der Herren Prof. Dr. H. SCHLOSSBERGER, Frankfurt a. M., und Dr. FERDINAND SPRINGER, Heidelberg, zur Abfassung dieses Buches.

Der besondere Reiz beim Studium der tierischen Parasiten liegt einerseits in der Erforschung der oft so verschlungenen Wege, welche die Schmarotzer nehmen, um schließlich zum erstrebten Ziele, in dem geeigneten Wirt zur Geschlechtsreife oder Ausbildung der Nachkommenschaft, zu gelangen. Andererseits bieten die tierischen Parasiten einen ungewöhnlich tiefen Einblick in das Wechselspiel zwischen Parasit und Wirt, das uns in Zukunft sicherlich noch zahlreiche neue, allgemeingültige Erkenntnisse vermitteln wird. Das Verhältnis zwischen *Parasit und Wirt* sollte der *Biologe* mehr als bisher zum Gegenstand seiner Forschungen machen; denn beide Partner gehören zu der als Parasitismus gekennzeichneten Lebensgemeinschaft. Der *Arzt* wird durch die genaue Kenntnis der Lebens- und Entwicklungsweise der Parasiten das durch diese hervorgerufene Krankheitsbild besser verstehen und die Infektionswege verlegen können, um der Ausbreitung parasitärer Krankheiten wirksam entgegentreten zu können. Es sei hier daran erinnert, daß noch heute viele Millionen von Menschen unter den tierischen Krankheitserregern, von denen nur die Plasmodien (Malariaerreger), Ankylostomen (Hakenwürmer) und Schistosomen (Erreger der sog. Bilharziose) genannt seien, zu leiden haben.

Die so verschieden gerichteten Interessen an der medizinischen Parasitologie machen es schwierig, den Anforderungen der Biologen wie der Mediziner an ein solches Lehrbuch gerecht zu werden. Ob der abgesteckte Rahmen richtig gewählt wurde, muß sich erst erweisen. Es wurde bewußt auf eine vollständige Aufzählung *aller* Parasiten des Menschen verzichtet, aber neben solchen auch einige bemerkenswerte *Parasiten der Tiere* behandelt. Von den zum Bakterienreich gehörenden Parasiten werden nur die Spirochäten kurz behandelt, weil sie häufig als Anhang zu den Protozoen gestellt werden. (Neuerdings ist jedoch ihre Morphologie und damit ihre systematische Stellung zu den Bakterien weitgehend geklärt worden.) Damit könnte die vorgelegte Auswahl vielleicht willkürlich erscheinen. Es sollten aber die berücksichtigten Arten und einzelne, ausführlicher behandelte Kapitel vielfach nur Beispiele für die Mannigfaltigkeit der parasitären Lebens- und Entwicklungsweise bieten.

Der Inhalt wurde in einen allgemeinen (vor allem den Biologen ansprechenden) und einen speziellen Teil gegliedert. Dabei ist versucht worden, jeweils die drei wesentlichen Gesichtspunkte einer parasitologischen Betrachtungsweise herauszustellen: *den Parasiten, den Wirt* und *das Verhältnis beider Partner zueinander*;

dieses kommt vor allem in der *Reaktion des Wirtes* zum Ausdruck. Das Ergebnis der Auseinandersetzung zwischen Parasit und Wirt beim Menschen sind die den Arzt interessierenden klinischen und pathologisch-anatomischen Erscheinungen.

Klinik und *Pathologie* sowie *Therapie* der parasitären Krankheiten des Menschen wurden erst kürzlich im „Handbuch der inneren Medizin, Bd. I, Teil 2" von zuständiger Seite eingehend dargestellt. Ebenso haben REICHENOW, VOGEL und WEYER die *parasitologischen Untersuchungsmethoden* ausführlich abgehandelt, so daß auf diese beiden Werke ausdrücklich hingewiesen sei (vgl. S. 721). An physiologisch-chemischen Fragen besonders Interessierte seien ferner auf das Buch von v. BRAND: „*Chemical Physiology of Endoparasitic Animals*" (1952) aufmerksam gemacht (vgl. S. 668).

Bei der fast erdrückenden Fülle einschlägiger Originalarbeiten, die Jahr für Jahr publiziert werden, war es sicher gewagt, die Abfassung eines solchen Lehrbuches *allein* zu übernehmen. Der Versuch wurde aber gemacht, um möglichste Einheitlichkeit der gesamten Darstellung zu erreichen. Dabei ist *der* Stoff zusammengefaßt worden, der auch in einer umfassenden Vorlesung, die sich mit dem Thema des vorliegenden Buches befaßt, geboten werden sollte. Dennoch wäre die Arbeit nicht so gediehen ohne die selbstlose Hilfe zahlreicher Kollegen, die sich die Mühe machten, Teile des Manuskriptes kritisch durchzusehen oder in Diskussionen oder durch Literaturhinweise zur Klärung vieler Fragen beizutragen. Hier möchte ich mit besonderem Dank die Herren Proff. A. HASE, Berlin, und H. SCHLOSSBERGER, Frankfurt a. M., sowie die Kollegen ERHARDT, GRELL, GÖNNERT, LÜDICKE und WEYER nennen, nicht ohne dabei dankbar der Hilfsbereitschaft zahlreicher weiterer Kollegen zu gedenken, die mithalfen, Unvollkommenheiten des Manuskriptes einzuschränken.

Unmöglich wäre mir aber die Bewältigung der Arbeit geworden ohne die unermüdliche Hilfe meines Mitarbeiters, Herrn Dr. W. SIBBING, der nicht nur die mühevolle Arbeit des Korrekturlesens und der Anfertigung des Sach- und Literaturverzeichnisses mit mir teilte, sondern auch durch Kritik und wertvolle sachliche Vorschläge und Hinweise die Arbeiten am Manuskript unterstützte.

Bei der *Nomenklatur* habe ich mich im wesentlichen an die Auffassung der deutschen Fachvertreter gehalten, um nach Möglichkeit innerhalb des deutschen Schrifttums zu einer Einheitlichkeit der Artbezeichnung zu gelangen, selbst auf die Gefahr hin, von den ausländischen Kollegen kritisiert zu werden. Bei den Protozoen folgte ich im wesentlichen REICHENOW, bei den Helminthen VOGEL und MINNING, bei den Acarina VITZTHUM, bei den Linguatuliden HEYMONS und bei den Insekten E. MARTINI, F. WEYER und F. ZUMPT. Herr Prof. Dr. C. R. BOETTGER, Braunschweig, war so freundlich, die Namen der als Zwischenwirte in Frage kommenden Mollusken gemeinsam mit Herrn Dr. ZILCH, Frankfurt a. M., zu überprüfen, wofür ich beiden Herren besonders dankbar bin. Soweit ich von der Auffassung der erwähnten Spezialisten abgewichen bin, habe ich es meist besonders begründet.

Die Beschaffung der zum Teil schwer erreichbaren Originalliteratur wurde mir durch das Entgegenkommen des Tropen-Institutes in Hamburg (Direktor: Prof. Dr. NAUCK) in dankenswerter Weise ermöglicht. Ebenso möchte ich den Herren Prof. Dr. Dr. EYER, Direktor des Hygiene-Institutes der Universität Bonn, sowie Prof. Dr. Dr. SCHULEMANN, Direktor des Pharmakologischen Institutes in Bonn, und Herrn Dozent Dr. KAROW, Bonn, dafür danken, daß sie mir ihre privaten Bestände an ausländischer Literatur zur Benutzung überließen. Mein besonderer Dank gilt auch dem *Deutsch-Afrikanischen Hilfsausschuß* (DAHA), Pretoria, der mir für uns zeitweilig unerreichbare ausländische Literatur vermittelte.

Dank dem Entgegenkommen des Verlages konnten zahlreiche Abbildungsvorlagen neu angefertigt werden. Dabei hat mir Herr Dr. med. DUVERNOY als wissenschaftlicher Zeichner besonders wertvolle Dienste geleistet, weil er auch bei den Entwürfen zu den Entwicklungsgängen mit seinem Rat zu einer vielleicht befriedigenden Lösung beigetragen hat. Ein Teil der Zeichnungen ist von Herrn MÜLLER-MOLO angefertigt worden. Beiden Herren sei auch an dieser Stelle für ihre Hilfe gedankt.

Viele Abbildungsvorlagen verdanke ich der Freundlichkeit von in- und ausländischen Kollegen, die mir gestatteten, Abbildungen aus ihren Publikationen zu übernehmen oder wertvolle Originale zur Verfügung stellten. Herr Prof. E. C. FAUST, New Orleans, Louisiana, und der Verlag von *Lea* und *Febiger*, Philadelphia, erlaubten die Verwendung der Weltkarten mit den Angaben der Verbreitung wichtiger Parasitenarten (aus CRAIG und FAUST, Clinical Parasitology, 1951). Bis dahin unveröffentlichte Originale überließen mir die Herren Proff. ANKEL, Gießen, BARLOW, Kairo, Frl. Dr. BECKER, Marburg, Dr. EMMEL, Bergen-Enkheim, Proff. ENIGK, Hamburg, GARNHAM, London, HALLERVORDEN, Gießen, HAWKING, London, Dr. HARTMANN, Celle, Proff. JANKER, Bonn, MUELLER, Syracuse (USA), Dozent Dr. REINER W. MÜLLER, Köln, Prof. REICHENOW, Hamburg, Dr. REICHMUTH, Celle, Dr. TESSERAUX, Pforzheim, und Prof. WEYER, Hamburg.

Auch den Mitarbeitern des Springer-Verlages, die bei den Vorbereitungen zur Drucklegung des Buches mitwirkten, sei an dieser Stelle für ihr stetes Entgegenkommen gedankt.

Meiner Frau möchte ich für die vielen Mühen danken, die sie direkt und indirekt auf sich nahm, um die Arbeit am Manuskript zu ermöglichen und zu fördern. Diese wäre ohne ihre treue Hilfe nicht durchführbar gewesen.

Bonn, im August 1953. G. PIEKARSKI.

Inhaltsverzeichnis.

Erster Teil

Allgemeine Parasitologie.

Vorbemerkung.

Die Parasitologie ist ein Teil des großen Forschungsgebietes *der Ökologie.* Diese befaßt sich unter anderem auch mit den Lebens- und Umweltsverhältnissen *der* Tiere, die als *Parasiten* in einer besonderen Beziehung zu anderen Tierarten stehen, mit denen sie fakultativ oder obligatorisch zusammen leben. Dabei lebt der eine Partner, der *Parasit,* auf Kosten des anderen, des *Wirtes,* und schädigt diesen in verschieden hohem Grade.

Die Vielfalt der Formen dieses Zusammenlebens zwischen Parasit und Wirt ist außerordentlich groß. Man findet daher in den verschiedenen Tiergruppen, insbesondere bei den Protozoen, Helminthen und Arthropoden alle „Übergänge" von scheinbar „gleichgültigem" Nebeneinander beider Partner bis zum extrem einseitigen aggressiven Parasitismus, dem der anscheinend völlig schutzlose Wirt ausgeliefert sein kann. Damit wird es verständlich, daß eine Definition des Begriffes *Parasit* niemals alle Einzelfälle vollkommen umfassen kann, sondern — wie im biologischen Bereich so oft — in gewissem Grade künstliche Grenzen setzt. Daher werden als Grenzfälle immer sog. Ausnahmen auftreten, eine allgemeine, im Wesen des Biologischen begründete Erscheinung. Unter Berücksichtigung dieser Einschränkung lassen sich folgende Definitionen geben:

1. Definition; Abgrenzung des Parasitismus gegen Kommensalismus, Mutualismus und Symbiose.

Unter Parasiten verstehen wir solche Lebewesen, die zeitweise oder ständig ganz oder zum Teil auf Kosten eines anderen, in der Regel größeren Organismus, des sog. Wirtes, leben, von ihm Nahrung, unter Umständen auch Wohnung oder ähnlichen Nutzen gewinnen und ihn bei geringer Anzahl nicht töten[1]. Von ihrem Wirt dauernd getrennt, gehen sie im allgemeinen schnell zugrunde. Einen toten „Wirt" sucht der Parasit nicht auf, während z. B. der Räuber auch tote Tiere annimmt.

Der Räuber sucht eine Beute, der Parasit einen *lebenden Wirt,* auf den er angewiesen ist. Vernichtet der Parasit seinen Wirt, so liegt nach LEIPER (1934) „pathologischer Parasitismus" vor. Dieser wird deutlich am Beispiel der Ruhramöbe *Entamoeba histolytica,* die vielfach als echter Parasit im menschlichen Darm lebt und dann normalerweise Dauerformen (Cysten) bildet, die der Verbreitung und Erhaltung der Art dienen. Geht die Amöbe jedoch ins Gewebe („*Histolytica-Form*"), so verliert sie die Fähigkeit zur Cystenbildung und geht unter Umständen mit ihrem Wirt zugrunde. WESTPHAL hat daher dieses Entwicklungsstadium auch als „biologisch entartet" angesprochen. In anderen, ähnlich gelagert erscheinenden Fällen (z. B. *Leishmania donovani,* manche Trypanosomen und Plasmodien) geht der Parasit unter Umständen auch mit dem Wirt zugrunde, wenn der Wirt dem Angriff der Parasiten nicht zu widerstehen vermag. Bei diesen Formen kann jedoch durch die Überträger (s. S. 27) — in der Regel Arthropoden — der Parasit immer vor dem endgültigen Untergang bewahrt werden. „Pathologischer Parasitismus" liegt daher nur dann vor, wenn der Parasit seine Existenzgrundlage gleichsam selbst zerstört, ohne auf andere Weise für die Erhaltung der Art zu sorgen.

Wörtlich übersetzt heißt Parasit: Mit-Essender (para = bei, sitos = Speise). Der Name galt ursprünglich dem Helfer beim griechischen Opfermahl, dem Parasitos, der das geopferte Mahl nach der Feier verzehrte. Später waren die Parasitos die Tischgenossen, die an der

---

[1] R. LEUCKART (1852) schreibt: „Überall dort, wo ein Tier zu klein, zu schwach und zu schlecht bewaffnet ist, um ein anderes lebendes Geschöpf, auf das es sich zur Nahrung angewiesen sieht, zu überwältigen und zu töten, muß es sich damit begnügen, es zu plündern, von seinem Blute, Säften und Teilen zu schmarotzen" (vgl. z. B. Blutegel S. 449).

staatlichen Ehrentafel mitaßen. In der Folgezeit kennzeichnete dieser Name den Possenreißer, der gegen freie Kost die Gäste unterhielt. In der griechischen Komödie entwickelte sich daraus eine charakteristische Figur mit dem verächtlichen Beigeschmack, der dem Begriff auch heute noch anhaftet.

Ohne eine Schädigung des Partners leben dagegen *Kommensalen* und *Symbionten*. DEEGENER definiert die *Kommensalen* (kom-mensa = mit am Tisch; Tischgenosse) (oder Paraphagen, wie er sie nennt) als „harmlose, oft ganz unschädliche Genossen ihrer Wirte, von denen sie nur wertlose Abfallstoffe oder wenigstens keine Substanzen beanspruchen, durch deren Entziehung der Wirt merklich beeinträchtigt wird". Kommensalismus stellt den besonderen Fall einer *Karpose* dar; diese wird von R. HESSE definiert als Zusammenleben zweier Organismen, bei dem der eine Partner einen *Vorteil* gewinnt *ohne den anderen zu schädigen*.

Mutualismus (mutuus = gegenseitig) liegt vor, wenn das Zusammenleben gegenseitigen Vorteil, aber *keine Lebensnotwendigkeit* für die Partner bedeutet. Es wird nur eine Hilfe geboten, die die Existenz erleichtert.

Symbiose (sym-bios = Zusammen-leben) ist die Lebensgemeinschaft zweier Organismen, die sich in irgendeiner Form *gegenseitig* Hilfe bieten, auf die sie *angewiesen* sind; eine dauernde Trennung der Partner voneinander führt daher zu ihrem Tode.

In diesem Sinne *echte Symbiosen* sind die zahlreichen Fälle des Zusammenlebens von Tier und Pflanze, die vorwiegend von BUCHNER und seinen Mitarbeitern untersucht wurden; denn sie erlauben — von Ausnahmen abgesehen — keine Trennung der Partner (vgl. S. 470), ohne beide Teile wesentlich zu schädigen (gegenseitige physiologische Abhängigkeit).

Ebenso stehen z. B. die (nach PIERANTONI 1935) in Verbindung mit Bakterien als „intracellulären Symbionten" Cellulose-verarbeitenden Darmflagellaten der holzfressenden Termiten in einem echten symbiontischen Verhältnis zu ihrem Partner (H. SCHMIDT 1950). Unter den Pflanzen leben bei den Flechten Pilze und Algen in gegenseitiger Abhängigkeit zusammen. Der Pilz ernährt sich von den organischen Stoffen, welche die assimilierenden Algen produzieren. Dafür liefert der Pilz den Algen anorganische Substanzen und Wasser, vielleicht auch Wuchsstoffe. Fast alle Flechtenpilze können in der Natur nur dann wachsen, wenn sie die ihnen *zusagenden* Algen zur Verfügung haben. Außerdem treten durch das Zusammenleben von Pilz und Alge ganz bestimmte gestaltliche Merkmale und Stoffwechselprodukte („Flechtenstoffe") in Erscheinung, die mindestens in der weit überwiegenden Zahl der bisher untersuchten Fälle keiner der Partner für sich allein zu bilden vermag (HARDER 1947). Dagegen sind die Chlorellen der Paramaecien oder Süßwasserpolypen für diese nicht lebensnotwendig, sondern bilden mit diesen eine *mutualistische* Lebensgemeinschaft. Neben den algenbeherbergenden Individuen findet man immer algenfreie Artgenossen.

Eine sichere Entscheidung, ob in einem gegebenen Falle ein einseitiger Nutzen oder Schaden, eine gegenseitige fakultative oder obligatorische Hilfe vorliegt, ist jedoch für uns oftmals nur schwer möglich. Ein Beispiel dafür bietet das erst kürzlich von ANKEL geklärte Verhältnis zwischen der Schnecke *Phyllirrhoë bucephala* PER. und der Meduse *Mnestra parasites* KROHN, bei dem — entgegen der bisherigen Auffassung (vgl. auch den Artnamen) — nicht die Meduse, sondern die *Schnecke* den schmarotzenden Partner darstellt (Abb. 1). Durch die Untersuchung der Entwicklungsgeschichte beider Partner war es möglich, diesen Irrtum aufzudecken. Dieses Zusammenleben der Schnecke mit der Meduse bietet zugleich ein Beispiel für den möglichen — hier regelmäßigen — Übergang vom Kommensalismus zum Parasitismus:

Die Schneckenlarve nistet sich unter dem Schirm der Meduse ein, die sie aktiv aufsucht, und lebt dort als Kommensale von der Beute, die die Meduse macht. Die Schnecke wächst dabei soweit heran, daß sie schließlich aus dem subumbrellaren Raum der Meduse heraustritt und sich an der Mündung des Manubriums, dem herabhängenden zentralen Stiel mit der Mundöffnung, anheftet. Diese wird dabei verschlossen; die Meduse verkümmert und bildet keine Gonaden aus, bleibt aber noch lange am Leben. Sie fängt noch einige Zeit Plankton, nun gleichsam für die Schnecke, welche die Beute von den Fangarmen abpflückt; dabei verliert die Meduse schließlich ihre Tentakeln (Abb. 1). Wahrscheinlich sucht die Schnecke später Siphonophoren auf, um diese abzuweiden (ANKEL 1951).

Ein ähnliches Beispiel für einen Übergang vom Kommensalismus zum Parasitismus bietet auch die Ruhramöbe *Entamoeba histolytica*. Sie lebt primär im Darmlumen des Menschen als harmloser „Mitesser", kann jedoch unter geeigneten Bedingungen in das Darmgewebe und sogar über die Blutgefäße in die inneren, parenchymatösen Organe gelangen (vgl. dazu Präadaptation S. 19).

Man findet also Übergänge zwischen den verschiedenen Formen des Zusammenlebens vom Nebeneinander (Kommensalismus) zum Miteinander (Mutualismus und Symbiose) oder Gegeneinander (Parasitismus). E. MARTINI vertritt dagegen die Auffassung, daß z. B. die zahlreichen Fälle von intracellulärer Symbiose (z. B. bei den Arthropoden) umgekehrt aus einem primär parasitären Verhältnis entstanden seien; denn der Wirt würde immer bemüht sein, den Para-

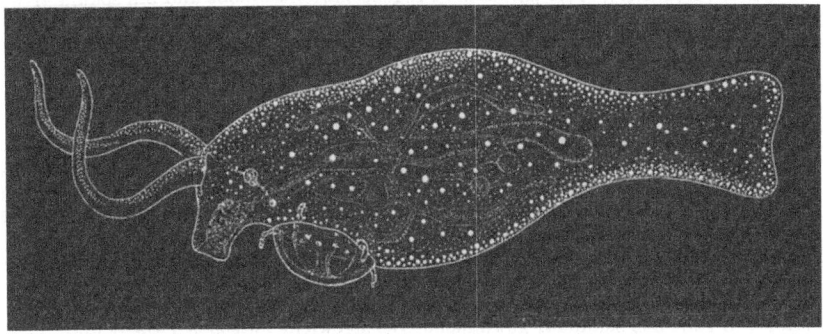

Abb. 1. Die Schnecke *Phyllirrhoë bucephala* PER. mit der Meduse *Mnestra parasites* KROHN (vgl. Text S. 2; nach ANKEL) (3×).

siten zu neutralisieren. Er weise ihm daher unter Umständen sogar ein Reservat, etwa einen bestimmten Darmabschnitt oder vorhandene Darmanhänge an, oder es würden zu diesem Zweck neue Organe (Mycetome) ausgebildet. Ein Nutzen für den Wirt sei keineswegs immer erkennbar, wodurch die Kennzeichnung dieses Zusammenlebens als Symbiose nicht berechtigt sei.

Gegen diese Auffassung wenden sich BUCHNER und seine Schüler (z. B. RIES, KOCH), die die intracelluläre Symbiose als ein *primär gegenseitiges, nützliches* Verhältnis ansehen. Die zahlreichen Übergänge von der einfachsten Besiedlung des Darmlumens bis zur Mycetombildung, die man im Zusammenleben zwischen Tieren und pflanzlichen Mikroorganismen beobachten kann, sowie die experimentellen Befunde nach Ausschaltung der Mikroorganismen sprechen *für* die Berechtigung der BUCHNERschen Auffassung.

Es erscheint müßig, eine Entscheidung für die eine oder andere These treffen zu wollen. Wahrscheinlich werden wohl oft beide Wege *nacheinander* beschritten worden sein. Der Wirt kann durch sein „Anpassungsvermögen" einen primär schädigenden Partner (Parasit) zu einem harmlosen Mitesser (Kommensale) machen (vgl. S. 2). Dieses gute Zusammenleben „beginnt" dann vielleicht mit einer Besiedlung von Teilen des Darmtractus, in dem sich die Mikroorganismen entweder im Darmlumen [etwa wie *Escherichia (Bacterium) coli* im menschlichen Darmkanal] oder am Darmepithel sitzend aufhalten und „endet" mit der Bereitstellung eines Zellkomplexes von seiten des Wirtes (Mycetom), in dem sich die Symbionten aufhalten, vermehren und anscheinend für den Wirt wertvolle und zum Teil lebenswichtige Stoffe liefern (z. B. bei der Kleiderlaus u. a.; vgl. S. 470). Durch sichere, vielfach sogar transovariale oder intrauterine Übertragung

wird dann der unentbehrlich gewordene Symbiont auch an die Nachkommen
weitergegeben (vgl. bei BUCHNER 1953) (vgl. hierzu auch S. 470 und 535).

Zu diesem Problem hat unter anderen HÖRING Stellung genommen, der von klinischen
Beobachtungen ausgehend den Standpunkt vertritt, die sog. Parasiten seien *primär Symbionten* — nach der obigen Definition richtiger wohl: Kommensalen — die zunächst als harmlose Bewohner des „Wirtes" dessen Gäste sind. Der Wirt vermag sie ohne Beeinträchtigung
seines Wohlbefindens auf Grund seiner eigenen Schutz- und Abwehrmöglichkeiten in Schranken zu halten. Erst dann, wenn der Wirt z. B. so geschwächt wurde, daß die Grenze der
Anpassungsfähigkeit an den Gast überschritten wird, ändert sich das Verhältnis prinzipiell:
Der Kommensale wird zum Parasiten, zum wirklichen Schädling.

Es ist nicht möglich, an dieser Stelle auf HÖRINGS Darstellungen im einzelnen einzugehen. Richtig ist, daß die in den Körper eines Wirtes gelangten Parasiten nicht in allen
Fällen und nur unter bestimmten, für sie günstigen Umständen zur Weiterentwicklung
kommen. Ferner vermag sich der Wirt sekundär durch Aufbau eines Abwehrsystems
(Antikörperbildung, Sensibilisierung von Zellen) so auf den Parasiten einzustellen, daß er
ihn gleichsam neutralisiert, seine parasitären Eigenschaften aufhebt und ihn sekundär wieder
zu einem Kommensalen, dann unter Umständen sogar zu einem Symbionten, macht. Die
Berechtigung zur Kennzeichnung dieses Zusammenlebens als „Symbiose" liegt dann in dem
Nutzen, den der „Mikro"-Organismus dem „Makro"-Organismus durch den Zwang zur „Anpassung" an ihn geboten hat; denn nun ist der Wirt vor einer weiteren gleichartigen Infektion
besser geschützt.

HÖRING verkennt aber bei seiner Darstellung die *potentielle Pathogenität, den grundsätzlich
aggressiven Charakter* der als Parasiten charakterisierten Organismen. Jeder einzelne Parasit
nimmt sich einseitig, was er benötigt; zudem schädigt er den Wirt in jedem Falle auf irgend-
eine Weise (Stoffwechselprodukte u. ä.). Dieser muß sich wehren und zusätzliche Energie
aufbringen, um nicht zu erliegen. Das braucht jedoch nicht zu einer äußerlich erkennbaren
Schädigung, zu einer Erkrankung, zu führen, aber wohl immer zu einer humoralen oder
Zellreaktion, d. h. zu einer aktiven Abwehr. Diese bleibt aber nur so lange wirksam, wie
der Wirt im Vollbesitz seiner Kräfte ist. Werden diese durch innere oder äußere Einwirkungen
geschwächt, so geht das sekundär gewonnene Gleichgewicht zwischen Parasit und Wirt verloren; der Parasit kann wieder die Oberhand gewinnen und den Wirt selbst tödlich schädigen
(vgl. S. 27).

2. Anteil der tierischen Parasiten an der deutschen Gesamtfauna.

ARNDT (1940) hat den Versuch unternommen, die in *Deutschland* festgestellten
Parasiten zahlenmäßig zu erfassen. Von den bis Ende 1939 bekannt gewesenen
rund 40000 Tierarten[1] leben etwa 10000 parasitär; d. h. etwa 25% des bisher
bekannten deutschen Tierbestandes werden wenigstens in irgendeinem Lebensabschnitt zu Parasiten.

Dieser Anteil der Parasiten wird besonders dann aufschlußreich, wenn man
ihn zu dem Artenbestand in anderen großen Lebensräumen in Beziehung setzt,
z. B. zu den Binnengewässern oder Meeresküsten, die insgesamt etwa 6900,
davon 3900 parasitäre Arten beherbergen. Diese Zahlen zeigen deutlich, welchen
großen Lebensraum die Parasiten mit dem Übergang zum Schmarotzertum ge-
wannen.

Die Zahl der ektoparasitischen *Blutsauger*, die sich wie die Stechfliegen und der
medizinische Blutegel nur kurze Zeit auf ihren Opfern aufhalten, schätzt ARNDT
auf rund 250 Arten (unter ihnen etwa 130 Dipteren). Der weitaus größte Teil
der bisher für Deutschland ermittelten Arten, nämlich über 90%, fällt auf die
Entoparasiten.

Die bekannten 10000 Parasitenarten der deutschen Fauna — offensichtlich existieren,
wie die systematischen Untersuchungen aus der STAMMERschen Schule ergeben, weit mehr —
verteilen sich auf die drei großen Biotope: Meer, Binnengewässer und Festland, wie folgt:
900 marine, 1300 limnische und knapp 9000 terrestrische Arten (die sich teilweise überschnei-
den, weil sie Land- *und* Wassertiere befallen; z. B. Trematoden).

---

[1] Die deutsche Fauna umfaßt etwa 3,8% des Gesamtbestandes auf der ganzen Erde, der
rund 1025000 Tierarten erreicht (ARNDT).

Die Parasitenarten verteilen sich etwa folgendermaßen auf die einzelnen Tiergruppen:

Protozoen	5,3%	Sonstige Arachnoidea	0,1%
Trematoden	4,1%	Mallophagen	2,0%
Cestoden	4,5%	Hymenopteren	60,0%
Nematoden	5,8%	Dipteren	8,8%
Milben	5,8%	Sonstige Insekten	1,2%

Den relativ höchsten Anteil an parasitischen Arten erreichen die Würmer. Fast die Hälfte ihres aus Deutschland bekanntgewordenen Artenbestandes wird von Parasiten gestellt. Unter den Arthropoden sind es 24,2%, wobei allerdings von den Milben wiederum 41%, Insekten 25%, dagegen von den Krebsen nur 8,3% ihres Artbestandes eine parasitäre Lebensweise führen. Von den Protozoen sind 17% Parasiten.

Tierklassen mit absolut wie relativ wenigen oder sehr wenigen parasitischen Vertretern innerhalb der überhaupt Parasiten stellenden Tiergruppen Deutschlands sind die Krebse (75 Arten), Muscheln (7 Arten), Hydrozoen (5 Arten), Schwämme (1 Art). Unter den Fischen lebt der Bitterling *Rhodeus amarus* L. während seiner ersten Entwicklung als Raumparasit, unter den Vögeln der Kuckuck als Brutschmarotzer (vgl. die Tabelle bei ARNDT).

Diese Übersicht zeigt, daß sich unter der einheimischen Fauna — mit Ausnahme der Tunicaten und vierfüßigen Wirbeltiere — bei allen Tierklassen parasitär lebende Arten finden. Allerdings sind sie bei den Schwämmen

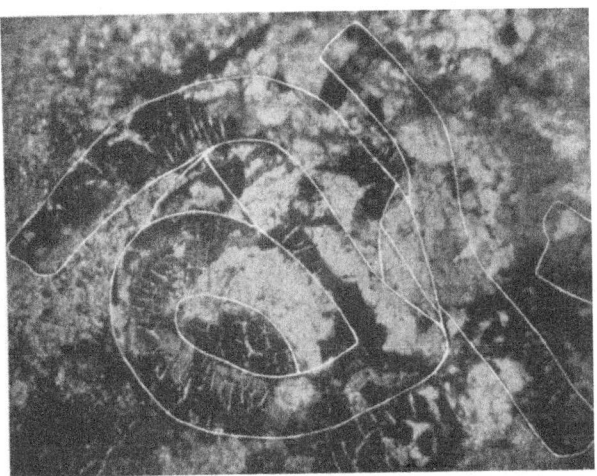

Abb. 2. *Gordius tenuifibrosus* E. VOIGT 1938. Mitteleozäne Braunkohle des Geiseltales, Grube Cecilia. Totalansicht der flach zusammengedrückten Wurmcuticula. Der Umriß ist nachgezogen (24×). (Nach VOIGT 1938.)

und Nesseltieren (*Spongiaria* und *Cnidaria*) sowie bei Stachelhäutern (*Echinoderma*) und Weichtieren (*Mollusca*) sehr spärlich, während andere Gruppen, wie die Trematoden, Cestoden und Acanthocephalen nur Parasiten umfassen.

3. Paläozoische Parasiten.

Neben den zahlreichen rezenten Parasiten sind auch einige ausgestorbene Arten gefunden worden. Die ersten Parasiten, die uns durch *paläontologische Untersuchungen* bekannt wurden, liegen bereits in frühpaläozoischen Schichten. So berichtet CLARKE (1908) von *Crinoideen* aus dem Untersilur und Oberdevon Amerikas (Umgebung New Yorks), die mit Schnecken besetzt sind. Nach deren Verwandtschaftsverhältnissen ist es höchst wahrscheinlich, daß sie Kommensalen oder Parasiten dieser Echinodermen waren. — Vom deutschen Boden (Kreis Wittlich an der Mosel) kennt man parasitische Bohrschwämme aus dem Unterdevon (Arten der Gattung *Olkenbachia*), die namentlich Brachiopoden befielen. SOLLE (1938) konnte nachweisen, daß mindestens *Olkenbachia hirsuta* SOLLE, im rheinischen Devon der häufigste dieser Schwämme, Brachiopoden, in deren Schale er sich von außen einätzte, noch zu deren Lebzeiten überfiel. In Böhmen ließ sich die Gattung *Olkenbachia* bis ins Untersilur zurückverfolgen. — Der einzige paläontologische Nachweis eines parasitischen *Nematoden* dürfte der aus dem After eines Käfers aus der rheinischen Braunkohle hervortretende Mermithide (*Mermis antiqua*) sein, der etwa 25 mm lang aufgeknäult gefunden wurde (HEYDEN 1862). VOIGT (1938) fand bei der mikroskopischen Untersuchung eines auf einen Lackfilm übertragenen Fischrestes aus der „Schwarzen Kohle" der Grube „Cecilia" (Mitteleozän; Alttertiär) ein Stück Wurmhaut, deren histologische Struktur ausgezeichnet erhalten war (Abb. 2 und 3a). Auf Grund dieser Struktur konnte sie als Faserhaut (Subcuticula) eines Saitenwurmes (*Gordius tenuifibrosus* VOIGT) bestimmt werden. Ihr Faserbau stimmt auffallend mit dem der nahe verwandten, rezenten Art *Gordius albopunctatus* MÜLLER überein (vgl. Abb. 3a mit 3b). Es handelt sich dabei um den ersten Fund eines fossilen Gordiaceen. Er stammte offenbar aus der Leibeshöhle eines Fisches, neben dessen Skeletresten der Wurm auch gefunden wurde. Da es sich andererseits um keinen Fischparasiten handelt, ist der Wurm wohl mit einem Insekt vom Fisch aufgenommen worden.

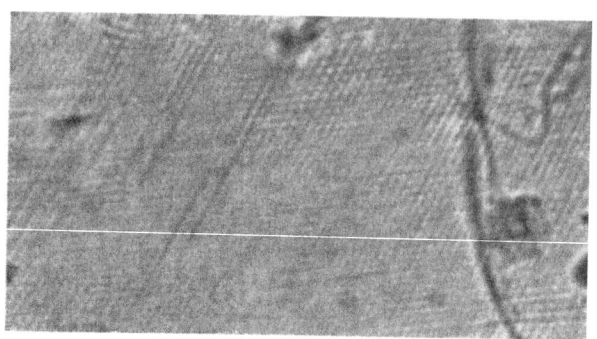

Abb. 3a. *Gordius tenuifibrosus* E. VOIGT 1938. Faserbau der Subcuticula, die einzelnen Fibrillen zeigend. Mitteleozäne Braunkohle, Grube Cecilia im Geiseltal (2430×). (Nach VOIGT 1938.)

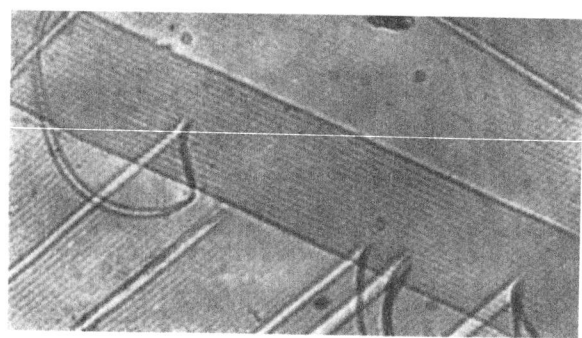

Abb. 3b. *Gordius albopunctatus* G. W. MÜLLER. Faserbau der Subcuticula eines rezenten Gordiiden. Kanadabalsam-Präparat im Besitz von Dr. HEINZE (Berlin-Dahlem) (1080×). (Nach VOIGT 1938.)

Die Hinfälligkeit der meisten Entoparasiten außerhalb ihres Wirtes verhindert meist die Möglichkeit zu vorgeschichtlichen Funden. Größere Widerstandsfähigkeit besitzen manche Wurmeier. So sind in den (allerdings einer sehr viel jüngeren Zeit angehörenden) Moorleichen (etwa 600 v. Chr.) die Eier von *Ascaris lumbricoides* und *Trichuris trichiura* gefunden worden (SZIDAT 1944). Häufiger gelangen Funde von Insekten, die als Ektoparasiten lebten. So sind z. B. Phlebotomen fossil seit dem Jura bekannt. A. DAMPF (1910) beschrieb einen fossilen Floh (*Palaeopsylla klebsiana* DAMPF) aus dem baltischen Bernstein (aus dem Oligozän, also Alttertiär), der seinem ganzen Bau nach kaum von noch heute bei unseren europäischen Insektenfressern, insbesondere beim Maulwurf, vorkommenden Floharten zu unterscheiden ist.

4. Die Bedeutung der Parasiten für die phylogenetische Forschung.

Das Studium der vergleichenden Parasitologie kann der Bearbeitung eines natürlichen zoologischen Systems und der phylogenetischen Forschung wertvolle Hinweise geben (W. D. EICHLER 1942, SZIDAT 1940, 1943/44). Es hat sich gezeigt, daß *verwandte Wirtstiere vielfach auch verwandte Parasiten* haben und die gemeinsamen Vorfahren der heutigen Parasiten waren schon Parasiten der gemeinsamen Vorfahren der heutigen Wirte. Auf diese Beziehungen haben besonders FAHRENHOLZ und SZIDAT hingewiesen. W. D. EICHLER (1940) hat deren Auffassung in die beiden Sätze zusammengefaßt:

1. Bei ständigen Parasiten läßt sich meist aus der Systematik der Parasiten unmittelbar auf die Verwandtschaft der Wirte schließen (sog. FAHRENHOLZsche Regel).

2. Bei ständigen Parasiten läßt sich meist aus der Organisationshöhe der Parasiten unmittelbar auf das relative Stammesalter der Wirte schließen (sog. SZIDATsche Regel).

Erwähnt sei noch die *Entfaltungsregel* von W. D. EICHLER. Sie besagt: Unter an sich gleichwertigen, größeren systematischen Einheiten von Wirten haben Gruppen, welche eine reichere Gliederung aufweisen, auch eine größere Mannigfaltigkeit des Parasitenbestandes als die mit geringerer Gliederung (EICHLERsche *Entfaltungsregel*).

Es hat z. B. jede Ordnung der Vögel (zum Teil auch ihre Unterordnungen) ihre besondere Bandwurmfauna, die von der anderer Ordnungen (bzw. Unterordnungen) verschieden ist (FUHRMANN 1932). Diese Regel ist so zuverlässig, daß man sie in der Systematik der Vögel verwenden kann. Sogar dann, wenn die Wirte heute durch unüberschreitbare Hindernisse getrennt sind, bleibt der Parasitenbestand fast unveränderlich. Afrikanische *Strauße* und südamerikanische *Nandus* beherbergen beide Bandwürmer der Gattung *Houttuynia* (BAER 1933) und außerdem zwei identische Arten von Federlingen und von zwei Milbenarten (vgl. EICHLER 1950). Kein anderer Vogel weist diese Parasiten auf. Man kann deshalb mit gewissem Recht vermuten, daß Strauß und Nandu eines gemeinsamen Ursprungs sind, jedoch zu den Straußenvögeln Australiens (Emu und Kasuar) keine engeren verwandtschaftlichen Beziehungen haben.

Ähnliche Überlegungen lassen sich im Hinblick auf die Beuteltiere anstellen. Hier spricht die erhebliche *Verschiedenheit* der Parasitenarten bei australischen Beuteltieren und amerikanischen Opossums gegen die naheliegende Auffassung, daß diese beiden Tiergruppen von einem gemeinsamen primitiven Vorfahren abstammen. Diese Hypothese wird übrigens auch durch das Fehlen fossiler Arten außerhalb Australiens, die mit den australischen Formen verwandt sind, bestätigt (CAMERON 1952).

Die Erforschung der verwandtschaftlichen Beziehungen der Wirtstiere, die Aufstellung eines natürlichen Systems der Arten mit Hilfe der vergleichenden Parasitologie ist noch eine junge Forschungsrichtung. Sie verlangt ein ungewöhnlich gründliches Studium bestimmter Parasitengruppen. Wieweit sie unsere Kenntnisse in der zoologischen Systematik erweitern wird, läßt sich noch nicht abschätzen.

A. Der Parasit.

Die meisten Parasiten sind in mehr oder weniger starkem Maße an einen Wirt gebunden. Diese Bindung beschränkt sich bei den sog. *spezifischen* Parasiten auf einen einzigen oder doch nur auf wenige, nahe verwandte Wirtsarten (,,stenöke Parasiten") (z. B. *Pediculus humanus* auf den Menschen). *Unspezifische* Parasiten (,,euryöke Parasiten") nehmen dagegen sehr verschiedenartige Wirte an (z. B. Stechmücken, die unter anderem an Mensch, Rind und Meerschweinchen Blut saugen). Meist sind die Parasiten nicht mehr zu einer vom Wirt unabhängigen Lebensweise fähig.

a) Ektoparasitismus.

Relativ unabhängige Formen findet man noch unter den *Ektoparasiten* (Außenschmarotzer), die die Körperoberfläche des Wirtes nur kurzfristig zur

Nahrungsaufnahme aufsuchen, z. B. Stechfliegen, sich sonst aber so frei bewegen können wie z. B. ihre blütenbesuchenden Verwandten (*temporäre Parasiten*).
Dabei ernähren sie sich entweder während ihrer ganzen Lebenszeit ausschließlich
parasitär, wie z. B. Blutegel oder Bettwanzen (*permanenter Parasitismus*) oder
nur in einem bestimmten Entwicklungsabschnitt, wie z. B. Mücken oder Flöhe,
die als Larven keine Schmarotzer sind (*periodischer Parasitismus*).

Die meisten Parasiten können zu einer vom Wirt unabhängigen Lebensweise
nicht mehr zurück. So müssen die Stechmückenweibchen in der Regel wenigstens einmal einen Blutspender aufsuchen, weil sie die Blutmahlzeit zur Entwicklung der Eier benötigen (*obligatorisch* parasitär). Unter diesen Mücken gibt
es jedoch noch Rassen, die zwar zur Blutaufnahme befähigt, aber doch insofern
frei sind, wie z. B. die sog. *autogenen Culex-Stämme* (vgl. S. 591), als sie, ohne
Blut genossen zu haben, dennoch zur Eiablage schreiten können (*fakultativ* parasitär). Manche Fliegenlarven leben in faulenden Stoffen, können aber bei Gelegenheit auch im Darm des Menschen angetroffen werden (*accidentell* parasitär,
jedoch meist kommensal). Dieses Beispiel gibt zugleich einen Hinweis auf die
Wege, auf denen aus freilebenden Formen Parasiten werden können (vgl. S. 19).

Beispiele für die Grundformen des Ektoparasitismus
(in Anlehnung an F. WEYER).

Dauer des Aufenthalts auf dem Wirt / Dauer der parasitären Lebensweise	PERIODISCH (nur als Larve* *oder* Imago**)	PERMANENT (alle Entwicklungsstadien)
TEMPORÄR (nur kurzfristig)	*Stomoxys*** (Stechfliege) *Pulex*** (Floh) *Auchmeromyia** (Fliege)	*Cimex* (Bettwanze) *Ornithodorus* (Zecke)
STATIONÄR (immer für viele Stunden, für Tage oder Wochen)	*Trombicula** (Herbstmilbe) *Dermatobia** (Dasselfliege) *Sarcopsylla*** (Sandfloh) *Anodonta** (Muschel)	*Demodex* (Räudemilbe) *Pediculus* (Laus) *Boophilus* (Zecke) *Hirudo* (Blutegel) (mit Einschränkung)

Eine stärkere Bindung an den Wirt weisen die *stationären Ektoparasiten* auf.
Sie sitzen — wie z. B. die Zecken der Gattung *Boophilus* — praktisch ihr ganzes
Leben oder wie viele andere Zecken doch wenigstens mehrere Tage bis Wochen
auf der Oberfläche des Wirtes, ihres Blutspenders, und sind vollkommen auf ihn
angewiesen. Als stationären und *permanenten* Parasiten kann man z. B. die Kleiderlaus ansprechen, die sich ständig und in allen Entwicklungsstadien am Körper
des Wirtes aufhält. Sie ist dabei durch ihr besonderes Wärmebedürfnis (vgl.
S. 538) so an den Wirt gebunden, daß sie an ihm auch ihre Eier ablegt.

Stationär, dabei aber nur *periodisch*, d. h. nur in einem bestimmten Entwicklungsstadium, parasitieren z. B. die Milben der Gattung *Trombicula*. Die *Larve*
sucht ihren Wirt auf und bleibt fast bis zur Häutung auf ihm sitzen. Nach
einigen Tagen verläßt sie ihn, um dann als freilebende Nymphe und adulte Milbe
im Erdboden von pflanzlicher Nahrung zu leben (s. S. 511).

Organänderung und -neubildung bei ektoparasitischer Lebensweise. Die zuletzt
erwähnten Arten parasitärer Lebensweise erlauben praktisch keine Rückkehr
zur völligen Unabhängigkeit; denn die Ektoparasiten zeigen bereits je nach dem
Grad der Bindung an den Wirt eine Änderung ihrer Organe. Die Blutsauger
haben dann Stechapparate, mit denen sie die Körperoberfläche des Wirtes zu

durchbohren und dessen Körpersäfte aufzunehmen vermögen. Diese Parasiten können zwar, wie z. B. manche Fliegen, äußerlich den nichtparasitisch lebenden Arten noch sehr ähnlich sein, aber die stationären Ektoparasiten — in besonderem Maße die permanent-stationären — zeigen bereits hinsichtlich ihrer Körpergestalt und der Ausbildung ihrer Flügel und Extremitäten weitgehende Abweichungen von freilebenden, verwandten Formen, „Anpassungen" z. B. an die

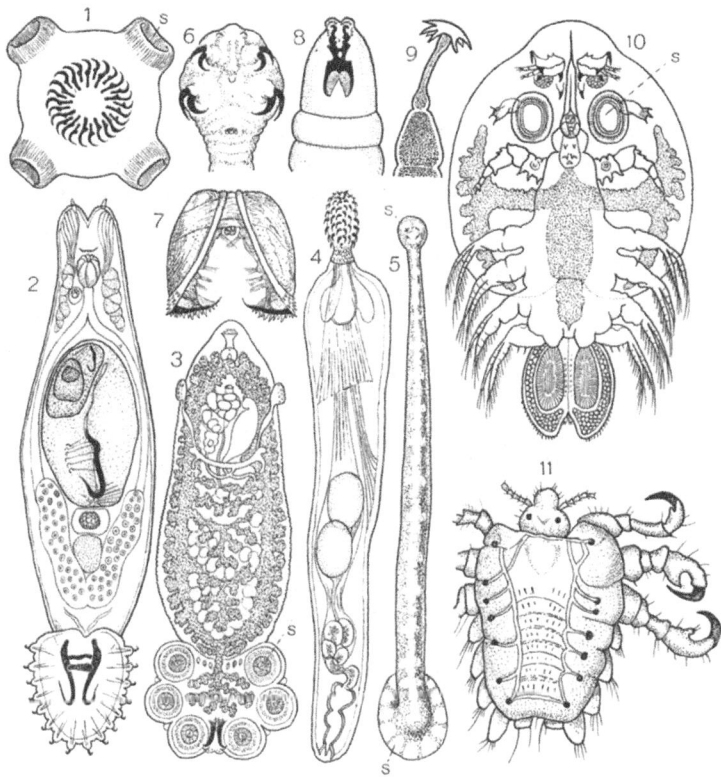

Abb. 4. *Haft- und Klammerorgane bei Schmarotzern.* s Saugnapf, Haken schwarz. *1* Kopf des Menschenbandwurms *Taenia solium*, von vorn; *2* Saugwurm *Gyrodactylus elegans*; *3* Saugwurm *Polystomum integerrimum*; *4* Kratzer *Acanthorhynchus*; *5* Fischegel *Piscicola geometrica*; *6* Vorderende des Zungenwurms *Leiperia gracilis* von der Bauchseite; *7* *Glochidium*, Larve der Teichmuschel *Anodonta cygnea*; *8* Vorderende der Larve einer Rachenbremse (*Cephenomyia*); *9* Vorderende einer Gregarine (*Stylorhynchus*) aus dem Darm einer Libellenlarve; *10* Karpfenlaus *Argulus foliaceus*, ein Krebstier; *11* Filzlaus des Menschen (*Phthirus pubis*). (*1* = 28×; *2* = 100×; *3* = 14×; *4* = 15×; *5* = n. G.; *6* = 10×; *7* = 180×; *8* = 4×; *9* = 500×; *10* = 30×; *11* = 20×.)
(Nach Hesse-Doflein 1943.)

Notwendigkeit am Wirt ohne Mühe haften zu können (z. B. Verlust der Flügel, Ausbildung von Klammerfüßen bei der Laus, Saugnäpfe beim Blutegel oder bei der Karpfenlaus *Argulus*; Abb. 4 Nr. 5, 10, 11). Dazu kann (wie bei den Läusen) Abplattung des ganzen Körpers in dorsoventraler oder (wie bei den Flöhen) in seitlicher Richtung kommen. Naturgemäß gehen mit Abwandlungen der Mundwerkzeuge Änderungen im Bau und in den Funktionen des Verdauungskanals einher, und bei den Extremitäten ändert sich mit dem äußeren Skelet auch die Muskulatur. *Es ändert sich im Grunde das gesamte Tier.*

Konvergenzerscheinungen. *Ektoparasiten* aus ganz verschiedenen Tiergruppen, aber mit *gleichartiger oder doch ähnlicher Ernährungsweise* kommen zu ganz entsprechenden Organbildungen (sog. Konvergenzerscheinung). So sind z. B. die ursprünglich kauenden Mundwerkzeuge der *Arthropoden* in verschiedener Weise zu meist doppelten Hohlnadeln umgewandelt worden, die einerseits Säfte (Speichelsekrete u. a.) in die erzeugte Wunde einführen, andererseits Blut oder Gewebeflüssigkeit aufnehmen. Zudem entwickeln sich dann Pumpapparate in der Mundhöhle oder den anschließenden Teilen, die das Blut in den Magen-Darmkanal einsaugen. Bei einigen *Schnecken* (Pyramidelliden) besteht eine besonders merkwürdige Konvergenzerscheinung. Statt der Reibplatte (Radula) besitzen diese parasitisch an Muscheln und Röhrenwürmern lebenden Schneckenarten einen langen Rüssel. An der Rüsselspitze sitzt ein röhrenförmiger und nach der Spitze hin sich verjüngender Saugstachel, der in einem ,,Stachelbulbus'' liegt. Der Saugstachel wird vergleichend-anatomisch als ein letzter Radulazahn

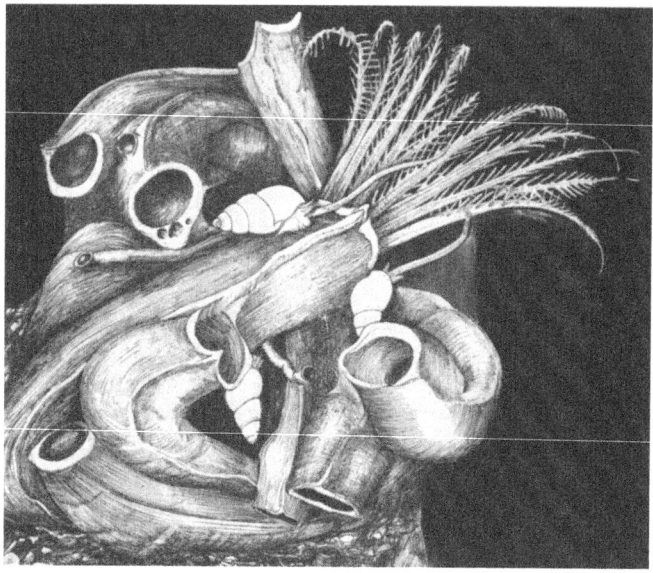

Abb. 5. *Odostomia plicata* MONTAGU auf *Pomatoceros triqueter* L. Zwei Individuen haben die Fühler des Röhren-
wurmes angestochen. Original nach dem Leben (15 ×). (Nach ANKEL 1948.)

aufgefaßt (die eigentliche Radula fehlt, daher auch der Name ,,Aglossa'', ,,die Zungenlosen''). Vergleichend parasitologisch verdient dieser Saugapparat besondere Beachtung: er weicht naturgemäß von den saugenden Mundwerkzeugen der Arthropoden vollständig ab; er ist auf einer ganz anderen Grundlage entstanden, führt aber zum gleichen Ziel: Es wird mit Hilfe eines äußerst bemerkenswerten Mechanismus ein Drüsensekret durch den Rüssel in den Körper des Wirtes (hier eine Muschel oder ein Röhrenwurm) eingeführt und dessen Cölomflüssigkeit oder Blut aufgesaugt (Abb. 5 und 6).

Es handelt sich um relativ kleine, etwa 1 mm messende Schnecken, die lauernd am Schalenrand einer Muschel oder an der Mündung der Wurmröhre sitzen, ihren etwa körperlangen, cuticulären hohlen Stachel ausstülpen und nach einigem Suchen z. B. in die Tentakeln des Wurmes stechen. Kurz nach dem Einstich erkennt man im Rüssellumen hinter der Spitze rhythmische Bewegungen, die von den beiden hintereinanderliegenden muskulösen und entsprechend contractilen Saugbulben ausgehen (Abb. 6). Die Mündungsstelle des Saugstachels ist von einem winzigen Saugnapf umgeben.

Im Lumen des Saugstachels liegt ein stilettartiges Gebilde, die sog. Nadel, die das Lumen des Saugstachels während des Saugaktes freizuhalten hat und zugleich als ein Ventil wirkt, das dem Hohlraum des Stachels angepaßt ist und den Rückstrom der aufgesogenen Nahrung verhindert. An dem Saugvorgang ist besonders der vordere Bulbus beteiligt. Sobald sich dieser kontrahiert, wird die Nadel nach vorn bewegt. Sie schließt mit ihrem etwas kolbig verdickten Hinterende die Öffnung des Saugstutzens. Öffnet sich der Bulbus (Dilatation), so saugt er wieder die gelöste Nahrung auf und befördert sie in den zweiten Bulbus. Ein

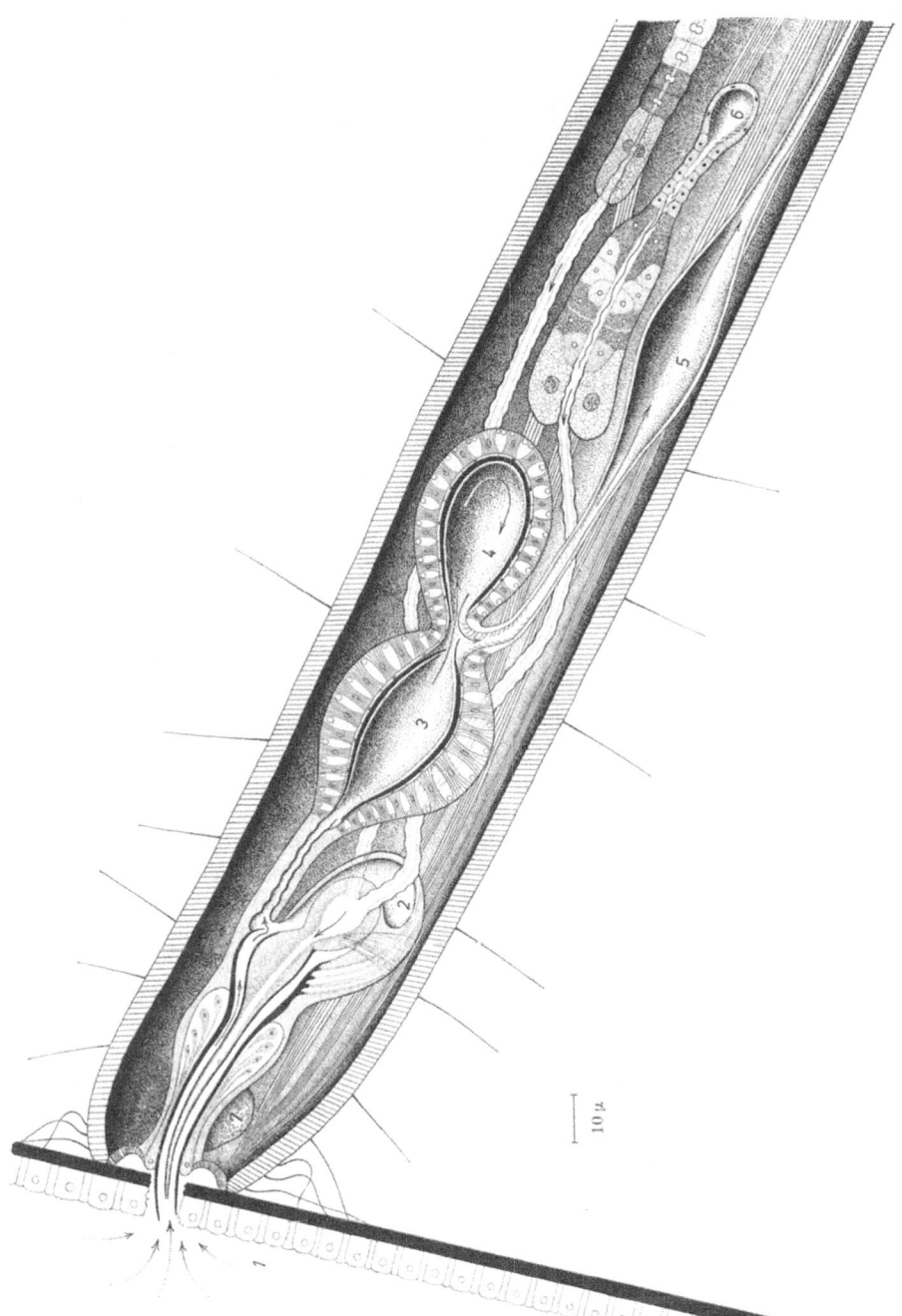

Abb. 6. *Odostomia plicata* MONTAGU, Rüsselspitze des saugenden Tieres, der Länge nach sagittal aufgeschnitten gedacht, schematisch. Bohrstachel relativ zu dick gezeichnet. Die am äußeren Rande des Saugnapfes mündenden Drüsen sind in der Sagittalebene gezeichnet, liegen aber in der Frontalebene. Die am Rüssel stehenden Sinnesborsten sind nicht gezeichnet (etwa 650 ×). *1* Tentakel des *Pomatoceros* (Wirt) mit Epithel und Cuticula. *2* Stachelbulbus; die Ziffer ist in den Hohlraum des Stachelbulbus eingezeichnet. Die „Nadel" ist retrahiert, so daß das Sauggut aus dem Inneren des *Pomatoceros*-Fühlers in den Saugstachel eintreten, dann durch den Saugstutzen oberhalb des Stachelbulbus in den Saugbulbus I (*3*) gelangen kann. *3* Saugbulbus I mit radiär verlaufenden Muskelzellen, quer geschnittenen Ringmuskeln, innerem Epithel und Cuticularlamellen. *4* Saugbulbus II, von entsprechendem Aufbau wie Saugbulbus I; die Pfeile zeigen den Weg des Sauggutes. *5* Oesophagus mit bewimpertem Anfang und peristaltischer Anschwellung. Über dem Oesophagus die beiden Pharyngealdrüsen, die eine von der Fläche (*6*), die andere von der Kante gesehen. Die Ausführungsgänge der Pharyngealdrüsen treten in die Wandung des Saugbulbus I ein, überqueren den Zwischenraum zwischen Saugbulbus I und Stachelbulbus und vereinigen sich in der Basis der Nadel. An der Spitze des Rüssels sieht man den Querschnitt des Saugnapfes und die dort mündenden Drüsen. (Nach ANKEL, unpubl.)

klappenförmiges Ventil verhindert den Rückstrom vom hinteren zum vorderen Saugbulbus. Ein Paar Pharyngealdrüsen, die an der Wurzel der Nadel münden, dienen vielleicht sogar der extraintestinalen Verdauung. Ihr Sekret wird durch einen feinen Kanal bis zur Spitze der Nadel geführt und mit dem Saugstachel in die Stichwunde gebracht. Die Nadel wirkt also ähnlich dem Hypopharynx der stechenden Dipteren. Es ist bei dieser Ernährungsweise nicht überraschend, daß die Art *Odostomia plicata* nachweislich keinen festen Kot liefert, und es ist noch ungeklärt, ob überhaupt Kot ausgeschieden wird (ANKEL 1948, FRETTER und GRAHAM 1949).

Eine andere Lösung, die Haut des Wirtes zu durchbohren, haben die ektoparasitisch lebenden *Egel* gefunden. Der Blutegel (*Hirudo medicinalis*) verwendet halbkreisförmige Sägeblätter, die durch hin und her gehende Bewegung die äußere Haut durchsägen und so die Blutgefäße eröffnen (Abb. 260, S. 449). Andere Egel haben einen so muskelstarken vorstülpbaren Rüssel, daß sie mit ihm ebenfalls die Haut der Wirtstiere durchstoßen können.

Auch der Bau der *inneren Organe* zeigt bei blutsaugenden und körpersäftesaugenden Ektoparasiten gewisse Parallelerscheinungen. Der Magen-Darmkanal

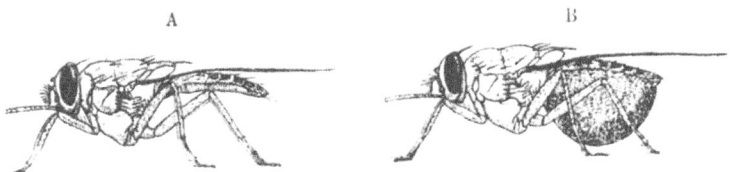

Abb. 7 A u. B. *Glossina morsitans.* A nüchtern; B nach der Blutmahlzeit. (Nach AUSTEN).

ist sehr dehnungsfähig und besitzt meist besonders voluminöse Anhänge. Blutsaugende Mücken und Fliegen haben solche Speicherräume, teils in Form von Blindsäcken, teils als sog. Kropf (Abb. 326). Das Beispiel in Abb. 7 zeigt, welche enormen Formveränderungen der Hinterleib einer Tsetsefliege durch die aufgenommene Blutmenge erfährt. Die Zecken haben meist ein sehr voluminöses Blindsacksystem, das ihnen erlaubt, große Blutmengen zu speichern (vgl. S. 484, Abb. 273). Der Blutegel besitzt einen sehr umfangreichen Speicherdarm, der bis zum zehnfachen des Körpergewichts an Blut aufnimmt (vgl. S. 450, Abb. 261). Durch den gerinnungshemmenden Anteil des Sekretes der Kieferdrüse („Hirudin") bleibt das Blut über Monate als Nahrungsreservoir erhalten.

Eine weitere Konvergenzerscheinung bei den Ektoparasiten steht offenbar im Zusammenhang mit der *ausschließlichen* Aufnahme steriler Blutnahrung: das *Zusammenleben* (Symbiose) der Läuse, Wanzen, Zecken, Egel und einiger anderer blutsaugender Parasiten mit *Pilzen oder bakterienähnlichen Organismen*, die meist in besonderen Zellkomplexen, den sog. *Mycetomen*, untergebracht sind. Ohne Rücksicht auf Verwandtschaft reihen sich hier die verschiedenartigsten Formen aneinander, denen nur die Art der Nahrung, das Wirbeltierblut, gemeinsam ist. Unter ihnen fehlen jedoch die Arten, die neben der Blutnahrung noch andere Kost zu sich nehmen, wie es Flöhe, Bremsen und Mücken im Larvenzustand tun. Dagegen findet man die Symbionten wieder bei den Lausfliegen und Tsetsefliegen, die ihre Larvenentwicklung im Mutterleib durchmachen. Dieses Zusammenleben mit den Mikroorganismen ist so eng geworden, daß eine Beseitigung der Symbionten den Tod des Partners oder wenigstens dessen Unterentwicklung zur Folge haben kann. So gelang es z. B. ASCHNER und RIES durch sehr geschickte Operation die symbiontenhaltige sog. Magenscheibe der Läuse, das Mycetom, zu entfernen und so die auftretenden Ausfallserscheinungen zu studieren. Je nach Zeitpunkt der Operation setzte allgemeine Körperschwäche ein, die Tiere gingen zugrunde oder die Muttertiere blieben zwar noch am Leben, aber die Eier entwickelten sich nicht vollständig und starben ab (s. auch bei *Rhodinus* S. 554; vgl. ferner S. 470, 477 und 535).

Bei ähnlichen Versuchen mit dem — allerdings nicht parasitär lebenden — Brotkäfer *Sitodrepa panicea* ging die Entwicklung der jungen Larven nicht weiter.

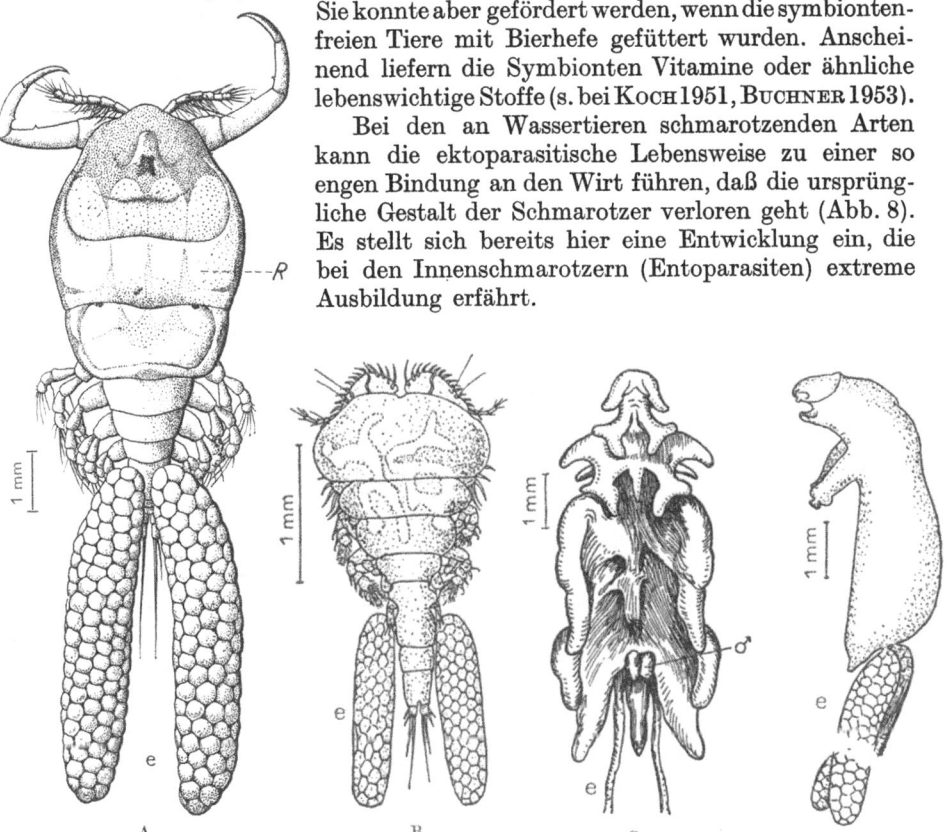

Sie konnte aber gefördert werden, wenn die symbiontenfreien Tiere mit Bierhefe gefüttert wurden. Anscheinend liefern die Symbionten Vitamine oder ähnliche lebenswichtige Stoffe (s. bei KOCH 1951, BUCHNER 1953).

Bei den an Wassertieren schmarotzenden Arten kann die ektoparasitische Lebensweise zu einer so engen Bindung an den Wirt führen, daß die ursprüngliche Gestalt der Schmarotzer verloren geht (Abb. 8). Es stellt sich bereits hier eine Entwicklung ein, die bei den Innenschmarotzern (Entoparasiten) extreme Ausbildung erfährt.

Abb. 8 A—D. „*Reihe*" *schmarotzender Ruderfüßer-(Copepoden-)Weibchen in zunehmender Umbildung.* A *Ergasilus sieboldi*; Antenne zu Klammerorganen geworden. B *Bomolochus nothrus* von den Kiemen von *Abudefduf*, deutlich geringelt, mit wenig rückgebildeten Gliedmaßen. C *Chondracanthus lophii*, schmarotzt auf dem Seeteufel (*Lophius*), mit undeutlicher Ringelung und ungegliederten Gliedmaßen. D *Brachiella mitrata* von den Kiemen von *Lopholatilus*, ohne Ringelung, Gliedmaßen sehr zurückgebildet, von der Seite gesehen. A—D vergrößert. *e* Eisäckchen. A nach GNADENBERG (1949). B und D nach D. B. WILSON. C nach C. CLAUSS. (Aus HESSE-DOFLEIN 1943.)

b) Entoparasitismus.

Weit tiefgreifender als bei Ektoparasiten sind die Änderungen der Körpergestalt und der inneren Organe (die „Anpassungserscheinungen") beim Übergang zum *Entoparasitismus*. Entoparasiten sind in extremen Fällen so stark umgestaltet, daß sie amorph erscheinen (Abb. 10). Ihre systematische Stellung im Tierreich, ihre Beziehungen zu den verwandten, freilebenden Arten sind dann oft nur unter Berücksichtigung ihrer Entwicklung zu erkennen (Abb. 11).

Die besondere Art der Lebensweise wirkt auf die Entoparasiten der verschiedenen Tierklassen in gleicher Richtung, so daß entoparasitisch lebende Würmer und Arthropoden fast zu gleicher Gestalt kommen (Konvergenz) (Abb. 9). Wie der Wal in seiner äußeren Form den Fischen ähnlich geworden ist, die Fledermaus

den Vögeln, so gleicht die entoparasitisch lebende Milbe weitgehend dem entoparasitisch lebenden Wurm in Gestalt und Lebensweise. Die immer *stationären*
Entoparasiten leben entweder *permanent* (z. B. Trichinen) oder nur während
eines Teiles ihres Lebens (*periodisch*) parasitär; Hakenwürmer halten sich als
Larven im Freien auf und dringen erst nach zweimaliger Häutung in den Wirt
ein. Dagegen leben die *Larven* mancher Fliegen (z. B. *Hypoderma*) entoparasitisch, während die flugfähigen Imagines keiner Nahrung bedürfen.

Die mögliche Entwicklung, die die Parasiten vom freilebenden Stadium bis
zum extremen Parasitismus durchgemacht haben, zeigen vielfach die nahe verwandten Arten einer Familie, die, gleichsam auf verschiedenen Stadien stehen-
geblieben, sich uns heute zeigen. So findet man z. B. unter den Würmern, Kreb-

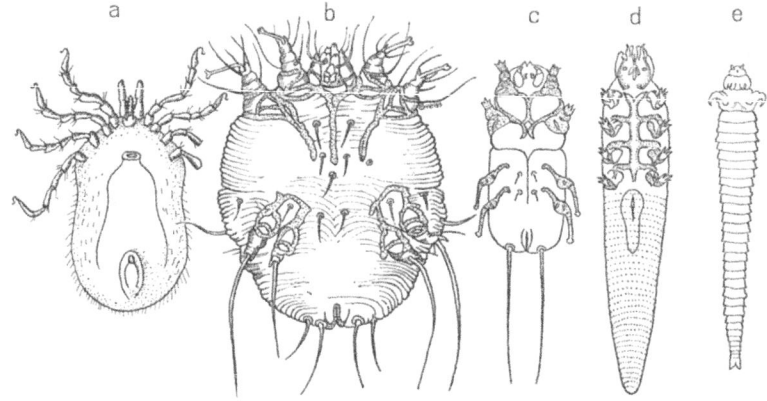

Abb. 9 a—e. *Beispiel für möglichen Übergang von Ekto- zu Entoparasitismus.* a—d Schmarotzende Milben. e Zungenwurm. a Zecke *Ixodes ricinus*, Außenschmarotzer. b Krätzmilbe des Hundes (*Acarus canis = Sarcoptes scabiei
canis*) aus der Haut. c *Laminosioptes cysticola* aus Unterhautzellgewebe des Huhns. d Haarbalgmilbe des Hundes,
Demodex canis. e Zungenwurm *Raillietia mabutiae* aus der Lunge einer Eidechse. (a = 5 × ; b = 100 × ; c = 100 × ;
d = 180 ×.) b—d Nach FIEBIGER. e Nach R. HEYMONS. (Aus HESSE-DOFLEIN 1943.)

sen und Milben ,,Übergänge" von verwandten Außen- zu Innenschmarotzern,
an denen der zunehmende ,,Einfluß" der parasitären Lebensweise gut erkennbar
ist (Abb. 9). Der Weg ist im wesentlichen dadurch gekennzeichnet, daß die
Bewegungsorgane (Beine, Flügel) zugunsten von sehr wirksamen Haftorganen
(Krallen, Saugnäpfe, Hakenapparate u. ä.), der Magen-Darmkanal zugunsten
von Reservestoffen und einer enormen Vergrößerung des Geschlechtsapparates
rückgebildet wird. Auch das Nervensystem bzw. die Sinnesorgane werden betroffen (z. B. Rückbildung der Augen). Das Ergebnis ist in den extremen Fällen
ein Organismus, der seine ursprüngliche Gestalt völlig verloren hat, dabei unter
Umständen hermaphrodit und stets außergewöhnlich fruchtbar ist.

Unter den Arthropoden kann man z. B. bei den Milben alle ,,Übergänge"
vom Ekto- zum Entoparasiten finden (Abb. 9). Die freilebenden Formen sind
teils zu Blutsaugern geworden. Die von der Haut lebenden Ektoparasiten sind
von der Oberfläche mehr und mehr *in* die Haut eingedrungen. Die Hühnermilbe
saugt Blut, die Krätzemilbe dringt in die Haut ein, verwandte Arten gehen bis
in das Unterhautzellgewebe, die Haarbalgmilben sind bereits wurmähnlich gestaltet und die streng entoparasitisch lebenden wurmförmigen *Linguatuliden*
lassen ihre Zugehörigkeit zu den Arthropoden nur noch unter Berücksichtigung
ihrer Embryonalentwicklung erkennen (Abb. 300, S. 523). Ähnliche ,,Reihen"
findet man unter den Krebsen. Die Ruderfüßer besitzen lange Antennen, mit
denen sie sich rudernd im Wasser vorwärts bewegen. Beim ,,Übergang" zur
parasitären Lebensweise werden die Antennen zu Haftorganen mit krallenartigen

Endabschnitten (Abb. 8 A), die Beine zu Klammerorganen. Mit zunehmender Abhängigkeit vom Wirt gehen Körpergliederung und Extremitäten verloren (Abb. 8 B—D). Auch unter den Schnecken (Prosobranchia) findet man eine ähnliche Reihe, die vom gelegentlichen Kommensalismus bis zum extremen Entoparasitismus (*Entoconcha mirabilis*) führt (ANKEL 1948).

Die Notwendigkeit des Studiums der Entwicklungsgeschichte für die richtige systematische Zuordnung eines stark veränderten Parasiten lehrt uns das klassische Beispiel des Wurzelkrebses (*Peltogaster paguri, Sacculina carcini*), der sackähnlich wie ein Ektoparasit an der Unterseite von Krabben und Einsiedlerkrebsen sitzt (vgl. dazu auch S. 2). Er hat alle Ähnlichkeit mit den verwandten, freilebenden Krebsen (Rankenfüßler; Cirripedia) verloren (Abb. 10 D). Allein die

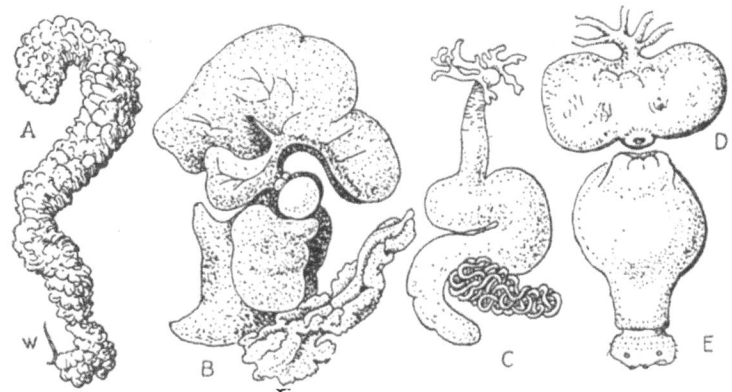

Abb. 10 A—E. *Änderung der Körperform durch Schmarotzertum.* A Fadenwurm (*Sphaerularia bombi*) aus der Leibeshöhle der Hummel; die Hauptmasse ist die aus dem Wurmkörper *w* vorgestülpte Scheide, die Eierstock und Uterus birgt. B—D Krebstiere verschiedener Ordnungen: B Assel *Portunion kossmanni* ♀. C Ruderfüßer *Lernaea branchialis* ♀. D Wurzelkrebs *Sacculina yatsui*; von den „Wurzeln" sind nur die Anfänge gezeichnet. E Insekt: Lausfliege *Ascodipteron phyllorhinae* ♀ aus der Flughaut einer australischen Fledermaus. (A = 5 ×; B = 5 ×; C = 2 ×; D = 2 ×; E = 6 ×). (Nach HESSE-DOFLEIN 1943.)

Embryonalentwicklung, in deren Verlauf eine typische Naupliuslarve auftritt, gibt über seine systematische Stellung Aufschluß (Abb. 11 a—f). Das Naupliusstadium (a) wandelt sich zum Cyprisstadium (b), das dann die parasitäre Lebensweise beginnt. Über eine sog. Haftantenne (c, A_1) wandert aus der Larve eine Gruppe morphologisch indifferenter Zellen (d, Z) in die Krabbe ein; der Rest der Larve geht zugrunde. Die eingewanderten Zellen legen sich dem Darm des Wirtes an und senden wurzelartige Ausläufer in den Körper (e, W). Mit zunehmender Größe bricht der Parasit bei der nächsten Häutung der Krabbe durch deren Cuticula und sitzt schließlich dann als sackförmiger Anhang außen am Wirt (f, S). Scheinbar ein Ektoparasit lebt er im Grunde doch als Entoparasit. Der außen sichtbare Teil enthält im wesentlichen nur die Geschlechtsorgane.

Was für die metazoischen Parasiten (Würmer, Arthropoden) gilt, ist entsprechend bei den Protozoen zu beobachten. Während verwandte, freilebende Arten eine Mundöffnung und zu jeder Zeit einen wirkungsvollen Bewegungsapparat besitzen, haben die parasitisch lebenden oft kein Cytostom, manche — wie z. B. die Suctorien unter den Ciliaten — auch Haft- und Saugapparate und nur auf jugendlichen Stadien Wimpern (vgl. S. 211). Allerdings gehören die meisten Suctorien zu den Ektoparasiten, verhalten sich aber ähnlich wie z. B. ältere Stadien des entoparasitischen Krebses *Sacculina*, da sie, den Wirtstieren aufsitzend, in deren Zellen Saugtentakel senden, mit deren Hilfe sie das Plasma des Wirtes aufsaugen. Manche Suctorienarten lassen auch die Tentakel nicht mehr erkennen und wurden daher irrtümlich für Knospen der Wirbeltiere gehalten. — Diese Beispiele weisen auf die Schwierigkeit hin, zwischen Ekto- und Entoparasiten eine klare Scheidung vorzunehmen (vgl. auch die Vorbemerkung S. 1).

Bei den oft verschlungenen Wegen, die die Entwicklung der Parasiten nimmt, ist die hohe Eiproduktion der metazoischen Parasiten „verständlich". Immer geht eine große Zahl der Nachkommen verloren. Sie dienen z. B. anderen Tieren als Nahrung, werden im Wirt abgetötet, oder gehen aus anderen Gründen ein, so daß es für einen Entoparasiten schon besonders günstiger Umstände bedarf,

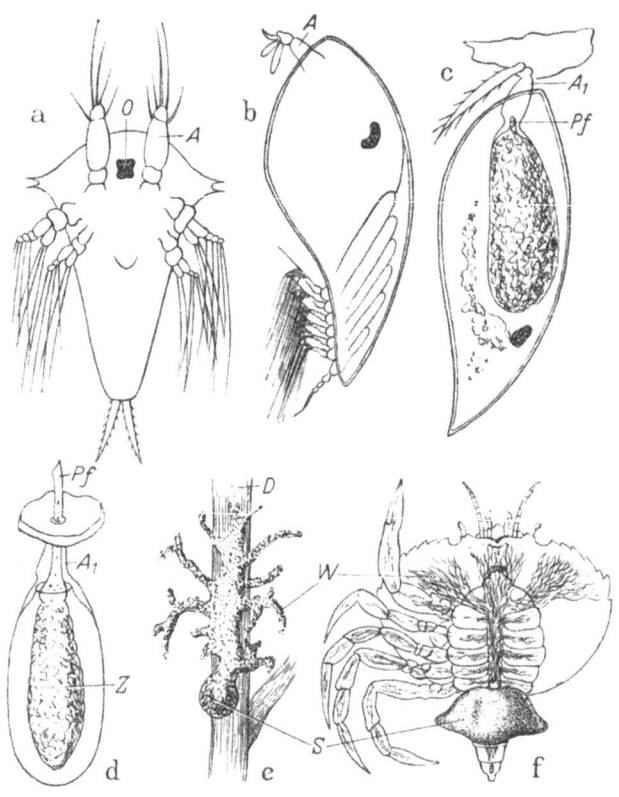

Abb. 11a—f. Entwicklung von *Sacculina carcini*. a Naupliusstadium. b Cyprisstadium, mit primärer Haftantenne (*A*). c Bildung des sog. Pfeils (*Pf*). d Der vom Kopf-Brust-Schild des Cyprisstadiums befreite Parasit mit umgebildeter Haftantenne (*A₁*) und Pfeil (*Pf*); *Z* indifferente Zellen. e Junge *Sacculina* am Darm des Krebses (*D*); *S* sackförmiger Parasit mit seinen wurzelartigen Ausläufern (*W*). f Nach außen durchgebrochener, geschlechtsreifer Wurzelkrebs, am Hinterleib seines Wirtes haftend. (Aus HESSE-DOFLEIN 1935.)

wenn er zur Geschlechtsreife gelangen soll. Die oftmals eingeschaltete zusätzliche, parthenogenetische Vermehrung — z. B. bei den Sporocysten und Redien der Trematoden — oder die Finnenknospung beim Hundebandwurm (*Echinococcus*) begünstigt die Aussicht auf einige geschlechtsreife Nachkommen. Bei getrenntgeschlechtlichen Parasiten gelingt es nicht immer, daß wenigstens zwei Tiere verschiedenen Geschlechts zusammenkommen.

Die Glieder des Bandwurms bilden fast nur noch Eier aus, die schließlich das einzelne Glied ganz erfüllen (*Taenia solium* insgesamt 50—500 Millionen; *Ascaris lumbricoides* 200000 Eier je Tag!). Ovarien und Uterus nehmen den größten Teil der reifen Würmer ein. Bei dem Nematoden *Sphaerularia bombi*, einem Parasiten der Hummel, macht sich der Geschlechtsapparat gleichsam selbständig. Er wächst aus dem Weibchen heraus und übertrifft schließlich den eigentlichen Wurm erheblich an Größe. Dieser erscheint nur noch als winziger Anhang (Abb. 10 A und 12).

Hermaphroditismus ist bei vielen Parasitengruppen, z. B. Trematoden und Cestoden, häufig, doch wird von ihm vielfach kein Gebrauch gemacht, d. h. eine Selbstbegattung findet nur sehr selten statt. Wechselseitige Begattung ist der üblichere Weg. Die Trematoden der Art *Diplozoon paradoxum* NORDEN leben, obgleich Zwitter, dauernd paarweise miteinander verbunden. Zwei junge Tiere („Diporpae") von denen jedes auf der Bauchseite einen Saugnapf und auf der Rückenseite einen Zapfen trägt, packen je mit dem Saugnapf den Zapfen des Partners und verwachsen in dieser Stellung. So sitzen sie auf den Kiemen von Süßwasserfischen. Die ständige Paarbildung bei den Schistosomen und das Einwandern der Männchen in die Weibchen bei dem Nematoden *Trichosomoides crassicauda* könnte man schon als sekundären Hermaphroditismus bezeichnen; denn die niederen Würmer sind primär zwittrig.

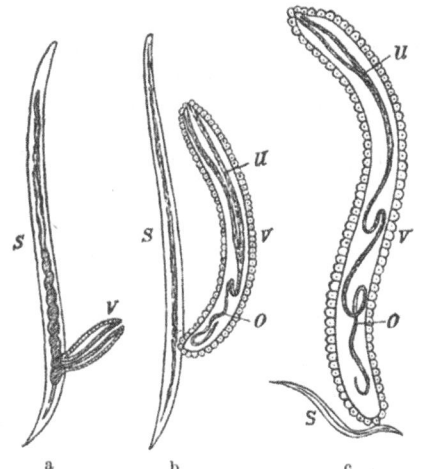

Die erstaunliche Fruchtbarkeit der Entoparasiten ist durch die mühelose Gewinnung der Nahrung möglich. Während sich freilebende Arten ihre Nahrung mehr oder weniger mühsam suchen müssen, leben die Parasiten in nächster Nähe oder sogar inmitten hochwertiger Nährstoffe. Durch den damit verbundenen geringeren Energieaufwand entwickeln sich die schmarotzenden Arten anscheinend immer besser als die verwandten, freilebenden Formen. Mit die größten Würmer findet man unter den Parasiten. Trematoden und Cestoden werden weit größer als die ebenfalls zu den Plathelminthen gehörenden Strudelwürmer. Bemerkenswert ist eine gewisse Abhängigkeit der Parasitengröße von der Größe des Wirtes.

Abb. 12 a—c. *Drei Entwicklungsstufen des Fadenwurms Sphaerularia bombi* ♀ aus der Leibeshöhle der Hummel. *s* Der Wurm; *v* die ausgestülpte Scheide; *u* Uterus, *o* Eierstock. (a 50×; b 45×; c 20×.) Vgl. dazu Abb. 10 A. (Nach HESSE-DOFLEIN 1943.)

Der Aufenthalt der Entoparasiten in den Organen erfordert einen besonderen *Schutz vor den Abwehrkräften des Wirtes* sowie den Körpersäften, z. B. im Verdauungskanal. Für Darmschmarotzer ist ein Schutz gegen die im Inneren des Darmrohres stets vorhandenen Verdauungsfermente des Wirtes notwendig, den primär die äußere Cuticula bietet. Man kann aber aus dem Spulwurm einen Preßsaft gewinnen, der einen Hemmungsstoff, ein Antiferment, enthält. Eiweiß, das damit getränkt ist, wird vor Verdauung durch das Trypsin der Bauchspeicheldrüse geschützt (vgl. S. 311).

Eine besondere, bei den Entoparasiten weit verbreitete Erscheinung ist das Leben ohne Sauerstoff (Anoxybiose). Dieser ist im allgemeinen notwendig, um durch Oxydation Energie frei zu machen. Bei den Entoparasiten ist jedoch ein anderer Weg beschritten: es werden die immer reichlich vorliegenden Nahrungsstoffe des Wirtes *nur unvollkommen* zersetzt. Hierdurch wird deren Energie nur zu einem Teil vom Parasiten ausgenutzt, weshalb entsprechend mehr Nahrung umgesetzt wird. Bei dieser unvollständigen Verdauung entstehen Produkte, die für den Wirt giftig wirken. So enthält das Endprodukt des Stoffwechsels beim Spulwurm unter anderem Valeriansäure, in der Flüssigkeit der Hydatidencyste des Hundebandwurms findet man Bernsteinsäure, und der Fischbandwurm erzeugt Cholesterinester der Ölsäure (vgl. S. 317, 344 und 402) (v. BRAND 1952).

Die meisten *Ento*parasiten scheinen dem *Einfluß des Tagesrhythmus* entzogen zu sein, den wir bei freilebenden Ektoparasiten noch kennen. Die ektoparasitischen Wanzen fliehen das Licht und gehen nachts auf die Suche nach einem Blutspender, so wie die blutsaugenden Larven (Maden) mancher Fliegen (*Auchmeromyia*). Nur bei wenigen Entoparasiten läßt sich noch eine gewisse Abhängigkeit von Tag- und Nachtzeiten feststellen. Einige Mikrofilarienarten treten nur tagsüber, andere nur nachts im peripheren Blut des Menschen auf. Entsprechende Überträger, die ebenfalls nur bei Tage oder nur nachts fliegen und Blut saugen, sorgen für die Verbreitung der Filarien. Die tieferen Ursachen dieses Wechsels sind jedoch noch unbekannt (vgl. S. 421). Auch die Madenwürmer des Menschen zeigen anscheinend eine Beeinflussung durch die Tageszeiten. Sie wandern meist nachts aus dem Darm, um ihre Eier am After abzulegen. Auffallend ist der vielfach mit dem 24-Std-Rhythmus zusammenhängende Entwicklungscyclus der Malariaparasiten, der scheinbar in der Natur der Parasitenart begründet liegt. Er ist aber dem Parasiten vom Wirt aufgezwungen worden; denn er läßt sich z. B. bei Plasmodien der Vögel durch Änderung der Lebensverhältnisse des Wirtes beeinflussen (vgl. S. 173).

Brutparasitismus. Eine besondere Art des „Parasitismus", bei der es im Grunde auch auf die Erlangung von Nahrung ankommt, ist der sog. *Brutparasitismus* einiger Käfer und Wespen sowie mancher Vögel. Dabei wird die Brutpflegeleistung einer anderen Tierart gleicher Klasse ausgenutzt und die Brut des Wirtes vernichtet („Sozialparasitismus").

Am bekanntesten ist der Kuckuck geworden, der seine Eier in fremde Vogelnester legt und sie von Vögeln einer anderen Art ausbrüten läßt. Darüber hinaus wirft der junge Kuckuck in den ersten 4 Tagen seines Lebens alle Eier oder Jungen des Wirtsvogels instinktmäßig heraus — so auch z. B. ins Nest gelegte Papierbälle. Er bleibt schließlich allein im Nest und wird von den Pflegeeltern gefüttert. Allerdings wird das Ziel, die Aufzucht des jungen Kuckucks, bei weitem nicht immer erreicht, weil ein erheblicher Teil der Kuckuckseier ebenfalls zugrunde geht. Durch eine relativ große Zahl von Eiern wird dieses Risiko eingeschränkt — eine Erscheinung, die wir bei Parasiten immer wieder finden (vgl. S. 16).

Eine ähnliche Beobachtung ist bei manchen Käfern zu machen, die ihre Eier bei brutpflegenden verwandten Arten unterbringen. So wird z. B. der Nahrungsballen, den der sog. Pillendreher *Scarabaeus* für seine Eier bildet, von einem anderen Käfer in Anspruch genommen, der seine Eier auf die Kotpille ablegt und sich dann davonmacht.

Die *Schlupfwespen* legen ihre Eier in zuvor gelähmte Raupen ab. Hier ist jedoch das Ergebnis des Überfalls *immer* der Tod des Opfers — ein Ziel, das ein *Parasit* primär *nicht* anstrebt. Man kann diese Insektengruppe also nur bedingt zu den Parasiten rechnen. Die Zahl der derart *räuberisch* lebenden Insekten ist außerordentlich groß (vgl. bei HESSE 1943, in: HESSE-DOFLEIN).

Eine besondere Art des Brutparasitismus liegt bei einigen *Symphilen* (d. s. Gäste von Termiten und Ameisen) vor, die zwar vielfach in einer mutualistischen Lebensgemeinschaft mit ihrem Partner zusammenleben, aber in manchen Fällen auch zu echten Parasiten geworden sind. HÖLLDOBLER weist darauf hin, daß sich der „Gast" hier nicht allein äußerlich dem Wirt „anpaßt", sondern „die parasitären Eigenschaften erstrecken sich weit in die psychische Struktur der Ameisen, da der Symphile Reize ausnützt, die im normalen Staatsleben der Ameisen der Regelung des Soziallebens im Ameisenstaat dienen. In mancher Beziehung verdienen die Symphilen daher den Namen „Psychoparasiten" (HÖLLDOBLER 1949/50).

Hyperparasitismus. Die Parasiten können ihrerseits wieder in einem Parasiten leben. Man spricht dann von *Hyperparasitismus*. Beispiele findet man in vielen Parasitengruppen. *Entamoeba histolytica* wird von *Sphaerita* befallen (vgl. S. 141). Schnecken (*Lymnaea palustris*), in denen sich bereits Redien entwickeln, können von Cercarien anderer Trematodenarten (*Cotylurus cornutus* RUDOLPHI) heimgesucht werden, die nun nicht allein die Geschlechtsdrüse der Schnecke aufsuchen und zerstören, sondern auch in die Redien der hier bereits parasitierenden Trematoden eindringen und ihre Entwicklung auf Kosten der Redie fortsetzen. Zahlreich sind die Hyperparasiten bei blutsaugenden Insekten, die ihrerseits von Parasiten befallen werden (viele Überträger von Krankheitserregern).

c) Entstehung der parasitären Lebensweise.

Es kann keinem Zweifel unterliegen, daß die Parasiten von freilebenden Formen abstammen. Aber die oben erwähnten verschiedenen Stufen der fortschreitenden Abhängigkeit vom Wirt und der damit einhergehenden Änderung der ursprünglichen Körperform und des Verhaltens, die vielfach als „Anpassung" an die parasitäre Lebensweise gekennzeichnet wird, sagt nichts aus über den Weg der Umwandlung zum Parasiten. Diese Frage hängt aber eng zusammen mit dem allgemeinen Problem der Artbildung, der erblichen Änderung bestimmter Eigenschaften.

Genetische Grundlagen. Die lamarckistische Deutung nimmt an, daß Umwelteinflüsse bei langanhaltender oder häufiger, gleichsinniger Einwirkung über viele Generationen hinweg zu entsprechenden bleibenden Abänderungen des Erbgutes führen können. Für die Richtigkeit dieser Annahme fehlen uns jegliche experimentelle Grundlagen. Die Beobachtungen weisen eher auf das Problem der „gerichteten Mutation" hin. Diese machte es vielleicht genetisch „verständlich", wie eine erbliche „Anpassungs"erscheinung zustande kommen könnte. In dieser Sicht stellt die Parasitologie der Vererbungsforschung außerordentlich reizvolle Probleme. Es liegen jedoch in dieser Richtung für die parasitologische Forschung, die sich bisher vorwiegend mit der Aufdeckung der Entwicklungsgänge befaßt hatte, kaum Ansätze vor, die uns eine sichere Aussage erlauben. Dieses Problem ist allerdings eines der schwierigsten, da es experimentell kaum zu erfassen gelingt.

JUST und STEINIGER haben sich vom genetischen Blickpunkt her mit der Entstehung *spezialisierter Anpassungen*, die wir auch bei den Parasiten vor uns haben, befaßt. Am Beispiel der kataleptischen Starre (z. B. bei der Stabheuschrecke), haben die Autoren gezeigt, wie mehrere Teilerscheinungen, die gemeinsam zu dem Gesamtphänomen führen, bereits bei den verwandten Arten anzutreffen sind. Gleichsam wie durch „glückliche Umstände" sind diese Teilerscheinungen auf einer Art vereinigt worden, die dann zu dem Gesamtbild der Katalepsie führen. Ähnlich liegen die Verhältnisse wohl auch bei manchen Parasiten.

ULRICH (1943) kommt auf Grund seiner Studien an *Strepsipteren* oder Fächerflüglern (Entoparasiten anderer Insekten z. B. Hymenopteren) auch zu dem Ergebnis, daß viele Eigenschaften, die als Folge der entoparasitischen Lebensweise angesehen wurden, sich umgekehrt als Voraussetzung für diese erwiesen:

„Die Grundlage ihrer Evolution als Parasiten bildet eine biologisch und morphologisch charakterisierte Form von sekundärem Sexualdimorphismus, der auch anderwärts vorkommt; von hier aus, von einer bereits prädestinierenden Lebensweise aus, vollzogen sie den Schritt zum Entoparasitismus."

Die meisten Organismen sind in einem bestimmten, wohl umschriebenen Lebensbereich zu Hause, aber sie tragen in sich außerdem Potenzen, die sie zwar niemals nutzen, die sie aber in die Lage versetzen, ganz andersartigen, ungewöhnlichen Einflüssen zu widerstehen (z. B. Süßwasserfische, die zufällig ins Meerwasser gelangen). Ebenso erscheinen manche Arten zu einer parasitären Lebensweise prädisponiert oder präadaptiert. *Präadaptation* (= Voranpassung) bedeutet die potentielle Fähigkeit eines Organismus, auch außerhalb seines normalen Lebensraumes in einem ganz andersartigen Milieu existieren zu können,

obgleich diese Potenzen zunächst niemals in Anspruch genommen werden. Kommt
der betreffende Organismus jedoch zufällig in ein neuartiges Biotop, das seinen
ungenutzten Fähigkeiten entspricht, so geht er nicht zugrunde, sondern kann es
nun ebenfalls besiedeln. Der Gedanke der Präadaptation, der auch von BAER
vertreten wird, erscheint meines Erachtens geeignet, den oft so leichtfertig gebrauchten und mißverständlichen Begriff der „Anpassung" zu verdrängen; denn
wenn ein Organismus nicht von vornherein die auch erblich fixierte Eigenschaft,
einen neuen auf ihn einwirkenden Faktor zu ertragen, besitzt, dann geht er eben
zugrunde und er vermag sich gar nicht „anzupassen". Nur dann, wenn er bereits
die nun erforderlichen, bisher nicht genutzten Potenzen besitzt, vermag er zu
überleben. Von dieser Betrachtungsweise her gelingt dann unter Umständen
z. B. der „Übergang" mancher Fliegenlarven von der freien Lebensweise in faulenden Substanzen zur parasitären im Darm eines Wirtes. Als einen solchen
prädisponierenden (nach ULRICH „prädestinierenden") Faktor kann man z. B.
auch den Hermaphroditismus ansehen, der z. B. bei den Turbellarien zu finden ist.
Diese bilden bekanntlich allem Anschein nach den Ausgangspunkt für die verschiedenen so weit verbreiteten, erfolgreichen Parasiten, die wir unter den Trematoden und Cestoden finden (vgl. auch S. 221).

Wenn es auch nicht gelingen wird, alle sog. Anpassungen in dieser Weise zu
analysieren, so soll dieser Hinweis doch zeigen, daß auch eine andere Betrachtungsweise möglich und zu begründen ist als die bislang übliche. Vorerst bleiben alle
Erklärungsversuche hypothetisch. Auf jeden Fall läßt sich aber die Frage nach
der Entstehung der parasitischen Lebewesen nicht so leicht beantworten, wie es
sich dem Betrachter bei der Untersuchung der „Entwicklungsreihen" und „Übergangsformen" aufzudrängen scheint.

d) Historische Betrachtung.

Die Kenntnis von der Entstehung der Parasiten, wie wir sie heute sehen, ist
nicht sehr alt. Noch heute ist die Vorstellung, daß die Flöhe aus Sägemehl entstehen, gelegentlich bei Laien anzutreffen („Sägemehl, mit Urin überschüttet,
stelle man in einer zugedeckten Tonne am warmen Platz auf").

In den alten Schriften der Ägypter, Chinesen, Griechen und Römer wird die
„Urzeugung" der Parasiten fast überall angenommen. Läuse, Flöhe, Wanzen,
Fliegen und Mücken sowie die Darmwürmer (Bandwurm, Spulwurm, Madenwurm) waren den alten Heilkundigen bekannt und sind von ihnen beschrieben
worden. Es werden allerdings meist Ursache und Wirkung miteinander verwechselt. So führen dann z. B. die Würmer nicht zu einer Erkrankung, sondern sind
Produkte eines Krankheitsprozesses oder falscher Ernährung.

In den chinesischen Büchern heißt es z. B.: „Die menschliche Nahrung enthält fünf verschiedene Speisen, die durch Hitze und Feuchtigkeit verdaut werden. Durch Stagnieren der
Nahrung entstehen die Würmer." Als Beweis für diese Deutung wird angeführt, daß sich auch
aus faulendem Gras Leuchtkäferchen entwickeln können. Auch ungeschickte Mischung der
Nahrung führt zur Entstehung der Würmer; der Magen wird schwach und verliert seine Beweglichkeit. Dadurch stagniert der Darminhalt, der Hitze und Feuchtigkeit erzeugt, woraus
wiederum Würmer entstehen. Besonders schädlich sollen roher Fisch (Egelarten, Fischbandwurm!) und Milch sein.

Überhaupt wird bei den Chinesen vor dem Genuß roher und kalter Speisen gewarnt, und
es scheint, als würde — mit Bezug auf den Bandwurm — bereits vom Genuß von Rindfleisch
abgeraten. Spinat und Tauben gleichzeitig mit weißem Wein genossen galten als schädlich.
Andererseits heißt es: Personen, die gesund sind und normal funktionierende Eingeweide
haben, beherbergen keine Würmer, weil die Verdauung so schnell vor sich geht, daß den
Würmern keine Gelegenheit zur Entwicklung gegeben wird. Langsame Verdauung bei
schwachen Eingeweiden führt zur Stagnation und Wurmentwicklung. — Von einigen Würmern wird gesagt, daß sie ihr Leben bereits mit der Geburt des Wirtes beginnen. Sie sind

zuerst verborgen und ruhig, aber bald vermehren sie sich und stören den Wirt, sobald die Vitalität des Wirtes durch den Genuß roher und kalter Speisen vermindert wird. Wenn auch unscheinbar, vermögen sie doch das Leben des Wirtes zu bedrohen. Nur in einer Schrift aus dem 12. Jahrhundert ist eine Theorie zu finden, nach der sich der Mensch durch den Genuß von Früchten und Gemüse oder tierischer Eingeweide, die die Nachkommen der Würmer enthalten, mit Würmern infizieren kann.

Vom Bandwurm wird berichtet, daß zur erfolgreichen Behandlung *die ganze Länge des Wurms* beseitigt werden müsse, weil er sich sonst selbst von neuem bilde und dabei 4—5 Fuß erreichen könne. Ein anderer Wurm — es werden meist neun Wurmarten unterschieden, die sich jedoch heute nicht mehr genau identifizieren lassen — entsteht durch Stagnation des Blutes; daher sei er rötlich gefärbt und zarter als andere Würmer. Das Blut wird durch die Leber, in der die Seele des Menschen residiert, kontrolliert. Daher wird die Seele von den Würmern berührt. Stirbt ein Patient, so verläßt die Seele den Körper mit den Würmern. Sie sucht dann einen Menschen mit gleicher Konstitution auf, weshalb sie vor allem die nächsten Angehörigen befällt, die daher auch Würmer aufweisen. Wenn die Würmer drei Personen passiert haben, können sie fliegen und werden zu Turteltauben, aber auch zu Schlangen und Bücherwürmern, Krabben oder Kindern (!).

Ganz phantastische Vorstellungen nehmen an, daß der Wind Würmer erzeugen könne: Wenn der Wind die fünf inneren Organe des Menschen erfülle, verwandle er sich in fünf Arten von Würmern, die wiederum fünf verschiedene Krankheiten herbeiführen. Gelegentlich werden auch schlechte Ausdünstungen für die Entstehung der Würmer verantwortlich gemacht.

So mischen sich in den chinesischen Schriften Phantasie und richtige Beobachtungen, die jedoch falsch gedeutet wurden, mit bestimmten philosophischen und religiösen Vorstellungen. Mond- und Sonnentage haben ebenso einen Einfluß auf die Entstehung der Würmer wie die fünf Elemente oder der Einfluß von Ying und Yang, den beiden gegensätzlichen Prinzipien der chinesischen Gedankenwelt.

Ähnliche Vorstellungen wie die der Chinesen sind zum Teil lange Zeit auch in der *westlichen* Literatur zu finden. Auch Aristoteles vermutete die Entstehung der Würmer aus den Exkrementen des Darmes. Bemerkenswert ist jedoch, daß diese Vorstellungen von der Entstehung der parasitischen Würmer, die etwa 700 Jahre vor Beginn der christlichen Zeitrechnung herrschten, im Grunde noch in den Schriften des 17. und 18. Jahrhunderts anzutreffen sind.

Die gleiche Auffassung wie von den Würmern galt von den Insekten. Obgleich Plinus (23—79 n.Chr.) die Entstehung größerer Insekten aus Eiern beschreibt, nimmt er für die Insekten, die den Menschen belästigen, an, daß sie aus dem Schmutz entstehen.

„Andere Insekten wieder erzeugen sich durch Sonnenstrahlen im Schmutz und machen mit Hilfe ihrer Hinterfüße mutwillige Luftsprünge." Flöhe, die er damit wohl meint, entstehen jedoch nicht, wenn „jemand an der Stelle, wo er einen Kuckuck zuerst hört, einen Strich um den rechten Fuß zieht und dort Erde ausgräbt ... Überall, wo diese Erde ausgestreut wird, entstehen keine Flöhe." — Läuse soll der Mensch durch den Genuß gewisser Speisen erwerben. Außerdem „entstehen im Blut der Menschen selbst Tierchen, die den Körper anfressen." Auch in den Haaren entstehen angeblich Insekten. Nach Plinus entstehen die Mücken aus Pflanzen und ihren Früchten. Am nächsten kommt er der tatsächlichen Entwicklung der Parasiten bei den Fliegen, wenn er schreibt: „Diejenigen Lebewesen aber, die durch sich selbst entstehen, zeugen zwar, wenn sie in Männchen und Weibchen zerfallen, etwas durch die Begattung, was jedoch unvollkommen und ihnen unähnlich ist, und woraus nichts weiter gezeugt wird, so wie die Fliege die Maden" (HEIMERZHEIM 1940). Für die Entstehung der *parasitierenden Darmwürmer* des Menschen wird wieder Urzeugung angenommen. Es entstehen „ ... wo allzu viele Feuchtigkeit vorhanden ist, so inwendig im Menschen, die Bandwürmer, die dreißig und zuweilen noch mehr Fuß lang werden." Die Darmwürmer bezeichnete PLINIUS als schädlich, ohne jedoch genaue Angaben über die Art der Schädigung zu geben.

Diese Beispiele lassen erkennen, daß die Entwicklung, Entwicklungsbedingungen, Infektionsquellen und Krankheitserscheinungen von den alten Heilkundigen und Naturforschern zwar vielfach richtig erkannt und in richtige Beziehung gesetzt, meist jedoch verkannt wurden. Heute wissen wir, daß mit der „schlechten

Nahrung" Infektionsstadien von Entoparasiten (Eier, Larven) aufgenommen werden, daß die Bandwürmer nur beseitigt sind, wenn auch der Kopf abgetrieben wurde und daß die Läuse-Eier („Nissen") in den Haaren sitzen. Das genaue Studium der historischen Schriften über Parasiten, die eine Fülle kulturhistorischer Mitteilungen enthalten, muß uns trotz zahlreicher phantastischer Vorstellungen doch einen großen Respekt vor der oft erstaunlichen Beobachtungsgabe der ersten Naturforscher abnötigen.

Die *wissenschaftlichen Versuche* zur Aufklärung der Entstehung und Entwicklung menschlicher und tierischer Entoparasiten beginnen erst in der Mitte des 19. Jahrhunderts. Bis dahin wurde, wenn auch in verschiedenen Abwandlungen, immer noch die z. B. von den alten Chinesen vertretene Auffassung von der „Urzeugung" beibehalten. Eine Änderung dieser Vorstellungen von der Entstehung der Parasiten bereiteten die Entdeckungen von SWAMMERDAM und REDI vor, die unter anderem den Nachweis der geschlechtlichen Differenzierung für die niederen Tiere, z. B. Insekten, führten. REDI (1712) zeigte ferner, daß die sog. „Fleischwürmer" keine selbständigen Tiere, sondern die Larven von fliegenden Insekten sind, die nur dann entstehen können, wenn die Fliegen Zutritt zum Fleisch haben. Damit war die Metamorphose der Insekten entdeckt. SWAMMERDAM beobachtete (1752), wie die Läuse aus Eiern entstehen. Im Hinblick auf die Entoparasiten wurde aber diesbezüglich noch keine entsprechende Vermutung geäußert oder gar ein Versuch angestellt. Für sie hielt man zunächst an dem Gedanken der Urzeugung fest. Durch die Entdeckung von freilebenden oder scheinbar freilebenden Würmern, die den Entoparasiten glichen, wurde allerdings an die Möglichkeit gedacht, daß diese freilebenden Formen zu parasitierenden werden könnten. LINNÉ (1707—1787) hatte z. B. im Wasser ganze Bandwürmer gefunden (wohl von Fischen), die er als jugendliche Formen der menschlichen Arten ansah. Er übertrug diese Deutung auch auf andere Parasiten und nahm die gleiche Quelle z. B. für die Leberegel der Schafe und den menschlichen Madenwurm an.

Mit zunehmender Erforschung der Tiere wurden auch in diesen parasitierende Würmer aufgefunden. Vergeblich suchte man jedoch im Sinne der LINNÉschen Annahmen nach entsprechenden freilebenden Arten. PALLAS äußerte daher schließlich die Vermutung, daß die Entozoen, in Übereinstimmung mit den übrigen Tieren, von ihresgleichen abstammten und aus Eiern entständen, die von einem Wirt auf den anderen übertragen würden. „Man kann", so sagte er, „nicht zweifeln, daß die Eier der Eingeweidewürmer außerhalb des Körpers umhergesäet werden, daß sie ohne Verlust ihrer Lebenskraft hier allerlei Veränderungen vertragen und erst, wenn sie mit Speise und Getränke wieder in dienliche Körper gebracht werden, zu Würmern erwachsen." Natürlich gelangten die Würmer auf diesem Wege zunächst nur in den Darmkanal; wenn wir aber später nicht bloß hier, sondern auch in anderen Organen, in Leber, Muskel und Hirn, gewisse Binnenwürmer antreffen, so konnte dieses nur durch die weitere Annahme geklärt werden, daß die Eier von dem Darmkanal aus in die Gefäße überträten und „durchs Geblüt" zu jenen, sonst unzugänglichen Organen geführt würden. Über die Blutgefäße sollten die Eier (nach PALLAS) gelegentlich auch auf den Embryo übergehen und in solcher Weise auch „vererbt" werden.

Unbestreitbar war PALLAS mit dieser Auffassung von der Entwicklung der entoparasitischen Würmer seinen Zeitgenossen weit voraus, die seinen Gedanken noch nicht folgten, zumal es ihm nicht gelang, die Richtigkeit seiner Vermutung zu belegen. So konnte sogar vorübergehend die alte Lehre von der Urzeugung erneut Fuß fassen, und bei BREMSER (1819) und RUDOLPHI — zwei bedeutenden Helminthologen — finden wir noch abenteuerliche Vorstellungen von der Entstehung und Entwicklung der Würmer im Wirt. Trotz ihrer verdienstvollen

Bemühungen um eine Systematik der Helminthen nahmen sie eine relativ einfache Organisation der Parasiten an. Obgleich man von den Geschlechtsorganen der Würmer Kenntnis hatte, wurden die Eier für die Entwicklung der Würmer für bedeutungslos gehalten. Die Lehre von der Urzeugung fand sogar eine scheinbare Bestätigung durch die Auffindung „eingekapselter Würmer ohne Geschlechtsorgane" und ohne Fortpflanzungsfähigkeit.

Eine wesentliche Änderung der Auffassungen setzte erst ein, als durch K. E. v. BAER, EHRENBERG, PURKINJE, MEHLIS, v. NORDMANN u. a. *mikroskopische Untersuchungen* gemacht werden konnten. Im Jahre 1831 entdeckte MEHLIS in den Eiern von Distomeen einen Embryo, der infusorienähnlich im Wasser frei herumzuschwimmen vermochte. Auffallend war dabei, daß die aus dem Ei schlüpfende Form den Elterntieren so unähnlich war. v. NORDMANN (1832) bestätigte die Beobachtung MEHLIS' und legte sie dahin aus, daß sich die erste Lebensperiode der Würmer im Wasser abspielen müsse. Erst später würden sie in einen Wirt gelangen. v. SIEBOLD entdeckte dann in den Eiern der Bandwürmer auch einen — hier mit sechs Haken bewehrten — Embryo. In dieselbe Zeit (1818) fällt die Beschreibung der von BOJANUS sog. „königsgelben Würmer" (das sind Redien) aus der Teichhornschnecke, bei denen v. BAER nachgewiesen hatte, daß in ihrem Inneren eine Brut entstehe, die frei im Wasser herumschwimme. Sie war den älteren Zoologen bereits unter dem Gattungsnamen *Cercaria* bekannt und zu den Infusorien gerechnet worden. Noch immer wurde aber die Beziehung zu den geschlechtsreifen Würmern nicht gefunden.

Erst ESCHRICHT, der bereits 1837 eine genaue Untersuchung über die Entwicklung des Fischbandwurms vom Menschen angestellt hatte, zog aus allen bis dahin bekanntgewordenen Tatsachen den Schluß, „daß die Lebensgeschichte der Entozoen im allgemeinen nach Analogie der bei den parasitischen Larven der Schlupfwespen und Pferdebremsen vorkommenden Verhältnisse beurteilt werden müsse, daß aber jeder einzelne Teil wegen der dabei möglicherweise unterlaufenden Verwicklungen seine besondere Lösung verlange" (1841). In der Tat hatte ESCHRICHT das Wesentliche erkannt, als er den Wechsel des Ortes und der Form als das wichtigste Moment in der Lebensgeschichte der Eingeweidewürmer betonte. Für die Trematoden löste STEENSTRUP das Rätsel, nachdem er den Nachweis eines Generationswechsels in der Entwicklungsgeschichte der niederen Tiere erbracht hatte und diesen auch bei den Parasiten nachwies (1842). Er hielt die Cercarien für Trematodenlarven und beobachtete ihr Eindringen in Schnecken. Er vermutete allerdings, daß die Cercarien noch in ihrem ursprünglichen Wirt zu vollen Ausbildung gelangten. v. SIEBOLD (1848) dagegen nahm in Analogie zur Entwicklung des Fischbandwurms an, daß der ursprüngliche Träger des Parasiten von einem anderen Tier aufgenommen werden müsse. STEENSTRUP erkannte in genialer Weise die Zusammenhänge und fügte die längst bekannten Tatsachen zu einem sinnvollen Ganzen. Erst jetzt konnte die immer noch vertretene Auffassung von der Urzeugung wirklich entkräftet werden. v. SIEBOLD stellte die bekanntgewordenen Tatsachen zusammen und vermochte der neuen Lehre von der Entwicklung der Entoparasiten Geltung zu verschaffen.

Mit dem Jahre 1852 begann eine neue Periode in der parasitologischen Forschung: Aufbauend auf Untersuchungen von DUJARDIN (1845) und VAN BENEDEN (1849—1850) konnte KÜCHENMEISTER im Jahre 1852 — im gleichen Jahr, in dem BILHARZ den Pärchenegel (*Bilharzia = Schistosoma*) auffand — durch Fütterungsversuche nachweisen, daß die Blasenwürmer (Cysticerken) die unreifen Jugendstadien von Bandwürmern (*Taenia*) darstellen. Mit diesen experimentell gewonnenen Ergebnissen erhielt die Erforschung der parasitischen Würmer einen ungewöhnlichen Anstoß. KÜCHENMEISTER selbst konnte schon ein Jahr später durch Verfütterung von Bandwurmgliedern die Entstehung von Blasenwürmern aus Bandwurmeiern nachweisen. Seine Ergebnisse wurden sogleich von HEUB-NER (1854—1855) und R. LEUCKART (1856) vollauf bestätigt. Nun folgten zahlreiche neue Erkenntnisse über die Entwicklung der parasitischen Würmer, die vor allem durch R. LEUCKART (1822—1898) gefördert wurden. Er entdeckte und erforschte unter anderem die Entwicklung des Leberegels, der Trichine, der Spulwürmer und Madenwürmer. Eine weitere sehr bedeutsame Entdeckung machte LOOSS (1896—1897), als er die percutane Einwanderung der Hakenwurmlarven feststellte, eine Beobachtung, die wiederum bei der Suche nach den Invasionswegen anderer Würmer wegweisend wurde. Seit der Jahrhundertwende häufen sich die Entdeckungen, die zur Aufklärung der so verschiedenen Invasions- und Entwicklungswege der parasitischen Würmer führten (vgl. auch S. 220).

Daneben wurden dann auch die *parasitischen Protozoen* nach und nach aufgefunden. Da sie mit bloßem Auge nicht erkennbar sind, ging ihre Erforschung einher mit der Verbesserung der optischen Geräte. *Lamblia intestinalis* war wohl das erste parasitische Protozoon, das von LEEUWENHOEK im Jahre 1681 mit einem der ersten Mikroskope beobachtet wurde. Von DONNÉ wurde 1837 *Trichomonas vaginalis* beschrieben. 1857 entdeckte MALMSTEN *Balantidium coli* und LÖSCH im Jahre 1875 die Ruhramöbe. Die wesentlichsten Entdeckungen auf protozoologischem Gebiet wurden danach um die Jahrhundertwende gemacht, als man unter anderem die Erreger des Wechselfiebers, das als Krankheitsbild seit Jahrhunderten (z. B. bei Hippokrates) bekannt war, mit ihrem komplizierten Entwicklungsgang entdeckte, sowie die Erreger der Leishmaniasen und der Schlafkrankheit erkannte. (Die wichtigsten Daten zur Geschichte der parasitischen Protozoen sind in den speziellen Kapiteln erwähnt worden.)

Aber die Zeit der Entdeckung neuer Parasiten ist noch keineswegs vorbei. Systematische Untersuchungen an den Tieren unserer näheren Umgebung, wie sie z. B. im Erlanger Zoologischen Institut (Prof. Dr. STAMMER) durchgeführt werden, führen zur Auffindung vieler bisher unbekannter Arten. Andererseits hat die Entdeckung der Toxoplasmen im menschlichen Körper im Jahre 1938 durch WOLF, COWEN und PAIGE gezeigt, daß selbst bereits bekannte Parasiten unerwartet in einem neuen Wirt entdeckt werden können.

B. Der Wirt.

In dem Parasiten haben wir nur den *einen* Partner der parasitären Lebensgemeinschaft, den Schädling, kennengelernt. Er ist auf den *Wirt*, den Spender des Nutzens, den der Parasit gewinnt, angewiesen.

Eine besondere Betrachtung über den Wirt, wie sie über den Parasiten möglich war (vgl. S. 7 ff.), gelingt nicht, weil es den Wirt „an sich" nicht gibt. Ein Organismus wird erst in Verbindung mit einem Parasiten zum Wirt, so daß alle Erörterungen über den Wirt in mehr oder weniger großem Umfange sogleich zu einer Besprechung des Parasit-Wirt-Verhältnisses (vgl. S. 27 ff.) werden. Deshalb sollen in diesem Kapitel nur einige den Wirt bzw. die verschiedenen Wirtarten betreffende Kennzeichnungen folgen.

Die meisten Parasiten entwickeln sich nicht nur in einer Wirtsspecies, sondern in mehreren. Dabei werden aber bestimmte Arten, die sog. Hauptwirte, bevorzugt, während andere, die Nebenwirte, die Parasiten nur in geringerem Maße beherbergen. *Hauptwirt*[1] ist das Tier, das (meist ohne erhebliche primäre Abwehr-

---

[1] Diese verschiedenen Begriffe werden ständig ohne klare Kennzeichnung gebraucht, so daß Zwischenwirt und Nebenwirt, Endwirt und Hauptwirt, Zwischenwirt und Transportwirt gleichgesetzt werden. Es lassen sich meines Erachtens jeder Kategorie bestimmte Kennzeichen zuordnen.

möglichkeit) dem Schmarotzer durch Vermittlung optimaler Lebensbedingungen starke Vermehrung erlaubt oder ihn gegebenenfalls am häufigsten und sichersten (statistisch betrachtet) zur Geschlechtsreife kommen läßt, ohne bestimmte, zusätzliche Bedingungen (z. B. an die Nahrung des Wirts) zu stellen (z. B. fast unbeschränkte Empfänglichkeit der Kinder *für Enterobius vermicularis*, Schaf oder Rind für *Fasciola hepatica*). Der *Nebenwirt* dagegen leistet dem Parasiten durch „Abwehrmaßnahmen" größeren Widerstand, so daß der Anteil der Parasiten, der in ihm zur Entwicklung und gegebenenfalls zur Geschlechtsreife kommt, verglichen mit dem Hauptwirt geringer ist (z. B. der Mensch für den Leberegel, Zoonosen). Dagegen entwickelt sich der Parasit im *accidentellen Wirt* — wie der Name besagt — zufällig; er tritt in diesem Wirte meist vereinzelt auf. Der accidentelle Wirt wird vielfach zugleich ein Nebenwirt sein (z. B. Mensch für *Sparganum*). Im *Gelegenheitswirt* kommt der Parasit dagegen nur dann zur Entwicklung, wenn gewisse Voraussetzungen erfüllt werden. So macht z. B. zeitweilig einseitige Ernährung *Balantidium coli*, einen primären Schweineparasiten, zum Kaninchenparasiten (vgl. A. WESTPHAL 1939).

Die vollständige Entwicklung eines Parasiten kann auf einem einzigen Wirt stattfinden (einwirtige oder monoxene Parasiten), aber auch unter *Wirtswechsel* erfolgen (mehrwirtige oder heteroxene Parasiten; mono = ein, hetero-xen = verschiedene Wirte); dann sind immer wenigstens zwei Tiere — meist verschiedener Species — beteiligt. Bei Wirtswechsel geht ein Teil der Gesamtentwicklung in der einen Species, der zweite in einer anderen Wirtart vor sich (z. B. bei Filarien: Mücke—Mensch; diheteroxene Parasiten). Bei vielen Wurmarten wird der Wirt sogar zwei- oder dreimal gewechselt (z. B. beim Fischbandwurm: Krebs—Fisch—Mensch; tri- oder polyheteroxene Parasiten).

Je nach der Bedeutung des Wirtes für den Parasiten lassen sich weitere Wirtarten unterscheiden. Verläuft die Entwicklung eines geschlechtlich differenzierten Parasiten unter Wirtswechsel, so unterscheidet man in der Regel zwischen Endwirt und Zwischenwirt. *Endwirt* ist das Tier, in dem der Parasit geschlechtsreif wird (z. B. Mensch für den Rinderbandwurm). *Zwischenwirte* beherbergen bestimmte Entwicklungsstadien (meist Larven- oder Jugendstadien), ohne die deren vollständiger Entwicklungscyclus nicht ablaufen kann (z. B. Mensch für *Plasmodium vivax*, Schnecken für viele digene Trematoden).

Nach dieser Definition kann von einem Zwischenwirt *nur* dann gesprochen werden, wenn ihm auch ein Endwirt im definierten Sinne gegenüber zu stellen ist. Daraus folgt aber, daß man die *wirbellosen* Wirte *der* parasitischen Protozoen und anderen Mikroorganismen, die in *keinem Wirt* eine *geschlechtliche* Entwicklung durchmachen, nicht als Zwischenwirte, sondern nur als (meist aktive) *Überträger* bezeichnen darf. Viele parasitische Protozoenarten vermehren sich im Wirbellosen- wie im Wirbeltierwirt allein ungeschlechtlich und machen nur einen bestimmten Entwicklungscyclus durch (z. B. Trypanosomen). Eine Unterscheidung von Zwischenwirt und Endwirt läßt sich hier ohne Zwang nicht vornehmen. Im Hinblick auf die Verhältnisse bei den meisten Blutprotozoen hat sich REICHENOW dafür ausgesprochen, nur vom *Wirbeltierwirt* und vom *wirbellosen Wirt* zu sprechen (ohne besondere Kennzeichnung). Bei den Hämosporidien und verwandten Blutprotozoen ist jedoch eine Unterscheidung von Zwischenwirt und Endwirt durchaus möglich (vgl. auch S. 162).

Schwierig wird allerdings eine Unterscheidung, wenn mit der Bezeichnung End- und Zwischenwirt zugleich zum Ausdruck kommen soll, welcher Wirt der ursprüngliche und auf welchen nachträglich ein Teil der Entwicklung übertragen wurde (z. B. bei Trypanosomen: Wirbeltier-Fliege). Versucht man diesem Gesichtspunkt Geltung zu verschaffen, dann gelingt eine Kennzeichnung des Wirtes bei den Protozoen nicht mehr mit Sicherheit (s. REICHENOW 1949).

Die *Zwischenwirte* lassen sich nach ihrem *Wert für den Parasiten* nicht gleich-
setzen. Die Plasmodien machen z. B. im Zwischenwirt eine ungeschlechtliche Vermehrung durch, die Trematodenlarven vermehren sich in der Schnecke parthenogenetisch und die Filarien wachsen und reifen in der übertragenden Mücke heran,
ohne sich zu vermehren. Aber in allen drei Fällen wird der Zwischenwirt durch
den Parasitenbefall stark geschädigt; es werden ihm wertvolle Substanzen entzogen. — Bei den dreiwirtigen Parasitenarten steht dem ersten Zwischenwirt der
zweite gegenüber (vgl. S. 31 und Abb. 15). In diesem erfolgt in der Regel keine
Vermehrung (Ausnahme: *Sparganum proliferum*), jedoch eine Weiterentwicklung
zum invasionsfähigen Stadium hin (Metacercarie, Plerocercoid). Der zweite
Zwischenwirt hat dabei nicht allein Transportaufgaben zu erfüllen; deshalb ist
die für ihn oft benützte Kennzeichnung als „Transportwirt" hier nicht angebracht.
Mit VOGEL versteht man zweckmäßig unter *Transportwirt* (= Stapelwirt, Warte-
wirt) denjenigen Wirt, der von einem bereits für den Endwirt infektiösen Jugendstadium befallen wird und dieses unverändert an den Endwirt weitergibt (z. B.
das Plerocercoid, Sparganum, von *Diphyllobothrium latum* und *D. mansonoides*).
Hier ist also der Wirt an der Weiterentwicklung praktisch unbeteiligt und hat
lediglich eine „Transport"aufgabe zu erfüllen (s. auch S. 317 und 318 ff.).

Die Mitwirkung des zweiten Zwischenwirtes an der Weiterentwicklung des
Parasiten erscheint relativ gering; dennoch ist dieser (hier als *Hilfswirt* bezeich-
nete) Zwischenwirt für die Ausbildung der invasionsfähigen Stadien unentbehr-
lich. Bei nahe verwandten Trematodenarten werden neben einem *Fisch*, einer
Krabbe oder einer *Schnecke* auch *Pflanzen* als gleichwertige „Zwischenwirte" in
Anspruch genommen (*Fasciola hepatica, Fasciolopsis buski, Dicrocoelium dendriticum*). Erst an den Pflanzen, die vom Endwirt verzehrt werden, reifen hier die
Cercarien zum invasionstüchtigen Stadium, zur Metacercarie, heran. Zum
Zwischen„wirt" im eigentlichen Sinne wird jedoch die beteiligte Pflanze nicht,
weil ein Parasit-Wirtverhältnis (s. S. 229) zwischen ihr und der Metacercarie
nicht existiert; die Pflanze dient lediglich als passive Unterlage, die auch durch
totes Holz ersetzt werden kann.

Weitere Wirtarten lassen sich je nach ihrer Aufgabe für den Parasiten kennzeichnen. Symptomlose Parasitenträger werden oft zum sog. *Reservewirt*. Ihm kann
erhebliche epidemiologische Bedeutung zukommen, weil er — latent infiziert —
ständig zur Weiterverbreitung der Parasiten geeignete Entwicklungsstadien
(Eier, Larven) ausscheidet oder es Überträgern (Mücken, Fliegen) ermöglicht,
sich mit Parasiten zu beladen (Trypanosomen, Plasmodien, Theilerien, Babesien
u. a.; Parasitenreservoire, manchmal allgemein auch „Virus-Reservoire" genannt).

Zusammenfassend lassen sich im wesentlichen folgende Arten von Wirten
unterscheiden:

1. *Wirte im allgemeinen Sinne* — ohne besondere Kennzeichnung.

a) Träger von parasitischen Protozoen und solchen Mikroorganismen, die
sich nur *ungeschlechtlich* vermehren; das können sein: *Wirbellose* oder *Wirbeltiere*;
dabei fungieren die Wirbellosen meist als Überträger, in denen, wie bei manchen
Trypanosomen oder bei Leishmanien, noch ein besonderer Cyclus durchgemacht
werden kann (z. B. Tsetsefliege und Mensch für Trypanosomen; Phlebotomen und
Hund für Leishmanien).

b) Träger von Parasiten mit *geschlechtlicher* Differenzierung, jedoch ohne Wirtswechsel (Mensch z. B. für *Enterobius, Ascaris*; allgemein bei monoxenen Parasiten).

2. *Endwirte* sind die Tiere, in denen die *Parasiten mit Wirtswechsel geschlechtsreif* werden (z. B. Mensch für Schweinebandwurm und Katze für Katzenleberegel).

3. *Zwischenwirte* sind Tiere, in denen bestimmte Entwicklungsstadien (meist
Larven oder Jugendstadien) geschlechtlich differenzierter Parasiten mit Wirts-

wechsel eine ungeschlechtliche oder parthenogenetische Vermehrung durchmachen müssen oder ohne Vermehrung eine Weiterentwicklung zur Reifung hin erfahren.

4. *Transportwirte* (Stapelwirte oder Wartewirte) sind Tiere, die von einem bereits für den Endwirt infektiösen Jugendstadium befallen werden und dieses unverändert an den Endwirt weitergeben.

5. *Reservewirte* = Parasitenreservoire sind latent infizierte Wirbeltiere.

Davon sind zu trennen:

a) *Aktive Überträger* (z. B. wirbellose Wirte, die einen Wirbeltierwirt aufsuchen müssen und, z. B. bei der Blutmahlzeit, die Parasiten übertragen; blutsaugende Arthropoden und Blutegel; sog. *Krankheitsüberträger*).

b) *Passive Überträger* (Wirte, die dadurch, daß sie gefressen werden, die Parasiten zum nächsten Wirt weiterleiten, z. B. Krebse [Copepoden] beim Fischbandwurm oder Medinawurm; alle Hilfswirte und Transportwirte).

ERHARDT (in: BRUMPT/NEVEU-LEMAIRE/ERHARDT) definiert die Zwischenwirte im gleichen Sinne als Tiere, „die bestimmte Larvenstadien (z. B. Finnen) der Parasiten beherbergen und ohne die der vollständige Entwicklungscyclus der in Betracht kommenden Parasiten nicht ablaufen kann", nimmt aber dann eine Klassifizierung vor, die vom *pathologischen* Standpunkt ausgeht. Er bezeichnet die eigentlichen Krankheitsüberträger (das sind blutsaugende Arthropoden) als aktive Zwischenwirte, alle anderen zusätzlichen Wirte von mehrwirtigen Parasiten als passive Zwischenwirte, eine Einteilung, die den *parasitologischen* Verhältnissen nicht immer gerecht wird.

C. Parasit-Wirt-Verhältnis.

Das Verhältnis zwischen dem Parasiten und seinem Wirt ist zu jeder Zeit ein wechselseitiges, d. h. der Parasit wird vom Wirt beeinflußt, und umgekehrt muß sich der Wirt auf den Parasiten einstellen; das Zusammenleben zwischen den beiden Partnern ist, wie schon betont, kein den Wirt einseitig schädigendes schlechthin. Diese Tatsache darf jedoch den im allgemeinen aggressiven Charakter des Parasiten — im Gegensatz z. B. zum Symbionten und Kommensalen — nicht verschleiern (vgl. S. 4).

Unter den wechselseitigen Beziehungen zwischen Parasit und Wirt stehen auch die *Infektions-, Invasions-* und *Entwicklungswege* der Parasiten, die — abgesehen von den freilebenden Stadien — sich auf jeder Phase ihres Lebens in mehr oder weniger hohem Maße mit dem Wirt oder Zwischenwirt auseinandersetzen müssen. Durch ein vielseitiges *Abwehrsystem* versuchen diese sich des Parasiten zu erwehren, ihn abzutöten und den durch ihn herbeigeführten Schaden auszugleichen. Je nach dem Kräfteverhältnis tötet der Wirt den Schmarotzer ab, oder es kommt zur Ausbildung eines Gleichgewichtes, bei dem der Wirt den Parasiten beherbergt, ohne dabei wesentlich geschädigt zu werden, oder der Wirt wird vom Parasiten überwältigt.

Der Befall des Wirtes durch einen Parasiten, gegebenenfalls auch dessen Vermehrung, kann längere Zeit unbemerkt bleiben (*latente Infektion*) (latent = verborgen). Mit dem Auftreten der durch den Parasiten hervorgerufenen Krankheitserscheinungen endet die sog. *Inkubationszeit* (auch Latenzzeit genannt); ihre Dauer kann beim gleichen Parasiten je nach Wirtsart und -individuum wechseln. Der Parasit braucht dabei noch nicht in Erscheinung zu treten. Gelingt es, ihn selbst oder seine Geschlechtsprodukte nachzuweisen, dann ist die *Präpatentperiode* (prae-patent = vor dem Erscheinen) abgeschlossen. Inkubationszeit und Präpatentperiode können zusammenfallen, wenn — wie z. B. bei einem *Enterobius*-Befall (S. 409) — die ersten typischen Beschwerden des Wirtes mit dem ersten Erscheinen des Parasiten (hier an der Afteröffnung) einsetzen. Bei der Malaria werden die Plasmodien vielfach erst nach den ersten klinischen Symptomen, den sog. Prodromalerscheinungen (prodromus = Vorläufer), im peripheren Blut nachweisbar (Inkubationszeit *kürzer* als Präpatentperiode). Umgekehrt können die Verhältnisse z. B. bei der Filariasis (*Wuchereria*) liegen. Obgleich lange Zeit hindurch Mikrofilarien im peripheren Blut kreisen, treten Krankheitserscheinungen unter Umständen erst sehr viel später auf (Inkubationszeit *länger* als Präpatentperiode). Diese Beziehungen wechseln aber vielfach beim gleichen Parasiten und mit der Wirtsart und selbst mit dem Wirtsindividuum, d. h. sie sind *vom jeweiligen Zustand des Parasit-Wirt-Verhältnisses abhängig*. Deshalb lassen sich in dieser Hinsicht bei den meisten Parasiten keine Regeln aufstellen. Der Begriff der Inkubationszeit ist im Gegensatz zu dem der Präpatentperiode weniger von parasitologischer als von klinischer und diagnostischer Bedeutung.

a) Infektions- und Invasionswege.

Der Befall mit *Ektoparasiten* erfolgt meist durch *aktives Aufsuchen* des Wirtes (z. B. Wanzen, Flöhe), durch *Kontakt* mit einer befallenen Person oder deren Gebrauchsgegenständen (z. B. bei Läusen, Krätzemilben) oder im Freien durch Kontakt mit parasitentragenden Pflanzen (z. B. manche Milben und Zecken).

Entoparasiten gelangen zum Wirt teils *passiv* mit verunreinigter Nahrung (per os) (z. B. Amöbencysten; Wurmeier von Oxyuren, Ascariden; als Metacercarien mit der Nahrung), bei der Begattung (z. B. *Trichomonas vaginalis, Trypanosoma equiperdum*) oder über die Haut mittels des Insektenstiches (Plasmodien, Leishmanien), teils durch *aktive* Einwanderung von Larvenstadien über die natürlichen Körperöffnungen (z. B. die Milbe *Acarapis* über die Atemöffnung; der Madenwurm *Enterobius* anscheinend auch über den After) oder direkt über die Haut (Hakenwurmlarve, Cercarie). Wieder andere Parasiten dringen aktiv ein, müssen aber passiv zum Wirt getragen werden (Filarien, Spirochäten).

Intrauterine und transovariale Übertragung. Besondere Beachtung verdient die *intrauterine Übertragung* von Parasiten von der Mutter auf die Nachkommen. Wir kennen sie von Protozoen wie von Würmern. Bei wirbellosen Überträgern können die Parasiten *transovarial* und bei Wirbeltieren *diaplacentar* (transplacentar) auf die Nachkommen übergehen. Gerade im Hinblick auf den Überträger, der dadurch über mehrere Generationen hin ständig infektiös bleibt, hat diese Tatsache eine besondere epidemiologische Bedeutung.

Borrelia (= Spirochaeta) duttoni (Erreger des sog. Zeckenrückfallfiebers) wird z. B. von der Zecke *Ornithodorus moubata* übertragen. Die Krankheitserreger gehen vom Muttertier über die Eier auf die Larven und Nymphen. Sie können über drei Generationen weitergetragen werden, infizieren jedoch jeweils nur 5—10% der Nachkommen. Der Mechanismus dieser Übertragung ist einfach: die metacyclischen Spirochäten gelangen über die Darmwand in die Leibeshöhle der Zecke und können so die Eier befallen. Auch bei Läusen kann eine Infektion der Eier mit Rückfallfieber-Spirochäten (*Borrelia recurrentis*) stattfinden.

Auch beim *Wirbeltierwirt* wandern die meisten Spirochätenarten auf die Nachkommen über; sie gelangen diaplacentar auf den Fetus (z. B. „erbliche" Syphilis). Dagegen kennt man von der Frambösie, die der Syphilis so nahe verwandt ist, keine intrauterine Übertragung ihrer Erreger. Man vermutet, daß die starke Bindung der Erreger an die Haut in diesem Falle eine Überwindung der Placenta verhindert.

Eine Übertragung von Trypanosomen auf die Nachkommen der Überträger wurde gelegentlich behauptet, aber nicht bewiesen. Bei *Trypanosoma inopinatum* beherbergenden Blutegeln der Art *Helobdella algira* werden nach BRUMPT (1907) etwa 2—10% der Embryonen infiziert. Auch bei einer *Glossosiphonia*-Art ist von einer erblichen Übertragung von Trypanosomen berichtet worden (LA-VIER 1925).

Ein unmittelbarer Übergang der Trypanosomen auf die Nachkommen von übertragenden *Insekten* ist unwahrscheinlich. Bei *Triatoma* werden zwar die Nachkommen auch infiziert, aber nicht direkt durch die Mutter, sondern durch den Kannibalismus der Larven und die bei Raubwanzen übliche Koprophagie (vgl. S. 82). — Über eine Trypanosomeninfektion der *Glossina*-Nachkommen existieren *keine* Beobachtungen; sie ist auch unwahrscheinlich.

„Erbliche" Übertragung von Trypanosomen bei Wirbeltieren nach experimenteller Infektion ist in einigen Fällen sicher diaplacentar gelungen und für *T. cruzi* bei Mäusen, sowie für *T. rhodesiense* und *T. gambiense* bei Meerschweinchen und Ratten nachgewiesen. Von VILLELA ist auch der Fall einer intrauterinen Chagaserkrankung beim Menschen mit einer Encephalitis beschrieben worden. Aber, insgesamt gesehen, scheint die Wahrscheinlichkeit einer intrauterinen Infektion mit Trypanosomen gering zu sein. Damit darf jedoch eine Übertragung mit der Muttermilch, die für Trypanosomen erwiesen ist, nicht verwechselt werden.

Neuerdings hat die intrauterine, diaplacentare Infektion des Fetus mit *Toxoplasma gondii* große Bedeutung gewonnen, weil sowohl Kinder als auch junge Hunde und andere Tiere an der Infektion sterben oder schwere Schäden davontragen können. Auch bei diesem Protozoon ist außerdem an die Möglichkeit einer Infektion der Nachkommen durch die Muttermilch zu denken (vgl. S. 106). Diaplacentare Infektion ist auch von *Leishmania donovani* beschrieben worden.

Bei den *Malariaparasiten* findet eine Infektion der Nachkommen bei den *übertragenden Mücken* nicht statt. Nicht wesentlich anders liegen die Verhältnisse *beim Menschen*. Es sind zwar einige Fälle bekanntgeworden, bei denen Plasmodien 12—24 Std nach der Geburt im Blut des Säuglings gefunden wurden, doch muß man annehmen, daß eine intrauterine Übertragung nur bei einer Verletzung der Gefäße, die allerdings nicht so selten eintritt, möglich wird; ohne diese dürfte sie ausgeschlossen sein (vgl. dazu GARNHAM 1949).

Bei den Babesien ist die „erbliche" Übertragung der Parasiten im *wirbellosen Zwischenwirt* die Regel (transovariale Infektion). Die Larven infizierter Adulti erweisen sich bereits als infektiös. *Babesia bigemina* entwickelt sich z. B. in *Boophilus annulatus*; diese einwirtige Zecke überträgt die Babesien nach einer infektiösen Blutmahlzeit selbst nicht mehr, sondern immer über ihre Nachkommen, die dann aber die Erreger bereits bei der ersten Blutmahlzeit übertragen können. (Im Gegensatz zu den *Babesien* werden *Theilerien* nicht „vererbt".) Nach SERGENT und PARROT (1950) gehen die Erreger der Piroplasmosen — „wie die Plasmodien" — beim Säugetierwirt auch durch die Placenta, so daß z. B. neugeborene Rinder infiziert sein können (vgl. dazu ENIGK S. 144).

Die Übertragung parasitischer Würmer von der Mutter auf den Fetus steht vielfach im Zusammenhang mit den Wanderungen der Larven und ist verhältnismäßig häufig bei Trematoden und Nematoden (Literatur bei ENIGK 1951/1952). *Hakenwurmeier* wurden bei Säuglingen schon 14 Tage nach der Geburt im Stuhl gefunden, ebenso Eier von *Ancylostoma caninum* im Kot von 2—15 Tage alten Hunden. Die Invasion erfolgt wohl in der Regel über den Blutkreislauf, aber die Larven können anscheinend auch über die Leibeshöhle zum Uterus gelangen.

FÜLLEBORN berichtet über Hundespulwürmer (*Toxocara canis*) in 4—5 Tage alten Hunden. Die Eier traten in diesem Fall fast gleichzeitig im Kot des Muttertieres und in dem der Jungen auf (ähnliche Beobachtungen werden schon von PARACELSUS berichtet, der bei Säuglingen Ascariden fand). — Mikrofilarien (*Dirofilaria immitis*) sind im Blut eines Hundefetus beschrieben worden, doch die beim *Menschen* parasitierenden Arten vermögen die Placenta nicht zu durchdringen, dagegen aber Trichinenlarven.

Sichere Fälle intrauteriner Invasion liegen für die Bilharziose des Menschen vor. Erwachsene Würmer von *Schistosoma japonicum* fand man wiederholt in Hundefeten. Bei experimenteller Infektion eines trächtigen Hundes wurden fünf von sieben Feten von diesen Würmern befallen.

b) Entwicklungswege der Parasiten im Wirt.

Die Entwicklung der Parasiten geht selten *direkte* Wege, wie wir sie bei *monoxenen* Parasiten, z. B. bei Darmamöben und Flagellaten, kennen, die per os aufgenommen in den Dünn- oder Dickdarm gelangen, sich dort ansiedeln und ständig vermehren. Mit dem Kot des Wirtes werden bei diesen Protozoen ständig Teile der Population als vegetative Stadien oder als infektionstüchtige Dauerstadien (Cysten) ausgeschieden. — Auch der menschliche Madenwurm macht keine „Umwege"; er legt seine Eier außen am After ab, welche bereits nach 6 Std infektionstüchtig sind. Oral aufgenommen schlüpfen die Larven bereits im Magen und Dünndarm, wachsen im Lumen der unteren Dünndarmabschnitte heran und wandern schließlich zur Eiablage wieder an die Afteröffnung[1] (Abb. 13a).

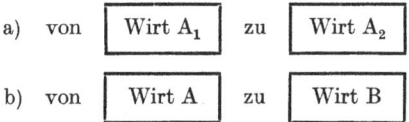

Abb. 13a u. b. Schematische Darstellung des Übergangs *monoxener* Parasiten von einem Wirt zum anderen. a Bei artgleichen Wirten. b Bei artverschiedenen Wirten.

Ascariden z. B. benötigen — im Gegensatz zum Madenwurm — 1. einen längeren Zeitraum zur Eireifung (8—10 Tage und mehr), 2. *wandern* ihre Larven im Wirt vom *Dünndarm über Leber, Herz und Lunge* (Lungenpassage vgl. S. 397) erneut zum Oesophagus und gelangen dann zum zweiten Male in den Dünndarm, der ihnen nun als Wohnsitz dient. Die Geschlechtsprodukte, die Eier, müssen den Wirt verlassen, weil sich nur bei Sauerstoffzutritt die invasionsfähige Larve entwickelt. Erst danach kann der Wurmträger erneut befallen werden — wenn wir von der Möglichkeit einer erworbenen Immunität (vgl. S. 34) absehen wollen. Die Notwendigkeit zur Reifung bei vielen Wurmeiern und Coccidiencysten im Freien schließt daher eine Selbstinfektion mit den meisten dieser Parasitenarten praktisch aus (Ausnahmen: *Strongyloides stercoralis*, *Hymenolepis nana* [vgl. S. 331 und 392]; unter bestimmten Voraussetzungen auch *Enterobius vermicularis*).

Eine Abwandlung dieses Entwicklungsweges stellt dann die *aktive Einwanderung* der bereits im Freien aus den Eiern geschlüpften Larven *über die Körperhaut* dar, wie sie z. B. beim *Hakenwurm* stattfindet (vgl. Abb. 380).

Wesentlich andere Wege gehen die *heteroxenen* Parasiten mit einem Wirtswechsel (*indirekte* Entwicklung). Sie machen die larvale Entwicklung in ein oder zwei Zwischenwirten durch (vgl. Abb. 14 und 15); erst im Endwirt erfolgt die Geschlechtsreife. So stehen sich z. B. bei den Schistosomen der Mensch als Endwirt und die Schnecke als Zwischenwirt gegenüber. Umgekehrt ist das Verhältnis bei den Malariaparasiten, deren Entwicklung zwischen der *Anopheles*-Mücke als Endwirt und dem Menschen als Zwischenwirt verläuft (vgl. Schema Abb. 14b).

---

[1] Neuerdings wird allerdings in Analogie zu den Beobachtungen beim Madenwurm des Pferdes (ENIGK) und des Kaninchens (BOECKER) von ERHARDT vermutet, daß sich auch beim menschlichen Madenwurm Larven vorübergehend *im* Darmgewebe (intramural) aufhalten können (vgl. S. 407, 411 und 414).

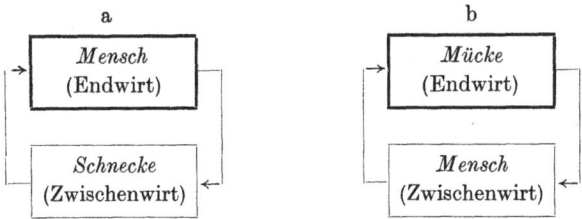

Abb. 14a u. b. Schematische Darstellung des Wirtswechsels bei *diheteroxenen* Parasiten. a Am Beispiel von *Schistosoma mansoni* (vgl. Abb. 156, S. 284). b Am Beispiel von *Plasmodium vivax* (vgl. Abb. 88, S. 163).

Nicht unmittelbar damit vergleichbar ist der Entwicklungsgang einiger Trypanosomiden, die keinen Geschlechtscyclus durchmachen wie die Plasmodien. Für sie existiert kein End- und Zwischenwirt im Sinne der Definition. In beiden Wirten vermehren sich die Parasiten, bilden jedoch jeweils besondere, nur auf den jeweiligen Wirt (Warm- bzw. Kaltblüter) eingestellte und morphologisch voneinander abweichende Formen aus. Doch machen die Flagellaten in dem *Überträger* eine Umwandlung zur metacyclischen, infektiösen Form hin durch (vgl. dazu S. 65 und 80).

Von einem Wirtswechsel sollte nicht gesprochen werden, wenn die vom Wirt ausgeschiedenen Infektionsstadien (Cysten, Eier, Larven) notwendigerweise zur Erhaltung der Art (z. B. Amöben) oder zur Fortsetzung ihrer Entwicklung (z. B. *Ascaris*) in einen neuen Wirt gelangen müssen.

Gleiche Verhältnisse wie bei *Ascaris* liegen im Grunde auch bei *Trichinella spiralis* vor. Dieser Wurm macht keinen echten Wirtswechsel durch, sondern die lebend geborenen Larven kapseln sich nur im gleichen Wirt ein, können jedoch ihre Entwicklung erst fortsetzen, wenn sie — etwa wie die Larve in der Eihülle bei *Ascaris* — von einem neuen Wirt per os aufgenommen werden und in dessen Darm gelangen. Es fehlt ein Zwischenwirt, aber der Befall der Muskulatur durch die Larven entspricht „biologisch dem Aufenthalt in einem Zwischenwirt" (VOGEL 1952) (s. S. 365).

Schließlich kann sich die Entwicklung gleichsam zwischen drei Polen abspielen, wie bei dem Fischbandwurm oder bei vielen Trematoden (triheteroxene Parasiten) (vgl. Abb. 15 und 181, S. 315). Dem Endwirt stehen z. B. einerseits die Schnecke, andererseits der Fisch oder Krebs als Zwischenwirte gegenüber.

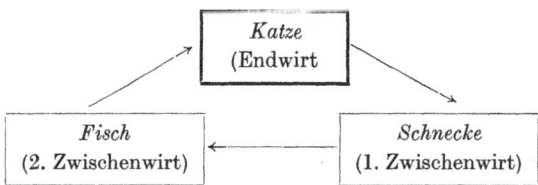

Abb. 15. Schematische Darstellung des Wirtswechsels bei *triheteroxenen* Parasiten; am Beispiel von *Opisthorchis felineus* (Katzenleberegel) (vgl. Abb. 138, S. 261).

Zu den wirtswechselnden Parasiten kann man bis zu einem gewissen Grade auch die Arten rechnen, die zwar ihre ganze Entwicklung auf einem Wirt durchmachen, aber je nach dem erreichten Entwicklungsstadium ein anderes Organ aufsuchen; so hält sich z. B. der Zwergbandwurm *Hymenolepis nana* als Finne in anderen Darmabschnitten der Maus auf als der geschlechtsreife Bandwurm (vgl. S. 329).

Eine Vermehrung im Wirt — wie bei Protozoen — erfolgt bei den meisten Würmern nicht. Deshalb spricht man auch beim Befall des Wirtes mit Würmern oder Insekten(larven) besser von einer *Invasion*, um gegenüber einer *Infektion* abzugrenzen, bei der eine (theoretisch) ungehemmte Vermehrung der Parasiten im Wirt erfolgen kann (z. B. bei Toxoplasmen, Trypanosomen, Coccidien).

Eine gewisse Sonderstellung nehmen die Larven des Leberegels in der Schnecke und die Filarien ein, bei denen *Viviparität* besteht. Die Trematodenlarven vermehren sich parthenogenetisch in der Schnecke und können mehrere Generationen von Sporocysten und Redien ausbilden. Unbegrenzt, wie — potentiell — bei den Protozoen, ist die Vermehrung jedoch hier nicht. Ebenso ist die Mikrofilarienproduktion z. B. bei *Wuchereria* und *Onchocerca* nicht unbeschränkt, wenn auch recht erheblich und einer Infektion vergleichbar.

c) Abwehrsysteme des Wirtes.

Schon einleitend wurde darauf hingewiesen, daß Parasit und Wirt aufeinander einwirken: Der Parasit „paßt" sich an die besonderen Umweltsverhältnisse „an", aber auch der Wirt stellt sich auf den Parasiten ein. Er versucht den Eindringling mit Hilfe seiner natürlichen Abwehrkräfte abzuweisen. Hat sich der Parasit jedoch im Wirt festsetzen können, so vermag dieser die schädigenden Einflüsse von seiten des Parasiten unter Umständen auszugleichen und auf verschiedene Weise auf den Schmarotzer einzuwirken.

Die dem Wirt zur Verfügung stehenden Möglichkeiten sind teils *unspezifischer*, teils *spezifischer* Natur. Die primären natürlichen Abwehrkräfte gelten im allgemeinen als unspezifisch. Der eingedrungene Parasit bzw. seine Produkte (z. B. Toxine) veranlassen jedoch als sog. *Antigene* den Wirt zur Ausbildung einer spezifischen sekundären Abwehr. Die dabei vom Wirt erzeugten humoralen Elemente, die *Antikörper*, dürfen weitgehend als spezifisch, d. h. auf bestimmte Parasiten (Antigene) eingestellt, angesehen werden. Antigene und Antikörper sind daher begrifflich so miteinander gekoppelt, daß der eine Begriff wesentlich durch den anderen definiert wird (H. Schmidt 1950). Nach Doerr bezeichnet man als *Antigen* solche „Substanzen, welche, wenn sie dem tierischen Organismus in geeigneter Weise einverleibt werden, die Bildung von Antikörpern, d. h. von Stoffen hervorrufen, welche im Blutplasma auftreten und mit den Antigenen, denen sie ihre Entstehung verdanken, spezifisch reagieren" (ursprünglich Antisomatogen = Antikörper-Bildner). — Als *Antikörper* werden (nach Topley und Wilson) solche Substanzen bezeichnet, die im Blutserum oder in den Körpersäften eines Tieres als Antwort auf den Reiz auftreten, den die parenterale Einführung eines Antigens in die Gewebe ausübt und die mit diesem Antigen spezifisch in irgendeiner, der Beobachtung zugänglichen Art reagieren. (Über Struktur der Antigene und Antikörper vgl. Marrack 1952.) Antigene und Antikörper passen zusammen „wie Schloß und Schlüssel", um einen Vergleich von Ehrlich zu gebrauchen. Die Antikörperbindung kann man mit einem Neutralisationsvorgang vergleichen (z. B. Toxine-Antitoxine) (s. auch Neutralisationstest S. 108).

Bei dieser Betrachtungsweise darf jedoch nicht übersehen werden, daß die Antikörperbildung nicht nur eine Abwehrreaktion, sondern einen normalen physiologischen Vorgang darstellt, durch den sich der Wirtsorganismus auf das Antigen — es kann sich dabei um einen völlig indifferenten Eiweißkörper handeln (s. unten) — gleichsam einstellt. „Die Immunitätsphänomene stellen also Regulationserscheinungen von seiten des lebenden Körpers — bei Parasitenbefall also von seiten des Wirtes — dar, die als ein Ausdruck der Differenzierung der Arten und des Bestrebens des Organismus, die Arteigenschaft zu erhalten, aufgefaßt werden müssen" (Schlossberger). Diese Maßnahme erweist sich auch keineswegs immer als „zweckmäßig", wie die Überempfindlichkeitsreaktionen, die unter Umständen sogar zum Tode des „Wirtes" führen können, beweisen (vgl. unten bei Anaphylaxie S. 37).

1. Resistenz und Immunität[1].

Resistenz.

Die primären, ererbten Abwehrkräfte (*Resistenz*) bestehen aus zwei Systemen: das erste stellt die *intakte Epithelschicht von Haut und Schleimhäuten* mit den

---

[1] Zum genauen Studium der Immunitätsfragen sei auf das Werk von H. Schmidt (1950 bis 1953) „Fortschritte der Serologie" sowie auf „Die Immunitätsforschung; Ergebnisse und Probleme in Einzeldarstellungen" von R. Doerr (1947—1950) ausdrücklich hingewiesen.

darauf befindlichen fermentativen (Lysozyme) und sonstigen stofflichen Faktoren (Inhibine, Säuremantel usw.); das zweite Abwehrsystem tritt in Kraft, wenn das erste durch den eindringenden Erreger überwunden ist, und besteht aus *phagocytierenden Zellen* (unspezifische Fremdkörperreaktion) *und normalen Antikörpern* (Opsonine und Lysine). Aber damit ist der Begriff der „natürlichen Resistenz" sicher noch nicht erschöpft. So beruht z. B. die Resistenz der Säugetiere gegenüber menschlichen Malariaparasiten oder die des Menschen gegenüber vielen Parasiten der Tiere sicherlich noch auf zusätzlichen, uns im einzelnen noch unbekannten Eigenschaften des Körpers (H. SCHMIDT 1941).

Celluläre Reaktion. Die *lokalen Reaktionen* am Aufenthaltsort des Parasiten werden entweder durch direkte mechanische Beschädigungen des Gewebes befallener Organe oder durch die Wirkung von Stoffwechselprodukten (z. B. sog. Toxinen) hervorgerufen. Diese Zellreaktionen sind im allgemeinen uncharakteristische Fremdkörperreaktionen oder „toxische Reaktionen". Sie treten meist als *Entzündungserscheinungen* auf. Unter einer *Entzündung* versteht man in der pathologischen Anatomie des Menschen „die Summe aller jener gesteigerten, am Gefäßbindegewebsapparat sich abspielenden, *exsudativen* und *proliferativen* Vorgänge, die durch die Anwesenheit der verschiedenartigen Schädlichkeiten ausgelöst werden" (RIBBERT-HAMPERL). Begleiterscheinungen der Entzündung sind Veränderungen am Parenchym der Organe (Epithelien, Muskulatur u. a.), die in sog. fettiger Degeneration (Abb. 18, S. 46), Nekrose, Autolyse, Verkalkung und ähnlichen sog. regressiven Veränderungen bestehen können. Diese Kennzeichnung der Entzündung gilt zunächst für die Wirbeltiere, doch lassen sich bei wirbellosen Tieren ganz entsprechende Veränderungen auffinden[1].

Die *Entzündung* beginnt in der Regel mit einer Hyperämie und einer darauf folgenden Erweiterung der Gefäße. Es tritt eine lokale Kreislaufstörung ein, bei der in Verbindung mit der Blutstauung und einer Änderung der Permeabilität der Gefäßwände weiße und rote Blutzellen durch die Gefäßwände ins umgebende Gewebe treten. Dazu kommt Austritt von Blutplasma (Vorgang der sog. Exsudation). Die Leukocyten wandern zur geschädigten Stelle, wobei insbesondere bei einem Befall mit tierischen Parasiten häufig die eosinophilen Zellen das Feld beherrschen. Später treten auch Lymphocyten aus den Gefäßen. Mit diesen Veränderungen an den Capillaren gehen auch Umwandlungen an Bindegewebszellen einher. Die Histiocyten („ruhende Wanderzellen") werden mobilisiert, teilen sich und wandern zur Schadenstelle. So entsteht die zellige Infiltration, auffallendes Kennzeichen eines Entzündungsprozesses (s. Abb. 16). Schwindet der die Entzündung hervorrufende Anlaß, so geht die Gewebsveränderung wieder zurück, die eingesickerte Flüssigkeit wird resorbiert, die ausgewanderten Leukocyten und Erythrocyten gehen zugrunde und die Histiocyten werden wieder zu Fibroblasten.

Die entzündlichen Reaktionen in den Geweben bilden die Grundlage für die *celluläre Abwehr* von Parasiten, die durch die wandernden Zellen eingeschlossen, abgekapselt und auch zum Absterben gebracht werden können (z. B. Bildung sog. Granulome, Knötchen, Wurmknoten). Sie treten bei der Bildung der Trichinenkapsel, der Echinokokkenblase und ähnlicher „Ruhestadien" von tierischen Parasiten in Aktion und führen unter Umständen zu außerordentlich starkwandigen Hüllen (Abb. 344). Man findet diese zelligen Reaktionen auf den Parasitenbefall nicht nur bei den Wirbeltieren, sondern auch bei den Wirbellosen. Ein bemerkenswertes Beispiel dafür lieferte CHEN mit dem Nachweis, daß die in Flohlarven zur Entwicklung kommenden Finnen von *Dipylidium caninum* häufig durch die amöboiden Blutzellen eingeschlossen werden und dann absterben. Die normalen cellulären Reaktionen des Wirtes nutzen manche Parasiten für die Entwicklung ihrer Brut aus. Die Glochidien, Larvenstadien von Muscheln (z. B. *Anodonta*; vgl. Abb. 4, 7, S. 9) leben als stationär-periodische Parasiten.

---

[1] Die Endung *-itis* kennzeichnet im allgemeinen die Entzündung eines Organs, also Derma*titis*, Encepha*litis* u. ä.

Sie heften sich z. B. an die Flossen oder Kiemen von Karpfen. Setzen sie dabei *größere* Hautwunden, so kommt es zu einer Umwachsung der Glochidien nach Art einer unspezifischen Wundheilung, an der im Bereich der Flossen nur die Epidermis, im Bereich der Kiemen außerdem Bindegewebe beteiligt ist. Die Umwachsung geht offenbar ohne eine spezifische Parasitenwirkung vor sich (Fremdkörperreaktion). Diese Abkapselung ist aber hier Voraussetzung für eine normale Entwicklung der jungen Muschel, die schließlich z. B. von der Flossenepidermis dicht eingeschlossen wird. In dieser Entwicklungsperiode macht die Muschellarve eine tiefgreifende Änderung ihres inneren Aufbaus durch. Die für die Metamorphose notwendigen Stoffe liefert der Wirt. Es setzt dann eine Histolyse des die Glochidien umgebenden Gewebes ein, die mit dem Ende der parasitären Lebensphase besondere Aus-

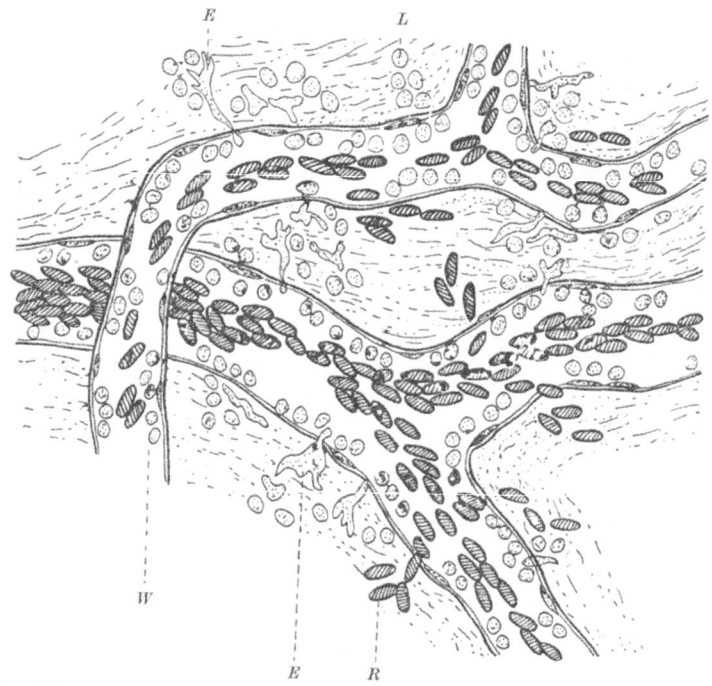

Abb. 16. Entzündetes Mesenterium des Frosches. Randstellung der Leukocyten in den Gefäßen (*W*); Emigration der Leukocyten (*E*); ausgewanderte Leukocyten (*L*) und rote Blutkörperchen (*R*) im Gewebe. (Nach Ribbert-Hamperl 1944.)

maße annimmt und schließlich zur Befreiung der jungen Muschel von dem sie umgebenden Wirtsgewebe führt (Pflugfelder 1951).

Hier läßt der Parasit seine junge Brut im Schutze der einer Abwehr entsprungenen Hülle, aus der sie sich schließlich durch Abscheidung eines histolytischen Stoffes, der das Wirtsgewebe zerstört, wieder befreit.

Versteht man unter einer Entzündung (im Hinblick auf die Bedeutung für den Organismus) die Summe der Vorgänge, die als Reaktion auf Schädigungen des Organismus auftreten, so würde auch die *Hypertrophie einer einzigen Wirtszelle* in diese Definition hineinpassen und als Spezialfall einer schwachen, sehr eng begrenzten Entzündung anzusprechen sein (Wurmbach 1935) (vgl. Xenon, S. 47).

Immunität.

Humorale Reaktion. Sind die cellulären Abwehrsysteme überwunden, und ist der Parasitenbefall manifest geworden, dann kommt es auch zur *Antikörperbildung* (Immunkörperbildung, aktive Immunisierung). Immunität (erworbene Resistenz) bedeutet jedoch noch nicht völlige Beseitigung der zugehörenden Parasiten.

Antikörper sind modifizierte Globuline. Immunisierte Tiere besitzen in der Regel mehr Serumglobuline als normale Tiere, doch besteht keine Einigkeit in der Frage, welche Globuline die Antikörper stellen; es tritt meist eine Vermehrung der γ-Globuline auf (vgl. auch S. 38). Elektrophoretisch lassen sich die verschiedenen Eiweißanteile im Serum durch ihre verschiedene Wanderungsgeschwindigkeit im elektrischen Feld voneinander trennen. Nach abnehmender Geschwindigkeit lassen sich: Albumine, α-, β- und γ-Globuline unterscheiden, wobei noch Unterteilungen in α_1, α_2, β_1 und β_2 vorgenommen werden können (vgl. S. 371). Antikörper verhalten sich meist wie γ-Globuline, so daß in einem Immunserum die γ-Komponente häufig erhöht erscheint; dagegen bleiben die α- und β-Komponenten praktisch unverändert. PETER, HANSER und AMELUNG (1952) beobachteten bei der Immunisierung von Kaninchen mit Hammelblutkörperchen — also einem „reinen" Immunisierungsprozeß, bei dem keinerlei pathogenetische Wirkungen zu erwarten sind — eine starke Vermehrung des γ-Globulins, geringe Zunahme des β-Globulins sowie des Gesamteiweißes und starken Abfall der Albuminfraktion. Mit dieser quantitativen Veränderung der Eiweißfraktionen gehen auch erhebliche qualitative einher. Der gewonnene Antikörper sitzt anscheinend in einem Teil des γ-Globulins bzw. er wandert mit ihm. — Die Antikörper gehen unter dem Einfluß eines Antigens aus den normalen Globulinen durch geringe Änderung in der Konfiguration der Polypeptidketten (Aminosäuregruppierung) hervor. Die natürlichen *Antigene* stellen immer ein Gemisch verschiedener antigener Substanzen mit mehreren determinanten Gruppen dar. Dementsprechend muß auch jeweils mit mehreren, voneinander verschiedenen Antikörpern gerechnet werden[1]. Auch können die verschiedenen Teile eines Parasiten zur Bildung eigener spezifischer Antigene führen (Eierantigen, Cuticulaantigen von *Ascaris*). Auch bei Trypanosomen haben sich mehrere Antikörper bei der gleichen Art nachweisen lassen (*T. congolense*; vgl. S. 78). Bei einer Trypanosomeninfektion im Meerschweinchen kann man ebenfalls verschiedene Antikörper finden, die einander gleichsam ablösen (vgl. S. 76).

Antigene enthalten stets Eiweiß, daneben aber meist auch Polysaccharide und Lipoide oder einfachere Moleküle. Diese Teile bilden zusammen das *Vollantigen*; dieses vermag sowohl Antikörper zu bilden als auch mit diesen spezifisch zu reagieren. Die zum Vollantigen gehörenden Gruppen (z. B. Polysaccharide, Lipoide) können für sich allein in der Regel nicht, sondern nur in ganz bestimmten Fällen immunisieren; sie heißen Halbantigene oder „Haptene" (vgl. dazu verschiedenes Verhalten von Haptenen bei Kaninchen und Mensch bzw. Maus; H. SCHMIDT 1951). Sie vermögen aber *spezifische* Bindungen mit dem Antikörper einzugehen. Daher kommt ihnen für differentialdiagnostische Arbeiten unter Umständen eine größere Bedeutung zu als den Vollantigenen. Man hat deshalb neuerdings den Versuch unternommen, durch Reindarstellung der zum Vollantigen gehörenden Polysaccharide nicht mehr gruppenspezifische (d. h. z. B. für Trematoden allgemein), sondern artspezifische (nur eine bestimmte Art, z. B. *Fasciola hepatica* nachweisende) Antigen-Antikörperreaktionen zu erhalten.

Die Antikörper, die in erster Linie im Blutserum zu finden sind, werden nach heutiger Anschauung von den Plasmazellen („lymphoiden Zellen") der Haut, Milz und Lymphknoten in Verbindung mit den Zellen des reticuloendothelialen Systems (R.E.S.) gebildet (H. SCHMIDT 1951). Dieses umfaßt, grob betrachtet, die zur Phagocytose, d. h. zur aktiven Aufnahme von Bakterien, Protozoen und anderen „Fremdkörpern" fähigen Zellen: die Uferzellen der Lymph- und Blutbahnen, die Reticulumzellen von Milz, Leber, Lymphdrüsen, Knochenmark, die KUPFFERschen Sternzellen der Lebercapillaren, die Endothelien der Lymph- und Milzsinus. Wahrscheinlich stammen aus diesem System auch die Monocyten des Blutes.

Der Umfang des R.E.S. ist außerordentlich verschieden bemessen worden, doch dürfte der genannte Bereich zu dem heute allgemein anerkannten gehören. Er läßt sich experimentell durch parenterale Injektion kolloidaler bzw. nicht löslicher Teilchen oder Farbstoffe zum großen Teil darstellen (SCHULEMANN 1930, 1931).

Ein wirksamer Immunitätsgrad kann sich relativ schnell (z. B. bei *Nippostrongylus* nach wenigen Tagen, vgl. S. 382) oder auch erst nach längerem Zusammenleben des Parasiten mit dem Wirt einstellen. Bei einem Befall von Affen mit *Schistosoma* läßt sich volle Immunität erst nach $1\frac{1}{2}$—2 Jahren feststellen (VOGEL

---

[1] Für die Art der gebildeten Antikörper kann außerdem die Art der Applikation des Antigens (ob subcutan oder intravenös), die Eigenschaften des Antigens, die Tierart und die Dauer der Immunisierung von Einfluß sein.

und MINNING). Bei einer Infektion mit *Leishmania tropica* tritt ein Schutz vor Neuinfektion erst nach $^3/_4$—1 Jahr auf (vgl. S. 98).

Die erworbene, spezifische Immunität kann kurzfristig bestehen, aber auch während des ganzen Lebens erhalten bleiben. Geht die zuletzt genannte mit völliger Beseitigung der Parasiten einher, dann darf angenommen werden, daß die für die Immunkörperbildung verantwortlichen Zellen in spezifischer Weise (vgl. unten) nach Art einer Dauermodifikation verändert wurden (NAGEL 1947).

Neben der aktiven natürlichen Immunisierung in Verbindung mit einem Parasitenbefall kann bei Kindern eine *passive natürliche Immunisierung* eintreten, wenn Immunkörper von der Mutter intrauterin oder mit der Muttermilch auf die Nachkommen übertragen werden.

Künstliche aktive und passive Immunisierung. Der als Immunität gekennzeichnete Zustand des Wirtes kann auch künstlich, und zwar aktiv oder passiv erworben werden (sog. Schutzimpfung). Bei der *aktiven* Immunisierung werden abgetötete, abgeschwächte oder auch voll lebensfähige Erreger, dann in ganz geringer Menge, dem Wirt parenteral beigebracht, um den Organismus zur Antikörperbildung zu veranlassen. So lassen seit langer Zeit auf dem Balkan Eltern ihre Töchter mit Erregern der Orientbeule (*Leishmania tropica*) an einer durch die Kleidung bedeckten Körperstelle impfen, um zu verhüten, daß die Mädchen später unter Umständen durch eine natürliche Infektion entstellende Narben im Gesicht tragen.

Bei der *passiven* Immunisierung werden z. B. dem menschlichen Körper die fertigen, von einem anderen Wirt (z. B. Hammel, Pferd, Rind) gebildeten Antikörper zugeführt, die er selbst zur Zeit der Infektion noch nicht oder nur mangelhaft zur Verfügung hat. Sie hat bisher für die Parasitologie noch keine Bedeutung gewonnen (entgegen der Bakteriologie und Virusforschung). Ihr Nachteil besteht aber darin, daß sie nur 2—3 Wochen anhält.

Celluläre Reaktion. Die Körperzellen des Wirtes, die durch ein bestimmtes Antigen gereizt und damit in spezifischer Weise verändert wurden, reagieren auf das gleiche Antigen anders als die nichtgereizten Zellen eines normalen Organismus; sie sind in spezifischer Weise *sensibilisiert*. Eine Folge dieser Sensibilisierung besteht in einer erhöhten Reaktionsbereitschaft des R.E.S., das wahrscheinlich auch bei der Antikörperbildung mitwirkt (s. oben S. 35). Daher wird ein Parasit bei erneutem Befall, unter Umständen auch bei Superinfektion, in kürzerer Zeit als bei Erstbefall beseitigt oder ihm der Weg verlegt. Dieses veränderte Verhalten der Wanderzellen ist ein Teil des als Immunität bezeichneten erworbenen Zustandes. Makrophagen, Fibroblasten und eosinophile Zellen schließen z. B. durch Antikörperwirkung bewegungslos gewordene Würmer in bindegewebige Hüllen ein, die dann z. B. als Knötchen sichtbar werden. Solche typischen Knötchen bilden sich z. B. um die Larven des Hundespulwurms *Toxocara canis*, wenn Hunde einen hohen Immunitätsgrad erworben haben; oft gewinnen sie diesen bereits vor der Geburt auf Grund einer intrauterinen Invasion (FÜLLEBORN 1921). *Antikörperwirkung und Sensibilisierung der phagocytierenden Zellen wirken zusammen; sie bilden die Grundlage des erworbenen Abwehrmechanismus, der Immunität.*

Erwähnt sei, daß bei einer Immunität, die sich nach einer Bakterieninfektion entwickelt, offenbar etwas andere Verhältnisse vorliegen. Hier besteht die erhöhte Abwehrfähigkeit von seiten der Phagocyten, insbesondere der Leukocyten, in der Bildung der sog. Opsonine und Bakteriotropinen, spezifischen Antikörpern, die die Bakterien für die Phagocytose geeignet machen (vgl. jedoch *Filarien*, S. 429).

Allergie und Anaphylaxie. Auf der Grundlage einer Sensibilisierung beruhen die diagnostisch oft so wichtigen *Hautreaktionen* (Intracutanreaktion). Spritzt man einem Parasitenträger das spezifische, gelöste Antigen in die Haut ein, so reagiert das Gewebe mit Entzündung oder Schwellung. Es tritt eine sog. *allergische Reaktion* ein.

Unter *Allergie* versteht man eine von der Norm abweichende Reaktionslage des Organismus, die durch die Wirkung antigener Stoffe — in der Regel spontan — erworben wird. Die einmalige Einverleibung dieser Antigene (,,Allergene") führt im allgemeinen zu einer Reihe, allerdings höchstens mikroskopisch erfaßbarer, Gewebsreaktionen. Der Organismus wird sensibilisiert, d. h. überempfindlich gemacht. Durch erneute Einwirkung des *gleichen* Antigens nach einer gewissen Pause kann eine weit schneller und stürmischer verlaufende Reaktion ausgelöst werden (Anaphylaxie), die man auch als *hyperergisch* bezeichnet. Sie kann lebensbedrohlich, ja sogar tödlich verlaufen (*anaphylaktischer Schock*). Die Anaphylaxie ist gewebsgebunden. Es treten dann Kreislaufstörungen, asthmatische Beschwerden, Blutdrucksenkung, Eosinophilie, Krämpfe an der glatten Muskulatur und andere Erscheinungen auf, die vielleicht auf die Bildung von pharmakologisch hoch wirksamen Stoffen — wahrscheinlich Histamin und Acetylcholin — zurückgehen. Diese wirken auf das vegetative Nervensystem, was sekundär zu den erwähnten klinischen Erscheinungen führt. Praktisch wichtig ist die Kenntnis dieser Reaktion für die sog. passive Immunisierung mit Heilseren, die von Tieren (Pferd, Rind, Hammel) gewonnen wurden. Diese Seren dürfen, vom gleichen Tier gewonnen, nicht nach einigen Wochen oder Monaten erneut gegeben werden, weil die Gefahr einer hyperergischen Reaktion, eines anaphylaktischen Schocks besteht; sie kann sogar noch nach vielen Jahren auftreten.

Experimentell läßt sich diese Reaktion leicht beim Meerschweinchen demonstrieren. Spritzt man diesem 0,1 cm³ Pferdeserum subcutan oder i.p. ein, so zeigt es keine Reaktion. Wiederholt man aber diese Injektion nach etwa zwei Wochen mit einer etwas niedrigeren Dosis (0,02 cm³), so stirbt es innerhalb weniger Minuten unter Zeichen der Erstickung. Die Untersuchung der Organe zeigt: Lungenblähung, Fehlen der Thrombocyten, Fehlen der Gerinnungsfähigkeit des Blutes u. ä. Es tritt eine Reaktion zwischen Antigen (hier: artfremdes Eiweiß) und zugehörigem Antikörper ein, deren letzte Zusammenhänge uns noch unbekannt sind. Wie schon erwähnt, wird angenommen, daß dieses Verhalten beim Zusammentreffen von Antigen und Antikörper durch gewisse bei der Bindung entstehende Zwischengifte (Histamin und histaminähnliche Körper), die besonders an Capillaren und glatter Muskulatur angreifen, ausgelöst wird (vermutlich Beteiligung des vegetativen Nervensystems). Diese Auffassung ist aber nicht unwidersprochen geblieben (DOERR; vgl. auch bei FRIEBEL 1953).

Gleichsam ein natürliches Experiment zu dieser Frage liefern die blutsaugenden Arthropoden mit den Stichreaktionen des Wirtes. Auch sie werden heute wenigstens zum Teil als allergische Reaktionen aufgefaßt (vgl. S. 465 ff.). Manche Personen reagieren auf den ersten Insektenstich nicht, während sie bei einer Wiederholung nach einigen Tagen oder Wochen — selbst Jahren — eine heftige Reaktion erkennen lassen. Bekannt sind die schockartigen Reaktionen des Viehes auf Simulienstiche, die auch als allergische, anaphylaktische Reaktionen gedeutet werden (WILHELMI, MARTINI, HECHT, STOKES u. a.).

H. SCHMIDT (1951) setzt sich neuerdings dafür ein, zwischen Allergie und Anaphylaxie grundsätzlich zu unterscheiden und die Anaphylaxie nicht nur als eine ,,besonders krasse Allergieform" (R. MÜLLER) anzusehen. Nach SCHMIDT ist *Allergie* ein spontan erworbener Zustand; das Antigen (Allergen) gelangt dabei auf natürlichem Wege in Kontakt mit der Haut und den Schleimhäuten der Atmungs- und Verdauungswege. (Die im sensibilisierten Wirt entstehenden Antikörper werden vielfach auch Reagine genannt.) Erneuter Kontakt von Haut- und Schleimhäuten mit dem betreffenden Allergen löst die jeweils charakteristischen allergischen Symptome aus. — Bei der *Anaphylaxie* wird ein Antigen parenteral appliziert (z. B. beim Insektenstich). Haben sich Präcipitine (s. S. 41) ausgebildet, so ist der so behandelte Organismus anaphylaktisch gegenüber einer Reinjektion nicht nur des betreffenden Vollantigens, sondern auch eines darin befindlichen, für das Tier haptenen Komplexes.

Es läßt sich auch eine *lokale Anaphylaxie* nachweisen. Setzt man einem hochgradig sensibilisierten Tier eine intracutane oder auch subcutane Injektion des betreffenden Eiweißantigens, so kann an der Injektionsstelle eine heftige Entzündung entstehen, die unter Umständen zur Nekrose führt. Diese lokale anaphylaktische Reaktion wird als „*Arthusphänomen*" bezeichnet. Sie läßt sich experimentell leicht an Kaninchen auslösen, ist aber auch bei Menschen zu beobachten (vgl. S. 467).

Die Wirkung der Antigen-Antikörperreaktion beschränkt sich also nicht auf den Parasiten, sondern es ändert sich durch den Parasitenbefall die Reaktionslage des ganzen Wirtes oder einzelner Teile seines Körpers. Die Würmer bieten dafür zahlreiche eindrucksvolle Beispiele (vgl. auch CULBERTSON 1941).

Der bereits erwähnte Ratten-Nematode *Nippostrongylus muris*, ein Verwandter des Hakenwurms, stellt sein Wachstum im Darm einer immun gewordenen Ratte ein, vollendet aber seine Entwicklung, wenn man ihn in ein nicht immunes Tier überträgt. Außerdem werden die Würmer aus dem Darm immuner Ratten eliminiert. Trichinenlarven werden bei einer Reinvasion aus dem Darm immuner Ratten ausgestoßen, ohne jedoch ihre Entwicklungsfähigkeit einzubüßen. Die Ausstoßung der Würmer ist von Diarrhoen unter Abgang von Schleim und Blut begleitet. Diese Erscheinungen werden als *allergische Reaktion des Darmes* auf die toxischen Produkte der Antigen-Antikörperreaktion gedeutet.

Manche Parasiten vermögen die ererbten wie die erworbenen Abwehrschranken zu umgehen. Die intestinalen Helminthen, die mit dem Gewebe des Wirtes kaum in Berührung kommen und nicht in die Gewebe eindringen, veranlassen ihren Wirt zu keiner wesentlichen Reaktion (z. B. Bandwurm im Darm). Anders liegen die Verhältnisse bei *den* Entwicklungsstadien der Parasiten, die in die Organe einwandern, die Gewebe befallen und Zellen zerstören (z. B. Leishmanien, Cysticerken, Trichinen).

Latente Infektion, Prämunition. Eine Immunität, die einen absoluten Schutz vor Reinfektion bzw. Neubefall bietet, gibt es vielleicht überhaupt nicht, dagegen wohl einen gewissen Schutz vor *Erkrankung*. Bei parasitären Krankheiten — vielleicht bei allen Infektionskrankheiten — bleibt wahrscheinlich eine Immunitätslage nur so lange bestehen, als noch irgendwo im Wirtsorganismus lebende Parasiten vorliegen (sog. *Prämunition*). Die so ständig angeregte Antikörperproduktion des Wirtes führt zu einem *Gleichgewichtszustand* zwischen Parasit und Wirt (anscheinend entweder durch Hemmung der Vermehrung oder Vernichtung hinzukommender Parasiten). Da hierbei die Parasiten nicht vollständig beseitigt werden, kann eine Störung des Abwehrmechanismus auf seiten des Wirtes zu einer ungehemmten Vermehrung des Parasiten und dann unter Umständen auch zu einer Vernichtung des Wirtes führen [z. B. manche Trypanosomeninfektion bei Tieren (vgl. S. 76); Plasmodien- und andere Infektionen bei Menschen in hyperendemischen Gebieten Afrikas (vgl. S. 195)].

Immunität und Ernährungszustand (Eiweißstatus). Eine *Störung des Gleichgewichts* zwischen Parasit und Wirt kann verschiedene Ursachen haben, z. B. eine Verwundung, eine zusätzliche Infektion, besondere physiologische Belastung, wie Schwangerschaft, Stillen u. ä., oder ständige Eiweißmangelkost. Vermutlich geht die eintretende „Resistenzverminderung" auf eine Unfähigkeit des Wirtes zurück, in ausreichendem Maße γ-Globulin, wesentliche Bausteine für die Antikörper, zu bilden. Ist die Produktion genügender Mengen von γ-Globulin gehemmt oder durch den Mangel an unerläßlichen Aminosäuren in der Nahrung unmöglich, dann vermag der Wirtsorganismus dem Parasiten nicht zu widerstehen. Dabei scheint das Lysin die quantitativ bedeutendste Aminosäure darzustellen; sie fehlt — neben Tryptophan — vielfach in der von großen Bevölkerungsteilen der warmen Länder bevorzugten pflanzlichen, kohlenhydratreichen Nahrung. Nach verschiedenen Beobachtungen scheint dieser Hypothese allgemeinere Bedeutung zuzukommen (z. B. für die Malaria, Kala-Azar, Amöbenruhr, Schlafkrankheit; CORKILL 1949/50).

Experimentelle Befunde bestätigen diese beim Menschen gemachten Beobachtungen. Bei unzureichender Ernährung können Hunde eine durch Reinvasion oder im Alter erworbene Immunität gegen Hakenwürmer verlieren. Ratten, die bei einer Mangelkost gehalten werden und dadurch Gewichtsverluste erleiden, verlieren ihre Widerstandsfähigkeit gegenüber einem Neubefall mit *Nippostrongylus muris*. Es entwickeln sich mehr Würmer als vorher, und diese haften länger als in gut ernährten Kontrolltieren.

Neben der sicher großen Bedeutung des Eiweißes für die Erhaltung der Abwehrkraft des Wirtes spielen auch Vitamine und Mineralsalze eine nicht geringe Rolle. Sie werden je nach Wirtsart und Parasitenart in wechselndem Grade benötigt. Die beim Menschen erkennbaren Geschlechtsunterschiede im Parasitenbefall (vgl. S. 49) lassen erkennen, daß auch *hormonale Einflüsse* von seiten des Wirtes die Parasitenentwicklung beeinflussen können (siehe auch v. BRAND 1952, TODD und HOLLINGSWORTH 1952).

Bei Kaninchen beobachtete HARDER (1950) eine bemerkenswerte Beziehung zwischen Cöcotrophie[1] und Coccidiose. Wurden die Tiere daran gehindert, Cöcotrophe aufzunehmen, dann zeigten sie eine sehr erhöhte Anfälligkeit gegen Coccidiose, während normal gehaltene und ernährte Tiere zwar auch infiziert waren, aber die Infektion ohne Schaden überstanden.

Andererseits kann auch ein schlechter Ernährungszustand des Wirtes die Entwicklung eines Parasiten hemmen. So geht z. B. in schlecht ernährten Schnecken die Entwicklung und Vermehrung der Redien und Sporocysten nicht weiter.

Die Wirksamkeit der Abwehrkräfte des Wirtes, seine Widerstandskraft, ist also weitgehend abhängig von äußeren Faktoren. Sie steht im Laufe der Entwicklung des Wirtes nicht immer in gleichem Umfange zur Verfügung. Auch das Alter der Wirte spielt vielfach eine Rolle. Alte Wirte sind widerstandsfähiger als junge (sog. *Altersimmunität*). Die Grundlage der Altersimmunität ist jedoch nicht genau bekannt. Es wirken hier wahrscheinlich die Resistenz und eine latent erworbene Immunität zusammen. Bemerkenswert ist in diesem Zusammenhang, daß das Alter der Wirtstiere die Größe der Parasiten beeinflussen kann. NEUHAUS (1952) stellte erhebliche, statistisch gesicherte Größenunterschiede bei Cercarien von *Trichobilharzia szidati* aus Schnecken verschiedenen Alters, aber gleicher Art (*Lymnaea stagnalis*) und Herkunft fest. Auch die Dauer der Entwicklung bis zur schwärmenden Cercarie hängt hier vom Wirtsalter ab.

Methoden zum Antikörpernachweis. Durch die relativ spezifische Antigen-Antikörperreaktion lassen sich mit Hilfe eines bestimmten Antigens bestimmte Antikörper nachweisen — oder umgekehrt gelingt es, mittels eines bekannten Antikörpers (z. B. Antiserums) auch Antigene zu bestimmen (z. B. Art des aufgenommenen Blutes bei blutsaugenden Arthropoden; vgl. S. 472).

Komplementbindungsreaktion. Das frische, unverdünnte Serum des Menschen enthält bereits primär eine Reihe von Stoffen, die manche Bakterienarten und Erythrocyten von gewissen Wirbeltieren (Schaf, Taube) auflösen können, sog. *unspezifische* Lysine. Durch *parenterale* Zufuhr eines Antigens (d. h. Zufuhr unter Umgehung des Magen-Darmkanals) z. B. von artfremden Erythrocyten oder abgetöteten Amöben, auch von Extrakten aus Amöben (*Entamoeba histolytica*) oder anderen Parasiten (z. B. Würmern), werden *spezifische* Lysine erzeugt, die z. B. die entsprechenden Erythrocyten oder Amöben auflösen können. Das Lysin ist *thermolabil* und wird durch Erhitzen auf 56—58° C „*inaktiviert*",

---

[1] *Cöcotrophie:* Fressen von Darmausscheidungen (Cöcotrophe), die aus dem Coecum (Blinddarm) stammen und mit dem Kot abgesetzt werden. Die Cöcotrophe enthält anscheinend zum Leben der Nagetiere notwendige Stoffe.

ohne zerstört zu werden. Durch Zusatz eines geeigneten *frischen* Serums (z. B. Meerschweinchenserum) wird das inaktivierte Serum wieder reaktiviert, wobei ein Faktor hinzukommt, der das Antigen-Antikörpersystem „komplett" macht. Man nennt daher diesen thermolabilen Anteil nach einem Vorschlag von P. EHRLICH *Komplement* (Ergänzungsstoff). „Das Komplement ist ein bactericider Stoff, der in der Blutflüssigkeit normaler Tiere vorhanden ist" (DOERR). Die heute üblichen Vorstellungen von der Bindung zwischen den drei Komponenten Antigen—Antikörper—Komplement gehen (nach PAUL EHRLICH) dahin, daß der lysophile Antikörper Bindungen nach zwei Seiten eingehen muß, um wirksam zu werden: einerseits zum Antigen, andererseits zum Komplement (vgl. Abb. 17). Wegen seiner zweiseitigen Bindung nennt man ihn nach dieser Vorstellung auch „Amboceptor" („nach beiden Seiten fassend"). Der lysophile Antikörper ist also ein Amboceptor. Diese Bindungen werden im sog. hämolytischen System durch die Hämolyse der Erythrocyten unter Rotfärbung des Mediums (gelöstes Hämoglobin: Lackfarbe!) im Reagensglas makroskopisch sichtbar. Das Komplement kann in der Regel nur dann gebunden werden, wenn auch der *spezifische* Antikörper vorliegt.

Diesen Vorgang nutzt man bei der sog. *Komplementbindungsreaktion*, die als WASSERMANNsche Reaktion zur Luesdiagnose, also zum Nachweis einer Spirochäteninfektion, am bekanntesten geworden ist.

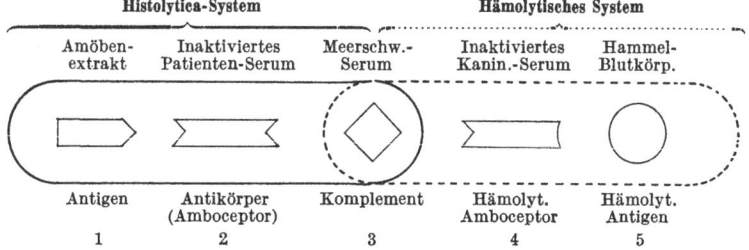

Histolytica-System			Hämolytisches System	
Amöben-extrakt	Inaktiviertes Patienten-Serum	Meerschw.-Serum	Inaktiviertes Kanin.-Serum	Hammel-Blutkörp.
Antigen	Antikörper (Amboceptor)	Komplement	Hämolyt. Amboceptor	Hämolyt. Antigen
1	2	3	4	5

Abb. 17. *Schema der Komplementbindungsreaktion.* (Beispiel: *Entamoeba histolytica*; vgl. Text, S. 134.) (In Anlehnung an R. MÜLLER 1946.)

Es wird dabei für zwei verschiedene, nacheinander zusammengebrachte Antigen-Antikörpersysteme *ein* Komplement verwendet. Binden sich Antigen (1) und zugehöriger Antikörper (2) mit dem zugefügten Komplement (3), so bleibt das nachträglich hinzugefügte hämolytische System, bestehend aus Erythrocyten (5) und entsprechenden, hämolysierenden Antikörpern (4), ungebunden: die zugefügten Erythrocyten (in der Praxis: Hammelblutkörperchen) bleiben ungelöst (*trübe* Erythrocytenaufschwemmung!). Fehlt jedoch im ersten Antigen-Antikörpersystem der gesuchte Antikörper, so tritt das hämolytische System durch das noch freie Komplement in Bindung: es tritt Hämolyse ein (rot-lackfarbenes Medium). Im Hinblick auf die *gesuchten* Antikörper ist die Reaktion negativ ausgefallen.

Praktisch wird dabei so verfahren, daß man, um gleichmäßige Ausgangsbedingungen zu haben, stets inaktiviertes Patientenserum (Erwärmung im Wasserbad bei 56°C für 30 min) untersucht. Das Komplement (Serum) wird jederzeit vor jeder Prüfung frisch aus Meerschweinchenblut gewonnen und sein Wirkungsgrad bestimmt. — Zur Herstellung des hämolysierenden Antikörpers werden zuvor einem Kaninchen an mehreren Tagen gewaschene Hammelblutkörperchen als Antigen in die Bauchhöhle (parenteral) injiziert. Dadurch entstehen im Kaninchenblut die Antikörper, die Hammelblutkörperchen aufzulösen vermögen. Diese entsprechen dem Amboceptor des hämolytischen Systems (4), das man zur Komplementbindungsreaktion benötigt.

Bei der Komplementbindungsreaktion werden also zwei *spezifische* Anteile, das Antigen und der zugehörige Antikörper, unter Beteiligung eines *unspezifischen* Faktors (Komplement) gebunden.

Farbtest. Einen ähnlichen Vorgang kann man bei dem *Toxoplasmafarbtest* nach SABIN und FELDMAN (und beim Neutralisationstest nach SABIN und OLITZKY) beobachten. Auch hier wird dem Antigen (Toxoplasmazellen) der Antikörper zugesetzt. Aber die Bindung der beiden Anteile erfolgt nur bei Anwesenheit eines unspezifischen Faktors, der hier *Aktivator* genannt wird (WINSSER) (im amerikanischen Schrifttum indifferent: accessory factor). (Komplement und Aktivator sind nicht identisch.) Der Aktivator ist anscheinend nur im frischen, menschlichen Blut in brauchbarer Menge zu finden. Der sog. Farbtest, der zum Nachweis von *Toxoplasma*-Antikörpern dient, vermittelt uns anscheinend einen gewissen Einblick in den Mechanismus der Antigen-Antikörperbindung. Vermutlich läßt sich dieser Test auch auf andere parasitische Protozoen anwenden.

Der Farbtest beruht auf der Beobachtung, daß sich die mikroskopisch gut erfaßbaren, lebenden Toxoplasmazellen aus dem Peritonealexsudat einer i.p.-infizierten Maus z. B. mit alkalischem Methylenblau gut anfärben lassen. Läßt man jedoch vor dem Farbstoffzusatz ein Serum mit Toxoplasmaantikörpern auf die Parasiten einwirken, so bleibt im extremen Fall bei allen freiliegenden Zellen die Cytoplasmafärbung aus; es färbt sich höchstens der Zellkern schwach an. Davon werden aber nur die *freiliegenden* Toxoplasmazellen betroffen, nicht dagegen die intracellulären, in Exsudatzellen eingeschlossenen Parasiten, deren Plasma sich nach wie vor blau anfärben läßt (vgl. S. 108). Hier ist also die Antikörperwirkung am Parasiten selbst erkennbar (Änderung der Eigenschaften an den Grenzflächen der Parasiten; elektrische Ladungsverhältnisse? vgl. WESTPHAL und MÜHLPFORDT 1950).

Agglutination — Präcipitation. Unter *Agglutination* (= Zusammenleimung) versteht man die Zusammenballung und sich daran anschließende Sedimentierung von zelligen Antigenen (Bakterien, Protozoen, Erythrocyten) bei Anwesenheit spezifischer Antikörper, unter *Präcipitation* die Ausfällung der ursprünglich gelösten Antikörper durch Bindung an das ebenfalls gelöste Antigen. Agglutination und Präcipitation sind (nach SCHMIDT) in ihrem Mechanismus wesensgleich. Es ist jedoch zu beachten, daß eine Agglutination noch mit hoch verdünnten Immunseren (unter Umständen bis zu einem Titer von 1:10000) eintreten kann, während bei der Präcipitation das unverdünnte antikörperhaltige Serum benutzt wird. Dementsprechend muß auch die Titerangabe verschieden bewertet werden. Bei der Agglutination wird als Titer die geringste, noch agglutinierend wirkende Menge des Serums bezeichnet, bei der Präcipitation die geringste Antigenverdünnung angegeben, die mit dem unverdünnten spezifischen Serum noch eine positive Reaktion gibt. Die spezifische Präcipitation ist die einfachste in vitro vor sich gehende Reaktion zwischen Antigen und Antikörper. Die entsprechenden Antikörper heißen Agglutinine und Präcipitine.

Über die morphologische Grundlage der *Agglutination* (auch Aggregation genannt) liegen gewisse begründete Vermutungen vor. Bei Bakterien (Pneumokokken) geht die Agglutination mit „Quellungserscheinungen" einher. v. SCHUCKMANN beobachtete bei Amöben, die er in das spezifische Immunserum brachte, eine Zusammenballung der Protozoen. Die Amöben kugelten sich schnell ab und „encystierten" sich, wurden später aber wieder beweglich und verließen die entstandene Hülle.

BRESSLAU konnte bei Infusorien (*Colpidium*) ähnliche „Agglutinationen" herbeiführen, wie sie v. SCHUCKMANN bei Amöben beobachtete. Die Verklumpung der Colpidien entsteht dadurch, daß diese, in dicken Haufen zusammengeballt, Hüllen ausscheiden, die dann miteinander verkleben, so daß die Tiere gewissermaßen in einer einheitlichen Gallertmasse eingebettet sind, aus der sie dann im Verlauf von einigen Stunden wieder ausschlüpfen. BRESSLAU vermutete, daß sich bei der Agglutination der Amöben ein ähnlicher Prozeß abspiele. Der Nachweis für die Richtigkeit dieser Vermutung steht noch aus. *Dafür* spricht die von VOGEL und MINNING bei *Schistosoma*-Cercarien beobachtete sog. „Cercarienhüllenreaktion", die von den Autoren jedoch als Präcipitinreaktion angesehen wird. Bringt man Cercarien in ein Serum mit Schistosoma-Antikörpern, so bildet sich um die ganze Cercarie eine zarte, mehr oder weniger deutlich sichtbare Hülle aus, die sich in extremen Fällen etwas abhebt und wie ein Abguß der äußeren Gestalt erscheint (Abb. 164, S. 296).

Bei den Bakterien wird die Agglutination von HEIDELBERGER nicht mit einer Umhüllung der Bakterienoberfläche mit den in Lösung befindlichen Antikörpern erklärt, der dann eine auf Salzwirkung beruhende unspezifische Flockung folgt, sondern mit einer chemischen Bindung der auf der Bakterienoberfläche befindlichen multivalenten Antigene mit dem zunächst in Lösung befindlichen multivalenten Antikörper und Bildung von immer größer werdenden

Aggregaten durch weitere bimolekulare Reaktionen, bis deren Ausflockung erfolgt. — Ob dieser Erklärungsversuch sich auch auf parasitische Protozoen und Metazoen ausdehnen lassen wird, müssen erst weitere Untersuchungen an den tierischen Parasiten erweisen.

Das *gelöste* Antigen führt bei der sog. *Präcipitinreaktion* zu einer Ausflockung, zu einem *Präcipitat* (= Niederschlag). Man kann es bei einigen Parasiten sowohl in vivo in ihrer unmittelbaren Umgebung oder im Inneren, als auch in vitro beobachten (vgl. S. 370, 626).

Bei der praktischen Durchführung schichtet man Antigen und Antiserum in einem möglichst engen Röhrchen (z. B. UHLENHUTH-Röhrchen) vorsichtig übereinander. An der Berührungsstelle bildet sich bei positiver Reaktion ein weißer Ring („Ringprobe"). — Ein solcher amorpher Niederschlag entsteht auch am lebenden Parasiten, wenn man ihn in ein spezifisches Immunserum bringt. So bildet sich z. B. in einem Serum mit Trichinenantikörpern um den Wurm ebenfalls ein weißlicher Niederschlag, ein Präcipitat, besonders deutlich an der Mund- und Afteröffnung, im Darm, sowie an der Vulva der Würmer. Ähnliche Beobachtungen liegen von entoparasitischen Fliegenlarven vor (z. B. *Cordylobia anthropophaga*) (s. S. 626).

TALIAFERRO und SARLES halten es für möglich, daß diese Präcipitate in vivo nicht nur die Beweglichkeit der Würmer einschränken, sondern auch Nahrungsaufnahme und Verdauung stören. Das Ergebnis ist Entwicklungshemmung und Tod der Würmer. Dazu kann eine direkte toxische Wirkung des Präcipitats, dem Reaktionsprodukt aus Antigen und Antikörper, kommen. Außerdem hält TALIAFERRO eine Hemmung von Wurmenzymen durch Präcipitine für möglich. Eine ähnliche Wirkung nimmt CHANDLER an, der zu der Erklärung der antiparasitären Immunität die Bildung von Anti-Enzymen durch den Wirt vermutet. Dadurch würden die Enzyme mancher Nematoden und Trematoden, die diesen zur extraintestinalen Verdauung und damit zur Auflösung des Darmgewebes dienen, unwirksam. Den Würmern würde damit die Ernährungsmöglichkeit genommen.

Wirtsspezifität.

Die Innigkeit der Bindung des Schmarotzers an die Wirtsart kann recht verschieden sein. Manche Parasiten sind auf eine einzige Species angewiesen („*spezifischer Wirt*"), andere können sich an oder in zahlreichen Wirtstierarten entwickeln („*unspezifischer Wirt*"). Die Arten der Flagellatengattung *Lamblia* sind z. B. meist auf eine einzige Wirtsart angewiesen, also sehr wirtsspezifisch. Dagegen vermag z. B. *Balantidium coli* sowohl im Menschen als auch im Schwein und im Schimpansen zu leben. In diesem Fall ist die Wirtsspezifität etwas loser und nicht nur an eine bestimmte Art gebunden. Auf den Menschen praktisch angewiesen sind z. B. Kopf- und Kleiderläuse, ebenso wie Schweine- und Rinderbandwurm. Die Wirte z. B. für Toxoplasmen, Trichinen und viele Flöhe sind dagegen ausgesprochen unspezifisch, weil diese Parasiten in oder an sehr verschiedenen Tierarten leben können (Toxoplasmen neben dem Menschen z. B. in Schwein, Ratte, Maus; Trichinen auch bei Kröten, wenn diese unter geeigneten Temperaturen gehalten werden).

Dieses zuletzt genannte Beispiel weist darauf hin, daß die *Ursachen für die sog. Spezifität eines Wirtes*, d. h. die Empfänglichkeit eines Wirtes für einen Parasiten, zum gewissen Teil in äußeren Faktoren (hier unter anderem die Körpertemperatur des Wirtes) zu suchen sind (vgl. dazu auch über Resistenz S. 32 ff.). So kann z. B. auch die Art der Nahrung eines Wirtes die Entwicklung eines Parasiten ermöglichen oder verhindern. Darmprotozoen sind z. B. bei Tieren, die sich vorwiegend von kohlenhydratreicher Kost ernähren, weit zahlreicher als bei Wirten, die von eiweißreicher, animalischer Kost leben. Dabei spielt unter Umständen noch die Qualität der Eiweißkost eine Rolle. Es bleibt noch offen, ob sich die Art der Nahrung direkt oder indirekt auf die Protozoen auswirkt. Die starke Vermehrung der Flagellaten (z. B. Trichomonaden) bei kohlenhydratreicher

Nahrung und ihre Verminderung bei Verfütterung von tierischem Eiweiß geht mit einer entsprechenden Verminderung bzw. Vermehrung der proteolytischen Anaerobier einher; diese aber beeinträchtigen anscheinend die Vermehrung der Trichomonaden. Vielleicht aber benötigen die Flagellaten die Kohlenhydrate auch direkt als Nahrung (HEGNER und Mitarbeiter). WESTPHAL beobachtete einen Spontanverlust von Amöben bei Personen, die plötzlich eine eiweißreichere Kost erhielten als zuvor (WESTPHAL 1949).

Durch einseitige Kost gelingt es sogar, einen an sich ungewöhnlichen Wirt für einen bestimmten Parasiten geeignet zu machen. *Balantidium coli*, primär ein Bewohner des Schweinedarms, läßt sich im Ratten- und Kaninchendarm zur Vermehrung bringen, wenn man die Nager mit kohlenhydratreichem Futter versieht (HEGNER 1937, WESTPHAL 1939) (vgl. auch S. 209).

Auch *mechanische Hemmungen* können eine Unempfänglichkeit für einen Parasiten herbeiführen. So verwehrt offenbar nur die dicke Haut des Wasserbüffels den Cercarien des japanischen Pärchenegels (*Schistosoma japonicum*) das Einwandern; denn der relativ wirtsunspezifische Parasit entwickelt sich bei verwandten Säugern recht gut (FAUST und MELENEY). — *Chemische Wirkungen* von Körpersäften können aufgenommene Parasitenstadien vernichten, wenn diesen der adäquate Schutz fehlt. So wird z. B. die Finne von *Taenia serrata* von natriumglykolathaltigem Gallensaft abgetötet; der Gallensaft des eigentlichen Wirtes (für diesen Bandwurm der Hund) enthält diesen Anteil nicht (nach LAPAGE 1951).

Nimmt ein Parasit mehrere Tierarten als Wirte in Anspruch, so pflegt er doch im Hinblick auf den endgültigen eigentlichen *Aufenthaltsort* im Wirtsorganismus sehr spezialisiert zu sein. Abgesehen von vorübergehenden Wanderungen sind viele Entoparasiten vorwiegend oder völlig auf bestimmte Teile des Darmes (z. B. *Lamblia intestinalis* und *Ascaris lumbricoides* auf den Dünndarm; *Entamoeba histolytica* auf den Dickdarm) angewiesen, andere sitzen in bestimmten Gefäßen (z. B. *Schistosoma*). Mehrere Trematodenarten (z. B. *Fasciola*) suchen die Leber auf, andere bevorzugen die Lunge (*Paragonimus*). Allerdings entwickelt sich der gleiche Parasit bei verschiedenen Wirtstieren nicht unbedingt am anatomisch identischen Ort; eine entscheidende Bedeutung für den Sitz des Parasiten hat auch die *Funktion* und der physiologische Zustand des Organs. Die Aufgabe des Dickdarms beim Menschen wird z. B. bei Nagetieren zum Teil vom Blinddarm übernommen. Dementsprechend halten sich z. B. manche Dickdarmprotozoen des Menschen bei experimenteller Infektion im Blinddarm des Kaninchens auf (z. B. *Balantidium coli*).

Von gewisser Bedeutung ist dabei, ob die Entwicklung des Parasiten im adäquaten Wirt vor sich geht oder in einem inadäquaten Wirt. Den *adäquaten* Wirt (in der Regel ein Hauptwirt) stellt das Tier, in dem der Parasit, wenn er in geringer Zahl vorliegt, zu einem ausgeglichenen Parasit-Wirtverhältnis kommen kann, sofern der Wirt unter günstigen Lebensbedingungen existiert. Hierher gehören alle Wirte, in denen es häufig zu einer Prämunition kommt (z. B. Rinder für Theilerien) (wahrscheinlich phylogenetisch alte Beziehungen). Anders dagegen im *inadäquaten* Wirt: hier kann es unter Umständen zu einer hemmungslosen Entwicklung der Parasiten kommen (z. B. *Trypanosoma gambiense* in der Maus, vgl. S. 76). Im adäquaten Wirt halten sich die Parasiten an einem bestimmten Ort auf — das gilt auch z. B. für *Trypanosoma gambiense* im Menschen — während sie im inadäquaten Wirt keinen spezifischen Siedlungsort erkennen lassen (z. B. *Strongyloides myopotami* im Schwein [adäquater Wirt] nur im Darm, im Meerschweinchen und in der Ratte dagegen in der Lunge, im Dickdarm und in den harnabführenden Organen).

Der ideale Endzustand zwischen Parasit und Wirt ist das praktisch ungestörte
Zusammenleben, wie wir es bei einigen Darmprotozoen, aber auch z. B. bei
Trypanosomen finden können. Im adäquaten Wirt entwickeln sie sich ohne
Störung des Wirtes, ein Verhältnis, das schließlich nicht mehr durch eine Resistenzverminderung des Wirtes geändert werden kann (Kommensalismus). Die Erreger der menschlichen Schlafkrankheit leben so in Antilopen. Zum Krankheitserreger werden sie erst im Menschen, als einem für sie ferner stehenden (noch nicht
adäquaten) Wirt.

d) Schädigung des Wirtes (Pathogenese).

Gelingt es dem Wirt nicht, den Parasiten zu neutralisieren oder zu beseitigen,
so kann es zu einer mehr oder weniger erheblichen Schädigung des Wirtes kommen.
Diese entsteht entweder durch *mechanische Störungen*, durch die *toxisch wirkenden
Stoffwechselprodukte* oder als Folge des direkten oder indirekten *Nahrungsentzuges*
durch den Parasiten. Neben lokalen sind auch allgemeine Schädigungen zu erwarten.

Die lokalen Schädigungen stehen bei den Wirbeltieren meist in enger Beziehung zum
Gefäß-Bindegewebsapparat (vgl. S. 33). Es kommt zu einer Hemmung oder Vermehrung
der Zellteilung (unter Umständen bis zum malignen Wachstum). Häufig tritt Degeneration
des Gewebes ein. Es kommt zu krankhafter Fettbildung, die in fast allen Organen einsetzen
kann (Abb. 18). Außerdem sind unter Umständen in den Zellen vermehrte Glykogen- und
Eiweiß-(Amyloid-)Ablagerung, Vakuolisierung des Zellplasmas, hyaline Entartung („Homo-
genisierung") und Verkalkung festzustellen. Unterernährung der Zellen führt zur Atrophie, zur
Verkleinerung der Zellen und einzelner oder aller Teile eines Organes. Bleiben örtliche Er-
nährungsstörungen längere Zeit bestehen, so kommt es schließlich zur Nekrose, zum Zelltod.
Dieser kann als Folge mechanischer und toxischer Einwirkungen auftreten (z. B. Druckatrophie). Die Zellen verlieren ihren Zellkern, der entweder zerfällt (Karyorhexis), sich auf-
bläht, fast unfärbbar wird (Chromatolyse) oder verklumpt (Pyknose). Auch hier liegen Erscheinungen vor, die bei Wirbellosen wie bei Wirbeltieren auftreten.

Mechanische Schädigungen. Mechanische Störungen treten z. B. bei Verstopfung der Darm- und Luftwege durch Massenbefall mit Würmern (z. B. *Ascaris*,
Metastrongylus) oder bei Blockierung der Blutgefäße (z. B. durch *Plasmodium
falciparum*) auf. Mechanische Zerstörung von Gewebe bei der Wanderung durch
die Organe (z. B. bei *Hypoderma*-Larven, Lungenegel), führen zu Blutungen,
Druck auf ganze Organe zu Atrophie (z. B. Echinococcusblase in Leber, Lunge).
Diese Schäden gehen vielfach mit der Wirkung von ausgeschiedenen Stoffwechselprodukten (Toxine) einher, die zusätzlich Nekrose, aber auch Wucherungen
herbeiführen können.

Bei *Massenbefall* mit Spulwürmern kann es zu einem völligen Verschluß des
Darmes kommen. Im Menschen sind bei einem Patienten bis zu etwa 2000 Spulwürmer gefunden worden, die dann allerdings im einzelnen nicht die Größe normaler Einzelgänger erreichten. Aber auch ein einziger Wurm kann zu Darmverschluß (Ileus) führen, der als Krampfreaktion (Spasmus) auf die *Stoffwechselprodukte des Wurmes* zu erklären ist (FLURY). Die Lungenwürmer der Wiederkäuer können — ebenfalls durch Massenbefall — mechanisch stören und sogar den
Erstickungstod herbeiführen.

Hautbeschädigungen können bei der percutanen Einwanderung von Wurmlarven (z. B. *Strongyloides*), beim Austreten der Eier oder Larven (z. B. *Schistosoma, Dracunculus*) oder durch die Stiche blutsaugender Arthropoden auftreten.
Die damit meist verbundenen Sofort- oder Spätreaktionen der Haut sind jedoch
nach heutiger Auffassung meist sekundär und treten erst nach einer Sensibilisierung des Wirtes auf, dagegen in der Regel nicht bei erstmaligem Befall des Wirtes.
Die durch Parasiten entstandenen Läsionen der Haut und Schleimhäute bereiten
oftmals den Boden für zusätzliche Infektionen durch Pilze, Bakterien und Viren.

Saisonbedingte, vorwiegend im Juli bis September auftretende *Hautausschläge* (Exanthem), die nach einem Aufenthalt auf dem Lande oder nach Lagern auf feuchter Wiese in Erscheinung treten, sind meist auf Milben der Gattung *Trombicula* zurückzuführen. Sie sind in unseren Breiten lästige Ektoparasiten und können bereits bei geringem Befall zu sehr heftigem Juckreiz führen (vgl. S. 507, *Leptus autumnalis*).

Andere Hautreaktionen sind von *Hakenwurmlarven* bekannt, die gleichsam in den „falschen Wirt" gelangt sind. Während die Hakenwurmlarve des Menschen bei ihrer Einwanderung nur geringe Hauterscheinungen zur Folge hat, ist die Wirkung bei der Invasion eines Hundehakenwurmes (*Ancylostoma braziliense*) auch als „creeping eruption" bekannt (vgl. S. 381).

Hautausschläge, die in unseren Breiten nach einem Bade in Seen, Tümpeln oder Teichen auftreten, gehen häufig auf die Wirkung von *Trematodenlarven* (*Cercarien*), die sich in Schnecken entwickeln und percutan einzuwandern vermögen, zurück; sie sterben jedoch im Menschen früher oder später ab. Es handelt sich meist um Parasiten des Wassergeflügels (z. B. *Cercaria ocellata* der *Trichobilharzia szidati*, die sich in der gemeinen Spitzhornschnecke *Lymnaea stagnalis* entwickelt; in Nordamerika ist *Cercaria elvae* ein typischer Erreger der Badedermatitis; vgl. S. 301). — Alle diese Hautreaktionen sind jedoch nicht allein als mechanische Verletzungen der Epidermis anzusehen, sondern sie gehen häufig mit allergischen Reaktionen einher.

Viele oral aufgenommene Wurmlarven durchbohren die Darmwand, um in die Gefäße (Ascaris, Strongyloides) oder in die Bauchhöhle zu gelangen, in letztere, um z. B. die Oberfläche der Leber zu erreichen (*Fasciola*) oder über das Zwerchfell in die Lunge zu kommen (*Paragonimus*). Bei solchen Wanderungen können Gewebeteile zerreißen und Blutungen entstehen. Auch in diesen Fällen pflegen einzelne Parasiten wenig zu schaden, jedoch kann bei Masseninvasion der Wirt tödlich getroffen werden (vgl. auch S. 218).

Nahrungsentzug und toxische Schädigung. Immer geht mit den mechanischen Störungen ein *Nahrungsentzug* einher, der aber selbst bei den großen Parasitenarten (z. B. Fischbandwurm mit etwa 10 m Länge) oft überschätzt wird. Er ist allerdings zahlenmäßig schwer zu erfassen; die Produktion an Gliedern und Eiern geht über Monate bis Jahre. Hinzu kommt aber die Wirkung der Stoffwechselprodukte, die zu der bekannten Anämie führen kann. Die Blutverluste, die z. B. das Vieh durch die Stechfliegen erleiden kann, in Verbindung mit dem durch die ständige Belästigung erhöhten Energieverbrauch, lassen sich deutlich an der geringeren Fleisch- und Milchproduktion ablesen. Von Milben stark geplagte Hühner können blutarm werden und legen weniger Eier. — Bei starkem Befall des jugendlichen Menschen mit *Schistosoma japonicum* kommt es zu einer schweren allgemeinen Wachstumsstörung, mit der eine geistige und sexuelle Unterentwicklung einhergeht. Dabei wirken hier neben dem Nahrungsentzug vorwiegend *Stoffwechselprodukte der Eier*, die in alle Organe verschleppt werden können. Die *Stoffwechselendprodukte der erwachsenen Parasiten* wirken immer zusätzlich schädigend auf den Wirt. Es kommt zu einer allgemeinen Intoxikation verschieden schweren Grades, die sich meist an einer Veränderung des Blutbildes erkennen läßt (Leukocytose, Eosinophilie, veränderter Hämoglobingehalt; häufig bei Wurmbefall) (vgl. S. 367 und 402).

Organschädigung. Bemerkenswert sind die Fälle, bei denen durch den Parasiten bestimmte Gewebe oder ganze Organe des Wirtes in Mitleidenschaft gezogen und als Folge des Nahrungsentzuges geschädigt werden.

Der Befall mit *Mermithiden* (Nematoden) führt z. B. bei Ameisen zu einer Modifikation der Tiere. Es entstehen sog. brachyptere Geschlechtstiere mit unterentwickelten Flügeln, wobei der Grad der Unterentwicklung einen Maßstab für die Stärke des Wurmbefalls einer Ameisenkolonie bietet. Die Flugmuskulatur des Thorax wandelt sich um in ein großzelliges, typisches, aber regellos aufgebautes Fettgewebe („fettige Degeneration") (Abb. 18). Der Mermithidenbefall löst sowohl bei Ameisenmännchen wie bei Weibchen eine Histolyse aus, wie sie sich sonst nur bei Weibchen nach dem Hochzeitsflug abspielt, wo die Flugmuskulatur zugunsten der Gonaden schwindet. Erst wenn die thorakale Muskulatur aufgezehrt ist, wird

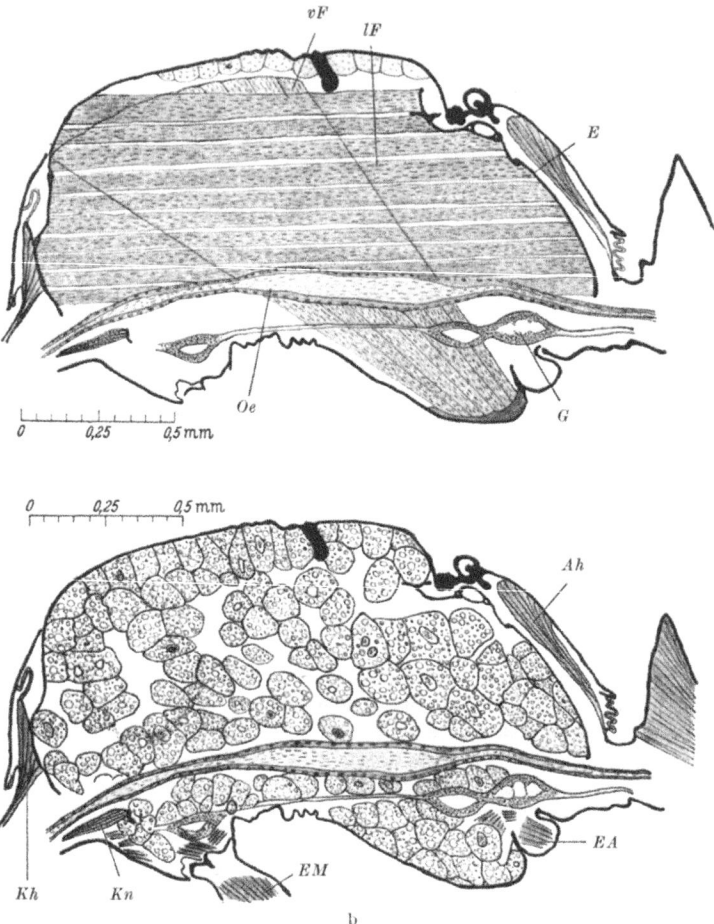

Abb. 18 a u. b. *Lasius*-Weibchen; Längsschnitt durch den Thorax der Ameise. a Gesundes Tier. b Nach Infektion mit *Mermis*. Die Muskulatur ist weitgehend durch den Wurmbefall degeneriert und durch Fettgewebe ersetzt. *Ah* Abdominalheber; *E* Endothorax; *EA* Extremitätenansatzmuskel; *EM* Extremitätenmuskel; *G* Ganglienkette; *Kh* Kopfheber; *Kn* Kopfnicker; *lF* longitudinaler Flugmuskel; *Oe* Oesophagus; *vF* vertikaler Flugmuskel (etwa 40×). (Nach KLOFT 1949/50.)

auch die abdominale Fettreserve angegriffen. Der Wurm drängt dabei das Fettgewebe vom Darm ab. Es kann vorkommen, daß der Wurm infolge heftiger Bewegungen den Mitteldarm zerreißt. Durch die Wirkung des Parasiten ist das Mitteldarmepithel relativ niedrig, dafür kann der Stäbchensaum verlängert sein. Nach Verlust der Thoraxmuskulatur werden die Ovarien abgebaut und degenerieren. Die infizierten Ameisenweibchen sind daher unfähig zu einer Koloniegründung; die Männchen dagegen werden nicht im gleichen Maße geschädigt, weil die schon frühzeitig gebildeten Spermien in der Samenblase aufgespeichert werden. Die Parasiten in normal beflügelten Tieren sind durchschnittlich kleiner und dann weniger zahlreich, während brachyptere Männchen von *Lasius alienus* und *L. flavus* 1—3 Parasiten von 1—1,7 cm (!) Länge beherbergen können. In einem Weibchen erreichten die Würmer sogar eine Größe von 7 cm (!). Je früher die Würmer in die Larve eindringen, desto größer werden sie und desto auffälliger ist die Formveränderung, vor allem die Verkürzung der Flügel, wenn die Entwicklung trotz des Wurmbefalls überhaupt weitergeht. Die Modifikation der Ameisen wird *durch den vom Parasiten verursachten Nahrungsentzug* schon in der Larve vorbereitet (GÖSSWALD).

Parasitäre Kastration. Häufig werden die *Geschlechtsdrüsen* durch den Parasiten indirekt geschädigt. Es kommt unter Umständen sogar zu einer Atrophie der Gonaden („*parasitäre Kastration*"). Sie ist ebenfalls meist eine Folge des zunehmenden Kräfteverfalls. NEUHAUS führt den Schwund der Gonaden bei *Bithynia tentaculata* als Folge eines Trematodenbefalls auf die toxische Wirkung der Parasitenexkrete zurück. Trematodenlarven sterilisieren gleichsam die von ihnen befallenen Schnecken (z. B. *Galba truncatula* MÜLL. durch *Fasciola hepatica* L.). Zum gleichen Ergebnis führt die von STAMMER untersuchte Wurmlarve *Cysticercus mirabilis*, die Finne eines nicht sicher bekannten Bandwurms. Der Wurzelkrebs *Sacculina* „kastriert" seinen Wirt — um nur einige Beispiele zu nennen.

Hypertrophie. Die Schädigung des Wirtes durch den Parasiten kann auch zu einer Gewebereaktion führen, die über das normale Maß einer Regeneration hinausgeht. Es kann zu einer Wucherung der Zellen, zur Bildung von Neoplasmen, zu echten Carcinomen oder Sarkomen kommen. Die einfachsten hyperplastischen Reaktionen bestehen in einer Vergrößerung befallener Wirtszellen. Von WURMBACH sind z. B. die durch den Befall mit *Klossia helicina* stark veränderten Epithelzellen der Niere von Lungenschnecken der Art *Cepea nemoralis* beschrieben worden. Zelleib und Zellkern sind hier unter der Einwirkung der Parasiten stark vergrößert.

Diese Vergrößerung einzelner Zellen könnte sowohl im Sinne einer fremddienlichen als auch einer eigendienlichen Reaktionsform des Wirtes gedeutet werden: Vermeidung einer zu starken Schädigung des Wirtes, dabei jedoch vorsichtige Dosierung eines pathogenen Reizes, der nur die Wirtszellen zu einer Hypertrophie, gleichsam einer ganz schwachen Wucherung veranlaßt. Diese bildet dann dem Parasiten bessere Entfaltungsmöglichkeiten als eine normale Wirtszelle. WEISSENBERG hat diesen Zustand als *Xenon* bezeichnet (Xenos = Fremdling).

Eine gutartige „Hypertrophie" des Gewebes haben wir bei dem Befall mit Muschellarven (Glochidien) an den Kiemen, Flossen und Schuppen befallener Fische kennengelernt (s. S. 33/34).

Einige Parasitenarten stehen aber mit der *Entstehung von bösartigen Geschwülsten* in Beziehung. Ursache der Entartungen sind die von den Parasiten ausgehenden Stoffe (Stoffwechselprodukte u. ä.), die im einzelnen noch unbekannt sind. K. H. BAUER hat erst kürzlich (1950) auf diese Zusammenhänge zwischen Parasiten und Krebsentstehung hingewiesen. Im speziellen Teil sind die Krebsbildungen, die z. B. in Verbindung mit *Schistosoma-*, *Opisthorchis-*, *Fasciola-* und anderen Wurminvasionen bekannt geworden sind, erwähnt. Die bei den Tieren entdeckten Krebsbildungen sind geradezu wegweisend für die Krebsforschung geworden. FIBIGER (1913, 1920) konnte mit dem parasitischen Nematoden *Gongylonema neoplasticum* (= *Spiroptera neoplastica*) experimentell bei Ratten und Mäusen Krebs (Carcinome) erzeugen.

Der Wurm lebt vorwiegend im Vormagen und in der Speiseröhre, aber auch in der Schleimhaut der Zunge und Mundhöhle der Ratte. Seine Eier werden von Küchenschaben mit den Exkrementen der Ratte aufgenommen. Die Larven entwickeln sich in der Muskulatur des Thorax und in den Extremitäten der Schabe, aber auch in Mehlkäfern, die wiederum von Ratten gefressen werden. In den Vormagen der Ratte gelangt, werden die Würmer innerhalb von 40—50 Tagen geschlechtsreif. Dadurch entstehen bei Reizung der Magenschleimhaut Zellwucherungen, aus denen sich ein Papillom und später daraus ein Plattenepithelkrebs in etwa 53% der Fälle entwickelt. Schon 45—50 Tage nach der Invasion können bei gestorbenen Ratten Krebsbildungen gefunden werden. Diese vermögen ohne direkte Beziehung zum Parasiten zu Metastasen zu führen. Das Carcinomgewebe läßt sich auch parasitenfrei von einem Tier zum anderen mit relativ hoher Sicherheit transplantieren.

Ein zweites Beispiel ist das Lebersarkom der Ratte, hervorgerufen durch *Cysticercus fasciolaris* (Finne vom Katzenbandwurm). Verfüttert man Eier vom Katzenbandwurm

(*Taenia crassicollis*) an Ratten, so setzen sich die Larven (Finnen) in der Leber fest und wachsen zu den erbsengroßen Cysten heran. Von ihrer bindegewebigen äußeren und inneren Wand aus entwickeln sich dann in einem Teil der Cysten nach 8—27 Monaten in durchschnittlich 25% der überlebenden Tiere großenteils metastasierende Sarkome. — Die Zahl der Cysticercuscysten entscheidet über den Wahrscheinlichkeitsgrad und den Zeitpunkt der Krebsentstehung. Damit war gezeigt, daß Krebsgeschwülste willkürlich und reproduzierbar erzeugt werden können, wobei die Entstehung in Abhängigkeit von der Stärke und Dauer des auslösenden Reizes steht. Außerdem spielen Tierarten und Rassen für die Krebsentwicklung eine Rolle, also gleichsam die erblichen Grundlagen (Disposition). Es läßt sich aber nicht mit Sicherheit bei einem bestimmten Individuum Krebs erzeugen, jedoch ist die prozentuale Wahrscheinlichkeit für eine Krebsentstehung bei einer bestimmten Population gleichbleibend.

Offenbar bewirken bestimmte, fast möchte man sagen: spezifische chemische Körper noch unbekannter Zusammensetzung Krebsbildung. Wahrscheinlich spielen beim Menschen bei den in den Tropen so häufigen Lebercarcinomen parasitäre Einflüsse mit eine wesentliche Rolle. Umgekehrt hat man neuerdings auch Parasiten gefunden, die Geschwülste zur Rückbildung bringen können. KLYUEVA und ROSKIN (1946) gelang es, in Endotoxinen von *Trypanosoma cruzi* ein geschwulsthemmendes Agens zu entdecken, das sich auch (nach MALISOFF 1947) im Tierexperiment als wirksam erwies. Bei Mäuse*impf*tumoren wurde nach Infektion mit *Trypanosoma cruzi* ein deutlicher Tumorrückgang beobachtet, wobei sich die Trypanosomen fast ausnahmslos im Krebsgewebe ansammelten, in dessen Zellen eindrangen und sie zerstörten. Die gleiche Wirkung hatte ein Extrakt von aufgelösten Leibern von *T. cruzi* beim Mammacarcinom und einem Sarkom der Maus. Tägliche Injektionen führten nach 10 Tagen zum Rückgang der Tumoren ohne Schädigung anderer Organe. Beim Mammacarcinom war der Erfolg mit bis zu 83% nicht ganz so günstig wie beim Sarkom mit 100%. Allerdings sind diese Erfolgsmeldungen durch erste erfolglose Nachuntersuchungen wieder eingeschränkt worden. Die weiteren Forschungen werden über Wert und Unwert dieser Beobachtungen entscheiden müssen (vgl. bei K. H. BAUER 1949).

Von MORENO (1949) wird allerdings die Auffassung von der Entstehung bösartiger Geschwülste — oder indifferenter: von Neoplasmen — als Folge eines Parasitenbefalls vollständig abgelehnt. Er hält es für wahrscheinlicher, daß ein Virus bei der Krebsentstehung mitwirke. Der Parasit sei nur Träger des vermuteten krebserregenden Virus und erzeuge nur die notwendigen mechanischen oder chemischen Reize auf das Gewebe. Zellmembranen oder die ganzen Zellen werden verändert und für das Eindringen des krebserregenden Virus durchlässig gemacht. — Diese Vorstellungen haben große Ähnlichkeit mit den neuesten experimentellen Ergebnissen zum Mammacarcinom der Maus. Allerdings fehlt den Deutungen MORENOs bisher jede experimentelle Grundlage.

Anhang.
Der Mensch und seine Parasiten.

Der Mensch beherbergt zwar zahlreiche *Parasiten*, aber nur wenige von ihnen kommen *allein bei ihm* vor. *Plasmodium vivax*, *P. malariae* und *P. falciparum* entwickeln sich z. B. — abgesehen von der Mücke — praktisch nur im Menschen. Die Laus *Pediculus humanus* lebt nur am Menschen, auch wenn sie sich unter bestimmten Umständen auf Kaninchen füttern läßt (CULPEPPER). Rinder- und Schweinebandwurm, manche Filarien (*Wuchereria bancrofti*, *W. malayi*), sowie *Trichuris trichiura* und *Ascaris lumbricoides hominis* sind geschlechtsreif nur beim Menschen zu finden.

Hauptwirt ist der Mensch z. B. für *Entamoeba histolytica* und andere Darmprotozoen, für *Trypanosoma gambiense* und *T. rhodesiense*, für den Fischbandwurm, drei *Schistosoma*-Arten, den großen Darmegel, für den Hakenwurm und manche zur Myiasis führenden Dipterenlarven.

Nebenwirt ist der Mensch für die Erreger, die in erster Linie zu Erkrankungen der Tiere führen und nur unter bestimmten günstigen Umständen bei ihm zur Entwicklung kommen können (*Zoonosen*). Hierzu gehören *Toxoplasma, Balantidium, Leishmania*, der große und der kleine Leberegel.

Nach unserer Definition dient der Mensch als *Zwischenwirt* bei *Echinococcus*, bei der Sparganose und bei der Entwicklung der Malariaparasiten.

Fast alle Organe des Menschen können von Parasiten befallen werden. Manche entwickeln sich in sehr verschiedenen Organen (z. B. *Toxoplasma*), andere bevorzugen zur Geschlechtsreife bestimmte Organe oder Organteile (z. B. Leberegel, Lungenegel), wenn wir von den Wanderungswegen absehen. Die Schistosomen halten sich primär in den Mesenterialgefäßen auf, doch können ihre Eier in fast alle Organe verschleppt werden (selbst in die Genitalorgane; Nachweis in der Samenflüssigkeit). Von Parasiten bevorzugte Aufenthaltsorte sind Blut, Darmkanal, Haut und Muskulatur, Zentralnervensystem und Atmungsorgane. Dagegen werden das Herz (*Trypanosoma cruzi*), die Geschlechtsorgane und Nieren seltener aufgesucht. Im eigentlichen Knochengewebe sind keine Parasiten nachgewiesen, dagegen wohl im Knochenmark (Leishmanien).

Die metazoischen Parasiten des Menschen führen nur selten zu einem generalisierten Befall. Daher sind die Reaktionen auf diese Parasiten zunächst nur lokaler Art; erst durch eine allgemeine Intoxikation kann es dann zu einer allgemeinen Schädigung kommen (z. B. Anämie).

Geschlechtsunterschiede im Parasitenbefall des Menschen, die nicht immer auf eine im Geschlechtsunterschied begründete Exposition (wie bei *Trichinella, Ancylostoma*) zurückgeführt werden können, lassen sich erkennen. Bei Kindern ist im allgemeinen kein Geschlechtsunterschied in der Befallshäufigkeit nachweisbar. Nach der Pubertät, wo sich nicht nur Geschlechtsunterschiede der Lebensweise nach, sondern auch hinsichtlich der hormonalen Regulationen einstellen, die auch einen Einfluß auf die Parasiten haben können, wird bei Frauen häufiger *Ascaris, Enterobius, Trichuris, Taenia saginata, Taenia solium, Echinococcus*, bei Männern dagegen *Cysticercus cellulosae, Schistosoma haematobium* und *Necator americanus* beobachtet. Doch bleibt wohl noch das Ergebnis einer experimentellen Prüfung dieses Problems abzuwarten. (Vgl. dazu S. 39 und 338).

Es wird auch umgekehrt eine *Beeinflussung endokriner Organe* oder hormonaler Regulationen durch toxische Produkte der Parasiten vermutet. So wurde eine ätiologische Beziehung von Darmschmarotzern (*Ascaris, Trichuris*) zur Kropfbildung behauptet (BORREL). Zur Klärung dieser Frage an Hühnern vorgenommene experimentelle Untersuchungen mit *Ascaris lineata* (ACKERT und OTTO) hatten jedoch negative Ergebnisse. Eine besondere Reaktionsfähigkeit der Nebennieren auf verschiedene Toxine ist allgemein bekannt. Im Tierexperiment wurden histologische Veränderungen der Nebennieren durch *Taenien*-Toxine nachgewiesen (POMELLA u. a.). BEDSON behandelte im Institut Pasteur Meerschweinchen mit *Taenien*-Extrakten und *Ascaris*-Toxinen. Sowohl akute wie chronische Vergiftungen bedingten starke Gewebsveränderungen der Nebennieren, während die anderen endokrinen Drüsen nur wenig verändert wurden. Es muß an die Möglichkeit gedacht werden, daß die Nebennieren (Rinde oder Mark) durch Reizstoffe der Parasiten in einen Zustand der Hyperfunktion und Hyperplasie geraten können, und daß auf diese Weise etwa das klinische Bild des Interrenalismus entstehen kann. RATNER kam durch klinische Beobachtungen zu der Überzeugung, daß einem Wurmbefall ätiologische Bedeutung für die Entwicklung endokrin-vegetativer Syndrome, z.B. Interrenalismus, zukommen kann (GÜNTHER 1942).

Zweiter Teil.

Spezielle Parasitologie.

A. Protozoen als Parasiten.

Einleitung.

Unter der außerordentlich großen Zahl von einzelligen tierischen Lebewesen, den *Protozoen*, findet man zahlreiche Parasiten (und Kommensalen). Der größte Teil von ihnen lebt auf Tieren, nur relativ wenige Arten entwickeln sich im *Menschen*, und nur einige Arten werden auch pathogen. Zu der letzten Gruppe gehören allerdings einige Formen, die in einer ungewöhnlichen Häufigkeit verbreitet sind und, wie z. B. die Erreger der Malaria und der Schlafkrankheit, die kulturelle und wirtschaftliche Leistungsfähigkeit des Menschen entscheidend beeinflußt haben. Sie sind jedoch nicht allein zu dieser Bedeutung für den Menschen gekommen; sie benötigten dazu — abgesehen von den notwendigen klimatischen Verhältnissen — die *für ihre Entwicklung erforderlichen wirbellosen Zwischenträger, Arthropoden*. Diese aktiven *Überträger* sind für die meisten pathogenen Protozoen in hohem Maße charakteristisch (,,Krankheitsüberträger") (vgl. S. 27).

Unter den etwa 30 Protozoenarten, die den Menschen befallen können, sind 12 obligat pathogen (vgl. Tabelle 1). Von diesen werden 10 normalerweise nur durch Insekten übertragen (*Trypanosoma* durch *Glossina*- und *Triatoma*-Arten, *Leishmania* durch *Phlebotomus*-, *Plasmodium* durch *Anopheles*-Arten). Zwei weitere, fakultativ-pathogene Arten werden ebenfalls häufig durch Insekten übertragen (*Lamblia intestinalis* und *Entamoeba histolytica* durch Stubenfliegen). Die übrigen Protozoenarten des Menschen können auch durch Fliegen übertragen werden, sind aber nur von geringerem Interesse, weil sie wohl nur als Kommensalen gelten können und nach heutiger Auffassung nicht pathogen werden. Eine Sonderstellung nimmt *Toxoplasma* ein, ein unter bestimmten Bedingungen hochpathogenes Protozoon, dessen Entwicklungsweg vielleicht noch nicht vollständig bekannt ist. — Alle parasitischen Protozoen des Menschen sind Entoparasiten. Ektoparasitische Protozoen findet man bei verschiedenen, im Wasser lebenden Wirbeltieren, z. B. auf der Haut von Fischen (*Costia*).

Allgemeine Morphologie.

Die Protozoen sind *einzellige Lebewesen* und grundsätzlich von Bakterien oder ,,Bacillen" zu unterscheiden. Sie *haben im wesentlichen die gleiche Struktur wie die Zellen der Metazoen.* (Vgl. dazu Abb. 59 und 60, S. 124).

Die sog. Zellmembran umhüllt einen Protoplast mit einem Zellkern, der sich wohl immer mitotisch teilt — auch wenn die bekannten typischen Kernteilungsbilder nicht immer ohne weiteres erkennbar sind (endomitotische, ,,cryptomitotische" Teilung). Das gilt prinzipiell auch für diejenigen Ciliaten, die durch zwei verschiedene Zellkerntypen, den Mikronucleus und Makronucleus (,,Heterokaryoten") ausgezeichnet sind und nicht mehr zu den Protozoen im engeren Sinne gehören, sondern als *Cytoidea* bereits Metazoencharakter gewonnen haben. Zu ihnen gehören die parasitologisch (wie cytologisch) so interessanten Suktorien. Dieser Kerndualismus ist nicht für alle Ciliaten charakteristisch. Die bei manchen Tieren (z. B. Fröschen) parasitierenden *Opalina*-Arten sind zwar Ciliaten und mehrkernig, aber ohne Kerndimorphismus. Sie müssen daher von den *Cytoidea*

Tabelle 1. *Übersicht über die als Parasiten oder Kommensalen im Menschen lebenden Protozoen.*

Bevorzugter Sitz der Parasiten bzw. Kommensalen (bezüglich Nachweisverfahren)	Protozoenart	K = Kommensalen P = Parasiten	Verursachte Krankheit
I. *Blut:*	*Trypanosoma gambiense*	P	⎫ Afrikanische Schlaf-
	Trypanosoma rhodesiense	P	⎭ krankheit
	Trypanosoma cruzi	P	Südamerik. Chagaskrankheit
	Plasmodium vivax	P	Malaria tertiana
	Plasmodium malariae	P	Malaria quartana
	Plasmodium falciparum	P	Malaria tropica
	Plasmodium ovale	P	Malaria tertiana ovale
II. *Gewebe:*	*Leishmania donovani*	P	Viscerale Leishmaniose (Kala-Azar)
	Leishmania tropica	P	Haut-Leishmaniose (Orientbeule)
	Leishmania brasiliensis	P	Schleimhaut-Leishmaniose (Südamer.)
	(*Trypanosoma cruzi*)	P	(s. oben)
	Toxoplasma gondii	P	Toxoplasmose
	Sarcocystis	K?	
III. *Mundhöhle:*	*Trichomonas tenax*	K	
	Entamoeba gingivalis	K	
IV. Vorwiegend im *Darm:*	*Entamoeba histolytica*	P	Amöbenruhr (Amöbiasis)
	Entamoeba hartmanni	K	
	Entamoeba coli	K	
	Endolimax nana	K	
	Iodamoeba bütschlii	K	
	Dientamoeba fragilis	K	
	Lamblia intestinalis	P	Lamblienruhr
	Trichomonas hominis	K	
	Trichomonas fecalis	K	
	Trichomonas ardin-delteili	K	
	Chilomastix mesnili	K	
	Retortamonas intestinalis	K	
	Enteromonas hominis	K	
	Isospora hominis	P	⎫ Coccidiose des Men-
	Isospora belli	P	⎭ schen
	Balantidium coli	P?	Balantidienruhr
V. *Vagina:*	*Trichomonas vaginalis*	P	Fluor vaginalis; Colpitis

abgetrennt und — entsprechend dem Vorschlag von ULRICH (1950) — als *Ciliatoidea (Protociliata)* gekennzeichnet werden (vgl. S. 57).

Die äußere Gestalt der Protozoen wird entweder durch die Zellmembran (Pellicula) in gewissen Grenzen festgelegt (z. B. bei Flagellaten), oder sie wechselt bei der Fortbewegung, wie z. B. bei Amöben („Wechseltierchen"). Dabei bleibt die Gestalt der Flagellaten auf örtliche Verhältnisse anpassungsfähig, wie jede Lebendbeobachtung leicht erkennen läßt. Die beweglichen *vegetativen Stadien* werden auch als *Trophozoiten* bezeichnet. Diese können bei vielen Arten *Dauerstadien* (Cysten) ausbilden (z. B. Amöben, Lamblien), durch die sie widrige äußere Umstände, die die Trophozoiten vernichten würden (z. B. Nahrungsmangel, Trockenheit) überstehen können. Bei vielen parasitischen Formen aus der Gruppe der Sporozoen werden die Produkte eines Geschlechtsprozesses zu Dauerstadien: *Oocysten* bzw. *Sporocysten*, die die sog. *Sporozoite*, die eigentlichen Infektionsstadien, ausbilden.

Neben der schon erwähnten Art der *Fortbewegung*, die bei den Amöben mit Hilfe der sog. *Pseudopodien* (Scheinfüßchen) erfolgt, wobei das Zellplasma vorwärts fließt und wieder eingezogen werden kann, haben Flagellaten und Ciliaten als bleibende Bewegungsorganellen *Geißeln* oder *Wimpern*. Die meist langen Geißeln sind vielfach noch mit einem protoplasmatischen Häutchen versehen, das als sog. *undulierende Membran* die Wirkung der Geißel unterstützt (Flagellaten S. 57ff.). Die weit kürzeren Wimpern stehen in wohlgeordneten Reihen auf der Pellicula der Infusorien, sind immer sehr zahlreich und führen im Gegensatz zu allen anderen Protozoen zu einer fast zielstrebig erscheinenden Schwimmbewegung, während die Flagellaten vielfach unregelmäßig torkelnd vorwärts streben. Einige parasitische Protozoen (Gregarinen) haben keine besonderen Bewegungsapparate, sondern ihre gleitende Bewegung kommt dadurch zustande, daß die Protozoen schräg nach hinten feine Körnchen ausscheiden, die im Wasser stark quellen und durch den dabei auftretenden Quellungsdruck die Zellen vorwärts schieben.

Die *Ernährung* der parasitischen Protozoen kann osmotisch erfolgen (Blut- und Gewebeprotozoen), aber sie nehmen auch geformte Nahrung auf, die z. B. die Amöben mit ihren Pseudopodien umfließen und in sog. Vacuolen einschließen. Die meisten Dickdarmflagellaten haben besondere Mundöffnungen, durch die sie Bakterien, gelegentlich auch Erythrocyten, aufnehmen können (z. B. *Chilomastix*).

Entwicklung und Vermehrung.

Die Entwicklung und Vermehrung der Protozoen ist bei den einzelnen Klassen sehr unterschiedlich: die Amöben vermehren sich *ungeschlechtlich* durch Zweiteilung und wechseln je nach Umweltverhältnissen nur zwischen vegetativen und Dauerstadien. Von den parasitischen *Flagellaten* kennen wir keine Geschlechtsprozesse, doch machen sie zum Teil einen komplizierten Gestaltwandel durch, der bei der Familie der Trypanosomiden mit dem Übergang vom Wirbeltierwirt zum wirbellosen Wirt (Fliege, Mücke, Wanze) in Beziehung steht (Wirtswechsel) (vgl. Abb. 30). Doch sind neuerdings Erscheinungen bei Trypanosomen beobachtet worden, die als Hybridisationen gekennzeichnet wurden (vgl. S. 68). Einen anderen Weg nehmen viele *Sporozoen*: sie machen, wie z. B. die Coccidien, neben der ungeschlechtlichen Vermehrung, die mit multipler Teilung (Vielfachteilung; Schizogonie) — d. h. mehrfacher Kernteilung mit anschließender Aufteilung des Plasmas auf die einzelnen Tochterkerne — einhergeht, eine *sexuelle Phase* (Gametogonie) durch. Dieses Verhalten wird als *Generationswechsel* (primärer Generationswechsel) bezeichnet. Mit diesem kann auch ein Wirtswechsel verbunden sein. Der *Gametogonie* folgt bei den Sporozoen die *Sporogonie*, die auch außerhalb eines Wirtes im Freien unter Sauerstoffzutritt ablaufen kann (z. B. bei *Isospora*).

Besondere Verhältnisse zeigen unter anderem die Hämamöben (*Babesien* und *Theilerien*). Von ihnen kennt man weder freie Dauerformen noch Sexualprozesse, aber ihre Entwicklung geht unter Einschaltung eines Überträgers (Zecken) vor sich. Stets erfolgt *nur ungeschlechtliche* Vermehrung der Parasiten. Ähnlich liegen die Verhältnisse bei den *Toxoplasmen*. Anscheinend gibt es auch begeißelte Stadien der Toxoplasmen; die Vermehrung erfolgt nur ungeschlechtlich. Ein besonderer Entwicklungscyclus, wie bei den Sporozoen, ist nach unseren heutigen Kenntnissen unwahrscheinlich (vgl. S. 104).

Die *Ciliaten* vermehren sich durch Zweiteilung. Gelegentlich erfolgt Konjugation, ein Sexualprozeß unter vorübergehender Vereinigung, aber Erhaltung beider Partner und *Austausch* eines haploiden Chromosomensatzes.

Unter den Protozoen kennen wir nur relativ wenige *Ektoparasiten*; die parasitierenden Suktorien (*Cytoidea*) gehören zu ihnen (vgl. S. 211). Bei Fischen findet man auf der Haut lebende Formen (z. B. *Costia necatrix*); hier im Wasser sind sie nicht der Gefahr einer Austrocknung ausgesetzt. Die meisten Hautparasiten unter den Protozoen sind jedoch Entoparasiten, meist intracellulär lebende Arten (z. B. *Leishmania tropica*).

Entoparasitische Protozoen findet man *in allen Organen*. Zahlreiche Arten leben im Verdauungskanal, angefangen von der Mundhöhle bis zum Rectum, teils im Lumen (Flagellaten, Amöben), teils in den das Lumen auskleidenden Geweben (*Isospora*; Gewebsform der *Entamoeba histolytica*). Vom Darmrohr ausgehend können sie (wie die Ruhramöbe) auf dem Blutwege in andere Organe verschleppt werden (Leber, Lunge, Milz, Gehirn u. a.). Andere Arten leben in den Blut- und Lymphgefäßen (Trypanosomen und Leishmanien) oder in den roten Blutzellen (Malariaparasiten). Meist sind die Protozoen auf bestimmte Organteile oder Organsysteme eingestellt; (*Lamblia* nur im Dünndarm, *Trichomonas* nur im Dickdarm). Nur wenige Arten sind in sehr verschiedenartigen, manche sogar in fast allen Organen zu finden (z. B. Toxoplasmen).

Übertragung.

Die meisten parasitischen Protozoen werden in einem besonderen Entwicklungsstadium, das dann widrige Umweltverhältnisse leichter zu überstehen erlaubt, passiv oder aktiv von einem Wirt zum anderen übertragen. Einige Arten bilden Dauerformen, sog. *Cysten* aus, in denen sie gleichsam abwarten können, bis sie in einen neuen Wirt kommen (Amöben, Coccidien). Andere gelangen durch aktive Überträger von Mensch zu Mensch und machen dabei unter Umständen eine besondere Entwicklung durch (z. B. Leishmanien, Trypanosomen, Plasmodien). Eine Ausnahme machen z. B. die menschlichen Trichomonaden, die keine Cysten oder ähnliche Dauerstadien bilden. Deren vegetative Stadien sind jedoch zum Teil so widerstandsfähig, daß sie z. B. den Darmtractus von Insekten ungeschädigt passieren und sich darin sogar vermehren können. Die durch den Coitus übertragenen parasitischen Protozoen (*Trypanosoma equiperdum, Trichomonas vaginalis, T. foetus*) gelangen direkt von Wirt zu Wirt.

Durch passiven Transport werden viele parasitische Protozoen in Abhängigkeit von gewissen klimatischen Ansprüchen (Temperatur und Feuchtigkeit) meist weit verbreitet (z. B. Amöben, Lamblien). Bei wirtswechselnden Arten wird eine Einschränkung der Verbreitung durch die oft bedeutsame *Abhängigkeit vom Überträger*, meist einem Insekt, geboten (z. B. *Trypanosoma* durch *Glossina*). Sie kommen daher vorwiegend in wärmeren Ländern, meist südlich des 45. nördl. Breitengrades, vor. Auch vermögen sich diese Protozoen im Insekt nur bei bestimmten durchschnittlichen Mindesttemperaturen weiterzuentwickeln, so daß sie nicht auch immer zugleich mit ihren zum Teil auch weiter nördlich lebenden Überträgern auftreten. Diese Beziehung macht den größten Teil der pathogenen Protozoen zu wichtigen Erregern der sog. *Tropenkrankheiten* (Schlafkrankheit, Leishmaniasen, Malaria). Dadurch sind Protozoen als Krankheitserreger des Menschen in Mittel- und Nordeuropa weniger bekannt und kaum zu fürchten. Soweit sie in den gemäßigten Zonen auftreten, beschränken sie sich auf eng beschriebene Bezirke, in denen besondere klimatische und geomorphologische Bedingungen die Entstehung und Unterhaltung eines endemischen Herdes zulassen (z. B. Malaria in Nordwestdeutschland).

Für einige pathogene Protozoen, insbesondere *Blut*parasiten, spielt auch die *intrauterine Übertragung* eine gewisse Rolle. Verschiedene experimentelle Erfahrungen lehren, daß unter normalen Bedingungen diese Übertragung in Wirbeltieren nur bei wenigen Arten gelingt. Führen jedoch mechanische Verletzungen

oder entzündliche Prozesse zu einer Verbindung zwischen mütterlichem und
fetalem Kreislauf, so kann es gelegentlich auch zu einer intrauterinen Infektion
kommen (Malaria). Durch aktive Eigenbewegung vermögen *Spirochäten* in den
fetalen Kreislauf einzudringen (ENIGK 1942). Ferner ist für die *Toxoplasmen*
die intrauterine Übertragung mit Sicherheit erwiesen. Über den genauen Weg,
den die Parasiten dabei nehmen, wissen wir noch nichts (vgl. S. 29 und 106ff.).
Experimentell gelingt dieser Infektionsmodus z. B. bei *Trypanosoma gambiense*,
T. rhodesiense und *T. cruzi*. Er ist auch bei *Leishmania donovani* erwiesen. Bei
Arthropoden erfolgt eine Übertragung der Parasiten auf die Nachkommen jedoch
häufiger (*transovariale* Übertragung von Babesien und Spirochäten bei Zecken;
Rickettsien bei Milben und Zecken).

Beziehungen der parasitischen Protozoen zu ihrem Wirt.

Die bereits skizzierte Gruppierung der parasitischen Protozoen in obligat
pathogene, fakultativ pathogene und kommensale Arten kennzeichnet zugleich
einen verschiedenen Grad ihrer *Beziehungen zum Wirt*. Diese sind relativ gering
bei der letzten Gruppe. Zu ihr gehören die mehr saprophytisch-koprozoisch
lebenden Formen, die gar nicht als Parasiten im oben definierten Sinne gelten
(z. B. die Dickdarmflagellaten). Sie leben auf Kosten der im Darm befindlichen
Reste der Nahrungsmittel, nicht im eigentlichen Sinne auf Kosten des Wirtes.
Ob der Wirt von ihrer Anwesenheit überhaupt Notiz nimmt und Antikörper
bildet, wissen wir noch nicht. Die Gäste sind aber wohl auf ihren Wirt angewiesen
und im Freien nicht mehr lebensfähig; nur im Dauerstadium, als Cyste, leben sie
außerhalb des Wirtes.

Andere Verhältnisse liegen bei der zweiten Gruppe, den *fakultativ pathogenen
Protozoen*, vor (Lamblien, Ruhramöben). Diese Arten sind anscheinend unter gewissen Bedingungen für ihren Träger völlig harmlos. Mindestens *subjektiv* läßt
sich keine Beeinträchtigung des Wirtes feststellen. *Objektiv* gelingt es, bei manchen
Arten als Reaktion des Wirtes Antikörper nachzuweisen. Ob jedoch von der
Antikörperbildung schon auf eine Schädigung des Wirtes geschlossen werden darf,
muß offen bleiben, weil nicht feststeht, wie weit auch bei der ersten Gruppe, den
commensalen Protozoen, solche Reaktionen des Wirtes eintreten. Die fakultativ
pathogenen Protozoen können aber — in Abhängigkeit von den Abwehrfähigkeiten
des Wirtes — Schäden herbeiführen. Typisches Beispiel für diese Gruppe von
Protozoen ist *Entamoeba histolytica*, ein Parasit, der im extremen Fall die *Amöbenruhr* (Amöbendysenterie) erzeugt, aber andererseits bei zahlreichen Menschen,
auch bei einigen Tieren, ständiger, harmloser Begleiter ist (im englischen Schrifttum: carrier). Erst unter Bedingungen, die eine ,,Verminderung der Darmwandresistenz" — wie man den Komplex von schädigenden Einflüssen auf den Organismus, insbesondere auf den Darmkanal, kennzeichnet — herbeiführen, tritt der
Fall einer akuten Amöbenruhr auf. Dieser Komplex umschließt teils klimatische Faktoren (,,Tropenklima"), teils primäre Bakterieninfektionen, teils akut
endogene Störungen, die wir im einzelnen nicht immer zu analysieren vermögen
(z. B. Mangelernährung). Das gilt im gleichen Maße bei den anderen fakultativ
pathogenen Arten. Zahlreiche Kinder sind Lamblienträger; nur wenige dieser
Kinder erkranken an einer Lamblienruhr, und doch ist die Möglichkeit zur Pathogenität bei diesen Flagellaten allgemein anerkannt (vgl. S. 119). Hier gilt es, noch
zahlreiche Fragen über die Bedeutung der Disposition und Konstitution für die
Erkrankung zu klären. Erst in den letzten Jahren ist z. B. die stets umstrittene
Frage nach der Pathogenität von *Trichomonas vaginalis* dahin entschieden
worden, daß diese Art häufig als primäre Ursache einer Colpitis angesehen
werden muß. Die pathogenen Eigenschaften bestehen, jedoch nicht jeder Wirt

vermag diese zu paralysieren oder ist imstande, die Infektion zu beseitigen (vgl. TRUSSELL 1947).

Gleichartige Verhältnisse liegen in gewissen Grenzen (vgl. S. 69) bei den *obligat pathogenen* Protozoen vor. Nicht jeder einzelne Parasit haftet im Wirt und führt zu einer Infektion. Es besteht unter anderem auch eine *Abhängigkeit von der Menge* der zur Infektion kommenden Erreger. Eine völlige Wehrlosigkeit selbst des Hauptwirtes ist in keinem Falle zu erwarten. Erst die Überwindung einer bestimmten, bei Erstinfektionen jedoch meist sehr begrenzten Abwehrkraft ermöglicht es dem Parasiten, Fuß zu fassen. Die Latenzzeit oder Inkubationszeit kann sich über viele Monate erstrecken, bis schließlich ein zusätzlich schädigender Faktor den Weg für den Parasiten frei macht. In diesem Sinne gibt es vielleicht obligat pathogene Keime für den Menschen überhaupt nicht. Aber in einem inadäquaten Wirt, wie es *Versuchstiere* sein können (z. B. weiße Mäuse für *Trypanosoma gambiense*), wird der Parasit obligat pathogen. Es genügt in diesem Falle anscheinend ein einziges Flagellat, um die Maus nach ungehemmter Vermehrung der Parasiten unter dem Bilde einer Sepsis in wenigen Tagen zu töten. Bei Meerschweinchen dagegen kommt es meist nur vorübergehend zu einer ungehemmten Vermehrung der Erreger; erst nach einer starken Schädigung des Wirtes gelingt es den Parasiten, die Oberhand zu gewinnen.

Nur wenige *obligat pathogene* Protozoen können den Menschen, ihren Wirt, vernichten, wenn keine Heilbehandlung erfolgt. Dazu gehören die Erreger der Malaria tropica, der Kala-Azar und der Schlafkrankheit. Meist vermag der Mensch mit dem Parasiten fertig zu werden, z. B. durch Bildung von Antikörpern und durch vermehrte Phagocytose über das R.E.S. (aktive Immunisierung). Wir wissen heute von dem Erreger der Malaria tertiana, daß er nach akuter Erkrankung zwar in menschlichen Organen noch lange Zeit existieren kann, aber schließlich — bei Plasmodium vivax nach $1^1/_2$—2 Jahren — doch zugrunde geht. Eine Infektion mit *Isospora hominis* geht auch nach kurzem akuten Verlauf bereits nach wenigen intracellulären Vermehrungscyclen durch ausschließliche Bildung von Geschlechtsformen zu Ende.

Im allgemeinen tritt bei Protozoeninfektionen *keine vollkommene Immunität unter völliger Beseitigung der Erreger* ein. Bei den meisten Blut- und Gewebeparasiten kommt es vielmehr zu einem Zustand der *Prämunition*, der entweder ohne erkennbare Erkrankung oder nach überstandener Krankheit erreicht wird. Wird das Gleichgewicht zwischen Parasit und Wirt zugunsten des Wirtes gestört, d. h. tritt sog. Spontanheilung ein unter Eliminierung aller Protozoen, dann ist der Wirt wieder gefährdet, weil der leichte Immunitätsgrad bald verlorengehen kann; Reinfektion ist dann möglich (Trypanosomen, Plasmodien). Außerdem bleibt eine erreichte Immunität in der Regel auf bestimmte Stämme beschränkt; sie ist „stammspezifisch", nicht artspezifisch. Diese Tatsache allein macht meist eine aktive künstliche *Immunisierung* praktisch unmöglich (Ausnahme: *Leishmania tropica*).

Die Art der Reaktion des Wirtes auf den Befall mit parasitischen Protozoen reicht also beim Menschen vom Fehlen einer erkennbaren Veränderung bis zu schwerster Erkrankung, führt aber auch zur Heilung mit langanhaltender Immunität. Eine Erklärung für dieses unterschiedliche Verhalten bietet vielleicht die Annahme, daß der Grad der gegenseitigen „Anpassung" zwischen Parasit und Wirt sehr verschieden ist. Parasiten, für die der Mensch der adäquate Wirt ist, entwickeln sich ohne Krankheitserscheinungen (z. B. Dickdarmflagellaten); sie sind offenbar zu Kommensalen geworden. Andererseits existieren für manche einzelligen Parasiten neben dem Menschen als einem inadäquaten Wirt auch adäquate Wirte (z. B. das Schwein für *T. gambiense* und *Balantidium coli*;

Tabelle 2. *Übersicht und systematische Zuordnung der im folgenden behandelten Protozoen.*

Klasse	Ordnung	Familie	Gattung bzw. Art
Unterstamm **Plasmodroma** (Cytomorpha)			
Mastigophora DIESING 1865	Protomonadina BLOCHMANN	Trypanosomidae DOFLEIN 1901	Leptomonas Crithidia Trypanosoma Leishmania Toxoplasma Anhang: Sarcocystis Encephalitozoon
		Cercomonadidae KENT 1880	Enteromonas hominis
		Embadomonadidae ALEXEIEFF 1917	Retortamonas intestinalis Chilomastix mesnili
		Distomatidae KLEBS	Giardia muris Lamblia intestinalis
	Polymastigina BLOCHMANN	Trichomonadidae WENYON 1926	Trichomonas
Rhizopoda v. SIEBOLD 1845	Amoebina EHRENBERG 1830	Amoebidae BRONN 1859	Entamoeba histolytica Entamoeba coli Entamoeba hartmanni Endolimax nana Jodamoeba bütschlii Dientamoeba fragilis
Haemamoeba	Piroplasmida	Babesiidae DU TOIT	Babesia canis Babesia bigemina Babesia bovis
		Theileriidae DU TOIT	Theileria parva
Sporozoa LEUCKART 1879 (Telosporidia SCHAUDINN)	Gregarinida SCHNEIDER		
	Coccidia LEUCKART 1879	Eimeriidae LÜHE	Isospora hominis Isospora belli Eimeria stiedai
	Haemosporidia DANILEWSKY 1886	Haemoproteidae DOFLEIN 1916	Haemoproteus Leucocytozoon Hepatocystes kochi
		Plasmodiidae MESNIL 1903	Plasmodium
Ciliatoidea ULRICH 1950 (Protociliata METCALF)		Opalinidae CLAUS	Opalina ranarum
Unterstamm **Heterokaryota** (Cytoidea ULRICH 1950)			
Ciliata BÜTSCHLI	Spirotricha BÜTSCHLI		Balantidium coli
Suctoria BÜTSCHLI	Exogenea	Podophryidae BÜTSCHLI 1889	Sphaerophrya pusilla
		Ephelotidae SAND 1899	Ephelota gemmipara
		Tachyblastonidae GRELL 1949	Tachyblaston ephelo- tensis

Ratten für *Toxoplasma*), für die die genannten Protozoen apathogen sind; diese Wirte werden dadurch zu gefährlichen Erreger-Reservoiren („Reservewirt").

Systematik.

Die bisherige Aufgliederung des Protozoenreiches sah vier Klassen vor, die *Flagellaten, Rhizopoden, Sporozoen* und *Ciliaten*. Von diesen sind die Sporozoen ausschließlich Parasiten. Die anderen Klassen schließen freilebende und parasitierende Formen ein, wobei sich die parasitierenden Arten recht gut auf verwandte, freilebende Formen zurückführen lassen. Diese Entwicklung ist in den verschiedenen Ordnungen und Familien unabhängig voneinander abgelaufen. Durch die verschiedene Art der Fortbewegung sind drei Klassen (Flagellaten, Rhizopoden, Ciliaten) relativ gut gekennzeichnet. Bei den *Ciliaten* haben sich außerdem cytologische Besonderheiten sichern lassen, die ihre Aufteilung in *Ciliatoidea* und Heterokaryoten (*Cytoidea*) angezeigt erscheinen ließen (ULRICH 1950, GRELL 1950) (vgl. S. 207).

Die *Sporozoen* sind zu einem „Sammeltopf" geworden, der einerseits alle Protozoen einschließt, die „sich durch zahlreiche Sprößlinge vermehren, die in einer festen Schale eingehüllt sind und so eine *Spore* darstellen. Diese Art der Fortpflanzung dient der Verbreitung der Art" (DOFLEIN-REICHENOW); andererseits umfaßt er solche Parasiten, deren Zugehörigkeit zu den Amöben und Flagellaten, insbesondere aber zu den Ciliaten, als unwahrscheinlich oder sogar unmöglich angesehen werden darf. So ist die Klasse der Sporozoen zu einer ungewöhnlich heterogenen Gruppe, einer „durchaus unnatürlichen Protozoenklasse" (STEMPELL), „einer künstlich zusammengestellten Klasse, deren Unterklassen offenbar ganz verschiedene Verwandtschaftsbeziehungen haben" (DOFLEIN-REICHENOW), geworden, die in Zukunft eine Aufgliederung erfahren muß. Ohne einer solchen Neuordnung vorgreifen zu wollen, sind in dem folgenden Kapitel die parasitischen Protozoen, die nicht mehr zu den Sporozoen gestellt werden sollten, weil ihre Entwicklung keinerlei Beziehung zu den typischen Sporozoen, den Telosporidiern (Gregarinen, Coccidien, Hämosporidien) erkennen läßt, besonders zusammengefaßt worden.

Zu diesen gehören die *Babesien* und *Theilerien* einerseits, die *Toxoplasmen* und *Sarcocystiden* andererseits. Die erste Gruppe wurde unter dem Begriff *Haemamoeba*[1] zusammengefaßt und hinter die Amöben eingereiht. Ich folgte damit einem bereits von REICHENOW geäußerten Gedanken; eine Trennung dieser Protozoen von den Sporozoen erscheint mir unumgänglich. — Die Toxoplasmen (mit den Sarcocystiden) wurden nach einem Vorschlag von WESTPHAL den Flagellaten zugeordnet. Die von ihm gegebene Begründung verdient allem Anschein nach allgemeine Anerkennung (vgl. S. 103).

Die einzelnen Arten werden im folgenden in Anlehnung an die zoologische Systematik behandelt, jedoch ökologisch ähnliche Formen, d. h. etwa an gleichem Ort lebende Arten, Blut- oder Darmbewohner, möglichst im Zusammenhang besprochen.

1. Die Flagellaten (Mastigophora) des Menschen und verwandte Arten.

Allgemeine Morphologie.

Allen Flagellaten ist gemeinsam, daß sie wenigstens auf einem Entwicklungsstadium Geißeln (Flagellen) als Bewegungsorganellen besitzen, die sie jedoch beim

---

[1] *Haemamoeba:* die frühere, aber dann freigebliebene Bezeichnung für die heutige Gattung *Plasmodium.*

Übergang zu sitzender oder intracellulärer Lebensweise abwerfen können. Bilden sie Dauerstadien (Cysten) aus, so bleiben die Geißeln vielfach erhalten und werden dann ganz oder zum Teil in die Cystenhülle aufgenommen (z. B. *Lamblia, Chilomastix*).

Die Flagellaten haben den für Protozoen charakteristischen Zellbau, d. h. sie besitzen mit wenigen Ausnahmen einen einzigen Zellkern (z. B. *Lamblia* und Verwandte mit zwei Kernen) und je ein Basalkorn zu jeder Geißel. Die Trypanosomidae besitzen außerdem in der Regel den sog. *Blepharoplast* [1], einen Körper, der ebenfalls an der Geißelbasis liegt.

Bei den meisten Darmflagellaten findet man einen sog. *Parabasalapparat* der — im Gegensatz zum Blepharoplast — *kein* Chromatin (Thymonucleinsäure) enthält. Die Parabasalapparate (d. h. „an der Basis [der Geißel] liegend") werden mit dem sog. GOLGI-Apparat der Metazoenzelle gleichgestellt. Ihre wahre Bedeutung ist noch völlig ungeklärt.

Der bisher vermutete Zusammenhang mit Stoffwechselprozessen (sekretorische, osmoregulatorische Funktion) ist keineswegs bewiesen (s. auch H. SCHMIDT 1950). Eine Beziehung zwischen Parabasalapparaten und Blepharoplast erscheint unwahrscheinlich, weil 1. die Parabasalapparate sich nicht bei der Vermehrung teilen, sondern — im Gegensatz zum Blepharoplast — neu gebildet werden können; 2. erscheint der Gehalt an Thymonucleinsäure beim Blepharoplast so charakteristisch, daß er sich auch dadurch wesentlich vom Parabasalapparat unterscheidet (über die mögliche Bedeutung des Blepharoplast vgl. S. 59ff.).

Vielfach besitzen die Flagellaten Stützelemente in Form von Achsenstäben oder Fibrillen.

Die Ernährungsweise wechselt bei den parasitischen Flagellaten je nach dem Grad der Bindung an den Wirt. Die apathogenen Arten sind weitgehend ihren verwandten, freilebenden Formen ähnlich und besitzen eine Mundöffnung, mit der sie geformte Nahrung aufnehmen können, z. B. die dickdarmbewohnenden Flagellaten. Dagegen sind *Lamblia intestinalis* und die obligat pathogenen Arten der Gattung *Trypanosoma* und *Leishmania* auf gelöste Nahrungsstoffe angewiesen, eine Ernährungsweise, die bei den parasitischen Protozoen sehr verbreitet ist.

Der größte Teil der beim Menschen parasitierenden Flagellaten läßt sich je nach ihrer Lebensweise auf zwei Gruppen verteilen: 1. *Blut- oder Gewebeparasiten* und 2. *Darmbewohner.* Wenn wir von einzelnen Ausnahmen absehen, kommt diese Scheidung der beiden ökologisch verschiedenen Flagellatengruppen auch in der zoologischen Systematik zum Ausdruck. Die Familie der *Trypanosomiden* in der Ordnung der *Protomonadina* umschließt die Blut- und Gewebeparasiten, die Ordnung der *Polymastigina* die meisten Darmparasiten (vgl. S. 112).

a) Blut- und Gewebeparasiten
Trypanosomidae.

Morphologie und Formwechsel.

Die Familie der *Trypanosomiden* umfaßt eine Reihe verschieden gestalteter Protozoen (Abb. 19), die aber untereinander insofern in Beziehung stehen, als die meisten Formen unter bestimmten Bedingungen in wenigstens eine der anderen übergehen können. Ihre Gestalt wechselt dabei zwischen rund-oval bei 2—3 μ Größe (sog. *Leishmania*-Form Abb. 19a) und lang-spindelförmig bei

---

[1] In amerikanischen und englischen Publikationen wird der Blepharoplast als Parabasalkörper bezeichnet und das Basalkorn als Blepharoplast. Es besteht keine Veranlassung, von der üblichen Nomenklatur, wie sie in der deutschen Literatur üblich ist, abzugehen (vgl. S. 59ff.). Der Parabasalapparat der Polymastigina ist nicht identisch mit dem Blepharoplast und sollte grundsätzlich von diesem streng unterschieden werden.

durchschnittlich 14—20 μ Länge [sog. *Leptomonas*- (b), *Crithidia*- (c) und *Trypanosoma*-Form (d)]. Wirtswechsel ist weit verbreitet (vgl. S. 52).

Die *Änderung in der Erscheinungsform* steht in enger Beziehung zu dem Ort der *Entwicklung* und *Vermehrung*, dadurch auch mit dem Wirtswechsel. Ausgangsformen sind einerseits die *Leptomonas*-Form, andererseits die *Crithidia*-Form, die mit einer kurzen undulierenden Membran versehen ist (Abb. 19 c) (Blepharoplast dicht neben und *vor* dem Zellkern). Beide finden wir als Darmparasiten bei vielen Insekten. Aus der *Leptomonas*-Form geht beim Übergang zum intracellulären Parasitismus im Wirbeltier die *Leishmania*-Form hervor. Das *Crithidia*-Stadium wird zur *Trypanosoma*-Form, die wiederum zur *Leishmania*-Form werden kann (*T. cruzi*). Gelangen die Wirbeltierstadien wieder in das übertragende Insekt — oder auf künstliche Nährböden — so werden sie je nach

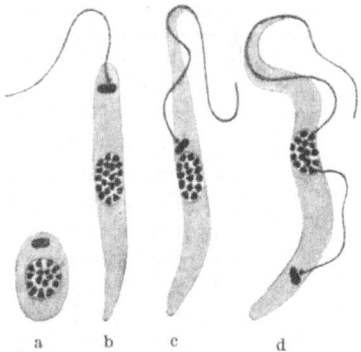
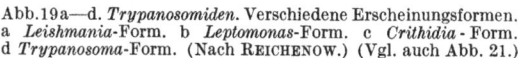
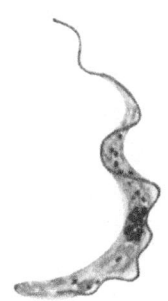

Abb. 19 a—d. *Trypanosomiden.* Verschiedene Erscheinungsformen. a *Leishmania*-Form. b *Leptomonas*-Form. c *Crithidia* - Form. d *Trypanosoma*-Form. (Nach REICHENOW.) (Vgl. auch Abb. 21.)

Abb. 20. *Trypanosoma equinum* (ohne Blepharoplast) aus Meerschweinchen (Blutausstrich) (2000×). (Nach REICHENOW 1943.)

Species erneut zu *Leptomonas*- bzw. *Crithidia*- oder veränderten *Trypanosoma*-Stadien. Es gilt die Regel: In der künstlichen Kultur entwickeln sich *die* Formen, die auch im *Darm des Überträgers* auftreten.

Für diese Flagellatenfamilie ist der sog. *Blepharoplast* charakteristisch. Eindeutig erkennbar wird er mit der FEULGENschen Nuklealreaktion, kontrastreicher mit der HCl-GIEMSA-Färbung (vgl. S. 660). Er ist regelmäßig bei den Gattungen *Leptomonas, Phytomonas, Leishmania, Herpetomonas, Crithidia* und *Trypanosoma* zu finden. Doch treten in einer Population von Trypanosomen immer vereinzelt Zellen ohne Blepharoplast auf. Nach verschiedenen Beobachtungen sind jedoch solche Individuen in ihrer Vitalität gegenüber normalen Zellen geschwächt (JIROVEC). Ausnahmen stellen das immer blepharoplastlose *Trypanosoma equinum* und *Toxoplasma gondii* dar.

Vor etwa 40 Jahren hielt HARTMANN den Blepharoplast für einen zweiten Zellkern und stellte daraufhin die Ordnung der *Binucleata* auf, zu der in erster Linie die Trypanosomiden gehören sollten. Diese Auffassung wurde dann wieder fallen gelassen. Nach SCHAUDINN entsteht der Blepharoplast entwicklungsgeschichtlich durch heteropole Teilung des Zellkerns und liefert seinerseits durch heteropole Teilung das Basalkorn. Diese Auffassung ist aber nicht so zu verstehen, daß bei Verlust des Blepharoplast dieser jedesmal vom Kern aus neu gebildet werden kann. Im Gegenteil: die Fälle von angeblicher Neubildung des Blepharoplast nach Verlust desselben bei Trypanosomen sind anfechtbar; ein einwandfreier Beweis für eine Neubildung ist nicht erbracht worden (vgl. S. 60).

Durch seine Lage — stets an der Geißelbasis — ist der Blepharoplast mit der Bewegung der Geißel in Beziehung gebracht worden und daher auch als *Kinetonucleus* (WOOTCOCK), in der englischen Literatur auch als *Kinetoplast* (ALEXEIEFF) bezeichnet worden. Die Geißel wird jedoch auch bei Verlust des Blepharoplast in ihrer Bewegungsfähigkeit nicht beeinträchtigt. Es ist möglich, daß bei Ausfall des Blepharoplast etwa der Zellkern dessen Funktion übernehmen kann.

Bemerkenswert ist, daß der Blepharoplast durch verschiedene chemische Substanzen, die seine Teilungsfähigkeit hemmen, verlorengehen kann. Diese Substanzen sind zum größten Teil als Kerngifte (Mitosegifte) anerkannt (Trypaflavin, metallorganische Verbindungen, Colchicin), so daß die alte Auffassung von der Kernnatur des Blepharoplast neuen Boden gewinnen könnte. Erst weitere sorgfältige Experimente in dieser Richtung werden uns einen Einblick in diese Zusammenhänge vermitteln können. Es erscheint jedenfalls sicher, daß der Blepharoplast nach Verlust nicht neu gebildet werden kann. Ein über vier Jahre in Meerschweinchen und Mäusen gehaltener Stamm von T. brucei ist blepharoplastlos geblieben.

REICHENOW (1940) hat noch einen weiteren Gesichtspunkt zur Deutung des Blepharoplast angeführt: Er hält den Blepharoplast für ein Stoffwechselorganell, das zwar unter den Lebensbedingungen im Insektendarm, nicht aber unter den viel günstigeren im Wirbeltierblut notwendig sei (REICHENOW 1949). Daher könnten sich nur blepharoplasthaltige Trypanosomiden auf künstlichem Kulturmedium vermehren, unter Bedingungen also, die denen im Insektendarm entsprechen.

Entwicklungsgeschichtlich darf angenommen werden, daß die Blutflagellaten primär von Darmflagellaten (*Leptomonas-*, *Crithidia-*Arten) der Insekten abzuleiten sind, die durch blutsaugende Arthropoden in das Blut von Wirbeltieren gelangten, sich dort ansiedelten, vermehrten und so zunächst zu Blutparasiten werden konnten. So wäre die Entwicklung zu den Trypanosomen der *brucei*-Gruppe zu erklären, deren Formwechsel sich auf die Blutform (*Trypanosoma*-Form) und die im Überträger (*Crithidia*-Form) beschränkt. Dabei entwickeln sich nur die blepharoplasthaltigen Stämme auch im Insekt (z. B. in der *Glossina*). Mit dem Verlust des Blepharoplast geht auch die Fähigkeit zur (cyclischen) Entwicklung im Überträger verloren; die Übertragung erfolgt nur noch mechanisch (*T. equinum*; vgl. Abb. 21, Nr. 2, 3 und 1).

Mit zunehmender Bindung an den Wirbeltierwirt gehen die Trypanosomiden unter Verlust der Geißel ins Gewebe. Sie vermehren sich dort intracellulär und verlieren ihre Vermehrungsfähigkeit im peripheren Blut (vgl. *Trypanosoma cruzi*, Abb. 21, 4—6). Schließlich halten sich die Parasiten gar nicht mehr in den Gefäßen auf, sondern benutzen den Blutweg nur zur Ausbreitung im Wirbeltierwirt. Begeißelte Stadien (*Leptomonas*-Form) treten noch im übertragenden Insekt und auf künstlichem Nährboden auf (z. B. *Leishmania*, Abb. 21, 7—8).

Dieser Entwicklungsreihe schließt sich — worauf A. WESTPHAL hingewiesen hat — zwanglos das *Toxoplasma gondii* an, welches gleichsam die völlige Trennung vom Über-

System der Trypanosomiden.

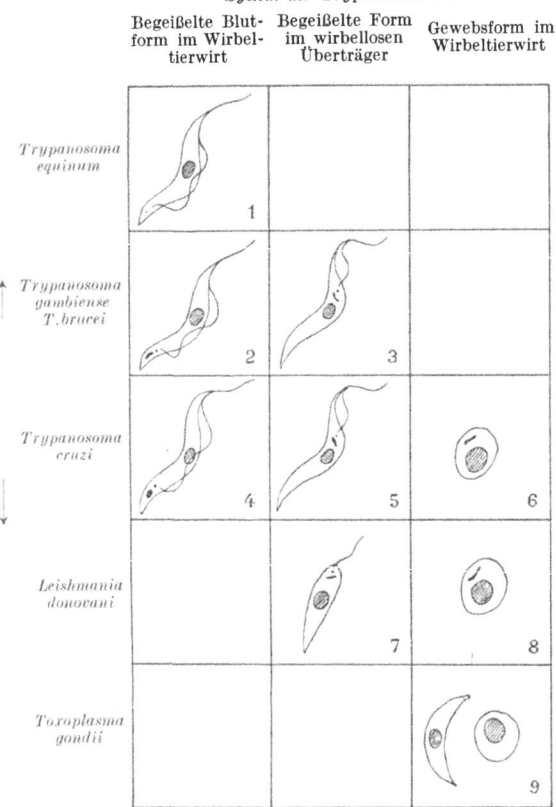

Abb. 21. Hypothetische Entwicklung zu den blepharoplastlosen Formen innerhalb der Familie der Trypanosomiden (in Anlehnung an A. WESTPHAL 1953.) A. Von der Blutform zur Gewebeform (von *T. brucei* zu *Toxoplasma*) von 2 über 4 und 5 zu 6. B. Trennung vom Überträger unter Verlust des Blepharoplast. a) Entwicklung zur reinen „Blutform" (*T. equinum*) (von 2 zu 1) ↑. b) Entwicklung zur reinen Gewebeform (*Toxoplasma*) (von 6 zu 9) ↓. (Original.)

träger vollzogen hat und damit — entsprechend der Vorstellung von REICHENOW — ohne Blepharoplast auskommt (vgl. oben *Trypanosoma equinum*). Parallel dazu geht die ausschließliche Bindung an den Wirbeltierwirt, in dem sich die Toxoplasmen nur noch intracellulär vermehren. Eine cyclische Entwicklung findet offenbar nicht mehr statt. Danach könnte man die Toxoplasmen als blepharoplastlos gewordene Leishmanien ansprechen (vgl. S. 103), die — als obligat intracelluläre Parasiten — eine funktionstüchtige Gießel entbehren können (Abb. 21, 9).

REICHENOW sowie WESTPHAL halten es für wahrscheinlicher, daß die *Entwicklung im Wirbeltierwirt* innerhalb der Familie der Trypanosomiden von den Flagellaten abzuleiten sei, die sich zwar im Wirbeltierblut halten, aber nicht vermehren können (wie *T. rangeli*). Eine Vermehrung erfolgt dann zuerst im Gewebe auf dem Leishmania-Stadium (wie bei *T. cruzi*). Andere Arten vermehren sich im Blut, im Crithidia-Stadium zu vermehren (wie *T. lewisi*). Die höchste Stufe in dieser Entwicklungsreihe sieht WESTPHAL in der Erlangung der Fähigkeit zur Vermehrung im peripheren Blut (z. B. *T. gambiense*) (REICHENOW 1952).

Die Trypanosomen sind durch die Arbeiten EHRLICHs zum klassischen Objekt für das Studium der *Arzneifestigkeit* geworden. Bei ihnen wurde das Phänomen erstmalig experimentell genau untersucht. WERBITZKI beobachtete das Schwinden des Blepharoplast unter der Einwirkung von Heilmitteln. Unter dem Einfluß der theoretischen Vorstellung PAUL EHRLICHs über die Wirkung der Arzneimittel auf die Trypanosomen wurde das Schwinden des Blepharoplast unter dem Einfluß der Heilmittel mit der dabei auftretenden Arzneifestigkeit in unmittelbaren Zusammenhang gebracht. Diese Deutung der Beobachtung hat sich als unwahrscheinlich erwiesen, nachdem gezeigt werden konnte, daß auch blepharoplastlose Trypanosomen durch Arzneimittel ebenso beeinflußt werden können wie die normalen Parasiten (PIEKARSKI 1949).

Durch subkurative Dosen kann man die Trypanosomen in einer Maus an Heilmittel langsam gewöhnen, so daß sie schließlich innerhalb der von der Maus noch vertragenen Dosen nicht mehr beeinflußt werden. Diese Arzneifestigkeit bleibt meist lange erhalten, so daß man sie als eine erbliche Änderung, als Mutation, angesprochen hatte. Diese Auffassung ist aber nicht mehr haltbar, nachdem gezeigt werden konnte, daß die Festigkeit *allmählich* wieder verlorengehen kann, so wie sie gewonnen wurde. Dabei tritt der Blepharoplast *nicht wieder in Erscheinung*. Somit ist auch die oft vertretene Auffassung, nach der der Blepharoplast als Ort der Arzneimittelwirkung anzusehen sei, nicht stichhaltig. Die Festigkeit ist wahrscheinlich an das Cytoplasma der Trypanosomenzelle gebunden; denn eine Fliegen- oder Flohpassage beeinträchtigt die Arzneifestigkeit nicht, eine Feststellung von großer epidemiologischer Bedeutung.

Die *Vermehrung* der Trypanosomiden erfolgt meist durch Längsteilung (Zweiteilung). Multiple Teilung ist nur bei wenigen Arten üblich (Abb. 23). Vermehrung ist auf allen Stadien möglich. Dabei teilt sich in der Regel zunächst der Blepharoplast, darauf erst der Zellkern. Bei begeißelten Stadien wird die „alte" Geißel von einem der beiden neuen Individuen übernommen. Die neue Geißel wird von dem durch Teilung des „alten" Basalkorns entstehenden zweiten Basalkorn aus neu gebildet.

Für die Trypanosomen sind teils mitotische, teils amitotische *Kernteilungen* beschrieben worden. Eine Amitose im früheren Sinne liegt sicher nicht vor. Eine sehr sorgfältige cytologische Untersuchung von KÜHN und v. SCHUCKMANN hat zwar gerade bei *T. brucei* keinen Chromosomenapparat erkennen lassen, aber bei Anwendung der Salzsäure-GIEMSA-Färbung ist ein regelmäßiger Feinbau des Ruhekernes wie des *sich teilenden* Zellkerns zu erkennen (Endomitose) (Abb. 22). Drei Chromosomen liegen bei *Trypanosoma brucei* vor.

Die Cytologie der Flagellaten verdient eine neue Bearbeitung, da durch besondere Färbemethoden sicherlich manche Unklarheit, z. B. hinsichtlich der Frage nach der Bedeutung von „Innen"- und „Außen"-Kernen, beseitigt werden kann.

Nach der Kernteilung folgt die *Plasmateilung*, die meist am Vorderende beginnt und sich nach hinten fortsetzt. Angebliche Querteilungen der begeißelten Stadien sind wohl als Mißdeutungen anzusehen. Dagegen kommt bei einigen

Arten multiple Teilung vor. Es entstehen z. B. bei *Trypanosoma lewisi* stark vergrößerte Trypanosomen, die im Blutausstrich ganz abenteuerliche Formen annehmen können. Zellkern und Blepharoplast teilen sich in diesen Riesenformen mehrfach und nehmen dabei Crithidiaform an. Schließlich zerfällt die Zelle in so viele Teile wie Kerne entstanden (Abb. 23).

Geschlechtsprozesse (s. str.) sind von Trypanosomiden nicht bekannt. Diesbezügliche Angaben haben sich als irrige Deutungen herausgestellt (vgl. jedoch S. 68, sog. Hybridisation).

Die *Übertragung* der Trypanosomiden von einem Wirbeltierwirt zum anderen erfolgt in der Regel durch *Arthropoden*, die die Protozoen entweder beim Stich vor der Blutaufnahme mit dem Speicheldrüsensekret einführen, oder der Wirt

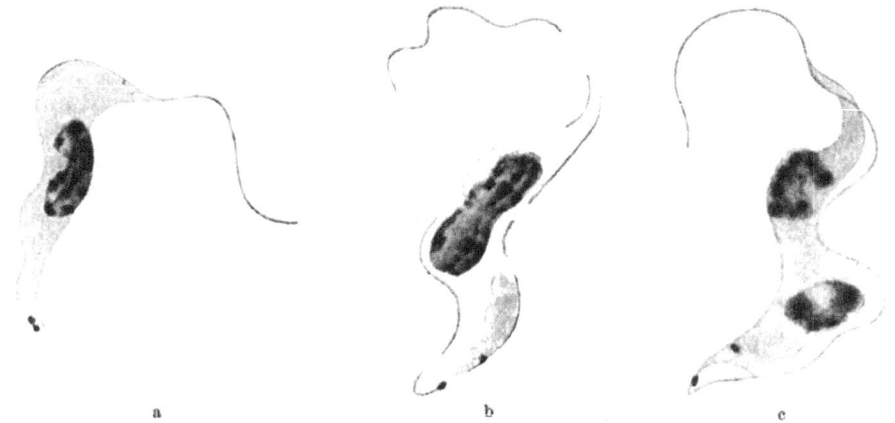

a   b   c

Abb. 22a—c. *Trypanosoma brucei.* Endomitotische Kernteilung (HCl-GIEMSA-Färbung, Original).

kommt in Kontakt mit den parasitenhaltigen Faeces des Überträgers, oder sie werden gleichsam in die Stichwunde eingerieben. Innerhalb des Überträgers machen die Parasiten meist eine cyclische Entwicklung durch, die mit der Ausbildung der infektiösen, metacyclischen Formen abschließt.

Stoffwechsel.

Die biochemischen Leistungen der Trypanosomiden und ihre physiologisch-chemischen Forderungen an den Wirt, sowie die Ursache der durch ihre Stoffwechselprodukte erzeugten Störungen im Wirtsorganismus wurden bisher — gemessen z. B. an den Kenntnissen, die wir in dieser Hinsicht über die Bakterien haben — noch recht wenig untersucht.

Nach M. LWOFF (1951) benötigen die pathogenen Trypanosomen und Leishmanien zum Wachstum unbedingt Hämatin, Serum und Vitamin B_1 und C, die geradezu als unentbehrliche Wachstumsfaktoren bezeichnet werden. Dabei bleibt jedoch offen, welcher Anteil des Serums von entscheidender Bedeutung für die Vermehrung der Trypanosomen ist. Der *Sauerstoffbedarf* der im Blut lebenden Trypanosomen ist relativ hoch. Es verhalten sich jedoch dabei die einzelnen Arten recht verschieden. Es verbrauchen unter den im strömenden Blut lebenden Formen die pathogenen afrikanischen mehr Sauerstoff als *T. cruzi* und auffallend mehr als *T. lewisi*. Dagegen ist der Sauerstoffbedarf der Kulturformen wesentlich geringer als der von Blutformen. Hierbei muß man aber berücksichtigen, daß die Art des Mediums, in dem die Trypanosomen kultiviert werden, einen bedeutenden Einfluß auf den O_2-Verbrauch hat (vgl. oben „Wachstumsfaktoren"). — Als Katalysator der *Atmung* wirkt bei den Trypanosomen der *lewisi*-Gruppe ein Schwermetall — wahrscheinlich Eisen. Bei den afrikanischen Trypanosomenarten jedoch spielt dieses Atmungssystem offenbar keine Rolle; jedenfalls hemmt Blausäure die Atmung dieser Arten nicht. Es bestehen auch Unterschiede zwischen dem Atmungssystem der Blut- und dem der Kulturformen.

Der *Kohlenhydratstoffwechsel* ist durch unvollkommene Oxydation gekennzeichnet. Der Zuckerabbau geht bei den einzelnen Arten verschieden weit voran und bleibt auf verschiedenen Stufen der Glykolysereihe stehen. Es entstehen dabei unter anderem besonders häufig Brenztraubensäure, Milchsäure, Ameisensäure und Bernsteinsäure. Glykolytische Enzyme sowie Phosphorolyse konnten entdeckt werden.

Alkohollösliche *Lipoide* ließen sich in verschiedenen Trypanosomen nachweisen. KLIGLER und OLITZKI (1936) berichteten sogar über 60% alkohol- und ätherlösliche Substanzen in getrocknetem Material von *Trypanosoma evansi*. Eine Lipase war jedoch weder in *T. brucei* noch in *T. evansi* zu finden.

Kulturtrypanosomen vermögen Energie aus dem *Eiweißabbau* zu gewinnen, dagegen scheinen die Blutformen Eiweiß nur in geringem Grade zur Energiegewinnung zu nutzen. Die allgemeine Erfahrung geht dahin, daß die Blutformen der Trypanosomen ohne Zucker schnell zugrunde gehen. Offenbar können sie aus dem Eiweißabbau nicht genügend Energie gewinnen, um ihren Lebensprozeß zu unterhalten. An Fermenten konnten bisher eine Kathepsin-ähnliche Proteinase, sowie verschiedene Peptidasen (Carboxypolypeptidase, Aminopolypeptidase und Dipeptidase) gefunden werden (KRIJSMAN). Jedoch ließen sich keine pepsin- oder trypsinähnlichen Fermente feststellen. Im Hinblick auf den offensichtlich geringen Eiweißumsatz zur Energiegewinnung ist es möglich, daß die hauptsächlichste Aufgabe der eiweißspaltenden Enzyme in der Aufbereitung des Wirtseiweißes zur Bildung von neuem arteigenen Protoplasma besteht. MORACZEWSKI und KELSEY (1948) fanden 5,1 γ Nucleinsäure und 0,79 γ Phosphoprotein in 100 Millionen frisch isolierten *T. equiperdum*. Durch Verwendung von radioaktivem Phosphor zeigte sich, daß der Umsatz dieser Eiweißfraktion bei den Kulturformen relativ gering ist, dagegen hoch bei den Blutformen.

Die *Wirkung der Leishmanien und Trypanosomen auf den Wirtsstoffwechsel* ist Gegenstand vieler Untersuchungen gewesen. Doch sind die Auffassungen über die Ursachen dieser Wirkungen keineswegs einheitlich.

Im Hinblick auf den *Gasaustausch* wird von verschiedenen Autoren eine vermehrte Atmung des Wirtes angegeben, die in gewissen Grenzen mit der Zahl der Parasiten im Blut parallel geht. Andere Autoren vertreten dagegen den Standpunkt, daß die Atmungsintensität vermindert wird. Bei Ratten, die mit *T. equiperdum* infiziert wurden, nahm der O_2-Gehalt des Blutes um 40—60% ab. Allerdings muß bei diesen Versuchen bedacht werden, daß sie vielfach unter Verwendung von inadäquaten Wirten durchgeführt wurden und dadurch den Verhältnissen im eigentlichen Wirt nicht entsprechen müssen.

Besondere Aufmerksamkeit wurde vielfach dem Kohlenhydratstoffwechsel bei einer Trypanosomeninfektion geschenkt. Dieser wird durch die Parasiten sicher erheblich gestört. Eine genauere Stoffwechselanalyse des Wirtes zeigt jedoch, daß dessen Eiweiß- und Fettstoffwechsel ebenso beeinträchtigt werden. Die Faktoren, die zu diesen Störungen führen, sind allerdings noch unbekannt. Am meisten sprechen die Befunde für eine *toxische Wirkung* der Trypanosomen durch bisher noch unbekannte Stoffwechselendprodukte („Toxine"), die die schädigende Wirkung auf den Wirt herbeiführen (v. BRAND 1951).

Von den verschiedenen Gattungen der Familie der Trypanosomiden interessieren uns in erster Linie die Gattungen *Trypanosoma*, *Leishmania* und *Toxoplasma*, weil zu ihnen die bedeutsamsten pathogenen Flagellaten gehören. Aber auch die Gattungen *Leptomonas* und *Crithidia* verdienen Beachtung, weil ihre Gestalten einigen Entwicklungsstadien der Leishmanien und Trypanosomen gleichen (vgl. Schema Abb. 21) und ihnen den Namen geliehen haben.

α) Leptomonas KENT 1880.

Die Gattung *Leptomonas* umfaßt Flagellaten von meist schlank-spindelförmigem bis plump-elliptischem Bau, deren *Blepharoplast stets vor dem Zellkern* liegt. Ihre Größe (ohne Geißel) liegt zwischen 10 und 18 μ. Die Bewegung geht in Richtung der Geißel, die am vorderen Pol der Zelle austritt (Zuggeißel). Unter bestimmten Umständen gehen diese Stadien in die sog. *Leishmania*-Form über (Abb. 19a und b). In dieser können sie Cysten bilden.

Die Leptomonaden halten sich im Darm von Insekten auf und heften sich mit der Geißel an das Epithel der Darmwand oder liegen frei im Darmlumen. Im Darm der Insekten nimmt die Größe der Leptomonaden von vorn nach hinten zu ab. Im Endabschnitt bildet sich die *Leishmania*-Form. Mit einer Cystenmembran umgeben wird sie mit dem Kot ausgeschieden und weitergetragen. Sie führt zu Neuinfektionen. Die Entwicklung ist auf einen Wirt beschränkt (monogenetisch).

Durch den Wechsel zwischen der *Leptomonas*- und *Leishmania*-Form im Insektendarm haben die Vertreter dieser Gattung wiederholt zur Verwechselung mit den für den Menschen pathogenen *Leishmania*-Arten geführt; ihre Artzugehörigkeit war vielfach stark umstritten. Neben Insekten dienen den verschiedenen Leptomonaden auch Nematoden, Mollusken und Reptilien als Wirtstiere. Bei einigen Reptilienarten halten sich die Flagellaten nicht nur im Darm auf, sondern treten auch ins Blut über (Beziehung zur Gattung *Leishmania*).

β) Crithidia Léger 1902.

Die Flagellaten der Gattung *Crithidia* sind ausschließlich Parasiten wirbelloser Tiere. Ihr schlanker Zelleib ist durch den Besitz einer kurzen undulierenden Membran, einem seitlich über die Zellgrenze an der Geißel entlang verlaufenden Plasmahäutchen, gekennzeichnet (Abb. 19c). Ihre Größe kann mehr als 100 μ erreichen. Der *Blepharoplast liegt dicht vor dem Zellkern.* Die Vermehrung erfolgt in der Regel durch Zweiteilung, ausnahmsweise durch multiple Teilung. Geschlechtsprozesse sind, wie bei Leptomonas, nicht bekannt. Auch die Entwicklung gleicht der der Leptomonaden. Die langgestreckten Formen können sich verkürzen und zu *Leishmania*-Stadien werden, die sich encystieren (3—6 μ). Sie gelangen dann mit dem Kot des Wirtes ins Freie. Ihre Entwicklung ist monogenetisch.

Bei manchen Formen wissen wir heute noch nicht, ob sie unter Umständen Entwicklungsstadien von Trypanosomen oder eigene Arten darstellen.

γ) Trypanosoma Gruby 1843.

Die *Trypanosomen* schließen einige human — wie veterinär — medizinisch wichtige und nicht minder wirtschaftlich bedeutungsvolle Arten ein, von denen die beiden Erreger der afrikanischen Schlafkrankheit, *Trypanosoma gambiense* und *Trypanosoma rhodesiense* am bekanntesten sind. Trypanosomen sind als *Blutparasiten* bei Vertretern aller Wirbeltiergruppen zu finden.

Historisches. Die ersten Trypanosomen hatte wohl Valentin v. Bern 1841 im Blut der Forelle gefunden, und in den beiden darauffolgenden Jahren wurden aus Brüssel, Bonn und Paris Beobachtungen an Frosch-Trypanosomen bekannt. Gruby (1843) prägte den Gattungsnamen *Trypanosoma*. 1880 wurde der Erreger der Surrakrankheit der Einhufer (Trypanosoma evansi) durch Evans in Indien und 1895 der Erreger der Naganakrankheit der Pferde und Rinder in Afrika (T. brucei) durch Bruce entdeckt. Zahlreiche weitere Trypanosomen wurden dann gefunden — darunter auch in Gambia (durch Forde 1901) der Erreger des Trypanosomenfiebers (T. gambiense, Dutton 1902). Castellani entdeckte dann 1903 Trypanosomen in der Cerebrospinalflüssigkeit bei einem an Schlafkrankheit Leidenden. Zunächst glaubten Dutton und Castellani zwei verschiedene Erreger vor sich zu haben, bis sich die Identität kurz darauf herausstellte (Bruce 1903). Bruce erkannte auch die Rolle der Glossinen für die Übertragung der Trypanosomen, deren Entwicklungscyclus in der Tsetsefliege F. K. Kleine aufdeckte (s. auch S. 68ff.).

Morphologie und Formwechsel. Die Trypanosomen sind durch ihre meist schlanke, spindelförmige Gestalt, durch eine am ganzen Körper entlang ziehende undulierende Membran und den Besitz eines endständigen Blepharoplast charakterisiert. Die *Geißel* (Zuggeißel) entspringt am Ende der Zelle, geht von einem Basalkorn neben dem Blepharoplast aus und zieht am Rande der undulierenden Membran in stark geschwungener Wellenlinie nach vorn, wo sie meist frei endet. Die Hülle der Trypanosomen besteht nach elektronenmikroskopischen Untersuchungen von Kleinschmidt (1951) aus dicht zusammenliegenden Fibrillen, deren Ausbildung anscheinend in direkter Beziehung zum Bewegungstypus wechselt. Diese Fibrillen setzen sich wahrscheinlich im einzelnen aus hexagonalen Scheibchen zusammen, die säulenförmig zusammengesetzt sind.

Der Zellkern liegt annähernd in der Mitte der Zelle, doch ändert sich seine Lage je nach Trypanosomenart (z.B. bei *Trypanosoma lewisi* weit vorn, Abb. 23 a).

Das *Cytoplasma* der Trypanosomiden ist im allgemeinen gleichmäßig fein granuliert. Je nach den Kulturbedingungen und je nach Wirtsart enthält das Plasma mehr oder weniger basophile Granula wechselnder Größe, die sich wie *Volutin* verhalten und nach Behandlung mit warmer Salzsäure nicht mehr färben, ihre Basophilie verlieren (Ribosenucleinsäure?). REICHENOW vermutet, daß sie freie Thymonucleinsäure enthalten, weil sie sich bereits mit fuchsinschwefliger Säure ohne vorherige Salzsäurehydrolyse anfärben.

Die *Vermehrung* erfolgt meist durch Längs- und Zweiteilung; nur wenige Arten, wie *T. lewisi*, *T. primatum* und *T. criceti*, zeigen auch multiple Teilung, wobei sich Blepharoplast und Zellkern vor der Plasmateilung mehrfach teilen. Es entstehen dabei große, rosettenartige Formen (Abb. 23 b). Von jedem Basalkorn bildet sich eine neue Geißel, während die alte verlorengeht. Danach zerfällt der Parasit in so viele Trypanosomen wie Zellkerne entstanden.

Trypanosoma cruzi vermehrt sich — im Gegensatz zu den meisten T.-Arten — im Wirbeltierwirt intracellulär im sog. *Leishmania*-Stadium, das z. B. die Muskelzellen in großer Zahl erfüllen kann (Abb. 29).

Einige Trypanosomenarten vermehren sich *nur* im wirbellosen Wirt, dagegen nicht im Wirbeltierwirt (z. B. *T. rangeli*, *T. conorhini*). In dessen Blut halten sie sich nur vorübergehend auf. Werden sie im Laufe einer Blutmahlzeit von Raubwanzen aufgenommen, dann wandeln sie sich im Mittel-

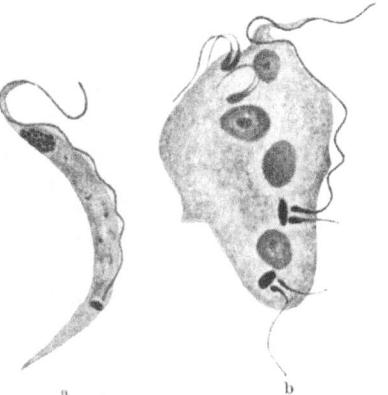

Abb. 23a u. b. *Trypanosoma lewisi*. a Aus Ratte (Blutausstrich). (Nach REICHENOW.) b Nach multipler Teilung der Zellorganelle; mit 4 Kernen, 4 Blepharoplasten und 8 Geißeln (2000 ×). (Nach KÜHN und v. SCHUCKMANN aus REICHENOW 1929).

darm der Reduviiden zu Crithidiastadien um, teilen sich lebhaft und encystieren sich danach oder entwickeln sich im Enddarm zu metacyclischen Trypanosomen (DE LEON 1949, 1950).

Die Trypanosomen leben beim Wirbeltier vorwiegend im Blut, aber auch in anderen Körperflüssigkeiten, insbesondere im Lymphsystem. Trypanosomen sind auch in der Muttermilch und im Liquor cerebrospinalis gefunden worden und hier bei manchen Krankheitsbildern sogar regelmäßig nachweisbar (Schlafkrankheit). Es können dabei gewisse Gestaltänderungen auftreten (Übergang zu schlankeren oder gedrungeneren Formen). Diese haben aber sicher nichts mit einem Sexualdimorphismus oder ähnlicher Differenzierung zu tun. Am auffallendsten ist der *Formwechsel in den übertragenden Insekten*, der im einzelnen je nach Art verschieden ist.

Der Formwechsel der Trypanosomen im Überträger. Mit Ausnahme der Art *Trypanosoma equiperdum*, dem Erreger der Beschälseuche der Pferde, der durch den Deckakt von Tier zu Tier verschleppt wird, werden die Trypanosomen meist durch blutsaugende wirbellose Tiere (Insekten und Blutegel) übertragen. Sie machen dabei im Überträger meist einen Formwechsel durch. Je nach Art und Ort dieser Entwicklung im Überträger lassen sich die Trypanosomen zu Gruppen zusammenfassen. Berücksichtigen wir nur die *durch Glossinen übertragbaren Arten*, dann findet man folgende Gruppen (s. auch bei ULMANN 1942):

1. *brucei*-Gruppe: diese Trypanosomen (*T. brucei*, *T. gambiense*, *T. rhodesiense*) machen in der Glossina eine Wanderung über Rüssel, Magen-Darmkanal

(endoperitrophischer Raum), über den ektoperitrophischen Raum, Pharynx, Rüssel zu den Speicheldrüsen und machen dabei eine Umwandlung von der *Trypanosoma-* zur *Crithidia-* und zur metacyclischen Form durch (Abb. 27).

2. *congolense-Gruppe:* diese Trypanosomen (*T. congolense, T. simiae*) vermehren sich im Mitteldarm, steigen dann aber wieder in den Rüssel auf, werden dort zur *Crithidia*-Form und wandeln sich im Hypopharynx zur metacyclischen Form um; die Speicheldrüsen befallen sie nicht.

3. *vivax-Gruppe:* diese Trypanosomenarten (*T. vivax, T. uniforme*) gehen zugrunde, wenn sie in den Darm der Glossina gelangen. Nur die Individuen, die im Rüssel haften können, vermehren sich, werden zu Crithidiastadien und metacyclischen Trypanosomen. Die Infektion des Säugetiers erfolgt mit dem Stich der Fliegen.

4. *grayi-Gruppe:* diese Trypanosomenart wird von der *Glossina* auf Krokodile übertragen. Sie entwickelt sich *im Darm* der Glossine (*G. palpalis*) und wird hier zur *Crithidia*-Form und im Enddarm zum metacyclischen Stadium; die Infektion der Krokodile erfolgt durch Zerbeißen der Fliegen oder mit deren Darmentleerungen, also per os. (Blutform von *T. grayi* erreicht etwa 90 μ.)

Die Entwicklung des *Trypanosoma grayi* hat gewisse Parallelen in der Entwicklung von Trypanosomen (z. B. *T. cruzi*), die durch andere Insektenarten übertragen werden und die metacyclischen Formen stets mit dem Kot ausscheiden.

Trypanosoma cruzi entwickelt sich nur im Darmkanal von Raubwanzen (*Reduviiden*), wo sie zu *Crithidia*-Stadien werden und sich stark vermehren. Im Enddarm wandeln sie sich wieder zur metacyclischen *Trypanosoma*-Form um. Es können sich im Darm auch vorübergehend *Leishmania*-Stadien entwickeln; diese treten aber wohl nicht obligatorisch auf. — Bei *T. melophagium* findet der gleiche Cyclus im Darmkanal der Schaflausfliege (*Melophagus ovinus*) statt. — *T. lewisi* entwickelt sich im Darmkanal vorwiegend von Rattenflöhen (*Ceratophyllus fasciatus*). Sie vermehren sich *in den Zellen* des Mitteldarmes und werden erst danach im Enddarm über das *Crithidia*-Stadium zur metacyclischen *Trypanosoma*-Form, hier einer besonders kleinen Form, die zur Infektion der Ratte führt.

Übertragung durch rein *mechanische* Verschleppung der bei der Blutmahlzeit in den Rüssel gelangten Trypanosomen von einem Stechakt zum nächsten findet bei *T. evansi* und *T. equinum* statt. Die übertragenden Fliegen gehören zur Gattung *Tabanus*. Von REICHENOW wird das Fehlen des Blepharoplast bei *T. equinum* mit dem Fehlen einer cyclischen Entwicklung in unmittelbaren Zusammenhang gebracht. Bei *T. evansi* sollen häufig spontan blepharoplastlose Stämme auftreten (vgl. oben S. 60).

Die systematische Gliederung der Trypanosomen berücksichtigt die Gestalt und Vermehrungsart der Parasiten im *Wirbeltierwirt*.

Es gehören demnach (nach HOARE) folgende Arten jeweils zusammen:

1. *T. gambiense, rhodesiense, brucei, evansi, equinum, equiperdum.*
Deutlich sichtbare undulierende Membran, meist mit frei endender Geißel und kleinem, subterminal gelegenen Blepharoplast (Abb. 25a). Ausnahme: *T. equinum* ohne Blepharoplast (Abb. 20). Vermehrung im Wirbeltierwirt durch Längsteilung.

2. *T. congolense, simiae;* freie Geißel fehlt. Undulierende Membran schmal oder nur mangelhaft entwickelt. Vermehrung im Wirbeltier durch Längsteilung.

3. *T. vivax, uniforme.* Undulierende Membran schlecht erkennbar, monomorphe Formen, Blepharoplast größer als bei *T. gambiense*. Freies Geißelende.

4. *T. lewisi, theileri, cruzi* und *grayi.* Undulierende Membran, freies Geißelende, großer Blepharoplast (besonders bei *T. cruzi;* Abb. 28). Vermehrung im Wirbeltierwirt bei

T. lewisi:	Multiple Teilung auf *Crithidia*-Stadium	
T. theileri:	Zweiteilung auf *Crithidia*-Stadium	Alle vier Arten
T. cruzi:	Zweiteilung auf *Leishmania*-Stadium	werden durch Kot
T. grayi:	Zweiteilung auf *Trypanosoma*-Stadium	übertragen.

Für den Menschen sind drei *Trypanosoma*-Arten pathogen: *Trypanosoma gambiense, T. rhodesiense und T. cruzi.* Von besonderem parasitologischen Interesse sind dann noch die Arten: *T. brucei* und *T. equiperdum*, die kurz behandelt werden sollen.

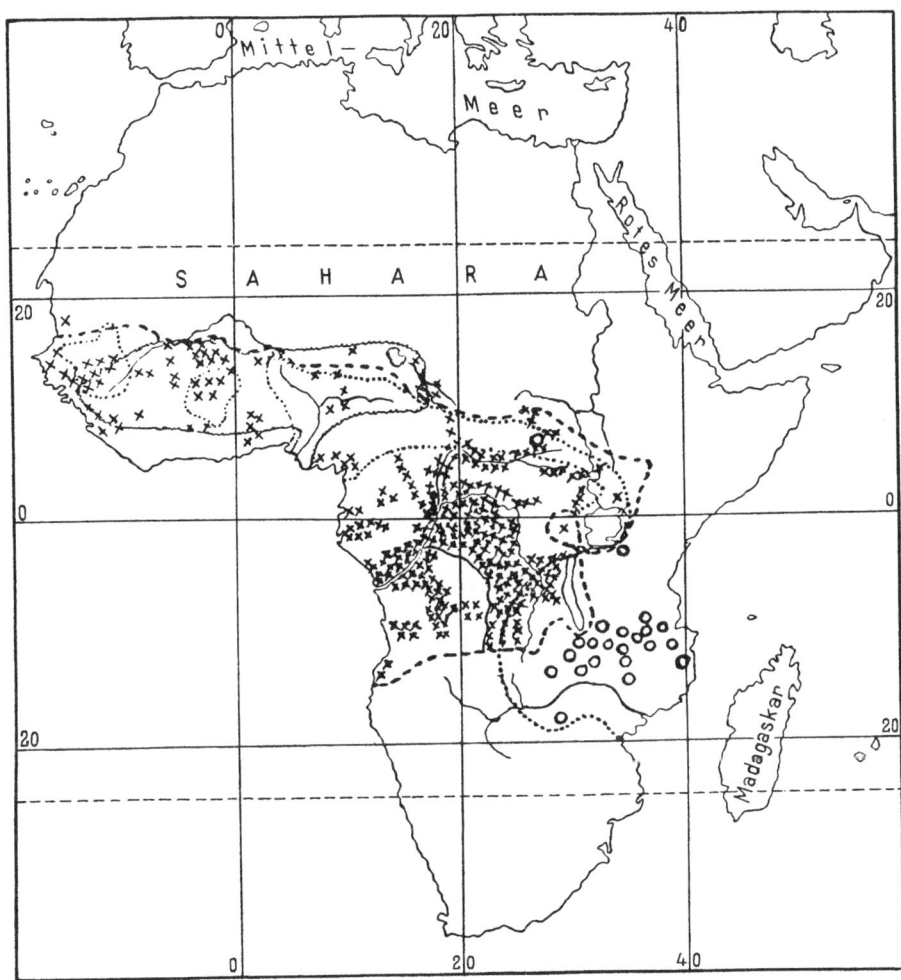

Abb. 24. Geographische Verbreitung der *Trypanosomiasis* in Afrika.
[×××××] *Trypanosoma gambiense*; [°o°o°o°] *T. rhodesiense.* Verbreitungsgrenze von: *Glossina palpalis* — — — —
G. morsitans ·······; *G. tachinoides* ᴧᴧᴧᴧ. (Nach FAUST aus CRAIG und FAUST 1951.)

Trypanosoma gambiense DUTTON 1902 und **Trypanosoma rhodesiense** STEPHENS und FANTHAM 1910 (Erreger der Schlafkrankheit).

Geographische Verbreitung. Die Erreger der Schlafkrankheit, *Trypanosoma gambiense* und *T. rhodesiense*, sind in großen Gebieten des tropischen Afrika außerordentlich häufige Parasiten. Das Hauptverbreitungsgebiet erstreckt sich etwa zwischen dem 15. Grad nördlicher und 20. Grad südlicher Breite und fällt dort zusammen mit dem Auftreten der *Tsetsefliege* (vgl. Karte oben). *T. gambiense* vorwiegend in Gambia, Liberia, Sierra Leone, Goldküste, Kongo, Sudan, Uganda und Ugamiland; *T. rhodesiense* ist auf kleinere Gebiete im südöstlichen Teil des tropischen Afrika beschränkt: nördlich, zum Teil auch südlich des Sambesi in Moçambique, Rhodesien, Tanganjika (ehem. Deutsch-Ostafrika), Nyassaland. Dem entspricht annähernd die Verbreitung von *Glossina palpalis* als Hauptüberträger von *T. gambiense* und *G. morsitans* als Hauptüberträger von *T. rhodesiense*. Hinzu kommen als Überträger *G. tachinoides*, *G. swynnertoni* und *G. pallidipes* (vgl. Tabelle S. 75).

F. K. KLEINE (1909) erkannte bereits, daß das Auftreten der Schlafkrankheit unmittelbar an das Vorkommen der *Glossina* gebunden ist, ähnlich wie die Malaria an die Anophelen. Er führte auch den Nachweis, daß die Trypanosomen im Überträger einen Entwicklungscyclus durchmachen. Die gleiche Situation liegt bei der Trypanosomenkrankheit der Haustiere, der Nagana (*T. brucei*), vor. Sie wird auch durch Glossinen übertragen. Wo die Tsetsefliege vorkam, war Viehzucht unmöglich. Die heimgesuchten Distrikte waren Barrieren für den Binnenhandel, weil es unmöglich war, sie mit Karawanen von Pferden, Maultieren, Kamelen oder Rindern zu passieren.

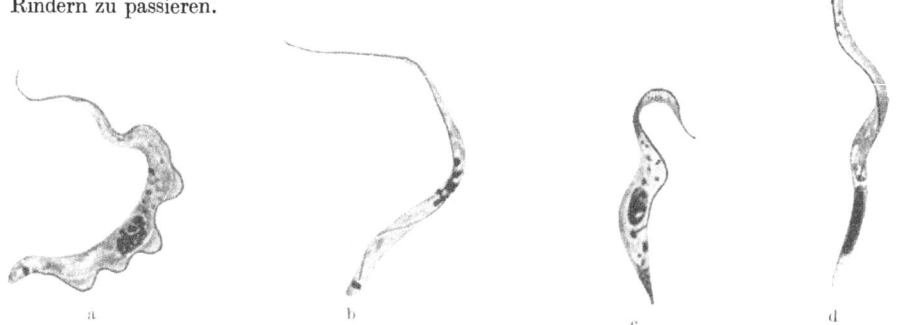

Abb. 25a—d. *Trypanosoma gambiense*. a Aus Maus (Blutausstrich). b Aus menschlichem Liquor cerebrospinalis. c Infektiöse Form aus *Glossina palpalis*. d Schlanke Form aus Rüssel von *Glossina palpalis* (2000×). (a und b nach REICHENOW; c und d nach KLEIN-TAUTE aus REICHENOW.)

Morphologie und Formwechsel. Morphologisch sind die beiden *Trypanosoma*-Arten praktisch identisch und auch von *T. brucei*, dem Erreger der Naganakrankheit der Haustiere, morphologisch nur sehr schwer zu trennen. Es gelingt statistisch mit der morphometrischen Methode nach FAIRBAIRN und CULWICK (1949). Die beiden menschenpathogenen Arten unterscheiden sich voneinander durch die größere Virulenz von *T. rhodesiense*, die zu einer schwereren Erkrankung mit häufiger tödlichem Ende führt als *T. gambiense*. Die Größe der Trypanosomen variiert sowohl in der *Glossina* als auch im Menschen (Ausdruck der erwähnten Polymorphie) (s. S. 65).

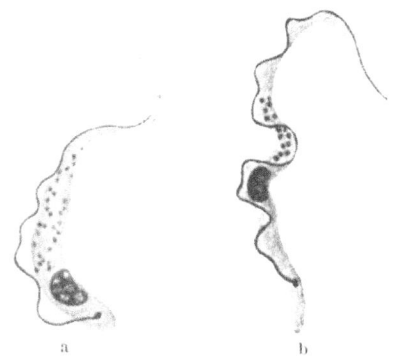

Abb. 26 a u. b. *Trypanosoma rhodesiense*. (2000×). (Nach STEPHENS und FANTHAM aus REICHENOW 1952.)

Neuerdings sind von CULWICK, FAIRBAIRN und CULWICK (1951) Beobachtungen gemacht worden, die für „Hybridisationserscheinungen" bei Trypanosomen sprechen. Bei experimenteller Mischung von zwei morphologisch nur wenig voneinander verschiedenen, aber morphometrisch gut charakterisierbaren Stämmen von *T. gambiense*, *T. rhodesiense* und *T. brucei* entstanden immer Trypanosomenstämme, die morphologisch zu keinem der Ausgangsstämme gehörten — gleichgültig, ob die Mischung in vivo oder in vitro, ob die Übertragung künstlich oder durch eine *Glossina* erfolgte. Die in vitro-Ergebnisse machen es offensichtlich, daß die Veränderungen nicht als eine Reaktion des Wirtes gedeutet werden dürfen, sondern Wirkungen der Trypanosomen aufeinander sein müssen. Mischungen von *T. brucei* mit *T. rhodesiense* oder *T. gambiense* führen zu einem Verlust ihrer Infektiosität für den Menschen. Dieses Resultat läßt sich auf Grund der Versuchsprotokolle nicht mit einer Überwucherung des *brucei*-Stammes oder durch eine Beeinträchtigung von *T. rhodesiense* durch *T. brucei* erklären, sondern muß allem Anschein nach als eine Änderung im *Trypanosoma* selbst angesehen werden. Die Wandlung der Eigenschaften ist nicht nur vorübergehend, sondern stabil und bleibt auch nach einer Fliegenpassage bestehen. Sicher sind solche „Hybridisationen" auch in der Natur zu erwarten.

Diese Beobachtungen erinnern an ähnliche Phänomene bei Bakterien und Viren. Die Mischung zweier verschiedener Stämme mit verschiedenen Eigenschaften führte in einigen Fällen ebenfalls zu Stämmen mit neuartigen Kombinationen, die erhalten blieben (vgl. bei DUBOS 1947).

CULWICK, FAIRBAIRN und CULWICK halten die drei *Trypanosoma*-Arten für Varianten ein und derselben Art. Wenn diese Auffassung von den Beziehungen zwischen den drei genannten polymorphen *Trypanosoma*-Arten sich als richtig erweisen sollte, dann wäre eine Revision der Trypanosomensystematik erforderlich. Als ursprüngliche Art wäre *T. brucei* PLIMMER und BRADFORD 1899 anzusehen.

Cyclischer Formwechsel im Überträger. Der Formwechsel der Trypanosomen der *brucei*-Gruppe beschränkt sich im wesentlichen auf die bereits erwähnten Formveränderungen unter Verlagerung des Blepharoplast (*Crithidia*-Form) (vgl. Abb. 27).

Die von der Tsetsefliege (Weibchen *und* Männchen) mit dem Blut aufgenommenen Trypanosomen (*1*) gelangen über den Pharynx und Oesophagus in den von der peritrophischen Membran umschlossenen Mitteldarmabschnitt (endoperitrophischer Raum, *3—4*), wo sie zunächst ihre Gestalt etwas verändern und eine weniger ausgeprägte undulierende Membran erkennen lassen. Diese Trypanosomen werden auffallend schlank (bis etwa 35 μ lang), vermehren sich intensiv (*4*) und wandern etwa am 4. Tag um die peritrophische Membran herum (*5*). Im ektoperitrophischen Raum aufsteigend findet man schließlich zahllose, sehr lang gestreckte Trypanosomen am Proventriculus (*7*). Nach TAYLOR (1932) bilden sich schon hier die ersten *Crithidia*-Stadien, die dann später vorwiegend die Speicheldrüsen besiedeln. Die peritrophische Membran ist an dem Teil des Proventriculus, wo sie entsteht, noch nicht erstarrt und daher durchgängig. Hier wandern die Trypanosomen hindurch und gelangen über das Innere des Proventriculus in Oesophagus, Pharynx und Stechrüssel, wo sie in den Hypopharynx und durch dessen offenes Ende in den Speicheldrüsengang eintreten (*8*).

In den Speicheldrüsen setzen sich die Flagellaten mit der Geißel an die Drüsenwand oder liegen frei im Drüsenlumen (*9—10*). Hier vermehren sich die Crithidiastadien, können aber noch nicht zur Infektion führen. Erst nach weiteren 2—5 Tagen werden sie zu den infektionsfähigen Trypanosomen („*metacyclische Formen*") (*11—12*). Diese sind relativ klein, gedrungen und tragen eine kurze Geißel (Abb. 25 c).

Formwechsel im Menschen. Die *Trypanosomen* zeigen *im Menschen* einen sehr begrenzten Polymorphismus. Kern und Blepharoplast behalten zwar ihre Lage bei (Abb. 26), aber die Gestalt und Körperlänge der Flagellaten (einschließlich der Geißeln) kann zwischen 15 und 40 μ wechseln. Man findet neben gedrungenen, plumpen (etwa 15—20 μ), lange, schlanke Formen (etwa 25—40 μ) und alle Übergänge zwischen den Extremen. Die schlanken Zellen haben eine lange, frei endende Geißel, die kleinen Parasiten sind fast ohne freies Geißelende. Dieser gewisse Gestaltwandel geht bei der Haltung der Trypanosomen auf Laboratoriumstieren verloren. Sie verlieren damit auch die Infektiosität für die Tsetsefliegen und lassen sich auf künstlichen Nährböden nicht mehr zur Vermehrung bringen.

Reaktion des Wirtes (Pathogenese). Die von der *Glossina* eingeimpften metacyclischen Trypanosomen — 300—450 Individuen gelten als minimale Infektionsdosis — vermehren sich zunächst lokal im Bereich des Fliegenstiches und führen zu einem Primäraffekt, einem harten, etwa erbsengroßen Knötchen, das aber nach einigen Tagen auch mehrere Zentimeter messen kann (sog. Trypanosomenschanker der Europäer). Wird eine solche Schwellung punktiert, so lassen sich meist die Trypanosomen bereits im serösen Exsudat nachweisen — früher als im peripheren Blut, in dem sie jedoch schon nach 7—10 Tagen (= Präpatentperiode) auftreten können (1. Stadium). Der Primäraffekt kann von Fieber und An-

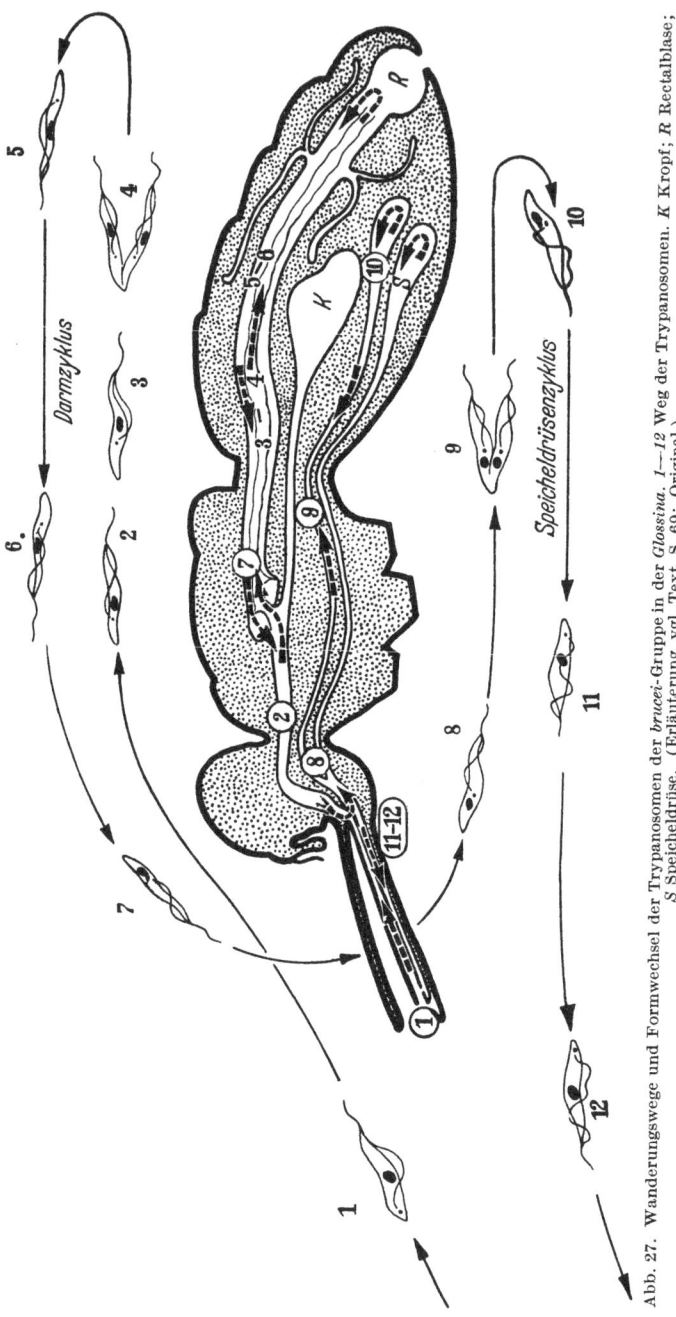

Abb. 27. Wanderungswege und Formwechsel der Trypanosomen der *brucei*-Gruppe in der *Glossina. 1—12* Weg der Trypanosomen. *K* Kropf; *R* Rectalblase; *S* Speicheldrüse. (Erläuterung vgl. Text S. 69; Original.)

schwellung der nächstliegenden Lymphdrüsen begleitet sein — ein Frühsymptom der Schlafkrankheit. Die Länge der Inkubationszeit hängt von zahlreichen Faktoren ab (Zahl der injizierten Erreger, Virulenz des Stammes, Abwehrkraft des

Organismus u. a.). Die Trypanosomen treten im peripheren Blut schubweise, periodisch, auf. Dies geht auf die Wirkung der Antikörper zurück, die einen großen Teil der Parasiten zerstören, während ein kleiner Teil, der gleichsam serumfest geworden ist, sich vermehrt und zu einem neuen Auftreten der Trypanosomen im peripheren Blut führt. Jedes neue Auftreten der Trypanosomen veranlaßt die Entstehung neuartiger Antikörper. (Experimentell läßt sich ein ähnliches Verhalten der Trypanosomen im Meerschweinchen darstellen.) Mit zunehmender Häufigkeit der Rezidive nimmt die Zahl der Parasiten ab. Diese schwinden schließlich aus dem peripheren Blut. Man findet sie dann aber noch in den geschwollenen Lymphdrüsen (auftretende Adenitis), worin sie durch die Tätigkeit der Lymphocyten immer spärlich bleiben. Ohne phagocytiert zu werden, führt schon die Berührung der Parasiten mit Lymphocyten zur Degeneration. In den Lymphdrüsen findet man auch Trypanosomen zu Zeiten, wo sie im peripheren Blut nicht in Erscheinung treten (2. Stadium).

Mit jedem Parasitenschwund infolge der Antikörperwirkung werden Trypanosomen zerstört und Endotoxine frei, die dann zu Fieberanfällen führen. Diese treten anfänglich nach wenigen Wochen erneut auf, später liegen unter Umständen Monate dazwischen. Immer muß mit relativ spärlichen Parasitenmengen gerechnet werden, so daß zur mikroskopischen Untersuchung ein „Dicker Tropfen" (s. S. 658) erforderlich ist. Empfehlenswert sind auch Frischpräparate, weil sie die aktiv beweglichen, lebhaft schlagenden Parasiten auch noch bei geringer Dichte leicht erkennen lassen. Erst nach vielen Monaten, auch Jahren, treten die Trypanosomen in den Liquor cerebrospinalis und führen zu einer Schädigung des Zentralnervensystems, die schließlich zu den Erscheinungen führt, die der Krankheit den Namen gaben. Voraussetzung zum Befall des Liquors ist ein Proteingehalt von mehr als 0,03 %, der sich bei einer Infektion mit *T. gambiense* erst spät, bei *T. rhodesiense* jedoch frühzeitig einstellt. Die Gestalt der Trypanosomen im Liquor ist schlank. Trotz der starken Vermehrung nimmt ihre Zahl nicht erheblich zu, weil die Lymphocyten (starke Lymphocytose) auch hier für die Beseitigung sorgen (oft nur ein Parasit je 1 cm³). Ein Befall der Zellen des Zentralnervensystems durch die Parasiten findet nicht statt; sie halten sich in den leicht ödematösen Intercellularräumen auf (3. Stadium) (vgl. Abb. 25 b).

Die Schlafkrankheit ist also anfänglich durch unregelmäßig auftretendes Fieber, später durch Drüsenschwellung (insbesondere Nackendrüsen), Schlaflosigkeit, Anämie und lokale Ödeme, schließlich durch Somnolenz und andere nervöse Symptome, die mit einer Schädigung des Zentralnervensystems in Verbindung stehen, gekennzeichnet. Der Parasitennachweis gelingt anfänglich im peripheren Blut und in den Lymphdrüsen, später im Liquor cerebrospinalis. Übertragung von Blut, Punktat und Liquor auf Versuchstiere (Maus) erleichtert unter Umständen den Parasitennachweis, wenn nur sehr wenig Trypanosomen vorhanden sind. Parasitendichte und Schwere des Krankheitsbildes gehen aber keineswegs miteinander parallel (s. auch S. 72).

Die Übertragung der Trypanosomen von der Mutter auf den Fetus ist gelegentlich beobachtet worden, geht aber auf artifizielle Blutungen in der Placenta und Kommunikation mit kindlichen Gefäßen zurück. Eine normale Placenta kann von den Flagellaten *nicht* durchwandert werden.

Immunbiologie. Eine gewisse Immunität wird nur sehr langsam erworben. Selbst bei chronischem Verlauf der Krankheit und Heilung durch Chemotherapie besteht kein Schutz vor Neuinfektion. Auch nach spontaner Heilung, die bei Mensch und Tier beobachtet wurde, ist *Reinfektion* möglich. Bei Eingeborenen sind neuerdings häufiger chronische Infektionen auf Grund einer *Prämunition* festgestellt worden. Eine mäßige humorale Abwehr führt zu dem periodischen

Auftreten der Parasiten im peripheren Blut; die abtötende Wirkung der Lymphocyten hilft ebenfalls bei der Beseitigung der Parasiten.

Die immunbiologischen Eigenschaften lassen eine Artdifferenzierung zu, die
nach morphologischen Merkmalen innerhalb der brucei-Gruppe nicht gelingt.
Ferner geht der sog. *Adhäsionstest* auf eine Antikörperwirkung zurück. Er beruht
auf der Tatsache, daß Trypanosomen, die mit einem stammspezifischen Immunserum, mit Erythrocyten vom Menschen (auch Affen) und Komplement gemischt
werden, sich mit Blutplättchen oder roten Blutkörperchen bedecken.

Epidemiologie. Die Epidemiologie der Schlafkrankheit (vgl. RONNEFELDT
1942) muß vier wesentliche Faktoren berücksichtigen:

1. den *Parasiten* (*Trypanosoma gambiense* oder *T. rhodesiense*),
2. den *Menschen*, als empfänglichen Hauptwirt,
3. den *Überträger* (Fliegen der Gattung *Glossina*),
4. ein potentielles *Erregerreservoir* (Wild, Haustiere).

Der Überträger, die Tsetsefliege, ist für die Entstehung der Krankheit insofern von besonderer Bedeutung, als er sie durch seine besonderen klimatischen
Bedürfnisse auf bestimmte, für ihn günstige geographische Räume beschränkt.

1. Die beiden menschlichen *Erreger* wurden bereits oben beschrieben; sie unter-
·scheiden sich morphologisch nicht wesentlich voneinander. Sie machen im Menschen die bereits beschriebenen verschiedenen Phasen durch. Epidemiologisch sind
alle Stadien der Krankheit bedeutsam, weil die Trypanosomen von ihrem ersten
Auftreten im Blut (bereits 2 Tage nach der Infektion möglich, meist 6—10, aber
auch bis 26 Tage) bis zum letalen Ausgang im Blut vorkommen können. Sie
sind jedoch im Verlauf der ersten Phase dort am häufigsten zu finden, während
sie später spärlicher und oft nur schubweise auftreten. Da sie sich auch im Überträger vermehren, genügen im günstigen Falle selbst wenige Trypanosomen bei
einer Blutmahlzeit, um eine Glossine für ihre ganze Lebenszeit (etwa 3—6 Monate) zu infizieren.

Eine dritte Art, *Trypanosoma brucei* PLIMMER und BRADFORD 1899, ist in epidemiologische Betrachtungen zur Schlafkrankheit einbezogen worden. Morphologisch mit den beiden
menschlichen Arten fast identisch, zeigt sie als Erreger der Naganakrankheit der Haustiere
in Afrika etwa den gleichen Infektionsverlauf wie *T. gambiense* beim Menschen: Blutinfektion,
Befall des Lymphgefäßsystems und des Liquors im Zentralnervensystem. Auch der Krankheitsverlauf ist bei manchen Tieren dem der Infektion des Menschen mit *T. gambiense* gleich
und verläuft zum Teil sogar sehr stürmisch, ähnlich wie bei *T. rhodesiense* (z. B. bei Pferd, Esel,
Kamel, Schwein, Hund, Katze). Rinder, Schafe und Ziegen erkranken meist schwach und
können die Infektion überleben. Antilopen beherbergen häufig *Trypanosoma brucei*, aber
erkranken anscheinend nicht. So werden sie zu einer ständigen Infektionsquelle für die Fliegen. Diese Trypanosomenart läßt sich aber nicht auf den Menschen übertragen und wird
von frischem menschlichen Serum aufgelöst. Dennoch finden sich auch Vermutungen, nach
denen *T. brucei* doch im Menschen zur Entwicklung kommen kann. Endgültig ist diese Frage
jedoch noch nicht entschieden (vgl. auch S. 77).
Englische Autoren (z. B. WENYON) halten *T. rhodesiense* und *T. brucei* für identisch
und *T. rhodesiense* für einen an den Menschen angepaßten brucei-Stamm, weil der stürmische,
akute und schnell letal endende klinische Verlauf der *rhodesiense*-Infektion in mancher Beziehung von dem mehr chronischen der *gambiense*-Infektion abweicht. Die eindeutige Klärung
dieser Frage wird wohl nicht mehr gelingen; es ist sehr wahrscheinlich, daß die drei morphologisch und biologisch so ähnlichen Formen auf die gleiche Grundform zurückgehen und zum
Teil wohl durch geographische Trennung zu differenten Arten wurden (vgl. auch S. 65 und 68).

Die Infektion mit menschenpathogenen *Trypanosoma*-Arten führt ohne Be-
handlung meist zum Tode. Doch können zwischen verschiedenen Stämmen einer
Art erhebliche Virulenzunterschiede bestehen. Selten tritt nach akuter Erkran-
kung spontane Heilung ein. Sie steht in Beziehung zur Abwehrfähigkeit des
Wirtes. Die *rhodesiense*-Infektion verläuft oft unter dem Bild einer akuten
Sepsis, so daß die Kranken „nicht die Zeit haben, zu schlafen".

2. Der *Mensch* ist Hauptwirt für *T. gambiense* und *T. rhodesiense*. Wohl alle Rassen sind infizierbar und anscheinend auch im gleichen Maße empfänglich. Die weiße Bevölkerung scheint häufiger Primäraffekte zu zeigen als die farbige; aber absolut gesichert ist diese Angabe nicht, weil verschiedene Umstände, z. B. die dunkle Hautfarbe, die Beobachtung der Eingeborenen erschweren. In bezug auf Empfänglichkeit und Erkrankungshäufigkeit scheint auch zwischen Kindern und Erwachsenen kein Unterschied zu bestehen. Epidemiologisch bedeutsam sind dagegen die *gesunden Parasitenträger* (Prämunition) (vgl. S. 38), mit einem Gleichgewicht zwischen Trypanosomen und Wirt. Dieses resultiert entweder aus einer primären Widerstandsfähigkeit des Wirtes gegenüber den Trypanosomen, aus einer unvollkommenen medikamentösen Behandlung, die dem Organismus Zeit zur Ausbildung seines Abwehrmechanismus ließ oder auch aus einer überstandenen akuten Infektion. Da diese Parasitenträger als Infektionsquelle eine erhebliche Gefahr für die Umwelt darstellen, müssen sie saniert werden.

Bedeutungsvoll ist der *Ernährungszustand* der Bevölkerung. Da sich die Kost der Eingeborenen meist an der Grenze der Unterernährung bewegt, haben sie meist keine große Widerstandsfähigkeit und erliegen leicht einer Infektion. Durch manche berufliche Tätigkeit (Holzfällen, Fischerei, Gummisammeln) sind sie außerdem den Fliegen stark ausgesetzt. Da die Arbeiter zudem häufig ausgetauscht werden, besteht die Möglichkeit einer ständigen Verschleppung in andere Gebiete. Diese Gefahr ist durch den Verkehr, insbesondere den modernen Schnellverkehr, durch den Trypanosomenträger sowie infizierte Glossinen leicht verschleppt werden können, besonders augenfällig und verdient praktische Berücksichtigung.

Erwähnt sei, daß die Übertragung der menschlichen Trypanosomen von Mensch zu Mensch auch durch den Coitus möglich, wenn auch sehr selten sein soll (KOCH und KUDICKE 1907/08). Intrauterine Infektion und Infektion mit der Muttermilch ist experimentell gelungen (MÜHLENS) (vgl. auch bei *Toxoplasma*).

3. *Die Gattung Glossina* (Tsetsefliege) umfaßt mit ihren drei Untergattungen etwa 20 Arten, von denen jedoch nur *fünf größere Bedeutung* als Überträger der menschlichen Trypanosomen haben: *G. palpalis* und *G. tachinoides* übertragen *T. gambiense*, *G. morsitans*, *G. swynnertoni* und *G. pallidipes T. rhodesiense*. Ihre unterschiedliche geographische Verbreitung wird durch die von den verschiedenen Arten bevorzugten Biotope bestimmt. So sind z. B. *G. tachinoides* und *G. palpalis* vikariierende Arten. *G. tachinoides* hält sich in den trockenen Gebieten der Savannen auf, dagegen sucht *G. palpalis* den tropischen Regenwald auf (Einzelheiten vgl. bei Glossinen, S. 610 ff.). Aber auch alle anderen *Glossina*-Arten sind wahrscheinlich in der Lage, *T. gambiense* und andere Trypanosomen zu übertragen; genaue Untersuchungen stehen noch aus.

Der Entwicklungscyclus in der Tsetsefliege dauert in Abhängigkeit von Temperatur und anderen Faktoren etwa 15—35 Tage („Präpatentperiode"). Danach bleibt die Fliege praktisch bis zu ihrem Tode — d. h. unter Umständen bis zu 6 Monaten — infektionstüchtig. Eine Übertragung auf die Nachkommen der Fliege findet nicht statt, aber mechanische Übertragung von einem infizierten Blutspender zu einem nicht befallenen, von einem Saugakt zum nächsten, ist innerhalb von 2—3 Std möglich, spielt aber praktisch nur unter bestimmten günstigen Bedingungen eine Rolle, so z. B. zur Zeit einer heftigen Epidemie. Wenn neben der *Glossina* auch andere Insekten eine Übertragung vornehmen, so beschränkt sie sich immer auf mechanische Verimpfung. NIESCHULZ konnte so *Trypanosoma congolense*, *T. gambiense* und *T. evansi* experimentell durch *Aedes aegypti* und *Stomoxys calcitrans* übertragen. Die Flagellaten blieben noch etwa 24 Std im Mitteldarm der Mücke am Leben, aber die Infektionstüchtigkeit ging bereits nach 3 Std verloren. Epidemiologisch kommt diesen Insekten sicher keine Bedeutung zu.

Nicht jede Fliege einer Population ist in gleichem Maße empfänglich und nicht jeder Trypanosomenstamm haftet gut in empfänglichen Fliegen und macht die Entwicklung bis zur metacyclischen Form durch (vgl. auch S. 612).

Von DUKE ist der Begriff des „metacyclischen Index" geprägt worden. Er gibt das Verhältnis zwischen metacyclischer Speicheldrüseninfektion und Darminfektion an. Daneben stellt er den Infektionsindex (Verhältnis aller Glossinen, die infiziertes Blut aufnahmen, zu den bleibend infizierten Glossinen) auf. Das Produkt aus beiden Indices stellt den Übertragbarkeitsindex dar. Dieser gibt die Wahrscheinlichkeit an, mit der eine *Glossina* unter natürlichen Verhältnissen infizieren kann. In der Natur ist dieser Index relativ gering, er sinkt mit der Dauer einer Trypanosomeninfektion des Menschen.

Die Frage der Virulenz eines Trypanosomenstammes und die Höhe des Übertragungsindex bei den Fliegen sind wesentliche Faktoren für die Beurteilung einer epidemiologischen Situation. Die Prüfung beider Momente macht jedoch gewisse experimentelle Schwierigkeiten, weil sich z. B. die Virulenz eines frisch gewonnenen Trypanosomenstammes auf Versuchstieren in unkontrollierter Weise ändern kann. — Die Zahl der *natürlich* infizierten Fliegen im endemischen Gebiet ist im allgemeinen nicht sehr groß — übersteigt 1% nur selten. Frische Schlafkrankheitsfälle führen am häufigsten zu einer Infektion der Fliege, während alte Laboratoriumsstämme in den Fliegen nicht mehr zur Vermehrung kommen. Dementsprechend lassen sich die lange in Laboratoriumstieren gehaltenen Trypanosomen auch nicht auf künstlichen Nährböden kultivieren. Therapeutische Eingriffe, die zu einer Prämunition führen, erlauben oft nur noch die Besiedelung des Fliegendarmes, jedoch nicht mehr die Ausbildung metacyclischer Formen.

4. Als vierter Faktor müssen *die tierischen Trypanosomenreservoire* als Ansteckungsquelle berücksichtigt werden. Vom afrikanischen Wild ist wohl nur die Antilope als Träger von *T. gambiense* oder *T. rhodesiense* erwiesen, dagegen sind verschiedene Haustiere wie Schafe, Rindvieh und Ziegen als potentielle Reservoire anzusehen, weil in ihnen die Parasiten lange Zeit (über 1—2 Jahre) ohne Symptome verbleiben können. Die *Schweine* der Eingeborenen beherbergen sie wenigstens für ein Jahr symptomlos. Sie sind in dieser Zeit für Glossinen infektiös. An Schweinen infizierte Glossinen konnten freiwillige Personen mit *T. rhodesiense* infizieren. VAN HOOF, HENRARD und PEEL (1937—1942) halten deshalb die Schweine für ideale Trypanosomenreservoire. Außerdem sind auch Antilopen experimentell symptomlos zu infizieren.

Im Hinblick auf die sog. Hybridisationserscheinungen bei *T. gambiense*, *T. rhodesiense* und *T. brucei*, wie sie von CULWICK, FAIRBAIRN und CULWICK beobachtet wurden (vgl. oben S. 68), haben die Trypanosomenreservoire unter den Wirbeltieren („Reservewirte") vielleicht eine neue Bedeutung gewonnen. Tiere, die *T. brucei* beherbergen und von *T. gambiense* oder *T. rhodesiense* infiziert werden, beseitigen offenbar die Infektiosität der eingeimpften, für den Menschen pathogenen Trypanosomen. Dadurch ließe sich erklären, 1. warum die für den Menschen so hoch pathogene Art *T. rhodesiense* im Tsetsefliegenbereich nicht ubiquitär ist; 2. warum in manchen Gegenden Schlafkrankheitsepidemien verschwunden sind, obgleich gelegentlich immer wieder Einzelfälle eingeschleppt wurden; 3. warum bei erst neulich bekanntgewordenen neuen Herden im Tanganyikagebiet die Krankheit wie von Menschen — nicht durch Wild — eingeschleppt erschien.

Als Erregerreservoire und Infektionsquellen für die Fliegen, die ihrerseits den Menschen infizieren können, kommen daher in erster Linie die Tiere in Betracht, die noch frei von Trypanosomen sind und mit den für Menschen pathogenen Arten infiziert werden und es bleiben. Dagegen sind Tiere mit einer *brucei*-Infektion anscheinend als wichtige Faktoren anzusehen, die die *Ausbreitung der Schlafkrankheit verhindern*. Eine Bestätigung der Ergebnisse von CULWICK, FAIRBAIRN und CULWICK würde die bisherige Beurteilung der „Erregerreservoire" für die Epidemiologie der Schlafkrankheit von Grund auf ändern.

In der folgenden Tabelle 3 sind die wesentlichsten klinischen und epidemiologischen Unterschiede zwischen den Arten *T. gambiense* und *T. rhodesiense*

Tabelle 3 (vgl. auch Tabelle auf S. 608/609).

Merkmal	*T. gambiense*	*T. rhodesiense*
1. Geograph. Verbreitung	Gambia, Liberia, Sierra Leone, Goldküste, Kongo, Südsudan	Südostecke des tropischen Afrika, Mozambique, Nyassaland, Rhodesien und Tanganyika
2. Überträger	*Glossina palpalis* *Glossina tachinoides*	*Glossina morsitans* *G. pallidipes swynnertoni*
3. Dauer der Infektion	häufig chronisch, über Jahre	meist wenige Monate, akut, stürmisch
4. Blutbefall	nur anfangs stärker, später spärlich	fast immer zahlreich
5. Befall des Zentralnervensystems	erst nach Monaten	unter Umständen schon nach einigen Wochen
6. Klinische Symptome	Typische Schlafkrankheit, zentralnervöse Erscheinungen	baldiger Exitus — Patient „kommt nicht zum Schlafen", toxische Symptome

zusammengestellt. (In der Praxis treten diese jedoch keineswegs immer so deutlich in Erscheinung.)

Prophylaxe. Aus diesen Betrachtungen ergeben sich einige für die Bekämpfung wesentliche Momente: *Die Beseitigung aller Tsetsefliegen beseitigt jede Schlafkrankheitsgefahr.* Ohne Glossinen keine Trypanosomenkrankheit! Bereits starke Reduktion der Fliegenhäufigkeit wird bei Berücksichtigung des Infektionsindex der Fliegen die Gefahr vermindern. Auch heute noch kostspieliges Unternehmen! Schutz vor Fliegenstichen! („Repellents"!) Erfassung und Sanierung aller Trypanosomenträger sowie Kontrolle der Haustiere in der Umgebung einer Trypanosomeninfektion vermindert die möglichen Infektionsquellen. *Chemoprophylaxe* mit „*Germanin*" (1 g intravenös bei Erwachsenen, dreimal in monatlichen Abständen) oder „*Tryparsamid*" reduziert bei systematischer Anwendung die Infektionshäufigkeit mit Sicherheit (in einem Kameruner Distrikt von 52% auf 1,79% in einem Jahr, in einem anderen Gebiet von 80% im Jahre 1923 auf 23,5% im Jahre 1928 und 0,71% im Jahre 1938). Noch wirksamer sollen Diamidine sein, die beim Menschen nach einmaliger intramuskulärer Injektion (z. B. von 4 mg der Lomidinbase [Pentamidin] je Kilogramm Körpergewicht) für annähernd ein Jahr Schutz bieten (JONCHÈRE) (Arbeiten v. HOOF, HENRARD und PEEL). Diese vorbeugenden Maßnahmen sind bei der Eigenart des afrikanischen Siedlungsgebietes nicht leicht durchführbar und fordern kostspielige organisatorische Arbeit. Sie sind aber erforderlich, wenn das Verbreitungsgebiet der Glossinen nutzbar gemacht werden soll (vgl. S. 606, 608, 612).

Mikroskopische Diagnose. Die mikroskopische Diagnose ist durch Untersuchung des peripheren Blutes, im Nativpräparat oder im „Dicken Tropfen", frühestens 8—10 Tage nach der Infektion möglich, gelingt aber nach dem oben Gesagten nicht zu jedem Zeitpunkt der Infektion mit Sicherheit (vgl. S. 70ff). Dagegen findet man später Trypanosomen regelmäßiger in den Lymphdrüsen und im Knochenmark. Das Frischpräparat eines Punktates läßt bei geeigneter Abblendung die beweglichen Trypanosomen im Mikroskop leicht auffinden. Im fortgeschritteneren Stadium ist die Untersuchung von Liquor vorzunehmen. Dort findet man vorwiegend schlanke Formen. Ihre Zahl ist jedoch gering und es empfiehlt sich eine Anreicherung durch Zentrifugieren und Untersuchung des schnell entnommenen Sediments.

Die große Empfänglichkeit von Mäusen für diese Trypanosomen erlaubt es, durch die „*biologische Anreicherung*" fast jeden einzelnen Parasiten zur Vermehrung zu bringen und so nachzuweisen. Doch der Verlauf der Trypanosomeninfektion bei den Laboratoriumstieren entspricht nicht immer dem, wie er für den Hauptwirt charakteristisch ist. Bei Mäusen vermehren sich die Trypanosomen ungehemmt; es entsteht das Bild einer schweren akuten Sepsis. Unterschiede zwischen den einzelnen Trypanosomenarten bestehen hinsichtlich der Präpatentzeiten. *T. brucei* hat z. B. eine längere Anlaufzeit als *T. equiperdum*, bei Kaninchen 10 bzw. 5 Tage, in Meerschweinchen 5 bzw. 3 Tage (HOOD 1949). Bei den *Meerschweinchen* entwickeln sich die Trypanosomen des Menschen in Beziehung zur Antikörperbildung, die zu einer erheblichen periodischen Reduktion der Trypanosomen führt. Überlebende Parasiten überwinden die Antikörperwirkung (vgl. S. 78 bei *T. vivax* und *T. congolense*).

Kultur in vitro. *Trypanosoma gambiense* läßt sich in vitro in Gegenwart von Menschenblut kultivieren, wenn die Parasiten noch nicht lange auf Versuchstieren gehalten wurden.

Gleiche Teile von steriler Ringerlösung mit 0,6% NaCl und von Natriumcitrat versetztem Vollblut von Menschen, 1:2 mit 1,5% Natriumcitrat in 0,85% NaCl-Lösung. Das Gemisch wird zu je 2—3 cm³ auf Zentrifugenröhrchen verteilt. Vor der Beimpfung mit infiziertem Blut soll man sie einige Tage stehenlassen. Es gelingt so, lebende, vermehrungsfähige Trypanosomen bis zu 40 Tagen zu erhalten. Die optimale Temperatur liegt zwischen 25—26° C. Die Trypanosomen sitzen vorwiegend in der oberen Zone des Bodensatzes. Es entwickeln sich die in den Glossinen zu findenden Darmformen (nicht die infektionstüchtigen, metacyklischen) von langer, schmaler Gestalt (RAZGHA 1929, REICHENOW 1952).

Chemotherapie. Die Trypanosomen gehören zu den klassischen Objekten der chemotherapeutischen Forschung. Mit ihnen beschäftigte sich bereits P. EHRLICH und brachte die Wirkung der gefundenen Heilmittel mit der Funktion des Blepharoplast in Verbindung. Er beobachtete auch schon eine durch Applikation subkurativer Dosen erworbene Arzneifestigkeit, die WERBITZKI (1910) auf den scheinbar damit verbundenen Verlust des Blepharoplast zurückführte (vgl. dazu S. 59ff. und 61).

Als wirksamstes Heilmittel hat sich das *Germanin* („Bayer 205"), ein Harnstoffderivat, erwiesen. Es eignet sich auch zur prophylaktischen Behandlung; denn es bleibt noch etwa 6 Monate im Blut der Patienten nachweisbar (s. S. 75). Die Parasiten schwinden bereits innerhalb von 1—2 Tagen aus dem peripheren Blut (Tagesdosis: etwa 1 g intravenös in 10% Lösung; Gesamtdosis 4—5 g innerhalb von 8—10 Tagen). — Daneben sind noch zahlreiche andere chemische Körper zur Behandlung der Schlafkrankheit benützt worden. Zu den wichtigsten gehören einige fünfwertige Arsenverbindungen (z. B. Atoxyl, Tryparsamid), die sich besonders bei Spätfällen (Zentralnervensystem!) als nützlich erwiesen. Auch verschiedene Antimonpräparate (z. B. Stibosan, Neostibosan, Stibenyl, Fuadin) erwiesen sich als brauchbar (vgl. FISCHER und REICHENOW 1952).

Die Medikamente wirken auf die Trypanosomen *direkt* ein, aber es kommt sicher noch eine zusätzliche Wirkung von seiten des Wirtes hinzu.

So konnte z. B. FRIEBEL (1952) zeigen, daß *Cortison* (Nebennierenrindenhormon) die chemotherapeutische Wirkung von Trypanblau (einem Azofarbstoff, von dem sich auch das Germanin ableitet) bei einer Trypanosomeninfektion der Maus (*T. cruzi*) durch Hemmung der Ausbildung eines spezifischen Abwehrsystems von seiten des Wirtes stören kann. Die Verminderung dieser Abwehrleistung äußerte sich in einer Abschwächung des chemotherapeutischen Effektes.

Besondere Bedeutung für die medikamentöse Behandlung der Trypanosomeninfektion hat das Problem der *Arzneifestigkeit*, das bereits oben berührt wurde (S. 61). Eine lang andauernde Arzneifestigkeit führt zu einer Resistenz, die unter Umständen eine wirksame Chemotherapie mit nahe verwandten Mitteln verhindert.

Die experimentelle Prüfung zeigt, daß die Arzneifestigkeit auch nach einer *Glossina*-Passage bestehen bleibt. Allerdings wird im Einzelfall nicht immer zu klären sein, ob eine natürliche oder eine durch Anwendung subkurativer Dosen entstandene Festigkeit vorliegt. Diese Frage ist jedoch bei dem Präparat „Germanin" für die menschliche, bzw. bei „Naganol" für die tierische Therapie vielleicht unwichtig, weil es in der Praxis nicht zur Arzneifestigkeit führt und die Festigkeit gegen Arsenpräparate durchbricht.

Trypanosoma brucei PLIMMER und BRADFORD 1899.
(Erreger der Naganakrankheit.)

Der englische Arzt D. BRUCE beobachtete in den Jahren 1892—1894 im Blut der an der sog. „Nagana" erkrankten Tiere ein *Trypanosoma*, das durch die Tsetsefliegen übertragen wurde. Als natürliche Quelle der Infektion für die Fliegen erkannte er das Wild, die herdenbildenden Antilopen und Rinder. Durch die die Trypanosomen übertragenden Tsetsefliegen wurde das Vieh so stark gefährdet, daß die Naganagebiete lange Zeit für die Zucht von Haustieren, vor allem von Rindern und Pferden, unbenutzbar waren. PLIMMER und BRADFORD nannten diese Trypanosomen nach dem Entdecker *T. brucei* (1899).

T. brucei ist in den Teilen des tropischen Afrika anzutreffen, wo auch Tsetsefliegen vorkommen, vom Sudan bis zum Zululand, vom Tanganyikagebiet bis nach Westafrika. Es sind allerdings daneben noch Lokalarten beschrieben worden (*T. pecaudi*, *T. suis*), aber es ist möglich, daß diese zum Teil mit *T. brucei* identisch sind.

T. brucei ist, wie auch *T. gambiense* und *T. rhodesiense*, polymorph, wechselnd in der Größe und Gestalt (15—30 μ). Man findet eine kurze, breite Form ohne lange, freie Geißel, eine lange, schlanke Form mit langer Geißel und Übergangsformen. Grobe morphologische Unterschiede zu den Trypanosomenarten des *Menschen* bestehen nicht. Die Frage der Beziehung zwischen den drei Arten der *brucei*-Gruppe wurde oben (vgl. S. 72) diskutiert.

Die *Übertragung* erfolgt durch den Stich der Glossinen. *G. morsitans* und *G. palpalis* gelten als wesentlichste Überträger, daneben auch *G. tachinoides* und *G. brevipalpis*.

Die Trypanosomen machen im Überträger den gleichen *Cyclus* durch, wie er für *T. gambiense* beschrieben wurde. Daher sind die Glossinen auch hier erst nach einer „Präpatentperiode" (durchschnittlich 18—20 Tage) zur Übertragung befähigt (vgl. S. 69 und 73).

Im befallenen Tier suchen die Trypanosomen die gleichen Organe auf wie die verwandten Arten beim Menschen: zunächst die Haut, dann über die Gefäße das Lymphsystem und schließlich das Zentralnervensystem. Besonders gefährdet sind Pferde, Maulesel, Esel und Kamele. Rinder, Schafe und Ziegen überstehen die Krankheit häufig ohne deutlich erkennbare Symptome. *T. brucei* läßt sich auch auf sehr viele andere Säugetiere und mehrere Affenarten übertragen. Antilopen bleiben symptomlose Parasitenträger, so wie sie die menschlichen *Trypanosoma*-Arten symptomlos beherbergen können (s. oben). Aus dieser Tatsache wird auch auf eine enge Verwandtschaft mit den Schlafkrankheitserregern geschlossen und vermutet, daß *T. brucei* auch heute noch durch besondere Umstände für den Menschen pathogen werden kann (vgl. S. 68 und 72). *T. brucei* wird — im Gegensatz zu *T. gambiense* — von normalem menschlichen Serum getötet.

Eine mit *T. brucei* infizierte Ratte, die im allgemeinen nach 6—8 Tagen an der Infektion zugrunde geht, läßt sich durch wiederholte i.p. Injektionen von normalem (auch inaktiviertem) menschlichen Serum infolge der trypanociden Wirkung des Serums über viele Monate am Leben erhalten. Die Trypanosomeninfektion geht dabei immer nur vorübergehend zurück und läßt sich nicht vollkommen beseitigen (KLEINSCHMIDT 1950). Die trypanocide Eigenschaft des Serums geht bei verschiedenen Erkrankungen des Menschen, z. B. bei Leberleiden, verloren. Ein *brucei*-Stamm, der in der Maus gegen Menschenserum völlig fest geworden ist, vermag sich dennoch nicht im Menschen zu vermehren (COLLIER 1924).

Experimentell läßt sich im Wirbeltierwirt ein gewisser Immunitätsgrad durch Vaccination mit toten Trypanosomen erzeugen. Zwar wird dabei kein vollständiger Schutz erreicht, doch überleben vaccinierte Tiere eine Infektion länger als nichtbehandelte (CULBERTSON 1941). — In endemischen Gebieten gelingt es, das Vieh durch Infektion mit sehr kleinen Mengen lebender Trypanosomen (nicht mehr als 50 Parasiten) zu schützen („Prämunition"). Diese Tiere leben ebenfalls länger als unbehandelte, können allerdings unter Umständen auch an der Infektion sterben. Die größte Schwierigkeit bei dieser Methode ist jedoch, daß auch die Prämunition immer nur auf einen Stamm beschränkt bleibt, während andere Rassen nicht erfaßt werden.

Die Behandlung der Naganakrankheit der Haustiere gelingt mit *Naganol* (= Germanin).

Trypanosoma vivax und Trypanosoma congolense.

Unter der sog. Naganakrankheit der Haustiere können sich noch zwei andere Trypanosomeninfektionen verbergen: *T. congolense* und *T. vivax*. Beide Arten sind von den Trypanosomen der *brucei*-Gruppe morphologisch gut zu unterscheiden. *T. congolense* ist kleiner und hat kein freies Geißelende (etwa 14 μ). Dagegen besitzt *T. vivax* ein freies Geißelende; sein Zellende ist stumpf (etwa 23 μ). Die Übertragung dieser Arten von einem Säugetier zum anderen erfolgt auch durch Glossinen. Die Trypanosomen der Art *T. congolense* gelangen mit dem Blut des Wirbeltierwirtes in den Fliegenmagen, werden dort zur *Crithidia*-Form und wandeln sich um zur metacyclischen *Trypanosoma*-Form, die wieder in den Rüssel aufsteigt, jedoch nicht die Speicheldrüsen befällt. *T. vivax* dagegen bleibt in dem Rüssel der *Glossina* haften, macht dort aber den typischen Formwandel durch. Aus der Rüsselscheide wandern die Flagellaten als *Crithidia*-Stadien in den Hypopharynx, wo sie zur metacyclischen Form werden.

Pathogenese. *Trypanosoma vivax* und *T. congolense* befallen vorwiegend Rinderherden. Die Infektion führt zu einer Erkrankung, die nach einer akuten Phase im allgemeinen in ein chronisches Stadium übergeht. Eine Infektion mit *T. vivax* kommt meist zur Heilung, dagegen führt eine mit *T. congolense* oft zum Tode.

Der Verlauf der Erkrankung gleicht einem Rückfallfieber. Nach einer ersten starken Vermehrung der Trypanosomen, die mit Fieber einhergeht, folgt ein Abfall der Trypanosomenzahl und Rückgang der Körpertemperatur. Nach diesem Zustand tritt einige Tage später ein neuer Anstieg der Trypanosomenzahl mit Temperaturerhöhung und ein neuer Abfall der Parasitendichte sowie der Körpertemperatur ein. Während der akuten Phase machen die Tiere mit etwa 12tägigem Intervall 3—4 solcher Fieberanstiege durch, die jeweils 3—4 Tage anhalten. Nach dieser Periode bleibt das Fieber lange Zeit (etwa 30 Tage) bestehen.

Diese Anfälle gehen mit einer starken Anämie einher. Bei jungen Tieren dauert der Zustand etwa 8—9 Monate und endet gewöhnlich mit Genesung. Bei Infektionen mit *T. congolense* gehen insbesondere ältere Tiere vielfach zugrunde, und zwar in der Regel in der fieberfreien Phase.

Die Rückfälle entstehen in Verbindung mit der Ausbildung von Antikörpern, die die Masse der Trypanosomen zerstören. Die dabei eintretende Lyse überschwemmt den Wirt mit Trypanosomeneiweiß. Einige Parasiten entgehen der Auflösung — anscheinend durch Änderung ihres Antigencharakters. Dadurch sind sie durch die gegen die erste „Trypanosomengeneration" gebildeten Antikörper nicht angreifbar. Die überlebenden Trypanosomen vermehren sich und führen zu einem neuen Temperaturanstieg. So kommt es zu einer Folge von

Antigenabwandlungen und entsprechender Bildung mehrerer verschiedenartiger Antikörper.

Eine andere Erklärungsmöglichkeit für die erneut einsetzende Trypanosomenvermehrung liegt in der Annahme, daß die Trypanosomen neben dem aktiven Antigen eine Serie von latenten Antigenen besitzen. Der Wechsel zwischen den einzelnen, jeweils aktiven Antigengefügen führt dann zu einer entsprechenden Folge von Antikörpern, die vom Wirt zum jeweils aktiven Antigen gebildet werden (z. B. Komplex A b c d e, dann a B c d e, a b C d e usw., wobei der große Buchstabe das jeweils aktive Antigen bezeichnen soll) (nach FIENNES 1950).

Die große Menge von freiwerdendem Trypanosomeneiweiß führt zu einer Sensibilisierung des Wirtes. Durch die wiederholten Fieberanfälle mit ihrem folgenden Trypanosomenzerfall treten akute Krankheitszustände auf, ernste Auseinandersetzungen zwischen Parasit und Wirt, die schließlich zu einem anaphylaktischen Schock führen (vgl. S. 37). Anscheinend gehen die Tiere in diesem Schock zugrunde. Der eintretende Tod geht mit einem Kollaps einher. Pathologisch-anatomisch sind charakteristische Hämorrhagien in den Schleimhäuten und im subcutanen Gewebe festzustellen (FIENNES 1950).

Trypanosoma equiperdum DOFLEIN 1901.

Eine Sonderstellung unter den Trypanosomiden nimmt die Art *Trypanosoma equiperdum* DOFLEIN 1901, ein Parasit der Pferde und Esel, durch die besondere Art der *Übertragung, die ohne aktive Überträger* vor sich geht, ein; in der Regel erfolgt die Infektion beim Deckakt (Kontaktinfektion).

Im Jahre 1894 entdeckte ROUGET im *T. equiperdum* den Erreger der Dourine oder Beschälseuche, die in Europa, Mittelmeergebiet, Nord- und Südafrika, Teilen von Nordamerika und Westasien verbreitet ist.

T. equiperdum (20—28 μ) hat keinen Formwechsel (monomorph), sondern verharrt immer im *Trypanosoma*-Stadium. Morphologisch gehört es zur *brucei*-Gruppe; es trägt eine freiendende Geißel. Die Vermehrung erfolgt durch Längsteilung.

Die Erkrankung der Pferde verläuft meist chronisch. In der akuten Phase treten 10—14 Tage nach der Infektion die ersten Symptome, ödematöse Schwellung der Genitalien, auf. Nach etwa 4—6 Wochen entstehen vorübergehende Hautveränderungen (Quaddeln und ringförmige Schwellungen — sog. Plaques), in denen auch Parasiten zu finden sind. Im peripheren Blut bleiben sie immer nur spärlich; dagegen findet man sie vorwiegend im serösen Exsudat der Genitalien.

Eine Folge der chronischen Erkrankung ist eine Anämie und Paralyse, die nach 2—12 Monaten tödlich enden kann. Tragende weibliche Tiere abortieren während der Krankheit. Schwinden die klinischen Symptome, so kann dennoch eine Übertragung der Trypanosomen erfolgen. Wirkliche Ausheilung ist selten, dann aber mit einem Schutz vor Neuinfektion verbunden; wahrscheinlich besteht eine *Prämunition*, keine volle Immunität. — Mit ganz kleinen Infektionen kann man experimentell bei *Ratten* eine vorübergehende Immunität erzeugen. Aber die für die Trypanosomen charakteristische Fähigkeit, eine Immunität des Wirtes zu überwinden, führt meist zu einem tödlichen Rückfall (RAFFEL 1934).

Durch Übertragung einer großen Menge Blutes auf empfängliche Versuchstiere kann man den Erreger unter Umständen nachweisen. Oder man spritzt 0,5 cm³ Punktionssaft aus dem Ödem der Genitalien in Kaninchenhoden. Nach 4—6 Tagen kann man nach Hodenschwellung und Scrotumödem im Scrotumpunktat Parasiten finden. — Ratten und Mäuse sterben nach einer Infektion mit *T. equiperdum*, wenn zahlreiche Flagellaten übertragen wurden.

Trypanosoma cruzi CHAGAS 1909.
(= Schizotrypanum cruzi CHAGAS.)

Diese Trypanosomenart des Menschen, die die sog. *Chagaskrankheit* Südamerikas erzeugt, unterscheidet sich in mehrfacher Hinsicht von den Formen der *brucei*-Gruppe. Die *Vermehrung im Wirbeltier erfolgt intracellulär auf dem Leishmaniastadium.*

Historisches. *Trypanosoma cruzi* wurde von CHAGAS im Jahre 1908 zunächst als Parasit der Raubwanze *Triatoma megista* entdeckt. Es war jedoch bekannt, daß diese in manchen Gegenden Brasiliens auch den Menschen anfallen. Als einige Wanzen an einem Seidenpinseläffchen (*Hapale penicillata*) gefüttert wurden, traten 3 Wochen später Trypanosomen im Blut auf. Diese waren auf Hunde, Meerschweinchen und Kaninchen übertragbar. Danach fand CHAGAS die Parasiten auch in einer Katze und schließlich in Brasilien bei *Kindern*, die an einer schon lange bekannten, sehr schweren Krankheit litten. Die akute Krankheit tritt *vorwiegend bei Kindern* auf. Sie führt ohne Behandlung in 10—20% der Fälle zum Tode.

Geographische Verbreitung.
Die Chagaskrankheit ist auf Süd- und Mittelamerika beschränkt. Obgleich die übertragenden Re-

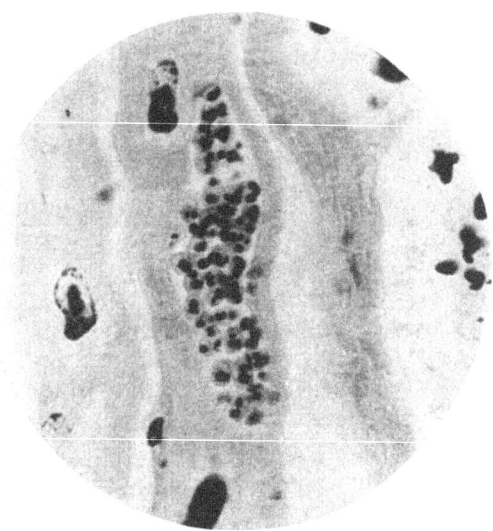

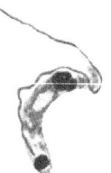

Abb. 28. *Trypanosoma cruzi*, aus „Dickem Tropfen" (2000 ×). (Nach REICHENOW.)

Abb. 29. *Trypanosoma cruzi*. Anhäufung der *Leishmania*-Form in einer Muskelfaser (800 ×). (Nach REICHENOW 1952.)

duviiden (Raubwanzen) auch in manchen Gegenden Nordamerikas häufig sind, ist die Krankheit dort wohl nicht in Erscheinung getreten. In Texas beherbergen 33% der untersuchten Wanzen den Erreger. Verschiedene Autoren vermuten daher, daß die Krankheit in den USA existiere, aber bisher als solche nicht erkannt worden sei (SULLIVAN, MCGREGOR, EADS und DAVIS 1949). Die nördliche Grenze der Verbreitung liegt in Mexiko.

Morphologie und Formwechsel. Die Morphologie der Blutform von *T. cruzi* stimmt mit der der anderen *Trypanosoma*-Arten des Menschen grundsätzlich überein: spindelförmige, begeißelte Zellen von etwa 20 μ Länge (einschließlich Geißel), mit median gelegenem Zellkern, endständigem, *ungewöhnlich großen Blepharoplast* und der vom Basalkorn ausgehenden, frei endigenden Geißel mit der schmalen, undulierenden Membran. In gefärbten Präparaten — insbesondere im „Dicken Tropfen" — findet man sie oft in charakteristischer Lage (wie ein C, vgl. Abb. 28).

Formwechsel im Überträger. Raubwanzen (*Reduviidae*) dienen als Überträger. Mit der Blutmahlzeit nehmen sie die Parasiten auf, die sich dann im Mitteldarm zu *Crithidia*-Formen umwandeln. Sie vermehren sich dort lebhaft und werden im Enddarm zu metacyclischen Trypanosomen. Im Enddarm sind die Flagellaten, wenn sie dort erst einmal Fuß gefaßt haben, stets am reichlichsten. Mit der Geißelspitze haften sie an der Darmwand. Sie können sogar bei starker Besiedlung des Enddarms im Mitteldarm völlig fehlen (REICHENOW). Mit dem

Kot werden die Parasiten ausgeschieden (bis zu mehr als 5 Monate nach der infizierenden Blutmahlzeit, wahrscheinlich lebenslänglich).

Formwechsel im Menschen. Im Blut der Wirbeltiere findet keine Teilung statt, weil die Vermehrung *intracellulär* im *Leishmania*-Stadium erfolgt. Die metacyclischen, von den Wanzen übertragenen Formen dringen in Muskelfasern und Zellen des Reticuloendothels der Leber, Milz, Lymphknoten und fast aller anderen Organe, teils in die Organzellen selbst, ein, wandeln sich dort zu *Leishmania*-Formen um (1,5—4 μ) und teilen sich. Schizogonie findet nicht statt. (Diese wurde früher irrtümlich von Chagas angenommen; er hatte nämlich bestimmte Stadien von *Pneumocystis carinii*, die er in der Lunge eines mit *T. cruzi* infizierten Meerschweinchens fand, für multiple Teilungen gehalten — daher der frühere Name *Schizotrypanum*.) Bevorzugter Sitz der Parasiten sind Herz und Skeletmuskulatur, Nervenzellen, Ovarien und Testes. Sie erzeugen durch wiederholte Zweiteilung größere Parasitenanhäufungen, die zu einer cystenartigen Ausweitung der Zellen führen („Pseudocysten"). Auf einem gewissen Stadium entwickeln alle *Leishmania*-Formen eine Geißel und werden zur *Crithidia*-Form. Selbst auf diesem Stadium kann noch die Zweiteilung weiter-

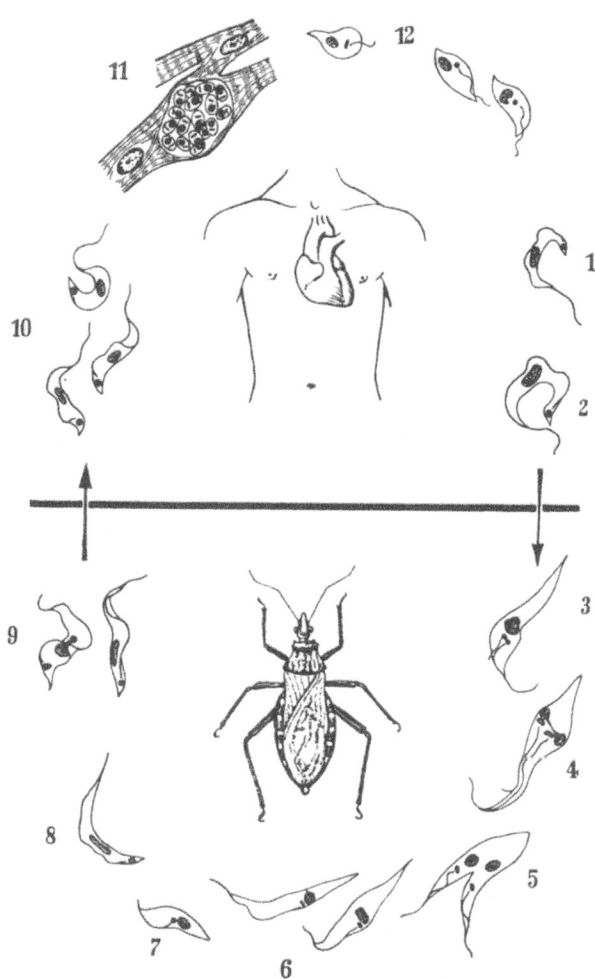

Abb. 30. *Trypanosoma cruzi*; schematische Darstellung des Entwicklungscyclus. Trypanosomen aus menschlichem Blut (*1* und *2*) werden aufgenommen und verwandeln sich im Darm von *Triatoma*-Arten in *Crithidia*-Stadien (*3—4*), sie vermehren sich (*5—6*) und werden im Enddarm zu metacyclischen Trypanosomen (*7—9*). Im Menschen gelangen sie auf dem Blutwege (*10*) in die Organe und werden z. B. in der Muskulatur zu *Leishmania*-Formen (*11*). Auf diesem Stadium vermehren sie sich lebhaft, wandeln sich zu *Crithidia*- und *Trypanosoma*-Formen um (*12*) und treten im Blut als Trypanosomen auf (Tryp. etwa 1200 ×) (Original).

gehen. Die Trypanosomen werden durch Platzen der Wirtszelle frei und gelangen in das periphere Blut. Die jüngsten Formen sind relativ klein, nehmen jedoch allmählich an Größe zu. Die Gestalt der einzelnen Trypanosomen kann dadurch teils schlank, teils plump erscheinen, und diese Variation veranlaßte Chagas zu der Annahme weiblicher und männlicher Trypanosomen. Diese Deutung, die in zeitlichen Abständen immer wieder einmal auftaucht, hat sich aber nie bestätigt. Ebenso wie die anderen *Trypanosoma*-Arten dringt

T. cruzi nicht in die Erythrocyten ein, kann aber die oben beschriebene intracelluläre Vermehrungsphase erneut durchmachen.

Pathogenese. In Brasilien geht die akute Infektion, die schon nach einer Inkubationszeit von 10—20 Tagen einsetzen kann, stets mit myxödemartigen Schwellungen und hohem Fieber einher, häufig mit tödlichem Ausgang. In Argentinien dagegen ist der Krankheitsverlauf wesentlich gutartiger. Es treten zwar auch Drüsenschwellungen und leichte Ödeme mit Milz- und Lebervergrößerungen auf, aber im allgemeinen führt die Infektion nicht zur ernsten Erkrankung, noch seltener zum Tode. In Guatemala hat Reichenow zahlreiche symptomlose Infektionen aufgefunden; ebenso sind die Infektionen in Panama gutartig. Reichenow vermutet, daß tödliche Erkrankungen selten sind. Selbst chronische Infektionen führen nicht zu späterem Siechtum. Die wahrscheinlichsten Schädigungen beziehen sich auf das Zentralnervensystem und das Myokard. Allem Anschein nach heilt eine *T. cruzi*-Infektion von selbst aus, wenn einmal die akute Infektion überstanden ist.

Bemerkenswert gering sind die Reaktionen des Gewebes in der Nachbarschaft der Parasitenanhäufungen, die eine gewisse Erklärung für den meist gutartigen Verlauf der Infektion bieten. Bevorzugter Sitz der Trypanosomen ist die Herzmuskulatur; manche Stämme setzen sich vorwiegend in den Makrophagen von Milz und Leber fest. Todesfälle treten jedoch meist als Folge einer Myokarditis auf, ohne daß die Parasiten dabei in dem erkrankten Organ besonders zahlreich sein müssen (vgl. auch S. 71 und 104).

Epidemiologie. Wird der frische Kot der übertragenden Raubwanzen in die (z. B. durch den Wanzenstich) verletzte Haut eingerieben, so kommt es zu einer Infektion. An Versuchstieren erwies sich, daß die Trypanosomen auch in die intakte Haut einzudringen vermögen. Häufiger erfolgt beim Menschen die Verschmierung des Kotes in die Augen. Die Wanzen suchen zum Stechen mit Vorliebe das Gesicht auf und können dabei den Kot auf die Schleimhaut des Auges bringen. Durch den Stich gelingt keine Infektion! Intrauterine Übertragung auf den menschlichen Fetus und durch die Muttermilch ist möglich (bei Mensch und Hunden nachgewiesen).

Die Wanzen infizieren sich einerseits am kranken Menschen und andererseits untereinander durch Koprophagie und Kannibalismus. So erklärt sich der meist starke Befall einer Wanzenpopulation (s. S. 555).

Die Entwicklungsdauer im Insekt beträgt etwa 6—20 Tage, je nach dem Entwicklungsstadium der Wanze (bei den Larven ist sie kürzer als bei erwachsenen Tieren). Die Hauptüberträger sind *Triatoma megista*, *T. geniculata*, *T. infestans* und *Rhodnius prolixus* (= *T. dimidiata* Latr.). In Bettwanzen und Zecken läuft die Entwicklung der Parasiten zwar auch bis zum *Crithidia*-Stadium, doch entstehen keine infektiösen Formen.

An der Chagaskrankheit leiden in Südamerika häufig Personen mit schlechten Wohnverhältnissen. Diese Tatsache hängt damit zusammen, daß sich die Wanzen in Wohnungen mit rissigem Gemäuer und Holzwänden aufhalten, weil sie dort ausgedehnte Schlupfwinkel finden.

Erregerreservoire. Natürliche Erregerreservoire, die die Trypanosomen beherbergen, aber selbst nicht erkranken, sind die Gürteltiere *Dasypus novemcinctus*, *D. sexcinctus* und *D. unicinctus*. Diese leben zusammen mit *Triatoma*-Arten, die bei ihnen Blut saugen. Die Triatomen wiederum suchen menschliche Behausungen auf. Außer den Gürteltieren sind auch Haustiere (Hunde, Katzen und Nagetiere) als Infektionsquellen zu berücksichtigen. Besonders die jungen Tiere sind häufig Parasitenträger. Kräftige Hunde zeigen keine Krankheitserscheinungen und sind wohl als prämuniert anzusehen. In manchen Gebieten hat fast jeder Hund in früher Jugend eine Infektion erworben. — Nach den Erfahrungen von REICHENOW spielen die Wirbeltiere als Infektionsquelle für die Wanzen keine wesentliche Rolle, weil sich diese untereinander regelmäßig infizieren (s. oben).

Experimentell lassen sich alle Laboratoriumstiere infizieren. Mäuse sind besonders empfänglich und sterben je nach der Virulenz des Stammes in einigen Tagen bis wenigen Wochen. Selbst bei langer Überlebenszeit kommt es meist nicht zum Erlöschen der Infektion. Dabei bleiben die Trypanosomen immer sehr zahlreich im Blut. — Ratten sind je nach Alter verschieden empfänglich. Nur junge Tiere lassen sich infizieren. Nach dem zweiten Lebensmonat gelingt dies nicht mehr.

Die Virulenz der Trypanosomen wird durch Wirtspassagen erheblich verändert. Häufige Mäusepassagen führen z. B. zu einer Erhöhung, dagegen Passagen von Insekt zu Insekt zu einer Virulenzschwächung. Danach scheint die verschiedene Virulenz der T. cruzi-Stämme davon abhängig zu sein, ob ein regelmäßiger Wechsel zwischen Insekt und Wirbeltier erfolgt, oder ob häufige unmittelbare Übertragung von Insekt zu Insekt stattfindet. Ein noch für junge Hunde virulenter Stamm verlor so seine Pathogenität für Hunde vollständig.

Prophylaxe. Vorsorgliche Maßnahmen bestehen darin, die auftretenden Insekten von den Wohnungen fernzuhalten, eingedrungene Wanzen durch Insecticide abzutöten und infizierte Haustiere zu beseitigen.

Diagnose. Der Erregernachweis läßt sich durch *Untersuchung des Blutes* führen, doch gelingt er nur in der akuten Phase und hat bei spärlichem Befall nur im frischen Präparat oder „Dicken Tropfen" Erfolg. Bewährt hat sich die *Xenodiagnose* (BRUMPT), bei der sicher nichtinfizierte, aus dem Ei aufgezogene Triatomen an verdächtigen Personen Blut saugen. Nach 4—10 Wochen kann man dann im Enddarm der Wanzen Trypanosomen nachweisen. Erfolgreich ist bei spärlichem Parasitenbefall auch die *intraperitoneale Verimpfung* des Blutes auf junge Meerschweinchen oder Mäuse. — Daneben besteht die Möglichkeit der *Komplementbindungsreaktion* mit Antigen aus Trypanosomenkulturen. Das Ergebnis ist jedoch nicht absolut spezifisch. Besser läßt sich die *intracutane Reaktion* bewerten, die als recht spezifisch gilt bei Verwendung eines Antigens aus Kulturmaterial von *Trypanosoma cruzi*.

Kultur. Die *Kultur* von *T. cruzi* gelingt relativ leicht auf den Nährböden, die auch für *T. gambiense* geeignet sind. Bewährt hat sich auch der N N-Agar von NOVY und MACNEAL (vgl. S. 665). Die Entwicklung in der Kultur entspricht etwa der im übertragenden Insekt: nach 1—2 Wochen tritt die metacyclische Trypanosomenform auf, mit der man Versuchstiere infizieren kann (vgl. dagegen bei *T. gambiense*, S. 69 und 76).

Chemotherapie. Die spezifische medikamentöse Behandlung der Chagaskrankheit macht immer noch erhebliche Schwierigkeiten. Die bei der Schlafkrankheit so wirksamen Mittel versagen hier vollständig. Gewisse Hoffnungen hat das unter der Bezeichnung „*Bayer 7602 Ac*" (Dimethylaminochinolylmelanin) bekanntgewordene Präparat erreicht. Nach den Erfahrungen von GALLIARD und BOULET (1950) treten nach der Anwendung dieses Mittels zwar keine Blutformen auf, aber die Ausbildung der Leishmaniaformen im Gewebe wird anscheinend selbst dann nicht unterbunden, wenn das Präparat noch vor der Infektion — also prophylaktisch — gegeben wird. Es muß jedoch berücksichtigt werden, daß die Heilmittel nicht immer in gleichem Maße wirken, weil sich die einzelnen Trypanosomenstämme sehr unterschiedlich verhalten (vgl. HAUSCHKA 1949).

δ) Leishmania Ross 1903.

Die Gattung *Leishmania* ROSS 1903 umfaßt nur wenige für den Menschen und manche Haustiere pathogene Arten, die sich morphologisch außerordentlich ähnlich sind, so daß die Frage, ob unter Umständen eine Identität der verschiedenen Arten untereinander bestehe, nicht verstummt: sie ist auch bis heute noch nicht beantwortet. Die Gestalt der Leishmanien wechselt — je nach dem Milieu, in das sie geraten — zwischen der unbegeißelten *Leishmania*-Form, die *intracellulär* lebt und der begeißelten *Leptomonas*-Form, die in den übertragenden Insekten (*Phlebotomen*), aber auch in der Kultur, z. B. auf Blutagar, entsteht; letztere ist auch das Infektionsstadium für das Wirbeltier.

Nach Untersuchungen von FULTON und JOYNER (1949) unterscheiden sich beide Entwicklungsstadien auch durch den Stoffwechsel. Die *Leishmania*-Formen haben anscheinend einen weniger intensiven Stoffumsatz als die begeißelten Stadien. Deren Aktivität ist stark von den Kohlenhydratquellen abhängig, die zur Unterhaltung der Atmung benötigt werden. Ihr Sauerstoff- und Glucoseverbrauch entspricht etwa dem von *Plasmodium knowlesi*, ist aber geringer als bei *Trypanosoma rhodesiense*. Kohlendioxyd wird ausgeschieden. Bernsteinsäure scheint das wesentlichste Stoffwechselprodukt der begeißelten Stadien zu sein.

Es gelten heute als eigene Arten:

Leishmania donovani (LAVERAN und MESNIL 1903), der Erreger der Kala-Azar (viscerale Leishmaniase),

L. tropica (WRIGHT 1903), der Erreger der Orientbeule (Hautleishmaniase),

L. brasiliensis (VIANNA 1911), der Erreger der südamerikanischen Schleimhautleishmaniase (Espundia), während die Arten

L. infantum, angeblich Erreger der Kinderleishmaniase des Mittelmeergebietes,

L. canis, angeblich besonderer Erreger der Hundeleishmaniase,

L. chagasi, angeblich ein besonderer Erreger der visceralen Form in Südamerika mit *L. donovani* identisch sein dürften.

Systematik. Die morphologische Übereinstimmung bei allen drei Erregern und das gleichzeitige Vorkommen z. B. von *L. donovani* und *L. tropica* in manchen Verbreitungsgebieten lassen die Möglichkeit zu, daß es sich ursprünglich um eine einheitliche Parasitenform gehandelt hat, die allmählich durch bestimmte epidemiologische Bedingungen zu gänzlich verschiedenen Krankheitsbildern geführt hat.

Den unterschiedlichen Krankheitsverlauf durch *L. donovani* und *L. tropica* deutet MANSON so, daß die Orientbeule der Kamelländer eine durch Kamelpassagen entstandene Abschwächung der Kala-Azar sei. Anscheinend schützt eine überstandene Hautleishmaniase in gewissem Grade auch gegen Kala-Azar (vgl. bei R. MÜLLER).

Leishmania donovani (LAVERAN und MESNIL 1903) ROSS 1903.

(= *Leishmania infantum, L. canis, L. chagasi*.)

(Erreger der Kala-Azar.)

Historisches. Der *Erreger der Kala-Azar, L. donovani*, wurde fast gleichzeitig mit dem Erreger der Orientbeule, *L. tropica*, von mehreren Forschern entdeckt. Im Jahre 1903 beschrieb LEISHMAN kleine Elemente, die er im Milzausstrich eines Soldaten fand. Unabhängig von ihm beobachtete DONOVAN im gleichen Jahr dieselben Organismen im Milzpunktat eines Patienten in Madras, die daher auch heute noch in der anglo-amerikanischen Literatur vielfach als LEISHMAN-DONOVAN-*Körper* bezeichnet werden. Weitere erstmalige Funde in anderen Gebieten machten dann MARCHAND 1904, MANSON, CASTELLANI und BENTHLEY. Bedeutungsvoll für die richtige systematische Zuordnung der Leishmanien war die Entdeckung ROGERS, daß sich in Citratblut *begeißelte* Stadien entwickeln. Damit war die *Leptomonas*-Form und der Zusammenhang zwischen den unbegeißelten und begeißelten Formen und ihre *Zugehörigkeit zu den Flagellaten* erkannt worden. NICOLLE wies die gleichen Formen auch für *L. tropica* nach. Er stellte einen Nährboden her, der für die Züchtung der begeißelten Formen im Prinzip noch heute üblich ist, eine Abwandlung des von NOVY und MACNEAL entwickelten (sog. N N-) Nährbodens zur Trypanosomenkultur. Er wird daher auch als N N N-Agar bezeichnet (vgl. S. 666).

Geographische Verbreitung. Die Heimat der Kala-Azar vermutet man in *Indien*. Hier, wo ganze Gebiete durch die Krankheit entvölkert wurden, und im Mittelmeergebiet liegen ausgedehnte endemische Herde der visceralen Leishmaniose (vgl. Karte S. 85). In *Europa* liegen die nördlichsten Fundstellen in

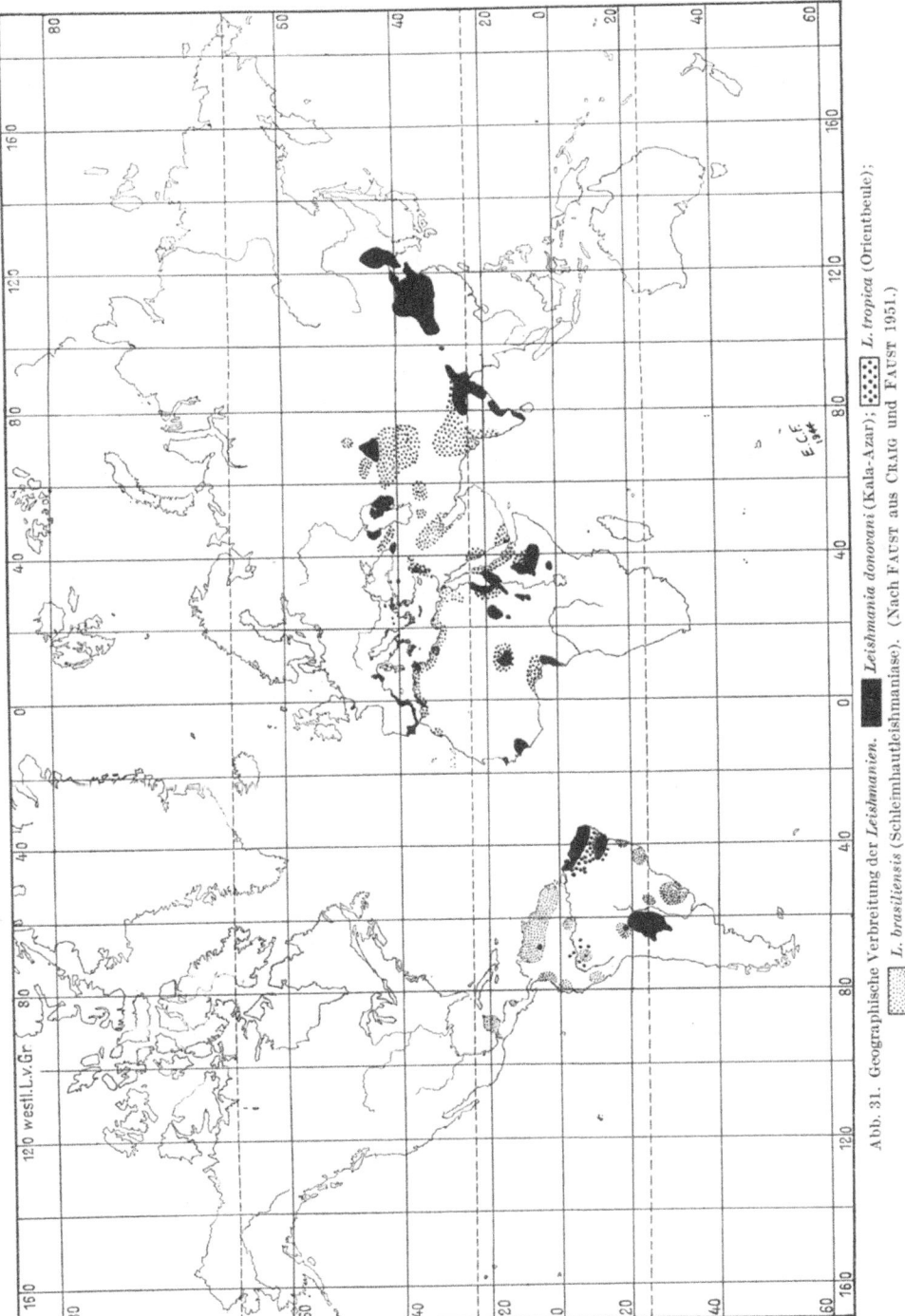

Abb. 31. Geographische Verbreitung der *Leishmanien*. ■ *Leishmania donovani* (Kala-Azar); ▨ *L. tropica* (Orientbeule); ▨ *L. brasiliensis* (Schleimhautleishmaniase). (Nach FAUST aus CRAIG und FAUST 1951.)

Bulgarien, an der Schwarzmeerküste und in Frankreich. Je ein Fall ist aus den
Vogesen, aus den Ardennen und aus Grenoble bekannt geworden (Karte S. 90).

Nach *China* ist die Kala-Azar angeblich von Indien aus entweder über die
Handelswege des Himalajagebietes und nördlich durch Tibet oder auf dem See-
wege über den Hafen von Hangtschau, der über Jahrhunderte ein bedeutender
Handelsplatz war, eingeschleppt worden. Eine mögliche Einschleppung von
Nordwest her ist wegen der dort bestehenden endemischen Zentren auch anzunehmen. Eine besondere Häufung der Kala-Azar findet man *nördlich des Jangtse-
flusses*, in der *Südmandschurei* und den angrenzenden Provinzen.

In allen nördlichen und östlichen Staaten Südamerikas, ferner in Paraguay,
Bolivien und Columbia (Ausnahme Peru ?) und im Westen von Brasilien (Dschun-
gelgebiet) und im Gran Chaco Boliviens und Paraguays und im angrenzenden
Argentinien sind Erkrankungen aufgetreten.

Außerdem herrscht die viscerale Leishmaniase auch in Südrußland, Russisch-Turkestan, in
verschiedenen Gebieten Afrikas
(Sudan, Nord-Kenia, Süd- und
West-Abessinien, am Blauen Nil;
in Westafrika nur vereinzelte
Fälle). Australien scheint frei von
Kala-Azar (vgl. auch PIEKARSKI
1952).

Morphologie und Formwechsel.

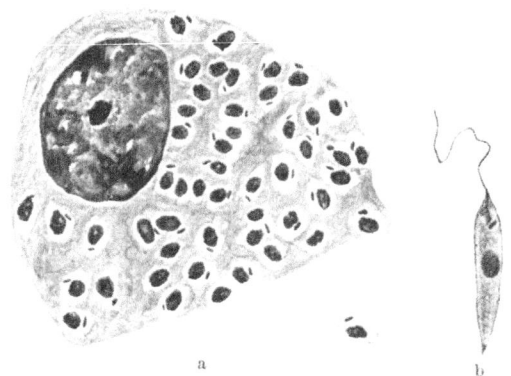

Abb. 32a u. b. *Leishmania donovani.* a *Leishmania*-Stadien in
Endothelzelle der Milz (daneben ein freies Exemplar [Ausstrich]).
b *Leptomonas*-Stadium. (2000×) (Nach REICHENOW 1952.)

Leishmaniaform. Die *intracellulär lebenden Leishmanien* haben bei rund-ovaler Gestalt einen
Durchmesser von etwa 2—5 μ.
Das Cytoplasma, das sich (im Ausstrichpräparat bei GIEMSA-Färbung) lichtblau
färbt, schließt den dann rot gefärbten Zellkern und ebenfalls rot gefärbten, meist
stäbchenförmigen Blepharoplast ein (Abb. 32a). Im Laufe der Zweiteilung verdoppelt sich erst der Blepharoplast, darauf der Zellkern. Die Wirtszelle wird
schließlich von den Parasiten prall erfüllt. Diese werden durch Platzen der
Zelle frei. Wahrscheinlich gelangen sie passiv, von phagocytierenden Zellen des
R.E.S. aufgenommen, in die Wirtszelle.

Leptomonasform. Die *begeißelten* Leishmanien, sog. *Leptomonas*-Stadien,
aus der Kultur oder dem Darm der Überträger (Phlebotomen) sind etwa 5—15 μ
lang und 0,5—2 μ breit. Die 10—15 μ lange Geißel tritt am Vorderende aus der
Zelle („Zuggeißel"); an ihrer Wurzel liegt das Basalkorn und der Blepharoplast,
zentral der Zellkern (Abb. 33).

a) In der Kultur. Bei Verimpfung von unbegeißelten Leishmanien entstehen
in der Kultur bei 22—25° C innerhalb von 1—2 Tagen die begeißelten Formen
(Abb. 33). Die erste Vermehrung, die durch Längsteilung (Zweiteilung) erfolgt,
geht langsam voran. Man findet auch multiple Teilungsstadien. In der Kultur,
insbesondere auf festen Nährböden, entstehen rosettenförmige Teilungsstadien,
wie sie z. B. von *Trypanosoma lewisi* aus dem Rattenblut bekannt sind. Auf der
Kulturplatte bilden sie bestimmte, makroskopisch erkennbare Wachstumsbilder,
den Koloniebildungen der Bakterien vergleichbar: bei *L. donovani* schmale, dicke
Rasen mit wallartigen Rändern ohne oder nur mit kurzen Ausläufern (bei *L.
tropica* entstehen seitliche Ausläufer, die je nach Stamm verschieden lang sind
und Verzweigungen aufweisen können). — Bei starker Vermehrung liegen die

Zellen dicht beisammen, aber ohne Plasmabrücken. Ein Schräg-Blutagarröhrchen ist nach etwa 1 Woche gut bewachsen, und bleibt, steril gehalten, 3—4 Wochen stark positiv. Dann ist der Höhepunkt meist überschritten und die Zellen verlieren ihre Geißeln. Optimale Kulturtemperatur: 25⁰ C.

b) In den Phlebotomen. Die gleichen begeißelten Formen entstehen in den Überträgern, den *Phlebotomen* (Sandmücken). In deren Magen-Darmkanal vermehren sie sich und wandern schließlich in die Mundwerkzeuge ein (Pharynx und Proboscis). Erst dann sind die Sandmücken infektionsfähig.

24 Std nach der infizierenden Blutmahlzeit findet man im Magen der Sandmücken vorwiegend noch unbewegliche Leishmanien mit kleinen Geißelanlagen, zum Teil in Teilung. Nach 48 Std sind zahlreiche Teilungsformen, meist ovale Zellen mit längeren Geißeln, vorhanden. Am 3. Tage nach der Blutaufnahme sind typische *Leptomonas*-Formen zu finden, die frei beweglich wieder in den Vorderdarm eindringen; ab 6.—7. Tage sind die Mundwerkzeuge befallen (vgl. Abb. 34).

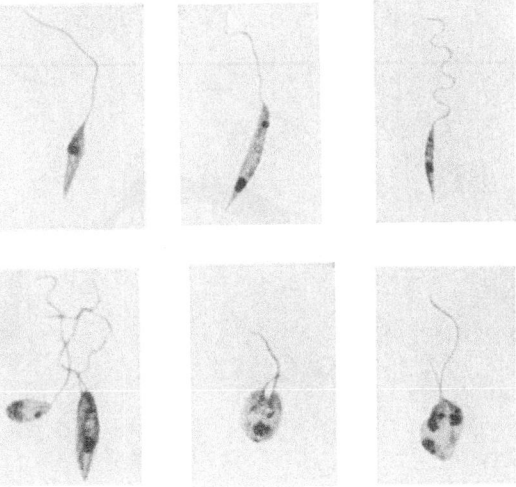

Der Magen-Darmtractus *der* Sandmücken, die Leishmanien aufgenommen haben, kann durch die Vermehrung der begeißelten Parasiten teilweise oder völlig „blockiert" werden. Diese Mükken vermögen dann nur noch geringe Mengen oder gar kein Blut aufzunehmen. Sie leben dann nicht mehr länger als 1 bis 2 Tage. Die Blockade beschränkt

Abb. 33. *Leishmania donovani*; Kulturformen (*Leptomonas-Stadien*) aus Blutagarkultur. In der unteren Reihe Teilungsformen (1000:1). (Nach v. WASIELEWSKI.)

sich nicht nur auf den Proventriculus, sondern schließt auch den Oesophagus ein, der durch die Parasitenmenge ausgeweitet wird. Anscheinend übertragen blockierte Insekten bei den wiederholten, vergeblichen Versuchen, Blut zu gewinnen, mehr Flagellaten auf den Blutspender als gesunde Phlebotomen, weil sie gleichsam mit aller Gewalt und immer wieder erneut versuchen, Blut aufzunehmen. Die Erscheinung ist vergleichbar der bei Flöhen, die Pestbakterien aufgenommen haben (vgl. S. 641 ff.).

Reaktion des Wirtes (Pathogenese). Der Befall des Menschen mit *Leishmania donovani* führt in den meisten Fällen zu einer charakteristischen Erkrankung, der *Kala-Azar* oder „Schwarzen Krankheit" (oder „Schwarzes Fieber"); die Körperhaut der Patienten erscheint in den späten Stadien der Krankheit meist dunkel pigmentiert. Das indische Wort „Kala" heißt auch soviel wie „schlimm" oder „tödlich", und damit wird die unbehandelt etwa zu 85—95% letal endende Krankheit auch richtig charakterisiert. Bei rechtzeitiger spezifischer Behandlung sind andererseits 80—95% der Erkrankten zu heilen.

Der Weg der Parasiten geht vom Mückenstich zunächst zum nächsten Lymphknoten. Dort setzt in Endothelzellen eine intracelluläre Vermehrung der Leishmanien bis zum Ende der Inkubationszeit, die wenige Wochen, meist 2—4 Monate, aber auch bis 1½ Jahre betragen kann, ein.

Nach CORKILL bedarf es immer eines aktivierenden Faktors, um aus der latenten Leishmanieninfektion eine Erkrankung werden zu lassen, entweder einer zusätzlichen akuten Infektion, Gewebeschädigung (Kriegsverletzung) oder einer anderen physiologischen Belastung — Ereignisse, die einen erhöhten Eiweißabbau zur Folge haben (vgl. dazu UEBEL 1950/51). Die Erfahrung hat gezeigt, daß die Kala-Azar oft dort gehäuft auftritt, wo durch Hungersnot, Überschwemmung und Krieg eine geschwächte Bevölkerung vorliegt. Niedrige Globulinwerte (schon als Folge von Unterernährung) sind die Ursache für eine unzureichende Antikörperbildung (vgl. S. 38). Bei solchen Zuständen schlägt dann das aus-

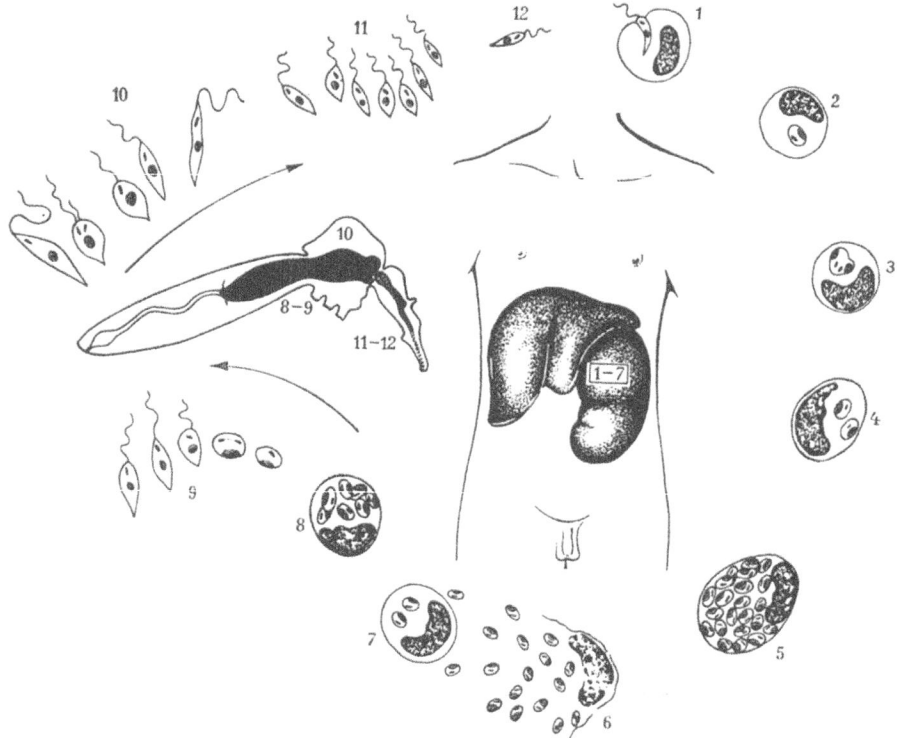

Abb. 34. *Leishmania donovani*; Entwicklungscyclus. *1* Von Endothelzelle aufgenommene, begeißelte (*Leptomonas-*) Form; *2—6* Vermehrung durch Zweiteilung und erneuter Befall von Endothelzellen und Monocyten; *8—9* Umwandlung der von Phlebotomen aufgenommenen Leishmanien im Mückenmagen zum begeißelten Stadium, das (*10—12*) wieder aufwärts in den Pharynx wandert und dann als metacyklische Form (*12*) erneut die Infektion setzt. *1—7* Vorwiegend in Milz und Leber, die dadurch stark vergrößert werden (Original).

geglichene Parasit-Wirtverhältnis zugunsten der Parasiten um und beendet die Inkubationszeit; der latente Zustand wird zum aktiven. Dann brechen die Parasiten aus und gelangen mit dem Blutstrom in die Gefäße. Mit dem Freiwerden der Parasiten ist wohl der Anlaß zum ersten Fieber gegeben, dem ein Frostgefühl folgt (ähnlich wie bei Malariafieber). Beim typischen Fieber zeigt die Tageskurve zwei Gipfel, oft ist der Verlauf aber ganz uncharakteristisch. Die Leishmanien werden wieder von den Zellen des R.E.S., auch von mononucleären Zellen und polymorphkernigen Leukocyten aufgenommen und vermehren sich dort weiter. Das *Blutbild* zeigt eine deutliche Leukopenie bei relativer Vermehrung der Monocyten und Lymphocyten und Verminderung der polynucleären Leukocyten. Die hypochrome Anämie ist meist mit Anisocytose und Rückgang der Thrombocytenzahl verbunden. Im Blutserum läßt sich vorwiegend im akuten Stadium eine Vermehrung des Globulinanteils feststellen.

Durch starken Befall und die damit verbundene Schädigung (praktisch eine Blockade) des gesamten Reticuloendothels vergrößern sich die dadurch bevorzugt betroffenen Organe: Milz, Leber und Lymphdrüsen (Abb. 35). Aber auch fast alle anderen Organe werden geschädigt, z. B. die Nieren und der Darmtractus. Die bei fortgeschrittener Krankheit auftretende Pigmentierung der Patienten wird mit einer Störung des Adrenalinstoffwechsels in der Nebenniere in Zusammenhang gebracht (vgl. S. 49). Die Milzpulpa zeigt starke Wucherungen mit Sinus- und Gefäßneubildungen, während das lymphatische Gewebe der Follikel schwindet. In der Milz tritt eine Erweiterung der interlobären Capillaren ein, eine Vermehrung der parasitierten Zellen und Vermehrung des Bindegewebes; daraus resultiert eine oft enorm vergrößerte und feste Milz (Malariamilz weich!). Die Lymphdrüsen können atrophisch werden, enthalten aber in den Lymphspalten zahlreiche Parasiten. Im Knochenmark ist im allgemeinen eine Hyperplasie mit zahlreichen Parasiten in den Reticuloendothelzellen festzustellen.

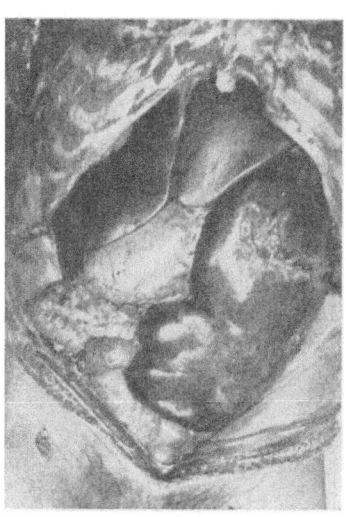

Bemerkenswert ist, daß bei der Kala-Azar gelegentlich Leishmanien in der Haut und in der Nasenschleimhaut gefunden wurden (HENDERSON) (vgl. Schleimhautleishmaniase und Sudanform S. 102) (SHORTT und SWAMINATH). Daraus ist auch die Möglichkeit einer Tröpfcheninfektion (Übertragung von Mensch zu Mensch) abgeleitet worden. (Leishmanien angeblich auch in Faeces, Urin und Prostataflüssigkeit; TENG und FORKNER 1936.)

Nach überstandener Kala-Azar wird in Indien häufig eine Form der Hautleishmaniase festgestellt, die mit der Orientbeule nichts zu tun hat, sondern als Folgeerscheinung der visceralen Leishmaniase angesehen wird (Post-Kala-Azar Hautleishmanoid). Es treten dann trockene Haut knötchen auf, die zahlreiche Parasiten enthalten.

Abb. 35. *Leishmania donovani;* Kala-Azar. Situs der Bauchorgane mit starker Vergrößerung von Leber und Milz. (Nach SNAPPER 1941.)

Immunbiologie. Eine überstandene Kala-Azar führt zu einer gewissen *Immunität* (ADLER). Das Serum gewinnt lytische Eigenschaften für die *Leishmanien.* Auch eine ausgeheilte Orientbeule soll gewissen Schutz vor einer Kala-Azar-Erkrankung bieten. Die nur *langsam* aufkommende Immunität wird mit der durch die Leishmanien gesetzten Schädigung des Reticuloendothels in Verbindung gebracht. Andererseits tritt eine Vermehrung der grob dispersen Serumeiweißkörper, die sich mit Hilfe verschiedener Labilitätsreaktionen nachweisen läßt, ein. Bleibt sie aus, so liegt eine Störung im Abwehrsystem des Wirtes vor; selbst bei Anwendung sonst wirksamer Heilmittel kommt dann der Patient zum Erliegen (vgl. KIRSCH und WESTPHAL 1950/51 und S. 38).

Epidemiologie. Übertragung. Die bei einer Blutmahlzeit am Menschen aufgenommenen Leishmanien werden in Sandmücken (*Phlebotomus*-Arten) zu begeißelten Formen, steigen in deren Rüssel auf und können dann beim Stich bei Hamster, Hund und *Mensch* Kala-Azar erzeugen. Man kann also *von einer erkrankten Person den Erreger mit Hilfe der Sandmücken auf gesunde Menschen übertragen* (SWAMINATH, SHORTT und ANDERSON).

Dieser Infektionsweg der Kala-Azar ist erst kürzlich so gut wie geklärt und experimentell belegt worden. Es wurde seit langem vermutet, daß die Sandmücken bei der Übertragung eine Rolle spielen; denn die Verbreitung der Kala-Azar fällt zum größten Teil mit dem Vorkommen *der* Arten, die als Überträger

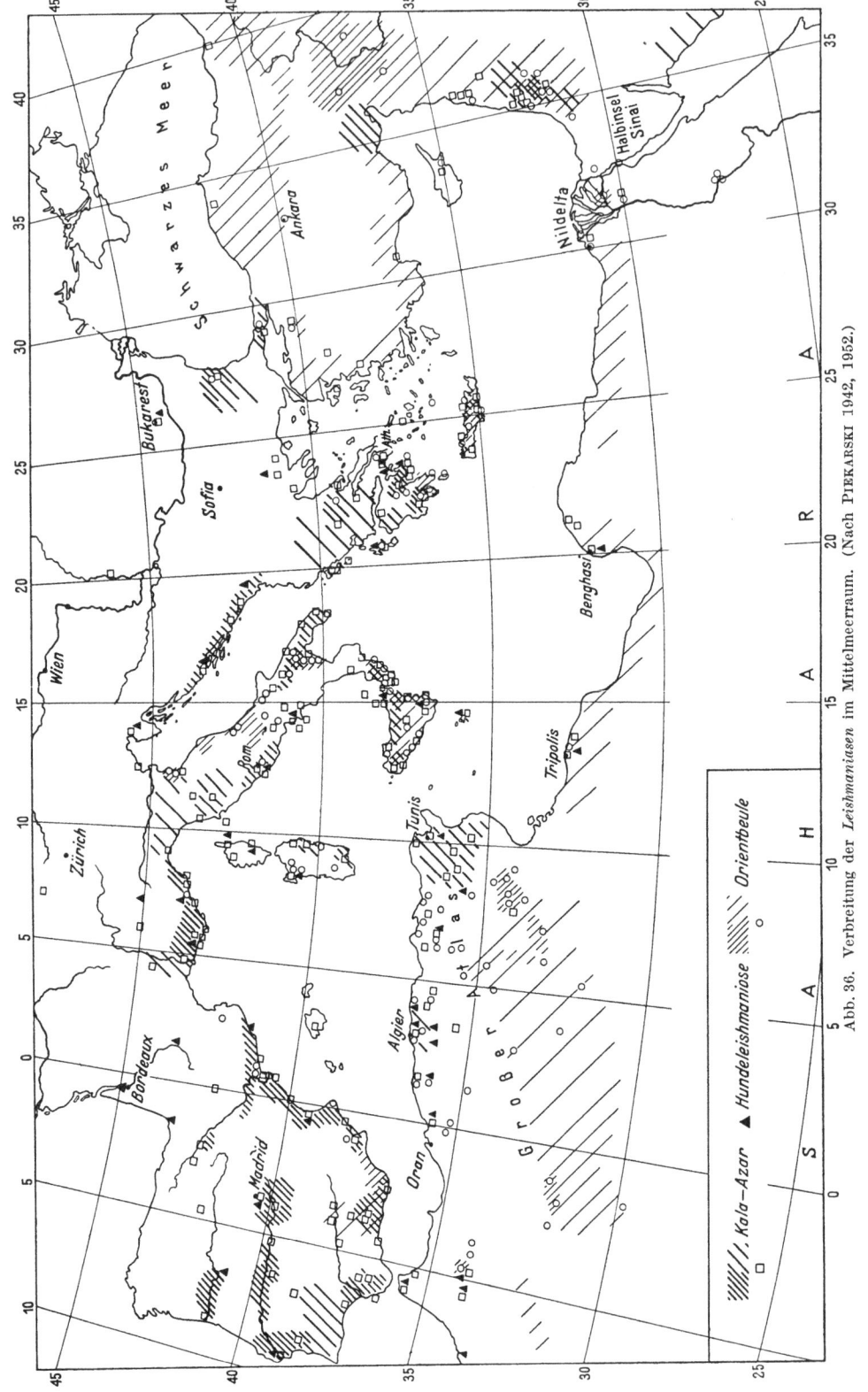

Abb. 36. Verbreitung der *Leishmaniasen* im Mittelmeerraum. (Nach PIEKARSKI 1942, 1952.)

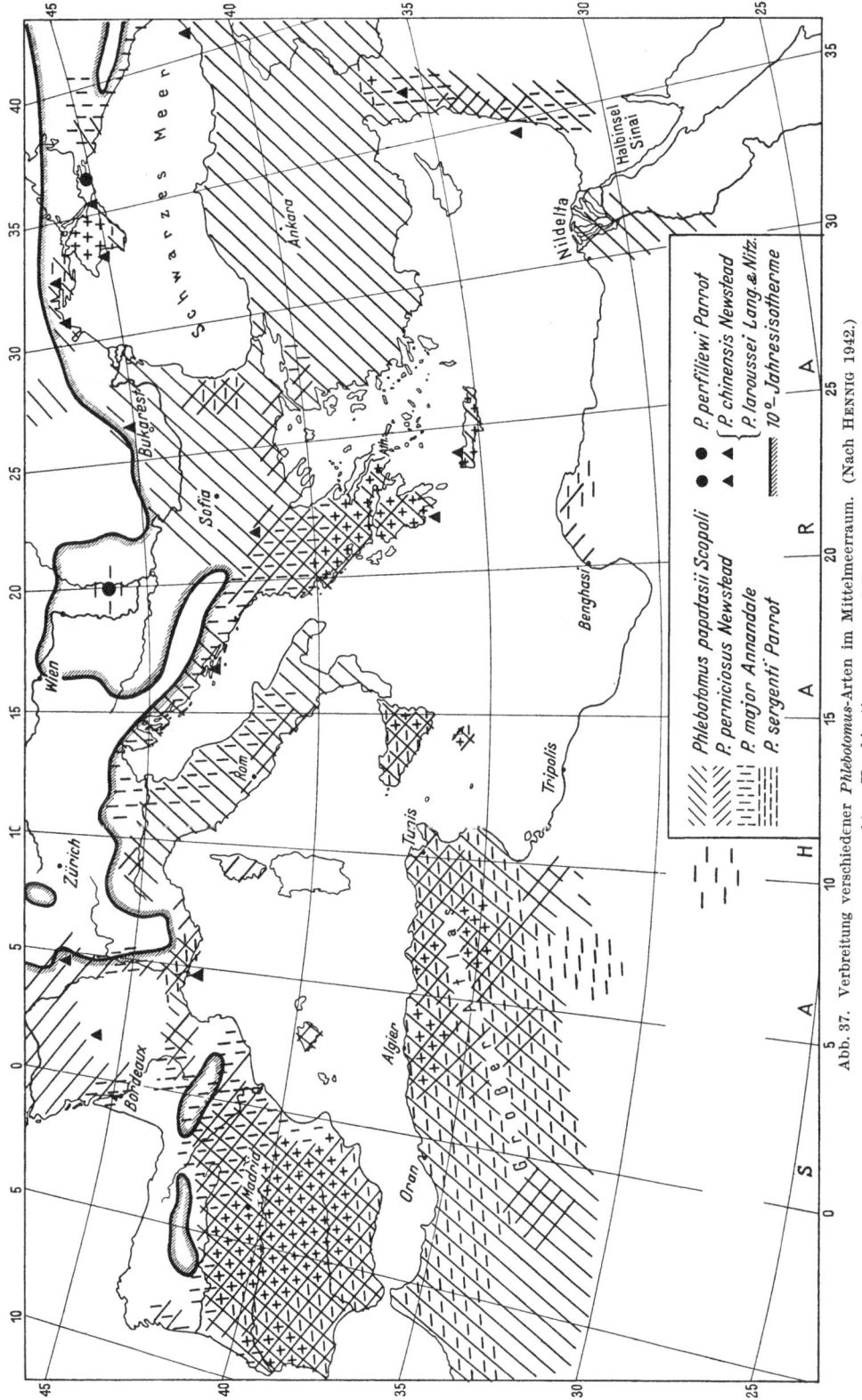

Abb. 37. Verbreitung verschiedener *Phlebotomus*-Arten im Mittelmeerraum. (Nach HENNIG 1942.)
+ = Kombination aus — und I.

Phlebotomus papatasii Scapoli

P. perniciosus Newstead

P. major Annandale

P. sergenti Parrot

P. perfiliewi Parrot

P. chinensis Newstead

P. larroussei Lang.& Nitz.

10°-Jahresisotherme

in Frage kommen, zusammen. Würden die Vertreter der Auffassung von der Kontaktinfektion (z. B. Malone und Brooks 1944) allein recht haben, so wäre nicht einzusehen, warum die Krankheit nicht auch nördlicher anzutreffen ist, als z. B. die Karte mit der 10^0 Jahresisotherme angibt. Die Phlebotomen sind aber an klimatische Bedingungen gebunden, die ihnen unter anderem relativ hohe Durchschnittstemperaturen garantieren ($+15^0$ C).

Die häufigen Mißerfolge bei den Versuchen, Leishmanien durch infizierte Phlebotomen zu übertragen, klärten sich auf, als man erkannte, daß ausschließliche Fütterung der infizierten Mücken mit Blut die Entwicklung der Leishmanien keineswegs begünstige. Sie vermehren sich dagegen gut, wenn den Mücken nach der infektiösen Blutmahlzeit Fructose (Fruchtsaft) gereicht wird (Smith, Halder und Ahmed).

Gegen die Phlebotomen als natürliche Überträger wird ins Feld geführt, daß das periphere Blut der erkrankten Personen nur spärlich Leishmanien beherberge. Die Parasiten liegen jedoch auch beim Menschen vielfach *in der Haut*. Da aber die Phlebotomen das Blut bei der Nahrungsaufnahme nicht allein den Capillaren direkt entnehmen, sondern auch aus Hautspalten fließendes Blut aufnehmen (s. S. 567), läßt sich die Aufnahme von Leishmanien durch Phlebotomen leichter verstehen. Unter natürlichen Bedingungen fand man in endemischen Gebieten 1—6% der Sandmücken infiziert.

Die Kala-Azar ist auf dem Lande häufiger als in den Städten. Die Häuser von befallenen Personen (oft erkranken ganze Familien, während Nachbarhäuser frei sein können) sind meist von Pflanzenwuchs und von Enten- und Hühnerställen umgeben. Gerade unter solchen Verhältnissen brüten aber auch die Phlebotomen. Dagegen weisen die dichter besiedelten, aber gut gepflasterten und kanalisierten Städte wesentlich geringere Erkrankungsziffern auf. Diese lokale Begrenzung der Krankheit paßt vollständig auf die Verbreitung der Phlebotomen und ihre Brutplätze, auf ihr beschränktes Flugvermögen und ihre sonstigen Lebensgewohnheiten in Verbindung mit der Vegetation, mit feuchtem, faulenden organischen Material und offenen einstöckigen Gebäuden, die ungepflasterte Flure haben. In Indien ist die Verbreitung in typischer Weise auf eine Familie, auf ein bestimmtes Haus oder einen eng umschriebenen Platz beschränkt. Dieser Umstand läßt zunächst an eine Kontaktinfektion von Mensch zu Mensch denken. Bringt man jedoch eine ganze Familie, bei der eine Person erkrankt ist, in einen anderen Ort, so befällt die Krankheit kein anderes Familienmitglied (vgl. S. 566).

Das *Alter der Patienten* liegt in Indien vorzugsweise zwischen 5 und 15 Jahren. Im Mittelmeergebiet sowie in China erkranken häufiger kleine Kinder („*Leishmania infantum*") und Jugendliche, doch werden auch ältere Personen befallen (vgl. dazu Uebel 1950/51).

Die Durchschnittszahlen einer größeren Statistik aus China geben an, daß etwa

35,5% zwischen 1. und 10. Lebensjahr,
37 % zwischen 11. und 20. Lebensjahr,
17,2% zwischen 21. und 30. Lebensjahr,
7,7% zwischen 31. und 40. Lebensjahr,
2,6% zwischen 41. und 60. Lebensjahr stehen.

Eine Faustregel besagt, daß etwa 50% bis 60% zwischen 10 und 20 Jahren liegen, die restlichen 25% über 20 Jahre. Nach chinesischen Statistiken sind etwa 73—90% aller Patienten männlichen Geschlechts, dabei muß aber berücksichtigt werden, daß dort die Familien eher die Knaben als die Mädchen ins Krankenhaus schicken, und die Frauen weniger gern einen Arzt aufsuchen als die Männer (Snapper). Ähnliches gilt für Indien.

Hauptüberträger der visceralen Leishmaniase sind folgende Sandmücken:

Phlebotomus perniciosus im westlichen Mittelmeergebiet (z. B. Italien, Algerien)

P. major im östlichen Mittelmeergebiet (z. B. Kreta),

P. chinensis in China,

P. argentipes in Indien,

P. papatasii in Zentralasien,

P. longipalpis in Südamerika,

P. intermedius in Südamerika.

Außer den Phlebotomen sind auch andere Arthropoden für die Übertragung verantwortlich gemacht worden. Aber keine Art hat praktische Bedeutung gewonnen. In Bettwanzen (*Cimex*), Raubwanzen (*Triatoma*) und Flöhen entstanden begeißelte Leishmanien und nach Verimpfung einer Emulsion aus infizierten Individuen können empfängliche Tiere auch erkranken. Daraus schloß man auf die Möglichkeit einer Übertragung von Leishmanien auf den Menschen durch zerquetschte Tiere, bzw. den infektiösen Darminhalt. Die Möglichkeit dieser Übertragung läßt sich nicht ausschließen, ist aber ohne epidemiologische Bedeutung. In Läusen, Milben und Zecken entstehen keine *Leptomonas*-Formen; die Leishmanien gehen in ihnen offenbar zugrunde. Zecken werden zwar wiederholt im Mittelmeergebiet als Überträger der Leishmaniase verdächtigt (zuletzt erst aus *Marseille* von GIRAUD 1947). Beweise dafür liegen jedoch nicht vor. — Für Südamerika wurden die Raubwanzen als Überträger angesehen. Die Leishmanien vermehren sich jedoch nicht in den Triatomen, so daß diese für Zentralsüdamerika als Überträger ausgeschlossen werden können.

Erregerreservoire. Bei der Epidemiologie der Kala-Azar spielt der *Hund*, wohl auch die Katze, als dritter

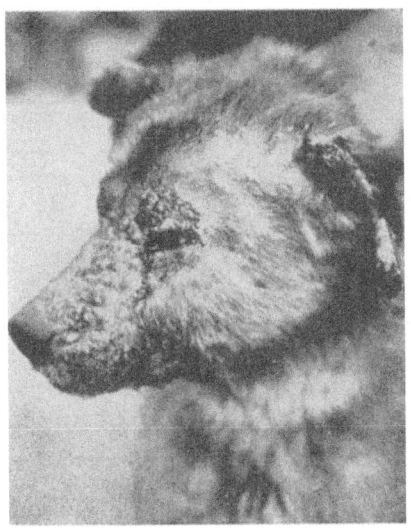

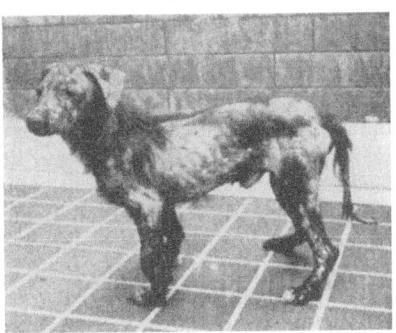

Abb. 38. *Leishmania donovani*; Hunde-Kala-Azar. (Nach SNAPPER 1941.)

Abb. 39. *Leishmania donovani*; Hunde-Kala-Azar. Hautveränderungen am Kopf, besonders rund um die Augen und an den Ohren. (Nach SNAPPER 1941.)

Faktor vielfach eine vielleicht entscheidende Rolle. Vor allem im Mittelmeerraum sind zahlreiche Hunde mit *Leishmania donovani* („*L. canis*") infiziert. Diese Beobachtung hat man neuerdings auch in China und in Südamerika machen können (in China 1934 erstmalig von ANDREWS, 1937/38 von CHAGAS und Mitarbeitern für Südamerika nachgewiesen), in Indien und im Sudan jedoch nicht.

Die typische, akute Hunde-Kala-Azar ist durch die Hauterscheinungen, die zuerst um die Augen und Nasenlöcher herum und an der Basis der Ohren auftreten, charakterisiert (Abb. 39). Experimentell infizierte Hunde hatten in einem von NICOLAU und PÉRARD (1936) beschriebenen Fall so stark befallene Augen, daß Blindheit eintrat. Die Erreger schwinden bald aus dem peripheren Blut und befallen vor allem die Haut. Die Hunde zeigen dann nacheinander folgende Symptome: Seborrhoe, Schuppenbildung, Haarausfall, Hautschwellung, Knotenbildung und schließlich geschwüriger Zerfall der Haut (Ulcerationen). Die Folgen bestehen in allgemeiner Abzehrung (Abb. 38). Der Parasitennachweis in den Hunden kann leicht durch Prüfung der verdickten Hautstellen (Abb. 40) und durch Drüsenpunktionen erbracht werden, weil diese viel mehr Parasiten in der Haut beherbergen als der Mensch. Die Phlebotomen infizieren sich daher viel leichter am Hund als am Menschen. Deshalb besteht eine wesentliche prophylaktische Maßnahme gegen die Kala-Azar in der Beseitigung aller Hunde am Ort. Besonders deutlich wurde die Wirkung dieser Maßnahme auf begrenztem Raum (z. B. Inseln). Die Beseitigung *aller* Hunde führte zu einem erheblichen Rückgang der menschlichen Erkrankungshäufigkeit. — Die infizierten Hunde können häufig völlig gesund erscheinen. Deshalb reicht die Beseitigung der *akut erkrankten* Hunde allein nicht aus.

Außer dem Hund sind *verschiedene Nagetiere als Reservoire* der visceralen Leishmanien angesehen worden: dazu gehören der chinesische Hamster (*Cricetulus griseus*) und die chinesische Hausmaus, die insbesondere für experimentelle

Infektionen als sehr empfänglich erkannt wurden. Sie zeigen keine Tendenz zur Selbstheilung, sondern gehen an der Infektion zugrunde. Auch der europäische Hamster (*Cricetus cricetus* L.) und der syrische Goldhamster (*Mesocricetus auratus*) sind sehr empfänglich. Natürliche Infektionen mit Leishmanien sind beim Hamster nur vereinzelt gefunden worden, obgleich die Untersuchungen in Gegenden gemacht wurden, wo etwa 5% der Bevölkerung mit Kala-Azar befallen war. Die Übertragungsversuche von Hamster zu Hamster über seine Ektoparasiten verliefen negativ. KAHW stellte fest, daß 3 von 10 Hamstern (*Cricetulus griseus*), die von einem toten infizierten Hamster fraßen, infiziert wurden und vermutet hier eine mögliche Infektionsquelle für das Nagerreservoir.

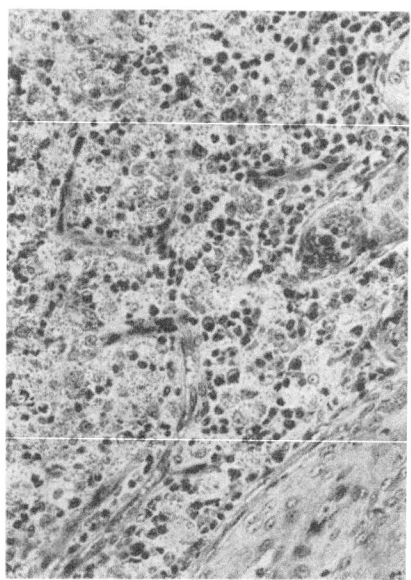

Natürliche Infektionen sind auch von Pferden und Schafen berichtet worden. — Experimentell lassen sich Mäuse, Ratten, Meerschweinchen, Kaninchen, Katzen und Affen infizieren.

Prophylaxe. Als Forderung für eine *wirksame Prophylaxe* ergibt sich aus diesen epidemiologischen Zusammenhängen:

1. Erfassung aller Parasitenträger durch systematische Untersuchung der Bevölkerung in endemischen Gebieten und ihre spezifische Behandlung.

2. Beseitigung aller infizierten Hunde.

3. Beseitigung aller Materialien, die den Phlebotomen als Brutstätten dienen können (vgl. S. 566).

4. Benutzung geeigneter, feinmaschiger Moskitonetze, die die Phlebotomen mechanisch abhalten; gute Ventilation hält die Sandmücken ebenfalls fern.

Abb. 40. *Leishmania donovani*; Hunde-Kala-Azar. Schnitt durch die Haut mit zahllosen Parasiten im subcutanen Gewebe. (Nach HOEPPLI aus SNAPPER 1941.)

Mikroskopische Diagnose (Erregernachweis). *Zur Sicherung der Diagnose ist der Erregernachweis immer anzustreben.* Die Leishmanien befinden sich bei einer visceralen Erkrankung vorwiegend in den Zellen des R.E.S. Daher findet man die Parasiten auch in den entsprechenden Zellen des Blutes, d. h. in Plasmazellen, Monocyten, manchmal auch in polymorphkernigen Leukocyten. Immer aber muß mit *spärlichem Befall des Blutes* gerechnet werden. Muß man sich auf die Blutuntersuchung beschränken, so helfen *Anreicherungsverfahren in Verbindung mit der Kultur auf Blutagarnährböden* (vgl. S. 665). „Dicke Tropfen"-Präparate sind ungeeignet.

Nach MAYER und WERNER mischt man je 1 cm³ Patientenblut mit 10 cm³ einer 2%igen Natriumcitratlösung in 0,85% NaCl-Lösung und läßt 2—5 Std bei 24° C absetzen, pipettiert die überstehende Flüssigkeit ab und verimpft den Bodensatz auf einen geeigneten Nährboden (NÖLLERS Pferdeblutagar oder N N N-Agar (= NOVY-MACNEAL-NICOLLE-Agar). Nach PAONI läßt sich statt Blut auch entrahmte Kuh- oder Ziegenmilch verwenden. Die begeißelten Formen kann man unter Umständen schon nach 1—2 Tagen, meist aber erst nach 5—7 Tagen und noch später feststellen (vgl. S. 86).

Noch sicherer führt die Organpunktion zum Ziel, und zwar früher als die Seroreaktionen positiv werden. Es ist, nach Auffassung französischer Autoren, zweckmäßig, mit einer Punktion der *Lymphknoten* zu beginnen und erst dann, wenn dort keine Parasiten gefunden werden, die *Knochenmarkpunktion* vorzunehmen. In den meisten Fällen ist das Sternalpunktat parasitenhaltig (etwa

80%). Die gefährlichere Milzpunktion sollte nur vorgenommen werden, wenn das Sternalmark bei begründetem Verdacht negativ ist. Sie führt allerdings *in den meisten Fällen* zu einem positiven Ergebnis. Das Auffinden der Parasiten in der Leber ist nur aussichtsreich, wenn sie stark vergrößert ist. Das gewonnene Punktat wird wie ein Blutausstrich verarbeitet (Ausstrich fixiert und nach GIEMSA gefärbt; vgl. S. 659).

Auch *in der Körperhaut* lassen sich unter Umständen Parasiten nachweisen. Hautabstriche (die nicht zur Blutung führen dürfen) können auch zur mikroskopischen Diagnose herangezogen werden. Leichter gelingt der Parasitennachweis in der Haut, wenn ein Exanthem auftritt. Ist dieses sehr ausgeprägt — „rash" — so sind Leishmanien in den einzelnen Efflorescenzen fast regelmäßig leicht zu finden. COLE berichtet von zwei Patienten, bei denen überhaupt erst auf diesem Wege der Parasitennachweis glückte.

Bei Hunden lassen sich Leishmanien in der Körperhaut, im Nasenschleim und durch Hodenpunktion nachweisen (POUL 1949).

Serologische Untersuchungsverfahren. Die serologischen Methoden zur Erkennung einer visceralen Leishmaniase sind nicht artspezifisch. Die üblichen immunbiologischen Reaktionen lassen sich in gleicher Weise mit einem Antigen von *L. donovani* wie mit *L. tropica* anstellen. Aber wenn Orientbeule ausgeschlossen werden kann, spricht eine positive Komplementbindungsreaktion bereits drei Wochen nach Beginn der Krankheit, d. h. zu einer Zeit, wo durch Sternalpunktion der Nachweis noch nicht gelingt, für Kala-Azar. Von 920 Fällen mit wohl begründetem Verdacht erwiesen sich 93% als positiv und nur 1% zweifelhaft.

Merkwürdigerweise hat sich dabei ein aus Tuberkelbakterien (und anderen säurefesten Stäbchen) (nach WITEBSKY) hergestelltes Antigen als von großem Wert für die Diagnose der Kala-Azar erwiesen.

Weitere, für die Kala-Azar charakteristische — wenn auch unspezifische — serologische Untersuchungsmethoden gehen nicht auf eine Immunkörperreaktion zurück, sondern auf eine Vermehrung der grobdispersen Serumeiweißkörper (Labilitätsreaktionen). Die Ursache für die Zunahme des Serumeiweißes läßt sich nicht angeben. — Die wichtigsten dieser Methoden sind die folgenden:

1. BRAHMACHARI beobachtete, daß das Serum eines Kala-Azara-Patienten, bis zu 1:20 mit destilliertem Wasser verdünnt, ein wolkiges oder dickes Präcipitat gibt, das bei normalen Seren fehlte. Er entwickelte von dieser Grundlage aus den Globulin-Ringtest und einen Globulin-Präcipitattest.

2. Der Aldehydtest (Formol-Geltest) (nach NAPIER).

Es wird ein Tropfen Serum auf einem Objektträger über eine Schale mit etwas Formalin gehängt. Nach einigen Minuten bis zu einer halben Stunde wird der Tropfen vollständig fest und undurchsichtig. Wenn das Serum nur geliert, ist der Test negativ (Schnellverfahren).

Im Laboratorium wird 1 cm³ Patientenserum, 1 Tropfen Formalin (30—40%ig) gut gemischt und bei Zimmertemperatur aufgestellt; innerhalb von 3—20 min wird die Mischung fest und undurchsichtig wie gekochtes Eiweiß (= +++). Tritt dieses Ergebnis erst nach 2 Std ein, gilt es als ++, nach 24 Std als +. Bei zweifelhafter Reaktion wird das Serum nur fest und getrübt durchsichtig (Kontrolle mit Normalserum). Bei frischer Kala-Azar-Infektion (unter 4 Monaten) wird das Serum nur milchig, ohne fest zu werden. — Bei Trypanosomiasis kann der Test auch positiv ausfallen.

Eine Abwandlung dieser Reaktion empfiehlt neuerdings TRINCÃO (1948): Patientenserum wird mit 0,3 normaler Salzsäure im Verhältnis 2:1 gemischt. Es tritt im positiven Fall wieder Koagulation ein, die nach 15 min vollkommen ist. Die Reaktion ist nach bisherigen Erfahrungen weniger empfindlich als der Formol-Geltest, aber vielleicht spezifischer.

3. Antimontest (nach CHOPRA).

a_1) *Mit unverdünntem Serum* (daneben mit verdünntem Serum a_2). Zu einer Serumprobe im Reagensglas (am besten UHLENHUTH-Röhrchen) läßt man langsam

4%ige Lösung eines fünfwertigen organischen Antimonpräparates (z. B. Neostibosan) zulaufen. Es tritt bei Kala-Azar-Serum sofort ein dicker, flockiger
Niederschlag auf, der sich auch nach 24 Std nicht gelöst hat. Man soll nach
10 min ablesen.

Tritt der Niederschlag sofort und dickflockig auf, gilt die Reaktion als +++;
deutliche Flocken, aber in geringerer Menge ++ bis +. In zweifelhaften Fällen
tritt nur ein feinkörniger Niederschlag auf, der unter Umständen nach wenigen
Stunden wieder verschwindet. Nur stark positive Reaktionen sprechen für Kala-
Azar.

a$_2$) *Mit verdünntem Serum.* Es wird Patienten*serum* im Verhältnis 1:10 mit Aqua dest.
verdünnt; sonst wie bei a$_1$). Nach 5—10 min muß abgelesen werden. Es tritt im positiven
Falle dann bereits ein dicker, weißflockiger Niederschlag auf, der je nach der Stärke mit
+++ bis + gekennzeichnet wird. Wolkige Trübungen ohne Flocken sprechen nicht für
Kala-Azar. Später vorgenommene Ablesung ist unzuverlässig. Verzögerte Reaktionen
sprechen für eine junge Infektion.

b) Ein Tropfen Blut, aus dem Finger gewonnen, wird in ein kleines Reagensglas getan,
das 0,25 cm³ einer 2%igen Natriumoxalatlösung enthält. Die Mischung wird geschüttelt;
man läßt absetzen (ungefähr 10—15 min). Die überstehende Flüssigkeit wird auf ein Reagensglas (4—5 mm Durchmesser) übertragen und dann mit 4%iger Lösung eines fünfwertigen
organischen Antimonpräparates überschichtet. Das schwerere Antimon durchläuft das ver-
dünnte Serum und im Falle einer Kala-Azarerkrankung tritt langsam ein säulenartiges
Präcipitat auf. Dieses muß flockig sein. Abgelesen wird nach 5—10 min, nicht später.

Chemotherapie. Die medikamentöse Therapie der Kala-Azar gelingt relativ
leicht mit Brechweinstein, besser mit den bewährten fünfwertigen organischen
Antimonpräparaten (Stibosan, Neostibosan, Solustibosan und verwandte Mittel).
Neuerdings sind auch antimonfreie Diamidine mit Erfolg zur Chemotherapie
der visceralen Leishmaniase herangezogen worden; sie werden besonders bei
antimonresistenten Fällen empfohlen (vgl. bei FISCHER und REICHENOW 1952).

Leishmania tropica (WRIGHT 1903) LÜHE 1906.
(Erreger der Orientbeule.)

Historisches. Als LEISHMAN und DONOVAN unabhängig voneinander in verschiedenen
Teilen Indiens arbeiteten und im Jahre 1903 über den Erreger der Kala-Azar berichteten,
entdeckte WRIGHT (1903) *Leishmania tropica* im excidierten Gewebe einer Orientbeule bei
einem armenischen Patienten in Massachusetts.

Ein Bericht über eine der Orientbeule sehr ähnliche Hautkrankheit ist wohl zuerst von
HASSELQUIST und RUSSEL 1756 gegeben worden. In der Mitte des 19. Jahrhunderts wurde
eine solche Erkrankung von französischen Sanitätsoffizieren aus Afrika beschrieben; LA-
VERAN (1880) wies die Übertragbarkeit nach und vermutete die Beteiligung von Fliegen in
der Natur. 1885 fand CUNNINGHAM im histologischen Präparat intracelluläre Körper, die
runde bis ovale Gestalt hatten. PAWLOWSKY (1931) weist darauf hin, daß BOROWSKI 1898
den Erreger der Orientbeule in Taschkent gesehen und richtig beschrieben habe. WRIGHT
in Boston gab dann eine vollständige Beschreibung des Erregers, den er *Helicosoma tropica*
nannte. Er wurde dann aber systematisch richtig von LÜHE eingeordnet und *Leishmania
tropica* genannt.

Geographische Verbreitung. Die Orientbeule (Hautleishmaniase) ist eine
Krankheit der warmen Länder und führt je nach dem Ort gehäuften Vorkommens
verschiedene Namen. So wird sie als Delhibeule, Aleppobeule, Bagdadbeule bezeichnet, heißt französisch „Bouton d'Orient", englisch „oriental-sore". Sie ist
in Südeuropa und in den Ländern des Mittelmeergebietes, einigen Teilen Afrikas,
in Südchina, Nordostindien, Zentralasien und Südamerika endemisch (vgl. Karte
S. 85 und S. 90). Wenige Fälle sind auch aus den USA. und Kanada bekannt;
doch handelt es sich hier wohl um eingeschleppte Fälle (vgl. auch PIEKARSKI 1952).

Morphologie und Formwechsel. *Leishmania tropica* ist dem Erreger der Kala-
Azar in Gestalt und Lebensweise außerordentlich ähnlich. Er lebt intracellulär

und wird von Sandmücken übertragen, in denen sich das *Leptomonas*-Stadium ausbildet. Nach dem Cyclus in den Phlebotomen steigen die Parasiten in den Rüssel auf und gelangen beim Stich wieder in den Menschen oder einen anderen empfänglichen Wirt. Sie vermehren sich durch Zweiteilung. Ihre Größe liegt bei 2—4 μ (Abb. 41) (vgl. bei *Leishmania donovani*, S. 86).

Reaktion des Wirtes (Pathogenese). Die *Orientbeule* ist eine Hautkrankheit, die zu keiner allgemeinen Dissemination führt, wie die Kala-Azar, sondern lokalisiert bleibt. Daher findet man die Parasiten auch nicht im Blut und in den inneren Organen, sondern in Endothelzellen der Hautcapillaren. An den Stichstellen der Phlebotomen findet man einen Kranz von parasitierten Zellen.

Die ersten Erscheinungen sind einem sehr hartnäckigen Insektenstich ähnlich Meist juckt am Anfang die Infektionsstelle. Oft beginnt sie auch ohne Schmerzen mit einer kleinen roten Papel, die sich langsam vergrößert und zu einem subcutanen Knötchen wird. Im Zentrum bildet sich eine dünne Kruste, die allmählich einfällt. Es entsteht hier ein Geschwür mit einer groben, dicker werdenden Kruste, die schwer abzuheben ist. Auf diesem Stadium bildet sich ein erhabener, rötlicher, lippenähnlicher Rand um das Geschwür. Dieses kann bis zu 4 cm im Durchmesser (meist etwa 2 cm) erreichen (Abb. 42). Man findet die Parasiten *unter* dem Krustenrand; durch einen Ausstrich aus diesem Bereich lassen sie sich meist leicht nach-

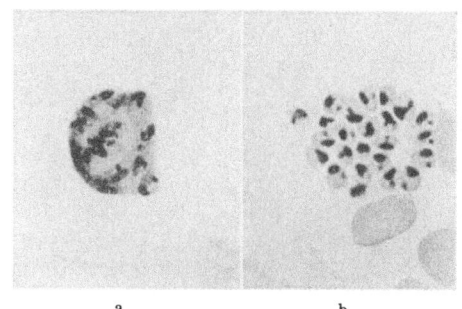

a   b

Abb. 41 a u. b. *Leishmania tropica*. a Besonders großer Parasit mit mehr als 20 Kernen. b Gruppe von 24 wahrscheinlich durch Zerfall eines Parasiten entstandene Jugendformen (1000:1). (Nach v. WASIELEWSKI.)

weisen. Unbehandelte Fälle können nach 3 Monaten bis zu 1 Jahr spontan unter Narbenbildung abheilen. In Persien heißt die Orientbeule daher auch *Salek*, das bedeutet „1 Jahr", in der Türkei „senalik çibani", d. h. Jahresbeule, eine Kennzeichnung, die sich auf die durchschnittliche Dauer der Erkrankung bezieht. — Die Beulen liegen vorwiegend an den unbedeckten Körperteilen, vor allem im Gesicht und an den Armen. Sie stehen in enger Beziehung zu den Schlafgewohnheiten der Betroffenen, und ihre Lage am Körper ist daher kein Charakteristikum der Parasiten oder der Krankheit (vgl. S. 568).

Eine besondere Form der Hautleishmaniase führt nicht zu Geschwürsbildungen und wird daher auch als „trockene Form" („dry form") oder als papulotuberculäre gekennzeichnet (s. auch unten S. 98). Die Haut zeigt große, rundliche, rötliche, erhabene Papeln, die von leichtem Schorf bedeckt sind. Dieser bildet sich auffallend schnell neu, wenn er abgekratzt wird. Gewöhnlich heilen die Papeln in wenigen Monaten unter Narbenbildung ab (LEFROU 1948).

Die *Inkubationszeit* ist individuell verschieden, pflegt aber nicht über 6 Wochen zu betragen. Es wird jedoch auch über außergewöhnlich lange Inkubationszeiten (18, 30 und 56 Monate) berichtet (BERBERIAN 1944). Die ersten Erscheinungen können bereits nach 10 Tagen erkennbar werden. Ungewöhnlich ist das Auftreten der Beulen an Ohren, im Nacken, an Ellbogen, Finger, Knie, Fußknöchel, Füßen, Zehen und Penis.

Die Verschiedenheit der klinischen Erscheinungsformen ließ immer wieder die Frage stellen, ob es sich bei den Erregern der beiden oben beschriebenen Formen von Hautleishmaniase um ein und dieselbe *Leishmania*-Art handelt (= *L. tropica*). Im Sudan tritt eine von KIRK beschriebene besondere Form auf, die sehr häufig an Mund, Ohren und Nase zu

schweren Zerstörungen führt. Aus Turkmenien berichten russische Forscher über zwei verschiedene Formen, die sie als trockene und nasse Hautleishmaniase kennzeichnen. Sie glauben
die Unterschiede zwischen den beiden Formen schon darum nicht durch individuelle Eigenschaften der Menschen erklären zu können, weil sie jeweils mit einer bestimmten Landschaft verbunden sind: die trockene Form mit den Städten (*Typus urbanus*), die nasse mit ländlicher Umgebung der Sandwüste (*Typus rusticus*). Beide Typen sollen sich auch immunbiologisch voneinander unterscheiden lassen. Geklärt ist die Frage der Artcharakterisierung jedenfalls noch nicht.

Immunbiologie. Im allgemeinen führt eine Hautleishmaniase zu einer
lebenslänglichen *Immunität*. Sie entwickelt sich langsam und ist erst dann vollkommen, wenn keine Parasiten mehr in der Beule gefunden werden. Ihre Entstehung ist an das Aufkommen einer Beule und deren natürliche Abheilung
gebunden (BERBERIAN). Wird die Beule operativ entfernt, so kann sich keine aus-

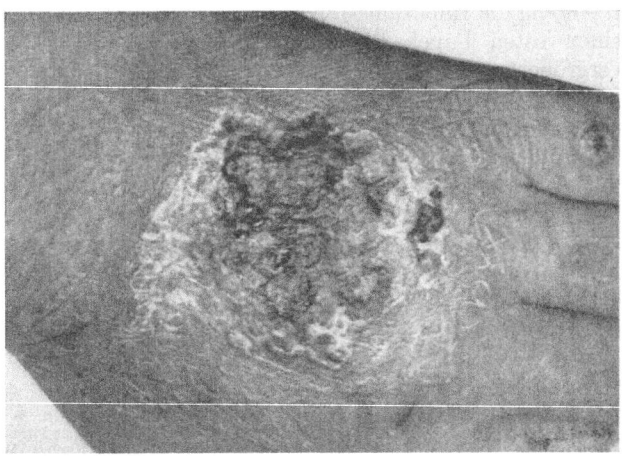

Abb. 42. *Leishmania tropica.* Orientbeule (Original MARCHIONINI). (Aus FISCHER-REICHENOW 1952.)

reichende Immunität ausbilden; es entstehen unter Umständen bei entsprechender Exposition oder durch Verschleppung von Parasiten neue Beulen. Dementsprechend fällt der Hauttest mit einer *Leishmania tropica*-Vaccine bei unvoll-
kommener Immunität positiv aus, bei vollkommener negativ (vgl. SAGHER 1947).
Auch nach medikamentöser Behandlung scheint sich keine ausreichende Immunitätslage zu entwickeln. Aus dieser Erfahrung heraus lassen sich z. B. die Bewohner der betroffenen Gebiete in der Türkei im allgemeinen nicht eher als
3—4 Monate nach dem Auftreten der Beule behandeln.

In den betroffenen Gebieten ist es teilweise üblich, die Kinder, besonders
Mädchen, an bedeckten Körperteilen (Oberschenkel) mit Material einer frischen
Orientbeule zu infizieren, um eine Immunität zu erzeugen und so zu verhindern,
daß später entstellende Narben im Gesicht oder an den Händen entstehen. Dieses
Verfahren ist seit langer Zeit bei den Juden in Palästina und in manchen Teilen
der Türkei üblich gewesen. (Dabei können aber auch Infektionen wie Malaria
und Syphilis übertragen werden!) Es wurden auch Impfversuche mit Kulturmaterial angestellt, die zu einem günstigen Resultat führten. Die Immunität
ist jedoch immer unvollkommen, solange die experimentell gesetzte Beule nicht
vollständig abgeheilt ist (SENEKJI und BEATTIE).

Bedeutungsvoll sind *intracutane Injektionen* von *Leishmania*-Antigen aus
Kulturleishmanien geworden. Es bildet sich im positiven Falle nach 24 Std ein
Erythem mit einer kleinen, zentralen Quaddel von 5—10 mm Durchmesser an
der Injektionsstelle. Die Komplementbindungsreaktion fällt mit einem spezifischen Antigen positiv aus (vgl. bei *L. donovani*, S. 95).

Epidemiologie. Übertragung. Die *Verbreitung und Übertragung* der Erreger der Orientbeule erfolgt ebenfalls *durch Phlebotomen*. Aber auch hier ist die Anerkennung der Mitwirkung der Sandmücken noch nicht so allgemein, daß es nicht noch einer besonderen Begründung für diese epidemiologischen Zusammenhänge bedürfte. Für die Übertragung der Leishmanien durch die Sandmücken spricht die Beobachtung, daß die Stechgewohnheiten der Phlebotomen und die Lage der Orientbeulen weitgehend mit der Art der Bekleidung und den Schlafgewohnheiten der Bevölkerung übereinstimmen. Während z. B. Europäer nachts möglichst wenig bekleidet schlafen, tragen die Eingeborenen nachts ihr langes Hemd. Daher werden diese auch nur im Gesicht und an den Extremitäten — also an den unbedeckten Körperstellen — gestochen, während beim Europäer jede Stelle am Körper infiziert sein kann. — Das Auftreten der Beule ist weitgehend jahreszeitlich gebunden. Diese Zeiten stehen in Beziehung zu den Hauptflugzeiten der Phlebotomen. So erwerben z. B. in Gafsa (Tunis) fast alle Neuankömmlinge, die gegen Ende des Sommers eintreffen, schnell Orientbeulen, während die im November/Dezember eintreffenden Personen vorerst davon frei bleiben. Auch die Übereinstimmung der geographischen Verbreitung der Orientbeule mit der der übertragenden Sandmückenarten der Gattung *Phlebotomus*, die sich zudem leicht mit *Leishmanien* infizieren lassen, wenn sie an Orientbeulen eines Menschen gefüttert werden, ist sicher nicht zufällig (vgl. S. 90 und 91). — Die so infizierten Phlebotomen enthalten *Leptomonas*-Formen; die Parasiten machen im Überträger den gleichen Formwechsel durch wie *L. donovani*. Die Endstadien dieser Entwicklungsreihe sind Kurzformen mit langer Geißel (vgl. Abb. 34, *11* und *12*). Sie setzen sich vorwiegend im vorderen Teil des Mitteldarms mit Hilfe ihres Flagellums fest, widerstehen den Darmentleerungen und wandern in den Rüssel ein. Mit Phlebotomen, die diese Stadien enthalten, läßt sich eine Orientbeule herbeiführen, wenn sie auf scarifizierter Haut zerdrückt werden. ADLER und BER (1941) gelang sogar die Übertragung von *L. tropica* von Mensch zu Mensch durch den Stich infizierter Phlebotomen.

Die Tatsache, daß die mit den Leishmanien verwandten pathogenen Protozoenarten (Trypanosomiden) mit Ausnahme von *T. equiperdum* und *Toxoplasma* durch Insekten übertragen werden, kann indirekt als Stütze für die Annahme der Mitwirkung der Sandmücken bei der Übertragung der Leishmanien gelten (HUFF 1938). Außerdem treten in den Phlebotomen auch hier die gleichen Stadien auf, die man auf künstlichen Nährböden gewinnt (*Leptomonas*-Form). — Avirulente Stämme von *L. tropica* haben durch Phlebotomenpassage ihre Virulenz wiedergewonnen.

Die *wichtigsten Überträger* der Orientbeule in Europa und im Mittelmeergebiet sind: *Phlebotomus papatasii* SCOPOLI und *P. sergenti* PARROT. *P. papatasii* gilt als Haupt- oder sogar als alleiniger Überträger der Orientbeule in manchen Gegenden Palästinas, Transjordaniens, Mesopotamiens und Zentralasiens. *P. sergenti* ist ebenfalls ein bedeutsamer Überträger, so auf Kreta, in Persien, stellenweise in Palästina, Transjordanien und Mesopotamien; möglicherweise auch in Nordafrika (vielleicht auch *P. perfiliewi*). *Beide Arten kommen für die Übertragung der Kala-Azar in der Regel nicht in Frage.*

Stomoxys calcitrans und *Musca domestica* sind als Überträger der Hautleishmaniose verdächtigt worden. Die Möglichkeit einer mechanischen Verschleppung von einem Saugakt bzw. Freßakt zum nächsten, von einer offenen Wunde auf eine andere, muß wohl zugebilligt werden; ein Cyclus wird aber nicht durchgemacht, und große praktische Bedeutung kommt diesen beiden Fliegenarten in diesem Zusammenhang nicht zu.

Neben der Übertragung durch Phlebotomen ist auch Kontaktinfektion möglich.

Parasitenreservoire. Als Parasitenreservoire (vierter epidemiologischer Faktor neben Mensch, Parasit und Überträger) spielen wiederum Säugetiere eine bedeutsame Rolle. Hier sind es in erster Linie wildlebende Nagetiere. In den

Sandwüsten Turkmeniens fanden russische Forscher viele Nagetiere (im Durchschnitt zu 30%) mit *Leishmania tropica* natürlich infiziert. In den Bauten dieser Nager (Ziesel, Gerbellinen, *Meriones erythrourus* und *Spermophillopsis leptodactylus*) brüten zahlreiche Phlebotomen (*P. caucasicus*). Die Bedeutung dieser Nagerbauten und der in ihnen nistenden Sandmücken für die Epidemiologie der Hautleishmaniase haben LATYSCHEW und KRIUKOVA (1941) durch die Wirkung einer systematischen Bekämpfungsaktion auf die Erkrankungshäufigkeit gezeigt. Im Umkreis von 1,3 km von einem Dorf wurden sämtliche Nagerbauten in der Sandwüste Turkmeniens mit Chlorpikrin (3—4 g je Loch) vergiftet. Die Erkrankungsziffer der Bevölkerung sank auf ein Zehntel der sonst üblichen Häufigkeit (sonst bis zu 70%). — In Nordafrika sind ebenfalls Nagetiere als Erregerreservoire erkannt worden, und Beobachtungen von HENNIG weisen auf ähnliche Verhältnisse in Norditalien hin.

Im Mittelmeergebiet spielen vielleicht auch die Hunde eine gewisse Rolle als Erregerreservoir für die Orientbeule. Doch findet man hier die Parasiten bei den befallenen Hunden in der Regel nicht nur in den Hautbeulen, sondern auch in inneren Organen (Mischinfektion?). Experimentell lassen sich Mäuse, Ratten, Hamster, Affen und Katzen infizieren. Vielfach üblich ist eine Vermehrung von *L. tropica* auf der Schwanzwurzel von Mäusen, wobei nach einer künstlich erzeugten Entzündung des Gewebes eine Lokalinfektion gesetzt werden kann.

Prophylaxe. Die prophylaktischen Maßnahmen müssen sich vor allen Dingen auf die Abwehr der übertragenden Phlebotomen erstrecken, wobei ihre Brutplätze in der Umgebung von Wohnungen und bei verschiedenen Nagetieren zu berücksichtigen sind. Die modernen Insecticide sind heute eine außerordentliche Hilfe, weil sie die Imprägnierung von Mückennetzen und Zelten erlauben. Durch Beseitigung der Erregerreservoire (Nagetiere) sank die Infektionshäufigkeit beim Menschen stellenweise von 70% auf 0,4% (in Turkmenien).

Im Zusammenhang mit der systematischen Bekämpfung der Malariamücken hat sich in vielen Gebieten auch ein Rückgang der Leishmaniasen gezeigt. Von Griechenland, Kreta und Italien liegen Berichte vor, daß die systematische Anwendung von DDT eine deutliche Verminderung der Phlebotomen und damit auch der Kala-Azar und der Orientbeule gezeitigt habe.

Mikroskopische Diagnose. Die Diagnose muß durch den Nachweis der Leishmanien in den Beulen — vom Rand entnommenes Material — geführt werden. Ausstriche — nach GIEMSA gefärbt — lassen die kleinen, 2—4 μ großen, ovalen Leishmanien erkennen. Sehr wertvoll ist bei spärlichem Parasitenbefall die Übertragung des Materials auf geeignete Nährböden. Verwechselungen mit Hefezellen u. ä. lassen sich so vollkommen ausschließen (vgl. S. 665).

Chemotherapie. Die Behandlung der Orientbeule erfolgt am besten lokal, d. h. es werden die einzelnen Beulen mit einem geeigneten Heilmittel um- oder unterspritzt. Als sehr wirksam haben sich *Atebrinmusonat* und *Solustibosan* erwiesen. Diese Behandlung hat sich auch bei der südamerikanischen Hautleishmaniase bewährt (vgl. S. 102).

Leishmania brasiliensis (VIANNA 1911).
(Erreger der Schleimhautleishmaniase.)

Historisches. Lange vor der Entdeckung des Erregers der Schleimhautleishmaniase durch VIANNA im Jahre 1911 ist die Krankheit mit ihrem charakteristischen Erscheinungsbild bekannt gewesen. Man brachte ihre Entstehung sogar schon mit Insektenstichen in Verbindung. DIEGO DE MORALES, von PALMA zitiert, gibt an, daß in gewissen Gegenden der Anden Infektionen der Nase mit starken Zerstörungen der Haut bereits aus dem Jahre 1602 erwähnt werden: „Alle erkranken an einer Beule durch ein Moskito" (TREVIÑO Y VILLASENORI 1947).

Geographische Verbreitung. Das Vorkommen der Schleimhaut-Leishmaniase erstreckt sich auf das Gebiet von Mittel- und Südamerika, etwa zwischen dem 21. Grad nördlicher und dem 25. Grad südlicher Breite. Dabei wechselt das Krankheitsbild in den einzelnen Staaten („Botón de Vélez"). In Mexiko sind Infektionen am Ohr häufig, in Costa Rica sind Ohr, Unterarm und Beine vorwiegend betroffen, in Peru das Gesicht. Man findet dort häufig Perforationen in die Mundhöhle, die sich auch auf die Nase erstrecken. Die Häufigkeit der Leishmaniose rangiert in Peru gleich nach der der Malaria. Dort wird sie als „Uta" (ein altes Quechua-Indianerwort; bedeutet: zerfressen, zernagt) bezeichnet, insbesondere im Gebiet der Kordilleren. In der Provinz Huarochiri findet man in den Städten fast bei jedem Kind und bei Erwachsenen Gesichtsnarben, oft amputierte Nasen. Die meisten akuten Infektionen treten vor dem 4. Lebensjahr auf. — In Brasilien und Peru treten auch Genitalleishmaniasen auf, die an Lymphogranuloma inguinale erinnern. Ein besonders auffallender Typ ist der sog. „uta macho" (HERRER und WEISS) aus Lima, eine elephantiastische Form; das Gesicht sieht dann aus wie kreuzweise mit Narben versehen. (Vgl. auch Karte S. 85.)

Morphologie und Formwechsel. Der Erreger der südamerikanischen Schleimhautleishmaniase, *L. brasiliensis*, ist in Gestalt und Lebensweise den anderen *Leishmania*-Arten außerordentlich ähnlich.

Reaktion des Wirtes (Pathogenese). Die *Schleimhautbeteiligung* ist für die amerikanische Form der Leishmaniase charakteristisch. Man findet meist zwei geographisch oft vikariierende Hauttypen:

1. die direkte, von einer Hautinfektion im Gesicht ausgehende,
2. die metastasierende Form.

Die erste Form scheint nicht in Mexiko vorzukommen; sie ist selten in Costa Rica, aber häufig in Peru, dem endemischen Zentrum. In Panama wurde von KEAN ein Fall von Nasopharynxbeteiligung berichtet. Die faciale Form der Leishmaniase breitet sich häufig aus und wird zu der als *Noma* bekannten Beschädigung des Gesichts. Sie ist häufig bei Erwachsenen zu sehen. Dazu kann Befall der Ohrmuschel, der Nase und der Lippen kommen. Auch am Augenlid entstehen oft beträchtliche Mißbildungen. Nach der Infektion bildet sich eine Papel, ein Geschwür und schließlich eine Narbe.

Die metastasierende Form ist bei den Indianern unter dem Namen „Espundia" bekannt. Dieser Typ ist in Peru selten. Die Art der Entstehung dieses Typus ist noch unbekannt. Es entstehen an weit voneinander gelegenen Stellen gleichzeitig oder nach Abheilung der Primärerkrankung neue Herde. Dabei spielen Hautverletzungen eine Rolle, von denen aber nicht bekannt ist, ob sie aus einer latenten Infektion hervorgehen oder durch eine Neuinfektion entstehen. Sie sind jedenfalls häufig bei erwachsenen Männern.

Die Inkubationszeit beträgt einige Wochen bis Monate. (Experimentell gesetzte Infektionen mit begeißelten Formen führen innerhalb von 24 Std zu Erythem und ödematösen Erkrankungen.) Die Schleimhautbeschädigung beginnt im Respirationstrakt, vorwiegend am Naseseptum. Es entsteht dabei kein primäres Geschwür, sondern eine pericapilläre Infiltration der Gefäße in der Submucosa. Alle Teile der Atmungswege, einschließlich der Bronchien, können befallen werden. In der Mundregion sind vorwiegend die Schleimhaut des Gaumens, der Wangen und der Lippen betroffen. Aus Brasilien ist ein polypöses Leishmanoid beschrieben worden. Bemerkenswert ist dabei, daß die umliegende Haut intakt bleibt. Durch die Beeinträchtigung der Atmung und der Nahrungsaufnahme ist bei solchen Fällen das Allgemeinbefinden stark verschlechtert. Charakteristisch ist ein starker Speichelfluß. Nach der Abheilung bleiben starke Beschädigung und narbige Deformationen, oft auch aktive Herde zurück.

In noch höherem Maße als bei *Leishmania tropica* und *L. donovani* ist bei *L. brasiliensis* die Frage nach den Beziehungen zwischen den *Leishmania*-Arten untereinander erörtert worden. Diese bekam durch die Entdeckung kleinerer, eigenartiger Leishmaniaseherde im anglo-ägyptischen Sudan neue Nahrung, weil dort anscheinend Kombinationen von allen Leishmaniasetypen auftreten, so daß es Mühe macht, die klinischen Erscheinungen einem der drei Erreger zuzuschreiben. KIRK vermutet die Existenz von mehreren Varietäten einer Art, die jeweils besondere Affinitäten zu bestimmten Geweben haben: die einen neigen zum Oberhautgewebe, andere zu den inneren Organen, wieder andere haben eine Vorliebe für die Schleimhäute der Mund- und Nasenpartie, wobei alle Kombinationen möglich erscheinen. Es sind aber dennoch deutliche Unterschiede zwischen der eigentlichen, südamerikanischen Schleimhautleishmaniase und der oro-nasalen Form des Sudans zu erkennen. Bei der südamerikanischen Form stehen die schweren Hautveränderungen im Vordergrund, wobei die Lymphdrüsen beteiligt sind, jedoch nicht die inneren Organe. Bei der Leishmaniase des Sudans dagegen sind zwar auch Hautschädigungen im Bereiche von Nase und Mund festzustellen, aber auch Milz und Leber sind vielfach beteiligt. Es ist daher wahrscheinlicher, daß die Leishmaniase des Sudans nur eine abgewandelte Kala-Azar darstellt. Eine sichere Entscheidung wird wohl vielfach nicht gelingen (vgl. KIRK 1945, 1950). Morphologisch und physiologisch lassen sich die Erreger voneinander nicht unterscheiden. Nur durch immunbiologische Reaktionen gelingt eine Differenzierung. Von manchen Autoren wird allerdings *L. brasiliensis* als eine Varietät von *L. tropica* angesehen (HOARE 1949).

Epidemiologie und Prophylaxe. Auch für die südamerikanische Schleimhautleishmaniase spielt anscheinend eine Sandmücke, *Phlebotomus intermedius*, als Überträger und wild lebende Tiere als Reservoire eine Rolle. Doch ist die Vermeidung einer Erkrankung in den endemischen Gebieten vorerst noch ein recht schwieriges Unternehmen, weil die genauen epidemiologischen Zusammenhänge, z. B. tierische Reservoire, Art der Übertragung, mögliche Überträger, unbekannt sind. Man kann nur empfehlen, in den endemischen Gebieten alle Vorsicht walten zu lassen, insecticide Mittel aller Art zu verwenden und alle hygienischen Maßnahmen, die in den Tropen angebracht sind, zu befolgen. Eine zuverlässige Impfung ist bisher nicht möglich.

Diagnose. Zur *Sicherung der Diagnose* ist der *Parasitennachweis* erforderlich. Dabei wird mit einer sterilen Pipette vom Rand des Herdes Material entnommen und zweckmäßig neben einem Ausstrich eine Blutagarkultur angelegt (S. 665). In der Hand des Erfahrenen ist auch die Eikultur verwendbar. Große Bedeutung wird dem *Hauttest* (Montenegrotest) beigemessen. Dabei wird ein Antigen, hergestellt aus gewaschenen begeißelten Formen in physiologischer Kochsalzlösung mit 0,4% Phenol (DOSTROWSKY-Vaccine) verwandt. Auch ein Intracutantest nach SAGHER soll brauchbar sein (DOSTROWSKY und SAGHER 1946). Die *Xenodiagnose* mit Insekten ist ohne praktischen Wert. (Indirekt spricht eine Monocytose für diese *Leishmania*-Infektion.)

Chemotherapie. Zur medikamentösen Behandlung der südamerikanischen Schleimhautleishmaniase eignen sich die gleichen Heilmittel wie bei der Orientbeule (vgl. S. 100). *L. brasiliensis* ist außerdem gegenüber *Antimon*-Präparaten recht empfindlich. Nach den Erfahrungen von PUELLO GARCIA (1949) hat sich auch *Resochin*, das sich als Malariaheilmittel bewährte (vgl. S. 204), zur Behandlung der Schleimhautleishmaniase als brauchbar erwiesen. Die wirksame Dosis liegt allerdings über der, die bei der Malariatherapie erforderlich ist.

ε Toxoplasma.

Toxoplasma gondii NICOLLE und MANCEAUX 1908.
(= *Toxoplasma hominis* WOLF 1939.)

Die Stellung der Toxoplasmen im zoologischen System ist bis vor kurzem völlig unsicher gewesen. Die ersten Untersucher (NICOLLE und MANCEAUX 1908) stellten sie zunächst zu den Leishmanien. Später ordnete man sie meist den Sporozoen zu (z. B. HOARE 1949). Im Grunde aber war weder für die eine noch für die andere Klassifizierung eine wirkliche Begründung zu geben. Neuerdings hat Westphal auf Grund vergleichender Untersuchungen die Toxoplasmen wieder in die Verwandtschaft der Leishmanien in die Familie der *Trypanosomiden* verwiesen[1].

Etwa 24 verschiedene Toxoplasmaarten wurden beschrieben und jeweils nach dem Wirtstier benannt, in dem sie gefunden wurden. Allem Anschein nach sind aber alle Arten auf Grund immunbiologischer Untersuchungen und kreuzweiser Überimpfung auf verschiedene Wirtstiere untereinander identisch und gehören zur erstbeschriebenen Art: *Toxoplasma gondii* (N. und M.). Eine Ausnahme macht vielleicht der Erreger einer Vogeltoxoplasmose (Winsser 1952).

Historisches. *Toxoplasma gondii* wurde im Jahre 1908 von Nicolle und Manceaux bzw. Splendore bei Nagetieren (Gundi und Kaninchen) gefunden; später gelang der Nachweis von *Toxoplasma*-Infektionen bei zahlreichen Haus-, Nutz- und Wildtieren, von denen die bedeutendsten die Hunde, Kaninchen, Ratten, Mäuse und Hühner sein dürften.

Im Jahre 1939 entdeckten Wolf, Cowen und Paige in Amerika auch *menschliche Infektionen* und stellten fest, daß die Toxoplasmen besonders bei Kindern zu schweren, selbst tödlichen Erkrankungen führen können. Bemerkenswert ist dabei, daß die Kinder bereits im Mutterleib infiziert und dann oft tot oder schwerkrank geboren werden. — Nachträglich wurden dann noch verschiedene früher aufgetretene Fälle kindlicher Toxoplasmose durch den Erregernachweis geklärt. Danach hatte den ersten Fall beim Menschen der Prager Augenarzt Janku im Jahre 1923 beschrieben und die Parasiten im Auge eines nach 11 Monaten verstorbenen Kindes gefunden, wenn auch nicht richtig erkannt.

Geographische Verbreitung. Die Toxoplasmen sind bei Mensch und Tier offenbar *weltweit* verbreitet. Die Häufigkeit der Infektion ist allerdings bei der ländlichen Bevölkerung im allgemeinen größer als in den Großstädten (zwischen 10 und 25%), wahrscheinlich durch den innigeren Kontakt mit infizierten Tieren bedingt. Bisher wurden *Toxoplasma*-Infektionen überall dort gefunden, wo man nach ihnen suchte. In fast allen europäischen Ländern, Amerika, Afrika und Australien sind *Toxoplasma*-Infektionen — teils parasitologisch, teils serologisch belegt — festgestellt worden. (Vgl. Piekarski 1949, 1950.)

[1] Westphal geht bei seinen Überlegungen von der Tatsache aus, daß unter allen in Betracht kommenden Protozoen die pathogenen Vertreter der Trypanosomiden (wie die Toxoplasmen) mit die größte *Wirtsunspezifität* besitzen. Sie bevorzugen zwar bestimmte Wirte, lassen sich aber auf zahlreiche weitere Wirtsarten mindestens experimentell übertragen. Der Zuordnung der Toxoplasmen zu den Trypanosomiden scheinen allerdings einige morphologische Besonderheiten dieser Familie entgegen zu stehen:

1. die Geißel,
2. der Blepharoplast.

Zu 1. Die Trypanosomiden bilden zwar begeißelte Stadien aus, bei vielen Arten treten aber auch unbegeißelte Stadien als sog. Leishmaniaformen auf. Neben den unbegeißelten Toxoplasmen entstehen nach verschiedenen Beobachtungen auch *begeißelte Stadien*, die allerdings nur unter bestimmten — bisher nicht genau bekannten — Bedingungen auftreten. Außerdem sind die Geißeln, sog. „*Filopodien*", nicht immer leicht erkennbar (Phasenkontraststoptik!).

Zu 2. Der *Blepharoplast* ist nicht allen Trypanosomiden eigentümlich (vgl. dazu oben S. 59). Er fehlt bei *T. equinum* regelmäßig. Das bedeutet zunächst, daß die Anwesenheit des Blepharoplast für die Trypanosomen *nicht unbedingt lebensnotwendig* ist, wenigstens, was die Vermehrung *im Wirbeltierwirt* anbetrifft. Anders liegen die Verhältnisse anscheinend für die Entwicklung im *wirbellosen Wirt*, wie es Reichenow dargelegt hat (vgl. oben S. 60). Hiermit stimmt die Beobachtung überein, daß Toxoplasmen in Insekten keine morphologische Änderung erfahren, sich hier nicht vermehren und bald zugrunde gehen. Sie werden auf jeden Fall *nicht* durch den Insektenstich — wohl nicht einmal mechanisch — übertragen. Daraus erklärt sich auch die an das Vorkommen ihrer wirbellosen Überträger gebundene geographische Verbreitung vieler Trypanosomiden einerseits und die von Außentemperaturen weitgehend unabhängige, anscheinend weltweite Verbreitung der Toxoplasmen andererseits. Diese werden offenbar direkt von Wirt zu Wirt weitergetragen.

Für enge verwandtschaftliche Beziehungen der Toxoplasmen zu den Trypanosomiden sprechen auch die Krankheitserscheinungen bei einer Toxoplasmose, die zum Teil u. a. mit denen der Schlafkrankheit nnd der Kala-Azar Ähnlichkeit haben (vgl. dazu Westphal 1953).

Morphologie. Die Toxoplasmen zeigen je nach ihrem Aufenthalt unterschiedliche Gestalt und Größe. Die charakteristische Form, die auch zum wissenschaftlichen Namen geführt hat (Toxo-plasma = Bogenzelle), sieht einer Apfelsinenscheibe ähnlich, halbmondförmig, bogenförmig. In dieser Gestalt findet man den Erreger z. B. regelmäßig im Peritonealexsudat einer intraabdominal infizierten Maus. Daneben kann man rundliche, plumpovale bis runde Zellen finden, deren Größe etwa zwischen 2 und 7 μ in der Länge, $1^1/_2$—4 μ in der Breite variieren kann (vgl. Abb. 43 und 45). In nach GIEMSA gefärbten Präparaten färben sich die bereits im Leben erkennbaren Granula wie Volutinkörnchen bräunlich-rot, das Plasma blau (Abb. 44). Der Zellkern liegt meist exzentrisch einem Ende

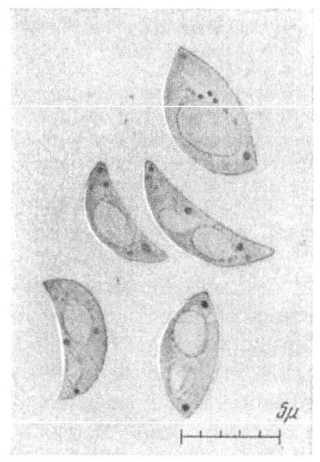

genähert. Bei der Zweiteilung sind Einzelheiten der endomitotischen Zellkernteilung kaum zu erkennen (besser mit Salzsäure-Giemsa) (vgl. S. 660 und die Kernteilung bei *Trypanosoma*, S. 62). — Es können auch begeißelte Stadien auftreten, doch sind Einzelheiten über die Umstände, die zur regelmäßigen Ausbildung dieser Stadien führen, unbekannt.

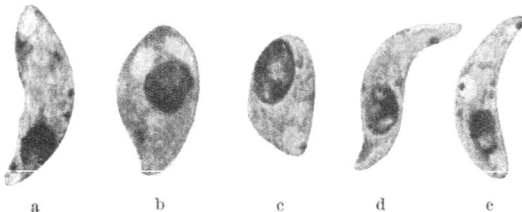

Abb. 43. *Toxoplasma gondii*, ungefärbt, aus Mäuseascites (2500×). (Nach PIEKARSKI 1951.)

Abb. 44 a—e. *Toxoplasma gondii* aus Mäuseascites (nach GIEMSA-Färbung) (2750×). (Nach PIEKARSKI 1951.)

Toxoplasmen leben vorwiegend *intracellulär* und können praktisch so gut wie alle Zellarten befallen. Bevorzugt wird anscheinend das Reticuloendothel und das Zentralnervensystem. Aus dem Liquor cerebrospinalis lassen sich daher auch einzelne Parasiten gewinnen, die die typische Halbmondform besitzen (Nachweis unter Umständen durch Verimpfung auf Mäuse oder Goldhamster). In den Zellen vermehren sie sich lebhaft und machen die Membran der Wirtszelle zur eigenen Hülle (daher „Pseudocyste"; Terminalkolonie). Die Größe der Pseudocysten liegt zwischen 20 und 120 μ. In diesen ist die Gestalt der Toxoplasmen vielfach rund und kleiner als im Liquor oder im Peritonealexsudat der Laboratoriumstiere (vgl. Abb. 43 mit 48).

Reaktion des Wirtes (Pathogenese). Die Reaktion des Wirtes auf den Befall mit Toxoplasmen wechselt je nach der Wirtstierart recht erheblich. So überstehen z. B. Ratten eine Infektion reaktionslos, bleiben aber Parasitenträger, dagegen erkranken z. B. Mäuse, Meerschweinchen und Kaninchen je nach der Stärke der Infektion in verschiedenem Grade (Mäuse sterben nach einer intraperitonealen Infektion innerhalb von 4—10 Tagen).

Beim Menschen führt die *Toxoplasma*-Infektion je nach dem Lebensalter der Patienten zu verschiedenen Krankheitsbildern.

Bemerkenswert ist das stets bestehende Mißverhältnis zwischen der Schwere der Organveränderungen und der geringen Zahl der aufgefundenen Parasiten.

Bei *Kindern*, insbesondere *Säuglingen*, zeigt sich Bevorzugung des Zentralnervensystems durch den Befall des Gehirns und der Augen. Es kommt dann häufig zu einem *Hydrocephalus*, zu *Encephalomyelitis, Chorioretinitis* und ähnlichen entzündlichen Erkrankungen. Charakteristisch (aber keineswegs pathognomonisch) sind ferner Kalkablagerungen im Gehirn, die sich auch röntgenologisch darstellen lassen. Die Folgen dieser zum Teil schweren Veränderungen bestehen in zentral-nervösenStörungen aller Art (Krampfzustände, Lähmungen, Schwachsinn, Blindheit u.ä.). Häufig ist der Tod die Folge. Parasiten findet man meist im Hirngewebe, in den Augen (Retina) (Abb. 46), aber auch in anderen Organen (Lunge, Nieren, Milz, Leber, Herz). Manchmal gelingt der Nachweis der Parasiten bereits *in vivo* im Sediment des *Liquor cerebrospinalis*.

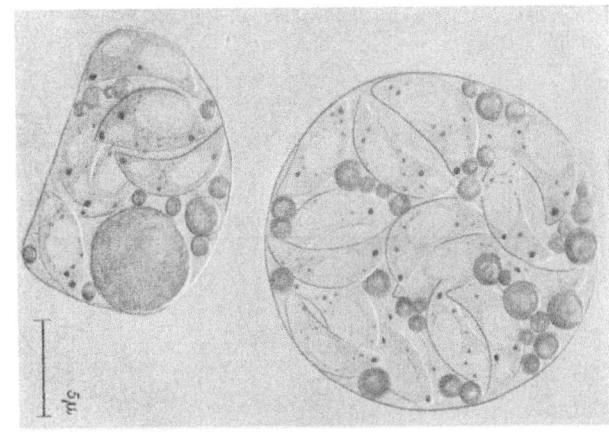

Abb. 45. *Toxoplasma gondii*, intracellulär in Leukocyten aus Mäuseascites (2000×) (Original).

Das Krankheitsbild der „*Erwachsenen-Toxoplasmose*" ist noch keineswegs in seinem ganzen Umfange geklärt. Die meisten Infektionen verlaufen wohl praktisch symptomlos. Die auftretenden Kopfschmerzen lassen auch hier eine gewisse Bevorzugung des Zentralnervensystems erkennen, doch können auch alle anderen Organe, einschließlich der Haut (?) befallen werden. Beobachtet wurden Erscheinungen, die einer Lungenentzündung ähnlich sind, mit Fieber und einem flüchtigen Exanthem (sog. „rash"). — Von SIIM (1951) wird auf häufige Beteiligung der Lymphdrüsen hingewiesen, die dann (bei hohem Antikörpertiter) stark vergrößert, jedoch nicht schmerzhaft sind.

Pathologische Anatomie. Bei den schwerkranken Kindern handelt es sich vielfach um eine diffuse (in

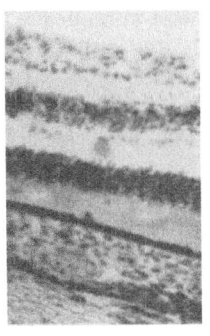
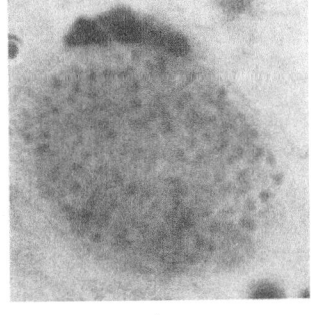

a   b

Abb. 46 a u. b. *Toxoplasma gondii.* a Pseudocyste in der Retina eines Menschen (100×). b Die gleiche Pseudocyste, 1600× vergrößert. (Nach PIEKARSKI 1949.)

selteneren Fällen auch um eine mehr oder weniger herdförmige) Entzündung des Gehirns und der weichen Hirnhäute, wobei die entzündlichen Veränderungen teils die Form einer proliferierend-granulomatösen, teils die einer zu Nekrose neigenden disseminierten Parenchymerweichung mit Verkalkungen in den Nekrosen zeigen. Man kann je nach Ausbreitung der spezifisch-entzündlichen Veränderungen und dem Befall der Organe drei verschiedene meist gegeneinander abgrenzbare Formen der menschlichen Toxoplasmose unterscheiden:

1. Meningo-Encephalomyelitis mit Chorioretinitis pigmentosa und vielfach schon röntgenologisch nachweisbaren, herdförmigen, intracerebralen Verkalkungen.

2. Viscerale Formen mit wechselnder, gelegentlich auch generalisierter Beteiligung der Organe (z. B. Myokard, Magen-Darmtrakt, Leber, Nieren, Knochenmark, Skeletmuskulatur, periphere Nerven usw.).

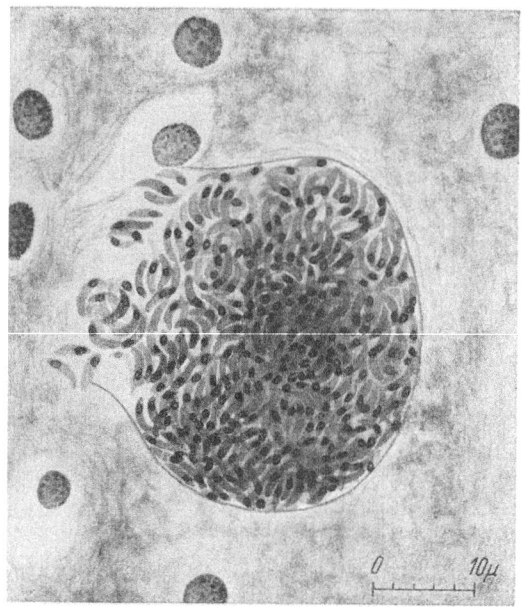

3. „Generalisierte" Formen ohne bestimmt lokalisierte bzw. lokalisierbare Organbeteiligung (gelegentlich mit einem uncharakteristischen Exanthem einhergehend).

Bisher läßt sich jedoch ein für die Toxoplasmose *charakteristischer* Symptomkomplex pathologisch-anatomisch *nicht* erkennen.

Immunbiologie. Die Infektion mit Toxoplasmen führt zu einer Antikörperbildung. Der erreichbare Immunitätsgrad führt nicht zu einer Beseitigung aller Toxoplasmen, sondern — *nach Beobachtungen an Tieren* — stets nur zu einem Zustand der *Prämunition*. Es lassen

Abb. 47. *Toxoplasma gondii*. Pseudocyste aus dem Gehirn eines an Toxoplasmose verstorbenen Kindes (1400×). (Nach PIEKARSKI 1951.)

sich neutralisierende wie komplementbindende Antikörper nachweisen. Beim Menschen scheinen ähnliche Verhältnisse vorzuliegen, dafür spricht der anscheinend über viele Jahre positive Neutralisationstest (s. S.108).

Epidemiologie (Übertragungswege). Die Art der Übertragung der Toxoplasmen auf den Menschen ist noch nicht vollkommen geklärt. Der einzig gesicherte Infektionsweg ist der *intrauterine* — von der Mutter auf den Fetus (sog. kongenitale Infektion). Einzelheiten über den Weg, den die Toxoplasmen dabei nehmen, sind unbekannt. Sicher ist, daß die Parasiten zeitweilig im peripheren Blut auftreten und so in alle Organe gelangen

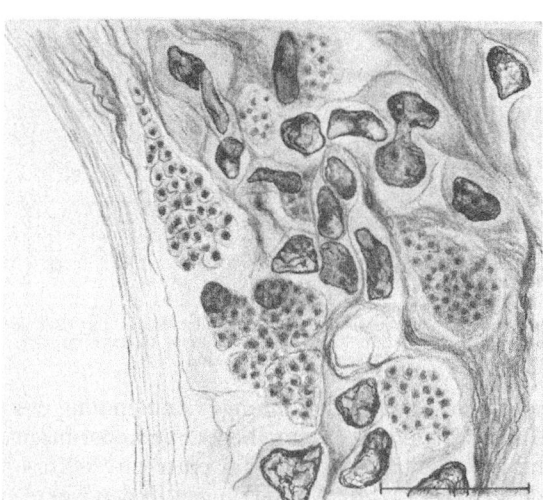

Abb. 48. *Toxoplasma gondii*. Pseudocysten in der Lunge eines an Toxoplasmose verstorbenen Kindes (etwa 1000×). (Nach PIEKARSKI 1950.)

können. Die Placenta müssen sie aber anscheinend aktiv durchwandern.

Außer im Blut und Liquor treten Parasiten in der Muttermilch, im Urin und in den Faeces auf. Ihre Bedeutung für die Übertragung der Toxoplasmen ist zum Teil im Tierversuch erkannt worden; denn bei Mäusen und Hunden lassen sich die Parasiten z. B. durch die Milch infizierter Muttertiere übertragen. Für den Menschen ist dieser Infektionsweg nicht erwiesen, dagegen ist häufiger die sog. „*Schmutz- und Schmierinfektion*", bei der durch verunreinigte Hände und Nahrungsmittel die Toxoplasmen von infizierten Tieren (z. B. Hund) auf den Menschen gelangen. — Dies ist möglich, da die Parasiten, obwohl sie keine Dauerformen bilden, eine gewisse Widerstandsfähigkeit erkennen lassen. Absolute Trockenheit vertragen sie zwar nicht, doch werden sie durch größeren Temperaturunterschied in annähernd physiologischem Medium nicht wesentlich beeinträchtigt.

Nach Untersuchungen von BAUER (1951/52) gehen die Toxoplasmen aus dem Peritonealexsudat einer experimentell infizierten Maus bei Erwärmung auf 60⁰ C innerhalb von 10 min zugrunde. Bei Zimmertemperatur bleiben sie aber im Serum und Liquor suspendiert 3—4 Tage am Leben und infektionstüchtig (FISCHER 1953). — 1% Salzsäure tötet Toxoplasmen innerhalb von 1 min, Cialit (= Merthiolat) dagegen in einer Konzentration von 1:10000 innerhalb von 30 sec; dieses Präparat wird daher zur Hände- wie Instrumentendesinfektion empfohlen. MUDROW-REICHENOW (unpubl.) stellte die große Empfindlichkeit dieser Parasiten gegenüber dem Malaria-Heilmittel Atebrin in vitro fest, während dieses Präparat in vivo keine Wirkung zeigte.

Es hat sich gezeigt, daß viele Haus- und Nutztiere in der Umgebung des Menschen Toxoplasmenträger sind und akut erkranken können, wobei die Erreger mit dem Kot und Urin ausgeschieden werden. Statistische Erhebungen von OTTEN und WESTPHAL haben erkennen lassen, daß Hundehalter, deren Tiere eine Toxoplasmose mit unstillbaren Durchfällen durchmachten, sich zu etwa 85% mit Toxoplasmen infiziert hatten. Ebenso zeigen die Berufsgruppen, die ständigen Umgang mit Tieren pflegen (praktizierende Tierärzte, Tierpfleger) häufig latente *Toxoplasma*-Infektionen (serologisch nachgewiesen). Weitere Erregerreservoire, die als Infektionsquelle für den Menschen in Frage kommen, sind neben den Hunden vermutlich Katzen, Schweine, Kaninchen, Ratten, vielleicht auch Rinder und Schafe.

Für die Schmutz- und Schmierinfektion spricht auch die Tatsache, daß die Zahl der infizierten Personen mit zunehmendem Lebensalter entsprechend der stärkeren Exposition ansteigt (Kinder unter 6 Jahren zu 0—2%, Erwachsene von 30—40 Jahren zu 25—40% infiziert [serologischer Nachweis]). Es ist nach dem oben Gesagten wahrscheinlich, daß die *Toxoplasmose* eine *Zoonose* (WINSSER 1948) ist und von Tieren auf den Menschen verschleppt wird.

Da die Toxoplasmen auch vorübergehend im peripheren Blut auftreten können, besonders zahlreich kurz vor dem Tode des Wirtes, ist die Möglichkeit der Übertragung durch blutsaugende Arthropoden wiederholt diskutiert worden. Zwar bleiben die Parasiten in Flöhen, Läusen und Wanzen bis zu 96 Std, in Zecken (*Ornithodorus moubata*) sogar bis 23 Tage (nach HAVLIK 1951) lebensfähig, doch werden die Erreger *nicht durch den Stich* übertragen, sondern können nur oral mit dem Blutsauger von einem neuen Wirt aufgenommen werden; aber dieser Infektionsweg hat für den Menschen keine praktische Bedeutung, doch kann eine *Toxoplasma*-Infektion in einer tierischen Population auf diese Weise unterhalten werden. — Für die Tiere kommt auch eine gegenseitige Infektion durch Kannibalismus und für Raubtiere durch den Genuß infizierter Parasitenträger in Frage.

Prophylaxe. Prophylaktische Maßnahmen bestehen in der Vermeidung eines engen Kontaktes mit den Haus- und Nutztieren, insbesondere bei akuten Darmerkrankungen derselben.

Mikroskopische Diagnose. Die mikroskopische Diagnose beschränkt sich auf die Untersuchung des Liquorsedimentes auf Parasiten. Dabei muß aber an die Fehlerquellen gedacht werden, die unter anderem in der Verwechslung mit ähnlich gestalteten, aber grampositiven Zellen (wahrscheinlich Pilze) bestehen (WESTPHAL und PALM 1951/52). Im Blut des Menschen sind Toxoplasmen praktisch nicht nachweisbar. Auch im Gewebe gelingt der Nachweis der Toxoplasmen nur mit großer Mühe. Zu berücksichtigen sind dabei insbesondere Gehirn, Auge, Lunge und Leber, eventuell auch Lymphknoten.

Serologische Diagnose. Da die Parasiten in den inneren Organen sehr schwierig aufzufinden sind, ist gerade bei der *Toxoplasma*-Infektion der serologische Nachweis sehr wesentlich. Die vier wichtigsten immunbiologischen Reaktionen zum Nachweis der *Toxoplasma*-Antikörper sind:

1. der Hauttest (nach FRENKEL),
2. der Neutralisationstest (nach SABIN und OLITZKY),
3. die Komplementbindungsreaktion (KBR.),
4. der Farbtest (dye-test) (nach SABIN und FELDMAN).

Von diesen haben sich der sog. Farbtest (dye-test) und die Komplementbindungsreaktion als brauchbar erwiesen.

1. Der Hauttest beruht auf einer allergischen Reaktion, die nach intracutaner Injektion von 0,1 cm³ eines *zellfreien Toxoplasma*-Antigens (sog. *Toxoplasmin*) an der Haut auftritt. Ausgangsmaterial ist das Peritonealexsudat einer i.p. geimpften Maus. Als Kontrolle dient ein Mäusemilzextrakt, der zu einem Erythem von höchstens 4 mm Durchmesser führen darf. Als positiv gilt die Reaktion, wenn durch das Antigen ein Erythem mit einer Verhärtung von etwa 15 mm Durchmesser um die Injektionsstelle entsteht. — Die Toxoplasminreaktion zeigt gute Übereinstimmung mit anderen Seroreaktionen. Das Ergebnis läßt sich aber nicht quantitativ erfassen. Dagegen hat es sich anscheinend bewährt, um eine Übersicht über die Infektionshäufigkeit in einer Bevölkerung zu gewinnen (vgl. FRENKEL 1948/49).

2. Zehn Jahre lang galt der Neutralisationstest (Kaninchenhauttest, rabbit skintest) nach SABIN und OLITZKY als das einzige Verfahren zur serologischen Untersuchung. Er beruht auf der Tatsache, daß die Wirksamkeit des Parasiten je nach der Menge der vorliegenden Antikörper mehr oder weniger eingeschränkt, neutralisiert wird. Mischungen aus verschiedenen *Toxoplasma*-Verdünnungen mit unverdünntem, frischen Patientenserum werden Kaninchen streng intracutan nebeneinander eingespritzt. Es entsteht ein leichtes Erythem und Ödem, das aber nach 48 Std verschwindet. Am 3.—4. Tage treten die Hautreaktionen auf: Quaddelbildung mit zentralen Nekrosen in Abhängigkeit von der Stärke der Neutralisation, d. h. von der Menge der Antikörper im zu prüfenden Patientenserum. Die Kaninchen sterben meist am 8.—10. Tag nach der Infektion. — Dieses Verfahren wird an der rasierten Rückenhaut vorgenommen. Bei der praktischen Ausführung werden möglichst weiße Kaninchen verwendet, um die Hautreaktion (etwa am 6.—7. Tag nach der Injektion der Parasiten) leichter ablesen zu können. Wichtig ist, daß stets eine Kontrolle mit Tyrodelösung mitgemacht wird, weil an ihr die übrigen Reaktionen mit den Patientenseren verglichen werden müssen.

3. Die Komplementbindungsreaktion: Experimentelle Untersuchungen an Affen ergaben, daß die Komplementbindungsreaktion schon nach 1—3 Wochen positiv wird, aber nach einigen Monaten bis wenigen Jahren wieder negativ ausfällt. Das erforderliche Antigen wird entweder aus infiziertem Hühnerembryonalgewebe oder — nach WESTPHAL — aus dem Peritonealexsudat von Mäusen oder Meerschweinchen gewonnen (WESTPHAL 1951/52, PIEKARSKI 1952).

4. Der sog. Farbtest nach SABIN und FELDMAN geht auf die Beobachtung zurück, daß sich das Cytoplasma *lebender* Toxoplasmen aus dem Peritonealexsudat einer Maus mit bestimmten Farbstoffen, z. B. Methylenblau, in alkalischer Reaktion anfärben läßt. Wird aber die *Toxoplasma*-Suspension einem frischen *spezifischen* Immunserum ausgesetzt, so verliert das Protoplasma der *freien* Toxoplasmen seine Anfärbbarkeit, dabei ist jedoch die Anwesenheit eines dritten, *unspezifischen*, thermolabilen Faktors, der im frischen menschlichen Serum vorliegt, erforderlich. WINSSER hat diesen Anteil „Aktivator" genannt, da er, einem inaktiv gewordenen Serum zugesetzt, dieses zu reaktivieren vermag. Er hat gewisse Ähnlichkeit mit dem Komplement, ist aber mit diesem nicht identisch; denn inaktiviertes Serum, gleichgültig ob durch Erwärmung auf 56° C oder längere Lagerung des Blutes bei Zimmertemperatur, läßt sich durch Zusatz von Aktivator serologisch auswertbar machen. Blut oder Serum, das einige Tage — oft nur einige Stunden und nicht tiefgekühlt — aufbewahrt wurde, kann seine „Aktivität" unter Umständen schnell verlieren. Die in den Pseudocysten liegenden Parasiten bleiben von der Antikörperwirkung unberührt — sie behalten ihre Anfärbbarkeit bei. Auf die Einzelheiten, die bei der praktischen Durchführung zu beachten sind, kann hier nicht eingegangen werden (vgl. S. 40 ff. und PIEKARSKI und WESTPHAL 1951). Der Serotest

kann indirekt zum Parasitennachweis herangezogen werden, wenn verdächtiges, parasitenhaltiges Material (Organe, Liquor u. ä.) auf zuvor serologisch getestete und negativ befundene empfängliche Laboratoriumstiere verimpft wird. Die danach langsam ansteigenden Titerwerte im Serum erlauben den Schluß auf eine erfolgte Parasitenübertragung. Nach WESTPHAL eignen sich dazu besonders gut die syrischen Goldhamster.

Chemotherapie. Ein zuverlässiges Heilmittel gegen die Toxoplasmose besitzen wir noch nicht. Experimentell erwiesen sich bei Mäusen und Kaninchen Sulfapyridin und Sulfathiazol (z. B. WOLFSCHLAG 1951) sowie *Daraprim,* ein Derivat der 2,4-Diamino-Pyrimidine (EYLES 1953, SUMMERS 1953), insbesondere kombiniert mit Sulphadiazin als wirksam. Entsprechende therapeutische Anwendung beim Menschen brachte noch kein eindeutiges Resultat, doch zeigen *Sulfonamidpräparate* (Supranol, Debenal) eine gewisse Wirkung, die zu weiteren Versuchen ermutigt. Außerdem wurde *Aureomycin* sowohl experimentell als klinisch erprobt, doch zeigen sich keine praktisch verwertbaren Resultate (Einzelheiten vgl. bei MOHR 1952).

α) Anhang.

Sarcocystis LANKESTER.

Unter den Protozoen nehmen die Vertreter der Gattung *Sarcocystis* eine nicht geklärte Stellung ein. Diese Gattung wurde bisher als besondere Unterklasse (*Sarcosporidia*) den Sporozoen zugeordnet (vgl. S. 57). Diese Klassifizierung läßt sich aber keineswegs hinreichend begründen. Andererseits hat die Gattung *Sarcocystis* offensichtlich enge Beziehungen zu den Toxoplasmen (vgl. BIOCCA 1949). Durch gewisse serologische Gemeinsamkeiten, die MÜHLPFORDT außerdem feststellte, ist diese Beziehung noch enger geworden. Einen Entwicklungskreislauf, wie er vielen Sporozoen eigentümlich ist, kennen wir weder von *Toxoplasma* noch von *Sarcocystis.* Er ist nach unseren heutigen Erfahrungen auch sehr unwahrscheinlich. Wegen der möglichen Verwandtschaft wird die Gattung *Sarcocystis* als Anhang zu den Toxoplasmen abgehandelt.

Von sehr verschiedenen Wirtstieren sind annähernd 50 verschiedene *Sarcocystis*-Arten beschrieben worden: aus Mäusen, Ratten, Hasen, Kaninchen, Hamstern, Schafen, Rindern, Büffeln, Schweinen, Pferden, Hunden, Katzen, Seehunden, Hirschen, Rehen u. a.; aber auch in Vögeln, Reptilien und Fischen fand man sie und entdeckte sie gelegentlich bei *menschlichen Leichen.* Es ist sehr wahrscheinlich, daß die *Sarcocystis*-Arten weitgehend untereinander identisch sind, und sich wohl auf einige wenige, nach ALEXEIEFFs Auffassung sogar nur auf *eine einzige Art* zurückführen lassen. Die beim Menschen gefundene Art erhielt den Namen *Sarcocystis lindemanni* RIVOLTA 1878.

Sarcocystis findet man vorwiegend in quergestreiften Muskelfasern innerhalb einer länglichen, zylindrischen Hülle, die oben und unten mehr oder weniger spitz endet (sog. MIESCHERsche Schläuche). Das Innere ist in zahlreiche kleinere Kammern aufgeteilt, in denen sich die einzelnen Parasiten befinden (Abb. 50). Die Größe der Schläuche oder „Cysten" variiert zwischen einigen μ und 5 cm. Die umhüllende Membran besteht aus zwei verschiedenen Schichten. Die äußere ist wie aus zahlreichen parallelen Stäbchen, die im Schnitt den schlauchförmigen Parasiten wie einen Strahlenkranz umgeben, zusammengesetzt; die innere Hülle ist dünn und hyalin. Wahrscheinlich ist die äußere von bindegewebiger Natur und vom Wirt gebildet; die innere stellt eine parasiteneigene Bildung dar. Die halbmondförmigen Einzelzellen erinnern in ihrer Gestalt an Toxoplasmen (Abb. 47), sind jedoch mit 12—16 μ Länge und 4—9 μ Breite größer als diese. Sie enthalten je einen länglichen Zellkern, der nahe dem abgerundeten Ende der sog. *Spore* liegt (Abb. 49). Der Kern hat eine eigene Membran und ein zentrales Karyosom.

Die *Entwicklung* der Parasiten ist so gut wie unbekannt. Ebensowenig wissen wir Genaues über die Übertragungswege. Man vermutet, daß nach der Aufnahme von befallenem Fleisch die einzelnen Sarcosporidien aus ihren Cysten befreit werden, das Darmepithel durchdringen, die Lymphbahnen oder die Blutgefäße erreichen und so in die Skeletmuskulatur gelangen. Die Sporen treten gelegentlich auch im peripheren Blut auf und können so z.B. von blutsaugenden Insekten aufgenommen werden. Sie könnten dann ebenso in einen neuen Wirt gelangen, wie es für die Toxoplasmen erwiesen ist (vgl. S. 107).

Bei den *tierischen* Sarcocystisarten werden die jüngsten Entwicklungsstadien als amöbenähnlich beschrieben. Sie wachsen in der Muskelzelle heran, werden vielkernig und schließlich zu schlauchartigen Gebilden, deren Lumen scheinbar in zahlreiche Kammern aufgeteilt wird. Diese entstehen jedoch durch die dichte Lagerung der Sporenmutterzellen, in denen nach mehrfacher Teilung die sog. Sporen entstehen, halbmondförmige Einzelzellen, deren Deutung (Sporen, Sporozoiten, Sporoblasten?) noch immer umstritten ist.

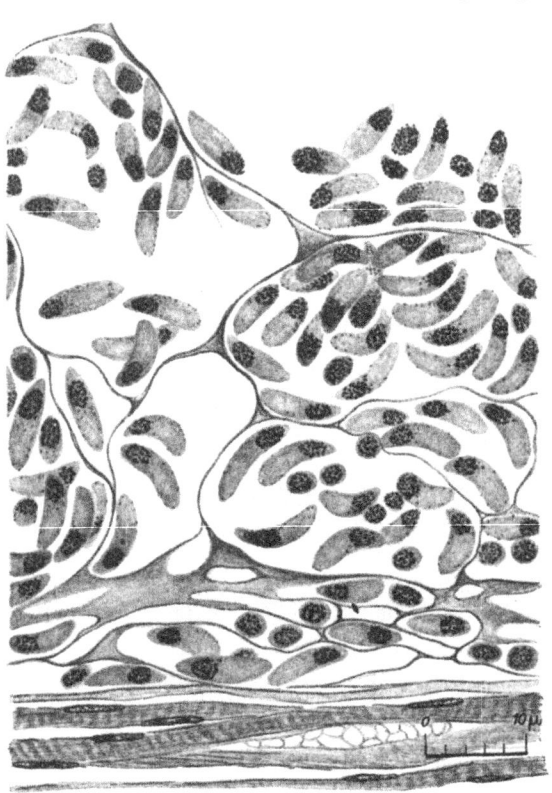

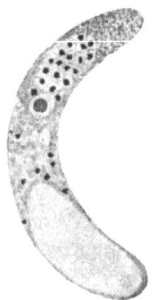

Abb. 49. *Sarcocystis tenella*, „Spore" (2600×). (Nach REICHENOW.)   Abb. 50. *Sarcocystis tenella*. Cyste mit zahlreichen „Sporen" aus der Schlundmuskulatur eines Schafes (1000×) (Original).

Im allgemeinen führen die Infektionen nicht zu Beschwerden. Bei Schweinen wurde jedoch z. B. Lähmung der hinteren Extremitäten beobachtet; experimentell infizierte Mäuse und Meerschweinchen sind an der Infektion zugrunde gegangen. Es wurde auch eine toxische Substanz „Sarcocystin" für die Wirkung verantwortlich gemacht. (Literatur: SCOTT 1930, GILMORE, KEAN und POSEY 1942, BIOLLA 1949.)

Sarcocystis lindemanni RIVOLTA 1878.

Sarcocystis lindemanni, ein Parasit des Menschen, wird beschrieben als 1,6 mm bis 0,17 mm große, längs der Muskelfaser liegende Parasitenstadien mit einer dünnen, gestreiften Kapsel. Der Inhalt ist wie gekammert und mit zahlreichen Einzelparasiten von 8—9 μ Länge erfüllt. Man fand sie bisher in der Muskulatur des Herzens, von Larynx, Zunge und Extremitäten. Entzündliche Reaktionen in der Muskulatur fehlen. Diese Angaben entsprechen denen von Sarcosporidien der Tiere (z. B. bei Schaf und Schwein). Es sind jedoch verschiedene cystenbildende Parasiten in Menschen wie Tieren beschrieben worden, die auch als Sarcosporidien gedeutet wurden, aber die typische Kapselbildung und Kammerung der Cyste *nicht* besitzen. Es liegt deshalb die Vermutung nahe, daß es sich entweder um Toxoplasmen handelt oder um eine dritte, noch unbestimmte parasitische Protozoenart (KEAN und GROCOTT 1945). Etwa 12 Fälle sicherer *menschlicher Sarcocystis*-Infektionen sind bekanntgeworden, darunter solche aus Amerika, China und Niederländisch-Indien.

Die außergewöhnliche Schwierigkeit, diese intracellulären Parasiten aus menschlichem Material auf Laboratoriumstiere zu verimpfen, und die meist nicht mehr mögliche serologische Untersuchung erschwert das Studium dieser Protozoengruppe besonders. Allem Anschein nach sind sie praktisch ohne Bedeutung.

Encephalitozoon
WRIGHT und CRAIGHEAD 1922.

Encephalitozoon cuniculi (LE-VADITI, NICOLAU und SCHOEN 1923), wahrscheinlich ein parasitisches Protozoon, hat neuerdings besonderes Interesse gefunden, weil es infolge gewisser morphologischer und physiologischer Eigentümlichkeiten mit *Toxoplasma gondii* in Verbindung gebracht, häufig wohl auch mit diesem verwechselt worden ist. Alle angeblichen Funde von *Encephalitozoon* beim Menschen haben sich als Verwechslung mit *T. gondii* herausgestellt. Dennoch dürfte wohl kein Zweifel darüber bestehen, daß wenigstens *eine* eigene Art, *Encephalitozoon cuniculi* (LE-VADITI, NICOLAU und SCHOEN

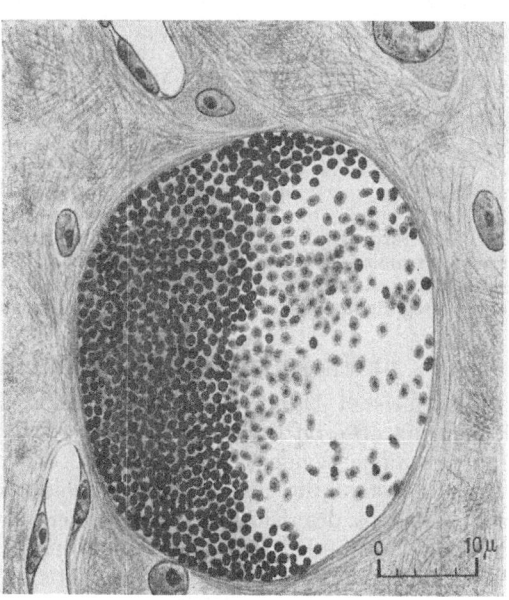

Abb. 51. *Encephalitozoon.* Cyste im Gehirn einer Maus (1350×). (Präparat WINSSER, Original.)

1923) existiert. Auf diesen Standpunkt hat sich auch kürzlich erst WINSSER (1952) gestellt (vgl. auch PERRIN 1943).

Über die *systematische Stellung* der Gattung *Encephalitozoon* läßt sich bisher noch keine Aussage machen; selbst die Protozoennatur dieses Parasiten erscheint nicht ganz gesichert. Auch über die *geographische Verbreitung* und Häufigkeit des Vorkommens von *E. cuniculi* sind wir noch sehr mangelhaft unterrichtet. Die bisherigen spärlichen und mehr zufälligen Funde stammen aus verschiedenen Ländern (Amerika, Italien, Frankreich, Holland), so daß der Erreger sicher nicht nur in einem eng umschriebenen Gebiet, sondern vielleicht sogar in allen Teilen der Erde anzutreffen ist; denn seine Entwicklung verläuft anscheinend unabhängig von klimatischen Bedingungen. Es können ihm verschiedene Tiere (vorwiegend Nager) als Wirte dienen. PERRIN (in Amerika) fand *Encephalitozoon* bei 5 von 502 Mäusen, bei 2 von 283 Ratten und bei einem Meerschweinchen unter 291 untersuchten Tieren.

Das einzelne *Encephalitozoon* hat die *Gestalt* eines geraden oder leicht gebogenen Stäbchens mit stumpfen Enden; einige sind auch oval, andere rund. Ihre Größe liegt in Schnitten bei 1,5—2,5:0,8—1,2 μ. Im Mäuseperitonealausstrich sind die Parasiten etwas größer (etwa 4 μ lang und 1,2—2,5 μ breit). Der runde bis längliche Zellkern (etwa 0,2—0,3 μ) liegt exzentrisch. Plasma und Kern färben sich nach GIEMSA blau, doch der Kern deutlich dunkler als das Cytoplasma, das frei von Granula ist. Die Färbung nach GRAM fällt positiv (!) aus (GOODPASTURE; WRIGHT und CRAIGHEAD).

Im Gewebe — sie befallen vorzugsweise das Gehirn — entwickeln sie sich intracellulär und bilden sog. Pseudocysten aus. Diese werden größer als Toxoplasma-Pseudocysten (etwa 8—50 μ). *Encephalitozoon*-Pseudocysten erscheinen zum Teil leer, „als wäre ein Teil des Inhalts beim Schneiden herausgefallen" (WINSSER 1952; vgl. Abb. 51).

Encephalitozoon läßt sich auf künstlichem Nährboden nicht zur Vermehrung bringen, dagegen in Mäusen passagenweise kultivieren. Intraperitoneale, intranasale und intra-cerebrale Passagen (nach 3—8 Wochen mit Hirnmaterial, nach 2—3 Wochen mit anderen Organemulsionen, jedoch auch noch nach 108 Tagen) erlauben die ständige Haltung des Parasiten auf Mäusen. Experimentell konnten junge Ratten und Goldhamster ebenfalls infiziert werden. Die befallenen Tiere erscheinen gesund. — Die Parasiten im infizierten Gewebe von Mäusen bleiben für mindestens 15 Wochen infektionstüchtig, wenn sie in 50% gepuffertem Glycerin oder in Tyrodelösung bei $+4^0$ C aufbewahrt werden, falls sie schnell tiefgefroren lagern (bei $-70\ ^0$C) nur 3 Wochen.

Die Parasiten sitzen vorwiegend in Nervenzellen und Makrophagen, oft läßt sich aber der Wirtszelltyp durch die sekundären Veränderungen nicht feststellen. Auch die Nieren werden oft befallen. Die Pseudocysten im Gehirn liegen unregelmäßig verteilt.

Die befallenen Gehirnpartien zeigen sämtlich entzündliche Reaktionen, die vorwiegend aus lymphocytären perivasculären Infiltrationen bestehen (*Meningoencephalitis*). Die be-troffenen kleineren Gefäße zeigen vielfach ein verdicktes Endothel oder Proliferationen in der Adventitia. Knotenartige, granulomatöse Veränderungen enthalten oft große mono-nucleäre Zellen mit homogenem, eosinophilem Cytoplasma, manchmal treten zentrale Nekrosen auf. Das Rückenmark zeigt ähnliche Veränderungen wie das Gehirn.

In den anderen Organen der befallenen Tiere treten nur geringe Schädigungen auf, meist in Form von lymphocytären Infiltrationen. Makroskopisch ist nur eine Vergrößerung der Milz deutlich. Sie geht im Laufe weniger Wochen zurück.

Die natürlichen Infektionswege sind unbekannt. Kontaktinfektionen zwischen Mäusen unter experimentellen Verhältnissen wurden nicht festgestellt. Dagegen soll der Urin Para-siten enthalten können. Infizierte Muttertiere infizieren Jungtiere, jedoch ist über den In-fektionsweg nichts bekannt. Intrauterine Übertragung wird vermutet (PERRIN 1943a und b).

b) Flagellaten des Darmkanals und der Genitalien.

Die meisten Darmflagellaten des Menschen haben nur geringe praktische Bedeutung. Die im Dickdarm lebenden Arten sind keine Parasiten im oben de-finierten Sinne, sondern *Kommensalen*. Sie leben direkt oder indirekt von den Nahrungsresten, die unverdaut den Dünndarm passiert haben, und von der Bakterienflora des Dickdarms. Obgleich ihnen (mit Ausnahme von *Lamblia intestinalis*) keinerlei pathogene Bedeutung zukommt, können sie unter Umstän-den dem Arzt doch gewisse Hinweise bieten, wenn sie in größerer Zahl auftreten; denn die Menge der im Dickdarm und Coecum zur Entwicklung kommenden Flagellaten ist abhängig von dem Reichtum der Nahrung bzw. des Darminhaltes an aufschließbaren Kohlenhydraten. Bei normaler Ernährung ist eine stärkere Infektion als *Indicator für die Mangelhaftigkeit der Verdauung der Kohlenhydrate im Dünndarm* zu werten. Der Grad der Flagelleninfektion ist damit Folge, nicht Ursache des Darmzustandes. Für diese Zusammenhänge spricht das oft massenhafte Auftreten bei diarrhoischen Stühlen, in denen sie auch häufiger zu finden sind als bei normaler Darmfunktion (WESTPHAL). Die einzige para-sitische und *fakultativ pathogene* Art ist *Lamblia intestinalis*, die sich an der Dünn-darmwand oder in der Gallenblase aufhält, wo sie zu Erkrankungen führen kann[1].

Die Darmflagellaten verteilen sich (nach REICHENOW[2] 1952) auf zwei Ordnungen:

1. die *Protomonadina* (zu denen auch die Trypanosomiden gestellt werden); hierher gehört die Art *Enteromonas hominis* (= *Tricercomonas intestinalis*);

2. die *Polymastigina*; zu diesen gehören die Arten: *Retortamonas intestinalis* (= *Embadomonas intestinalis*), *Chilomastix mesnili*, die Arten der Gattung *Tri-chomonas* und *Lamblia intestinalis* (= *Giardia intestinalis*).

---

[1] BUSSE-GRAWITZ (1951) stellt jeden Befall mit Darmprotozoen — gleichgültig welcher Art — als „Parasitose" mit einer Erkrankung gleich. Diese Darstellung dürfte jedoch — wenigstens für europäische Verhältnisse — völlig unzutreffend sein.

[2] Vgl. dagegen die Systematik unter Berücksichtigung der Neugliederung nach REICHE-NOW (1953), S. 56.

α) Protomonadina.

Enteromonas hominis DA FONSECA 1915.

Enteromonas hominis (= *Tricercomonas intestinalis* WENYON und O'CONNOR 1917) hat DA FONSECA 1915 erstmalig in Brasilien, andere Forscher haben sie in Afrika, Indien, Guayana und Sumatra gefunden. *E. hominis* ist ein fast kugeliges Flagellat, mißt im vegetativen Stadium 5—6 μ und trägt einen Zellkern von etwa 1 μ Größe nahe dem Pol, aus dem drei freie Geißeln austreten; eine vierte liegt dem Körper dicht an. Nahe dem Zellkern liegt eine Basalkorngruppe, von der die Geißeln entspringen. Es existiert keine Mundöffnung. Im Cytoplasma findet man zahlreiche kleine Vacuolen. Die Vermehrung erfolgt durch Längsteilung.

Die Cyste ist oval und doppelt konturiert, 6—8 μ groß und enthält 1—4 Zellkerne. In der mehrkernigen Cyste liegen sich meist je ein oder zwei Kerne polartig gegenüber.

Die sich auf Dickdarm und Coecum beschränkende Infektion soll nicht lange bestehen bleiben. Die Infektionshäufigkeit ist anscheinend gering. Durch die Schwierigkeiten bei der Artcharakterisierung sind die gelegentlichen Angaben über das Auftreten nur von beschränktem Wert. Bei Untersuchung amerikanischer Soldaten wurde ein Befall von 0,2—0,7% gefunden.

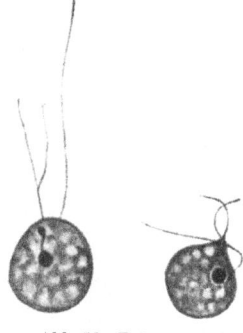

Abb. 52. *Enteromonas hominis*, vegetative Formen (2000×). (Nach DA FONSECA.)

Wie oben erwähnt, ist diese Art als Kommensale, nicht als Parasit anzusehen und ohne praktische Bedeutung; sie wird am ehesten im Frischpräparat aufgefunden.

β) Polymastigina.

Viele *Polymastigina* sind durch den sog. *Parabasalapparat* ausgezeichnet. Er hat meist die Form eines plumpen Stäbchens und läßt sich oft nur mit Mühe darstellen. Die Bedeutung dieses Organells ist keineswegs geklärt. Man vermutet eine Beziehung zum Stoffwechsel (vgl. S. 58).

Retortamonas intestinalis
(GRASSI) WENYON und O'CONNOR 1917.

Retortamonas intestinalis (= *Embadomonas intestinalis*) wurde erstmalig von WENYON und O'CONNOR in großer Zahl bei zwei Patienten mit dünnen Stühlen in Ägypten gefunden. Sehr verbreitet scheint diese Art nicht zu sein, tritt aber unter gewissen Umständen häufiger auf. In Chikago fand man das Flagellat z. B. bei 1,45% von 1029 Insassen eines Krankenhauses und bei 1,1% von 796 Lebensmittelhändlern. Aus Übersee heimgekehrte, systematisch untersuchte amerikanische Truppen waren zu 0,2—0,7% infiziert.

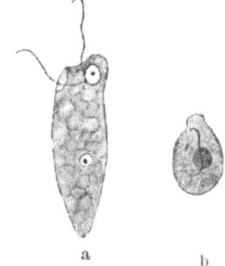

a   b
Abb. 53a u. b. *Retortamonas intestinalis.* a Vegetative Form. b Cyste (2000×). (Nach WENYON und O'CONNOR-DOBELL.)

Die *vegetativen Formen* tragen eine lange Vordergeißel und eine zweite, kürzere und stärkere Geißel, die durch die Mundöffnung (Cytostom) nach hinten schlägt. Die Gestalt ist länglich oder auch gedrungen, das Hinterende etwas konisch verjüngt. Die Größe: 4—10 μ lang und 3—4 μ breit. Rundliche Formen stehen meist vor der Teilung, haben dann zwei Cytostome und zwei Geißelpaare. — Nahe dem vorderen Ende liegt der Zellkern mit zentralem Karyosom. An der Kernmembran liegen außen zwei Granula, die Basalkörner, von denen die Geißeln ausgehen. Über die Kernteilung sind Einzelheiten nicht bekannt. — Die einkernige *Cyste* ist der von *Chilomastix* (s. unten) ähnlich, oval, mit einer polartigen Kappe, aber nur 4,5—7 μ breit. Der Zellkern ist rund und trägt meist ebenfalls ein zentrales Karyosom. Außerdem liegt im Innern der Cyste ein längliches, schleifenartiges Gebilde, das als Randfibrille des Cytostoms gedeutet wird.

Die von WENYON und O'CONNOR in Nordafrika beobachteten Infektionen hafteten $1^1/_2$ Monate. Wenn auch in diarrhoischem Stuhl gefunden, waren diese Flagellaten nicht für die Erkrankung verantwortlich zu machen. Sie sitzen offenbar im Dickdarm. — Die *Kultur* gelingt auf den üblichen für die Darmflagellaten geeigneten Nährböden (vgl. S. 664).

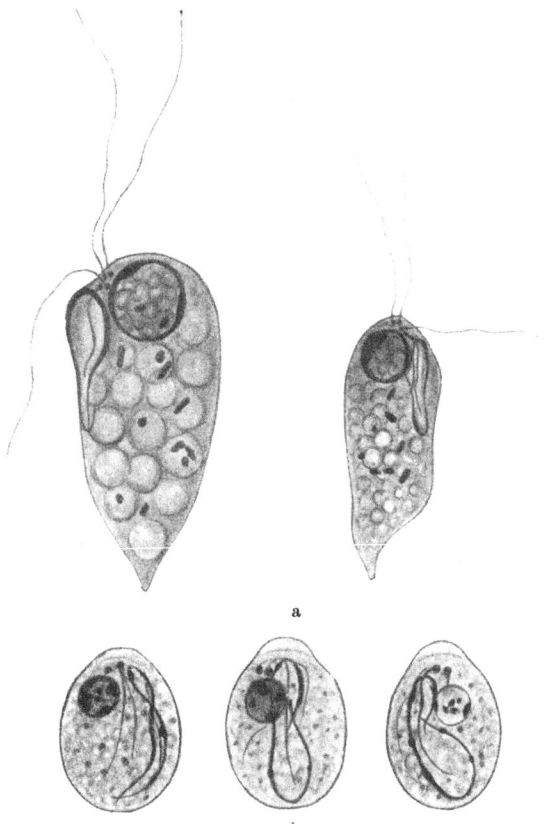

Chilomastix mesnili
(WENYON 1910).

Chilomastix mesnili wurde bereits 1854 von DAVAINE beobachtet und erwähnt und 1860 erneut, wenn auch unvollkommen, von ihm beschrieben und abgebildet. Erst von WENYON wurde die Form jedoch richtig klassifiziert. *C. mesnili* ist *weltweit verbreitet* und verhältnismäßig häufig anzutreffen. In Deutschland liegt die Häufigkeit für Kinder bei 2,5%, für Erwachsene zwischen 5 und 10%. Die gleiche Häufigkeit —im Durchschnitt 3% der Bevölkerung — wurde in Krankenhäusern gefunden. Größer war der Anteil der Infizierten bei einem Personenkreis mit mangelhafter persönlicher Reinlichkeit (z. B. in einem Asyl 13%).

Abb. 54a u. b. *Chilomastix mesnili*. a Vegetative Formen. b Cysten (2500×, Original). (Aus Stuhlpräparat, Eisenhämatoxylinfärbung.)

Das 10—15 μ lange, spitztütenförmige Flagellat (es kommen auch kleinere von 3—4 μ und größere bis zu 20 μ vor) ist vorn stumpf (Abb. 54). Der Zellkern, mit einem randständigen oder medianen Karyosom, liegt nahe dem vorderen Ende. In seiner Nähe befinden sich wenigstens vier Basalkörner, von denen drei etwa körperlange Geißeln und die Lippengeißel (daher der Name[1]) ausgehen. Die Basalkörner liegen so dicht, daß sie nur mit Mühe einzeln erkennbar sind. In der oberen Hälfte liegt die relativ große, längsgespaltene, längliche Mundöffnung, die von zwei Fibrillen eingefaßt wird. In einer grubenartigen Vertiefung liegt eine kurze Geißel, die anscheinend der Nahrungszufuhr dient. Bei den lebenden Formen kann man in der Bewegung eine spiralige Verdrehung des ganzen Zellkörpers um die Längsachse feststellen. Es entsteht der Eindruck, als ziehe sich eine längliche Furche um die Zelle. — Das Cytoplasma ist fein vacuolisiert und enthält wechselnde Mengen von Bakterien und kleinen Hefezellen. Die Ver-

---

[1] chilos = Lippe; mastix = Geißel.

mehrung erfolgt durch Längsteilung. Im üblichen Stuhlpräparat gelingt es jedoch kaum einmal, diese Teilungsbilder zu sehen.

Chilomastix bildet einkernige *Cysten* von 7—10 μ Länge, die einen kappenartigen Aufsatz tragen („citronenähnlich"). Neben dem bläschenförmigen Zellkern liegen wieder die Basalkörner. Im ungefärbten Präparat spricht die typische Cystenform für die Art. Nach Jodfärbung ist der Zellkern deutlich und die Cytostomfibrillen sind andeutungsweise, besser nach Hämatoxylinfärbung, erkennbar.

Ch. mesnili lebt vorwiegend im *Dickdarm* des Menschen, kann jedoch auch unter Umständen in unteren Dünndarmabschnitten gefunden werden. Bezüglich der pathogenen Bedeutung gilt das bereits oben (S. 112) dargelegte.

Trichomonas WENYON 1926.

Allgemeines. Die Flagellaten der Gattung *Trichomonas* sind relativ häufig bei Menschen, zahlreichen Wirbeltieren und Wirbellosen zu finden. Sie sind durch den Besitz einer undulierenden Membran, eines Achsenstabes und mehrerer Geißeln gekennzeichnet. Die undulierende Membran ähnelt bei lebhafter Bewegung einer Zahnraddrehung. Außer kegelförmig frei schwingenden Geißeln ist eine weitere nach hinten gerichtet, die den Rand der undulierenden Membran bildet und bei einigen menschlichen *Trichomonas*-Arten ebenfalls frei endet. An der Geißelbasis liegt eine Gruppe von Basalkörnern[1]. Die Zelle durchzieht median ein Achsenstab (Axostyl), der, vom oberen Pol ausgehend, meist über den gegenüberliegenden Körperrand hinausragt. Er färbt sich nur schlecht an und bleibt z.B. bei GIEMSA-Färbung unter Umständen völlig ungefärbt, ist aber dennoch gut erkennbar. Er geht von einem nahe dem Zellkern gelegenen, stark färbbaren Körper aus, dessen Bedeutung unbekannt ist. Der Achsenstab dient wohl mit der Erhaltung der meist birnförmigen, oft auch rundlichen Gestalt, aber er beteiligt sich wohl auch aktiv an der Bewegung, vor allem in dichten, schleimigen Medien, in denen die Geißeln nicht mehr zur Wirkung kommen. Im Laufe der Zellteilung wird er anscheinend resorbiert und von beiden Tochtertieren neu gebildet. Außerdem geht von dem einheitlich scheinenden Basalkorn noch eine Basalfibrille aus (Axonema), die die undulierende Membran zum Zellkörper hin abgrenzt. — Am vorderen Pol liegt die sichelförmige Mundöffnung. Gelegentlich können Trichomonaden auch Blutkörperchen aufnehmen, wenn diese in den Stuhl geraten sind. Daraus ist aber nicht auf eine pathogene Eigenschaft zu schließen. Der Zellkern (neben den Basalkörpern) färbt sich regelmäßig sehr stark an und erscheint grob granuliert.

Die Resistenz der Trichomonaden ist im allgemeinen größer als die der vegetativen Stadien anderer, jedoch cystenbildender Flagellaten; denn die *Trichomonas*-Arten bilden keine Dauerstadien (Cysten). Die Darmformen überleben eine Fliegendarmpassage und vermögen widrige Umweltverhältnisse relativ gut zu überstehen. Chloriertes Wasser schadet ihnen nicht mehr als reines Trinkwasser, in dem sie nur kurze Zeit überleben. Sie lassen sich relativ leicht kultivieren, optimal bei 37° C, vermehren sich aber auch bei Zimmertemperatur und nach stärkerer Abkühlung, dann nur langsamer. Sie vertragen aber nicht absolute Trockenheit.

Vom Menschen sind drei Arten aus dem Darm, eine Art aus der Vagina und eine weitere aus dem Munde bekannt. Die *Trichomonas*-Arten des Menschen gehen *nicht ins Blut*. (Eine der wenigen Arten, die auch im Blute auftreten, ist

---

[1] Die Bezeichnung Blepharoplast für die Basalkörner, die in der angelsächsischen Literatur immer wieder zu finden ist, sollte vermieden werden, weil mit diesem Ausdruck der oben auch als Kinetonucleus gekennzeichnete Körper der Trypanosomen belegt wurde.

T. hepatica [= *T. columbae*], ein häufiger, pathogener Taubenparasit.) Mit Ausnahme von *T. vaginalis* sind alle *Trichomonas*-Arten des Menschen als Kommensalen anzusehen.

Im Darm leben die Arten:

Trichomonas fecalis nach vorn mit 3 Geißeln ⎫ im ausländischen Schrifttum oft
Trichomonas hominis (Abb. 55) mit 4 Geißeln ⎬ unter *T. hominis* (DAVAINE
Trichomonas ardin-delteili mit 5 Geißeln ⎭ 1860) zusammengefaßt

In der Gattung *Trichomonas* werden heute vielfach nur *die* Arten zusammengefaßt, die vier nach vorn gerichtete Geißeln tragen, während die mit drei freiendenden Geißeln zur Gattung *Tritrichomonas*, die mit fünf zur Gattung *Pentatrichomonas* gestellt werden.

Die vielfach geäußerte Vermutung, daß die verschiedenen *Trichomonas*-Arten des Menschen nur „Standortvariationen" und untereinander identisch und *T. vaginalis* mit *T. foetus* synonym seien, entbehrt jeder Grundlage (vgl. auch TRUSSELL 1947, REICHENOW 1952).

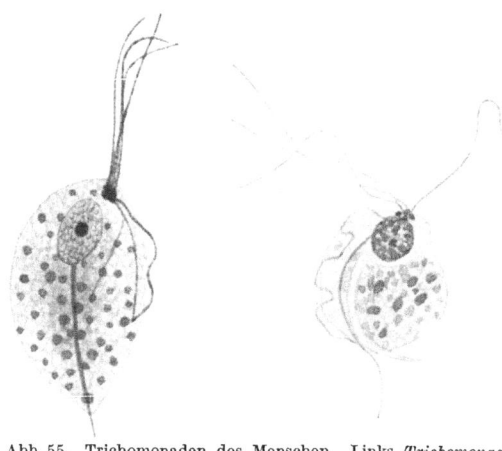

Die Darmtrichomonaden des Menschen halten sich im unteren Teil des Dünndarms, im Coecum und im Dickdarm auf und sind insbesondere bei dünnem, ungeformtem Stuhl häufiger und im frischen Stuhlpräparat relativ leicht zu finden. Der Befall des Darmes mit Trichomonaden ist in dem bereits oben (S. 112) gekennzeichneten Sinne zu bewerten: Parasitismus liegt bei diesen Arten nicht vor. Die gleichen *Trichomonas*-Arten wie' beim Menschen findet man auch bei mehreren Affenarten.

Abb. 55. Trichomonaden des Menschen. Links *Trichomonas vaginalis*. (Nach REICHENOW.) Rechts *Trichomonas hominis*. (Nach DOBELL.) Beide 2000 ×. (Aus FISCHER-REICHENOW 1952.)

Trichomonas tenax MÜLLER 1773.

Die im Munde lebende Art *Trichomonas tenax* (= *T. elongata* STEINBERG 1862) soll bei Personen mit Mund- und Zahnkrankheiten häufiger zu finden sein als bei gesunden, dürfte aber direkt mit diesen Erkrankungen nicht in Beziehung stehen. Die Größe liegt zwischen 5 und 14 μ. Vier freie Geißeln sind nach vorn gerichtet; eine weitere zieht mit der undulierenden Membran nach hinten. Die Struktur entspricht dem allgemeinen Bau der Trichomonaden.

Trichomonaden des Genitalapparates.
(*Trichomonas vaginalis* und *Trichomonas foetus*.)
Trichomonas vaginalis DONNÉ 1837.

Morphologie. *Trichomonas vaginalis* ist wohl die größte der beim Menschen auftretenden Arten dieser Gattung (7—30 μ). Die Gestalt ist rund bis oval. Neben dem Zellkern liegt eine Gruppe von Basalkörner, von denen die fünf Geißeln ausgehen (vier nach vorn, eine nach hinten gerichtet). Die undulierende Membran ist verhältnismäßig kurz und nimmt nur $^1/_2$ bis $^2/_3$ der Körperlänge ein; die sie begleitende Geißel endet nicht frei. Die spaltförmige Mundöffnung liegt nahe dem Anfang des Achsenstabes, der hier schlanker ist als bei den Darmtrichomonaden (Abb. 55).

Stoffwechsel. *T. vaginalis* lebt praktisch anaerob und vermehrt sich auch in der Kultur nur unter anaeroben Bedingungen optimal, vermag jedoch ebenso unter aeroben Verhältnissen zu existieren (fakultativ aerob). Der optimale p_H-Wert liegt zwischen 5,4 und 6,0, die optimale Temperatur für die künstliche Kultur bei 28° C, doch vermehrt sich *T. vaginalis* auch zwischen 25 und 42° C.

Die Trichomonaden bilden keine proteolytischen Fermente. Von Kohlenhydraten vermag *T. vaginalis* Glucose und ihre Abkömmlinge zu nutzen (Maltose, Glykogen, Dextrin, lösliche Stärke), dagegen nicht Fructose und Galaktose (M. LWOFF 1951; vgl. dagegen TRUSSELL und JOHNSON 1941). In bakterienfreien Kulturen erwies sich ein Zusatz von Serum zum Nährmedium als unbedingt erforderlich. Inaktiviertes Serum fördert dabei das Wachstum der Flagellaten mehr als frisches. Der dabei mitwirkende hitzestabile Faktor ist jedoch unbekannt.

Der Bedarf an essentiellen Aminosäuren entspricht etwa dem der höheren Organismen. Als Wachstumsfaktoren gelten Linolsäure und Pantothensäure, dagegen scheint Cholesterol — im Gegensatz z. B. zu *Entamoeba* (vgl. S. 126) — nicht unbedingt erforderlich zu sein (vgl. M. LWOFF 1951, v. BRAND 1952).

Pathogenese. Die Beurteilung der Trichomonadeninfektion der Frau war immer umstritten. Viele Autoren verneinten die pathogenen Eigenschaften der Flagellaten und deuteten die Trichomonasinfektion mehr als Folge, denn als Ursache der Erkrankung, die vielfach der zusätzlichen Bakterienflora zugeschrieben wurde. HOEHNE sprach erstmalig von einer „Trichomonadenkolpitis". Erst neuerdings konnte wohl der eindeutige Nachweis der primären Pathogenität von *T. vaginalis* erbracht werden. Amerikanische Forscher infizierten Frauen mit einer bakterienfreien Trichomonaskultur und erzielten in etwa 38% der Fälle eine typische Trichomonadenkolpitis. In Gewebekulturen ließ sich außerdem die toxische Wirkung der bakterienfrei kultivierten Trichomonaden demonstrieren. Weshalb der Prozentsatz der „angegangenen" Infektionen nicht höher lag, ließ sich jedoch nicht feststellen. Es ist möglich, daß zum Haften dennoch eine günstige Bakterienflora angetroffen werden muß. Vielleicht ist es nicht zufällig, wenn die durchschnittliche Befallshäufigkeit in der gleichen Größenordnung (bei 35% aller Frauen, die zum Frauenarzt kommen) liegt. Außerdem ist mit zahlreichen symptomlos bestehenden Infektionen zu rechnen (gesunde Frauen etwa 14,3% nach JIROVEC u. a. 1942) (TRUSSELL 1947).

Die *Inkubationszeit* beträgt 4—20 Tage (im Durchschnitt 7 Tage). Die Dauer der Erkrankung richtet sich anscheinend nach der Begleitflora. Die Infektion haftet an der Oberfläche des Scheidenepithels, jedoch kommen Erosionen und nekrotische Herde mit tiefer eingedrungenen Trichomonaden vor.

Infektionen kommen auch beim *Manne* vor. Meist tritt aber nur eine leichte Urethritis ein, die selten schwerer und dann mit Ausfluß verläuft. Oft bestehen symptomlose Infektionen.

Übertragungswege. Die Übertragung der Trichomonaden erfolgt im vegetativen Stadium, da *keine Cysten* (Dauerstadien) gebildet werden. Die gelegentlich als Cysten beschriebenen Formen erwiesen sich als Mißdeutungen. Die gewisse Widerstandsfähigkeit der Trichomonaden zeigen die Trichomonasarten, die im Darm leben. Sie überstehen eine Fliegendarmpassage, während der sie sich obendrein zu vermehren vermögen. Experimentell zeigte sich für *T. vaginalis* eine ähnliche Beständigkeit. Es gilt eine Übertragung mit trichomonadenhaltigen Toilettengegenständen u. a. als möglich. Sie erfolgt aber vorwiegend durch den Geschlechtsverkehr.

Mikroskopische Diagnose. Zur Diagnose ist die Untersuchung eines Nativpräparates erforderlich. Im richtig abgeblendeten Hellfeld kann man die Trichomonaden an ihrer typischen ungerichteten Bewegungsweise erkennen. Geeigneter ist die *Untersuchung im Dunkelfeld*, während gefärbte Ausstrichpräparate keine sichere Entscheidung erlauben. Eine *Trichomonas*-Infektion läßt sich nur dann ausschließen, wenn auch *kulturell* keine Parasiten nachzuweisen sind.

Trichomonas foetus RIEDMÜLLER 1928.

Trichomonas foetus sei anschließend erwähnt, weil diese Art *pathogen für Rinder* ist. Sie führt zu einer Geschlechtskrankheit, die durch Bullen übertragen wird, welche selbst nicht krank zu werden brauchen.

T. foetus (15—22 μ : 3—5 μ) ist von länglich-birnenförmiger Gestalt und besitzt drei freie und eine nach hinten gerichtete, mit undulierender Membran versehene, frei endende Geißel. Der Zellbau entspricht im wesentlichen dem der menschlichen *Trichomonas*-Arten, doch ragt der Achsenstab beträchtlich aus dem Plasmaleib heraus. An seiner Austrittsstelle ist meist ein stärker färbbarer Ring zu erkennen.

Diese Trichomonaden leben bei den Kühen in der Vagina, befallen den Uterus und können die Ursache von Spontanaborten, gestörter Konzeption bis

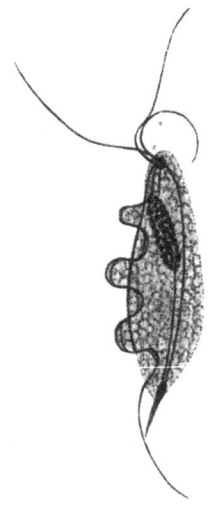

zur Sterilität und anderen Störungen sein. Die Infektion geht bei den Rindern meist spontan zu Ende. Sie dauert bei weiblichen Tieren in der akuten Phase 7—12 Wochen. Ob jedoch die Flagellaten vollständig verschwinden oder nur sehr spärlich werden, ist nicht immer zu entscheiden. Es wird angenommen, daß immer vereinzelte Trichomonaden zurückbleiben. Der Bulle kann ebenfalls nach überstandener Erkrankung infektiös bleiben. Nach Überstehen der Krankheit, bei der es vielfach zu einer schweren Entzündung der Genitalwege unter starkem Schleimausfluß kommt, gelingt eine Neuinfektion mit nachfolgender Erkrankung in der Regel nicht mehr (Prämunition) (ANDREWS).

Der *mikroskopische Nachweis* der Trichomonaden gelingt am besten im Scheidensekret und im frischen Ausfluß. Wegen der großen wirtschaftlichen Bedeutung hat man versucht, zu einer sicheren *serologischen* Erkennung des Befalls zu kommen. Die spezifischen Antikörper sollen in hohen Serumverdünnungen (1:128) die Beweglichkeit der Flagellaten unterbinden. Die Zuverlässigkeit dieses Testes wird aber angezweifelt (MORGAN 1943).

Abb. 56. *Trichomonas foetus* (etwa 2000×). (Nach REICHENOW 1952)

Die Vermehrung der Trichomonaden in der *Kultur* gelingt (nach REICHENOW) am besten in Peptonbouillon mit Zusatz von 10% Pferdeserum oder 5—10% defibriniertem Pferde- (Rinder-, Schaf-, Ziegen-) Blut bei 37° C.

Lamblia intestinalis BLANCHARD 1888.
(= *Giardia intestinalis* LAMBL 1859.)

Historisches. Der erste Mikroorganismus, der als möglicher Erreger einer Diarrhoe angesehen wurde, war *Lamblia intestinalis*. Sie wurde erstmalig wohl von LEEUWENHOEK in seinem eigenen Darminhalt gesehen und in einem Brief an ROBERT HOOKE im Jahre 1681 beschrieben (nach DOBELL 1920). Die menschliche Art wurde dann von LAMBL 1859 erneut gefunden und nach verschiedenen Namensänderungen von BLANCHARD (1888) mit dem Gattungsnamen *Lamblia* versehen, der lange Zeit anerkannt wurde. Neuerdings wird sie der von KÜNSTLER 1882 vorgeschlagenen Gattung *Giardia* zugeordnet, doch steht REICHENOW auf dem Standpunkt, daß die aus Kaulquappen beschriebene Art *Giardia agilis* und die im Menschen auftretende Art *Lamblia intestinalis* so viele Unterschiede zeigen, daß die Trennung der beiden Formenkreise in zwei Gattungen berechtigt sei. Sie unterscheiden sich hauptsächlich durch die Körperform. *Giardia* ist von schlanker, sehr biegsamer Gestalt mit kleinem „Saugnapf"; *Lamblia* besitzt dagegen einen sehr mächtigen „Saugnapf", was zu einer starken Verbreiterung der vorderen Körperhälfte geführt hat. Nach REULING und RODENWALDT besteht zwischen beiden Gattungen ein weiterer Unterschied darin, daß bei Giardia keine Randfibrille existiert.

Geographische Verbreitung. Die Lamblien sind *weltweit* verbreitet, aber allgemein bei Kindern häufiger als bei Erwachsenen — wohl infolge der kohlenhydratreicheren Kost im Kindesalter. In Deutschland ist mit einer Befallshäufigkeit von 15—25% bei Kindern, von 5—10% bei Erwachsenen zu rechnen. Ähnliche Zahlen werden aus anderen Gebieten berichtet. Allerdings wird aus warmen Ländern zum Teil eine größere Häufigkeit mit ernster Erkrankung angegeben („Lamblienruhr").

Morphologie und Formwechsel. *L. intestinalis* ist durch seinen bilateral-symmetrischen Bau und den Besitz von *zwei* Zellkernen charakterisiert. Ihre Gestalt ist birnförmig (Abb. 57a); sie mißt etwa 10—20 μ in der Länge. Vier Paar Geißeln mit vier Basalkörnern führen eine torkelnde Bewegung herbei. Man kann eine flache Bauch- und eine gewölbte Rückenseite unterscheiden. Die vordere Hälfte

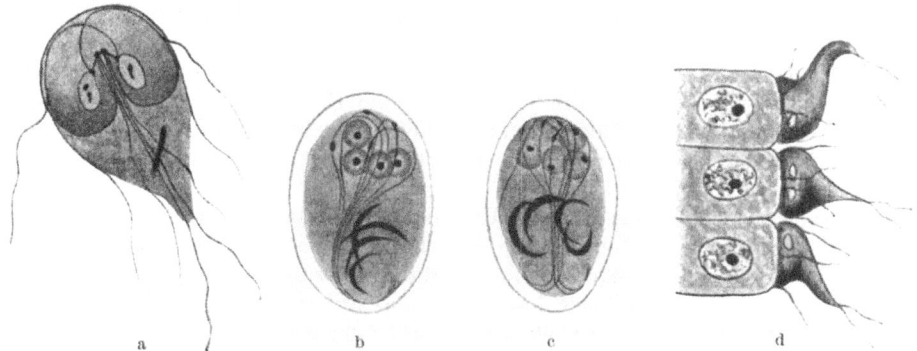

a   b   c   d

Abb. 57a—d. *Lamblia intestinalis.* a Vegetative Form. b und c Cysten. d Vegetative Formen, an Epithelzellen des Dünndarms haftend (a—c etwa 2000×) (Original).

wird von einer bauchständigen, saugnapfartigen Vertiefung eingenommen, mit der sich die Lamblien dem Gewebe anheften können. Eine Fibrille faßt diesen „Saugnapf" ein. Eine Mundöffnung fehlt. Mitten durch das Flagellat zieht ein Achsenstab; quer über ihm, im hinteren Teil der Zelle, liegt der sog. Parabasalkörper, dessen Funktion unbekannt ist.

Die Vermehrung erfolgt durch Längsteilung. Die Lamblien leben von gelöster Nahrung, vorwiegend wohl Kohlenhydraten, die sie gelöst mit der ganzen Körperoberfläche aufnehmen.

L. intestinalis bildet *vierkernige Cysten* von ovaler Gestalt, die 10—14 μ lang sind und noch Geißeln, Achsenstab, Fibrillen (vom „Saugnapfrand") und Parabasalkörper enthalten. Im Jodpräparat (vgl. S. 660) ist die Innenstruktur, besonders Zellkerne und Fibrillen, sehr deutlich erkennbar. Die Kerne können denen von Entamöben ähnlich werden (Abb. 57b). Vor Verwechslung mit diesen schützen die Gestalt der Cyste und die Fibrillen.

Die Lamblien sind die einzigen Dünndarmbewohner unter den Flagellaten. Sie halten sich vorwiegend im *Duodenum* auf und können auch im Gallensaft gefunden werden. Eine echte Ansiedlung von Lamblien in der Gallenblase wird von REICHENOW (1952) in Abrede gestellt.

Pathogenese. Über die pathogenetische Bedeutung der Lamblien herrscht keine einheitliche Auffassung. Die zahlreichen Lamblienträger unter den Kindern, die dabei ohne Beschwerden bleiben, zeigen, daß die *Infektion* keineswegs mit einer *Erkrankung* verbunden sein muß. Nach FAUST geht das Abnehmen der Häufigkeit von Lamblieninfektionen mit zunehmendem Alter auf eine erworbene Resistenz zurück. Anscheinend entsteht auch die Lamblienruhr nur in seltenen Fällen und dann in Verbindung mit einer zusätzlichen Darmstörung. Bei massenhafter Entwicklung ist denkbar, daß die Lamblien durch Blockierung des Darmepithels dessen Resorptionsfähigkeit einschränken und so zu einer Störung führen können. Gegen die schädliche Wirkung der Lamblien wird auch angeführt, daß der oft massenhafte Lamblienbesatz des Dünndarms z. B. bei Mäusen keine Schädigungen erkennen läßt. Bei Erwachsenen ist ein starker Lamblienbefall ähnlich zu bewerten wie das vermehrte Auftreten anderer Darmflagellaten (z. B. *Chilomastix, Trichomonas*); d. h. es kann eine andere, primäre Störung im Darmkanal vorliegen, deren Folge zu einer Begünstigung der Flagellatenentwicklung führt (vgl. LIEBMANN).

Übertragungswege. Die *Cysten* dienen der Verbreitung der Art. Sie sind widerstandsfähiger als die vegetativen Stadien und können in großen Mengen mit dem Stuhl ausgeschieden werden. Von Stubenfliegen aufgenommen, verlassen sie unverändert und infektionstüchtig wieder den Fliegendarm. — Die Infektion erfolgt durch verunreinigte Nahrungsmittel und Trinkwasser.

Mikroskopische Diagnose. Die mikroskopische Untersuchung des Stuhlmaterials läßt die *Cysten* auffinden. Durch eine Duodenalsonde kann man die vegetativen Stadien erreichen und im frischen Duodenalsaft oft in Massen finden (Nativpräparat; richtig abblenden!). Im Stuhl findet man vegetative Formen selten (vgl. auch S. 660).

Therapie. Chemotherapeutisch hilft meist eine Atebrin- oder Acranilkur. Die günstige Wirkung von Atebrin war deutlich bei Soldaten zu erkennen, die eine Atebrinprophylaxe bzw. Atebrinkur zur Malariatherapie durchgemacht hatten. Bei diesen war der Anteil der Lamblienträger auf 0,9% (gegenüber 6,8% im Durchschnitt der gleichen Bevölkerung) zurückgegangen. Ob die noch übriggebliebenen Infektionen (0,9%) auf eine Atebrinfestigkeit zurückgehen, die BOCK bei Lamblien für möglich hält, ist nicht zu entscheiden, aber auf Grund entsprechender Erfahrung mit Atebrin an anderen Objekten (Plasmodien, Ciliaten) unwahrscheinlich. — Neue Therapieversuche mit *Resochin*, ebenfalls einem Malariaheilmittel, führten zu noch besseren Ergebnissen als mit Atebrin (s. S. 203ff.).

Bestimmungsschlüssel für die Darmflagellaten des Menschen.

(Unter Berücksichtigung von Nativpräparaten im Hell- und Dunkelfeld sowie eisenhämatoxylingefärbten Präparaten.)

1. Flagellaten mit 2 Geißeln . . . . Gattung *Retortamonas* 2
   Flagellaten mit 3—6 Geißeln 3
   Flagellaten mit 8 Geißeln . . . . Gattung *Lamblia* 8
2. Sehr kleine Formen (5—6 μ), Geißeln vorn und von ungleicher Länge; Cyste birnförmig, 4—7 μ lang . . . (Abb. 53) *Retortamonas intestinalis*
3. Mit Achsenstab und undulierender Membran . Gattung *Trichomonas* 4
   Ohne Achsenstab und undulierende Membran 5
4. Mit 3—5 freien Vordergeißeln und einer hinteren, die am Rande der undulierenden Membran verläuft (Abb. 55). . . . . *Trichomonas hominis*[1]
5. Mit 3 Vordergeißeln, eine vierte, kurze liegt in der großen Mundöffnung Gattung *Chilomastix* 6
   Mit 3 freien Vordergeißeln und einer vierten, nach hinten gerichteten, die sich dem Zellkörper anlegt . . . . Gattung *Enteromonas* 7
6. 7—20 μ lang, spitztütenförmig; Cysten (7—9 μ) citronenförmig (Abb. 54) *Chilomastix mesnili*
7. Sehr kleine Form, 4—8 μ; Cysten länglich-oval, vierkernig, 6—8 μ (Abb. 52) *Enteromonas hominis*
8. Bilateral-symmetrische Zellen mit großer, ventral gelegener, saugnapfähnlicher Ausbildung der vorderen Hälfte; zweikernig, 4 Paar Geißeln. Ovale Cysten, meist vierkernig; etwa 12 μ lang (Abb. 57) *Lamblia intestinalis*

---

[1] Je nach der Anzahl der Geißeln *T. fecalis, T. hominis* bzw. *T. ardin-delteili* (vgl. S. 116).

2. Die Amöben des Menschen.
(Rhizopoda.)

Allgemeine Morphologie.

Die *Amöben* gehören zu der Protozoenklasse der *Rhizopoda*, einzelligen Lebewesen, für die der Mangel einer formgebenden äußeren Hülle charakteristisch ist. Sie besitzen keine Zellmembran im eigentlichen Sinne, sondern ein gelartiges Ektoplasma, das bei der fließenden Bewegung der Amöbe stets neu gebildet und gleichsam wieder eingeschmolzen wird. Die Gestalt ändert sich dabei fortgesetzt (daher der deutsche Name: Wechseltierchen). Zur Fortbewegung werden *Pseudopodien* (Scheinfüßchen) ausgebildet, die an allen Stellen der Zell- (Körper-) Oberfläche entstehen können. Sie dienen nicht allein der Lokomotion, sondern auch der Ernährung. Durch Umfließen der Nahrungspartikel (Bakterien, Erythrocyten, Gewebefetzen, kleinere Protozoen) nehmen sie diese auf und schließen sie dabei in Nahrungsvacuolen ein. Die unverdaulichen Reste werden wieder ausgeschieden. Die Amöben bestehen im wesentlichen aus *Zellkern* und *Cytoplasma*. Im lebenden Zustand kann man den Zellkern, der zur Unterscheidung der Arten beiträgt, nicht immer von anderen Zellinhaltskörpern mit Sicherheit unterscheiden. Erst eine Präparation der Amöbe (Fixierung, Färbung) läßt den Feinbau des Zellkerns erkennen (vgl. bei LIEBMANN 1944). Viele Amöben können Dauerstadien (Cysten) ausbilden.

Amöben des Menschen.

Die sieben verschiedenen Amöbenarten, die im Menschen vorkommen, verteilen sich auf die Gattungen *Entamoeba*, *Jodamoeba*, *Dientamoeba* und *Endolimax*. Die meisten Arten (sechs) leben im Dickdarm, eine Art im Munde (*Entamoeba gingivalis*). *Pathogen* wird wohl *nur* die *Ruhramöbe*, *Entamoeba histolytica* SCHAUDINN. Es wird zwar *E. hartmanni* (v. PROWAZEK 1912) von manchen, vorwiegend amerikanischen Autoren mit *E. histolytica* gleichgesetzt und nur als die „kleine Rasse" dieser Art angesehen, aber allgemeine Anerkennung verdient diese Auffassung nicht (s. unten). Die dritte *Entamoeba*-Art des Darmes, *E. coli* SCHAUDINN, ist sicher ebenso apathogen wie die übrigen commensalen Amöbenarten: die Mundamöbe *E. gingivalis* und die Darmamöben *Jodamoeba bütschlii* (v. PROWAZEK 1911), *Dientamoeba fragilis* (JEPPS und DOBELL 1918) und *Endolimax nana* (W. und O'C. 1917).

Entamoeba histolytica SCHAUDINN 1903.

(= *E. dysenteriae* [COUNCILMAN und LAFLEUR 1891]; = *E. dispar* BRUMPT 1925.)

Die Ruhramöbe.

Historisches. Von LÖSCH wurden im Jahre 1875 erstmalig Amöben im Darminhalt einer Ruhrkranken in Petersburg gefunden und diese als *Amoeba coli* bezeichnet. Die damals publizierte Abbildung läßt an der typischen Pseudopodienbildung erkennen, daß LÖSCH offenbar die eigentliche Ruhramöbe gesehen hatte. Die danach einsetzende Suche nach Darmamöben hat zu so zahlreichen neuen Artnamen geführt, daß wohl bei keiner anderen Protozoenart eine solche Verwirrung durch die vielen Synonyme entstanden ist wie bei dieser. Sie ist auch heute noch nicht gänzlich beseitigt (vgl. Tabelle 4). SCHAUDINN hat durch entwicklungsgeschichtliche Studien Klarheit zu schaffen gesucht. Er erbrachte den Nachweis, daß im menschlichen Darm zwei in Bau und Entwicklung verschiedene, aber doch auch recht ähnliche Arten vorkommen, von denen die eine harmlos ist, die andere bei Dysenterie gefunden werden kann (*E. coli* und *E. histolytica*). Aber auch damit war noch keine allgemeine Anerkennung erreicht worden. Im folgenden halten wir uns an die Nomenklatur, die auch von E. REICHENOW vertreten wird.

Zur Nomenklatur. In der französischen Literatur ist unter dem Einfluß von BRUMPT (1949) eine andere Nomenklatur als in der deutschen und amerikanischen Literatur üblich. Aber auch die englischen und die amerikanischen Autoren haben zum Teil eigene Auffassungen

Tabelle 4. *Synonyma von Entamoeba histolytica und Entamoeba hartmanni in der deutschen, französischen und amerikanischen Literatur.*

A Deutsche Autoren	B Französische Autoren	C Amerikanische Autoren
1 *Entamoeba histolytica* Schaudinn 1903 bildet *Gewebsform* („Magnaform") und *Darmlumenform* („Minutaform") kosmopolitisch fakultativ pathogen (entspricht dem Schema Abb. 61)	1 = *Entamoeba dysenteriae* C. und L. 1891 bildet *Gewebsform* („Magnaform") und *Darmlumenform* („Minuta- form") *nur* in warmen Ländern obligat pathogen („Amöbendysenterie")	1 = *Endamoeba histolytica* Sch. *sog. große Rasse* (large race) bildet *Gewebsform* („Magnaform") und *Darmlumenform* („Minutaform") kosmopolitisch obligat pathogen
2 *Entamoeba histolytica* Schaudinn 1903 („*Minutaform*") kosmopolitisch fakultativ pathogen (= A 1)	2 = *Entamoeba dispar* Brumpt 1925 kosmopolitisch apathogen	2 = *Endamoeba histolytica* sog. große Rasse (*large race*) („*Minutaform*") zu *Amöbiasis* führend pathogen (= C 1)
3 *Entamoeba hartmanni* v. P. 1922 apathogen	3 = *Entamoeba hartmanni* v. P. 1922 apathogen	3 = *Endamoeba histolytica* Dobell 1919 *kleine Rasse* (*small race*) pathogen

über die Artabgrenzung. Zur Klärung der verschiedenen Namen seien sie einander gegen-übergestellt (vgl. Tabelle 4, oben).

Während die *französischen* Autoren zwischen *E. dysenteriae* als der pathogenen Ruhr-amöbe der warmen Länder und *E. dispar* als der kosmopolitischen, apathogenen Art unter-scheiden, anerkennen die amerikanischen Autoren zwar die Art *E. histolytica*, halten aber *E. hartmanni* für eine „kleine Rasse" der *E. histolytica* und beide Rassen für pathogen und jede Infektion mit diesen für eine Therapie erfordernde Erkrankung. Ob diese Auffassung richtig ist, ob sie nur für Amerika und Asien Gültigkeit hat oder nicht, läßt sich noch nicht entscheiden. In Deutschland scheint *E. histolytica* keine primär pathogene Bedeutung zu-zukommen. — Die zum Teil sicher übertriebene Bewertung einer Ruhramöbeninfektion macht neuerdings wieder einer gemäßigten Auffassung Platz (vgl. Hoare 1951). (Zur Unter-scheidung zwischen den Gattungen *Entamoeba* und *Endamoeba* s. bei Kirby 1945.)

Geographische Verbreitung. Die *Ruhramöbe*, *Entamoeba histolytica* Schau-dinn, ist kosmopolitisch und häufiger anzutreffen, als im allgemeinen bekannt ist. Die durch sie entstehende *Amöbenruhr* tritt jedoch nur unter Bedingungen auf, die in warmen Ländern häufig, aber z. B. unter den klimatischen Verhältnissen Deutschlands *nicht* gegeben sind (vier autochthone Fälle von 1914—1938). Grob betrachtet liegt der Anteil der Amöben*träger* in den *nord*europäischen Ländern zwischen 5 und 20%, in *Süd*europa vielfach über 20 bis zu 51% (Armenien). Die Amöben*ruhr* dagegen findet man vorwiegend in den sog. warmen Ländern (z. B. Südeuropa, Mittelmeergebiet). In den USA sind im Durchschnitt 10—20% der Bevölkerung Histolyticaträger. — Die klassischen Amöbenruhrgebiete liegen bei der Betrachtung der Weltkarte innerhalb der 20° C-Jahresdurchschnitts-Isotherme. Aber bereits im Bereich einer Zone, die sich zwischen den Juli-Iso-thermen von 20° und 24° C der nördlichen Halbkugel befindet, gewinnt die Amöbenruhr praktisches Interesse. Dort führt sie in den heißen Sommermonaten zu einer manifesten Erkrankung an Amöbenruhr (vgl. Craig 1944, Piekarski und Westphal 1952) (vgl. Karte, Abb. 58).

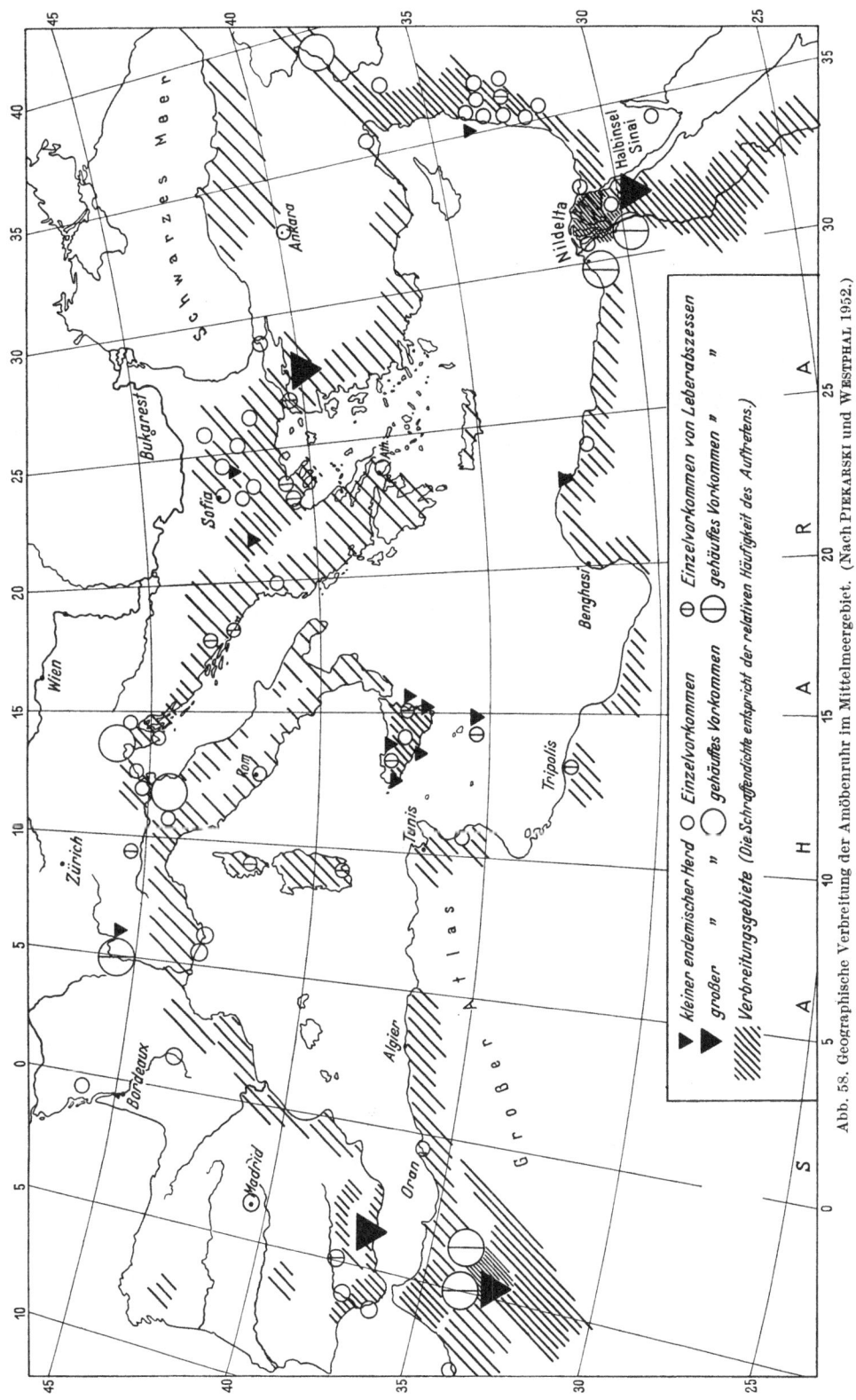

Abb. 58. Geographische Verbreitung der Amöbenruhr im Mittelmeergebiet. (Nach PIEKARSKI und WESTPHAL 1952.)

Morphologie. *Entamoeba histolytica* besitzt — wie alle Amöben der Gattung *Entamoeba* — einen Zellkern mit einem chromatischen Ring und meist zentral gelegenem, sehr kleinen, fast punktförmigen Binnenkörper („Entamöbenkern") (Abb. 59). Typisch für die Bewegung der vegetativen Zellen sind die plötzlich vorquellenden sog. Bruchsackpseudopodien mit hyalinem Ektoplasma und granuliertem Entoplasma.

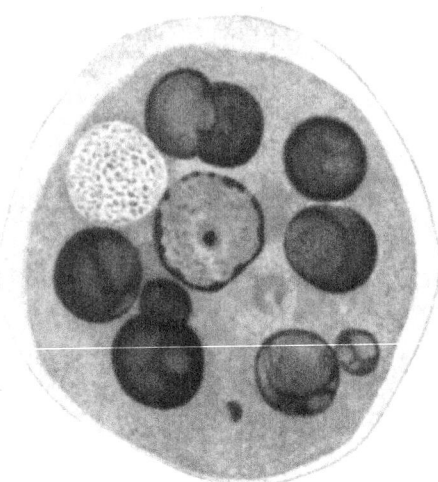

Abb. 59. *Entamoeba histolytica*. Gewebsform (Magnaform) mit zahlreichen Erythrocyten; fast zentral gelegen der Zellkern. Charakteristisch der hyaline Ektoplasmasaum (etwa 2000×) (Original).

Formwechsel. Im Darm bzw. in den Faeces kann man drei verschiedene Formen der Ruhramöbe finden: 1. die pathogene, vegetative Gewebsform (Trophozoit), 2. die bedingt pathogene, vegetative Darmlumenform (Trophozoit), 3. die Cyste als Dauerform.

1. Die pathogene, vegetative Form trifft man bei einer akuten Amöbenerkrankung in dem charakteristischen, blutigen Stuhl. Die etwa 20—30 μ messenden Parasiten (*Magnaform*) sind durch die orangefarbig erscheinenden Blutkörperchen, die sie oft in Massen aufgenommen haben, gekennzeichnet. Sie leben nicht nur im Darmlumen, sondern gehen in die Darmwand, die sie zerstören können (daher: *Histolytica*-Form = Gewebe auflösend) (Abb. 59 und 61).

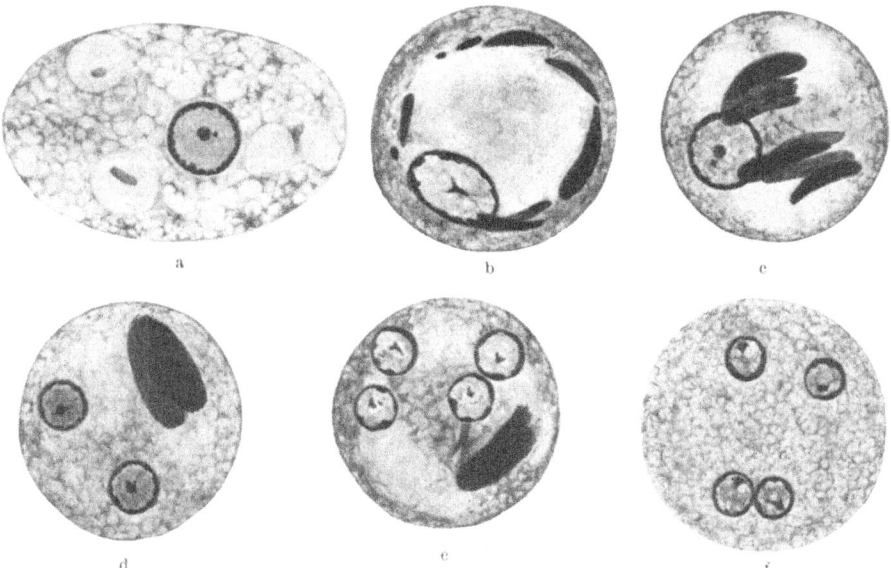

Abb. 60a—f. *Entamoeba histolytica*. a Vegetatives Stadium (Minutaform). b Junge, einkernige Cyste mit randständigen Chromidialkörpern. c Ältere einkernige Cyste mit Chromidialkörpern. d Zweikernige Cyste mit Chromidialkörpern. e Vierkernige Cyste mit Chromidialkörper. f Vierkernige Cyste ohne Chromidialkörper (etwa 2000×) (Original).

2. Viel häufiger findet man die *Darmlumenform* (oder Minutaform, nur 12 bis 18 μ) (Abb. 60a). Sie lebt — wie der Name sagt — nur im Darmlumen und im Darm*inhalt* des Blinddarms und Dickdarms. Die wenigen, kleinen Vacuolen des

Plasmas der Minutaform enthalten niemals Erythrocyten aber meist vereinzelte Bakterien. Dieses Stadium ernährt sich vorwiegend von gelösten Stoffen des Darminhalts und nicht — wie die Magnaform — auch durch extracelluläre Verdauung (vgl. auch HOARE 1952).

3. Im Gegensatz zur Gewebsform kann die Minutaform *Dauerstadien*, sog. *Cysten*[1] ausbilden (Abb. 61) (14—16 μ). Vor der Bildung der Cystenhülle werden alle festen Nahrungspartikel ausgestoßen. Es entsteht Glykogen, das die junge Cyste fast ganz erfüllen kann; es läßt sich durch Zusatz von Jod-Jodkalilösung (4% wäßrige Jodlösung) zur Stuhlprobe nachweisen und darstellen (braune Färbung!). Die Glykogenspeicherung dient wohl der Schaffung einer Energiequelle,

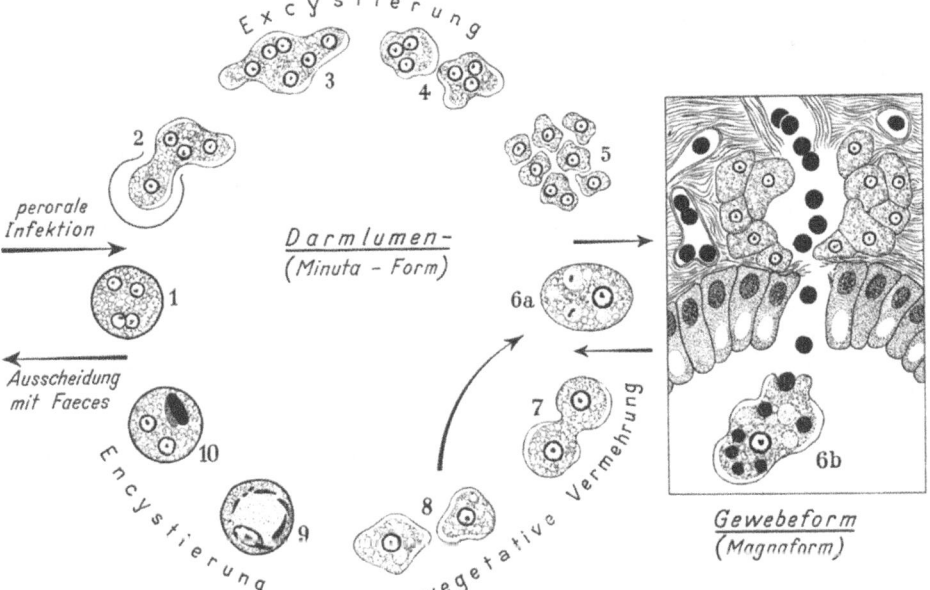

Abb. 61. *Entamoeba histolytica*. Beziehung zwischen Gewebsform, Darmlumenform und Cyste (vgl. Text, S. 124—126). (6b nach STITT, verändert.)

die unter den besonderen anoxybiontischen Lebensbedingungen bei der Reifung der Cyste eine Rolle spielt; denn der Glykogengehalt geht mit zunehmendem Alter der Cyste zurück.

Bei der Jodfärbung wird der Zellkern — in der vegetativen Form wie in der Cyste — gut erkennbar, ein Hilfsmittel, das bei genügender Erfahrung die mikroskopische Untersuchung des Stuhles auf Amöben wesentlich erleichtert (s. S. 660).

Die Cysten sind zunächst einkernig, werden aber durch zweimalige Teilung des Zellkerns *vierkernig* (Abb. 60). Tritt bei der zweikernigen Cyste die folgende Teilung nicht gleichzeitig für beide Kerne ein, dann entsteht — allerdings selten zu beobachten — eine dreikernige Cyste mit ungleich großen Kernen.

Neben dem schon erwähnten Glykogenkörper entstehen in der jungen einkernigen Cyste im Bereich des peripheren Plasmas sog. *Chromidialkörper*[2], die

---

[1] Diese „Cysten" sind nicht zu verwechseln mit dem pathologisch-anatomischen Begriff der Cyste, die eine durch Veränderung — zum Teil Einschmelzung oder Zerstörung — des Gewebes entstandene Höhlung mit flüssigem oder breiigem Inhalt darstellt.

[2] Die Bezeichnung Chromidialkörper hat zunächst nichts mit Chromatin zu tun, sondern soll lediglich besagen, daß sich diese Struktur mit Kernfarbstoffen — hier mit Eisenhämatoxylin — anfärben läßt. Die Chromidialkörper enthalten nicht die für Zellkerne typische Thymonucleinsäure.

in das Innere der Cyste gelangen, dort verklumpen und schließlich typische sog. Wetzsteinform annehmen, wie man sie auch noch in jungen vierkernigen Cysten antrifft (Abb. 60e) (diagnostisches Hilfsmittel!). Sie verschwinden im Verlauf der Cystenreifung, so daß die *reife*, vierkernige Cyste meist frei von Glykogen und Chromidialkörpern ist. Die Chromidialkörper sind anscheinend — ebenso wie das Glykogen — als Reservestoffe aufzufassen, die im Verlauf der Cystenreifung verbraucht werden.

Wird eine reife Cyste von einem geeigneten Wirt oral aufgenommen, so gelangt sie über den Magen in den Dünndarm, wo sich die Cystenmembran öffnet. Die freigewordene Amöbe bildet schließlich nach weiteren Kernteilungen acht kleine Amöben, die sich am Dickdarm ansiedeln, sich vermehren und wiederum Cysten ausbilden können (Dobell 1928).

In einer Stuhlprobe treten meist Cysten neben den vegetativen Stadien auf. Die Beziehung zwischen den drei verschiedenen Formen wird aus der Abb. 61 ersichtlich.

Stoffwechsel. Unsere Kenntnisse über den Stoffwechsel der parasitischen Amöben sind noch recht spärlich. Diese Tatsache liegt darin begründet, daß die Amöben in der Regel in enger Gemeinschaft mit Bakterien leben, die ihnen auch als Nahrung dienen. Dadurch ist es schwierig, die Anforderungen der Amöben an das Kulturmedium sowie ihre Stoffwechselprodukte von denen der Bakterien zu trennen. Einen gewissen Fortschritt brachte die Kultivierung der Ruhramöbe in definierten Medien unter Zusatz bekannter Bakterien — im besten Falle einer einzigen Bakterienart (Rees und Reardon 1945). Für das Wachstum der Amöben sind die Bakterien sicher *nicht unbedingt* erforderlich, wie die Lebens- und Vermehrungsfähigkeit von *E. histolytica* in den steril befundenen Abscessen, z. B. der Leber, beweist. *In vitro* hat sich jedoch die bakterienfreie Kultur der Ruhramöbe noch nicht verwirklichen lassen. Dagegen gelang sie bei der aus dem Darm von Schlangen und Eidechsen bekannten *Entamoeba invadens*, wobei die Bakterien anscheinend erfolgreich durch Organ- und Embryonalbrei ersetzt werden konnten (Lamy 1948).

E. histolytica vermehrt sich am besten bei ganz geringer Sauerstoffspannung unter annähernd anaeroben Bedingungen. Für das Gedeihen dieser Amöben ist ein bestimmtes Redoxpotential (−350 bis −450 mV) bei einem p_H-Wert von 6,8 erforderlich. Steigt das Redoxpotential auf 250 mV, dann setzt Encystierung ein; es bilden sich Glykogen- und sog. Chromidialkörper.

Zum Wachstum werden Stärke oder Glucose, Vitamin B und C, Cholesterol sowie verschiedene Aminosäuren benötigt (vgl. Hansen und Anderson 1948; M. Lwoff 1951).

Die Amöben lassen eine deutliche Affinität zum Hämoglobin und Bilirubin erkennen. Beide Stoffe stimulieren die Vermehrung. Nach der Hypothese von Deschiens (1950) erklärt sich der bevorzugte Befall der Leber durch Ruhramöben aus dieser besonderen Affinität zum Bilirubin, das in Leberzellen enthalten ist.

Aus verschiedenen Beobachtungen ergibt sich, daß *E. histolytica* proteolytische und amylolytische Enzyme bildet. Diastase wird nach Hopkins und Warner im perinucleären Bereich des Cytoplasmas produziert. Die das Enzym tragenden Granula verteilen sich in der ganzen Zelle und werden von den Nahrungsvakuolen anscheinend angezogen.

Reaktion des Wirtes (Pathogenese). Unter bestimmten Bedingungen kann aus der im Darmlumen lebenden Minutaform die Gewebsform (Magnaform) hervorgehen.

Die Ursachen für diese Änderung der Lebensweise sind im einzelnen Fall nicht immer zu klären. *Hier liegt eines der Hauptprobleme der Ruhramöbenforschung:* Ein in unseren Breiten harmlos erscheinender Parasit (oder vielleicht nur Commensale), wird in südlichen Gebieten virulent und kann zu stärksten Zerstörungen des Darmepithels führen, schwere Durchfälle und sogar den Tod herbeiführen.

Allgemein wird angenommen, daß die Ruhramöbe in Deutschland für einen Darmgesunden nicht gefährlich ist (Reichenow, Westphal; ebenso in England,

HOARE). Erst eine Änderung der „Darmwandresistenz" im Sinne einer Schädigung, die z. B. schon durch einen Aufenthalt im ungewohnten, warmen Klima auftreten kann, sowie eine Änderung der Darmflora, ermöglicht es den Amöben, in die Darmwand einzudringen (vgl. auch S. 54).

Nach WESTPHAL (1949/50) übt das Klima auf die Struktur des Serumeiweißes den gleichen Einfluß aus wie z. B. eine Malariaerkrankung. Die dabei auftretenden Änderungen im Serum, die sich durch Eiweiß-Fällungsreaktionen erkennen lassen, sind anscheinend vegetativ bedingt. Wie weit diese Änderungen im Eiweißstatus unter „ungünstigen klimatischen Bedingungen" eine der Ursachen für die „Änderung der Darmwandresistenz" oder deren Folge darstellt, bleibt vorerst noch ungeklärt.

Die Amöbe vermag durch Ausscheidung lytischer Fermente das Darmgewebe aufzulösen (histolytica = Gewebe auflösend) („extracelluläre Verdauung") und so

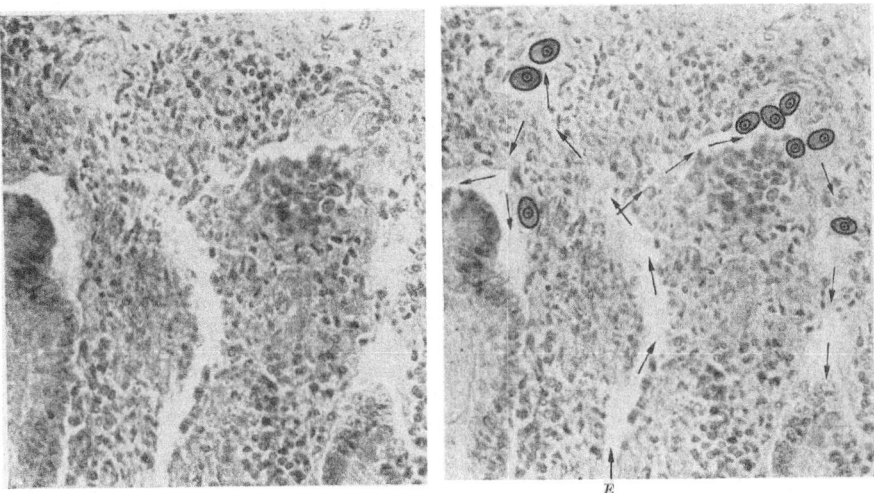

Abb. 62. *Entamoeba histolytica* im Gewebe. Rechts sind die im Schnitt vorhandenen Amöben zeichnerisch hervorgehoben und die durch Gewebsauflösung bei der Wanderung gebildeten Straßen gekennzeichnet. Der Gang *E* führt aus dem Darmlumen in die Mucosa (300×). (Nach WESTPHAL 1941.)

erhebliche Beschädigungen in der Darmwand herbeizuführen, die nicht auf Toxine zurückgehen (WESTPHAL). Durch Zerstörung der Capillaren treten Darmblutungen auf. Freigewordene Erythrocyten werden von den Ruhramöben aufgenommen. Es entstehen so die typischen, *vegetativen Formen mit den orangefarbig erscheinenden Blutkörperchen im Zellinnern, die jedoch nur bei einer akuten Amöbenruhr auftreten* (Gewebsform). Die Amöben führen nach dem Eindringen in die Mucosa zu einer Aushöhlung des infizierten Gewebes. Es kommt zunächst jedoch zu keiner leukocytären Infiltration. Ebenso entstehen primär keine Nekrosen, sondern diese folgen der Ausbreitung der Amöben im Gewebe, wohl als Reaktion auf die durch den Zerfall des Gewebes entstandene Störung im Geweberest (Abb. 62). Das typische Amöbengeschwür hat einen engen Eingang mit dahintergelegener Erweiterung („Kragenknopfgeschwür"). Dieses kann einen Durchmesser von mehreren Zentimetern erreichen.

Die akute Amöbenruhr zeigt das Krankheitsbild einer Diarrhoe mit zunehmender Heftigkeit, wobei die Darmentleerungen blutig-schleimig („himbeergeleeartig") sind und *zahlreiche Gewebsformen mit Erythrocyten* enthalten. Wollte man die möglichen klinischen Symptome einer Amöbiasis bzw. Amöbenruhr schildern, wäre es notwendig, alle Erscheinungsformen der entzündlichen Veränderungen des Dickdarms und ihre mittel- und unmittelbaren Folgezustände zu beschreiben.

Das Rectum und die Ileocöcalgegend des Colons sind bevorzugter Sitz der Amöben. Das Duodenum bleibt frei (MENK und MOHR 1949/50).

Im *Anfangsstadium* sind die entzündlichen Veränderungen auf das *Colon ascendens* beschränkt. Der Stuhl ist dann gewöhnlich in Form und Konsistenz noch völlig normal. Man findet unter Umständen weder Amöben noch Cysten. Krampfartige Schmerzen im rechten unteren Quadranten lassen vor dem Auftreten der blutigen Stühle an Appendicitis denken. Es kann sogar zu zeitweiliger Verstopfung kommen. Diese Infektionen beschränken sich sogar oft auf das Coecum und die Appendix, und nur der Pathologe vermag in dem nekrotischen Material Amöben zu finden, die bei der Stuhluntersuchung nicht gefunden werden. Bleibt die Infektion auf diese Darmteile beschränkt, treten Durchfälle seltener auf.

Fälle einer reinen Amöbenruhr sind, wie sich mehr und mehr zeigt, verhältnismäßig selten. Häufiger entsteht *eine Amöbiasis auf der Grundlage einer vorhergegangenen bakteriellen Darmschädigung* (vgl. auch S. 135, Therapie) (vgl. auch bei BLANC und SIGUIER 1950).

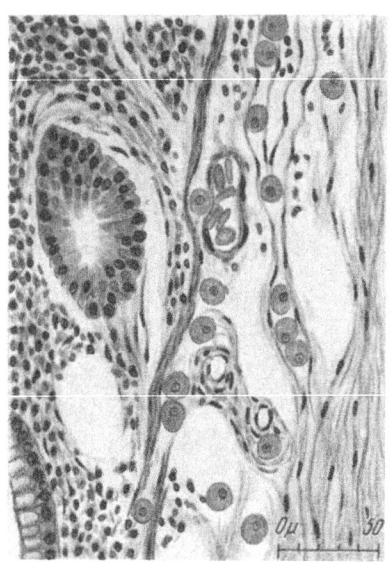

Abb. 63. *Entamoeba histolytica*, in der Submucosa des Dickdarms wandernd (280×) (Original).

Für diese Zusammenhänge sprechen Untersuchungsergebnisse, die A. WESTPHAL (1937) im Selbstversuch wie im Tierversuch erzielen konnte. Als Träger von Minutaformen infizierte er sich mit einer Bakterienflora, die aus dem Darm eines an akuter Amöbenruhr Erkrankten stammte und nach 28 Tagen wurde die bis dahin apathogene E. histolytica (Minutaform) zur Gewebsform (Magnaform). Es entstand eine „Amöbenruhr". Es bedurfte auf jeden Fall einer zusätzlichen Störung im Darmtractus, um die akute Amöbenruhr aufkommen zu lassen.

Ein Tierversuch mit Katzen führte zum gleichen Ergebnis (WESTPHAL und MARSCHALL 1941): Ein Stamm von *E. histolytica*, auf Katzen gehalten, erzeugte bei diesen Tieren nach rectaler Überimpfung blutige, schleimige Stühle mit zahlreichen Gewebsformen. Wurden nur die begleitenden Bakterien ohne Amöben überimpft, so trat die gleiche Darmerkrankung auf, die zunächst den Amöben zugeschrieben wurde. Damit war erwiesen, daß die Ruhramöbe mindestens *nicht allein* — wenn überhaupt — für die Darmschädigung verantwortlich zu machen war. — Eine Typhusinfektion, die in erster Linie den Dünndarm (Ileum) befällt, leistet dagegen einer Amöbenruhr keinen Vorschub.

Selbst für das „Amöbengebiet Nordafrika" hat WESTPHAL nachgewiesen, daß mehr als 95% der Ruhrfälle auf Bakterien oder Virusinfektionen zurückgeführt werden müssen. Ruhrkranke wie Gesunde waren praktisch in gleichem Maße (um 13%) mit E. histolytica befallen, was gegen eine entscheidende Bedeutung der Ruhramöben für die Entstehung der Ruhrerkrankung spricht. Treten Gewebsformen auf, so ist darin unter Umständen eine sekundäre Erkrankung zu erblicken, die erst durch die primäre, bakterielle Schädigung der Darmwand möglich wird.

Von der primären Darmwandschädigung ausgehend können die Gewebsformen über die Lymphbahnen und Blutgefäße zu anderen Organen gelangen, wo sie zu Abszeßbildungen Anlaß geben.

Fast alle Organe (Leber, Lunge, Pleura, Urogenitalsystem, Haut und Gehirn, seltener Milz und Gallenblase) können von Ruhramöben befallen werden (extraintestinale Amöbiasis). Am häufigsten sind die Amöbenhepatitis und der Leberabszeß. Amöbenhepatitis kann (nach NAPIER, LYON) bereits ohne Amöbeninfektion der Leber auftreten, die dann als allergische Reaktion auf die Darminfektion und die Absorption von Allergenen gedeutet wird. Diese Erscheinungen sind möglich, ohne daß das typische Bild einer Amöbenruhr (Dysenterie) auftritt.

Mit dem Befall des Colon ascendens wird das Auftreten von *Leberabscessen*, insbesondere im rechten Leberlappen, in Verbindung gebracht. SNAPPER meint, daß das Blut der Vena portae nicht vollständig gemischt wird, so daß das Blut vom Colon ascendens zum größten Teil in den rechten Leberlappen fließt, während das Blut von der Milz und dem Colon descendens zum linken Leberlappen transportiert wird. Damit soll auch der relativ seltene Befall der linken Leberlappen mit Amöbenabscessen erklärt werden können. Meist entstehen nur einfache Abscesse, seltener multiple (Abb. 66, 67).

Hautamöbiasis. Hautamöbiasis kann als seltene Krankheit in Verbindung mit einem Darmbefall am Anus, aber auch an den Beinen und am Unterleib auftreten. Juckreiz führt zu Kratzwunden, in die vom Anus her durch Ver-

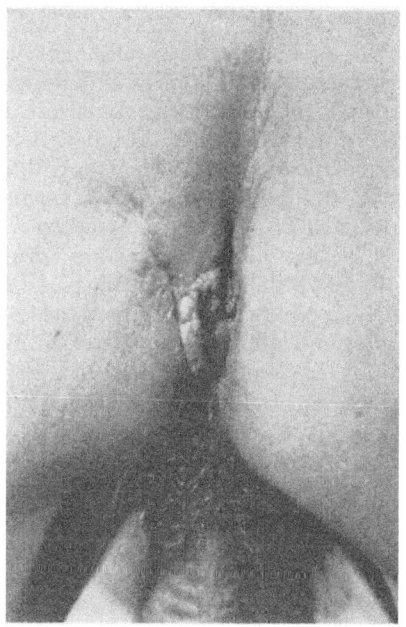
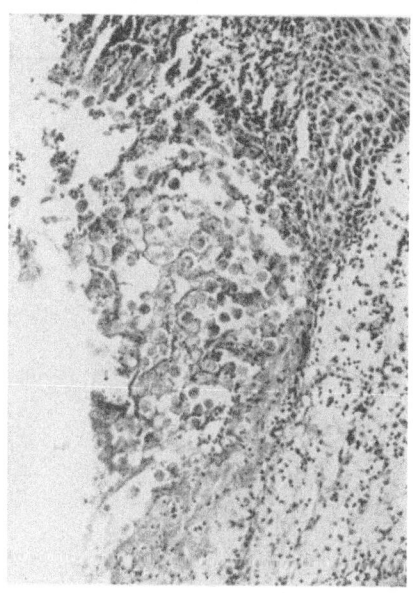

Abb. 64. *Entamoeba histolytica*. Hautamöbiasis am Anus. (Nach SNAPPER 1941.)   Abb. 65. *Entamoeba histolytica*. Schnitt durch Amöbengeschwür der Haut. (Nach SNAPPER 1941.)

unreinigungen Amöben gelangen. Die schlecht heilenden, analen Geschwürsbildungen mit papillomatösen Wucherungen können sogar zu Krebsverdacht führen („*Amöbom*"). In einigen Fällen, die aus China berichtet wurden, fand man bei Probeexcisionen in den gutartigen Geschwüren Amöben, die rote Blutkörperchen enthielten. Das Rectum war von zahlreichen Amöben befallen. Nach kurzer Emetinbehandlung gingen die Hautveränderungen schnell zurück und heilten ab (SNAPPER, ANDREWS) (Abb. 64 und 65).

Hautamöbiasis entsteht häufig auch im Laufe der Wundheilung nach einer Amöbenabsceß-operation der Leber. An einer Stelle der Narbe tritt dann ein roter Fleck auf, der sich nach zwei Tagen bereits dunkel verfärbt und zu einer sich schnell ausbreitenden Nekrose der Haut führt.

Selten sind Infektionen der *Genitalien*. STRAUB berichtet über Hautamöbiasis des Penis bei einem Chinesen. Im Urinsediment waren zahlreiche Amöben gefunden worden. Unter dem Praeputium an der Glans penis befand sich ein großes Geschwür mit zahlreichen Entamöben. Schnelle Abheilung nach Emetinbehandlung. — Mehrere Fälle von *Amöbenvaginitis* berichten WEINSTEIN und WEED (1948). Sie vermuten sogar häufigeres Auftreten als bisher bekannt. Dieses soll durch blutigen Vaginalausfluß ohne Pruritus und durch granuläre Veränderungen in der Vagina, zum Teil an der Cervix, charakterisiert sein. Im Vaginalsekret

waren vegetative Amöben zu finden, daneben auch im Stuhl. Spezifische Medikamente beseitigten die Amöbeninfektion und ihre Folgen (vgl. auch MORSE und
SEATON 1943).

Gelegentlich wird von Entamöben aus verschiedenen Körpersäften berichtet. Solche
Berichte sind allerdings immer mit gewisser Reserve aufzunehmen, wenn sie nicht sicher belegt werden können, weil ungenügend geschulte Untersucher gerade bei diesen Beobachtungen
häufig durch Körperzellen (Epithelzellen, Leukocyten) oder *Blastocystis*-Zellen (Pilzart) ge-
täuscht wurden. Besonders die Entdeckung von Amöben im Urin muß mit großer Skepsis
aufgenommen und eingehend nachgeprüft werden, weil Verunreinigungen vom Enddarm her
möglich sind. Sichere Fälle sind nur durch den Erregernachweis und dadurch charakterisiert,
daß die Organveränderungen durch die spezifische
Therapie (meist Emetin) schnell abheilen (vgl.
dazu LEONHARDT 1950).

Immunbiologie. *Immunität* tritt nach
überstandener Infektion nicht ein; Reinfektionen sind möglich. Bemerkenswert ist,
daß die durchschnittliche Häufigkeit des
Amöbenbefalles innerhalb einer Population
relativ konstant ist und selbst nach vorübergehender Erhöhung (durch besondere Exposition bedingt) wieder zur Norm zurück-
kehrt. Wieweit dabei immunbiologische Erscheinungen oder andere Faktoren, wie z. B.
Ernährung und Klima eine Rolle spielen, muß
noch offen bleiben (vgl. PIEKARSKI 1949).

Übertragungswege (Epidemiologie). Die
Infektion mit Ruhramöben erfolgt in der
Regel durch *orale Aufnahme der Cysten.*
Diese Dauerformen *dienen der Erhaltung
und Verbreitung der Art.* Sie ertragen Umweltverhältnisse, unter denen die vegetativen Formen nicht mehr lebensfähig bleiben,
z. B. niedrige Temperaturen, vorübergehend
selbst Frost. Durch eine schützende Hülle,
die Cystenmembran, sind sie vor der Ein-

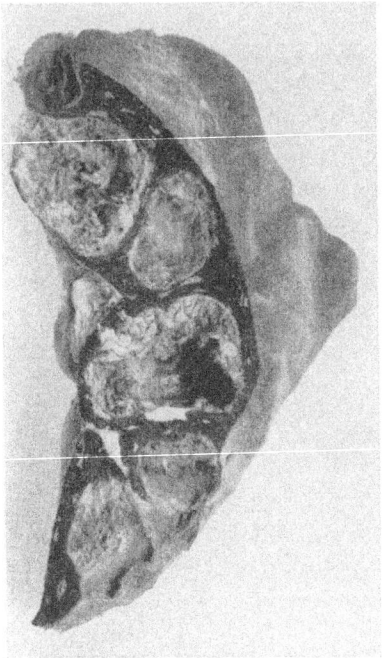

Abb. 66. *Entamoeba histolytica.* Multipler
Amöbenabsceß (sehr selten).
(Nach SNAPPER 1941.)

wirkung vieler schädigender Stoffe geschützt,
vertragen aber kein völliges Austrocknen
(REARDON, VERDER und REES 1952).

Histolytica-Cysten bleiben bei niedriger Zimmertemperatur (17—20⁰ C) 5—10 Tage
lebensfähig. Aufbewahrung bei 0⁰ C erhält sie über viele Wochen, nach STONE sogar 14 Monate. Werden sie in gereinigtem Wasser aufbewahrt, bleiben sie bis zu 20 Wochen lebensfähig.
Eine Temperatur von 45⁰ C vertragen sie etwa nur 30 min, 50⁰ sogar nur 5 min. — Die Cysten
sind relativ widerstandsfähig gegenüber Emetin und Yatren, sowie gegen Salzsäure und Chlor.
Chlorkonzentrationen, die zur Abtötung von Bakterien in Wasser ausreichen (etwa 0,2 bis
0,5 mg/Liter), schädigen die Cysten nicht, sondern erst Mengen, die das Wasser ungenießbar
machen (etwa 2—4 mg/Liter innerhalb von 20—30 min). Praktisch möglich und wirksam ist
also eine Überchlorierung und anschließende Beseitigung des Chlors. Nach CHANG (1944)
ist jedoch die abtötende Wirkung des Chlors abhängig vom p_H-Wert des Wassers. Je höher
der p_H-Wert, um so geringer ist die cysticide Wirkung. Organische Bestandteile des Wassers
vermindern die Wirkung von Chlor und Chloramin. In gereinigtem Wasser sind die Cysten
daher schneller abzutöten als in Abwässern. — Quecksilberchlorid in einer Verdünnung von
1:2500, Kaliumpermanganat (>1%), 0,5% Formaldehyd, 1% Lysol sowie 1% Karbolsäure
wirken sicher tödlich auf die Cysten. Ozonisation des Wassers ($^1/_2$—1 Teil auf 1 Million Teile)
tötet die Cysten zu 99% innerhalb von 5 min. Aber Ozon schwindet schnell aus dem Wasser,
ist also ohne Dauerwirkung. Neuerdings wird *Jod* empfohlen (NEWTON 1950), weil es geringere
Dosen erfordert, nicht p_H-empfindlich ist und den Geschmack in wirksamer Konzentration
nicht beeinträchtigt. — UV-Strahlen wirken zwar tödlich, aber nur langsam und sind daher

praktisch ohne Bedeutung. — Am sichersten wird Trinkwasser durch ein Diatomeenfilter cystenfrei. — Absetzverfahren sind erfolglos, weil die Cysten in reinem Wasser nur etwa 2,5 cm je Stunde sinken. — In der Praxis bewährt es sich, rohe Speisen (z. B. Gemüse, Früchte) für 30 sec in kochendes Wasser zu legen. Auch die Verwendung von 5% Eisessig oder äquivalentem Speiseessig beseitigt nach BEAVER und DESCHAMPS (1949) die Lebensfähigkeit von *E. histolytica*-Cysten.

Die Übertragung der Cysten auf den Menschen erfolgt vorzugsweise mit verunreinigten Nahrungsmitteln und Getränken. Ferner kann durch die Ver-

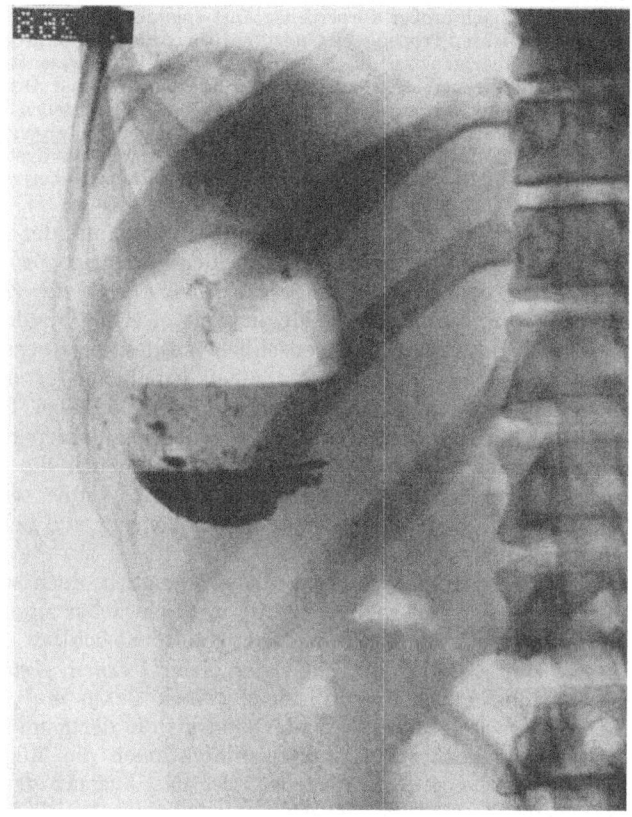

Abb. 67. *Entamoeba histolytica*. Leberabsceß, der durch Punktion und anschließende Injektion von Lipidol röntgenologisch sichtbar gemacht wurde. (Nach SNAPPER 1941.)

wendung menschlicher Faeces zur Düngung von roh genossenen Kulturpflanzen eine Aufnahme der Cysten erfolgen (Parallele zur Wurmeierübertragung, vgl. S. 404). Es muß auch mit einer direkten Übertragung von Mensch zu Mensch gerechnet werden, wobei unsaubere Lebensmittelhändler besondere Beachtung verdienen.

Übertragung durch Stubenfliegen. Stubenfliegen suchen menschliche Faeces auf. Dabei können sie Amöbencysten oral aufnehmen und diese infektionstüchtig wieder ausscheiden. Damit ist die Möglichkeit einer weiten *Verbreitung durch die Fliegen* gegeben. — Bei der Untersuchung von Fliegen in der Nähe offener Latrinen in Nordafrika erwiesen sich bis zu 30% der Fliegen als Protozoencystenträger (*E. histolytica*, *E. coli*, *Lamblia intestinalis*, Coccidiencysten u. a.) (vgl. bei SIEYRO, BUXTON, WESTPHAL).

Der zweite Weltkrieg bot ein Beispiel für die Bedeutung der Fliegen als Überträger, als deutsche militärische Einheiten geschlossen vom heimatlichen Boden plötzlich in das klimafremde Gebiet Nordafrikas kamen und sich dort längere Zeit, zum Teil über ein Jahr, aufhielten. In Abhängigkeit von der Dichte der Fliegen änderte sich der Protozoenbefall bei diesen Personengruppen; denn von den im Frühjahr untersuchten Personen waren diejenigen, die schon einen Sommer und Herbst (eine „Fliegensaison") in Nordafrika verbracht hatten, wesentlich stärker mit Protozoen infiziert als diejenigen, die im Winter (November oder später) nach Afrika kamen (Herbst-Wintersprung nach WESTPHAL). Diese hatten sich aber bis zum nächsten Herbst der ersten Gruppe angeglichen. (Im allgemeinen besteht in unseren Breiten ein Gleichgewicht zwischen Parasit und Wirt, das durch äußere Umstände gestört werden kann [z. B. nach großer körperlicher Anstrengung u. ä.].)

Im Gegensatz zu den feuchten Tropengebieten ist die Stubenfliege im subtropischen afrikanischen Wüstengebiet tagsüber ganz auf die Feuchtigkeit anderer Lebewesen angewiesen. So lebt die Fliege in einem ständigen Wechsel zwischen den Exkrementen und Abfällen einerseits und den für sie erreichbaren Nahrungsmitteln und feuchten Körperstellen des Menschen andererseits. Sie setzen sich auf Lippen und Augen. Da die Fliegen Protozoencysten mit den menschlichen Exkrementen aufnehmen, ohne sie zu verdauen, werden die Cysten lebensfähig mit dem Kot der Fliegen auf Lebensmittel oder direkt auf die Lippen übertragen. Sie verbreiten so die Cysten und schützen sie in ihrem Darm vor Austrocknung.

Im Interesse der Bekämpfung der Ruhramöbe und damit der Amöbenruhr ist daher ein *richtiger Latrinenbau* eine entscheidend wichtige prophylaktische Maßnahme. Die richtig gebaute Latrine *verwehrt den Fliegen den Zutritt zu den menschlichen Faeces* und nimmt ihnen die Möglichkeit, sich mit Cysten zu beladen.

Der Mensch. Die Häufigkeit der menschlichen Infektion wechselt mit dem *Lebensalter*. Erwachsene sind in höherem Maße befallen als Kinder; aber es bleibt praktisch kein Alter verschont (in Deutschland etwa 5% bei Schulkindern gegenüber 10—12% bei Erwachsenen). Diese Erscheinung geht parallel mit der verschiedenen Exposition. Dadurch erklären sich wohl auch die *Unterschiede in der Befallshäufigkeit zwischen Männern und Frauen*. Immer erweisen sich Männer als häufiger infiziert und leiden eher an Amöbenruhr und Leberabscessen als Frauen.

Die verschiedenen *Menschenrassen* sind alle empfänglich, doch scheinen Eingeborene in tropischen Gebieten weniger häufig und schwächer zu erkranken als Europäer. Die Ursachen für diese Unterschiede sind nicht geklärt.

Der Parasit. Unterschiede zwischen den *verschiedenen Amöbenstämmen* existieren sicherlich hinsichtlich ihrer Virulenz. Nach CRAIG muß man in den Tropen mit Stämmen rechnen, die virulenter sind als die der gemäßigten Zone. Es ist unbestritten, daß zusätzliche Bakterieninfektionen die Möglichkeit der Amöbentätigkeit begünstigen, aber umstritten ist das Ausmaß des Bakterienanteils (vgl. Pathogenese). Häufige Menschenpassage eines Amöbenstammes soll seine Virulenz erhöhen, wodurch es unter geeigneten Umständen auch zu einer Amöbenruhr-*Epidemie* kommen kann. Die Amöben der *symptomlosen Cystenträger* sind nicht avirulent, sondern werden nur durch die Resistenz des Wirtes in ihrer pathogenen Wirksamkeit eingeschränkt.

Amöbenreservoire. Der Mensch ist sicher das bedeutendste „*Amöbenreservoir*", während Haus-, Nutz- und Wildtiere als Infektionsquelle wohl nicht in Frage kommen. Bei Affen hat man wiederholt Entamöben gefunden, die als mit *E. histolytica* identisch angesehen werden. Sie führen aber nicht zur Erkrankung und bleiben nach HOARE (1949) bis zu 16 Monaten haften. Affen können außerdem Formen beherbergen, die der *E. histolytica* ähnlich sind und so zu einer Verwechslung führen.

Entamoeba polecki (v. PROWAZEK 1912) (= *E. chattoni* SWELLENGREBEL 1914), wurde häufig als Commensale bei Hausschweinen und neuerdings bei Affen (*Macaca mulatta*) gefunden (KESSEL und JOHNSTONE 1949). Charakteristisch ist die *einkernige Cyste* (statt vier Kerne bei *E. histolytica*) und ein runder oder ovaler Einschlußkörper im encystierten Zustand. Sie spricht im Gegensatz zu *E. histolytica* nicht auf eine spezifische medikamentöse Amöbentherapie an. Sie geht nicht ins Gewebe und lebt nur im Darmlumen. Die große Ähnlichkeit zwischen den beiden Amöbenarten macht es bei Mischinfektionen schwierig, die Wirkung eines Medikamentes bei Affen mit Sicherheit zu beurteilen.

Hunde, Katzen, Ratten und andere Tiere sind gelegentlich als natürlich infiziert befunden worden, aber sie könnten sich auch an menschlichen Faeces infiziert haben. Genaue Kenntnisse über die Bedeutung dieser möglichen Infektionsquellen für den Menschen stehen noch aus. — Die Entwicklung der Amöben im Rattendarm ist in hohem Maße abhängig von der Ernährungsweise der Nager. Kohlenhydratreiche Nahrung fördert die Entwicklungsmöglichkeit der Amöben. Es kann zu typischen Darmwandveränderungen (Ulcerationen) kommen, wobei die Amöben Erythrocyten aufnehmen. Ratten scheiden auch Cysten aus, so daß ihnen eine gewisse epidemiologische Bedeutung zukommen kann (NEAL 1948, HOARE 1949). Experimentell lassen sich manche Haus- und Laboratoriumstiere infizieren (Kaninchen, Meerschweinchen, Schweine) (vgl. BÖE 1938/39) und dann durch einseitige Kost zu geeigneten Wirtstieren für chemotherapeutische Versuche machen (O. WAGNER 1951).

Mikroskopische Diagnose. Der *Nachweis des Erregers* ist im allgemeinen relativ leicht durch eine sorgfältige mikroskopische Stuhluntersuchung zu führen. Bei spärlichem Parasitenbefall kann er erst nach *mehrfacher Untersuchung* (oder durch die Kulturmethoden (vgl. S. 134) gelingen. Im *frischen, ungefärbten Präparat* (Nativpräparat), bei dem man eine linsengroße Stuhlprobe mit einem Tropfen physiologischer Kochsalzlösung mischt, läßt sich eine Differenzierung der Amöben-*Arten* nur bei großer Erfahrung vornehmen und auch dann gelingt es dem Erfahrenen nicht immer, jede fragliche Form richtig anzusprechen. Das *Nativpräparat* hilft aber gerade im praktisch wichtigsten Fall, beim *Vorliegen einer akuten Amöbenruhr.* Dann müssen im *frischen, möglichst noch körperwarmen Stuhl erythrocytenbeherbergende Formen mit typischen Pseudopodien, die sog. Gewebsformen, nachweisbar sein. Nur wenn diese vegetativen Formen der Entamoeba histolytica aufgefunden werden, darf von einer akuten Amöbenruhr gesprochen werden.* Man findet sie dann in blutigen, himbeergeleeartigen Schleimflocken. Die Erythrocyten erscheinen als orangefarbige Scheiben im Zellplasma (eventuell rectoskopische Untersuchung oder mindestens provozierte Stühle prüfen).

Die Gewebsform ist verhältnismäßig empfindlich und geht im einige Stunden alten Patientenstuhl bald zugrunde. Deshalb ist es *erfolglos, einer Untersuchungsstelle Stuhlmaterial durch die Post zur Untersuchung auf „Amöbenruhr" zuzusenden.* Die vegetativen Formen der akuten Amöbenruhr müssen am Krankenbett gesucht werden! Eingesandtes Stuhlmaterial kann nur auf Cysten, bei kurzen Transportzeiten — bis 24 Std — und tiefen Außentemperaturen unter Umständen noch auf Minutaformen untersucht werden.

Die vegetativen Formen von *Entamoeba histolytica* — Gewebsformen wie Darmlumenformen — erkennt man im frischen Präparat an ihren *charakteristischen Pseudopodien.* Bruchsackartig quillt das Plasma *plötzlich* an einer beliebigen Stelle der Zelloberfläche hervor, und in das hyaline, homogen erscheinende Ektoplasma fließt dann das stärker granulierte Entoplasma hinein. Im Gegensatz zu diesen sog. Bruchsackpseudopodien bildet *Entamoeba coli* (vgl. S. 137) breit voranfließende Pseudopodien, bewegt sich wesentlich weniger als *E. histolytica* und fließt gleichsam mit der ganzen Zelle vorwärts.

Eine gewisse Artunterscheidung erlaubt der Zellkern, der bei *Entamoeba coli* häufig schon *im lebenden Zustand* als Ring (oft mit kleinem, innenliegendem Punkt) erscheint, so daß man in der Cyste die acht Zellkerne leicht auszählen kann. Bei *E. histolytica* ist der Zellkern ungefärbt meist *nicht erkennbar* (vgl. auch unter „Kulturmethode").

Zur Untersuchung von Nativpräparaten auf Amöbencysten wird vielfach noch gern die *Eosin*-Färbung herangezogen, weil sich dann die ungefärbten Cysten vom rot gefärbten

Untergrund besser abheben. Der Farbstoff läßt sich jedoch — entgegen einer weit verbreiteten Ansicht — nicht zur Unterscheidung lebender von abgestorbenen Cysten verwenden, weil sich unter Umständen auch abgestorbene Cysten nicht färben lassen.

Eine wertvolle Hilfe bei der mikroskopischen Untersuchung des Stuhlmaterials auf Amöben (und Lamblien) bietet die *Jodfärbung* (vgl. S. 660). Sie macht die umständlicheren Färbemethoden (S. 661) vielfach überflüssig.

Bei spärlichem Auftreten von Cysten kann auch ein einfaches Anreicherungsverfahren zum Erfolg führen: Aufschwemmung einer Stuhlprobe mit anschließender Reinigung und Konzentration durch eine 33%ige Zinksulfatlösung (vgl. S. 662ff.).

Kulturmethoden. Gelingt der Nachweis der Amöben trotz begründeten Verdachts nicht, dann ist durch *Kultur* eine *„biologische Anreicherung"* zu versuchen. Sie läßt unter Umständen bereits am 2.—3. Bebrütungstag (bei 37° C) ein Wachstum erkennen. Überimpfung auf neuen Nährboden nach 2—3 Tagen (auch als blinde Passage ohne einen Befund) empfiehlt sich (Nährbodenrezept S. 664ff.).

Das meist üppige Bakterienwachstum zerstört schnell die Reisstärke und die Serumgrundlage und stört die Amöbenvermehrung. Ein Zusatz von Trypaflavin, besser von *Penicillin* (1000—4000 E je Kubikzentimeter) oder *Streptomycin* (1—10 mg je Kubikzentimeter) zur flüssigen Komponente, unterdrückt die Bakterienvermehrung und die Entwicklung von *Blastocystis hominis*, so daß sich die Amöben gut vermehren und die Kulturen 10—14 Tage halten. Der Anteil der positiven Kulturen erhöht sich bei Anwendung dieser Methode um ein Vielfaches (SPINGARN und EDELMANN 1952).

Die Gestalt der Amöben ändert sich etwas in der Kultur. Die Kulturamöbe von *E. histolytica* liegt in ihrer Größe etwa zwischen der Minuta- und Magnaform und nimmt oft in großer Menge die Reiskörner auf, die verdaut werden. Cysten treten meist nicht auf.

Auch aus Amöben-*Cysten* gelingt die Kultur von Amöben.

Serologische Diagnose. Der Befall mit Ruhramöben führt zur Bildung von spezifischen, komplementbindenden Antikörpern. Intradermal- und Präcipitinreaktionen haben sich nicht bewährt.

Zur *Komplementbindungsreaktion* (KBR) benutzte CRAIG als Antigen einen alkoholischen Extrakt von Kulturamöben. Neuerdings ist in Amerika als Antigen der wäßrige Extrakt einer definierten Amöbenkultur (mit einer einzigen begleitenden Bakterienart) im Handel. Diese Reaktion erscheint brauchbar zur Kontrolle eines therapeutischen Effektes, bei Verdacht auf Amöbenabsceß der Leber oder anderer Organe, sowie bei einer akuten oder chronischen Dysenterie unbekannter Ursache. Nach McDEARMAN und DUNHAM (1952) fällt die Komplementbindungsreaktion bei extraintestinaler Amöbiasis in 86% der Fälle positiv aus, dagegen bei reinen Darminfektionen nur in 15%. Die verschiedenen Autoren kamen daher jedoch zu dem übereinstimmenden Resultat, daß die *mikroskopische Stuhluntersuchung zum Nachweis von Entamoeba histolytica, insbesondere bei einer Amöbenruhr, zuverlässiger* sei als die Komplementbindungsreaktion. (Vgl. auch das Schema S. 40.)

Chemotherapie. Das Ziel der spezifischen medikamentösen Therapie ist die gleichzeitige Beseitigung *aller* Amöbenstadien. Ein solches ideales Heilmittel gibt es noch nicht. Es wird jedoch neuerdings von CONAN (1948) und FAWZI (1950) angegeben, daß *Chlorochin* (= Resochin), ein dem Plasmochin nahestehendes Malariaheilmittel (vgl. S. 204), vom Darm resorbiert und in den Geweben, besonders aber von der Leber aufgenommen und nur langsam wieder abgegeben wird. Daher wirkt Chlorochin günstig auf Leberabscesse und führt außerdem etwa in 50% der Fälle zur Beseitigung der Amöben im Darm.

Die klassischen Heilmittel bei der Amöbenruhr und ihren Folgeerscheinungen sind Yatren und Emetin, die sich in ihrer Wirkung gegenseitig ergänzen.

Yatren, peroral oder peranal gegeben, wirkt in erster Linie auf die Darmlumenform, aber auch auf die Magnaform. *Emetin* dagegen parenteral, am besten intravenös gegeben, wirkt auf die Amöben *in* den Organen, beseitigt sie in der Darmwand, in den Abscessen und an anderen Orten.

Yatren (Jodoxychinolinsulfonsäure) Chiniofon B. P. ist ein geruchloses, gelbes Pulver, das schnell mit dem Urin ausgeschieden wird und fast völlig ungiftig ist. Yatren gilt seit seiner Einführung im Jahre 1920/21 durch MÜHLENS und MENK als bestes und wirksamstes spezifisches Amöbenruhrmittel. Die Anwendung muß aber individuell sein und zwar peroral, peranal oder kombiniert. Peroral pflegen die Cystenträger heilbar zu sein, peranale Anwendung ist bei chronischen Dickdarmerkrankungen zu empfehlen.

Emetin ist ein Alkaloid aus der Wurzel der brasilianischen Staude *Cephaelis ipecacuanha*, einer dem Chinarindenbaum verwandten Pflanze, die schon seit Beginn des 17. Jahrhunderts als wirksames Heilmittel (Brechmittel) bekannt ist. Im 19. Jahrhundert wurde die gestoßene *Ipecacuanha*-Wurzel als Mittel gegen die *Dysenterie* erkannt.

Emetin ist ein außerordentlich wirksames Heilmittel, aber es darf wegen seiner Speicherung im Organismus nur in kleinen Dosen und sollte nur bei Amöbenbefall der *Organe* gegeben werden. Bewährt ist das Emetinum hydrochloricum in Ampullen zu 0,03, 0,05 und 0,1 g, das subcutan, intramuskulär oder auch intravenös gegeben werden kann. Bevorzugt wird im allgemeinen die intravenöse Injektion. — Neuerdings sind in England auch keratinisierte Emetintabletten (0,3 g) im Handel, die sich erst im Dünndarm lösen (SHRAPNEL 1947).

Diodochin (Di-Jod-Hydroxychinolin) ist ein dem Yatren verwandtes Heilmittel, das in der anglo-amerikanischen Therapie viel gebraucht wird. Eigenartig ist — worauf auch FINDLAY hinweist —, daß keines der Oxychinoline eine deutliche Wirkung auf die Amöben *in vitro* hat. Bezieht sich der therapeutische Erfolg vielleicht primär auf die Beseitigung gewisser Bakterien, von denen die Amöben leben, oder sind die Bakterien sogar als eigentliche Krankheitsursache anzusehen?

Auch die Chemotherapie muß berücksichtigen, daß die Amöbeninfektion häufig nur Begleiterscheinung und nicht primäre Ursache einer Erkrankung ist. In diesem Sinne werden auch die Erfolge der Behandlung mit den *Antibiotica* wie Penicillin und Streptomycin gedeutet, die auf die Amöben keine Wirkung ausüben, dagegen das Bakterienwachstum — auch in einer Amöbenkultur (s. dort) — unterdrücken. In gleichem Sinne können Sulfonamide Anwendung finden. Eine *direkte* Wirkung auf die Amöben haben anscheinend die Antibiotica *Bacitracin, Aureomycin* und *Terramycin*.

Zur *Chemoprophylaxe* ist nach HAUER sowie WESTPHAL ein Wismut-Arsinsäurepräparat geeignet („Viasept"), das die Darmlumeninfektion sicher und schnell, dabei außerdem die apathogenen Formen, beseitigt. Es ist außerordentlich gut verträglich. Eine akute Amöbenruhr wird jedoch nicht beeinflußt, aber es hat eine antidiarrhoische und beruhigende Wirkung auf die Darmperistaltik. WESTPHAL empfiehlt in den Amöbenruhrgebieten für Erwachsene prophylaktisch je eine fünftägige Kur mit täglich einer Tablette im Frühjahr, Sommer und Herbst.

Chemotherapeutischer Test. Die Prüfung von amöbenwirksamen Medikamenten kann zwei Wege gehen: 1. die Prüfung im Reagensglas (in vitro) auf Kulturamöben; 2. der Tierversuch.

Die Prüfung *in vitro* gestattet die Untersuchung von Heilmitteln, die wenigstens auf die Darmlumenform wirken. Doch sind die Ergebnisse mit Kritik aufzunehmen, weil die Resultate in vitro und in vivo keineswegs übereinstimmen müssen. Daher muß die Untersuchung eines Mittels an experimentell rectal bzw. intracöcal infizierten Katzen, Affen, Hunden, Ratten oder Meerschweinchen hinzukommen. Die Hunde sollen für eine zuverlässige Infektion während der Versuchsdauer mit einer fischreichen Diät (50—100% Fischnahrung) gefüttert werden, der zeitweise Bierhefe zugesetzt wird. Auf diese Weise lassen sich gleichbleibende Versuchsbedingungen schaffen (vgl. ähnliche Beobachtungen von WESTPHAL bei *Balantidium coli*).

Meerschweinchen und Ratten werden möglichst intracöcal durch Laparatomie infiziert. Man benutzt dabei 3—4 Wochen alte Ratten oder mittelschwere Meerschweinchen. Nach fünftägiger Therapie werden die Tiere getötet und mikroskopisch und makroskopisch untersucht (TAYLOR, GREENBERG, HIGHMAN, COATNEY 1950, TAYLOR, GREENBERG, JOSEPHSON 1952).

Die apathogenen, commensalen Amöben des Menschen.

Die Kenntnis der apathogenen, commensalen Amöben des Menschen ist zur sicheren Erkennung der Ruhramöbe erforderlich. Diese wird dadurch erschwert, daß im Darm zwei weitere *Entamoeba*-Arten auftreten können: *Entamoeba coli*

und *E. hartmanni* (= *tenuis*) (*im Munde* ist ferner häufig *E. gingivalis*). Sie
haben — ihrem Gattungsnamen entsprechend — ebenfalls einen Zellkern mit
schmalem chromatischen Ring und sehr kleinem Binnenkörper. *Es sind also
im Darm drei Entamoeba-Arten differentialdiagnostisch zu trennen.* Alle *Amöben
ohne* diesen schon oben gekennzeichneten Zellkern brauchen bei der praktischen
Arbeit *nicht berücksichtigt* zu werden. Sie sollen daher nur anhangsweise betrachtet werden.

a) Die apathogenen Entamoeba-Arten.

Entamoeba hartmanni (= *E. tenuis*) v. PROWAZEK 1912.

Diese Art hat große morphologische Ähnlichkeit mit *E. histolytica*. Von
amerikanischen Autoren wird sie immer nur als „kleine Rasse" von *E. histolytica*

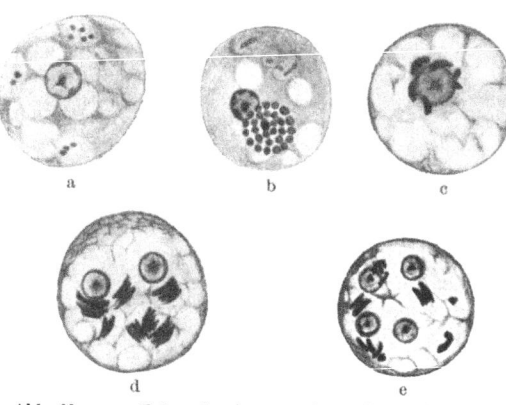

angesehen (vgl. S. 122). Dadurch
kommen diese Forscher zu weit
höheren Befallszahlen für *E.
histolytica*. BURLINGAME (1947)
gibt z. B. für Deutschland einen
Durchschnitt von 25% *Histo
lytica*-Träger an. Neue Untersuchungen aus dem Raum von
Bonn ergaben: *E. histolytica*
9,5%, *E. hartmanni* 12,1%. Beide
Werte zusammengenommen führen dann auch zu der gleichen
Größenordnung, wie sie BUR-
LINGAME angibt. Gegen die Berechtigung, beide Arten als identisch anzusehen, sprechen aber
verschiedene Momente. Unter
anderem zeigt auch die Zell-

Abb. 68a—e. *Entamoeba hartmanni*. a Vegetative Form.
b Vegetative Form mit *Sphaerita*-Infektion. c Einkernige Cyste.
d Zweikernige Cyste. e Vierkernige Cyste. Alle Cysten mit
Chromidialkörpern (etwa 2000×). (Original.)

struktur beider Arten recht deutliche Unterschiede. Wesentliches *physiologisches*
Unterscheidungsmerkmal: *E. hartmanni wird nicht phatogen!*

HOARE (1949, 1952) nimmt grundsätzlich den gleichen Standpunkt ein; er betrachtet
jedoch *E. hartmanni* als Unterart von *E. histolytica* und unterscheidet zwischen *E. histolytica
histolytica* und *E. histolytica hartmanni*. Der Mangel an augenfälligen morphologischen Unter-
scheidungsmerkmalen macht es meines Erachtens unmöglich zu entscheiden, welche Auffassung — d. h. ob echte Art oder Unterart — den Vorzug verdient. Auf jeden Fall
sollte eine Gleichsetzung der beiden Formen vermieden werden.

Die Größe der vegetativen Stadien sowie der Cysten liegt im gefärbten Dauerpräparat praktisch unter 10 μ, meist zwischen 6 und 8 μ. Es existiert nur *ein*
vegetatives Stadium (das der Darmlumenform von *E. histolytica* entspricht,
aber nicht mit ihr identisch ist). Die *Cysten* enthalten je nach dem Entwicklungszustand ein bis vier typische Entamöbenzellkerne. Daneben findet man mehr
oder weniger zahlreiche Chromidialkörper. Charakteristisch ist die Cytoplasma-
struktur, die sich besonders bei den Cysten deutlich von der der *Histolytica*-
Cysten unterscheiden läßt (Abb. 68). Das Plasma erscheint vacuolisiert und wie
von radiären Fäden durchzogen. Diese typische Plasmastruktur erlaubt dem
Erfahrenen die Erkennung von *Entamoeba hartmanni* selbst dann, wenn die Zellkerne durch mangelhafte Präparation und Färbung nicht eindeutig als Ent-
amöbenkerne in Erscheinung treten. Man findet sie gelegentlich gut unterscheidbar neben *E. histolytica* im menschlichen Darminhalt. Die Unterschiede bleiben
auch in der Kultur konstant bestehen. — *E. hartmanni* lebt von Bakterien und
gelösten Stoffen. Erythrocyten werden wohl niemals aufgenommen.

Entamoeba coli SCHAUDINN 1903.

Entamoeba coli (Abb. 69) erreicht im vegetativen Stadium eine Größe von 30 μ. Ihr Cytoplasma ist mit vielen, vorwiegend bakterienhaltigen Nahrungsvacuolen erfüllt (Abb. 69a). Sie nimmt selbst größere Protozoen auf, und man hat selbst *Coli*-Amöben mit aufgenommenen vegetativen Lamblien und deren Cysten gefunden. Ganz selten sind auch Erythrocyten in vegetativen Stadien der *Entamoeba coli* gefunden worden. Diese Tatsache darf aber nicht dazu führen, auch diese Art als pathogen

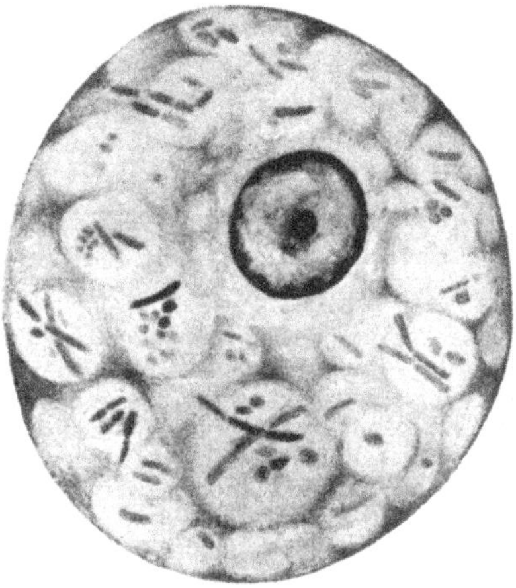

Abb. 69a—d. *Entamoeba coli.* a Vegetative Form. b Zweikernige Cyste mit großer, zentraler Glykogenvacuole und Chromidialkörpern. c Zweikernige Cyste. d Reife, achtkernige Cyste (etwa 2000×). (Original.)

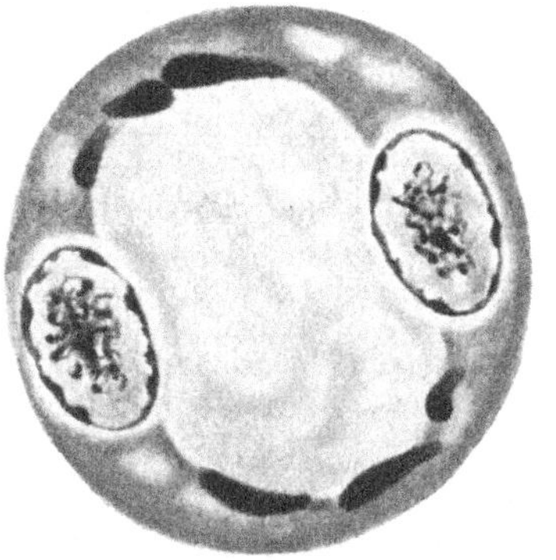

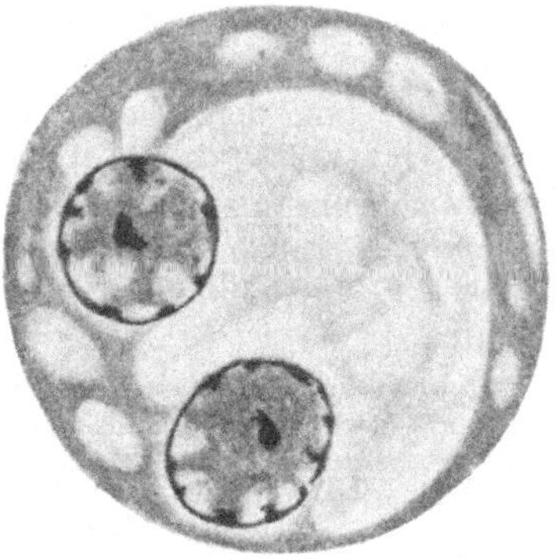

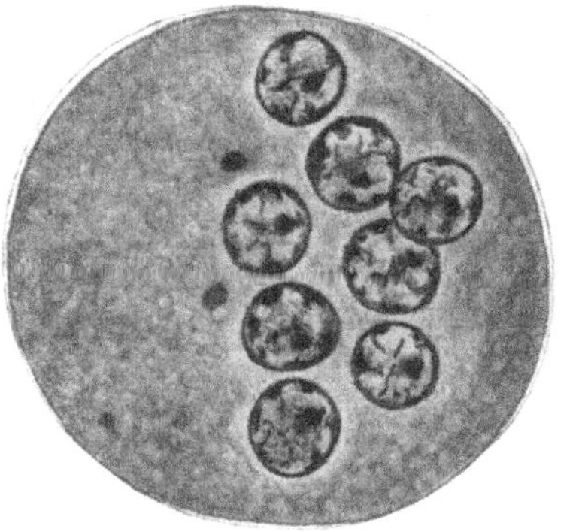

anzusehen. Treten kleinere Läsionen der Darmwand mit Gefäßschäden auf, dann können die austretenden roten Blutzellen auch von den verhältnismäßig großen *Coli*-Amöben ebenso aufgenommen werden wie die Cysten oder die vegetativen Formen der Protozoen, die unter Umständen größer sind, als ein Erythrocyt. Der Zellkern unterscheidet sich vom *Histolytica*-Kern durch die häufig exzentrische Lage des Binnenkörpers. Doch darf man diesem Merkmal keine zu große Bedeutung beimessen, weil auch bei *E. histolytica* die Binnenkörper aus ihrer vorwiegend zentralen Lage verschoben sein können (vgl. Abb. 60 und 69). Der Chromatinring des Zellkerns erscheint je nach dem Zustand der Zelle geschlossen oder in grobe Chromatingranula zerbrochen, Abwandlungen, die für die praktische Diagnostik nicht verwertbar sind. Er ist aber meist kräftiger, kompakter als bei *E. histolytica* und in den *lebenden* Amöben deutlich erkennbar.

Entamoeba coli ist in Bewegung und Gestalt verhältnismäßig plump. Ektoplasma und Entoplasma sind bei der Fortbewegung nicht zu unterscheiden. — Cysten von *E. coli* enthalten im *reifen* Zustand *acht* Zellkerne, die in einem verhältnismäßig dichten Zellplasma liegen (Abb. 69 d). Die unreifen Cystenstadien machen einen Strukturwandel durch, in dessen Verlauf zeitweilig auch Chromidialkörper auftreten (Abb. 69 b), die aber nie „wetzsteinförmig", splitter- oder balkenförmig werden und dadurch nicht zur Verwechslung mit der *E. histolytica* führen. Sie liegen in der jungen, zweikernigen Cyste peripher und umgeben häufig die große Glykogenvacuole, die fast die ganze Cyste erfüllen kann (Abb. 69 b, c). Nach der nächsten Kernteilung sind die Chromidialkörper meist schon geschwunden oder körnchenförmig zerfallen. Typisch ist das Zweikernstadium. Die beiden Zellkerne liegen sich meist polartig gegenüber — zwischen ihnen die große Glykogenvacuole. Diese schwindet im Verlauf der weiteren Kernteilung, und die reife Cyste besitzt das schon oben erwähnte dichte Cytoplasma mit acht Zellkernen, frei von Vacuolen und Chromidialkörpern.

Zu Schwierigkeiten bei der mikroskopischen Diagnose kann die vierkernige *Coli*-Cyste führen. Aber glücklicherweise ist dieses Stadium relativ selten zu finden. Größe der Cyste (etwa 20—25 μ) sowie Struktur des Plasmas lassen eine Verwechslung mit der reifen vierkernigen Cyste von *E. histolytica* kaum aufkommen. Es soll nicht verheimlicht werden, daß die Entscheidung, zu welcher Art die Cyste gehört, in diesen seltenen Fällen unter Umständen nicht leicht fällt. Die schon oben erwähnte Größenvariabilität führt bei extremen Fällen — hier bei kleineren vierkernigen *Coli*- und großen vierkernigen *Histolytica*-Cysten — zu einer Ähnlichkeit, die auch dem Geübten Mühe macht. Deshalb soll sich eine *Artbestimmung nur auf die charakteristischen Formen beschränken*, die sich immer neben den nicht-eindeutigen Formen finden. Hält man sich an diese Regel und verwendet nur gut gefärbte mikroskopische Präparate, bei denen „Ruhekerne" — bei den *Entamöben: Zellkerne mit punktförmigem Binnenkörper* — deutlich erkennbar sind, dann wird die mikroskopische Amöbendiagnostik keine zu große Mühe bereiten.

Ergänzend sei **Entamoeba gingivalis** (GROS 1849) aus dem Zahnbelag erwähnt. Sie kann als häufigste Amöbenart des Menschen gelten (nach WESTPHAL 1941 bis zu 73%). Diese Art ist sicher auch apathogen und als Commensale anzusehen. Sie lebt von Bakterien und abgestoßenen Epithelzellen. Sie hat in ihrer Bewegung und Cytologie sehr große Ähnlichkeit mit *E. histolytica*. Ihre Größe liegt zwischen 10—20 μ; Cysten sind nicht bekannt.

Die Häufigkeit der Mundprotozoen — und das gilt auch für *Trichomonas tenax* (vgl. S. 116) — wächst mit zunehmendem Lebensalter. Die höchsten Anteile findet man unter den 51—60jährigen Personen. Die Infektionshäufigkeit ist weitgehend abhängig vom Zustand der Mundhöhle, gering bei gesundem Gebiß, stärker bei Zahnerkrankungen und Zahnfleischentzündungen. Die Dichte der Flagellaten bleibt jedoch dabei meist gering. Diese Tatsache spricht nicht für eine pathogenetische Bedeutung der Mundprotozoen (vgl. auch JIROVEC, BARTOS, MEZL und NOVAK 1942).

b) Die apathogenen Arten Jodamoeba bütschlii, Endolimax nana und Dientamoeba fragilis.

Jodamoeba bütschlii (v. PROWAZEK 1912) (= *Endolimax williamsi* [v. PROWAZEK 1912] oder = *J. williamsi*), die größte der drei obengenannten Arten (12—20 μ), hat ihren Namen von der großen Glykogenvakuole, die die Cyste besitzt (Abb. 70 b). Behandelt man diese nämlich mit Jod (Jod-Jodkalilösung mit 4% Jodgehalt), so färbt sich die Vacuole braun *mit scharfer Kontur*. Sie kann mehr als die Hälfte der Cyste ausfüllen und drängt Zellkern und Plasma an die Peripherie. Der Zellkern ist bläschenförmig und enthält meist einen *großen Binnenkörper*, der einen glatten oder leicht gesägten zackigen Rand besitzt und von einem hellen Hof umgeben wird (Abb. 70 a). Oft liegt der Binnenkörper exzentrisch; dann befinden sich einzelne färbbare Granula zwischen ihm und der Kernmembran, eine für diese Amöbenart sehr charakteristische

Ausbildung des Zellkerns (Abb. 70 a). Die vegetativen Formen enthalten zahlreiche Vacuolen, meist mit Bakterien. Beide Stadien der *Jodamoeba bütschlii* findet man praktisch *nur einkernig.*

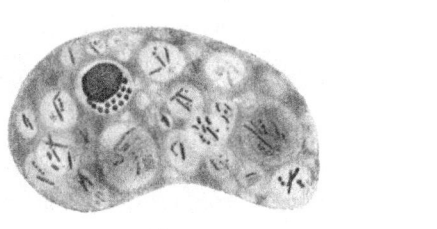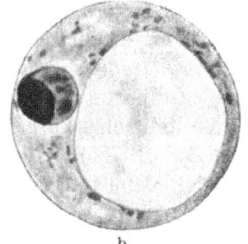

a   b

Abb. 70 a u. b. *Jodamoeba bütschlii.* a Vegetative Form. b Cyste (2000×).

Endolimax nana (WENYON und O'CONNOR 1917) (Abb. 71a,b) verhältnismäßig klein, bis 10 μ. Der Zellkern ist bläschenförmig und besitzt einen dicken Binnenkörper, der oft mit drei bis vier seichten Einschnitten versehen ist. Das Plasma, reich vacuolisiert, enthält Bakterien. Die reifen Cysten (8—10 μ) haben meist vier Zellkerne, die ebenfalls die oben beschriebene Struktur besitzen (Abb. 71b). Gelegentlich findet man in den Cysten nach HEIDENHAIN stärker färbbare Granula, die man als Chromidialkörper deuten darf; ein- oder zweikernige Cysten sind so selten, daß man mit ihnen nicht zu rechnen braucht.

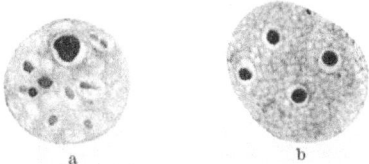

Abb. 71 a u. b. *Endolimax nana.* a Vegetative Form. b Vierkernige Cyste (2000×). (Original.)

Dientamoeba fragilis (JEPPS und DOBELL 1918) (Abb. 72) ist, wie der Artname besagt, eine hinfällige Amöbenart, die jedoch örtlich recht häufig auftreten kann. Sie ist von amerikanischen Autoren wiederholt als pathogen angesprochen worden

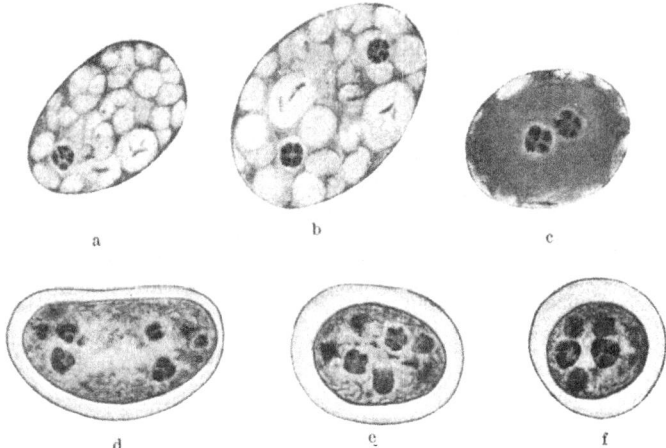

Abb. 72a—f. *Dientamoeba fragilis.* a Einkernige vegetative Form. b Zweikernige vegetative Form. c Übergangsform. d—f Verschiedene Cystenformen (2000×). (Original.)

(vgl. CRAIG 1944). Sichere Anhaltspunkte haben sich jedoch dafür nicht finden lassen. Meist enthalten die Zellen dieser Amöbenart zwei Zellkerne, die je aus etwa fünf chromatischen Elementen, fünf Chromosomen (nach DOBELL), zusammengesetzt sind (Abb. 72b). Nach der Zellteilung hat jede der Tochterzellen

einen Kern übernommen, wodurch im mikroskopischen Präparat in wechselnder Häufigkeit auch einkernige Amöben zu finden sind (Abb. 72a). Das reich
vacuolisierte Plasma enthält Bakterien. Die Größe liegt zwischen 4 und 15 μ.
Von dieser Amöbenart kannte man bisher keine Cysten. Von PIEKARSKI sind jedoch Stadien beschrieben worden, die aller Wahrscheinlichkeit nach als Dauerformen von *D. fragilis* angesehen werden dürfen (Abb. 72d—f). Sie enthalten
jeweils zwei Zellkerne, die die typische *D. fragilis*-Struktur erkennen lassen, oft
aber auch einheitlich kompakt erscheinen. Ihre Größe liegt zwischen 5 und 9 μ.
Typisch ist die oft „zu groß" erscheinende Cystenhülle. Neben den Zellkernen
enthält das Plasma stark färbbare Granula unbekannter Natur (Abb. 72c—f).

Kulturformen von *D. fragilis* weichen in der Art ihrer Bewegung von allen anderen
Darmamöben ab. Ausgesprochene Ortsbewegung ist nur selten zu beobachten. Meist findet
man im Präparat die sehr durchsichtigen Zellen im abgekugelten Zustand. „Die Pseudopodien
laufen entweder spitz zu oder sie
sind breit, scharf abgeschnitten mit
gezähneltem Rand. Sie werden vorgestreckt und nach einiger Zeit wieder zurückgezogen" (HAUER und
DECKERT).

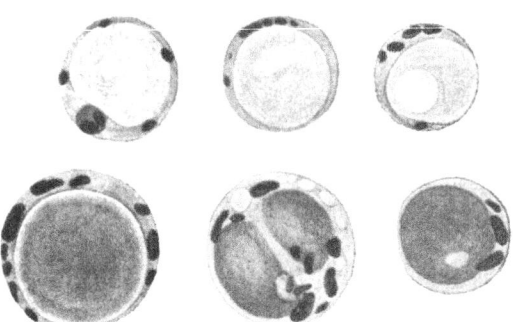

Nach DOBELL soll *D. fragilis*
keine echte Amöbe, sondern eine
nach Verlust der Geißel reduzierte
Flagellatenform sein. Sie hat gewisse Ähnlichkeit mit dem Flagellat
Histomonas meleagridis, einem Parasiten des Geflügels; denn es existiert
neben dem begeißelten Stadium eine
amöboide Form, die der *Dientamoeba*
ähnlich ist. Bewiesen ist diese vermutete Verwandtschaft nicht.

Abb. 73. *Blastocystis hominis* (Fadenpilz). Verschiedene Formen
aus menschlichem Stuhl (2000 ×). (Original.)

Zellformen, die zur Verwechslung mit Amöben führen.

Neben den apathogenen Amöbenarten, die im gut gefärbten Präparat mit
der Ruhramöbe nicht verwechselt werden können, treten im Stuhlmaterial
weitere Zellelemente auf, die häufig zu Verwechslungen Anlaß gegeben haben:

1. *Blastocystis*, ein häufig auftretender Pilz;

2. *Leukocyten*, deren Kernsegmente gewisse Ähnlichkeit mit *Entamoeba*-
Kernen haben können;

3. *Cysten von Flagellaten.*

Unter **Blastocystis** versteht man eine Gruppe von Pilzen, die in wechselnder Größe und
Ausbildung im Darm der meisten Menschen zu finden sind (Abb. 73). Sie ist im wesentlichen
gekennzeichnet durch einen homogenen oder fein granulierten, häufig gelb-grünlich getönten
Innenkörper, um den eine wechselnde Zahl von färbbaren Granula liegt. Einige dieser
Körner sind zweifellos als Zellkerne anzusehen, aber es läßt sich durch die Unspezifität
der üblichen Eisenhämatoxylinfärbung die Natur jedes Körpers nicht feststellen (s. bei
REYER 1939).

Im einzelnen ist über diese Zellen nichts weiter zu sagen als das schon Erwähnte: *sie
haben keinen Entamöbenkern!* Damit entfällt jede Verwechslungsmöglichkeit mit den
ihnen zweifellos ähnlichen Amöbencysten, die auf gewissen Stadien große Vacuolen ausbilden: die einkernige *Histolytica*-Cyste und die ein- und zweikernige *Coli*-Cyste. Beide
Cysten sind aber durch schon oben skizzierte Merkmale deutlich von *Blastocystis*-Zellen zu
unterscheiden. Die Jodprobe ergibt bei *Blastocystis* keine positive Reaktion, aber der Innenkörper der Zelle nimmt oft das Hämatoxylin bei der Färbung so stark auf, daß er ganz
schwarz wird.

Weiterhin sind die **segmentkernigen Leukocyten** differentialdiagnostisch zu berücksichtigen. Sie treten bei einer *Bakterienruhr* unter Umständen in großer Zahl auf und können
ein mikroskopisches Präparat ganz erfüllen. Die normalen, aber vor allem die degenerierenden
Leukocyten mit ihren segmentierten und zerfallenen Zellkernteilen ergeben ein Bild, das
stark an ein- und mehrkernige Entamöbencysten erinnert (Abb. 74 und 60). Hinzu kommt,

daß das nach HEIDENHAIN gefärbte Bild eines Leukocyten den meisten Untersuchern fremd ist, denen immer das Bild des Leukocyten vorschwebt, wie es im gefärbten Blutausstrich erscheint (vgl. Abb. 101, S. 183). Hier ist aber der Leukocyt körperhaft erhalten — nicht wie im Ausstrich flächenhaft verändert, wodurch er schon kleiner erscheint. Hinzu kommt eine Schrumpfung infolge der Fixierung des Präparates. Diese Momente führen zu einem Bild, das auf der Abb. 74. wiedergegeben ist. Im Gegensatz zu den Zellkernen der Amöbencyste sind aber die Kernfragmente des Leukocytenkernes im Verhältnis zur Zellgröße wesentlich größer. Sie können jedoch Bakterien und ähnlich geformte Teile aus dem Stuhlmaterial phagocytiert haben, die im ge-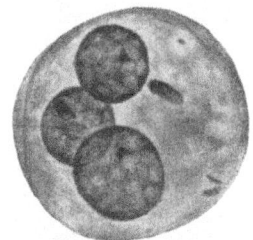färbten Präparat unter Umständen Chromidialkörper vor-täuschen. Leukocyten treten aber im Stuhl — wenn über-haupt — sehr zahlreich auf, meist ohne Amöben, aber dann immer mit Erythrocyten, die als orangefarbige Scheiben im ungefärbten — als schwarze Scheiben im hämatoxylingefärbten Präparat — erkennbar sind. Als „Faustregel" kann gelten, daß *massenhaftes Auftreten von Leukocyten immer auf eine bakterielle Ruhrinfektion hindeutet.*

Abb. 74. *Segmentiertkerniger Leukocyt* aus Stuhlpräparat. (2000 ×) (Original.)

Zu Verwechslungen mit Entamöben können schließ-lich noch die Cysten von zwei Flagellatenarten führen: *Chilomastix mesnili* und *Lamblia intestinalis.* Ihre Zellkerne sind unter Um-ständen den Entamöbenkernen ähnlich (vgl. S. 114 und 119).

Anhang: Parasiten der Amöben.

In Amöben des menschlichen Darmkanals kann man häufig Pilzinfektionen finden, die entweder das Cytoplasma oder den Zellkern befallen. Sie gehören zu den *Chytridiales,* einer Ordnung der Phycomyceten, und entwickeln sich (außer in Amöben) auch bei Flagellaten und Heliozoen. Die Gattung *Sphaerita* findet man im Cytoplasma (Abb. 75), die Gattung *Nucleophaga* im Zellkern

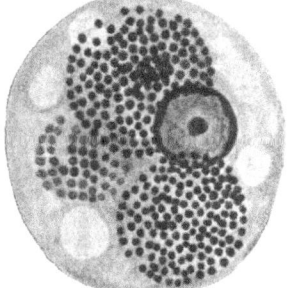

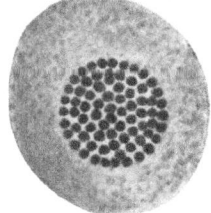

Abb. 75. *Sphaerita*-Infektion einer *Entamoeba (coli ?)* (2000 ×). (Original.)

Abb. 76. *Nucleophaga*-Infektion einer Amöbe (2000 ×). (Original.)

der Protozoen (Abb. 76). Besonders auffallend sind die Endstadien ihrer Ent-wicklung: ein Haufen regelmäßig gelagerter Körperchen, die in dem einen Falle neben dem Zellkern im Plasma, im anderen im Zellkern, diesen gleichsam aus-füllend, liegen (vgl. O. MATTES 1924, DA CUNHA und MUNITZ 1923).

Bestimmungstabelle der Darmamöben des Menschen.
(Nach Dauerpräparaten, Eisenhämatoxylin gefärbt.)

1. Ein oder mehrere (bis 8, selten mehr) Zellkerne mit kleinem, zentrisch oder exzentrisch gelegenem *punkt*förmigem Binnenkörper und chromatischem Rand (sog. *Entamöben-* Kern; Abb. 60) 2
   Ein oder mehrere (bis 4, selten mehr) Zellkerne mit größerem Binnenkörper ohne chromatischen Rand; bläschenförmig oder zusammengesetzt 7
2. Größe der vegetativen Form oder Dauercyste
   unter 10 µ, etwa 7—8 µ (Abb. 68) . . . . *Entamoeba hartmanni*
   über 10 µ 3

3. Hämamöben [1].

(Erreger der *Piroplasmosen*.)

Eine eigenartige Gruppe parasitischer und zum Teil hoch-pathogener Protozoen bilden die *Erreger der Piroplasmosen*, die vorwiegend zu den Gattungen
Babesia und *Theileria* gehören. Die Berechtigung zur Aufstellung der Gattung
Gonderia wurde durch spätere Untersuchungen von THEILER und GRAF (1928)
in Frage gestellt. Die Protozoennatur der Gattung *Anaplasma* ist keineswegs
anerkannt.

Historisches. Die ersten Piroplasmen entdeckte BABES (1888) im Blut von Rindern in
Rumänien. STARCOVICI (1893) gab den von BABES gefundenen Erregern die Namen *Babesia
bovis* und *B. ovis*. Später wurde von PATTON (1895) der Gattungsname *Piroplasma* (wegen
der oft birnenförmigen Gestalt der Erreger im Erythrocyten) vorgeschlagen, der jedoch
nur vorübergehend üblich wurde. Nach diesem Gattungsnamen werden heute noch die durch
Babesien und Theilerien hervorgerufenen Krankheiten *Piroplasmosen* genannt. SMITH und
KILBORNE (1893) erkannten bereits, daß Zecken die Überträger der Krankheit sind, und

---

[1] Vgl. dazu S. 57.

die Rinder nach Genesung zu einer Immunität gelangen, die sie vor Neuinfektion schützt. Außerdem wurde an diesem Parasiten die Bedeutung einer latent bestehenden Infektion für die Immunisierung der Rinder (Prämunition) erstmal erkannt. Einer der bedeutendsten deutschen Piroplasmoseforscher war ROBERT KOCH, der die Rindertheileriose (sog. Ostafrikanisches Küstenfieber) genauer studierte und ihren Erreger (*Theileria parva*) entdeckte. Er befaßte sich schon mit der Entwicklung der Piroplasmen in den übertragenden Zecken. Später haben COWDRY, REICHENOW, REGENDANZ und ENIGK u. a. die Entwicklung der Piroplasmen weitgehend geklärt.

Die *Piroplasmosen* der Haus- und Nutztiere sind *über große Teile der Erde verbreitet* und machten sie vor der Kenntnis der epidemiologischen Zusammenhänge zum Teil für die Tierzucht unbenutzbar. Am meisten sind Rinder, Hunde, Pferde und Schafe davon betroffen. Babesien und Theilerien haben sich als sehr wirtsspezifisch erwiesen.

Allgemeine Morphologie. Es handelt sich vorwiegend um *Parasiten der Erythrocyten und Lymphocyten* von Säugetieren, die jedoch kein Pigment bilden. Jedes Protozoon besteht aus einem Zellkern und einem kleinen Protoplasmaanhang (Abb. 77 und 79). Meist komma-, birn- oder stäbchenförmig können sie auch einmal einem *Plasmodium* ähnlich sehen. Sie messen etwa 2—7 µ. Sie werden durch Zecken übertragen. Im Säuger wie in der Zecke vermehren sie sich stets durch Zweiteilung.

Zur Systematik. Diese Kennzeichen rechtfertigen eine Abtrennung der Babesien und Theilerien von den Sporozoen, zu denen sie immer wieder gestellt werden, weil sie den Plasmodien ähnlich in den Erythrocyten leben und durch Arthropoden übertragen werden. Eine echte verwandtschaftliche Beziehung besteht jedoch zwischen diesen beiden Protozoengruppen nicht; denn die typischen Merkmale der Telosporidien fehlen den Hämamöben vollständig (Pigmentbildung bei den erythrocytären Stadien, Schizogonie, Gametogonie, Sporogonie; dagegen bei den Hämamöben ausschließlich Zweiteilung ohne wesentlichen Formwechsel) (vgl. S. 57).

REICHENOW hatte daher den berechtigten Vorschlag gemacht, die Babesien und Theilerien den Rhizopoden zuzuordnen. Von diesen unterscheiden sie sich jedoch durch den Blut-Parasitismus und die damit verbundene Übertragungsweise, sowie durch die Ausbildung würmchenförmiger, sich gleitend bewegender Stadien zu der Zeit, da eine Wanderung der Parasiten und das Eindringen in Zellen in Frage kommt.

Übertragung. Babesien und Theilerien unterscheiden sich auch durch die Art der Übertragung, die — soweit bekannt — wohl nur durch Zecken aus der Familie der *Ixodidae* erfolgt. Die Theilerien werden nur durch Stadien der *gleichen* Zeckengeneration übertragen, d. h. von der Larve aufgenommene Parasiten werden durch die Nymphe, von der Nymphe aufgenommene durch die adulte Zecke auf den neuen Blutspender übertragen. Die Babesien dagegen gehen meist *auf die Nachkommen über* (transovariale Übertragung); sie werden gleichsam vererbt und dann von der Larve oder Nymphe, unter Umständen auch erst von den Adulti auf einen neuen Wirbeltierwirt übertragen. Für die Übertragungs*weise* spielt dann noch die Wirtigkeit der Zecke eine sehr wichtige Rolle (vgl. S. 491 ff.). — Der Befall mit Piroplasmen scheint die Lebensdauer der Zecken nicht zu beeinflussen.

α) Babesien.

Allgemeines. Die *Babesien* treten in den roten Blutkörperchen als amöboide oder rundliche Formen auf, aus deren Teilung birnförmige Organismen hervorgehen, die infolge der Art ihrer Entstehung vielfach paarig vorliegen. Die Babesien sitzen zunächst den Erythrocyten auf und bohren sich erst während der Zweiteilung in das rote Blutkörperchen ein, das durch den Parasitenbefall zugrunde geht. Dadurch kommt es zu dem für diese Parasiten charakteristischen Krankheitssymptom: blutiger Harn, mit dem das frei gewordene Hämoglobin ausgeschieden wird („Blutharnen"). Die Übertragung erfolgt durch Zecken; die Parasiten werden auf die Nachkommenschaft der Zecke weitergegeben, „vererbt".

Bei den Säugetierwirten findet eine *intrauterine Übertragung* von Erregern der Piroplasmosen, d. h. eine aktive Durchwanderung der Placenta, wahrscheinlich *nicht* statt. Blutungen, die während der Trächtigkeit an der mütterlichen und fetalen Placenta durch mechanische sowie durch entzündliche Ursachen entstehen, können jedoch zum Konfluieren der beiden Blutkreisläufe, wenn auch nur im Bereich kleinster Blutgefäße, und damit zum Übertritt von Parasiten von der Mutter zum Fetus führen (ENIGK 1942).

Systematik. Zwischen den verschiedenen Arten der Gattung *Babesia* bestehen im Grunde nur geringfügige Unterschiede, die sich auf Größe und Lage der Parasiten in den Blutkörperchen beziehen. So ist eine Klärung der Artentrennung auf morphologischer Grundlage nicht immer möglich. Sichere Anhaltspunkte für eine Artcharakterisierung bietet ihre Empfänglichkeit für bestimmte Wirte, so daß über Kreuz ausgeführte Übertragungsversuche mit den in verschiedenen Gegenden als Überträger dienenden Zeckenarten und die Prüfung, ob Doppelinfektionen des Säugetiers ohne gegenseitige Beeinträchtigung möglich sind, zur Unterscheidung dienen. Von vielen Babesiaarten kennen wir nur einen einzigen Überträger — oder wenigstens nur Arten einer einzigen Zeckengattung.

Morphologie und Formwechsel (Entwicklung). Die *Entwicklung der Babesien,* die sich zwischen Säugetier und Zecke abspielt, wurde bereits von ROBERT KOCH in ihren Grundzügen richtig erkannt, später dann besonders von REGENDANZ und REICHENOW genauer untersucht und so gut wie geklärt. Am Beispiel der *Hundepiroplasmose,* deren Erreger *Babesia canis* ist, soll sie betrachtet werden.

Entwicklung im Hund. Die Entwicklung der Parasiten *in den Erythrocyten* des Hundeblutes beschränkt sich im wesentlichen auf die *Zweiteilung* der Parasiten. An der *Oberfläche* haftend bewegen sie sich amöboid, dringen aber sich teilend in den Erythrocyten ein. Die entstandenen birnförmigen Tochterzellen wachsen *innerhalb* der Erythrocyten heran. Durch wiederholte Zweiteilungen in demselben Blutkörperchen kommt es zum Befall mit 2, 4, 8 und gelegentlich auch 16 Individuen. Der Parasit bohrt sich *während jeder Teilung erneut in das Blutkörperchen* ein, sitzt also zunächst an der Oberfläche, später im Innern des Erythrocyten, der durch den Parasiten vernichtet wird (nach SCHUBERG und REICHENOW). Eine besondere Reifung oder dergleichen morphologische oder physiologische Umwandlung, die sie für die Infektion der Zecke gleichsam vorbereitet, machen die Babesien in den Erythrocyten wohl nicht durch. Sechs bis sieben Tage nach der infizierenden Blutmahlzeit der Zecke sind die ersten Babesien im Blute des Hundes mikroskopisch nachweisbar. Im allgemeinen wird die Blutinfektion nicht sehr stark. Anscheinend sind bereits die ersten Parasiten, die nach der Infektion des Hundes durch den Stich einer Zecke im peripheren Blut auftreten, für die Neuinfektion von Zecken geeignet, so daß sich bei langer Dauer der Blutmahlzeit die gleiche Zecke, die die Infektion des Hundes herbeiführte, auch wieder erneut infizieren kann.

Entwicklung in der Zecke. Mit den roten Blutkörperchen werden die Parasiten von den Zecken aufgenommen und gelangen zunächst in den Zeckendarm. Der größte Teil von ihnen geht zugrunde. Die Überlebenden nehmen eine würmchenförmige Gestalt an und dringen in die Zellen der Darmwand, seltener in die der Hypodermis und der Muskulatur ein. Sie vermehren sich vorwiegend in den basalen, nicht der Nahrungsspeicherung dienenden Zellen durch zahlreiche *Zweiteilungen* und bilden auf diese Weise in diesen große Anhäufungen. Hierauf verwandeln sich alle Parasiten in größere Würmchenformen, die in

Aussehen und Bewegungsweise den Ookineten der Malariaparasiten ähnlich sind und daher irrtümlicherweise zu einer entsprechenden Deutung geführt haben. Sie treten in die Leibeshöhle ein, gehen von dort *in das Ovar über und dringen in die Eier ein.* Hier runden sie sich ab und teilen sich mehrfach, so daß sehr kleine, runde Formen entstehen. Diese kann man auch im Darm der geschlüpften Larve finden. Sie entwickeln sich erst weiter, wenn sie in die Speicheldrüsen gelangen. Das geschieht aber meist nicht vor dem ersten Saugakt der Zecke, also selten als Larve, sondern häufiger im Nymphenstadium und regelmäßig bei den geschlechtsreifen Tieren. Erfolgt das Eindringen der Parasiten schon in nüchternem Zustand der Nymphe, dann kommt es schon während der *nächsten* Blutmahlzeit zu einer Vermehrung der Parasiten in den Speicheldrüsen, die durch zahlreiche Zweiteilungen zur Bildung einer großen Menge einzelner Individuen in der Zelle führt. Sie werden dabei aber immer kleiner. So ist nach etwa 3 Tagen die ganze Drüsenzelle von unzähligen, winzigen Parasiten erfüllt. Die Babesien

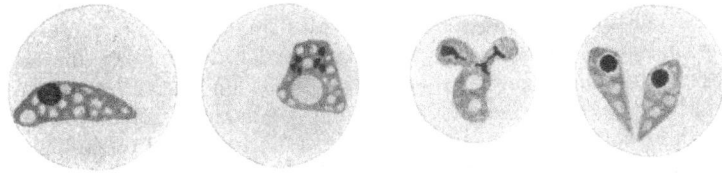

a   b   c   d
Abb. 77a—d. *Babesia bigemina.* a Amöboide Form. b und c Teilungsformen. d Paarige Birnformen (3500×). (Nach Reichenow 1943.)

kommen durch Platzen der Wirtszelle in den Drüsengang, nehmen dort die Gestalt winziger Würmchen an und gelangen so mit dem Drüsensekret in das Blut des Hundes. Es können also auf diese Weise schon die Nymphen infektiös werden. In den meisten Fällen wandern die Babesien jedoch erst später in die Speicheldrüsen ein und entwickeln sich auf gleiche Weise erst während des Saugaktes der Adulti. Diese sind daher in erster Linie an der Übertragung beteiligt. Während der ersten 48 Std der Anheftung der Zecken findet die Übertragung der Babesien noch nicht statt, wahrscheinlich sogar erst 5 Tage nach Beginn des Saugens.

Neben der beschriebenen Entwicklung und Übertragung der Babesien auf die *Tochtergeneration* der Zecken kann also auch eine Übertragung durch die aufeinanderfolgenden Stadien der *gleichen Generation,* also in der gleichen Weise wie bei den Theilerien (vgl. S. 152), vorkommen. Die Nymphen übertragen dann, wenn sie als Larven babesienhaltiges Blut aufgenommen haben, die Adulti, wenn sie es als Nymphen aufnahmen. Dann findet die erste Vermehrung in Phagocyten der Leibeshöhle, eine zweite Vermehrung in der Muskulatur der Zecken statt. Nach der Häutung zum nächsten Stadium wandern die Parasiten in die Speicheldrüsen.

Die Entwicklung der Babesien kommt sowohl in der Darmwand als auch in den Speicheldrüsen nicht immer zum Abschluß. Dann verklumpen die Parasiten und fließen zu einer großen Protoplasmamasse zusammen, in der zahlreiche Zellkerne liegen. Diese Degenerationsformen sind irrtümlich als Schizonten nach Art der Malariaparasiten gedeutet worden. — Eine weitere Quelle von falschen Deutungen haben gelegentlich die erst viel später als solche erkannten *intracellulären Symbionten* der Zecken geboten, die ebenfalls durch Ei-Infektion auf die Nachkommen der Zecken übergehen; aber ihren eigentlichen Sitz haben sie in den Malpighischen Gefäßen (vgl. auch S. 490 und Abb. 279—281).

Eine „Reinigung" der Zecken von Babesien, wie sie bei Theilerien eintritt (vgl. S. 152), ist unwahrscheinlich, aber noch nicht ganz geklärt. Es wäre möglich, daß Zecken, die als Larven und Nymphen infektiös waren, es später insbesondere als Adulti nicht mehr sind. Nach einer Beobachtung von Theiler kann aber andererseits sogar noch die zweite Tochtergeneration infiziert werden.

Die Frage, wie lange eine Zeckenpopulation einen Erreger infektionstüchtig erhalten — gleichsam kultivieren — kann, ist für die Kenntnis der Epidemiologie und die Bekämpfung der Piroplasmosen ganz allgemein sehr bedeutungsvoll. *Hyalomma dromedarii*, mit *B. caballi* experimentell infiziert, blieb es bei 18° C für 10 Monate. Da ein höheres Lebensalter der geschlechtsreifen *Hyalomma* unter natürlichen Verhältnissen kaum erreicht wird, sind diese Zecken praktisch ihr ganzes Leben lang als infektiös anzusehen. Die „Vererbung" der Piroplasmen vom Muttertier auf die Nachkommen kann nach einer Beobachtung von ENIGK (1944) bei *B. caballi* in *Rhipicephalus sanguineus* bis zur vierten Tochtergeneration weitergehen. BRUMPT (1937) hielt *Rhipicephalus sanguineus* sogar fünf Generationen lang an Igeln, ohne daß die Infektion mit *Babesia canis* verloren ging. Aber derartige Resultate sind nicht regelmäßig zu gewinnen. Die Faktoren, die das Angehen einer Babesieninfektion bei der Zecke bestimmen, kennen wir noch nicht (ENIGK 1944). Andererseits kann eine Infektion mit *B. caballi* während der Überwinterung der Zecken in Norddeutschland bestehenbleiben, eine Beobachtung, die natürlich nicht für alle *Babesia*-Arten gilt.

Mikroskopische Diagnose. Die Babesien werden durch mikroskopische Untersuchung des Blutes nachgewiesen (vgl. S. 658ff.). Es muß allerdings dabei auch mit sehr geringem Befall gerechnet werden, so daß es sich empfiehlt, mehrere Präparate und solche zu verschiedenen Zeitpunkten zu untersuchen, bevor die Wahrscheinlichkeit einer Infektion ausgeschlossen werden kann. Eine Vermehrung der Parasiten in Laboratoriumstieren gelingt infolge der großen Wirtsspezifität der Babesien nicht.

Babesia bovis (BABES) und Babesia bigemina (SMITH und KILBORNE).

Die *Hämoglobinurie der Rinder* wird vorwiegend durch zwei verschiedene Erreger herbeigeführt, die verschiedene klimatische Ansprüche stellen: *Babesia bovis* geht bis hoch in den europäischen Norden und ist in Deutschland und Südeuropa, aber auch in Nordafrika zu finden; *B. bigemina* ist vorwiegend in den warmen Ländern aller Erdteile anzutreffen und ist der Erreger des *Texasfiebers*. (In Algerien tritt eine dritte Art, *B. berbera*, auf.) *Die Verbreitung der Krankheit ist an das Vorkommen der übertragenden Zecken gebunden* (vgl. auch S. 501 und 502). So fallen z. B. die Verbreitungsgebiete von *Babesia bigemina* und *Boophilus annulatus* weitgehend zusammen; beide Arten sind praktisch nur südlich des 35. Grades nördlicher Breite anzutreffen. Der Verbreitung des Überträgers der *europäischen* Hämoglobinurie — *Ixodes ricinus* — entsprechend, kommt *Babesia bovis* auch in Europa, fast in allen Teilen des Kontinents, vor (RICHTERS 1935) und reicht im Norden etwa bis zum 62. Breitengrad (Finnland). Aber man findet sie auch in Südafrika und in Südamerika bis zum 35. Grad südlicher Breite. In Europa herrscht die Hämoglobinurie in den Donauländern auf dem Balkan und in Deutschland hauptsächlich in der norddeutschen Tiefebene. In Nordamerika („Texasfieber") ist die Krankheit weit über den Kontinent verbreitet. Ferner findet man die Parasiten auch in Argentinien, Venezuela und Peru, sowie in Indien und Australien.

Babesia bovis (1,5—2 µ lang; in den Erythrocyten oft randständig) ist für das Rind *spezifisch*, so daß andere, auch wild lebende Tiere als Parasitenreservoire und Infektionsquelle für die Zecken wohl nicht in Frage kommen. Junge Tiere überstehen das akute Stadium der Krankheit leichter („Kinderkrankheit"), während die in durchseuchte Gebiete eingeführten erwachsenen Tiere anderer Gebiete schnell und schwer erkranken können. Nach überstandener Krankheit bleiben die Tiere über viele Jahre — häufig zeitlebens — Parasitenträger und sind dadurch vor Neuinfektion mit der gleichen Art geschützt („Prämunition").

Die *Inkubationszeit* beträgt durchschnittlich 14 Tage (zwischen 8—30 Tagen), doch treten die ersten *klinischen Erscheinungen* (auch *Rückfälle*) häufig erst nach großer körperlicher Anstrengung und im Anschluß an Wetterumschläge auf. Die Tiere verweigern die Nahrungsaufnahme und magern rasch ab. Der nur spärlich entleerte Harn ist infolge der Zerstörung der Erythrocyten durch die Babesien und das dadurch frei werdende Hämoglobin oft schon in wenigen Stunden rötlich bis schwarz-braun verfärbt und eiweißreich. Herz- und Atemtätigkeit sind beschleunigt, die Nierengegend druckempfindlich; die sichtbaren Schleimhäute werden leicht gelblich, ikterisch. In ungünstigen Fällen tritt nach 3—5 Tagen der Tod ein. Oft verenden die Tiere plötzlich infolge akuter Herzinsuffizienz. Die vielfach nur wenig erhöhte Temperatur sinkt aber meist nach 3—5 Tagen zur Norm zurück. Dennoch sind die Tiere erst nach mehreren Wochen wieder voll leistungsfähig. Die Mortalität schwankt in den einzelnen Seuchengebieten zwischen 5—90%.

Pathologisch-anatomisch ist eine Vergrößerung der Leber, Schwellung der Gallenblasenschleimhäute, Schwellung der Niere bei weicher Konsistenz, Verbreiterung der Rindenschicht, dunkelbraun verfärbte Markschicht, Milztumor mit hyperplastischer Pulpa zu beobachten. Die Herzmuskulatur von graubraunroter Farbe ist trocken, unter dem Endokard und Epikard häufig kleine Blutungen (RICHTERS).

Bei chemotherapeutischen Maßnahmen zur Bekämpfung des Texasfiebers erhebt sich die Frage, ob eine völlige Beseitigung der Parasiten im Rind angestrebt werden soll oder nicht. Die oft bestehende Unmöglichkeit, die Rinder in den endemischen Seuchengebieten vor Neuinfektion zu bewahren, hat dazu geführt, nur eine Verminderung der Parasitendichte im Blut unter Beseitigung der Krankheitserscheinungen, eine Prämunition mit allen damit verbundenen Nachteilen (vgl. S. 38), herbeizuführen (vgl. auch SERGENT und PARROT 1950).

Als wirksame Heilmittel gegen das Texasfieber haben sich *Trypaflavin*, *Acaprin* und *Trypanblau*, außerdem *Stilbamidin* und *Phenamidin* erwiesen (RANDALL und LAWS 1947). Sie müssen allerdings zu Beginn der Erkrankung gegeben werden, sollen sie gut wirksam sein. Bei rechtzeitiger Verabreichung lassen sich Tierverluste vollkommen vermeiden (s. auch bei KIKUTH 1935, FINDLAY 1950).

Piroplasmose der Hunde.

Babesia canis, ein Erreger der *Hundepiroplasmose*, ist in Afrika, Indien, China und Südrußland offenbar weit verbreitet. Die nördliche Verbreitungsgrenze ist der 46. Breitengrad (Südfrankreich); daher kommt sie in Deutschland nicht vor. Wahrscheinlich sind an der Hundepiroplasmose mehrere Arten beteiligt, die durch verschiedene Zecken übertragen werden. *B. canis* wird nur durch *Dermacentor reticulatus*, *B. vogeli* jedoch nur durch *Rhipicephalus sanguineus*, eine dritte Art durch *Haemaphysalis leachi* übertragen. *Haemaphysalis bispinosa* überträgt die Art *B. gibsoni*, die im *Schakal*, ihrem natürlichen Wirt, zu einer meist symptomlosen Erkrankung führt, während Hunde daran schwer erkranken können (REICHENOW 1943).

Wesentliches Zeichen der Krankheit ist eine schwere *Anämie* und damit verbundene Ausscheidung von Blutfarbstoff im Harn, sowie gelbliche Verfärbung der Schleimhäute. Das pathologisch-anatomische Bild ist dem bei der Hämoglobinurie der Rinder sehr ähnlich (s. oben).

Klinisch unterscheidet man zwischen einer akuten und einer chronischen Form der Krankheit. Die *akute* Erkrankung setzt gewöhnlich nach einer Inkubationszeit von 3—10 Tagen ein. Die befallenen Tiere werden mager, verweigern die Nahrung, trinken aber viel. Bei ganz jungen Tieren tritt häufig Durchfall auf. Sie magern schnell ab, und es kommt zu Lähmungen bis zur vollständigen Paralyse des hinteren Körperteils. Die *chronische* Form der Erkrankung verläuft ohne Blutharnen. Dagegen besteht in der Regel eine schwere Anämie. Die Todesursache steht mit dieser in Verbindung (meist einhergehend mit Lungenödem und Bronchopneumonie). — Auch bei der Hundepiroplasmose tritt in den endemischen Gebieten Prämunition ein (*Chemotherapie* wie bei *B. bigemina*, S. 147).

Piroplasmose der Pferde.

Die *Pferdepiroplasmose* (fälschlich auch „Pferdemalaria" genannt), wird durch zwei *Babesia*-Arten herbeigeführt: Die kleinere Art *Babesia (Nuttallia) equi* LAVERAN (1—2,4 µ) und *B. (Piroplasma) caballi* NUTTALL, ein relativ großer Parasit (3—3,5 µ lang). In manchen Gebieten findet man nur einen der beiden Erreger, in anderen beide Arten gleichzeitig. Experimentell können *Dermacentor-*, *Rhipicephalus-* und *Hyalomma*-Arten (Zecken, vgl. S. 652) beide Erreger übertragen (ENIGK 1943).

Die ersten Erreger der Pferdepiroplasmose erkannte LAVERAN (1901), als er die Blutausstriche von piroplasmosekranken Pferden aus Transvaal erhielt. Er nannte sie *Piroplasma equi*. THEILER studierte dann die Krankheit in Transvaal. ROBERT KOCH (1905) stellte fest, daß zwei verschiedene Erreger für die Pferdepiroplasmose verantwortlich gemacht werden müssen. Für die kleinere Art schlug dann FRANCA (1909) *Nuttallia equi*, für die größere NUTTALL (1910) den Namen *Piroplasma caballi* vor (= *Babesia caballi*).

Babesia equi ist der am weitesten verbreitete Parasit. Man findet ihn in großen Teilen Afrikas (Natal, Transvaal, Rhodesien, Sudan und an der Nordwest- und Nordküste bis Ägypten), in Asien (Transkaukasien, Indien, Philippinen), in Brasilien und Venezuela, Italien, Sardinien, Mazedonien. Auch *B. caballi* erstreckt sich nordwärts bis nach Südeuropa und wurde bisher in Italien, Südrußland, Bulgarien, Mazedonien und Rumänien gefunden; in Afrika vorwiegend in Rhodesien und Erythräa; ferner in Panama, Transkaukasien und Madras. Sie fehlt z. B. in Nordamerika, großen Teilen von Südamerika und Australien. Das Auftreten der Pferdepiroplasmose steht in unmittelbarer Beziehung zum Vorkommen der Überträger und dem Vermögen der Babesien, sich unter den jeweils herrschenden klimatischen Bedingungen in den Zecken zu vermehren.

B. equi ist ein relativ kleiner Parasit, der in den roten Blutkörperchen sog. Kreuzformen als Produkt einer Vierteilung bildet. Diese treten zur Zeit der stärksten Vermehrung im peripheren Blut auf. Sie nehmen höchstens die Hälfte des roten Blutkörperchens ein. — *B. caballi* ist erheblich größer und bildet die für die meisten Babesien so charakteristischen Doppelbirnformen (ähnlich *B. bigemina*, vgl. Abb. 77, S. 145). Die Entwicklung der beiden Arten dürfte der von *Babesia canis* entsprechen. Genaue Untersuchungen liegen bisher nicht vor.

Die roten Blutkörperchen werden von der Art *B. equi* am schwersten geschädigt und gehen in großer Zahl zugrunde. Die Folge ist eine schwere Anämie mit stark verminderter Erythrocytenzahl. Der Harn pflegt schon kurz nach Beginn der Krankheit Blutfarbstoffe zu enthalten; er wird dunkelrot bis kaffeefarbig. Die Krankheit kann innerhalb von 24 Std zum Tode führen, häufiger jedoch erst in 2—3 Tagen. Bei länger andauernder Krankheit tritt schnell starke Abmagerung und weitgehender Kräfteverfall ein. Bei Erholung sind die Tiere erst nach mehreren Monaten wieder leistungsfähig. Schwache Infektionen können ohne klinische Reaktion der Pferde vor sich gehen und lange bestehen bleiben (Prämunition). Infizierte junge Tiere machen nur eine schwache Erkrankung durch und bleiben meist viele Jahre lang, oft zeitlebens, Parasitenträger.

Pathologisch-anatomisch ist eine erhebliche Milzschwellung festzustellen, Vergrößerung und seröse Infiltration der Lymphknoten, wäßrige Beschaffenheit des Blutes und Lungenödem. Im wesentlichen führen die Piroplasmosen zu einer mehr oder weniger schweren Schädigung des Blutes und der blutbildenden Organe.

Überträger von *Babesia* (= *Nuttallia*) *equi* und *B. caballi* sind die Zecken *Rhipicephalus evertsi, R. bursa, R. sanguineus, Hyalomma marginatum, H. volgense, H. dromedarii, H. uralense, H. anatolicum, H. mauritanicum, Dermacentor pictus, D. reticulatus, D. niveus, D. nuttali, D. silvarum* und *D. marginatus.* Nach den Untersuchungen von ENIGK übertragen alle genannten Zeckenarten beide Erreger. Sie erscheinen aber im gleichen Verbreitungsgebiet unter Umständen zu verschiedenen Zeiten, weil die Entwicklung von *B. equi* im Überträger erst bei einer höheren Temperatur erfolgt als bei *B. caballi.* Zecken anderer als der drei genannten Gattungen kommen mit großer Wahrscheinlichkeit als Überträger *nicht* in Frage.

Die Vertreter der Gattung *Hyalomma* kommen vornehmlich in den Trockengebieten der Tropen und Subtropen vor, werden aber in Europa auch etwa im Bereich südlich des 44. Breitengrades angetroffen (Jugoslawien, Italien und Südfrankreich). — Die Arten der Gattung *Rhipicephalus* leben auch vorwiegend in warmen Ländern, suchen hier aber feuchtere Gebiete auf, daher findet man sie in Europa auch etwas weiter nördlich als die *Hyalomma*-Arten. — Die *Dermacentor*-Arten sind Zecken des gemäßigten Klimas. Ihr Vorkommen reicht bis nach Südengland, Dänemark und Südschweden (vgl. auch ENIGK 1950/51).

Ein wesentlicher Faktor für die Entwicklung der Zecken ist die Art der Bodenbeschaffenheit (z. B. Pflanzenwuchs; d. h. Mikroklima). Diese steht in enger Beziehung zur Art der Bodenbewirtschaftung. Intensive Bodenbearbeitung nimmt den Zecken die erforderlichen Lebensbedingungen. Daher wirken sich solche Unterschiede wiederum auf das Vorkommen der Pferdepiroplasmose aus.

Die Parasiten werden innerhalb derselben Zeckengeneration von einem Stadium zum anderen, aber auch auf die nächste Generation übertragen. Eine Weitergabe der Erreger durch die Jugendstadien kommt jedoch nur zustande, wenn die Infektion in derselben Zeckengeneration vor sich geht (Infektion im Larvenstadium und Übertragung durch das sich daraus entwickelnde Nymphenstadium). Larven und Nymphen von infizierten Muttertieren übertragen dagegen so gut wie nicht (ENIGK 1943). Für die Epidemiologie der Pferdepiroplasmosen ergibt sich daraus, daß eine Seuche unter natürlichen Verhältnissen in erster Linie durch zahlreiches Auftreten von adulten Zecken entsteht; die Übertragung durch Larven und Nymphen ist praktisch bedeutungslos, zumal sich diese nur selten auf Pferden festsetzen. Das Pferd ist zudem kein geeigneter Wirt für die Jugendstadien der Zecken.

In den Überträgern sind die Babesien vor äußeren Einflüssen (Kälte, Wärme) weitgehend geschützt. In *Dermacentor pictus* überleben die Protozoen 8 Tage eine Temperatur von —12⁰ C.

Chemotherapeutisch verhalten sich die verschiedenen Erreger der Pferdepiroplasmose nicht einheitlich. *Babesia equi* läßt sich durch *Acaprin* (von KIKUTH eingeführt) und *Trypaflavin* leicht beseitigen, wenn diese Präparate frühzeitig angewandt werden. Infektionen mit *Babesia caballi* können auch noch mit Trypanblau wirksam behandelt werden. Außerdem eignet sich Trypanblau auch als Prophylaktikum. Seine Wirkung hält etwa 3 Wochen an, wenn 100 cm³ einer 1%igen Lösung intravenös verabreicht werden (vgl. RICHTERS 1943, ENIGK 1944).

β) Theilerien.

Die *Theilerien* findet man im Säugerwirt ebenso wie Babesien in Erythrocyten, jedoch vermehren sie sich in diesen nicht, sondern in Lymphocyten. In den

Zecken, die als Überträger dienen, erfolgt ebenfalls eine starke Vermehrung
der Theilerien, die hier ausschließlich in den Speicheldrüsen, jedoch nur bei einem
bestimmten Zustand, stattfindet. Diese Zusammenhänge sind von REICHENOW
(1940) eingehend an *Theileria parva* untersucht worden.

Außer der wirtschaftlich bedeutungsvollen Art *T. parva* findet man in Afrika bei
den Rindern die Art *T. mutans,* die aber nur zu harmlosen Infektionen führt. Die harmlose *T. sergenti* und die pathogene Art *T. ovis* entwickeln sich in Schaf und Ziege.

Theileria parva (THEILER 1904).

Theileria parva ist der Erreger des afrikanischen Küstenfiebers (Südost-,
Ost- und Nordafrika; ferner in Transkauskasien, Mazedonien und Indien). Diese
Seuche befällt hauptsächlich Kälber und tötet 25—90% der befallenen Tiere.
In regenreichen Jahren ist sie besonders gefährlich. Alle endemischen Gebiete
zeichnen sich durch hohe Feuchtigkeit aus. Daher sind die Meeresküsten, aber
z. B. auch die Ufer des Viktoriasees in Afrika gefürchtete Verbreitungsgebiete.
Erwachsene Tiere der Seuchengebiete sind zwar immun, aber von der Nach-
zucht stirbt immer ein hoher
Prozentsatz. Die wirtschaftliche
Bedeutung des Afrikanischen
Küstenfiebers ist daher außerordentlich groß, sollen doch in
der Gegend von Natal in den
Jahren 1910—1914 900000 Rinder dieser Krankheit erlegen sein.

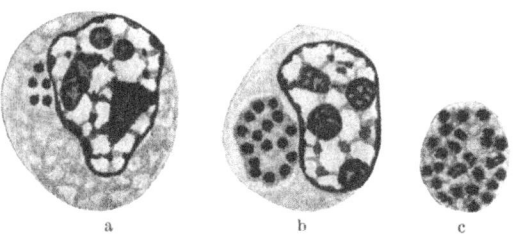

Abb. 78 a—c. *Theileria parva.* Vermehrungsstadien in Lymphocyten des Rindes. a und b Intracellulär. c Freie ,,KOCHsche
Kugel" (1500×). (Nach REICHENOW 1940.)

Morphologie und Entwicklung.
Theileria parva vermag sich so-
wohl in Rindern als auch in Zek-
ken (vorwiegend Vertreter der
Gattung *Rhipicephalus*) zu entwickeln. Zur kontinuierlichen Vermehrung der
Theilerien ist ein Wechsel zwischen Rind und Zecke erforderlich; denn in der
Zecke gehen die Parasiten nach jedem Saugakt zugrunde (s. unten), und eine
Infektion der Rinder erfolgt ausschließlich durch den Zeckenstich. Nur durch
diesen *Wirtswechsel* ist die Verbreitung der Art garantiert.

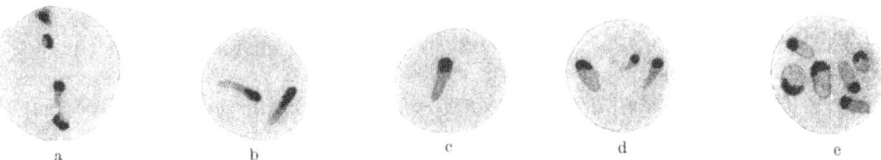

Abb. 79 a—e. *Theileria parva.* a Frischer Befall eines Erythrocyten. b—e Verschiedene Formen der in den
Erythrocyten etwas herangewachsenen Theilerien (3500×). (Nach REICHENOW 1940.)

Im Säugerwirt. Im Rind findet man die Parasiten in den roten Blutkörperchen und Lymphocyten. Sie bestehen im wesentlichen aus Plasma und Zellkern.
Die *Teilungsstadien* befinden sich ausschließlich in Lymphocyten, in denen sich
die Parasiten nur durch Zweiteilung vermehren (Abb. 78 und 80 b—d). Nach
Platzen der Wirtszelle suchen die Theilerien erneut einen Lymphocyten auf.
In gefärbten Organausstrichen (Drüsenpunktat) liegen die Parasiten scheinbar
frei, wenn die Wirtszelle dabei zerstört wurde. Enthielt diese sehr viele Parasiten,
so treten die nach ihrem Entdecker benannten ,,KOCHschen Kugeln" (Abb. 78c)
auf, die aus einer großen Zahl dicht zusammenliegender Theilerien bestehen. Mit

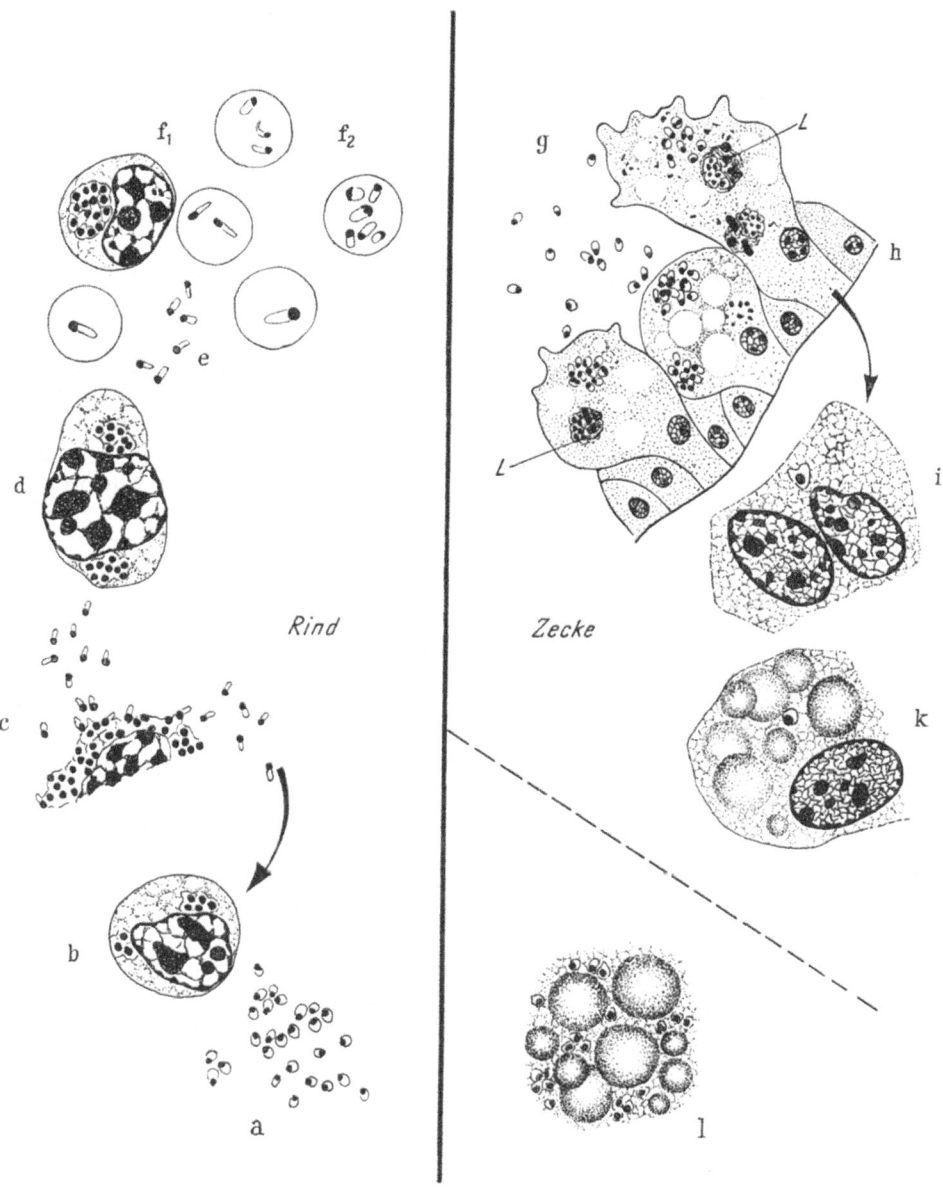

Abb. 80a—l. *Theileria parva.* Schematische Darstellung des Entwicklungskreislaufs *im Rind* (a—f) und in der *Zecke Rhipicephalus appendiculatus* (g—l). a Mit Speicheldrüsensekret eingeimpfte Theilerien. b Befallener Lymphocyt („KOCHsche Kugeln"). c Geplatzter Lymphocyt mit austretenden Parasiten. d Neubefall von Lymphocyten. e Freie Theilerien. f_1 Neubefall von Lymphocyten. f_2 Befallene Erythrocyten. g Freie Theilerien im Lumen des Zeckendarmes. h Epithel des Zeckendarmes (vgl. dazu S. 489, Abb. 278), sog. Stielzellen mit phagocytierten, parasitenhaltigen Lymphocyten (L) und aufgenommenen einzelnen Theilerien. i Zellen der Speicheldrüsenanlage mit einzelnem Parasiten. k Dasselbe, nach Ausbildung von Sekrettropfen; Strich darunter kennzeichnet Beginn der Nahrungsaufnahme. l Vermehrung der Parasiten in der Speicheldrüse während der Blutmahlzeit nach Beginn des Saugaktes. (Unter Verwendung der Abbildungen von REICHENOW 1940.)

Lymphocyten gelangen Theilerien auch in das Blutgefäßsystem, wo sie nach dem Platzen ihrer Wirtszelle (e) auch in Erythrocyten einwandern. Hierin wachsen sie nur noch etwas heran und werden zu stäbchenförmigen, ovalen oder runden, aber immer pigmentlosen Stadien (1—2,5 μ) (Abb. 79). Die befallenen Erythrocyten werden hier — im Gegensatz zum Befall mit Babesien — *nicht* zerstört. Die Parasiten bleiben in ihnen nur kurze Zeit lebensfähig. In schweren Fällen können 80—90% der Erythrocyten befallen sein.

Entgegen dem Verhalten der von REICHENOW untersuchten Art *T. parva* kommt es nach ENIGK (1953) bei *Theileria recondita* LESTOQUARD = (*T. sergenti*) sowie bei *T. ovis* DU TOIT, Parasiten der Schafe und Ziegen, regelmäßig zu einer wenn auch nur geringen Vermehrung in den roten Blutzellen. Infolge der damit einhergehenden Schädigung der Erythrocyten tritt auch hier Blutharnen auf (vgl. *Babesia* S. 143 ff.). Es erhebt sich daher die Frage, ob diese Parasiten überhaupt der Gattung *Theileria* zugerechnet werden dürfen.

In der Zecke. Die mit dem Rinderblut aufgenommenen Parasiten werden zum Teil durch die einsetzende Verdauung frei und gehen in der Zecke zum größten Teil zugrunde. Die überlebenden und die in Lymphocyten liegenden Theilerien gelangen anscheinend passiv durch Phagocytose in die „gestielten" Darmzellen (vgl. S. 151, Abb. 80 g, h). Nur wenige erreichen vom Darmgewebe aus die Zellen der benachbarten Speicheldrüsen, worin die einzige Vermehrung der Theilerien in der Zecke stattfindet. Die zuvor würmchenförmigen Parasiten kugeln sich ab (i) und teilen sich erst, wenn die Zecke nach der Häutung einen neuen Blutspender gefunden hat und zu saugen

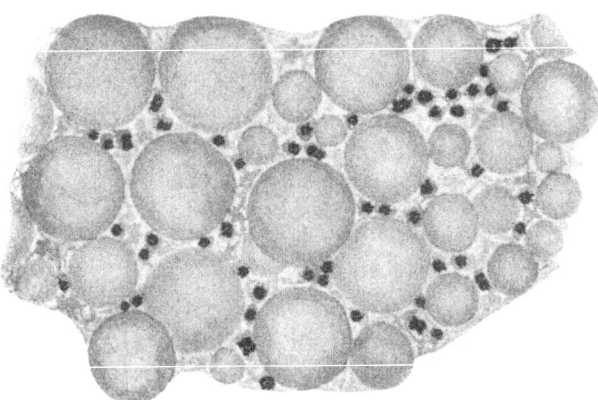

Abb. 81. *Theileria parva* in einer Zelle der Speicheldrüsenalveolen zwischen Sekrettropfen. (Nach REICHENOW 1940.)

beginnt. Dann entstehen im Laufe von etwa 3 Tagen durch wiederholte Zweiteilungen zahllose, sehr winzige Parasiten, die die Drüsenzellen erfüllen (Abb. 80 l und 81). Durch Platzen der Zellen gelangen die Theilerien in das Drüsenlumen und mit dem Speichelfluß in die Stichwunde (COWDRY und HAM 1930, 1932; REICHENOW 1940). Die von einem Entwicklungsstadium (Larve oder Nymphe) aufgenommenen Theilerien werden also erst vom jeweils nächsten Stadium (Nymphe bzw. Adultus) auf einen Blutspender übertragen, jedoch nicht mehr vom übernächsten. Mit dem Ende der Blutmahlzeit sind die Speicheldrüsen erschöpft, und noch vorhandene Parasiten degenerieren[1]. Damit tritt eine sog. *Reinigung* der Zecken ein, die auch dann erfolgt, wenn der Blutspender ein für *T. parva* nicht empfängliches Tier war. Die Erreger werden also nur durch Stadien der gleichen Zeckengeneration auf Rinder übertragen. Eine Weitergabe der Theilerien an die Nachkommenschaft der Zecken findet — im Gegensatz zu den Babesien — nicht statt.

Reaktion des Wirtes (Pathogenese). Die mit dem Zeckenbiß eingeführten *Theilerien* werden vom Lymphstrom fortgeführt. Da die übertragenden Zecken zumeist am Kopf der Rinder sitzen, gelangen die Parasiten vorwiegend zu den nächstliegenden Parotis-Lymphknoten, die als Reaktion auf den zunehmenden Befall der Lymphocyten stark schwellen — ein Frühsymptom der beginnenden

---

[1] Die von COWDRY und HAM als Geschlechtsformen gedeuteten Parasitenstadien sind nach REICHENOW unzweifelhaft Degenerationsbilder körpereigener Zellen der Zecken und verklumpte Theilerien. Vielleicht hat auch eine andere Parasitenart der Beschreibung zugrunde gelegen.

Erkrankung, das sogar dem auftretenden Fieber um ein bis mehrere Tage vorauseilen kann (Inkubationszeit durchschnittlich 13 Tage). Aus den Lymphknoten
gelangen die Parasiten mit den Lymphocyten in den Blutkreislauf. Dort kann
man sie nach 16—17 Tagen auch in Erythrocyten antreffen. Mit den Lymphocyten wandern die Theilerien aus dem Blute in die perivasculären Lymphräume
(besonders der Milz) über, wodurch es zur Besiedlung der verschiedenen Lymph-
systeme kommt. Damit hat die Krankheit ihren Höhepunkt erreicht (etwa
14 Tage nach dem Auftreten der ersten Symptome).

Neben dem Fieber tritt eine rasch fortschreitende Abmagerung auf, und
unter dem Zeichen hochgradiger Atemnot können die Tiere zusammenbrechen
und in kurzer Zeit verenden. Meistens zieht sich die Krankheit noch über 14 Tage
hin. Die Tiere verlieren den Appetit, die Milchsekretion läßt nach, es tritt
schleimig-wäßriger Augen- und Nasenausfluß auf, die Kotabsonderung ist
diarrhoisch und oft blutig. Es fehlt beim Küstenfieber eine nennenswerte Anämie,
sowie Ikterus. Dagegen sind Schwellungen der oberflächlich gelegenen Lymphknoten als auch der Milz infolge einer starken Parasitenvermehrung und -an-
häufung typisch. Drüsenpunktion und Ausstrich des Punktats läßt die Parasiten
im gefärbten Präparat auffinden. — Die Mortalität ist recht hoch und kann
bei 80—90% liegen. Gestorbene Tiere zeigen Ödeme und Schwellungen des
subcutanen Gewebes und der Mucosa des Darmes. Die Milz ist nur wenig vergrößert (s. bei RICHTERS 1935).

Immunbiologie. Die Theilerien sind streng spezifische Parasiten und nur
in ihren natürlichen Wirten zu halten. Wirtstiere (Rinder), die von einer ersten
Infektion genesen, erwerben eine vollkommene Immunität, anscheinend oft unter
Beseitigung aller Parasiten; denn Zecken infizieren sich an diesen Rindern nicht.
Es wird jedoch auch eine Prämunition mit sehr geringer Parasitendichte an-
genommen (CULBERTSON; REICHENOW).

Bekämpfung. Für die Piroplasmosen gilt der gleiche Satz, der auch für die
Schlafkrankheit und Malaria Gültigkeit hat: *Ohne Überträger — hier Zecken —
gibt es keine Piroplasmosen.* Deshalb müssen zur Beseitigung einer Infektionsgefahr einerseits die Wirtstiere, andererseits die von ihnen benutzten Weide-
flächen von den Zecken befreit werden. Überträger für *Theileria parva* findet
man in den Gattungen *Rhipicephalus* (*R. appendiculatus, R. capensis, R. nitens,
R. neavei, R. simus, R. evertsi*) und *Hyalomma* (*H. dromedarii*, vielleicht auch
H. impressum und *H. anatolicum*).

Eine der wichtigsten Maßnahmen zur *Bekämpfung* der Theileriose ist das
System des *Weidewechsels*. In Anpassung an die Lebensweise, Lebensdauer
und Hungerfähigkeit der Zecken werden alle Wirtstiere für eine bestimmte
Zeit von einer durch Zecken verseuchten Weide ferngehalten und auf eine zeckenfreie Weide geführt. Ist damit zu rechnen, daß die Zecken der ersten Weide zugrunde gegangen sind, kann diese wieder genutzt werden. Sehr wirksam ist
das *Abbrennen des Grases* verseuchter Weiden, weil Larven und Nymphen bevorzugt auf den Grasspitzen sitzend die Blutspender suchen.

Bei der Bekämpfung des Küstenfiebers muß z. B. berücksichtigt werden, daß die mittlere
Inkubationszeit 13 Tage währt, die mittlere Krankheitsdauer 12 Tage (= 25 Tage) und
die Zeit, die die Zecke braucht, um sich von einem Stadium zum anderen zu entwickeln,
mindestens 16 Tage dauert. Ferner benötigt eine verseuchte Weide 14 Monate, bis sie von
den Erregern frei ist. Wird nun in einer Herde Küstenfieber festgestellt, so führt man
die noch gesund erscheinenden Tiere auf eine zeckenfreie Weide. Die Zecken, die die Infektion
von der ersten Weide mitbringen, fallen ab und häuten sich. Nach 60 Tagen werden die
bis dahin gesund gebliebenen Rinder auf eine neue Weide gebracht. Zur Sicherung kann
dieser Weidewechsel nach weiteren 60 Tagen wiederholt werden. Dann aber ist die Herde
frei von der Krankheit. Die ersten zwei bzw. drei Weiden werden nun sicher umzäunt,

für mindestens 14 Monate für Rinder gesperrt und nur von Pferden und Schafen begangen. Nach dieser Zeit sind dann die Weiden frei von theilerientragenden Zecken geworden (RICHTERS 1935/36).

Kleine Herden und einzelne Tiere können leichter durch sicher wirksame Insecticide von den Zecken befreit werden.

Natürliche Feinde der Zecken in manchen warmen Ländern sind die sog. „Rhinozeros-Vögel" (Rhenoster-Vogel), die auf der Haut der weidenden Tiere umherwandern und die Zecken selbst aus der Tiefe der Ohren hervorholen. Bestimmte Ameisenarten greifen abgefallene Zecken an und helfen bei ihrer Vernichtung mit.

Im Rahmen epidemiologischer Betrachtung brauchen bei der Theileriose besondere Erregerreservoire unter den Säugetieren nicht berücksichtigt zu werden. Wiederholt wurden zwar Wildtiere als Träger von *T. parva* verdächtigt, doch liegen dafür keine sicheren Beweise vor.

Als *prophylaktische Maßnahme* ist versucht worden, in einem Seuchengebiet die Schutzimpfung für alle Rinder einzuführen. Bereits ROBERT KOCH hatte diesen Gedanken verfolgt. THEILER empfahl, grob zertrümmerte Milz- oder Lymphknoten eines kranken Rindes auf gesunde zu übertragen, wobei allerdings 25% Impfverluste eintreten. Da aber in frisch verseuchten Herden der Ausfall bis zu 95% beträgt, lohnt sich dieses „Impf"-Verfahren dennoch; die Rinder werden prämuniert. Eine sicherer wirkende Methode zur Impfung der Rinder gibt es bisher nicht.

Mikroskopische Diagnose. Der Nachweis eines Befalls mit Theilerien gelingt etwa nach dem 16. Befallstag durch Untersuchung eines Blutausstriches oder „Dicken Tropfens" (s. S. 658). Schon vor diesem Zeitpunkt läßt sich die Diagnose auch durch Untersuchung von Lymphknotenpunktat (besonders Parotislymphknoten) stellen.

Chemotherapie. Infektionen mit *T. parva* lassen sich durch Behandlung mit den bei Babesia-Infektionen so wirksamen Heilmitteln (vgl. S. 147) nicht beseitigen. Dagegen wirkt *Acaprin* bei den harmloseren Arten *T. annulata* (= *dispar*) und *T. mutans*, wenngleich auch hier der Erfolg nicht vollkommen befriedigt. REICHENOW führt das Versagen der oben genannten Therapeutica bei den Theilerien auf den Sitz ihrer Teilungsformen in den Lymphocyten, die die Theilerien anscheinend vor der Wirkung der Medikamente schützen, zurück.

Wie schon beim Texasfieber erwähnt, wird auch beim Küstenfieber die Frage, ob eine Therapia magna sterilisans, also eine vollständige Beseitigung der Erreger im Rind, überhaupt angestrebt werden soll, meist verneint, weil die so geheilten Tiere durch drohende Neuinfektion weit stärker gefährdet sind als durch eine beständige latente Infektion. In den endemischen Seuchengebieten versucht man daher mit der Therapie nur eine Verminderung der Parasitendichte bis zum ausgeglichenen Parasit-Wirt-Verhältnis — also die *Prämunition* — zu erreichen (s. oben S. 153). Allerdings nimmt man damit die Gefahr in Kauf, daß eine Störung im Gleichgewicht zugunsten der Parasiten zu einer Erkrankung der Rinder führen kann. Außerdem werden dadurch Infektionsquellen für die übertragenden Zecken künstlich unterhalten.

4. Die Sporozoen des Menschen und verwandte Arten.

Allgemeines.

Die *Sporozoen* umfassen *ausschließlich parasitische Einzeller*, deren typische Vertreter im Verlauf ihrer Entwicklung sog. *Sporozoiten*, die eigentlichen Infektionsstadien, ausbilden. Diese entstehen in den sog. *Sporocysten*, die in der Regel nach einem Geschlechtsprozeß gebildet werden. Charakteristisch ist für diese Gruppe der Protozoen, daß sie meist einen *Generationswechsel*, eine ungeschlechtliche und eine geschlechtliche Phase ihrer Entwicklung, durchmachen (Metagenesis). Die *ungeschlechtliche Entwicklung (Schizogonie)* wird von der *geschlechtlichen (Gametogonie oder Gamogonie)* abgelöst. Es schließt sich die

Sporogonie an, die zur Bildung der Sporozoiten führt, welche oft in einer besonders widerstandsfähigen Kapsel eingeschlossen den Wirt verlassen müssen, um zu reifen. Ein *Wirtswechsel* kann also hinzukommen und schließlich zur Aufteilung der Schizogonie auf den einen, der Gametogonie auf den anderen Wirt führen, so daß schließlich die Sporozoiten auch nicht mehr in die Außenwelt gelangen. Diese werden also entweder oral aufgenommen oder parenteral, dann durch blutsaugende Arthropoden, „eingeimpft".

Viele Sporozoenarten leben ganz oder vorwiegend *intracellulär* (Coccidien, Plasmodien). Sie zerstören dabei die Zelle des Wirtes, der dadurch unter Umständen stark beeinträchtigt wird, aber auch unberührt bleiben kann. Die Gameten werden immer frei, Sporozoiten und Merozoiten nur vorübergehend.

Die Klasse der Sporozoen umfaßt sehr heterogene Protozoengruppen, deren Glieder untereinander zum Teil keine engere verwandtschaftliche Beziehung besitzen (vgl. S. 57). Die Parasiten des Menschen (Isospora und die Plasmodien) gehören zu der Verwandtschaftsgruppe der *Telosporidien*, den eigentlichen Vertretern der Sporozoen (vgl. Übersicht S. 56).

Die *Telosporidien*, zu denen wir die Gregarinen, Coccidien und Hämosporidien rechnen, bilden — ihrem Namen entsprechend — am Ende ihrer Entwicklung, d. h. als Ergebnis des Sexualprozesses, die Sporen — wenn wir den Beginn der Entwicklung mit dem Eindringen der Sporozoiten in die Wirtszelle setzen. Nach dem Befall der Wirtszelle setzt die erste ungeschlechtliche Vermehrung durch *Schizogonie* (Zerfallsteilung, multiple Teilung) ein. Die Produkte dieser Teilung, die *Merozoiten*, verlassen die Wirtszelle und befallen benachbarte Zellen. Diese ungeschlechtliche Entwicklung kann ungehemmt weitergehen, kommt aber meist nach einigen Cyclen zum Stillstand, und die Merozoiten werden zu geschlechtlichen Stadien, den weiblichen und männlichen *Gametocyten*, die nach der Reifung zu den weiblichen *Makro-* bzw. männlichen *Mikrogameten* werden (*Gametogonie*). Nach der Befruchtung bildet sich aus der Zygote über die Oocyste die Sporocyste, in der entweder direkt oder über ein Sporenstadium die Sporozoiten entstehen (Abb. 82). Die Sporozoiten stellen eine Art Ruhestadium dar, das äußeren Einflüssen gegenüber besonders resistent und dessen Stoffwechsel weitgehend reduziert ist. — Die Zahl der Sporen und Sporozoiten ist bei den Coccidien von systematischer Bedeutung (z. B. *Eimeria* vier Sporen und je zwei Sporozoiten, *Isospora* zwei Sporen mit je vier Sporozoiten).

Die Coccidien und Gregarinen sind als *Haplonten* anzusprechen, d. h. sie entwickeln sich in der haploiden Phase und reduzieren den Chromosomensatz *gleich nach der Befruchtung* bei der ersten Teilung in der Zygote (postgametische, zygotische Reduktion). Die engen verwandtschaftlichen Beziehungen zwischen Coccidien und Hämosporidien lassen erwarten, daß in beiden Gruppen auch ähnliche cytologische Verhältnisse vorliegen.

a) Gregarina.

Die *Gregarinen* sind ausschließlich Parasiten von *wirbellosen* Tieren, bei denen sie meist extracellulär an der Darmwand haften. Sie besitzen dazu oft besondere Apparate (Abb. 4, *9*, S. 9). Der Zellkörper ist gewöhnlich durch eine Scheidewand in einen vorderen Abschnitt (Protomerit) und einen größeren, den Zellkern enthaltenden, hinteren Teil (Deutomerit) aufgeteilt. Aneinanderhängende Individuen können lange Ketten bilden.

Die Gregarinen unterscheiden sich von Coccidien und Hämosporidien durch die Art des Geschlechtsprozesses. Es vereinigen und encystieren sich zwei geschlechtlich differenzierte Individuen, die dann beide durch multiple Teilung in Gameten zerfallen (bei Coccidien und Hämosporidien teilt sich nur der *männliche* Partner). Nach der Befruchtung entsteht aus jeder Zygote eine Spore, in der sich die Sporozoiten entwickeln, oft außerhalb des Wirtes. Man findet

Gregarinen regelmäßig z. B. im Darm von Mehlwürmern, Schaben, Tausend-füßlern und Regenwürmern.

b) Coccidia.

Einleitung. Die *Coccidien* verursachen wahrscheinlich unter den domesti-zierten Tieren der gemäßigten Zone größeren wirtschaftlichen Schaden als jede andere Protozoengruppe. Sie können Zuchtgeflügel- und Kaninchenbestände vernichten, und in verschiedenen Gegenden sind sie für eine Dysenterie der Rinder (sog. „rote Ruhr"), die ernste Ausmaße annehmen kann, verantwortlich. Darüber hinaus findet man sie als Krankheitserreger bei Hausgeflügel und Haussäugern, sowie bei Laboratoriumstieren. Dagegen scheinen Pferde, Esel und Maulesel frei von Coccidien oder außerordentlich selten befallen zu sein. Wieweit das Wild unter den Coccidien zu leiden hat, ist noch nicht genau bekannt. Es wird jedoch vermutet, daß manche selten gewordenen Wildgeflügelarten durch diese Parasitenart dezimiert wurden. *Der Mensch hat auch seine Coccidienarten,* aber ihre pathogene Bedeutung ist offenbar gering.

Historisches. Wahrscheinlich sind die *Coccidiencysten des Kaninchens die ersten Protozoen* gewesen, die man mit einer Linse erkannte. LEEUWENHOEK hat 1674 bereits Körper be-schrieben, die er in der Galle der Kaninchen fand, die aber erst 1922 von DOBELL als die Oocysten von *Eimeria stiedai* gedeutet wurden. Dazwischen liegen zahlreiche Untersuchungen, die schrittweise den Entwicklungsgang der Coccidien klärten, der vorwiegend beim Kaninchen-parasiten studiert wurde. 1884 beschrieb BALBIANI die Sporozoitenentwicklung in den Oocysten. 1900 beobachtete SCHAUDINN erstmalig in vitro den Schlupf der Sporozoiten aus der Sporocyste bei *Eimeria schubergi* aus dem Myriapoden *Lithobius* und METZNER (1903) sah die Befreiung der Sporozoiten von *Eimeria stiedai* aus der Cyste im Duodenal- oder Pankreassaft des Kaninchens. Der vollständige intracelluläre Cyclus der Coccidien wurde von SCHUBERG (1890) bei einer Mäusecoccidienart aufgedeckt, während SIMOND (1897), v. WASIELEWSKI (1904) und REICH (1913) die Einzelheiten der sexuellen und asexuellen Entwicklung im Gewebe des Kaninchens erarbeiteten.

Die *Coccidien* entwickeln sich teils extracellulär, teils intracellulär. Je nach der Art ihrer Entwicklung werden die Coccidien nach GRELL (1953) in *Eucoc-cidien* (mit extracellulärer Entwicklung, *ohne* Schizogonie) und *Schizococcidien* (mit intracellulärer Entwicklung, *mit* Schizogonie) aufgeteilt. Die intracellulär lebenden Arten machen den schon oben erwähnten Generationswechsel mit einer Schizogonie durch. Die beim Menschen auftretenden Arten gehören zur Gruppe der Schizococcidien.

Als Beispiel für die Entwicklung der Eucoccidien sei die der Art *Eucoccidium dinophili* GRELL 1953 aus dem Wurm *Dinophilus gyrociliatus* SCHMIDT (Archiannelide) wiedergegeben: Der Wurm *D. gyrociliatus* nimmt die Sporocysten mit der Nahrung auf. Diese platzen im Darm des Wirtes und entlassen in der Regel sechs Sporozoiten, die durch die Darmwand in die Leibeshöhle gelangen. Dort wachsen sie unmittelbar zu Geschlechtsformen heran. Eine Schizogonie fehlt. Die ganze Entwicklung verläuft extracellulär. Die geschlechtliche Fortpflanzung entspricht der der Eimeriideen (vgl. Abb. 82, *G—K*). Ein Teil der Sporo-zoiten wächst zu großen Makrogamonten heran, ein anderer Teil bildet Mikrogamonten. Während die Makrogamonten unmittelbar zu Makrogameten werden, liefern die Mikrogamon-ten durch multiple Teilung etwa 14—22 begeißelte Mikrogameten. Nach der Befruchtung umgeben sich die Makrogameten mit einer Membran und werden dadurch zu Oocysten, in denen sich je nach ihrer Größe eine verschiedene Anzahl von Sporozoiten ausbildet (GRELL 1953).

Auf den Kenntnissen über die Entwicklung der Coccidien der Haus-, Nutz-und Wildtiere, die vorwiegend das Darmepithel (Ausnahme: Lebercoccidiose des Kaninchens) befallen, bauen unsere Kenntnisse über die *menschlichen* Coccidien auf. Diese wurden erstmals von KJELLBERG beobachtet, wie VIRCHOW (1860) berichtet. Wir kennen zwar einige Stadien dieses Erregers, aber den größten Teil seiner Entwicklung können wir nur in Analogie zu den tierischen Parasiten angeben. Da aber die Entwicklung der verschiedenen Arten in den Grundzügen übereinstimmt, dürfte die Entwicklung des menschlichen Parasiten, der vorwiegend das *Dünndarmepithel* befällt, von der der tierischen Arten nur unwesentlich abweichen (vgl. dazu das Schema Abb. 82 von *Eimeria schubergi*).

Über die Entwicklung der *menschlichen Coccidienarten, Isospora belli* und *Isospora hominis*, wissen wir durch histologische Untersuchungen nichts. Deshalb sei kurz die gut bekannte Entwicklung einer nahe verwandten tierischen Coccidienart der Gattung Isospora, *Isospora bigemina* (ein Parasit des Hundes), besprochen.

Entwicklung (*Isospora bigemina*). Die Entwicklung beginnt mit dem Befall des Dünndarmepithels durch die Sporozoiten, die mit der Sporocyste oral aufgenommen werden (Abb. 82, *A* bzw. *M*).

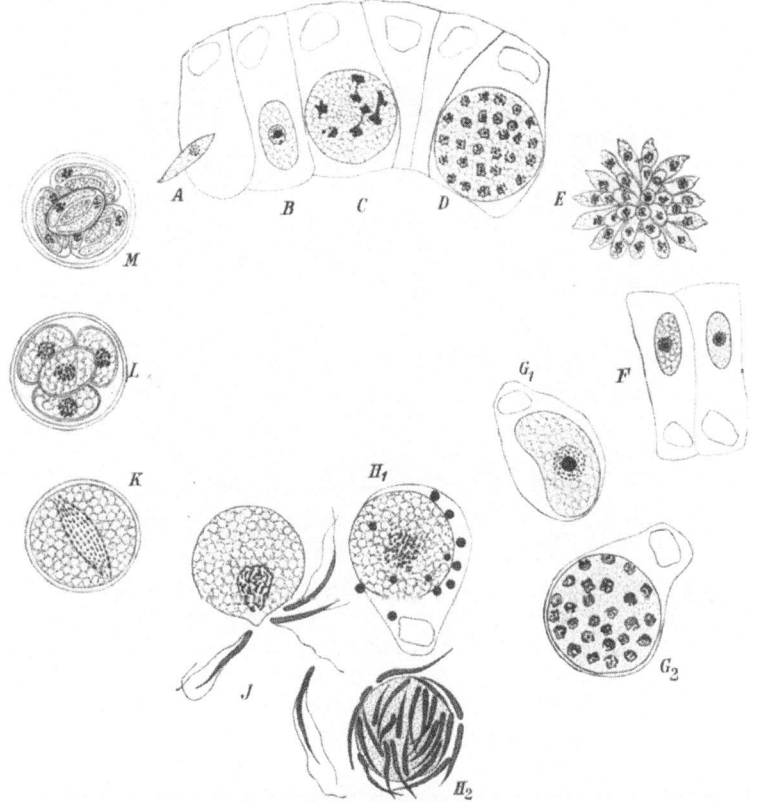

Abb. 82. *Eimeria schubergi*; Schema des Entwicklungscyclus. *A* Sporozoit, in Darmepithelzelle eindringend; *B—D* Schizogonie; *E* reifer Schizont in Merozoitenbildung; *F* Merozoiten, zu Geschlechtsformen heranwachsend; G_1 Makrogametocyt; G_2 Mikrogametocyt; H_1 reifer Makrogamet; H_2 Mikrogametenbildung; *J* Befruchtung; *K, L* Sporogonie; *M* reife Oocyste (etwa 680×). (Nach SCHAUDINN aus REICHENOW 1952.)

Die reifen Sporozoiten schlüpfen bei Anwesenheit von Pankreassekret, aber auch Magensaft macht die Sporozoiten frei (HERRLICH und LIEBMANN). Anscheinend wird im Magen die Verdauung der Membran begonnen und im Duodenum vollendet. Die Sporozoiten wandern durch die Mikropyle aus. Das spezifische Ferment, das dieses Ausschlüpfen veranlaßt, soll Trypsin-Kinase sein; bei der optimalen Temperatur von 37° C dauert dieser Vorgang in vitro etwa 8—10 Std; in vivo 1—2 Std (wohl infolge zusätzlicher mechanischer Wirkung).

Die Sporozoiten entwickeln sich intracellulär weiter und befallen im akuten Stadium das Epithel, in der chronischen Phase jedoch das subepitheliale

Gewebe der Darmzotten (*Vili*). Der Sporozoit dringt in eine Epithelzelle ein, kugelt sich ab und wird so zum Schizonten (Abb. 82, *B—D*). Die reifen, vielkernigen Schizonten zerfallen in die Merozoiten, die frei werden und die benachbarten Zellen befallen (Abb. 83 *Me*, 82 *D, E*). Während der ungeschlechtliche Cyclus weitergeht, entstehen aus den Merozoiten auch Geschlechtszellen (Gametocyten). Die reifen männlichen Gameten sind begeißelt (Mikrogameten) und suchen die weiblichen, eiartigen Makrogameten auf (Abb. 83 *Ma*, 82 *H, J*)[1]. Aus der Zygote bildet sich schließlich die Oocyste (Abb. 82, *K*), in der sich nach zweimaliger Teilung des Zellkerns zunächst die Sporoblasten und schließlich die Sporen mit den Sporozoiten bilden. Am Ende schließt die Oocyste in einer festen Hülle zwei Sporen mit je vier Sporozoiten ein (Abb. 82, *K—M*).

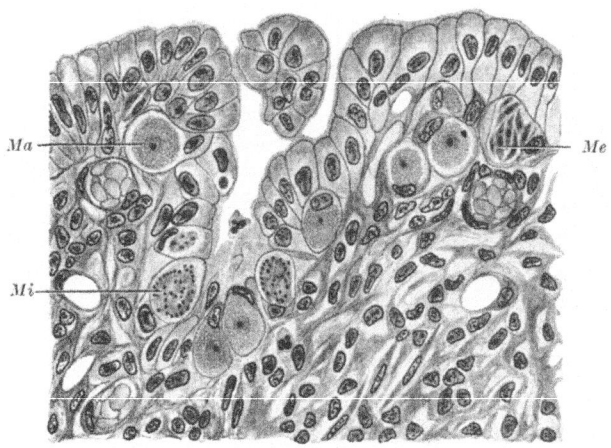

Abb. 83. *Isospora bigemina* im Hundeblinddarm, subepithelial gelegen; verschiedene Entwicklungsstadien. *Me* Merozoiten; *Ma* Makrogametocyt; *Mi* Mikrogametocyt (800×) (Original).

Die Ausreifung der Sporocysten erfolgt meist erst bei Sauerstoffzutritt, d. h. nach der Ausscheidung mit dem Kot. Cysten treten etwa 5—6 Tage nach experimentell gesetzter Infektion auf. — Die befallenen Hunde leiden an Darmkatarrh mit blutigen Durchfällen und fortschreitend zunehmender Schwäche. Das Blutbild zeigt eine Eosinophilie. — Ausheilung führt hier zu einer Immunität wohl fürs ganze Leben (BECKER 1934).

Isospora belli (WENYON 1923) und **Isospora hominis** (RAILLIET und LUCET 1891).

Beim Menschen können zwei verschiedene Arten auftreten: *Isospora belli* und *Isospora hominis*.

Diese Artunterscheidung wird aber nicht allgemein anerkannt. MAGATH schlägt daher auf Grund der Nomenklaturkontroverse zwischen DOBELL und WENYON vor, die Art des Menschen *Isospora hominis* FANTHAM 1917 zu wählen mit der Begründung, daß die Trennung von anderen Arten der Gattung bei Hund und Katze nicht eindeutig möglich sei (LIEBOW, MILLEKEN und HANNUM 1948). Diese Auffassung besteht aber nicht zu Recht (s. unten).

Geographische Verbreitung. Mehr als die Hälfte aller bekanntgewordenen Fälle menschlicher Coccidiose stammen von der östlichen und zentralen Mittelmeerküste, aber sie ist auch in Südrußland, in allen Teilen der afrikanischen Küstenregion, in China, Indo-China, Indien, Indonesien, Philippinen und Hawai,

---

[1] Bei der Unterordnung der *Adeleideen* legen sich Makrogamet und Mikrogametocyt vor der Befruchtung aneinander; der Gametocyt bildet bis zu vier Mikrogameten; einer von diesen vereinigt sich mit dem Makrogameten zur Zygote (vgl. REICHENOW 1950).

in Uruguay, Argentinien und Brasilien, Palästina, Japan, Okinawa, Venezuela, Kuba, Mexiko, Tennessee und auf den Salomon-Inseln gefunden worden (vgl. Karte bei MAGATH 1935).

Die zuletzt beobachteten Coccidiosefälle bei deutschen Patienten traten während des zweiten Weltkrieges in Nordafrika bei El Alamein auf. Die Epidemiologie konnte nicht geklärt werden. Diese Fälle boten aber HERRLICH und LIEBMANN Gelegenheit zu einer Untersuchung der Sporocysten und des Krankheitsbildes.

Morphologie. Die Oocysten und Sporocysten von *Isospora belli* sind relativ zart und farblos, von annähernd kugeliger Gestalt mit doppelt konturierter Membran und etwa 30 μ Größe. Der Plasmainhalt ist fein granuliert. Während die Oocysten von *Isospora belli stets unreif* ausgeschieden werden, enthalten die mehr ovalen Oocysten von *Isospora hominis* (25 bis 33 μ lang) stets zwei *reife* Sporen (14 μ) mit je

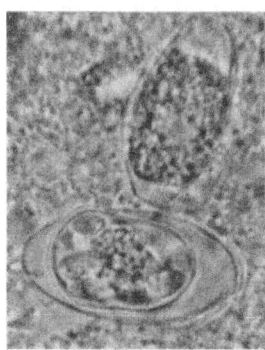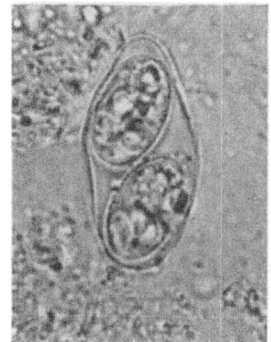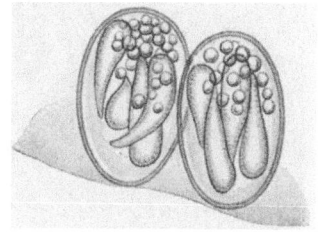

Abb. 85. *Isospora hominis.* Zwei reife Sporen (mit je vier Sporozoiten) mit anhängender, zerrissener Oocystenhülle (1800×). (Nach HERRLICH und LIEBMANN 1944.)

Abb. 84a u. b. *Isospora belli.* a Oben: unreife Oocyste, unten: Ausbildung des Sporoblast. b Reife Oocyste mit zwei Sporen und je vier Sporozoiten (1000×). (Nach HERRLICH und LIEBMANN 1944.)

vier Sporozoiten (Abb. 84) (REICHENOW; HERRLICH und LIEBMANN). Die Tatsache, daß bei der Art *I. hominis* reife Oocysten mit Sporozoiten ausgeschieden werden, spricht nach den Befunden bei tierischen Coccidiosen für einen *subepithelialen* Sitz der Parasiten im Darm.

Reaktion des Wirtes (Pathogenese). Die Coccidien entwickeln sich intracellulär unter Zerstörung der Wirtszelle. Die aus einer Schizogonie hervorgehenden ungeschlechtlichen Parasiten befallen wiederum benachbarte Zellen. Dadurch liegen die von Coccidien infizierten Zellen meist nestartig zusammen. Es wird dabei das Darmgewebe erheblich zerstört. Da anscheinend die Zahl der aus einem Sporozoiten hervorgehenden Parasiten beschränkt ist — ob potentiell oder durch Wirkung des Wirtes bleibt dabei offen —, steht der Umfang der durch die Coccidien beim Menschen entstehenden Gewebeschädigungen in Beziehung zur Infektionsstärke. Diese wird aber naturgemäß beim Menschen immer gering sein. Daraus erklären sich die in der Regel geringen Beschwerden beim Menschen. Die menschliche *Coccidiose* verläuft unter dem Krankheitsbild einer Darmentzündung (Enterocolitis), die nur wenige Tage andauert. Vom 6.—10. Tage nach der Infektion besteht eine Durchfallperiode mit Druckschmerzempfindlichkeit in der Ileocöcalgegend. Am 9.—16. Tage nach der Infektion treten die ersten Cysten im Stuhl auf. Sie werden nicht kontinuierlich ausgeschieden, sondern in Schüben. Nach HERRLICH und LIEBMANN lassen sich die Oocysten etwa 22 Tage lang (nach MAY 64 Tage) nachweisen. Danach ist die Infektion durch eine Art Selbstreinigung überwunden.

Dem geschilderten Krankheitsverlauf liegt wahrscheinlich *folgende Parasiten-entwicklung* zugrunde: Nach der Aufnahme der reifen Oocysten schlüpfen die Sporozoiten unter der Einwirkung des Magensaftes (p_H 2—3) und des Duodenal-saftes (p_H 7—7,3), dringen in das Epithel des unteren Dünn- und oberen Dick-darmes ein und machen dort mehrmals einen ungeschlechtlichen Cyclus durch. Mit zunehmender Befallsstärke des Darmepithels treten die oben genannten Beschwerden auf. Mit dem Beginn der Umwandlung der ungeschlechtlichen Parasitenstadien zu geschlechtlichen, etwa nach 9—10 Tagen, nehmen die Stö-rungen ab. Anscheinend werden die Merozoiten schließlich quantitativ zu Gameto-cyten. Mit dem Abschluß der Gametogonie und dem Abgang der unreifen Oocysten

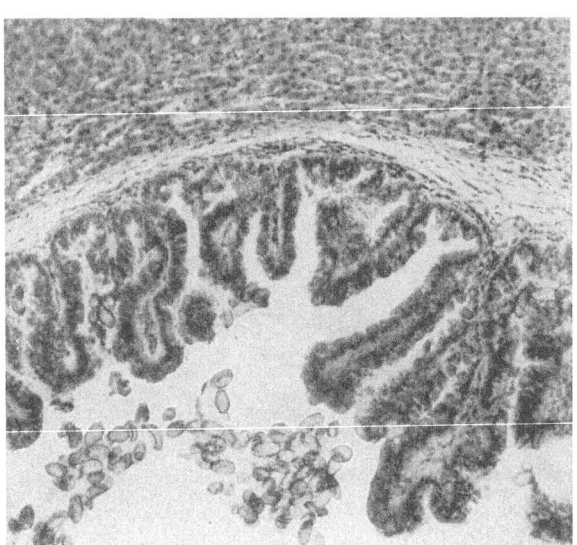

geht die Coccidiose auch ohne medikamentöse Be-handlung zu Ende. Eine Immunität wird nicht er-worben, Superinfektion ist möglich, ebenso Neuinfek-tion. (Dagegen wird von verschiedenen *tierischen* Coccidienarten echte Im-munität beschrieben, ihre Natur ist unklar. Auch Unterschiede in der Emp-fänglichkeit bei verschie-denen Stämmen der glei-chen Art bestehen.)

Eimeria stiedai
(LINDEMANN 1865).

Eine im Gegensatz zu *Isospora belli* und *I. homi-nis* sehr gut untersuchte Art ist *Eimeria stiedai*. Sie führt bei Kaninchen zu

Abb. 86. *Eimeria stiedai*. Coccidien im Gallengang einer Kaninchen-leber, dessen Schleimhaut papillär gewuchert ist (etwa 100 ×). (Nach RIBBERT-HAMPERL 1944.)

der so gefährlichen Kaninchencoccidiose, die insbesondere junge Tiere schnell zugrunde richtet. Ihre Entwicklung entspricht im wesentlichen der oben gekenn-zeichneten. Die mit dem Stuhl ausgeschiedenen Oocysten messen etwa 20—40 zu 16—25 μ. Sie sind gelblich, eiförmig und besitzen am abgeflachten Pol eine Mikropyle. Aus vier Sporoblasten bilden sich die vier Sporen, die je zwei Sporo-zoiten enthalten.

Der Befall der Kaninchenleber mit *E. stiedai* führt zu umfangreichen Schädi-gungen, die in Gestalt weißer Flecken auch makroskopisch erkennbar sind.

Die Sporozoiten nehmen ihren Weg aus dem Blutgefäß über das Gewebe zum Gallengangsepithel. Schon vor dem Auftreten der ersten Parasiten in den Epithelien zeigen sich bei einer Infektion von Kaninchen mit Oocysten von *Eimeria stiedai* in den proximalen Leberpartien in der Umgebung kleinster Gallengänge, die in der Nähe größerer Venae interlobularis liegen, Infiltrationen von Lympho-cyten. Diese sind als Reaktion auf den Reiz, den die Sporozoiten bei der Wande-rung vom Blutgefäß zum Gallengangsepithel setzen, aufzufassen. Mit dem Auf-treten auch nur vereinzelter Parasiten in diesen Epithelien geht eine Dilatation der Gallengänge einher, direkt bewirkt durch eine überstürzte Vermehrung der Epithelzellen. Als Ursache dafür ist der von den Parasiten gesetzte Reiz anzu-sehen. Nach dem Beginn der Merozoitenaussaat entsteht eine Epithelhyperplasie mit papilliformen Wucherungen (Abb. 86). Diese sind eine übliche Reaktion des Epithels auf den chronischen Reiz hin. Die im weiteren Verlauf der Infektion einsetzende Proliferation des Bindegewebes entspricht dem Bilde einer Hepatitis interstitialis. Die entstehenden sekundären Gallengänge werden immer als Wucherungen von den ursprünglichen gebildet und stehen stets mit diesen in Verbindung. Die Lebercoccidiose des Kaninchens stellt also eine chronische katarrhalische Cholangitis mit Dilatation der befallenen Gallengangabschnitte dar, bei der es zu typischen Epithelreaktionen in Gestalt von Hyperplasie und papilliformen Wucherungen und zu einer *Hepatitis interstitialis* kommt (MINNING 1937).

Zur Epidemiologie der menschlichen und tierischen Coccidiose.

Die *Übertragung* der Coccidien erfolgt durch die relativ resistenten Oocysten bzw. Sporocysten. Diese müssen jedoch nach der Ablage mit dem Kot meist erst eine Reifung durchmachen. Die Anwesenheit von Sauerstoff und eines gewissen Feuchtigkeitsgrades bei einer Mindesttemperatur ist obligatorisch. Es sind daher Selbstinfektionen mit Sporozoiten innerhalb des Darmes ausgeschlossen. Die Entwicklungsdauer steht in Abhängigkeit von den genannten Außenfaktoren und beträgt etwa 24 Std bis 2 Wochen (bei 22° C in 72 Std, bei 37° C in 30 Std). Neben den reifen Sporozoiten findet man jeweils einen Restkörper.

Alle *unreifen* Oocysten sind empfindlicher als die ausgereiften. Temperaturen von 40—80° C töten sie innerhalb von 20 min bis einige Stunden. Trockenheit, Kälte, ultraviolettes Licht und

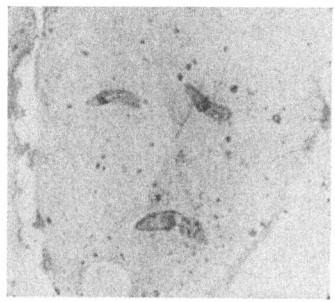

Abb. 87. *Eimeria stiedai.* Merozoiten (1500×). (Photo nach V. WASIELEWSKI.)

faulendes, bakterienreiches Medium schadet ihnen ebenfalls. Dagegen sind die *reifen* Oocysten weniger hinfällig und vertragen eine gewisse Trockenheit und Kälte. Gegen Chemikalien sind alle Stadien ziemlich resistent, wenn sie feste Hüllen besitzen. Unter günstigen Verhältnissen bleiben sie unter Umständen 1 Jahr lebens- und infektionsfähig. Ihre Widerstandsfähigkeit führt dazu, daß wirtsfremde Arten unter günstigen Umständen (schnelle Magen-Darmpassagen) unverändert im Stuhl gefunden werden und so zu Irrtümern Anlaß geben können (z. B. Fischcoccidien im Menschen; sog. ,,Pseudoparasitismus'').

Die Seltenheit der menschlichen Infektionen — in der Zeit zwischen 1915 und 1943 sind bei weltweiter Verbreitung nur 234 Fälle beschrieben worden — ließ die Vermutung nach einem tierischen Reservoir aufkommen, das als Quelle für menschliche Ansteckung angesehen werden müßte (Zoonose?). Man dachte an Katzen. Aber experimentell gelang die Übertragung auf Katzen, Hunde, Mäuse, Meerschweinchen und Kaninchen *nicht*. Damit bleibt die Frage, ob ein tierischer Wirt für die menschlichen Parasiten existiert, offen. Gegen ein tierisches Reservoir sprechen die experimentellen Erfahrungen mit der Gattung *Eimeria*, deren Arten sich höchstens zwischen sehr nahe verwandten Tierarten übertragen lassen; im allgemeinen sind die Coccidienarten recht wirtsspezifisch.

Mikroskopische Diagnose. Durch sorgfältige Untersuchung mehrerer frischer Stuhlproben kann der Nachweis der Oocysten bzw. Sporocysten geführt werden. In einer Aufschwemmung mit konzentrierter Kochsalzlösung steigen die Sporocysten an die Oberfläche und lassen sich mit einer Drahtöse oder durch flaches Auflegen eines Deckglases abheben. Unreife Cysten kann man in ,,feuchter Kammer'' zur Reifung bringen. Stuhldauerpräparate sind zur Untersuchung auf Coccidiencysten ungeeignet.

Therapie. Therapeutische Maßnahmen sind bei der *menschlichen* Infektion nicht erforderlich, weil diese ohne Behandlung wohl meist innerhalb von 2 bis 3 Wochen zum Erlöschen kommt. Bei *tierischen* sind sichere medikamentöse Maßnahmen *nicht bekannt*.

Neuerdings wird von HARWOOD und STUNZ (1949) Nitrofurazon (= 5-Nitro-2 furaldehyd-Semicarbazon) in sehr kleinen Dosen zur Behandlung der experimentellen Coccidiose der Hühner, die durch *Eimeria tenella* entsteht, empfohlen. Die Behandlung beseitigt nicht die Parasiten, verhindert aber deren übermäßige, schädigende Ausbreitung und wirkt bis zur Ausbildung der aktiven Immunität.

Ein zweites Mittel wird von FARR zur Behandlung der Hühnercoccidiose (*Eimeria acervulina*), die weniger zum Tod als zur Verminderung der Legetätigkeit führt, empfohlen; Sulfaguanidin verhilft zu einer Sistierung der Entwicklung, aber ebenfalls zu keiner völligen Heilung.

c) Haemosporidia.

Die *Hämosporidien* bewohnen die Blutzellen der Wirbeltiere sowie Endothel- und Parenchymzellen. Ihre Entwicklung entspricht im wesentlichen der der Coccidien, insbesondere der der blutbewohnenden Arten. Nach einer Infektion mit Sporozoiten, die hier immer von blutsaugenden Wirbellosen als Übertägern auf die Wirbeltiere parenteral eingeimpft werden, setzt die *ungeschlechtliche* Entwicklung ein (Schizogonie), der sich die *geschlechtliche* Phase (Gametogonie) mit Befruchtung und Sporogonie anschließt. Zur vollständigen Entwicklung ist immer ein *Wirtswechsel* (Wirbeltier-Insekt) erforderlich, wobei die ungeschlechtliche Entwicklung im Wirbeltierwirt (als Zwischenwirt), die geschlechtliche im Insekt (Mücke als Endwirt) abläuft.

Die Entwicklung der verschiedenen zu den Hämosporidien gestellten Gattungen: *Leukocytozoon, Haemoproteus, Hepatocystes* und *Plasmodium im Insekt* ist sehr einheitlich und in ihren wesentlichen Zügen seit den Untersuchungen von Ross und GRASSI bekannt. Anders liegen die Verhältnisse in den Wirbeltierwirten. Hier entwickeln sich *Leukocytozoon, Haemoproteus* und *Hepatocystes* insofern ähnlich, als die *Schizogonie* nicht in den Blutzellen erfolgt, sondern ausschließlich in den Endothelzellen, bei *Hepatocystes* auch in den Leberparenchymzellen. Erst die jungen Gametocyten dringen in die Zellen des peripheren Blutes ein. Die Plasmodien dagegen haben neben einer ersten ungeschlechtlichen, endothelialen Entwicklung (*endotheliale Schizogonie*) auch eine zweite ungeschlechtliche, erythrocytäre Phase (*erythrocytäre Schizogonie*), neben der aber zugleich auch die Geschlechtszellen (Gametocyten) entstehen. Während die erythrocytäre Schizogonie — im Gegensatz zu den Schizococcidien — theoretisch unbeschränkt weitergehen kann, schließt die *Gametogonie* im Blut mit der Ausbildung der Mikro- bzw. Makrogametocyten ab (Abb. 88).

Die runden bis ovalen Gametocyten vollenden ihre Entwicklung, wenn sie von Mücken aufgenommen werden. In deren Magen erfolgt die Reifung zu den befruchtungsfähigen Mikro- und Makrogameten[1]. Aus jedem Makrogametocyten entsteht nur ein Makrogamet, aber aus einem Mikrogametocyten bis 12 Mikrogameten. Diese sind geißelähnlich („Geißelung", Exflagellation) (Abb. 89) und bewegen sich schlängelnd und sehr schnell vorwärts. Der Zell-kern liegt in dem Geißelfaden, ist aber sehr klein. Nach der Befruchtung des Makrogameten entsteht aus der Zygote über ein retortenähnliches Stadium der

---

[1] Diese Entwicklung kann auch beobachtet werden, wenn man einen Tropfen Blut mit Gamonten zwischen Objektträger und Deckglas bringt. Schon in wenigen Minuten entwickeln sich die reifen Gametocyten weiter und werden zu Gameten, die sogar zur Befruchtung kommen. Streicht man die frisch gewonnenen Präparate nach verschiedenen Zeiten aus, fixiert und färbt, so bekommt man Präparate mit den oben skizzierten Entwicklungsstadien auch außerhalb des Mückenmagens.

würmchenförmige, bewegliche *Ookinet* („bewegliches Ei") (Abb. 90), ein für die Hämosporidien sehr typisches Stadium.

Bei der Weiterentwicklung der Gametocyten im Mückenmagen setzen bemerkenswerte Kernprozesse ein, die an eine Meiose erinnern. Die Frage, ob

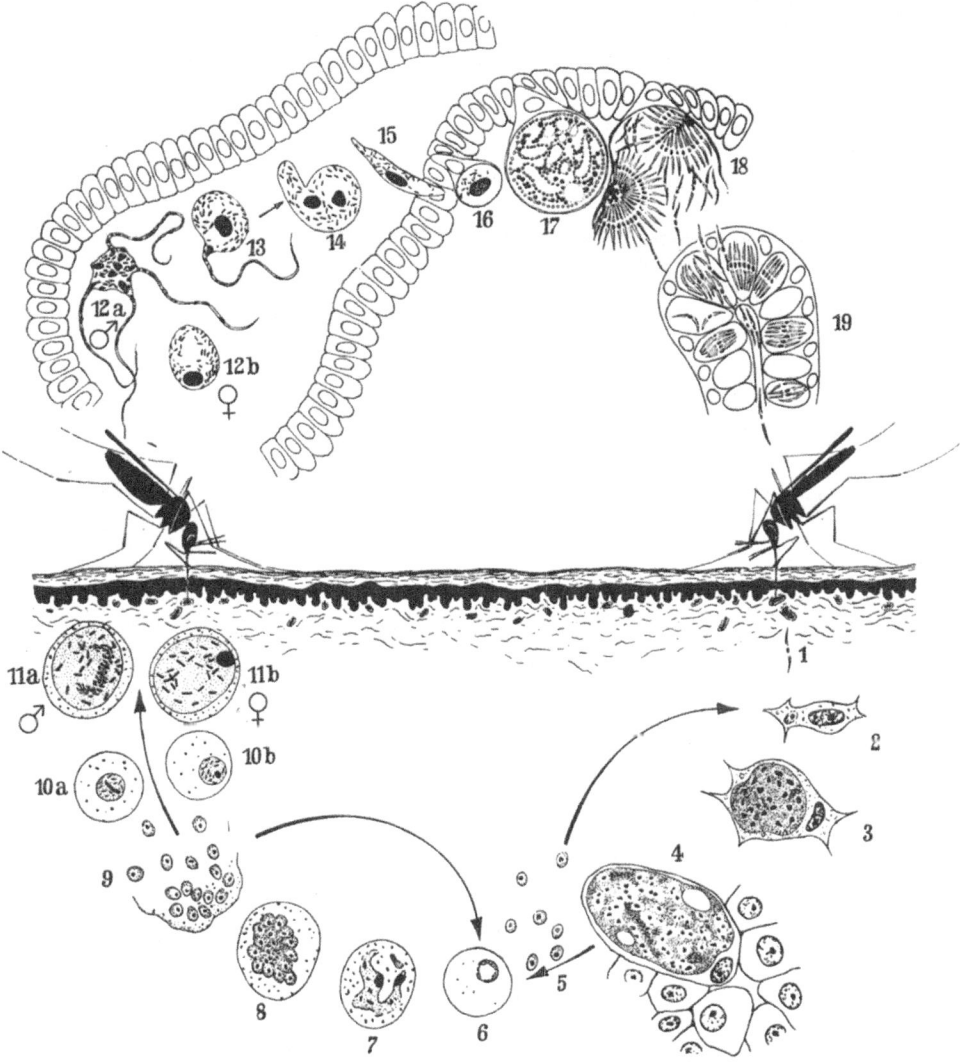

Abb. 88. *Plasmodium vivax*; *Entwicklungscyclus*. *1* Sporozoit; *2—5* praeerythrocytäre Schizogonie (endothelial); *5—9* erythrocytäre Schizogonie; *10—11* Mikro- (*a*) bzw. Makrogametocyten (*b*); *12a* Mikrogametenbildung (sog. Geißelung); *12b* Makrogamet; *13* Befruchtung; *14* befruchteter Makrogamet vor der Karyogamie; *15* Ookinet, in das Mitteldarmepithel der Mücke eindringend; *16* Oocyste; *17* Sporocyste; *18* geplatzte Sporocyste mit freiwerdenden Sporozoiten, die *19* in die Speicheldrüse wandern und beim Stich wieder auf den Menschen übertragen werden. *1—11* im Menschen, *12—19* in *Anopheles*-Mücken (Original).

die Reduktionsteilung vor oder nach der Befruchtung stattfindet, wurde damit erneut aufgerollt (LÜDICKE und PIEKARSKI 1951, 1952). Auf Grund der verwandtschaftlichen Beziehungen zwischen Hämosporidien und Coccidien ist eine zygotische Reduktion wahrscheinlich. Möglicherweise stehen aber die auch schon von SCHAUDINN beobachteten „Reduktionserscheinungen" am Makrogametocyten

(„Epuration"; „extrusion-chromatin") mit einer Entpolyploidisierung (Genom-segregation) nach vorausgegangener Endomitose zusammen (Lüdicke und Schött 1952).

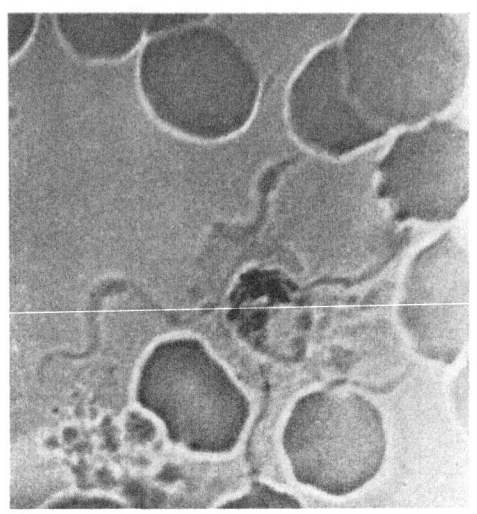

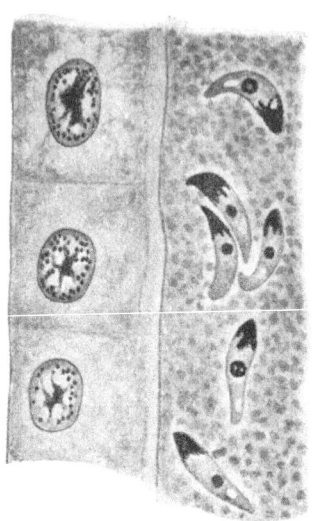

Abb. 89. *Plasmodium vivax.* Mikrogametenbildung, unter dem Deckglas beobachtet (sog. Geißelung) (2000×) (Original).

Abb. 90.   *Plasmodium falciparum.* Sechs Ookineten im Mageninhalt von *Anopheles bifurcatus* (1000×). (In Anlehnung an Grassi 1901.)

Bis zum Ookinet entwickeln sich die Hämosporidien in empfänglichen wie unempfänglichen Mücken. Aber an der Magenwand setzt die Abwehr ein, die nur bei der empfänglichen Mücke über-wunden wird, doch können z. B. selbst „zugelassene" Plasmodien an dieser Stelle scheitern und zugrunde gehen (Huff 1934).

Der Ookinet entwickelt sich — nach Reichenow (1932) — im Epithel der

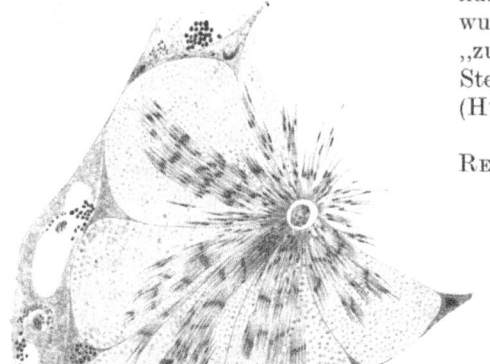

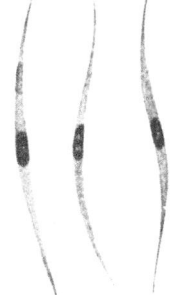

Magenwand *intracellulär* weiter, wächst heran und wölbt sich als Sporocyste in die Leibeshöhle vor. In der Sporocyste entstehen die Sporozoiten nach vielfacher Zellkernteilung. Die reifen Sporozoiten sprengen die Sporocyste und

wandern chemotaktisch geleitet in die Speicheldrüse ein. Beim Stich der Mücke gelangen sie mit dem Speichel in den Wirbeltierwirt (Abb. 88, *1*).

Nach GEIGY und RAHM (1949) entstehen bei *Plasmodium gallinaceum* in *Aedes aegypti* bei 26° C und 85% relativer Luftfeuchtigkeit: Ookineten innerhalb von 12 Std, reife Sporocysten nach 9—10 Tagen, Sporozoiten ab 10. Tag.

Die Magenwand der Mücke zeigt keinerlei Reaktion auf den eindringenden bzw. eingedrungenen Parasiten, der von der *Tunica elastico-muscularis* (GRASSI) bedeckt wird. Meist befinden sich die Sporocysten im hinteren Teil des Magens gehäuft, eine Folge der Körperhaltung nach der Blutmahlzeit (Kopf hoch, Abdomen abwärts gerichtet). — Nach einer Infektion mit Plasmodien bilden sich an der Mückenmagenwand die sog.

Schwarzen Sporen, die zum Teil aus zurückbleibenden Resten der Sporocyste bestehen. Nach HUFF (1934) entstehen sie dadurch, daß die leeren Oocysten von sehr feinen Tracheen (Tracheoli) durchsetzt werden, die zu der Chitinisation der Cysten führen (Abb. 93).

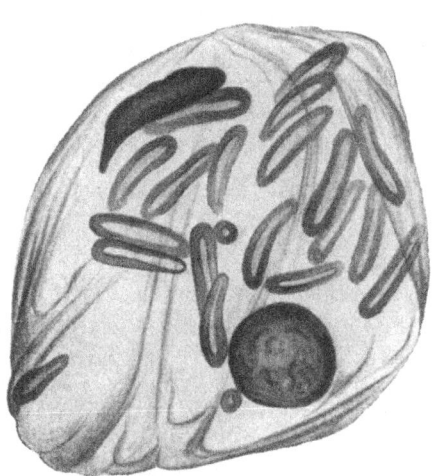

Die engen verwandtschaftlichen Beziehungen zwischen Schizococcidien und Hämosporidien werden bei der vergleichenden Betrachtung ihrer Entwicklungsvorgänge deutlich. Gerade die letzten Erkenntnisse über die Entwicklung der Plasmodien im Wirbeltierwirt vor dem Befall der Erythrocyten (endotheliale Phase) haben diese Übereinstimmungen noch vermehrt. Beide Formenkreise beginnen ihre Entwicklung mit einem intracellulären, endo-

Abb. 93. *Plasmodium falciparum.* Sporocyste mit braunen Körpern, sog. ROSSsche Körper; 11 Tage nach der Infektion der Mücke. (Nach GRASSI 1901.)

thelialen, ungeschlechtlichen Cyclus. Dieser beschränkt sich bei den Coccidien auf die Epithel- oder Endothelzelle, während er sich bei den Hämosporidien in einer zweiten Phase in den Erythrocyten fortsetzen kann. In diesem machen sie entweder weitere ungeschlechtliche Entwicklungen durch, oder sie werden direkt zu geschlechtlichen Stadien. Diese erythrocytäre ungeschlechtliche Entwicklung kann anscheinend beliebig weitergehen (wie die Übertragung der Plasmodien von Mensch zu Mensch bei der Impfmalaria [S. 184] beweist). Daneben entstehen aber weibliche und männliche Gametocyten (Gamonten). Die weitere Entwicklung der reifen Geschlechtszellen über die Befruchtung zur Sporozoitenbildung geht erst im *Zwischenwirt* (Mücke) weiter, während sie bei den *Coccidien im gleichen Wirt* erfolgt und zur Oocysten- bzw. zur Sporocystenbildung führt. Bei den Schizococcidien reifen die Sporozoiten im Freien innerhalb der schützenden Sporocyste bzw. Sporenhülle. Bei den Plasmodien bleiben sie im Zwischenträger, der sie direkt in einen neuen Wirt bringt.

Als Beispiel für die *Hämosporidien* mit *ausschließlich exoerythrocytärer Schizogonie* sei *Hepatocystes kochi* (GARNHAM 1948) besprochen.

Hepatocystes kochi (GARNHAM 1948).

(= *Plasmodium kochi* LAVERAN.)

Eine der am häufigsten bei Affen der Gattungen *Cercopithecus* und *Papio* aufgefundenen Blutprotozoenarten im tropischen Afrika (z. B. Kongo) ist *Hepato-*

cystes kochi (GARNHAM 1948). Diese Art wurde lange Zeit für ein Plasmodium angesehen, bis eine genaue Untersuchung durch GARNHAM die Entwicklung aufdeckte. Wegen der fehlenden erythrocytären Schizogonie gehört dieser Blut-parasit der Affen nicht zur Gattung Plasmodium, sondern ist von GARNHAM zur Gattung *Hepatocystes* (LEVADITI und SCHOEN 1932) gestellt worden. Er ist relativ wenig pathogen. Im peripheren Blut treten nur Gametocyten auf. Die Schizogonie erfolgt in den inneren Organen.

Entwicklung im Affen. Die *ungeschlechtliche Entwicklung* erfolgt vorwiegend im Leberparenchym (auch im Herzen gefunden). Aus einem winzigen, etwa 1 μ messenden, einkernigen Parasiten, der sich intracellulär entwickelt, wird ein sogar makroskopisch erkennbares Bläschen, die sog. *Merocyste* von 1,3—1,8 mm

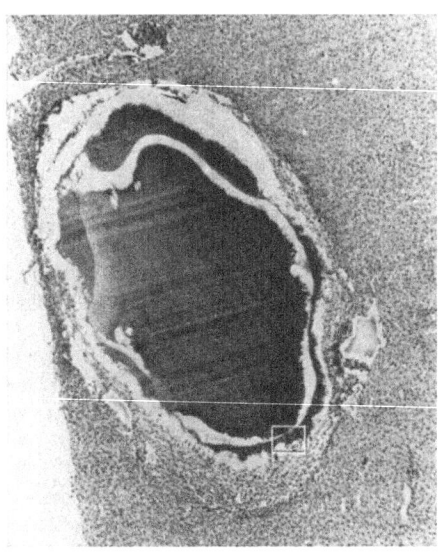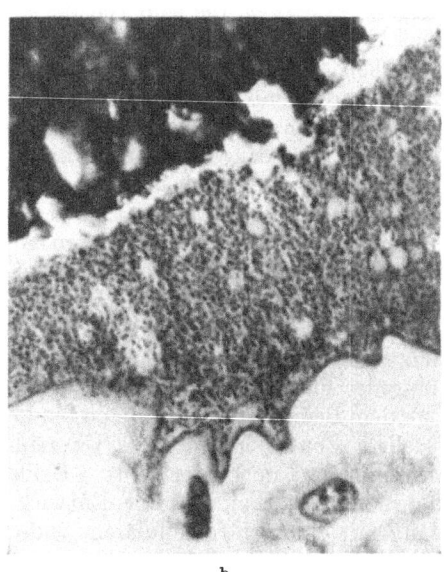

a   b

Abb. 94 a u. b. *Hepatocystes kochi*, ein Erreger der sog. Affenmalaria. a Merocyste aus einer Affenleber (45 ×).
b Ausschnitt aus a, stärker vergrößert (960 ×). (Originalphoto: REICHENOW nach Präparat von GARNHAM.)

Durchmesser. Man trifft sie meist in einem Individuum nur in geringer Zahl an (selten mehr als 10). Die Merocyste entwickelt sich aus einem kleinen, runden Körper, der vorwiegend aus Chromatin besteht und bald an Größe zunimmt. Der Kern teilt sich mehrfach, und die einzelnen Kerne wandern an die Peri-pherie. Schon frühzeitig tritt eine Vacuolisierung auf. Schließlich sammelt sich eine flüssige, coagulierende Substanz in einer großen, zentralen Vacuole, in deren Randzone die Merozoiten in großer Zahl liegen (vgl. Abb. 94). Schließ-lich platzt die Merocyste, und die Mehrzahl der Merozoiten gelangt in das periphere Blut. Dort befallen sie rote Blutkörperchen und werden zu den runden, männ-lichen und weiblichen, fein pigmentierten *Gametocyten*. Im jugendlichen Stadium nehmen sie dabei Ringform an und sind dann den jungen Schizonten der Plas-modiumarten ähnlich. Innerhalb von 4—5 Tagen sind die Gametocyten reif. Im peripheren Blut bleiben die Parasiten wenigstens 15 Monate (GARNHAM). Es wird daher vermutet, daß einige der Merozoiten aus Lebermerocysten auch asexuellen Charakter haben und zu neuen Gewebsformen führen. Es besteht keine synchrone Entwicklung der Parasiten. Die Merozoiten werden anscheinend kontinuierlich frei. Dadurch kommt es zu der langanhaltenden Blutinfektion. Es kommt nicht zu einer fieberhaften Erkrankung der Affen.

Das Bersten einer Merocyste wird von einer kleinen Hämorrhagie begleitet. Blut gerät in das Innere der Merocyste und schleppt wiederum Merozoiten mit sich. Es bilden sich kleine Gruppen von Parasiten in der unmittelbaren Nachbarschaft der geborstenen Merocyste. Sie werden jedoch dann von phagocytierenden Zellen aufgenommen; da sie zu Geschlechtszellen determiniert sind, können sie sich nicht mehr vermehren. Morphologisch unterscheiden sich die jüngsten Merozoiten nicht von den ungeschlechtlichen Formen.

Die ungeschlechtliche Entwicklung von *Hepatocystes kochi* hat Ähnlichkeit mit der von *Leucocytozoon*, die auch in inneren Organen (Leber, Herz u. a.) erfolgt. Die Schizonten dieser Art wachsen in Parenchymzellen der Leber unter starker Vergrößerung ihrer Randpartien und Zellkerne heran. Es entstehen schließlich *Tausende von Merozoiten* in *einem* riesigen Schizonten (mehr als 100 μ Durchmesser), die freigeworden in das umgebende Gewebe gelangen. Es fehlt hier das Entwicklungsstadium mit peripher gelegenen Zellkernen und die Ausbildung der Merocyste.

Reaktion des Wirtes (Pathogenese). Der Befall der Leber mit *H. kochi* führt zu einer charakteristischen *Zellreaktion.* Zunächst tritt unter wiederholter Zellkernteilung im Parasiten eine ungewöhnliche Hypertrophie der Wirtszelle ein. Bis zu einer Größe des Parasiten von etwa 150 μ Durchmesser sind jedoch in seiner Umgebung keine ernstlichen Veränderungen zu finden, wenn man von der gewissen räumlichen Verlagerung der Zellen absieht. Danach stellen sich jedoch zahlreiche polymorphkernige Leukocyten ein, die die Merocyste umschließen und sogar in diese eindringen können. Dieser Prozeß kann fortschreiten, bis jede Spur von den Parasiten in einem kleinen Absceß verschwunden ist. Häufiger jedoch ist der Angriff weniger erfolgreich. Der dicke Saum des Parasiten verhindert das Eindringen der Leukocyten; die meisten polymorphkernigen Zellen verschwinden oder bleiben in kleinen Gruppen rund um die Merocyste liegen und heften sich besonders dem Teil an, der in der Entwicklung etwas zurückgeblieben ist.

Der nächste Angriff scheint von Zellen zu kommen, die aus dem Lymphsystem stammen: Lymphocyten, Makrophagen und Fibroblasten konzentrieren sich zwischen Parasiten und Leberparenchym. Es treten ferner Riesenzellen und phagocytierende Monocyten auf. Die Riesenzellen liegen ganz in der Nähe des Parasiten und haben Ähnlichkeit mit einem Syncytium mit schlecht erkennbarem Rand und unregelmäßigen Fortsätzen. Die Funktion dieser Riesenzellen besteht wohl in der Phagocytose der freiwerdenden Merozoiten und der Zerfallsprodukte aus der Merocyste. Der Ort, an der sich die Cyste befand, wird anschließend von den Phagocyten besiedelt und schnell erfüllt. Auf der Leberoberfläche findet man dann blasse Narben von alten Herden, fibröse Flecken, die im Zentrum den Restkörper des Parasiten enthalten und in der Umgebung die typische Zellreaktion erkennen lassen.

Übertragung. Die natürliche Übertragung der Parasiten erfolgt sehr wahrscheinlich durch Insekten, aber der Überträger ist bisher unbekannt. Die Übertragung von *H. kochi*-haltigem Blut auf nichtinfizierte Affen führt zu einer vorübergehenden Infektion. Allerdings muß man von einem gut positiven Tier ausgehen und eine größere Menge Blut injizieren. Nach etwa 1—8 Tagen treten Gametocyten im peripheren Blut auf, aber keine Merocysten in der Leber.

Die Blutparasiten der Gattung Plasmodium MARCHIAFAVA u. CELLI 1885.

(Erreger der Malaria.)

Die wichtigsten Arten der Hämosporidien gehören zur Gattung *Plasmodium,* die auch die menschlichen *Malariaerreger* einschließt. Hierher gehören noch pigmentbildende Blutparasiten der Vögel, vor allem der Sing- und Hühnervögel, einiger

Reptilien, von Fledermäusen, Antilopen, Mäusen, Eichhörnchen, Stinktier und Affen. Sie sind jedoch zum Teil so unzureichend studiert worden, daß über ihre Gattungszugehörigkeit in jedem einzelnen Fall noch kein abschließendes Urteil abgegeben werden kann. Ihre Entwicklung und Epidemiologie gehört zu den aufschlußreichsten Beispielen aus dem Gebiet der parasitologischen Forschung und hat bis in die letzte Zeit zahlreiche Forscher beschäftigt.

Historisches. Die Reihe der wichtigsten historischen Daten der Malariaforschung beginnt mit der Entdeckung der Malariaparasiten im menschlichen Blut durch LAVERAN im Jahre 1880. Ihm gelang die bedeutende Beobachtung einer Mikrogametenbildung der Plasmodien unter dem Deckglas, die für ihn zum Ausgangspunkt seiner eingehenden Malariaforschungen wurde. Er erkannte den Zusammenhang zwischen Malariaerkrankungen und dem Befall der roten Blutkörperchen durch ein pigmentbildendes Protozoon. GOLGI (1885), später zahlreiche andere italienische Forscher (unter anderem GRASSI, FELETTI, BIGNAMI, BASTIANELLI) studierten den genauen *Entwicklungsverlauf in den Erythrocyten.* Die Herkunft der Erreger, ihre Übertragung durch Mücken, wurde von verschiedenen Forschern vermutet (unter anderen auch von LAVERAN). RICHARD PFEIFFER (1892) erkannte auf Grund sehr sorgfältiger Untersuchungen an Coccidien deren Beziehung zu den Malariaparasiten. Er forderte gleichsam einen geschlechtlichen Cyclus der Plasmodien außerhalb des menschlichen Körpers und vermutete ihn in einem blutsaugenden Insekt, das die Parasiten mit dem Stich übertragen müsse. In Analogie zu den Filarien, deren Entwicklung ebenfalls zum Teil im Blut, zum Teil in Mücken abläuft, glaubte MANSON an eine ähnliche Entwicklung der Malariaparasiten. RONALD ROSS (1889) gelang dann die Bestätigung dieser Annahme durch den experimentellen Nachweis bei der Vogelmalaria — eine Entdeckung von größter Tragweite für die Kenntnis der *Epidemiologie der Malaria,* aber auch zahlreicher anderer, durch Insekten übertragbarer Krankheiten. Ross entdeckte auch die Sporocysten am Mückenmagen und klärte den *Entwicklungsverlauf des Plasmodiums der Vogelmalaria,* das GRASSI und FELETTI gefunden hatten.

GRASSI konnte 1898 durch systematische Arbeiten den Nachweis führen, daß *allein Anophelen als Überträger der menschlichen Malaria* in Frage kommen. Gemeinsam mit BIGNAMI und BASTIANELLI gelang ihm — unabhängig von ROSS — auch die Erforschung des Entwicklungscyclus des Plasmodiums im *Anopheles.* Die Arbeiten von GRASSI waren von vornherein auch auf die Bekämpfung der Malaria eingestellt, und er vermochte nach Feststellung der verdächtigen Mücken durch geeignete Bekämpfungsmaßnahmen erstmalig eine Reihe von Personen vor der Infektion zu schützen.

Bereits GRASSI vermutete, daß zwischen der Infektion durch die Sporozoiten und dem Auftreten der Parasiten in den roten Blutkörperchen noch eine besondere Entwicklung im Wirbeltierwirt stattfinden müsse. SCHAUDINN (1902) jedoch beschrieb sehr eingehend seine Lebendbeobachtung über das *direkte Eindringen der Sporozoiten* in Erythrocyten. Aber JAMES (1931) zweifelte an der Richtigkeit der SCHAUDINNschen Darstellung auf Grund klinischer Beobachtungen an der therapeutischen Impfmalaria (unter anderem Feststellung einer sterilen Phase oder negativen Phase im Blut nach Sporozoiteninfektion: Unterschiede in der Wirkung des Chinins bei Sporozoiteninfektion bzw. einer Schizonteninfektion, sog. Impfmalaria). Er vermutete besondere Entwicklungsstadien, die sich aus den Sporozoiten entwickeln sollten (JAMESsche Sporozoitentheorie). Tatsächlich gelang dann nacheinander der *Nachweis der präerythrocytären, endothelialen Entwicklungsformen bei den verschiedenen Vogelplasmodien.* Im Jahre 1948/49 wurden diese Befunde grundsätzlich auch für die *menschlichen* Malariaparasiten bestätigt (vgl. S. 169 oben und S. 182 sowie 189).

Historische Übersicht zur Entwicklung der E-Stadienforschung. RAFFAELE (1934—1936) vermutete wohl als erster *auf Grund mikroskopischer Befunde* eine direkte Beziehung zwischen Sporozoiten und präerythrocytären Entwicklungsstadien (im folgenden: *E-Stadien* genannt). Er nahm an, daß die im Reticulo-Endothel gefundenen pigmentlosen Entwicklungsstadien Abkömmlinge der Sporozoiten seien und zweierlei, physiologisch verschiedene Merozoiten bilden, von denen die *histotropen* die Entwicklung im R.E.S. fortsetzen, die *hämotropen* dagegen zur Infektion der Erythrocyten bestimmt seien.

KIKUTH und MUDROW (1937) führten dann den Nachweis, daß die endotheliale Phase der erythrocytären vorausgehen müsse, und REICHENOW und MUDROW gelang dann (1943, 1944) die lückenlose Auffindung aller Übergänge von den Sporozoiten über die Endothelstadien zu den erythrocytären Schizonten und Gamonten bei *P. praecox* und *P. cathemerium* (Abb. 96), die dann durch gleichzeitige Untersuchungen von HUFF und COULSTON bei *P. gallinaceum* bestätigt wurden. Damit war der Beweis erbracht, daß die von JAMES vermuteten Stadien zwischen Sporozoiten und erythrocytären Schizonten tatsächlich existieren. Während man jedoch die E-Formen der Vogelplasmodien nur in Zellen des R.E.S. fand, wiesen Befunde an dem Erreger der sog. *Affenmalaria (Hepatocystes kochi)* darauf hin, daß auch die *Leberzellen* als Ort für die Entwicklung der präerythrocytären Stadien in Betracht gezogen werden müssen. In der Tat fanden SHORTT und GARNHAM (1948) in Zusammenarbeit mit MALAMOS bei der Art *P. cynomolgi* Schizonten von auffallender Größe in den Leberzellen der Affen, die sich nach COULSTON auch in Zellen des R.E.S. (in den KUPFFERschen Sternzellen) entwickeln sollen. Nach diesen bedeutungsvollen Ergebnissen lag es nahe, ähnliche Verhältnisse bei der *menschlichen* Malaria zu erwarten. Im März 1948 konnten SHORTT und GARNHAM diesen Beweis für den Erreger der *Malaria tertiana* (Abb. 100) erbringen und im Jahre darauf SHORTT, FAIRLEY, COVELL, SHUTE und GARNHAM für das *P. falciparum* (*Malaria tropica*; Abb. 106). Damit war auch die Entwicklung der menschlichen Malariaparasiten in ihren wesentlichen Zügen geklärt. Die schon lange gesuchten und durch verschiedene klinische und therapeutische Beobachtungen gleichsam geforderten Stadien waren entdeckt, die unter anderem auch für die *Rezidive* verantwortlich sind (vgl. MUDROW-REICHENOW 1949, 1950 und 1952).

Plasmodium praecox GRASSI und FELETTI.

(= *P. relictum*.)

Die Vogelmalariaparasiten findet man in verschiedenen Gebieten der gemäßigten Zone in wechselnder Häufigkeit. Sperlinge sind in den Monaten April bis Oktober zwischen 10 und 20% infiziert (abhängig von der Jahreszeit). Der Jahresdurchschnitt wird von MICKS (1949) für England mit 7% angegeben.

Plasmodium praecox ist eine der wichtigsten Vogelmalariaarten geworden, weil sie neben einigen anderen Arten bei der Erforschung der Entwicklung menschlicher *Plasmodium*-Arten wegweisend war und bei der Auffindung von Heilmitteln als Testobjekt im Kanarienvogel große Hilfe geleistet hat.

Der Kanarienvogel erlaubt das Studium der Arten *Plasmodium cathemerium* (HARTMAN), *P. elongatum* (HUFF), *P. rouxi* (E. und E. SERGENT und CATANEI), *P. nucleophilum* (MANWELL), *P. circumflexum* (KIKUTH), *nicht* dagegen z. B. das von *P. gallinaceum* (BRUMPT), *P. paddae* und *P. fallax.*

Am Beispiel des *Plasmodium praecox*, der bei Singvögeln häufigsten Art, soll im folgenden die ganze Entwicklung der Vogelmalariaparasiten dargestellt werden, die von MUDROW und REICHENOW 1943/44 erstmalig genau untersucht worden ist (vgl. dazu Abb. 95 und 96).

Präerythrocytäre Entwicklung. Die Sporozoiten bleiben an der Infektionsstelle zum Teil liegen, einige werden vom Blutstrom in die Organe fortgeführt, der größte Teil geht aber als Folge der plötzlichen Umweltveränderung, vielleicht auch als Erfolg der ersten Abwehrreaktion des Wirtes, bereits an der Injektionsstelle zugrunde. Man findet daher die ersten Entwicklungsstadien nicht nur am Ort des Mückenstiches, sondern (weit spärlicher) z. B. in Leber, Nieren, Milz und Lunge. Einige Sporozoiten werden von den phagocytierenden Zellen aufgenommen und verdaut, was auch noch in weiter vorgeschrittenen Entwicklungsstadien passieren kann.

Als *Wirtszellen für die E-Stadien* dienen die Zellen des R.E.S, freie Makrophagen und Monocyten, sowie die gewöhnlichen Endothelzellen der Capillargefäße. Daher sind Leber und Milz auch die von E-Formen besonders reich besiedelten Organe. In den Organen ohne Reticuloendothel, Niere, Lunge und Gehirn, findet man dagegen meist nur wenige E-Stadien und dann auch nur bei vorgeschrittenen Infektionen. Doch spielen dabei noch Stammunterschiede eine Rolle. So gibt es Stämme von *P. praecox*, bei denen die E-Formen auch in Gehirn und Lunge sehr reichlich zu finden sind. Außerdem wechselt das Verhalten von *P. praecox* in verschiedenen Wirten. So werden z. B. im Zeisig und Pinguin die E-Formen so zahlreich, daß die Wirtstiere daran zugrunde gehen (vgl. auch S. 173 unten).

Nach einer Latenzzeit von 3—4 Std setzt die Weiterentwicklung der Sporozoiten ein. Die Parasiten kugeln sich ab (a—d) und haben dann nach 24 Std das vierkernige Stadium erreicht und nach 36 Std — also nach insgesamt 40 Std — ihre erste Schizogonie abgeschlossen (j), die zweite nach weiteren 36 Std (= 76 Std) usw. Sie bilden nach durchschnittlich sechs Kernteilungsstufen je etwa 32 bis 64 Makromerozoiten aus (*Makroschizogonie*). Die Makromerozoiten sind rundlich-oval, aber auch spindelförmig, oft mit Volutingranula im Plasma (Größe

etwa 1,5—2 μ). Beim Zerfall der Schizonten bleibt eine volutinhaltige Plasma-
portion als Restkörper zurück. Die Makromerozoiten gelangen wieder in gleichartige Wirtszellen und machen die endotheliale Entwicklung erneut durch und
setzen sie fort („histotrop") (Abb. 96f—i, Makroschizonten aus der vierten Generation).

Daneben können bereits nach der ersten Makroschizogonie, meist jedoch
erst nach der zweiten, Schizonten entstehen, die bis zu 200 Mikromerozoiten
ausbilden (*Mikroschizogonie*). Makro- und Mikromerozoiten unterscheiden sich

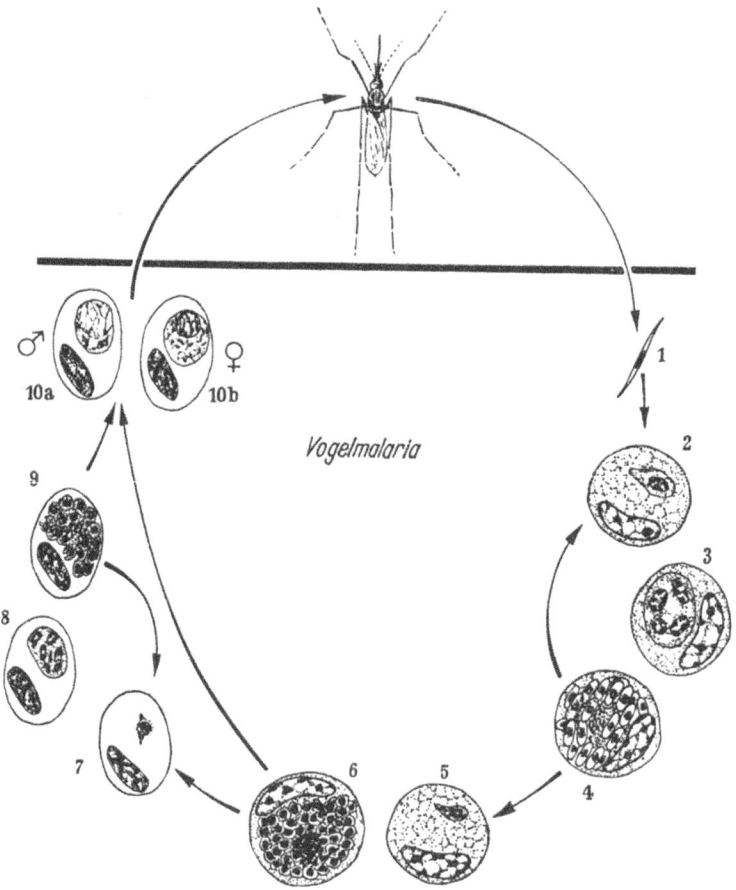

Abb. 95. *Plasmodium cathemerium. Schematische Darstellung des Entwicklungscyclus der Vogelmalaria. 1* Sporozoit; *2—6* präerythrocytäre Phase; *2—3* junger Makroschizont; *4* Makromerozoiten; *5* junger Mikroschizont;
6 Mikromerozoiten; *7—9* erythrocytäre Schizogonie; *10 a* Mikro-, *10 b* Makrogametocyt (können direkt aus Mikromerozoiten entstehen). Weitere Entwicklung in Mücken der Gattungen *Culex* oder *Aedes* (vgl. Abb. 88). (Original.)

weniger durch ihre Zellkerngröße als durch die Protoplasmamenge des Zellkörpers, der bei den Mikromerozoiten außerordentlich gering ist; diese sind den aus
der erythrocytären Schizogonie hervorgehenden Merozoiten sehr ähnlich (Abb. 96 k
und l). Durch die morphologische Unterscheidbarkeit zwischen den *Makro-*
schizonten, als Abkömmlingen der Sporozoiten und eigentlichen Jugendformen
mit ihrer Entwicklung im Endothel, und den *Mikro*schizonten, die für die Entwicklung in den Erythrocyten bestimmt sind, ist die Bedeutung der endothelialen
Entwicklung als primärer Cyclus im Wirbeltier eindeutig erwiesen (REICHENOW
und MUDROW-REICHENOW). Die Mikromerozoiten können im allgemeinen das

Endothel nicht mehr befallen, sondern müssen jetzt Erythrocyten aufsuchen („hämotrop"). Sie treten dort nach etwa 114—115 Std auf. Da jede Generation etwa 36 Std benötigt, gehen die ersten Mikromerozoiten meist aus der dritten endothelialen Generation hervor. Etwa ein Drittel der Mikromerozoiten wird in den

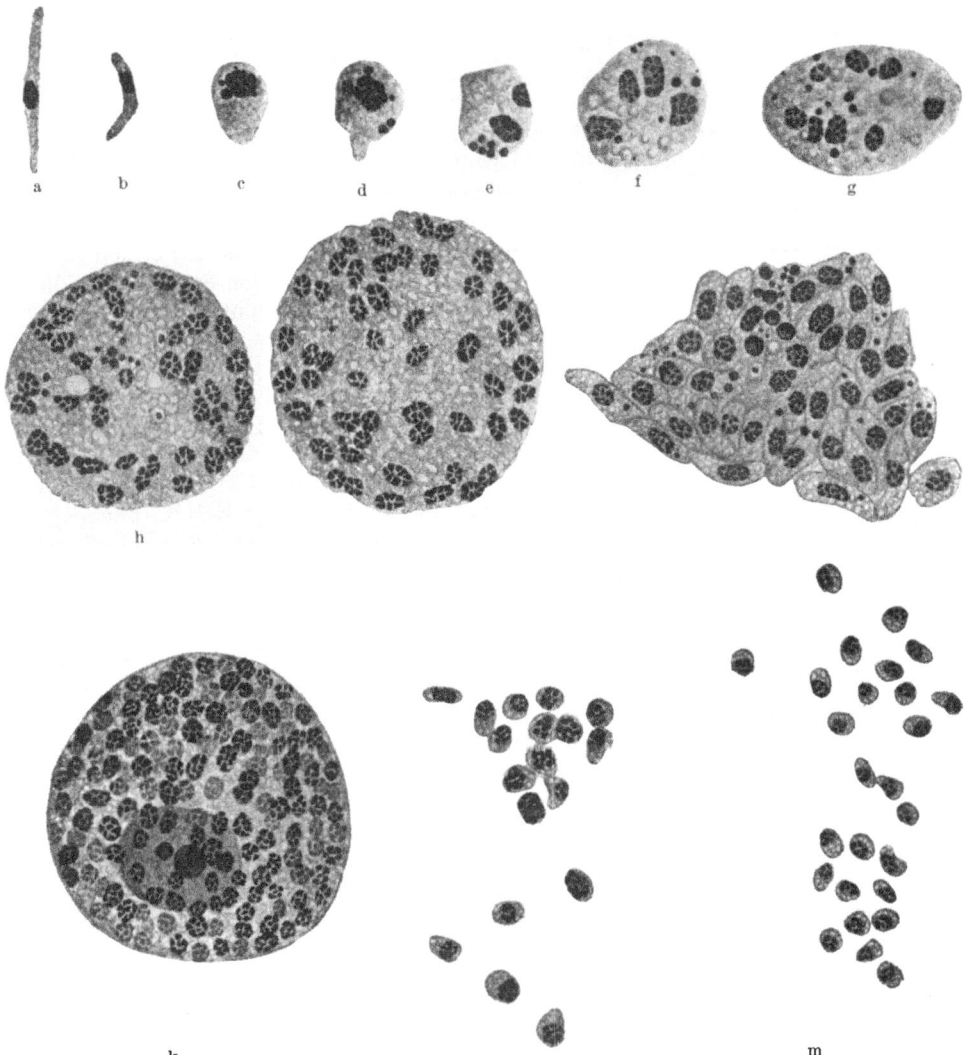

Abb. 96 a—m. *Plasmodium praecox*, endotheliale Entwicklung. a Sporozoit vor der Infektion. b Verkürzter Sporozoit, 13¹/₂ Std nach der Infektion. c 15stündiger Schizont. d 20stündiger Schizont. e Zweikerniger Schizont der ersten Generation, 24 Std alt. f Vierkerniger Schizont, 144¹/₂ Std. g Achtkerniger Schizont, 144¹/₂ Std. h 34kerniger Makroschizont aus Knochenmark, 144¹/₂ Std. i Schizont mit etwa 49 Kernen aus der Leber, 144¹/₂ Std. j Reifer Schizont der ersten Generation, Bildung von 40 Makromerozoiten, 40¹/₂ Std alt. k Mikroschizont mit etwa 150 Kernen, unter ihm der Wirtszellkern, 155 Std. l 17 aus einem Erythrocyten stammende Merozoiten und ein Restkörper; 189 Std, aus Leber. m Haufen von Mikromerozoiten (2250×). (Nach MUDROW und REICHENOW 1944.)

Erythrocyten *unmittelbar zu Gametocyten*, die übrigen machen die erythrocytäre Schizogonie durch, aus der wiederum Schizonten und Gametocyten entstehen.

Etwa nach der sechsten Generation werden die präerythrocytären Stadien spärlich; sie bleiben aber anscheinend so lange im Wirt, wie die Infektion besteht.

Diese dauert bei Vögeln wohl lebenslänglich an; aber die Parasitendichte bleibt meist so gering, daß der Nachweis nur nach Überimpfung *großer* Blutmengen auf ein empfängliches Tier, mikroskopisch jedoch nicht mehr gelingt. Dadurch unterscheiden sie sich von den menschlichen Plasmodien, die meist nach wenigen Jahren absterben (vgl. S. 194).

HAWKING wie DUBIN, LAIRD und DRINNON gelang im Hühnerembryonalgewebe die Kultur der Endothelstadien von *P. gallinaceum*, die sich im Explantat vermehrten. Die Gewebekultur bestätigte die Existenz von Makro- *und* Mikromerozoiten (Abb. 97), die sich nach einer Infektion mit Sporozoiten entwickelten (vgl. DUBIN 1952).

Bei verschiedenen Vogelmalariaparasiten ist die Existenz der *Makro-* und *Mikro*merozoiten beschrieben bzw. bestätigt worden. Es existieren also die

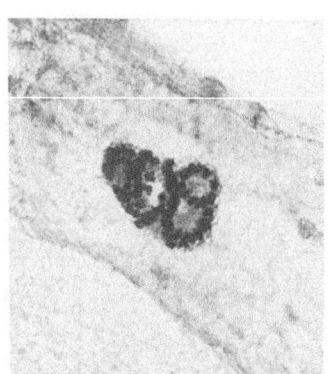

Abb. 97. *Plasmodium gallinaceum.*
Mikroschizonten in Gewebekultur.
(Nach HAWKING.)

bereits von RAFFAELE vermuteten physiologisch verschiedenen *histotropen* und *hämotropen* Merozoiten. Charakteristisch für die E-Formen (und das gilt für alle endothelialen Stadien) ist die Pigmentlosigkeit der Schizonten, ihre relativ erhebliche Größe und ihre meist hohe Merozoitenzahl (meist über 100 bis viele Tausend). Ihre Gestalt ist meist rund bis oval, paßt sich jedoch auch der Wirtszelle an; sie enthalten vielfach Vacuolen und Granula (Volutin). Ihr Sitz befindet sich vorwiegend in freibeweglichen und festsitzenden Zellen des R.E.S., phagocytierenden wie nichtphagocytierenden Zellen der Hirncapillaren — sie können damit praktisch in alle Organe der Warmblüter gelangen. Es zeigt sich keine erhebliche Gewebereaktion. Ihre Pathogenität ist im Grunde vorwiegend von ihrer Menge abhängig; sie führen mehr zu einer mechanischen als zu einer toxischen Schädigung, in deren Folge Störungen der Blutzirkulation mit Nekrosen, Lähmungen und dergleichen auftreten können.

Von SCHULEMANN und WURMBACH ist die Entwicklung der Endothelformen in den Organen der Kanarienvögel verfolgt worden. Nach der Infektion mit Sporozoiten wird besonders die Milz von exoerythrocytären Stadien befallen. Von dieser gehen die Parasiten auf die Leber, in der sich im wuchernden Endothel die E-Formen stark vermehren. Sie werden mit freiwerdenden Histiocyten durch die Vena cava inferior und durch das rechte Herz in den Lungenkreislauf eingeschwemmt und führen vielfach schon in der Lunge zu Gewebezerstörungen. In der Lunge freiwerdende Merozoiten gelangen dann in die verschiedenen Körperorgane, in denen sie sich weiterentwickeln und zu schweren Schädigungen führen (SCHULEMANN 1951).

Durch verschiedene Eingriffe läßt sich die Ausbildung von Mikromerozoiten in den Organen der Vögel fördern: ausschließliche Übertragung von E-stadienhaltigen Gehirnsuspensionen in Passagen, Verimpfung von parasitierten Gewebekulturen oder Unterdrückung der erythrocytären Entwicklung durch therapeutische Maßnahmen, sowie Vermehrung der Endothelzellen durch Reizung des R.E.S. mit kolloidalem Palladium oder Vitalfarbstoffen (SCHULEMANN und Mitarbeiter).

Um ein volles Verständnis für die Bedeutung der endothelialen Entwicklung zu gewinnen, müssen die Plasmodien — worauf REICHENOW (1940) und MUDROW und REICHENOW (1944) hinweisen — im Rahmen ihres großen Verwandtschaftskreises betrachtet werden. Die verschiedenen Anpassungen an den Blutparasitismus sind als Stufenformen anzusehen, die von den darmwandbewohnenden Coccidien schließlich zu einem Zustand führen, den uns das erythrocytenbewohnende

Plasmodium veranschaulicht. Bei aller Mannigfaltigkeit der verschiedenen Entwicklungsgänge der blutbewohnenden Coccidien treten doch bestimmte Grundzüge immer wieder hervor: Ursprüngliche Darmwandparasiten werden zu Bewohnern der Blutgefäßwandung, das Endstadium ihrer Entwicklung gelangt dadurch in den Blutstrom. Der nächste Schritt: das Endstadium der Entwicklung dringt aktiv in noch wenig differenzierte Blutzellen, Erythroblasten oder jugendliche Erythrocyten ein. Der letzte Schritt: auch die Vermehrungsstadien werden in Erythrocyten verlegt.

So betrachtet fügen sich die präerythrocytären Stadien der Plasmodien ohne Zwang in die Klasse der Telosporidier ein und bilden keine Besonderheiten dieser Parasitengruppe.

Erythrocytäre Entwicklung. Die Fortsetzung der endothelialen Phase findet in den Erythrocyten statt. Sie geht bei Plasmodium praecox im 36-Std-Cyclus weiter, aber etwas langsamer vor sich als im Endothel. Es entstehen bei der erythrocytären Schizogonie nur 16—20 Merozoiten. Charakteristisch für diese Schizonten ist *Pigment* im Cytoplasma, ein Stoffwechselprodukt der Parasiten (Hämatin) (vgl. dazu FUHRMANN 1952). Die Parasiten entwickeln sich im Cytoplasma der Erythrocyten und drängen den Zellkern im Laufe ihres Wachstums aus seiner zentralen Lage an den Rand (wie auch bei *P. gallinaceum*). Infolge der cyclischen Entwicklung findet man bei manchen *Plasmodium*-Arten zu einem bestimmten Zeitpunkt — theoretisch — nur ein bestimmtes Entwicklungsstadium; praktisch *überwiegt* nur jeweils ein bestimmtes Stadium. Dieser Synchronismus ist bei den menschlichen Parasitenarten deutlicher und durch die typische Fieberkurve erkennbar.

Da die Blutinfektion im Anschluß an die primäre endotheliale Entwicklungsphase immer unregelmäßig verläuft, muß der Synchronismus bei der Entwicklung im Blut den Parasiten durch Einflüsse des Wirtes aufgezwungen sein (vgl. S. 191).

Die cyclische Entwicklung der Malariaparasiten ist zwar nicht bei allen *Plasmodium*-Arten sehr ausgeprägt, aber doch in den meisten Fällen mit dem 24-Std-Rhythmus gekoppelt. So scheinen diese Entoparasiten dem Tagesrhythmus der Wirtstiere nicht entzogen. Bei verschiedenen Vogelmalariaparasiten konnte jedoch gezeigt werden, daß der Zeitpunkt der Merozoitenbildung nach der Umkehr des Tag-Nachtcyclus durch künstliche Beleuchtung um 12 Std verschoben werden konnte. Wurde der 12-Std-Cyclus zu einem 14-Std-Cyclus gemacht, so verschob sich der Zeitpunkt der Merozoitenbildung ebenfalls und zwar um zweimal 2 Std; die Merozoitenbildung erfolgte meist am Ende der „nächtlichen" Periode. Dabei ist aber nicht das Licht der eigentlich induzierende Faktor, sondern die Ernährungsgewohnheit der Vögel, der Wirtstiere, die durch das Licht bestimmt wird. Einzelheiten dazu sind noch unbekannt.

Die *Blutparasiten* sind also in gewissem Grade abhängig von den Ernährungsbedingungen des Wirtes. Erhöhung des Zuckergehaltes im Blut führt bei Kanarienvögeln zu einer Erhöhung der Plasmodiendichte (*P. cathemerium*). Durch Insulininjektionen läßt sich der Zuckergehalt im Blut verringern. Dieses hat eine Verminderung der Parasitendichte zur Folge. Auch Luftfeuchtigkeit und Außentemperaturen beeinflussen die Parasitendichte im Wirbeltierwirt, wie Versuche an Kanarienvögeln und Affen gezeigt haben. Mit zunehmender Außentemperatur und Luftfeuchtigkeit steigt — in gewissen Grenzen — die Zahl der Parasiten und die Virulenz der Erreger. (Über den Stoffwechsel, vgl. S. 205.)

Die erythrocytären Merozoiten *können* bei ungenügend wirksamem Abwehrmechanismus des Wirtes ausnahmsweise *auch* in das Endothel eindringen, z. B. bei sehr massierten Infektionen. *Das bedeutet keine Rückkehr zu einem früheren Zustand, sondern eine im Grunde anormale Entwicklung*, die nur unter diesen besonderen Bedingungen möglich ist (sog. *Phanerozoiten*; vgl. unten). Dieser Umstand kann auch in einem ungewöhnlichen Wirt eintreten. Dadurch wird die Art *P. praecox*, die für kleine Singvögel apathogen ist, im Pinguin hochpathogen. Eine Umwandlung der Mikroschizonten in Makroschizonten scheint niemals zu erfolgen. Die Gametogonie in der Mücke entspricht der oben S. 162 gegebenen Darstellung.

Bemerkenswert ist, daß im Gegensatz zu anderen *Plasmodium*-Arten der Vögel die Art *P. elongatum* nicht allein in Erythrocyten, sondern auch in den Zellen des blutbildenden Systems zur Entwicklung kommt, vielleicht sogar in den Zellen des R.E.S. (reticuloendotheliales System). Da damit auch bei der „erythrocytären Schizogonie" das Pigment fehlen kann, läßt sich dann keine sichere Zuordnung der betreffenden Parasiten zur erythrocytären oder endothelialen Phase vornehmen.

Zur Nomenklatur.

Zur Klärung der verschiedenen neuerdings im in- und ausländischen Schrifttum eingeführten Begriffe für die Stadien der präerythrocytären Schizogonie sei folgende Übersicht gegeben (vgl. auch S. 162):

Der *Sporozoit* wird zum ersten *Schizonten* (*Makroschizonten*) der *präerythrocytären Schizogonie* und bildet *Makromerozoiten* aus. Dieses erste Stadium, das also direkt aus dem Sporozoiten hervorgeht, ist von COULSTON, CANTRELL und HUFF als *Cryptozoit* bezeichnet worden. Aus den ersten Makromerozoiten werden zunächst erneut Makroschizonten und Makromerozoiten. Diese werden, wie alle folgenden präerythrocytären Stadien, von den gleichen Autoren als *Metacryptozoiten* (= Stadien „nach" den Cryptozoiten) bezeichnet. Makro- wie Mikroschizonten können demnach Metacryptozoiten sein.

Die *präerythrocytären* Stadien entstehen immer als Abkömmlinge von Sporozoiten. Sie werden auch als exoerythrocytäre (EE-Stadien) oder Endothelstadien (E-Stadien) bezeichnet. Exoerythrocytäre Stadien können *ausnahmsweise* auch aus erythrocytären Merozoiten hervorgehen (vgl. S. 173). Sie sind

Übersicht.
Entwicklung der Vogelmalariaplasmodien.

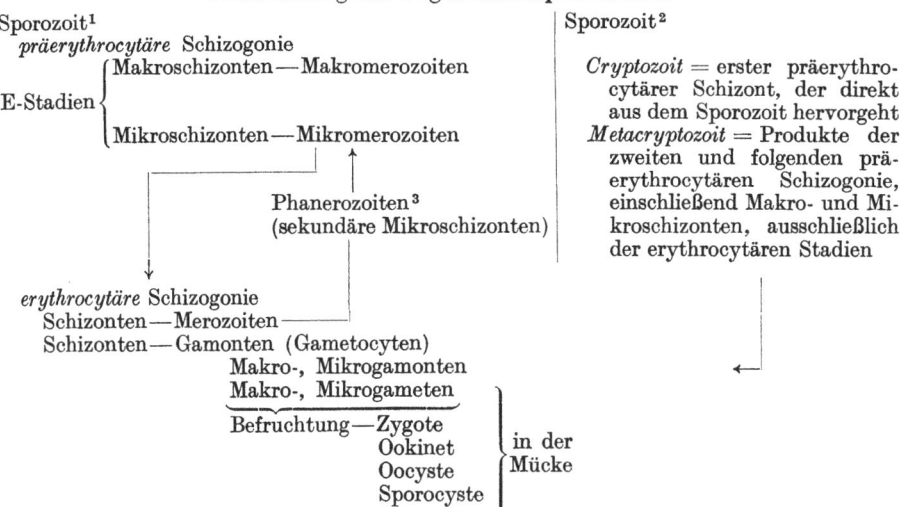

¹ Nomenklatur nach REICHENOW und MUDROW-REICHENOW.
² Nomenklatur nach HUFF, COULSTON und CANTRELL.
³ HUFF und COULSTON.

von COULSTON und HUFF *Phanerozoiten* genannt worden. Sie sind aber *nicht mit allen präerythrocytären Stadien, sondern nur mit den Mikroschizonten* gleichzusetzen (sekundäre Mikroschizonten).

Plasmodium cynomolgi (M. MAYER 1908).

Bei der Suche nach den präerythrocytären Stadien der menschlichen Malariaparasiten waren die Ergebnisse, die bei diesem Erreger der Affenmalaria gewonnen wurden, wegweisend. Sie führten zur Auffindung der Leberzellformen, die bei *P. cynomolgi*, im Gegensatz zu *Hepatocystes*, noch eine *erythrocytäre Schizogonie* durchmachen, bevor sie zu Gametocyten werden. Die erste Entwicklung stellt sich nach den Untersuchungen von SHORTT und GARNHAM sowie von COULSTON etwa wie folgt dar:

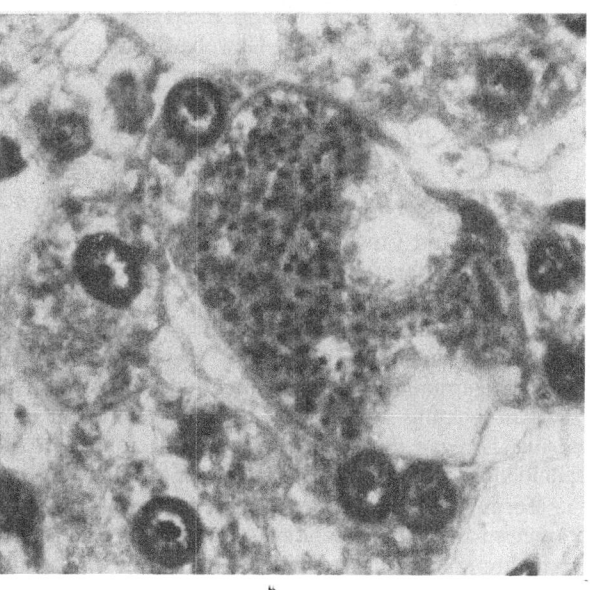

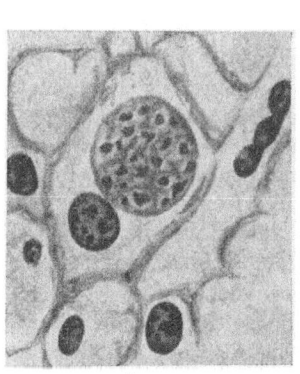

a   b

Abb. 98 a u. b. *Plasmodium cynomolgi*. Schizonten in der Affenleber. a Vom 5. Tage der Infektion (nach SHORTT und GARNHAM). b Vom 8. Tage (nach einem Präparat von SHORTT und GARNHAM). (1200 ×). (Aus FISCHER-REICHENOW 1952.)

Präerythrocytäre Entwicklung. Nach der Infektion mit Sporozoiten machen die Plasmodien eine erste Entwicklung in KUPFFERschen Sternzellen durch, befallen dann aber auch das Leberparenchym, anscheinend kein anderes Organ. Die weitere Entwicklung geht nur dann voran, wenn die Parasiten in die Sinuszellen der Leber gelangen. Eine Blutstockung führt vielleicht zu den Verhältnissen, die die Entwicklung begünstigen. Nach 4 Tagen haben die Leberstadien etwa 20 Zellkerne, sind 10,5 µ groß, wachsen im Laufe der nächsten 6 Tage bis auf 35—60 µ mit 800—1000 Zellkernen heran (Abb. 98) und sind den frühen Entwicklungsstadien von *Hepatocystes kochi* ähnlich. Am 9.—10. Tag setzt Merozoitenbildung unter Zerfall der Schizonten ein. Damit geht auch die negative Phase des Blutes zu Ende, jedoch nicht die endotheliale Entwicklung (= Rezidivquelle). Die Merozoiten (etwa 1 µ groß) durchsetzen das umgebende Gewebe, und als Reaktion des Wirtes treten nun zahlreiche phagocytierende Zellen in Erscheinung, die die Merozoiten in großer Zahl aufnehmen. Die meisten gelangen aber doch in rote Blutzellen und beginnen die *erythrocytäre* Entwicklung (frühestens 8 Tage nach Infektion). Die Zahl der Phagocyten nimmt weiter zu, und es entsteht eine inselförmige Infiltration im normalen Lebergewebe, die aus Monocyten, polymorphkernigen Leukocyten und Plasmazellen besteht. Die Merozoiten verschwinden schließlich, zuletzt auch die Phagocyten. Bemerkenswert ist, daß eine Lebersuspension während der Inkubationszeit, also vor dem Beginn der Merozoitenbildung, hergestellt, nicht zur Übertragung der Plasmodien geeignet ist. In dieser Hinsicht besteht eine gewisse Ähnlichkeit mit *Hepatocystes* und *Haemoproteus*.

Erythrocytäre Entwicklung. Die erythrocytäre Phase hat große Ähnlichkeit mit der von *P. vivax* hinsichtlich Morphologie und Entwicklungscyclus: Schizogonie und Gametogonie und Fortsetzung der Entwicklung in der Mücke, weshalb auf Einzelheiten hier nicht eingegangen werden soll (vgl. *P. vivax*, S. 182). — Morphologische Unterschiede zwischen präerythrocytären und erythrocytären Merozoitenformen sind bisher nicht beobachtet worden. Extraerythrocytäre Merozoiten können aber im Gewebe die Blutinfektion überdauern und zu Rückfällen führen.

Die Affenmalaria hat heute gewisse Bedeutung für die *Prüfung von Chemotherapeutica*, die auch auf die Leberstadien wirken sollen, gewonnen.

Plasmodium berghei (VINCKE und LIPS 1948).

VINCKE und LIPS gelang es im Jahre 1948, den von ihnen *Plasmodium berghei* genannten Malariaparasiten der Nagetiere in Belgisch-Kongo aufzufinden. Sie entdeckten ihn in der die tropischen Galeriewälder bewohnenden Rattenart *Thamnomys surdaster surdaster*. Die Entdeckung dieser *Plasmodium*-Art wurde deshalb allgemein begrüßt, weil man damit die Hoffnung verband, in diesem Kleinsäugermalariaparasiten ein zuverlässigeres chemotherapeutisches Testobjekt zur Entdeckung menschlicher Malariaheilmittel in die Hand zu bekommen, als es die Erreger der Vogelmalaria sind, obgleich auch diese dabei bereits entscheidende Hilfe geboten hatten. (Vgl. dazu MUDROW-REICHENOW 1951.)

Morphologie und Entwicklung. In den Erythrocyten findet man ringförmige Parasiten mit einem Zellkern, die sich in der üblichen Weise durch Schizogonie vermehren. Die entstehenden Merozoiten ordnen sich um die zentral gelegene Anhäufung von fast schwarzem Pigment. Ihre Anzahl beträgt (nach MUDROW-REICHENOW 1951) im Durchschnitt 12; sie kann jedoch bis 20 ansteigen. Häufig sind multiple Infektionen der Erythrocyten. Vielfach findet man in einer einzigen Zelle 6 Ringformen, deren Cytoplasma miteinander verschmelzen kann. Diesen Stadien fehlt dann, im Gegensatz zu den halberwachsenen Schizonten, das Pigment. Exoerythrocytäre Stadien, die im Knochenmark und im Capillarendothel entdeckt wurden, erzeugen anscheinend weit mehr (über 30) Merozoiten. — Bemerkenswert ist die meist sehr geringe Zahl von Gametocyten, wie von allen Autoren übereinstimmend angegeben wird. Makro- und Mikrogametocyten enthalten ein feines, schwarzes Pigment und messen 7—8 μ im Durchmesser.

Die Erythrocyten werden durch den Befall mit *P. berghei* deutlich vergrößert, zeigen aber keine Tüpfelung oder Fleckung. Während der Durchmesser eines normalen Rattenblutkörperchens 5—6,5 μ beträgt, messen die befallenen, vergrößerten im Durchschnitt 10,6 μ.

Reaktion des Wirtes (Pathogenese). Die Wirkung von *P. berghei* auf die Nagetiere wechselt erheblich mit der Art des Wirtes sowie mit dem Infektionsmodus.

P. berghei läßt sich leicht in verschiedenen Nagetieren zur Vermehrung bringen (außer der oben genannten Ratte der Gattung *Thamnomys* z. B. in wilden und zahmen Ratten und Mäusen, im europäischen Hamster und Goldhamster). Während *P. berghei* für seinen natürlichen Wirt (*Thamnomys*) apathogen zu sein scheint, gehen Goldhamster bei Blutinfektion zum größten Teil innerhalb von 2 Wochen zugrunde. Die Schwere der Erkrankung hängt bei Ratten weitgehend von Gewicht und Alter ab: je jünger und leichter, desto stürmischer die Parasitenvermehrung. Beim europäischen Hamster bleibt der Befall immer spärlich und geht in der Regel sogar vollständig zurück. Meerschweinchen und ältere Kaninchen erwiesen sich als refraktär, ebenso verhielten sich Lämmer, Schweine, Katzen, junge Hunde, ein Kalb und Küken. Sie blieben klinisch wie parasitologisch negativ (DURBIN 1951). *Neugeborene Kaninchen* dagegen erkranken und können an der Infektion zugrunde gehen (DESCHIENS und LAMY 1951).

Nach einer *Sporozoiteninfektion* erkranken Mäuse kaum und lassen sich entweder gar nicht infizieren oder bleiben nur kurze Zeit Parasitenträger. Dagegen zeigt sich bei weißen und wilden *Ratten* nach 3—8 Tagen eine typische Erkrankung.

Nach einer *Blutinfektion* treten die Parasiten im peripheren Blut der Maus 4—8 Tage nach der Inoculation auf. Die Zahl der Plasmodien nimmt dann bis zum Tode der Tiere, der meist in den ersten 14 Tagen eintritt, zu. Dann sind mehr als 50% der roten Blutkörperchen befallen. Bei Ratten erscheinen die Parasiten je nach Alter der Tiere zwischen dem 5. und 12. Tage nach der Infektion. Ihre Zahl nimmt dann bald ab, und die Tiere heilen spontan aus. Junge Ratten dagegen verhalten sich wie Mäuse. Diaplacentare Infektion der Feten wurde nicht beobachtet.

Wie auch *P. vivax* bevorzugt *P. berghei* unreife Blutzellen (basophile Erythrocyten und Reticulocyten). Da sich mit fortschreitender Parasitenvermehrung auch die Zahl der Reticulocyten beträchtlich erhöht, wird die schnelle, fast ungehemmte Vermehrung der Parasiten im peripheren Blut verständlich. Dadurch geht der Wirt innerhalb von 14 Tagen, noch bevor sein Abwehrmechanismus mobilisiert werden konnte, zugrunde.

Überträger. Natürlicher Überträger dieser *Plasmodium*-Art ist *Anopheles dureni.* RODHAIN und VINCKE (1951) konnten aber auch einige Exemplare von *A. (maculipennis) atroparvus* infizieren.

Chemotherapie. Bemerkenswerte Ergebnisse zeitigten die Therapieversuche mit den bekannten Malariaheilmitteln: Chinin, Paludrin und Plasmochin üben nur einen geringen Einfluß auf die *P. berghei*-Infektion der Maus aus. Atebrin und Sontochin sind gut wirksam, während Sulfone und Sulfonamide eine bei keiner anderen *Plasmodium*-Art bekanntgewordene überraschend intensive Wirkung auf die Mäuseplasmodien erkennen lassen. — Diese Befunde machen besonders deutlich, daß sich die Wirkung eines chemischen Präparates auf eine Parasitenart keinesfalls für die Vertreter der ganzen Gattung oder gar darüber hinaus verallgemeinern läßt. Vielmehr läßt es sich nicht umgehen, Prüfungen an verschiedenen verwandten Parasitenarten vorzunehmen (MUDROW-REICHENOW 1951, 1952).

Die Malariaparasiten des Menschen.[1]

Die *Malariaparasiten des Menschen* verteilen sich auf vier Arten: *Plasmodium vivax*, Erreger der Malaria tertiana; *Plasmodium malariae*, Erreger der Malaria quartana; *Plasmodium falciparum*, Erreger der Malaria tropica; *Plasmodium ovale*, klinisches Bild ähnlich dem der M. tertiana.

Bemerkenswert ist, daß bei Affen drei verschiedene *Plasmodium*-Arten auftreten, die möglicherweise als drei biologische Rassen menschlicher Parasiten angesehen werden müssen. Es entsprechen einander: 1. *Plasmodium vivax* und *P. schwetzi*; 2. *P. malariae* und *P. rodhaini*;

---

[1] Malaria = Mal aria = schlechte Luft; franz. Paludism = Sumpffieber; Tertiana = 3 Tagefieber = benigne Tertiana = Tertiana simplex; Quotidiana = Tertiana duplicata; Tropica = maligne Tertiana = Subtertiana = Perniciosa = Gallenfieber = Tropenfieber = Herbstfieber = Aestivo-autumnal-Fieber; Quartana = 4 Tagefieber.

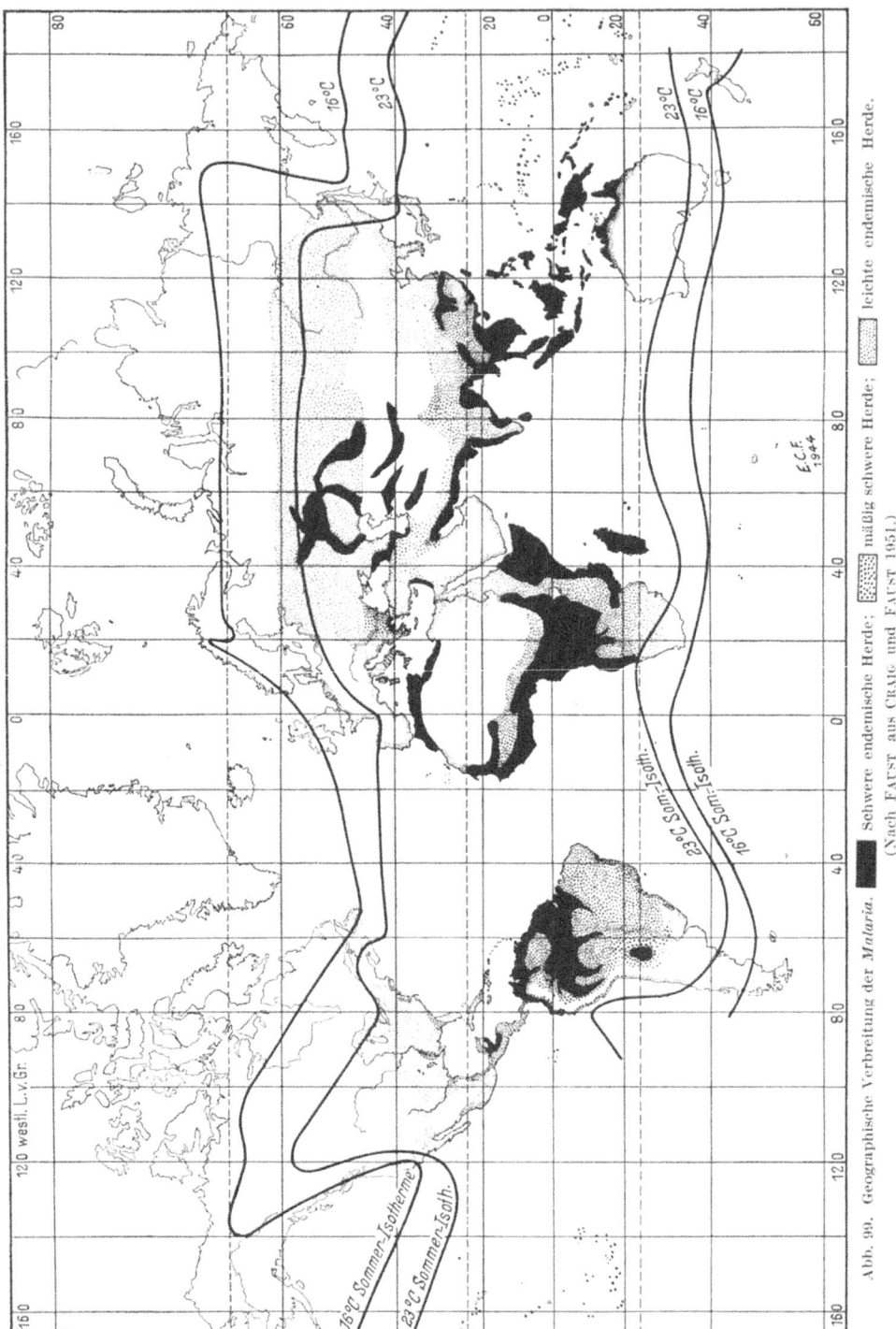

Abb. 99. Geographische Verbreitung der *Malaria*. ■ Schwere endemische Herde; ▨ mäßig schwere Herde; ▨ leichte endemische Herde.
(Nach FAUST aus CRAIG und FAUST 1951.)

3. *P. falciparum* und *P. reichenowi*, die sich morphologisch nicht voneinander unterscheiden lassen.

Historisches. Die Malariaparasiten haben wohl am häufigsten von allen Krankheitserregern in die Planung der Menschheit eingegriffen und in der vor- und frühgeschichtlichen, wie auch in der modernsten Zeit eine Rolle gespielt. Sie wurden zwar erst um die Wende des 20. Jahrhunderts entdeckt und genau beschrieben, aber die durch sie hervorgerufenen *Krankheitsbilder* waren durch ihren *charakteristischen Fieberverlauf* (Abb. 102) (*Wechselfieber*) aufgefallen und sind in zahlreichen alten medizinischen Schriften erwähnt worden.

Selbst in den ältesten, zum Teil phantastisch erscheinenden medizinischen Schriften tritt das charakteristische Krankheitsbild der Malaria mit dem Schüttelfrost, Fieber und Kopfschmerz heraus. Bei den Chinesen der frühesten Zeit spielten die bösen Geister, die Teufel, bei den Krankheiten eine große Rolle. So existierten drei Dämonen, von denen der eine bei einem an Wechselfieber Erkrankten mit einem Eimer voll Wasser einen Schüttelfrost erzeugt; der zweite sorgt mit einem Ofen für Hitze, um das Fieber herbeizuführen; der tritte trägt einen Hammer, mit dem er auf den Kopf einschlagen und so die Kopfschmerzen erzeugen soll (WONG).

Im altindischen Schrifttum werden Fieberarten beschrieben, die täglich oder jeden 3. Tag (Tertianafieber) oder jeden 4. Tag (Quartanafieber) wiederkehren. Alte singhalesische Schriftsteller haben bereits vor mehr als 1400 Jahren *das Fieber mit Mücken in Verbindung* gebracht (ZIEMANN). HIPPOKRATES (etwa 400 v. Chr.) berichtete mehrfach über das charakteristische Bild des Wechselfiebers. Griechenland hatte überhaupt sehr stark unter der Malaria zu leiden. ZEISS und RODENWALDT geben an, daß im Gebiet von Ephesus und Milet im Altertum 200000 Einwohner lebten, während jetzt das ganze Mäandertal infolge der Malariaerkrankungen nur noch 40000 Einwohner hat, also ein Rückgang um $^4/_5$. Nach RODENWALDT verbreitete sich die Malaria an der Küste Kleinasiens, als die geschlossene Bauweise der griechischen Städte aufgegeben wurde. Auch in Italien wird die Krankheit bereits im 5. Jahrhundert v. Chr. erwähnt. Zahlreich sind die Vermutungen, die die Malaria für den Untergang ganzer Völker aus dem orientalischen Kulturkreis verantwortlich machen. Selbst für Deutschland wird angenommen, daß sie dort in früher Zeit eine bedeutende Volkskrankheit gewesen sei. Allerdings kann es sich dabei wohl im wesentlichen nur um die weniger gefährliche Tertiana, nicht um die todbringende Tropica gehandelt haben.

Erheblichen Einfluß hat die Malaria ohne Zweifel auf die Kriegführung gehabt. Immer wieder heißt es: die Geschichte der Kriege sei eine Geschichte der Malaria. Diese Auffassung kann dahingehend erweitert werden, daß in vergangenen Zeiten alle großen Ansammlungen von Menschen (z. B. bei großen Bauprojekten) in warmen Ländern unter mangelhaften Lebensbedingungen zu größeren Malariaepidemien geführt haben. Selbst in modernen Kriegen hemmten sie die Operationen. 120781 Personen wurden während des ersten Weltkrieges auf deutscher Seite wegen Malaria in Lazarette aufgenommen. Im englischen Heer waren in den Jahren 1916—1918 allein an der Mazedonischen Front 162517 Personen an Malaria erkrankt. Und ein amerikanischer Sanitätsbericht aus dem zweiten Weltkrieg besagt, daß bei den Kämpfen im Fernen Osten eine Schlacht verloren ging, weil das Chinin ausgegangen war. Zehn Tage vor ihrer Beendigung hatten 80% der gesamten Kampftruppen in vorderster Front Malaria! Noch im Jahre 1932 wurde die Zahl der Malariainfektionen bei einer Bevölkerungszahl der Erde von 2013 Millionen auf 800 Millionen geschätzt!

Heute jedoch hat die Malaria ihre Gefährlichkeit zum großen Teil verloren. Sie gehört sicher noch zu den am weitest verbreiteten und häufigsten Krankheiten, aber durch die modernen *Chemotherapeutica* und *Insecticide* ist ihr in der zivilisierten Welt praktisch die Gefährlichkeit genommen. Berichte aus neuester Zeit über die großen Erfolge bei der Mückenbekämpfung lassen erkennen, daß die Sanierung großer Malariagebiete in Verbindung mit systematischer Chemoprophylaxe und -therapie in kurzer Zeit durchführbar ist.

Allgemeine Übersicht zur geographischen Verbreitung. Eine Übersicht über die Verbreitungsgebiete der Malaria bietet die Karte auf S. 178. Sie läßt erkennen, daß die Malaria etwa zwischen dem 40. Grad nördlicher und südlicher Breite auftritt, aber zum Teil auch bis zum 60. Grad nördlicher Breite aufsteigt (Finnland; Archangelsk!). Die Verbreitungsgrenze folgt ungefähr der 16⁰-*Sommer*-Isotherme — entsprechend den Wärmeansprüchen der Plasmodien für die Entwicklung in der Mücke (vgl. S. 180). Da die optimale Temperatur von *P. vivax* niedriger liegt als die von *P. falciparum*, kommt *Malaria tertiana* weiter nördlich vor als *Malaria tropica* und steigt in größere Höhen auf. Die Verbreitung der Malaria reicht im Osten Europas viel weiter nach Norden als im Westen (es kommen auf der Nordhalbkugel außerdem *Anopheles*-Arten vor, die an kühleres Klima

angepaßt sind als die der Südhalbkugel). Entsprechend dem Satz von E. MAR-
TINI, daß der Anteil der Tropica mit der Stärke der Malariaverseuchung zunimmt,
fallen die schwerst verseuchten Räume, die in der Karte einheitlich schwarz gekennzeichnet wurden, zusammen mit dem Verbreitungsgebiet der *Malaria tropica*.

Entwicklungscyclus der menschlichen Malariaerreger. Für alle vier Arten darf
man eine grundsätzlich gleichartige Entwicklung annehmen, die im ungeschlechtlichen Cyclus auf den *Menschen* und im geschlechtlichen Cyclus auf die *Anopheles-
mücken* angewiesen ist. Sie beginnt mit der Infektion des Menschen durch die
von Mücken übertragenen *Sporozoiten*. Diese sind spindelförmig gebaut und
zeigen bei den einzelnen *Plasmodium*-Arten nur geringe morphologische Unterschiede. (Die Sporozoiten von *P. malariae* sind in vivo größer als die der anderen
Arten des Menschen — 11 μ gegen 8—9 μ bei *P. vivax* und *falciparum* —; die
von *P. ovale* werden als besonders schlank angegeben.) Sie zeigen Eigenbewegung
und leicht gebogene Zellenden. Die Sporozoiten sind immer einkernig. Die im
Ausstrichpräparat vielfach auseinanderfallenden Kernelemente täuschen oft Mehr-
kernigkeit vor.

Die Sporozoiten werden von der Mücke mit ihrem Speichel bei der Blutmahlzeit eingeimpft, mit dem Blutstrom zum größten Teil fortgeschwemmt und
wohl immer erst vom Endothel aufgenommen. Dann gelangen die Keime in das
Parenchym der Leber, wo sie den größten Teil der *präerythrocytären Entwicklung*
durchmachen. Anschließend befallen sie die *Erythrocyten*, in denen sie zu Schizonten und Gametocyten werden. Im Gegensatz zu den pigmentfreien E-Stadien
bilden sie in den roten Blutkörperchen Pigment aus. Während die ungeschlechtliche Entwicklung theoretisch unbegrenzt weitergehen kann, wird ein Teil der
Merozoiten zu Gametocyten, die erst im Anopheles ihre Entwicklung fortsetzen
(vgl. S. 162). Die geschlechtliche Entwicklung der menschlichen Plasmodien in
der *Anopheles*-Mücke entspricht grundsätzlich der bereits oben beschriebenen (vgl.
S. 162). Geringe morphologische Unterschiede bestehen, lassen sich aber praktisch
kaum erfassen. *Charakteristisch ist die Verteilung des Pigments in der jungen,
3—7 Tage alten Oocyste*, die in gewissen Grenzen je nach der Art konstant ist
und die vier menschlichen Malariaerreger voneinander unterscheiden läßt
(SHUTE 1951). Bei *P. ovale* sind die Pigmentgranula z. B. in zwei sich rechtwinklig kreuzenden Reihen angeordnet.

Die geschlechtliche Entwicklung in der Mücke kommt nur bei durchschnitt-
licher Mindesttemperatur von 16—17° C zum Ziel und nimmt etwa 10—35 Tage
in Anspruch (*P. vivax* bei 24° etwa 10 Tage [etwa optimale Temperatur],
bei 20° etwa 20 Tage; *P. falciparum* bei 20° etwa 30 Tage [Optimum bei
28—30° C]; wenigstens 20 Tage bei *P. malariae*) und ist auch abhängig von
der Art der Mücke. Die Mücken bleiben bei einer Infektion mit *P. vivax*
etwa 60 Tage, mit *P. falciparum* etwa 40 Tage übertragungsfähig, also nicht
ständig Sporozoitenträger, überwintern also auch nicht im infizierten Zustand.
Nach BOYD und STRATMANN-THOMAS (1934) können Anophelen nach einmaliger
Aufnahme von Gametocyten nach 50 Tagen keine Infektion mehr setzen, selbst
wenn sich mikroskopisch noch Sporozoiten in den Speicheldrüsen finden lassen.

Plasmodium vivax (GRASSI und FELETTI 1890).

(= *Haemamoeba vivax* GRASSI und FELETTI 1890;
Plasmodium tertianae BILLET 1904.)

(Erreger der *Malaria tertiana*.)

Geographische Verbreitung. *Plasmodium vivax* ist die am weitesten verbreitete
Malariaparasitenart des Menschen und stellt nicht so hohe klimatische Ansprüche

wie andere Arten. Man findet sie in großen Gebieten der tropischen und subtropischen Regionen, sie kommt aber auch in nördlichen Gebieten Europas — bis zum 60. Grad nördlicher Breite — vor. Ihre Verbreitung wird begrenzt durch die für die Entwicklung des Plasmodiums in der Mücke erforderliche Durchschnittstemperatur von 16^0 C. Bei niedrigeren Temperaturen kommt der Parasit nicht zur Sporozoitenbildung.

In *Deutschland* ist die *Malaria tertiana* (auch benigne Tertiana) nur noch auf kleinere Bezirke beschränkt, von denen der um Emden am bekanntesten ist. Nach dem zweiten Weltkrieg schien durch die von den ehemaligen Soldaten eingeschleppten Infektionen auch eine gewisse Gefährdung für die einheimische Bevölkerung zu bestehen; es traten fast in allen Teilen Deutschlands endemische Erkrankungen auf. Aber durch systematische Bekämpfung der Mücken und therapeutische Maßnahmen bei den erkrankten Personen konnte jede Gefahr für die Bevölkerung schnell beseitigt werden.

In Europa wird die Malaria vorwiegend durch *P. vivax* herbeigeführt. Man trifft die *Malaria tertiana* auf dem Balkan, in Italien an der Po-Mündung, an einzelnen Stellen von Toscana, in Apulien und Calabrien, weiter Corsica, Sardinien und Sizilien. In Spanien und Portugal gibt es erhebliche Malariaherde; auch das europäische Rußland hat noch im Süden, ebenso wie Rumänien, reichlich Malaria. Weniger bedeutende Malariaherde bestehen in Ungarn, Tschechoslowa-

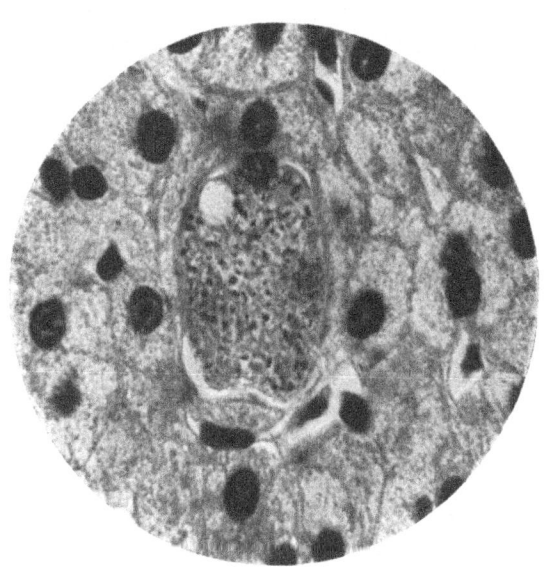

Abb. 100. *Plasmodium vivax.* Sieben Tage alter präerythrocytärer Schizont (sog. E-Stadium) aus der Leber (850 ×). (Nach SHORTT und GARNHAM 1948.)

kei, Polen, Frankreich, den Niederlanden und England. Nach Finnland wurden während der kriegerischen Verwicklungen durch Ansteckungen auf der karelischen Landenge Malariafälle eingeschleppt. Die nordischen Staaten, Belgien und die Schweiz sind frei von autochthonen Wechselfiebern.

Morphologie und Entwicklung. Präerythrocytäre Phase. Die eingeführten Sporozoiten gelangen mit dem Blutstrom in die Organe. Im günstigsten Falle kann man noch 60 min nach dem Mückenstich mit dem Blut weitere Personen infizieren. Danach beginnt eine sog. sterile oder negative Phase, die bei *Plasmodium vivax* 8 Tage dauert.

Damit ist die sog. *Präpatentperiode,* d. h. der Zeitraum zwischen Sporozoiteninoculation und Auftreten der ersten erythrocytären Stadien, beendet (vgl. auch S. 24 ff). Diese Periode ist nicht identisch mit der sog. *Inkubationszeit,* die erst nach dem Beginn der *klinischen* Erscheinungen abgelaufen ist; sie kann unter Umständen viele Monate, selbst über ein Jahr betragen, kann aber nicht unter 8 Tagen (= Präpatentperiode; auch „biologische Inkubationszeit" genannt) liegen. Vielleicht steht die Dauer der Inkubationszeit in Beziehung zur Menge der übertragenen Sporozoiten: Je größer die Menge, um so kürzer die Inkubationszeit. Es können jedoch auch die humoralen und cellulären Abwehrkräfte zu einer „Prämunition" führen, so daß erst eine Störung des Gleichgewichtszustandes das Ende der Inkubationszeit herbeiführt (vgl. S. 38).

Genaue Kenntnisse über den Verlauf der *präerythrocytären* Entwicklung haben wir bei dieser Plasmodiumart noch nicht, doch ist gesichert, daß sie statt- findet. Nach wiederholten, sehr starken Infektionen eines Freiwilligen fanden SHORTT, GARNHAM, COVELL und SHUTE (1948) nach 6—7 Tagen in der *Leber* große pigmentfreie Schizonten von etwa 42 μ Durchmesser mit etwa 800 Kernen. Eine Gewebereaktion im Leberparenchym war nicht festzustellen. Ein zweites Stadium zeigte den Zerfall des Schizonten in die Merozoiten, die am 9. Tage die Erythrocyten befallen. Sehr viele Chromatinkörner, die wohl als Kerne zu deuten sind, erfüllten den Parasiten (Abb. 100).

In der Leber befanden sich zahlreiche Herde, oft $^1/_4$ mm im Durchmesser, die aus Lymphocyten, Endothelzellen und Plasmazellen sich zusammensetzten und gewöhnlich in Beziehung zu Ästen der Vena portae lagen. Es waren schon früher bei Personen, die aus den Tropen kamen und dort sehr stark einer Malariainfektion ausgesetzt waren, häufig Rundzelleninfiltrationen beobachtet worden. Es ist durchaus denkbar, daß diese Herde die Reste eines präerythrocytären Endstadiums sind. Das kontinuierliche Wachstum der Parasiten veranlaßte SHORTT und GARNHAM zu der Vermutung, daß jedes Stadium in der Leber unmittelbarer Abkömmling eines Sporozoiten sei, der eine Leberzelle befiel. Es ist jedoch auch möglich, daß diese erst nach einem ersten Cyclus in Endothelzellen sekundär Leberzellen befallen, die dann zur *Quelle der Rezidive* werden (REICHENOW und MUDROW-REICHENOW). Sichere Anhaltspunkte für eine den Plasmodien der Vögel ähnliche Ausbildung von Makro- bzw. Mikromerozoiten haben sich bisher nicht finden lassen. Acht Tage nach Beginn der präerythrocytären Phase werden die ersten Merozoiten frei, die die Erythrocyten befallen.

Dieser zweifellos erwiesenen präerythrocytären Entwicklung der Tertianaparasiten steht noch immer die sorgfältige Beschreibung SCHAUDINNS des von ihm beobachteten Eindringens eines Sporozoiten in einen Erythrocyten gegenüber. Niemandem ist es bisher gelungen, diese Beobachtung zu wiederholen. Derartige Versuche wurden aber anscheinend auch niemals unter genau den gleichen besonderen Bedingungen durchgeführt, unter den SCHAUDINN seine Untersuchung durchgeführt hatte. Da zudem M. HARTMANN Augenzeuge der SCHAU- DINNschen Beobachtung war, muß man wohl MUDROW-REICHENOW beipflichten, wenn sie schreibt, daß dieses Ereignis „nur unter exzeptionellen Bedingungen, wie sie später nicht wieder geschaffen worden sind, zustande gekommen ist".

Erythrocytäre Phase. Alle erythrocytären Entwicklungsstadien findet man im peripheren Blut. Sie bevorzugen dabei die Reticulocyten vor den alten Erythrocyten. Jene sind aber größer als ausgereifte Blutkörperchen, und dadurch erscheinen die Erythrocyten durch die Parasiten vergrößert.

Die befallenen, *größeren* roten Blutkörperchen erscheinen im gefärbten *Aus- strichpräparat* gegenüber normalen Erythrocyten *abgeblaßt*. Außerdem kann bei richtiger Färbung die sog. SCHÜFFNERsche Tüpfelung dargestellt werden, die als Reaktion des Wirtes auf den Parasiten aufgefaßt wird. Fehlt diese, so spricht das diagnostisch *nicht gegen Plasmodium vivax*; denn das Auftreten der Tüpfelung ist weitgehend von der Qualität des Färberesultates abhängig; leicht alkalische GIEMSA-Farblösung begünstigt ihre Darstellung.

Über die Ursachen, die zur Entstehung der SCHÜFFNERschen Tüpfelung führen, existieren verschiedene Auffassungen: Sie soll z. B. ein Rest des ursprünglich vorhandenen Erythro- cytenzellkerns sein oder Ausdruck der Degeneration des Erythrocyten infolge der Toxin- bildung des Plasmodiums; SCHILLING meinte, sie wären ein Teil der normalen Erythrocyten- struktur, die sonst nicht erkennbar wird, und hat sie in das Schema eines normalen Erythro- cyten aufgenommen. Nach KONSTANSOFF (1932) ist die Tüpfelung jedoch das Resultat der Änderung des Dispersitätsgrades der kolloidalen Blutfarbstofflösung; sie stellt den durch die Stoffwechselprodukte des Tertianaparasiten zur Koagulation gekommenen ausgefällten Blutfarbstoff dar. Das gleiche Bild entsteht auch in normalen Erythrocyten, wenn man der Farblösung (GIEMSA) 0,02—0,04% Natriumcarbonat hinzufügt und das Präparat über 24 Std lang färbt.

Die Parasiten liegen in den Erythrocyten („endoglobulär"). Die jungen Schizonten (auch Trophozoite genannt) erscheinen im nach GIEMSA gefärbten Präparat *ringförmig* (Kunstform!), haben einen roten Zellkern und himmelblau gefärbtes Plasma. Ihre Größe entspricht einem Drittel des Erythrocytendurchmessers. Der

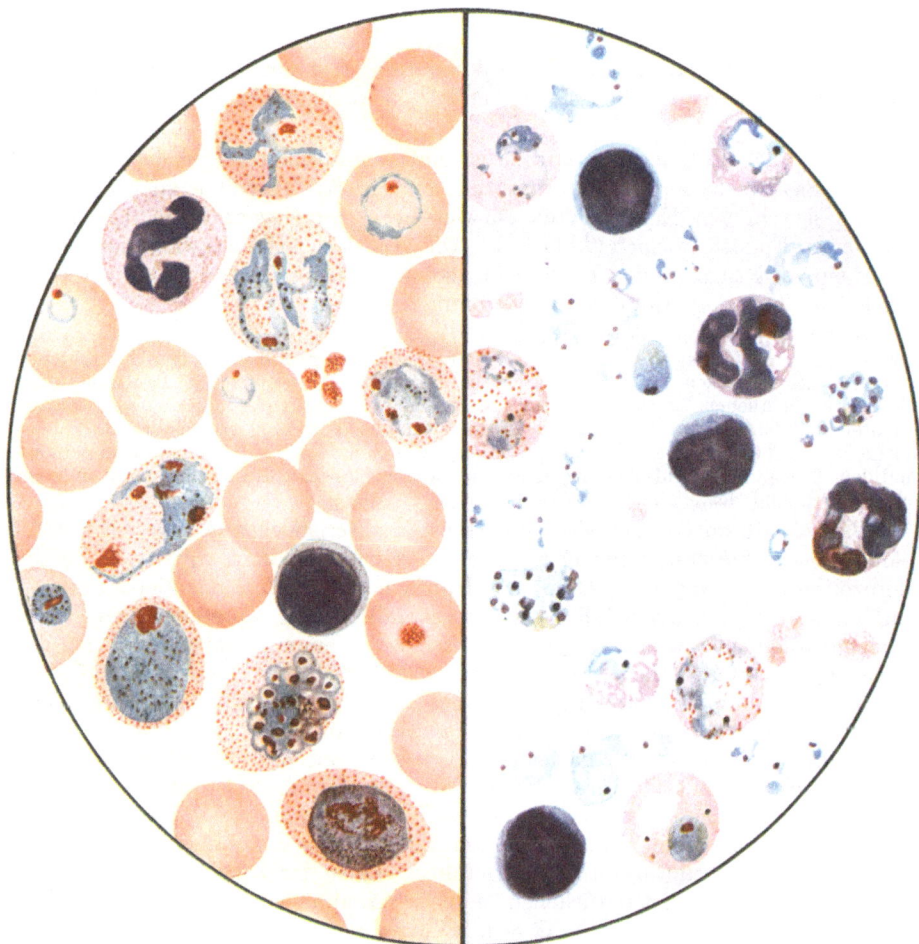

Abb. 101. *Plasmodium vivax.* Links: Blutausstrich; rechts: Dicker Tropfen. Im Ausstrich von oben nach unten Stadien fortschreitender Entwicklung: Ringformen, mehrkerniges Stadium, Morulastadium; links und rechts der Morula weibliche bzw. männliche Gametocyten. Ganz links am Rand im angeschnittenen Erythrocyt jugendlicher Gametocyt (1750 ×).

im Leben klümpchenförmige, bewegliche Parasit („vivax") nimmt im Erythrocyten amöboide Gestalt an und zeigt daher im Ausstrichpräparat stark zerrissenes Plasma. Sein Zellkern teilt sich in cyclischer Folge mit zunehmendem Wachstum des Parasiten, und es bildet sich schließlich das sog. Morulastadium aus, das 16 bis 24 Zellkerne enthält (Abb. 101). Die einzelnen Teilstücke (Merozoiten) werden frei und befallen erneut rote Blutkörperchen. Dieser erythrocytäre Cyclus nimmt etwa 48 Std ein. Dieser Zeitraum wird aber nicht von allen Tertianastämmen eingehalten. Genaue Zählungen von YOUNG, ELLIS und STUBBS haben z. B. kürzere Zeiten (43,6 und 45,1 Std) ergeben.

Unter bestimmten, nicht näher bekannten Umständen werden die Merozoiten zu Geschlechtszellen. Diese können aber wohl auch direkt aus der präerythrocytären Schizogonie hervorgehen. Sie unterscheiden sich schon auf frühen Stadien von den Schizonten durch das kompakte Cytoplasma. Die erwachsenen Geschlechtszellen (Gamonten) sind männlich (Mikro-) und weiblich (Makrogametocyten) differenziert. Die weiblichen Zellen färben sich himmelblau und tragen einen kompakten Zellkern; die männlichen sind vorwiegend blauviolett und mit einem etwas undeutlich strukturierten, fast netzartigen Zellkern versehen. Bei *P. vivax* nehmen sie schließlich die Größe eines normalen Erythrocyten ein.

In fast allen Entwicklungsstadien ist ein feingranuliertes *Pigment* zu finden, das als Stoffwechselprodukt auftritt und nur in *den* Parasiten zu beobachten ist, die sich in den Erythrocyten entwickeln — im Gegensatz zu den unpigmentierten Endothelformen (Abb. 100). Die geschlechtliche Entwicklung erfährt damit ein vorläufiges Ende. Zu ihrer Fortsetzung müssen die Gamonten von einer Mücke der Gattung *Anopheles* aufgenommen werden.

Bei der Untersuchung des sog. „*Dicken Tropfens*", der für die *praktische Diagnostik* von besonderem Wert ist, verändern sich die Parasiten derartig, daß sie für den Unerfahrenen zum Teil schwer erkennbar sind. Durch die Hämolyse schrumpfen die Parasiten, doch bleiben die befallenen Erythrocyten zum großen Teil bei geeigneter Färbung schattenhaft erhalten und lassen zum Teil noch die SCHÜFFNERsche Tüpfelung erkennen. Als Fehlerquelle sei auf die oft gut erhaltenen Thrombocyten hingewiesen, die vielfach agglomerieren und dem Ungeübten Morulastadien vortäuschen können; es fehlt diesen aber unter anderem ein Zellkern und das Pigment (vgl. Farbtafel I, S. 101).

Klinisch führen die Parasiten zu dem charakteristischen 3-Tagefieber (Tertiana), das in Beziehung zur Parasitenentwicklung nur dann auftritt, wenn die Merozoiten frei werden (vgl. Abb. 102). Häufig beginnt jedoch das Fieber unregelmäßig, und oft tritt sogar täglich ein Fieberanfall auf (sog. Quotidianatyp), wenn zwei Parasitengenerationen alternierend sich nebeneinander entwickeln. Im allgemeinen gilt eine Malaria tertiana als ungefährlich und heilt im Laufe der Zeit spontan aus. Doch können ohne therapeutischen Eingriff die Fieberanfälle sich über mehrere Wochen erstrecken (vgl. S. 191 ff.).

Impfmalaria. Neben der natürlichen Infektion durch den Mückenstich kann eine künstliche Malaria durch Verimpfung parasitenhaltigen Blutes hervorgerufen werden. Diese sog. *Impfmalaria* wird in der Regel mit *P. vivax* (weniger mit *P. malariae*) erzeugt und wird in der Luestherapie zur Fiebererzeugung benutzt (durch WAGNER-JAUREGG eingeführt). Diese Infektionen unterscheiden sich wesentlich von den natürlichen Malariaerkrankungen in zwei Punkten:

1. Die Impfmalaria kennt praktisch keine Präpatentperiode; die *Inkubationszeit* kann weniger als 8 Tage betragen (vgl. dagegen S. 181); es gibt also keine sterile oder negative Blutphase wie nach einer Sporozoiteninfektion.

2. Bei medikamentöser Behandlung der Impfmalaria mit Chinin oder Atebrin-Plasmochin kommt es sofort zu *vollkommener Ausheilung* und Beseitigung aller Parasiten, während die natürliche (Sporozoiten-) Infektion meist zu Rückfällen führt.

Auf Grund dieser Beobachtung vermutete bereits JAMES das Auftreten der inzwischen aufgefundenen präerythrocytären Phase. — Von SAGEL sind genaue vergleichende Untersuchungen über das Blutbild nach einer Sporozoiten- und nach einer Schizonteninfektion angestellt worden. Während bei der Impfmalaria eine sog. Linksverschiebung im weißen Blutbild als Folge der Reizung im myeloischen System auftritt, geht die Infektion mit Sporozoiten mit einer Monocytose ohne Beteiligung der stabkernigen Leukocyten einher, eine Reaktion des Reticuloendothels auf die Sporozoiteninfektion.

Die Impfmalaria führt im allgemeinen zu einer höheren Parasitendichte als die natürliche Infektion. — Wiederholt ist über gametocytenfreie Impfmalariastämme von *P. vivax* berichtet worden. Weder mikroskopisch noch durch Infektionsversuche an Anophelen (sog. Xenodiagnose) konnten Geschlechtsformen nachgewiesen werden.

Ähnliche Beobachtungen liegen von Vogelplasmodiumarten vor. Die gametocytenfreien Stämme traten plötzlich und ohne erkennbare Ursache auf und blieben so über Monate (HUFF und GAMBRELL 1934; vgl. bei YOUNG, ELLIS und STUBBS 1948).

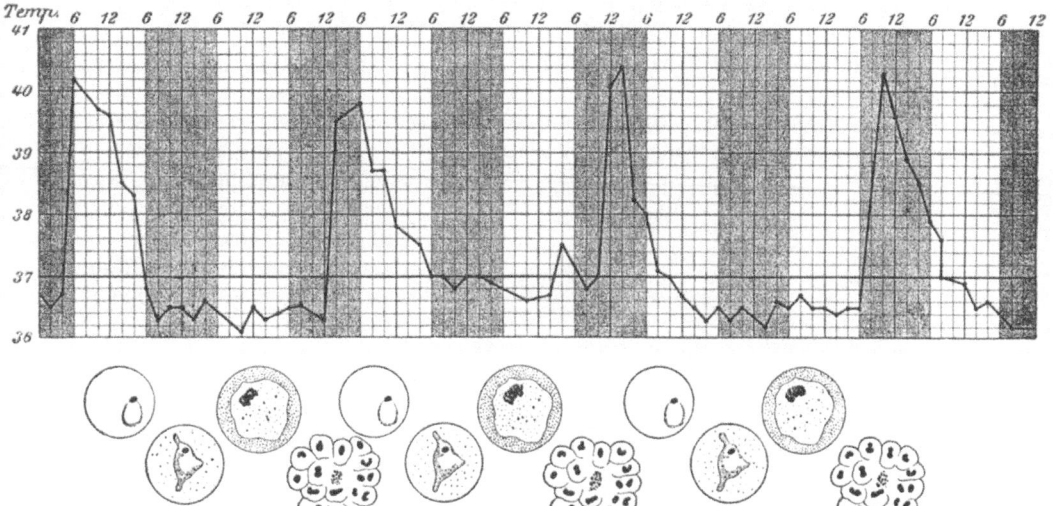

Abb. 102. *Plasmodium vivax.* Beziehungen zwischen Parasitenentwicklung im strömenden Blut und Verlauf des Rhythmusfiebers bei *Malaria tertiana simplex.* (Aus HEGLER-NAUCK nach FISCHER und REICHENOW 1952.)

Plasmodium malariae (LAVERAN 1881) GRASSI und FELETTI 1890.

(= *Haemamoeba malariae* GRASSI und FELETTI 1890;
Plasmodium quartanae BILLET 1904.)

(Erreger der *Malaria quartana*).

Geographische Verbreitung. Der Erreger der *Malaria quartana, Plasmodium malariae* ist relativ selten (nur etwa 7% aller Malariafälle). Er ist mehr in gemäßigten als in tropischen Gebieten zu finden und dann meist in eng umschriebenen Bezirken gehäuft anzutreffen, aber immer seltener als die anderen Arten. Die Ursache liegt vielleicht in der relativ langen Entwicklungsdauer der Parasiten in der Mücke, die *im Anopheles elutus* wenigstens 28 Tage in Anspruch nimmt (gegenüber 17—18 Tagen bei *P. vivax* und *P. falciparum* unter optimalen Bedingungen).

In Albanien ist der Anteil an *P. malariae* relativ hoch (16%). In Griechenland wurden während des zweiten Weltkrieges mehrfach isolierte Quartanaherde entdeckt. In Italien ist sie selten. Einige umschriebene Herde sind auch aus Zentral- und Westafrika bekannt (Kenya, Sierra Leone), im Süden der Vereinigten Staaten, in Panama und Brasilien.

Historisches. Der Erreger der *Malaria quartana* ist etwa zur gleichen Zeit gefunden und untersucht worden wie *P. vivax* (LAVERAN; GRASSI und FELETTI). Auch hier war das Krankheitsbild durch den charakteristischen Fieberverlauf seit ältesten Zeiten wohl bekannt und wird meist (neben dem 3-Tagefieber) als 4-Tagefieber erwähnt.

Morphologie und Entwicklung. Die *präerythrocytäre Entwicklung* der menschlichen Quartanaparasiten ist bisher unbekannt. Es lassen sich aber aus dem Entwicklungsgang des *Quartanaparasiten der Affen, Plasmodium inui,* gewisse Schlüsse auf den vermutlichen Entwicklungsgang von *P. malariae* ziehen; denn die Entwicklung von *P. inui* in den Erythrocyten und in der übertragenden Mücke [*A. (maculipennis) atroparvus*] entspricht ganz der des *P. malariae*: beide haben 72-Std-Cyclus, sie verändern nicht die Erythrocyten, bilden in der erythrocytären Phase 8—12 Merozoiten aus, und beide entwickeln sich in der Mücke sehr langsam, etwa 3 Wochen bei 25⁰ C (ähnliche Beziehungen bestehen zwischen *P. vivax* und *P. cynomolgi*). Die Präpatentperiode nach Sporozoiteninfektion beträgt in der Regel 12 Tage, doch kann sie vielfach 19—25 Tage erreichen. Immer ist der Blutbefall gering und die Zahl der Gametocyten spärlich. Dem entspricht auch ein immer milder Verlauf der Infektion bei Rhesusaffen (im Gegensatz zu *P. knowlesi*).

Die präerythrocytären Schizonten von *P. inui* wachsen auch im *Leber-parenchym* heran. Ihre Entwicklung schreitet offenbar nur langsam vorwärts.

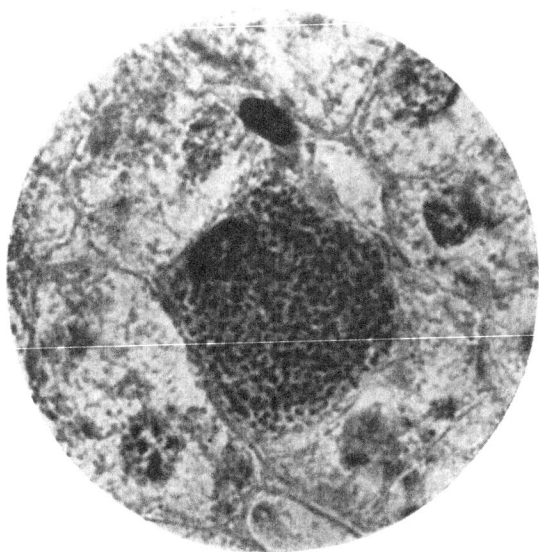

Abb. 103. *Plasmodium inui* (Erreger der Affen- Quartana). 12 Tage alter Schizont aus der Leber (1200 ×). (Aus GARNHAM 1951.)

Nach 7 Tagen findet man noch vierkernige Parasitenstadien mit einem Durchmesser von 6 μ (entspricht 3-Tagestadium von *P. cynomolgi*). Möglicherweise handelt es sich hier aber bereits um Metacryptozoiten (vgl. S. 174). Der reife Schizont erreicht nach 12 Tagen nur 22 μ und bildet 1000 bis 2000 Merozoiten aus (Abb. 103). Der Parasit erfüllt etwa gerade eine Leberzelle. Die Merozoiten haben etwa die Größe von 1 μ, sind in einigen Schizonten jedoch auch größer (wenigstens 2 μ) und dafür geringer an Zahl. Vielleicht liegen hier Makro- und Mikromerozoiten vor (GARNHAM 1951).

Die *erythrocytären Stadien* (Abb. 104) entwickeln sich in den Erythrocyten des peripheren Blutes. Diese werden durch den Parasiten weder vergrößert, noch erscheinen sie im gefärbten Präparat abgeblaßt oder getüpfelt (vgl. dagegen *P. vivax* S. 101). Die Parasiten sind meist grob und stark pigmentiert und bilden vielfach eine typische Bandform aus. Diese wird nach mehreren Kernteilungen zum sog. „Gänseblümchenstadium" (6—8 um das in der Mitte liegende Pigmenthäufchen gelagerte Merozoiten), der „Morula" des Tertianaparasiten entsprechend. Auch hier werden die Teilprodukte (Merozoiten, etwa 1,5—2 μ groß) frei, befallen aufs neue Erythrocyten und wachsen zu Schizonten und Gametocyten heran. Diese erfüllen am Schluß ihrer erythrocytären Entwicklung fast das ganze Blutkörperchen und enthalten grobkörniges, braunes Pigment (vgl. Farbtafel, S. 187). Die Parasitendichte ist meist mäßig bis gering. Die Entwicklungsdauer im Erythrocyten beträgt 72 Std bei meist ausgeprägt synchroner Entwicklung der Parasiten (vgl. Abb. 105). Selten treten — wie häufig bei *P. vivax* — mehrere Infektionen nebeneinander auf, die zu unregelmäßigem Fieber und uneinheitlichem Parasitenbild führen.

Im „*Dicken Tropfen*"-Präparat bleiben die befallenen Erythrocyten nie erhalten (im Gegensatz zu *P. vivax*), doch sind die Parasiten an ihrer verhältnismäßig starken Pigmentierung

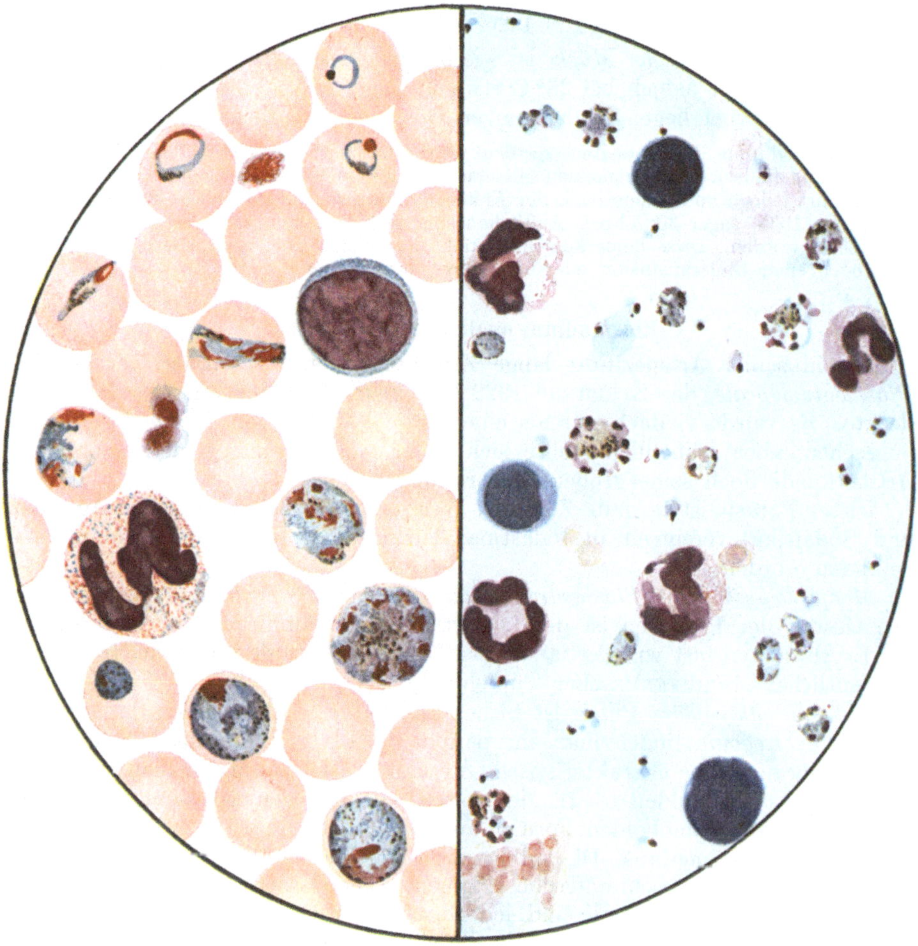

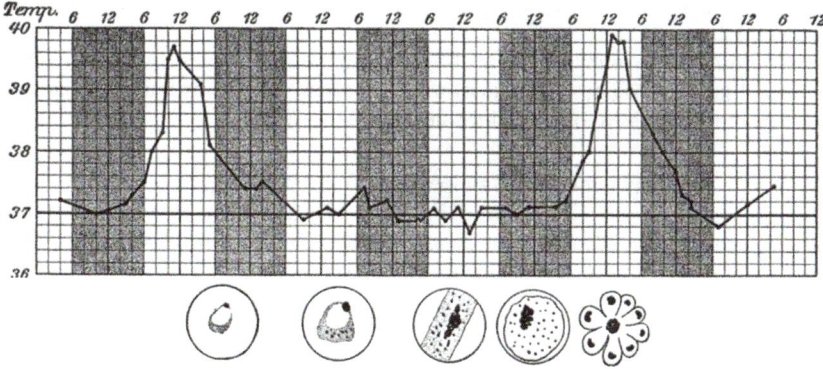

Abb. 104. *Plasmodium malariae.* Links: Blutausstrich; rechts: Dicker Tropfen. Im Ausstrich von oben nach unten Stadien fortschreitender Entwicklung: Ringformen, mehrkernige Bandformen, Morulastadium („Gänseblümchen"); darunter von links nach rechts: jugendlicher, männlicher und weiblicher Gametocyt (1750 ×).

Abb. 105. *Plasmodium malariae.* Beziehung zwischen Parasitenentwicklung und Fieberverlauf bei der *Malaria quartana.* (Nach HEGLER-NAUCK aus FISCHER-REICHENOW 1952.)

nach einiger Übung gut erkennbar. Sehr typisch ist wieder das sog. „Gänseblümchen-stadium" (vgl. Farbtafel Abb. 104, S. 187).

Die *Entwicklung in der Mücke* ist wie bei den Plasmodien üblich (vgl. S. 163). Die Dauer beträgt jedoch bei 28° C etwa 28 Tage, bei 20° C sogar 30—35 Tage. Die Pigmentkörner liegen in der jungen Oocyste meist dicht beisammen.

Klinisch führen die Parasiten zu dem charakteristischen Wechselfieber (Quartana-fieber; 4-Tagefieber). Im allgemeinen gilt eine Quartanainfektion als harmlos. Sie verläuft milde, führt jedoch noch lange nach der Ersterkrankung zu Rückfällen [5—20 Jahre; nach MANWELL (1934) sogar 30 Jahre]. Außerdem sind mehrfach symptomlose Gamontenträger beobachtet worden. Diese bemerken ihre Infektion vielfach erst nach einer Provokation, z. B. nach einer Bluttransfusion oder besonderen körperlichen Anstrengungen.

Plasmodium ovale STEPHENS 1922.

Ein in seiner Artspezifität lange Zeit umstrittener Malariaerreger ist das *Plasmodium ovale*, das STEPHENS 1922 bei einem Patienten aus Ostafrika ent-deckte. Es wurde vielfach nur als eine lokale Varietät von *Plasmodium vivax* angesehen, aber schließlich stellte sich unter Anerkennung seiner besonderen Artmerkmale doch seine größere Verbreitung heraus.

Dieser Parasit ist in ganz Zentral-, West- und Ostafrika, zwischen Ägypten und Südafrika, vereinzelt in Palästina, Turkmenien, Indien und Südamerika gefunden worden.

Morphologisch steht *Plasmodium ovale* zwischen *P. vivax* und *P. malariae*. Die Gestalt der Parasiten ist dem Quartanaerreger ähnlich, aber er verändert die Erythrocyten fast wie Tertianaparasiten, vergrößert sie und führt frühzeitig zu deutlicher „SCHÜFFNERscher Tüpfelung".

Die *präerythrocytäre* Phase ist bisher unbekannt. Alle Stadien der *erythro-cytären Schizogonie* findet man im peripheren Blut. Die jungen Schizonten sind ringförmig, ohne charakteristische Merkmale. Mehrkernig bleiben sie rund-lich kompakt und bilden 6—12 Merozoiten. Sie bewegen sich wenig; es treten daher auch keine amöboiden Formen auf. Im Gegensatz zu *P. malariae* bilden sie keine Bandformen aus. Die halberwachsenen Parasiten enthalten fein granu-liertes, braun-schwarz schimmerndes Pigment. Die Gametocyten gleichen weit-gehend den von *P. vivax*; sie sind jedoch nur schwach pigmentiert. Die Größe der Parasiten ist immer geringer als die eines normalen Blutkörperchens. Die Parasiten vergrößern die Erythrocyten, die aber im GIEMSA-Präparat nicht ab-geblaßt erscheinen. Sie werden oval (daher der Artname) und zeigen — jedoch nur im ausgestrichenen Präparat — eigenartig unregelmäßig gezackte Ränder.

Die *Entwicklung der Parasiten im Anopheles* dauert etwa 15 Tage bei 25° C, also etwas länger als bei *P. vivax*. Der Fieberverlauf im Menschen folgt dem des 3-Tagefiebers.

Der *Krankheitsverlauf* wird im allgemeinen als milde geschildert. Schon nach 5—7 Fieberanfällen, die meist abends oder nachts aufzutreten pflegen, schwinden die Parasiten ohne Therapie aus dem Blut.

Plasmodium falciparum (WELCH 1897).

(= *Haemamoeba praecox* GRASSI und FELETTI 1890; *Laverania malariae* GRASSI und FELETTI 1890; *Plasmodium immaculatum* GRASSI und FELETTI 1892; *P. perniciosum* ZIEMANN 1915.)

(Erreger der *Malaria tropica*.)

Plasmodium falciparum ist der häufigste Malariaerreger des Menschen. Der Anteil der Tropicaerkrankungen in einem gefährdeten Gebiet nimmt mit der Stärke der Malariaverseuchung zu (E. MARTINI). In den am meisten heimgesuchten Gebieten ist die Tropica die gefährlichste und zugleich die relativ häufigste Malariaerkrankung — durchschnittlich 50%.

Morphologie und Entwicklung. Gestalt und Entwicklung der Tropicaparasiten weichen in einzelnen Punkten von denen anderer Arten ab, ohne sich jedoch grundsätzlich von ihnen zu unterscheiden.

Präerythrocytäre Phase. Die präerythrocytären Entwicklungsformen wurden auch hier in der Leber gefunden (SHORTT, FAIRLEY, COVELL, SHUTE und GARNHAM 1949). Noch bis zu einer halben Stunde nach dem infizierenden Mückenstich kann man im günstigsten Falle mit dem Blut eines Betroffenen weitere empfängliche Personen infizieren. Danach beginnt die sog. negative oder sterile Phase, in der keine Blutformen nachzuweisen sind. Diese dauert nach den Erfahrungen von FAIRLEY bei Tropica 6 Tage (Präpatentperiode); denn 140 Std nach einer dreimaligen Infektion mit sehr vielen Sporozoiten wurden in der Leber eines Freiwilligen, dem operativ ein Organstück entnommen war („Biopsie"), verschiedene Stadien der Gewebsformen entdeckt. Sie lagen alle in Leberparenchymzellen, ohne eine Reaktion des umgebenden Gewebes erkennen zu lassen. Die größten Formen maßen $60:30\,\mu$. Merozoiten ($0,7\,\mu$ groß) waren in großer Zahl vorhanden. Die Schizonten erschienen oval oder gelappt. Die

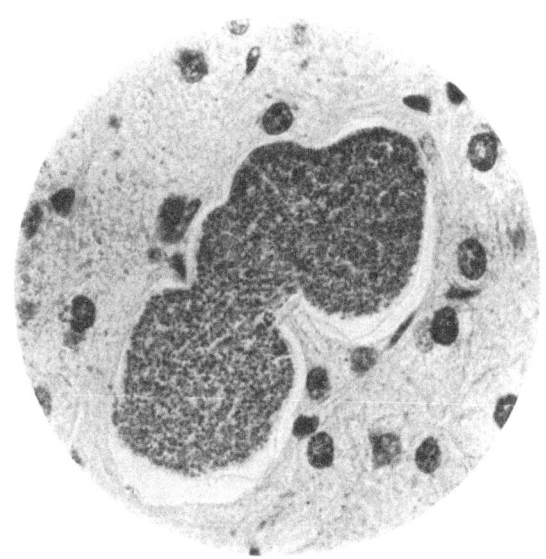

Abb. 106. *Plasmodium falciparum.* 6 Tage alter Schizont aus der Leber (950×). (Aus SHORTT 1951.)

vermutlich jüngsten Stadien waren bei einer Durchschnittsgröße von $31:26\,\mu$ merklich kleiner, in der Mehrzahl von regelmäßigem Umriß. Die reifen präerythrocytären Schizonten unterscheiden sich von denen des *P. vivax* nur durch ihre bedeutendere Größe und die beträchtlichere Zahl der sehr winzigen Merozoiten. Die Entwicklung geht schneller vor sich als bei *P. vivax*. Die Entstehung besonders zahlreicher Merozoiten (bis zu 40000) in der präerythrocytären Phase macht verständlich, daß plötzlich eine Überschwemmung des Blutes mit jugendlichen Ringformen erfolgen kann. Wahrscheinlich bleiben die Parasiten nur kurze Zeit im Gewebe. Rezidive sind wohl nur so lange möglich, wie das Blut infektiös bleibt. Dementsprechend sind Rückfälle (klinisch) im äußersten Falle noch nach einem Jahre möglich. Ausgesprochene Spätrückfälle sind unbekannt (vgl. auch *Pathogenese* S. 194).

Erythrocytäre Phase. Die sehr kleinen jugendlichen sog. „Tropenringe" sind die jüngsten Stadien der erythrocytären Phase und viel feiner gebaut als die entsprechenden Stadien von *P. vivax* oder *P. malariae*. Sie enthalten kein Pigment und verändern auf keinem Entwicklungsstadium die Erythrocyten. Ihre Lage in den Erythrocyten ist recht typisch und aus der Farbtafel zu erkennen (periphere Lage, Mehrfachbefall). Man findet gelegentlich eine gröbere Fleckung der roten Blutkörperchen (sog. MAURERsche Fleckung) (Abb. 107). Sie ist aber nicht so charakteristisch, daß man ihr diagnostische Bedeutung beimessen

dürfte. Im peripheren Blut findet man meist *nur* ringförmige Schizonten.
Teilungsformen — abgesehen von den charakteristischen zweikernigen Ring-
stadien — fehlen meist, weil diese in den Capillaren der inneren Organe sitzen. Sie
treten im peripheren Blut in der Regel nur bei sehr starken Infektionen, vielfach

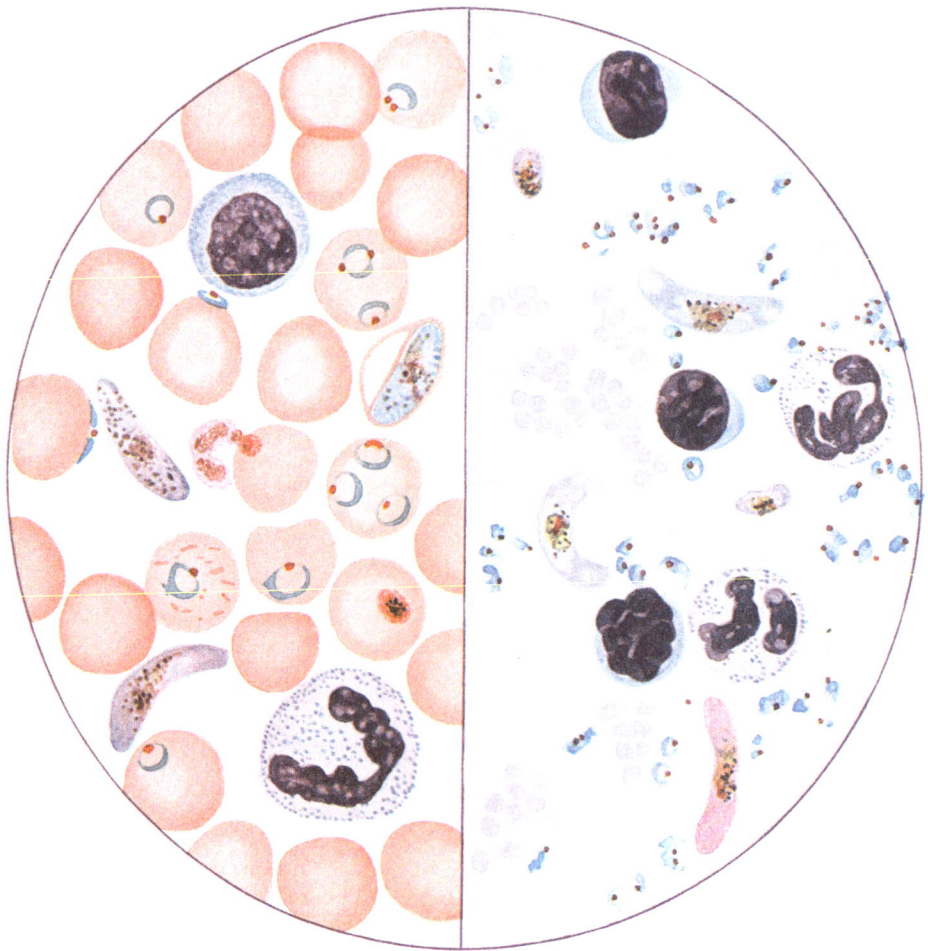

Abb. 107. *Plasmodium falciparum.* Linke Hälfte: Blutausstrich; ausschließlich Ringformen und Gametocyten.
Rechte Hälfte: Dicker Tropfen; ausschließlich Ringformen und Gametocyten, diese zum Teil stark verändert.
Einzelheiten vgl. Text (1750×). (Original.)

kurz vor dem Exitus, auf. Die Zahl der sehr kleinen Merozoiten (0,8—1,0 μ)
liegt etwa zwischen 16 und 30.

Außerordentlich typisch für die Tropicaparasiten sind die halbmondförmigen,
sichelförmigen Geschlechtsformen (falci-parum = Sichel-artig). Sie zeigen oft noch
einen Rest des roten Blutkörperchens, in dem sie entstanden. Das Cytoplasma
des Makrogametocyten färbt sich (nach GIEMSA) meist dunkelblau, das des
männlichen dagegen blaßblau bis violett.

Im „*Dicken Tropfen*"-*Präparat* wird die Auffindung der kleinen „Tropenringe" bei sehr spärlichem Blutbefall schwierig, aber schon bei mäßigem Befall
ist die Einheitlichkeit der Parasitenform eine wesentliche Hilfe. Man erkennt
allerdings oft nur den Zellkern und einen kleinen Plasmaanhang. Gut erhalten

sind in der Regel die „Halbmonde", insbesondere, wenn man den Rand des „Dicken Tropfens" aufsucht. In den zentralen Teilen dagegen kann durch langsame Trocknung des Blutes die sonst nur im Mückenmagen erfolgende Weiterentwicklung der Gamonten einsetzen, die sich dabei abkugeln („Sphärenbildung"). Typische „Halbmonde" sind *eindeutige Merkmale für Plasmodium falciparum.*

Im typischen Fall tritt bei der Infektion mit *P. falciparum* ein Fieber auf, das dem der *Malaria tertiana* ähnlich ist. Da jedoch bei der *Malaria tropica* oft Lebensgefahr besteht, wird sie auch als *„maligne Tertiana"* oder *Perniciosa* bezeichnet. Meist ist der Fieberverlauf auch nicht ganz regelmäßig; er gleicht eher einem Quotidianatyp (vgl. Abb. 109 und Pathogenese S. 193); oft kommt es zu Todesfällen. Bei rechtzeitiger Erkennung und Therapie ist die Gefahr jedoch gering (s. auch S. 203).

Erregernachweis. Der *Parasitennachweis in der Leiche* gelingt nur etwa 20—24 Std nach dem Tode. Bald nach dem Erkalten des Leichnams gehen die Plasmodien zugrunde und lassen sich im Blutausstrich nicht mehr nachweisen. Der Erfahrene erkennt unter Umständen noch die Zellkernreste. Das Pigment bleibt jedoch erhalten und erlaubt den Nachweis einer Plasmodieninfektion noch lange Zeit später. Die Capillargefäße eines an Tropica Verstorbenen enthalten zahlreiche Parasiten; sie verstopfen die Gefäße der besonders betroffenen Organe (Abb. 108). Gehirn und Milz sehen (makroskopisch) grau-dunkelbraun aus. — Diese starke Pigmentanhäufung ist aber nur bei frischen Malariafällen zu finden; bei älteren und mehr chronischen bleibt relativ wenig Pigment zurück. 3—4 Monate nach völliger klinischer Aus-

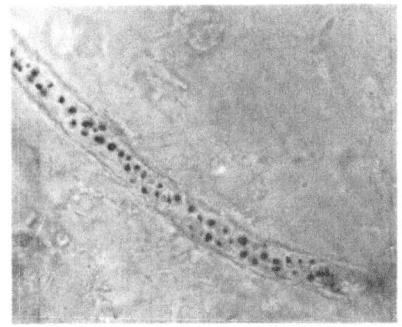

Abb. 108. *Plasmodium falciparum.* Hirncapillare, durch Parasiten verstopft (etwa 500×).

heilung pflegen die Organe pigmentfrei zu sein (SEYFARTH 1924). — Zur besseren Erkennung des Pigments ist es wichtig, Formalingemische zur Fixierung zu vermeiden.

Reaktion des Wirtes (Pathogenese)[1].

Der Cyclus der erythrocytären Entwicklung der Plasmodien kommt in der Art des Krankheitsbildes zum Ausdruck; ihm entspricht ein spezifischer Fieberrhythmus (48- oder 72-Std-Cyclus) (Abb. 102 und 105). Das Fieber setzt nur ein, wenn die Merozoiten frei werden; das Schizontenwachstum verläuft ohne Fieberreaktion des Wirtes und die Gamonten führen ebenso wie die präerythrocytären Stadien praktisch zu keinen klinischen Erscheinungen.

Das Fieber ist als Reaktion des Wirtes auf die frei werdenden Stoffwechselprodukte der Parasiten und die Zerfallsprodukte der Erythrocyten aufzufassen. Die Regelmäßigkeit des Fiebers (Synchronismus) ist primär nicht vorhanden, sondern wird vom Wirt herbeigeführt. Nach erstem, unregelmäßigen Prodromalfieber bildet sich der typische Fieberverlauf unter Vereinheitlichung des Parasitenbildes aus.

PLÖTTNER (1944) vermutet, daß die Parasitenentwicklung und die Regelmäßigkeit der Fieberanfälle derart in unmittelbarer Beziehung stehen, daß das Malariafieber einen Teil der Parasiten jeweils abtötet und dadurch eine ungehemmte Vermehrung der Plasmodien verhindert. Die temperaturempfindlichen Entwicklungsstadien sind anscheinend die Merozoiten, bevor sie in die Erythrocyten eindringen. Da sie während und auch kurz vor dem Malariaanfall entstehen, würde das bedeuten, daß nur die vor dem Fieberablauf in die Erythrocyten eingedrungenen Merozoiten wieder zur Entwicklung kommen. So schützt sich der Wirtsorganismus gleichsam gegen die Zerstörung aller Erythrocyten. Hinzu kommen die

---

[1] Vgl. dazu FISCHER u. REICHENOW im Handbuch der inneren Medizin, Bd. 1, Teil 2 1952.

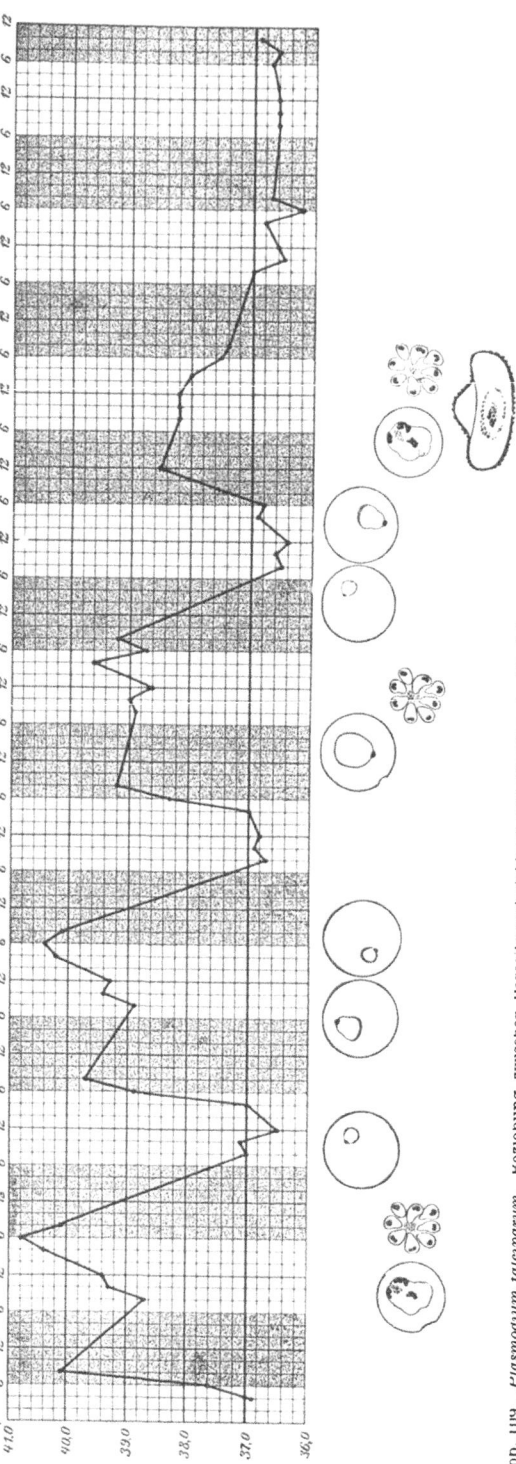

Abb. 109. *Plasmodium falciparum*. Beziehung zwischen Parasitenentwicklung und Fieberverlauf bei der *Malaria tropica*. (Nach HEGLER-NAUCK aus FISCHER-REICHENOW 1952.)

humoralen und cellulären Abwehrkräfte des Wirtes, die ebenfalls an der Vernichtung der Merozoiten beteiligt sind. Auch MUDROW und REICHENOW schließen aus den parasitologischen Befunden, daß der Synchronismus der Entwicklung im Blute, der sich aus der primären Unregelmäßigkeit der Blutinfektion im Anschluß an die endotheliale Entwicklungsphase ausbildet, durch Einflüsse des Wirtes aufgezwungen sein muß. Aus diesen Überlegungen heraus entstand auch der Gedanke, die Malaria durch *Fiebertherapie* zu heilen. Interkurrente, fieberhafte Erkrankungen führen ebenfalls zur Unterdrückung der akuten Malaria (vgl. auch S. 184).

Dem rhythmischen Fieber gehen uncharakteristische (Prodromal-) Erscheinungen voraus, die in Kopfschmerzen, Mattigkeit, Appetitlosigkeit, auch Gliederschmerzen und schlechtem, unruhigen Schlaf oder Übelkeit und Erbrechen bestehen können. Oft aber setzt aus vollem Wohlbefinden ein typischer „Anfall" ein, meist bei der Frühjahrstertiana (s. S. 194). Die frischen Fälle des Sommers und Frühherbstes werden dagegen *oft* durch ganz atypische Anfangsfieber eingeleitet, die mit oder ohne Frösteln, Übelkeit, Erbrechen und unruhigen Nächten einhergehen. Erst nach 2—4 Tagen kommt es zu den charakteristischen Fieberstößen.

Die *Inkubationszeit* ist um so länger (ceteris paribus), je kleiner die Infektionsdosis war. In vielen Fällen, besonders nach schwacher Infektion, dauert sie aber auch mehrere Monate, so daß die Ansteckungen aus dem Sommer und Herbst erst im folgenden Jahr manifest werden (eine Besonderheit der *Malaria tertiana*). Atebrin oder Chinin, in der Inkubationszeit genommen, verlängern diese in der Regel.

Bei der Quartana dauert die gewöhnliche Inkubation länger, bei Tropica ist sie durchschnittlich noch etwas kürzer als bei der Tertiana. Erste *klinische* Reaktionen in Form einer Temperaturerhöhung auf 37—38⁰ C treten bei Malaria tertiana bei einer Parasitendichte im peripheren Blut (Hautblut) von 10—50 Schizonten je Kubikmillimeter auf. Abgesehen von den ersten Fieberanfällen mit weit höherer Parasitendichte, steigt diese nur wenig über 100 je Kubikmillimeter. [Bei *Impfmalaria* kommen extreme Zahlen von 25000—50000 Parasiten je Kubikmillimeter vor, etwa am 10. Tage nach der Infektion bei Blutübertragung (BOYD 1938).]

Bei den *typischen Fieberanfällen* steigt die Temperatur unter Schüttelfrost manchmal bis über 40⁰, hält sich dann unter Hitzegefühlen, begleitet oft von heftigen Kopfschmerzen, eine Zeitlang auf der Höhe und fällt unter profusem Schweiß wieder zur Norm.

Solch ein Anfall dauert meist 4—8 Std, manchmal noch länger, manchmal, besonders bei Rückfällen und beim Abklingen der Anfallreihe, auch kürzer. Die Milz ist meist palpabel oder doch vergrößert und druckempfindlich (für die chronische Malaria ist eine *derbe* Milzschwellung charakteristisch). Ruptur der weichen, oft stark geschwollenen Milz kann in Ausnahmefällen Todesursache bei akuter Malaria werden. Die Zunge ist trocken und belegt, das Gesicht im Hitzestadium gerötet und gedunsen, die Haut heiß und trocken. Der Harn enthält Urobilinogen und nicht selten Eiweiß. Subjektiv wird über Kopfschmerzen, Mattigkeit, Glieder- und Rückenschmerzen geklagt. Diese werden oft als Grippe oder Rheumatismus mißdeutet. Der Durst ist stark, die Eßlust gering. Nach dem Schweißausbruch fühlt sich der Kranke noch matt, aber sonst wohl, und oft stellt sich bald Schlaf ein.

Derartige Anfälle wiederholen sich einen um den anderen Tag bei Infektionen mit *P. vivax*, mit *P. malariae* jeden 3. Tag. *Tägliche* Fieber kommen zur Beobachtung, wenn von zwei Generationen des *P. vivax* die eine rund 24 Std Vorsprung vor der anderen hat und jede zu *ihrer* Zeit *ihren* Fieberanfall macht (*Tertiana duplicata*, analog: *Quartana triplicata*). An den anfallsfreien Tagen ist der Kranke zunächst ganz munter, doch kommt es mit der Zahl der Anfälle zu einer oft hochgradigen *Blutarmut* (Anämie) und *Entkräftung* (Schwarzwasserfieber s. S. 203).

Die Anämie wird einmal durch die mechanische Zerstörung der Erythrocyten, aber auch durch den ungenügenden Ersatz der roten Blutkörperchen infolge einer gehemmten Ausschwemmung aus dem Knochenmark und Verlangsamung der Erythroblastenneubildung herbeigeführt. Nach dem Schwinden der Parasiten aus dem peripheren Blut schwindet auch die Knochenmarkshemmung. Die Reticulocyten treten in größerer Menge auf, und die Erythrocytenreifung wird beschleunigt (THONNARD-NEUMANN 1953). Von manchen Autoren wird auch angenommen, daß eine zusätzliche Hämolyse zu einer beschleunigten Anämie führen kann. Es findet im Verlauf des Fieberfalls ein intracellulärer Hämoglobinabbau statt. Die Abbauprodukte treten nach dem Sprengen der Erythrocytenhülle durch die frei werdenden Merozoiten plötzlich ins Blutplasma über (FUHRMANN 1952).

Unkomplizierte Tertianafieber gehen selbst unbehandelt fast ausnahmslos in Genesung über, indem die Kette der Anfälle unter Abnahme der Temperaturhöhe und der subjektiven Beschwerden allmählich abklingt (einsetzende Immunität). Nach allgemeiner Erfahrung nimmt die Malariaerkrankung in einer unterernährten Bevölkerung einen schwereren Verlauf als bei einer wohlernährten. (Experimentell ließen sich diese Erfahrungen bei gut bzw. schlecht ernährten Affen nach einer Infektion mit *P. cynomolgi* oder *P. knowlesi* jedoch nicht bestätigen; PASSMORE und SOMMEVILLE).

Bei der Tropica sind alle Erscheinungen stärker. Die Anfälle dauern länger, nicht selten über 24 Std. Der Kreislauf wird durch das höhere Fieber stärker in Anspruch genommen und gefährdet. *Das Zentralnervensystem wird oft so stark in Mitleidenschaft gezogen, daß man an Hirnentzündungen oder Hitzschlag denken kann,* wohl eine Folge der in den Hirncapillaren haftenden, wachsenden Parasiten (Gefahr eines Komas) (Abb. 110). Das Krankheitsbild der Tropica ist außerordentlich wechselnd. Je nach bevorzugtem Befall bestimmter Organe treten verschiedene Symptome z. B. im Bereich des Darmkanals, der Niere oder der Lunge auf.

Rezidive. Mit der erstmaligen Genesung ist das Bild der Wechselfieber aber noch nicht abgeschlossen. Zurückbleibende Parasiten — vorwiegend Endothelstadien (vgl. S. 169) — verursachen nach einiger Zeit *Rückfälle* (Rezidive) (ungefähr bei 30—50% der Patienten). Die Wahrscheinlichkeit eines Rückfalles ist ungefähr 3 Wochen nach Abschluß der ersten Behandlung am größten und nimmt dann allmählich ab. Bei Malaria tertiana treten vom März des nächsten Jahres wieder gehäuft Rückfälle ein (Frühjahrsmalaria), so daß es unter natürlichen Verhältnissen im Mai oder Anfang Juni in unserem Klima zu einem neuen Maximum der Rückfälligkeit kommt. In dieser Zeit werden auch oft Ansteckungen manifest, die sich im Vorjahr noch gar nicht geäußert hatten, oder doch so wenig, daß der Patient es nicht beachtete („Spätmanifestationen"). Wiederum etwa ein Drittel der ersten Rückfälle wird trotz medikamentöser Behandlung erneut rückfällig. Nach 2 Jahren jedoch sind Rezidive sehr selten.

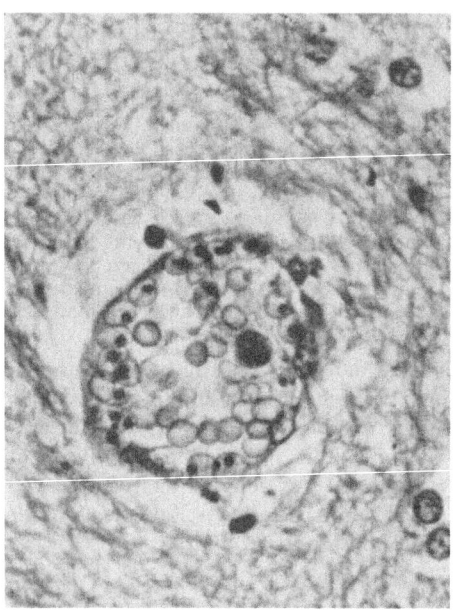

Abb. 110. *Plasmodium falciparum.* Hirnschnitt durch weite Capillare mit infizierten randständigen Erythrocyten (600×). (Aus FISCHER und REICHENOW 1952.)

Die zweite Rückfallswelle fehlt der *Tropica.* Ungewöhnlich frühe Rückfälle kommen andererseits auch noch vor Schluß der Behandlung oder unmittelbar im Anschluß daran vor. Bei einer Malaria muß auch an die Möglichkeit einer Mischinfektion mit *Plasmodium vivax* und *P. falciparum* gedacht werden. Immer entwickelt sich zuerst der Tropicaparasit und unterdrückt den Erreger der Tertiana. Erst später, nach Abklingen der Tropicainfektion, findet man auch *P. vivax.* So kann es vorkommen, daß im Spätsommer eine Tropicainfektion festgestellt wird, im folgenden Frühjahr eine Tertiana als Rückfall. Bei gleichzeitiger Infektion von *P. vivax* und *P. malariae* wird die zweite Art unterdrückt. Das Fieber wird entweder zur Quotidiana oder Tertiana, aber nie schwerer als bei einer Infektion mit einer einzigen *Plasmodium*-Art. (E MARTINI).

Ungeklärt ist, ob die Rückfälle und die anscheinend verlängerten Inkubationszeiten auf endogene oder exogene Gründe zurückzuführen sind (Prämunition?). Vielfach werden Überanstrengung, Verwundungen und andere Blutverluste, Impfungen, Sonnenbäder, kalte Bäder, Durchnässung, Erkältung, interkurrente Erkrankungen, seelische Erregungen und anderes verantwortlich gemacht. Künstlich lassen sie sich vor allem durch *Adrenalin* hervorrufen. Die Rückfälle verlaufen ähnlich den Neuerkrankungen, nur fast immer leichter, doch kommen auch Ausnahmen von dieser Regel vor.

Es ist bisher kein Mittel bekannt, die akuten Anfälle an Wechselfiebern vollkommen zur Ausheilung zu bringen. Am zähesten rezidiviert die Quartana, am wenigsten die Tropica in unserem Klima. Immerhin sind Tertianainfektionen, die länger als $1^1/_2$ Jahre dauern, selten, doch können einzelne Infektionen wohl ebenso alt werden wie ihre Träger (chronische oder larvierte Malaria; Prämunition siehe unten). Tropicarückfälle nach mehr als 1 Jahr sind ganz unwahrscheinlich.

Der Streit um die Frage, welche Entwicklungsstadien der Plasmodien zu den Rückfällen führen, ist noch nicht entschieden. Die heute vorherrschende Auffassung nimmt an, daß sich die Parasitenentwicklung zeitweise ausschließlich auf die Ausbildung *endothelialer* Formen beschränkt, wobei dieser Vorgang eventuell noch verlangsamt abläuft (MUDROW-REICHENOW 1952, in Übereinstimmung mit FAIRLEY, KIKUTH und REICHENOW).

Daneben wird auch noch der Standpunkt vertreten, daß sich auch *erythrocytäre* Stadien in sehr geringer Zahl gleichsam in Verstecken (etwa Knochenmark) und dort von Antikörpern nicht erreichbar aufhalten und längere Zeit überleben können. Erst bei einer Änderung der Immunitätslage des Wirtes zugunsten des Parasiten kommt es dann zu einer ungehemmten Vermehrung der Plasmodien.

Zwischen dieser und der oben skizzierten Auffassung besteht jedoch nicht auf jeden Fall ein Gegensatz. Unterscheidet man auch parasitologisch zwischen Früh- und Spätrückfällen, so lassen sich wahrscheinlich die Frührückfälle („recrudescenses") auf noch im Blut kreisende oder in „Nischen" verbliebene *erythrocytäre* Formen zurückführen, während die Spätrückfälle („relapse") von *endothelialen* Stadien ausgehen dürften.

Gelegentlich wird davon berichtet, daß die Malariaparasiten in Blutkonserven einen Gestaltwandel erfahren, wobei sich eine Art von Dauerform, eine extraglobuläre, gametocytenähnliche Rundform, ausbildet, die morphologisch von echten Gametocyten jedoch unterscheidbar ist (HORN u. KAUDERS 1930). Diese Deutung von morphologisch von der Norm abweichenden Parasitenformen erscheint aber keineswegs zwingend. Die Existenz solcher oder anderer Dauerformen ist bisher völlig unbewiesen.

Immunität und Prämunition.

Solange eine Person noch einen Malariastamm beherbergt, ist sie gegen eine Neuansteckung mit diesem geschützt, prämuniert, jedoch weniger gegen einen anderen Stamm derselben Hauptart. Immer ist die erworbene Immunität nur *stammspezifisch* und erstreckt sich nicht allgemein auf die Art. Dadurch kann z. B. eine immunisierte Bevölkerungsgruppe durch Einschleppung eines neuen *Plasmodium*-Stammes der gleichen Art durch Mücken oder Menschen erneut erkranken. Nach dem Erlöschen einer Infektion besteht eine Zeitlang eine relative Immunität. Die Hauptarten: *P. vivax P. falciparum* und *P. malariae* immunisieren oder prämunieren dagegen nicht erheblich gegeneinander. Aber eine gewisse kreuzweise wirkende Immunität (*P. vivax — P. malariae*) läßt sich erkennen. Beim Bestehen einer Prämunition können Parasitenmengen im Blute sein, die bei einer Erstinfektion bereits zu einer klinischen Reaktion führen würden (vgl. dazu PAMPANA 1944 und NAUCK 1953).

In den hyperendemischen Gebieten ist die Malaria eine Kinderkrankheit mit erheblicher Kindersterblichkeit. Erwachsene erkranken daher weit seltener. Eine Infektion mit Plasmodien führt zu einer Sensibilisierung der Zellen des Reticuloendothels, eine der Grundlagen der erworbenen Immunität. Ausgetragene Kinder in einem *hyperendemischen* Gebiet erkranken nicht vor dem 3. Lebensmonat, weil sie Immunkörper von der Mutter mitbekommen, die sie erst für einige Zeit vor der Erkrankung schützen. Aber 6 Monate alte Säuglinge dort bereits mehr als zur Hälfte infiziert und am Ende des 9. Monats praktisch alle Kinder. Überleben sie die Erkrankung, so sind sie durch Prämunition durch ständige Neuinfektion für ihr Leben geschützt, wenn sie im gleichen Gebiet bleiben (GARNHAM 1949). Besonders die Milz wird aktiv und phagocytiert Parasiten. Im Blut tritt eine Monocytose auf.

Nach einer überstandenen Infektion gelingt eine Reinfektion mit dem gleichen Parasitenstamm nicht mehr oder nur sehr viel schwächer. Nach wiederholter Reinfektion treten keine Plasmodien mehr im Blut auf. Diese Immunisierung erfolgt bei *P. vivax* recht schnell, bei *P. malariae* wesentlich langsamer, bei *P. falciparum* fast gar nicht. Entsprechend hält ein erreichter Immunitätsgrad bei *P. vivax* am längsten an; bei *P. falciparum* geht er schnell verloren. Setzt die medikamentöse Therapie außerdem frühzeitig ein, so wird die Immunkörperbildung geradezu gestört. Daher hat man in endemischen Gebieten die Behandlung der Erkrankten erst nach mehreren Fieberanfällen vorgenommen, um die Antikörperbildung nicht zu unterbinden.

Einen besonderen Beitrag zur Frage der Malariaimmunität lieferten SHORTT und GARNHAM mit ihren Untersuchungen über die Endothelstadien der Malaria. Der von ihnen untersuchte Patient, der sich freiwillig zur Fiebertherapie von einer großen Anzahl infizierter Mücken hatte stechen lassen, war bereits vor $22^1/_2$ Monaten mit dem gleichen Stamm von *P. vivax* infiziert worden. Damals hatte er 13 Fieberanfälle durchgemacht. Nach der zweiten Infektion mit Sporozoiten wurden die schon beschriebenen E-Formen in der Leber aufgefunden, aber zu keiner Zeit war ein Erythrocytenbefall zu beobachten. *Die noch bestehende Blutimmunität störte offenbar nicht die Entwicklung der E-Formen, jedoch den Übertritt der E-Formen aus der Leber ins Blut.* Wahrscheinlich beschränkt sich die Immunität auf die erythrocytären Stadien, während die präerythrocytären Formen unbeeinflußt bleiben, wie der Infektionsversuch zeigt.

Aktive Immunisierung. Es besteht wenig Aussicht, zu einem Antiserum oder zu einer Vaccine zur Bekämpfung der Malaria zu kommen, weil zahlreiche Antigenvarianten bei den einzelnen Arten existieren. Zu einer aktiven Immunisierung wäre eine große Menge von Antigen erforderlich. Sie wäre zudem nur von geringer Dauer (TALIAFERRO 1948). Europäer erkranken an der Tropica weit schwerer als Angehörige anderer Rassen (z. B. Neger). Dagegen bestehen im Hinblick auf *P. vivax* und *P. malariae* keine derartigen Unterschiede.

Übertragungswege (Epidemiologie).

Die Epidemiologie der Malaria verdient außergewöhnliches Interesse, weil sie in einem besonderen Maße die Vielfalt der Zusammenhänge erkennen läßt, die zur Entstehung einer Seuche führen können. Deshalb darf sie auch für das allgemeine Studium der Epidemiologie als Schulbeispiel gelten, obgleich die Momente, die zu einer Erkrankung führen können, bei jeder Krankheit spezifisch und nur ihr eigentümlich sind. Man darf daher niemals schematisch vorgehen, sondern muß stets alle typischen Erscheinungen besonders berücksichtigen. E. MARTINI hat eine ausgezeichnete Analyse der Malariaepidemiologie vorgenommen, die allgemeine Beachtung verdient.

Immer gehören zur Entstehung einer Infektionskrankheit wenigstens der *Mensch* und der spezifische *Erreger*. Zusätzliche, stets wechselnde Faktoren führen dann dazu, daß beide zusammenkommen, d. h. daß der Mensch *infiziert* wird, weitere erst führen zur *Erkrankung*. Der Mensch ist unter Umständen von zahlreichen Erregern umgeben, ihnen fehlt aber der Zugang zum Menschen, der auf sehr verschiedenem Wege erreicht werden kann. Bei der Malaria kennen wir heute die Vielfalt der Zusammenhänge recht genau, weil mehrere günstige Umstände sie leichter studieren ließen: Außer den menschlichen Malariaerregern existieren mehrere nahe verwandte Plasmodienarten als natürliche Parasiten der Tiere (Plasmodien der Vögel und Affen), die sich ebenso wie die menschlichen Parasitenarten relativ leicht untersuchen lassen. Hinzu kommt, daß die menschlichen Plasmodien zur Therapie der Lues verwandt werden (vgl. S. 184), wodurch sich versuchsähnliche Verhältnisse beim Menschen gewinnen lassen (Infektion mit Blutparasiten oder Sporozoiten), deren unterschiedlicher Verlauf schon früher aufgefallen war (JAMES, vgl. S. 168). Trotz dieser Umstände bestehen auch heute noch bei der Malaria manche Probleme, die der Lösung harren.

Die besonderen Umstände, die zu einer Plasmodiuminfektion führen, kommen bereits in dem Namen der Krankheit zum Ausdruck (Malaria d. h. italienisch: male = schlecht, aria = Luft; französisch: paludisme = Sumpffieber, von paludosus = sumpfig). Die Beziehung der Krankheit zu bestimmten örtlichen geomorphologischen Verhältnissen wird damit angedeutet.

.

Mensch — Plasmodium — Anopheles: jede dieser drei Komponenten spielt für die Beurteilung der epidemiologischen Situation in *einem Malariagebiet* eine Rolle.

Der **Mensch** ist *Empfänger* der in der Mücke entstandenen Infektionsstadien, der Sporozoiten, aber auch *Infektionsquelle* für die übertragenden Mücken.

Empfänger können alle noch nie infizierten und die sekundär nach Ausheilung wieder empfänglich gewordenen Personen sein. Jedoch erkranken wohl nicht alle Menschen in gleichem Maße (vgl. S. 73). Das Geschlecht des Patienten spielt für die Empfänglichkeit keine Rolle.

Als *Infektionsquelle* kommen zunächst alle akut erkrankten Personen in Betracht, Neuinfizierte und Rückfallkranke. Epidemiologisch betrachtet noch gefährlicher sind die *gesund erscheinenden Plasmodiumträger* („Keimträger"), unter denen sich in den großen Endemiegebieten vor allem zahlreiche Kinder der Eingeborenen befinden, sowie die chronisch Kranken, meist körperlich geschwächte Personen. Ohne akut zu erkranken, beherbergen sie in ihrem peripheren Blut meist Gamonten, die zur ständigen Infektion der Mücken führen können (vgl. SWELLENGREBEL 1950). Die Gamonten bleiben unter Umständen noch etwa 3 Monate nach Beseitigung der Schizonten im Blut. So kann zunächst der Eindruck einer malariaarmen Gegend entstehen, weil durch die Durchseuchung der Bevölkerung die Erwachsenen kaum erkranken. Neuhinzukommende erkranken jedoch sofort. Je größer die Zahl der Empfänglichen, desto gefährlicher wird der einzelne Infizierte für seine Umgebung, und umgekehrt wächst die Gefahr für den einzelnen Empfänglichen mit der Zahl der Infizierten in seiner Umgebung. Die *Prämunition* wird unter Umständen durch eine körperliche Anstrengung (Schwächung) durchbrochen, so daß wieder die akute Erkrankung einsetzt (vgl. S. 194, Rezidive). Intrauterine Plasmodieninfektionen wurden wiederholt berichtet, wobei meist *P. vivax* und *P. malariae*, selten *P. falciparum* beteiligt sind (MANSON-BAHR 1941, GARNHAM 1949).

Tierische Reservoire kommen für die Erreger der menschlichen Malaria *nicht in Frage.* In Affen haben sich zwar z. B. Quartanaparasiten entwickelt, aber praktische Bedeutung kommt dieser und ähnlichen Beobachtungen nicht zu (vgl. S. 177).

Die *Häufigkeit der Malariaerkrankungen* in einem gefährdeten Gebiet ändert sich von einem Jahr zum anderen. Dieser Wechsel wird besonders deutlich in den schwach infizierten Gebieten, wo es dann zu Epidemien kommen kann, die in den hyperendemischen Gebieten gleichsam permanent bestehen. Daneben kann man jahreszeitliche Malariaschwankungen beobachten, die je nach Gebiet entweder mit ausgesprochenen Winterzeiten oder Regen- oder Trockenperioden zusammenfallen („Saisonmalaria"). Für Europa ist die im Frühjahr auftretende *Malaria tertiana*-Erkrankung charakteristisch, die im vorhergehenden Sommer (ab Juni etwa) erworben unter Umständen erst nach Monaten zur Erkrankung führt („Frühjahrsmalaria"). Das Ende der Infektionsperiode liegt für Südeuropa Mitte bis Ende Oktober und kann sich weiter südlich (etwa Süditalien, Sizilien, Algier, Marokko) bis auf Anfang bis Mitte November ausdehnen.

Das **Plasmodium** tritt in mehreren Arten und Stämmen (Rassen) auf. Diese führen zu keiner vollen gegenseitigen Immunität oder Prämunition, so daß eine vorausgegangene Erkrankung an einem anderen Ort mit anderen *Plasmodium*-Stämmen sehr wahrscheinlich keinen Schutz vor erneuter Erkrankung bietet. Außerdem entwickeln sich die einzelnen Stämme nicht mit gleicher Sicherheit in der übertragenden Mücke weiter. Doch bleibt hier die Möglichkeit offen, daß die Mücken ihrerseits individuelle Unterschiede und damit verschiedene Empfänglichkeit besitzen. Bei Vogelmalariaparasiten zeigte sich, daß der Grad

der Empfänglichkeit bei den Mücken erblich und von einem einfach mendelnden
Faktor abhängig ist.

Die **Anopheles-Mücke** ist der einzige Überträger der Plasmodien des Menschen.
Die verschiedenen Arten der Gattung sind jedoch nicht im gleichen Maße als
Übertrager geeignet. Die Infektion ist für die Anophelen relativ harmlos, wenn
sie unter günstigen Bedingungen leben. Ungewöhnlich starker Befall führt
aber auch zu höherer Mückensterblichkeit.

Überträger. Von den etwa 170 bekannten *Anopheles*-Arten gelten als wichtigste
Malariaübertrager in *Europa* die Arten: *Anopheles (maculipennis) messeae,
A. atroparvus* und *A. typicus, A. elutus, A. superpictus*; in Afrika: *Anopheles
gambiae* und *A. funestus* (vgl. auch S. 577). — Es ist zu berücksichtigen, daß
eine Malaria auch durch Bluttransfusion von einem unerkannten *Plasmodium*-
Träger erworben werden kann.

Mensch + *Plasmodium* + *Anopheles* genügen noch nicht, um eine Malariainfektion herbeizuführen. Außer bestimmten minimalen Temperaturen ist eine
gewisse *Mückendichte* (Schwellenwert) sowie eine entsprechende *Parasitendichte*
im Gamontenträger notwendige Voraussetzung für eine Infektion oder Erkrankung (vgl. S. 580) (Einzelfälle sind dadurch nicht ausgeschlossen).

E. MARTINI hat unter Berücksichtigung aller einschlägigen Faktoren durch eine Über-
schlagsrechnung zu zeigen versucht, wieviel Mücken notwendig sind, um eine Malariainfektion
herbeizuführen. In einem Dorf mit etwa 1000 Einwohnern, von denen 10% Malariapatienten
mit 40% infektionstüchtigen Personen sein sollen, seien eine Million Anophelen (nur Weibchen
kommen in Frage!) jederzeit im und am Dorfe, d. h. je Kopf 1000 und auf 40 Infektiöse
40000 Mücken. Von diesen mag täglich ein Fünftel hungrig sein, d. h. 8000 hungrige Anophelen entfallen auf diese Leute. Von ihnen mögen wieder 95% Vieh aufsuchen, was wenig
ist, das macht 400 Stiche auf die 40 Keimträger. Bei *A. maculipennis* geht nun Tertiana
zu höchstens 50% an. Es infizieren sich also 200 Anophelen. Bei der bekannten Sterblichkeit
erleben nur 1% in einem kühlen Sommer den 15.—20. Tag, bis die Sporozoiten reif sind
nur 1⁰/₀₀. Von einer solchen Tagesklasse ist das noch nicht einer, sondern rechnerisch nur
von jeder 5. Tagesklasse einer. Da dieser aber auch nur jede 5. Nacht stechlustig ist, ist
auf 25 Tagesklassen ein Anopheles in einer Nacht stechlustig. Dieser fliegt aber beim übertragenden zweiten Stiche wiederum noch mit 95% Wahrscheinlichkeit an Tier an. Es würde
unter diesen Verhältnissen erst von 500 solchen Tagesklassen ein infektiöser Stich ausgehen.
So viele Tage hat aber das Jahr nicht, geschweige denn Sommernächte. Mit einer Million
Anophelen kommen wir hier also noch nicht zu einer einzigen Übertragung. Von den infektiösen Stichen fällt dann noch ein Zehntel auf schon Infizierte, bleiben also wirkungslos.
Erst bei der 5fachen Zahl von Mücken hätten wir unter solchen Verhältnissen eine Neuansteckung zu erwarten.

Diese Zusammenhänge zeigen, daß künstlich geschaffene Mückenbrutplätze
zu einer Erhöhung der Mückendichte und damit der Malariagefährdung, wie
sie z. B. für Berlin zeitweilig am Ende des zweiten Weltkrieges bestand, führen
können (sog. Menschenhandmalaria). Umgekehrt vermindert die Beseitigung
der Brutplätze die Malariagefahr. Weitere Beachtung verdienen: Art der Brutplätze (saure Gewässer hemmen die Entwicklung, kleine Fische verzehren die
Larven), Trockenheit kann unter Umständen bestimmte *Anopheles*-Arten begünstigen (*A. superpictus* in Gebirgsbächen, die bei starken Regenfällen heraus-
geschwemmt würden), dagegen fördern starke Regengüsse die *Anopheles*-Arten
des flachen Landes. *Es muß also eine bestimmte Mückendichte erreicht werden,
um eine Epidemie oder eine Endemie aufkommen zu lassen.* Bleibt ihre Dichte
unter diesem Schwellenwert, so besteht keine Malariagefahr. Dennoch gibt es
Gebiete, in denen trotz zahlreicher Anophelen keine Malaria herrscht (Problem
des Anophelismus ohne Malaria).

Aber selbst bei hoher Mückendichte und offensichtlich günstigen „Malariabedingungen"
kann es bei einer sehr geringen Gefährdung bleiben, wenn andere Faktoren der Übertragung
der Erreger auf den Menschen entgegenwirken. Dafür hat E. MARTINI (1934) ein sehr anschau-
liches Beispiel geliefert. Im Donaudelta stellte er zur Zeit der Untersuchungen bei reichlicher

Ernährung einen guten Allgemeinzustand der Bevölkerung fest. Der Viehreichtum führte zur Ablenkung der Mücken. Als Überträger kam in Frage der *zoophile Anopheles (maculipennis) messeae*. Hinzu kamen große zusätzliche Mückenplagen durch *Mansonia*, durch die die Pferde aussahen, „als ob sie über dem glatten Fell noch einen struppigen Pelz hätten". Daher ist dort ein mechanischer Mückenschutz unabhängig von der Malariagefahr ganz allgemein üblich. Der Plasmodienentwicklung nicht günstig ist ferner das dortige Klima mit mäßiger Sommerwärme, sowie die weitläufige Ausbreitung der relativ spärlichen Bevölkerung. So ist die Malaria im Donaudelta von geringer Bedeutung geworden. Anders dagegen ist es wenige Kilometer südlich davon, bei Constanza am Schwarzen Meer, wo *Anopheles elutus*, eine *anthropophile* Art, lebt.

Die Anophelen stechen gewöhnlich des Nachts; dem müssen die Schutzmaßnahmen Rechnung tragen. Wer sich nachts in einem Hause aufhält, das von Mücken freigehalten wird, bleibt gesund. Mechanischer Mückenschutz durch Gazefenster und ähnliches und *richtig* angebrachte, intakte Mückennetze (mit Abstand vom Körper!) helfen mit großer Sicherheit.

Gefährdet sind Personen, die noch am Abend oder des Nachts im Freien tätig sein müssen. Die Malaria wird dann zur *Berufskrankheit* (Fischer, Gärtner). Jeder *nächtliche* Aufenthalt im Freien oder im Hause ohne Mückenschutz kann zur Infektion führen. Dabei ist zu bedenken, daß die Mücken sich bereits am Tage vor der Hitze in die Häuser flüchten können und so in der Nacht ihren Blutspender leichter finden.

Das Innere großer *Städte* ist weniger gefährdet als Dörfer und Stadtränder die im Bereich der Mückenflugweite liegen (maximal $1^1/_2$—2 km; meist nur im Umkreis von wenigen hundert Metern). Die Malaria ist mehr eine Krankheit ländlicher Gebiete, doch können durch veränderte Verhältnisse (künstlich geschaffene, unkontrollierte Teichanlagen und ähnliches) Brutstätten entstehen; dann gelten aber die oben angestellten Überlegungen betreffs Mückendichte und Gamontenträger.

Indirekten Schutz bietet der Wind. Der *Anopheles* fliegt *in* den Wind und „wittert" die Blutspender. Dieser kann ein Tier (Stallung) sein. Trifft er zuerst auf dieses, wird die menschliche Siedlung nicht beflogen. Allem Anschein nach sind die Anophelen nicht extrem anthropophil oder zoophil.

Nicht jede *Anopheles*-Art ist in gleichem Maße für die Malariaübertragung bedeutsam. Manche lassen sich z. B. mit *P. falciparum* leicht infizieren (*A. sundaicus, A. gambiae*), andere schwer (*A. hyrcanus var. sinensis*), und nur wenige Individuen produzieren trotz zahlreicher, mit dem Blut aufgenommener Gamonten Sporozoiten. Außerdem wechselt die Eignung einer *Anopheles*-Art mit dem Plasmodiumstamm. So ließ sich z. B. ein englischer *A. maculipennis* nicht mit einem indischen Stamm von *P. falciparum*, dagegen wohl mit einem italienischen Stamm infizieren, und ähnliches. Ebenso wie die verschiedenen Stämme einer *Plasmodium*-Art Unterschiede aufweisen, sind auch die verschiedenen Rassen einer *Anopheles*-Art unterschiedlich empfänglich.

Die *Anopheles*-Arten unterscheiden sich weiterhin durch ihre besonderen Ansprüche an das Gelände und an das Klima. Deshalb findet man je nach Biotop verschiedene Arten, die entsprechend zu verschiedenen Bekämpfungsmaßnahmen zwingen (sog. Speciessanierung, vgl. S. 581).

Bekämpfungsmaßnahmen. Aus den dargelegten epidemiologischen Zusammenhängen ergeben sich die Abwehrmaßnahmen, deren wesentlicher Grundsatz lautet: *Wo keine Mücken, dort keine Malaria.* Die erforderlichen Maßnahmen müssen sich sowohl gegen die *fliegenden Mücken* als auch gegen die *Larven* wenden. Schutz vor Mücken bieten *Anopheles*-freie oder -arme Gebiete, z. B. größere Höhenlagen, das Innere großer Städte und andere Orte weitab von feuchten, sumpfigen Gebieten oder Gewässern, die als Mückenbrutplätze in Frage kommen können. Sehr wirksam ist bereits konsequenter *mechanischer Mückenschutz*

(Mückennetze, Mückengaze an Türen und Fenstern, aber auch an Löchern in Wänden und Dächern, ganze Drahtlauben). Nützlich erweist sich die *Ablenkung der Mücken* aufs Vieh, das möglichst zwischen Brutplatz und menschlicher Siedlung zu halten ist.

Die *Beseitigung aller Brutplätze* im Umkreis von $1^1/_2$—2 km ist am wirksamsten. Dieses Ziel wird sich bei kleineren Gewässern erreichen lassen, jedoch nicht bei endlosen Binnensümpfen, bei Lagunen und Küstensümpfen. Hier ist ein genaues Studium der geomorphologischen Verhältnisse erforderlich, um zu einem Erfolg zu kommen. — Je nach der Dringlichkeit wird man eine behelfsmäßige Bekämpfung oder eine Dauerlösung anstreben.

Eine **biologische Bekämpfungsmethode** stellt die Verwendung von *larvenfressenden Fischen* dar, die sich bei der Mückenlarvenvernichtung vielfach bewährt haben (vgl. Abb. 111). Die Zahl der durch *Gambusien* vernichteten Mücken ist bei planmäßigem Vorgehen erheblich. In einem kontrollierten Fall konnte dadurch die Mückendichte so verringert werden, daß der Anteil der Parasitenträger innerhalb von 3 Jahren von 35% auf 3% zurückging. — Auch Enten sind nützliche Helfer.

Heute wird man nach Möglichkeit weitgehend von den *neuartigen chemischen Bekämpfungsmitteln* Gebrauch machen, die gegen Larven und Imagines eingesetzt werden. Durch die Anwendung der modernen Kontaktinsecticide (DDT, Gammexan u. a.) ist eine wirksame Prophylaxe außerordentlich erweitert worden, weil sie zum Teil eine gewisse Dauerwirkung haben. Sie erlauben die Imprägnierung von Wänden und Netzen, Zelten und Kleidungsstücken und erleichtern damit die Mückenabwehr wesentlich (vgl. S. 583 ff.). Bei systematischer Anwendung ermöglichen sie eine restlose Beseitigung der Mücken, die in der Praxis vielfach nur am Mangel ausreichender Geldmittel scheitert. Es liegen zahlreiche Berichte vor, nach denen ganze Gebiete, die früher schwerst mit Tropica verseucht waren, durch systematische Mückenbekämpfung malariafrei wurden (z. B. in Griechenland) (vgl. auch Chemoprophylaxe S. 204). — Neuerdings sind auch mückenabweisende Mittel („repellents") zur Anwendung gekommen, doch haben sich diese noch nicht im erwarteten Umfang bewährt (z. B. „Mipax"; Dimethylphthalat u. ä.).

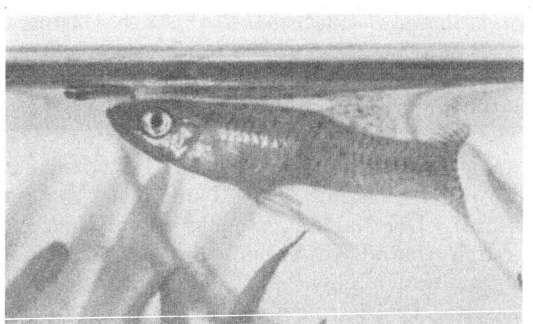

Abb. 111. *Gambusia*; vor dem Maul des Fisches eine *Anopheles*-Larve an der Wasseroberfläche (etwa nat. Gr.) (Original).

Diese allgemeinen Maßnahmen müssen ausgehen von der *Speciesassanierung.* Man versteht darunter die Beseitigung *der* Anophelesarten, die für die Übertragung der Malaria an einem Ort allein Bedeutung haben. Oft kommen in einem Gebiet zahlreiche *Anopheles*-Arten vor, aber immer sind nur wenige epidemiologisch von Bedeutung. So zählt RODENWALDT 28 *Anopheles*-Arten in Indonesien, von denen nur 3 Arten ernstlich für die Malariaübertragung in Frage kommen.

Bei den Assanierungsarbeiten sind vorbereitend folgende Momente zu berücksichtigen:

1. Der Grad der *natürlichen Infektionen* bei den einzelnen *Anopheles*-Arten. Dazu sind Sporocystenuntersuchungen erforderlich.

2. Der Grad der *Empfänglichkeit der einzelnen Arten.*

3. Die *Biologie* der einzelnen Arten. Nicht immer sind die häufigsten Arten auch die gefährlichsten. Bedeutungsvoll sind: Bevorzugung bestimmter Wirte, die Flugweite der Arten, Lage der Brutplätze, Art der Brutplätze, Brutplatzansprüche, allgemeine Lebensbedingungen.

Bei den Bekämpfungsmaßnahmen muß berücksichtigt werden, daß unter Umständen die Beseitigung *einer* Art einer anderen günstigere Lebensbedingungen schafft und dadurch ihr Aufkommen erleichtert. Außerdem können sich die Arten an neue Umweltsbedingungen anpassen. Gelegentlich findet man, daß Arten an einem Ort sehr häufig sind, während sie an benachbarter Stelle selten vorkommen. Hier spielen offenbar Momente, die in den Bereich des Mikroklimas gehören, eine wichtige Rolle, Bedingungen also, die wir oftmals nur sehr schwer übersehen können.

Mikroskopische Diagnose.

Die mikroskopische *Blut*untersuchung ist die wichtigste Grundlage für die Erkennung einer Malariaerkrankung. Zwar erlaubt das regelmäßig auftretende typische Fieber in Verbindung mit der Milzvergrößerung eine recht sichere klinische Diagnose. Das Fieber tritt jedoch nicht immer — besonders zu Beginn — (auch nicht bei der gefährlichen Tropica) in charakteristischem Verlauf auf. *Immer sollte der Erregernachweis verlangt werden.* Das gilt besonders auch für die sog. Rückfallerkrankungen (Rezidive).

Mit dem Auftreten der Malariaparasiten im peripheren Blut ist es möglich, durch gefärbte *Blutausstriche* und „*Dicke Tropfen*" den Erregernachweis zu führen (vgl. S. 658). Dabei ist immer zu berücksichtigen, daß das mikroskopische Präparat stets *vor Beginn der spezifischen Behandlung* angefertigt wird. 1—2 Tage nach den ersten Heilmittelgaben können noch Plasmodien gefunden werden, die jedoch die unten (S. 206) beschriebenen morphologischen Veränderungen aufweisen können, die unter Umständen die Species nicht mehr sicher erkennen lassen. Immer noch gilt in der Regel der Grundsatz: das mikroskopische Präparat, der direkte Parasitennachweis, entscheidet, ob eine Malariaerkrankung vorliegt oder nicht (E. MARTINI). (Klinische Diagnose mit der Vielfalt der möglichen Symptome vgl. FISCHER und REICHENOW 1952.)

Das positive Ergebnis der Blutuntersuchung allein rechtfertigt *im Malariagebiet* noch nicht die Diagnose „Malaria", da *Keimträger* auch an anderen fieberhaften oder nichtfieberhaften Erkrankungen leiden können. Der klinische Befund und andere diagnostische Verfahren sprechen also hier trotzdem mit.

Serologische Diagnose.

Die gewissen Schwierigkeiten, bei spärlichem Parasitenbefall im peripheren Blut die Plasmodien zu entdecken, führten zu verschiedenen Versuchen, die Stoffwechselprodukte der Parasiten oder Reaktionsprodukte des Wirtes (Antikörper) im Serum nachzuweisen.

HENRY ging bei der nach ihm benannten „HENRY-*Reaktion*" von folgender Überlegung aus: Alle histo-pathologischen Malariaveränderungen sind durch die Bildung von Pigment (Melanin) charakterisiert. Diese wirken im Wirt als Antigen und führen zu einer entsprechenden Reaktion (Antikörperbildung). HENRY (1934) vermutete, daß es gelingen müsse, durch eine Flockungsreaktion die Anwesenheit des Pigments und damit indirekt die der Plasmodien festzustellen. Die praktische Durchführung erschien jedoch zunächst unmöglich, weil Malariapigment als Antigen in ausreichender Menge nicht zu gewinnen war. HENRY wählte als Ersatzstoff eisen- oder melaninhaltige Substanzen, von denen sich das Augenmelanin (Ochsenaugen) als brauchbar erwies. Dieses ist zwar nicht identisch mit dem Malariapigment, aber alle Melanine haben eine gemeinsame Proteingruppe, die ihre Identifizierung erlaube. KRITSCHEWSKI und RUBINSTEIN (1935) hielten das Melanin für ein Hapten. Beide Deutungen der HENRY-Reaktion sind aber nach Ansicht von WESTPHAL keineswegs zwingend. Vielmehr

Differentialdiagnose der Plasmodiumarten des Menschen.

(Erreger der Malaria, nach Methylalkoholfixierung und Giesma-Färbung.)

		Plasmodium vivax	*Plasmodium malariae*	*Plasmodium ovale*	*Plasmodium falciparum*
Verhalten der befallenen Blutkörperchen	a) Tüpfelung oder Fleckung	Häufig „Schüffner"-Tüpfelung	Keinerlei Tüpfelung oder Fleckung	Immer mit „Schüffner"-Tüpfelung	Zuweilen „Maurersche Fleckung"
	b) Sonstiges Verhalten der befallenen Blutkörperchen	*Vergrößerung und Abblassung* bei den älteren Parasitenformen	Keine Vergrößerung oder Abblassung	Nur geringe Vergrößerung und Abblassung; ausgefranste, zerrissene Ränder	*Keine Vergrößerung oder Abblassung*
Vorkommen der verschiedenen erythrocytären Entwicklungsformen		Alle Formen der Schizogonie und Gametogonie nur in den Erythrocyten des peripheren Blutes			*Nur Ringformen und erwachsene Gamozyten* („Halbmonde") in den Erythrocyten *des peripheren Blutes.* Teilungsformen in den Capillaren der inneren Organe
Formen der erythrocytären Schizogonie	a) Jüngste Form	„Ringe" (siegelringähnlich) mit rundem Kern und relativ breitem Plasmasaum (selten ohne gleichzeitiges Vorhandensein von älteren Stadien)			„Kleine Ringe" ein Fünftel des Erythrocytendurchmessers („Tropenringe") mit rundem oder hantelförmigem, oft zweigeteiltem Kern und stets schmalem Plasmasaum (Siegelringform)
	b) Ältere Form	„Halberwachsene Parasiten" meist mit mehr als einem Zellkern			
		Häufig amöboide Formen; keine Bänder, feines, zerstreutes Pigment; „zerrissenes" blaues Plasma	Kompaktere Formen, zuweilen charakteristische Bandformen; Pigment klumpig, goldgelb und häufig randständig	Kompakte Formen, ähnlich dem Quartanaparasit, aber ohne Bandformen, Pigment grob granuliert	„Große Ringe" (zuweilen verzogen) oft die einzigen Formen (kein Pigment)
	c) Fertige Teilungsform	Im peripheren Blute vorwiegend während des Schüttelfrostes vorhanden			
		Größer als nichtparasitierte Blutkörperchen, etwa 18—24 Merozoiten, sog. Morulastadium	So groß wie unveränderte Blutkörperchen, etwa 8—12 Merozoiten, manchmal sog. „Gänseblümchen"	Ovale Gestalt, etwa 8 Merozoiten, zentral gelegenes Pigment	Im peripheren Blut so gut wie nie zu finden, mitunter in der Agonie, sonst in zentralen Organen (Hirncapillaren), 16 bis 30 Merozoiten
Form der Gametocyten im zirkulierenden Blut		♂ mit hellblauem bis violettem Protoplasma und locker verteiltem Chromatin (Zellkern) ♀ mit dunkelblauem Protoplasma und kompaktem Chromatin rundlich gestaltet			Halbmondförmig

Morphologie der Parasiten

hat er wahrscheinlich gemacht, daß die Reaktion *keine spezifische Antikörperreaktion*, sondern eine einfache Labilitätsreaktion ist, die höchstens als Ausdruck einer besonderen vegetativ-nervösen Reaktionslage des Organismus angesehen werden darf (ZIPF 1948, WESTPHAL 1950/51).

Bei der Ausführung der Reaktion wird das frische, nüchtern entnommene, klare Patientenserum mit verschiedenen hypotonischen Melaninverdünnungen zusammengebracht (Vorschrift von HENRY, 1934), $2^3/_4$ Std bei 37^0 C gehalten und mit bloßem Auge abgelesen. Bei positiver Reaktion sieht man deutlich erkennbare *Flocken* im Reagensglas, während die Kontrollen klar bleiben. Klinisch ist die Reaktion (nach HENRY) als spezifisch anzusehen. Negative Resultate schließen Malaria aus, positive Reaktionen machen das Bestehen einer Malaria wahrscheinlich. Die neuesten Nachprüfungen mit diesem Verfahren (HORMANN 1948 und ZIPF 1948) haben allerdings diese optimistische Beurteilung nicht bestätigt. Bei kritischer Bewertung bietet die HENRY-Reaktion jedoch gewisse Anhaltspunkte für die Diagnose der Malaria (vgl. FISCHER und REICHENOW 1952).

Die Anwendung der *Komplementbindungsreaktion* kann ebenfalls eine Unterstützung der Diagnose vermitteln, vermag aber die mikroskopische Blutuntersuchung auf Parasiten nicht zu ersetzen. Die komplementbindenden Antikörper treten nach dem 4.—5. Fieberanfall auf und bleiben 10—30 Tage bestehen.

Bei der Antigengewinnung geht man von Hühner- oder Affenmalariaparasiten (*P. gallinaceum* und *P. knowlesi*) aus, von denen man mit gepufferter Kochsalzlösung wäßrige Extrakte herstellt. Das Verfahren liefert bei Ausschluß der positiven Wassermannreaktion brauchbare Resultate (HARRIS und REIDEL 1948); diese sind jedoch nur gruppenspezifisch, niemals artspezifisch (vgl. auch MEYTHALER und SCHAIBLE 1951/52).

Chemotherapie.

Die Chemotherapie der Malaria verfolgt drei Ziele: 1. Verhinderung der Parasitenentwicklung nach dem infektiösen Mückenstich (kausale Prophylaxe); 2. Beseitigung aller Krankheitssymptome bei einem Erkrankten; 3. Beseitigung aller Parasiten aus dem Körper des Patienten.

Mit der Anwendung des *Chinins*, auf das die Malariatherapie lange Zeit allein angewiesen war, wurde nur das zweite Ziel vollkommen und das dritte Ziel unvollkommen erreicht. *Chinin* beseitigt das Fieber und wirkt auf die Schizonten, etwas später auch auf die Gamonten von *P. vivax* und *P. malariae*, dagegen nicht auf die Gamonten von *P. falciparum* (Halbmonde).

Die Chinintherapie ist immer mit der Gefahr der Entstehung von *Schwarzwasserfieber* verbunden. Doch besteht über die Pathogenese des Schwarzwasserfiebers immer noch keine Klarheit. Dieses ist also nicht als direkte Malariafolge anzusehen, sondern als das Ergebnis der Verkettung mehrerer Umstände, von denen dem Chinin wohl meist eine entscheidende Bedeutung zukommt. Es tritt selten auch ohne Chinin und ohne Malaria auf. Sicher ist, daß mit zunehmendem Ersatz des Chinins durch die synthetischen Heilmittel auch die Häufigkeit des Schwarzwasserfiebers erheblich zurückging. In der Mehrzahl der Fälle ist es mit einer Malaria tropica verbunden (FOY und KONDI 1950).

Die zahlreichen Mängel, die dem Chinin darüber hinaus anhaften und der Wunsch nach Unabhängigkeit von der Einfuhr der Chinarinde förderten die Suche nach synthetischen Malariaheilmitteln. Ein entscheidender Fortschritt gelang SCHULEMANN, SCHÖNHÖFER und WINGLER (1927) mit der Darstellung des *Plasmochins*, dessen Wirksamkeit von ROEHL im Kanarienvogeltest (vgl. S. 206) erkannt wurde.

Es ist ein geschmackfreies, hellgelbes, gut haltbares Pulver, das in Alkohol löslich, in Wasser praktisch unlöslich ist. Im Magen-Darmkanal wird das Salz der Plasmochinbase mit einer hochmolekularen organischen Säure gespalten und die wirksame Plasmochinbase resorbiert.

Plasmochin wirkt besonders auf die *Geschlechtsformen* (Gamonten) von *P. falciparum*, aber auch auf die Schizonten von *P. vivax* und *P. malariae* (vgl. Übersicht S. 205). Es hat auch eine geringe Wirkung auf die *präerythrocytären*

Stadien. Damit kommt Plasmochin auch dem ersten Ziel der Chemotherapie, der Verhinderung der Parasitenentwicklung nach dem infektiösen Mückenstich (sog. kausale Prophylaxe), nahe. Hiermit war erstmalig die Möglichkeit gegeben, die Infektion zwischen Mücke und Mensch gerade bei der schwersten menschlichen Malariaform (Tropica) wirksam zu unterbrechen. Bereits sehr kleine Plasmochindosen, die die Gamonten aus dem peripheren Blut noch nicht beseitigen, beeinträchtigen ihre weitere Entwicklungsmöglichkeit so stark, daß die Mücke durch die aufgenommenen Parasiten nicht mehr infiziert wird. Diese Wirkung läßt sich unter dem Deckglas an dem Ausbleiben der sog. Geißelung (Ausbildung der Mikrogameten) demonstrieren.

Gewisse Vorsicht ist bei der Anwendung des Heilmittels erforderlich, weil es bei geringer Überdosierung zu toxischen Nebenwirkungen kommen kann (Cyanose, Methämoglobinbildung). Diese gehen aber nach Aussetzen der Behandlung zurück, ohne Schaden zu hinterlassen.

Nach diesem ersten Erfolg gelang im Jahre 1930 die Darstellung des *Atebrins* durch MIETZSCH und MAUSS, dessen Wirksamkeit auf die Schizonten der Plasmodien KIKUTH erkannte. Da die experimentellen Erfahrungen auch bei den menschlichen Infektionen bestätigt werden konnten, war damit die Unabhängigkeit vom Chinin erreicht, die sich insbesondere während des Krieges segensreich auswirkte.

Atebrin, ein gelbliches Pulver, ist ein Akridinderivat, das mit Ausnahme der Tropicahalbmonde auf alle Malariaparasiten im peripheren Blut wirkt. Seine gute Verträglichkeit hebt den Nachteil einer gewissen Gelbfärbung der Haut weit auf (7 Tage lang dreimal täglich 0,1 g).

Die *Chemoprophylaxe* mit Atebrin unterbindet zwar nicht in jedem Einzelfall eine Erkrankung, verhindert aber Massenerkrankungen in einer größeren infizierten Bevölkerungsgruppe (täglich 0,06 g Atebrin).

Die Gelbfärbung bei Atebrintherapie war mit ein Anlaß, nach weiteren, besseren Heilmitteln zu suchen. Dabei wurden die Präparate *Sontochin* und *Resochin* (= Chloroquine) in Zusammenarbeit von ANDERSAG und KIKUTH entdeckt, von denen das *Resochin* heute als bestes *Schizonten*-Mittel anerkannt wird. Die Kur verkürzt sich bei Anwendung dieses Präparates auf 3 Tage, wobei der Patient bereits am 2. Tage parasitenfrei ist. (Zur Prophylaxe genügen einmal 2 Tabletten von je 0,25 g je Woche.) Alle schizontenwirksamen Präparate werden zweckmäßig in Kombination mit *Plasmochin* zur Malariatherapie verwandt, um die Gamonten zu treffen; denn die Gametocyten von *P. falciparum* werden auch von Resochin und Sontochin nicht angegriffen.

Die Entdeckung des *Paludrins* (durch CURT, DAVY und ROSE) erschien besonders wertvoll, weil es neben einer ausgezeichneten Wirkung auf Schizonten *und* Gamonten auch eine gewisse Wirkung auf die präerythrocytären Stadien hat und in Kombination mit Plasmochin ebenfalls Rückfälle vermindert. In entsprechenden Dosen wirkt Paludrin gegen *P. falciparum* als *kausales* Prophylaktikum und bei *P. vivax* „teilweise kausalprophylaktisch". Es hat keine direkte Wirkung auf die Gametocyten, hemmt aber ihre Entwicklung in der Mücke. Der eigentliche Wirkungsmechanismus des Paludrins ist unbekannt, es wird aber eine Wirkung auf den Kernstoffwechsel der Parasiten (Pyrimidinbase der Nucleinsäuren) angenommen. Das Präparat wird schnell resorbiert und mit dem Urin ausgeschieden, im Gewebe und in weißen Blutzellen gespeichert, doch weniger als Atebrin (MAEGRAITH 1948).

Paludrin kann oral wie parenteral ohne toxische Wirkung leicht genommen werden und führt meist ebenso schnell wie *Chinin* und *Atebrin* zu klinischer Heilung. Es kommt aber — ganz im Gegensatz zu Atebrin, Resochin, Sontochin, Chinin und Plasmochin — zu einer erheblichen Gewöhnung (Festigkeit), die

Die wichtigsten Malariaheilmittel und ihr parasitologischer Wirkungsbereich.

Heilmittel	Sporozoiten	Präerythrocytäre Stadien	Erythrocytäre Schizonten			Gametocyten			Geißelungstest
			vivax	mal.	falc.	vivax	mal.	falc.	
Chinin	○	○	+	+	+	+	+	○	○
Atebrin	○	○	+	+	+	+	+	○	○
Sontochin . . .	○	○	+	+	+	+	+	○	○
Resochin[1] . . .	○	○	+	+	+	+	+	○	○
Plasmochin . .	?	+	+	+	+	+	+	+	+
Pentaquin . .	?	+	+	+	+	+	+	+	+
Paludrin . . .	?	+	+	+	+	+	+	+	+

Chinin: 6-Methoxy-α (5-vinyl-2-chinuclidyl)-4-chinolin-methanol.
Atebrin: 2-Methoxy-6-chlor-9-diäthylamino-isopentylamino-acridin.
Sontochin: (= Nivaquine) 3-Methyl-4-diäthylamino-isopentylamino-7-chlor-chinolin.
Resochin: = Chloroquine = SN 7.618: 4-Diäthylamino-isopentylamino-7-chlor-chinolin.
Plasmochin: 6-Methoxy-8-diäthylamino-isopentylamino-chinolin.
Pentaquin: = SN 13.276: 6-Methoxy-8-isopropylamino-pentylamino-chinolin.
Paludrin: p-Chlorphenyl-biguanidino-isopropan.

auch im Tierversuch erzeugt werden kann (bis zur 40fachen Dosis! — bei P. cynomolgi sogar bis zur 2000fachen Dosis — schließlich bleibt es ohne Wirkung). Diese Gewöhnung der Plasmodien an das Paludrin bleibt sogar über mehrere Mückenpassagen bestehen. (Eine Gewöhnung *geringen Grades* ist bei Chinin und Plasmochin beobachtet worden.)

Dem Plasmochin sehr nahe stehende Präparate sind das *Pentaquin* und *Primaquin*, die von etwas geringerer Toxizität als das Plasmochin sein sollen. In Verbindung mit Chinin angewandt gelingt es, die Rückfallrate bei *P. vivax* von 98% auf 25% zu senken; ihnen kommt auch eine gewisse kausalprophylaktische Wirkung zu. Es gelingt in günstigen Fällen ein rezidivfreies Ausheilen der Tertiana.

Chemotherapie und Stoffwechsel.

Das Ziel der Chemotherapie ist es, hemmend in den Stoffwechsel der Parasiten einzugreifen. Je lebhafter dieser ist, um so leichter wird ein Hemmstoff sich auswirken. Andererseits werden Entwicklungsstadien ohne einen intensiven Stoffwechsel von diesen hemmenden Substanzen weniger angreifbar sein. Hieraus erklärt sich wohl auch die gute Wirkung der bekannten Heilmittel auf die erythrocytären Schizonten und der geringe Einfluß dieser Medikamente auf die Sporozoiten, die Ruheformen vergleichbar sind. (Einzelheiten über die Wirkung der Heilmittel auf die Parasiten siehe bei MUDROW-REICHENOW 1952.)

Über den *Stoffwechsel der Plasmodien* sind wir nur mangelhaft unterrichtet. Der Mechanismus der aeroben Atmung der Plasmodien gleicht dem ihrer Wirbeltierwirte. Wahrscheinlich verwenden sie den Sauerstoff mit Hilfe eines schwermetallhaltigen Atmungsfermentes. Der Parasit vermag oxydative Fermente zu erzeugen, die in normalen Erythrocyten nicht vorkommen. Die Malariaparasiten haben einen hohen Kohlenhydratverbrauch, oxydieren jedoch die Kohlenhydrate meist nur zum Teil. — Der Eiweißbedarf der Plasmodien wird durch das Hämoglobin der Erythrocyten gedeckt, das dabei eine Spaltung in Pigment (Hämatin) und Globin erleidet. Ungefähr die Hälfte der gewonnenen Aminosäuren werden für die eigene Proteinsynthese verwandt, der Rest diffundiert aus den Erythrocyten. Anscheinend benötigen die Plasmodien nicht nur die Substanz der Erythrocyten, sondern nehmen offenbar noch Stoffe aus dem Blutplasma auf, die durch die Erythrocytenmembran diffundieren (Glucose, Methionin, bestimmte Vitamine, Purine, Pyrimidine). Durch Vitamin-C-Mangelkost konnte z. B. bei Affen, die mit *Plasmodium knowlesi* infiziert waren, eine Verminderung des Parasitenbefalles im Blut erreicht werden. Intramuskuläre Zufuhr des gleichen Vitamins führte dagegen zu einer Erhöhung der Parasitenzahl (MACKEE, GEIMAN 1946; GEIMAN,

---

[1] = Chloroquine oder Aralen.

MacKee 1950). Beim Fehlen von Nicotinsäure stieg der Prozentsatz der befallenen Zellen auf das 4—5fache normalernährter Tiere, doch überwanden beide ihre Blutinfektion in derselben Zeit. Lactoflavin und Pantothensäure sind für die normale Entwicklung der Plasmodien unerläßlich (Trager 1947, MacKee 1951, v. Brand 1952).

Die *Kultur von Plasmodien in vitro* ist nach zahlreichen Mißerfolgen neuerdings gelungen. Über sieben Generationen ließ sich *Plasmodium knowlesi* bei normalem Wachstum, Teilung und Wiederbefall von Erythrocyten im 24-Std-Cyclus halten. Dabei blieb der Parasit für Affen infektiös (Anfinsen, Ball, Geimann, MacKee und Ormsbee 1946). Ähnliche Erfolge wurden mit Vogelplasmodien erzielt. (Manwell und Brody 1950). Trager (1950) vermochte *P. lophurae* in einem konzentrierten Extrakt von Entenerythrocyten sogar extra-cellulär zu züchten. — Welche Bedeutung diese erfolgreichen Kulturversuche für die Erforschung des Stoffwechsels der Plasmodien sowie für die Auffindung von neuen Heilmitteln haben werden, muß die Zukunft erweisen (vgl. dazu Mudrow-Reichenow 1952).

Einfluß der Heilmittel auf die Gestalt der Malariaparasiten. *Änderungen der normalen Gestalt* der Plasmodien können durch die Wirkung von Heilmitteln auftreten. Diese hemmen wahrscheinlich durch einen störenden Eingriff in das Fermentsystem der Parasiten in erster Linie die Teilungsvorgänge. Hieraus erklärt sich wohl auch die Erfahrung, daß sich Teilungsstadien der Plasmodien als besonders empfindlich gegenüber der Wirkung von Medikamenten erweisen. *Chinin* bewirkt eine Schrumpfung des Cytoplasmas, ohne dabei auf das Pigment einzuwirken. *Atebrin* und *Resochin* führen auch zu Schrumpfungsformen, aber außerdem können scharfrandige, kreisrunde Vacuolen sowie Pigmentverklumpungen auftreten. Diese sog. „Atebrinformen" sind häufig durch völligen Verlust des Pigments ausgezeichnet. Ähnliche Wirkungen entstehen durch alle spezifischen Medikamente, doch außerdem durch jedes Heilmittel jeweils für dieses charakteristische Veränderungen. Ferner wechseln diese morphologischen Veränderungen mit dem Entwicklungsstadium, das bei Beginn der Heilmittelwirkung gerade erreicht war. So reagieren einkernige Formen vorwiegend mit Bildung einer großen Vacuole, mehrkernige Parasiten zeigen dagegen häufig eine Tendenz zum Einschrumpfen und zur Verklumpung (Drucker 1950/51). Chinin, Atebrin, Sontochin und Resochin wirken vor allem auf die Ringformen und amöboiden Stadien, Paludrin dagegen mehr auf die jungen, heranwachsenden Schizonten.

Da die Plasmodien durch die Wirkung der Medikamente eine Gestaltsänderung erfahren (vgl. unten), ist es wahrscheinlich, daß die Heilmittel die Parasiten *direkt* beeinflussen. Wie fluorescenzmikroskopische Untersuchungen nach Atebringaben erkennen lassen, wird das Präparat von den Plasmodien aufgenommen. Dabei erfahren die Heilmittel in manchen Fällen sicher eine Umsetzung (z. B. Paludrin). Aber auch der Wirtsorganismus darf für das Zustandekommen eines Therapieerfolges nicht außer acht gelassen werden (indirekte Wirkung).

Chemotherapeutischer Test. Da die Prüfung der spezifischen Malariaheilmittel möglichst an verwandten Parasitenarten vorgenommen werden muß, haben Kopanaris und Ed. und Et. Sergent die Vogelmalariaparasiten (*P. praecox, P. cathemerium, P. gallinaceum* und verwandte Arten) als Testobjekte gewählt. Drei verschiedene Entwicklungsstadien sind zu berücksichtigen:

1. Die Sporozoiten mit ihren Abkömmlingen, den präerythrocytären Stadien.

2. Die erythrocytären Schizonten, die die wesentlichsten klinischen Erscheinungen herbeiführen.

3. Die Gamonten oder Gametocyten im peripheren Blut.

Alle drei Stadien lassen sich im Tierversuch gewinnen. Mit infizierten Mücken gelingt eine Sporozoiteninfektion und durch Übertragen von schizontenhaltigem Blut von Vogel zu Vogel eine praktisch unbeschränkte Vermehrung der erythrocytären Stadien. Je nach Versuchsanordnung ist es auf diese Weise möglich, sporozoitenwirksame Mittel, sowie solche, die auf die präerythrocytären oder erythrocytären Schizonten wirken, und außerdem prophylaktisch oder therapeutisch wirkende Medikamente zu erkennen. Roehl führte dabei in die Versuchstechnik die orale Applikation von Heilmitteln bei den Vögeln mit Schlundsonde ein.

Bei der Bewertung solcher Versuchsergebnisse ist jedoch zu bedenken, daß diese nicht ohne weiteres auf den Menschen übertragbar sind. Auch eignet sich nicht jede tierische Parasitenart in gleichem Maße für eine Prüfung — worauf ausführlich Mudrow-Reichenow hingewiesen hat.

Die Prüfung der Wirkung von Therapeutica auf *Gametocyten* kann bereits unter dem Deckglas an der Hemmung der sog. Geißelung (Mikrogamentenbildung) erkannt werden. Der zweite Weg besteht darin, eine *Haemoproteus*[1]-Infektion des *Reisvogels* zu verwenden. Die Gamonten findet man regelmäßig im peripheren Blut, während die ungeschlechtliche Entwicklung im Endothel abläuft, so daß am Schwinden der Gametocyten im Blut die Wirksamkeit der Präparate erkannt werden kann.

5. Die Ciliaten des menschlichen Darmkanals und verwandte Arten.

Unter den *Ciliaten* oder *Wimpertierchen* ist nur eine Art, *Balantidium coli* (MALMSTEN 1857), zum Parasiten des Menschen geworden. Die sog. *Ciliatoidea* oder *Protociliata* leben ausschließlich als *Commensalen* im Darmkanal kaltblütiger Tiere. Unter den *Cytoidea* ist dagegen die *parasitische* Lebensweise weit verbreitet und selbst bei den *Suktorien* anzutreffen. Außerdem finden sich Angehörige zahlreicher Familien im Magen der Wiederkäuer, mit denen sie in Symbiose leben (Panseninfusorien) (z. B. *Ophryoscolex*).

Wie bereits eingangs (S. 57) erwähnt, ist die bisher meist übliche Zusammenfassung der Wimpertierchen zur Klasse der *Ciliata* nicht mehr haltbar, weil diese Gruppe verschiedene morphologisch wie entwicklungsgeschichtlich gut unterscheidbare Familien einschließt. Es lassen sich wenigstens zwei wesentlich voneinander verschiedene Klassen aufstellen, die *Ciliatoidea* (oder *Protociliaten*) und die *Cytoidea* (oder *Heterokaryoten*). Von diesen kommt der zweiten Klasse sogar der Charakter eines *Unterstammes* zu, weil sich die Heterokaryoten durch den Besitz zweier morphologisch wie physiologisch verschiedener Zellkerne bereits von den Protozoen im engeren Sinne entfernen und fast Metazoencharakter besitzen (GRELL).

a) Ciliatoidea (Protociliata).

Die einzige Familie dieser Klasse wird von den *Opaliniden* gestellt. Die verschiedenen Arten dieser Familie findet man vorwiegend im Darm von Amphibien und deren Kaulquappen und Fischen. Sie bilden Cysten aus, die mit dem Kot ausgeschieden werden. Zur weiteren Entwicklung müssen sie von einem neuen Wirt aufgenommen werden. In diesem vermehren sich die ausgeschlüpften Individuen und werden zu einkernigen Gameten, die kopulieren und zu den typischen, bewimperten Formen werden. Auch diese Befruchtungsvorgänge unterscheiden sie von den Heterokaryoten.

Die *Opaliniden* sind teils oval, teils länglich mit zugespitztem Ende. Es fehlt ihnen eine Mundöffnung. Am hinteren Körperende liegt ein einfaches Exkretionssystem mit einem Porus. Die Vermehrung erfolgt durch Zweiteilung; die Kerne teilen sich mitotisch.

Die bekannteste Art ist *Opalina ranarum* (PURKINJE und VALENTIN 1835). Man findet sie praktisch in jedem Frosch der Art *Rana temporaria*. Sie ist eine lebhaft bewegliche Form, die fast 1 mm Länge erreichen kann. Die Cilien sind in longitudinalen Reihen angeordnet.

Wirtswechsel erfolgt auf einem besonderen Entwicklungsstadium, das sich im Frühjahr ausbildet. Die Parasiten teilen sich mehrfach und werden zu relativ kleinen Zellen, die sich encystieren und den Darm der Amphibien verlassen. Die jungen Kaulquappen nehmen die Cysten (30—70 μ ⌀) auf. Im Rectum schlüpfen die jungen Opalinen aus der Cystenhülle. Diese Stadien sind als Gametocyten anzusehen, die durch mehrfache Teilung zu kleineren, männlichen und größeren, weiblichen Gameten mit runden Vorder- und spitzen Hinterenden (28—30 μ) werden. Je ein männlicher und weiblicher Gamet verschmelzen

---

[1] Zur Familie der *Haemoproteidae* — zweite Familie der *Haemosporididea* neben den *Plasmodiidae*.

miteinander. Aus der Zygote wird direkt (oder nach Wirtswechsel?) das endgültige Individuum. Auch die erwachsenen Formen sollen sich encystieren
können. Praktische Bedeutung kommt den Opaliniden nicht zu; die Wirtstiere
zeigen selbst bei starkem Befall keinerlei Reaktion.

b) Cytoidea.

Unter den *Cytoidea* sind nur relativ wenig Parasiten anzutreffen. Charakteristisch ist ihr *Kerndimorphismus.*

Die Körperoberfläche ist meist vollständig bewimpert, aber je nach Ordnung
und Art wechseln Anordnung und Länge der Wimpern. Vielfach sitzen besonders
kräftige, aus Wimpern hervorgegangene Organellen, sog. Cirren, an bestimmten
Stellen, so z. B. an der Mundöffnung. Die Cilienanordnung und -ausbildung
ist eine Grundlage der systematischen Gliederung. — Jede Wimper geht von
einem Basalkorn aus. Die zahlreichen Cilien ermöglichen eine gleichmäßige,
fast zielstrebige Vorwärtsbewegung, die für diese Protozoen sehr charakteristisch
ist. — Meist sind Mundöffnung und pulsierende Vacuolen vorhanden. Die geformte Nahrung gelangt in Verdauungsvacuolen, die mit dem Cytoplasmastrom
wandern. Die unverdaulichen Reste werden an bestimmten Stellen (Cytopyge)
ausgestoßen. — Die Vermehrung erfolgt durch Querteilung. Der Mikronucleus
teilt sich mitotisch, der Makronucleus endo-amitotisch. Der Makronucleus stellt
die vegetative, der Mikronucleus die generative Komponente dar. Im Gegensatz zu den Ciliatoidea werden keine Gameten ausgebildet, sondern zwei Partner
legen sich im Laufe einer *Konjugation* mit der Mundöffnung aneinander: Über
die dabei entstehende Plasmabrücke wird je ein haploider Zellkern (Wander-
kern) ausgetauscht, der mit dem zurückbleibenden Zellkern (stationärer Kern)
verschmilzt. Nach diesem Kernaustausch trennen sich die Partner wieder (vgl.
A. KÜHN 1951).

Unter den Cytoidea befinden sich einige Ektoparasiten, die auf der Haut
von Fischen und wasserbewohnenden Insekten leben. Sie können bei Massenbefall zu Fischsterben führen. — Die einzige für den *Menschen* pathogene Art
ist *Balantidium coli*, eine bei Schweinen weltweit verbreitete und häufig (67%
nach PRITZE) anzutreffende Art. Während sie bei Schweinen anscheinend niemals
pathogen wird, kann der Mensch Erscheinungen zeigen, die an eine Amöbenruhr erinnern (,,Balantidienruhr"). Der Streit um die Frage, ob die bei Mensch
und Schwein lebenden Arten identisch sind, ist noch unentschieden.

Balantidium coli (MALMSTEN 1857) STEIN 1862.

Historisches. *Balantidium coli* wurde erstmalig von MALMSTEN bei einem an Dysenterie
leidenden Patienten gefunden und zuerst *Paramaecium coli* genannt. LEUCKART entdeckte
dann die gleiche Form bei den Schweinen. Von STEIN wurde die Art richtig zur Gattung
Balantidium gestellt.

Geographische Verbreitung. Menschliche Infektionen sind aus allen Teilen der
Erde bekannt geworden, aus den warmen Ländern häufiger als in den gemäßigten
Zonen. Als Gebiete mit häufigem Vorkommen der Balantidienruhr gelten Ruß-
land, Philippinen, Ostasien und Indochina.

Morphologie. *B. coli* — etwa 30—150 μ lang und 20—100 μ breit — ist von
ovaler, eiförmiger Gestalt. Weit vorn und ventral liegt die Mundöffnung (Cytostom), die von einer adoralen Wimperzone umgeben ist, die auch in den Cyto-
pharynx hineinzieht. Die Wimpern der Körperoberfläche sind in leicht spiralig
ziehenden Längsreihen angeordnet. Der längliche, oft etwas gebogene, nierenförmige Makronucleus befindet sich meist im Mittelabschnitt der Zelle; der

Mikronucleus liegt dem Makronucleus in einer Grube dicht an und ist daher vielfach nicht zu erkennen (Abb. 112). Am Zellende liegt eine Cytopyge (After-spalt), vorn und hinten je eine contractile Vacuole. Die Vermehrung erfolgt durch Querteilung. Gelegentlich findet man Konjugationspaare.

Im Schwein, jedoch nur selten im Menschen, bildet *Balantidium coli* dick-wandige *Cysten* von etwa 50—60 µ im Durchmesser. Sie dienen der Übertragung von Wirt zu Wirt.

Reaktion des Wirtes (Pathogenese). Die *Pathogenese* der Balantidienruhr ist wahrscheinlich ebenso zu beurteilen wie die der Amöbenruhr. Auch hier sind offenbar zusätzliche, die Darmwand primär schädigende Faktoren als Weg-bereiter anzusehen, wobei wiederum *Bakterien* eine wichtige Rolle zu spielen scheinen, wie Beobachtungen an Menschen und experimentell infizierten Tieren erkennen lassen.

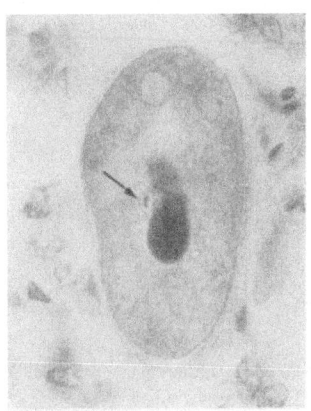

Stuhlmaterial einer an einer akuten Balantidienruhr leidenden Patientin wurde in das Coecum von Kaninchen übertragen. Diese bekamen nicht nur eine Darmlumen-infektion, sondern erkrankten unter heftigen Durchfällen. Aus den Stühlen wurde ein fermentschwacher Stamm der Bakterienart *Escherichia coli* (= *Bacterium coli*) isoliert. — Die Behandlung der Patientin führte zur Beseitigung der Darmbeschwerden, aber die Balantidieninfektion blieb, nun symptomlos, bestehen. Als die Parasiten nun erneut auf Kaninchen übertragen wurden, entstand nur noch eine Darmlumeninfektion; die Tiere blieben gesund (WEST-PHAL) (vgl. auch S. 128).

Offenbar ist der *Mensch nur Gelegenheitswirt für Balantidium coli.* Eine Infektion haftet nur, wenn eine besondere Disposition vorliegt, die durch eine zusätzliche Bakterieninfektion, vielleicht auch durch einseitige Ernährung geschaffen werden kann. Im Experiment konnte WESTPHAL zeigen, daß sich ein ausgesprochener *Gelegenheitswirt* für *B. coli*,

Abb. 112. *Balantidium coli.* Zentral der Makronucleus, daneben der Mikro-nucleus (Pfeil!) (500×). (Nach V. WASIELEWSKI 1913.)

das Kaninchen, zu einem *scheinbaren Hauptwirt* machen läßt, wenn eine be-stimmte Futterzusammensetzung eine Begünstigung der Lebensverhältnisse für die Parasiten schafft.

Füttert man Kaninchen ausschließlich mit Hafer oder einem Korngemisch mit Brot und Wasser, so gelingt es im Blinddarm, dem physiologisch dem menschlichen Darm äqui-valenten Ort, so sicher eine Darmlumeninfektion zu setzen, daß diese Methode zum Infek-tionsnachweis im Dienste der klinischen Diagnose verwertbar wäre.

Unter diesen Gesichtspunkten betrachtet, muß eine Balantidiuminfektion des Menschen, die zu einer Erkrankung geführt hat, mit großer Kritik auf-genommen und geprüft werden, welche primäre Ursache dem klinischen Er-scheinungsbild zugrunde liegt. Vielleicht erklären sich so die oft betonten chemo-therapeutischen Mißerfolge bei der Balantidiose. — Klinisch entspricht das Krank-heitsbild ganz dem der Amöbenruhr. Im Bereich des Blinddarms, Dickdarms und Enddarms können Geschwüre auftreten, in denen die Ciliaten vielfach in großer Zahl angetroffen werden (Abb. 113). Die frühesten Beschädigungen der Darmwand bestehen in kleinen Hämorrhagien, aus denen später Geschwüre und Abscesse entstehen. In schweren Fällen kann das gesamte Colon erfaßt werden und nekrotisch werden. HEGNER vermutet auch bei *Balantidium* ein cytotoxisches, nekrotisierendes Ferment, das zur Schädigung des Gewebes führt.

Im Zusammenhang mit diesen teils leichteren, teils schwereren Veränderungen der Darmwand treten zunächst Durchfälle auf und Leibschmerzen. In schweren Fällen endet die Erkrankung sogar tödlich. In allen Fällen muß daran gedacht werden, daß trotz des Nachweises der Ciliaten eine andere Ursache zur Erkrankung geführt haben kann.

Bei der Beurteilung von Darmwandveränderungen post mortem muß bedacht werden, daß die Parasiten unter Umständen auch noch nach dem Tode in das Gewebe eindringen können. — Die Diagnose wird nur durch den Parasitennachweis gesichert.

Bemerkenswert ist, daß die Balantidien *im Schwein* keine Schädigungen herbeiführen. Die Infektionen verlaufen völlig *symptomlos*.

Übertragung. Die Infektion mit Balantidien erfolgt durch die Cysten, die vorwiegend durch Kontakt mit den Schweinen erworben werden. Wäre jedoch *Balantidium coli* ein ausgesprochener Parasit des *Menschen*, so müßten z. B.

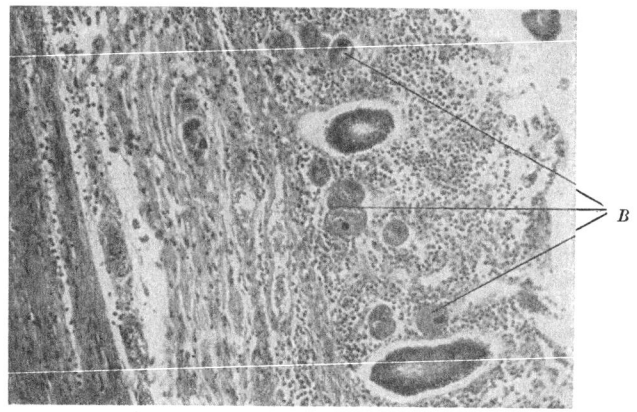

Abb. 113. *Balantidium coli* in der Schleimhaut der Dickdarmwand (Flexura sigmoidea). *B* Balantidien (etwa 60×). (Nach Ribbert-Hamperl 1944.)

alle Fleischer eines Schweineschlachthofes an einer *Balantidium*-Infektion leiden. Das ist aber sicher nicht der Fall. Wahrscheinlich haften die Ciliaten nur unter besonderen, für sie günstigen Bedingungen (s. oben). Die Balantidiose ist eine typische Zoonose. — Die Balantidien vermögen bis zu 3 Tagen in durch Faeces verunreinigtem Wasser zu leben.

Nach Hegner leben im Schwein zwei verschiedene Arten, *B. coli* und *B. suis*. Sie unterscheiden sich durch das Verhältnis der Körpergröße zur Makronucleusgröße (*B. coli* mit 9,95 und *B. suis* mit 8,37). Doch wird diese Artdifferenzierung nicht allgemein anerkannt.

Mikroskopische Diagnose. Bei einer Balantidiose sind die lebhaft beweglichen, relativ großen Ciliaten bereits bei schwachen bis mittleren Vergrößerungen an ihrer typischen Bewegungsart leicht erkennbar. Die Stuhlprobe soll dabei frisch und ungefärbt (Nativpräparat) untersucht werden. Man muß jedoch mit relativ spärlichem Parasitenbefall rechnen.

Anreicherungsmethode. Eine Stuhlprobe wird in ein Gazesäckchen gebunden und in einen Trichter gelegt, durch dessen Auslauf die Ciliaten in den Grund eines Spitzglases wandern, wenn die Oberfläche des Gazebeutels gerade von Wasser bedeckt wird. (Positive Geotaxis?)

Kultur. *Balantidium coli* läßt sich verhältnismäßig gut auf den für Ruhramöben geeigneten Nährböden kultivieren (vgl. S. 134). Dabei treten häufig Knospungserscheinungen auf, die aber als „Involutionsformen" angesehen werden müssen. Die sich abschnürenden Teile enthalten meist keinen Zellkern und sind zum Untergang verurteilt. In der Kultur verlangt *Balantidium coli* einen p_H-Wert von mindestens 6,0, höchstens 6,8 (Optimum 6,4—6,6). In einem Gemisch von

Hühnereiweiß und inaktiviertem Pferdeserum läßt sich bei zweitägiger Passage eine Kultur 50—60 Tage erhalten (KNAUFF 1936). Eine Vermehrung gelingt auch, wenn man ein Teil Blinddarminhalt des Schweines mit neun Teilen Ringerlösung mischt und durch ein grobes Sieb schickt. Nach dem Zusatz von Stärkekörnchen kann man in diesem Medium bei 37° C eine Dauerzüchtung von *Balantidium coli* erreichen (nach NELSON). Rechtzeitiger Wechsel des Mediums ist zu beachten.

Suktorien.

Parasitologisch betrachtet verdienen die *Suktorien* oder Sauginfusorien besonderes Interesse.

Sie besitzen keine Mundöffnung, sondern tentakelartige Fortsätze und Saugröhrchen zum Ergreifen und Aussaugen der Beute (des „Wirtes"). Sie haben also im Zusammenhang mit ihrer parasitären Lebensweise ganz ähnliche Umbildungen erfahren, wie wir sie schon bei den mehrzelligen Parasiten kennen lernten (S. 15). Ihre Entwicklung ist meist relativ einfach und wechselt zwischen dem frei beweglichen Schwärmer und dem parasitierenden Stadium. Über die Lebensweise, den inneren Bau und die Zellkernverhältnisse haben wir durch die bedeutsamen Untersuchungen von K. G. GRELL neue Kenntnisse gewonnen (GRELL 1949, 1951). Wegen ihres Kerndimorphismus (Makro- und Mikronucleus) sowie der Bewimperung bei den frei beweglichen Schwärmern (Jugendstadien) gehören sie eindeutig zu den *Cytoidea*. Viele von ihnen sind Parasiten von Protozoen, insbesondere von Ciliaten, aber auch von anderen Suktorien (Beispiel für Hyperparasitismus).

An zwei Beispielen sei ihre Entwicklung und Lebensweise dargestellt:

1. **Sphaerophrya pusilla** CLAP. und LACHM. (etwa 15 μ groß) heftet sich auf jugendlichem Stadium als Schwärmer mit seinen Tentakeln an ein Ciliat, z. B. ein Pantoffeltierchen, und treibt dann langsam unter Verlust der Wimpern und Tentakeln eine Vertiefung in die Wirtszelle hinein. Ohne die Pellikula des Paramaeciums zu durchbrechen, nehmen sie hier Stoffe aus der Wirtszelle auf und gehen, nachdem sie eine bestimmte Größe erreicht haben, dazu über, sich zunächst durch Zweiteilung, später durch Knospung zu vermehren. Die auf diese Weise gebildeten Schwärmer verlassen schließlich die Wirtszelle, indem sie durch den gleichen pellikulären Kanal, den der Parasit bei seinem Eindringen ausbildete, hinausschlüpfen, um sich einen neuen Wirt aufzusuchen. Ähnliche Formen wie *Sphaerophrya pusilla* sind auch als Schmarotzer anderer Ciliaten (*Nassula, Bursaria, Stylonychia, Stentor*) beobachtet und zum Teil als besondere Arten beschrieben worden.

2. Bei dem Suktor **Tachyblaston ephelotensis,** das als Schmarotzer auf *Ephelota gemmipara*, ebenfalls einem marinen Suktor, lebt, besteht ein gesetzmäßiger Wechsel zwischen einer frei lebenden und einer parasitierenden Generation, zwei morphologisch verschiedenen, sich selbständig fortpflanzenden Generationen. Beide vermehren sich *ungeschlechtlich* durch exogene Knospung, doch sind die Fortpflanzungsprodukte beider Generationen *morphologisch völlig verschieden*. GRELL nannte diesen Modus des Generationswechsels *Amphigenese*.

Wie *Sphaerophrya pusilla* treibt auch *Tachyblaston ephelotensis* auf jugendlichem Stadium in das Innere der Wirtszelle einen pellikulären Kanal vor und wird so gleichsam zu einem Entoparasiten. In Wirklichkeit steht er nur durch einen Saugtentakel mit der Wirtszelle in Verbindung, mit dessen Hilfe er das Plasma der *Ephelota* aufsaugt. Sobald der Parasit zu einer Größe von etwa 50 μ herangewachsen ist, setzt ein lebhafter Knospungsprozeß ein, bei welchem nacheinander zahlreiche bewimperte Schwärmer ausgebildet werden, welche zunächst noch durch einen dünnen Faden mit der Mutterzelle verbunden sind. Zum Unterschied von den Schwärmern der *Sphaerophrya* sind diese aber nicht imstande, unmittelbar eine andere Wirtszelle zu befallen. Sie setzen sich vielmehr nach kurzem Umherschwärmen auf dem Stiel einer *Ephelota* oder auch auf einem benachbarten Substrat fest und scheiden ein kleines, gestieltes Becherchen aus, in dessen Innern sich nun ein sehr eigenartiger Fortpflanzungsvorgang abspielt vgl. Abb. 114, D_1, D_2). Dieser besteht in der sukzessiven Abschnürung kleiner, als „Dactylozoiten" bezeichneter Knospen, von denen jede mit einem

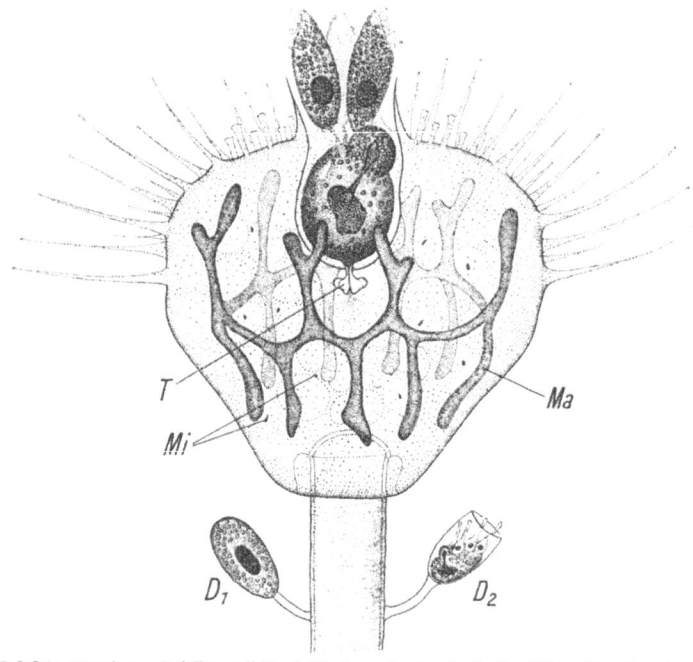

Abb. 114. *Ephelota gemmipara*, befallen mit *Tachyblaston ephelotensis*. In der Wirtszelle erkennt man den großen, ringförmigen Makronucleus (*Ma*) und die zahlreichen Mikronuclei (*Mi*). Der Parasit befindet sich in einer pelli-kulären Vertiefung und steht mit der Wirtszelle nur durch den Saugtentakel (*T*) in Verbindung, mittels dessen er das Plasma der Wirtszelle aufsaugt. Drei fertig ausgebildete Schwärmer hängen noch mit der Mutterzelle zu-sammen, während eine Knospe gerade abgeschnürt wird. Am Stiel der *Ephelota* links (*D₁*) ein junges, noch ein-kerniges, rechts (*D₂*) ein älteres *Dactylophrya*-Stadium mit vier Dactylozoiten (330×). (Nach GRELL 1949.)

einzigen Tentakel ausgerüstet ist. Diese Knospungsstadien, welche die freilebende Generation des *Tachyblaston* darstellen, besitzen eine große Ähnlichkeit mit einem von COLLIN (1909) beschriebenen Suctor, *Dactylophrya roscovita*; sie wurden daher als *Dactylophrya*-Stadien bezeichnet. Daß es sich bei den Dactylo-zoiten um die Infektionsstadien handelt, welche sich an anderen Wirtszellen festheften und sich in der beschriebenen Weise in diese hineinversenken, steht außer Zweifel, da sie auf Schnitten durch das Wirtssuktor in verschiedenen Phasen des „Eindringens" angetroffen wurden, Ungeklärt blieb aber bisher, wie sie zu der *Ephelota* hingelangen. Da sie die Becherchen nicht alle zu gleicher Zeit verlassen, war es auch bisher nicht möglich festzustellen, wie viele im ganzen von einem *Dactylophrya*-Stadium gebildet werden. Sicher ist jedenfalls, daß der ganze Inhalt des Becherchens bei der Bildung der Dactylozoiten aufgezehrt wird, so daß schließlich nur noch das leere Gehäuse übrigbleibt. Die *Dacty-lophrya*-Stadien nehmen keine Nahrung zu sich. Biologisch gesehen dienen diese also lediglich dazu, die Schwärmer der parasitischen Generation in einen „infektionsfähigen" Zustand zu versetzen, wobei zugleich infolge der mit der Fortpflanzung verbundenen Vermehrung für eine Erhöhung der Infektionswahrscheinlichkeit gesorgt wird.

Anhang.

Spirochäten.

Die *Spirochäten* haben — nicht zuletzt wegen ihrer ungeklärten systematischen Stellung — weder von protozoologischer noch von bakteriologischer Seite eine

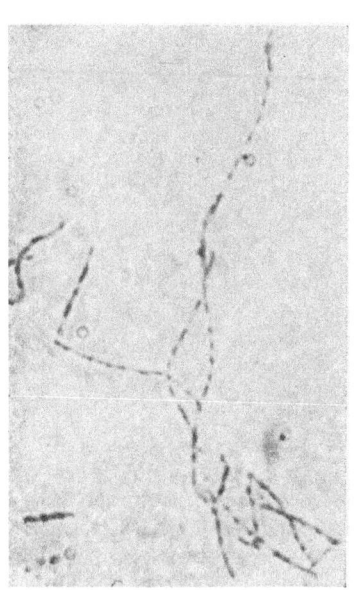

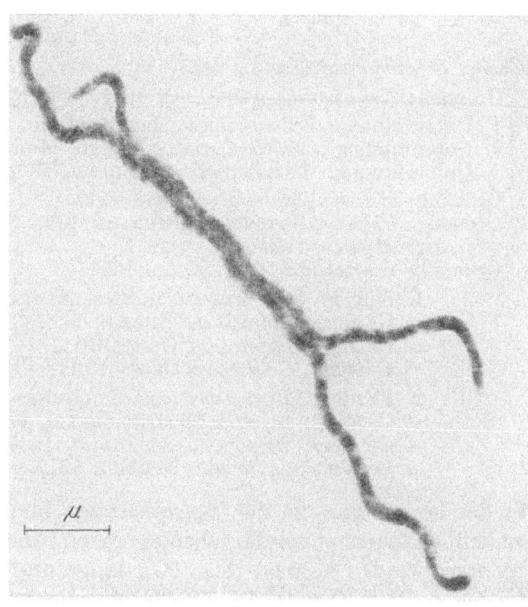

Abb. 115. *Leptospira icterohaemorrhagiae*, Salzsäure-GIEMSA-Färbung (1200×). (Nach SCHLOSSBERGER 1949.)

Abb. 116. *Treponema pallidum*, elektronenoptisch (17000×). (Nach JAKOB 1947.)

ihrer Bedeutung für den Menschen entsprechende Würdigung gefunden. Es handelt sich bei ihnen um fadenförmige Mikroorganismen von spiraligem Bau (spiro-chaeta = spiraliges Haar), die sich aktiv schraubig-drehend vorwärts bewegen. Ihr zarter Zellbau macht zur Untersuchung eine besondere Präparationstechnik erforderlich, die aber vielfach mehr verdeckt, als erkennen läßt (z. B. Silberimprägnation). Erst in letzter Zeit ist ein gewisser Einblick in die Morphologie und Cytologie der Spirochäten gelungen. — Manche Arten werden durch Arthropoden von Mensch zu Mensch oder von Tier auf Mensch oder von Tier zu Tier übertragen. In den Überträgern (Läuse, Zecken) wurde von manchen Forschern ein Formwandel der Spirochäten beobachtet. Es stellte sich jedoch heraus, daß offenbar Verwechslungen mit anderen Mikroorganismen — zum Teil auch mit intracellulären Symbionten der Zecken — vorlagen (vgl. S. 490, Abb. 279—281).

Systematik. Über die *systematische Stellung der Spirochäten*, die z.B. DOFLEIN für Verwandte der Cyanophyceen, BRUMPT für Protozoen, REINER MÜLLER für Bakterien hielt, dürfte heute endgültige Klarheit bestehen. Die Spirochäten besitzen *weder einen lokalisierten Zellkern* nach Art der Protozoen, noch diffus verteilte Kernsubstanz, sondern, auf die ganze Länge des „Spiralfadens" in

Abständen von etwa einer halben Windung verteilt, Chromatinkörper, die mit
den *Nucleoiden der* stäbchenförmigen *Bakterien* und Kokken gleichgestellt werden
dürfen (vgl. PIEKARSKI 1937, 1950). Diese kernähnlichen Körper lassen sich
besonders gut mit der HCl-GIEMSA-Färbung darstellen (SCHLOSSBERGER 1949;
Abb. 115). Entsprechende elektronenmikroskopische Bilder haben die lichtmikroskopischen Befunde im wesentlichen bestätigt. Damit hatte sich die enge
Beziehung der Spirochäten zu den Bakterien und die entsprechende *systematische
Zuordnung*, wie sie R. MÜLLER vornimmt, *als richtig erwiesen.*

Die Stellung der Spirochäten im System der Bakterien.
(Nach BERGEYS Manual 1948.)

Klasse: *Schizomycetes* NÄGELI 1857.
1. Ordnung: *Eubacteriales* BUCHANAN 1917.
   1. Unterordnung: *Eubacteriineae* BREED, MURRAY und HITCHENS 1944.
   2. Unterordnung: *Caulobacteriineae* BREED, MURRAY und HITCHENS 1944.
   3. Unterordnung: *Rhodobacteriineae* BREED, MURRAY und HITCHENS 1944.
2. Ordnung: *Actinomycetales* BUCHANAN 1917.
3. Ordnung: *Chlamydobacteriales* BUCHANAN 1917.
4. Ordnung: *Myxobacteriales* JAHN 1911.
5. Ordnung: *Spirochaetales* BUCHANAN 1918.
   1. Familie: *Spirochaetaceae* SWELLENGREBEL 1907.
      Gattung: *Spirochaeta* EHRENBERG 1833.
      Gattung: *Saprospira* GROSS 1911.
      Gattung: *Cristispira* GROSS 1910.
   2. Familie: *Treponemataceae* SCHAUDINN 1905.
      Gattung: *Borrelia* SWELLENGREBEL 1907.
      Gattung: *Treponema* SCHAUDINN 1905.
      Gattung: *Leptospira* NOGUCHI 1917.

In der ersten Familie der *Spirochaetales*, den *Spirochaetaceae*, befinden sich
ausschließlich saprophytisch lebende Arten, die in der Gattung *Spirochaeta*
relativ lang werden können (bis 500 µ lange und 0,5—2,5 µ breite Spiralfäden).

In der zweiten Familie — *Treponemataceae* — sind die parasitisch lebenden
und pathogenen Arten zusammengefaßt. Ihre Länge liegt bei 3—16 µ (vor
der Teilung auch bis 20—25 µ). Durch ihre geringe Stärke (0,2—0,3 µ breit)
liegen sie an der Grenze des lichtmikroskopischen Auflösungsvermögens; dadurch
sind sie zum Teil ohne besondere Präparation nicht erkennbar. Dagegen lassen
sich alle Formen gut im Dunkelfeld lebend beobachten. Im gefärbten Präparat
werden sie durch Farbstoffe oder Metallimprägnation gleichsam dicker gemacht
und dann auch im Hellfeld des Lichtmikroskops erkennbar.

Morphologie. Die Grundform der Spirochäten stellt einen spiralisierten Faden
dar, der aus einem Achsenkörper und einer Plasmahülle bestehen soll. Diese von
vielen Autoren beschriebene Struktur ist aber nur bei den großen Arten (Spiro-
chaetaceen) zu erkennen. Die Vermehrung erfolgt meist durch transversale Teilung.
Die kleinsten vermehrungsfähigen Teilprodukte haben etwa die Größe einer
halben bis ganzen Windung (Abb. 117). Diese sog. *Leptospirogene* (nach JAKOB)
tragen wahrscheinlich jeweils wenigstens ein Nucleoid, einen für das Wachstum
und die Vermehrung offenbar wesentlichen Zellanteil. — Außerdem vermehren
sich die Spirochäten sowohl im Wirbeltierwirt als auch in der Kultur auch noch
durch Bildung knospenartiger *Cysten* (von JAKOB wegen der Ähnlichkeit mit
Spermien auch S-Formen genannt). In vitro treten sie anscheinend immer erst
nach mehreren Tagen auf. Sie entstehen unter noch nicht genau definierbaren
Bedingungen. Nach verschiedenen Beobachtungen dürfte die Existenz solcher
Cysten bei verschiedenen Spirochätenarten als gesichert anzusehen sein (z.B.

JAKOB 1947, DE LAMATER und Mitarbeiter 1951, 1952). Sie lassen sich licht- wie elektronenmikroskopisch darstellen (vgl. Abb. 118 nach VAN THIEL und VAN ITERSON 1947). Ihr Durchmesser beträgt 1—10 μ. In ihnen entwickeln sich eine

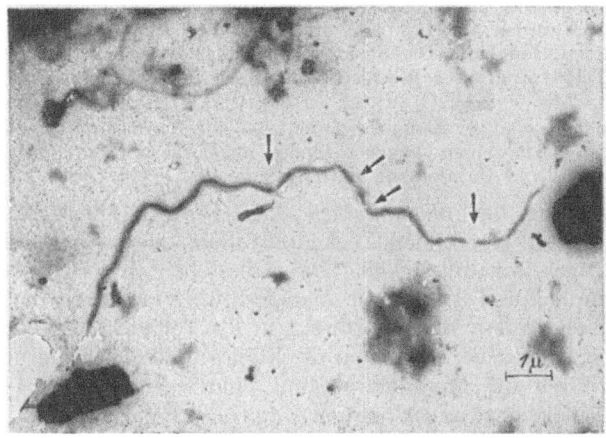

Abb. 117. *Treponema pallidum* (Lues II), multiple Teilung. (Nach JAKOB 1947.)

oder mehrere Spirochäten. DE LAMATER vermutet hinter den Cysten mit mehreren Spirochäten („multispirochetal cysts"), die nach seinen Beboachtungen zum Teil in Verbindung mit aggregierten oder gepaarten Spirochäten entstehen, Sexualprozesse (Autogamie?).

Eine immer wiederkehrende Streitfrage dreht sich um das Verhalten der Spirochätengestalt in den übertragenden *Arthropoden* (Läusen, Zecken). Dabei nehmen zahlreiche Forscher an, daß die Spirochäten in kleine Körnchen zerfallen (sog. Granulastadium), während andere die Auffassung vertreten, daß die Spirochäten ihre Gestalt nicht verändern. Eine gründliche Untersuchung dieser Frage wurde kürzlich von BURGDORFER (1951) durchgeführt, der *Spirochaeta duttoni*, den Erreger des afrikanischen Rückfallfiebers, in der übertragenden Zecke *Ornithodorus moubata* (s. S. 500) untersuchte. Er kommt dabei zu einer *Ablehnung der Auffassung, daß die Spirochäten in der Zecke einen wesentlichen Formwechsel durchmachen.* Vielmehr behalten sie ihre fadenförmige spiralige Gestalt bei.

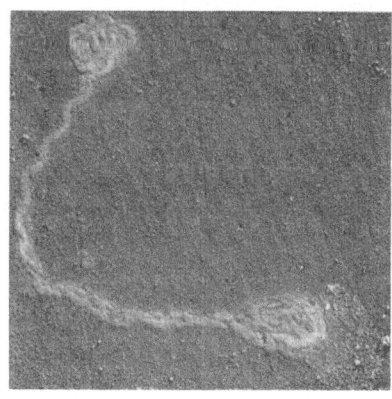

Abb. 118. *Leptospira biflexa* WOLBACH und BINGER mit endständigen, spirochätenhaltigen Cysten. Präparat nach Goldbedampfung; elektronenmikroskopisch (7500 ×). (Photo VAN THIEL und VAN ITERSON 1947.)

Saugt eine Zecke an einem mit Spirochäten infizierten Blutspender (Mensch oder Tier), so gelangen die Erreger mit dem Blut über den Pharynx und den Oesophagus in den Mitteldarm. In dessen Lumen sind sie — in einer bei 30° C gehaltenen Zucht — 16 Tage lang, jedoch mit abnehmender Zahl, nachzuweisen. Schon wenige Stunden nach der Nahrungsaufnahme suchen die Erreger die Darmwand auf, befallen deren Epithelzellen und bohren sich aktiv durch die Darmzellschichten hindurch. Frühestens nach 24 Std kann man sie in der Körperflüssigkeit (Hämolymphe) nachweisen. Immer bewahren die Spirochäten ihre typische Gestalt; allerdings degeneriert ein Teil der Erreger im Darm und nimmt dann abweichende Gestalt an.

Infolge der starken Vermehrung in der Hämolymphe verkürzen sich die Spirochäten etwas, doch werden sie nicht kleiner als 8 μ. Von der Körperflüssigkeit aus dringen sie in die verschiedenen Zeckenorgane ein und sind in den Speicheldrüsen, im Coxalorgan (s. S. 487) sowie im Zentralganglion frühestens am 3. Tage, und am 4. Tage auch in den Zellen der MALPIGHIschen Gefäße nachzuweisen. Das Lumen dieser Gefäße, sowie die analen Zeckenausscheidungen bleiben stets spirochätenfrei. Die Zentralganglien, die Coxalorgane und MALPIGHIschen Gefäße werden bei Nymphen wie Adulti bevorzugt aufgesucht; sie vermehren sich auch in diesen Geweben. Die *Speicheldrüsen* dagegen werden *nur bei den Nymphen stark befallen.* Die Ovarien der geschlechtsreifen Tiere bleiben im allgemeinen schwach infiziert.

Experimentelle Ergebnisse lassen vermuten, daß die Spirochäten von bisher noch unbekannten Stoffen der einzelnen Organe besonders angelockt werden und dadurch insbesondere Zentralganglien und Coxalorgane reich besiedeln.

Die **Übertragung** *der afrikanischen Rückfallfieberspirochäten* erfolgt nach BURGDORFER sowohl durch den Zeckenbiß allein, als auch durch die Abgabe spirochätenhaltiger Coxalflüssigkeit. Dabei bestehen gewisse Unterschiede zwischen den Nymphen und Adulti: die *Nymphen* übertragen mit dem Stich, wobei die Spirochäten mit dem Speichel direkt in die Wunde fließen, *und* durch die Coxalflüssigkeit, wobei die Erreger in die Stichwunde gleichsam eingeschwemmt werden oder durch die unverletzte Haut eindringen (vgl. S. 487, Abb. 277). Dieser zweite Infektionsweg ist bei den *Adulti* die Regel, während die Infektion durch den Stich nur gelegentlich erfolgt. Außerdem werden auch die Nachkommen befallen (BONÉ 1939). Die Zecken bleiben anscheinend ihr ganzes Leben hindurch infiziert.

Der Erreger des *europäischen Rückfallfiebers, Borrelia recurrentis,* wird durch die Laus *Pediculus humanus* übertragen. Die mit dem Blut aufgenommenen Spirochäten findet man nach der Blutmahlzeit im Magen und im Kot der Läuse. Sie dringen zum Teil durch die Magenwand in die Leibeshöhle ein und vermehren sich in der Hämolymphe. Die Infektion des Menschen erfolgt durch Zerdrücken infizierter Läuse auf der Körperhaut. Die Spirochäten vermögen aktiv durch die scarifizierte, zerkratzte sowie die intakte Haut einzudringen. Der Mensch infiziert sich gleichsam selbst.

TOYODA fand allerdings Spirochäten auch in den Speicheldrüsen der Läuse und DA ROCHA-LIMA berichtet über eine gelungene Infektion durch den Stich der Läuse (s. bei MARTINI 1952).

Die meisten anderen pathogenen Spirochätenarten werden nicht durch wirbellose Tiere übertragen, sondern durch Kontaktinfektion erworben (z. B. Luesspirochäte *Treponema pallidum*). Manche Arten halten sich in kleinen Tieren, vorwiegend Nagern, auch in Hunden, auf, die dann vielfach das Erregerreservoir stellen, aus dem sich auch der Mensch infizieren kann. Diese Tiere scheiden dann die Erreger mit dem Urin aus und verunreinigen z. B. Badestellen und Wassergräben. Es wird von SCHÜFFNER (1932) berichtet, daß man z. B. in den Amsterdamer Grachten, deren Wasser durch die weitverbreitete Wanderratte verseucht wird, Spirochäten der Art *Leptospira icterohaemorrhagiae* (sog. WEIL-Spirochäten) gefunden hat. Wiederholt haben sich dadurch auch in die Grachten hineingefallene Personen infiziert (Bedeutung der Rattenbekämpfung!). Eine andere Infektionsquelle ist der Hund, der die nach ihm benannte sog. Stuttgarter Hundeseuche (Erreger: *Leptospira canicola*) verbreitet, an der er aber auch selbst erkrankt. — Hierher gehören ferner die Erreger des sog. Schlamm- oder Feldfiebers (z. B. *Leptospira grippo-typhosa* u. a.) (RIMPAU, KATHE).

Erwähnt seien noch die sog. Schleimhautspirochäten, die zum Teil als Saprophyten im Zahnbelag (*Borrelia buccalis*) leben; andere können auch zu Erkrankungen führen (*Borrelia vincenti,* meist in Verbindung mit fusiformen Stäbchen Erreger der Angina Plaut-Vincent). (Einzelheiten vgl. bei R. MÜLLER 1950.)

B. Würmer als Parasiten (Helminthen[1]).

Einleitung.

Die zweite große Gruppe von Tieren, die zum Teil zu Parasiten des Menschen und zahlreicher Tiere (auch Pflanzen) geworden sind, stellen die *Würmer*. Sie schließen allerdings sehr verschiedene Formen ein, von denen einige systematisch eng zusammengehörende Gruppen ausschließlich parasitisch leben.

Drei große Formenkreise (Unterstämme) werden unterschieden:

1. die *Plathelminthen* (Plattwürmer) ⎫
2. die *Nemathelminthen* (Rundwürmer) ⎬ Amera (= ungegliederte Würmer)
3. die *Anneliden* (Leibeshöhlenwürmer, Ringelwürmer). ⎭

Allen drei Unterstämmen der Würmer gehören Parasiten an, doch sind diese vorwiegend unter den Platt- und Rundwürmern zu finden. Zu den Anneliden zählen die ektoparasitisch lebenden Blutegel (*Hirudineen*).

Allgemeine Morphologie.

Der Bauplan aller Würmer geht auf einen *bilateral-symmetrischen Körperbau* zurück, der jedoch bei der parasitären Lebensweise ungewöhnlich stark verwischt sein kann. Ein wesentliches Bauelement aller Würmer ist der sog. *Hautmuskelschlauch*, der sie zu der charakteristischen Bewegung befähigt. Er ist aus der innigen Verbindung von Körperhaut und daruntergelegener Längs- und Ringmuskulatur hervorgegangen. Es fehlen gegliederte Körperanhänge.

Die *parasitischen Platt-* und *Rundwürmer* haben gewisse gemeinsame anatomische Kennzeichen. Ihre Körperoberfläche bedeckt eine Cuticula, die von einem darunterliegenden einschichtigen Epithel ausgeschieden wird. Sie ist besonders widerstandsfähig und schützt die Parasiten vor den Verdauungsfermenten des Wirtes (Bildung von Antifermenten?). Das Epithel sitzt einer strukturlosen Stützlamelle oder einer zellenhaltigen Bindegewebsschicht auf. Oberflächliche Ringelung erstreckt sich nicht auf den Innenbau. — Der Darmkanal beginnt in der Regel mit einer Mundöffnung nebst Zusatzorganen; er kann blind endigen, *bei parasitischen Formen ganz fehlen* oder funktionsuntüchtig sein. Er besteht aus dem *ektodermalen* Schlund (Pharynx) und dem *entodermalen* Mitteldarm und kann mit *ektodermalem* Enddarm münden. Der Raum zwischen Hautmuskelschlauch und Darm ist entwicklungsgeschichtlich als primäre Leibeshöhle zu deuten (Pseudocöl). Diese kann von einem mesenchymalen Bindegewebe (Trematoden, Cestoden) oder von einer Körperflüssigkeit (Nematoden) erfüllt werden. Die Gonaden gelten als Homologon mesodermaler Cölombildungen, die durch selbständige Ausführgänge nach außen münden.

Alle parasitischen Platt- und Rundwürmer des Menschen sind Entoparasiten und außerhalb des Wirtes nur in feuchten Medien kurze Zeit lebensfähig. Das gilt auch für ihre Eier, die Trockenheit meist schlecht vertragen.

Auf die besonderen Organbildungen, die zu der parasitären Lebensweise befähigen, die Haftorgane, die ungewöhnliche Fruchtbarkeit, der anoxybiotische Stoffwechsel, wurde bereits hingewiesen (vgl. bei v. BRAND 1952 und S. 7—17).

Allgemeine Entwicklung; Präpatentperiode.

Eigenartig ist die *Entwicklungsweise fast* aller parasitischen Würmer; denn ihre Nachkommen reifen nicht im gleichen Wirt heran, in dem die Elterntiere sich entwickelten. Sie müssen vielmehr (mit ganz wenigen Ausnahmen) den

---

[1] Unter *Helminthen* versteht man die Zusammenfassung aller im Menschen oder in Tieren *parasitierenden* Würmer.

Wirt verlassen und einen Reifungsprozeß durchmachen, der sie erst invasionsfähig macht. Viele Würmer wechseln außerdem im Laufe ihrer Entwicklung
zum geschlechtsreifen Tier ihren Wirt ein- oder zweimal, d. h. ihre larvale
Entwicklung geht im ersten Wirt nur bis zu einem bestimmten Stadium; dann
wird aktiv oder passiv ein zweiter, unter Umständen noch ein dritter Wirt aufgesucht. Erst im *Endwirt* werden sie geschlechtsreif.

Die *Invasion* erfolgt in der Regel entweder passiv mit der Nahrung über
die Mundöffnung oder aktiv über die Haut. Die *perorale* Aufnahme steht immer
in Beziehung zu roh genossenen oder verunreinigten Nahrungsmitteln (Gemüse,
Fleisch, Fische, Trinkwasser); bei der *percutanen* Einwanderung dringen Larvenstadien aktiv durch die intakte Haut, die sie selbst aufsuchen (Cercarien, Hakenwurmlarven) oder zu der sie durch Insekten hingetragen werden (Filarien).

Ein Wurmbefall bleibt — wenn man von Massenbefall absieht — relativ
häufig lange Zeit unbemerkt (verborgen, „latent"); erst mit dem Auftreten der
in der Regel nach außen gelangenden Geschlechtsprodukte (Eier, Larven) wird
der Befall offenkundig („patent"). Der Zeitraum vom Eintritt der invasionsfähigen Entwicklungsstadien in den Endwirt bis zum erstmaligen Erscheinen
der Eier oder Larven in Faeces, Urin oder Blut wird *Präpatentperiode* (Zeitraum
vor dem Erscheinen) genannt (vgl. auch S. 27).

Die Kenntnis der Präpatentperiode bei den einzelnen parasitischen Wurmarten
hat große praktische Bedeutung für die Feststellung eines Wurmbefalls, sowie
für die Bekämpfung und Prophylaxe der Wurmkrankheiten. Erst nach Ablauf
der Präpatentperiode hat es z. B. Sinn, nach Eiern oder Larven zu suchen.
Auch die medikamentöse Therapie muß diesen Zeitraum einkalkulieren, soll sie
erfolgreich werden (vgl. S. 413; ferner WETZEL und QUITTEK 1940).

Für die *praktische* Arbeit muß immer die *kürzeste* Präpatentperiode zugrunde gelegt
werden. Sie ist für jede Wurmart durch Ansteckungsversuch am *spezifischen* Wirt zu ermitteln. Für die Parasiten des *Menschen* lassen sich naturgemäß in der Regel keine experimentellen Bedingungen schaffen, doch liegen einige Selbstversuche vor. Dagegen läßt sich
die Dauer der Präpatentperiode bei *Tieren* als Endwirte genau ermitteln. Für diese Fälle
sollen nach WETZEL und QUITTEK folgende Forderungen erfüllt werden:
    1. Die Ansteckung ist nur an einem jungen Tier vorzunehmen.
    2. Das Tier muß erstmalig mit der betreffenden Wurmart angesteckt werden.
    3. Die Ansteckung darf nicht stark sein, sie muß sich den natürlichen Verhältnissen
anpassen.
    4. Das Tier soll möglichst frei von anderen Parasiten sein.
    5. Das Versuchstier muß gesund sein und naturgemäß gehalten und gefüttert werden.
    6. Vor und während der Versuche muß täglich eine peinlich genaue Untersuchung des
Kotes, Blutes usw. mit Hilfe der geeigneten Anreicherungsverfahren, gegebenenfalls in Verbindung mit der Kotkultur durchgeführt werden.
    Außerdem ist streng darauf zu achten, daß die Versuchstiere nicht unkontrolliert von
den zu prüfenden Würmern befallen werden.

Parasit-Wirt-Verhältnis.

(*Allgemeine Pathogenese und Immunbiologie.*)

Die *Reaktion des Wirtes* auf einen Wurmbefall steht im allgemeinen in *direkter
Beziehung zur Zahl der zur Entwicklung gekommenen Parasiten.* Wenige Exemplare pflegen keine erheblichen Schädigungen herbeizuführen und werden meist
symptomlos ertragen. Diese Erscheinung steht in enger Verbindung zu der
Tatsache, daß sich die Helminthen — von ganz vereinzelten Ausnahmen abgesehen (vgl. S. 331) — im Gegensatz zu den parasitischen Protozoen *im Endwirt
nicht vermehren*; im Zwischenwirt findet nur bei den Trematoden (in der Schnecke)
eine parthenogenetische und bei manchen Cestoden (z. B. Echinokokken) eine ungeschlechtliche Vermehrung statt. Ernstliche Schädigungen treten meist nur
bei Massenbefall — vielfach erst durch ständigen Neubefall herbeigeführt —

und beim Vorliegen besonders ungünstiger Umstände (z. B. Befall lebenswichtiger Organteile oder ungewöhnliche individuelle Empfindlichkeit) auf.

Durch die enge Beziehung zwischen der Stärke des Wurmbefalls und dem Auftreten von Krankheitserscheinungen kann man bei den meisten Wurmkrankheiten keine eigentliche Inkubationszeit angeben; denn das Auftreten von klinischen Symptomen steht zwar auch mit dem Entwicklungscyclus des Parasiten und seinem eventuellen Wanderungsweg in Beziehung, hängt aber doch in erster Linie von der *Empfindlichkeit des Wirtes* ab. Diese Beziehung zwischen Parasit und Wirt beherrscht zwar im Prinzip auch die durch parasitische Protozoen hervorgerufenen Krankheiten, aber durch die Fähigkeit zur Vermehrung im Wirt haben selbst einzelne Protozoen für ihren Wirt eine weit größere pathogenetische Bedeutung (vgl. S. 54 ff.).

Die Art der *Reaktion des Wirtes* steht bei den Helminthen außerdem in *Beziehung zum jeweiligen Entwicklungsstadium* des Parasiten, der unter Umständen ausgedehnte obligatorische cyclische Wanderungen im Endwirt durchführt.

Von *klinischen Gesichtspunkten* ausgehend unterscheidet HÖRING (1943) — ähnlich wie bei den Infektionskrankheiten — auch bei den Invasionskrankheiten drei verschiedene Phasen, die allerdings nur bei manchen Wurmarten regelmäßig verwirklicht werden: 1. den *Primäraffekt*, 2. das Stadium der *Generalisation*, 3. die Organmanifestation. Man findet diese drei Stadien z. B. bei der Schistosomiasis und der Ankylostomiasis. Hier erzeugt die *percutane* Einwanderung der Larven oftmals eine Hautreaktion (Primäraffekt); danach setzt die Wanderung der Larven ein (sog. Generalisation), die hier über die Lunge führt. Danach setzen sich die geschlechtsreifen Würmer in bestimmten Organen fest (Organmanifestation; z. B. bei *Schistosoma* in den Mesenterialgefäßen, bei *Ankylostoma* im Dünndarm).

Die ganze Skala der charakteristischen Wirtsreaktionen, die sich aus dem Wanderungsweg der Parasiten ergibt, tritt in der Regel nur bei Erstbefall auf. Bei einem Neubefall (Re- oder Superinvasion) kann sich das Verhalten des Wirtes erheblich ändern, weil dieser durch den Erstbefall *sensibilisiert* wurde (vgl. S. 32—37). Daher sind auch *allergische Erscheinungen* in Verbindung mit einem Wurmbefall recht häufig und treten bei manchen Wurmkrankheiten als charakteristische Symptome auf (vgl. z. B. bei Trichinose S. 366).

Bei einer Reihe von Wurmarten kennen wir ferner mehr oder weniger deutliche *immunbiologische Reaktionen* des Wirtes im Sinne einer Abwehr, an der humorale wie celluläre Faktoren wesentlich beteiligt sind (vgl. S. 382, *Nippostrongylus*). Die Stärke der Reaktion hängt unter anderem auch von der Intensität der Reizung ab, die der Wirt durch den Parasiten erfahren hat. Kommen die Würmer durch Einwanderung in die Gewebe oder dadurch, daß sie sich von lebendem Gewebe ernähren, in engen Kontakt mit dem Wirtsorganismus, so lösen sie entsprechend starke Reaktionen des Wirtes aus. Dagegen bleiben solche bei Wurmarten, die im Darmlumen und vom Darminhalt des Wirtes leben, meist gering (Unterschied zwischen *somatischen* und *intestinalen Helminthen*; z. B. die Bandwurmlarve innerhalb des Wirtsgewebes, dagegen der eigentliche Bandwurm im Darmlumen).

Unter den verschiedenen parasitischen Würmern bieten die im Endwirt wandernden Arten (z. B. Hakenwürmer, Trichinen) besonders aufschlußreiche immunbiologische Phänomene, die sich von denen, die wir von Bakterien und Viren her kennen, nicht grundsätzlich unterscheiden (vgl. S. 382—383). Infolge der relativen Größe der Würmer lassen sich aber viele Erscheinungen besser erkennen und durch das Ausbleiben einer Vermehrung im Endwirt leichter quantitativ erfassen. Daher ist auch zu erwarten, daß uns die Immunbiologie der Helminthen über die vorliegenden Kenntnisse hinausgehend noch manchen allgemein gültigen Einblick in den Mechanismus der immunbiologischen Vorgänge vermitteln wird (vgl. bei TALIAFERRO, CULBERTSON).

Die mit einem Wurmbefall auftretende Immunität ist allerdings in noch weit höherem Maße als bei den parasitischen Protozoen nur eine bedingte, d. h. sie bleibt nur so lange bestehen, wie sich ein Parasit der gleichen oder einer nahe verwandten Art im Endwirt aufhält; sie entspricht damit mehr dem als *Prämunition* gekennzeichneten Zustand (vgl. S. 38). Mit der Beseitigung aller Parasiten der betreffenden Species geht der unter Umständen erreichte Immunitätsgrad relativ schnell verloren. Ob zwischen dieser im Laufe des Lebens erworbenen Immunität und der sog. Altersimmunität (vgl. S. 39) eine direkte Beziehung besteht, muß noch offen bleiben (vgl. auch Wirtsspezifität S. 42).

Von den relativ artspezifischen immunbiologischen Erscheinungen im Wirtsorganismus müssen die Ergebnisse serologischer Untersuchungsmethoden in vitro, die auf einem *Antikörpernachweis* beruhen, unterschieden werden. Bei Verwendung von *Vollantigenen* erlauben die Seroreaktionen jedoch meist keine sichere Artdifferenzierung, sondern ihre Resultate können nur als gruppenspezifisch gelten, d. h. es lassen sich z. B. nur Nematoden von Trematoden trennen. Die Versuche zur Erhöhung der Spezifität dieser diagnostischen Verfahren gehen darauf hinaus, artspezifische *Teilantigene* (Polysaccharid-Fraktionen) zu isolieren (CAMPBELL 1937) oder durch Absättigungsverfahren (vgl. S. 338—339) die gruppenspezifischen Anteile von den artspezifischen zu trennen. — Ein anderer Weg, zu zuverlässigeren Ergebnissen zu gelangen, besteht neuerdings in der Verwendung lebender Wurmlarven zur Anstellung von Präcipitationsproben (vgl. S. 296 und 370) (vgl. auch bei VOGEL 1949, WETZEL 1952).

Historisches.

Parasitische Würmer des Menschen sind seit den ältesten Zeiten naturwissenschaftlicher und medizinischer Forschung wohl bekannt. Schon bei den Betrachtungen über die Entstehung der Parasiten wurde auf die Vorstellungen hingewiesen, die bei den chinesischen, griechischen und römischen Schriftstellern über die Ursachen eines Wurmbefalls herrschten (vgl. S. 20ff.). Da einige Darmwürmer vielfach spontan bei der Darmentleerung ans Tageslicht befördert werden und bereits makroskopisch erkennbar sind, ist es verständlich, daß sie Aufmerksamkeit erregten und zu den ersten beobachteten und beschriebenen Parasiten des Menschen gehören. Naturgemäß sind die alten Beschreibungen mangelhaft, und es läßt sich aus den Angaben keineswegs immer die genaue Art der Würmer heute eindeutig bestimmen, aber oft erlauben zusätzliche klinische Beobachtungen und die Beschreibung charakteristischer Krankheitszeichen die Art der Wurmkrankheit zu deuten. Weitere Anhaltspunkte dafür liefern empfohlene Behandlungsverfahren und Heilmittel.

Die ältesten Angaben über das Vorkommen von Würmern beim Menschen findet man wohl in den ägyptischen und chinesischen Schriften, also aus Ländern, die unter Würmern stark zu leiden hatten und noch heute als stark wurmverseucht bekannt sind.

Im *Papyrus Ebers* (im Jahre 1872 und 1873 aufgefunden) haben wir wohl eine der wichtigsten medizinischen Schriften des ägyptischen Altertums — eine Art medizinisches Kompendium — vor uns. Es wurde schon etwa 1553—1550 *vor* Chr. abgefaßt, wahrscheinlich sogar noch früher, und ist anscheinend aus mehreren Teilen verschiedener Zeitepochen zusammengestellt.

In der ersten Hälfte des Papyrus Ebers wird häufig eine Krankheit erwähnt, die im alten Ägypten eine große Verbreitung gehabt haben muß, denn es sind zahlreiche Rezepte zu ihrer Behandlung angegeben. Nach den beschriebenen Symptomen und den empfohlenen Arzneimitteln zu schließen, ist die Krankheit mit der *Chlorosis aegyptiaca* identisch, die durch den Hakenwurm (*Ancylostoma duodenale*), einem noch heute dort häufigen Parasiten, herbeigeführt wird. Unter den angegebenen Symptomen können sich allerdings auch Bilharziaerkrankungen (*Schistosoma*) verbergen, die epidemiologisch auf ähnliche Quellen zurückgehen. Aus den Angaben im Papyrus Ebers lassen sich bestimmen: der Spulwurm *Ascaris lumbricoides* („heft-Wurm") und der Bandwurm („pend-Wurm"). Da die alten Ägypter kein Schweinefleisch genossen, darf angenommen werden, daß nicht *Taenia solium*, sondern *T. saginata*, der Rinderbandwurm, gemeint ist. Auch der Medinawurm (*Dracunculus medinensis*) war bekannt. „Wenn Du den Rücken oder das Schienbein und Wade krank findest . . ., sie bringen den sa-Wurm hervor, so sage Du dazu: ‚er ist krank, ich werde ihn behandeln' " (nach LÜRING). Die Mittel gegen den „heft-Wurm" folgen der Aufzählung der Abführmittel („Mittel, den Leib zu öffnen", „den Leib ausleeren und alle schlechten Dinge, die im Körper des Kranken sind, abzuführen"). Die einzelnen Rezepte sind jedoch heute nicht mehr verständlich. — REINER MÜLLER vermutet, daß der auf einem Stäbchen aufgerollte *Medinawurm* das Vorbild zum Äskulapstab geliefert habe. Aus vorgeschichtlicher Zeit übernommen, wurde das Zeichen jedoch von Griechen und Römern nicht verstanden, weil bei ihnen die Krankheit nicht vorkam. R. MÜLLER übersetzt auch das Wort *Asklepios*, den Namen des griechischen Arztes schlechthin [vom orientalischen Wortstamm „aska" (wie in *Ascaris*) und vom griechischen Wort lepsis = nehmen, fangen, abgeleitet] mit „Wurmfänger" — „sozusagen als älteste Facharztbezeichnung" (R. MÜLLER). Diese Deutung ist aber nicht unwidersprochen geblieben. (Vgl. S. 440). — Vielfach wurden *Würmer zur Herstellung von Arzneimitteln* verwendet.

Unsere heutigen Kenntnisse von der Morphologie, Biologie und Invasionswege der Würmer des Menschen wie der Tiere sind erst in den letzten 100 Jahren gewonnen worden. KÜCHENMEISTER war es, der im Jahre 1852 experimentell die Entwicklung der Bandwürmer klärte und die Beziehung zwischen den Eiern, Finnen und geschlechtsreifen Würmern erkannte. RUDOLF LEUCKART (1822 bis 1898) verdanken wir zahlreiche bedeutende Entdeckungen zur Entwicklung der parasitischen Würmer (z. B. Leberegel und Trichinen). Durch Looss wurde die percutane Einwanderung der infektionsfähigen Larven des Hakenwurms entdeckt, eine Entdeckung, die auch zur Aufklärung der Entwicklung verwandter Wurmarten führte (vgl. die historische Übersicht S. 22ff.).

Beim Menschen sind etwa 120 parasitische Wurmarten gefunden worden, doch sind nur etwa 25—30 Arten als typische Parasiten des Menschen anzusehen, die praktisches Interesse verdienen (vgl. auch die Tabelle 16, S. 452).

1. Plathelminthen (Plattwürmer).

Die *Plattwürmer* sind dorsoventral abgeplattete Würmer, deren ursprünglichere Gruppe die freilebenden Strudelwürmer (*Turbellarien*) darstellen. Die Saugwürmer (*Trematoden*) und Bandwürmer (*Cestoden*) leben *ausschließlich parasitär*. Grundlage ihres Körpers ist ein Muskelparenchym, das aus Bindegewebe besteht und von zirkulären, longitudinalen, diagonalen und dorsoventralen Muskelfaserzügen durchsetzt ist. In dieses Parenchym sind Darm, Nervensystem, Exkretions- und Geschlechtssystem eingebettet. Blutgefäße und besondere Atmungsorgane fehlen. — Sie sind primär hermaphrodit; nur wenige Arten wurden getrenntgeschlechtlich (z. B. *Schistosoma*). — Das Nervensystem besteht aus einem dorsal vom Schlund gelegenen, zweilappigen Gehirnganglion, von dem bei den Trematoden Längsstränge nach hinten ziehen, die häufig durch Anastomosen in Verbindung stehen. Vielfach besteht auch noch ein allseitig verzweigtes Nervennetz, das sich über den ganzen Körper erstreckt. Die Exkretionsorgane bestehen meist aus zwei seitlich verlaufenden Hauptkanälchen, die an den Enden besondere Terminalorgane, die sog. Wimperflammenzellen, tragen und paarig oder unpaarig nach außen münden.

Nach FUHRMANN gehen die Trematoden und Cestoden phylogenetisch aus nahe verwandten, vermutlich rhabdocölen Turbellarien hervor. Sie sind also getrennt entstandene Reihen mit annähernd gemeinsamen Ahnen. Die scheinbar nahen verwandtschaftlichen Beziehungen zwischen Trematoden und Cestoden deutet er als Konvergenzbildungen.

a) Trematoden (Saugwürmer).

Die Trematoden umfassen Ekto- wie Entoparasiten von ausschließlich bilateralem, meist dorsoventral abgeplattetem Körperbau. Saugnäpfe (daher „Saugwürmer") ermöglichen ihnen das Haften im oder am Wirt. Unter der äußeren Cuticula liegt ein eingesenktes Epithel und ein primitives Nervensystem, das mit rudimentären Sinnesorganen in Verbindung steht. Der Darm ist meist ein einfacher Gabeldarm ohne After. Der hermaphrodite Geschlechtsapparat hat neben den paarigen Hoden und einem unpaaren Ovar mit paarigen Dotterstöcken noch weitere Anhangsorgane (s. unten S. 224). — Die beiden Untergruppen der Trematoden, die *Monogenea* und die *Digenea*, unterscheiden sich weitgehend durch ihren äußeren Bau, ihre Entwicklung und Lebensweise.

α) Monogenea.

Die *Monogenea* (*Polystomeen*) sind meist kleine Ektoparasiten von vorwiegend wasserbewohnenden Tieren (Krebse, Fische, Amphibien). Nur wenige Arten leben *ento*parasitisch, z. B. in der Harnblase von Fischen, Amphibien und Reptilien. Kräftige Haftapparate, große Haftscheiben, teils noch mit mehreren kleineren Saugnäpfen und kräftigen Dornen und Haken versehen, befähigen sie zu *ekto*parasitischer Lebensweise (Abb. 4, S. 9); Augen sind gelegentlich vorhanden, wenn auch schwach entwickelt. Der Darm ist bei vielen verzweigt. Zwei Exkretionskanäle öffnen sich vorn mit je einem dorsal gelegenen Porus. Die Geschlechtsorgane münden auf der Bauchseite mit einer gemeinsamen Öffnung hinter dem Munde. Neben einer besonderen Paarungsöffnung befindet sich eine zweite Öffnung, durch die die Eier abgelegt werden. Der kurze Uterus enthält wenig Eier, die oft mit Verankerungseinrichtungen versehen sind. Die aus dem Ei schlüpfenden Larven sind mit Wimpern und Augen ausgestattet und haben schon fast den Bau der erwachsenen Tiere. Sie suchen ihre Wirtstiere auf, heften sich an und wachsen dann bis zur Geschlechtsreife heran. *Sie entwickeln sich also ohne Wirts- und ohne Generationswechsel* und führen unter Umständen zu starken Infektionen. *Parasiten des Menschen* befinden sich *nicht* in dieser Trematodengruppe.

Ein Vertreter der *Monogenea* ist der Froschparasit *Polystomum integerrimum* FROEL. (Abb. 4,*3*, S. 9). Er macht eine zwar recht bemerkenswerte entoparasitische Entwicklung durch, doch darf diese nicht als für die Gruppe typisch gelten, weil diese *vorwiegend Ektoparasiten* umfaßt. Aus Eiern des Wurmes, der geschlechtsreif in der Harnblase von Fröschen (*Rana temporaria* und *Rana agilis*) lebt, schlüpfen im Wasser Larven, die an den Seiten des Körpers mit mehreren Wimperbüscheln versehen sind. Innerhalb von 24 Std müssen sie zur Weiterentwicklung eine Froschlarve (Kaulquappe) finden. *Je nach deren Alter* geht die Entwicklung verschiedene Wege.

Gelangen die Larven auf *junge* Kaulquappen, die noch äußere Kiemen besitzen, so wandern sie mit der Ausbildung der Kiemenhöhle durch das Spiraculum in diese ein. Dort bleiben sie bis zu ihrer Geschlechtsreife (etwa 4 Wochen). Ihre Größe beträgt etwa 2—3 mm. Sie besitzen nur einen Hoden und in einem kurzen Uterus jeweils nur ein Ei. Diese Würmer befruchten sich selbst; sie stellen geschlechtsreif gewordene Larven dar. Auf *älteren* Kaulquappen ohne äußere Kiemen (mehr als 13 Tage alt) dringen die Wurmlarven ebenfalls über das Spiraculum in die Kiemenhöhle. Führt die Metamorphose der Frösche zum Verlust der Kiemen, so wandert der junge Wurm über den Darmkanal in die Blase, wo er sich vom Blut ernährt. Erst im 3. Jahr wird er geschlechtsreif, doch die erste Eiablage geht erst im 4. Jahr vor sich. Er lebt dann noch

3 Jahre und legt in jedem Jahr einmal, immer gerade zur Laichzeit der Frösche, Eier ab. In der Harnblase wird der Wurm fast 1 cm lang und 3—4 mm breit. Er ist dann mit weit kräftigeren Saugapparaten ausgestattet als nach der kurzen Entwicklung in der Kiemenhöhle junger Kaulquappen. GALLIEN vermutet, daß die Hormone im Blute des Frosches, das den Larven als Nahrung dient, in den jungen Kaulquappen zu anderer Wirkung führt als bei älteren Larven. Auf jeden Fall erscheinen Eier und Junglarven der beiden Entwicklungswege primär vollkommen gleichartig.

β) Digenea.

Zur zweiten Untergruppe der Trematoden, den *Digenea*, gehören zahlreiche und bedeutsame, zum Teil weit verbreitete Parasiten des Menschen sowie vieler Haustiere. Einige Arten sind gefährliche Krankheitserreger, die ganze Gebiete gefährden und nur mit großem Aufwand beseitigt oder doch in Schranken gehalten werden können (*Schistosoma, Leberegel* und *Lungenegel* des Menschen; *Leberegel* der Schafe und Rinder). Man kann Trematoden in allen Organen der Wirbeltiere finden, doch beschränken sich die einzelnen Arten meist auf bestimmte Organe, in denen sie geschlechtsreif werden. Charakteristisch ist die Art ihrer Entwicklung, die sie niemals in ein und demselben Wirt vollkommen durchmachen. Sie suchen als Larven vorwiegend Wirbellose, zur Geschlechtsreife Wirbeltiere auf.

Allgemeine Morphologie.

Die *Gestalt* der Digenea ist meist länglich und blattförmig (Typ: *Dicrocoelium dendriticum*, Abb. 119), sie kann aber auch gedrungen, fast kugelig sein (z. B. *Paragonimus*, Abb. 145); die Weibchen der getrenntgeschlechtlichen Schistosomen sind schlank und drehrund. Die Körperfarbe wechselt zwischen grau und gelblich-weiß und rötlich-gelb, wobei die inneren Organe durchschimmern können. Der gegabelte Darmkanal ist schwärzlich oder grau, rot nach frischer Blutaufnahme. Die Uterusschlingen sind dunkelbraun getönt. Abgestorbene bzw. getötete Würmer sind meist undurchsichtig, weißlich bis grau.

Ein *Saugnapf* steht in Beziehung zur Mundöffnung (Mundsaugnapf), ein zweiter (sog. Acetabulum) sitzt bauchständig und dient nur zum Haften an den Wänden der Gefäße und der Organe des Wirtes. Dem gleichen Zwecke dienen vielfach Schuppen und Dornen an der Oberfläche der Würmer. Bei manchen Arten fehlen beide Saugnäpfe, bei anderen nur der Bauchsaugnapf.

Der *Verdauungskanal* beginnt mit der meist etwas ventral gelegenen Mundöffnung, die vom Mundsaugnapf eingefaßt wird. Eine kurze Verbindung führt zum Pharynx, einem meist muskelstarken Saugapparat, welcher der Nahrungsaufnahme dient. Vor ihm liegt nach Art einer Ringfalte der Präpharynx, der die Aufgabe des Pharynx erst ermöglicht. Der Oesophagus führt zum Darm, der sich noch vor dem Bauchsaugnapf gabelt und meist *blind* endet. Seine Äste können sich stark verzweigen und den größten Teil des Körpers erfüllen, einem Gastrovascularsystem ähnlich. Bei einigen digenen Trematoden bestehen paarige oder unpaare Analöffnungen am Körperende. STUNKARD (1932) meint, daß es sich hierbei um neuere Erwerbungen handele; denn sie haben sich anscheinend in verschiedenen Familien unabhängig voneinander entwickelt. Deshalb kommt diesem Merkmal keine allgemeinere systematische Bedeutung zu.

Die Nahrung für die Darmparasiten liefert der Darminhalt des Wirtes, daneben können sie Zelltrümmer und ähnliches, aber auch Blut aufnehmen. *Fasciola* und *Dicrocoelium* zehren gewöhnlich von kurzen Gallengangsepithelien und dort gewucherten Zellen. Als Reservestoff wird allgemein Glykogen gefunden.

Aus diesem gewinnen die Trematoden anoxybiotisch ihre Nahrung. Die Spalt-produkte (Fettsäuren) wirken toxisch auf den Wirt (vgl. S. 45 und 245).

Die meisten Trematoden der Warmblüter haben ein sehr reich verzweigtes *Exkretionssystem*. Es besteht aus den Wimperflammenzellen, einzelligen Drüsen mit langem Exkretionsgang, die sich zu Sammel-röhren vereinigen (Protonephridien). Diese wie-derum enden in einer Exkretionsblase, die nach außen mündet.

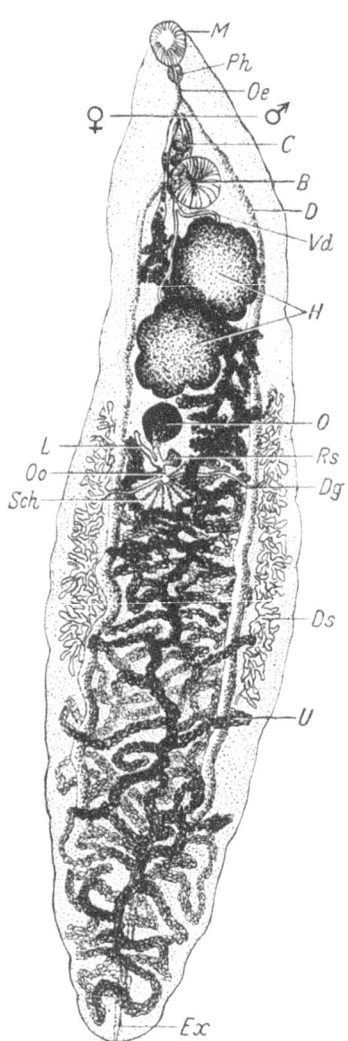

Die *Trematoden* sind meist *hermaphrodit*.

Die *männlichen Geschlechtsorgane* bestehen aus zwei oder mehr Hoden, deren Vasa efferentia zum Vas deferens führen. Dieses mündet in den Cirrusbeutel, einem muskulösen und zugleich drüsigen Begattungsapparat, der die Samen-blase enthält. Damit kann ein penisähnliches Organ verbunden sein[1].

Die *weiblichen Geschlechtsorgane* beginnen mit dem unpaaren Ovar; Ergänzungsdrüsen sind die Dotterstöcke und die MEHLISsche Drüse (sog. Schalendrüse). Die Ausführgänge dieser drei Drüsen und der LAURERsche Kanal vereinigen sich in einem Hohlraum, dem Ootyp. In diesem findet Befruchtung und Eiformung statt. Hier beginnt auch der lange, schlauchförmige Uterus, dessen muskulöses Endstück gemeinsam mit dem männlichen Ausführgang mündet. — Jeder Dotterstock besteht meist aus einer Reihe von hintereinanderliegenden Drüsenpaaren, die sich um einen Längskanal herum traubenförmig gruppieren. Die Dotterstöcke liefern kernhaltige Zellen, die nicht allein Nährstoff (Glykogen) für den Embryo, sondern auch das gesamte Schalenmaterial liefern. Welche Aufgabe der MEHLISschen Drüse zukommt, ist unbestimmt. Wahrscheinlich dient ihr Sekret zur Emulgierung des Schalenmaterials aus den Dotterstöcken und zur Aufschwemmung der Ei- und Dotterzellen. Sie ist also an der Ei- und Schalen*bildung* be-teiligt sowie an der Schaffung einer Bewegungs-möglichkeit der fertigen Eier im Uterus (BITTNER

Abb. 119. *Dicrocoelium dendriticum*, total. *B* Bauchsaugnapf; *C* Cirrusbeutel; *D* Darm-schenkel; *Dg* Dottergang; *Ds* Dotterstock; *Ex* Exkretionsorgan; *H* Hoden; *L* LAURER-scher Gang; *M* Mundsaugnapf; *O* Ovar; *Oe* Oesophagus; *Oo* Ootyp; *Ph* Pharynx; *Rs* Receptaculum seminis; *Sch* Schalen-drüse; *U* Uterus; *Vd* Vas deferens; ♀ weib-liche, ♂ männliche Genitalöffnung (15 ×).

und SPREHN). Ebenso unklare Vorstellungen hat man von dem sog. LAURERschen Gang, der von der Mitte des Eileiters in einigen mehr oder weniger starken Windungen zum Rücken zieht und bei vielen Arten nach außen mündet. Vor seinem Zusammentreten mit dem Eileiter weitet er sich oft birnenförmig und bildet so einen Samenbehälter (*Receptaculum seminis*). Dieser fehlt aber bei manchen Arten, z. B. *Fasciola* und Verwandten. Durch eine schwache Ringmuskulatur ist er

---

[1] Lage und Gestalt der Geschlechtsorgane im Wurmkörper haben bei der Namens-gebung wesentlich mitgewirkt, z. B. *Opisthorchis* = Hoden hinten gelegen, *Clonorchis* = ver-zweigte Hoden, *Paragonimus* = nebeneinanderliegende Gonaden.

zu geringer Peristaltik fähig. Sein Inhalt besteht meist aus Samenfäden, seltener aus Dotterzellen und Keimzellen. Er wird von BITTNER und SPREHN als Organ zur Regulierung der Geschlechtsproduktmengen vor Eintritt in den Befruchtungsraum angesehen, eine Art Sicherheitsventil, das überschüssige Geschlechtszellen aufnimmt und nach außen befördert oder dem Verdauungsapparat durch den Ductus genito-intestinalis zuführt. Neben dieser Hauptfunktion kann der LAURERsche Gang ausnahmsweise auch wie eine Vagina der Befruchtung, angeblich sogar der Begattung, dienen.

Der bereits oben erwähnte *Ootyp* ist als ein Raum anzusehen, in dem die schon vorher gemischten Eizellen, Spermien und Dotterzellen mit dem flüssigen Sekret der MEHLISschen Drüse zusammentreffen. Er stellt gleichsam einen Befruchtungsraum dar, der ebensogut als Anfangsteil des Uterus gedeutet werden kann. Er ist bereits vor der Eibildung mit Spermien gefüllt, die zuerst reifen (*protandrische Zwitter*). Durch peristaltische Bewegung werden bei der Eibildung Eizellen, Dotterzellen und Samenfäden in wirbelnder Bewegung gehalten. Dabei scheiden die Dotterzellen die Schalensubstanz aus, die die Oberflächen der Dotterzellen verklebt, und diese ballen sich zu eiförmigen Gruppen (z. B. von 5—7 Zellen bei *Dicrocoelium dendriticum*, zu 28—30 bei *Fasciola hepatica*) zusammen. Dazu tritt eine befruchtete Eizelle; die Schalensubstanz bildet eine Eihülle.

Die *Eier* der Trematoden haben fast alle einen *Deckel*, er kann kappenartig oder wie der Deckel eines Gewürzfäßchens aufgesetzt erscheinen (Abb. 126 und 144). Die Eizelle liegt stets in Deckelnähe. Es entsteht immer nur ein Ei im Ootyp, das weich und farblos in den Uterus gelangt, dort jedoch vielfach gelblich bis bräunlich und fester wird. Die Eigröße wechselt sehr stark und ist unabhängig von der Größe der Würmer, jedoch bei nahverwandten Arten ähnlich.

Der Uterus nimmt die Eier auf und befördert sie durch Kontraktionswellen aus dem Körper. Er kann viele Tausend Eier gleichzeitig aufnehmen, aber er enthält z. B. bei einigen Schistosomen nur wenige. Manche Trematoden können viele Eier produzieren: *Clonorchis sinensis* legt je nach Wirtsart z. B. beim Hund täglich 1100, bei der Katze 2400, beim Meerschweinchen 1600 Eier; jedoch werden diese Eimengen nicht ständig abgegeben, sondern meist periodisch. Die Eiablage kann sogar an bestimmte Jahreszeiten gebunden sein, ,,verständlich'', wenn man an die Umweltbedingungen denkt, die die Eier bzw. die Larven für ihre weitere Entwicklung benötigen. Doch kann das Ei auch recht lange unter ungünstigen Außenbedingungen schlupffähig in Ruhe verharren.

Der Endabschnitt des Uterus ist die sog. Vagina, die aber keine echte Scheide darstellt, deshalb wird sie auch *Metraterm* (Metra-term = Uterus-Ende) genannt. Dieser Abschnitt dient jedoch auch als Begattungsorgan und mündet meist mit der männlichen Geschlechtsöffnung in das gemeinsame Genitalatrium.

Bei der Selbstbefruchtung nimmt das Genitalatrium die Samenfäden auf und verschließt sich so, daß das Sperma in das Metraterm eintreten und über den Uterus zum Ootyp gelangen kann. Durch die Protandrie ist dieser Modus der Befruchtung leicht zu verwirklichen. Auch wenn ein Cirrus vorliegt, kann Selbstbefruchtung erfolgen. Sehr viel häufiger ist jedoch die wechselseitige Begattung.

Larvenformen und Entwicklungswege.

Bei der Entwicklung der Trematoden vom Ei zum geschlechtsreifen Wurm folgen *mehrere* auch morphologisch voneinander verschiedene *Larvenformen* aufeinander (vgl. z. B. Abb. 130, S. 243). Im Ei entsteht zunächst (bei manchen Arten bereits im Uterus) eine bewimperte Larve, das sog. *Miracidium* (= das

„Jugendliche") (Abb. 120). Die aus dem Miracidium entstehenden weiteren Larvenformen werden *Sporocyste, Redie* (nach dem Forscher REDI, s. S. 22), *Cercarie* (= Schwanzlarve) und *Metacercarie* (= Stadium *nach* der Cercarie) bezeichnet, wobei je nach Trematodenart das eine oder andere Stadium ausfallen oder mehrfach (als Mutter-, Tochtersporocyste oder -redie) auftreten kann (vgl. Tabelle 8, S. 306). Das unmittelbar auf die Metacercarie folgende Entwicklungsstadium, der junge Egel, wird auch als *Adolescaria* bezeichnet.

Die *postembryonale Entwicklung* der digenen Trematoden nimmt einen oft sehr komplizierten Weg, der immer mit Generationswechsel (Heterogonie) verbunden ist. Außerdem wird dabei stets wenigstens einmal (*Schistosoma*), vielfach sogar zweimal der Wirt gewechselt (die meisten anderen Arten). Der *erste Zwischenwirt* ist immer ein Mollusk, meist Schnecken, in seltenen Fällen eine Muschel. Der *zweite Zwischenwirt* (Hilfswirt) kann wieder eine Schnecke (*Echinostoma*), meist jedoch ein Krebs oder Fisch sein (z. B. *Paragonimus, Opisthorchis*). Bei einigen Arten wird als Ersatz für den zweiten Zwischenwirt, der an der Weiterentwicklung keinen wesentlichen, aktiven Anteil hat, *eine Pflanze* als Zwischenträger in Anspruch genommen (z. B. *Fasciola, Dicrocoelium*). Entscheidend ist, daß das *Larvenstadium* (Cercarie) in dem zweiten Zwischenwirt (gleich ob Pflanze, Krebs, Fisch oder Schnecke) *immer eine Weiterentwicklung* zu dem für die *Invasion des Endwirtes befähigten Stadium* (Metacercarie) erfährt. *Endwirt* ist wohl immer ein Wirbeltier (vgl. Abb. 133, S. 249).

Unter geeigneten Bedingungen, zu denen neben einem gewissen Maß von Licht und Wärme auch Sauerstoff gehört, schlüpft aus dem Ei eine bewimperte Larve, das *Miracidium*, dessen Bau von MATTES bei *Fasciola hepatica* genau untersucht wurde und hier als Beispiel dienen soll (Abb. 120). Das bewimperte Epithel des Miracidiums (*we*) ist aus einer bestimmten Anzahl von Wimperepithelzellen (z. B. bei *Fasciola* 21) zusammengesetzt. In der folgenden, strukturlosen Protoplasmahaut, die Zellkerne enthält, liegt ein feines Ring- und Längsmuskelfibrillensystem (*sh*). Später, wenn das Wimperkleid abgeworfen ist, treten an der Haut Wachstumsvorgänge auf; sie wird dicker und zur Körperwand der Sporocyste. Der Vorderarm stellt bei *F. hepatica* ein aus mehreren Abschnitten bestehendes, aus- und einstülpbares, rüsselartiges Einbohrorgan dar (*rü* und Abb. 121a). Hinter dem kolbenförmigen Rüssel, der durch feine Retraktoren (*re*) zurückgezogen werden kann und in gewissen Fällen einen Bohrstachel trägt, liegt die allerdings bei vielen Arten fehlende Mundöffnung, die in einen kleinen, rudimentären Darmsack (*da*) mündet. Der Darm funktioniert anscheinend vielfach als Bohrdrüse (Abb. 121c). Er bildet ein körniges Sekret, daß das Bindegewebe der Schnecke aufzulösen vermag. Links und rechts vom Darm liegen die Kopfdrüsen (*dr₁, dr₂*), oft von bedeutender Größe, die am Scheitel ausmünden. Ihr Sekret verklebt das Miracidium mit der Schnecke und hilft beim Eindringen in die Körperoberfläche derselben. Dorsal liegt ein großes, syncytiales Gehirnganglion (*ga*), von dem (nach MATTES) 5 Paar Nervenbahnen ausgehen. Dem Ganglion sitzen z. B. bei *F. hepatica* zwei subepitheliale invertierte Pigmentbecherocellen mit je 3 Sehzellen auf (*au*). Die zentrale, primäre Leibeshöhle enthält bereits die Urgeschlechtszellen, aus denen später die Keimballen (*kb*) hervorgehen. Als Exkretionsorgane findet man 2 Wimperflammenzellen (*to*), deren ableitende Kanäle (*ek*) an der Grenze zwischen dem 3. und 4. Körperviertel eine contractile Blase mit Exkretionsporus bilden (*ep*). In seiner ganzen Länge wird der Exkretionskanal von einem Nephridialplasma begleitet (*np*).

Das Eindringen eines Miracidiums (*F. hepatica*) ist von O. MATTES anschaulich beschrieben worden (vgl. Abb. 122). Die Darstellung stimmt im wesentlichen

mit der von Barlow für das Miracidium von *Fasciolopsis buski* gegebenen überein. — Abb. 121 gibt einige Phasen der beim Eindringen stattfindenden Rüsselbewegung wieder. Auf der Suche nach einem geeigneten Wirt wird die Stellung b eingenommen, während die maximale Ausstülpung (d) außerhalb des Schneckengewebes nur selten zu beobachten ist (z. B. vor dem Absterben).

Die *Sporocyste*, oval oder länglich (extrem bis 2,5 cm lang), hat meist schlauchförmiges Aussehen und entsteht durch eine regressive Metamorphose, bei der alle Organe des Miracidiums bis auf den Exkretionsapparat (Protonephridien) rückgebildet werden. Unter der Cuticula liegt eine schwache Ring- und Längsmuskulatur und unter ihr die Zellage, die die Leibeshöhle (Gonocöl) umschließt. In ihr entstehen die Keimballen aus den Keimzellen des Miracidiums; außerdem können aus bestimmten Zellen der Wandung Keimballen werden. — Die Sporocysten bilden meist Redien, doch können erneut Sporocysten (Tochtersporocysten) entstehen, ja sogar direkt Cercarien (parthenogenetische[1] Generationen) (Abb. 130, S. 243 und Abb. 156, S. 294).

Bei einer Trematodenart (*Leucochloridium macrostomum*), deren Geschlechtstiere in Vögeln vorkommen, entsteht in der Bernsteinschnecke (*Succinea*) eine Sporocyste, die fast mycelartige Verzweigungen und schwanzlose Cercarien ausbildet. Diese wandern in den Endschlauch der Sporocysten ein, die zu langen, dicken Gebilden heranwachsen, außerdem lebhaft gefärbt und stark aktiv beweglich sind. Sie dringen in die Fühler der Schnecke ein, treiben sie kolbig auf und veranlassen die als Endwirt in Frage kommenden Vögel zum Fressen dieser auffallenden Bildungen.

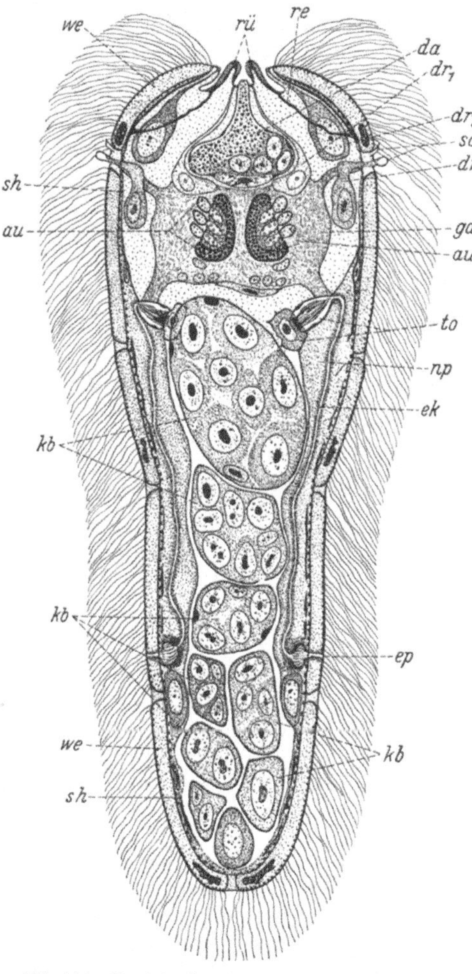

Die *Redien* sind stärker spezialisiert als die Sporocysten. Im Gegensatz zu diesen haben sie einen Darm, über dessen Funktion jedoch nichts

Abb. 120. *Fasciola hepatica*. Miracidium im Schwärmstadium, frontaler Längsschnitt. *au* Auge; *da* Darm; *dr₁* Pharyngealdrüse; *dr₂* vordere Klebdrüse; *dr₃* hintere Klebdrüse; *ek* Exkretionskanal; *ep* Exkretionsporus; *ga* Ganglion; *kb* Keimballen; *np* Nephridialplasma; *re* Retraktor; *rü* Rüssel; *sh* subepitheliale Hautschicht; *so* Seitenorgane; *to* Terminalzelle; *we* Wimperepithel (720 ×). (Nach O. Mattes 1949.)

bekannt ist. Am Vorderende des sackförmigen Gebildes ist ein kräftiger Pharynx (mit Speicheldrüsen) ausgebildet, der auch als Saugnapf wirkt. Hinter ihm befindet sich vielfach ein Ringwulst; dem hinteren Drittel des Körpers hängen

---

[1] Die Kennzeichnung der Vermehrungsweise bei den Larven der Trematoden als eine *parthenogenetische* bedarf wohl einer gewissen Einschränkung, weil die Keimzellen ohne eigentliche Gonadenbildung entstehen. Vogel (1952) spricht daher von *Progenesis* (Fortpflanzung im Larvenstadium), „bei der Keimzellen primitiven Typs ... in Form einer Keimbahn von einer Larvengeneration zur anderen weitergegeben werden".

oft eigentümliche, faltenartige Bildungen an. Die Redien haben ein einfaches Nervensystem und einen Exkretionsapparat, der aus zwei Hauptlängsgefäßen besteht, die sich verästeln und mit einer Anzahl Wimperzellen in Verbindung stehen (Protonephridien). Außer den beiden Exkretionsöffnungen existiert eine Geburtsöffnung für die Cercarien (oder Tochterredien), die ebenfalls aus Keimballen im Raum zwischen Körperwand und Darm parthenogenetisch entstehen (Abb. 130, S. 243; Abb. 147, S. 274).

Die Entwicklung der Redien (und Cercarien) ist durch Futtermangel der Schnecken zu hemmen. Die Höhe der Temperatur ist in den mittleren Bereichen grundsätzlich ohne wesentlichen Einfluß, jedoch wird das Wachstum bei wenigen Graden über Null eingestellt.

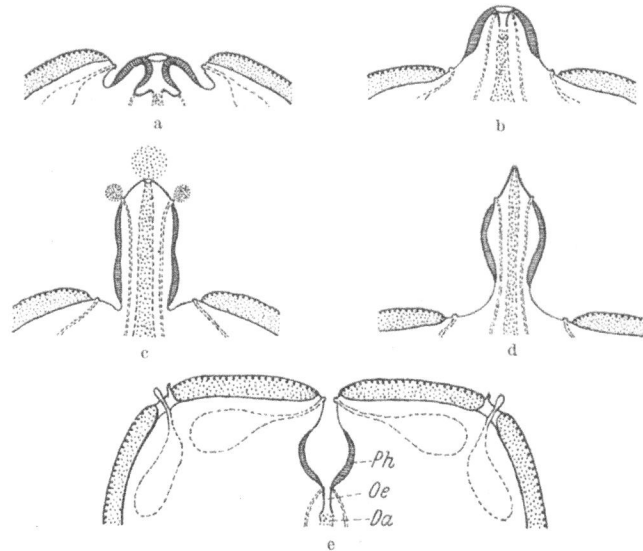

Abb. 121a—e. *Fasciola hepatica*. Schematische Darstellung des Bohrrüssels des Miracidiums. Nach dem Leben gezeichnet, Bewimperung weggelassen. a Ruhestellung. b und c Bohrrüssel teilweise ausgestülpt (bei c Sekretaustritt aus Darm und Pharyngealdrüsen infolge Deckglasdruckes). d Ganz ausgestülpt. e Vorderteil des Miracidiums in Saugstellung; Rüssel weit ins Körperinnere zurückgezogen. *Da* Darm; *Oe* Oesophagus; *Ph* Pharynx. (Nach MATTES 1949.)

In den Sporocysten oder Redien entstehen die meist Menschen oder Wirbeltiere befallenden Larvenstadien, die *Cercarien*. Ihr Kopfteil enthält vielfach große einzellige Drüsen, die anscheinend das Eindringen in den Wirt ermöglichen. Bei einigen Cercarien findet man Augenflecke (*Cercaria ocellata*) und Hautsinneszellen mit Sinneshärchen. Sonst besitzen sie noch zwei Saugnäpfe, einen einfachen oder gegabelten Darm, Exkretionsorgane und Keimzellen als Genitalanlage — ihre Gestalt und Struktur ist aber schon den erwachsenen Würmern ähnlich geworden (Abb. 123). Als larvale Organe fungieren Schwanz, Augen, Bohrstachel, die sog. Speichel- oder Kopfdrüse, bei einigen auch cystogene Hautdrüsen, die über den ganzen Körper verteilt sind. Diese bilden die schützende Cystenhülle im Freien an Pflanzen wie im Hilfswirt (zweiter Zwischenwirt).

Der *Schwanzanhang* der Cercarien ist meist gut entwickelt, vielfach sehr schlank und fehlt selten ganz (Abb. 147,6). Bei einigen Gattungen ist er gegabelt („Gabelschwanzcercarien", Furcocercarien, Abb. 168). Er dient in der Regel zur Fortbewegung im Wasser, aber auch als Haftorgan. Die Entwicklung des Schwanzes erfolgt durch Auswachsen des Hinterendes, wobei die beiden getrennten Exkretionspori des Hinterendes auf den Schwanz übergehen. Dann münden sie an der äußersten Spitze oder kurz davor. Beim Eindringen in den Endwirt

wird der Schwanz abgeworfen. Augenflecke, Bohrstachel und Kopfdrüsen
schwinden dann ebenfalls (vgl. hierzu Abb. 158, S. 286).

Die Cercarien verlassen entweder spontan die Schnecke (häufig durch intensive
Belichtung veranlaßt, andere dagegen nur nachts) oder werden passiv in einer
Schleimhülle von den Schnecken ausgestoßen.

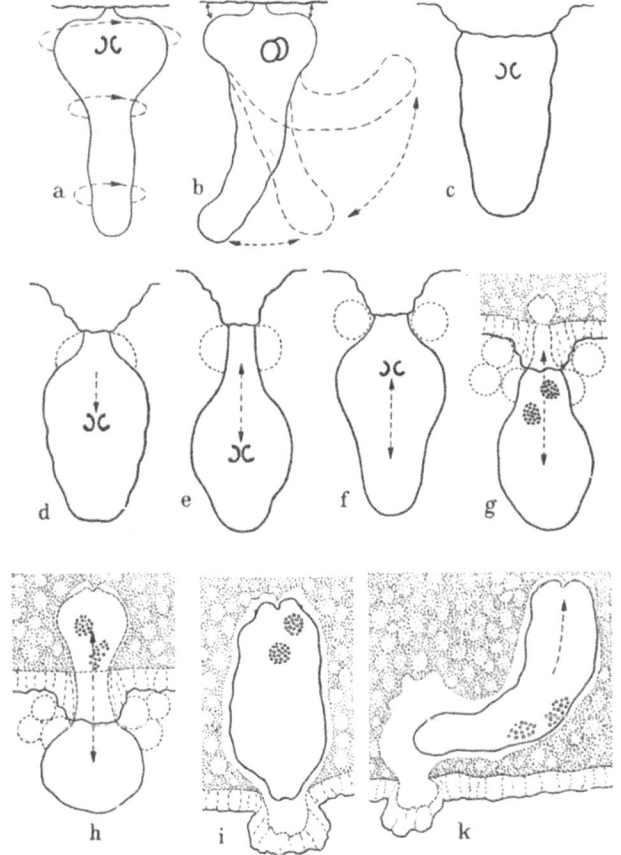

Abb. 122a—k. *Fasciola hepatica*. Schematische Darstellung des Eindringens des Miracidiums in die Haut der
Schnecke *Galba truncatula*. Nach dem Leben gezeichnet, Bewimperung weggelassen. a Einbohren des vorgestreckten
Rüssels unter lebhafter Längsrotation. b Hin- und Herschlagen des Hinterendes (vgl. dazu Abb. 121d). c Miracidium, mit der ganzen Breite der Vorderfront der Schneckenhaut eng angepreßt und mit dem Rüssel verankert.
d—h Eindringen des Miracidiums mittels rhythmischer peristaltischer Bewegungen. Die weitgehende, wechselnde
Verlagerung des Körperinhaltes ist an der durch die Pfeile gekennzeichneten Lageveränderung der Augenbecher
zu erkennen. i—k Eingedrungenes Miracidium im Bindegewebe der Schnecke. (Nach O. MATTES 1949.)

Als *zweite Zwischenwirte* kommen vorwiegend Wassertiere in Frage (Schnecken,
Krebse, Fische), aber auch Wasserpflanzen (besser: Zwischenträger, z. B. Kresse,
Wassernuß). Aus den Cercarien wird dann nach Encystierung eine noch un-
geschlechtliche, unreife Ruheform, die *Metacercarie* (auch *Agamodistomum*). Die
Entwicklung zum geschlechtsreifen Egel geht erst im Endwirt vor sich. In der
Regel muß der zweite Zwischenwirt vom Endwirt oral aufgenommen werden.
Meist sind weder der erste Zwischenwirt, noch der zweite, noch der Endwirt
auf eine einzige Trematodenart eingestellt und umgekehrt. So werden auch die
beim Menschen gefundenen Saugwurmarten nicht nur bei ihm, sondern auch bei
verschiedenen Haustieren und kleinen Nagetieren gefunden oder lassen sich
auf diese experimentell übertragen.

Zum *Eindringen* in den Zwischen- oder Endwirt setzt sich die Cercarie mit dem Bauchsaugnapf fest und bohrt sich unter Einsatz des Drüsensekrets oder eines Bohrapparates in die Haut ein (vgl. S. 299). Sie führt wohl beim erstenmal zu keiner Hautreaktion, jedoch nach wiederholten Invasionen und einer Sensibilisierung zu einer Reaktion des Wirtsgewebes (s. S. 301). Diese ist dann besonders heftig bei Masseninvasionen und kann bei Kleintieren bereits zum

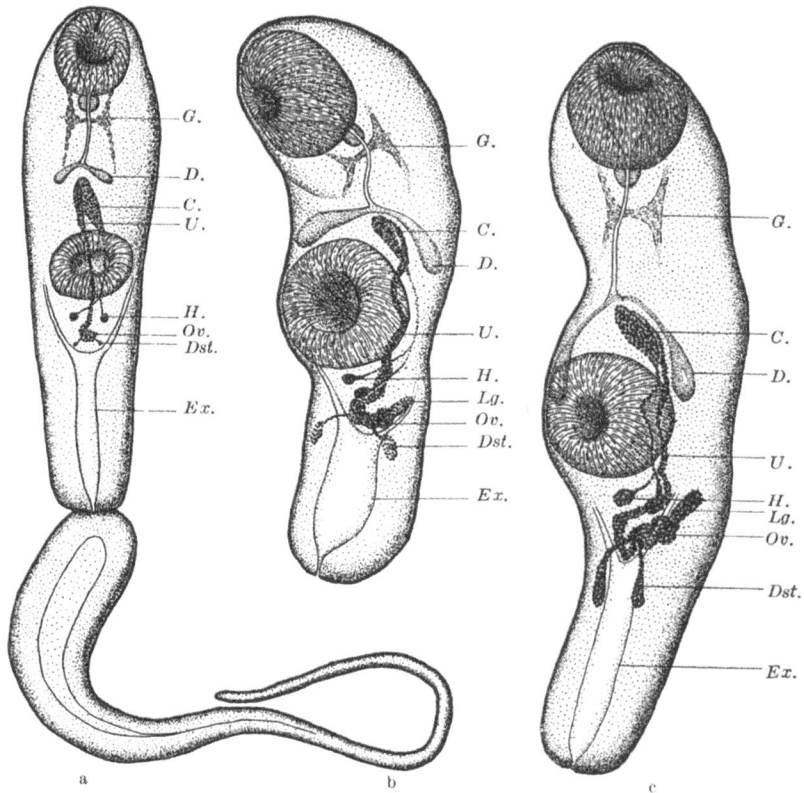

Abb. 123a—c. *Dicrocoelium dendriticum.* Entwicklung von der Metacercarie zum jungen Lanzettegel. a Metacercarie. b Adolescaria, 8 Tage nach Übertragung in den Endwirt (Ventralansicht). c Junger Lanzettegel, ungefähr 9 Tage nach Infektion des Endwirtes (Ventralansicht); Bildung der ersten, nach hinten gerichteten Uterusschlinge. *C* Cirrusbeutel; *D* Darm; *Dst* Dotterstock; *Ex* Exkretionsblase; *G* Gehirn; *H* Hoden; *Lg* LAURERscher Gang; *Ov* Ovar; *U* Uterus (130×). (Nach NEUHAUS 1938.)

Tode, beim Menschen zu heftigen Entzündungen der Haut führen (Cercariendermatitis).

Nach dem Eindringen der Cercarien oder der Aufnahme der Metacercarien in den Endwirt muß der Parasit das von ihm bevorzugte Organ aufsuchen. Bei *passiver* Invasion durch *orale* Aufnahme der Metacercarien mit der Nahrung verbleiben die jungen Egel entweder im Darm (z. B. *Echinostoma*) oder gehen über den Ductus choledochus zur Leber, ihrem endgültigen Sitz (z. B. *Opisthorchis*). Andere durchbrechen die Darmwand, um über die Leibeshöhle zu den inneren Organen zu gelangen (z. B. *Fasciola, Paragonimus*), während dieses Ziel z. B. bei *Dicrocoelium* unter Benutzung des Blutstromes vom Darm aus erreicht wird. Auch bei *aktivem* Eindringen in den Endwirt geht die Wanderung über das Gefäßsystem zum definitiven Aufenthaltsort (*Schistosoma*).

In der Literatur findet man neben den genannten Bezeichnungen für die verschiedenen Entwicklungsstadien noch die folgenden: *Parthenita,* das ist die parthenogenetische Generation

(Sporocyste, Redie); *Adolescaria*, das ist das „Puppenstadium" der geschlechtsreifen Formen (= Metacercarie) (vgl. aber dazu S. 226); *Marita*, das ist die reife Form der hermaphroditen oder der getrenntgeschlechtlichen Generation.

Danach gilt das Miracidium als Larvenstadium der Parthenita, die Cercarie als das Larvenstadium der Marita, die Metacercarie als das Puppenstadium der Marita. Dementsprechend schreibt z. B. SINITSIN vom Parthenitawirt, Adolescariawirt und Maritawirt und umgeht dabei die Schwierigkeit, zu einer eindeutigen Kennzeichnung des Wirtes nach seiner jeweiligen Funktion zu kommen. Die Reihenfolge der Stadien ist danach: Ei; Miracidium; Parthenita (Sporocyste, Redie); Cercarie; Adolescaria (Metacercarie); Marita (geschlechtsreifer Wurm).

Reaktion der Schnecken auf den Larvenbefall.

Der Befall mit Trematodenlarven (Sporocysten, Redien) führt bei den davon betroffenen Schnecken (ersten Zwischenwirten) zu einer Schädigung verschiedener Organe, bei starkem Befall vielfach sogar zum Tode. Es werden häufig die Mitteldarmdrüse, die Niere, die Eiweiß- und Prostatadrüse, sowie das Bindegewebe verändert. Am empfindlichsten sind aber anscheinend die Gonaden, die völlig atrophisch werden können (sog. parasitäre Kastration; vgl. S. 47). Die Atrophie der Geschlechtszellen geht (nach NEUHAUS 1942) auf eine toxische Wirkung der Parasiten zurück. SZIDAT hält dem allerdings die allgemeine, auch von HESSE betonte Erfahrung gegenüber, daß bei Nahrungsentzug durch einen Parasiten der Geschlechtsapparat zuerst angegriffen wird. Wesentlich ist jedenfalls, daß sich *mit dem Schwinden des Parasiten die Keimdrüsen wieder erholen* und Spermien bzw. Eier produzieren können.

Diese Schädigung der Gonaden durch die Trematodenlarven machen sich die Japaner bei der Bekämpfung des Leberegels (*Clonorchis sinensis*) zunutze. Es hat sich nämlich gezeigt, daß der erste Zwischenwirt des chinesischen Leberegels zugleich einem in Enten (als Endwirt) lebenden Trematoden (*Notocotylus attenuatus* RUD.) als erster Zwischenwirt dient. Durch die Haltung von Enten, die mit diesen Parasiten befallen sind, werden die Schnecken ständig durch Larven dieser Trematodenart infiziert und dadurch steril. Die Verseuchung der Schnecken wird auf diese Weise eingeschränkt und die Zwischenwirte können nicht mehr zur Entwicklung und Vermehrung von *Clonorchis sinensis* beitragen (SHIMIZU und KAWADA 1937).

Bemerkenswert ist, daß die Entwicklung von Trematodenlarven in *hungernden Schnecken* erheblich gehemmt sein kann und unter Umständen sogar zum Stillstand kommt; es entwickeln sich, wenn überhaupt, weniger Cercarien als in wohl ernährten Schnecken.

Die Schnecken haben auch eine gewisse Fähigkeit zur aktiven Abwehr eingedrungener Trematodenlarven. Sie bilden in den Lymphspalten, dem bevorzugten Aufenthaltsort von Sporocysten und Redien, fädige Elemente, die den Bewegungsdrang der Larven einschränken. Diese werden dann gleichsam eingesponnen, vom Wirt eingekapselt und gehen dadurch zugrunde. — Nach WINFRIED, sowie WOLF und CORT kann sich bei Schnecken sogar eine *Immunität gegen Trematoden* entwickeln.

Systematik.

Über die *Systematik* der digenen Trematoden herrscht keineswegs Übereinstimmung. Der eine Autor bevorzugt Bau und Anordnung der Exkretionsapparate, ein anderer die Entwicklungsgänge und Morphologie der Larvenstadien als Grundlage der Gliederung. Im folgenden ist die Systematik nach FUHRMANN bzw. nach VOGEL und MINNING berücksichtigt worden.

Die verschiedenen Arten werden in der Weise besprochen, daß in Biologie und Entwicklung ähnliche Formen zusammenbleiben:

1. die Arten mit einer Schnecke als Zwischenwirt und Pflanzen als passivem Zwischenwirt (*Fasciola hepatica, Fasciolopsis buski* und *Dicrocoelium dendriticum*);

2. die Arten, bei denen die Mollusken den Zwischenwirt *und* Hilfswirt stellen (*Echinostoma, Himasthla*);

3. die Arten mit einer Schnecke als Zwischenwirt und einem Fisch als Transportwirt (*Opisthorchis felineus, Clonorchis sinensis, Metagonimus, Heterophyes*);

4. die Arten mit einer Schnecke als Zwischenwirt und einer Krabbe oder einem anderen Krebs als Transportwirt (*Paragonimus westermani*);

5. die Arten mit nur *einem* Zwischenwirt und sekundärem Gonochorismus (*Schistosomatiden*).

Tabelle 5. *Übersicht und systematische Zuordnung der im folgenden behandelten Trematoden.*

Superfamilie	Familie	Arten	Zweiter Zwischenwirt
Fascioloidea	*Fasciolidae* (RAILLIET 1895)	*Fasciola hepatica* *Fasciolopsis buski*	(Pflanzen)
Plagiorchoidea	*Dicrocoeliidae* (LOOSS 1907)	*Dicrocoelium dendriticum*	(Pflanzen)
Echinostomatoidea	*Echinostomatidae* (LOOSS 1902)	*Echinostoma ilocanum* *Himasthla muehlensi*	Mollusken
Opisthorchoidea	*Heterophyidae* (ODHNER 1914)	*Heterophyes heterophyes* *Metagonimus yokogawai*	Fische
	Opisthorchidae (LÜHE 1901)	*Opisthorchis felineus* *Clonorchis sinensis*	Fische
Troglotrematoidea	*Troglotrematidae* (ODHNER 1914)	*Paragonimus westermani*	Krebse
Schistosomatoidea	*Schistosomatidae* (LOOSS 1899)	*Schistosoma haematobium* *Schistosoma mansoni* *Schistosoma japonicum*	fehlt

1. Fasciolidae.

Fasciola hepatica LINNÉ 1758 (= *Distomum hepaticum* RETZIUS 1786).

Der große Leberegel.

Der große Leberegel, *Fasciola hepatica* LINNÉ 1758, ist vorwiegend ein Parasit der Tiere. Er bewohnt die Gallengänge von Pflanzenfressern (Schaf, Rind, Ziege, Pferd, Esel, Kaninchen, Meerschweinchen, Eichhörnchen, Biber, Reh, Hirsch, Antilope, Kamel, Känguruh und Schwein). Beim Menschen ist er nur gelegentlich gefunden worden (*Distomatosis hepatica*). Die Gesamtzahl der bekanntgewordenen menschlichen Infektionen liegt bei 300—400 Fällen. Vereinzelt sind sie aus fast allen Teilen der Erde bekannt geworden.

Historisches. Die ersten Aufzeichnungen über den *großen* Leberegel stammen von dem Schäfer *Jean de Brie* 1379, der annahm, daß nach dem Genuß von Dauve (Douve ist noch heute die französische Bezeichnung für den Leberegel), einem Hahnenfußgewächs, die Leber faul werde, so daß Würmer darin wachsen. GESNER (1551) stellte fest, daß der Leberegel überall dort anzutreffen sei, wo Rinder in der Nähe von Wasser stehendes Gras fressen. LEEUWENHOEK (1704) warnte vor kleinen Tieren, die im Grase lauern und grasenden Schafen gefährlich werden (s. auch S. 237). Die meisten späteren Autoren bis in das 19. Jahrhundert hinein waren der Ansicht, daß die Leberegel *ein Produkt* der Krankheit seien und im Tierkörper selbst entstehen, wenn durch den Genuß gewisser Pflanzen, durch feuchte Wiesen, verdorbenes Wasser und Futter, atmosphärische Einflüsse oder Schwächung des Tierkörpers aus anderen Ursachen die entsprechende Disposition geschaffen werde. Den wahren Verhältnissen näher kam dann HOGG (1821) mit der Annahme, daß „Insekten oder Insekteneier" mit dem Grase in den Magen und Darmkanal der Tiere gelangen, von wo sie schließlich in das Blut kommen. Die Entwicklung wurde dann mit MEHLIS (1831) beginnend durch

v. NORDMANN (1832), ESCHERICHT (1841), STEENSTRUP (1843) und schließlich durch LEUCKART (1876—1882) und THOMAS (in England) weitgehend geklärt (KOEGEL 1926). Die letzten Untersuchungen stammen unter anderem von NÖLLER, MATTES und SCHUMACHER.

Morphologie und Entwicklung. Der große Leberegel mißt etwa 20—40 mm bei einer Breite von 8—13 mm. Frisch gewonnen sieht er grau bis weißlich, gelegentlich auch dunkler aus. Der 4—5 mm lange Kopfzapfen setzt sich deutlich vom Hauptteil des Körpers ab (Abb. 124). Mund- und Bauchsaugnapf liegen relativ nahe beieinander. Die Körperoberfläche ist mit stachelförmigen, nach rückwärts gerichteten Schuppen bedeckt, die, in Querreihen angeordnet, auf der Bauchfläche etwa bis an das Ende des vierten Fünftels der Körperlänge, auf der Rückenfläche nicht ganz so weit, reichen.

Der *Verdauungskanal* beginnt mit dem Mundsaugnapf, der in den Pharynx und über einen kurzen Oesophagus zum gegabelten Darm führt, dessen Äste mit zahlreichen, zum Körperrand gerichteten, blind endigenden Verzweigungen den ganzen Körper nach Art eines Gastrovascularsystems durchziehen (Abb. 125 a). An frischen Exemplaren ist er durch den dunkel gefärbten Inhalt oft gut erkennbar.

Das *Exkretionssystem* des großen Leberegels und seiner verwandten Formen besteht aus einem dichten dorsalen und schwächer entwickelten ventralen Netzwerk, das ausschließlich aus Gefäßen vom charakteristischen Bau der Ableitungskanäle gebildet wird (Abb. 125 b). Der Medianstamm, der am hinteren Ende des Tieres mündet, stellt keine „Harnblase" dar. Nach vorn ziehend teilt er sich vor der Schalendrüse in zwei Kopfstämme; jeder von ihnen spaltet sich nochmals dichotom. Periphere Längskanäle fehlen, ebenso besondere Capillaren und Terminalorgane (Wimperflammenzellen). Alle Kanäle enden blind (v. QUERNER).

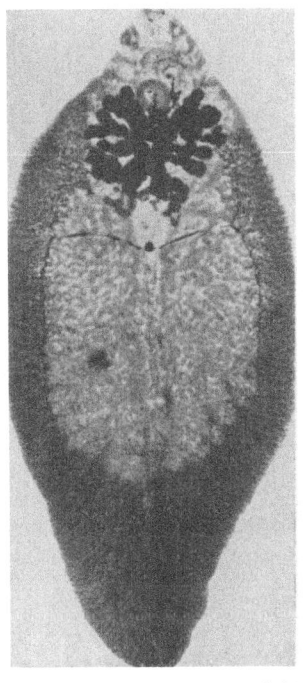

Abb. 124. *Fasciola hepatica*, gefärbt, total (3×). (Nach SZIDAT und WIGAND 1934.)

Die zwittrigen *Geschlechtsorgane* sind ohne Besonderheiten und entsprechen in ihrem Bau im wesentlichen dem allgemeinen Plan (S. 224). Charakteristisch ist die starke Verzweigung der männlichen wie weiblichen Gonaden (Abb. 125 c; *ov, t* und Abb. 124).

Entwicklung. Die Entwicklung des großen Leberegels hat große Ähnlichkeit mit der von *Fasciolopsis buski* (vgl. Abb. 130). Auch die Larvenstadien beider Arten haben viele gemeinsame Merkmale (vgl. Tabelle S. 306).

Die mit einem Deckel versehenen Eier (140:80 μ; Abb. 126) sind von gelbbrauner Färbung, von ovaler Gestalt und enthalten bei der Ablage *eine* Eizelle mit mehreren Dotterzellen. Sie bleiben unter günstigen Bedingungen (Feuchtigkeit und relativer Wärme) über Monate lebensfähig. Erst Temperaturen unter —10⁰ C töten sie schnell ab (—15 bis —18⁰ innerhalb von 2 Tagen). Bei Temperaturen unter +10⁰ C bleibt die Entwicklung stehen; bei 18—25⁰ C entwickelt sich in den Eiern, die ins Wasser gelangen, innerhalb von 4—2 Wochen die bewimperte Larve, das *Miracidium* (150:40 μ), das bei intensiver Lichteinwirkung aus der Eihülle schlüpft (Abb. 120, S. 227). Es besitzt einen Augenfleck, der aus einer paarigen Anlage besteht. Das Miracidium vermag nur 1—3 Tage zu leben und stirbt, wenn es bis dahin keine geeignete Schnecke als Zwischenwirt (z. B.

Galba truncatula) gefunden hat. Das Auffinden der Schnecke beruht nicht auf einem Auswahlvermögen, sondern ist das Ergebnis unermüdlichen Suchens, wobei ihm das Einbohren nicht nur in der „richtigen" Schnecke gelingt, sondern auch bei einigen verwandten Arten, doch entwickelt sich die Larve bei diesen nicht weiter (vgl. S. 237 und 238.) Außerdem werden die Miracidien aber auch chemotaktisch von verschiedenen Wasserschnecken angelockt, am stärksten von *G. truncatula*, die sie auf eine Entfernung von 12—16 mm wahrnehmen, andere Arten dagegen erst in geringerem Abstand (NEUHAUS 1941, 1953).

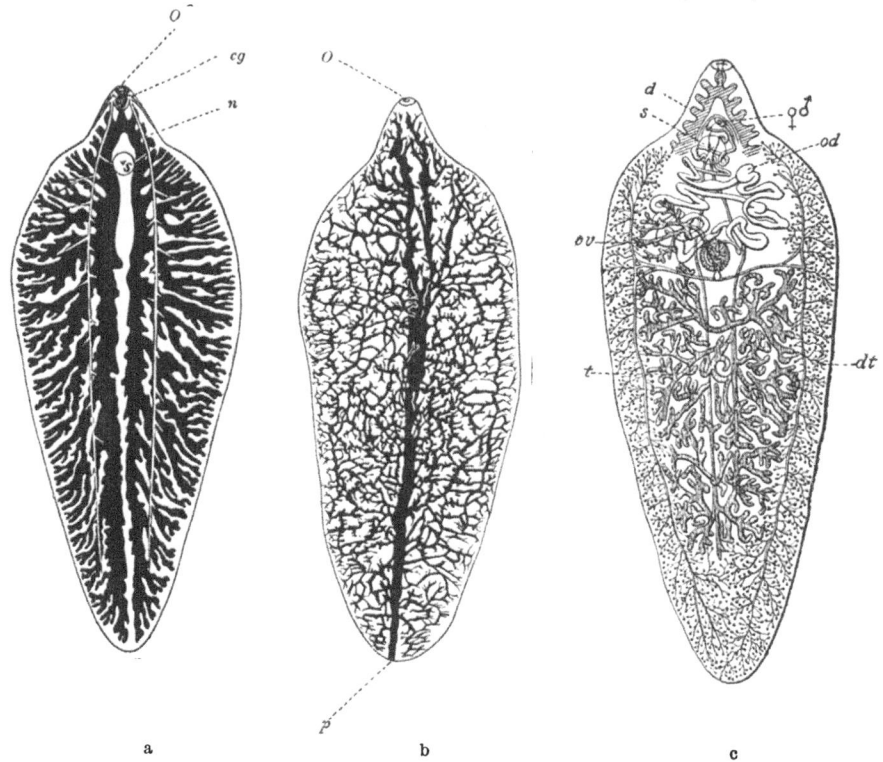

Abb. 125a—c. *Fasciola hepatica*. a Darmkanal und Nervensystem. b Exkretionssystem, injiziert (nach SOMMER). c Geschlechtsorgane. *cg* Hirnganglion; *d* Darm; *dt* Dotterstock; *n* Längsnerven; *o* Mundöffnung mit Mundsaugnapf; *od* Uterus; *ov* Ovar; *p* Exkretionsporus; *s* Bauchsaugnapf; *t* Hoden (3×). (Aus WESENBERG-LUND 1934.)

Das *Eindringen* der Miracidien in die Schnecke erfolgt unter Verlust des Wimpernkleides und dauert $^1/_2$—2 Std (nach ROBERTS 1950: 30 sec bis 15 min); die Wanderung zum Ort der Niederlassung kann jedoch 24 Std in Anspruch nehmen. Die Miracidien bevorzugen die Umgebung des Atemloches, benutzen aber auch den Weg über Kopf, Fuß, Kriechsohle oder Mantelwulst, wo das Eindringen schwieriger erscheint und länger dauert. Sie setzen sich gewöhnlich in den über der Atemhöhle gelegenen Geweben fest (z. B. Niere, Blutlacunen); man findet sie aber je nach der Einbohrstelle auch verstreut im Unterhautbindegewebe des Fußes, Kopfes oder Mantelwulstes. Sie kugeln sich danach ab und werden so zu *Sporocysten*. Größere Mengen von Miracidien schädigen dabei die Schnecke so stark, daß sie zugrunde geht. Die jungen Sporocysten wachsen sehr schnell heran und haben nach 10—14 Tagen bereits eine Größe von 0,5 mm erreicht. In der Körperwand der sackförmigen Sporocyste werden Keimballen ausgebildet, die zu *Redien* werden. Diese wandern in die Mitteldarmdrüse der

Schnecke. Sie besitzen den charakteristischen Kopfteil mit einem Saugnapf und einem blind endenden Darmschlauch, ferner vorn vor der Geburtsöffnung den kragenartigen muskulären Ringwulst und am Übergang vom zweiten zum dritten Körperdrittel zwei zapfenförmige Ausstülpungen der Leibeshöhle. Aus der Geburtsöffnung schlüpfen etwa 6—8 Wochen nach dem Eindringen der Miracidien je 15—20 Cercarien. Die Gesamtzahl der Cercarien je Schnecke wird von ROBERTS mit 476—544 angegeben (innerhalb von 3—8 Tagen bei 25⁰ C). Es ist möglich, daß während des Winterschlafes der Schnecke als Zwischen-stadium die Bildung sog. *Tochterredien* eingeschoben wird (LEUCKART). Diese Auffassung ist jedoch nicht allgemein anerkannt. Im Gegensatz dazu wird von SPREHN angegeben, daß die Leberegelstadien während der Winterruhe zugrunde gehen. (Sie müssen daher entweder als Eier oder als Metacercarien überwintern.) Diese Feststellung würde mit der von BARLOW beim großen Darmegel gemachten Beobachtung überein-stimmen (S. 242).

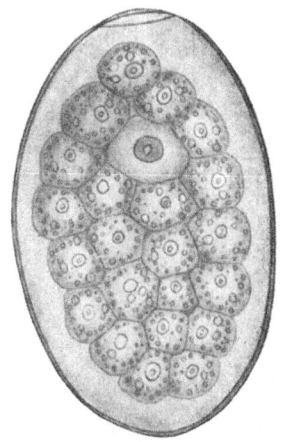

Abb. 126. *Fasciola hepatica.* Ei, in der oberen Hälfte die Eizelle (400 ×).

Das Schwärmen der Cercarien, d. h. das Austreten aus der Schnecke, pflegt in den späten Nachmittags- und frühen Abendstunden einzusetzen. Äußere Reize wie plötzliche Temperaturänderungen genügen, um das Ausschwärmen der Cercarien auszulösen. Sie messen ohne Schwanz etwa 300:230 μ, besitzen einen gegabelten Darm und zwei Saugnäpfe. Nicht lange schwimmen sie frei umher, werfen ihren Ruderschwanz ab und heften sich an Wasserpflanzen und Gräser, wobei sie ein Sekret ausscheiden, das rasch erstarrt und zu einer Art Cyste wird (Abb. 127). Außerdem bilden sie eine zweite innere Hülle. Unter diesem Schutz vertragen die Cercarien 4—6⁰ C und bleiben min-destens 3 Wochen in *feuchter* Umgebung lebensfähig, wahrscheinlich noch wesent-lich länger. Schon nach einer Reifungsperiode von etwa 24 Stunden sind die

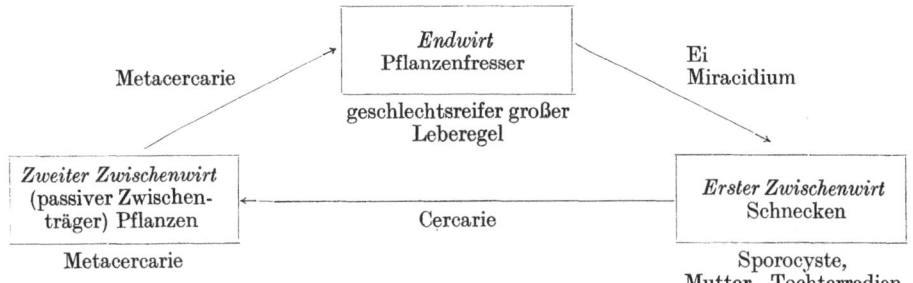

Übersicht über den Entwicklungsgang bei *Fasciola hepatica* (und *Fasciolopsis buski*) (vgl. dazu Abb. 130, S. 243).

Metacercarien zur Invasion fähig. Da sie in den Cysten an den Pflanzen bei Trocknung bald zugrunde gehen, ist (worauf NÖLLER hinwies) die Verfütterung von vollkommen trockenem Heu ungefährlich für das Vieh; doch bleiben die Metacercarien etwa 4—6 Wochen invasionsfähig.

Schon ½ Std nach Verfütterung der Cysten an Versuchstiere (Meerschwein-chen, Kaninchen) kann die äußere, fast undurchsichtige Hülle in Bruchstücke zerfallen und abgelöst sein. Es bleibt die durchsichtige, innere Hülle erhalten.

Im Dünndarm verläßt die Metacercarie ihre Hülle durch eine kleine, an der Basis gelegene runde Öffnung. Der ausgeschlüpfte junge Leberegel (etwa 230 μ lang) bohrt sich durch die Dünndarmwand hindurch und erscheint nach einiger Zeit (frühestens 2 Std nach der Invasion) in der Bauchhöhle. Hier kriechen die jungen Egel zunächst umher und bohren sich nach etwa 48 Std auf dem Weg über die Leberkapsel in die Leber ein (Abb. 128). Danach setzt ein erhebliches

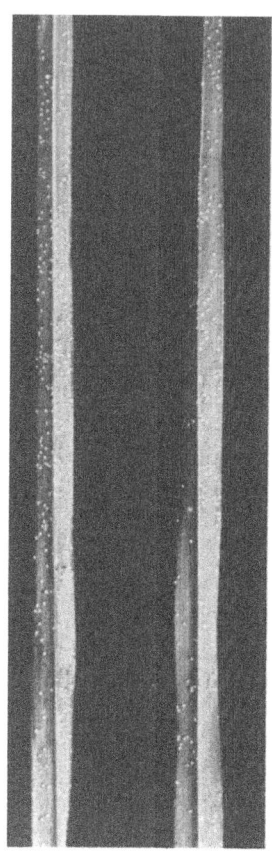

Abb. 127. *Fasciola hepatica.* Cysten mit Metacercarien an Grashalmen. (Nach SCHUMACHER 1939.)

Wachstum der Egel ein. Am 6. Tage nach der Invasion haben sie bereits 0,5 mm Länge erreicht. Ihr Darm zeigt erste Aussackungen. Nach 24 Tagen erreicht der Egel 3 mm, nach 34 Tagen etwa 4,5 mm, nach 50 Tagen etwa 9 mm. Zu diesem Zeitpunkt sind in den Geschlechtsorganen bereits Eier zu erkennen; freie Eier treten aber nicht vor 45 Tagen auf (*Präpatentperiode*). Die Gesamtentwicklung kann aber auch 2—3 Monate dauern. Bei starkem Befall können die Egel sekundär wieder in die Bauchhöhle durchbrechen. — Die Lebensdauer der Würmer wird mit 5 Jahren angegeben (auch 9—13 Jahre?). Die gesamte Eiproduktion eines Leberegels im Laufe von etwa 2 Wochen berechneten WEILAND und v. BRAND (1926) auf etwa 2 Millionen Stück!

Reaktion des Endwirtes (Pathogenese). Das Krankheitsbild bei Leberegelbefall steht in enger Beziehung zum *Invasionsweg* der Parasiten, die die Darmwand durchbohren und über die Leibeshöhle in das Lebergewebe und später in die Gallengänge eindringen. Es ist abhängig von der Stärke des Befalls und vom endgültigen Sitz der Leberegel.

Die ersten jungen Egel erreichen etwa 48 Std nach der Invasion die Leber, durchbohren die Leberkapsel und dringen in das Leberparenchym ein (Abb. 128). Nach 4—6 Tagen sind in der Bauchhöhle selbst kaum noch Leberegel zu finden. Die jungen Würmer wandern im Lebergewebe umher und werden nach etwa 7 Wochen geschlechtsreif. Der Befall des Leberparenchyms führt zu erheblichen Schäden durch starken Blutverlust und sekundäre Infektionen, durch die z. B. experimentell infizierte Meerschweinchen bald zugrunde gehen. Die ausgereiften Würmer siedeln sich dann in den Gallengängen an, die Eier gelangen mit dem Gallenstrom in den Darm. — Entsprechend dem Verhalten der Würmer kann man die Krankheit in zwei Abschnitte, in das *Stadium der Invasion* und das *chronische Stadium*, aufteilen. Die ersten Krankheitserscheinungen treten im allgemeinen erst nach 1—2 Monaten auf.

In der ersten Phase der Krankheit werden beim Menschen folgende Symptome beobachtet: typische Zeichen einer allgemeinen Infektion, Müdigkeit, Appetitlosigkeit, Übelkeit, Kopfschmerzen. Dabei treten unregelmäßige septische Temperaturen, Leibschmerzen (epigastrische Schmerzen) auf. Die Leber ist anfänglich mäßig vergrößert, aber druckschmerzhaft. Sie nimmt langsam an Größe zu; dabei tritt bei erheblicher Leukocytose eine hohe Eosinophilie im Blut auf (bis über 70%). Solange im Stuhl und Gallensaft keine Eier auftreten, ist die Erkennung der Krankheitsursache sehr schwierig. Dieser Zustand kann mehrere

Wochen anhalten, dann abklingen und zu einem beschwerdefreien Zustand
führen. Nur bei sehr starkem Befall ist ein tödlicher Ausgang zu erwarten. Es
bleiben geringe Allgemeinbeschwerden. Die Würmer haben dann ihren endgültigen Sitz erreicht, und nun lassen sich auch Eier im Darminhalt nachweisen.
Die Beschwerden der chronischen Distomatose (Fasciolose) bestehen meistens
Jahre hindurch und werden häufig mißdeutet (vgl. bei EHLERS und KNÜTTGEN
1949). Leberegelbefall kann 9, nach BÜRGI sogar 13 Jahre bestehenbleiben.

DESCHIENS und POIRIER (1950) führen die Schädigungen des Endwirtes durch Leberegelbefall auf *toxische* Wirkungen zurück. Meerschweinchen, die sie wiederholt mit einem Fasciola-
extrakt behandelten, zeigten zunehmende Abmagerung und asthmatische Beschwerden.
Pathohistologische Veränderungen waren an Lunge, Nieren, Milz und Leber zu erkennen.

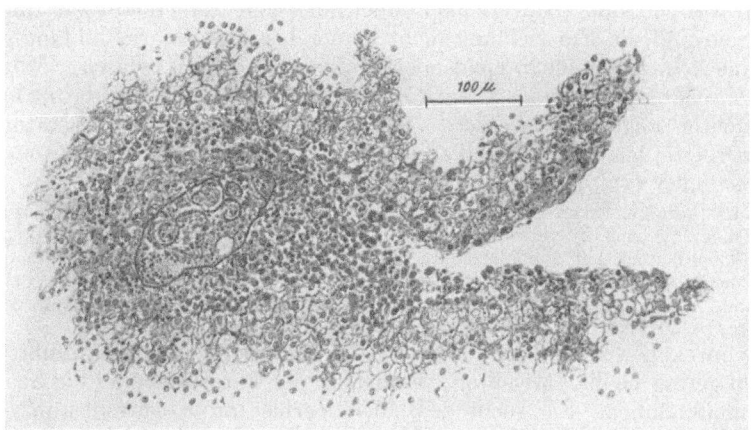

Abb. 128. *Fasciola hepatica.* Erstes Stadium der Leberinvasion, 48 Std nach Befall eines Meerschweinchens.
Der junge Parasit liegt am Ende eines Bohrganges, der mit entzündlichen Zellmassen angefüllt ist. Rechts
die Eintrittspforte in die Leber (130×). (Nach VOGEL 1935.)

Im Blut trat eine Leukocytose mit erhöhter Eosinophilie (14,4%) auf. Die Autoren führen
die Erscheinungen auf die Wirkung eines histaminähnlichen Stoffes zurück.

Der große Leberegel ernährt sich von den durch seine Anwesenheit gereizten
und wuchernden Gallengangsepithelien; er nimmt kein Blut auf. Sein Stoffwechsel ist anoxybiotisch (vgl. v. BRAND 1953).

Epidemiologie. Das Auftreten des großen Leberegels ist abhängig vom
Zusammentreffen verschiedener, günstiger Momente: 1. von kleinen *Gewässern,*
Wiesen und Straßengräben mit flachem, langsam fließendem Wasser, 2. von den
Leberegelschnecken als Zwischenwirten und 3. *pflanzenfressenden Säugetieren* als
Endwirten. Bei besonders günstigen Witterungsverhältnissen besteht die Mög-
lichkeit zu einem Massenauftreten der Schnecken, so daß die berüchtigten
,,Leberegeljahre" zustande kommen.

Durch die schweren Verluste, die der Leberegel unter den Viehherden herbeiführt, ist
er von großer wirtschaftlicher Bedeutung; entstanden doch in den Jahren 1924/25 durch
Massenbefall in diesen ,,Leberegeljahren" allein für Bayern Verluste in Höhe von 15 Millionen
Mark und für ganz Deutschland von über 100 Millionen Mark.

Galba truncatula MÜLLER (= *Lymnaea truncatula*), der Hauptzwischenwirt
(etwa 7—10 mm groß), ist an kleine Gewässer gebunden und gedeiht daher in
Tümpeln, Pfützen und Viehtränken auf Weiden sehr gut und vermehrt sich
unter Umständen außerordentlich stark (bei 17° C in etwa 76 Tagen geschlechtsreif). Sie liebt alkalischen Untergrund. So ist es eine bei Landwirten bekannte
Tatsache, daß sich nach Verteilung von Kalk auf sauren Wiesen Leberegelschnecken häufig sammeln und zudem stark vermehren. Dadurch wächst natur-

gemäß die Gefahr für das Weidevieh, weil die Entwicklungsmöglichkeit steigt. Es entsteht so der irrige Eindruck einer direkten Beziehung zwischen dem Kalken der Wiesen und hoher Leberegelgefährdung. (Einzelheiten über Entwicklung, Lebensweise und Zucht der Schnecke siehe bei ROBERTS 1950.)

Die Zwergschlammschnecke *Galba truncatula* MÜLLER („Leberegelschnecke") kommt in ganz Europa, in Klein-Asien, Sibirien, Algier, Tibet, Ägypten, Marokko und Madeira vor. Als Zwischenwirt für die Sandwich-Inseln kommt die Art *Pseudisidora* (= *Lymnaea*) *rubella* LEA., für Nordamerika *Galba humilis* SAY (nach BOYD: *Physa fontinalis* L.), für Südamerika *Galba viator* D'ORB. in Frage, *Physa*-Arten angeblich in Südafrika und Australien. — Neben *G. truncatula* werden in unseren Breiten auch *Radix peregra* M. und *Lymnaea stagnalis* L. als Zwischenwirte genannt, jedoch sollen dabei nur junge Exemplare zur Infektion geeignet sein und die Entwicklung nicht immer bis zur Cercarienbildung gehen. Alte Schnecken lassen sich nicht mehr infizieren. *Galba palustris* (MÜLLER), *Galba glabra* (MÜLLER), *Radix peregra* M. und *Radix neglecta* C. BOETTGER müssen als verdächtig angesehen werden. Wie C. R. BOETTGER in Laboratoriumsversuchen zeigte, lassen sich auch aus *Galba palustris* (MÜLLER) *invasionsfähige Larven* gewinnen (vgl. auch REICHMUTH 1936).

Insgesamt kommen etwa 15 Schneckenarten auf der Erde als natürliche Zwischenwirte in Frage, die sich in verschiedenen Biotopen aufhalten. In Kolumbien fand z. B. BRUMPT (1939/40) noch auf den in 2600 m Höhe gelegenen Savannen von Bogota die Art *Lymnaea cousini* J. die dazu führt, daß dort etwa 80—90% der Rinder vom Leberegel befallen sind. Diese Schneckenart überlebt 6 Wochen lang selbst völlige Austrocknung der Weiden.

Die Schnecken werden von den Parasiten nicht sonderlich beeinflußt, wenn deren Zahl gering bleibt. Mitunter zwingt aber der Parasitenbefall die Schnecke zu Gegenmaßnahmen. Sie sucht z. B. den Verlust an Körpersubstanz durch übermäßige Nahrungsaufnahme und Nahrungsverarbeitung auszugleichen. Bei starken Infektionen macht die Schnecke jedoch einen kranken Eindruck. Sie wird auffallend träge und scheint in ihren Bewegungen behindert zu sein. Auch ist ihre Färbung blaß und die Schale abnorm ausgebildet. Eine Kastration der Schnecken kann durch den Trematodenbefall eintreten (vgl. S. 47). — Nach der Beobachtung von MINNING und VOGEL (1950) kann in Norddeutschland die Fasciolainfektion in den Schnecken den Winter überdauern, so daß mit dem Beginn der warmen Jahreszeit bereits Cercarien frei werden.

Bei der Suche nach Sporocysten und ihren Abkömmlingen muß man berücksichtigen, daß die Schnecken vielfach mehrere derartige Parasitenstadien verschiedener Artzugehörigkeit beherbergen können. Man kennt mehr Cercarienformen als Trematodenarten und die Entscheidung der Zugehörigkeit von Cercarien zu bestimmten Wurmarten gelingt keineswegs immer.

Bei der Beurteilung der epidemiologischen Verhältnisse muß daran gedacht werden, daß nicht allein Zuchtvieh und Haustiere, sondern auch das Wild vom Leberegel befallen sein kann und als *Parasitenreservoire* in Frage kommt. Es kann durch die mit dem Kot ausgeschiedenen Eier eine Schneckenpopulation infizieren. Dadurch sind die Voraussetzungen zur Verseuchung des gesunden Viehes gegeben.

Auch *intrauteriner* Leberegelbefall ist festgestellt worden. Die Egel dürften aber nicht — wie KÖGEL annimmt — über die Uterusgefäße die Leber des Fetus erreicht haben, sondern bei der Leibeshöhlenwanderung direkt durch Uterus und Placenta in den Fetus gelangt sein. Dafür spricht auch, daß ORTH auf der haarlosen Haut eines tot geborenen Zickleins ausgewachsene Leberegel fand, „daß es nur so wimmelte".

Der Mensch infiziert sich durch die Gewohnheit vieler Leute, Pflanzenstengel, Sauerampfer, Grashalme u. a. in den Mund zu nehmen. So erkranken

z. B. Hirten und Viehbesitzer. In Frankreich, insbesondere in der Loire-Gegend, führt der Genuß von *wilder* Wasserkresse gelegentlich zur Leberdistomatose. In Paris dagegen, wo jährlich einige zehntausend Tonnen davon genossen werden, tritt keine Erkrankung auf, weil die Kresse schneckenfrei künstlich kultiviert wird. In Norddeutschland infizierte sich ein Kind durch den Genuß von Fallobst, das von den Obstkulturen südlich Hamburg stammte, wo Leberegelbefall beim Weidevieh häufig ist. Zwei weitere Kinder aus der Gegend um Bremen hatten wohl Sauerampfer roh genossen (MINNING und VOGEL 1950). — In Kuba liegen (nach KOURI) kleinere endemische Gebiete, in denen menschlicher Leberegelbefall nicht selten ist.

Bemerkenswert ist, daß die Eier von einem menschlichen Leberegelbefall nicht so entwicklungsfähig sind wie die Eier aus Säugetierwirten (MINNING-VOGEL 1950).

Bekämpfungsmaßnahmen und Prophylaxe. Die *Bekämpfungsmaß-nahmen* ergeben sich aus dem oben geschilderten Entwicklungskreislauf. Eine völlige Ausrottung der *Egel* wird nur in seltenen Fällen gelingen, weil auch das Wild (Hirsche, Rehe, Hasen) Wurmträger sein kann, wodurch Infektionsquellen offenbleiben.

Läßt sich die Benutzung von leberegelschneckenverseuchten Weiden nicht vermeiden, so ist die *völlige Beseitigung der Schnecken* anzustreben. Dieses gelingt bei genauer Kenntnis ihrer Lebensweise und Anwendung geeigneter Bekämpfungsmittel. Schon die Reinigung der Tränken und der sonstigen kleinen, natürlich wie künstlich entstandenen Gewässer etwa zweimal im Jahre beseitigt die Schnecken praktisch so weit, daß keine große Leberegelgefahr mehr besteht.

Zur *chemischen Bekämpfung* der Schnecken eignen sich große Gaben von Koch- oder Viehsalz, Chlorkalk und Ätzkalk. Sehr erfolgreich ist die Anwendung von Kupfervitriol in einer Endkonzentration von 1:50000 bis 1:250000. Je nach der Beschaffenheit des Wassers muß die Konzentration etwas variiert werden, weil schlammige, kalkhaltige Gräben die Wirkung etwas einschränken. (Fische können bereits bei der gleichen Konzentration, die die Schnecken abtötet, Schaden leiden.)

Günstiger ist die Anwendung von *Kainit*, einem Düngemittel, das ebenfalls die Schnecken tötet, aber gleichzeitig den Boden düngt. Doch ist zu empfehlen, 10—15% Kupfervitriol beizumischen. Dieses Verfahren ist nur auf entwässertem Gelände anwendbar. Es genügt eine einmalige Düngung zur Vernichtung der Schnecken. — Die Schädigung der Zwischenwirte erfolgt beim Kainit durch Verätzung und Wasserentzug, kommt also auf andere Weise zustande als bei Kupfervitriol, das die Schnecke bewegungsunfähig macht (vgl. bei C. R. BOETTGER 1944).

Als *biologische Bekämpfungsmaßnahme* empfiehlt C. R. BOETTGER, *Hausenten* anzusetzen, die die Schnecken verzehren und dadurch eine erhebliche Verminderung herbeiführen. Eine alte Erfahrung lehrt, daß mit Enten besetzte Dorfteiche praktisch frei von Schnecken sind.

Außerdem kann durch Trockenlegung schneckenhaltiger Gewässer, die als Tränke dienen könnten, durch Herstellung hochgestellter Tränkstellen, die nicht durch egeleierhaltigen Kot verunreinigt werden können, durch Fernhaltung aller Schnecken, jede Infektion ausgeschlossen werden. Ferner muß jede Fütterung mit feuchtem Futter, das eventuell aus leberegelverseuchter Gegend stammen könnte, vermieden werden. Nach Möglichkeit sollte im Stall nur gut getrocknetes Futter gegeben werden.

Wirksame Maßnahmen bestehen auch in der Senkung des Grundwasserspiegels, *medikamentöser Therapie* des Viehes durch Anwendung von Emetin, Tetrachlorkohlenstoff, Wurmfarn (*Aspidium filix mas*) u. a.

Erwähnt sei die relative Empfindlichkeit der Miracidien und Cercarien gegenüber Kochsalzlösung. Eine 1%ige Lösung tötet sie innerhalb von 25 min, eine 2%ige innerhalb von 5 min.

Miskroskopische Diagnose. Die Diagnose der Leberegelkrankheit bei Mensch und Vieh stützt sich in erster Linie auf den *mikroskopischen Nachweis der Leberegeleier im Kot oder Duodenalsaft* (vgl. S. 661f.). Die bei einer Invasion auftretenden klinischen Erscheinungen sind nicht so spezifisch, daß der Parasitenbefall eindeutig erkennbar wird. Außerdem treten Krankheitserscheinungen erst bei Anwesenheit einer größeren Anzahl von Leberegeln auf. Beim Menschen kann die Auffindung von Eiern unter Umständen einen Egelbefall vortäuschen, weil beim Genuß von roher oder schlecht gebratener Leber Eier von ihm aufgenommen werden können, die dann als „Darmpassanten" wieder im Kot erscheinen (sog. „Pseudoparasitismus").

Serologische Diagnose. Komplementbindungsreaktion. Auch serologische Methoden zum Nachweis eines Fasciolabefalls sind bei Menschen und Tieren anwendbar. Mit alkoholischen wie wäßrigen Antigenen läßt sich eine *Komplementbindungsreaktion* anstellen, die — unabhängig von der Schwere des Krankheitsbildes — zu verschiedener Titerhöhe (1:2400 bis 1:19200) ansteigen kann und relativ spezifisch ist. Bei positiver Luesreaktion kann in den *niedrigen* Titerwerten (1:1000) eine unspezifische Mitreaktion eintreten. Die Reaktion bleibt nach parasitologischer und klinischer Heilung wenigstens noch 6 Monate positiv und ist nicht nur als gruppenspezifisch anzusehen. Bei Tieren traten häufig positive Reaktionen ohne Leberegelnachweis auf (s. bei MINNING und VOGEL 1950). Möglicherweise liegen dann Fälle einer überstandenen Infektion vor (WAGNER 1935, MINNING 1952).

Hautreaktion. Beim *Menschen* läßt sich mit einem geeigneten Antigen (intracutan appliziert) bei Verdünnungen von 1:10000—100000 ein Hauttest anstellen. Die positive *Hautreaktion* führt nach 20 min zu einer Vergrößerung der Injektionsquaddel mindestens auf das Doppelte der ursprünglichen Größe (etwa von 5 auf 10 mm Durchmesser). Sie muß etwa 30 min bestehen bleiben. Ein Zusammenhang zwischen Stärke der Hautreaktion und Schwere des Krankheitsbildes besteht offenbar nicht. Diese Reaktion ist aber wohl nur gruppenspezifisch (z. B. auch bei *Bilharziose* positiv). Sie fällt ebenfalls noch 6 Monate nach Behandlungsende positiv aus. Bei *Tieren* ist weder das Ergebnis der Cutan- noch das der Intradermalreaktion eindeutig und praktisch verwertbar.

Die *Präcipitinreaktion* bietet anscheinend für die praktische Diagnose des Leberegelbefalls keine Hilfe (MINNING und VOGEL 1950).

Chemotherapie. Leberegelbefall ist leicht durch intravenöse Gaben von Emetin zu behandeln, Die wirksame Dosis liegt bei täglich 1 mg Emetin/kg Körpergewicht, 6—10 Tage (6—10 mg/kg Körpergewicht) gegeben (VOGEL und MINNING 1952). Frühe Behandlung gibt die beste Aussicht auf Erfolg. Haben sich die Würmer erst einmal festgesetzt, dann ist es schwieriger, sie zu beseitigen. Erfolgreiche Behandlung ist auch mit 1% *Gentianaviolettlösung*, 20—30 cm³ intravenös in Abständen von 3 Tagen 1—3mal gegeben, beschrieben worden. *Tetrachlorkohlenstoff* sowie *Extractum filicis* werden ebenfalls als wirksam angegeben.

Fasciolopsis buski (LANKESTER 1857).

(= *Distomum crassum* BUSK 1859; *Fasciolopsis fülleborni* RODENWALDT 1909.)

Der große Darmegel.

Geographische Verbreitung. *Fasciolopsis buski,* der *große Darmegel,* ist dem großen Leberegel in seiner Entwicklungsweise außerordentlich ähnlich. Er ist aber im Gegensatz zu diesem in manchen Gegenden der Erde ein *häufiger und gefährlicher Parasit des Menschen.* Man findet den Darmegel in China, besonders nördlich des Jangtse-Flusses, aber auch in den südlichen Provinzen; ebenfalls in Indien, Assam, Siam, im malaiischen Archipel sowie auf den Philippinen und Hawaii-Inseln, wohin zahlreiche Chinesen auswanderten. In dem endemischen Gebiet Shaoshing in China waren nach BARLOW 1925 noch mehr als eine Million Menschen infiziert. STOLL (1947) schätzt 10 Millionen Fälle von menschlichem Darmegelbefall in Ost-Asien. In Gebieten, wo viele Schweine gehalten werden (Formosa), fressen diese gern die oft metacercarientragende Wassernuß (vgl. S. 246) und infizieren sich. Ein chinesisches Sprichwort sagt: Wo der Mensch die Egel hat, haben sie nicht die Schweine, und umgekehrt.

Morphologie und Entwicklung. Die etwa 2 mm starken, blattartigen Würmer sind 2—7,5 cm (bis 10,4 cm) lang und 9—20 mm breit. Starker Befall setzt sich aus vielen kleinen Würmern zusammen. Wenige Würmer werden dagegen recht groß. Die Körperoberfläche ist mit kleinen Dornen besetzt, besonders zahlreich im Bereich des Bauchsaugnapfes. Der Mundsaugnapf ist wesentlich kleiner als der Bauchsaugnapf. Charakteristisch sind die stark verzweigten Gonaden. Fast zentral befindet sich das Ovar, während die Hoden in der unteren Körperhälfte hintereinanderliegen. Die erwachsenen, etwa fleischfarbenen Würmer sitzen im Dünndarm, können aber vor dem Tode auch alle anderen Darmteile vom Magen bis zum Rectum befallen (Abb. 130 u. 172).

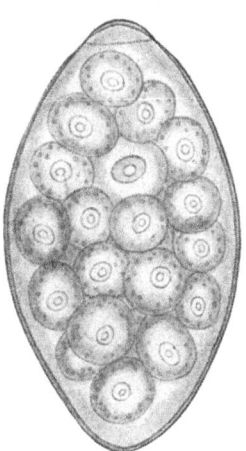

Die Größe und Gestalt der *Eier* variiert recht erheblich. Die durchschnittliche Größe liegt bei 138:83 µ. Neben der bekannten Eiform treten birnförmige, kugelige, krugförmige und ähnlich gestaltete Eier auf, deren

Abb. 129. *Fasciolopsis buski.* Ei, in der oberen Hälfte die Eizelle (400×). (Nach LOOSS 1905.)

Formvariabilität bei einem Patienten fast ständig gleichartig bleibt, aber von Patient zu Patient wechseln kann. Alle Eiformen sind in gleichem Maße fertil und ergeben lebensfähige Miracidien. Zwischen Eigröße und Wurmgröße besteht offenbar keine Beziehung, dagegen zwischen Eigröße und Wurmalter, wobei junge Würmer kleinere Eier produzieren. In frisch abgelegten Stühlen sind die Eier farblos oder schwach gelblich, können aber auch gelbbraun wie *Ascaris-* oder *Trichuris-*Eier werden. Bei schneller Darmpassage sind sie im allgemeinen blaß, bei langsamer dunkel gefärbt.

Die äußere Schale der Eier ist zwar dünn und durchsichtig, aber doch recht resistent, z. B. gegenüber den chemischen Einflüssen des tierischen oder menschlichen Darmes. Oral aufgenommene Eier passieren den Darm und bleiben lebensfähig. Der Deckel der Eier (etwa 4 µ hoch und 20 µ breit) wird wohl erst durch ein Sekret der Kopfdrüsen der Larve gelöst.

Mit fortschreitender Entwicklung des Embryos treten Exkretionsstoffe durch die Schale und machen deren Oberfläche klebrig, so daß an den Eiern leicht Schmutz haftet. Austrocknung tötet die Eier, bei Zimmertemperatur unter Umständen bereits innerhalb von 10 sec; je weiter die Embryonalentwicklung fortgeschritten ist, um so schneller sterben sie ab.

Nahe dem Eideckel liegt die Keimzelle, die von 20—40 Dotterkugeln umgeben ist. Die Dottermembran, die als innere Hülle den Eiinhalt umschließt, ist schwer erkennbar und nur bei anisotonisch gehaltenen Eiern feststellbar. Beim Schlupf des Miracidiums tritt sie nach Art einer Nachgeburt heraus.

Die *Eier* von *Fasciolopsis buski* haben große Ähnlichkeit in Größe, Form und allgemeinem Aussehen mit denen von *Fasciola hepatica*.

Die frisch abgelegten Eier befinden sich im Ein- oder Zweizellstadium (Abb. 130, *1*). Die Dauer der Embryonalentwicklung bis zum Miracidium beträgt in Abhängigkeit von der Temperatur 16—77 Tage. Bei Temperaturen unter 26° C wird die Entwicklung verzögert und hört bei 21° C auf, doch ist bei dieser Temperatur ein fertig entwickeltes Miracidium schlupffähig.

Das *Miracidium* liegt im Ei immer mit dem Vorderende zum Eideckel gewandt. Nach der Ausbildung der Cilien schlagen diese lebhaft, wobei die Larve um ihre Längsachse rotiert. Der Geißelschlag öffnet die 20—40 Dotterballen, deren frei gewordener, granulierter Inhalt vorwärts getrieben wird und dem Miracidium als Nahrung dient. Die Mundöffnung ist durchgängig. Unterhalb des sehr kurzen Darmtractus liegt das Zentralnervensystem mit zwei Augenflecken. Diese besitzen lateral liegende „Linsen". Zwei große Wimperflammenzellen kurz hinter der Körpermitte dienen der Exkretion. Außerdem ist ein beträchtlicher Teil der abführenden Kanäle bewimpert. Im hinteren Teil liegen Keimzellen, die sich mit fortschreitender Entwicklung des Miracidiums vermehren.

Die Cilien der hinteren Körperhälfte bewegen sich unabhängig von denen der vorderen und häufiger als diese. Offenbar haben beide Ciliengruppen verschiedene Funktionen im Ei. Das freigewordene Miracidium bewegt sich in typischer Weise zielstrebig, zügig vorwärts (im Gegensatz zu Ciliaten mit ihrer charakteristischen Stopp- und Startbewegung). Das Schlüpfen erfolgt häufiger morgens als am Nachmittag und periodisch. Sie schlüpfen nicht bei ungünstigem (kaltem, dunklem) Wetter, ebenso ruhen sie des Nachts.

Die Miracidien müssen während der ersten 2 Std ihres Daseins Gelegenheit zum Eindringen in eine Schnecke haben, später gelingt es ihnen schwerlich; bei einer Temperatur von 26—30° C leben sie etwa 6—8 Std. Bei geringerer Temperatur, etwa 20° C, bleiben sie zwar bis zu 52 Std am Leben, werden aber bereits nach 24 Std sehr schwach. Ruhige Gewässer sind Infektionsquellen, weil der erste Zwischenwirt, Schnecken der Gattungen *Planorbis* und *Segmentina*, schnell fließende Gewässer nicht liebt. Die wichtigsten Schneckenarten sind: *Planorbis schmackeri* CLESS. und *Segmentina nitidellus* MTS., kleine Schnecken mit sehr durchsichtiger Schale, in denen man zum Teil die Entwicklung der Parasiten bei durchfallendem Licht direkt beobachten kann (besonders bei *P. schmackeri*). Das Miracidium wird anscheinend *nicht* durch chemische Reize zur Schnecke geleitet, sondern gelangt fast zufällig zum ersten Zwischenwirt (vgl. dazu *Fasciola*, S. 234).

Schnecken mittleren Alters (etwa 3—4 Monate alt) sind besonders empfänglich. Sie sind zur Zeit des Miracidienschlupfes, etwa im Juli, am häufigsten. Selten behalten die Schnecken die Infektion über 1 Jahr hinaus. Meistens degenerieren die Larven des vergangenen Jahres nach Abkapselung von seiten des Schneckengewebes. Man findet die Parasiten gelegentlich als verhärtete Einschlüsse der Leber. Die Invasion tötet gewöhnlich die Schnecken nicht, wenn die Zahl der eingedrungenen Miracidien zwischen 5 und 15 liegt. Nur bei stärkerem Befall gehen sie zugrunde. Bevorzugter Invasionsort ist die Atemhöhle, aber auch jede andere Körperstelle der Schnecke wird aufgesucht.

Innerhalb von etwa 60 min, höchstens 2 Std, sind die Miracidien in der Schnecke. Durch drehende Bewegung gewinnt die Larve Halt und gelangt durch wiederholtes Strecken und Zusammenziehen („einem Akkordeon ähnlich", BARLOW) bohrend durch das Epithel. Wahrscheinlich liefern die Kopfdrüsen ein Sekret, das die partielle Zerstörung des Schneckenepithels erleichtert. Wenn der „Kopf" eingedrungen ist, bildet er eine kugelige Anschwellung und zieht gleichsam den restlichen Körper nach. Dieses gelingt nur durch die indirekte Mithilfe der Schnecken, die durch widerstrebende Kontraktion des Epithels den erforderlichen Widerstand bieten und so das Eindringen ermöglichen (vgl.

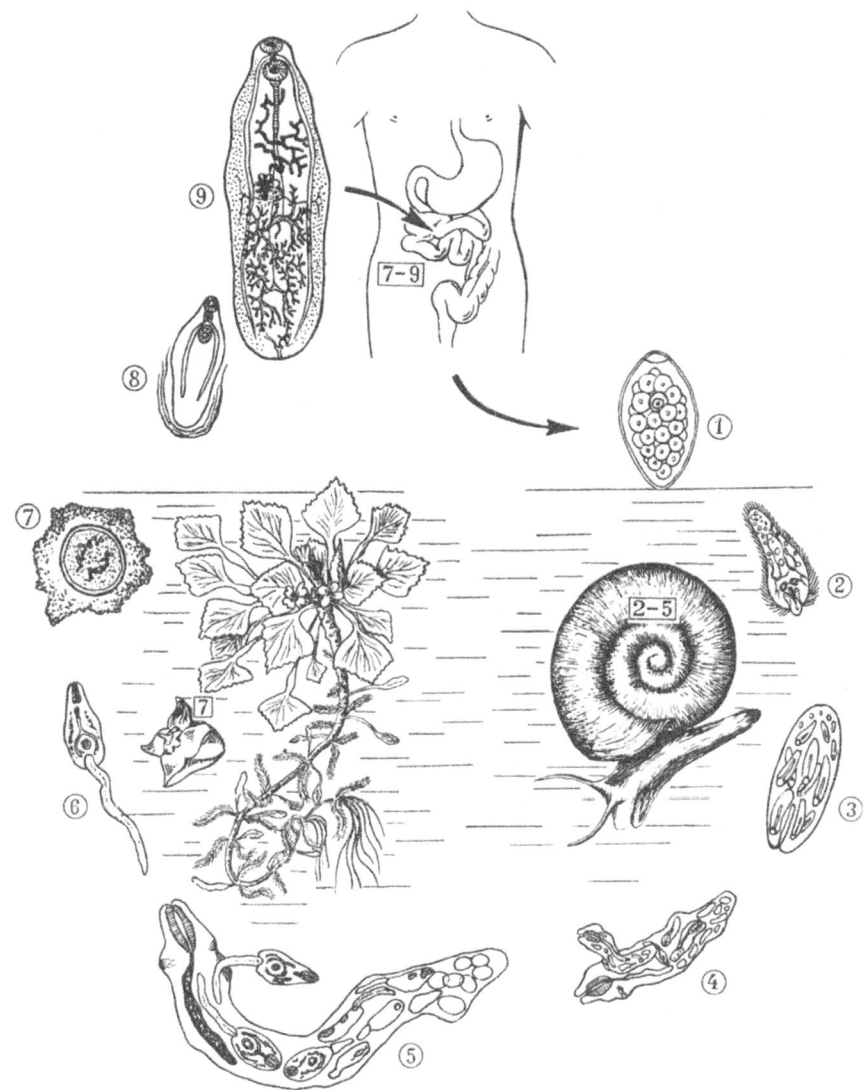

Abb. 130. *Fasciolopsis buski.* Schematische Darstellung des Entwicklungskreislaufs zwischen Schnecke (1. Zwischenwirt mit den Stadien *2—5*), Wassernuß *Trapa natans* (2. Zwischenwirt = passiver Zwischenträger mit dem Stadium *7*) und Mensch (Endwirt mit den Stadien *7—9*). *1* Abgelegtes, unreifes Ei; *2* freischwimmendes Miracidium; *3* Sporocyste mit Redien; *4* Mutterredie mit Tochterredien; *5* Tochterredie mit Cercarien; *6* freischwimmende Cercarie; *7* Metacercarie; *8* schlüpfende Metacarcerie aus dem Darm; *9* geschlechtsreifer Darmegel. (Vergrößerung unterschiedlich; vgl. Text und Schema S. 235.) (Original, in Anlehnung an BARLOW.)

MATTES, Abb. 122). In tote Schnecken kommen sie daher nicht hinein. Beim Eindringen verliert die Larve die Wimpern mit dem ektodermalen Epithel.

Das eingedrungene, nun wimperlose Miracidium stellt das jüngste *Sporocystenstadium* dar. Dieses wandert in die Lymphspalten, vorwiegend in die des Nackens und des Mantels, und, noch bevor sich die Redien entwickeln, in die Körperhöhle (Abb. 130, *3*). Der kurze, primitive Darmtractus bleibt erhalten und wird im Laufe des Wachstums immer größer. Neben der oralen Ernährung erfolgt sicher auch eine osmotische Nahrungsaufnahme. Die Augenflecke bleiben noch vorübergehend erhalten, treten aber weit auseinander. Die beiden Wimperflammenzellen werden auch aus dem Miracidium übernommen, liegen im hinteren Teil der Sporocyste und funktionieren unabhängig voneinander. Die Keimzellen werden zu Keimballen und innerhalb von 9—10 Tagen zu Mutterredien. Durch Aufreißen der Sporocyste werden sie frei. Nacheinander entstehen mehrere Mutterredien (Abb. 130, *3*). Zu der Zeit, wo die erste Redie entlassen wird, etwa 8 Tage nach der Infektion der Schnecke, mißt die Sporocyste etwa 400:100 μ, wird aber bis zu 800:200 μ. *Mutterredien* (etwa 700:150 μ) können (nach BARLOW) noch bis zum 254. Tage nach einmaliger Infektion in Lymphspalten der Mitteldarmdrüse und der Gonaden der Schnecken gefunden werden. Meist halten sich die Mutterredien in der Umgebung dieser Organe auf. (Anscheinend werden sogar mehrere Generationen von Mutterredien gebildet.) Ihr Verdauungstractus ist relativ groß und besitzt einen sehr muskulösen Pharynx. Insgesamt sind sie aber kleiner als reife Tochterredien. Diese entstehen im hinteren Teil der Mutterredie aus dem Epithel der Körperhöhle. Mit fortschreitender Entwicklung wandern sie in den vorderen Teil der Mutterredie. Ein Muskelkragen, nahe der Geburtsöffnung, erleichtert den Schlupfvorgang der Tochterredien. Niemals entstehen in Mutterredien Cercarien.

In der Mitteldarmdrüse angekommen, enthält die Mutterredie bereits *Tochterredien* mit ausgebildetem Pharynx, die recht lebhaft beweglich sind. Schon 13 Tage nach dem Befall der Schnecken kann man die ersten freien Tochterredien finden. Sie werden größer und sackförmiger und haben einen relativ kleineren Darmsack als die Mutterredien.

Die Tochterredie liegt in den Lymphspalten, gewöhnlich in größerer Nähe der Gonaden und der Leber als die Mutterredie. Sie nimmt alle losen Zellpartikel sowie Lymphflüssigkeit oral auf, ernährt sich aber auch zum Teil osmotisch. Ihre Muskulatur besteht aus Ring-, Längs- und Diagonalmuskelfasern, wobei der Ringmuskel vorn kurz vor der Geburtsöffnung besonders kräftig entwickelt ist. Er dient wohl der Austreibung der Cercarien, von denen man bis zu 45 zu gleicher Zeit finden kann. Die Keimzellen, die sich aus dem Epithel der Körperhöhle entwickelt haben, liegen gewöhnlich im hinteren Körperviertel, und nach vorn fortschreitend findet man alle Entwicklungsstadien bis zu den reifen Cercarien. Mit fortschreitender Reifung wird die Tochterredie immer sackähnlicher und verliert damit ihre Beweglichkeit. Ihre Größe kann 2,8 mm (!) erreichen.

Die *Exkretionszellen* (Wimperflammenzellen) verteilen sich vorwiegend auf das mittlere Drittel der Körperhöhle. Ein medianer Längsstamm mündet nach außen und ist mit einer Muskulatur versehen; er kann seinem Bau nach als Harnblase bezeichnet werden.

Am 25.—30. Tag der Infektion der Schnecke schlüpfen die ersten *Cercarien* aus der Tochterredie, kommen aber nicht sogleich aus der Schnecke heraus, sondern verharren noch Stunden bis Tage im Bereich der Mitteldarmdrüse zur letzten Reifung. In Spalten der Organe, vor allem in den Lymphspalten nahe dem Herzen wachsen sie heran. Durch den Mantel oder die Atemöffnung treten sie heraus. Die Größe der Cercarien im natürlichen Medium (durch die Schneckenschale hindurch gemessen) liegt bei 195:145 μ, die des Schwanzes allein bei etwa 500:57 μ (Abb. 130, *6*). Sie besitzen je einen Mund- und Bauchsaugnapf, Pharynx und einen gegabelten Darm, der bis in das hintere Körperende reicht. Der ventrale Saugnapf ist weit kleiner als der vordere. Sie ernähren sich anfangs durch orale Aufnahme der Lymphe, wohl auch osmotisch. Neben dem Mund-saugnapf liegt je eine Exkretionszelle. Weitere Wimperflammenzellen liegen in der mittleren Region zu beiden Seiten des Bauchsaugnapfes. Die Sammelkanäle sind relativ groß und immer deutlich erkennbar (man darf sie nicht mit dem Darmkanal verwechseln). Der Schwanzansatz liegt etwa subterminal. Bei äußerster Streckung sind die Cercarien wurmförmig; kontrahiert wird der Kopf-teil annähernd herzförmig. Die Cercarie ist am Kopf und zum Teil an der ven-tralen Oberfläche mit sehr kleinen Dornen besetzt. Der Wurm ist wahrscheinlich auch in jedem anderen Stadium seiner Entwicklung mit kleinen Dornen bewehrt.

Im freien Wasser schwimmt die Cercarie lebhaft umher, setzt sich nach kurzer Zeit mit den beiden Saugnäpfen an *Pflanzen* fest und encystiert sich (*Metacercarie*). Bei der Encystierung wirken zwei Gruppen von Drüsen mit. Die erste Gruppe (dorsal gelegene, rundzellige, cystogene Drüsen) liefert das Sekret für die äußere, die zweite, ventral gelegene Gruppe das Material für die innere Cystenhülle. Anscheinend wird das Sekret der rundzelligen Drüsen durch die ganze Körperoberfläche ausgeschieden, während die Zellen der zweiten Gruppe (sog. rhabdoidale Zellen) ihren Inhalt nach Verlust des Schwanzes an dessen Ansatzstelle austreten lassen. Nach dem Abwerfen des Schwanzes wird die innere Hülle unter lebhafter Bewegung der Cercarie nach Art eines Seiden-raupenkokons „gesponnen". Die Encystierung dauert etwa 1—3 Std. Zwischen Schneckenbefall und Cystenbildung liegen im allgemeinen 49 Tage.

Die Cyste ist etwa doppelt so groß wie ein Ei (Abb. 130, 7). Die äußere Hülle (etwa $216:187\,\mu$) haftet gut an der Unterlage, läßt sich aber verhältnis-mäßig leicht abstreifen. Die zweite Hülle (etwa $148:138\,\mu$) ist dagegen fester und passiert z. B. den Magen unverändert und löst sich erst im Dünndarmsaft innerhalb $1/_2$ Std. Dadurch wird die Metacercarie frei und setzt sich sofort an der Darmwand fest und wird hier geschlechtsreif. Die ersten Eier im Stuhl kann man nach etwa 4 Wochen erwarten (Präpatentperiode) (vgl. auch Pathogenese).

Bei Schweinen dagegen dauert dieser Zeitraum 3 Monate (nach YOUNG 1936).

Reaktion des Endwirtes (Pathogenese). Der Aufenthaltsort des Parasiten im Endwirt beschränkt sich auf den Magen Darmkanal. Nach der Aufnahme der Metacercarien bleibt der Endwirt zunächst beschwerdefrei. Erst nach etwa 1—2 Monaten treten uncharakteristische Symptome auf, die sich meist in der Magengegend konzentrieren. Die Beschwerden können außerordentlich ver-schieden sein, doch steht ihre Stärke wie bei vielen Darmwürmern nicht immer im direkten Verhältnis zur Zahl der Parasiten. Schon einzelne Exemplare können unter Umständen zu heftigen Krankheitserscheinungen führen. In anderen Fällen wird selbst stärkerer Wurmbefall beschwerdefrei ertragen. BARLOW fand bei einem Mädchen sogar 3721 Egel! Im allgemeinen sind die Beschwerden nicht erheblich, doch kann es bei sehr starkem Befall zu Zeichen einer allgemeinen Intoxikation kommen, zu starker Abmagerung und extremem Kräfteverfall, allgemeiner Ödembildung und Ascites mit seinen Folgeerscheinungen, die in extremen Fällen auch zum Tode führen. Bei Kindern können ausgesprochene Wachstums- und Entwicklungsstörungen auftreten.

Der Darmegel lebt vom Inhalt des Darmes und nicht vom Gewebe oder Blut. Daher sind die klinischen Symptome allem Anschein nach vorwiegend auf die Wirkung der Stoffwechselprodukte des Wurmes zurückzuführen (vgl. S. 402). Außerdem können die oberflächlich bestachelten Würmer zu einer mechanischen Reizung des Darmes führen. Die Würmer wandern jedoch nicht sehr viel umher.

BARLOW hat in einem Selbstversuch die klinischen Symptome bei Darmegelerkrankung genau beschrieben. Er hatte 132 Cysten innerhalb von 2 Tagen oral aufgenommen. *Nach einem Monat* fand er die ersten Eier im Stuhl. Nach weiteren 14 Tagen stellten sich als erste Symptome geringe Leibschmerzen ein, die einige Tage anhielten, um nach einer schmerzfreien Pause wiederzukehren. Nach insgesamt $2^{1}/_{2}$ Monaten traten die Schmerzen fast regelmäßig am frühen Morgen gegen 4 Uhr auf und blieben bis zur ersten Mahlzeit bestehen. Sie wiederholten sich täglich unter heftigen Diarrhoen mit 5—6 Stühlen je Tag. Schließlich traten nach 3 Monaten starke Krämpfe auf. Darauf wurde mit der Therapie (Tetrachlorkohlenstoff und Abführmittel) begonnen, wobei insgesamt 124 Würmer (= 93,9% der Cysten) abgetrieben wurden. Die zunehmende Stärke der Beschwerden stand (nach BARLOW) in direkter Beziehung zum Wachstum der Würmer.

Epidemiologie. Die *Übertragung* erfolgt durch den Genuß der Früchte von Wasserpflanzen (Wassernuß *Trapa natans*), die in den endemischen Gebieten mit Cysten oft reich besetzt sind und mit den Zähnen abgeschält zur Infektion führen. Außerdem werden die Knollen von *Eliocharis tuberosa* in China von der einheimischen Bevölkerung gern kandiert gegessen. Da sie ebenfalls häufig mit Cysten besetzt sind, haben auch sie teil an der Verbreitung. Bei Austrocknung sterben die Metacercarien in den Cysten ab, sie überstehen nicht einen heißen Sonnentag.

Auch die als 1. Zwischenwirte fungierenden deckellosen Schnecken der Gattungen *Planorbis* und *Segmentina* vertragen keine trockene Hitze. Bei absoluter Trockenheit sterben sie bereits innerhalb von 2 Std ab. Schleimabsonderung hilft ihnen einen gewissen Grad von Trockenheit zu überwinden. Sie überleben aber außerhalb des Wassers nicht mehr als 10 Tage.

Miracidien wie Schnecken lassen sich durch Kalk sowie durch Kupfersulfat (1:1000000) abtöten (vgl. auch S. 239 und 295).

Ein praktisch wichtiges *Erregerreservoir* ist in den Schweinen zu suchen. Hunde und Kaninchen können ebenfalls infiziert werden.

Durch die Verwendung menschlicher Faecalien zur Düngung der Felder sowie den Mangel an richtig angelegten Aborten wird die ständige Neuinfektion von Schnecken gefördert. Durch 18tägiges Lagern der Faeces werden jedoch alle Eier abgetötet.

Mikroskopische Diagnose. Zur Sicherung der Diagnose ist der Nachweis der Eier in den Faeces erforderlich. Dieser gelingt aber relativ leicht, da die Zahl der Eier sehr groß ist (20000 Eier je Wurm und Tag!) (vgl. S. 661 ff.).

Chemotherapie. Der Riesendarmegel läßt sich mit den Hakenwurmmitteln leicht abtreiben (Tetrachlorkohlenstoff, Betanaphthol, Hexylresorcin, S. 385).

2. Dicrocoeliidae.

Dicrocoelium dendriticum. (RUDOLPHI 1819) LOOSS 1899.

[= *Dicrocoelium lanceolatum* (RUDOLPHI 1803) DUJARDIN 1945; *Distomum lanceolatum* MEHLIS; *D. lanceatum* STILES und HASSALL 1896.]

Der kleine Leberegel.

Dicrocoelium dendriticum, der Lanzett- oder kleine Leberegel, ist ein sehr seltener Parasit des Menschen. Nur in wenigen Gebieten außerhalb Deutschlands, z. B. in Rußland, wird er häufiger beim Menschen gefunden. Dagegen ist der relativ wirtsunspezifische Schmarotzer häufig bei Pflanzenfressern, und zwar vorwiegend bei Schafen, Ziegen und Rindern anzutreffen, und dann oft gemeinsam mit dem großen Leberegel *Fasciola hepatica*. Auch das Wild (Hirsch) wird gelegentlich befallen, und ENIGK wies kürzlich auf den Befall von Pferden hin. Häufig ist der kleine Leberegel in Algerien, Ägypten, Sibirien, Turkestan und Südamerika, während er in England und Nordamerika fehlen soll. Das Vorkommen ist praktisch an kalkreiche Böden gebunden, da die meisten Zwischenwirte — die Schnecken — nur dort die notwendigen Lebensbedingungen finden (Kalkzonen der Trias- und Juraformation).

Der Entwicklungsgang von *D. dendriticum* ist durch eingehende Untersuchungen, insbesondere von O. MATTES, NEUHAUS und SCHUMACHER, endgültig geklärt worden. Die *Cercarien von Dicrocoelium dendriticum* waren schon lange unter dem Namen *Cercaria vitrina* bekannt, doch kannte man ihre nähere Beziehung zum Lanzettegel nicht.

Morphologie. *Der kleine Leberegel* (Abb. 119 und 123) lebt in den Gallengängen der Leber und in der Gallenblase. Das erwachsene Tier (etwa 5 bis 12 mm lang und etwa 1,4—2 mm breit) ist blattartig (Abb. 131b). Die Anatomie entspricht den oben mitgeteilten Einzelheiten (vgl. S. 223). Die Farbe der lebenden Egel ist rosa bis rot mit dunklerer Innenstruktur. Die beiden Saugnäpfe sind immer etwa gleich groß. Der Pharynx, schon in der Metacercarie angelegt, wird erst kurz vor der Geschlechtsreife funktionstüchtig. Der Gabeldarm ist unverzweigt und endet blind. Die Oberfläche ist unbestachelt. Das Exkretionssystem des geschlechtsreifen Leberegels umfaßt 24 Flimmerzellen, die bereits in der Cercarie angelegt wurden. Sie sind relativ groß. Ihre ableitenden Kanäle vereinigen sich jederseits zu je einem vorderen und einem hinteren Stamm, die sich auf der Höhe des Bauchsaugnapfes am Körperrand treffen und als zwei Hauptgefäße zur sog. Harnblase ziehen, einer Auftreibung des unpaaren Exkretionskanals. Der Exkretionsporus liegt terminal, leicht dorsal verschoben und kann durch einen Sphincter verschlossen werden (Abb. 131b).

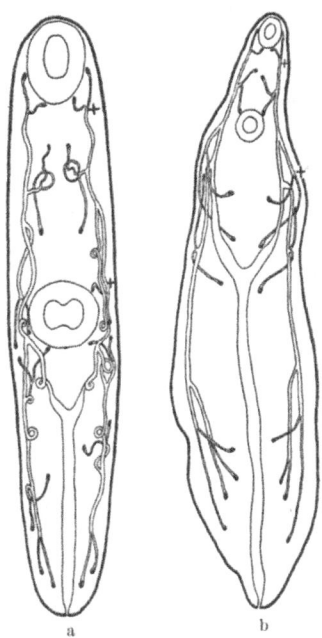

Abb. 131a u. b. *Dicrocoelium dendriticum.* Änderung der relativen Lage der Wimperflammenzellen und Exkretionskanäle sowie der Saugnäpfe mit fortschreitendem Wachstum. Mit + sind einige bei beiden Formen einander entsprechende Stellen bezeichnet. a „*Cercaria vitrina*" (160×). b Erwachsener Lanzettegel (12×). (Nach NEUHAUS 1938.)

Vom *Cerebralganglion* gehen drei Nervenpaare aus, ein dorsales vorderes, ein laterales und ein ventrales, nach hinten verlaufendes Paar. Dieses System verzweigt sich im Laufe der Entwicklung zum geschlechtsreifen Wurm, so daß ein recht dichter Nervenfilz entsteht. An den Saugnäpfen sitzen als Sinnesorgane je ein Kranz von Wimpern (Tastorgane); vereinzelt findet man sie an der Geschlechtsöffnung.

Das unpaare Ovar liegt hinter den beiden unverzweigten, nur leicht eingekerbten Hoden (Abb. 119, S. 227 und Abb. 133).

Entwicklung. Auf dem Wege durch den Uterusschlauch beginnt die Entwicklung der dunkelbraunen, relativ dickschaligen und kleinen Eier (40 zu 26 μ). Sie werden mit fertigem Miracidium abgelegt (Abb. 133, *1*) und bleiben bis zur oralen Aufnahme durch die als Zwischenwirt dienende Schnecke unverändert.

Im Vorderdarm der Schnecke öffnet sich das *Ei*, und das *Miracidium* (25:20 μ) wird frei (Abb. 132). Die nur am Vorderende bewimperte, auch sonst recht primitiv gebaute Larve gelangt mit dem „Nahrungsstrom" schwimmend in die Mitteldarmdrüse, durchbohrt das Follikelepithel und wirft dann die Bewimperung ab. Nach kurzer Wanderung im Zwischengewebe der Mitteldarmdrüse kommt sie zur Ruhe und wächst zu der *Muttersporocyste* (Sporocyste I. Ordnung) heran (Abb. 133, *3*). Aus der winzigen, vierkernigen Larve wird ein

vielkerniges, unbewegliches, verzweigtes Gebilde, in dem aus den sog. Keimballen 25—100 bewegliche *Tochtersporocysten* (Sporocysten II. Ordnung) (bis
3,5 mm lang) entstehen (Abb. 133, *4*). Diese machen kurze Wanderungen im
Zwischenwirt, bleiben aber dauernd in ihm eingeschlossen. In den Tochtersporocysten entstehen die Cercarien (Abb. 133, *5*). Die Zahl der in einer Sporosyste
II. Ordnung entstehenden *Cercarien* ist nicht bekannt, weil sie nicht gleichzeitig,
sondern nacheinander reifen. Man findet etwa 10—30 Exemplare gleichzeitig
in einer Sporocyste. Nach Verlassen der Tochtersporocyste durch den hals-
artigen Geburtskanal wandern sie über die sog. *Vena magna* in die Lunge
und in die Atemhöhle, wo sie sich gruppenweise
zu 200—400 Cercarien encystieren („Sammelcyste").

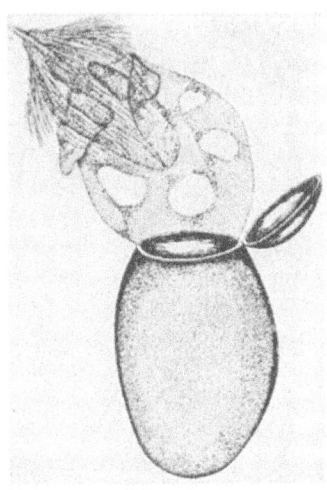

Die *Encystierung* erfolgt nur nach einer längeren Periode intensiver Sonnenbestrahlung (8 Tage) oder entsprechender künstlicher Bestrahlung
in feuchtigkeitserfüllter Atmosphäre, praktisch
bei Regen. Die Sammelcysten werden von der
Schnecke durch die Atemöffnung bei den Atem-
bewegungen ausgestoßen. 5—15 Stück vereinigen
sich davor zu traubigen Gebilden, den Schleimballen, die von den Schleimdrüsen der Schnecke
noch mit einer zweiten, dünnen Schleimschicht
umhüllt werden. Die Schnecke streift den Gallert-
ballen meist an Pflanzen ab. (Abb. 135). Die
Pflanzen dienen gleichsam als zweiter Zwischenwirt (besser: Zwischenträger). Diese Gleichstellung
der Pflanzen mit den Tieren, die bei anderen
Trematoden als zweite Zwischenwirte dienen
(z. B. Fisch, Krebs), hat ihre Berechtigung, weil
die Cercarien sich auch hier im ersten Zwischen-
wirt nicht weiterentwickeln, sondern erst nach der Reifung innerhalb des
Schleimballens invasionsfähig werden (*Metacercarie*) (vgl. Abb. 133, *6* und *8*).
Im Laufe der Cysten-„Ruhe" werden die Cercarien schlanker und verlieren den
Inhalt der großen Drüsen, die das Material für die Encystierung liefern. Im

Abb. 132. *Dicrocoelium dendriticum.* Ausschlüpfen des Miracidiums aus dem Ei
(765 ×). (Nach HENKEL 1931.)

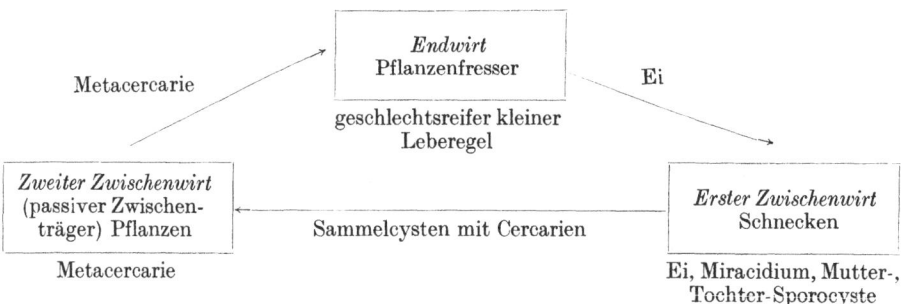

Übersicht über den Entwicklungsgang bei *Dicrocoelium dendriticum.*

encystierten Zustand sind die Cercarien unbeweglich und verharren so bis zur
Aufnahme durch den neuen Wirt (z. B. Schaf, gelegentlich auch Mensch). Die
Entwicklung von der Aufnahme der Eier bis zur Encystierung der Cercarien
dauerte etwa 6 Monate.

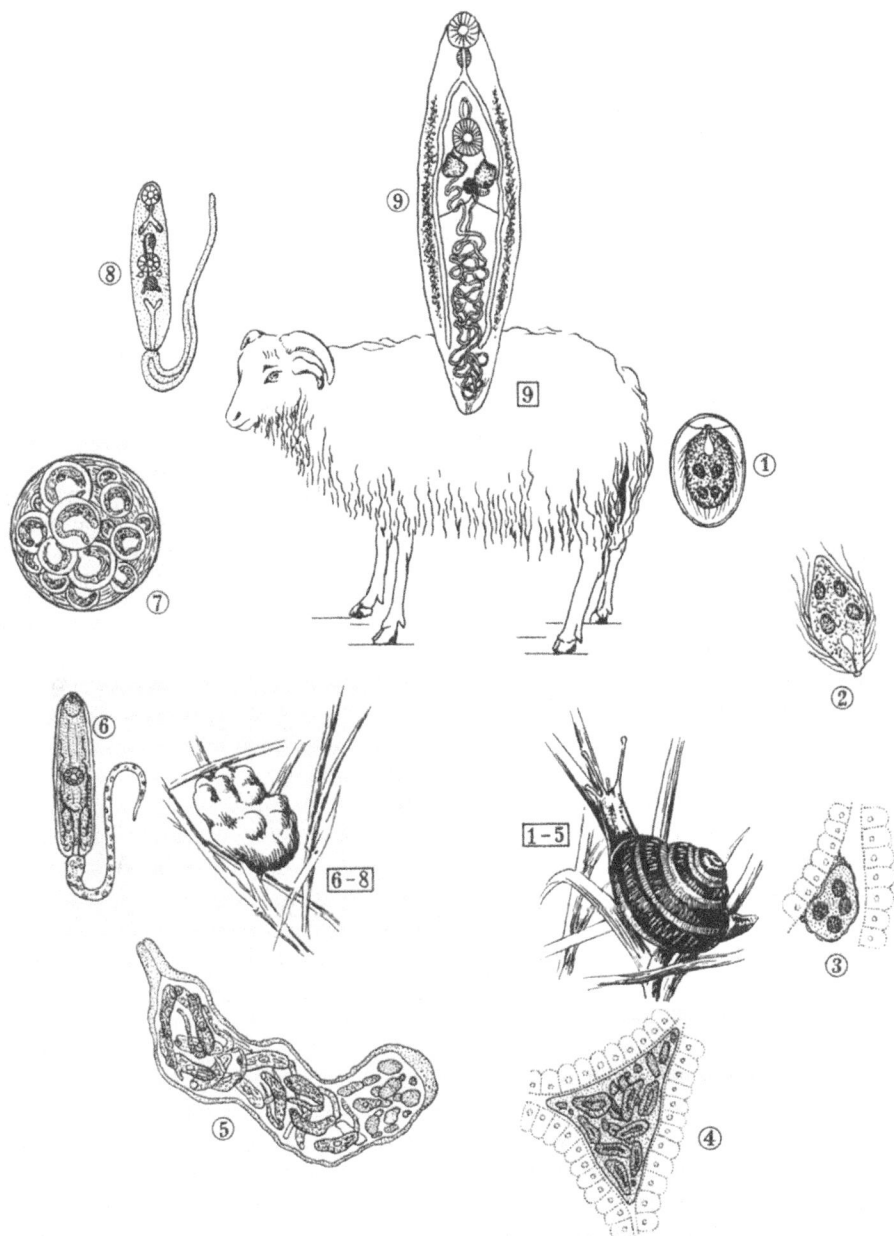

Abb. 133. *Dicrocoelium dendriticum.* Schematische Darstellung des Entwicklungskreislaufes zwischen Schnecke (1. Zwischenwirt mit den Stadien *1—5*), Gras (2. Zwischenwirt = passiver Zwischenträger; Entwicklung von *6* zu *8* in *7*) und Schaf (Endwirt). *1* Ei mit Miracidium; *2* freies Miracidium aus dem Schneckendarm; *3* Muttersporocyste (Sporocyste I. Ordnung); *4* weiterentwickelte Muttersporocyste; *5* Tochtersporocyste (Sporocyste II. Ordnung) mit zum Teil reifen Cercarien; *6* Cercarie aus frisch abgelegter Sammelcyste; *7* einzelne Sammelcyste aus dem Schleimballen (vgl. Abb. 135); *8* Metacercarie aus älterer Sammelcyste; *9* geschlechtsreifer Egel. (Vergrößerung unterschiedlich; vgl. Text.) (In Anlehnung an MATTES und NEUHAUS.)

Die mit dem Futter vom Endwirt (Schaf) aufgenommenen Cysten passieren meist ohne wesentliche Veränderung den Wiederkäuermagen. (Nach übereinstimmenden Angaben gehen jedoch bei der Magenpassage viele Cercarien zugrunde.) Ihre Hüllen werden im Darm schon nach etwa 10 min bis $^1/_2$ Std aufgelöst. Die frei beweglichen Metacercarien sind dann noch etwa $^1/_2$—2 Std lebensfähig. Diese Zeit reicht aus, um Gelegenheit zum Eindringen in die Darm-wand zu finden. Sie müssen zur Weiterentwicklung in ein venöses Gefäß gelangen; in arteriellen Capillaren bleiben sie „stecken". Sie halten sich einige Tage in der Pfortader durch klebende Verankerung mit der Schwanzspitze an der Gefäß-wand auf. Zur Fortbewegung ist der Schwanz nicht erforderlich. Mit dem Blut-strom gelangen sie schließlich in die Lebercapillaren, durchbohren deren Wand und verbleiben dann in dem Gallengangsystem der Leber. Erst jetzt werfen die Metacercarien Bohrstachel und Schwanz ab und werden zur Adolescaria.

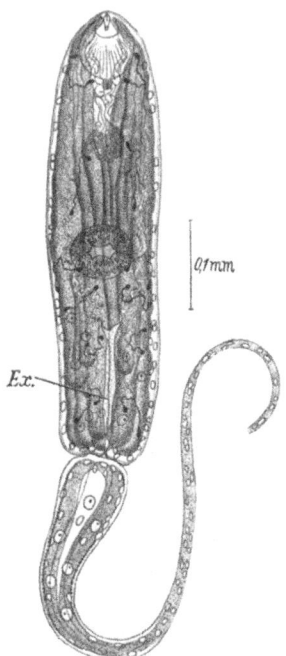

Etwa 7 Wochen nach der oralen Aufnahme der Metacercarien sind zahlreiche Eier im *Uterus* des jungen Egels zu finden; aber erst nach weite-ren 4 Wochen — insgesamt nach 3 Monaten — treten die dunkelbraunen bis fast schwarzen Eier im *Kot* des Endwirtes auf (*Präpatentperiode*). Mit fortschreitendem Wachstum wandern die jungen Leberegel aus den Gallencapillaren in die großen Gallengänge und in die Gallenblase. Mit der Galle gelangen die abgelegten Eier in den Darm und mit dem Kot nach außen.

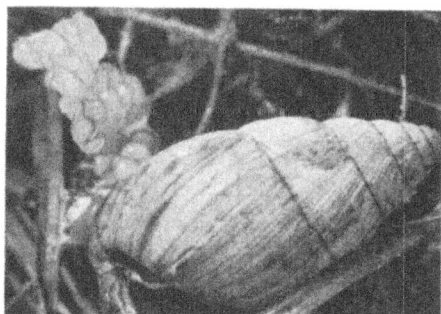

Abb. 134. *Dicrocoelium dendriticum.* „*Cer-caria vitrina*" nach dem Schlupf aus der Sporocyste II. Ordnung. *Ex* Exkretions-blase (115×). (Nach VOGEL 1929.)

Abb. 135. *Dicrocoelium dendriticum.* Schleimballen mit Sammel-cysten (vgl. Abb. 133, 7), von der Trockenschnecke *Zebrina dedrita* ausgestoßen. (Nach NEUHAUS 1938.)

Geschlechtsreif kann der Leberegel sicher 1—1$^1/_2$ Jahre leben, vermag aber wohl auch mehr als 3 Jahre alt zu werden (vgl. S. 236, großer Leberegel).

Reaktion des Endwirtes (Pathogenese). Im allgemeinen gilt der Leberegel bei Mensch und Tier als harmloser Parasit, der nur bei Massenbefall zu äußerlich erkennbaren Krankheitserscheinungen führt. Zum Tode des befallenen *Tieres* führen Leberegelerkrankungen anscheinend nur selten, doch meint MATTES (1936), daß der durch die Parasiten verursachte Schaden unterschätzt wird, weil er sich vielfach nur in mangelnder Freßlust, Magerkeit und Drüsenschwellun-gen äußert. Die besonders bei Schafen auftretenden jährlichen Verluste infolge geringen Schlachtgewichts und Unbrauchbarkeit der Leber dürften auch in normalen Jahren für die deutsche Viehwirtschaft erheblich sein. — Die Kenntnisse über die Krankheitserscheinungen beim Befall eines *Menschen* sind gering. Lebervergrößerung, Anämie, kolikartige Schmerzen im Oberbauch, Appetit-losigkeit und ähnliche uncharakteristische Symptome wurden beschrieben. Ernste Komplikationen sind bei dem meist schwachen Befall nicht zu befürchten.

Die mit der Invasion einhergehende Bildung von *Immunkörpern* erlaubt die Anwendung einer Intracutanprobe. Ein wäßriger Auszug aus getrockneten Dicrocoeliumexemplaren (aus einer Schafleber) führte bei einem befallenen Kind bis zu einer Verdünnung von 1:1000 zu einem positiven Hauttest. Nach etwa 24 Std trat an der Injektionsstelle eine stark gerötete Quaddel und eine ödematöse Schwellung auf, die im Verlauf von 3 Tagen zurückging (s. bei SCHEID, MENDHEIM und AMENDA 1950/51).

Epidemiologie. Im Gegensatz zu den anderen Leberegelarten ist die Entwicklung von *Dicrocoelium dendriticum von Gewässern praktisch unabhängig*. Daher findet man auch keine frei beweglichen Parasitenstadien außerhalb der Wirte. Dem entspricht auch, daß die Miracidien und Cercarien wesentlich ärmer an Sinnesorganen ausgestattet sind, keine Lichtsinnesorgane besitzen und nur wenige Tastborsten tragen; das Miracidium ist gering bewimpert, der Schwanz der Cercarien kein Ruderorgan.

Bei 1—5⁰ C und feuchtigkeitsgesättigter Luft bleiben die Cercarien in den Sammelcysten höchstens 3 Wochen am Leben, bei Zimmertemperatur (18 bis 20⁰ C) etwa 4 Tage, dagegen gehen sie bei Trockenheit in wenigen Stunden zugrunde. In zu feuchter Luft siedeln sich bald Pilze an, die auf die Dauer auch zerstörend wirken. Die Schleimballen müssen also, wenn eine Weiterentwicklung stattfinden soll, möglichst bald in den Endwirt gelangen. — Der Mensch erwirbt den kleinen Leberegel durch unachtsames Kauen von Grashalmen (vgl. S. 238).

Die *Hauptzwischenwirte* sind Schnecken der Arten: *Helicella itala* (LINNÉ) [= *H. ericetorum* (MÜLLER)], *H.* (*Candidula*) *unifasciata* (POIRET) (= *H. candidula*), *Zebrina detrita* MÜLLER, *Monacha carthusiana* (MÜLLER) (= *Theba carthusiana*, *Abida frumentum* (DRAPARNAUD), *Euomphalia strigella* (DRAPARNAUD), zu denen noch einige weitere Arten kommen, die unter ähnlichen biologischen und ökologischen Verhältnissen leben (z. B. *Eulota lantzi* in Rußland, *Helicella obvia* in Bulgarien). Es sind mehr oder weniger xerophile, *Wärme und Kalkböden liebende Schneckenarten*. Sie fressen nicht nur frische Pflanzen, sondern sitzen oft am Kot der Schafe, wo sie sich dann leicht infizieren können. *Ena obscura* wurde von MÄDER (1937) als weitere Zwischenwirte des Lanzettegels erkannt. Diese Art ist von Bedeutung, weil sie im Gegensatz zu den anderen Zwischenwirten *nicht an Kalk gebunden* ist.

Mikroskopische Diagnose. Der Nachweis der Eier des Lanzettegels gelingt durch direkte mikroskopische Untersuchung des Stuhlmaterials oder bei spärlichem Wurmbefall unter Anwendung eines geeigneten Anreicherungsverfahrens (z. B. nach TELEMANN) (s. S. 662ff.).

Chemotherapie. Ausgehend von den günstigen Ergebnissen, die ERHARDT (1933) mit Fuadin bei der Opisthorchiasis der Katze und SPREHN (1936) bei der Behandlung eines *Dicrocoelium*-Befalls der Schafe hatte, benutzten auch SCHEID, MENDHEIM und AMENDA (1950/51) *Fuadin* bei einem Kinde, das unter einer Leberegelinvasion litt.

Im Laufe der ersten 3 Tage nach Beginn der Fuadinkur nahm die Zahl der ausgeschiedenen Eier (wie schon WIGAND 1934 beobachtet hatte) stark zu, erreichte am 4. Tage den zehnfachen Ausgangswert, sank dann aber bis zum 8. Tag unter den Befund vor Behandlungsbeginn. Am 10. Tage waren weder im Stuhl noch im Gallensaft Eier nachweisbar. Beim Lanzettegel erwiesen sich außerdem *Emetin* und *Thymol* als wirksam.

3. Echinostomatidae.

Alle Vertreter der *Echinostomatidae* (vgl. S. 256) sind wohl in erster Linie Parasiten der Tiere, die mehr zufällig in den Menschen geraten können. Ihre

Entwicklung ist vielfach nur zum Teil bekannt. Bemerkenswert ist, daß einige Vertreter Mollusken nicht nur als ersten, sondern auch als zweiten Zwischenwirt wählen. Dieser kann unter Umständen sogar dasselbe Individuum wie der erste Zwischenwirt sein.

Echinostoma ilocanum (Garrison 1908) Odhner 1911.

(= *Euparyphium ilocanum.*)

Der Darmegel *Echinostoma ilocanum* nimmt *Schnecken nicht nur als ersten Zwischenwirt, sondern auch als zweiten Zwischenwirt* in Anspruch. Dieser Darmegel wurde bisher nur auf den Philippinen, in Kanton, in Indien und auf Java gefunden. Während man ihn beim Menschen vorwiegend im Westen von Luzon antrifft, kommt er z. B. bei wilden Ratten auch in südlicheren Gebieten der Insel vor.

Morphologie und Entwicklung. Der Egel *Echinostoma ilocanum* hält sich an der Wand des Dünndarms (Jejunum) auf und ist von rötlich-grauer Farbe. Die geschlechtsreifen Würmer werden bis zu 6,5 mm lang und 1,2 mm breit. Die Cuticula ist mit zahlreichen Dörnchen besetzt, die in alternierenden Querreihen angeordnet sind. Sie beginnen unmittelbar hinter dem nierenförmigen Kopfkragen und erstrecken sich ventral bis zum hinteren Teil etwa bis zur Höhe des zweiten Hoden, dorsal bis zur Höhe des Bauchsaugnapfes. Die in der zweiten Körperhälfte liegenden männlichen Keimdrüsen sind bei älteren Würmern seitlich leicht eingeschnitten. Das Ovar ist gewöhnlich transversal komprimiert, selten kugelförmig. Die Anatomie des Wurmes entspricht im übrigen etwa der des kleinen Leberegels (vgl. Abb. 119, S. 224 und Abb. 136).

Die mit den Faeces ausgeschiedenen *Eier* sind etwa 96:63 μ groß. Die Eischale trägt den für Trematoden charakteristischen Deckel. Sie ist undurchsichtig und nur an dem dem Deckel gegenüberliegenden Pol etwas verdickt. Die Keimzelle liegt unterhalb der Eimitte. (*1*) Der Rest des Eies wird von Dotterballen ausgefüllt, die einen braun granulierten Inhalt zeigen. Im frisch abgesetzten Kot sind die Eier gewöhnlich im Ein-Zellstadium. Bei Temperaturen von 26—31° C entwickeln sich die gewaschenen Eier in Leitungswasser relativ schnell. Die meisten Eier haben nach 6—15 Tagen ein wohl entwickeltes Miracidium ausgebildet, doch kann sich die Entwicklung auch auf 5—6 Wochen ausdehnen. Das reife Miracidium ist an seiner lebhaften Bewegung erkennbar. Gewöhnlich schlüpft es etwa 3—5 Tage nach Abschluß der Entwicklung. Im Ei bilden sich ölähnliche Tröpfchen, wahrscheinlich Exkretionsprodukte. Neben dem ausgebildeten Miracidium liegen zwei oder drei solcher großen Tropfen im Ei (*2*).

Das *Miracidium* gleicht dem der meisten Trematoden. (*3*) Die vordere Hälfte des Körpers ist breiter als die hintere und trägt eine konische, retraktile Papille. Mit Ausnahme dieser Papille ist die ganze Oberfläche von langen Cilien bedeckt, mit deren Hilfe die Larve lebhaft umherschwimmt. Sie gehen von regelmäßig angeordneten, epidermalen Zellen aus.

Das Miracidium mißt im konservierten Zustand etwa 65:28 μ, im lebenden Zustand 85:35 μ. Es besitzt einen kurzen, sackartigen Darm, der durch einen engen Gang mit der Papille verbunden ist. Jedoch scheint keine Mundöffnung zu bestehen (wie z. B. beim Miracidium von *Fasciolopsis buski*). Unmittelbar hinter dem Verdauungstrakt befinden sich auf der dorsalen Oberfläche 2 Augen, die durch ihr Pigment deutlich hervortreten. Sie liegen oft so dicht beieinander, daß der Eindruck eines x-förmigen Augenfleckes entsteht. Ventral und etwas hinter den Augen liegt ein Paar Nervenzellen. Zwei Wimperflammenzellen, jede mit einem Ausführungsgang verbunden, befinden sich nahe der Körpermitte. Die Keimzellen erfüllen den größeren Teil der hinteren Körperhälfte.

Unmittelbar nach dem Schlüpfen (meist morgens) schwimmen die Miracidien lebhaft umher und verhalten sich ähnlich wie die Miracidien von *F. buski* (vgl. S. 242). Sie leben in der Regel nicht mehr als 7 Std. Bringt man sie in einen

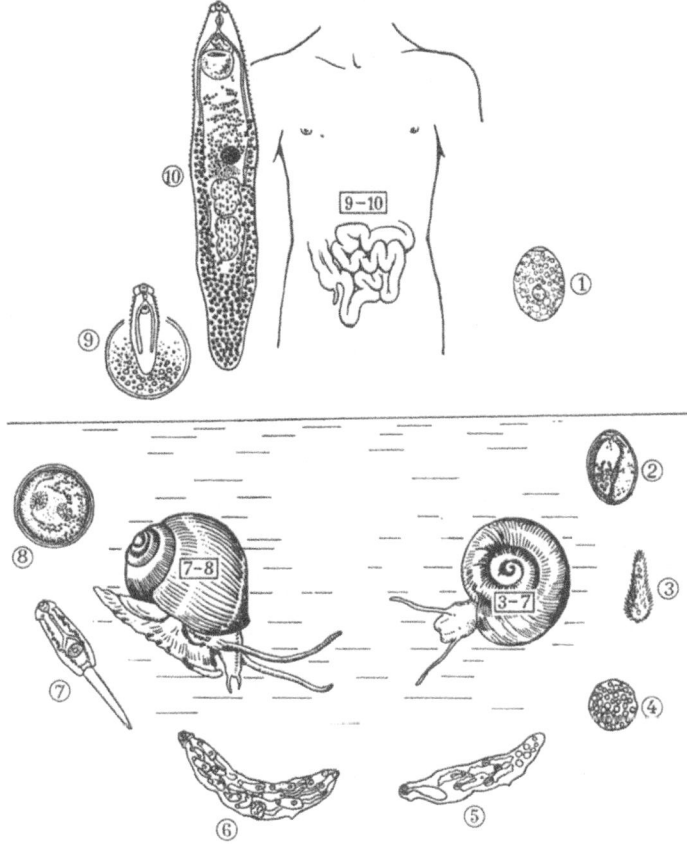

Abb. 136. *Echinostoma ilocanum.* Schematische Darstellung des Entwicklungskreislaufes zwischen Schnecke (1. Zwischenwirt mit den Stadien *3—7*), einer zweiten Schnecke (2. Zwischenwirt mit den Stadien *7* und *8*) und Mensch (Endwirt). *1* Frisch abgelegtes Ei mit einer Eizelle; *2* Ei mit ausgebildetem Miracidium; *3* freischwimmendes Miracidium; *4* jüngstes Redienstadium; *5* Mutterredie; *6* Tochterredie; *7* Cercarie; *8* Metacercarie; *9* freiwerdende Metacercarie; *10* geschlechtsreifer Wurm aus dem Darm. (Einzelabbildungen unterschiedlich vergrößert, vgl. Text; zum Teil nach TUBANGUI und PASCO 1933.)

Preßsaft von Schnecken der Art *Gyraulus prashadi*, die u. a. die ersten Zwischenwirte sind, so werfen sie nach kurzer Stimulation die Cilienreihen einschließlich der Epidermiszellen von vorn beginnend nacheinander ab. Sie gewinnen das Aussehen einer jungen Sporocyste, eines Stadiums, wie man es auch in den Schnecken wiederfinden kann (auch „*Miracidium-Sporocyste*" genannt). Ein eigentliches Sporocystenstadium wird nicht ausgebildet.

Die Miracidien können anscheinend nicht an jeder Stelle des Schneckenkörpers eindringen. Der günstigste Weg führt über den Mantel in die Atemhöhle oder über die Atemöffnung in die Schnecke. Die Larve wandert zu den Verdauungsdrüsen der Schnecke, wo man sie vorwiegend antrifft. Sie liegen meist oberflächlich der Mitteldarmdrüse an, so daß bereits leichter Druck sie freisetzt.

Man unterscheidet *zwei Redienstadien:* die primäre oder *Mutterredie* (5) und die sekundäre oder *Tochterredie* (6). Eine reife Mutterredie enthält etwa 3—20 Tochterredien, eine reife Tochterredie 3—25 Cercarien, jeweils in verschiedenen Entwicklungsstadien. Junge Redien messen etwa 175—250 μ, ältere 0,3—1,5 mm bei 0,1—0,15 mm Breite. Der Körper ist farblos oder blaßgelb gefärbt. Ein kurzer Darmblindsack geht vom Pharynx aus. Der „Kragen" liegt kurz hinter dem Vorderende. Am hinteren Drittel findet man Stummelfüße, in deren Nähe die Exkretionsorgane paarig münden.

Die *Cercarien* der Echinostomiden unterscheiden sich von denen anderer Arten durch ihren Kopfkragen, einem Paar deutlich erkennbarer Exkretionskanäle, die mit Exkretgranula erfüllt sind, sowie zahlreichen cystogenen Drüsen. Der Schwanz ist einfach und sehr contractil. Die *Körper*länge liegt etwa zwischen 0,2 und 0,3 mm, die *Schwanz*länge zwischen 0,13 und 0,35 mm. Am Körper sind außerdem zwei Saugnäpfe zu finden: der vordere leicht subterminal, der Bauchsaugnapf etwa in der Mitte der zweiten Körperhälfte (Abb. 136, 7). Der Pharynx führt über den Oesophagus zum Darm, der sich vor dem Bauchsaugnapf in zwei einfache Blindsäcke gabelt. Der nierenförmige Kopfkragen ist mit Dornen besetzt, die in zwei Reihen alternierend angeordnet sind. Die übrige Körperoberfläche hinter dem Kragen ist mit zahlreichen, sehr kleinen Dornen besetzt, die in Querreihen angeordnet sind. Direkt unterhalb der Cuticula, hinter dem Pharynx beginnend, befinden sich zahlreiche kleine cystogene Drüsen. Zwei Zellkomplexe, einer vor und einer hinter dem Bauchsaugnapf, stellen die Genitalanlage dar. Sie sind durch eine feine Zellreihe miteinander verbunden. Der Exkretionsapparat besteht aus 15 Paar von Wimperflammenzellen, die ihre Exkrete in Sammelkanäle abgeben, die sich jederseits zum aufsteigenden Hauptkanal vereinigen. Dieser macht im Bereich des Kopfkragens eine Schleife und wendet sich zum Hinterende, wo sich beide Kanäle zur Exkretionsblase vereinigen. Diese mündet unpaar nach außen.

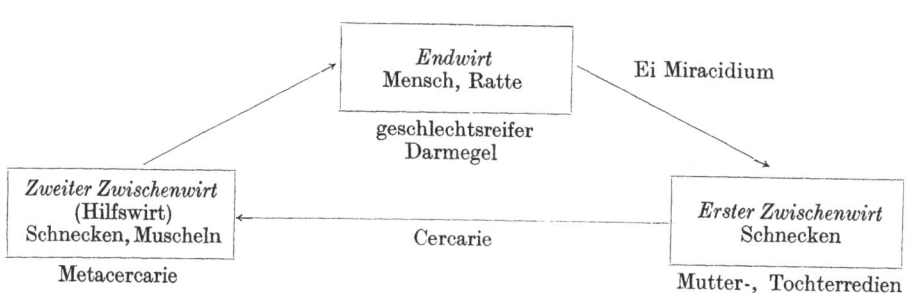

Übersicht über den Entwicklungsgang bei *Echinostoma ilocanum* (vgl. auch Abb. 136).

Etwa 42—50 Tage nach dem Eindringen der Miracidien in die Schnecke werden die Cercarien frei. Sie bevorzugen zum Schlüpfen die Zeit zwischen 11 Uhr und 17 Uhr (mit einem Maximum zwischen 13—15 Uhr). Täglich werden oftmals etwa 100—200 Cercarien je Schnecke abgegeben.

Die Cercarien schwimmen aktiv im Wasser umher. Ihre Haltung ist ähnlich der von *Opisthorchis* (Abb. 139). Wenn sie mit einem Substrat in Kontakt kommen, bewegen sie sich mit Hilfe ihrer Saugnäpfe kriechend vorwärts. Unter Laboratoriumsbedingungen bleiben die Cercarien nicht länger als 10 Std am Leben.

Die Cercarie ist nicht zur Infektion des Endwirtes fähig, sondern erst die aus einem Reifungsprozeß hervorgehende *Metacercarie* (8). Die Reifung erfolgt in einer

Cyste im zweiten Zwischenwirt, *wiederum einer Schnecke.* Zur Encystierung sucht die Cercarie die Atemhöhle auf. Sie kann in jedem Teil der inneren Mantelhöhle stattfinden; bevorzugte Orte sind der Bereich des Perikards und des hinteren Teiles des Verdauungstractus, die Wand der Lungenhöhle sowie die Oberfläche der Mitteldarmdrüse. Der Schwanz wird hier abgeworfen. Bei der Encystierung spielen die cystogenen Drüsen eine wichtige Rolle. Sie scheiden durch die Körperoberfläche ein Sekret aus, das erhärtet und der Larve als Schutzhülle dient.

Zur Encystierung suchen die Cercarien vorwiegend Schnecken der Art *Pila luzonica* auf. Diese Schnecke ist wahrscheinlich der normale zweite Zwischenwirt des Parasiten (vgl. auch unten, Epidemiologie). Anscheinend kann sich jedoch die Cercarie bereits im ersten Zwischenwirt (*G. prashadi*) encystieren; denn man findet auch in diesem Metacercarien.

Die *Cyste* ist von runder bis leicht ovaler Gestalt, doppelwandig und mißt etwa 120—130 µ im Durchmesser. Der Zwischenraum zwischen den beiden Hüllen ist anscheinend von einer Flüssigkeit erfüllt. Wahrscheinlich wird die innere Hülle vom Parasiten, die äußere Hülle vom Wirt gebildet. Diese wird schon bei der geringsten mechanischen Beanspruchung zerstört. Dagegen ist die innere Wand sehr resistent und von chemischen Substanzen schwer zu durchdringen.

Werden die cystenhaltigen Schnecken von einem potentiellen Endwirt genossen, so werden die Metacercarien im Dünndarm frei und entwickeln sich dort zum geschlechtsreifen Egel.

Reaktion des Endwirtes (Pathogenese). Die Schädigungen, die der Endwirt durch den Parasiten erfährt, sind sehr gering. Die Entwicklung zum geschlechtsreifen Wurm erfolgt ausschließlich im Darm. Sein endgültiger Sitz beschränkt sich im wesentlichen auf einen Teil des Dünndarms (Jejunum). Nur bei Massenbefall treten Zeichen allgemeiner Intoxikation, wie z. B. Kopfschmerzen und leichte Anämie, sowie Durchfälle und relativ leichte Leibschmerzen auf, die im allgemeinen nur wenige Wochen anhalten (BONNE 1940).

Epidemiologie. Die *Infektion des Menschen* erfolgt wohl vorwiegend durch den Genuß von rohen oder ungenügend gekochten Schnecken der Art *Pila luzonica* R., die lebensfähige, encystierte Metacercarien tragen. Es kommen jedoch noch zahlreiche andere Arten in Frage, von denen auf Java *Viviparus javanicus* PHIL., *Pila conica* GRAY, *Lymnaea rubiginosa brevis* MOUS. und die vielleicht noch wichtigeren Muscheln *Corbicula lindoënsis* und *C. subplanata* zu nennen sind. Die Schnecken tragen in den Reisfeldern Westjavas praktisch zu 100% Metacercarien (BONNE 1940). Alle diese Schnecken — erste wie zweite Zwischenwirte — leben eng zusammen. Auf den Philippinen werden die Schnecken meist roh, mit Salz und Essig oder Zitronensaft zubereitet, genossen. Diese Art der Nahrung ist besonders in den sehr stark befallenen, nordwestlichen Provinzen von Luzon üblich. Damit erklären sich auch zum Teil die Grenzen der geographischen Verbreitung des Parasiten unter der dortigen Bevölkerung (unter den Ilocanos). Die hauptsächlichsten Herde liegen in der Nähe von Flußbetten, wo sich die Schnecken das ganze Jahr über aufhalten können. Ebenso sind hier kleine Fischteiche beliebte Aufenthaltsorte der Schnecken.

Als erster Zwischenwirt kommen außer der Art *Gyraulus prashadi* auch *G. convexiusculus* HUTT. (SANDGROUND 1939), *Hippeutis umbilicalis* und — im Gegensatz zum zweiten Zwischenwirt — nur wenige weitere Arten in Frage.

Vorbeugend ist dafür zu sorgen, daß die Faeces der befallenen Personen nicht in die von Schnecken besetzten Gewässer gelangen können. Ferner ist Beseitigung der Zwischenwirte durch Trockenlegung oder Vergiftung der

Gewässer anzustreben; denn die Schnecke wird durch Trockenheit und durch Sonnenbestrahlung schnell abgetötet. Im Körper der Schnecke bleiben die Cysten mehr als eine Woche voll lebens- und invasionsfähig. Danach ist ihre Lebensfähigkeit stark reduziert. Durch systematische Behandlung der befallenen Personen kann man die Ausscheidung von Eiern einschränken. Wichtig ist es, die Bevölkerung dahin zu bringen, daß sie keine ungekochten Schnecken ißt und für sorgfältige Beseitigung der Faeces sorgt. — Als weitere Wirte kommen Affen, Hunde, Katzen und Ratten in Frage. Letztere gelten als wichtige Parasitenreservoire. Experimentell lassen sich weiße Ratten infizieren.

E. lindoënsis und andere Arten. Neben der Art *Echinostoma ilocanum* gibt es noch weitere *Echinostoma*-Arten und verwandte Formen. Mit Ausnahme von *E. lindoënsis* (SANDGROUND und BONNE 1940) treten diese nur gelegentlich beim Menschen auf. E. lindoënsis wurde an den Ufern des Sees Lindoë in Celebes in einem Ort sogar bei 96% der Bevölkerung angetroffen. Da kein Parasitenreservoir unter den Tieren gefunden werden konnte, wird vermutet, daß diese Art besonders an den Menschen angepaßt ist. Experimentell konnten Ratten, Tauben und junge Enten als Endwirte dienen. Erster Zwischenwirt ist die Schnecke *Anisus sarasinorum*, zweiter Zwischenwirt die Arten *Viviparus rudipellis* und *Corbicula lindoënsis. C. lindoënsis* wird häufig in den Orten am See Lindoë fast roh genossen.

Wegen ihrer Seltenheit sind diese Echinostomen nur lokal von größerem praktischen Interesse. Sie sind — mit Ausnahme von *E. lindoënsis* — vorwiegend Parasiten von Schweinen, Hunden, Katzen, Ratten, Wasservögeln, die mit ihnen natürlich infiziert sein können (vgl. BONNE 1941 zur Differenzierung der beim Menschen gefundenen Arten).

Mikroskopische Diagnose und *Chemotherapie* siehe bei *Fasciolopsis buski* S. 246.

Himasthla muehlensi VOGEL 1933.

Parasitologisches Interesse verdient die Art *Himasthla muehlensi* VOGEL 1933, weil auch bei ihr ein Mollusk, vermutlich eine Muschel, den zweiten Zwischenwirt stellt. Sie wurde bei einem Patienten, der aus Amerika kam, nach einer Wurmkur mit *Oleum chenopodii* in den Darmentleerungen gefunden. Neben den abgestorbenen Würmern konnten auch Eier entdeckt werden.

Morphologie. Die lang gestreckten, 11—17,7 mm messenden Würmer sind dorsoventral mäßig abgeplattet, besitzen einen rundlich bis längsovalen Mundsaugnapf und einen stärkeren Bauchsaugnapf. Der bandartige Körper weist auf der Höhe vom Bauchsaugnapf bis zum Cirrusbeutel, sowie auf der Höhe von den hinteren Uterusschlingen bis zu den Hoden je eine leichte Verbreiterung auf. Das Vorderende trägt einen sog. Kopfkragen mit insgesamt 32 Stacheln. Auch der Körper trägt Stacheln, doch ist das wahre Ausmaß dieser Bestachelung nicht genau bekannt. Die Mundöffnung geht in einen Präpharynx über, dem sich der eigentliche, kugelige Pharynx anschließt. Der Oesophagus, den VOGEL nur durch eine Reihe von Zellkernen erkannte, führt zu dem gegabelten Darm, dessen blind endende Schenkel sich bis ins äußere Hinterende des Körpers erstrecken, wo median auch die Exkretionsblase liegt.

Die zwei *Hoden* sind längsoval und liegen hintereinander im letzten Fünftel des Körpers. Der Cirrusbeutel erstreckt sich weit nach hinten über den Bauchsaugnapf hinaus. Der Cirrus selbst ist mit rosendornähnlichen Stacheln besetzt. Das *Ovar* ist rundlich und liegt in der Mittellinie dicht vor dem vorderen Hoden. Zwischen diesem und dem Ovar befinden sich die Schalendrüse, die Vereinigungsstelle der beiden Dotterstockgänge, die zu einem Dotterreservoir erweitert ist, der LAURERsche Kanal und der Anfangsteil des Uterus. In seinem weiteren Verlauf bildet der Uterus vor dem Ovar zunächst zahlreiche, dicht mit Eiern gefüllte Querschlingen und zieht dann in langem, geradem oder leicht gewundenem Verlauf nach vorn. Sein muskulöses Endstück (Metraterm) mündet unmittelbar links neben dem männlichen Porus aus.

Die gedeckelten *Eier* (Größe 130:75 μ) enthalten neben der Eizelle eine größere Anzahl von Dotterzellen.

Epidemiologie. Der *Invasionsweg* ist noch nicht bekannt. Verwandte Arten entwickeln ihre Redien und Cercarien in einer *Meeresschnecke*, während die Metacercarien am Fuß von *Muscheln* haften. Vogel vermutet, daß auch der beschriebene menschliche Parasit im Hinblick auf die verwandten Arten der Gattung *Himasthla* durch den Genuß ungekochter Muscheln übertragen wird. Tatsächlich gab der Patient, bei dem die Parasiten gefunden wurden, an, daß er etwa 4 Wochen vor der Wurmkur in New York rohe Muscheln genossen hätte.

Mikroskopische Diagnose. Durch Untersuchung des Stuhles läßt sich ein Darmegelbefall relativ leicht feststellen, weil die Eier in das Darmlumen gelangen und mit den Faeces ausgeschieden werden. Anreicherungsverfahren lassen unter Umständen auch spärlichen Befall erkennen (vgl. S. 662 ff.).

4. Heterophyidae.

Fast alle Trematoden aus der Familie der *Heterophyidae* sind in erster Linie Parasiten von Säugern und Vögeln, können sich aber auch beim Menschen entwickeln. Etwa 12 Arten wurden bisher gefunden, deren Entwicklung in wesentlichen Punkten übereinstimmt. Sie gehören zum größten Teil zu den Gattungen *Heterophyes*, *Metagonimus*, *Monorchotrema* und *Diorchitrema*. Auch ihre Wirkung auf den Endwirt ist etwa gleichartig: sehr geringe Allgemeinschädigung und nur bei Massenbefall uncharakteristische Darmbeschwerden, wenn man von gelegentlichen Ausnahmen absieht, die auf besondere individuelle Empfindlichkeit zurückgeführt werden müssen.

Heterophyes heterophyes (v. Siebold 1852), Stiles und Hassall 1900.

(= Distoma heterophyes v. Siebold 1852.)

Der Zwergdarmegel.

Bilharz fand 1851 in Kairo im Dünndarm eines ägyptischen Knaben einen kleinen Trematoden (Zwergdarmegel), den v. Siebold zunächst *Distoma heterophyes* nannte; später wurde er dann der von Cobbold geschaffenen Gattung *Heterophyes* Cobbold 1866 zugeordnet. Looss (1894, 1896) gab dann eine genaue Beschreibung und erkannte die weite Verbreitung des Wurmes in Ägypten, der nur bei starkem Befall zu Beschwerden (Diarrhoe) führt. Er ist außerdem in Palästina, China, Japan, Formosa, Korea und auf den Philippinen zu finden. Der *Zwergdarmegel* wird mit seiner Länge von 1—1,7 mm und 0,3—0,6 mm Breite leicht übersehen. Er ist etwa birnenförmig. Zahlreiche dornartige Schuppen bedecken vorwiegend die seitlichen Teile der Körperoberfläche. Sie liegen im vorderen Bereich etwas dichter als hinten. Der Bauchsaugnapf — wesentlich größer als der Mundsaugnapf (hetero-phyes = verschiedene Gestalt) — befindet sich in enger Nachbarschaft mit einem dritten „Saugnapf", der mit der Genitalöffnung in Beziehung steht; dieser ist mit feinen Dornen besetzt. Die beiden ovalen Hoden liegen nahe am Hinterrand des Wurms, den auch die beiden Darmschenkel erreichen. Ein Cirrus fehlt. Das Vas deferens erweitert sich zu einem retortenähnlichen, am Ende muskulösen Ductus ejaculatorius. — Der weibliche Geschlechtsapparat hat die übliche Ausbildung (vgl. S. 224). Das Ovar liegt vor den Hoden unterhalb des Genitalsaugnapfes (Abb. 137). Die Eier sind sehr klein (25—30:15—17 μ) und denen von *Opisthorchis* ähnlich.

Die *Entwicklung* des Zwergdarmegels verläuft grundsätzlich ebenso wie z. B. die des Katzenleberegels. Die Eier werden von Schnecken aufgenommen [in

Japan *Tympanotonus microptera* (KIENER), in Ägypten *Pironella conica*]. Als zweiter Zwischenwirt (Transportwirt) fungieren Meeräschen (*Mugil cephalus* L. und *M. japonicus* u. a.). Werden diese roh oder mangelhaft gekocht verzehrt, so kommt es zum Befall des Dünndarms. Bereits 7—8 Tage nach dem Befall werden reife Eier ausgeschieden, die schon ein Miracidium enthalten (Präpatentperiode) (vgl. S. 27 ff.).

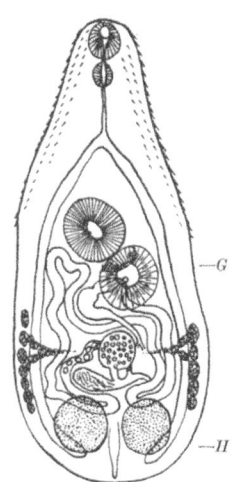

Abb. 137. *Heterophyes heterophyes.* Totalpräparat, schematisiert. Zentral liegen dicht nebeneinander: der Bauchsaugnapf (links) und fast gleich groß der Genital-„Saugnapf" (*G*). Im hinteren Teil 2 Hoden (*H*) vgl. mit Abb. 119, S. 224) (40 ×).

Der Zwergdarmegel hält sich im Darmlumen, aber auch zwischen den Darmzotten des mittleren Dünndarms auf, ernährt sich aber vorwiegend vom Darminhalt. Geringer Wurmbefall wird vom Endwirt symptomlos ertragen, bei größerer Zahl von Würmern tritt eine Eosinophilie auf, die mit Durchfall, Darmkolik und ähnlichen uncharakteristischen Zeichen einhergeht.

Endwirt für *H. heterophyes* ist nicht nur der Mensch, sondern auch Katze, Hund, Fuchs und Ratte, d. h. fischfressende Säugetiere. Diese Infektionsquellen verdienen bei der Bekämpfung besondere Beachtung; denn diese Tiere scheiden mit ihrem Kot ständig Eier aus, die zur Neuinfektion der Schnecken führen.

Die wesentlichste vorbeugende Maßnahme für den Menschen besteht in der konsequenten Meidung ungekochter Fischspeisen, wie Fischsalat und ähnliches.

Der *Nachweis der Würmer* wird durch Stuhluntersuchung geführt, wobei die Eier aufgefunden werden (vgl. S. 661 ff.).

Mit bekannten *wurmwirksamen Mitteln*, wie Chenopodiumöl, Tetrachlorkohlenstoff, Tetrachloräthylen und Farnkrautextrakt läßt sich *Heterophyes* relativ leicht beseitigen.

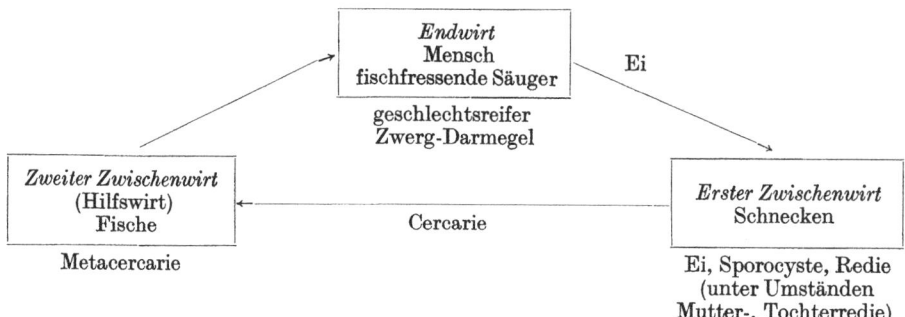

Übersicht über den Entwicklungsgang bei *Heterophyes* und *Metagonimus*.

Metagonimus yokogawai (KATSURADA 1912).

(= *Heterophyes yokogawai* KATSURADA 1912.)

Der Darmegel *Metagonimus yokogawai* ist in Ägypten, im Fernen Osten und in den nördlichen Provinzen von Sibirien ein relativ häufiger Parasit. Er wurde auch in den Balkanstaaten und in Spanien festgestellt. Bestimmte Bevölkerungsgruppen, z. B. auf Formosa und Korea, sind bis zu 7 % befallen; aus der Mandschurei sind ebenfalls einige Fälle berichtet worden. Er wurde erstmalig von

KATSURADA beschrieben, der ihn auf Formosa fand. Erster Zwischenwirt ist eine Schnecke, als zweiter Zwischenwirt wirken karpfenartige Fische mit, während der erwachsene Wurm im Darm des Menschen, von Hund, Katze, Schwein, Maus und Pelikan gefunden wurde.

Die Größe des reifen Wurmes liegt zwischen 1—2,5 mm, bei 0,4—0,7 mm Breite (Abb. 172, S. 305). Der birnförmige Körper ist im vorderen Teil dicht mit Schuppen besetzt. Der Bauchsaugnapf ist seitlich verschoben. In den Faeces des Endwirtes findet man die sehr kleinen, gedeckelten Eier (25:17 μ), die bereits mit einem voll entwickelten Miracidium abgelegt werden, nach etwa 10—14 Tagen (= Präpatentperiode).

Die wichtigsten *ersten Zwischenwirte* sind in Korea, Süd-China und Japan Schnecken der Gattungen: *Semisulcospira* (= *Melania*), *Sulcospira*, *Melania* und verwandte Formen. In der Schnecke entwickelt sich nach der *Sporocyste* eine *Mutterredie*, welche *Tochterredien* erzeugt. Die *Cercarien* haben einen relativ langen Schwanz und besitzen ein Paar Augenflecke. Ihre Körperoberfläche ist mit feinen Dornen besetzt. Sie encystieren sich unter der Haut verschiedener Süßwasserfische. Die Invasion des Endwirtes erfolgt durch den Genuß ungenügend gekochter oder roher Fischmahlzeiten.

Gesundheitliche Schädigungen treten nur auf, wenn die Egel zahlreich sind. Sie dringen tief in die Darmschleimhaut ein, an der sie sich mit den Saugnäpfen festhalten. Das Epithel kann atrophieren. Bei starkem Befall treten Darmstörungen nach Art einer Diarrhoe auf.

Die Diagnose wird durch den Nachweis der Eier im Stuhl geführt. Diese haben eine gewisse Ähnlichkeit mit den Eiern von *Heterophyes* und *Opisthorchis*.

5. *Opisthorchidae* (LÜHE 1901).

Zur Familie der *Opisthorchidae* gehören einige Trematodenarten, die auch Parasiten des Menschen werden können. Die Arten *Opisthorchis felineus* (= *O. tenuicollis*) (RIVOLTA 1884) und *Clonorchis sinensis* (COBBOLD 1875) sind in manchen Gebieten sehr häufig und können bei Massenbefall den Wirt sogar erheblich schädigen. Beide Arten sind sich in Gestalt und innerer Anatomie sowie Entwicklung sehr ähnlich, jedoch größtenteils auf verschiedene Gebiete beschränkt. Der für *Opisthorchis felineus* dargestellte Entwicklungskreislauf (Abb. 138) gilt grundsätzlich auch für *Clonorchis sinensis*.

Opisthorchis felineus (RIVOLTA 1884) BLANCHARD 1895.
[= *Distomum felineum* RIVOLTA 1884; *O. tenuicollis* (RUDOLPHI 1819).]
Der Katzenleberegel.

Der *Katzenleberegel*, *Opisthorchis felineus*, ist ein häufiger Parasit der Katze. Er kommt aber auch bei zahlreichen anderen Tieren (Hund, Fuchs, Seehund, Vielfraß, Affe) und beim Menschen zur Entwicklung. Experimentell lassen sich Kaninchen, Meerschweinchen und Mäuse infizieren, dagegen nicht Schaf, Ratte und Igel. Wegen der hohen Empfänglichkeit der Katzen eignen sie sich für Modellversuche zur Testierung wurmwirksamer Präparate (vgl. ERHARDT 1935). Eine eingehende Darstellung der Morphologie und Biologie von *Opisthorchis felineus* gab VOGEL (1935).

Die Art *Opisthorchis felineus* bildet 3 Rassen, nämlich: 1. *O. f. tenuicollis* RUD. 1819 in fischfressenden Meersäugetieren. 2. *O. f. felineus* RIV. 1885, meist in fischfressenden Landsäugetieren. 3. *O. f. geminus* LOOSS 1896 in fischfressenden Vögeln.

Geographische Verbreitung. *Der Katzenleberegel ist in Ost-Europa und Rußland* relativ häufig. Die Verbreitung des Wurms ist eng an Flußläufe und ihre

Mündungsgebiete gebunden (ähnlich wie beim chinesischen Leberegel, vgl. S. 266 und Abb. 144). Das klassische Verbreitungsgebiet in Europa liegt auf der Landseite des Kurischen Haffes. In Ostpreußen fand ERHARDT (1934) z. B. im Orte Karkeln 87,8% der ausgewachsenen Katzen mit Katzenleberegeln behaftet. Meist waren 100—200 Egel je Tier zu finden, in Ausnahmefällen mehr als 1000. In manchen Ortschaften ist auch ein Teil der Bevölkerung befallen. Auch südlich von Danzig, entlang der Weichsel, liegt ein ausgedehnter Befallsherd, ein kleinerer an der Elbe nördlich von Hamburg. Das Donaugebiet zwischen Wien und ihrer Mündung ist gleichfalls mit Opisthorchiasis verseucht, wobei wieder vorwiegend Katzen als Endwirte festgestellt werden. Häufige Infektionen bei Menschen findet man am unteren Dnjepr [17,7—26% (LUBINSKY 1942)] und am Bug. In Rußland sind die Fische der Wolga vorwiegend als Infektionsquelle anzusehen; Hunde, Katzen und Menschen sind als Endwirte gefunden worden. Weitere bemerkenswerte Fundorte in Europa liegen in *Frankreich* am Unterlauf der Seine; kleinere Herde befinden sich in *Holland* in der Gegend von Amsterdam und Utrecht. Endemische Herde liegen auch im asiatischen Rußland, im Raum von Tobolsk und Kurgan entlang dem Flußsystem des Ob, ferner in Vorder- und Hinterindien und wahrscheinlich auch in Japan (genaue Angaben siehe bei ERHARDT, Weltseuchenatlas). — Die Gesamtzahl der befallenen Personen auf der Erde wird von STOLL auf 1,1 Millionen geschätzt.

Morphologie. Die Länge des Wurms beträgt im Durchschnitt 5—8 mm (maximal 12 mm) bei 0,5—2,5 mm Breite. Die anfangs vorhandenen Hautschuppen sind am 20. Tage nach der Invasion verschwunden. Der Mundsaugnapf hat die gleiche Größe wie der Bauchsaugnapf. Letzterer liegt auf der Grenze zwischen dem ersten und zweiten Körperfünftel. Der Oesophagus ist kaum größer als der dicht hinter dem Mundsaugnapf liegende Pharynx. Die Darmschenkel reichen fast bis zum Hinterrande des Körpers. Der Exkretionskanal ist s-förmig. — Die beiden Hoden liegen im hinteren Körperviertel (opisthorchis = hinten gelegene Hoden): der vordere meist vier-, der hintere fünfstrahlig. Das median gelegene Ovar ist mehr oder weniger schwach gelappt, das Receptaculum seminis von birnförmiger Gestalt. Die Vesicula seminalis und der LAURERsche Gang sind wohl entwickelt. Der Uterus ist vielfach gewunden. Die Dotterstöcke erstrecken sich von der Höhe des Ovars ungefähr bis zum Bauchsaugnapf und bestehen jederseits aus 8 Follikelgruppen. Der Genitalporus liegt unmittelbar vor dem Bauchsaugnapf. Ein Cirrusapparat fehlt (vgl. Abb. 143).

Entwicklung. Die gedeckelten *Eier* (28:12 μ) (Abb. 144 a und 138, *1*), die bereits bei der Ablage ein Miracidium enthalten, gelangen mit dem Gallensaft durch den Ductus choledochus in den Darm, werden mit dem Kot des Wirtes ausgeschieden und müssen zur Weiterentwicklung ins Wasser. Sie können unter günstigen Bedingungen mehrere Monate infektionstüchtig bleiben. Die Larve (Abb. 138, *2*) schlüpft aber nicht im Wasser, sondern erst im Darm der Wasserschnecke *Bulimus limosus* (LINNÉ) (= *Bithynia leachi*), an deren Vorkommen der Katzenleberegel weitgehend gebunden ist.

Das *Miracidium* ist länglich-oval und frisch geschlüpft etwa 30:12 μ groß. Am Vorderende sitzt ein konischer Kopfzapfen, der im Ei gut erkennbar ist, später jedoch mehr oder weniger verschwinden kann. Die Körperoberfläche ist mit Ausnahme der Spitze des Zapfens mit langen Cilien bedeckt (Abb. 138, *2*). Im Innern der Larven lassen sich zwei lange, schlauchförmige Drüsenzellen erkennen, die sich durch die ganze Länge der Larve erstrecken. Zwei Wimperflammen und 10—12 kleine Zellkerne sind vorwiegend in der hinteren Hälfte erkennbar. Die schlauchförmigen Drüsenzellen spielen wahrscheinlich beim Durchbohren des Wirtsgewebes eine Rolle, während die mehr in der Körpermitte gelegenen, granulierten Zellen als Keimzellen gedeutet werden.

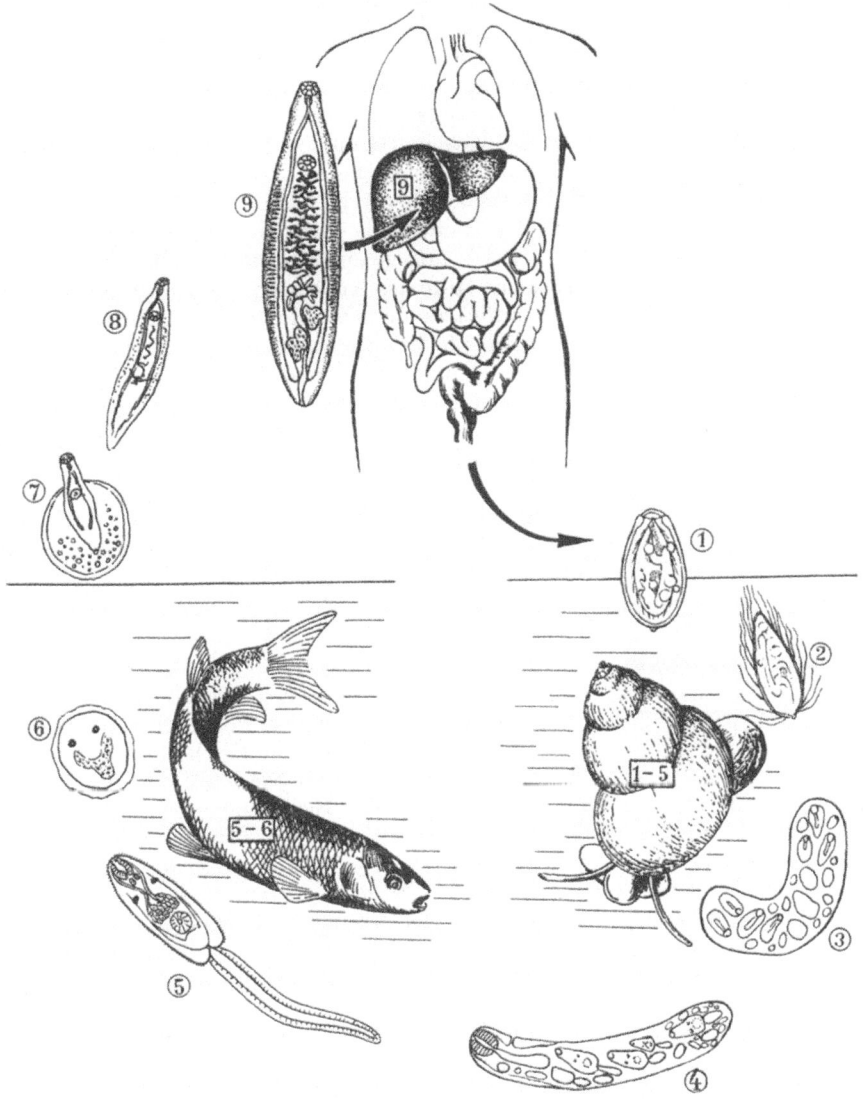

Abb. 138. *Opisthorchis felineus.* Schematische Darstellung des Entwicklungskreislaufs zwischen Schnecke (1. Zwischenwirt mit den Stadien *1—5*), Süßwasserfisch (2. Zwischenwirt mit den Stadien *5* und *6*) und Mensch (Endwirt mit den Stadien *7—9*, definitiver Sitz in der Leber, *9*). *1* Abgelegtes Ei mit Miracidium; *2* in der Schnecke geschlüpftes Miracidium; *3* Sporocyste; *4* Redie; *5* Cercarie; *6* Metacercarie; *7* schlüpfende Metacercarie; *8* junger Leberegel; *9* geschlechtsreifer Wurm. (Einzelabbildungen unterschiedlich vergrößert; vgl. Text.) Original.

Das Miracidium durchbohrt die Darmwand der Schnecke und setzt sich in unmittelbarer Nähe des Enddarms fest. Innerhalb von 3—4 Wochen wächst es zu einer ungefähr 1,5 mm langen *Sporocyste* heran (Abb. 138, *3*). Beide Enden dieses schlauchartigen Stadiums sind abgerundet. Von außen wird die Sporocyste von einem einschichtigen Epithel umgeben, das bei älteren Stadien

wohl noch eine feine Cuticula ausbildet. In der Sporocyste bilden sich aus
Keimballen *Redien* (Abb. 138, *4*). Diese sind farblos und ohne Fußstummel. Ihr
Verdauungssystem besteht aus einem kräftigen Pharynx, einem kleinen Darm-
blindsack und einer Gruppe einzelliger Drüsen, die in den Pharynx einmünden.
Die Redien wandern noch als Jugendstadien (etwa 1 Monat nach der Infektion)
aus der Sporocyste aus und setzen sich zwischen den Verdauungsdrüsen fest.
Hier vollenden sie ihre Entwicklung und bilden *Cercarien* (Abb. 138, *5* und
Abb. 140), die die Redie frühzeitig verlassen, um sich frei in der Nähe zwischen
den Drüsenläppchen fertig zu entwickeln (Größe 150:45 μ ohne Schwanz).
    Etwa 2 Monate nach Infektion der Schnecke schwärmen die Cercarien aus.
Sie bevorzugen dabei die Zeit zwischen 12 und 16 Uhr. Sie halten sich dann
in der Bodenzone des Gewässers auf (positive
Geotaxis). In gewissen Zeitabständen wirbeln sie
sich mit Hilfe des Ruderschwanzes im Wasser plötzlich aufwärts, um sich in typischer Schwebestellung
(,,Tabakspfeifenform“, Abb. 139) wieder absinken zu
lassen. Künstliche Wasserbewegung oder Wechsel
der Lichtintensität wirken dabei aktivierend, ebenso
auch wahrscheinlich die durch vorbeischwimmende
Fische verursachte Wasserbewegung bzw. der sie
treffende Fischschatten. Eine gerichtete, zweite Bewegung auf den Fisch zu findet nicht statt. Nur
die direkte Berührung mit einem Fisch veranlaßt
die Cercarien, sich sofort festzuheften, doch vermögen sie eine Auswahl unter verschiedenen Fischarten zu treffen, sei es, daß sie auf Berührung mit
,,richtigen“ Wirten positiv reagieren oder daß sie von

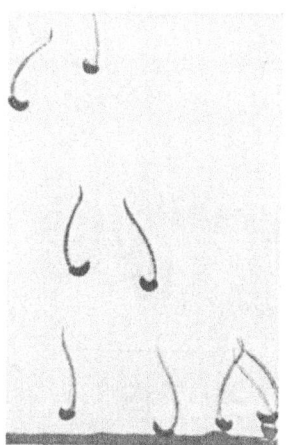

Abb. 139. *Opisthorchisfelineus.* Cercarien in charakteristischer Haltung
im Wasser absinkend (30×).
(Nach VOGEL 1935.)

,,falschen“ Wirten ablassen. Die hierbei maßgeblichen
Reize gehen wahrscheinlich von den Hautsekreten
der Fische aus. Nach dem Festheften werfen die
Cercarien sogleich ihren Schwanz ab und bohren
sich im Verlauf von etwa 15 min in die Haut ein. Sie können aber auch mit dem
Atemwasser der Fische in die Kiemen gelangen und von hier aus in die Gewebe
eindringen. Die in Frage kommenden *Hilfswirte* (zweite Zwischenwirte) gehören
sämtlich der Familie der karpfenartigen Fische (*Cypriniden*) an.
    Die Cercarien wandern im Gewebe der Fische, nicht in den Blutgefäßen,
eine Strecke weit, setzen sich — je nach Eintrittspforte — an ihrem endgültigen
Sitz in der Rumpfmuskulatur oder im Bindegewebe des Kopfes fest und encystieren
sich dort. In die Flossen eingedrungene Cercarien verlassen ihren ersten Sitz
gewöhnlich innerhalb von 12—24 Std, gehen auf den Fischkörper über und
liegen dann besonders zahlreich in der Nähe der Flossenansätze. Die Kopf-
und Kiemenregion experimentell infizierter junger Schleien enthält allein die
Hälfte sämtlicher eingedrungener Cercarien, weil hier neben der Percutan-
infektion eine starke Invasion von der Mund- und Kiemenhöhle aus durch die
Cercarien erfolgt, die mit dem Atemwasser einströmten.
    24 Std nach der Invasion hat die Encystierung schon begonnen. Aus den
cystogenen Zellen der Cercarie (Abb.140,*C*) werden Stäbchengranula ausgeschieden,
die zur Cystenmembran verschmelzen. Nach 2—3 Tagen sind diese Zellen leer
und die Encystierung *von seiten des Parasiten* ist abgeschlossen. Nach 3 Tagen
wird die Parasitencyste bereits von einem lockeren Geflecht von Bindegewebszellen *des Wirtes* umgeben, das in den folgenden Tagen und Wochen eine feste
Kapsel bildet.

Während der nun folgenden Weiterentwicklung in der Cyste treten schon einige Merkmale des erwachsenen Egels auf (besonders am Darmkanal), während rein larvale Strukturen, wie Augenbecher, Bohrapparat und cystogene Zellen verschwinden. Die voll entwickelte *Metacercarie* ist etwa 3—4mal so groß wie die Cercarie vor der Encystierung. Dem Wachstum des Parasiten geht eine Vergrößerung der Cystenhüllen parallel. Die Metacercarie besitzt neben Sinnes-papillen, Hautdrüsen und Kopf-drüsen (letztere mit den Bohrdrüsen der Cercarie identisch) bereits ein hochkompliziertes Nervensystem. Bemerkenswert ist die Lage des Zentralnervensystems hinter dem Pharynx und das Vorhandensein ventraler Längsnervenstränge.

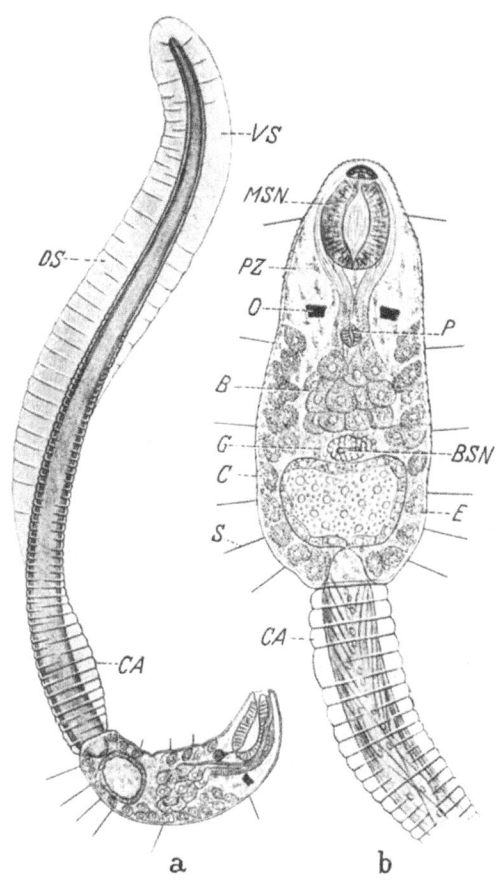

Nach etwa 6 Wochen ist bei einer Wassertemperatur von 18 bis 20° die Invasionsreife der Meta-cercarie im Fisch erreicht. Wird ein *Opisthorchis*-befallener Fisch vom Endwirt verzehrt, so verdaut dieser im Magen zunächst die bindege-webige Kapsel. Die eigentliche Para-sitencyste besteht aus zwei Schich-ten, einer äußeren, relativ starren Hülle und einem zarten, elastischen Innenhäutchen. Die äußere Schicht erfährt durch Magensaft eine Um-wandlung, die sie für Trypsin leicht angreifbar macht. Ein Ausschlüp-fen findet im Magen nicht statt. Unmittelbar nach Übertritt der Cyste ins Duodenum wird die äußere Schicht der Metacercariencyste durch aktiviertes Pankreastrypsin verdaut und die Larve hierdurch stimuliert, aus dem Innenhäutchen, das für Dünndarmsaft nicht an-greifbar ist, hervorzubrechen. (In vitro bei 37° C erfolgt die Ex-cystierung mit Magensaft vorbe-handelter Cysten in frischem Dünn-darmfistelsaft des Hundes gewöhn-lich schon nach 20 sec bis $1^1/_2$ min.)

Abb. 140a u. b. *Opisthorchis felineus*, Cercarie. a Seitenan-sicht. b Ventral, leicht gepreßt. *B* Bohrdrüse; *BSN* Anlage des Bauchsaugnapfes; *C* cystogene Zellen; *CA* Cuticulaab-hebung der Schwanzbasis (Schwanzscheibe); *DS* dorsale Schwanzmembran; *E* Exkretionsblase; *G* Genitalanlage; *MSN* Mundsaugnapf; *O* pigmentierte Augenbecker; *P* Pha-rynx; *PZ* Pigmentzellen; *S* Sinneshaar; *VS* ventrale Schwanz-membran ($a = 210 \times$; $b = 330 \times$). (Nach VOGEL 1935.)

Die Metacercarien werden also in vivo bereits unmittelbar hinter dem Pylorus frei. Die prompte Wirkung des Dünndarmsaftes wird erst durch den voraus-gegangenen Einfluß des Magensaftes ermöglicht. Der gesamte Excystierungs-prozeß zeugt von einer äußerst feinen Anpassung des Chemismus der Parasiten-hüllen an die Verdauungssäfte des Endwirtes und an die weiteren Lebens-bedürfnisse der Metacercarie.

Vom Duodenum aus wandern die jungen Leberegel in die Mündung des *Ductus choledochus* ein und steigen in den Gallengängen zur Leber empor. Die beiden Eigentümlichkeiten des jungen Parasiten, unmittelbar nach Übertritt ins

Duodenum auszuschlüpfen und dann sofort an der Darmwand Halt zu fassen, verringern die Gefahr des Vorbeipassierens an der Eintrittspforte zur Leber. Trotzdem gelangt ein Teil der Würmer in tiefere Dünndarmabschnitte und geht zugrunde, einige geraten auch ins Pankreas. $2^1/_2$ Std nach der Fischmahlzeit sind die ersten Parasiten in den unteren *Gallenwegen*, 5 Std nach der Invasion in der *Leber* angelangt. Der größte Teil der Larven aber befindet sich nach $2^1/_2$—5 Std noch im Duodenum, nach 10 Std in den unteren Gallenwegen und nach 20 Std in den Gallengängen der Leber. Die Auffindung der kleinen Öffnung des *Ductus choledochus* ins Duodenum wird anscheinend durch eine positive Chemotaxis des jungen Parasiten auf Gallensubstanzen erleichtert. Bis zur Geschlechtsreife benötigt der Egel 12 Tage (*Fasciola hepatica* dagegen 2—3 Monate!). Die Eiablage setzt zwischen der 3. und 4. Woche nach der Invasion ein (= *Präpatentperiode*). Die Mindestdauer des gesamten Cyclus vom *Opisthorchis*-Ei bis zur abermaligen Ablage von Eiern beträgt 4—$4^1/_2$ Monate.

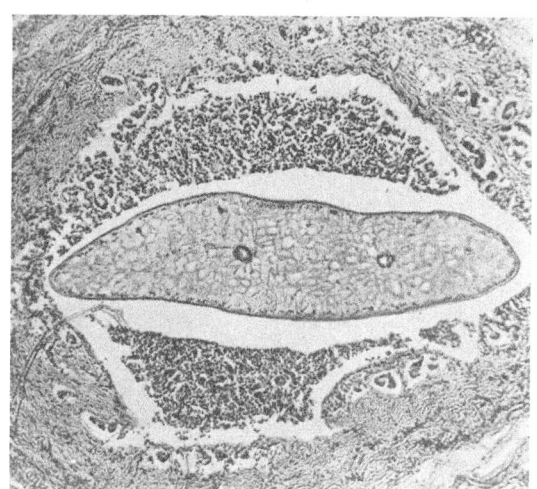

Abb. 141. *Opisthorchis felineus.* Gallengang einer Katze bei chronischer Opisthorchiasis mit starker Epitheldesquamation (66×). (Nach VOGEL 1935.)

Reaktion des Endwirtes (Pathogenese). Die Beschwerden bei Katzenleberegelbefall beschränken sich im wesentlichen auf Störungen im Bereich der Galle und Leber, die von dem Parasiten primär aufgesucht werden. Durch die strenge Lokalisation werden andere Organe kaum getroffen. Es tritt eine mäßige Vergrößerung der Leber und unter Umständen eine Milzschwellung auf. Häufig sind dagegen Gallengangs- und Gallenblasenentzündungen. Die Schwere der Krankheitserscheinungen steht im allgemeinen in direkter Beziehung zur Stärke des Befalles. Nach RINDFLEISCH (1901) werden Infektionen mit 50—60 Egeln in der Regel symptomlos vertragen. — Chronischer Leberegelbefall kann zu primären Gallengangs- und Pankreascarcinomen führen. In schweren Fällen kann es auch zu einer Lebercirrhose kommen (ASKANAZY 1900).

Das Blutbild ändert sich in der Weise, daß die Zahl der Eosinophilen bis über 65% ansteigen kann, wobei das Maximum um den 26. Tag liegt. Danach nimmt ihre Zahl wieder ab.

Epidemiologie. Das Auftreten des Katzenleberegels ist von verschiedenen Momenten, die zusammentreffen müssen, abhängig:

1. Schnecken der Art *Bithynia leachi* als erste Zwischenwirte.

2. Bestimmte *Süßwasserfische* als zweite Zwischenwirte.

3. Fischfressende Endwirte oder Menschen mit der Gewohnheit, ungekochte (sog. Salate) oder schlechtgekochte Fischmahlzeiten zu genießen (z. B. früher bei den Haff-Fischern Ostpreußens üblich).

Bithynia leachi lebt vorwiegend in klaren, pflanzenreichen, langsam fließenden oder stehenden Gewässern, kommt aber auch in Flüssen und Seen vor. Sie gehört, wie *Opisthorchis* selbst, vorwiegend der Ebene an. Die geographische Verbreitung der Opisthorchiasis stimmt im wesentlichen mit dem Vorkommen von *B. leachi* überein. Ein weiterer epidemiologischer Faktor besteht im engen Beieinander von menschlichen Siedlungen und Wassergräben und führt infolgedessen zu erhöhter Infektionsmöglichkeit für End- und Zwischenwirte. Diese Bedingungen findet man gewöhnlich in Flußniederungen und Deltagebieten vereint vor.

Die Zahl der Arten, die als zweite Zwischenwirte in Betracht zu ziehen sind, ist recht groß. Die wichtigsten sind: *Barbus barbus* (Barbe), *Idus melanotus* (Aland), *Abramis brama* (Brachsen), *Leuciscus rutilis* (Plötze), *Tinca tinca* (Schleie), *Cyprinus carpio* (Karpfen), *Scardinius erythrophthalmus* (Rotfeder), *Blicca björkna* (Güster) (Reservewirte vgl. S. 259).

FAUST weist darauf hin, daß die Fischarten, die als zweite Zwischenwirte in Frage kommen, anscheinend nicht zugleich Metacercarien von *O. felineus* und Plerocercoide von *Diphyllobothrium latum* (vgl. S. 316, 318) tragen.

Junge Grün- und Goldschleien (*Tinca tinca vulgaris*) sowie Goldorfen (*Idus melanotus*) lassen sich *experimentell* leicht mit *Opisthorchis* infizieren. Sie sind in Ostpreußen am häufigsten und stärksten befallen.

Bei direkter Nachbarschaft von menschlichen Siedlungen und Gewässern mit besonders hoher Dichte an ersten und zweiten Zwischenwirten, häufig in Flußniederungen und Deltagebieten, muß vermieden werden, daß eierhaltige Faeces, insbesondere die von Katzen, in das Wasser gelangen.

Mikroskopische Diagnose und Chemotherapie, vgl. bei *Clonorchis* S. 271.

Clonorchis sinensis (COBBOLD 1875) LOOSS 1907.

(= *Distoma sinense* COBBOLD 1875, *Opisthorchis sinensis* BLANCHARD 1895.)

Der chinesische Leberegel.

Eine dem Katzenleberegel nahe verwandte Trematodenart ist *Clonorchis sinensis*, der *chinesische Leberegel*, der ebenfalls in den Gallengängen der Leber des Menschen, aber auch bei Katzen, Hunden und anderen Säugetieren lebt. Anatomie und Entwicklung haben große Ähnlichkeit mit der des Katzenleberegels, auf den deshalb besonders hingewiesen sei (vgl. auch Abb. 138, 143 und 144).

Historisches. Eine *Clonorchis*-Invasion wurde erstmalig 1875 von McCONNELL beschrieben, der die Würmer in der Leber und in den Gallenwegen eines verstorbenen Chinesen fand. Bald darauf häuften sich die Funde im asiatischen Raum, besonders in China und Japan. 1910 bewies KOBAYASHI, was schon McCONNELL vermutet hatte, daß die Invasion des Menschen durch den Genuß von ungekochtem Fisch (Cyprinoiden) erfolgt, und 1917 wurde von MUTO die Mitwirkung von Schnecken als Zwischenwirte für die Entwicklung der Wurmlarven festgestellt. FAUST erkannte als Parasitenreservoire die Hunde und Katzen in Nord-China und Zentralchina — eine epidemiologisch äußerst wichtige Tatsache.

Geographische Verbreitung. Der chinesische Leberegel kommt endemisch nur im Fernen Osten vor und ist dort in manchen Gebieten außerordentlich häufig. In China liegt der Anteil der durchschnittlich befallenen Bevölkerung zwischen 6 und 10%, erreicht aber im Süden 20% und darüber, fehlt dagegen nördlich von Peking (Abb. 142). In Japan ist der *Clonorchis*-Befall über alle Inseln verbreitet. Die stärksten Infektionen sind in der Umgebung von Okayama zu finden, ferner in der nördlichen Hälfte Koreas. Zahlreiche Japaner und Chinesen auf Formosa sind ebenfalls infiziert, doch besteht die Möglichkeit, daß diese Infektionen bereits in Japan und China erworben wurden. Die Zahl der vom chinesischen Leberegel Befallenen in diesem relativ beschränkten Gebiet liegt (nach STOLL) bei 19 Millionen! Die Verbreitungsgebiete stehen in Beziehung zu den Flußsystemen, weil auch dieser Wurm (ebenso wie *Opisthorchis*) durch den Genuß roher Süßwasserfische erworben wird, die als zweiter Zwischenwirt dienen (vgl. Karte S. 266).

Morphologie und Entwicklung. Der *chinesische Leberegel* mißt etwa 10 bis 20 mm : 3—5 mm. Die Größe wechselt mit der Stärke des Befalls. Je mehr Würmer in den Organen vorliegen, desto kleiner bleibt das einzelne Individuum

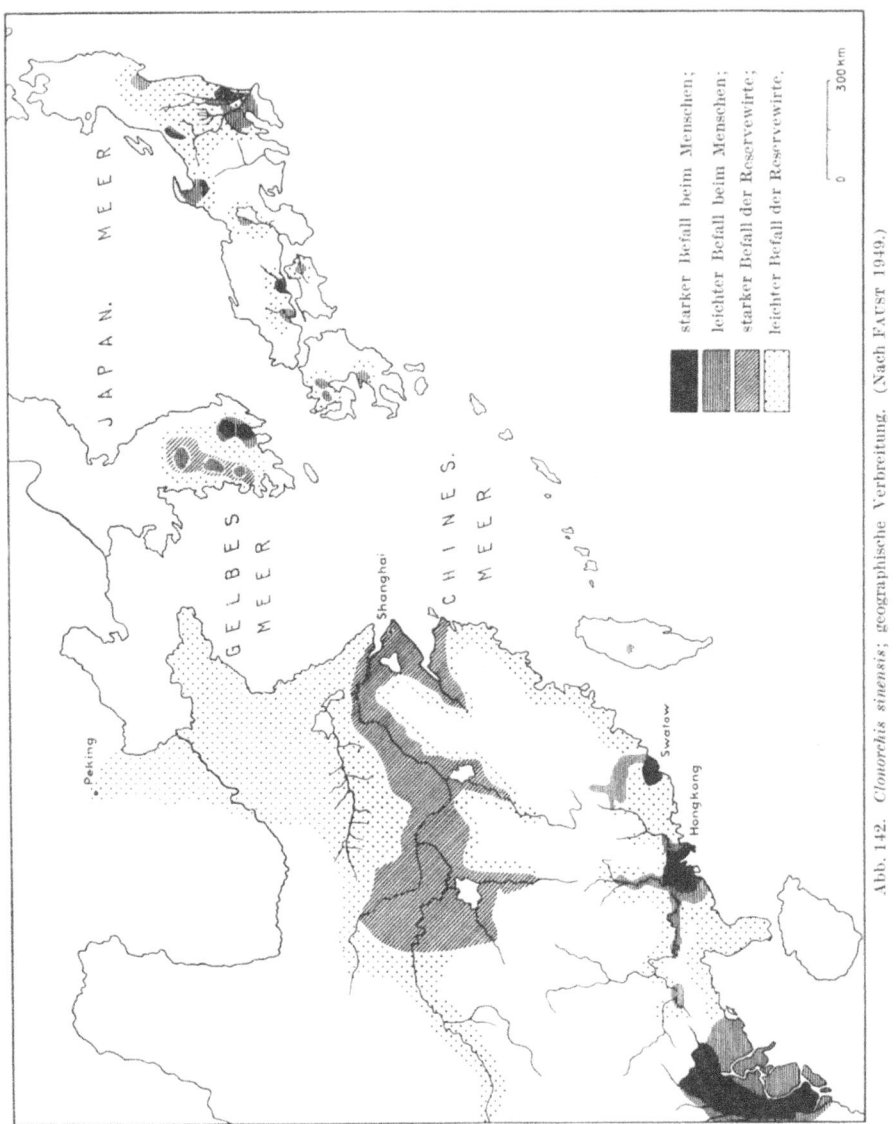

Abb. 142. *Clonorchis sinensis*: geographische Verbreitung. (Nach FAUST 1949.)

starker Befall beim Menschen;
leichter Befall beim Menschen;
starker Befall der Reservewirte;
leichter Befall der Reservewirte.

(vgl. *Fasciolopsis*, S. 241). Auch die Größe des Wirtes spielt eine gewisse Rolle. Bei gleicher Anzahl von Würmern sind die Leberegel in größeren Wirten größer als in kleinen. Die Gestalt ist dem des kleinen Leberegels ähnlich (Abb. 119 und 143). Er läuft nach vorn mehr oder weniger stumpf-konisch zu und ist im Leben fast durchsichtig.

Die Körperoberfläche ist glatt. Der Mundsaugnapf — deutlich größer als der Bauchsaugnapf — liegt dicht hinter dem vorderen Körperende, der ventrale Saugnapf an der Grenze zwischen dem ersten und zweiten Körperfünftel. An dieser Stelle befindet sich eine leichte Einschnürung am Wurmkörper. Der gegabelte Darmkanal verläuft annähernd gerade und reicht nicht ganz bis zum Hinterende. Charakteristisch ist die Lage der paarigen und *verästelten* Hoden im letzten Viertel des Körpers (clon-orchis = verzweigte Hoden). Sie erreichen fast das Körperende (Abb. 143) und verdecken zum Teil den Darmkanal. Ein Cirrusapparat fehlt. Der LAURER-sche Kanal mündet dorsal nach außen. Das unpaare, ovale Ovarium befindet sich vor dem ersten Hoden, etwa am Übergang vom zweiten zum dritten Körperdrittel. Der Uterus erstreckt sich in zahlreichen Windungen vom Ootyp bis etwa zum Genitalporus, der dicht vor dem ventralen Saugnapf liegt. Die paarigen Dotterstöcke liegen etwa im zweiten und dritten Körperfünftel seitlich außerhalb der Darmschenkel.

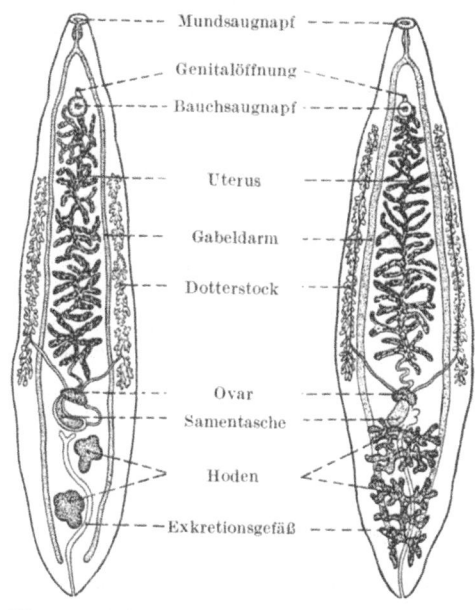

Abb. 143. *Opisthorchis felineus* (links) und *Clonorchis sinensis*. Schema der Organisation (etwa 6×).

Die *Clonorchis-Eier* sind mit die kleinsten, die in den menschlichen Faeces auftreten können (etwa 30:16 μ). Ihre Schale ist polygonal gefeldert. Durch den vorspringenden Deckel und Deckelwulst haben sie die charakteristische Gestalt einer bauchigen Flasche (Abb. 144). Am hinteren Eipol sitzt ein winziger Haken oder kommaförmiger Anhang. Die Entwicklung der Eier beginnt schon im Uterus, und die abgelegten Eier enthalten bereits ein ausgebildetes Miracidium.

Die gelbbraunen Eier gelangen mit dem Gallenfluß in den Dünndarm und mit den Faeces aus dem Wirt ins Freie. Sie müssen zur weiteren Entwicklung ins Wasser, in dem sie jedoch durch ihr hohes spezifisches Gewicht stets zu Boden sinken. Dort werden sie von Schnecken der Gattungen *Bulimus* (= *Bithynia*), *Semisulcospira* (= *Melania*) und *Parafossarulus* aufgenommen, in deren Darm das Miracidium schlüpft (vgl. Epidemiologie).

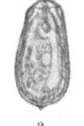 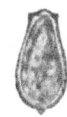

a   b

Abb. 144a u. b. a Ei von *Opisthorchis felineus*; b Ei von *Clonorchis sinensis* (etwa 400×).

Die Eier des chinesischen Leberegels sind verhältnismäßig widerstandsfähig; Austrocknung tötet sie allerdings sofort ab. Im Wasser bei 2—4° C überleben sie 3 Monate, zwischen 4—8° C sogar 6 Monate, während sie bei Zimmertemperatur nur etwa 1 Monat am Leben bleiben. Da sie im Wasser stets zu Boden sinken, lassen sie sich auch nicht durch die Schwimmverfahren (konzentrierte NaCl-Lösung u. ä.) nachweisen.

Das *Miracidium* — in der Eihülle etwa 12—14 μ lang, nach dem Schlüpfen etwa 32:17 μ groß — ist von einer Cuticula mit relativ wenigen langen Wimpern bedeckt. Das äußerste Vorderende trägt einen unbewimperten, dornähnlichen Fortsatz. Dicht daneben mündet ein einfacher, blind endender Darm und eine wurstförmige Drüse. Im Körper liegen ferner einige Keimzellen, ein einfaches, paariges Exkretionssystem und das zentrale Nervensystem. In der Schnecke wandert das freigewordene Miracidium durch die Wand des Oesophagus in die Lymphspalten im Bereich des Oesophagus oder durch die Darmwand in die den

Darm umgebenden Lymphspalten und wird dort zur *Sporocyste*, die zunächst ovale Gestalt bei 90:65 µ Größe annimmt. Eine äußere, einschichtige Hülle schließt die zunächst eng zusammenliegenden Keimzellen ein. Mit zunehmender Größe der Sporocyste trennen sich diese. Jede einzelne bildet einen Keimballen, aus dem sich je eine Redie entwickelt. Mit zunehmendem Wachstum nimmt die Sporocyste schlauchförmige Gestalt an, und in den jungen Redien kann man frühzeitig Pharynx und Darm wahrnehmen. Die ausgebildete *Redie* durchbricht die dünne Sporocystenwand und gerät in die Lymphspalten der Mitteldarmdrüse. Junge Exemplare kann man noch in der Nähe des Oesophagus finden, aber bald wandern sie in die Gegend des Magens und geraten in die drüsigen Anhänge des Darmkanals (Mitteldarmdrüse). Morphologisch zeigen sie wenig Differenzierung: Der längliche Körper trägt am vorderen, runden Pol den Pharynx; das Hinterende ist leicht zugespitzt. Im Innern befindet sich eine

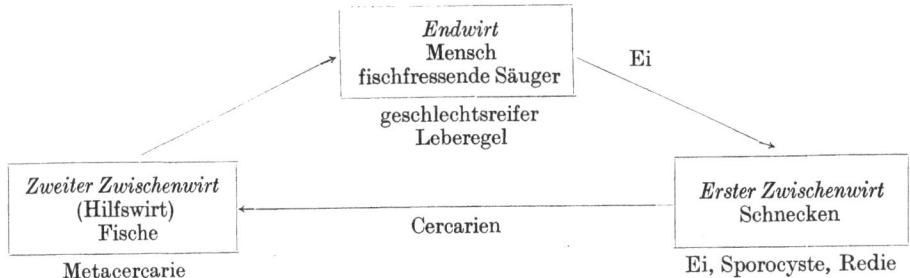

Übersicht über den Entwicklungsgang bei *Opisthorchis felineus* und *Clonorchis sinensis* (vgl. dazu Abb. 138, S. 261).

Lage von Keimzellen. Den Körper umgibt eine kräftige, muskulöse Hülle. Den Redien fehlen Fußstummel und die bei den Redien mancher anderen Trematodenarten vorhandene Geburtsöffnung nahe der Mundöffnung. Aus den Keimzellen werden die Cercarien. Mehrere Keimballen entwickeln sich gleichmäßig, so daß in reifen Redien immer 6—8 Cercarien gleichzeitig entstehen. Die Redie verliert fast jede Beweglichkeit. Von reifen Cercarien erfüllt, reißt die Körperwand auf, und die Cercarien werden frei.

Die reifen *Cercarien* (etwa 150:70 µ ohne Schwanz) besitzen je einen Mund- und Bauchsaugnapf und eine deutlich erkennbare Exkretionsblase mit zwei nach vorn verlaufenden Sammelkanälen. Der Schwanz ist relativ lang und hat 2—5fache Körperlänge (etwa 350 µ). Er wirkt als Antriebskraft bei der Bewegung. Ist der Schwanz nicht in Bewegung, so sinkt die Cercarie ab und nimmt dabei eine charakteristische Haltung ein (vgl. dazu Abb. 139). Die ganze Oberfläche der reifen Cercarien ist von feinen Dornen besetzt und trägt jederseits sieben lange „Haare". Der Schwanz ist glatt. Die Augenflecken sind nierenförmig und liegen manchmal unmittelbar hinter dem Mundsaugnapf, meist weiter hinten, doch nie hinter der Körpermitte. Oesophagus oder Darmanlagen sind nicht zu finden. Die Cercarien vollenden ihre Entwicklung nach Austritt aus der Redie in den Lymphspalten der Mitteldarmdrüse der Schnecke. Wenn die die Cercarien einhüllende Membran dieser Region des Wirtes mit reifen Formen prall erfüllt ist, birst sie. Die Cercarien brechen durch die *Tunica propria* und wandern zwischen dem Körper der Schnecke und ihrer Schale in das freie Wasser aus. Bei geringer Cercarienzahl kommt es wohl garnicht zum Durchbruch der Larven. Doch hilft ihnen wahrscheinlich auch ein hystolysierendes Sekret, einen Weg durch das sie umhüllende Gewebe zu finden.

Die Cercarien besitzen 7 Paar von einzelligen Drüsen mit rundlichem Zellkörper. Sie münden im Kopfteil dicht am Mundsaugnapf und scheiden ein histolysierendes Sekret aus, das den Cercarien das Eindringen in die Haut des zweiten Zwischenwirts, einen Fisch, ermöglicht. Relativ großen Raum nimmt die *Exkretionsblase* ein, von der zwei dünnwandige Sammelgänge ausgehen. Der *Schwanz* trägt einen zentralen Exkretionstubulus, der in die „Blase" mündet. Sein Integument geht am Rande in seitliche, flügelartige Anhänge über, die sehr charakteristisch sind.

Die *Cercarien* leben etwa 24—48 Std frei schwimmend. In dieser Zeit nehmen sie keine Nahrung auf und müssen einen neuen Wirt finden, sonst gehen sie zugrunde.

Der übliche Weg der Cercarie geht über die Haut eines Fisches. Trifft sie zufällig auf einen geeigneten Fisch (vgl. auch Epidemiologie S. 270 ff.), so setzt sich die Larve an der schleimigen Außenhaut fest. Der Schwanz geht unter heftigem Schlagen verloren. Damit beginnt die Entwicklung zur *Metacercarie.* Bereits unter den Schuppen oder im subcutanen Bindegewebe, jedoch auch in der Muskulatur, erfolgt die Encystierung durch das Sekret der cystogenen Drüsen, das durch die Poren in der Haut der Larve ausgeschieden wird. Es entsteht eine sehr dünne Membran. Eine zweite Hülle bildet der Wirt aus Bindegewebe, ein anscheinend unspezifischer Vorgang, der sich gegen jeden Fremdkörper richtet. Dabei wirken wohl Stoffwechselprodukte der Larve auslösend mit.

Die Cercarien sollen sich jedoch auch ohne Kontakt mit dem zweiten Zwischenwirt encystieren können, so daß durch orale Aufnahme solcher Cysten z. B. mit Trinkwasser ebenfalls eine Invasion des Endwirtes zustande kommen kann. Aber sichere Beweise für diesen Invasionsmodus liegen nicht vor.

Die *Cyste* ist rund oder von ovaler Gestalt (etwa $135—145 : 90—100\ \mu$, extrem bis $285\ \mu$ Durchmesser). Die Metacercarie (etwa $310 : 85\ \mu$) dreht sich in ihrer Hülle häufig um ihre eigene Achse — ein Zeichen ihrer Invasionsfähigkeit. In frisch encystierten Larven sind noch die Augenflecke zu erkennen, dagegen nicht mehr in alten. An der encystierten Larve kann man auch noch die feinen Dörnchen auf der Haut finden.

Die übliche Invasion des Endwirtes erfolgt per os mit infiziertem Fischfleisch (vielleicht auch cystenhaltigem Wasser). Zum Abbau der äußeren Hülle sind die Magensäfte erforderlich, aber die eigentliche (innere) Hülle der Larve wird nicht angegriffen; doch wird die Larve durch die Wirkung der Sekrete aktiviert. Nach 5—8 Std in den Darm gelangt, durchbricht sie die Cystenhülle aktiv und wird zur Adolescaria. Sie wandert aktiv zu den Gallengängen; man findet sie bei experimentellen Infektionen dem Eingang zum Ductus choledochus angeheftet. Unter lebhafter Bewegung versucht sie mit Hilfe der beiden Saugnäpfe einzuwandern. Auf dem Wege zu den Gallengängen der Leber wirft der Wurm seine mit Dörnchen besetzte Haut ab. Die jungen Egel haben eine glatte Oberfläche. Mit der aktiven Einwanderung des Egels aus den proximalen Gallengängen in die distalen ist die Invasion vollendet. Ein größerer Teil der Cysten geht im Laufe der Entwicklung im Endwirt zugrunde. Durchschnittlich kommen nur 5% der aufgenommenen Cysten zur Entwicklung.

In den distalen Gallengängen wächst die Adolescaria zum erwachsenen Wurm heran. Nach 5—6 Tagen hat sich die Größe des jungen Wurmes etwa verdoppelt ($600—700\ \mu$). Es vergrößert sich vor allem der hintere Teil, in dem unter anderem auch die Geschlechtsorgane liegen. Am 14. Tage können die ersten reifen Eier in den Faeces des Wirtes auftreten (*Präpatentperiode*), doch sind die meisten Würmer wohl erst nach 20—25 Tagen reif, einige sogar noch später. Die Entwicklung ist zum Teil abhängig von der Art des Wirtstieres. Es ändert sich auch die relative Empfänglichkeit eines Wirtes für den Wurm.

Die *Zahl der Würmer je Individuum* kann viele tausend betragen, doch liegt sie im allgemeinen zwischen 10 und 65 Würmern. In der gleichen Größenordnung bewegt sich die Zahl der Egel bei Hunden und Katzen. Bei experimentellen Invasionen entwickeln sich auch mehrere 100—1000 Parasiten.

Die *Lebensdauer der Würmer* in den Gallengängen erreicht beim Menschen angeblich 25 Jahre, beträgt aber sicher oft mehr als 5 Jahre.

Außerhalb des Wirtes läßt sich *C. sinensis* nach HOEPPLI und CHU (1937) in Serum + Tyrodelösung bei 37° C etwa 5 Monate lebend erhalten. Das gleiche gelang KOLLATH und ERHARDT (1936) mit *O. felineus* in Ringerlösung mit Kaliumindigotrisulfonatzusatz 40 Tage.

Reaktion des Endwirtes (Pathogenese). Durch den Befall der Gallengänge führt der Leberegel vorwiegend zu Beschwerden im Bereich der Leber und Galle. Sein definitiver Sitz sind die distalen Gallengänge der Leber. Gewöhnlich liegt er frei in ihrem Lumen, selten in der Gallenblase und im Ductus choledochus. Post mortem kann er jedoch im Duodenum erscheinen, wohl nur auf der Suche nach günstigerem Milieu. Unter normalen Bedingungen kann sich der Leberegel dort nicht halten; er wird verdaut. Bei sehr starkem Befall der Leber werden gelegentlich Würmer im Pankreas gefunden.

Wahrscheinlich dienen die von der Mucosa ausgeschiedenen Sekrete der Gallengänge den Würmern als Nahrung. Bei starkem Befall und daraus resultierendem starkem Futterbedarf entsteht eine Proliferation der Mucosa mit abnorm starker Sekretion von mucinartigen Substanzen. Gelegentlich findet man rote und weiße Blutzellen im Verdauungstractus der Würmer stark infizierter Tiere.

Die klinischen Erscheinungen stehen in Beziehung zu Stärke und Dauer des Befalls. Häufig sind jahrelang keine Beschwerden festzustellen. Bald nach der Invasion treten vielfach leichte Symptome auf, die mit Fieber bis zu 40°, vergrößerter weicher Leber und einer Eosinophilie bis zu 40% einhergehen können.

Bei geringem Leberegelbefall entstehen keine Beschwerden, doch können einzelne Würmer unter Umständen zum Verschluß des Gallenganges führen. Diese Gefahr ist aber im allgemeinen gering.

Bei starkem Befall kommt es zu einer Erweiterung der Gallengänge und zu reaktiver Verdickung ihrer Wandungen. Diese Veränderungen können zu verschiedenen Krankheitserscheinungen führen, wie z. B. Gallenblasen- und Gallengangsentzündungen, in deren Folge starke Schädigungen der Leber eintreten, die sich bei akuter Erkrankung vergrößert, später aber durch Schrumpfung des Bindegewebes sogar verkleinert. Es kommt somit vielfach zu einer Lebercirrhose. — Gallensteinbildung um *Clonorchis*-Eier ist nicht ungewöhnlich. — Es wird auch über Leberkrebs berichtet, aber sichere Beweise für eine ursächliche Beziehung zwischen Leberegelbefall und Leberkrebs liegen nicht vor.

Im chronischen Stadium treten uncharakteristische Beschwerden im Bereich des Magen-Darmkanals, Durchfall oder Verstopfung und Schmerzen in der Magengegend sowie Abmagerung auf.

Epidemiologie. Ein Befall mit *Clonorchis sinensis* ist nur in Gebieten möglich, in denen bestimmte Schneckenarten als erste Zwischenwirte und bestimmte Süßwasserfische als zweite Zwischenwirte auftreten. Außerdem müssen die Fische schlecht gekocht oder sogar roh gegessen werden.

Als *erste Zwischenwirte* kommen folgende Arten in Frage: *Bulimus* (= *Bithynia*) *fuchsianus* (MOELLENDORFF) und *Parafossarulus* (= *Bithynia*) *longicornis* (BENSON), die z. B. bei Peking zu 3% natürlich infiziert gefunden wurden, außerdem *Parafossarulus striatulus* var. *japonicus*, *P. sinensis* und wohl auch *Semisulcospira* (= *Melania*) *hongkongensis* (BROT). (Zur Bekämpfung vgl. S. 239 und S. 295.)

Die wichtigsten Fischarten, die im chinesischen und japanischen Gebiet als *zweite Zwischenwirte* in Frage kommen, sind unter anderem: *Pseudorasbora parva, Ctenopharyngodon idellus, Hypothalmychtys nobilis, Labio jordani, Hemiculter kneri, Culter aburnus* und weitere Süßwasserfische, wohl ausschließlich Cypriniden. Offenbar sind die Cercarien — im Gegensatz zu den Miracidien — recht wenig wirtsspezifisch. Einige der genannten Fischarten werden systematisch gezüchtet und gern roh genossen. Dabei wird das Fischfleisch mit Gewürzen verschiedener Art zubereitet (auch eingesalzen) und besonders an Festtagen häufig gegessen, weil der dazu verwandte Fisch relativ teuer ist. Er wird auch deshalb gern verzehrt, weil man annimmt, daß er gegen Darmstörungen wirksam sei. Getrocknete Fische können ebenfalls lebensfähige Cysten enthalten, wie Versuche gezeigt haben. — Aus stark verseuchten Gegenden kann der Parasit auch durch den Versand der Fische verschleppt werden.

Die Cysten verlieren bei niedriger Temperatur (Kühlschrank) ihre Lebensfähigkeit innerhalb von 3 Monaten. Bei Einlage der Fische in Essig, wie es bei der Zubereitung der Mahlzeiten (Salate!) vorkommt, werden die Metacercarien erst innerhalb von 6 Tagen abgetötet. Weinarten mit 25% Alkoholgehalt töten innerhalb von höchstens 3 Tagen ab. Die Cysten bleiben bei 80° noch 1 Std am Leben, doch sind sie in kleineren Fischen, die in kochendes Wasser geraten, innerhalb von 15 min tot.

Die *Möglichkeit* des Leberegelbefalls beim Menschen ist grundsätzlich *unabhängig vom Alter*. Die Befalls*stärke* ist jedoch bei Kindern bis zum 5. Lebensjahr im allgemeinen gering, was sicher damit zusammenhängt, daß diese rohes Fischfleisch seltener genießen. Zwischen dem 10. und 20. Lebensjahr erhöht sich die Zahl der Parasiten je Person beträchtlich, zwischen dem 25. und 60. Lebensjahr ist eine weitere Erhöhung der Wurmzahl zu erkennen, während sie zwischen dem 60. und 75. Jahre wieder abnimmt, was mit der verminderten Aufnahme neuer Cysten und dem natürlichen Absterben der erwachsenen Egel, vielleicht auch mit einer gewissen Immunität zusammenhängt, die einen Neubefall unterbindet. Eine wesentliche Änderung hinsichtlich der Befallsstärke tritt nur bei Wechsel der Ernährungsgewohnheiten ein. Eine genaue Analyse der Bevölkerung ergibt, daß die *stärksten* Invasionen des Einzelnen bei Bevölkerungsgruppen im Alter von 25—30 Jahren auftreten, doch ist die relative *Häufigkeit* in höherem Alter größer.

Hunde und Katzen sind in den meisten endemischen Gebieten wichtige *Parasitenreservoire*. Die Katze ist empfänglicher als der Hund. Sie beherbergt weit mehr Würmer bei geringerer Reaktion der Gewebe. Da zudem die Würmer in der Katze mehr Eier produzieren (vgl. S. 225), scheint das Verhältnis zwischen Parasit und Wirt hier wesentlich ausgeglichener zu sein als z. B. beim Hund. Auch der Mensch scheint eine gewisse Anpassung zu zeigen und ist empfänglicher als der Hund. Bei diesem ist auch die *Lebensdauer* der Würmer geringer; sie beträgt hier nur 2—3 Jahre. Als weitere und experimentell infizierte Wirte sind noch zu nennen: Wildkatzen (Nordchina), Schweine (Japan), Marder (Nordchina), Sibirischer Nerz (Korea) und Meerschweinchen (Nordchina). Vögel lassen sich anscheinend nicht infizieren.

Mikroskopische Diagnose. Der Nachweis eines Befalls mit *Clonorchis sinensis* gelingt durch die Untersuchung des Stuhls auf Wurmeier (vgl. S. 661 ff.).

Chemotherapie. Von den zahlreichen Medikamenten hat sich bisher keines als sicher wirksam erwiesen, doch hat *Gentianaviolett* nach MAXWELL eine gute

Wirkung auf den Leberegelbefall (35 mg/kg per os auf mehrere Tage verteilt) und nach Hueck (1951/52) *Fuadin*, das für die Opisthorchiasis der Katze ein Spezificum darstellt (Erhardt 1932).

6. Troglotrematidae.

Paragonimus westermani (Kerbert 1878) Braun 1899.

[= *Distoma westermani* Kerbert 1878; *P. ringeri* (Cobbold 1880); vermutlich auch = *P. kellicotti* Ward 1908.]

Der Lungenegel.

Der einzige Wurmparasit des Menschen, der seinen Hauptsitz in der Lunge hat, ist der Lungenegel *Paragonimus westermani*.

Historisches. Im Jahre 1878 fand Kerbert den Lungenegel in zwei Tigern, die in den zoologischen Gärten von Hamburg und Amsterdam eingingen. Ringer fand dann im Jahre darauf den Wurm auf Formosa in der Lunge eines Menschen. Bälz entdeckte 1880 die Eier im Sputum eines Patienten in Japan. Den gleichen Befund erhob im gleichen Jahr Manson bei einem Chinesen aus Formosa. Japanische Forscher studierten dann den genauen Entwicklungsgang, an dem wiederum Schnecken als erste Zwischenwirte, *Süßwasserkrebse* (*Krabben*) als zweite Zwischenwirte (Transportwirte) beteiligt sind (Kobayashi und Yokogawa).

Geographische Verbreitung. Der Lungenegel ist in Teilen von Südamerika und im Fernen Osten (unter anderem Korea, Formosa, Japan, China, Mandschurei, Philippinen) häufig. Außerdem hat man ihn aus einigen Teilen Afrikas berichtet (Belgisch-Kongo, Nigeria). Die in Nordamerika auftretende Form *Paragonimus kellicotti* ist wahrscheinlich mit *P. westermani* identisch (Kobayashi 1919), doch ist bemerkenswert, daß diese Art — von einer Ausnahme abgesehen — nur bei Wild- und Haustieren beobachtet wurde (Hund, Katze, Schwein, Ziege, Opossum u. a.). In Korea ist in einigen Teilen des Landes mehr als die Hälfte der Bevölkerung befallen, im Durchschnitt 9—10%. Die Gesamtzahl der Befallenen auf der Erde beträgt etwa 3,2 Millionen (nach Stoll).

Morphologie und Entwicklung. Der erwachsene, rötlichbraune bis fleischfarbene Wurm ist bei einer Breite von 6 mm etwa 8—16 mm lang, oval und im Querschnitt annähernd rund mit einer ventralen Abflachung, einer flachen Erbse ähnlich. Der Bauchsaugnapf ragt etwas hervor und liegt ventral vor der Körpermitte nahe dem Genitalporus. Die Haut ist mit schuppenartigen Dornen besetzt. Der Darmkanal reicht annähernd bis an den Körperrand und verläuft etwas wellig. Die Exkretionsblase ist schmal und erstreckt sich fast durch den ganzen Wurm (Abb. 145).

Das unpaare Ovar liegt dicht hinter und neben dem Bauchsaugnapf, die paarigen Hoden nebeneinander (daher „Para-gonimus") im letzten Körperdrittel. Ovar und Hoden sind gelappt. Gegenüber dem Ovar liegt der kurze, aufgeknäulte Uterus, der dicht unterhalb des Bauchsaugnapfes mündet. Die paarigen, seitlich gelegenen Dotterstöcke sind auffallend umfangreich.

Die Größe der *Eier* liegt um 90:55 μ, doch können die Eier vom gleichen Tier in der Größe beträchtlich wechseln. Die relativ dicke Eischale ist goldbraun und hat an dem einen Ende einen Deckel mit einem deutlich verdickten Kragen (Abb. 146).

Das frisch abgelegte Ei enthält nur 1 Eizelle und 5—10 Dotterzellen. Bei optimaler Temperatur von 27° C entwickelt sich das Miracidium innerhalb von 3 Wochen. Beim Schlüpfen aus dem Ei hinterläßt es einen Restkörper, der zum Teil aus ölähnlichen Tropfen besteht. Bei niedriger Zimmertemperatur oder im Kühlschrank bei etwa 7° lassen sich die schlüpffähigen Eier 2—4 Monate aufbewahren. Sie schlüpfen aber dann, wenn sie plötzlich in höhere Temperatur gebracht werden (z. B. aus dem Kühlschrank in Zimmertemperatur), innerhalb von wenigen Minuten.

Bereits kurze Trockenzeit führt zum Tode der Eier, doch genügt geringe Feuchtigkeit (Lagerung auf feuchter Erde), um ihre Lebensfähigkeit zu erhalten. Temperaturen unter 0^0 werden nur etwa 20 bis 30 min ertragen.

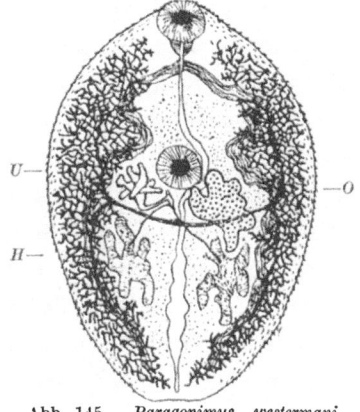

Kurz vor dem Schlüpfen erhöht sich die Aktivität des *Miracidiums*, das den Eideckel schließlich aufstößt. Die zunächst noch von der Dottermembran umgebene Larve befreit sich von dieser und schwimmt schnell umher, bleibt jedoch nur kurze Zeit lebensfähig, bei 25^0 nicht länger als 24 Std. Bei 7^0 bleibt sie unter Umständen etwas mehr als 3 Tage am Leben. Das etwa birnförmige, bewimperte Miracidium (etwa 80:43 µ) trägt vorn eine Papille. Gelegentlich erkennt man zwei seitliche Fortsätze. Die Cilien gehen von 16 flachen, zu Querreihen geordneten Epidermiszellen aus, die den größten Teil des Körpers bedecken. Die Cilien (7—13 µ lang) fehlen an der vorderen Papille, den seitlichen Fortsätzen und den Räumen zwischen den Epidermiszellen (Abb. 147, 2). — Das

Abb. 145. *Paragonimus westermani.* Totalpräparat, schematisiert. *H* Hoden; *O* Ovar; *U* Uterus (5 ×).

Nervensystem besteht aus einer großen Ganglienmasse, etwas unterhalb der lateralen Fortsätze gelegen. Der Rest des Körpers wird von Keimzellen verschiedener Größe ausgefüllt. Das Exkretionssystem besteht aus einem Paar großer Wimperflammenzellen, die seitlich und unterhalb der Körpermitte liegen und beiderseits unabhängig voneinander nach außen münden (Abb. 147, 2). Ein Darm und besondere Drüsen sind nicht sicher festzustellen.

Die Miracidien dringen vorwiegend am Kopf oder Nacken von Schnecken der Gattungen *Semisulcospira, Melania, Oncomelania, Assiminea* und *Pomatiopsis* ein, können aber auch über die Mantelhöhle in die Schnecke einwandern. Beim Eindringen werfen sie die bewimperten Zellen ab und werden zur Sporocyste.

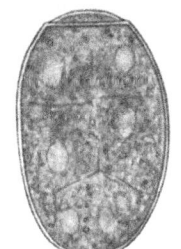

Die *Sporocysten* liegen frei im lymphatischen System der Schnecken, und zwar praktisch in allen Teilen des Körpers, jedoch vorwiegend in der Nähe des Darmes, des Oesophagus und des Magens. Die schlauchartigen Sporocysten (Abb. 147, 3) erreichen etwa 400:120 µ und entwickeln die erste Rediengeneration. Diese umfaßt selten mehr als 12 Individuen. Frisch entnommen sind die Sporocysten wenig beweglich.

Abb. 146. *Paragonimus westermani.* Ei (400 ×).

Bereits 29 Tage nach der Infektion sind junge *Redien der ersten Generation* (*Mutterredien*) zu finden. Sie liegen vorwiegend wiederum in Lymphspalten in der Nähe des Darmes, des Magens und der Mitteldarmdrüse. Sie messen zunächst etwa 194:103 µ und werden bis zu 400 µ lang. Die endständige Mundöffnung führt in einen verhältnismäßig großen Pharynx. Der Darm, selten größer als dieser, mißt etwa 57:60 µ. Junge Redien sind kurz und gedrungen. Sie tragen einen charakteristischen Kragen unterhalb des Pharynx (Abb. 147, 4). Die Cuticula erscheint wegen der stark entwickelten Longitudinalmuskeln runzlig und wirkt dadurch im Bereich des Kragens unter Umständen wie bestachelt. Ältere Mutterredien besitzen keinen ausgesprochenen Kragen und ein mehr abgerundetes

Hinterende. Die Geburtsöffnung liegt immer neben dem Pharynx. Zentral liegt ein Ballen von Keimzellen, aus denen sich die zweite Rediengeneration (Tochter-

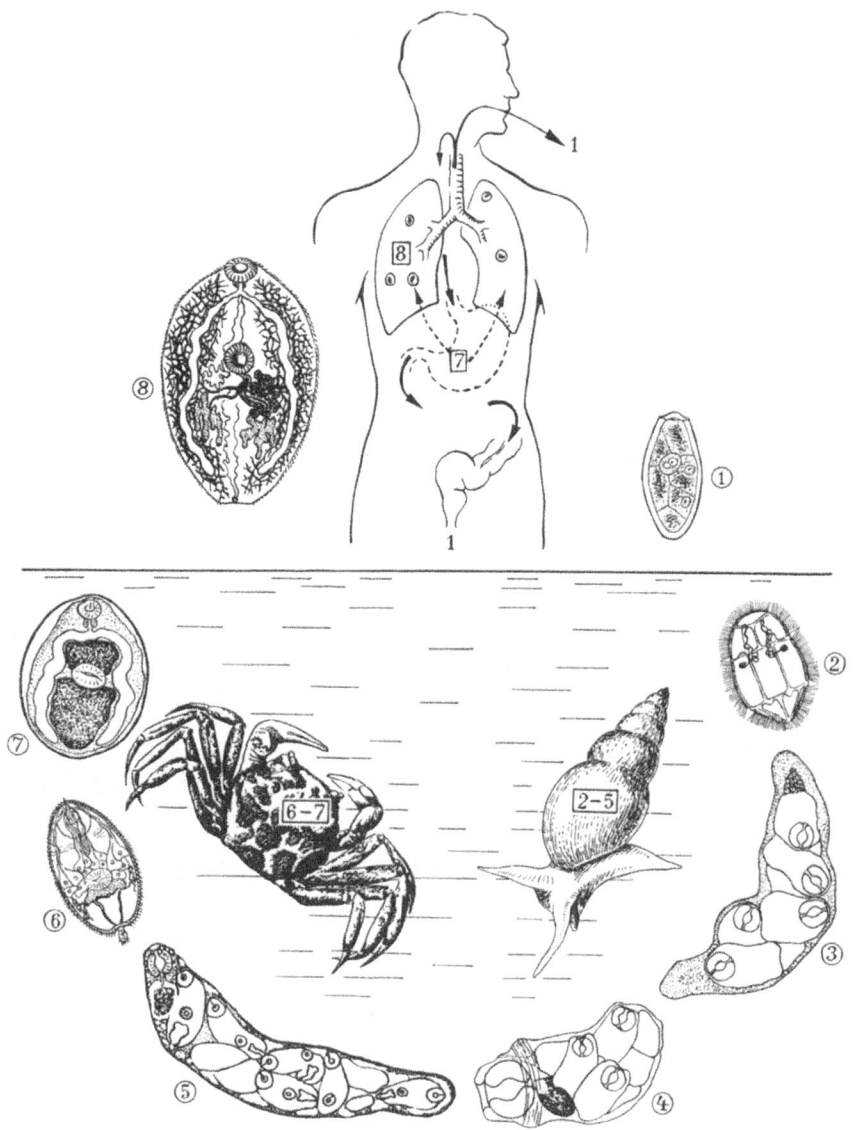

Abb. 147. *Paragonimus westermani.* Schematische Darstellung des Entwicklungskreislaufs zwischen Schnecke (1. Zwischenwirt mit den Stadien *2—5*), Krabbe (2. Zwischenwirt mit den Stadien *6* und *7*) und Mensch (End-wirt mit geschlechtsreifem Wurm *8*). *1* Abgelegtes, unentwickeltes Ei; *2* Miracidium (nur Exkretionssystem und Anordnung der bewimperten Epithelzellen eingezeichnet); *3* reife Sporocyste mit Mutterredien; *4* reife Mutterredie mit Tochterredien; *5* reife Tochterredie mit Cercarien; *6* freischwimmende (,,mikrocerke") Cercarie nach dem Verlassen der Schnecke; *7* Metacercarie aus der Krabbe; *8* geschlechtsreifer Lungenegel. (Einzelabbildungen unterschiedlich vergrößert; vgl. Text.) Original.

redien) bildet. Gleichzeitig findet man etwa ein Dutzend Tochterredien aller Stadien. Gewöhnlich sind nur 3—4 voll entwickelt.

Die *Tochterredien* (Abb. 147, *5*) liegen vorwiegend im lymphatischen System der Mitteldarmdrüse und der angrenzenden Teile des Darmes und des Magens. Es fehlen ihnen hintere wie seitliche Anhänge sowie der Kragen. Die Cuticula ist fein gerunzelt. Die terminale Mundöffnung führt über einen mehr oder weniger kugeligen Pharynx und einen kurzen Oesophagus zum kugeligen oder ovalen Darm, der oft kleiner ist als der Pharynx. Der ganze Verdauungstrakt nimmt etwa ein Drittel der Körperlänge ein. Die Redien enthalten vielfach 20—30 (bis 55) reife Cercarien — neben unreifen Keimballen. Die Geburtsöffnung liegt wieder neben dem Pharynx. Die Größe der Tochterredien wechselt zwischen 300 bis 800 μ bei einer Breite von 100—170 μ. Etwa 70 Tage nach experimenteller Infektion der Schnecken findet man die Redien zweiter Generation.

Die ellipsoiden *Cercarien* zeichnen sich durch einen sehr kleinen, runden oder zylindrischen Schwanz aus (Abb. 147, *6*). Ihre Körperoberfläche einschließlich Schwanz wird von feinen Dornen bedeckt; sie lassen sich am hinteren Teil des

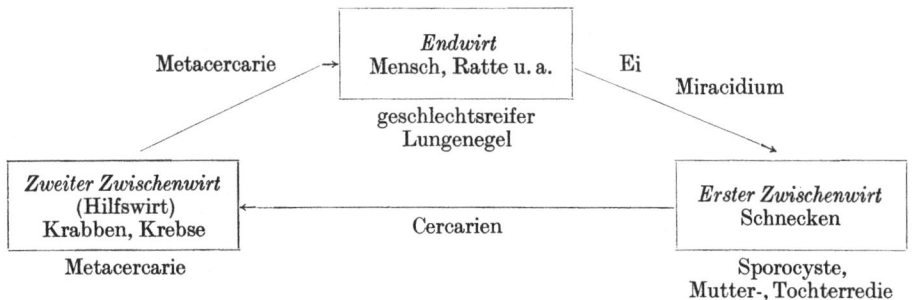

Übersicht über den Entwicklungsgang bei *Paragonimus westermani*.

Körpers und am Schwanz gut erkennen. Auffallend große Dornen liegen am Schwanzende. Über den ganzen Körper verteilt findet man einzellige, becherförmige Subcuticulardrüsen, besonders zahlreich am Vorderende. Der runde Mundsaugnapf liegt terminal, der Bauchsaugnapf etwas unterhalb der Körpermitte. 14 Drüsen liefern ein Sekret, das der Cercarie das Eindringen in den zweiten Zwischenwirt ermöglicht. Außerdem findet man im vorderen Saugnapf ein feines einfaches Stilett.

Der Mundsaugnapf führt in einen Präpharynx, dem der eigentliche Pharynx folgt. Ein Darmtractus fehlt. Unterhalb des Mundsaugnapfes liegt ein Ganglienknoten, hinter dem Bauchsaugnapf die Genitalanlage. Wimperflammenzellen sind jederseits zu finden, von denen mehr als die Hälfte im hinteren Teil der Larve liegt. Zwei Sammelkanäle münden jederseits in die dickwandige Exkretionsblase, die sich zwischen Genitalanlage und hinterem Körperende befindet. Sie nimmt etwa die Breite des Bauchsaugnapfes ein und mündet am hinteren Ende des Körpers. Die Größe der Cercarien liegt bei etwa 200:80 μ; der Schwanz mißt nur 15 μ („mikrocerc").

Etwa 78 Tage nach der Infektion der Schnecke treten die ersten Cercarien aus. Meist dauert die Entwicklung aber wesentlich länger. Die Cercarien schlüpfen bei Laboratoriumsversuchen vorwiegend am Nachmittag und des Nachts aus den Schnecken aus. Dieses Verhalten stimmt gut überein mit den Lebensgewohnheiten der als zweite Zwischenwirte dienenden Krebse, die vorwiegend nachts wandern. Die Cercarien bewegen sich blutegelartig mit ihren Saugnäpfen vorwärts. Auch im freien Wasser schwimmen sie nach Art eines Egels („schlängelnd"). Sie flottieren gleichsam und werden mit der Wasserbewegung fortgetragen. Zeitweilig scheiden sie beträchtliche Mengen von Schleim aus, mit dem sie sich umgeben. Bei Zimmertemperatur leben sie 1—2 Tage, bei + 7° C etwa 1—2 Tage länger.

In ihrer natürlichen Umgebung treten die Cercarien wahrscheinlich in feuchter Umgebung, z. B. bei Regen oder Tau, aus den Schnecken, die zum Teil eine amphibische Lebensweise führen, aus. Sie versuchen, an den dünnsten Chitinteilen an der Unterseite des Krebsschwanzes, an den Intersegmentalhäuten, einzudringen. Anscheinend können sie das weiche Exoskelet kurz nach der Häutung an jeder Stelle durchbohren. Man findet sie dann später im *encystierten* Zustand (Metacercarie) in der Muskulatur oder in den Eingeweiden des Cephalothorax von Krabben und Flußkrebsen (Decapoden). Auch die Schreitbeine, die Kiemen und die Muskeln des Abdomens werden befallen, wenn auch in geringerem Maße. Bei nordamerikanischen Krebsen sitzen die Cysten von *P. kellicotti* vorwiegend in der Herzregion, manchmal auch in den Blutgefäßen. Am Herzen beschränken

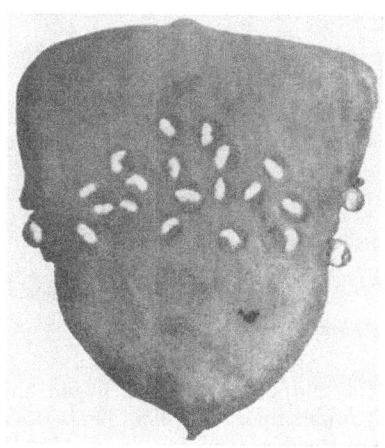

sie sich vielfach auf einen bandförmigen Bereich (Abb. 148). Die Cysten liegen nicht im Gewebe, sondern werden von einer einhüllenden Membran festgehalten.

Reife Cysten mit den *Metacercarien* messen etwa 300—450 µ. Die Cystenwand ist dick, aber durchsichtig und permeabel. Sie besteht wahrscheinlich aus 2 Schichten, von denen die eine von der Metacercarie, die andere vom Wirt stammt. Die Metacercarien in der Hülle sind weitgehend kontrahiert. Deutlich erkennt man den stark lichtbrechenden Inhalt der Exkretionsblase, die fast die ganze Länge der Cyste einnimmt. Sie erscheint annähernd schwarz. Große Darmblindsäcke füllen den übrigen Teil der Larve aus (Abb. 147, 7). Die Anlagen der

Abb. 148. *Paragonimus westermani*. Metacercarien am Herz des 2. Zwischenwirtes (Krebs) (10×). (Nach AMEEL.)

männlichen Keimdrüsen liegen in der Metacercarie etwa auf der Hälfte zwischen Bauchsaugnapf und hinterem Körperende an der Exkretionsblase, die Anlage des *weiblichen* Geschlechtsapparates liegt gleich hinter dem Bauchsaugnapf. Die Entwicklung zur Metacercarie ist weitgehend temperaturabhängig. Mit 46 Tagen haben sie ihre volle Größe erreicht und sind invasionstüchtig.

Die bei einer Krebsmahlzeit verzehrten Metacercarien gelangen in den Dünndarm, worin sie ihre Cystenhüllen durch einen Spalt verlassen. Ihre relativ dicke Cuticula ist vollkommen von kleinen, nadelgleichen Dornen besetzt. Der vordere Saugnapf trägt noch das Stilett der Cercarie. Der dicht am Saugnapf sitzende Pharynx — ein Präpharynx fehlt — führt in den kurzen Oesophagus.

Die *jungen Egel* (etwa 650:250 µ) bohren sich in der Gegend des Jejunums durch die Darmwand. Dann wandern sie über das Diaphragma in die Brusthöhle (Pleurahöhle). Etwa 3 Tage nach der Aufnahme der Metacercarien findet man schon junge Würmer in der Lunge, dem normalen Aufenthaltsort der Würmer. Sie können jedoch auch andere Teile des Körpers, z. B. das Gehirn oder sämtliche Bauchorgane, befallen. — Bei Ratten bleiben die Egel oft viele Tage (bis zu 259 Tagen) in der Körperhöhle, bevor sie die Lunge aufsuchen. — 5$\frac{1}{2}$—6 Wochen nach dem Befall des Endwirtes werden in der Regel die ersten Eier abgelegt (*Präpatentperiode*).

Reaktion des Endwirtes (Pathogenese). Je nach Sitz der Würmer — es können fast alle Organe betroffen sein — wechseln die Beschwerden bei einem Lungenegelbefall. Eindeutig bevorzugt wird die Lunge. Erst etwa 14 Tage nach der Invasion treten in der Lunge stärkere Veränderungen auf. Es bilden sich stecknadelkopf- bis haselnußgroße Hohlräume (Cysten), die eine feste Wand haben, aber ohne scharfe Grenze in das umgebende Gewebe übergehen. Das Innere wird von einer blutigen, teils eitrigen Masse, in der sich fast immer Wurmeier nachweisen lassen, erfüllt.

Die Erkrankung beginnt im allgemeinen langsam, wobei das einzige Symptom der Husten darstellt. Es können dazu alle möglichen unbestimmten Beschwerden in der Brust kommen. Dabei kann der Patient über Jahre hinaus arbeitsfähig bleiben. Im rostbraunen, oft blutigen Sputum lassen sich Eier und Erythrocyten neben eosinophilen Zellen und CHARCOT-LEYDENschen Kristallen nachweisen.

Beim Menschen findet man in der Regel pro Cyste je einen Egel, dagegen bei Ratten, Katzen, Hunden und Schweinen gewöhnlich 2 Würmer, bei sehr starker Invasion jedoch auch 4—6. Die Cysten sind oft als Knoten an der Oberfläche der Lunge zu erkennen. Sie können aber auch so tief im Lungengewebe eingebettet sein, daß sie von außen nicht erkennbar sind. Ihre Anwesenheit kann man durch die großen Eimengen, die dem Lungengewebe ein bräunliches Aussehen verleihen, feststellen. Meist sind die Cysten im hinteren Lungenlappen lokalisiert.

Ein Befall des Zentralnervensystems geht meist mit Lähmung einher und endet besonders bei Kindern immer tödlich (Ähnlichkeit mit Cysticercose, vgl. S. 336). In einzelnen Fällen sind die Würmer und ihre Eier auch in Hautabscessen, oberflächlichen Lymphknoten und in der Muskulatur gefunden worden.

Die Lebensdauer der erwachsenen Würmer ist offenbar beträchtlich. Von AMEEL wird ein Fall angegeben, bei dem der Patient anscheinend 23 Jahre lang an einer Lungenegelerkrankung litt.

Epidemiologie. Die Gewohnheit mancher Bevölkerungskreise, aus ungekochten Krabben und Krebsen eine Art von Salat in Essig, Salz und Zucker oder in Wein zu bereiten, führt zum Wurmbefall. Die Metacercariencysten gehen zwar zugrunde, wenn sie länger als 3 Std diesen Essenzen ausgesetzt werden, doch können sie längere Zeit überdauern, wenn sie gut geschützt in der Muskulatur eingebettet liegen,

Encystierte Metacercarien, den Krebsen entnommen, können bei 12—21⁰ C etwa 5 Tage am Leben bleiben. Vom Krebsgewebe befreit halten sie sich in Wasser sogar 10 Tage. Bei 7⁰ C aufbewahrt sind Metacercarien in dem Krebsgewebe noch nach 19 Tagen invasionstüchtig, während kurzes Kochen oder Rösten sie mit Sicherheit abtöten. Nach 5 min sterben sie in 55⁰ warmem Wasser ab.

Neben dem Menschen können sich verschiedene Haustiere und zum Teil auch wertvolle Pelztiere durch Fressen metacercarienhaltiger Krebse infizieren (Schwein, Hund, Nerz, Marder, Wildkatze, Ziege und Waschbär). Der Nerz scheint sogar der häufigste Endwirt zu sein (zum Teil bis 17% der Tiere befallen).— Hauskatzen lassen sich *experimentell* leicht infizieren. Bei den Ratten verbleiben die Würmer meist nicht lange Zeit, sondern verschwinden aus den Lungencysten etwa 2—3 Monate nach dem Befall (selten bis 7 Monate).

Es besteht auch die Möglichkeit des Befalls durch den Genuß unreifer Würmer, die noch nicht die Lungen erreicht hatten. Wurden z. B. Ratten, in denen die jungen Egel erst die Pleurahöhle erreicht hatten, an Katzen verfüttert, so zeigten diese 7 Wochen später Lungenegelbefall. Die Möglichkeit einer Invasion durch Aufnahme von Wasser, das frei flottierende Cysten enthält (aus zugrunde gegangenen Krebsen) wird vermutet. Doch ist dieser Weg sicher von geringer Bedeutung.

Im allgemeinen sind Lungenegelgebiete hügelig und von langsam fließenden Gewässern durchzogen. Auch Deltagebiete mit ihren zahlreichen Kanälen sind gefährdete Bezirke. Die beteiligten Schnecken und Krebse leben amphibisch. Als erste Zwischenwirte kommen folgende Schnecken in Betracht: *Semisulcospira* (= *Melania*) *libertina* GOULD, *Melania extensa*, *M. paucicincta*, *M. multicincta*, *Assiminea lutea* u. a. in China, Japan und Korea, *Pomatiopsis lapidaria* in Nordamerika (für *P. kellicotti*). *Ampullaria luteostoma* wird als möglicher erster Zwischenwirt in Venezuela angesehen.

Zweite Zwischenwirte sind verschiedene Flußkrebse (*Astacus japonicus, A. similis*) und Krabben (*Eriocheir japonicus, E. sinensis, Potamon dehaani, P. denticulatus, Paratelphusa sinensis* u. a.). In Venezuela wird die Art *Pseudotelphusa iturbei* verdächtigt. In Nordamerika dienen Krebse der Gattung *Cambarus* als 2. Zwischenwirte (*P. kellicotti* ?).

Die verhältnismäßig kleinen Schnecken sitzen an Steinen oder Pflanzen. Die Krebse findet man in Höhlen oberhalb des Wasserspiegels. Meist halten sie sich außerhalb ihrer Höhlen auf, suchen diese jedoch bei Störungen wieder auf, wenn sie sich nicht ins Wasser begeben. *Erwachsene* Schnecken aus ihrer natürlichen Umgebung sind nur zu etwa 1 % infiziert, dagegen junge Schnecken 9 % und mehr. Experimentell gelingt nur eine Infektion bei *jungen* Schnecken (etwa 1 mm Länge). Sie können sich auch auf feuchter Erde infizieren, weil die Miracidien bereits mit geringsten Wassermengen auskommen; Regenfälle erleichtern daher den Miracidien das Auffinden der Schnecken.

Mikroskopische Diagnose. Zum Nachweis eines Lungenegelbefalls ist in erster Linie eine Sputumuntersuchung vorzunehmen, weil die Eier aus den Cysten über die Bronchien in den Auswurf gelangen. Daneben können auch abgeschluckte Eier mit den Faeces ausgeschieden werden. Bei sehr begründetem Verdacht wird auch Punktion der Cysten in den befallenen Organen empfohlen.

Chemotherapie. Zur Behandlung des *Paragonimus*-Befalles hat sich die kombinierte Anwendung von Emetin und Prontosil bewährt.

7. *Schistosomatidae.*

Zu den medizinisch und wirtschaftlich bedeutsamsten Trematoden gehören die Erreger der Bilharziose, **Schistosoma haematobium** (BILHARZ 1852) WEINLAND 1858 (= *Distoma haematobium* BILHARZ 1852, = *Bilharzia haematobia* COBBOLD 1858), **Schistosoma mansoni** SAMBON 1907 und **Schistosoma japonicum** KATSURADA 1904. Neuerdings werden aus Afrika noch weitere Arten beschrieben, von denen hier nur *S. intercalatum* erwähnt sei (vgl. S. 297). — Die Schistosomen leben in den Blutgefäßen des Menschen und einiger Säugetiere (daher englisch: blood fluke) und sind — im Gegensatz zu den anderen Trematoden des Menschen — getrennt-geschlechtlich. Männchen und Weibchen leben aber paarweise zusammen („Pärchenegel"). Die Entwicklung geht über *einen* Zwischenwirt (vgl. Abb. 156, S. 284). Die aus diesem freiwerdenden Cercarien dringen *aktiv* in den Endwirt ein. — Für das europäische Gebiet haben die Schistosomen keine große Bedeutung (*S. haematobium* in Südportugal), aber in weiten Gebieten Afrikas, in Mittel- und Südamerika sowie in Asien sind sie endemisch und zum Teil sehr häufig.

Historisches. In einer der ältesten ägyptischen Schriften, dem schon erwähnten Papyrus Ebers (etwa 1553—1500 v. Chr.) scheint das Krankheitsbild bereits beschrieben zu sein. Zwar gelingt es nicht mit absoluter Sicherheit, aus den Beschreibungen das Krankheitsbild wieder zu erkennen (Verwechslung mit Hakenwurm möglich), aber die Funde an Mumien zeigen eindeutig Spuren von *Schistosoma*-Befall. RUFFER fand in Organschnitten von Mumien aus der Zeit von 1290—1000 v. Chr. verkalkte Eier von *S. haematobium.*

PRUNER vermutete bereits 1847, daß Würmer, die er bei Autopsien in Kairo entdeckte, für die sog. ägyptische Chlorose verantwortlich zu machen seien. Erst 1851/52 fand der deutsche Arzt BILHARZ in Kairo den zeitweilig nach ihm benannten Wurm (*Bilharzia*), der die endemische Hämaturie der Ägypter erzeugt. Looss gab zwar 1895 eine genaue Beschreibung des Wurmes, aber er hatte, wie sich später herausstellte, kein reines Material untersucht, so daß seine Beschreibungen nicht eindeutig waren. Erst Sambon erkannte (1907), daß zwei verschiedene Arten, *Schistosoma* (= *Bilharzia*) *haematobium* und *Schistosoma* (= *Bilharzia*) *mansoni* in Ägypten auftreten.

Sonsino (um 1880) und Looss (1882—1887) vermuteten bereits, daß *Schnecken als Zwischenwirte* bei der Verbreitung der Bilharziose eine Rolle spielen. Die Japaner Miyairi und Suzuki (1913) entdeckten dann in den unscheinbaren Schnecken der Gattung *Oncomelania* einen Zwischenwirt für *Schistosoma japonicum*. Danach erkannte dann Leiper im Jahre 1915, von Japan kommend, auch für Ägypten, daß bestimmte Schneckenarten als Zwischenwirte für die dort heimischen *Schistosoma*-Arten dienen. Er wies die Cercarien in den Bewässerungskanälen des Landes als infizierende Entwicklungsstadien des Pärchenegels nach und führte den Beweis, daß je nach der Parasiten*art* verschiedene Schneckenarten für die Entwicklung der Cercarien verantwortlich zu machen seien. Diese Erkenntnis war für die Aufklärung der epidemiologischen Zusammenhänge grundlegend. Bald darauf machte man noch die Beobachtung von der tödlichen Wirkung kleiner Kupfersulfatmengen auf die Schnecken, die die Bekämpfung des Zwischenwirtes ermöglichte (Chandler 1920). MacDonagh (1915) und Christopherson (1918) erprobten mit Erfolg die Wirkung des Antimons (Brechweinstein) bei Bilharziose. H. Schmidt (1930) stellte dann Fuadin, ein besser verträgliches, dreiwertiges Antimonpräparat, her. Neuerdings wird es vielleicht von dem Präparat „Miracil" (Kikuth, Gönnert und Mauss 1946) übertroffen, das im Gegensatz zu den bisher angewandten Heilmitteln auch oral verabreicht wird (vgl. auch S. 296).

Geographische Verbreitung. Die Verbreitungsgebiete der Bilharziose liegen etwa zwischen dem 40. Grad nördlicher und dem 40. Grad südlicher Breite. In Afrika finden sich *S. haematobium* und *S. mansoni* nebeneinander, während in Südamerika *ausschließlich S. mansoni* und in Ostasien *S. japonicum* vorkommen (vgl. Karte S. 280). Bemerkenswert ist, daß in Südportugal der einzige europäische Fundort liegt (*S. haematobium*). Eines der schwerst heimgesuchten Gebiete ist das Nildelta, wo 60—80% der Bewohner

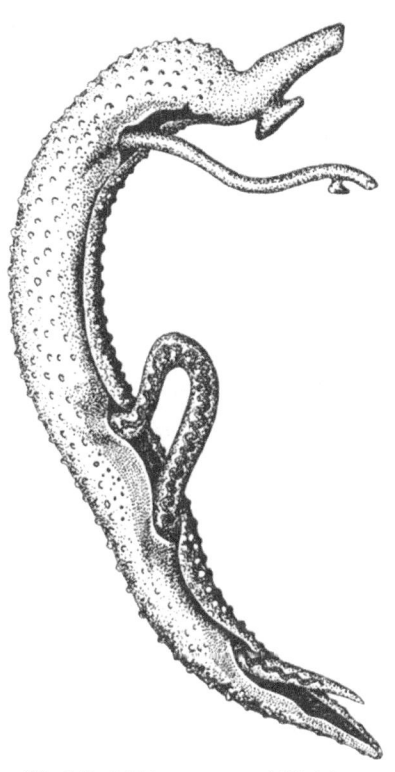

Abb. 149. *Schistosoma mansoni.* Weibchen im *Canalis gynaecophorus* vom Männchen umschlossen (etwa 12×). (Nach Gönnert.)

befallen sind. Nach Kikuth nimmt die Bilharziose außerordentlich zu. Das gilt für Ägypten, wie für Südafrika, Südamerika und Ostasien. „Sie ist auf dem besten Wege, die Malaria aus ihrer Spitzenstellung zu verdrängen" (Kikuth). Die Zahl der von Schistosomen befallenen Menschen wird von Stoll auf mehr als 114 Millionen geschätzt. Davon entfallen über 60 Millionen allein auf Afrika, und auf Ostasien (*S. japonicum*) 46 Millionen.

Morphologie und Entwicklung. Die menschenpathogenen *Schistosoma*-Arten sind einander morphologisch sehr ähnlich. Die Unterscheidungsmerkmale sind in einer Tabelle zusammengefaßt (vgl. S. 288). Das blattartig flach gebaute *Männchen* vermag die Seitenränder des hinter dem Bauchsaugnapf gelegenen Körperteiles ventralwärts zu einer Röhre, dem *Canalis gynaecophorus*, zusammenzulegen und das drehrunde *Weibchen* einzuschließen (Abb. 149). Dadurch erscheint dem flüchtigen Beobachter das Männchen wie längsgespalten (schistosoma = gespaltener Körper). Seitliche, an der Rücken- und Bauchseite längs-

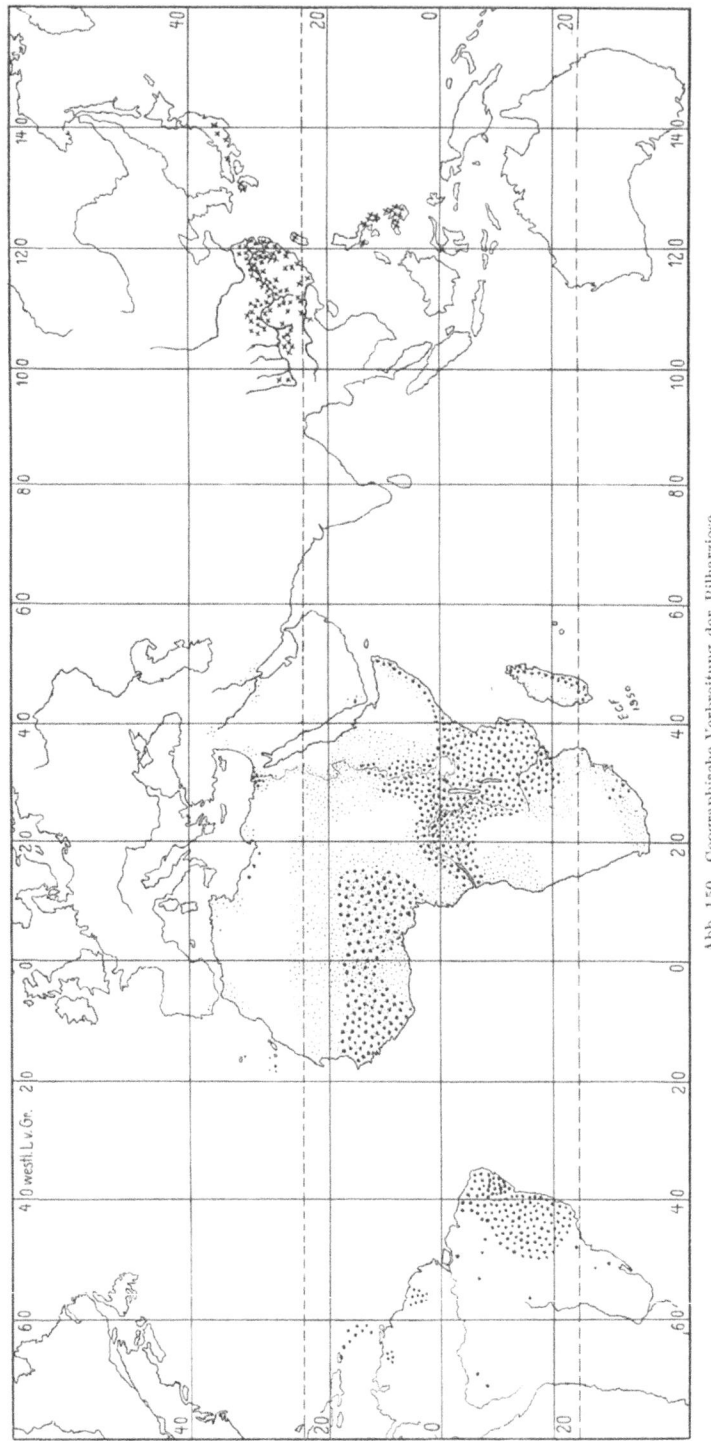

Abb. 150. Geographische Verbreitung der Bilharziose. (Nach FAUST aus CRAIG und FAUST 1951.)
Schistosoma mansoni; *Schistosoma haematobium*; *Schistosoma japonicum*.

verlaufende Stachelleisten greifen so ineinander, daß sie den Verschluß des Canalis gynaecophorus herbeiführen (Abb. 151). Dieser wird ohne Muskelkraft aufrechterhalten. Selbst bei reinem *Schistosoma mansoni*-Material zeigte sich, daß bald die rechte über die linke Körperseite greift, bald umgekehrt. Die Art der damit verbundenen Asymmetrie ist nicht erblich fixiert, sondern wird durch die spezifischen Berührungsreize ausgelöst (GÖNNERT 1949).

Die ganze Cuticula der erwachsenen Würmer ist bei *S. haemotobium* und *S. mansoni* mit feinen Warzen und Dornen besetzt. Diese sind je nach Körperregion in Form, Größe und Anordnung verschieden. Die zum Teil auf Warzen sitzenden, langen, schlanken Stacheln sind zudem mit der Spitze auswärts gerichtet, so daß ein möglichst guter Halt der Würmer an der Gefäßwand gewährleistet wird. Die Bestachelung des Weibchens ist im Verhältnis zu der des Männchens geringer. Zwei ventrolaterale Stachelleisten erstrecken sich vom Hinterende bis in die Höhe des Ootyps. Auch die Saugnäpfe beider Geschlechter sind auf der Innenseite mit Stacheln versehen. Im Gegensatz zu *S. haematobium* und *S. mansoni* hat *S. japonicum* eine *glatte* Oberfläche.

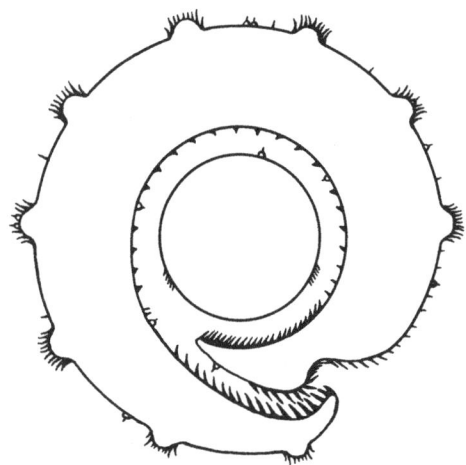

Der vordere Saugnapf ist oval, mit einem lippenartigen Rand versehen und kleiner als der trichterförmige Bauchsaugnapf. — Der Verdauungstractus führt von der kleinen, aber muskulösen Mundöffnung zum kurzen Oesophagus, der zwei Erweiterungen aufweist. Er wird von Drüsenzellen eingefaßt. Ein Pharynx fehlt. Der Darmkanal gabelt sich wie auch bei anderen Trematoden,

Abb. 151. *Schistosoma mansoni.* Schema eines Querschnittes durch ein Pärchen. Das Männchen umschließt das zentral gelegene Weibchen (etwa 60×). (Nach GÖNNERT 1949.)

aber seine Äste vereinigen sich wieder zu einem unpaaren Endabschnitt, dessen Länge je nach Species verschieden ist. Er erscheint durch die Blutaufnahme schwarz. — Das Nervensystem besteht aus einem dorsalen Ganglion und zwei Nervensträngen, die den ganzen Körper durchziehen. Feine Nervenfasern gehen zum oralen Saugnapf. — Der Genitalporus liegt in beiden Geschlechtern dicht hinter dem Bauchsaugnapf. Die Zahl der Hodenbläschen wechselt mit der Wurmart (vgl. Abb. 152/53). Dem Weibchen fehlen der LAURERsche Kanal und das Receptaculum seminis. Der Dotterstock ist unpaar, der Uterus relativ kurz und verläuft gerade nach vorn. Die Eier werden in die Blutgefäße abgelegt. Je nach Parasitenart haben sie charakteristische Gestalt; artspezifisch ist dabei die Lage und Ausbildung eines Stachels (Endstachel- bzw. Seitenstacheleier; vgl. Abb. 154a—c und 165).

Die *Eier* enthalten bei der Ablage ein bis zwei Embryonalzellen (Abb. 156, *1*). Erst auf dem Wege durch die Gewebe zum Darm (*S. mansoni* und *S. japonicum*) oder in die Blase (*S. haematobium*) geht die Entwicklung so weit, daß die mit dem Stuhl oder Urin ausgeschiedenen Eier bereits eine fertige, lebhaft bewegliche Larve (Miracidium) enthalten (Abb. 156, *2*). Die Entwicklung dauert bei *S. japonicum* etwa 10 Tage (VOGEL 1942). Erreichen die abgelegten Eier innerhalb weiterer 10—12 Tage nicht das Darm- oder Blasenlumen und danach das freie Wasser, so gehen sie zugrunde.

Im Wasser platzt die Schale der reifen Eier; das bewimperte *Miracidium* wird frei und schwimmt lebhaft umher (Abb. 156, *3*). Es besitzt bereits ein

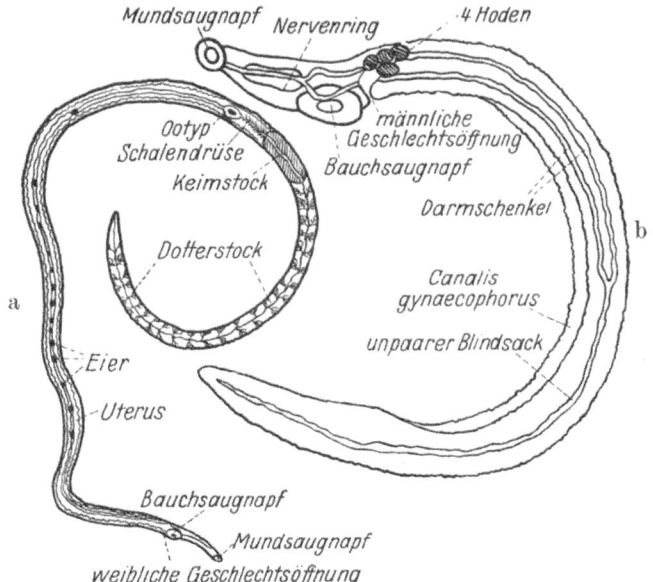

Abb. 152. *Schistosoma haematobium.* a Weibchen, b Männchen (15×). (Nach MANSON-BAHR und FAIRLEY aus BRUMPT/NEVEU-LEMAIRE/ERHARDT 1951.)

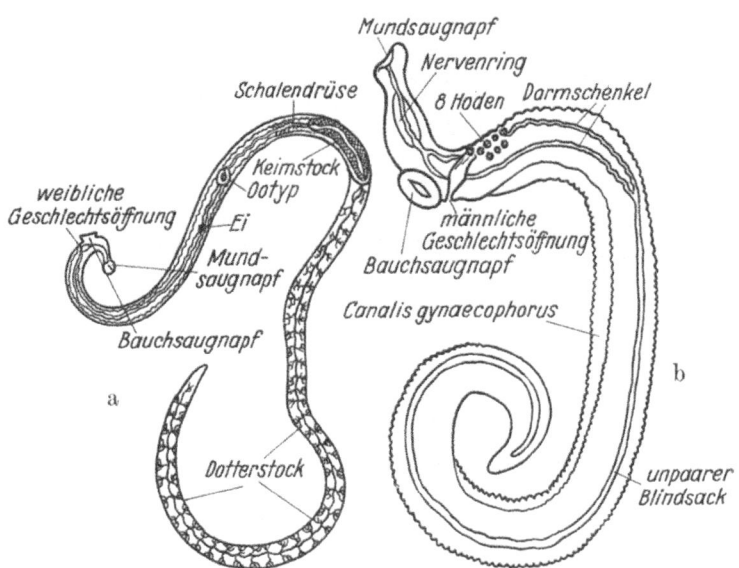

Abb. 153a u. b. *Schistosoma mansoni.* a Weibchen, b Männchen (15×). (Nach MANSON-BAHR und FAIRLEY aus BRUMPT/NEVEU-LEMAIRE/ERHARDT 1951.)

Nervensystem, einen primitiven Darmsack und einen Exkretionsapparat, bestehend aus zwei voneinander unabhängigen Tubuli, jeweils mit zwei Wimperzellen (Abb. 154c). Die Keimzellen und Keimballen liegen im hinteren Drittel des Körpers; sie sind *bereits geschlechtlich differenziert.* Zwei Drüsen, deren Sekret

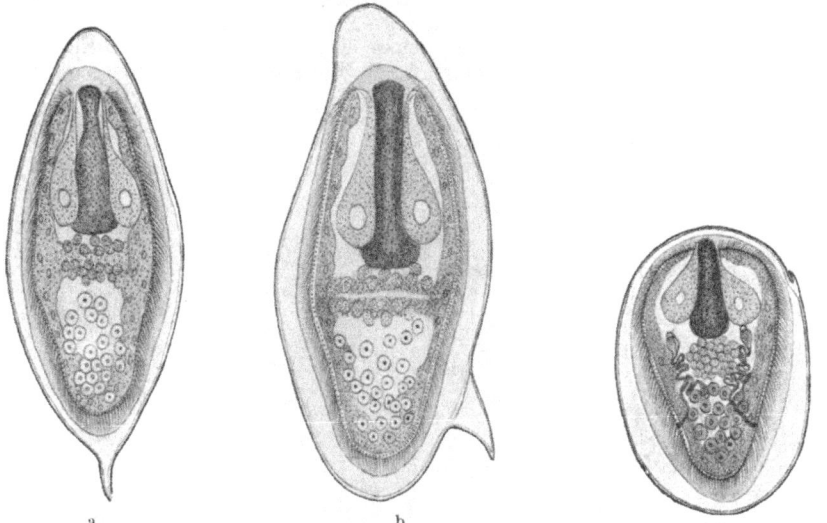

Abb. 154a—c. *Eier von Schistosoma* mit Miracidien. a *S. haematobium.* b *S. mansoni.* c *S. japonicum* (a und b ohne, c mit eingezeichneten Exkretionsorganen) (etwa 400×). (Nach LOOSS.)

das Eindringen in die Schneckenhaut ermöglicht, liegen mit ihren
Ausführgängen jederseits der Mundöffnung (vgl. Abb. 155 und S. 226
und 228) (MATTES).

Trifft das Miracidium innerhalb
von 6—10 Std (*S. japonicum* bis
32 Std) eine geeignete Schnecke —
später geht sie zugrunde —, so dringt
sie über die Atemöffnung oder die
Körperhaut ein, erreicht den Verdauungstrakt und gelangt in die
Mitteldarmdrüse der Schnecke, wo
sie sich in einen langen Schlauch
verwandelt, die sog. *Muttersporocyste*
(Sporocyste erster Ordnung) (Abb.
156, *4*). Aus diesem Keimschlauch
entstehen parthenogenetisch *Tochter-*
sporocysten (Sporocysten zweiter
Ordnung) (Abb. 156, *5*), die nach
etwa 4—5 Wochen aus der Muttersporocyste ausschlüpfen. Sie bleiben
aber in den Lymphspalten der
Mitteldarmdrüse. Die Tochterspero-
cysten bilden aus einem Keimepithel
parthenogenetisch die Cercarien aus.
Die Mitteldarmdrüse wird im Laufe
dieser Entwicklung völlig zerstört.

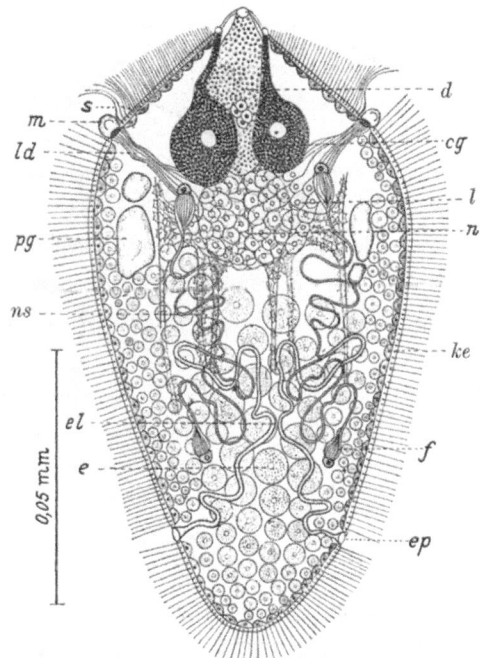

Abb. 155. *Schistosoma japonicum.* Miracidium. *cg* Kopfdrüsen; *d* primitiver Darm mit Darmöffnung oben; *e* Keimzellen; *el* Exkretionskanal; *ep* Exkretionsporus; *f* Wimperflammenzellen; *ke* Keimepithel; *l* laterale Drüsen; *ld* laterale
Drüsengänge; *m* Schleimaustritt; *n* Nervenzentrum; *ns*
Nervenstrang; *pg* degenerierte Embryonalballen; *s* sichelförmige Cilien (vordere Gruppe) (680×). (Nach FAUST und
MELENEY 1924.)

Anscheinend hört die Sporocystenbildung auf, wenn die Schnecke durch die
starke Infektion zugrunde zu gehen droht.

Experimentell lassen sich Schnecken, z. B. *Australorbis glabratus* (= *Planorbis guade-loupensis*) mit *einem* Miracidium zu 8%, mit 5—7 Miracidien zu 50—60% infizieren. Sie entlassen dann durchschnittlich 700 Cercarien je Tag bei ausreichender Belichtung und Wärme. — Bei der japanischen Art führen 5—10 Miracidien bei *Oncomelania quadrasi* zur

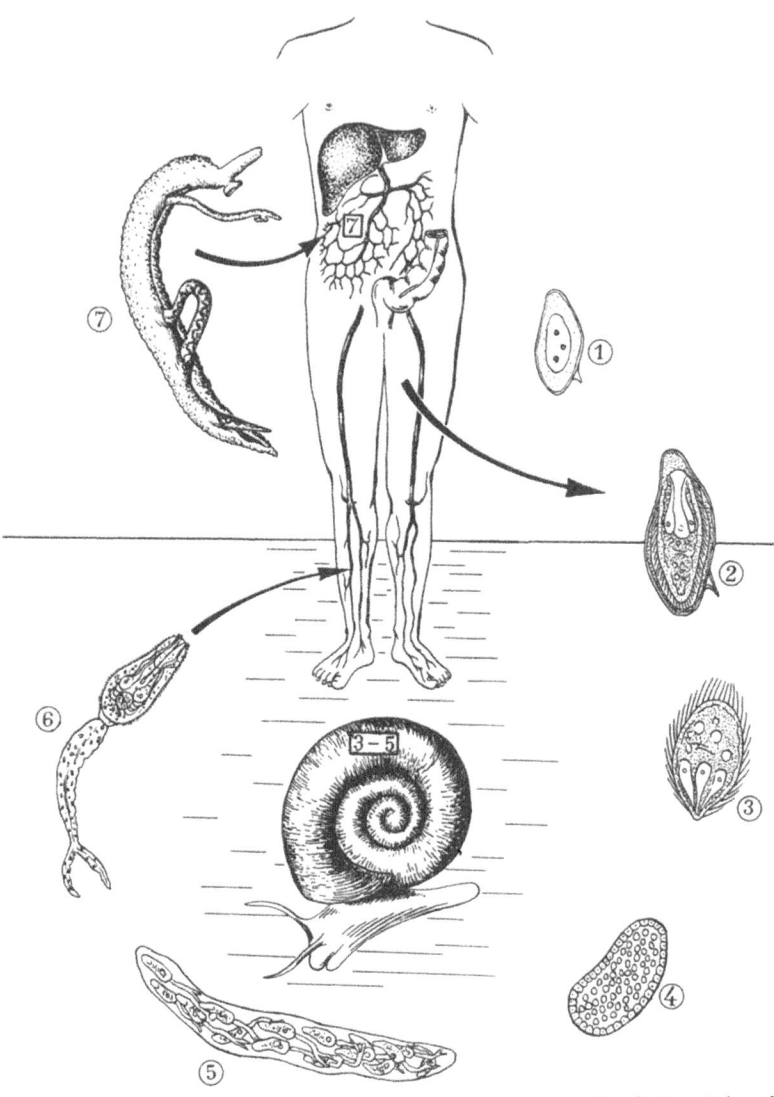

Abb. 156. *Schistosoma mansoni.* Schematische Darstellung des Entwicklungskreislaufs zwischen Schnecke (Zwischenwirt mit den Stadien *3—5*) und Mensch (Endwirt, in den die Cercarie [*6*] percutan eindringt). *1* Frisch abgelegtes Ei aus einer Vene; *2* ausgeschiedenes Ei mit Miracidium; *3* Miracidium; *4* junge Muttersporocyste mit Keimballen; *5* ältere Tochtersporocyste mit Cercarien; *6* Cercarie; *7* geschlechtsreife Pärchenegel. (Vergrößerung unterschiedlich; vgl. Text und Abb. 14a, S. 31.) Original.

stärksten Infektion bei größter Lebensdauer. Stärkere Infektionen sind mit hoher Sterblichkeit verbunden. Annähernd 11 Wochen sind sie zur Entwicklung der Cercarien unter Laboratoriumsbedingungen erforderlich (HUNTER, BENNET, INGALLS, GREENE 1947).

Die ersten *Cercarien* treten etwa 5—12 Wochen nach der Infektion der Schnecke in Abhängigkeit von der Außentemperatur aus der Atemöffnung aus (Abb. 156, *6*). Aus *einem* Miracidium entstehen nur *gleichgeschlechtliche* Cercarien bzw. Würmer. Der Geschlechtsunterschied ist jedoch an den Cercarien morphologisch noch nicht erkennbar. Beide Geschlechter haben gleiche Chromosomenzahl (16) (VOGEL).

Die Cercarien haben einen *gegabelten Schwanz* („Gabelschwanzcercarien"), mit dem sie sich aufwärts schnellen, den Schwanz voran (Abb. 157). An der Oberfläche oder in ihrer Nähe angekommen, lassen sie sich wieder langsam eine gewisse Strecke sinken, den gegabelten Teil des Schwanzes zum rechten Winkel gespreizt. Erfahrene Beobachter geben an, daß man an der Schnelligkeit und Eigenart der Bewegungen die Cercarien der Arten *S. mansoni* und *S. haematobium* unterscheiden könne.

Alle Cercarien aus der Familie der *Schistosomatidae* sind durch den *Gabelschwanz* und das *Fehlen eines Pharynx* besonders gekennzeichnet (vgl. Abb. 140 mit Abb. 156, 6, dazu *Cercaria szidati*, Abb. 168).

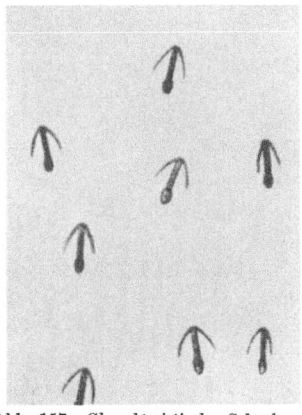

Abb. 157. *Charakteristische Schwebestellung von Furcocercarien im Wasser.* (Nach WESENBERG-LUND 1934.)

Die Cercarien tragen am Körper zwei kräftige Saugnäpfe (vorn und auf der Mitte), mit denen sie kriechen oder sich anheften können.

Cercarien, künstlich einer Schnecke entnommen, enthalten außer den bei freilebenden Cercarien immer anzutreffenden 5 Paar Kopfdrüsen ein 6. Paar von kleinen, fein granulierten, leicht basophilen Drüsen (sog. Schlüpfdrüse) (Abb. 158 a, *S*), die man nach dem *natürlichen* Schlüpfen aus der Schnecke nicht mehr antrifft (Abb. 158 b).

Die Art und Weise des *Eindringens in die Haut* haben GORDON und GRIFFITHS (1951) an der Maus beobachtet:

Trifft die Cercarie auf die Haut eines geeigneten Wirtes, so heftet sie sich mit dem vorderen und hinteren Saugnapf an und legt sich parallel zur Oberfläche. Darauf löst sich der hintere Saugnapf los, und die Cercarie nimmt eine zur Haut senkrechte Stellung ein. In der obersten Schicht des *Stratum corneum* erzeugt sie ein winziges Loch. Der Kopf streckt sich nadelförmig. Nun führt allein der Schwanz lebhaft schwingende Bewegungen aus. Dabei durchbricht die Cercarie die oberste Schicht der Hornhaut und bohrt einen horizontalen Kanal, in dem sie dann parallel zur Hautoberfläche zur Ruhe kommt (Abb. 158 c). Während dieser Eindringungsphase wird der Inhalt der *beiden vorderen* Kopfdrüsenpaare entleert (vgl. auch Abb. 167). Das Sekret dieser Drüsen hilft der Cercarie offenbar beim Einbohren in die Hornhaut. Danach wird der Schwanz abgestoßen (Abb. 158 d).

Nach einer Ruhepause, die weniger als 10 min und mehr als 24 Std betragen kann, setzt die Cercarie ihren Weg in die unteren Hautschichten fort. Sie wandert nun senkrecht durch das Stratum Malpighi in das untere Gewebe (Corium), wobei sie den Inhalt der *hinteren drei* Kopfdrüsenpaare verbraucht (Abb. 158 e). Anscheinend führt deren Sekret zu einer Lyse des umgebenden Gewebes und ist wahrscheinlich verantwortlich für eine Aufhellungszone, die die Cercarie („Metacercarie") im Corium vielfach umgibt (Abb. 158 f).

Es muß noch offen bleiben, ob diese Art der Einwanderung, wie sie bei der Maus beobachtet wurde, auch für die menschliche Haut zutrifft. Wahrscheinlich bestehen aber hierin keine wesentlichen Unterschiede zwischen beiden Wirtsarten. Jedenfalls erklärt sich so die Erfahrung, nach der sich die Cercarien kurz nach der Einwanderung in die Haut — also wohl so lange, wie sie sich in den oberflächlichen Hautschichten befinden — durch Alkoholbehandlung der Haut und kräftiges Reiben mit einem Handtuch beseitigen lassen. Später jedoch gelingt dieses nicht mehr.

Die *Lebensdauer* der Cercarien beträgt bei Aufenthalt in frischem Wasser bis zu 60 Std. (Diese Zeit ist zu berücksichtigen, will man z. B. Infektionen durch

Trink- oder Waschwasser vermeiden.) Sie müssen also innerhalb dieses Zeitraumes einen Wirt gefunden haben, oder sie gehen zugrunde.

Die Cercarien vermögen die Haut des Menschen praktisch an jeder Körperstelle innerhalb von etwa 10 sec zu durchdringen. An der Invasionsstelle ent-

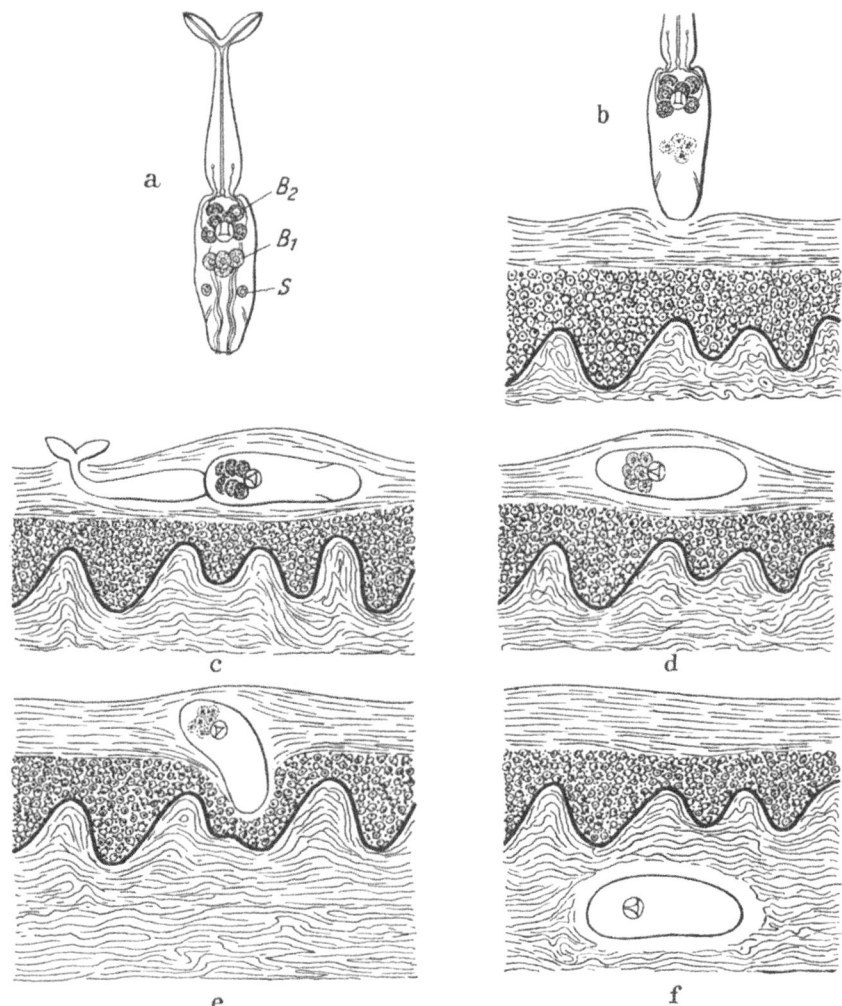

Abb. 158a—f. *Schistosoma mansoni*; schematische Darstellung verschiedener Eindringungsphasen einer Cercarie in die Haut einer Maus. a Cercaries *vor* dem Schlupf aus der Schnecke, noch mit 6 Drüsenpaaren;
b freilebende Cercarie bei der Einbohrung in die Haut des Endwirtes; c die Cercarie hat einen Gang parallel
zur Hautoberfläche gebohrt, wobei sich die zwei vorderen Bohrdrüsenpaare erschöpften; d die nun schwanzlose „Cercarie" liegt noch oberflächlich unter einer dünnen Hornschicht; e, f „Cercarie" wendet sich nach
kurzer Ruhepause senkrecht abwärts in tiefere Hautschichten (vgl. Abb. 170, S. 302), wobei auch die drei hinteren Bohrdrüsenpaare „verbraucht" werden. B_1 die 2 vorderen, B_2 die 3 hinteren Bohrdrüsenpaare; S Schlüpf-
drüsenpaar (etwa 130×). (Nach GORDON und GRIFFITHS 1951) (vgl. auch Text S. 285).

stehen stecknadelkopfgroße, rötliche, entzündliche Flecken („Cercariendermatitis") (Abb. 161, vgl. auch S. 301). Nach dem Eindringen schwillt der Körper der
Cercarien an: sie wandern nach kurzer Ruhepause in die Hautvenen, die sie nach
16—20 Std erreichen. Der junge Wurm wird passiv über die rechte Herzkammer
zu den Lungenarteriolen geführt. Im Gegensatz z. B. zu den *Ascaris*- oder
Ancylostoma-Larven bleiben die jungen *Schistosoma*-Larven zunächst in den Lungen-

venen und gelangen dann mit dem Blutstrom weiter über das linke Herz in die arterielle Blutbahn des Wirtskörpers. Innerhalb von etwa 4 Tagen ist dieses Ziel erreicht. Auf dem Wege über die Lungen treten dort eosinophile Zell- reaktionen, Epitheloid- und Riesenzellen auf. Nur *die* Larven bleiben am Leben, die in eine Mesenterialarterie und dann durch die Capillaren in die *Vena portae* gelangen. Diese ist das erste Ziel der Würmer. Sie ernähren sich zunächst von dem glucosereichen Mesenterialpfortaderblut. Alle Larven, die in andere Capillaren gelangen, werden als Fremdkörper durch Abwehrreaktionen des Wirtsgewebes eliminiert.

Von der *Vena portae* aus ge- langen die noch sehr kleinen Lar- ven in die intra hepatischen Ge- fäße, wo sie sich ausschließlich von Blut ernähren. Sie wachsen dort innerhalb von 16 Tagen heran und paaren sich hier. In dieser Zeit führen die ausgeschiedenen Stoffwechselprodukte zu akuten lokalen Entzündungsreaktionen der Leber. Dann wandert der nun erwachsene Wurm in die kleineren Mesenterialvenen. *Schistosoma japonicum* bevorzugt dabei den Darmteil, der von der oberen Mesenterialvene versorgt wird, *S. mansoni* dagegen die schwä- cheren Äste der oberen Mesen- terial- und die Äste der unteren Mesenterialvenen, während *S. haematobium* durch die unteren Mesenterial-Pudendal- oder Hä- morrhoidalanastomosen zu den Blasenvenen drängt. *S. japonicum* erreicht das Ziel nach etwa 1 bis 2 Wochen, *S. mansoni* nach 3 bis 4 Wochen, *S. haematobium* nach 7—9 Wochen. Bald danach wer- den die Würmer geschlechtsreif, und nach der Befruchtung be-

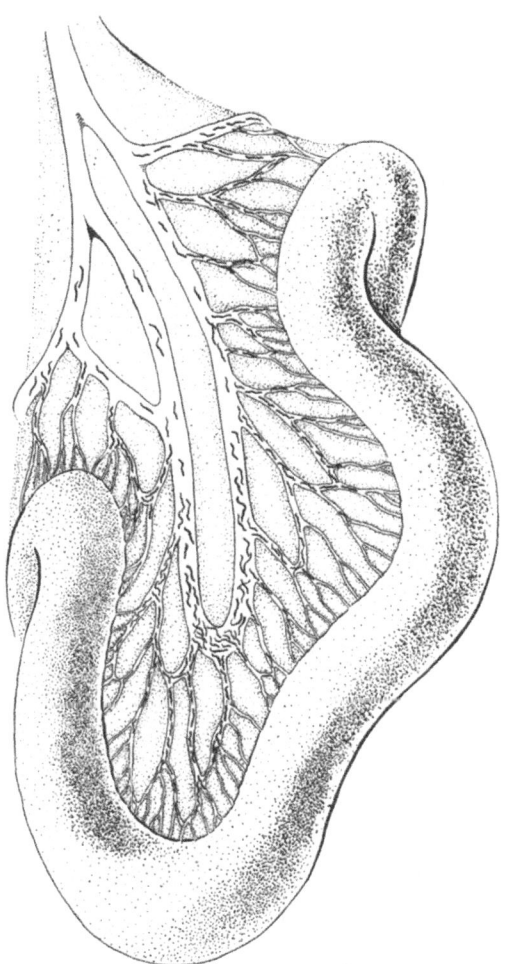

Abb. 159. *Schistosoma japonicum* in den Mesenterialgefäßen einer Dünndarmschlinge des Menschen. Übersicht über die Lage der geschlechtsreifen Würmer, die noch bis in die feinsten Capillaren eindringen können (vgl. auch nebenstehenden Text).

ginnt die Eiablage (in Mäusen etwa 26 Tage nach der Invasion von *S. mansoni*- Cercarien). Beim Menschen sind die ersten Eier 5—8 Wochen nach der Invasion von *S. japonicum* und *S. mansoni*-Cercarien zu erwarten (Präpatentperiode). Die frisch abgelegten Eier befinden sich im 2—3-Zellstadium, und erst auf ihrer Wanderung über die Venen zum Darm oder zur Blase entwickelt sich in ihnen das Miracidium [in 9—10 Tagen bei *S. japonicum* (VOGEL 1942)]. (Abb. 156, *1* und *2*.)

Die *Entwicklung des Weibchens* im Endwirt setzt sich aus zwei Abschnitten zusammen: der erste, der etwa 4 Wochen erfordert, wird unabhängig von der

Tabelle 6. *Unterscheidungsmerkmale der drei häufigsten Schistosoma-Arten des Menschen.* (Parasiten und Wirtsreaktion.)

	S. haematobium	*S. mansoni*	*S. japonicum*
Parasit.			
Verbreitungsgebiet	Süd-Portugal, Afrika, West-Asien	Afrika, Südamerika, West-Indien, Arabien	Japan, China, Formosa, Philippinen, Celebes
Eier	Endstachel (Abb. 154a)	Seitenstachel (Abb. 154b)	nur unscheinbarer Seitenhöcker (Abb. 154c)
Gestalt	längs-oval	längs-oval	rund-oval
Größe	125—159:52—73 μ	137—182:64—73 μ	74—106:60—80 μ
Cerarie (Abb. 158a) mit Gabelschwanz	420—605:75—110 μ	375—590:57—100 μ	290—395:40—66 μ
Männchen:			
Länge	7—12 mm	6—10 mm	12—20 mm
Breite	0,9 mm	1,1 mm	0,8 mm
Weibchen:			
Länge	10—18 mm	7—14 mm	10—22 mm
Breite	0,25 mm	0,16 mm	0,3 mm
Körperoberfläche	mit feinen Dornen, Stacheln und Warzen	mit groben Dornen, Häkchen und Warzen (Abb. 149)	kleine Dornen *nur* am Saugnapf und am Canalis gynaecophorus
Darmkanal	Vereinigungsstelle kurz hinter der Körpermitte: Darmblindsack etwa $^1/_3$ Körperlänge (Abb. 152)	Vereinigungsstelle kurz vor der Körpermitte: Darmblindsack etwa $^1/_2$ Körperlänge (Abb. 153)	Vereinigungsstelle weit hinten: Darmblindsack $^1/_4$—$^1/_5$ der Körperlänge
Zahl der *Hoden*	4—6 relativ große	8—9 kleine	7, in einer Reihe liegend
Lage des *Ovars* (Keimstock)	hinter der Körpermitte	vor der Körpermitte	etwa auf Körpermitte
Uterus	lang; mit 20 bis 30 Eiern	kurz; mit 1—4 Eiern	lang; mit 50 bis 300 Eiern
Wirt.			
Adäquate Endwirte	Mensch, Affe (Cercopithecus sabaeus)	Mensch, Affe (Cercocebus fuliginosus)	Mensch, Hund, Rind, Schwein, Pferd, Ratte u. a.
Experimentell übertragbar auf	Laboratoriumstiere (z. B. Mäuse, Hamster)	Laboratoriumstiere (z. B. Mäuse, Hamster)	Kaninchen, Hund, Katze; leicht auf Laboratoriumstiere und Affen
Typischer Sitz der Würmer	Blasen- und Mesenterialvenen, Prostata- u. a. Pubis- und Uterusgefäße (Beckenorgane)	Dickdarmvenen, untere und obere Mesenterialvenen, Pfortadersystem	Darmvenen, untere und obere Mesenterialvenen, Hämorrhoid. Plexus, Pfortadersystem
Sitz der Eier	Blase, Prostata, männlicher Genitalapparat	Mesenteriallymphknoten, selten in der Blase	Darm, Mesenteriallymphknoten
Typischer Ort der Krankheitserscheinungen	Blase	Darm	Darm
Eiernachweis	Urin, selten in Faeces	in Faeces, selten in Urin	Faeces
Wichtigste Zwischenwirte (Gattung)	*Bulinus, Physopsis Planorbarius*	*Planorbis, Australorbis, Tropicorbis*	*Oncomelania, Schistosomophora, Katayama*

Anwesenheit eines Männchens durchlaufen. Er führt zur Anlage sämtlicher Teile des Genitalapparates. Dabei wird nicht ganz die Hälfte der normalen Körperlänge erreicht. Der zweite Abschnitt der Entwicklung umfaßt die Zeit vom Anfang des 2. bis zur Mitte des 3. Monats. Er kann *nur im Canalis gynaecophorus des Männchens* ablaufen und führt zur Ausbildung reifer, tätiger Geschlechtsorgane und zur Vollendung des Körperwachstums. Diese gegenseitige Beeinflussung der Geschlechter ist *nicht artspezifisch* (VOGEL). Nach der Begattung trennen sich die beiden Geschlechter wieder.

Das *Männchen von Schistosoma mansoni* wird durch Weibchenmangel nicht in seiner Entwicklung beeinflußt, dagegen wird ein solcher Einfluß des Weibchens auf das Männchen bei *S. japonicum* beobachtet. *Japonicum*-Männchen werden auch durch *mansoni*-Weibchen in ihrem Wachstum gefördert, jedoch nicht in gleichem Maße wie bei artgleicher Paarung. Grundsätzlich das gleiche Resultat tritt bei der reziproken Kreuzung (*S. mansoni*-Männchen × *S. japonicum*-Weibchen) ein, sowie bei Kreuzungen zwischen *S. haematobium* und *S. mansoni* bzw. *S. haematobium* und *S. japonicum*. Es treten dabei nicht nur Paarbildungen, sondern auch Begattungen auf. Die Uteruseier zeigen normale Ausbildung und stets die *Schalenform* vom Typus der *mütterlichen* Art. Die Natur dieser gegenseitigen Beeinflussung ist unbekannt; anscheinend findet sie nicht über das Wirtsblut statt, sondern wird im direkten Kontakt wirksam (hormonartige Wirkung?) (VOGEL 1942).

Bei allen Männchen von *Schistosoma mansoni* aus experimentell infizierten Mäusen ist eine rudimentäre weibliche Geschlechtsanlage aufzufinden. Sie liegt dicht hinter dem Genitalporus ventral der Hoden und erstreckt sich dann zwischen den Darmschenkeln nach deren Vereinigung ventral bis ventrolateral des Darmes und kann bis nahe an das Hinterende reichen. Gelegentlich findet man Zwitterformen, Männchen mit einem fast vollkommen ausgebildeten weiblichen Geschlechtsapparat. Wahrscheinlich können aber die Zwittermännchen keine Eier produzieren. Die Häufigkeit des Auftretens von Zwitterformen ist von der Wirtsspecies abhängig. Außerdem entstehen gelegentlich Zwitterformen, wenn ein Männchen in den *Canalis gynaecophorus* eines anderen gerät. Anscheinend gehen von dem umschließenden Männchen Stoffe aus, die die Entwicklung weiblicher Geschlechtsorgane beim anderen Männchen anregen, ähnlich wie auch der Eintritt der Geschlechtsreife der Weibchen erst nach der Paarung mit dem geschlechtsreifen Männchen ausgelöst wird (VOGEL). Beim Weibchen lassen sich demgegenüber keine Reste männlicher Geschlechtsorgane feststellen (GÖNNERT 1949).

Die rudimentäre Geschlechtsanlage ist von entwicklungsgeschichtlichem Interesse. Außer den *Schistosomatidae* sind nur noch die *Didymozoonidae* unter den Trematoden getrenntgeschlechtlich, jedoch umfaßt diese Familie Vertreter mit allen Übergängen vom Hermaphroditismus bis zum eindeutigen Geschlechtsdimorphismus, der aber durch die biologische Eigenart der Paarbildung funktionell dem Hermaphroditismus fast gleichkommt. Die parasitäre Lebensweise zwingt gleichsam zu diesem Ausweg.

Reaktion des Endwirtes (Pathogenese) [1]. In Beziehung zur Entwicklung des Parasiten treten im Endwirt mehr oder weniger starke Organveränderungen und subjektive Beschwerden auf. Cercarien wie erwachsene Schistosomen und insbesondere die Eier führen je nach ihrem Aufenthaltsort, zum Teil auch indirekt, zu einer Reaktion des Wirtes. Die Cercarien dringen percutan in den Endwirt, z. B. in den Menschen, ein. Junge wie erwachsene Würmer leben ausschließlich in den Blutgefäßen und ernähren sich vom Blut. Auch die abgelegten Eier gelangen in den Blutstrom und liegen dann innerhalb der Capillaren vielfach in langen Reihen, können aber auch in alle Organe verschleppt werden.

Die *Schädigungen* durch die Schistosomen sind daher dreifacher Art:

1. Hautveränderungen beim Einwandern der Cercarien (Dermatitis, Abb. 160).

---

[1] Die durch Schistosomen herbeigeführte Erkrankung wird entweder *Schistosomiasis* oder *Bilharziose* genannt. — Zur Nomenklatur des Parasiten vgl. auch KREIS (1948) und VOGEL (1952).

2. Allgemeine Schädigungen durch die Stoffwechselprodukte der erwachsenen Würmer.

3. Schädigungen verschiedener Art in fast allen Organen durch die Eier.

Die *Stärke* der Wirtsreaktion steht in gewisser Beziehung zur Zahl der eingedrungenen Parasiten. Das Eindringen der Cercarien in die Haut führt im allgemeinen zu einem Juckreiz, der nach etwa 4—8 min auftritt und nach etwa 1 Std wieder abklingt. An den Eintrittsstellen der Cercarien bilden sich in Verbindung mit einer Dermatitis rote Flecken von etwa 2 mm Durchmesser. Sie werden zu erhabenen Knötchen und bilden sich innerhalb einer Woche zurück (Abb. 160, 161; vgl. auch S. 301). Es ist aber noch nicht geklärt, ob bereits die *erste* Cercarieninvasion zu einer Hautreaktion führt oder ob sie erst als Folge einer Sensibilisierung nach wiederholter Invasion eintritt (vgl. auch Immunbiologie S. 292) (vgl. S. 465, Insektenstichreaktion).

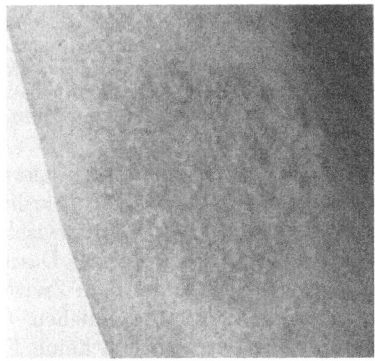

Abb. 160. *Schistosoma haematobium.* Cercariendermatitis am Unterarm eines ägyptischen Mädchens, 24 Std nach dem Eindringen von Cercarien. (Nach BARLOW, unveröffentlicht.)

Bei der Wanderung der jungen Egel durch die Lungengefäße können Reizungen der Bronchioli auftreten, die zu einem trockenen Husten, manchmal mit geringem Auswurf, führen.

Nach einer Inkubationszeit von 4—7 Wochen treten *die* Erscheinungen auf, die durch die *erwachsenen Würmer* herbeigeführt werden. Beim Aufenthalt der wachsenden Würmer in den *Lebergefäßen* kommt es vielfach zu Schmerzen im rechten Oberbauch; die Leber kann sich nach 3—4 Wochen vergrößern und bei tieferInspiration palpabel werden. Wandern die Würmer in die Mesenterialgefäße (Abb. 159), so entstehen verschiedenartige Beschwerden im Abdomen. Die Reizung der Darmwand führt zu vermehrter Schleimbildung und zu Durchfällen, Beginn einer Vielfalt von klinischen Erscheinungen, die durch die Stoffwechselprodukte vermehrt werden (Übelkeit, Erbrechen, Fieber, allergische Hautreaktionen in Form stark juckender Urticariaquaddeln u. a.). Welcher Art die Stoffwechselprodukte der Schistosomen sind, und welche Schädigungen der Wirt im einzelnen durch den Nahrungsbedarf der Bluttrematoden und ihre Stoffwechselprodukte erfährt, wissen wir nur ungenau.

Die Versuche, Schistosomen in vitro am Leben zu erhalten, um dadurch ihre Nahrungsansprüche kennenzulernen, hatten bisher keine bedeutenden Erfolge zu verzeichnen. Ross und BUEDING (1950) benutzten gewöhnliches Serum und ein Serumultrafiltrat als Kulturmedium; im ersten blieb *S. mansoni* 14—18 Tage, im zweiten 10—12 Tage am Leben. In einem vollsynthetischen, gepufferten Medium, das Aminosäuren, Kohlenhydrate, Vitamine und verschiedene typische Wachstumsfaktoren enthielt, starben die Würmer innerhalb von 12—18 Std. Ein Zusatz von Muskelextrakt erhöhte die Überlebensdauer erheblich. Es fehlte dem künstlichen Nährmedium offenbar ein unentbehrlicher Wachstumsfaktor (BUEDING, nach v. BRAND 1952). — Die Schistosomen benötigen anscheinend Sauerstoff. Unter O_2-Zutritt lassen sie sich in vitro 7 Tage länger am Leben erhalten als unter anaeroben Bedingungen.

Weit stärker werden die Beschwerden mit dem Beginn der *Eiablage*. Das Ei ist beträchtlich größer als der normale Durchschnitt einer kleinen Vene, so daß die Eier in den feinen Capillaren der Darm- oder Blasenwand wie aufgereiht liegen. Sie führen dabei eine Erweiterung des Gefäßes herbei. Es entsteht eine Blutstauung in den Capillaren. Solche durch Eier blockierte Gefäßabschnitte obliterieren vielfach.

Das *Miracidium* liefert ein lytisches Agens, welches durch kleine Poren in der Eischale diffundiert, die Capillarwand schwächt und schließlich in Verbindung mit der mechanischen Wirkung bei der Darm- oder Blasenkontraktion die Capillarwand aufreißen läßt. So gelangen die Eier mit kleinen Blutungen in das Darmlumen bzw. in die Blase. Das in der Eihülle eingeschlossene Miracidium (von *S. japonicum*) bleibt im Wirtsgewebe nur 11—12 Tage lebensfähig. In dieser Frist muß das Ei in das Darmlumen oder die Blase gelangen, um seine natürliche Bestimmung erfüllen zu können. Nur *die* Eier, die der Darm- oder Blaseninnenfläche sehr nahe liegen, dürften daher zum Ziel gelangen. Alle Eier in den parenchymatösen Organen, sowie die der tieferen Darm- und Blasen-

wandschichten sind deshalb zum Untergang verurteilt. Die Eier entfalten aber gerade dann eine besondere Reizwirkung, wenn das in ihnen enthaltene Miracidium zugrunde geht. Abgestorbene Eier führen daher zu einer Nekrose sowie zu einer entzündlichen Reaktion des sie umgebenden Gewebes, das die Eier einschließt. Es entstehen kleine bindegewebige Knoten.

Die zunächst nur vergrößerte, entzündliche *Leber* wird zu einem Organ mit periportaler Fibrosis. Diese läßt sich als Folge der Blockierung von Capillargefäßen der Leber durch die Eier erklären. Das sie umgebende Endothel geht zugrunde. Als Folge der Gefäßverstopfung entsteht eine Parenchymnekrose in den angrenzenden Leberabschnitten. Um das Ei bildet sich ein kleiner Absceß (Primärabsceß). Auf diesen folgt durch Vermehrung des Reticuloendothels ein Knötchen (epitheloidzelliger Pseudotuberkel), das das Ei mit dem Miracidium gegen das umgebende, gut erhaltene Lebergewebe

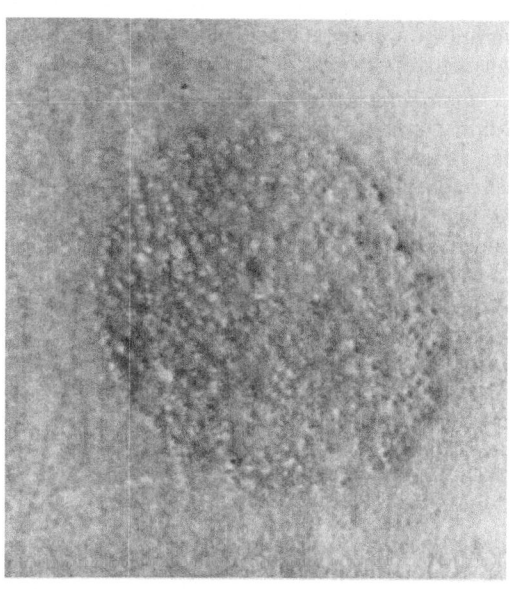

Abb. 161. *Schistosoma haematobium.* Cercariendermatitis am Oberschenkel eines 10jährigen Mädchens, 4 Tage nach der Invasion der Cercarien. Die Papillen sind $^1/_4$—$^1/_2$ mm hoch und rot gefärbt. (Nach BARLOW, unveröffentlicht.)

abschirmt. Nach insgesamt 3—4 Wochen stirbt die Larve im Ei ab, und es kommt unmittelbar am oder um das Ei im Innern des Knötchens erneut zu einer Absceßbildung (Sekundärabsceß) und Parenchymnekrose. Diese vernarbt schließlich bindegewebig (GÖNNERT und ALTMANN).

Wie ALTMANN und GÖNNERT (1952) bei der Mäusebilharziose nachgewiesen haben, stellen sich die pathologisch-histologischen Veränderungen, die mit einer funktionellen Hypertrophie, einer Steigerung der Funktion unter Vermehrung und Differenzierung der Struktur, einhergehen, nicht allein dort ein, wo die Eier lagern, sondern sind auch durch die Stoffwechselprodukte und Leibessubstanzen, die bei der Auflösung der Parasiten freigesetzt werden, bedingt. Diese reizen unspezifisch die Epithelien, die daraufhin einen Strukturwandel erfahren, mit der Aufgabe, sich den „funktionellen Anforderungen, die an die einzelne Zelle und an das (Gallen-)Gangsystem als Ganzes gestellt werden" anzupassen.

Mit zunehmender Verschlechterung der Blutzirkulation durch die geschädigte Leber versucht der Organismus kollaterale Verbindungen zu schaffen. Die Milz wird dabei passiv überlastet, vergrößert und schließlich auch fibrös. Aus dieser Störung des Kreislaufes resultiert schließlich bei *S. japonicum* Ascites (FAUST 1946, 1948) (BANTI-Syndrom).

Das von den Egeln ausgeschiedene Hämatinpigment kann man in Leber, Milz und Nieren auffinden. — Die Eier können mit dem Blutstrom in alle größeren Gefäße verschleppt werden, überall Gewebereaktionen (Entzündungen) hervorrufen (Lunge, Haut, Gehirn, Darm, Blinddarm). Daraus resultiert eine ungewöhnliche Vielgestaltigkeit des Krankheitsbildes. So sind z. B. auftretender Husten und Bronchitis unter Umständen erste Reaktionen auf die in die Lunge gelangten Eier. BARLOW und MELENEY (1949) fanden Eier selbst in der Samenflüssigkeit. Bei Frauen findet man sie in Ovar, Oviduct, Uterus, Cervix und Vagina; weiter sind pulmonale und cardopulmonale sowie cerebrale Bilharziose bekannt. — Das Blutbild zeigt häufig eine Leukocytose mit hoher Eosinophilie (meist bis 50%).

Auch die Egel selbst können außerhalb ihres typischen Aufenthaltsortes aufgefunden werden (ektopische Lage). Sie sind dann meist die Ursache für die vermehrte ektopische Ablagerung von Eiern.

Rectoskopisch bzw. *cystoskopisch* lassen sich eierhaltige *Knötchen* von 1 bis 2 mm Durchmesser in der Schleimhaut des Darmes (Rectum oder Sigmoid) bzw. der Blase erkennen. Sie bilden sich unter spezifischer Therapie oder bei sehr schwachem Wurmbefall wieder zurück oder verkalken. Bei starkem Befall werden jedoch in wenigen Monaten Tausende von Eiern abgelegt (die Schistosomen können angeblich über 20 Jahre hindurch Eier produzieren!) und in den Geweben abgefangen, wo sie zu Zentren fibröser Einkapselungen werden. Der Darm verliert so allmählich sein normales Gewebe, entwickelt Papillome und Narben. Diese von den Eiern ausgehenden Reize können offenbar auch zu bösartigen Wucherungen führen, zu Leber-, Blasen- und Rectumcarcinomen. Das Blasencarcinom ist z. B. die häufigste Krebsart in Ägypten. Meist lassen sich dann gleichzeitig indirekt Schistosomen nachweisen. Entsprechend der höheren Befallshäufigkeit unter den Männern ist auch der Blasenkrebs vorwiegend eine Krankheit der Männer (vgl. BARSOUM 1939, KOENIGSTEIN 1951/52 sowie bei VOGEL und MINNING 1952).

Immunbiologie. Auf den Befall mit Schistosomen reagiert der Endwirt durch die Bildung von Immunkörpern. Die Immunisierung des Wirtes geht jedoch nur *langsam* voran, kann aber zu einem Schutz vor Neubefall führen. Versuche, die VOGEL und MINNING mit *Schistosoma japonicum* und *S. mansoni* an Hunden und Affen vornahmen, führten zu einer Immunität, die bei Affen im allgemeinen erst nach $1^1/_2$—2 Jahren vollkommen war. Sie beseitigte jedoch nicht sämtliche Würmer; denn es ergab sich bei der Sektion, daß noch einige lebende männliche und weibliche Würmer in den Gefäßen saßen. Diese waren aber kleiner als normale Parasiten, und ihre Fruchtbarkeit war anscheinend stark vermindert. Eier waren in den Faeces nicht mehr nachweisbar, und gesundheitliche Schädigungen, die vorwiegend auf die Eier zurückgehen, blieben aus. Cercarien, die in einen immunen Affen eindringen, gehen zugrunde. An der Eintrittsstelle entsteht ein mächtiges allergisches Ödem, das von Massen eosinophiler Zellen durchsetzt ist und bei Erstinfektionen nicht auftritt. Dennoch gehen die Cercarien anscheinend noch nicht in der Haut, sondern erst im Capillarsystem der inneren Organe zugrunde. (Bemerkenswert ist, daß die Ausbildung der vollen Immunität fast ebenso vieler Jahre bedarf, wie sie bei *Nippostrongylus*, *Trichinen* und *Cysticercus fasciolaris* an Wochen dauert.) Immunisierte Affen vertragen Cercarienmengen, die bei einer Erstinfektion primär töten würden (VOGEL und MINNING 1952).

Beim *Menschen* tritt eine Immunität anscheinend ebenfalls nur langsam ein. Die ständig einem Neubefall ausgesetzten Personen in Ägypten und China erkranken nach dem 30. Lebensjahr wesentlich seltener als in jüngeren Jahren. Doppelinfektionen (*S. mansoni* und *S. haematobium*) sind möglich.

Epidemiologie. Der *Mensch* wird von den invasionsfähigen Larvenstadien der Schistosomen, den Cercarien, *aktiv* aufgesucht. Er ist für die beiden afrikanischen Arten *praktisch der einzige Endwirt*. Die notwendigen Bedingungen, die zu einer Invasion führen, sind jedoch so mannigfaltiger Art, daß sich aus diesen die geographische Begrenzung der Bilharziose erklären läßt.

Die Entwicklung der Parasiten ist an das *Vorkommen bestimmter Schneckenarten*, die als Zwischenwirte dienen, und an *Mindesttemperaturen* (längere Zeit des Jahres um 25⁰ C) gebunden. Die eierhaltigen menschlichen Ausscheidungen (Kot und Urin) müssen in die von den Schnecken bewohnten Gewässer gelangen, andererseits müssen Menschen wieder mit diesen Gewässern in Berührung

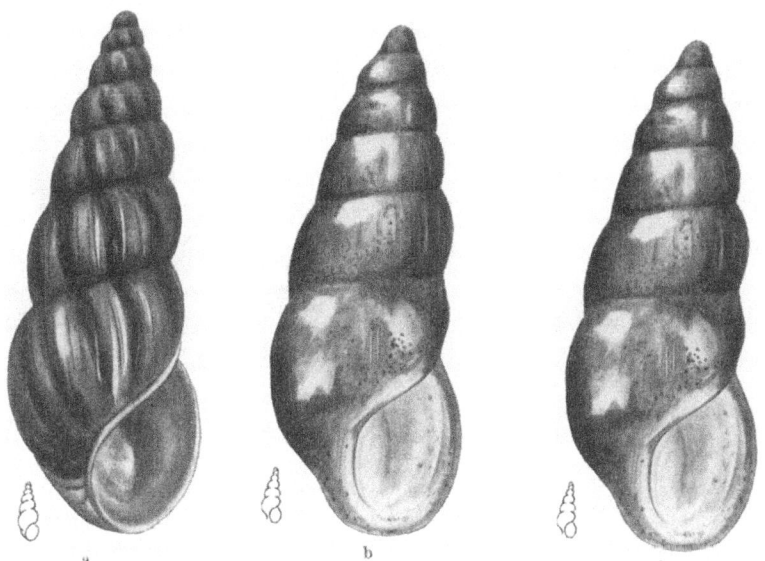

Abb. 162a—c. *Zwischenwirte von Schistosoma japonicum.* a *Oncomelania*, b *Katayama*, c *Schistosomophora* (10×) (jeweils daneben in natürlicher Größe schematisch dargestellt).

kommen. Die beiden letzten Voraussetzungen verwirklichen z. B. die bei den Berieselungsanlagen beschäftigten Fellachen in Ägypten, die einerseits ihre Entleerungen in die Wassergräben absetzen, andererseits barfüßig in den Bewässerungsgräben herumwaten. Daraus erklärt sich auch die stärkere Exposition der Männer gegenüber den Frauen. Cercarieninvasionen können auch beim Waschen der Kleider, Trinken von frisch entnommenem, ungekochten Wasser und beim Baden erfolgen.

Bei der japanischen Art *S. japonicum* ist zu berücksichtigen, daß sich der Parasit nicht nur im Menschen, sondern auch in verschiedenen Säugetieren entwickelt. Unter diesen sind Hunde, Katzen, Schweine, Hausrinder, Wasserbüffel und Pferde die wichtigsten Parasitenreservoire, die in gefährdeten Gebieten Beachtung verdienen.

Wesentliche Zwischenwirte sind für

S. haematobium: Bulinus truncatus (= *B. hemprichii* E.) (Ägypten), *Physopsis africana* (= *Bulinus africanus* KRAUS) (Südafrika), *Planorbarius dufourii* (Portugal und Marokko).

S. mansoni: Planorbis boissyi (= *Afroplanorbis boissyi* P. u. M.) (Ägypten) und *Australorbis glabratus* (= *P. guadeloupensis*) (Südamerika).

S. japonicum: Oncomelania (China, im Yangtsegebiet), *Katayama* (Ostküste Chinas, Formosa, Japan) und *Schistosomophora* (Philippinen) [etwa 5—9 mm große, amphibisch lebende Schnecken aus der Familie der *Bulimidae* (vgl. Abb. 162)].

Zwischen den verschiedenen *Schistosoma*-Stämmen *einer* Art bestehen erhebliche physiologische Unterschiede. Die Stämme ein und derselben Art, jedoch aus verschiedenen Gegenden stammend, entwickeln sich keineswegs alle gleich gut auf derselben Schneckenart.

FILES und CRAM untersuchten mehrere Stämme von *S. mansoni*, die sie einmal in verschiedene afrikanische Schnecken (z. B. *Planorbis boissyi*), ein andermal in südamerikanische Schnecken (z. B. *Australorbis glabratus*) brachten. Die Unterschiede waren zum Teil so groß, daß z. B. der ägyptische *S. mansoni*-Stamm in

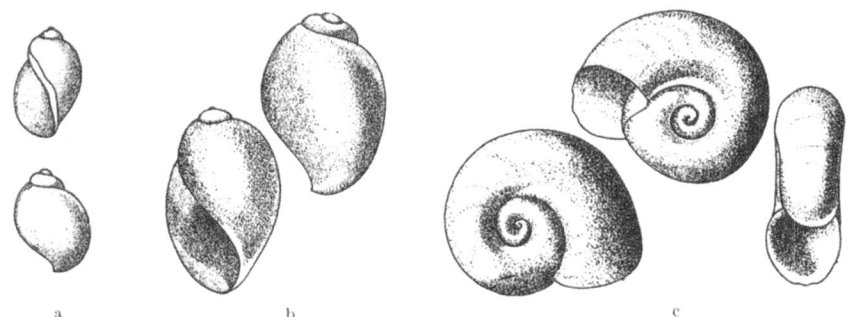

Abb. 163a—c. Zwischenwirte der afrikanischen Schistosomen. a *Bulinus truncatus* (*S. haematobium*) (1:1).
b *Physopsis africana globosa* (*S. haematobium*) (1:1). c *Planorbis boissyi* (*S. mansoni*) (2:1).

Planorbis boissyi Sporocysten und Cercarien ausbildete, dagegen kein südamerikanischer Stamm von *S. mansoni*. Gewisse Unterschiede zeigten auch die südamerikanischen *S. mansoni*-Stämme untereinander. Umgekehrt entwickelte sich der ägyptische Stamm nur schlecht in dem für die südamerikanischen *S. mansoni*-Stämme günstigen Zwischenwirt *Australorbis glabratus*. Offenbar bahnt sich hier, durch geographische Isolierung begünstigt, die Entwicklung einer neuen Art an.

Bemerkenswert ist die Beobachtung, nach der die beiden Arten *S. mansoni* und *S. haematobium* in manchen Gebieten scharf voneinander getrennt auftreten. So sind im südlichen Zipfel des Nildeltas 60% der Bevölkerung mit *S. haematobium* behaftet, aber nur etwa 6% mit *S. mansoni*. Dagegen im Norden Ägyptens und in der östlichen Hälfte des Nildeltas 60% der Menschen von *S. haematobium* und etwa die gleiche Anzahl mit *S. mansoni* befallen — häufig mit Doppelinfektion. Es besteht jedoch keine Möglichkeit, bestimmte Faktoren für diese Tatsachen verantwortlich zu machen. Es ist vollkommen ungeklärt, auf welche Umstände diese eigentümliche Verteilung der beiden Arten zurückzuführen ist; denn die beiden Gattungen der übertragenden Schnecken, die gleichzeitig Zwischenwirte sind (*Bulinus* und *Planorbis*) zeigen weder zahlenmäßig noch in einer anderen Beziehung in den beiden Regionen Unterschiede (KIKUTH 1951).

Prophylaktische Maßnahmen zur Reduktion des Wurmbefalles bestehen
1. in der Beseitigung der Zwischenwirte;
2. durch Vermeidung des Kontaktes mit cercarienhaltigen Gewässern;
3. in der zweckmäßigen Beseitigung der menschlichen Ausscheidungen;

4. in der medikamentösen Behandlung der befallenen Bevölkerung zur Verminderung der Eiausscheidung;

5. Erziehung der Bevölkerung zur Beachtung prophylaktischer Maßnahmen.

Die praktische Durchführung dieser Maßnahmen stößt jedoch auch heute noch immer wieder auf große Schwierigkeiten. Das Beispiel Ägypten läßt erkennen, wie mit der direkten oder indirekten Vergrößerung der bewässerten Flächen („perennierendes Berieselungssystem") und auch der damit verbundenen, zunehmenden Vermehrung der Zwischenwirte die Zahl der von Bilharziose befallenen Personen ständig zunimmt. Der Zwang zur Intensivierung der Landwirtschaft führt zu Maßnahmen, die der Entwicklung der Schnecken und damit der der Wurmlarven Vorschub leisten.

Die Beseitigung der Schnecken, wohl die wichtigste vorbeugende Maßnahme, gelingt durch Anwendung von *Kupfersulfat*. Dieses wird (z. B. in Ägypten) in Säcke gefüllt und so durch die von Pflanzenwuchs möglichst befreiten Bewässerungskanäle, den beliebten Aufenthaltsorten der Zwischenwirte, hindurchgezogen, ein relativ billiges Verfahren. Bei einer Kupfersulfatkonzentration von $1:30000$ bis $1:100000$ werden die Schnecken abgetötet (vgl. auch S. 239). — Die Suche nach noch wirksameren Bekämpfungsmitteln, die sich ganz spezifisch gegen die Mollusken richten, geht aber ständig weiter (vgl. Cawston 1945; Amberson 1946; McMullen, Komiyama und Mitarbeiter 1951; Kuntz und Wells 1951).

Experimentell lassen sich weiße Mäuse, weiße Ratten, Goldhamster, Meerschweinchen, Baumwollratten und Kaninchen mit *S. mansoni, S. japonicum* und *S. haematobium* infizieren.

Bei experimentell infizierten *Mäusen* beträgt die Präpatentperiode 4—6 Wochen. 96 bis 99% der jungen Würmer sind etwa 8 Wochen nach der Infektion reif und legen unter Umständen bis zu einem Jahr entwicklungsfähige Eier ab. Günstige Infektionsraten mit *S. mansoni* bekommt man bei percutaner Invasion über die rasierte Haut und bei intraperitonealer Injektion von Cercarien. Ratten, Meerschweinchen und Kaninchen eignen sich für *S. mansoni* schlecht, weil die Würmer in diesen Wirten, wenn überhaupt, langsamer reifen, kleiner bleiben und ihre Eier nicht in die Faeces gelangen. Meerschweinchen und Kaninchen lassen sich jedoch verwenden, um nach massiver percutaner Invasion innerhalb von 12 und mehr Wochen zahlreiche Würmer zu erzeugen, die *zur Antigenherstellung* zu gebrauchen sind. Am schlechtesten eignet sich die Ratte, die nur 2,3% der percutan eingedrungenen Cercarien zu geschlechtsreifen Würmern werden läßt.

Mikroskopische Diagnose. Zum Nachweis eines Schistosomenbefalles genügt im allgemeinen die Untersuchung von Stuhl oder Urin — je nach Species verschieden — auf Eier. Die relativ großen und durch die Stachel charakterisierten Eier findet man entweder bereits im frischen Stuhlpräparat oder Urinsediment oder nach Anwendung eines der üblichen Anreicherungsverfahren (vgl. S. 662ff.). Bei der Suche nach den Eiern der Schistosomen läßt sich jedoch noch eine besondere Methode anwenden, die als sog. *Miracidiumschlüpfverfahren* bekanntgeworden ist. Es eignet sich besonders gut bei geringer Eizahl im Untersuchungsmaterial.

Bei Verdacht auf eine Darmbilharziose wird von Ottolina (1947) auch die Rectoskopie empfohlen, bei der etwas Schleim oder Schleimhaut aus dem oberen Bereich der Rectalampulle gewonnen werden soll. Dieses Material wird zweckmäßig vor der Untersuchung 3—5 min in Wasser gelegt und dann zwischen zwei Objektträgern gepreßt. Bei schwacher Vergrößerung lassen sich so die Eier leicht entdecken.

Serologische Untersuchungsverfahren. Die mikroskopische Diagnose läßt sich durch verschiedene serologische Untersuchungsmethoden ergänzen. Komplementbindende und präcipitierende Antikörper sind schon wenige Wochen nach einer Cercarieninvasion nachweisbar und lassen sich diagnostisch verwerten. Auch die Intracutanreaktion leistet gute Dienste, doch kann sie noch mehrere Jahre nach erfolgreicher Therapie positiv ausfallen.

Besonders bemerkenswert ist die von Vogel und Minning (1948/49) beschriebene *Cercarienhüllenreaktion* (CHR). *Schistosoma*-Cercarien, die in ein spezifisches (normales oder inaktiviertes) Immunserum gebracht werden, zeigen schon nach

1—2 min einen deutlichen Niederschlag um Körper und Schwanz, der nach etwa 15—60 min maximale Dicke (1—7 μ stark) erreicht (Abb. 164). Er ist glasklar und nach außen unscharf begrenzt, hebt sich aber bei sorgfältigem Mikroskopieren (Abblenden!) deutlich von der Umgebung ab. In ungewöhnlichen Fällen wird die Hülle blasenförmig. Nach 6—20 Std treten Auflösungserscheinungen auf, wobei die homogene Struktur erneut in eine feinkörnige übergeht. Sie schwindet schließlich vollständig. Die Cercarienhüllenreaktion ist anscheinend relativ spezifisch und läßt sich daher wohl auch zur Kontrolle eines Therapieerfolges verwenden. Sie bleibt bei anderen Trematodenfamilien und Cestoden

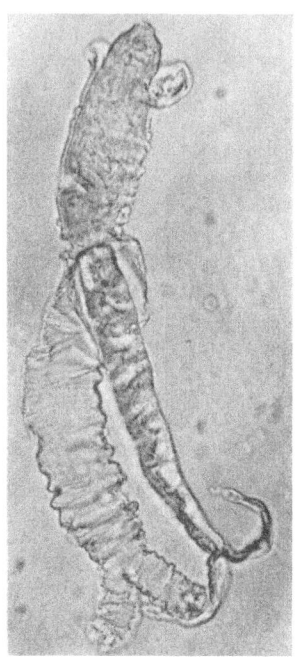

Abb. 164. *Schistosoma mansoni.* Cercarienhüllenreaktion (etwa 150×). (Nach MINNING und VOGEL 1952.)

negativ; nur die Cercarien der *Ocellata*-Gruppe reagieren auch positiv (VOGEL und MINNING 1949) (vgl. auch S. 301).

Chemotherapie der Bilharziose. Die spezifische Chemotherapie der Bilharziose verfolgt das Ziel, die in den Mesenterialgefäßen sitzenden Würmer abzutöten oder wenigstens ihre Eierproduktion zu unterbinden.

Zu den erfolgreichsten Heilmitteln gehören die dreiwertigen Antimonpräparate: der ,,*Brechweinstein*'', das ,,*Fuadin*'' und das ,,*Anthiomalin*''. Brechweinstein läßt sich *nur intravenös* geben, dagegen das von H. SCHMIDT entwickelte ,,Fuadin'' auch *intramuskulär* applizieren. Alle Antimonpräparate sind nicht frei von einer gewissen Gefährdung des Patienten. Deshalb müssen sie sorgfältig dosiert und appliziert werden.

Brechweinstein unterbindet zunächst die Eierlegetätigkeit der Würmer und stört ihre Nahrungsaufnahme. Dann folgt ein fast vollständiger Abbau der männlichen und weiblichen Geschlechtsdrüsen, eine erhebliche Atrophie und Größenabnahme des ganzen Wurmkörpers und schließlich der Tod des Parasiten (VOGEL und MINNING 1947). Die abgelegten Eier werden aber praktisch nicht getroffen (VOGEL 1942). Sind nach spezifischer Therapie Eier in den Faeces und im Urin überhaupt nicht mehr nachweisbar, so darf daraus auf eine Abtötung der Würmer geschlossen werden. Es kann jedoch auch nur zu vorübergehender Sterilisierung der Weibchen kommen; nach Abschluß der Behandlung regenerieren dann die Keimdrüsen und beginnen nach einiger Zeit erneut Eier zu erzeugen. Damit erklären sich die Rückfälle, die nach scheinbar erfolgreichen Kuren auftreten können. Etwa die gleiche Wirkung auf die Würmer hat *Fuadin*, doch wirkt es insgesamt etwas schwächer als Brechweinstein.

Ein besonderer Erfolg gelang KIKUTH, GÖNNERT und MAUSS mit der Entdeckung des Miracil. *Miracil*[1] ist das erste Chemotherapeuticum gegen die Bilharziose, das *per os* verabreicht wird. Es vermag zu einer völligen Heilung zu führen. Auch dieses Präparat wirkt auf die Fortpflanzungsorgane der Weibchen und tötet sie. Auftretende Rückfälle sind meist leichter als Ersterkrankungen. Die Eier bleiben ebenfalls unbeeinflußt. Leider verhindern die häufig auftretenden Nebenerscheinungen hohe Dosierungen (0,6—1,2 g täglich); bei vorsichtiger Applikation (vgl. KOCH und KUX 1951/52) lassen sich aber gute Behand-

---

[1] In England im Handel unter dem Namen ,,Nilodin''.

lungsergebnisse erzielen. Ein endgültiges Urteil über den praktischen Wert des neuen Heilmittels läßt sich aber noch nicht gewinnen.

Die Erfolgskontrollen werden durch sorgfältige Untersuchung der Ausscheidungen auf Eier durchgeführt. Rückfälle sind noch innerhalb von 3—6 Monaten zu erwarten.

Von den drei *Schistosoma*-Arten ist *S. japonicum* gegenüber allen Chemotherapeutica widerstandsfähiger als die anderen Arten (VOGEL und MINNING 1952).

Weitere Schistosoma-Arten.

Neben den beiden auch in Afrika vorkommenden und schon besprochenen *Schistosoma-arten S. haematobium* und *S. mansoni* ist noch eine weitere *afrikanische* Art beim Menschen bekanntgeworden: *S. intercalatum* FISCHER 1934. Sie bildet wie *S. haematobium* Eier mit einem Endstachel aus, deren Größe bei 175:60 μ liegt. Diese sind jedoch wesentlich schlanker gebaut und von den *S. haematobium*-Eiern relativ gut zu unterscheiden (vgl. Abb. 165). Ihr Stachel allein mißt etwa 20 μ und ist damit etwa doppelt so lang wie der von *S. haematobium*.

S. intercalatum fiel dadurch auf, daß man regelmäßig in den *Faeces* Endstacheleier fand, die bisher nur aus dem Urin bekannt waren. In kleinen, relativ streng lokalisierten Bezirken Afrikas fand man diese Art neben *S. haematobium* (z. B. in Belgisch-Kongo und in Ogove in Franz.-Äquat.-Afrika).

Die wesentlichsten Kennzeichen dieser Art sind in der Tabelle 7 zusammengestellt und mit den entsprechenden Merkmalen der anderen Schistosomen verglichen. Als Zwischenwirte fungieren bei *S. intercalatum* (wie bei *S. haematobium*) Schnecken der Gattung *Physopsis* (*P. africana*). Die weiblichen Geschlechtsorgane liegen in der hinteren Hälfte des Körpers. Im Uterus befinden sich immer zahlreiche Eier. Die Zahl der Hoden beträgt 4—6.

In die gleiche Gruppe (Schistosomen mit Endstacheleiern) gehört die Art *S. bovis*, die jedoch nur bei Tieren geschlechtsreif wird (vgl. Tabelle 7). Ihre Eier sind ebenfalls mit einem Endstachel versehen, aber schlanker, fast spindelförmig (vgl. Abb. 165). — Hier sei auch noch die bei Schafen vorkommende Art *S. mattheei* VEGLIA und le ROUX 1929 (Abb. 165 b) erwähnt, die jedoch von VAN DEN BERGHE (1939) als eine Subspecies von *S. bovis* angesehen wird (ebenso wie *S. intercalatum* als Subspecies von *S. haematobium*). *S. mattheei* hat große morphologische und biologische Ähnlichkeit mit *S. intercalatum*; die Eier beider Arten sind schwer voneinander zu unterscheiden (Abb. 165 b und d). SCHWETZ vermutet daher in *S. intercalatum* eine sekundär an den Menschen „angepaßte" Species.

Diese vier genannten Arten unterscheiden sich morphologisch nur durch die Gestalt ihrer Eier; sie entwickeln sich sämtlich in *Physopsis*-Arten. Während *S. bovis* zur Darm- wie zur Blasenbilharziose führen kann, verursacht *S. haematobium* nur Blasenbilharziose und *S. intercalatum* Darmbilharziose.

Tabelle 7. *Wesentlichste Unterscheidungsmerkmale afrikanischer Schistosoma-Arten.*

Schistosoma-Arten / Kennzeichen	S. mansoni	S. rhodhaini	S. haematobium	S. intercalatum	S. bovis
Stachel der Eier	Seitenstachel	Endstachel	Endstachel	Endstachel	Endstachel
Lage der weiblichen Genitalanlage	vordere Hälfte	vordere Hälfte	hintere Hälfte	hintere Hälfte	hintere Hälfte
Zahl der Eier	1—4	1	zahlreich	zahlreich	zahlreich
Zahl der Hoden	8—9	8—9	4—6	4—6	4—6
Zwischenwirt	*Planorbis*	*Planorbis*	*Physopsis, Bulinus*	*Physopsis*	*Physopsis*
Endwirt (Art der Erkrankung)	Menschliche *Darm*-Bilharziose	Nagerbilharziose	Menschliche *Blasen*-Bilharziose	Menschliche *Darm*-Bilharziose	Tierbilharziose

Es bestehen also zwei Typen der Darmbilharziose des Menschen: 1. Der gewöhnliche Typus, der durch *S. mansoni* herbeigeführt wird; dabei werden mit den Faeces Seitenstacheleier ausgeschieden. Die Entwicklung der Larven findet in *Planorbis*-Schnecken statt. 2. Der seltenere Typus, der durch *S. intercalatum* erzeugt wird. Dabei treten Endstacheleier in den Faeces auf, und Vertreter der Gattung *Physopsis* sind die Zwischenwirte.

Eine *Schistosoma*-Art, die sich vorwiegend in *Nagetieren* entwickelt, ist *S. rodhaini*. Sie gehört zur *Haematobium*-Gruppe. Die weiblichen Genitalien liegen in der vorderen Körperhälfte. Im Uterus befindet sich immer nur ein Ei. Die Männchen sind mit 8—9 Hoden versehen. Als Zwischenwirte kommen *Planorbis*-Arten in Frage. Die Eier sind poly-

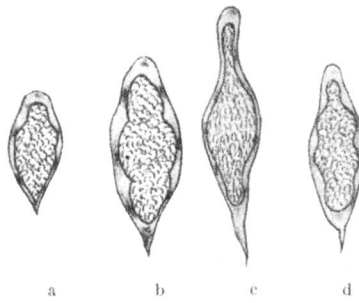

morph. Der Stachel liegt terminal oder subterminal, und der ihm gegenüberliegende Eipol ist abgerundet oder trägt einen kleinen hakenförmigen Anhang (SCHWETZ 1951).

Abb. 165 a—d. Eier verschiedener afrikanischer *Schistosoma*-Arten. a *S. haematobium*, b *S. mattheei*, c *S. bovis*, d *S. intercalatum* [stark schematisiert (etwa 100×)]. Nach SCHWETZ 1951.) Vgl. a und d mit Abb. 154, Variabilität des Endstachels.

Trichobilharzia szidati NEUHAUS 1952.

Durch die letzten Untersuchungen von NEUHAUS (1952) kennen wir in *Trichobilharzia szidati* den geschlechtsreifen Wurm zu einer in Deutschland die sog. Cercarien- oder Schistosomendermatitis erzeugenden Gabelschwanzcercarie, der *Cercaria szidati*. Die Würmer werden im Wassergeflügel, insbesondere in Hausenten und ihren Verwandten geschlechtsreif. Schnecken der Gattungen *Lymnaea* und *Radix* dienen als Zwischenwirte.

Morphologie und Entwicklung. *Weibchen* wie *Männchen* (beide etwa 3 : 0,02 bis 0,034 mm) sind an der ganzen Körperoberfläche von feinen Spitzchen bedeckt. Der Mundsaugnapf besitzt eine subterminale Mundöffnung; ein Pharynx fehlt. Der

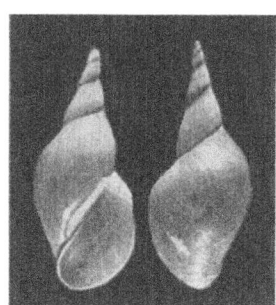

Oesophagus mündet in den Darm, der sich sogleich (kurz vor dem Bauchsaugnapf) gabelt. Ungefähr 1 mm vom Vorderende entfernt vereinigen sich die beiden Darmschenkel wieder zum hinteren unpaaren Darmabschnitt, der sich bis in die Nähe des Hinterendes erstreckt. Die Geschlechtsorgane erfüllen den größten Teil des Körpers. Das Ovar beginnt etwa 1 mm hinter dem Vorderende und hat eine Länge von 0,34 mm. Im Uterus liegt meist nur ein einziges Ei. Er mündet genau am hinteren Rand des Bauchsaugnapfes aus. Das Männchen ist durch den Canalis gynaecophorus und das spatelartig verbreiterte Hinterende gekennzeichnet. Die Länge des Canalis gynaecophorus beträgt etwa 0,22 mm; er ist nur im mittleren Körperabschnitt deutlich ausgeprägt. Der Hoden liegt im Hinter-

Abb. 166. *Lymnaea stagnalis*. Zwischenwirt der *Cercaria ocellata* und *C. szidati* (1:1). (Nach VOGEL 1930.)

körper zwischen dem Ende des Canalis gynaecophorus bis zur Verbreiterung des Hinterendes (etwa 70 Hodenbläschen).

Das *Ei* hat eine langgestreckte, spindelförmige Gestalt (170 : 9 μ), doch ist diese sehr wandlungsfähig. Nach der Ablage schwillt es in der Mitte an [eine Beobachtung, die auch für das Ei von *Schistosoma japonicum* gilt (VOGEL 1942)]. Man kann die häufigste Gestalt der Eier mit der eines Schiffchens vergleichen.

Das *Miracidium* entwickelt sich innerhalb von 4—5 Tagen im Ei, wenn dieses in der Darmwand liegt. 5—10 min nachdem die Eier ins Wasser gelangt sind, verlassen die Miracidien die Eihülle. Ihr Vorderende ist konisch zugespitzt, der übrige Körper fast zylindrisch gebaut. Er trägt mit Ausnahme des vordersten

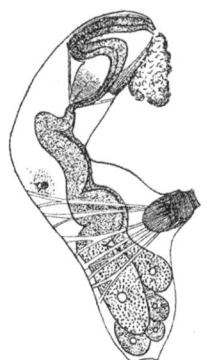

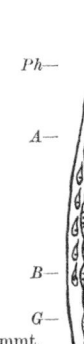

Abb. 167. *Cercaria ocellata* LA VALETTE aus *Lymnaea stagnalis*. Körper stark gekrümmt, in der Stellung, in der die Cercarie in die Haut eindringt, wobei gleichzeitig Fermente aus den mächtigen Kopfdrüsen abgegeben werden (225 ×). (Nach WESENBERG-LUND 1939.)

Teiles (Terebratorium) allseitig Wimpern. Bei 20° C leben sie etwa 20 Std. Sie verhalten sich negativ geotaktisch und positiv phototaktisch. Nach Versuchen von NEUHAUS werden sie wohl chemotaktisch zu den Zwischenwirten hingeführt. Sie reagieren jedoch nicht streng spezifisch. Geotaxis und Phototaxis führen die Miracidien vom Boden der Gewässer in das freie Wasser, wo sie dann von Schnecken chemotaktisch angelockt werden. Die Zwischenwirte *Lymnaea stagnalis* (Abb. 166) und *Radix peregra* (= *ovata*) werden bevorzugt angegangen.

In der Schnecke entwickelt sich bei Zimmertemperatur in etwa 40 Tagen eine schlauchförmige *Muttersporocyste* (Sporocyste erster Ordnung), in der sich *Tochtersporocysten* (Sporocysten zweiter Ordnung) bilden. In diesen entwickeln sich bereits Cercarien. Nach 80 Tagen findet man reife Cercarien.

Morphologie von C. szidati. Die *Cercaria szidati* NEUHAUS 1951 hat eine Größe von insgesamt etwa 1 mm. Die reife, gerade aus dem Zwischenwirt [die Schnecken *Lymnaea stagnalis* L. und *Radix peregra* (MÜLLER)] geschlüpfte Larve besitzt einen fast zylindrischen, gestreckten Vorderkörper und einen ziemlich langen, gegabelten Schwanz (Abb. 168). Die Cuticula des Vorderkörpers und des Schwanzes ist mit feinen nach rückwärts gerichteten Stacheln besetzt. Auch der Bauchsaugnapf trägt an seiner ganzen Außenfläche solche feinen Stacheln, die jedoch hier alle schräg nach dem eingesenkten Mittelpunkt des Saugnapfes zu gerichtet sind. — Bemerkenswert ist das längsovale *Kopforgan*, das ist der eng verschmolzene Komplex von Mundsaugnapf und Pharynx. Er wird von den Drüsenmündungen und von dem feinen Mundkanal durchzogen, der sich nach hinten in den Oesophagus und Gabeldarm fortsetzt. Der terminale Teil des Kopforganes kann eingestülpt werden, was beim Einbohren der Cercarie von Bedeutung ist.

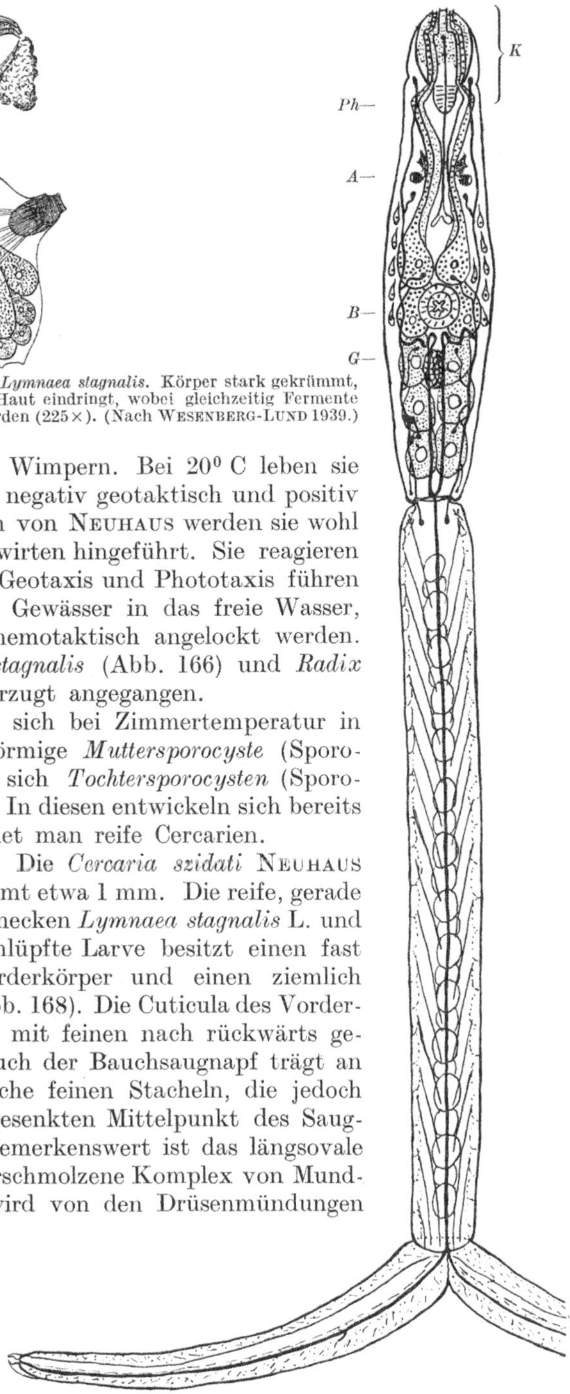

Abb. 168. *Cercaria szidati*. *A* Augen (Ocellen); *B* Bauchsaugnapf; *G* Genitalanlage; *K* „Kopforgan"; *Ph* Pharynx; total (225 ×). (Nach NEUHAUS 1952.)

Der Körper wird von mehreren Drüsenkomplexen erfüllt. Am auffälligsten sind 5 Paar Drüsen, die jedoch nicht gleiche Funktion besitzen (vgl. Abb. S. 286). Während die vorderen 2 Paare — sie liegen mit ihrem Zellkörper um den Bauchsaugnapf — beim Eindringen in die Haut verbraucht werden, wirken die drei hinteren Drüsenpaare beim weiteren Vordringen in das Wirtsgewebe mit.

Eine weitere Drüsengruppe (jederseits 12 relativ kleine Zellen) liegt links und rechts seitlich der erwähnten vorderen 2 Drüsenpaare. Ein weiteres Drüsenpaar liegt auf der Höhe des Ganglienknotens, diesem gegenüber. Es handelt sich wohl um die sog. Schlüpfdrüsen, die nur bei *den* Cercarien zu finden sind, die noch in der Sporocyste liegen. Nach dem Schlüpfen aus der Sporocyste bzw. der Schnecke sind diese Drüsen nicht mehr zu erkennen (vgl. auch S. 286, Abb. 158).

Von den Sinnesorganen fallen insbesondere die beiden *Augen* (daher *C. ocellata*) auf, die kurz hinter dem Gehirn liegen. Um die beiden Ausmündungsfelder der großen Drüsen herum liegen einige kleine Sinneskörper (je 9). Es handelt sich um chemische Sinnesorgane, die bei der Wirtsfindung mitwirken. — Das Exkretionssystem besteht aus drei vorderen, drei hinteren und einem im Schwanz gelegenen Paar von Terminalzellen mit Wimperflammen. Hinter dem Bauchsaugnapf vereinigen sich die Sammelkanäle jederseits zu einem Hauptkanal. Beide vereinigen sich am Hinterende des Körpers und münden in ein gemeinsames Bläschen. Im Anfangsteil des Schwanzes liegt links und rechts noch eine Terminalzelle; durch den Schwanz zieht ferner ein unpaarer Kanal, der sich in die beiden Gabeläste hinein verzweigt. — Die Anlage der Geschlechtsorgane für das erwachsene Tier liegt als ovaler Komplex kleiner, plasmaarmer Zellen auf der Ventralseite hinter dem Bauchsaugnapf.

Vorderkörper und Schwanz sind nur in einer kleinen, ringförmigen Kontaktzone miteinander fest verbunden. Im übrigen ist jeder der beiden Körperteile an der Übergangsstelle durch Cuticula von dem anderen abgegrenzt. Hier liegt offenbar eine Autotomieeinrichtung vor, die eine osmotische Schädigung des Vorderkörpers nach Abwerfen des Schwanzes verhindern soll.

Von besonderem parasitologischen Interesse ist die Beobachtung von NEUHAUS (1952), daß jede Wirtsschnecke eine eigene Cercarienmodifikation hervorbringt, die sich in ihrer Größe erheblich voneinander unterscheiden. Es handelt sich offenbar um „Standortmodifikationen", die vermutlich durch Altersunterschiede der Wirte im Zeitpunkt der Infektion wesentlich bedingt werden.

Kurz nach dem Eindringen in die Haut des Wirtes halten sich die Cercarien kurze Zeit im subcutanen Gewebe auf. Bald danach müssen sie aber Anschluß an das Blutgefäßsystem finden und werden dann mit dem Blutstrom über Herz und Lunge weitergetragen. Nach 8—12 Tagen findet man die ersten erwachsenen Würmer in der *Darmwand*. Die Entwicklung kann aber auch mehr als 20 Tage dauern. Die erwachsenen Würmer sitzen hauptsächlich in der Wand des ganzen Mitteldarms, selten auch im Enddarm, dagegen nicht in den Blinddärmen. Die Würmer halten sich nicht in Darmblutgefäßen, sondern fast ausschließlich in den verschiedenen Schichten der Darmwand auf. Die meisten der etwa 3 mm langen Tiere findet man in der Muscularis, Submucosa und Mucosa. Die gewöhnliche Lebensdauer der Parasiten dürfte höchstens 3 Monate betragen. Nach 4 Monaten fand NEUHAUS im Kot von drei infizierten Enten keine Eier mehr.

Reaktion des Wirtes. Die durch wandernde Würmer und Eier auftretenden Gewebezerstörungen sind lokal nicht unbedeutend, gehen aber im allgemeinen über die Darmwandgrenzen nicht hinaus. Junge Enten entwickeln sich trotzdem normal. Bemerkenswert ist die *histolytische Wirkung der Eier* auf das sie umgebende Gewebe, gleichgültig, ob die Eier in der Mucosa, Submucosa oder

Muscularis liegen. Noch vor der Ausbildung der Miracidien tritt in dem benachbarten Gewebe ein Zerfall ein, der wahrscheinlich den Eiern den Weg nach außen frei macht. Gelangen sie jedoch nicht schnell genug in das Darmlumen, so werden sie vom Wirt durch Bindegewebe abgekapselt. In diesen Kapseln liegen dann zentral die spindelartigen, abgestorbenen Eier.

Cercarien- oder Schistosomendermatitis.

Die *Cercarien-* oder *Schistosomendermatitis* ist eine Hautkrankheit, die über weite Gebiete der Erde verbreitet ist. Sie wird in erster Linie durch Cercarien aus der *Ocellata*-Gruppe herbeigeführt. Unter diesem Namen werden die augenflecketragenden Gabelschwanzcercarien zusammengefaßt, die neben dem Menschen auch Enten, Hühner, Mäuse und andere Warmblüter befallen. Da die Erkrankung vielfach nach dem Baden in dafür bekannten Seen und Teichen auftritt, wird sie auch „Badedermatitis" genannt. Nach den grundlegenden Untersuchungen von NEUHAUS (1952) tritt sie unter anderem in bestimmten Gebieten Bayerns bei den Karpfenzüchtern als ausgesprochene Berufskrankheit auf. Die Karpfenbauern müssen bei ihrer Arbeit zeitweilig bis zu den Hüften im Wasser stehen. Dabei wird der vom Wasser benetzte Teil des Körpers von den Cercarien befallen, die heftig juckende Quaddeln erzeugen. Der Juckreiz ist viel stärker als etwa der nach einem Mückenstich. Nach 3—5 Tagen klingen die Erscheinungen allmählich wieder ab; sie sind jedoch zum Teil noch nach 14 Tagen bemerkbar, aber nach etwa 18 Tagen meist gänzlich verschwunden (EMMEL).

Folgende *europäische* Cercarien der *Ocellata*-Gruppe sind als Erreger der Cercariendermatitis bekanntgeworden:

Cercaria ocellata LA VALETTE ST. GEORGE 1855, *C. parocellata* JOHNSTON und SIMPSON 1939, *C. pseudocellata* SZIDAT 1942, *C. neocellata* SZIDAT 1942, *C. Bilharziellae polonicae* SZIDAT 1942, *C. szidati* NEUHAUS 1951 (= *C. parocellata* SZIDAT 1942).

Eine nicht geringere Anzahl von Cercarien der gleichen Gruppe ist aus den außereuropäischen Ländern bekanntgeworden, so unter anderem:

C. elvae (= *C. ocellata* ?), *C. oregonensis*, *C. gyrauli*, *C. elongata*, *C. longicauda*.

Nach EMMEL lassen sich die Cercarien der *Ocellata*-Gruppe auf zwei in physiologischer Hinsicht voneinander verschiedene Typen zurückführen: der eine Typus bleibt im Wasser ständig schwimmend (z. B. *C. ocellata*), während sich der andere festsetzt (z. B. *C. parocellata*); doch beide wenden sich mit dem Bauchsaugnapf dem Lichte zu.

Die Cercarien der *Ocellata*-Gruppe sind wohl vorwiegend Larven, deren zugehörige geschlechtsreife Formen im Wassergeflügel leben (z. B. *Cercaria elvae* von *Trichobilharzia ocellata* (MCMULLEN und BEAVER 1942) und *C. szidati* von *Trichobilharzia szidati* NEUHAUS 1952).

Reaktion des Wirtes (Pathogenese). Die Schistosomendermatitis ist „wenigstens zum Teil eine Folge der geringen Aktionsspezifität der Cercarien bei der Wirtsfindung, die nur ganz allgemein auf Warmblüter einigermaßen abgestimmt ist" (NEUHAUS 1952). Dadurch befallen diese Cercarien auch gern die Haut des Menschen, in der sie aber bald zugrunde gehen. Die aus der Invasion resultierenden subjektiven Hauterscheinungen können sehr unangenehm sein. Sie werden vielfach als *allergische Reaktionen* gedeutet; denn nach einer ersten Cercarieninvasion pflegen oft keine erheblichen Hautveränderungen einzutreten. Erst nach etwa 4 Wochen hat sich eine Sensibilisierung eingestellt, nach der die Haut bei Neubefall erheblich stärker reagiert als bei dem ersten Kontakt mit den Cercarien (HUNTER, SHILLAM, TROTT und HOWELL 1949).

An der befallenen Stelle der Haut setzt nach etwa 3—5 min ein prickelnder Juckreiz ein, der unter periodischen Schwankungen lange Zeit anhält. An den

Invasionsstellen treten rote Flecken auf, die nach 24 Std etwa $^1/_2$ cm Durchmesser erreichen (Abb. 169). Am 2. bis 3. Tag bilden sich juckende Quaddeln, die von einer schmalen Erythemzone umgeben werden. Danach wird der Juckreiz geringer. Nach einer Woche bestehen noch kleine Papeln, die langsam abblassen. An der Oberfläche tritt eine Abschuppung auf, und nach 10—18 Tagen sind die Hautveränderungen gänzlich verschwunden. Verlauf und Intensität der Hauterscheinungen sind individuell verschieden.

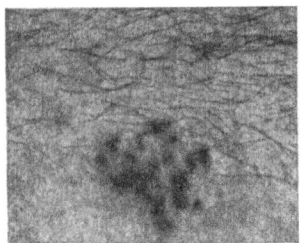

Abb. 169. *Cercariendermatitis*, erzeugt durch experimentelles Aufbringen von *Cercaria ocellata* aus *Radix auricularia*. Umgebung der Eindringungsstellen stark gerötet ($^2/_3$ natürlicher Größe). (Nach EMMEL, Selbstversuch.)

Nach den Selbstversuchen von VOGEL dringen die Cercarien an beliebigen Stellen der Körperoberfläche ein und werfen beim Eindringen in die Haut, wobei ihnen das histolytische Sekret ihres umfangreichen Drüsenapparates behilflich ist, ihren Schwanz ab. Nach 24 Std sitzen die Cercarien am Ende eines gewundenen Bohrganges von $^1/_2$ bis mehreren Millimetern Länge, in dessen Umgebung die Epidermis teils aufgelockert und vacuolisiert, teils völlig erweicht ist. Man findet ballonartig aufgetriebene Epithelzellen mit oft geschrumpftem Kern. Von der Cutis her setzt eine Infiltration des Epithels mit Rundzellen und polymorphkernigen Leukocyten ein (vgl. Abb. 170).

Epidemiologie. Die Cercarien der *Ocellata*-Gruppe treten nur zu einer bestimmten Jahreszeit auf. Die von NEUHAUS beschriebene *Cercaria szidati*

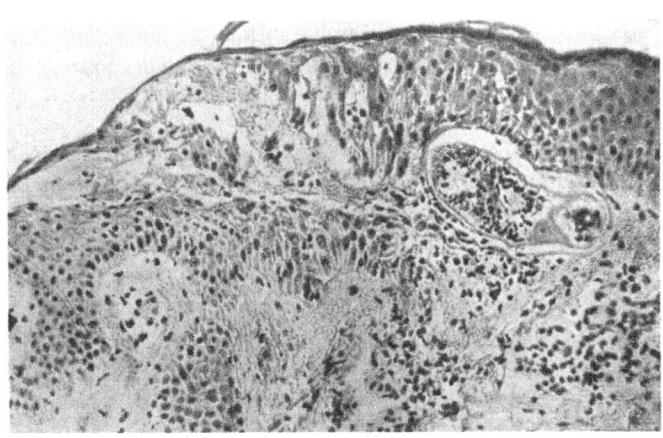

Abb. 170. *Cercarie im basalen Teil der menschlichen Epidermis.* Im linken oberen Bildteil Vacuolisierung, Auflockerung und Nekrose des Epithels. Einwanderung von Rundzellen und Polymorphkernigen (172:1). (Nach VOGEL 1930.)

wurde von ihm in den Monaten Juni bis September mit einem Maximum im Juli bis Anfang August festgestellt. Der Anteil infizierter Schnecken schwankte in dem bayrischen Befallsgebiet zwischen 1 und 22% (Durchschnitt 2—3%). Wenn man bedenkt, daß eine einzige Schnecke 8000—10000, wahrscheinlich sogar mehr als das Doppelte, an Cercarien produziert, dann kann man sich eine gewisse Vorstellung von dem Ausmaß der Verseuchung eines Gewässers machen. Die Schnecken gehen durch den Befall mit den Sporocysten bzw. Cercarien in der Regel nicht zugrunde, doch kann durch plötzliches Ausschwärmen beträchtlicher Cercarienmengen die Schädigung so groß werden, daß die z. B. durch Mehrfachinfektion noch zusätzlich geschädigten Tiere zugrunde gehen.

Die freien Cercarien leben in Wasser von 20⁰ C etwa 48—60 Std. Bei etwa 24⁰ sind die meisten nach ungefähr 40 Std tot. In der freien Natur dürfte die Lebensdauer bei der gewöhnlich geringeren Durchschnittstemperatur meist mehr als 60 Std betragen.

Die *Wirtsfindung* wird durch positive Phototaxis und negative Geotaxis, die die Cercarien in die oberen Wasserschichten führen, gefördert. Schattenreflexe aktivieren die ruhig wartenden Cercarien, die bei Annäherung eines Warmblüters, durch Thermotaxis und Chemotaxis geleitet, die Haut des Wirtes aufsuchen, sich festsetzen und dann einbohren. Diese Reaktion ist relativ unspezifisch; denn sie beschränkt sich nicht einmal auf Warmblüter, sondern kann unter Umständen auch kaltblütige Wirbeltiere umfassen.

8. Cysticerke Riesencercarien.

Außer den gewöhnlichen Gabelschwanzcercarien, die zu den Bluttrematoden (*Schistosomatidae*) des Menschen und der Haustiere gehören (Abb. 171 g), gibt es eine Reihe von ungewöhnlichen Arten, die als „*cysticerke Riesencercarien*" bekanntgeworden sind (Abb. 171 a—f). Wie ihr Name besagt, sind sie auffallend groß; sie erreichen zum Teil eine Länge von mehr als 7 mm. Der eigentliche Larvenkörper (sog. Distomulum) ist in eine Cyste eingeschlossen, der ein riesiger Gabelschwanz anhängt (Cysticercus = Cystenschwanz). Ihr erster Entdecker RAMSAY WRIGHT (1885) hielt sie wegen ihrer eigenartigen Gestalt nicht für Cercarien, sondern für „schwimmende Sporocysten".

Funde von cysticerken Riesencercarien vom Typ der *Cercaria mirabilis* M. BRAUN (Abb. 171 a) sind äußerst selten zu verzeichnen. Von den seit 1885 beschriebenen Arten stammen einige aus Nord-Amerika und zwei aus Deutschland. M. BRAUN fand 1891 in einem Exemplar der Schnecke *Galba palustris var. corvus* auf der Kurischen Nehrung die von WRIGHT beschriebene Gabelschwanzcercarie *Cercaria mirabilis* (etwa 6 mm), die sich in üblicher Weise in Sporocysten von beträchtlicher Größe in der Mitteldarmdrüse entwickelt hatte. Eine Cercarie von fast gleicher Größe entdeckte FAUST (1918) in Nord-Amerika (*C. macrostomum*; etwa bis 5 mm). Die weiteren Arten (vgl. Abb. 171) sind, gemessen an diesen beiden Riesen, schon wieder klein zu nennen, obgleich sie gegenüber der Cercarie des großen Leberegels (Abb. 171 h) auch noch recht groß genannt werden müssen (z. B. *C. splendens* SZIDAT 1932 aus *Planorbis planorbis*).

Morphologie und Entwicklung von Cercaria mirabilis und C. splendens.

Als Beispiele für diese ungewöhnlichen Cercarien seien die beiden Arten *Cercaria mirabilis* M. BRAUN und *C. splendens* SZIDAT etwas eingehender beschrieben. Beide Arten wurden von SZIDAT (1932) ebenfalls auf der Kurischen Nehrung gefunden.

Entwicklung im Zwischenwirt. Die Cercarien entwickeln sich in *Redien*, großen, wurstförmigen, schwefelgelb gefärbten Schläuchen, in der Mitteldarmdrüse ihrer Wirtsschnecken (vgl. auch „königsgelbe Würmer" nach BOJANUS, S. 23) (*Cercaria mirabilis* in *Galba palustris var. corvus*, *Cercaria splendens* in *Planorbis planorbis* L.). Durch die ungewöhnliche Größe der Redien gehen diese meist über den Umfang der Drüse hinaus, so daß sie zum Teil in die Atemhöhle und den Mantelsack der Schnecke hineinragen. In den Redien entwickeln sich die Cercarien aus Keimballen, die aus einem dem Pharynx gegenüberliegenden Keimlager entstehen. Die äußere Ähnlichkeit, die sie mit den gewöhnlichen Gabelschwanzcercarien der Schistosomiden haben, bleibt nahezu bis zum Ausschlüpfen aus den Redien bestehen. Im unteren Teil des unpaaren Schwanz-

stückes und in dem gegabelten flossenartigen Schwanzende treten schon frühzeitig hellgelbe Pigmentkörner auf. Der eigentliche Cercarienkörper trägt zwei
Saugnäpfe, einen deutlich erkennbaren Pharynx, zwei Darmschenkel, ein Ex-
kretionsgefäßsystem mit zahlreichen Wimperflammen und eine bereits voll entwickelte Geschlechtsanlage. Diese besteht aus drei deutlich getrennten Zellhaufen, an denen bereits die Anlagen der Ausführgänge, die unter dem Bauchsaugnapf nach vorn bis zu einer Anlage des Cirrusbeutels ziehen, erkennbar sind.

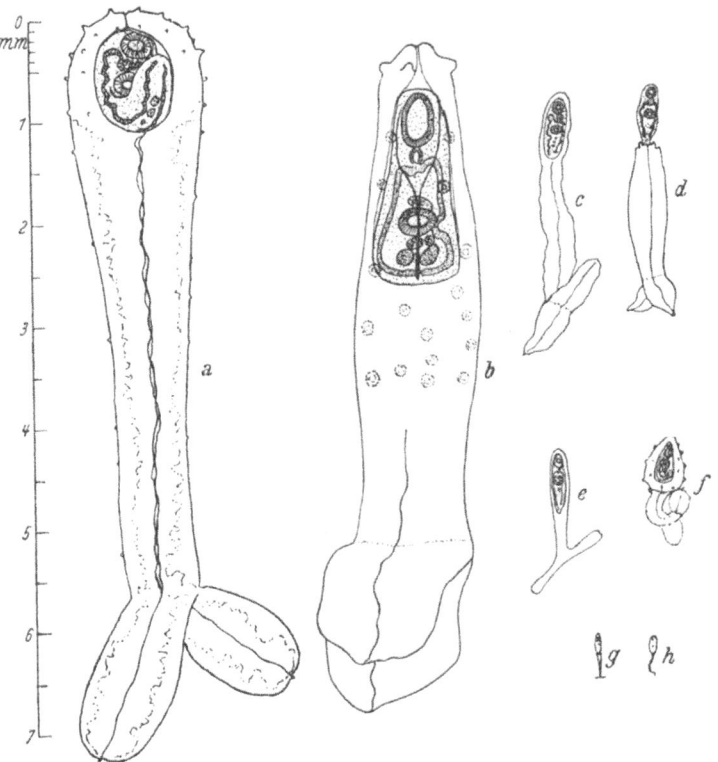

Abb. 171a—h. *Verschiedene Cercarienarten im gleichen Maßstab.* a—f Riesencercarien; g und h gewöhnliche
Cercarien. a *Cercaria mirabilis* M. BRAUN. b *C. macrostoma* FAUST. c *C. anchoroides* H. B. WARD. d *C. brooko-
veri* FAUST. e *C. whrigthii* H. B. WARD. f *C. splendens* SZIDAT. g Cercarie von *Bilharziella polonica.* h Cercarie
des großen Leberegels *Fasciola hepatica* (etwa 13,5×). (Nach SZIDAT 1932.)

Es kommt jedoch niemals bis zur Bildung von Geschlechtsprodukten. Diese
relativ vollkommene Ausbildung hat der Larve den Namen *Distomulum* (= kleiner
Egel) eingetragen.

Die *schlupffähigen Cercarien* verlassen die Redie anscheinend durch den auch
als Geburtsöffnung dienenden Pharynx. Sie halten sich danach noch einige
Zeit in der Mitteldarmdrüse der Schnecke auf, von deren Substanz sie sich, wie
schon die Redie, ernähren. Erst beim Verlassen des Zwischenwirtes oder kurz
danach bildet sich die charakteristische Schwanzkammer aus, die nur im Kontakt
mit Wasser entsteht. Bei *Cercaria mirabilis* quellen Cuticula und Parenchym
aller Schwanzteile auf und füllen sich offenbar prall mit Wasser. Dabei wird
der Wurm von dem nach vorn drängenden Schwanzmaterial allseitig dicht umschlossen, so daß die charakteristische Cyste entsteht.

Das *Ausschwärmen der Cercarien* erfolgt nur am Vormittag (meist zwischen
10 und 12 Uhr). Wichtig für das Ausschwärmen der cysticerken Riesencercarien

scheint eine gute Ernährung des Zwischenwirtes zu sein. Die tägliche Cercarienproduktion einer gut ernährten Schnecke beträgt nach SZIDAT 6—8 Cercarien. Merkwürdig ist, daß die befallenen Schnecken anscheinend nicht sehr unter den Parasiten zu leiden haben.

Die *freigewordene Cercarie* (*C. mirabilis*) besteht aus einem langgestreckten, keulenförmigen, unpaaren Schwanzteil, in dem auch die Cyste mit dem jungen Wurm liegt, und den am dünneren bandförmigen Endteil sitzenden flossenartigen Ästen. Der vordere Teil trägt unregelmäßig verteilte Höckerkränze. Die im allgemeinen durchsichtige Cercarie enthält in den Randbezirken (vgl. punktierte Randzone in Abb. 171a) zahlreiche gelbe Pigmentkörner im Parenchym des Schwanzes. Der junge Wurm liegt meist eingerollt in der Schwanzkammer. Aus dieser läßt er sich mit Hilfe von Nadeln leicht herauspräparieren.

Die *Lebensdauer der Cercarie* beträgt etwa 3 Tage. In diesem Zeitraum bewegt sie sich in charakteristischer Weise. Mit kräftigen, nach links und rechts gerichteten Schlägen des Schwanzendes wird sie nahezu senkrecht emporgetrieben, schwebt dann mit T-förmig ausgebreiteten Gabelästen vollkommen bewegungslos im Wasser, klappt danach die Flossen zusammen und sinkt wie ein gelber Strich langsam zu Boden. Durch Ausbreiten der Schwanzäste wird die Bewegung wieder aufgehalten und nach kurzer Zeit treiben einige Schläge mit dem Schwanz die Cercarie erneut nach oben. Die Bewegung gleicht etwa der von *Culex*-Larven, die sich ebenfalls mit kräftigen, schnellen Schlägen vom Boden zur Wasseroberfläche arbeiten.

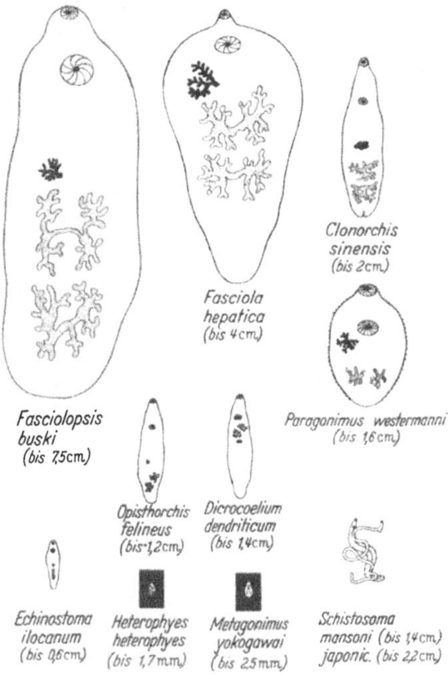

Bei *Cercaria splendens* ist der Kammerabschnitt nicht keulen-, sondern birnenförmig, unpigmentiert und fast völlig durchsichtig (Abb. 171f). Dagegen ist der junge Wurm leuchtend schwefelgelb gefärbt. Die Bewegungsart weicht jedoch von der der *Cercaria mirabilis* ab. Der Kopfteil der Cercarie hängt während des Schwimmens nicht nach unten, sondern er wird aufrecht getragen. Die Bewegung erinnert an die der *Culex-Puppen*; sie schwimmen ruckartig aufwärts.

Abb. 172. Die wichtigsten der im vorstehenden Text behandelten *Trematoden*-Arten in schematischer Darstellung zum Vergleich der Größenverhältnisse (etwa natürliche Größe). Schwarz: Ovar, punktiert: Hoden (Original).

Entwicklung im Endwirt. *Cercaria mirabilis* entwickelt sich im Magen von Raubfischen zum geschlechtsreifen Wurm. Sie wird z. B. von planktonfressenden, jungen Hechten gern verzehrt und siedelt sich an der Magenwand an. Es entwickelt sich der zur Gattung *Azygia* (*A. lucii* O. F. MÜLLER, Ordnung *Strigiatoidea*) gehörende Egel. Nach 4 Tagen ist der Wurm zur doppelten Größe herangewachsen, am 10. Tage bereits geschlechtsreif und trägt im Uterus Eier. Seine endgültige Größe erreicht er jedoch erst nach mehreren Monaten. Die gesamte Lebensdauer des Wurmes scheint aber 1 Jahr nicht zu überschreiten.

Die Würmer bleiben auch dann am Leben, wenn kleine befallene Hechte von größeren Artgenossen gefressen werden. Sie setzen dann im Magen des zweiten

Tabelle 8. *Übersicht über die Entwicklungsgänge verschiedener Trematoden.*

	Fasciola, Fasciolopsis	Dicrocoeliun	Echinostoma	Clonorchis, Opisthorchis	Heterophyes	Metagonimus	Paragonimus	Schistosoma
Eier:								
unentwickelt abgelegt	+		+				+	
entwickelt (mit Miracidium) abgelegt		+		+	+	+		+
Miracidium in Eihülle vom Zwischenwirt aufgenommen		+		+	+			
Miracidium frei (aktive Invasion des Zwischenwirtes)	+		+		?	+	+	
Sporocyste I (Muttersporocyste)	+	+		+	+	+	+	+
Sporocyste II (Tochtersporocyste)		+						+
Redie I (Mutterredie)	+		+	+	+	+	+	
Redie II (Tochterredie) . . .	+		+			+	+	
Cercarie	+	+	+	+	+	+	+	+
Zwischenwirt[1] der Metacercarie . .	Pflanze	Pflanze	Schnecke	Fisch	Fisch	Fisch	Krebs	ohne
Art der Invasion des Endwirtes .	oral	oral	oral	oral	oral	oral	oral	aktiv percutan

Links am Rand, vertikal: **Parthenita** (umfasst Sporocyste I, Sporocyste II, Redie I, Redie II)

[1] Vgl. dazu die Einschränkung S. 26 mitte.

Endwirtes ihre Entwicklung fort (vgl. S. 316 *Sparganum* bei *Diphyllobothrium*). So können junge Hechte zu einem Transportwirt werden; denn alte Hechte sind keine Planktonfresser mehr und können daher eigentlich den Magenegel nicht direkt, sondern nur durch Verschlingen einer größeren Beute erwerben.

Die Entwicklung des Magenegels der Hechte bedarf also in der Regel keines zweiten Zwischenwirtes und gleicht damit der von *Schistosoma*.

b) Cestoden (Bandwürmer).

Die zweite Klasse der *Plathelminthen* (Plattwürmer) bilden die *Cestoden (Cestoidea)* oder *Bandwürmer*. Sie leben im geschlechtsreifen Zustande ausschließlich entoparasitisch und meist als Darmschmarotzer. Findet man unter den Trematoden noch Ektoparasiten und Entoparasiten mit einem Darmkanal, so sind die *Cestoden* so stark auf ihre rein *ento*parasitische Lebensweise eingestellt, daß sie vorwiegend Geschlechtszellen ausbilden; ihr hermaphroditer Geschlechtsapparat nimmt den weitaus größten Teil des Wurmkörpers ein.

Die einfachsten Bandwürmer haben gewisse Ähnlichkeit mit Trematoden. Es ist jedoch (nach Fuhrmann) nicht richtig, die Cestoden *phylogenetisch* von den Trematoden abzuleiten, was verschiedene einfach gebaute Cestoden nahe zu legen scheinen, sondern die beiden Klassen der Plathelminthen stellen zwei nebeneinander aus nahe verwandten, rhabdocölen Turbellarien hervorgegangene Entwicklungsreihen dar.

Schon die *äußere Gestalt* und die Anordnung der Haftorgane der Cestoden sind vollkommen verschieden von denen der digenen Trematoden. Auch die Ähnlichkeit im Bau des Geschlechtsapparates ist nach Fuhrmann nur scheinbar vorhanden. Man findet nur bei den keineswegs primitiven Diphyllobothriiden gewisse Übereinstimmungen hinsichtlich der Form des Uterus mit *den* Saugwürmern, die hauptsächlich höhere Vertebraten bewohnen, während auch hier die Lage der Uterusöffnung wesentlich verschieden ist. Es gilt die allgemeine Regel, daß primitiv erscheinende Cestoden nur bei primitiven Vertebraten vorkommen, eine Beobachtung, die übrigens auch bei den Trematoden gemacht werden kann

(SZIDATsche Regel, s. S. 7). — Die *Entwicklung* der digenen Trematoden und der Cestoden ist ebenfalls wesentlich voneinander verschieden. Die primären Larven der Digenea vermehren sich parthenogenetisch in Mollusken, die primären Larven mancher Cestoden dagegen entwickeln sich in der Leibeshöhle von Krebsen. Bei den Cyclophyllideen ist dann — vielleicht infolge der terrestrischen Lebensweise der Endwirte — der Entwicklungscyclus um den primären Wirt und die primäre Larve verkürzt worden.

Die Klasse der *Cestoidea* wird in zwei Unterklassen aufgeteilt: in die der *Cestodaria* und der *Cestoda*. Während die Gruppe der Cestodaria nur aus wenigen Gattungen und Arten besteht, die zudem untereinander morphologisch und anatomisch recht verschieden sind, gehören zu den Cestoda zahlreiche Arten, unter ihnen auch alle Bandwurmarten des Menschen.

Die *Cestodaria* lassen sich kurz wie folgt kennzeichnen: Parasiten von Fischen, die in der Leibeshöhle oder im Darm leben und nur einen einfachen hermaphroditen Genitalapparat besitzen. Die im Ei entstehende Larve, sog. *Lycophora*, besitzt 10 Haken. Über die Ontogenese dieser Bandwürmer sind wir nur mangelhaft unterrichtet. Bei der Ordnung *Amphilinidea* wird ein Zwischenwirt (Crustaceen) in Anspruch genommen; Endwirte stellen Störe, Wels und andere Fische. Über die Entwicklung bei den Vertretern der Ordnung *Gyrocotylidea* wissen wir noch so gut wie nichts (vgl. FUHRMANN 1933).

Die *Cestoda* umfassen die Ordnungen der *Tetraphyllidea*, *Diphyllidea*, *Tetrarhynchidea*, *Pseudophyllidea* und *Cyclophyllidea*. Diese Namen gehen auf die jeweils recht charakteristischen Ausbildungen der Scolices zurück. Die folgenden Ausführungen beziehen sich jedoch in erster Linie auf die letzten beiden Ordnungen (vgl. auch die Übersicht S. 312).

Allgemeine Morphologie.

Den Bandwürmern fehlen Mundöffnung und Darm. Ihr *Kopf* (Scolex) ist mit Haftorganen versehen und sitzt *an dem schmalen, dünnen Ende* des Wurmes, ist also immer kleiner als die meisten Glieder der Gliederkette (*Strobila*). Auf den Kopf mit dem Kopfstiel (oder „Hals") folgt die eigentliche Proliferationszone mit der Gliederkette. Der Kopf dient vorwiegend der Befestigung des Parasiten an der Darmwand des Wirtes. Dabei helfen ihm die Haftapparate (Hakenkränze, Sauggruben oder Saugnäpfe) (vgl. Abb. 4, *1*, S. 9). Man findet sie in den folgenden drei Ausführungen:

1. *Bothrien:* Dieses sind rundliche oder längliche Sauggruben, deren Wand meist wenig über die Umgebung hervorragt und sich vom umgebenden Parenchym nicht absetzt (Abb. 176).

2. *Bothridien:* Dieses sind Sauggruben, die sich scharf vom umgebenden Parenchym absetzen und über das umgebende Gewebe mehr oder weniger — oft auf Stielen — hervorragen. Die Bothridien können durch Scheidewände in mehrere Areolen unterteilt sein (vorwiegend bei Tetraphyllideen).

3. *Acetabulum:* Dieses ist der echte Saugnapf, ein deutlich gegen das Parenchym abgesetztes, konzentrisch gebautes Saugorgan, das meist nur wenig über die Umgebung hervorragt (Abb. 191).

Die Anzahl der Saugorgane beträgt meist zwei oder vier.

Häufig trägt der Scolex neben den Saugapparaten einen *Hakenkranz*, der meist aus einer einfachen oder doppelten Reihe einzelner Haken zusammengesetzt ist und vielfach auf einem sehr beweglichen, rüsselartigen Organ (Rostrum oder Rostellum) sitzt (Abb. 187). Die einzelnen Haken sind oft recht kompliziert gebaut, entwickeln sich dabei jedoch aus einfacheren Haken. Das ganze Rostellum kann in eine Tasche zurückgezogen werden. — Zwei Grundformen dieser Haken findet man immer wieder: 1. Die Rosendornform (z. B. bei *Dipylidium*) (Abb. 174), 2. die Krallenform (z. B. bei *Taenia*) (Abb. 173). Die erste Form trägt auf einer ovalen oder runden Platte den Haken, während die zweite Form zwei Wurzelfortsätze besitzt, an denen Muskeln wie an Hebelarmen ansetzen. Wegen der Konstanz der Form und ihrer typischen Anzahl bieten die Haken Anhaltspunkte bei der *Art*bestimmung; die Form der Haken läßt sich zusätzlich bei der *Alters*bestimmung verwenden.

Manche Bandwürmer können nach Verlust des Scolex durch Umwandlung eines vorderen Strobilateiles einen Pseudoscolex, ein passives Haftorgan, ausbilden.

Der Halsteil verbindet Kopf und Gliederkette. In seinem Bereich liegt bei den *Cyclophyllidea* die Wachstumszone der Strobila, die histologisch aus einer undifferenzierten, sehr zellkernreichen Region besteht. Hier erfolgt die Bildung der jungen Glieder (Proglottiden), in denen sich mit zunehmender

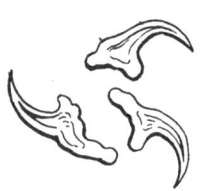

Entfernung vom Scolex die Geschlechtsanlagen in Form von dichteren Zellhaufen oder -strängen differenzieren. Die Zahl der Glieder kann gering (z. B. 3—4 bei *Echinococcus granulosus*), aber auch außerordentlich groß sein (*Taenia saginata*). Bei langen Bandwürmern ist die Zahl der Glieder naturgemäß vom Alter des Wurmes abhängig. Die jüngsten liegen an der Proliferationszone und sind immer breiter als lang (Abb. 205).

Abb. 173. *Echinococcus granulosus*. Häkchen vom Scolex (1000×). (Nach RIBBERT-HAMPERL 1944.)

Der Hinterrand des Gliedes kann über das nachfolgende etwas übergreifen (craspedot) oder es können je zwei Glieder eng aneinanderstoßen (acraspedote Strobila). Mit zunehmender Entfernung vom Kopf läßt sich die fortschreitende Entwicklung der Gliederreifung verfolgen. Die letzten Proglottiden lösen sich entweder einzeln (apolytisch) oder in ganzen Ketten (anapolytisch) ab. Im allgemeinen enthält jedes reife Glied einen kompletten hermaphroditen Geschlechtsapparat. An einer noch *vollständigen* Strobila ist das *Endglied*, zuweilen auch mehrere Glieder, *ohne* Genitalanlage (vgl. S. 313 bei *Diphyllobothrium*). — Verschiedene Bandwürmer der Gattung *Ligula* zeigen jedoch keine Gliederung, obgleich sie auch mehrere Geschlechtsanlagen beherbergen.

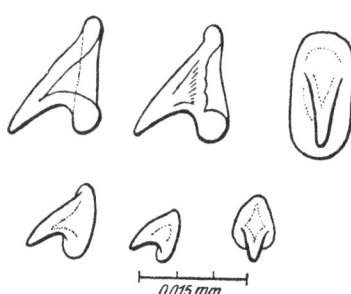

Die Bandwurmglieder sind in dorsoventraler Richtung abgeplattet. Die Seite, die die Uterusöffnung trägt, gilt allgemein als die ventrale; fehlt eine solche Öffnung, so wird die Seite als ventral bezeichnet, der die weiblichen Organe genähert liegen.

Die *äußere Bedeckung*, die Cuticula, eine aus mehreren Schichten bestehende elastische Membran, liegt der Basalmembran an, unter der sich Ring- und Längsmuskulatur hinziehen. Darunter befindet sich die Subcuticularschicht, die aus spindel- oder kegelförmigen Zellen besteht. Hautdrüsen sind anscheinend selten zu finden.

Abb. 174. *Dipylidium caninum*. Rosendornhaken vom Rostellum (1000×). (Nach WITENBERG 1952.)

Die Grundsubstanz des Wurmkörpers besteht aus einem Parenchym, in das die meisten Organe eingebettet sind. Es wird von zahlreichen Zellen gebildet, die untereinander durch Ausläufer netzartig in Verbindung stehen. Die Hohlräume sind von Gewebsflüssigkeit erfüllt. Außerdem findet man, vorwiegend in der Rindenschicht, Kalkkörperchen aus kohlensaurem Kalk, die z. B. von ZUNKER als mögliche Exkretionsprodukte gedeutet werden. Die weiße Farbe des Bandwurms geht auf diese Kalkeinschlüsse zurück. Gelegentlich trifft man auch Pigmentierung (z. B. die gelblichen Eikammern der Glieder von *Dipylidium caninum*), über deren Natur aber nichts bekannt ist.

Das *Nervensystem* besteht aus einigen Längssträngen, die seitlich neben den Längsgefäßen durch die ganze Gliederkette ziehen und durch Queräste miteinander in Verbindung stehen (Abb. 186, *N*). Am Scolex sind sie durch eine Commissur verbunden und senden Seitenzweige zu den Haftapparaten.

Außerdem ist das periphere Nervensystem gut ausgebildet und führt zur Entwicklung eines subepithelialen Nervenplexus.

Die *Muskulatur* der Bandwürmer besteht, von vereinzelten Ausnahmen abgesehen, aus glatten Muskelfasern. Die Längsmuskeln verlaufen in kontinuierlichen Platten oder in radiär geordneten Bändern durch den ganzen Körper; die Quermuskeln sind dagegen gliedweise unterbrochene Muskelschichten, welche als dorsale und ventrale Platten das Innere der Glieder umschließen. Außerdem ziehen sagittale Muskelzüge mitten durch die Proglottiden. Besondere Muskeln sitzen unter anderem an den Saugnäpfen und Haftapparaten, sowie an den Geschlechtsöffnungen.

Das *Exkretionssystem* besteht aus Längskanälen, die jederseits am Rand durch den ganzen Wurm ziehen und als Sammelröhren die Exkrete aus den Capillaren und Wimpertrichtern (Protonephridien) aufnehmen (Abb. 177, *Ex*). Im Scolex befinden sich ein Hauptringgefäß und kleinere Ringgefäße an den Haftorganen, also an Orten besonderer Muskeltätigkeit. Bei den Pseudophyllideen bestehen noch Gefäßnetze, die zwischen subcuticulärer Zellage und innerer Muskelschicht liegen. Das Exkretionssystem endet vielfach mit der Queranastomose des letzten Gliedes und dann mit paarigen Exkretionsöffnungen, dagegen beim völlig intakten Wurm im letzten Glied mit einer unpaaren Harnblase und unpaarem Exkretionsporus, oder endet frei. Außer diesen Öffnungen gibt es noch die Foramina secundaria an der Cuticula der Seitenflächen, die durch feine Gefäße mit dem Exkretionssystem in Verbindung stehen. Klappenventile in jedem Glied verhindern den Rückfluß der Exkretionsflüssigkeit.

Die *Geschlechtsorgane* der Bandwürmer sind in der Regel hermaphrodit. Wenige Arten sind getrennt-geschlechtlich (z. B. *Dioecocestus*). Da die Ausbildung des Geschlechtsapparates je nach Species recht verschieden ist, wird sein Bau bei den einzelnen Arten besonders beschrieben. Er entwickelt sich aber immer aus Zellen des jungen, undifferenzierten Parenchymgewebes und stellt anfangs einen medianen Zellhaufen dar, aus dem sich das Ovar und bei einem Teil der Bandwürmer auch der Dottersack und seine Ausführgänge differenzieren (Abb. 186, S. 324). Grundsätzlich bestehen die männlichen Organe aus einer wechselnden Anzahl von Hoden oder Hodenbläschen (*H*), von denen Vasa efferentia zu einem Vas deferens führen. Dieses ist entweder mehrfach gewunden oder an einer Stelle zu einer Samenblase erweitert. Das Vas deferens mündet in den Cirrusbeutel (*C*), einen das männliche Begattungsorgan, den Cirrus, umschließenden muskulösen Sack. Unmittelbar neben dem Cirrus mündet die Vagina, oft in das gemeinsame Genitalatrium (*G*). Die Vagina verläuft meist ziemlich gestreckt zum weiblichen Keimdrüsenkomplex; eine Erweiterung wird zum Receptaculum seminis. Bei einigen Arten kann die Vagina fehlen. — Die eigentliche Keimdrüse (*O* in Abb. 186) ist paarig angelegt und aus einzelnen Schläuchen zusammengesetzt. Die Eizellen werden durch einen Gang (Germidukt oder Ovidukt) weitergeleitet, der in seinem letzten Teil, hinter der Einmündungsstelle des Ductus seminalis, als *Befruchtungsgang* bezeichnet wird. Dieser nimmt den Dottergang auf und bildet den Ootyp, der von einer Schalendrüse (*Sch*) umgeben wird. Deren Sekret liefert das Klebemittel für die noch nicht verschmolzenen Bestandteile des Eies und ist an der Schalenbildung beteiligt. Vom Ootyp wandern die befruchteten Eizellen zum *Uterus* (*U*), dessen Gestalt im reifen Glied von systematischer Bedeutung ist. Er besitzt bei manchen Arten (z. B. bei *Diphyllobothrium*) eine besondere Öffnung, während sie bei anderen fehlt (bei Taenien).

Die Eigenart der Bandwurmgliederung, bei der jede Proglottide wenigstens einen vollständigen Geschlechtsapparat besitzt und kurzfristig eine gewisse Selbständigkeit als Folge ihrer lebhaften Fortbewegung vortäuschen kann, hat den Gedanken aufkommen lassen, es handele sich bei der Bandwurmorganisation gar nicht um ein einzelnes Individuum, sondern um einen Tierstock. Gegen diese Deutung und für die Einheitlichkeit des Bandwurmkörpers sprechen 1. das Nervensystem, das von seinem Zentrum im Scolex Längsstämme in die Strobila sendet, 2. die Muskulatur, deren Längsfasern ohne Segmentierung durch den ganzen Wurm verlaufen, 3. das Exkretionssystem, das beim intakten Wurm am Hinterende mit unpaarer Blase endet.

Bei den Cestoden erfolgt die *Begattung* vorwiegend zwischen verschiedenen Proglottiden einer Strobila. Vielfach besteht *Protandrie*. Dadurch können die vorderen Glieder eines Wurmes die hinteren Glieder begatten. Auch Begattung innerhalb eines Gliedes (Selbstbegattung) ist mit Hilfe des Cirrus möglich. Begattung zwischen verschiedenen Würmern ist nur bei kleineren Arten häufiger zu erwarten, weil die großen Arten vielfach solitär auftreten (vgl. S. 336).

Entwicklungswege.

Die geschlechtsreifen Bandwürmer produzieren Eier, die entweder bereits im Darm des Endwirtes einzeln abgelegt werden (z. B. Fischbandwurm) oder später außerhalb des Wirtes beim Zerfall des reifen Bandwurmgliedes frei werden (z. B. Rinder-, Schweinebandwurm). In den einzeln abgelegten Eiern entwickeln sich die Embryonen erst nach der Eiablage. Werden dagegen die Eier erst beim Zerfall der Proglottiden frei, so beginnt die Embryonalentwicklung bereits im Uterus. Die freiwerdenden Eier enthalten dann eine von der Embryophore eingeschlossene, sechs Haken tragende Larve (*Oncosphaera*) (Onco-sphaera = Haken-Kugel) (Abb. 193, S. 334).

Von wenigen Arten abgesehen, die sich — wie z. B. *Archigetes* — im Wirt direkt zum geschlechtsreifen Bandwurm entwickeln, geht der Weg vom Endwirt zum nächsten Endwirt entweder über *einen Zwischenwirt* (z. B. bei *Echinococcus* über das Schaf u. a.) oder über *zwei Zwischenwirte* (z. B. beim Fischbandwurm). Das Verlassen des Wirtes ist für die Weiterentwicklung der Bandwurmeier so gut wie immer notwendig (mögliche Ausnahme: *Hymenolepis nana*).

Bei den *Pseudophyllideen* (S. 312) geht die erste Entwicklung im Freien vor sich. In dem abgelegten Ei entwickelt sich zunächst die hier bewimperte Oncosphäre (= *Coracidium*; „Wimperlarve"), die die Eihülle sprengt und danach einige Zeit frei im Wasser umherschwimmt. Von einem Krebs (*Cyclops*) aufgenommen, entwickelt sich in diesem ein *Procercoid* (= „Vorfinne"), eine vergrößerte und verlängerte Oncosphäre mit relativ geringer Differenzierung. Wird der erste Zwischenwirt von einem geeigneten Fisch (= zweiten Zwischenwirt) aufgenommen, so geht die Entwicklung weiter bis zum *Plerocercoid* („einem soliden [oder vollen] Schwanze ähnlich", „Vollfinne"; im Gegensatz zu Cysticercus, s. unten), das nun schon einen allerdings noch eingestülpten Scolex trägt, der dem der geschlechtsreifen Würmer gleicht. Dieses Larvenstadium zeigt bereits erste Anzeichen einer Gliederung und Anlagen der Geschlechtsorgane.

Bei den *Cyclophyllideen* (S. 321) entwickelt sich die Larve (hier *Finne* genannt) in dem einzigen Zwischenwirt. Nach dem dann meist notwendig werdenden *Wirtswechsel* wird aus dem Finnenstadium im Endwirt der geschlechtsreife Bandwurm. Dabei können End- und Zwischenwirt unter Umständen sogar zur gleichen Art gehören und sogar das gleiche Individuum sein. Im Menschen entwickeln sich z. B. die mit den Eiern aufgenommenen Oncosphären von *Taenia solium* zur Finne (*Cysticercus*) (Cysti-cercus = Blasen-Schwanz). Es kann dann zum Krankheitsbild der *Cysticercose* kommen (vgl. S. 336 und Abb. 195—197).

Bei der Art *Hymenolepis nana* geht die ganze Entwicklung in ein und demselben Wirt vor sich. Dennoch spielen sich die beiden Entwicklungsphasen, die

Ausbildung zur Finne und die Weiterentwicklung zum geschlechtsreifen Bandwurm, in zwei *verschiedenen Darmteilen* ab, so daß auch hier von einer Art „Wirtswechsel" (besser: Organwechsel, Standortwechsel) gesprochen werden darf (vgl. S. 30 und 329).

Die *Finnenstadien* der verschiedenen Bandwurmarten sind recht unterschiedlich ausgebildet. Bei den *Pseudophyllideen* entspricht dem Finnenstadium der Cyclophyllideen das *Plerocercoid*. Dessen Kopfteil hat bereits Ähnlichkeit mit dem Scolex des geschlechtsreifen Wurmes (Abb. 181, 6). — Die Larvenstadien der *Cyclophyllideen* werden vielfach als *Cysticerken* bezeichnet. Der typische Cysticercus aber besteht im wesentlichen aus einer Mutterblase, deren Wandung sich an einer Stelle durch Vermehrung der peripheren Parenchymzellen verdickt (Abb. 185b). Aus dem knopfartigen Gebilde wird der eingestülpte Scolex (c—e). Vom typischen Cysticercus lassen sich die anderen Finnenformen der Cyclophyllideae (Cysticercoid, Coenurus, Echinococcus u. a.) (vgl. S. 323 und Abb. 184) ableiten. Wenn sich (wie bei *Echinococcus granulosus*) die Bandwurmlarve vegetativ vermehrt, wobei sich zahlreiche Köpfe bilden, dann ist die Entwicklung auch mit einem *Generationswechsel* verbunden (Metagenese). Bei wenigen Arten geht die Entwicklung im Zwischenwirt regelmäßig über

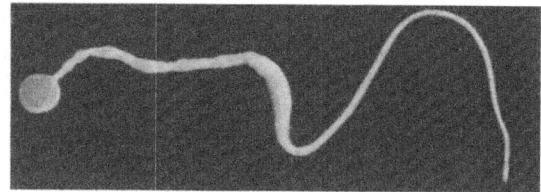

Abb. 175. *Taenia taeniaeformis*, sog. *Strobilocercus* von der Finnenblase befreit; etwa natürliche Größe (vgl. Text).

das eigentliche Finnenstadium hinaus, wie z. B. beim Katzenbandwurm (*Taenia taeniaeformis*). Hier entstehen in der Leber der Maus erbsengroße Cysten, die einen etwa 10—25 cm langen Wurm mit ausgestülptem Scolex und stark entwickeltem Halsteil, zahlreichen Gliedern, jedoch ohne Geschlechtsorgane enthalten (sog. *Strobilocercus*; Abb. 175) (progenetische Entwicklung) (vgl. auch L. FREUND 1934).

Zur Stoffwechselphysiologie.

Die Weiterentwicklung der Finne zum geschlechtsreifen Bandwurm erfolgt bei den meisten Arten im Dünndarm (vgl. S. 317). Dort leben sie anoxybiotisch im Nahrungsbrei des Wirtes und produzieren vorwiegend Glykogen. Die Nahrungsaufnahme erfolgt über die Körperoberfläche.

Als Stoffwechselendprodukte treten höhere Fettsäuren, außerdem Milchsäure, Bernsteinsäure und Kohlensäure auf. Bernsteinsäure entsteht auch im Stoffwechsel der Finnenstadien (vgl. S. 344). Im Fettkörper der Bandwürmer konnte v. BRAND (1933) Lecithin und Phosphatide nachweisen. Die Cestoden vermögen Sauerstoff aufzunehmen, aber dieser O_2-Verbrauch hat mit den energieliefernden, sich am Glykogen abspielenden Prozessen nichts zu tun.

Ungelöst ist die Frage, wie sich die Darmwürmer vor den Verdauungssäften des Wirtes schützen. Eine weit verbreitete Ansicht nimmt die Wirkung von Antienzymen an, d. h. von Enzymen, die die Verdauungsenzyme des Wirtes hemmen. Solche Stoffe konnten sicher aus Bandwürmern (und einigen Rundwürmern) extrahiert werden. Sie wirken — auch in vitro — antitryptisch und antipeptisch oder nur antitryptisch. Die hemmende Wirkung erstreckt sich jedoch nur auf lebende und unverletzte Würmer. Neben den Antienzymen schützen die Darmparasiten noch zwei weitere Momente: 1. Die Undurchlässigkeit der lebenden Zellmembran für Verdauungsfermente, 2. die Undurchlässigkeit der äußeren Cuticula. BUEDING (1949) mißt dabei der Impermeabilität der lebenden Zellmembran die größere Bedeutung bei. Doch bedarf diese Frage noch einer genaueren Untersuchung (v. BRAND 1952).

Tabelle 9. *Übersicht und systematische Zuordnung der im folgenden behandelten Cestoden.*

Ordnung	Familie	Arten
Pseudophyllidea	Diphyllobothriidae (LÜHE 1910)	Diphyllobothrium latum Diphyllobothrium mansonoides Sparganum proliferum
Cyclophyllidea	Dilepididae (FUHRMANN 1907)	Dipylidium caninum
	Hymenolepididae (FUHRMANN 1907)	Hymenolepis nana Hymenolepis diminuta
	Taeniidae (LUDWIG 1886)	Taenia solium Taenia saginata Multiceps multiceps Echinococcus granulosus

α) Pseudophyllidea.

Zu den Pseudophyllidea gehört die Gattung *Diphyllobothrium* (= *Dibothriocephalus*). Diese Gruppe der Bandwürmer ist durch den abgeplatteten, spatelförmigen Scolex und den Besitz einer ventralen, medianständigen Uterusöffnung gekennzeichnet. Die Eier sind mit einem Deckel versehen; die bewimperte Larve schlüpft im Wasser. Die Entwicklung vom Ei bis zum geschlechtsreifen Bandwurm geht über drei Wirte — zwei Zwischenwirte und einen Endwirt.

Dieser Entwicklungsweg ist nicht nur auf die Gruppe der Pseudophyllideen beschränkt, sondern findet sich auch bei verschiedenen *Tetraphyllideen*, vorwiegend Parasiten von Selachiern u. a. Bei manchen Tetraphyllideen der Süßwasserfische ist sogar ein dem Procercoid von *Diphyllobothrium* ähnliches Stadium aufgefunden worden (Abb. 184 f, g).

Diphyllobothriidae.

Diphyllobothrium latum (L. 1758) LÜHE 1910 (= *Taenia lata* L. 1758, *Bothriocephalus latus* BREMSER 1819, *Dibothriocephalus latus* LÜHE 1899).

Der breite Bandwurm oder Fischbandwurm.

Der *Fischbandwurm* oder *breite Bandwurm* ist durch seine besondere Lebensweise an seenreiche Gebiete gebunden, dabei jedoch über die ganze Erde verbreitet. Bevor er z. B. im Menschen geschlechtsreif wird, entwickelt er sich im Gegensatz zu den meisten *Cyclophyllidea* (vgl. S. 321) in zwei weiteren Wirten: als erster Zwischenwirt dient ein Krebs (*Cyclops*), als zweiter Zwischenwirt ein Fisch. Man findet ihn nicht allein im Menschen, sondern auch bei vielen fischfressenden Säugetieren (Hund, Schwein, Katze, Bär, Fuchs, Seehund, Seelöwe u. a.).

Historisches. Der Fischbandwurm wurde bereits im Jahre 1602 von PLATER in Basel als eine eigene Bandwurmart erkannt, aber erst 1777 durch BONNET morphologisch vom Schweinebandwurm unterschieden. Seine Entwicklungsgeschichte studierten eingehender JANICKI und ROSEN (1917), die die Rolle der Copepoden und Süßwasserfische als Zwischenwirte erkannten.

Geographische Verbreitung. In Deutschland war der Fischbandwurm in Ostpreußen ein häufiger Parasit, der insbesondere die Fischer und ihre Familien heimsuchte (vgl. Epidemiologie). Am Kurischen Haff waren örtlich bis zu 44,3% der Bevölkerung befallen (DEMBOWSKI und SZIDAT 1938). In Finnland gehört der Fischbandwurm zu den häufigsten Darmparasiten; nach HUHTALA (1950) sind etwa 20% der Bevölkerung Bandwurmträger. Im Bodenseegebiet sowie im Bereich der Schweiz und der oberitalienischen Seen und im Donaudelta findet man den Parasiten nicht selten. Er kommt ferner im Nahen Osten, in Sibirien, Nord-Mandschurei und Japan sowie im Seengebiet von Nordamerika und Kanada vor (Zahl der Befallenen auf der Erde nach STOLL: 10,4 Millionen).

Morphologie und Entwicklung. *Diphyllobothrium latum,* mit der größte Bandwurm des Menschen, kann über 10 m lang werden und setzt sich dabei aus mehr als 4000 Gliedern zusammen. Der spatelförmige Kopf (2—3 mm lang und etwa 1 mm breit) ist senkrecht zur dorsoventralen Richtung des Wurmkörpers abgeplattet und durch zwei relativ schwache Sauggruben (Bothrien) gekennzeichnet (Abb. 176). Ein Kopfstiel sowie eine deutlich umschriebene Proliferationszone fehlen; histologisch ist keine besonders zellkernreiche Keimzone feststellbar. Die reifen Proglottiden werden etwa 10—15 mm breit und 3—5 mm lang. Die letzten Glieder einer vollständigen Strobila degenerieren immer.

Jedes Glied der Strobila enthält einen *hermaphroditen* Geschlechtsapparat (Abb. 177). Die *weibliche,* zweilappige Keimdrüse liegt im Parenchym der Markschicht eingebettet am hinteren Rand der Proglottide. Sie produziert kleine, dotterarme Eier. Der Dotterstock besteht aus zahlreichen Läppchen, welche im Parenchym der Rindenschicht verstreut liegen. Der unpaare Ausführweg des Ovars vereinigt sich mit dem Sammelkanal der Dotterstöcke in einer drüsenreichen Ausweitung, dem von der Schalendrüse

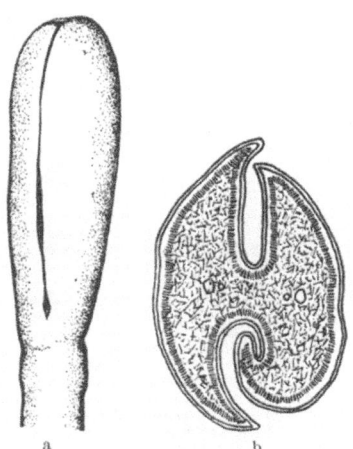

Abb. 176a u. b. *Diphyllobothrium latum.* Kopf. a Total, in Seitenansicht (15×). b Querschnitt (25×). (Nach M. BRAUN.)

umgebenen Ootyp, in welchem je eine Keimzelle mit einer größeren Zahl von Dotterzellen zu einem zusammengesetzten Ei (Abb. 180) vereinigt wird. Mit dem Material der Schalendrüse wird das Ei geformt und mit einer gedeckelten Schale versehen. Vom Ootyp führt nach außen der Uterus, in dem sich im reifen

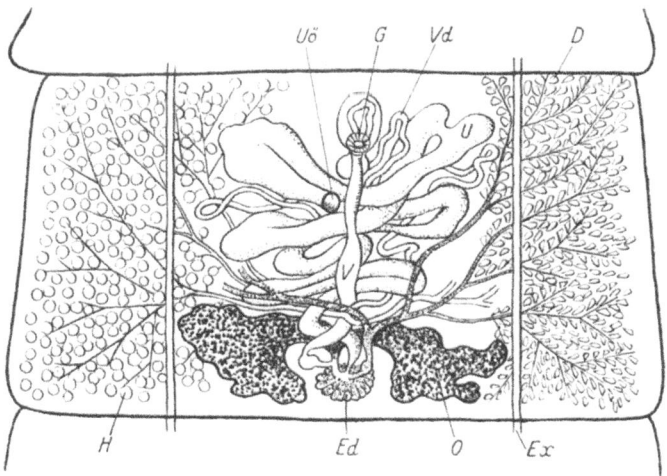

Abb. 177. *Diphyllobothrium latum.* Reife Proglottide, schematisch. *D* Dotterstock, nur rechts dargestellt, Sammelkanäle punktiert; *Ed* Eiweißdrüse; *Ex* Exkretionskanal; *G* Genitalöffnung; *H* Hodenbläschen, nur links dargestellt, Sammelkanäle nicht punktiert; *O* Ovar; *Uö* Uterusöffnung; *V* Vagina; *Vd* Vas deferens (10×).

Glied die Eier so häufen, daß er sich in viele Windungen legen muß, dadurch das Bild einer Rosette erzeugend, ein typisches Kennzeichen dieser Art (Abb. 179). Vom Keimgang führt noch ein zweiter Kanal, die Vagina, nach außen. Diese mündet gemeinsam mit dem männlichen Apparat, der Uterus dagegen getrennt davon (*G* und *Uö* in Abb. 177).

Die *männlichen* Keimzellen liegen als Hodenbläschen (*H*) ebenfalls im Parenchym der Markschicht verstreut. Die kleinen Vasa efferentia vereinigen sich zum Vas deferens (*Vd*), welches nahe dem vorderen Rand in der Mittellinie der Proglottis mündet. Der Endabschnitt des Kanals, der Cirrus, funktioniert als Penis und kann aus seiner besonderen Umhüllung, dem Cirrusbeutel, ausgestülpt werden. — Die Begattung erfolgt zwischen zwei benachbarten Proglottiden durch reziproke Superposition, wodurch die Genitalöffnungen jeweils aufeinanderliegen.

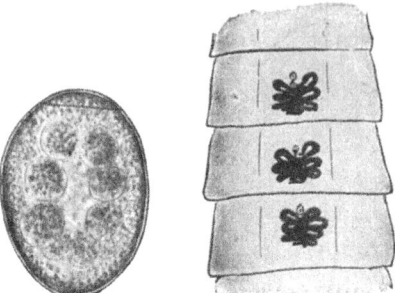

Die gelbbraunen *Eier* (Abb. 178) (etwa 67—70:45—50 μ) werden einzeln abgelegt und erscheinen daher im Darminhalt des Wirtes. Sie sind relativ dickschalig. Im Gegensatz zu den Eiern der Cyclophyllideen (z. B. *Taeniidae*) sind sie mit einem *Deckel* versehen; am Gegenpol tragen sie eine knopfartige Erhebung. Die abgelegten Eier enthalten nur eine Eizelle mit mehreren Dotterzellen. Erst im Wasser setzt die Embryonalentwicklung ein (Abb. 180).

Abb. 178.
Abb. 179.
Abb. 178. *Diphyllobothrium latum.* Frisch abgelegtes Ei (400 ×).
Abb. 179. *Diphyllobothrium latum*; reife Proglottiden mit charakteristischem Bild des von Eiern erfüllten Uterus (etwa 3 ×). (Nach RIBBERT-HAMPERL 1944.)

Eientwicklung. Nach den ersten Zellteilungen sondern sich von den Blastomeren einige Zellen ab, die zu einer zweiten Eihülle werden (Abb. 180b und c). Aus weiteren Zellen bildet sich das cilientragende Epithel (c und d), das die *Oncosphaera* (6-Haken-Larve) zum *Coracidium* macht (d). Diese kugelrunde, bewimperte Larve bewegt sich vor dem Schlüpfen sehr lebhaft, klappt schließlich den Eideckel türartig auf und zwängt sich gleichsam durch die Eiöffnung. Unter Rotation um ihre physiologische Längsachse, die Haken nach hinten gerichtet, schwimmt sie dann davon. In der Schale ver-

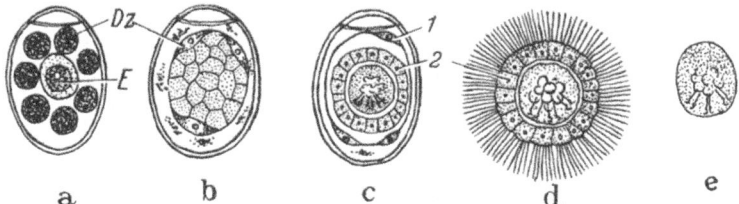

Abb. 180a—e. *Diphyllobothrium latum.* Embryonalentwicklung (schematisch). a—c Hüllenbildung. d Freies Coracidium. e Oncosphäre. *E* Eizelle; *Dz* Dotterzellen; *1* äußere, *2* innere Eihülle (Embryophore) (etwa 300 ×). (Aus KÜKENTHAL-KRUMBACH nach FUHRMANN.)

bleiben Dotterreste und Hüllmembran. Der Wimperbesatz der Embryophore ist vorn wesentlich länger als am Hinterende (VOGEL). Die vorderen Cilien setzen sich aus einem dickeren Basal- und einem zarteren Endfortsatz, der mit dem nackten Achsenfaden der Infusorien vergleichbar ist, zusammen. Die Zellen der Wimperhülle bestehen aus vacuolenreichem Plasma und enthalten keine Zellkerne oder nur Reste davon. Mit zunehmendem Alter verliert die Larve einen Teil der Wimpern.

Die Entwicklung zum *Coracidium* dauert — je nach Temperaturhöhe — mehrere Tage bis Wochen: bei 26—28⁰ etwa 10—14 Tage; kann aber auch 3—4 Wochen in Anspruch nehmen. Die Larven schlüpfen praktisch nur bei Licht (wie z. B. die Miracidien des großen Leberegels). Dabei bevorzugen sie flaches Wasser, weil im tiefen Wasser der Druck das Schlüpfen anscheinend erschwert. Man kann Eier bei 8⁰ C und 25 cm Wassertiefe monatelang lebensfähig erhalten, ohne daß die Larven schlüpfen.

Die *Oncosphäre* (Abb. 180e) (etwa 24 μ ∅) enthält neben 6 Haken und den Körperzellen sog. Plastinzellen, die den Aufbau des Procercoids besorgen. Daneben

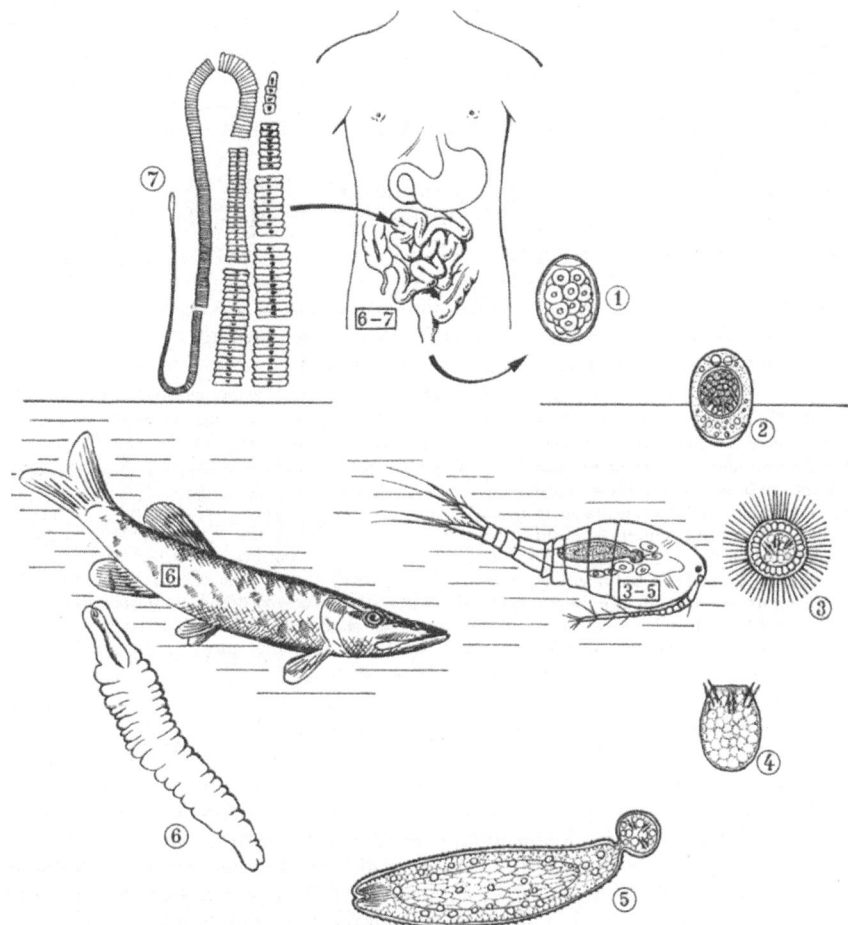

Abb. 181. *Diphyllobothrium latum.* Schematische Darstellung des Entwicklungskreislaufs zwischen *Cyclops* (erster Zwischenwirt mit den Stadien *3—5*), Fisch [zweiter Zwischenwirt mit Plerocercoid *(6)*] und Mensch (Endwirt). *1* Frisch abgelegtes Ei; *2* Ei mit 6-Haken-Larve; *3* Coracidium; *4* freie Oncosphaera aus *Cyclops*; *5* reifes Procercoid; *6* Plerocercoid; *7* geschlechtsreifer Bandwurm (Einzelabbildungen unterschiedlich vergrößert; vgl. Text). (Original.)

liegen Parenchymzellen und Muskelzellen für den Hakenapparat sowie zwei Wimperflammenzellen, die wohl am hinteren Pol seitlich mit je einem Porus getrennt münden (VOGEL 1930).

Entwicklung im ersten Zwischenwirt. Die Coracidien entwickeln sich nur in Copepoden der Gattungen *Cyclops* und *Diaptomus*, von denen sie verzehrt werden, weiter. Nicht alle Arten sind im gleichen Maße als Zwischenwirte geeignet. *Diaptomus* läßt sich leichter infizieren als *Cyclops* und kann infolge seiner Größe bis 12 Procercoide zur Entwicklung bringen (VOGEL 1929). Nach Aufnahme durch den Krebs verlieren die Larven ihr Wimperkleid, durch-

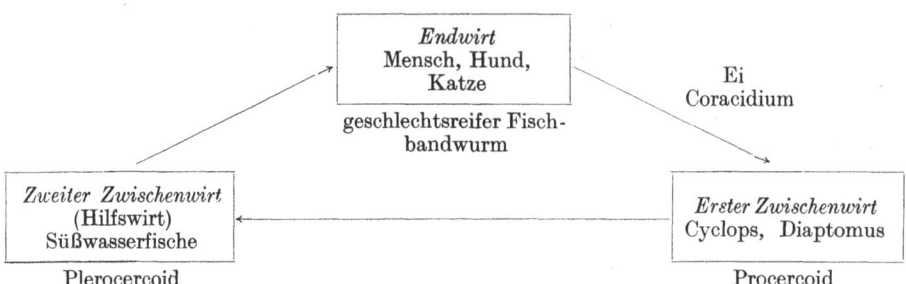

Übersicht über den Entwicklungsweg von *Diphyllobothrium latum* (vgl. dazu Abb. 181).

bohren die Magenwand und gelangen in die Leibeshöhle. Dort findet man sie bereits 6 Std später (Abb. 181). Sie heften sich mit Hilfe ihrer Haken an der Außenseite des Magens an, wo sie zum *Procercoid* werden (Abb. 181, 5). Zu stark infizierte Krebschen sinken zu Boden und gehen noch vor Ausreifung der Procercoide ein. 3—5 Larven werden aber immer ertragen. Die Gesamtentwicklung im Copepoden bis zum reifen Procercoid beträgt etwa 16—18 Tage. Sie erreichen dabei eine Länge von 0,5—0,6 mm.

Bald nach der Festsetzung der Oncosphäre beginnt die Vermehrung der Plastinzellen, die schließlich vorwiegend der Körperoberfläche anliegen und zu einer ovalen Körperform führen. Nach 7 Tagen ist die Larve 60—100 μ lang und 45—55 μ breit. Die Plastinzellen differenzieren sich zu Subcuticularzellen, Muskelfibrillen, Kalkkörperchen und Drüsenzellen; es bildet sich ein wohl entwickeltes Exkretionssystem aus. Zwischen dem 11.—14. Tag schnürt sich ein Schwanzanhang (Cercomer) ab, der die 6 Haken enthält (Abb. 181, 5). Er sitzt nach Abschluß seiner Ausbildung gestielt am trichterförmig eingezogenen Hinterende des eigentlichen Larvenkörpers. Am Vorderende tritt eine Einbuchtung auf, die sich durch Kontraktion vertiefen, bald völlig verstreichen kann. Unter der alten, glatten Cuticula der Oncosphäre hat sich die bestachelte Cuticula des *Procercoids* ausgebildet, die nur am Grund der Frontalbucht glatt ist. Dort mündet auch ein Komplex von Drüsen (Frontaldrüsen). Unter der Cuticula liegt bereits die Ring- und Längsmuskulatur. Die grundlegenden Veränderungen, die an dem Procercoid ablaufen, lassen die Umwandlung als holometabole Metamorphose erscheinen.

Entwicklung im zweiten Zwischenwirt. Zur weiteren Entwicklung muß das Procercoid in den Darm eines geeigneten Fisches (z. B. Hecht, Barsch) gelangen. Hier wird das Procercoid frei und dringt sofort in die Darmwandung ein, wobei es peristaltische Bewegungen ausführt, den Darm durchbohrt und so nach 10—12 Tagen in die Leibeshöhle des Fisches gelangt. Auf diesem Wege verliert es seinen Schwanzanhang. Es setzt sich in der den Darm umhüllenden Fettschicht fest, jedoch ohne sich zu encystieren. Oder es wandert in die Muskulatur unter die Serosa der Leber, Milz, seltener in Herzbeutel, Schädelhöhle und die Gonaden, je nach der Art des Fischzwischenwirtes wechselnd. Hier wächst das Procercoid erheblich heran und verliert seinen Härchenbesatz; die Bothrien bilden sich aus. Das Procercoid wird so zum *Plerocercoid* (auch *Sparganum* genannt, s. unten S. 318). Seine Größe erreicht 6 mm und mehr.

Gewisse Plerocercoide können sich ungeschlechtlich teilen. Das kommt bereits — wenn auch sehr selten — bei *Diphyllobothrium latum* vor. Andere Arten machen diese Vermehrung obligatorisch durch und bilden Knospen. Man hielt diese Gebilde lange Zeit für besondere Würmer, weshalb sie den eigenen Namen *Sparganum* erhielten (vgl. S. 318).

Bemerkenswert ist, daß die Plerocercoide, erneut an Fische verfüttert, nicht verdaut werden, sondern die Darmwand wiederum passieren und sich auch dieses Mal in der Leibeshöhle festsetzen. So kann sich z. B. bei räuberisch lebenden Fischen, wie dem Hecht, eine ganze Sammlung von Plerocercoiden

(SZIDATsche Regel, s. S. 7). — Die *Entwicklung* der digenen Trematoden und der Cestoden ist ebenfalls wesentlich voneinander verschieden. Die primären Larven der Digenea vermehren sich parthenogenetisch in Mollusken, die primären Larven mancher Cestoden dagegen entwickeln sich in der Leibeshöhle von Krebsen. Bei den Cyclophyllideen ist dann — vielleicht infolge der terrestrischen Lebensweise der Endwirte — der Entwicklungscyclus um den primären Wirt und die primäre Larve verkürzt worden.

Die Klasse der *Cestoidea* wird in zwei Unterklassen aufgeteilt: in die der *Cestodaria* und der *Cestoda*. Während die Gruppe der Cestodaria nur aus wenigen Gattungen und Arten besteht, die zudem untereinander morphologisch und anatomisch recht verschieden sind, gehören zu den Cestoda zahlreiche Arten, unter ihnen auch alle Bandwurmarten des Menschen. Die *Cestodaria* lassen sich kurz wie folgt kennzeichnen: Parasiten von Fischen, die in der Leibeshöhle oder im Darm leben und nur einen einfachen hermaphroditen Genitalapparat besitzen. Die im Ei entstehende Larve, sog. *Lycophora*, besitzt 10 Haken. Über die Ontogenese dieser Bandwürmer sind wir nur mangelhaft unterrichtet. Bei der Ordnung *Amphilinidea* wird ein Zwischenwirt (Crustaceen) in Anspruch genommen; Endwirte stellen Störe, Wels und andere Fische. Über die Entwicklung bei den Vertretern der Ordnung *Gyrocotylidea* wissen wir noch so gut wie nichts (vgl. FUHRMANN 1933).

Die *Cestoda* umfassen die Ordnungen der *Tetraphyllidea, Diphyllidea, Tetrarhynchidea, Pseudophyllidea* und *Cyclophyllidea*. Diese Namen gehen auf die jeweils recht charakteristischen Ausbildungen der Scolices zurück. Die folgenden Ausführungen beziehen sich jedoch in erster Linie auf die letzten beiden Ordnungen (vgl. auch die Übersicht S. 312).

Allgemeine Morphologie.

Den Bandwürmern fehlen Mundöffnung und Darm. Ihr *Kopf* (Scolex) ist mit Haftorganen versehen und sitzt *an dem schmalen, dünnen Ende* des Wurmes, ist also immer kleiner als die meisten Glieder der Gliederkette (*Strobila*). Auf den Kopf mit dem Kopfstiel (oder „Hals") folgt die eigentliche Proliferationszone mit der Gliederkette. Der Kopf dient vorwiegend der Befestigung des Parasiten an der Darmwand des Wirtes. Dabei helfen ihm die Haftapparate (Hakenkränze, Sauggruben oder Saugnäpfe) (vgl. Abb. 4, *1*, S. 9). Man findet sie in den folgenden drei Ausführungen:

1. *Bothrien:* Dieses sind rundliche oder längliche Sauggruben, deren Wand meist wenig über die Umgebung hervorragt und sich vom umgebenden Parenchym nicht absetzt (Abb. 176).

2. *Bothridien:* Dieses sind Sauggruben, die sich scharf vom umgebenden Parenchym absetzen und über das umgebende Gewebe mehr oder weniger — oft auf Stielen — hervorragen. Die Bothridien können durch Scheidewände in mehrere Areolen unterteilt sein (vorwiegend bei Tetraphyllideen).

3. *Acetabulum:* Dieses ist der echte Saugnapf, ein deutlich gegen das Parenchym abgesetztes, konzentrisch gebautes Saugorgan, das meist nur wenig über die Umgebung hervorragt (Abb. 191).

Die Anzahl der Saugorgane beträgt meist zwei oder vier.

Häufig trägt der Scolex neben den Saugapparaten einen *Hakenkranz*, der meist aus einer einfachen oder doppelten Reihe einzelner Haken zusammengesetzt ist und vielfach auf einem sehr beweglichen, rüsselartigen Organ (Rostrum oder Rostellum) sitzt (Abb. 187). Die einzelnen Haken sind oft recht kompliziert gebaut, entwickeln sich dabei jedoch aus einfacheren Haken. Das ganze Rostellum kann in eine Tasche zurückgezogen werden. — Zwei Grundformen dieser Haken findet man immer wieder: 1. Die Rosendornform (z. B. bei *Dipylidium*) (Abb. 174), 2. die Krallenform (z. B. bei *Taenia*) (Abb. 173). Die erste Form trägt auf einer ovalen oder runden Platte den Haken, während die zweite Form zwei Wurzelfortsätze besitzt, an denen Muskeln wie an Hebelarmen ansetzen. Wegen der Konstanz der Form und ihrer typischen Anzahl bieten die Haken Anhaltspunkte bei der *Art*bestimmung; die Form der Haken läßt sich zusätzlich bei der *Alters*bestimmung verwenden.

geringeren Parasitenzahl, sondern zur Einkapselung der eingedrungenen Larven im Wirt (vgl. unten S. 320). — Bemerkenswert ist die Beobachtung von VOGEL an einem experimentell mit *D. latum* infizierten Affen, bei dem der Bandwurm nach 2 Monaten spontan abging.

Epidemiologie. Nur durch den Genuß roher oder unzureichend gekochter Fischspeisen, die das Plerocercoid enthalten, erwirbt der Endwirt (auch der Mensch) den Fischbandwurm. Damit hängt die Erscheinung zusammen, daß der breite Bandwurm vorwiegend in fischreichen Gebieten vorkommt, z. B. in den Ostseeprovinzen, Bodenseegebiet und an den Schweizer Seen. Alle Entwicklungsstadien des Fischbandwurms sind hinsichtlich ihrer Wirte relativ unspezifisch.

Als *zweite Zwischenwirte* sind unter anderem bekanntgeworden: *Esox lucius* (Hecht), *Perca fluviatilis* (Barsch), *Lota vulgaris* (Quappe), *Salmo umbla* (Lachs), *Trutta vulgaris*, *T. lacustris* (Forellen), *Thymallus vulgaris* (Äsche), *Coregonus lavaretus*, *C. albula* (Maräne), *Anguilla vulgaris* (Aal).

Eine sicher vorbeugende Maßnahme besteht in der Vermeidung jeglicher roher Fischmahlzeiten. 48 Std bei —9⁰ C gehaltene Fische sind jedoch frei von lebenden Larven. — Als *Endwirte* kommen neben dem Menschen noch mehrere Tierarten in Frage, die als Fischfresser bekannt sind (Schwein, Hund, Fuchs, Wolf, Katze, Bär, Seehund, Seelöwe, Walroß, Affe). Der geschlechtsreife Wurm wird aber z. B. in Hund und Affe nicht so lang wie im Menschen. Offenbar sind keineswegs alle Endwirte auch Hauptwirte (wie Mensch und Katze), sondern vielfach Nebenwirte (z. B. Hund, Affe). Daher sind die in der Umgebung des Menschen lebenden Haustiere auf Eier zu untersuchen, um Reservewirte rechtzeitig ausschließen zu können. Der Mensch kann über viele Jahre — ausnahmsweise bis zu 15 Jahren — Bandwurmträger sein und in diesem Zeitraum mit dem Kot ständig Eier ausscheiden. — 2% Formaldehydlösung tötet die Eier in den Faeces ab.

Mikroskopische Diagnose. Wird ein Bandwurmbefall vermutet, so erlaubt die Stuhluntersuchung auf Bandwurmeier meist eine sichere Entscheidung, weil die einzeln abgelegten Eier in der Regel sehr zahlreich sind (15000 Eier je Gramm geformten Stuhles bei 9 m Wurmlänge; nach SZIDAT und WIGAND). Gelegentlich gehen auch ganze Gliederketten spontan ab, doch nicht so regelmäßig wie beim Rinder- oder Schweinebandwurm.

Eine serologische Diagnose gelingt nicht, weil weder das Antigen noch die Antikörper artspezifisch sind (Gruppenspezifität!). Gelegentlich wird ein Hauttest empfohlen, doch ist er nicht von großem praktischen Wert.

Therapie, vgl. S. 351.

Sparganose.

Unter dem Namen *Sparganum* wurden von DIESING im Jahre 1854 einige parasitisch lebende Würmer zusammengefaßt, die die besondere Eigenart hatten, sich ungeschlechtlich zu teilen und zum Teil durch Knospenbildung zu vermehren. Ihre geschlechtsreifen Stadien blieben dabei unbekannt. Vom Menschen wurde zuerst die Art *Sparganum proliferum* (Abb. 183) beschrieben, eine Form, die eben diese knospenartigen Sprossungen zeigte. Später konnten jedoch zu ähnlichen, aber unverzweigten Stadien die geschlechtsreifen Würmer als Angehörige der Gattung *Diphyllobothrium* gefunden werden. Es stellte sich heraus, daß ihre Entwicklung grundsätzlich der von *D. latum* entspricht und die aus den Eiern schlüpfenden Coracidien in Krebschen der Gattung *Cyclops* als erste Zwischenwirte gelangen müssen. Jedoch besitzen die Plerocercoide die Fähigkeit, außer dem Fisch auch Frösche, Schlangen, Vögel und kleine Säuger als zweite

Zwischenwirte anzunehmen. In diesen werden sie aber ebenfalls noch nicht
geschlechtsreif, sondern erst in einem weiteren, als Endwirt fungierenden Säugetier. Ausnahmsweise kann auch der Mensch zum zweiten Zwischenwirt werden
und so eine *Sparganose* erwerben.

Der erste Fall menschlicher *Sparganose* wurde durch SCHEUBE in Japan
1881 entdeckt. Im darauf folgenden Jahr fand P. MANSON eine ähnliche Wurmlarve, die LEUCKART als Larvenform von *Bothriocephalus*-Arten erkannte. Solche
Larven sind im Fernen Osten wohl bekannt, besonders häufig in
Japan, China und Französisch-Indochina. Die Art *Diphyllobothrium
mansoni* wird im Hund geschlechtsreif, während zweiter Zwischenwirt Kaulquappen, Frösche, Vögel und Kaninchen sein können.
D. mansonoides hat dagegen Katzen als Endwirte, und Mäuse sowie Wasserschlangen sind zweite Zwischenwirte. Experimentell
entwickeln sich die Plerocercoide der letzten Art unter anderem
auch im Affen. Sie sind es auch, die beim Menschen zur Sparganose führen.

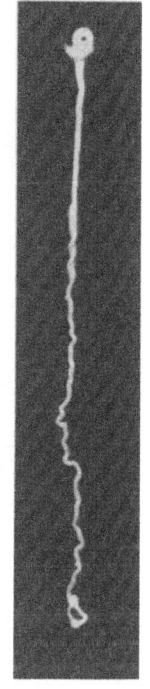

In manchen Mäusen und Schlangen erreichen die Plerocercoide
von *D. mansonoides* 80 mm Länge bei 3 mm Breite. In Kaninchen,
Meerschweinchen, Katzen und Affen bleiben sie dagegen klein
(20—30 mm Länge). Offenbar besteht eine gewisse natürliche
Resistenz, die das Wachstum der Larven hemmt. 2—3 Wochen
nach der Aufnahme der Krebse findet man die Plerocercoide in
der Bauchhöhle der *Maus*, 3—4 mm lang und für Katzen bereits invasionsfähig, später vorwiegend im Fettgewebe des Nackens
hinter den Ohren. Werden diese Plerocercoide erneut an *Mäuse*
verfüttert, so verhalten sie sich wie die von *D. latum* im Fisch
(als Transportwirt) (S. 317); d. h. sie werden weder verdaut noch
geschlechtsreif, sondern durchbohren wieder die Darmwand und
wandern über die Bauchhöhle in die Muskulatur ein. Die Larve
durchdringt dabei die Mucosa und wandert, bevor sie in die
Leibeshöhle gelangt, ein Stück unter der Peritonealmembran.
Durch diesen indirekten Weg kann der Darminhalt nicht in die
Leibeshöhle eindringen. In einer Katze, weniger sicher z. B. in
Hunden, wird der Wurm geschlechtsreif und scheidet bereits
nach 10 Tagen Eier aus, die aber erst nach 3 Wochen reichlicher
anfallen.

Abb. 182. *Spar-
ganum mansonoi-
des.* Aus experi-
mentell erzeugter
menschlicher In-
vasion (Länge
6—7 cm). (Nach
I. F. MUELLER.)

Die Wanderung des Plerocercoids (*Sparganum*) in der Maus
kann zu erheblichen Schädigungen des Wirtes führen. Die Tiere
erscheinen 10 Tage nach der Invasion krank; sie haben ein struppiges Fell und
entzündete Augen. Dieser Zustand kann 6 Wochen anhalten und zum Tode
führen. Überlebt die Maus, so geht der Befall in ein chronisches Stadium über,
und sie wird wieder gesund. Während des *akuten* Stadiums findet man die *Sparganum*-Stadien frei im Gewebe ohne Zeichen einer Cystenbildung oder einer
Gewebsreaktion. Im *chronischen* Stadium bleiben die Larven manchmal auch
noch frei, manchmal werden sie auch von einer zarten Cystenhülle umgeben.
Auf der Wanderung durch das Gewebe degeneriert dieses vielfach; es bilden
sich nekrotische Bezirke, die zum Teil von Bindegewebe ausgefüllt werden.

Affen sind verhältnismäßig günstige *Zwischenwirte*; denn es entwickeln sich
in ihnen zahlreiche Procercoide zu Plerocercoiden, besonders nach direkter
Injektion der Larven ins Gewebe. Sie werden unter Umständen durch die
Invasion geschwächt und zeigen in einigen Fällen charakteristische, an Elephantiasis erinnernde Bildungen (z. B. an der Vulva), die aus fibrösem Gewebe

bestehen, das stark von Lymphsekret durchsetzt ist. In der Nähe derartiger Schwellungen wurden mehrere Spargana gefunden. Die Elephantiasis tritt erst etwa 1—2 Monate nach Beginn der Infektion auf, bleibt jedoch aus, wenn der Affe bereits mit Bandwurmextrakten vorbehandelt wurde. Dann werden die Spargana eingekapselt (MUELLER 1938).

Die Tatsache, daß sich Procercoide von *D. mansonoides*, die von Affen oral aufgenommen wurden, zu Plerocercoiden entwickeln und zur sog. Sparganose führen, läßt die Möglichkeit offen, daß sie *auch im Menschen* zur Entwicklung kommen. Bisher sind jedoch menschliche Invasionen nicht bekanntgeworden. Die Parasiten sind unter der Haut oder in den äußeren Fascien zu erwarten, Stellen, die bei Autopsien kaum beachtet werden. MUEL-LER vermutet häufigeres Vorkommen in Amerika als bisher bekanntgeworden ist.

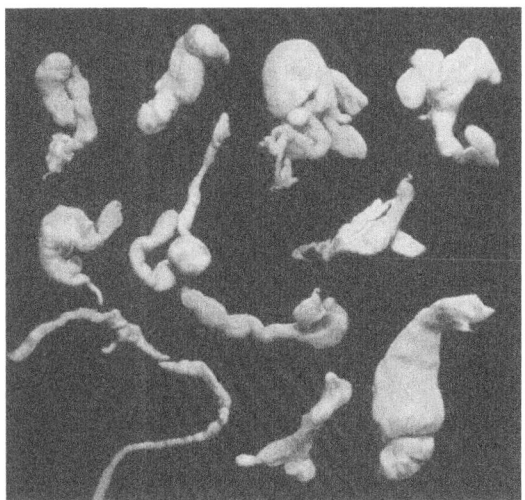

Abb. 183. *Sparganum proliferum*. Aus STILES Material von M. C. HARIDA (3×). (Von I. F. MUELLER.)

Sparganum mansoni ist beim Menschen im Orient nicht selten. Der Parasit wird z. B. mit *Cyclops*-haltigem Trinkwasser als Procercoid aufgenommen. Eingeborene erwerben ihn als Plerocercoid (Sparganum) außerdem dadurch, daß sie sich z. B. bei einer Augenerkrankung einen Umschlag aus Froschmuskulatur oder ähnlichem machen. Zudem haben sie die Gewohnheit, ähnliche Verbände bei offenen Wunden anzulegen. Da diese Plerocercoide die Fähigkeit haben, selbst die *normale Haut des Menschen* zu durchdringen, wandern sie hierbei auf diesen über. Bemerkenswert ist, daß die Plerocercoide in vitro eine antiseptische Wirkung zeigen. Diese Tatsache erklärt wohl das völlige Fehlen einer Sekundärinfektion, wenn die Plerocercoide in das Körpergewebe eindringen und die Darmwand durchbohren (JOYEUX und BAER 1929, BAER 1945).

Hier besteht vielleicht eine Parallele zu der Anwendung von Fliegenlarven bei der Osteomyelitis, bei der ebenfalls die antiseptische Wirkung der Larven beim Verzehr des nekrotischen Gewebes gerühmt wird (vgl. S. 619) (CAMPBELL, WEBSTER und LI 1936).

Auch die Plerocercoide des Fischbandwurms *D. latum* lassen sich auf Fröschen halten. Implantiert man sie unter die Haut von lebenden Fröschen, so bleiben sie fast beliebig lange am Leben. — Die Plerocercoide von *D. mansonoides* sind bemerkenswert widerstandsfähig. In physiologischer Kochsalzlösung halten sie sich bei Zimmertemperatur 3—4 Tage. Dabei kann der Anhang zerfallen, der Kopf bleibt invasionsfähig. Bei Temperaturen von 4—10° C überleben sie etwa 1 Monat.

Sparganum proliferum ist die gelegentlich beim *Menschen* aufgefundene Larvenform einer *Diphyllobothrium*-Art, zu der das geschlechtsreife Stadium unbekannt ist. Sie ist im Gegensatz zu *Sp. mansoni* oder *Sp. mansonoides* polymorph und bildet unregelmäßige Verzweigungen, die sich abtrennen, zu neuen Körperstellen des Wirtes wandern und wiederum zu knospenden Stadien werden können. So wird das Wirtsgewebe unter Umständen sehr stark befallen. Aus dem Wirt entfernt, zeigen diese Stadien geringe peristaltische Bewegung. Ein echter Scolex fehlt, und damit fehlt auch ein wesentlicher Anhaltspunkt für die systematische Zuordnung der Larvenform. MUELLER (1938) hält diese *Sparganum*-Form auf Grund einer Nachuntersuchung nicht für eine eigene systematische Art, sondern für degenerierte aberrante Larven. Dafür spricht auch die Beobachtung, daß sich normale *Sparganum*-Stadien, die verletzt und in ihren Wirt zurückgebracht wurden, zu unregelmäßig gestalteten, verästelten Formen entwickelten, die ihren systematischen Aufbau verloren und amorph erschienen. So bleibt zwar der histologische Aufbau der normalen, bandförmigen Spargana auch bei *Sp. proliferum* erhalten, aber nicht mehr symmetrisch, sondern planlos. MUELLER vermutet, daß unter natürlichen Verhältnissen eher innere Faktoren als äußere Einflüsse die strukturelle Degeneration und den Verlust der Symmetrie herbeiführen. Die meisten *Sparganum*-Arten vermehren sich *nicht* ungeschlechtlich. — Die bekanntgewordenen Fälle von *Sp. proliferum* sind in Gegenden beobachtet worden, wo auch *Sp. mansoni* oder verwandte Arten vorkommen (Florida, Japan).

β) Cyclophyllidea.

Zu den *Cyclophyllidea* gehört unter anderem die große Gruppe der *Taenioidea*, welche mit den Familien der *Dilepididae*, *Hymenolepididae* und *Taeniidae* die meisten der beim Menschen parasitierenden Bandwürmer umfaßt (s. Tabelle 9, S. 312). Sie sind durch einen runden Kopf gekennzeichnet, der vier, meist symmetrisch angeordnete Saugnäpfe trägt. Daneben besitzt er oft ein Rostellum mit einem oder mehreren (bis 16) Hakenkränzen (sehr zahlreich bei *Echinorhynchiden*). Die Bewegung der Haken wird selten direkt durch Muskeln, sondern meist durch Kontraktion des Rostellums erreicht, die die Stellung der Haken in ihrer Gesamtheit beeinflußt. Das Rostellum selbst wird durch die Kontraktion des Muskelpolsters oder des äußeren Muskelsacks ausgestülpt, seine vollständige Rückziehung dagegen durch die am Rüssel sich anheftenden Längsmuskelbündel des Parenchyms bewirkt (vgl. Abb. 187).

Die Exkretionsorgane bestehen aus *jederseits zwei* im Parenchym liegenden Längsgefäßen, die im Scolex durch ein mehr oder weniger feinmaschiges Gefäßnetz verbunden sind. Die ventralen Gefäße münden am Hinterende in eine Exkretionsblase. Sie fehlt bei den reifen Würmern, die bereits die ältesten Glieder abgestoßen haben. Die Hauptfunktion der Exkretion haben nicht die Terminalzellen (Wimperzellen), sondern die Wandungen des Exkretionssystems. Sie besteht in der Regulation des Wasserhaushaltes und des osmotischen Druckes. Die Nahrung wird in flüssiger und sehr verdünnter Form ausschließlich aus dem die äußeren Körperflächen passierenden Flüssigkeitsstrom (osmotisch?) aufgenommen.

Tastorgane der Körperoberfläche sind offenbar sehr zahlreich, aber über die genaue Struktur wissen wir sehr wenig. Meist sind es wohl freie Nervenendigungen, die an die Cuticula herantreten.

Die Geschlechtsöffnung liegt jeweils seitlich am Rande der Proglottiden.

Die Entwicklung geht in der Regel über *einen* Zwischenwirt, meist ein Wirbeltier, bei manchen Arten auch ein Insekt (vgl. *Dipylidium*). In seltenen Fällen kann auch der Mensch zum Zwischenwirt werden, erkrankt dann aber häufig ernstlich (Echinococcose, Cysticercose), während die in seinem Darm schmarotzenden, geschlechtsreifen Würmer in der Regel nur geringe pathogene Bedeutung haben. Die relativ kleinen Eier (vgl. Abb. 193) werden nicht einzeln abgelegt, sondern durch Zerfall der abgestoßenen, reifen Glieder frei; denn eine Uterusöffnung fehlt. Die Eier enthalten immer bereits eine Larve, die nie im Freien ausschlüpft.

Embryonalentwicklung der Taenioidea. Die ectolecithalen Bandwurmeier bestehen zunächst aus einer Eizelle und einer Dotterzelle. Einige Blastomeren aus dem Embryo bilden dann die erste Eihülle (Abb. 184a und b), eine zweite Serie von Embryonalzellen wird zur inneren, meist starkwandigen, oft radiär gestreiften Hülle (Embryophore) (c und d). Die beim Zerfall der reifen Proglottiden freiwerdenden Eier enthalten bereits die 6-Haken-Larve, die *Oncosphaera* (d). Die Eier werden immer passiv mit der Nahrung aufgenommen. Im Darm wird

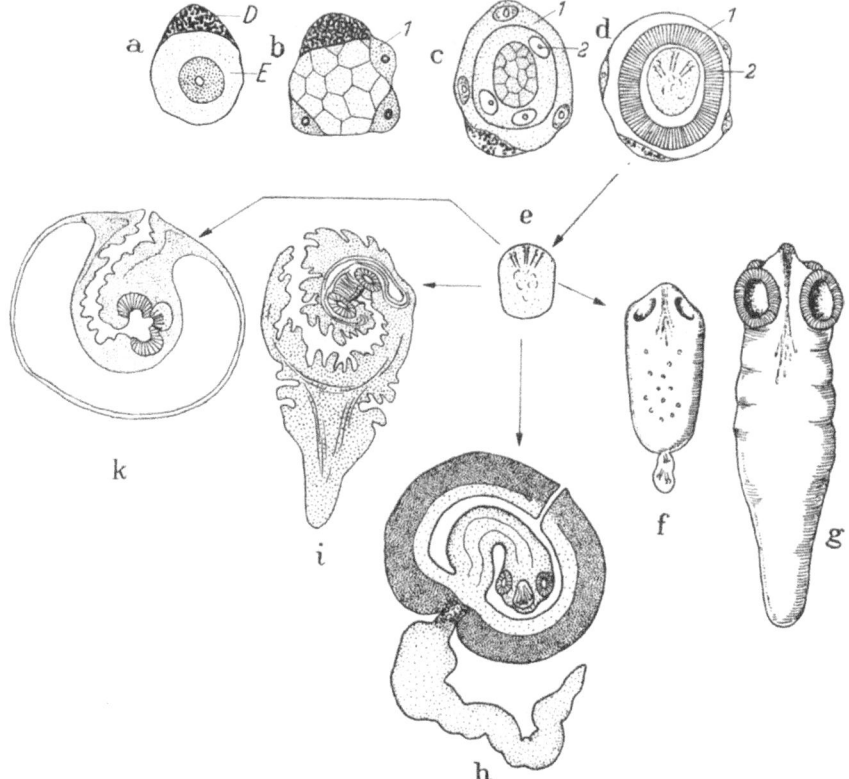

Abb. 184a—k. *Schema der Entwicklung der Cyclophyllidea und Tetraphyllidea.* a Ei mit Dotterzelle. b Embryo mit den ersten 3 Hüllzellen (*1*). c Embryo mit der durch die Zellen gebildeten Hüllmembran (*1*); Bildungszellen der Embryophore (*2*). d Reifes Ei mit Oncosphaera, von 2 Hüllen umgeben; Dottermembran (*1*), Embryophore (*2*). e Freie Oncosphaera. f und g Larven der Tetraphyllidea. f Procercoid; g Plerocercoid. h—k Larven der Cyclophyllidea. h Cysticercoid; i Plerocercus (Dithyridium); k Cysticercus. (Nach FUHRMANN aus KÜKENTHAL-KRUMBACH.)

die Larve frei und gelangt über die Darmwand entweder in die Leibeshöhle oder über die Blutbahn in die Organe des Zwischenwirts. Erst nach einem Wirtswechsel werden die Würmer geschlechtsreif und zu Darmparasiten (Ausnahme: *Hymenolepis nana ohne* Wirtswechsel); nur wenige Arten gehen auch z. B. in die Lebergänge (unter anderen *Hymenolepis microstoma; Stilesia hepatica* in der Leber von Schaf und Rind).

Die *Oncosphaera* stellt im wesentlichen einen Zellhaufen von ovaler oder kugliger Gestalt ohne sichtbare Keimblattbildung dar. In der äußeren Zellage befinden sich 3 Paar Haken, die an dem dem Hinterende entsprechenden Pol liegen. Ein Paar einzelliger Drüsen dient wohl dem Eindringen in das Wirtsgewebe.

Finnenformen. Aus der *Oncosphaera* können bei den *Cyclophyllideen* je nach der Art verschiedene Larvenstadien (Finnen) auftreten. Die wichtigsten Formen sind:

1. Der *Plerocercus* (= Dithyridium). Das Hinterende der Larve hat sich verdickt, bleibt kompakt, und der Scolex zieht sich in dieses zurück oder wird eingestülpt (Abb. 184i) (plero-cercus = solider Schwanz).

2. Das *Cysticercoid*. Dieses ist durch eine mit einem Schwanzanhang versehene Mutterblase charakterisiert, in der der Scolex bereits in richtiger Lage („ausgestülpt") ruht. Der Schwanz trägt noch die Embryonalhäkchen und wird von lockerem Gewebe erfüllt (Abb. 184h). Eine Infiltration mit Flüssigkeit unterbleibt (Abb. 190) (Cysticerc-oid = cysticercus-ähnlich; vgl. unter 3.).

3. Der *Cysticercus*. Er besteht aus einer dünnwandigen, mit Flüssigkeit erfüllten Blase, an der sekundär *ein* einziger Kopfzapfen entsteht, aus dem sich der meist dauernd eingestülpte Scolex bildet (Abb. 184k) (Cysti-cercus = Blasen-Schwanz). Im Darm des Endwirtes wird der Kopf handschuhfingerartig

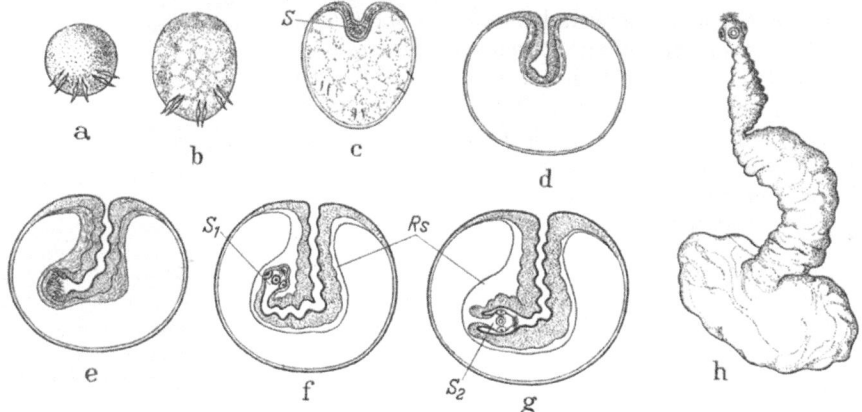

Abb. 185a—h. *Taenia solium.* Finnenentwicklung (schematisch). a Freie Oncosphaera. b Beginnendes Wachstum mit Zellvermehrung am oberen Pol. c Beginnende Einstülpung der Keimschicht; S Scolexanlage. d—f Ausbildung des Scolex in der Finnenblase; S₁ fertiger Scolex; Rs Receptaculum scolicis. g Beginnende Ausstülpung des Scolex (S₂). h Ausgestülpter junger Scolex mit anhängender Finnenblase.

umgestülpt, Blase und Schwanzanhang abgeworfen (z. B. *Cysticercus bovis, C. cellulosae*) (Abb. 185).

4. Der *Coenurus*. Es bilden sich in der Wand der Finnenblase *mehr als ein* Scolex aus (*Coenurus cerebralis* der Schafe, Abb. 198) (abgewandelter Cysticercus) (Coen-urus = gemeinsamer Schwanz).

5. Die *Echinokokkenblase*. Sie bildet in einer besonderen Keimschicht Brutkapseln, die ihrerseits die Scolices ausbilden (Abb. 202). Neben der inneren Knospung kann auch eine äußere auftreten. Die losgelösten Scolices können außerdem durch rückläufige Entwicklung zu einer neuen Brutblase werden, die erneut Scolices ausbildet (Echino-coccus = Stachel-Hülse).

Diese Reihenfolge entspricht einer möglichen Entwicklungsrichtung, doch besteht darüber keine einheitliche Meinung.

Entwicklung im Zwischenwirt. Die Oncosphären wandern im Wirbeltierzwischenwirt durch die Darmschleimhaut über die Blutbahn vorwiegend zu den Muskeln, aber auch in andere Organe. Sie lassen dabei die eigentliche Muskelsubstanz unberührt und bleiben im Bindegewebe des Muskels. Bei der Umwandlung zu Finnen nehmen sie ovale Gestalt an und scheiden eine Cyste aus, zu der der Wirt noch eine, den „Fremdkörper" abkapselnde, bindegewebige Hülle liefert. Die Finnenanlage wächst durch Vermehrung der Zellen, jedoch noch mehr durch Infiltration mit einer serösen Flüssigkeit, die das Finnengewebe nach der Peripherie hin zu einer zarten, durchscheinenden Membran abdrängt.

Sie kann so reichlich sein, daß — wie bei *Taenia solium* — das anfangs mikroskopisch kleine Tier zu einem Bläschen von Erbsengröße, bei anderen Taenien sogar von der Größe eines Hühnereies wird. Die 3 Paar Embryonalhaken verschwinden frühzeitig. Durch Vermehrung¯der peripheren Parenchymzellen an einer bestimmten Stelle verdickt sich die Wand der Blase (b in Abb. 185). Aus dem knopfartigen Gebilde wird die Scolexanlage (c). Durch Einstülpung der Blase wird der anfangs solide Zapfen zur Hohlknospe (d). Sie wächst zu einem Schlauch aus, der von einer besonderen Hülle, dem Receptaculum scolicis (*Rs*), umschlossen wird. Sie behindert die Ausdehnung der Scolexanlage, die sich winklig umknickt (e, f). Am Grunde des Blindsacks entsteht die charakteristische Bewaffnung des Scolex. Vier in die Blase eintretende Exkretionsstämme verzweigen sich zunächst dichotom und bilden an der hinteren Hälfte der Blasenwand ein reiches Gefäßnetz, das entweder am Hinterende durch eine Exkretionsblase ausmündet, oder es ziehen von ihm feine Gefäße zur Oberfläche und münden dort aus (Foramina secundaria). Diese stellen larvale Exkretionspori dar, die denjenigen der geschlechtsreifen Tiere *nicht* entsprechen, weil das Hinterende der Larve beim Übergang in den Hauptwirt abgeworfen wird.

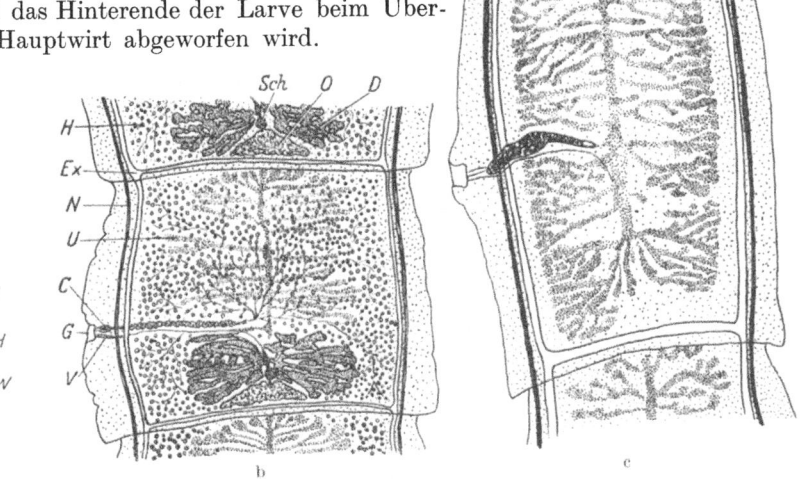

Abb. 186a—c. *Taenia saginata.* (Schema). a Unreife Proglottide. b Geschlechtsreife Proglottide, aus dem mittleren Bereich. c Reifes Glied aus dem Endteil der Strobila. *C* Cirrusbeutel; *D* Dotterstock; *Ex* Exkretionskanal; *G* Genitalatrium; *H* Hodenbläschen; *N* Nervenstrang; *O* Ovar; *Sch* Schalendrüse; *U* Uterusanlage; *V* Vagina; *W* Anlage der weiblichen Geschlechtsorgane (a 10×; b und c 4×).

Entwicklung im Endwirt. Im Magen oder Darm eines geeigneten Wirtes befreien die Verdauungssäfte die Finnen von ihren Hüllen, und der Scolex stülpt sich handschuhfingerartig um. Ihm hängt die restliche Finnenblase noch eine Zeitlang an, bis auch sie verdaut wird (im Gegensatz zu den Plerocercoiden der *Pseudophyllidea*, die, ohne einen Teil ihres Körpers zu verlieren, im Endwirt geschlechtsreif werden).

Durch terminale Knospung erzeugt der Scolex die Proglottidenkette. Innerhalb von 11—12 Wochen ist z. B. *Taenia solium* so weit herangewachsen, daß die ersten reifen Glieder abgehen.

Der gesamte Genitalapparat bildet sich aus Zellen des jungen, undifferenzierten Parenchymgewebes und stellt anfangs einen medianen Zellhaufen dar, von dem aus ein solider Zellstrang sich dem Seitenrande nähert (Abb. 186a).

Aus diesem differenzieren sich Vagina, Vas deferens, Cirrusbeutel, sowie das Atrium (*G*). Der gemeinsame Zellhaufen ist die gemeinsame *Anlage des Keim- und Dotterstockes* und ihrer Leitungswege (*W*). Die *Hoden* scheinen sich im Parenchym zerstreut aus kleinen Zellhäufchen oder wahrscheinlich aus einzelnen Zellen zu entwickeln, die vielleicht aus der zentralen Keimanlage stammen (*H*). Im Verlauf der weiteren Entwicklung teilt sich der seitliche Zellstrang in zwei voneinander getrennte Zellstränge, von denen der eine das Vas deferens mit der lateralen Verdickung des Cirrusbeutels, der andere die zukünftige Vagina bildet. Die beiden Zellstränge bilden eine zentrale Höhlung aus, die von einem Epithel ausgekleidet ist. Randständig, aber noch mit der Außenwelt verbunden, sieht man die Cirrusbeutelanlage deutlich entwickelt, mit der Cirrus und Vas deferens auskleidenden Epithelschicht, die sich cuticularisiert und die Bewaffnung des Cirrus bildet, um dann zu verschwinden. Entsprechend entwickeln sich Vagina und Receptaculum seminis. Der Uterus wird von einem dicken Zellstrang gebildet (*U*). Die Uterushöhle ist ebenfalls anfänglich von einem Epithel ausgekleidet, das später eine Membran bildet.

Bei den reifen Bandwurmgliedern der Cyclophyllideen liegt der Genitalporus immer seitlich — doch ist er je nach der Species verschieden angeordnet: bei *Dipylidium* paarig, bei *Hymenolepis* immer nur auf einer Seite, bei *Taenien* unregelmäßig wechselnd, bei *Echinococcus* regelmäßig abwechselnd, doch kommen immer Abweichungen von dieser Regel vor.

1. Dilepididae.

Dipylidium caninum (L. 1758) RAILLIET 1892.

(= *Taenia canina* L. 1758; *Dipylidium cucumerinum* LEUCKART 1863.)

Der Gurkenkernbandwurm.

Der Gurkenkernbandwurm *Dipylidium caninum*, der zuerst 1758 von LINNÉ beschrieben wurde, zeichnet sich dadurch aus, daß sich sein *Finnenstadium in einem Insekt*, z. B. einem Floh, entwickelt. Diese Feststellung machte GRASSI bereits 1888. Während die Entwicklung verwandter Formen aus der Familie der *Dilepididae* vielfach noch ungenau bekannt ist, konnte die Entwicklung der Art *D. caninum* weitgehend aufgeklärt werden. Der Name *Dipylidium* nimmt Bezug auf die paarig angelegten Geschlechtsorgane (Di-pylidium = 2 Öffnungen).

D. caninum ist wahrscheinlich die einzige Art der Gattung. Ein kritischer Vergleich mit anderen *Dipylidium*-Arten läßt vermuten, daß diese miteinander identisch sind (WITENBERG 1932).

Dipylidium caninum (auch Hundebandwurm genannt, jedoch nicht zu verwechseln mit dem Hundebandwurm *Echinococcus granulosus*) ist ein kosmopolitischer Parasit. Hauptwirte sind Caniden und Feliden; beim Menschen ist er selten, und dann vorwiegend bei Kindern, zu finden.

Morphologie und Entwicklung. Die Länge des *erwachsenen Wurmes* schwankt in der Regel zwischen 20—40 cm bei einer Breite von 2—4 mm und 80—250 Proglottiden. Die ersten Glieder sind trapezförmig, werden in der Mitte der Strobila hexagonal, während die reifen Glieder zum Teil gurkenkernartig, zum Teil bandförmig erscheinen (Abb. S. 350). Die gestreckten reifen Glieder erreichen eine Länge von mehr als 20 mm. Ihre Farbe ist weiß bis gelblich; reife Glieder erscheinen oft rötlich gefärbt. Im kontrahierten Zustand erscheinen alle Proglottiden gekerbt. Der Kopf ist ein wenig dorsoventral abgeflacht und 0,24 bis 0,5 mm breit und 0,2—0,3 mm dick. Der Wurm bewegt sich aktiv durch abwechselnden Gebrauch von je 2 Saugnäpfen, die sich vorstülpen und zurückziehen. Das Rostellum kann in eine trichterförmige Einsenkung zurückgezogen werden. Es ist mit 4—7 alternierenden Reihen von kurzen, rosendornförmigen Haken, 16—20 in jeder Reihe, besetzt (Abb. 187). (Vgl. auch Abb. 174, S. 308.)

Das *paarig angelegte Ovarium* (Abb. 188 a, *Ov*) ist etwa nierenförmig und besteht aus vielen einzelnen Follikeln, die radiär angeordnet sind. Es wird durch die Vagina etwa halbiert, doch findet man selten zwei deutliche Lappen. Die beerenförmigen Dotterstöcke (*Vit*) liegen etwas hinter den Ovarien. 150—300 *Hoden*bläschen von 0,07—0,1 mm Durchmesser verteilen sich fast gleichmäßig auf das geschlechtsreife Glied (Abb. 188 b). Der elliptische Cirrusbeutel mißt etwa 0,1—0,3 mm. Die stark gewundenen Vasa deferentia sind verhältnismäßig dick. Vielfach sind sie mit Spermatozoen erfüllt, so daß es schwierig ist, sie von dem Cirrusbeutel zu unterscheiden. Die beiden Genitalöffnungen liegen seitlich am Rande symmetrisch zueinander und unterhalb der Mitte des Gliedes. Die männlichen Ausführgänge münden neben den weiblichen Genitalöffnungen.

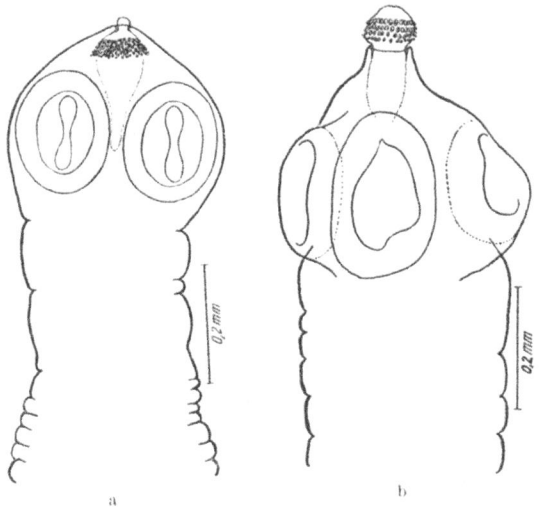

Abb. 187 a u. b. *Dipylidium caninum*. Scolex des Gurkenkernbandwurms. a Mit eingezogenem, b mit ausgestülptem Rostellum (75×). (Nach WITENBERG 1932.)

Der netzförmige Uterus wird in den reifen Gliedern so weit rückgebildet, daß nur kokonähnliche Eikammern verbleiben, die, im ganzen Parenchym verstreut, zwischen den Exkretionsgefäßen und außerhalb dieser liegen. Diese „Kokons" haben meist eine leicht ovale Gestalt und enthalten 3—30 Eier, die von einer zähen Substanz zusammengeklebt und eingehüllt werden. Einige Kalkkörperchen liegen oft dazwischen. Die einzelnen Eier lassen sich nur schwer trennen (etwa durch Deckglasdruck).

Endwirt Hund (Raubtiere); Mensch	
geschlechtsreifer Bandwurm	*Ei*
Zwischenwirt Floh, Haarling	

Cysticercoid

Übersicht über den Entwicklungsgang von *Dipylidium caninum* (vgl. nebenstehenden Text).

Die *Eier* (20—30 μ) mit dem 6-hakigen Embryo haben eine recht dünne, durchscheinende Hülle. Der Embryophore fehlt die z. B. bei den Taenien bestehende Radiärstruktur (vgl. Abb. 188 c und 193). Die Eier liegen noch in einer bläschenähnlichen, dünnen, elastischen Membran (Gesamtdurchmesser 26—50 μ). Der Zwischenraum zwischen Eischale und äußerer Membran ist mit durchsichtiger Flüssigkeit erfüllt.

Entwicklung im Zwischenwirt. Die *Entwicklung* des Gurkenkernbandwurmes geht über einen Zwischenwirt, den hier *Insekten* stellen. Es handelt sich um Arten, die — wie die Haarlinge — beißende Mundwerkzeuge besitzen oder um die *Larven* blutsaugender Arten, die ebenfalls kauende Mundgliedmaßen tragen. Als Zwischenwirte dienen *Trichodectes canis*, *Ctenocephalides canis* und *Pulex irritans* (ZIMMERMANN 1937). Die Floh*larve* nimmt die Eier auf, die z. B. mit den Faeces des Hundes ausgeschieden werden. Die Oncosphäre schlüpft im

Flohdarm aus dem Ei und bohrt sich durch die Darmwand in das Fettgewebe. Die ersten Larven haben die Leibeshöhle bereits nach 3 Std erreicht. Nach 16 Std findet man im Darm der Flohlarve keine Oncosphären mehr. Diese wandern in den ersten 5 Tagen in der Leibeshöhle umher und bevorzugen zunächst die vorderen Bereiche, gehen bis in die Kopfkapsel, sowie in das Cerebral- und Unterschlundganglion. Danach suchen sie auch die abdominalen Partien auf (CHEN 1934). In dieser Entwicklungsperiode wächst die Bandwurmlarve etwas heran, bleibt aber zunächst in diesem Stadium, bis der Floh geschlechtsreif wird. Erst dann entwickelt sich innerhalb von 18 Tagen das *Cysticercoid* (S. 323). (In Unkenntnis der wahren Natur dieses Stadiums wurde es zeitweilig *Cryptocystis trichodectis* genannt, weil es erstmalig beim

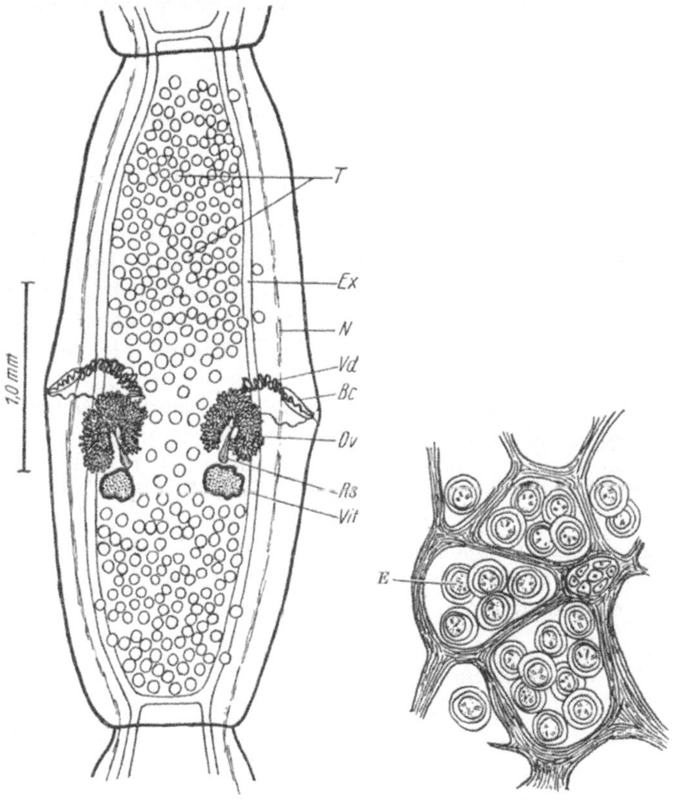

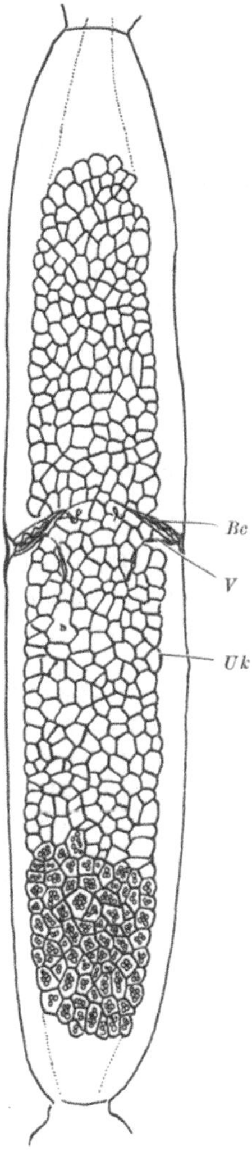

Abb. 188a—c. *Dipylidium caninum*. a Geschlechtsreife Proglottis. b Reife Proglottis mit Eikammern; nicht maximal gestreckt. c Eikammern mit Eiern. *Bc* Cirrusbeutel; *E* Ei; *Ex* Exkretionskanal; *N* Nervenstrang; *Ov* Ovar; *Rs* Receptaculum seminis; *T* Hodenbläschen; *Uk* Uteruskapseln (Eikammern); *V* Vagina; *Vd* Vas deferens; *Vit* Dotterstock (a und b 25×; c 200×.) (a Nach WITENBERG 1937.) (b und c nach FUHRMANN aus KÜKENTHAL-KRUMBACH.)

Hundehaarling gefunden wurde.) Wird der Floh vom Endwirt aufgefressen, so stülpt das Cysticercoid in dessen Darm den Kopf aus, setzt sich fest und entwickelt sich innerhalb von 15—20 Tagen zum erwachsenen Wurm (WITENBERG 1932).

Reaktion des Wirtes (Pathogenese). Der Bandwurmbefall wird in der Regel vom Endwirt völlig symptomlos vertragen. Liegt besondere individuelle Empfindlichkeit oder starker Wurmbefall vor, so können Zeichen einer allgemeinen

Intoxikation auftreten, die sich in uncharakteristischen Darmstörungen, wie z. B. Leibschmerzen und Krampfzuständen äußern. Im wesentlichen gilt das gleiche, was bereits für die parasitischen Darmwürmer allgemein gesagt wurde (vgl. S. 218). Der Zwischenwirt nimmt die Larvenstadien nicht immer reaktionslos auf. In der Leibeshöhle werden Zellen mobilisiert, die den Versuch unternehmen, den Parasiten einzukapseln. Dieser kann dabei zugrunde gehen (CHEN 1934).

Etwa 5 Tage nach der Aufnahme der Bandwurmeier setzt in der Leibeshöhle der Flohlarve eine Vermehrung der Blut- und Wanderzellen ein, die sich um die Bandwurmlarve lagern und eine Kapsel bilden. Nach CHEN (1934) gelingt aber eine Abtötung der Finnen nur dann, wenn die Invasion lange genug vor der Verpuppung stattfand. Während der Puppenruhe wird nämlich der Angriff der Wanderzellen auf die Finnen ausgesetzt und die noch lebensfähige Larve vermag wieder ungehemmt zu wachsen. Erst in der Imago werden die abwehrenden Zellen wieder aktiv, vermögen dann aber den Parasiten nicht mehr wesentlich zu schädigen.

Der Befall mit Bandwurmlarven führt zu einer Verzögerung der larvalen Entwicklung sowie der Puppenruhe des Flohes. Auch die Sterblichkeit der Larven und Puppen ist erhöht. Nach CHEN wird die Darmwand der Flohlarve durch die wandernden Oncosphären mechanisch zerstört, so daß bereits innerhalb der ersten 24 Std nach Aufnahme der Bandwurmeier 36% der befallenen Flohlarven zugrunde gehen.

Epidemiologie. Für den Menschen besteht die Möglichkeit, den Gurkenkernbandwurm zu erwerben, wenn er in enger Gemeinschaft mit Hunden oder Katzen lebt, die gleichzeitig den Bandwurm beherbergen und von Flöhen geplagt sein müssen. Eine Invasion erfolgt durch orale Aufnahme von Flöhen (Imagines), woraus sich erklärt, daß Kinder häufiger von diesem Bandwurm befallen sind als Erwachsene. Sogar Säuglinge (von 5 Wochen bis 6 Monaten) können den Bandwurm erwerben (WIGAND). — Hunde nehmen die Finnen mit Flöhen oder Haarlingen beim Ablecken des Felles auf.

Die Bandwurmglieder wandern entweder aktiv aus oder werden mit dem Darminhalt ausgeschieden. Vielfach bleiben sie in der Afterregion am Fell des Hundes haften, das so mit Eiern stark beladen sein kann. Hier finden sie die Haarlinge, oder die Eier geraten in den Staub, wo sie von Flohlarven aufgenommen werden.

Mikroskopische Diagnose. Ein *Dipylidium*-Befall läßt sich durch die Untersuchung von Stuhlmaterial auf Proglottiden erkennen. In seltenen Fällen findet man auch im Stuhl einzelne Eier.

2. Hymenolepididae.

Hymenolepis nana (v. SIEBOLD 1852) BLANCHARD 1891.

(= *Taenia nana* v. SIEBOLD 1852; *Hymenolepis fraterna* STILES 1906.)

Der Zwergbandwurm.

Hymenolepis nana v. SIEBOLD 1852 und *H. fraterna* STILES 1906 sind zwei sehr kleine Bandwurmarten, von denen die erste im Menschen, die zweite in Ratten und Mäusen angetroffen wird. Seit langem wird die Frage diskutiert, ob beide Arten identisch seien oder echte Verschiedenheiten aufweisen. Die morphologische Analyse führt nur zu sehr geringen, unwesentlichen Differenzen. Unterschiedlich verhalten sie sich im Hinblick auf ihre Wirte und ihre geographische Verbreitung. Sie sind anscheinend zwei biologisch verschiedene Formen einer Art, *H. nana nana* und *H. nana fraterna* (ähnlich wie der Spulwurm des Menschen und der des Schweines; vgl. S. 397).

A. ERHARDT (1951) sucht die Erklärung für den unterschiedlichen Befall des Menschen mit *H. nana* in verschiedenen klimatischen Zonen in der gleichen Richtung, wie sie für die

Ruhramöbe *Entamoeba histolytica* gegeben wird. Nach ihm könnte die Invasion mit dem Zwergbandwurm der Nagetiere beim Menschen erst dann manifest werden, wenn die „Darmwandresistenz" herabgesetzt ist.

GRASSI und Mitarbeiter entdeckten den Entwicklungscyclus dieser Art, die *ohne einen Zwischenwirt* auskommen kann (direkte Entwicklung). Die charakteristischen Eier mit ihrer häutigen Außenhülle haben der Gattung den Namen gegeben (Hymeno-lepis = häutige Schale) (Abb. 189).

Geographische Verbreitung. Die Form *H. nana fraterna* scheint kosmopolitisch zu sein, während *H. nana nana* auf die warmen Länder, auf das südliche Nordamerika, Südeuropa, Mittelmeergebiet und Südrußland beschränkt ist. In diesen Gebieten leben aber (nach STOLL) mehr als 20 Millionen Träger von *H. nana*! Im übrigen ist der Zwergbandwurm in der gemäßigten und kalten Zone, ausgenommen in Bergwerken, unbekannt oder doch sehr selten.

Morphologie. Der Zwergbandwurm ist der kleinste der im Menschen geschlechtsreif vorkommenden Bandwurmarten und wird bei einer Breite bis etwa 1 mm maximal 40 mm lang (vgl. Abb. S. 350). Der Kopf hat einen Durchmesser von 0,25—0,30 mm. Er trägt 4 Saugnäpfe und ein kurzes, rückziehbares Rostellum mit einem einfachen Kranz aus 24—30 Haken. Es schließt sich ein ziemlich langer Halsabschnitt an, dem 100 bis 200 sehr kleine Proglottiden (bis 0,3 : 1 mm) folgen. Der Uterus der geschlechtsreifen Glieder ist sackförmig und besitzt taschenförmige Ausbuchtungen. Die Ränder der Gliederkette erscheinen eingekerbt. Die Genitalöffnungen liegen sämtlich auf der *gleichen* Seite. Jedes Glied trägt 3 Hoden.

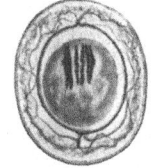

Abb. 189. *Hymenolepis nana.* Ei (400 ×).

Charakteristisch sind die elliptischen Eier (maximal 50 : 40 μ; Abb. 189). Von den beiden Polen der inneren Kapsel gehen mehrere fadenartige Gebilde aus. Da die reifen Glieder schon im Darm zerfallen, findet man die Eier einzeln im Stuhl. Die Larve (Cysticercoid) konnte im menschlichen Körper bisher nicht untersucht werden. Das reife Cysticercoid der Maus mißt etwa 50—136 μ im Durchmesser (vgl. auch Abb. 190).

Der Zwergbandwurm entwickelt sich in der Regel *ohne Zwischenwirt* zum geschlechtsreifen Tier (*direkte Entwicklung*). Die mit dem Kot ausgeschiedenen Eier müssen vom Wirt oral aufgenommen werden. Im Dünndarm schlüpft die 6 Haken tragende Larve. Sie dringt in die Darmzotten ein, gelangt in die Mucosa und wächst dort intramural zu einem *Cysticercoid* heran (Abb. 184 h und 190). Bei Ratten und Mäusen stülpt sich nach 3—4 Tagen der Kopf der Larve um, der junge Wurm fällt in das Darm*lumen* und wird in etwa 15 Tagen zu einem geschlechtsreifen Tier.

Dennoch verläuft die Entwicklung des *Zwergbandwurms ähnlich wie bei einem Wirtswechsel* in zwei Phasen: die Cysticercoide (hier auch *Cercocystis* genannt) wachsen bei Ratten intramural im *mittleren Teil* des Dünndarms (etwa 50—75 mm unterhalb des Magens) heran. Dieser Lebensabschnitt würde dem entsprechen, der bei anderen Arten im Zwischenwirt zurückgelegt wird. Dagegen sitzen die erwachsenen Würmer *im letzten Viertel* des Dünndarms etwa 73—95 mm unterhalb des Magens (also kurz vor Beginn des Dickdarms). Es entspricht somit der letzte Teil des Dünndarmes dem eigentlichen *Endwirt*. Das intramurale Stadium gleicht also weitgehend der bei anderen Arten (z. B. *Taenia solium*, s. unten) im Gewebe des Zwischenwirtes entstehenden Finne (Cysticercus), die zur weiteren Entwicklung im Darmlumen immer ihren Sitz wechseln muß. Dieser Ortswechsel der Larve erfolgt auch bei *H. nana*, aber nur innerhalb des gleichen Wirtes.

Neben der direkten Entwicklung des Zwergbandwurms ist auch eine *indirekte* möglich, wie sie bei den anderen *Hymenolepis*-Arten üblich ist (z. B. *H. diminuta*). Dann entsteht das Finnenstadium in Insekten (Flöhen und Käfern). Verschiedene Flohlarven und der Mehlkäfer werden in diesem Fall als Zwischenwirte in Anspruch genommen (BRUMPT 1933). Bemerkenswert ist, daß die Larven in den Insekten etwa doppelt so groß werden wie im Mäusedarm. Außerdem besitzen sie dann einen großen Schwanzanhang, der die 6 Haken trägt.

Die Entwicklung des Cysticercoids bei *Hymenolepis microstoma* (Abb. 190) geht so vor sich, daß die in der Leibeshöhle des wirbellosen Zwischenwirtes angelangte Oncosphäre wächst und sich verlängert (a—d). Darauf teilt sich ihr Körper in 2 Regionen, von denen

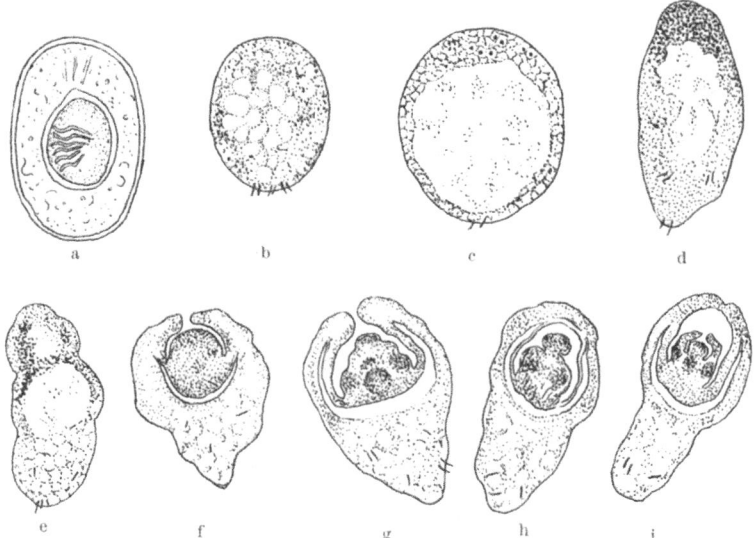

Abb. 190a—i. *Hymenolepis microstoma.* a Ei mit Oncosphäre, b—i Embryonalentwicklung bis zum Cysticercoid; aus dem Mehlkäfer *Tenebrio molitor* (vgl. Text). (Nach JOYEUX aus KÜKENTHAL-KRUMBACH.)

die hintere schwammige Struktur annimmt. Sie trägt auch die 6 Embryonalhäkchen. In der vorderen Region differenziert sich die Kopfanlage (e, f), die sich einstülpt und gleichsam in den Hinterkörper der Larve zurückgezogen wird (f—i).

Die Cysticercoide aus dem Mäusedarm und die aus den Mehlkäferlarven unterscheiden sich auch biologisch: Die Larve aus den Zotten des Dünndarms gelangt nach etwa 4 Tagen in das Darmlumen und wird dann im gleichen Wirt geschlechtsreif; die Larve im Mehlkäfer dagegen bleibt wenigstens 2 Monate im Finnenzustand; sie wird in den Insekten niemals geschlechtsreif.

Reaktion des Wirtes (Pathogenese). Ernstliche Schädigungen des Wirtes werden durch *H. nana* nicht hervorgerufen. Wenige Exemplare werden symptomlos vertragen, während stärkerer Befall zu den für Bandwurmbefall charakteristischen allgemeinen Beschwerden führt.

Immunbiologie. Ratten und Mäuse mit einer Invasion von Zwergbandwürmern lassen sich mit dem gleichen Parasiten nicht erneut infizieren, wenn gleichzeitig ein Befall mit Cysticercoiden im Bandwurmträger vorliegt. Durch eine Erstinfektion der Maus wird dann eine vollständige Immunität gegen weitere Invasionen erworben. Diese tritt nach HEARIN (1941) bereits 12 Std nach der Erstinfektion auf und bleibt wenigstens 102 Tage, vielleicht sogar lebenslänglich bestehen.

Etwa 96 Std nach der Invasion läßt sich eine deutliche Reaktion im Darmgewebe in der Umgebung der Cysticercoide erkennen. Sie besteht in einer Infiltration aus zahlreichen polymorphkernigen Leukocyten und wenigen Lymphocyten. Nach 5—10 Tagen gelingt eine Superinvasion nicht mehr. Über den Mechanismus dieser Abwehrlage des Wirtes besteht jedoch keine Klarheit (Veränderung am Darmepithel oder Wirkung auf den Parasiten?) (BAILEY 1951).

Wahrscheinlich sind diese Erscheinungen die Folge einer Prämunition, nicht die einer vollen Immunität. Wurden die Würmer durch ein Anthelminthikum beseitigt, dann ist eine Reinfektion möglich. Andererseits ist die Nachkommenschaft einer infizierten Maus noch einige Zeit nach der Geburt ebenso resistent gegenüber einem Befall mit *Hymenolepis* wie die Mutter. Wahrscheinlich werden Immunkörper mit der Muttermilch von der Mutter auf die Jungen übertragen. Eine fast vollständige Immunität konnte auch passiv durch wiederholte intraperitoneale Injektion des Serums immuner Mäuse erzielt werden. — Junge Mäuse im Alter von 6—8 Wochen lassen sich am besten infizieren. Ganz junge und alte Tiere sind weniger empfänglich. Die immunbiologischen Verhältnisse beim Menschen sind noch ungeklärt. Fest steht, daß ein Befall mit dem Zwergbandwurm über mehrere Jahre bestehen bleiben kann (BRUMPT), andererseits spontaner Abgang der Würmer nach wenigen Monaten beobachtet wurde (WIGAND).

Epidemiologie. *Hymenolepis nana* ist am häufigsten bei Kindern zu finden. Diese Tatsache erklärt sich schon aus der größeren Unsauberkeit der Kinder, die sich selbst und untereinander infizieren können, wenn sie einmal vom Zwergbandwurm befallen wurden; denn die im Stuhl auftretenden Eier sind bereits invasionsfähig. Außerdem können die Oncosphaeren bereits im Darm frei werden. So vermag sich *H. nana* in einer für Bandwürmer des Menschen einmaligen Art zu vermehren und einem Befall Dauer zu verleihen (vgl. dazu *Strongyloides stercoralis*).

Mikroskopische Diagnose. Die Untersuchung des Stuhles auf *Hymenolepis*-Eier muß sorgfältig erfolgen, weil die Eier sehr zart sind und sich ihre Gestalt bei unvorsichtiger Präparation erheblich verändern kann (Vorsicht bei Anwendung von Anreicherungsverfahren) (vgl. S. 662ff.).

3. Taeniidae.

Taenia solium L. 1758, der Schweinebandwurm
und **T. saginata** GOEZE 1782, der Rinderbandwurm.

(*T. solium* = *T. dentata* BATSCH 1786;
T. saginata = *T. mediocanellata* KÜCHENMEISTER 1852.)

Schweinebandwurm und *Rinderbandwurm*[1] gehören wohl zu den längst bekannten Parasiten des Menschen. In zahlreichen alten medizinischen Schriften werden sie beschrieben, doch wurden die Wege, auf denen sie in den Menschen gelangen, meist verkannt. So hatte man z. B. Finnen im Schwein schon gesehen, jedoch ihre wahre Natur nicht erkennen können. Sowohl *Taenia solium* als auch *T. saginata* sind ausgesprochen spezifische Parasiten des Menschen; er ist der einzige Endwirt.

(Taenia = Band; solium vom arabischen *sosl* = Kette; saginata = gemästet [weil dicker als *T. solium*].)

Historisches. Die Bandwürmer wie ihre Finnen sind infolge ihrer Größe, lange bevor man ihre wahre Natur erkannte, beschrieben worden. Die systematische Erforschung der Zusammenhänge zwischen den Cysticerken und den Darmwürmern begann um das Jahr 1852, als KÜCHENMEISTER der Nachweis gelang, daß die Finnen aus dem Kaninchen (*Cysticercus pisiformis*) im Hund zu geschlechtsreifen Würmern werden (vgl. S. 23). Auch konnte

---

[1] Nach REINER MÜLLER „Schweinefinnenbandwurm" bzw. „Rinderfinnenbandwurm".

er —ebenso wie van Beneden (1853/54) im Schwein mit Eiern von *Taenia solium* — umgekehrt aus den im Hundekot gefundenen Eiern im Kaninchen Cysticerken erzeugen.

LEUCKART setzte diese Untersuchungen fort und erkannte die Beziehung zwischen *Cysticercus bovis* und *Taenia saginata*, und durch Verfütterung von reifen Proglottiden an Kälber
konnte er die Cysticerken erhalten. OLIVER (1869) zeigte zum erstenmal, daß der Mensch
durch Aufnahme von Cysticerken den Schweinebandwurm erwerben kann.

Geographische Verbreitung. Beide Bandwurmarten sind *über die ganze Erde
verbreitet.* Ihre Häufigkeit steht in gewisser Beziehung zu den Ernährungsgewohnheiten der Bevölkerung (vgl. *Epidemiologie*). Dort, wo obligatorische
Fleischbeschau besteht (z. B. in Deutschland), ist der Bandwurmbefall beim

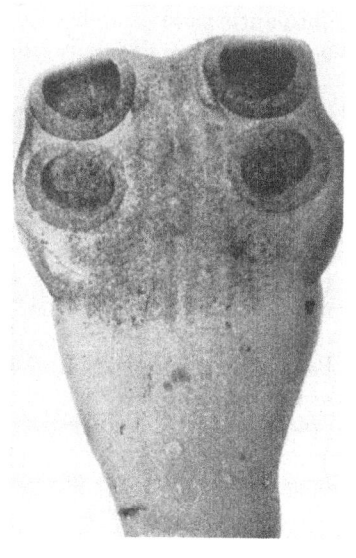
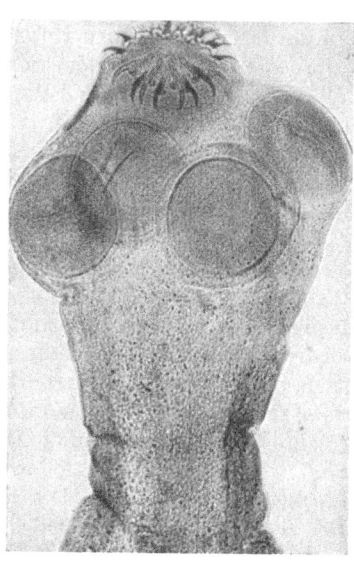

a   b

Abb. 191 a u. b. a *Taenia saginata.* b *Taenia solium.* Kopf (etwa 50×). (Nach SZIDAT und WIGAND 1934.)

Menschen sehr selten geworden. Dagegen ist er z. B. in großen Teilen Ost-
europas und Südamerikas noch recht häufig. Der Schweinebandwurm ist allgemein weit seltener als der Rinderbandwurm (nach STOLL: 2,5 Millionen gegenüber 38,9 Millionen). — Von GRIFFITHS (1950) wird auf die zunehmende Häufigkeit von *Cysticercus bovis* bei Rindern in Großbritannien und Dänemark hingewiesen. Entsprechend häufiger ist in den letzten Jahren auch beim Menschen
T. saginata aufgetreten.

Wesentlich seltener als ein Befall mit dem Darmwurm ist ein Finnenbefall
des Menschen (Cysticercose, meist mit *C. cellulosae*). Dessen Häufigkeit nimmt
vom Westen nach Osten zu und ist in asiatischen Gebieten größer als in Europa.

Morphologie. Die beiden Arten *T. solium* und *T. saginata* sind morphologisch recht ähnlich. Die wesentlichsten Unterschiede können aus der Tabelle 10,
S. 333 ersehen werden. Besonders hingewiesen sei auf die unterschiedliche Ausbildung des Scolex, der nur bei *T. solium* mit einem hakenkranzbewehrten
Rostellum versehen ist. Diagnostisch wichtige Kennzeichen besitzen die Proglottiden hinsichtlich der Zahl der Uterusäste (vgl. dazu Abb. 192). Die seitlich
gelegenen Geschlechtsöffnungen alternieren unregelmäßig. Im allgemeinen wird
T. saginata länger als *T. solium* (10 bzw. 4 m). Bei *T. saginata* besteht etwa das
letzte Fünftel aus reifen Proglottiden (200—400 reife Glieder). Monatlich werden

Tabelle 10. *Wesentliche Unterscheidungsmerkmale von Taenia solium und Taenia saginata.*

	Taenia solium	Taenia saginata
Kopf (Abb. 191)......	mit Rostellum und doppeltem Hakenkranz (22—32 Haken), 4 schwache Saugnäpfe	fast viereckig erscheinend, 4 starke Saugnäpfe; kein Hakenkranz, kein Rostellum
Halsteil........	relativ kurz	relativ lang
Zahl der Proglottiden..	800—900	1200—2000
Größe: a) des Wurmes....	3—4 m	10 m und mehr
b) der reifen Proglottiden......	9—12 mm lang, 6—7 mm breit	18—20 mm lang, 4—7 mm breit
Uterus (Abb. 192)....	jederseits 7—12 plumpe, verästelte Aussackungen	jederseits 20—30 wenig verästelte Aussackungen
Vagina (Abb. 194)....	ohne Sphincter	mit Sphincter
Eier (Embryophore)..	30—40 μ (Abb. 193)	30—40 μ
Beschaffenheit der Finne	*Cysticercus cellulosae* 6—15 mm, reich an Flüssigkeit	*Cysticercus bovis* 7—9 mm, derb, mit wenig Flüssigkeit, daher meist kleiner
Zwischenwirt......	Schwein, selten andere Säugetiere; Mensch	Rinder; Mensch nur selten
Sitz der Finne.....	in Muskeln, Leber, Lunge, Hirn, Augapfel	meist in den Musculi pterygoidei (Kaumuskulatur), Herz-, Zungen-, Kehlkopf-, Schlund-, Zwerchfellmuskulatur
Entwicklungsdauer vom Cysticercus zum Darmwurm.......	2—3 Monate	2—3 Monate
Cysticercose des Menschen	relativ häufig	unbestimmt, mindestens sehr selten
Häufigkeit des Wurmes	viel seltener als *T. saginata*	relativ häufig

durchschnittlich 400 reife Glieder produziert, von denen jedes Glied etwa 100000 bis 125000 Eier enthält.

Die *Eier* werden nicht einzeln abgelegt, sondern es trennen sich die reifen, eierhaltigen Glieder ab. Erst mit deren Zerfall werden die Eier frei. Man findet daher im Stuhl meist ganze Glieder, die noch einige Zeit lang eine gewisse Eigenbewegung beibehalten. Dabei strecken sie sich unter Umständen so stark, daß sie dem Unerfahrenen wie ein selbständiger Wurm erscheinen können! Die reifen Glieder von *T. saginata* können sogar aktiv den Schließmuskel überwinden. Daher findet man sie gelegentlich im Bett oder in der Kleidung.

Die Eier sind von einer dünnen, hinfälligen Schale und darunter liegender, embryonaler Hüllmembran umgeben, die den 6-hakigen Embryo (Oncosphäre) mit seiner dicken, bräunlich gefärbten und radiär gestreiften Embryophore einschließen. Die Eier der beiden Arten sind etwa gleich groß und praktisch nicht voneinander zu unterscheiden.

Entwicklung im Zwischenwirt. Die Embryophore löst sich im Magen-Darmkanal des Zwischenwirtes auf, und die Oncosphäre wird im Dünndarm frei. Sie wandert durch die Darmwand in den Blutkreislauf und wird mit dem Blutstrom in alle Teile des Körpers verschleppt. Man findet die jüngsten Larvenstadien schon nach 24—72 Std in den inneren Organen. Nach etwa 15—25 Tagen haben sie die Form kleiner, stecknadelkopfgroßer Bläschen, die häufig in der

Muskulatur von Zunge, Kehlkopf, Zwerchfell, Bauchfell, Herz, Rücken sowie in der Schenkelmuskulatur angetroffen werden (vgl. S. 336). Der *Cysticercus cellulosae* ist $2^1/_2$—4 Monate nach der Invasion ausgereift und etwa erbsengroß (6—15:5—10 mm). Er liegt vorwiegend im intramuskulären Bindegewebe,

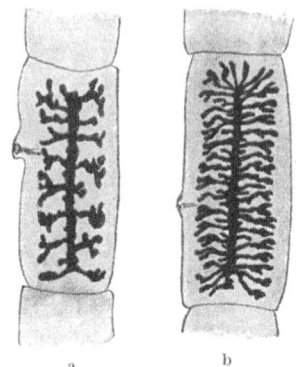

kann aber auch z. B. in Leber, Lunge, Gehirn oder sogar im Auge sitzen (Abb. 197). Er ist mit einer Flüssigkeit erfüllt und wird außen von einer wirtseigenen, bindegewebigen Hülle eingeschlossen. Mit zunehmendem Alter verkalken die Finnen — am Scolex beginnend — und lassen sich dann auch im Röntgenbild darstellen. Die Finne von *T. saginata* wächst innerhalb von 4 Wochen zu einer Größe von etwa 4 mm heran. Zu dieser Zeit ist der Scolex bereits ausgebildet und 0,5—0,7 mm lang. Nach 8 Wochen mißt die Finne 4,5 mm, nach 12 Wochen 5—6 mm, nach 18 Wochen 6—7 mm und nach 28 Wochen 7—8 mm; sie ist aber schon nach 18 Wochen invasionsfähig.

Abb. 192a u. b. Bandwurmglieder mit der charakteristischen Ausbildung der von Eiern erfüllten Uterusäste. a *Taenia solium*. b *T. saginata* (etwa 2×). (Aus RIBBERT-HAMPERL 1944.)

Eine Abwandlung des normal gestalteten Cysticercus stellt der *Cysticercus racemosus* dar, der sich dann entwickeln kann, wenn die Oncosphäre in die Ventrikel oder in die basalen Zisternen des Gehirns gelangt. Er wird bis zu 20 cm groß und bildet wurzelartige Verzweigungen oder traubenförmige Blasen (*racemus* = Traube), die als Mißbildung zu deuten sind. Diese Cysticerken liegen — wie in der Augenkammer (vgl. Abb. 197) — frei und besitzen daher keine bindegewebige Hülle (vgl. TALICE und GURRI 1949; ARANA IÑIGUEZ, MALOSETTI, TALICE und SAN JULIAN 1949).

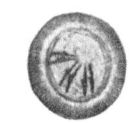

Abb. 193. *Taenia solium*. Embryophore mit Oncosphäre („Ei") (400×).

Entwicklung im Endwirt. Nach dem Genuß der Finnenblase stülpt sich der Kopf im oberen Teil des Dünndarms aus; die Schwanzblase wird verdaut (Abb. 185 h) (in vitro in physiologischer Kochsalzlösung durch Zusatz von Gallensaft zu erreichen). Der Scolex setzt sich mit seinem Haftapparat im Dünndarm des Menschen fest und beginnt mit der Ausbildung der Proglottiden. Die ersten reifen Glieder werden nach etwa 11—12 Wochen abgestoßen. Die Lebensdauer des Bandwurms ist beträchtlich und soll sogar 20 Jahre erreichen können.

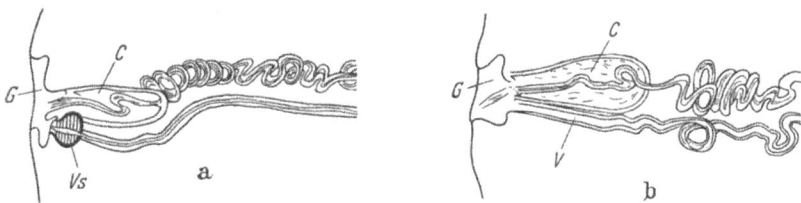

Abb. 194a u. b. Genitalatrium (*G*) mit Cirrusbeutel (*C*) und Vagina (*V*). a *Taenia saginata* mit Vaginalsphincter (*Vs*). b *T. solium* ohne Sphincter. (Nach DU NOYER aus BRUMPT 1949.)

Reaktion des Wirtes (Pathogenese). Der *erwachsene Bandwurm* sitzt vorwiegend in den oberen Dünndarmschlingen, dicht unterhalb der Flexura duodeno-jejunalis. Er führt zu keinen erheblichen Veränderungen der Darmschleimhaut, höchstens zu einer leichten lokalen Entzündung, die von der mechanischen Reizung beim Anheften des Scolex ausgeht. Dagegen treten durch die Stoffwechselprodukte des Wurms allgemeine, uncharakteristische Symptome

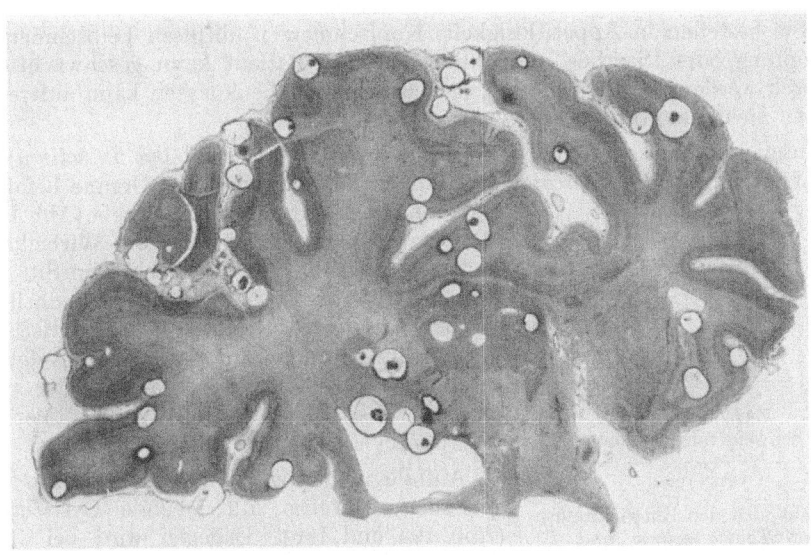

Abb. 195. *Taenia solium; Cysticercus cellulosae* in Hirnschnitt vom Menschen.
(Präparat Prof. Dr. HALLERVORDEN.)

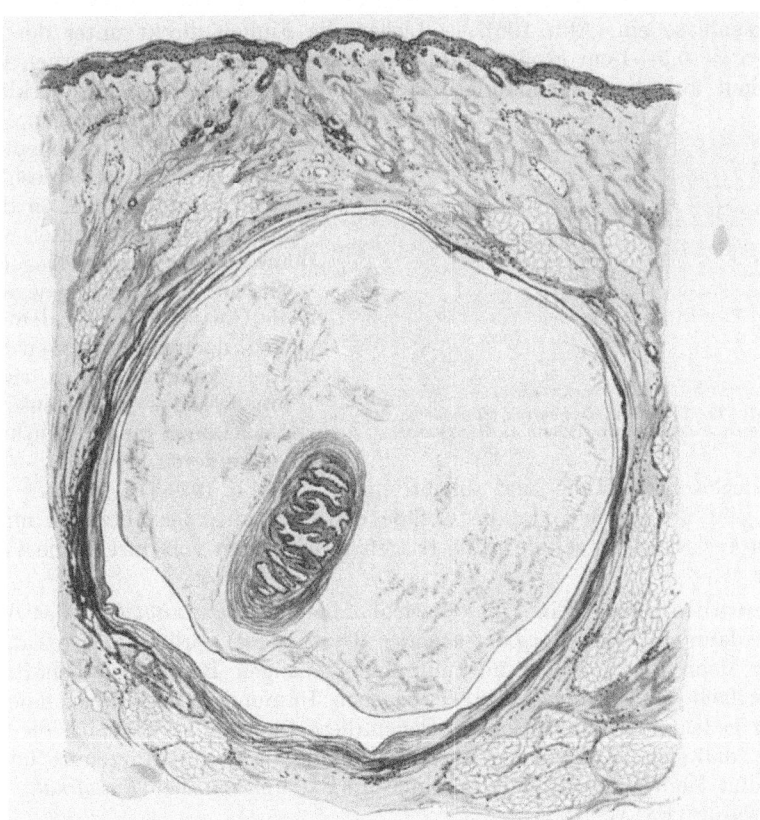

Abb. 196. *Taenia solium; Cysticercus cellulosae.* Der quergetroffene Parasit liegt in einer Blase, die von einer Bindegewebskapsel eingeschlossen ist; geringgradige Gewebsreaktion in der Umgebung des Cysticercus (aus der Bauchhaut) (14×). (Aus GANS 1928.)

auf. Sie bestehen in Appetitlosigkeit, Kopfschmerzen, diffusen Leibschmerzen, Verstopfung oder Diarrhoe und ähnlichem. Der Patient kann geschwächt und anämisch werden. Eine Erhöhung der eosinophilen Leukocyten kann auftreten, ist aber nicht charakteristisch.

Nimmt der Mensch reife Bandwurm*eier* auf (vorwiegend bei *T. solium*), so kommt es zur sog. *Cysticercose.* Die Finnen können dabei alle Organe befallen, insbesondere das Unterhautzellgewebe (Abb. 196), Muskulatur, Leber, Peritoneum, Wirbelkanal und Gehirn (Abb. 195). Je nach dem Sitz der Finnenstadien treten entsprechende, jedoch im Hinblick auf den Cysticercus uncharakteristische Krankheitssymptome auf. — Die Muskelcysticercose wird oft übersehen, da sie völlig symptomlos verlaufen kann. Die Gehirncysticercose verläuft im allgemeinen tödlich.

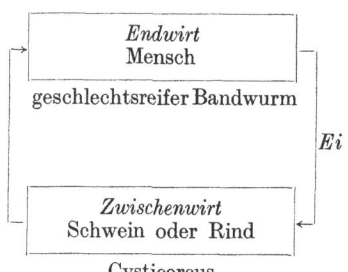

Übersicht über den Entwicklungsweg von *Taenia solium* und *T. saginata* (vgl. Text S. 333 ff.).

Auffallend gering ist die Reaktion des umgebenden Gewebes auf lebende Cysticerken (Abb. 195 und 196). Dagegen wird bei abgestorbenen Finnen das Gewebe aktiv, und es treten um den Cysticercus Epitheloid- und Riesenzellen auf. Bindegewebe und Granulationsgewebe schließen am Ende des Prozesses die Finnenblase ein (Abb. 196). — Liegen die Finnen direkt unter der Haut, so bilden sie 0,5—1 cm große, ovale Cysten, die sich operativ entfernen lassen. Sie lenken auf die Erkrankungsursache hin, wenn gleichzeitig unerklärbare Krankheitserscheinungen, z. B. zentralnervöse Störungen, auftreten (Gehirncysticercose!).

Die einzige Stelle, an der die Finne direkt beobachtet werden kann, ist die vordere Augenkammer, in der man gelegentlich reife Cysticerken mit dem typischen, noch eingestülpten Scolex findet. Hier entwickelt sich die Finnenblase — im Gegensatz zur Entwicklung in der Muskulatur oder anderen Organen — ohne

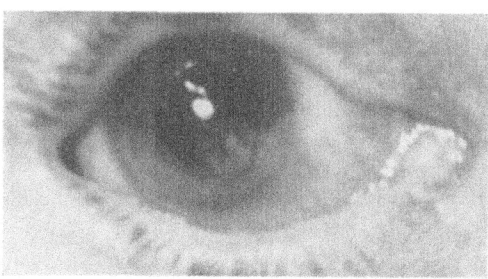

Abb. 197. *Taenia solium*; *Cysticercus cellulosae* in der vorderen Augenkammer. (Photo Dr. HARTMANN.)

die bindegewebige Hülle und bleibt „nackt" (Abb. 197) (HARTMANN 1947). Häufig geht der Embryo in die Gefäße der Aderhaut, der Netzhaut und des Ciliarkörpers, dagegen selten in die Irisgefäße und dann von dort in die Vorderkammer.

Immunbiologie. Eine ins Gewicht fallende *Immunitätslage* des Wirtes tritt nur dann ein, wenn die *Larvenstadien* (Cysticercus) vorliegen. Die Tatsache, daß der Mensch gewöhnlich nur mit einem einzigen Bandwurm behaftet ist, wird vielfach als Zeichen einer erworbenen Immunität gegenüber einer Reinvasion gedeutet (Prämunition?). Gegen diese Deutung spricht aber die Beobachtung, daß sich Bandwürmer über viele Jahre, ja sogar Jahrzehnte im Wirt halten und Mehrfachbefall mit maximal 19 Exemplaren bei *T. saginata* beobachtet wurde (PALAIS 1937).

Die Frage, wie sich ein Wirt, der bereits von einem Bandwurm befallen ist, bei einer Superinfektion verhält, ist bei *tierischen* Invasionen studiert worden.

Bei Katzen schützt die Anwesenheit erwachsener Würmer den Wirt *nicht* vor weiterem Befall mit *Darmwürmern*. Andererseits widerstehen Ratten, die bereits *Cysticerken* beherbergen, einer zweiten Fütterung mit Oncosphären. Diese Resistenz der Ratten hält wenigstens 2 Monate an, auch wenn die Cysticerken der Erstinvasion chirurgisch entfernt wurden. Ebenso werden Kaninchen resistent gegenüber einer Reinvasion mit Oncosphären von *Taenia pisiformis* (= *T. serrata*), wenn sie *Cysticercus pisiformis* enthalten, und Rinder erwerben eine Resistenz gegenüber den Oncosphären von *Taenia saginata* nach einer Erstinvasion mit der gleichen Art. — Die erworbene Resistenz gegenüber dem *Cysticercus fasciolaris* der Ratten wird von den weiblichen Tieren auf die Nachkommen übertragen (Muttermilch?).

Die bei einer Cysticercose erworbenen Antikörper sind nicht artspezifisch, sondern nur gruppenspezifisch. — Bei einer *Taenia solium-Cysticercose* des Menschen entstehen komplementbindende Antikörper und Präcipitine. Bei Verwendung eines Extraktes aus *Cysticercus cellulosae* als Antigen ergeben sich diagnostisch brauchbare Resultate (GAEHTGENS, MINNING). Bei Ratten ließen sich bei einem Befall mit *Taenia taeniaeformis* (= *crassicollis*) zwei Typen von Antikörpern nachweisen: Der erste tritt in der ersten Woche nach der Invasion auf und wirkt noch vor der Encystierung direkt auf die Larven ein und tötet sie manchmal ab. Der zweite Antikörper tritt erst mehrere Wochen nach der Invasion auf und wirkt auf die Larven nach ihrer Encystierung.

Bei *Tieren* ist auch eine *passive Immunisierung* gelungen. Bei Versuchen mit *Taenia taeniaeformis* wurde das Immunserum gleichzeitig mit der Verfütterung von Oncosphären appliziert. Ihre Entwicklung konnte dann vollständig verhindert werden. Wenn diese passive Immunisierung erst 9 Tage nach der Verabreichung der Eier vorgenommen wurde, trat keine wesentliche Entwicklungshemmung ein. Diese Wirkung geht zweifellos auf humorale Faktoren zurück. Das Serum wirkt anscheinend direkt parasiticid. — Die Darmwand immuner Kaninchen scheint eine mechanische Grenze gegen den Oncosphärenbefall von *Taenia pisiformis* darzustellen; denn die Entwicklung von Oncosphären ist bei solchen Tieren vollständig aufgehoben. Injiziert man dagegen geschlüpfte Oncosphären z. B. in die Mesenterialvene, so entwickeln sie sich weiter. Gewöhnlich werden die Formen dann aber bald durch eine lokale Gewebereaktion, die wohl durch die Anwesenheit spezifischer Antikörper ausgelöst wird, abgetötet. Diese Reaktion läßt sich durch Übertragung eines spezifischen Immunserums noch verstärken.

Epidemiologie. Der Mensch erwirbt einen Bandwurm durch den Genuß von rohem, schlecht gekochtem oder zu schwach geräuchertem, finnigen Schweine- oder Rindfleisch. Gut gekochtes Fleisch ist frei von entwicklungsfähigen Finnen, die aber im übrigen eine relativ große Lebens- und Widerstandsfähigkeit besitzen. Tiefe Temperaturen (−2 bis −6° C) werden von Schweinefinnen wenigstens 150 Std vertragen. Bei −8° bis −10° C sterben sie frühestens nach 84 Std, bei −18° C nach etwa 60 Std. Dagegen gehen sie schon bei +47 bis +49° C relativ schnell zugrunde. Bei der allgemein üblichen Art des Einfrierens von Fleisch zum Zwecke der *längeren* Konservierung werden etwa vorhandene Finnen mit voller Sicherheit abgetötet. Rinderfinnen sind sogar empfindlicher als Schweinefinnen und bereits innerhalb von 24 Std bei −3° C nicht mehr invasionsfähig. Schwach finniges *Rind*fleisch wird daher ohne Einschränkung als genußtauglich angesehen, wenn es so durchgefroren wurde, daß in der Tiefe der Muskulatur eine Temperatur von −3° für mindestens 24 Std geherrscht hat.

Die Häufigkeit des Bandwurmbefalles steht in gewisser Beziehung zu den Ernährungsgewohnheiten der Bevölkerung. In Deutschland ist er in den östlichen Gebieten immer häufiger gewesen als im Westen, wo z. B. der „Hacke-peter" des Berliners (roh zubereitetes Rinder- und Schweinefleisch) als Mahlzeit so gut wie unbekannt ist. Fast alle Autoren berichten übereinstimmend, daß vorwiegend Frauen zu Bandwurmträgern werden. GRIFFITHS (1950) bringt diese Erfahrung damit in Verbindung, daß die Cysticerken beim Umgang mit rohem Fleisch auffallend leicht an den Händen haften und Frauen wohl dadurch in der Küche häufig Finnen per os aufnehmen (vgl. auch S. 49). In China, wo die Fleischspeisen im allgemeinen gut gekocht auf den Tisch kommen, sind Bandwürmer sehr selten. Dagegen ist der Bandwurm in den Gebieten, wo die Sitte aufkam, das Fleisch roh oder nur ungenügend gekocht zu verzehren, wieder häufiger geworden.

Der Bandwurmbefall des Menschen ging überall dort zurück, wo obliga-torische Fleischbeschau durchgeführt wurde. Vermeidet man den Genuß von rohem Fleisch, so ist ein Bandwurmbefall praktisch unmöglich.

Die Entstehung einer *Cysticercose* wird durch sorgfältige persönliche Reinlich-keit verhindert, die davor bewahrt, daß Bandwurmeier oral aufgenommen werden können. Besonders die Träger von *Taenia solium* müssen dafür Sorge tragen, daß sie ihre Umgebung nicht durch Unsauberkeit gefährden (Gefahr für Familien-mitglieder; Küchenpersonal!) (Vermeidung der Düngung des Gemüses mit mensch-lichen Faeces!, — vgl. auch bei *Ascaris* S. 404). Die Eier sind recht widerstands-fähig und überstehen unter günstigen Bedingungen im Freien oder im Wasser 1—4 Monate. — Ausnahmsweise kann eine Cysticercose dadurch entstehen, daß ein reifes Bandwurmglied durch rückläufige Peristaltik des Darmes oder in Verbindung mit einem Brechakt in den Magen des Bandwurmträgers gelangt. Dort kann es dann zu Befreiung der Eier und Schlüpfen der Larven kommen. Die oben erwähnte Düngung mit menschlichen Fäkalien bringt auch der Vieh-zucht gewisse Gefahren, weil die Verfütterung von frischem Gras, das von den Rieselfeldern kommt, häufig zur „Finnigkeit" bei Rindern führt. Daher gilt auch hier die gleiche Forderung, die eine Spulwurminvasion verhindert, nämlich die Verrieselung geklärter Abwässer (s. bei LIEBMANN 1953).

Mikroskopische Diagnose. In der Regel lassen die austretenden Proglottiden einen Bandwurmbefall erkennen. Über die Artzugehörigkeit kann auf Grund der Gestalt und Anzahl der Uterusäste entschieden werden, wenn man die Glieder zwischen zwei Objektträgern preßt und mit einer Lupe betrachtet. Vereinzelte Eier treten gelegentlich im Stuhl auf. Bei Verdacht befördert ein Abführmittel einige Glieder ans Tageslicht (Nachweis auch röntgenologisch; vgl. bei MINNING 1952).

Serologische Diagnose. *Bandwurmträger* lassen sich serologisch nicht mit Sicherheit erkennen. Nur ein verhältnismäßig kleiner Teil ihrer Blutproben reagiert mit Bandwurmextrakten in der Komplementbindungsreaktion positiv (10—40%). Außerdem ergeben auch manche sicher Nichtinfizierte (häufig Lues-kranke) positive Reaktionen (DESCHIENS und RENAUDET 1941).

Das *Finnenstadium* dagegen läßt sich serologisch besser erfassen, weil es ins Gewebe des Zwischenwirtes eindringt und ihn so stärker zur Antikörper-bildung veranlaßt. Für die verschiedenen Seroreaktionen liefert z. B. bereits der flüssige Inhalt einer Echinokokkenblase ein fertiges Antigen (Gruppen-reaktion!). Doch läßt sich auch aus Cysticerken ein brauchbares Antigen her-stellen. GAEHTGENS geht z. B. in folgender Weise vor:

Die hanfkorn- bis erbsengroßen, aus finnigen Schweineorganen (Herz, Lunge, Muskeln) herauspräparierten Finnenblasen werden mit Inhalt gewogen, mit einer Schere fein zer-kleinert und nach Zusatz von sterilisiertem Seesand in der 10fachen Menge 0,5%iger carbol-haltiger physiologischer Kochsalzlösung gründlich zerrieben. Das Gemisch, im Kühlschrank aufbewahrt, wird an den folgenden 8 Tagen täglich je 1 Std geschüttelt. Nach einigen Wochen bzw. Monaten wird es mehrere Stunden scharf zentrifugiert, die überstehende graugelblich verfärbte Flüssigkeit abgegossen und als Stammextrakt weiter im Kühlschrank aufbewahrt. Positive Kontrollseren lassen sich durch Behandlung von Kaninchen mit derartigen Extrakten gewinnen (Einzelheiten der Ausführung vgl. bei GAEHTGENS 1943).

Das Cysticercusantigen ist im Hinblick auf eine Artdifferenzierung zuverlässiger als ein aus Bandwurmgliedern oder -köpfen hergestellter alkoholischer oder wäßriger Extrakt, es sei denn, man begnügt sich mit Gruppenreaktionen unter Verwendung eines Echinokokkenantigens (vgl. dazu S. 349).

Die bisher noch geringe Zahl der Fälle von Cysticercose macht es schwierig, ein endgültiges Urteil über die Zuverlässigkeit der Komplementbindungsreaktion abzugeben. Stark positive Cysticercosesera können auch mit dem heterologen Echinokokken antigen eine positive Reaktion geben (Gruppenreaktion), aber meist sind quantitative Unterschiede zu beobachten; diese lassen auf eine gewisse Artspezifität schließen. Durch *Absättigung* des Serums nach CASTELLANI gelingt aber eine *Art*differenzierung zwischen Echinokokken und Taenien.

Das Prinzip der Absättigung besteht darin, die unspezifischen bzw. die gruppenspezifischen, heterologen Antikörper vor der Hauptreaktion zu binden und dann den erhalten gebliebenen, spezifischen *Cysticercus*-Antikörper durch Komplementbindungsreaktion nachzuweisen.

Man geht zum Nachweis von Cysticerkenantikörpern so vor, daß zunächst Hydatidenflüssigkeit (4 cm³) und Caolinum purum steril (1 g) gemischt werden. Das Kaolin bindet das gelöste Echinokokkenantigen. Dieses wird mit dem zu prüfenden Serum (5 cm³; 1:4 verdünnt) kräftig geschüttelt, je 2 Std bei 37° C und im Kühlschrank unter wiederholtem Umschütteln aufbewahrt und schließlich 2mal je $^1/_2$ Std zentrifugiert (3000 Touren). Nun haben sich die unter Umständen vorhandenen gruppenspezifischen (heterologen) Antikörper binden können. Das noch überstehende Serum wird nun im Komplementbindungsversuch mit spezifischem Cysticerkenextrakt (zur Kontrolle auch noch Echinokokkenextrakt) geprüft. — Zur spezifischen Echinokokkenreaktion muß der Versuch umgekehrt mit dem Cysticerkenantigen begonnen werden.

Mit der Absättigungsmethode hat man ein sehr wertvolles Verfahren für die Differentialdiagnose zwischen Cysticerken- und Echinokokkeninvasion in der Hand. Sie läßt eine Entscheidung zu, ob im gegebenen Falle eine positive Reaktion als spezifisch oder nur als unspezifisch anzusprechen ist.

Als Ergänzung zur Komplementbindungsreaktion lassen sich auch die in der Luesdiagnostik üblichen Flockungs- und Klärungsreaktionen in abgewandelter Ausführung verwenden (vgl. bei GAEHTGENS 1943).

Auch die spezifische *Präcipitinreaktion* mit steigenden Antigenverdünnungen kann eine zusätzliche diagnostische Hilfe bieten. (Je 1 cm³ Antigenverdünnung in UHLENHUTH-Röhrchen mit 0,15 cm³ Serum unterschichtet und je 2 Std bei 37° C und Zimmertemperatur beobachtet.)

Chemotherapie vgl. S. 351.

Multiceps multiceps (LESKE 1780) HALL 1910.

Der Quesenbandwurm.

(= *Taenia multiceps* LESKE 1780; *Polycephalus ovinus* [= *multiceps*] ZEDER 1803; *Coenurus cerebralis* RUDOLPHI 1808; *T. coenurus* KÜCHENMEISTER 1854.)

Ein besonderes, als *Coenurus* bezeichnetes Finnenstadium bildet der im Darm von Hunden lebende Bandwurm *Multiceps multiceps* aus. Dieses bevorzugt zur Entwicklung das *Gehirn* der Zwischenwirte (z. B. Schafe) und führt dadurch zu einem charakteristischen Krankheitsbild, der sog. Drehkrankheit der Schafe („Gehirnblasenwurm", Drehwurm; Quesenbandwurm, Quese = Beule). Der Coenurus bildet — im Gegensatz zum Cysticerkus — zahlreiche Köpfe aus, die dem Bandwurm seinen Namen eingetragen haben (Multi-ceps = viele Köpfe; Coen-urus = gemeinsamer Schwanz, s. unten).

Geographische Verbreitung. Der Quesenbandwurm ist offenbar weltweit verbreitet, jedoch beim Menschen (als Zwischenwirt) nur ganz vereinzelt in Mitteleuropa, Südafrika und den USA. gefunden worden.

Morphologie und Entwicklung. Der *geschlechtsreife Wurm* erreicht mit seinen 200—250 Gliedern eine Länge von $1/2$—1 m. Der Scolex (0,8 mm $\varnothing$) trägt vier Saugnäpfe und ein Rostellum mit doppeltem Hakenkranz aus 22—32 Haken, die relativ groß sind (150—170 μ). Die reifen Proglottiden messen etwa 8—12 mm und sind 3—4 mm breit. Vom medianen Stamm des Uterus gehen im typischen Fall jederseits 15—30 Seitenäste ab. Etwa 200 Hodenbläschen liegen diffus im Parenchym. — Die *Eier* (etwas 31—36 μ $\varnothing$) sind denen von *T. solium* recht ähnlich. Die Oncosphäre wird von einer dicken, radiär gestreiften Hülle eingeschlossen. Die Eier können auch schon im Darm des Endwirtes frei werden.

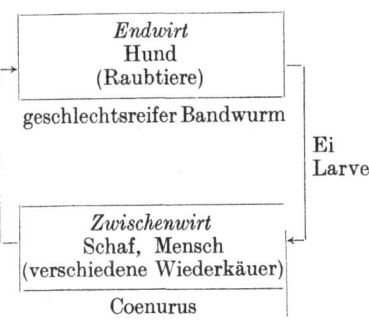

Übersicht über den Entwicklungsgang von *Multiceps multiceps* (vgl. nebenstehenden Text).

Entwicklung im Zwischenwirt. Nach der peroralen Aufnahme reifer Eier, z. B. durch Schafe, schlüpfen die Bandwurmlarven im Darmkanal aus den Eihüllen, dringen in die Darmwand ein und werden auf dem Blutwege passiv über Leber und Lunge verschleppt. Eine Weiterentwicklung zur Finne (Coenurus) erfolgt im Gehirn, gelegentlich auch im Rückenmarkskanal; die Larve ist *streng neurophil*. Die im Capillarnetz anderer Organe steckenbleibenden Larven gehen zugrunde; sie verkäsen oder verkalken. Bei experimenteller Invasion findet man nach 8—14 Tagen an der Gehirnoberfläche kleine, bläulich-weiße Bläschen von 1—2 mm Durchmesser, aber noch ohne Scolices. Die Entwicklungsdauer bis zum reifen Coenurus beträgt 3—7 Monate.

Das *Finnenstadium* (*Coenurus cerebralis* oder *Polycephalus*) gleicht einer großen, 3—4 cm messenden, durchsichtigen, wasserhellen Blase, an deren Innenseite bis zu 500 opak-weiße Punkte (je etwa 1 mm groß) gruppenweiße dicht zusammenliegen. Im frischen Präparat zeigen sie leichte Bewegungen. Jeder einzelne Punkt stellt einen voll ausgebildeten Bandwurmkopf (Scolex) mit den Saugnäpfen und Hakenkränzen dar. Sie entspringen mit kurzem Halsteil an der inneren Keimschicht der Blase (Abb. 198).

Entwicklung im Endwirt. Nach oraler Aufnahme des Coenurus durch einen Hund kann aus jedem einzelnen Scolex innerhalb von 2—2$1/2$ Monaten ein geschlechtsreifer Bandwurm entstehen. Da die Zahl der Scolices in der Coenurusblase mehrere Hundert erreichen kann, kommt es bei den betroffenen Hunden meist zu sehr starken Invasionen, oft bis zu einer Blockierung des Darmlumens. Damit ist auch ein Massenaustritt von eierhaltigen Proglottiden mit dem Kot verbunden.

Bei der Übertragung und Verbreitung muß daran gedacht werden, daß sich die reifen Bandwurmglieder bei feuchter Witterung relativ gut vorwärts bewegen und dadurch weiter verbreitet werden können, als zunächst erwartet wird.

Reaktion des Wirtes (Pathogenese). Bei der Drehwurmkrankheit kommt es bereits 10—14 Tage nach der Invasion zu den Symptomen einer akuten Hirnhautentzündung; nach weiteren 3—6 Monaten entsteht das typische Krankheitsbild der *Coenurosis* (Gehirnblasenwurmerkrankung) der Wiederkäuer. Die kranken Tiere sind durch Kreisbewegungen des gesenkt getragenen Kopfes und Lähmungserscheinungen gekennzeichnet. Mit zunehmender Erkrankung werden die Tiere abgestumpft, zeigen einen starren Blick, taumelnden Gang und brechen schließlich unter Krampfanfällen zusammen (O. WAGNER 1939). Eine große Seltenheit ist der Befall eines Menschen. Auch dann treten epileptische Anfälle, Zwangsbewegungen, sehr heftige Kopfschmerzen und Koma auf. Acht Monate nach dem Auftreten der Gehirnsymptome tritt meist der Tod ein. Es können auch hier Gehirn wie Rückenmark befallen werden.

Bei einem 14jährigen Mädchen wurde ein Coenurus im Rückenmark gefunden und operativ entfernt. Eine Besserung der eingetretenen Beschwerden erfolgte nicht. Anscheinend war das Rückenmark durch die chronische granulomatöse Entzündung bereits zu stark geschädigt (LANDELLS 1949).

Bei einem 39jährigen Mann, der an der Coenurosis starb, fand man im Hirn eine Finnenblase mit etwa 700 Scolices. Die Hälfte der Scolices war atypisch und besaß unter anderem überzählige Saugnäpfe, unbewehrtes Rostellum oder mißgestaltete Haken. Im Gewebe war im Bereich der Cyste eine (hier 700 μ starke) Zone mit granulomatöser Infiltration ebenfalls festzustellen. Das Hirngewebe war stark komprimiert (CLAPHAM 1941).

Die *Diagnose* kann bei Mensch und Tier nur klinisch und dann im fortgeschrittenen Stadium ge- stellt werden. Sie wird erleich-

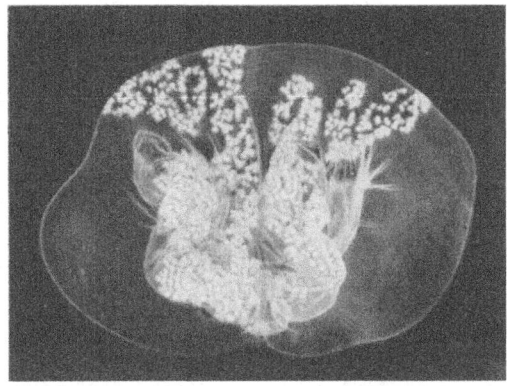

Abb. 198. *Multiceps multiceps, Coenurus* (Finnenblase); die Scolices erscheinen als weiße Punkte an der durchsichtigen Blasenwand. Um ¹/₅ verkleinert. (Nach O. WAGNER 1939.)

tert bei mehrfachem Befall in einer Herde, wenn die Ursache der Erkrankung durch Sektion der gefallenen Tiere geklärt werden kann.

Epidemiologie. Ansteckungsquellen für die Hunde (es kommen auch Fuchs, Wolf, Schakal und andere wildlebende Fleischfresser als Bandwurmträger in Frage) bestehen in achtlos fortgeworfenen, mit Coenurusblasen befallenen Gehirnen von Schlachttieren. Raubtiere erwerben den Bandwurm durch Fressen gefallener oder geschlagener Beutetiere (z. B. Kaninchen, Hasen, Gemsen und Rehwild).

Schafe bis zum Alter von 4 Jahren sind als Hauptträger und Verbreiter des Gehirnblasenwurms anzusehen; ältere Tiere werden selten befallen. Rinder sind weniger empfänglich, doch kommt bei Kälbern und Jungrindern die Drehkrankheit auch vor. Diese als Zwischenwirte fungierenden Pflanzenfresser erwerben den Blasenwurm, ebenso wie der Mensch, durch orale Aufnahme der von den Bandwurmträgern ausgeschiedenen Eier.

Eine wichtige *vorbeugende Maßnahme* besteht in der sicheren Beseitigung aller Schlachtabfälle, um so die Hunde vor einer Invasion zu bewahren. Abtreibung der Bandwürmer bei Hunden und sorgfältige Beseitigung der dabei erhaltenen Würmer schränkt die Invasionsmöglichkeiten für die Pflanzenfresser ein. Da die Hunde selbst kaum erkranken, sollte man, insbesondere auf dem Lande, einer regelmäßigen Wurmkur der Hunde größere Beachtung schenken. Besonders verdächtig sind immer Fleischer-, Schäfer- und Jagdhunde, von denen man insbesondere Kinder fernhalten sollte.

Mikroskopische Diagnose. Der Nachweis eines Bandwurmbefalls bei den verdächtigen Hunden gelingt durch die Kotuntersuchung; neben abgegangenen Proglottiden können auch frei gewordene Eier gefunden werden.

Chemotherapie s. S. 351.

Echinococcus granulosus (BATSCH 1786) RUDOLPHI 1805.

(= *Hydatigena granulosa* BATSCH 1786; *Taenia echinococcus* v. SIEBOLD 1853; *Echinococcus multilocularis* LEUCKART 1863; *E. alveolaris* KLEMM 1883; *E. cysticus* HUBER 1891.)

Der Hundebandwurm oder Hundewurm.

Echinococcus granulosus gehört zu den kleinsten Bandwürmern (vgl. Abb. 205, S. 350). Der Hund ist der wichtigste Endwirt, doch können auch einige nahe verwandte Caniden (in Südamerika auch das Stinktier) ihn beherbergen. Als *Zwischenwirte* kommen viele Wild- und Haustiere, aber *auch der Mensch* in Betracht. Das Finnenstadium, der Echinococcus, kann für den Menschen lebensbedrohend werden (Echinococcus = Stachel-Hülse; granulosus = körnig).

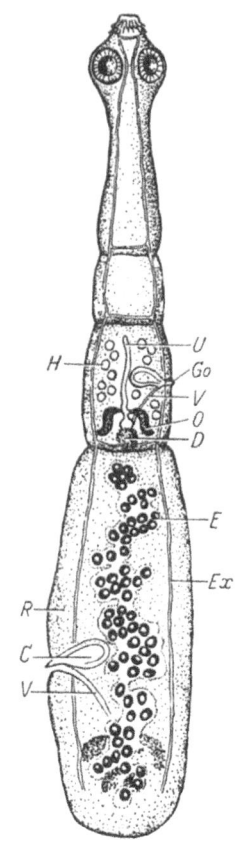

Abb. 199. *Echinococcus granulosus.* Ausgewachsener Hundebandwurm. *C* Cirrusbeutel; *D* Dotterstock; *E* Eier; *Ex* Exkretionskanal; *Go* Genitalöffnung; *H* Hodenbläschen; *R* reifes Glied; *U* Uterus; *V* Vagina (25 ×). (Aus KÜKENTHAL-KRUMBACH nach BRESSLAU und REISINGER; etwas verändert.)

Historisches. Während das Finnenstadium, die Echinokokkenblase, der sog. Hülsenwurm, bereits den Ärzten des Altertums bekannt war, wurden der Hundebandwurm und seine Eier erst im 19. Jahrhundert von v. SIEBOLD (1852) aufgefunden. Schon HIPPOKRATES wußte, daß die Echinokokkenblase mit einer Flüssigkeit erfüllt ist, die, bei einer Ruptur in die Bauchhöhle entleert, zu plötzlichem Tode führen kann (s. unten). GALEN gibt als bevorzugten Sitz des Echinococcus die Leber an. PALLAS erkannte die tierische Natur der Echinokokkenblase und den Zusammenhang mit Bandwürmern. GOEZE beschrieb 1782 die Scolices, die Sauggruben und den Hakenkranz. v. SIEBOLD klärte dann durch Verfütterung der Echinokokkenblasen von Schafen an Hunde den Zusammenhang zwischen dem Darmwürmern und den Finnenblasen. Weitere Forschungen von KÜCHENMEISTER, VAN BENEDEN und LEUCKART bestätigten und erweiterten die Befunde. Doch ist noch heute z. B. die Frage ungeklärt, ob der Hundewurm nur in einer einheitlichen Art existiert, oder ob wenigstens zwei Unterarten vorkommen, die sich in der Struktur des Finnenstadiums unterscheiden. Es bestehen zwei Typen: der *Echinococcus cysticus* (oder vesicularis) und der *E. alveolaris* (oder multilocularis). Der erste bildet typische Blasen mit endogenen Tochterblasen, der zweite Finnen von schwammiger Struktur und mit gallertigem Inhalt ohne Hydatidenflüssigkeit (vgl. geographische Verbreitung). Die Ergebnisse neuerer südamerikanischer Untersuchungen sprechen für eine einheitliche Art. Die geringen morphologischen Unterschiede, die zwischen den Bandwürmern verschiedener Herkunft bestehen, sind zu gering, um als Artcharakteristika allgemein anerkannt zu werden.

Geographische Verbreitung. Der *Hundebandwurm* ist weltweit verbreitet, doch liegen seine Hauptendemiegebiete in den Ländern mit intensiver Schaf- und Rinderzucht (Mecklenburg und Pommern in Deutschland; Süd- und Osteuropa, Südamerika, Südafrika, Australien, Neu-Seeland).

Die beiden oben kurz skizzierten *Finnenformen* treten zum Teil geographisch scharf voneinander getrennt auf. Die weiter verbreitete Form ist der *cystische* Echinococcus. Er ist kosmopolitisch, jedoch nur an *den* Stellen der Erde häufiger, wo Hunde und Schafe, Tier und Mensch dicht zusammen leben (vgl. Epidemiologie). In Deutschland ist er häufig im Norden (Mecklenburg, Pommern). Weitere bekannte Endemiegebiete liegen in Südamerika (Uruguay, Paraguay, Argentinien), in Südaustralien, Neu-Seeland, Südafrika, im Nahen Osten, in Teilen von Rußland, aber auch in Asien. Der *alveoläre* Echinokokkus dagegen ist auf relativ kleine Bezirke beschränkt, von denen besonders die süddeutschen Gebiete (Oberbayern, Württemberg, Baden), ferner Tirol, Kärnten, Steiermark und die Schweiz zu nennen sind. Innerhalb der Gebiete der einen Finnenform tritt die andere nur vereinzelt oder gar nicht auf. STOLL schätzt die Gesamtzahl der menschlichen Fälle auf unter 100000.

Morphologie und Entwicklung. Der *geschlechtsreife* Hundebandwurm (Abb. 199), 3 bis 6 mm lang, besteht nur aus 3—4 Gliedern, von denen immer nur das letzte reif ist. Dieses ist auch das größte und etwa halb so lang wie der ganze Wurm (2 mm lang; 0,6 mm breit). Der Kopf (etwa 0,3 mm) trägt vier Saugnäpfe und ein Rostellum mit einer doppelten Reihe aus etwa 28—50 Haken (Abb. 199). Die Genitalöffnungen der verschiedenen Glieder alternieren meist, jedoch nicht immer. Der Hoden besteht aus 40—50 Hodenbläschen. Das Ovar ist etwa hufeisenförmig, der nierenförmige Dottersack paarig. Anfänglich kann man den Uterus kaum erkennen; er wird zu einem geraden, blinden Schlauch. Mit zunehmender Füllung durch die heranreifenden Eier buchtet er sich aus, nimmt dabei jedoch nicht so regelmäßige Gestalt an wie der Uterus bei anderen Bandwurmarten (vgl. Abb. 205). Im reifen Glied befinden sich jeweils bis zu 1000 Eier, die etwa 7 Wochen nach dem Befall des Hundes erstmalig im Kot erscheinen.

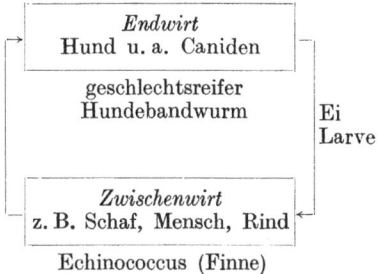

Übersicht über den Entwicklungsgang von Echinococcus granulosus (vgl. Text).

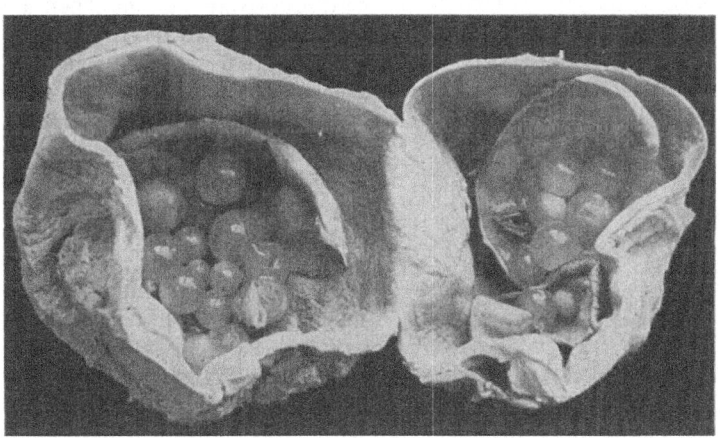

Abb. 200. *Echinococcus granulosus.* Große Hydatide mit Tochter- und Enkelblasen (aus der Leber des Menschen). (Präparat Path.-Anat. Institut der Universität Innsbruck; nach RIBBERT-HAMPERL 1944.)

Die fast kugligen *Eier* (30—36 µ ⌀) sind mit einer radiär gestreiften Embryophore versehen und den Eiern des Rinder- und Schweinebandwurms sehr ähnlich. Sie enthalten bei der Ablage reife Oncosphären.

Entwicklung im Zwischenwirt. Die *Entwicklung* des Hundebandwurms im *Zwischenwirt*, die zuerst LEUCKART beim Tier studierte, verläuft zunächst ähnlich wie die der *Taenia*-Arten. Die oral aufgenommenen Eier entlassen im Magen oder Duodenum die Larven (22—28 µ), die in die Darmschleimhaut eindringen und über die Capillaren zum Pfortadersystem und damit zur Leber gelangen (frühestens 3 Std nach Aufnahme der Eier). Hier bleiben die meisten Larven (70—75%) stecken und setzen sich fest. Entgehen sie gleichsam dem Lebercapillarnetz, so kommen sie mit dem Blutstrom über das Herz in die Lunge. Hier verbleibt ein weiterer Anteil (10%). Nur wenige Larven gelangen in den großen arteriellen Blutkreislauf. Diese können dann in alle möglichen Organe kommen und sich unter anderem im Gehirn oder Rückenmark ansiedeln.

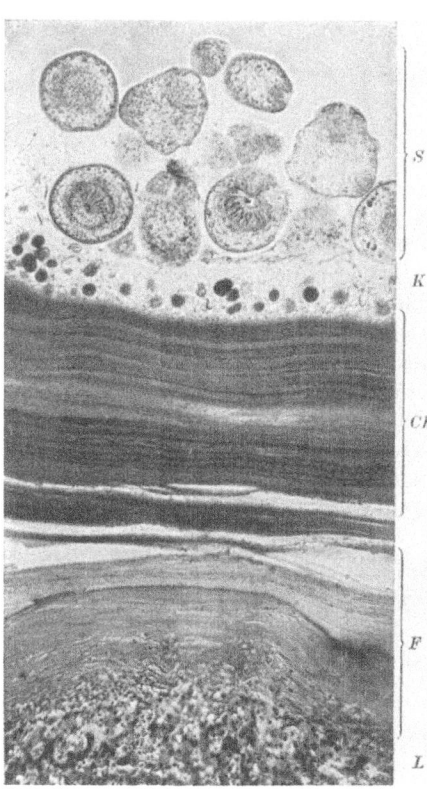

Abb. 201. *Echinococcus granulosus.* Schnitt durch Hydatidenwand (aus Leber). *Ch* Chitinmembran, lamelliert; *F* fibröse Hülle; *K* Keimschicht; *S* Scolices; *L* Lebergewebe (etwa 150×). (Nach RIBBERT-HAMPERL 1944.)

Die Verteilung der Finnenstadien auf die verschiedenen Organe verschiebt sich bei tierischen Wirten; beim Rind wird z. B. die Lunge bevorzugt.

Aus der Oncosphäre entwickelt sich die Echinokokkenblase (sog. *Hydatide*). Ihr Wachstum geht nur *langsam* voran. Beim Menschen hat sie nach 7 Tagen erst 60—70 μ, nach 8 Wochen etwa 1 bis 3 mm, nach 3 Monaten 4—5 mm und nach 5 Monaten 15—20 mm Durchmesser erreicht. Bis zur Kindskopfgröße benötigt sie mehrere Jahre. Daraus erklärt sich auch das seltenere Auftreten der großen Cysten bei Kindern gegenüber Erwachsenen.

Die Wachstumsgeschwindigkeit der Echinokokkenblase steht in gewisser Abhängigkeit von der Wirtsspecies. So wird die Cyste bei manchen Tieren bereits im 2. Monat 6—7 mm groß. Hinzu kommt, daß gleichaltrige Finnen in gleichen Organen sich ganz unterschiedlich schnell entwickeln können.

Die typische Echinokokkenblase (*Echinococcus cysticus*) (Abb. 201) wird äußerlich von einer weißlichen, cuticulären, chitinartigen, geschichteten Membran (*Ch*) umgeben, die vom *Parasiten* gebildet wurde. Die Innenfläche wird von einer dünnen zellkernreichen, glykogenhaltigen Parenchymschicht, der Keimschicht (*K*) (10—25 μ stark), ausgekleidet, in der sich später Brutkapseln mit den Scolices (*S*) entwickeln. Das Innere erfüllt die sog. Hydatidenflüssigkeit, die von der Keimschicht ausgeschieden wird. Das Ganze wird von einer bindegewebigen Hülle (*F*) eingeschlossen, die der *Wirt* bildete (vgl. auch Abb. 200).

Die primär sterile *Hydatidenflüssigkeit* (p_H 6,7) enthält neben verschiedenen anorganischen Salzen (Natriumchlorid, Natriumphosphat und -sulfat) sowie Albuminen noch Traubenzucker, Inosit, Leucin, Thyrosin, Essigsäure, Propion-, Valerian- und Bernsteinsäure sowie höhere Fettsäuren. Außerdem findet man proteolytische und glycolytische Fermente, über deren Bedeutung hier noch keine Klarheit besteht. — Auf Versuchstiere hat die Hydatidenflüssigkeit keine toxische Wirkung. Sie zeigt aber deutlich Antigeneigenschaften (s. auch S. 348 und 349; Immunbiologie).

Lange Zeit hindurch bleibt die junge Echinokokkenblase eine *Acephalocyste*, d. h. steril, ohne Scolices. Erst nach 5—6 Monaten, manchmal erst nach Jahren, entstehen in der Keimschicht hohle Knospen ohne Cuticularschicht. Diese Brutblasen haben einen Durchmesser von 0,25—0,5 mm. In ihnen entwickeln sich meist 10—30 Scolices (je etwa 0,12—0,20 mm), selten mehr als 100. Die eingestülpten Scolices haben den Bau des typischen Bandwurmkopfes: vier Saugnäpfe und einen doppelten Hakenkranz. Außerdem sind sie mit einem Exkretionssystem ausgestattet (Wimperflammenzellen), dessen Ausführungsgang durch den Stiel des Scolex verläuft und mit den entsprechenden Kanälen der benachbarten Scolices anastomosiert. Nicht selten reißen solche Brutkapseln auf und entlassen die Scolices in die Mutterblase. Der so entstehende sog. „Hydatidensand" enthält nach DÉVÉ je Kubikzentimeter unter Umständen bis 400000 Scolices! Diese können regressiv zu kleinen Tochterblasen werden; sie umgeben sich ebenfalls mit einer geschichteten Cuticula (Abb. 202). Die Genese der Tochterblase

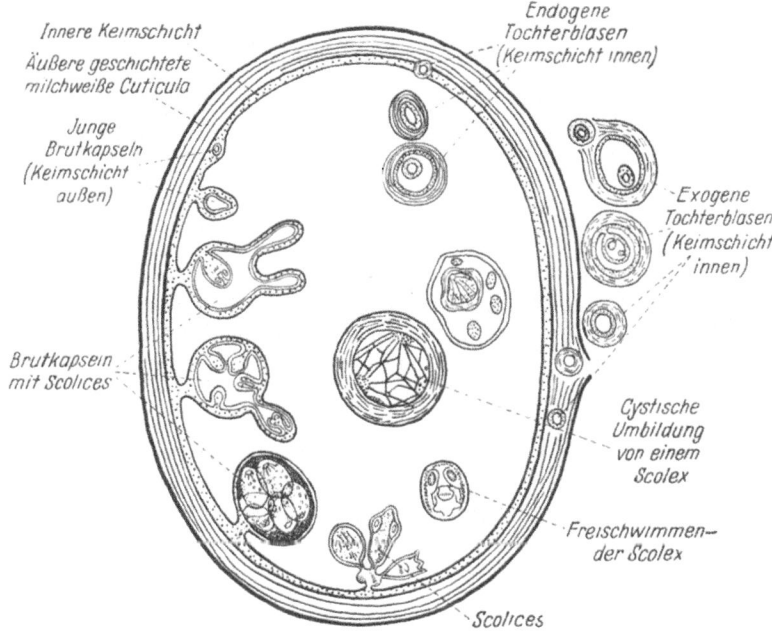

Abb. 202. *Echinococcus granulosus.* Hydatide („*Echinococcus cysticus*").
(Nach BLANCHARD aus BRUMPT/NEVEU-LEMAIRE/ERHARDT.)

kann man an den Resten des Hakenkranzes, die in der Wand des Bläschens liegen, erkennen. In den Tochterblasen können sich Enkelblasen bilden. Ausnahmsweise entstehen Scolices auch unmittelbar in der Keimschicht (vgl. Coenurus S. 340). Diese Art der Cystenbildung entspricht dem Typus des *Echinococcus cysticus* (*E. vesicularis*). Die Cysten bleiben manchmal dauernd steril.

Die Bildung der Brutkapsel beim *Echinococcus* kann (nach FUHRMANN) so aufgefaßt werden, daß diese Kapseln ursprünglich der Anlage *eines* Scolex entsprechen. Die junge Knospe wuchs heran und bildete ursprünglich nicht eine Brutkapsel, sondern einen Scolex; dessen hinterer Teil erweiterte sich, wurde hohl und bildete später außer dem primären Scolex noch sekundäre Scolices (vgl. auch *Coenurus*). Aus der Genese der Brutkapseln erklären sich die Unterschiede im Aufbau zwischen Mutterblase und Brutkapseln. Die Keimschicht liegt bei der Mutterblase innen und wird von einer *geschichteten* Cuticula umgeben; die Brutkapseln werden von einer dünnen, aber ungeschichteten Cuticula ausgekleidet und führen die Keimschicht außen. Durch Einstülpung der Wand bilden sich die einzelnen Scolices, die dann an der Innenwand der Brutkapseln sitzen (vgl. Abb. 202 und S. 323).

Neben der inneren Tochterblasenbildung können auch *äußere Tochterblasen* entstehen. Diese entwickeln sich z. B. aus kleinen Inseln der Keimschicht, die zwischen den cuticulären Lamellen der Muttercyste eingelagert sind (Abb. 202).

Diese Tochtercysten besitzen auch eine geschichtete, äußere Cuticula und eine innere Keimschicht. Die äußere Tochterblasenbildung ist häufig bei Knochenbefall.

Möglich ist es, daß dieser Entwicklungsmodus auch der Entstehung des *Echinococcus alveolaris* oder *multilocularis* zugrunde liegt. Dieser Typ der Echinokokkenfinne erweckt den Eindruckt eines bösartigen Tumors, der sich aus einer großen Anzahl runder Bläschen zusammensetzt (Abb. 203). Ihre Größe wechselt von Stecknadelkopf- bis Erbsengröße; sie enthalten eine gelbliche bis braungelbliche kolloidale Gallertmasse, in der vereinzelt Scolices zu finden sind.

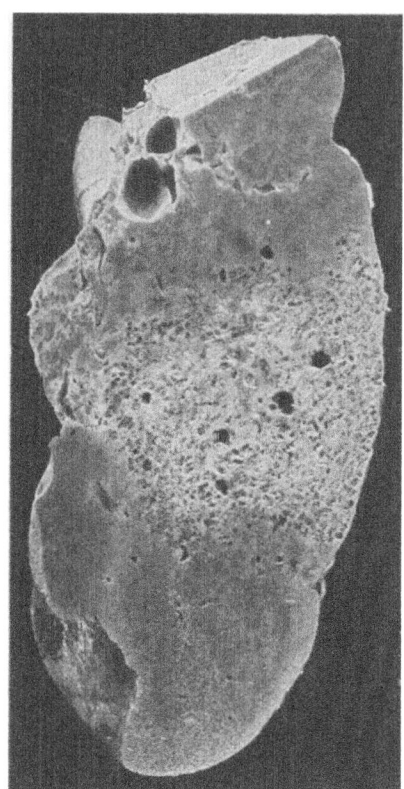

Abb. 203. *Echinococcus granulosus.* „*Echinococcus alveolaris*" in der menschlichen Leber. (Präparat Path.-Anat. Institut der Universität Innsbruck; nach RIBBERT-HAMPERL 1944.)

Der *E. cysticus* (Abb. 200) kann sich wohl in jedem Organ festsetzen und tritt vorwiegend bei Schafen und beim Menschen auf. Dagegen findet man den *E. alveolaris* bei Rindern und seltener beim Menschen und dann praktisch nur in der Leber.

Die Finne des Hundebandwurmes, *E. granulosus* entwickelt sich zwar im Menschen (wie auch *Cysticercus cellulosae*), aber vom Standpunkt des Parasiten aus betrachtet ist die Entwicklung damit fehlgeleitet worden, weil die im Menschen lebende Finne aus naheliegenden Gründen keine Aussicht hat, in einen Endwirt zu gelangen. Derartige Wirte werden auch als *Fehl-* oder *Irrwirte* bezeichnet (FREUND 1933). In diese „Sackgasse" geraten Finnen in der Regel dann, wenn sich die Oncosphären auch im *Endwirt* entwickeln und in ihm zu Finnen werden können.

Entwicklung im Endwirt. Die *Weiterentwicklung der Finne zum geschlechtsreifen Bandwurm* erfolgt in einem neuen Wirt (z. B. Hund), von dem sie immer passiv mit den die Echinokokkenblase enthaltenden Organen aufgenommen wird (Wirtswechsel). Im Darm des Endwirtes werden die larvalen Organe abgeworfen; es bleibt der Scolex, der sich umstülpt und in den Darmzotten festheftet. *Echinococcus granulosus* braucht 6—10 Wochen, um geschlechtsreif zu werden. Er hält sich vorwiegend im hinteren Drittel des Duodenums und im oberen Teil des Jejunums auf. Seine Lebensdauer beträgt durchschnittlich 3—6 Monate.

Reaktion des Wirtes (Pathogenese). Der Bandwurm führt *im Hund* (als Endwirt) zu keinen wesentlichen Schädigungen. Vielfach bleibt ein Befall mit *E. granulosus* lange unerkannt. Nur bei besonders starken Invasionen kommt es zu Entzündungen der Darmwand und uncharakteristischen Erscheinungen.

Wesentlich größere pathogenetische Bedeutung hat das *Finnen*stadium, das sich im Menschen und in Haustieren (als Zwischenwirt) entwickelt. Die relativ starke Abkapselung der Echinokokkenblase gegenüber dem Wirtsgewebe durch die beiden äußeren Hüllen (*Ch* und *F* in Abb. 201), und das sehr langsame fortschreitende Wachstum der Blase bewahrt den Befallenen lange Zeit vor einer wesentlichen Schädigung, es sei denn, daß die Hydatiden gerade an Stellen sitzen, die eine unmittelbare Gefährdung für den Zwischenwirt bedeuten (z. B. Gehirn). Es ist erstaunlich, wie gering die Gewebereaktion ist, die sich anfänglich, wie bei jedem Fremdkörper, auf die bindegewebige Abkapselung beschränkt. (Auch beim *Echinococcus alveolaris* (Abb. 203), der ein fast infiltratives Wachstum zeigt, wird die Gesundheit des Befallenen zunächst kaum beeinträchtigt.) Die Störungen sind mehr mechanischer Natur (Druckatrophie) und immer mit der Art des befallenen Organs wechselnd. Ödeme, Urticaria, Asthma u. ä. treten als *allergische Symptome* auf (vgl. auch Immunbiologie S. 348).

Leberbefall kann z. B. trotz großer Cysten lange Zeit über symptomlos bleiben. Diese werden oft erst auf Grund einer auffallenden Lebervergrößerung ohne Schmerzen und ohne besondere Milzvergrößerung festgestellt. Röntgenologisch ist dann vielfach ein runder Schatten mit feinem verkalktem Rand zu erkennen. Stören die Hydatiden den Gallenabfluß, so kommt es unter Umständen zu einer Cholangitis. Stauungen im Bereich der Pfortader führen sekundär zu Ascites. — Fast alle Organe können befallen werden. Häufige Ansiedlungsorte sind Lungen, Nieren. Milz, Knochen, Gehirn und Rückenmark. Immer sind die damit verbundenen Krankheitserscheinungen uncharakteristisch.

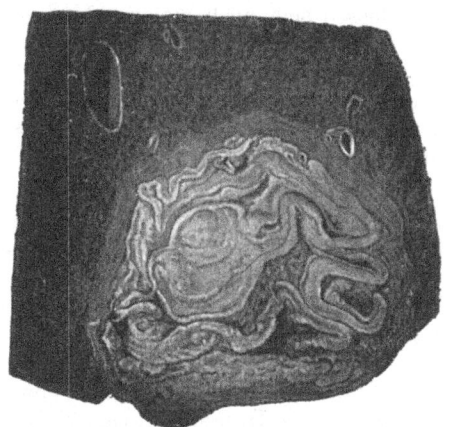

Ein Echinokokkenbefall kann mehr als 20 Jahre bestehen bleiben. Die Cysten sterben jedoch auch vielfach vorzeitig ab und können verkalken. Der flüssige Inhalt schwindet dann, die Cystenwand legt sich in Falten (Abb. 204), und es kann schließlich zu einer weitgehenden Resorption des

Abb. 204. *Echinococcus granulosus.* Abgestorbene, verkalkte Hydatide, deren geschichtete Wand mehrfach gefaltet ist. (Nach RIBBERT HAMPERL 1944.)

„Fremdkörpers" kommen. Zum Absterben der Cyste kommt es auch dann, wenn eingedrungene Bakterien zu einer Entzündung und Vereiterung im unmittelbar benachbarten Wirtsgewebe und im pericystären Lymphraum führen. (Die Hydatidenflüssigkeit bietet manchen Bakterien einen guten Nährboden.)

Bricht eine Lebercyste in die Bauchhöhle, dann kommt es zu *sekundärer Ansiedlung des Echinococcus* — eine immer sehr gefährliche Komplikation, insbesondere bei gleichzeitigem Einbruch in ein anderes Organ oder in ein Gefäß.

Bei der *operativen Entfernung einer Echinokokkenblase darf diese* — im Gegensatz zu einem Cysticercus — *nicht verletzt werden,* weil eine Aussaat der meist zahlreichen Scolices in offene Wunden, in Gefäße oder Körperhöhlen auf jeden Fall vermieden werden muß. Jeder verschleppte Scolex kann zu einer neuen Echinokokkenblase führen, die sich dann unter Umständen an ganz anderer Stelle des Körpers, vielleicht gefährlicher als am primären Herd, nach Art einer Metastase entwickelt. Probepunktion einer Cyste gilt als Kunstfehler!

Der *Echinococcus alveolaris* führt durch sein zügelloses, infiltratives Wachstum, das große Ähnlichkeit mit einer bösartigen Wucherung aufweist, zu einer weitgehenden Zerstörung des Leberparenchyms, wobei es meist zu einem sich langsam steigernden Ikterus kommt. Der Parasit nimmt schwammartige Struktur an (Abb. 203). Er kann durch eintretende Nekrotisierung zerfallen. Es bilden sich dann größere Löcher, deren Wandungen zur Verkalkung neigen. Die für den *E. cysticus* typische Hydatidenflüssigkeit fehlt und wird durch eine gallertige Masse ersetzt, die die einzelnen Alveolen erfüllt. Das den Parasiten umgebende

Gewebe des Wirtes zeigt — im Gegensatz zum *E. cysticus* — deutliche zelluläre Reaktionen; man findet umfangreiche Einwanderungen von eosinophilen und neutrophilen Leukocyten, von Lymphocyten und Plasmazellen. — In seltenen Fällen kann es auch zu Metastasen in Lunge und Gehirn kommen. (Literatur bei GRUBER 1939, 1948; VOGEL und MINNING 1952.)

Das Blutbild zeigt bei Echinokokkose eine gewisse Linksverschiebung, die mit einer Eosinophilie einhergehen kann, doch ist sie keineswegs charakteristisch.

Immunbiologie. Entsprechend der langsamen Entwicklung des Echinococcus im menschlichen Körper, bei der ein langanhaltender Stoffaustausch zwischen Parasit und Wirt stattfindet, tritt auch eine erhebliche Immunreaktion des Wirtes ein. Über die chitinige Membran der Hydatide gelangen ständig kleine Mengen der Hydatidenflüssigkeit, die Antigeneigenschaften besitzt, in den Wirtsorganismus, der dadurch zur Bildung von Antikörpern angeregt wird. Diese lassen sich noch mehrere Monate nach operativer Entfernung der Cysten im Körper nachweisen.

Bei der Ruptur einer Hydatide, die spontan oder bei einer Operation eintreten kann, gelangen plötzlich große Antigenmengen in den Körper und führen oftmals zu schockartigen Zuständen (Anaphylaxie), bei der es selbst zu Todesfällen kommen kann (vgl. S. 37).

Die Antikörper schützen nach allgemeiner Erfahrung nicht vor einer Reinvasion, doch führen sie z. B. bei Schafen zu schnellerer Abkapselung neu hinzukommender Cysten. Deren Blasenhülle wird wesentlich stärker; es treten frühzeitig Kalkablagerungen auf, und die Echinokokkenblasen sterben früher ab als bei Kontrolltieren (TURNER, DENNIS und BERBERIAN 1937). Außerdem wird die Zahl der entstehenden Cysten gegenüber einer Erstinvasion vermindert. — Eine passive Immunisierung gelingt nicht.

Eine Vaccination hat jedoch gewisse Wirkung auf die Entwicklung der geschlechtsreifen Hundebandwürmer; vorbehandelte Hunde werden nicht so stark befallen wie normale Tiere.

Epidemiologie. Der Mensch erwirbt den Echinococcus durch orale Aufnahme von Eiern des Hundebandwurms. Die Möglichkeit hierzu besteht besonders bei unvernünftig engem Zusammenleben mit befallenen Hunden, zumal deren Befall meist nicht erkannt wird (vgl. S. 346). Die Hunde beladen ihre Schnauze durch Lecken am After mit Eiern und können diese dann auf den Menschen übertragen. Daraus erklärt sich, daß Kinder einer Invasionsgefahr besonders ausgesetzt sind; durch die lange Entwicklungsdauer der Cysten erkranken sie jedoch erst nach 10—20 Jahren. Fliegen können die Eier durch verschmutzte Tarsen verschleppen, doch dürfte diesem Weg ebenso wenig praktische Bedeutung zukommen wie der Übertragung durch verunreinigte Nahrungsmittel.

Außer dem Menschen kommen zahlreiche Tiere, insbesondere Pflanzenfresser, als *Zwischenwirte* in Frage (unter anderen: Schaf, Rind, Schwein, Pferd, Kamel, Elefant, Antilope, Kaninchen, Eichhörnchen, Affe; aber auch Hund und Katze). Das Weidevieh nimmt die Eier mit verunreinigtem Trinkwasser und beim Grasen auf. Da Schweine gern im Sand und Schmutz wühlen, können sie außerordentlich schwer befallen sein.

Die Eier sind relativ widerstandsfähig und überleben 16 Tage im Wasser und 12 Tage bei Trockenheit. Bei Temperaturen um 0^0 C bleiben sie sogar 116 Tage entwicklungsfähig. Dagegen tötet sie direkte Sonnenbestrahlung in kurzer Zeit. Bemerkenswert ist, daß die tropischen Gebiete nur sehr geringen Befall aufweisen.

Hunde infizieren sich durch den Genuß von Eingeweiden befallener Schlachttiere. Durch die besondere Art der Finnenstadien (zahlreiche Scolices) kommt es fast immer zu einem Massenbefall der Hunde und dadurch wiederum zu einer erheblichen Aussaat an Eiern. Insbesondere Schafzucht in Verbindung mit umfangreicher Hundehaltung (etwa 1 Hund auf 2—5 Einwohner) führt zur Ausbreitung der Parasiten.

Aus diesen Zusammenhängen ergeben sich die Möglichkeiten zur Verminderung eines Echinokokkenbefalles: Vermeidung des zu engen Kontaktes mit Hunden, Vernichtung aller Schlachtabfälle oder nur Verfütterung gekochter Innereien von verdächtigen Tieren. Wichtig sind sorgfältige Fleischbeschau und halbjährliche Bandwurmkuren bei Hunden!

Mikroskopische Diagnose. Der Hundebandwurmbefall läßt sich durch mikroskopische Untersuchung des Kotes von Hunden oder anderen verdächtigen Tieren erkennen, doch sind die Eier nicht so charakteristisch, daß eine Verwechslung mit anderen Bandwurmarten ausgeschlossen wäre (z. B. mit *Multiceps multiceps*). Sichere Entscheidung erlaubt die allerdings schwierige Entdeckung des charakteristischen letzten Bandwurmgliedes im Kot (vgl. Abb. 199 und Abb. 205).

Serologische Diagnose. Die diagnostischen Schwierigkeiten beim Verdacht eines *Echinokokken*-Befalls (Echinokokkose) lassen sich durch die Anwendung immunbiologischer Reaktionen einschränken. Immer ist bei bestehender Echinokokkose eine gute Antikörperbildung zu erwarten, die die Möglichkeit zur Anwendung serologischer Untersuchungsmethoden erlaubt.

Bei der Komplementbindungsreaktion wird als Antigen Hydatidenflüssigkeit verwendet. Als Antigen kann auch ein Extrakt aus *Taenia saginata* oder *Cysticercus bovis* dienen. Die Reaktion kann bei sorgfältiger Auswertung der Ergebnisse zuverlässige Resultate liefern. Sie ist jedoch nicht artspezifisch, sondern eine Gruppenreaktion. Positiver Ausfall der Reaktion läßt neben Echinokokken auch auf Anwesenheit von *Taenia saginata, T. solium* oder *Fasciola hepatica* schließen. 2—4 Monate nach Beseitigung einer Hydatidencyste pflegt die Reaktion negativ zu werden. Bleibt sie weiterhin positiv, so können weitere Echinokokkenblasen vorliegen. (Da positive Reaktionen auch mit Luesantikörpern auftreten können, muß immer eine entsprechende Kontrolle durchgeführt werden.)

Eine gewisse Hilfe bietet auch der *Hauttest* (Intradermalreaktion), der, mit einem zellfreien Antigen durchgeführt, zu etwa 87% positiv ausfällt. Er ist weit einfacher anzuwenden, bleibt jedoch noch lange Zeit nach Entfernung einer Cyste — bis zu 10 Jahren — positiv.

Man setzt mit 0,1 cm³ des Antigens in die Haut des Beugemuskels (Flexor) eine kleine Quaddel. Die gleiche Menge Kochsalzlösung oder 0,1%iges Peptonwasser wird zur Kontrolle am anderen Arm an gleicher Stelle injiziert. Die *Sofortreaktion* erreicht ihren Höhepunkt nach 30 min und schwindet danach innerhalb von 1—2 Std langsam. Es vergrößert sich dabei die gesetzte Quaddel, die von einem deutlichen Erythem umgeben pseudopodienartige Ausläufer zeigen kann. Die Quaddel erreicht wenigstens 2—2¹/₂ cm im Durchmesser. — Die Spätreaktion fällt ähnlich aus, erscheint aber erst nach 6—8—24 Std, wobei sich ein Ödem und eine Infiltration von 4—8 cm um die Injektionsstelle einstellen. Die Quaddel ist gewöhnlich von einer hyperämischen Zone umgeben; aber diese ist nicht so charakteristisch wie die Größe der Quaddel und die Pseudopodienbildung.

Die positive Reaktion ist nicht vollkommen spezifisch für die Echinokokkenerkrankung, sondern sie spricht auch bei Anwesenheit anderer Cestoden an. Die negative Reaktion spricht in 95% der Fälle sicher gegen eine Echinokokkeninfektion. Die Spätreaktion des Hauttestes gilt als relativ spezifisch, wenn sie zum ersten Male durchgeführt wird. Doch können die serologischen Reaktionen nach einer voraufgegangenen intracutanen Antigeninjektion auch dann positiv ausfallen wenn sicher keine Echinokokkose vorliegt (MINNING 1952).

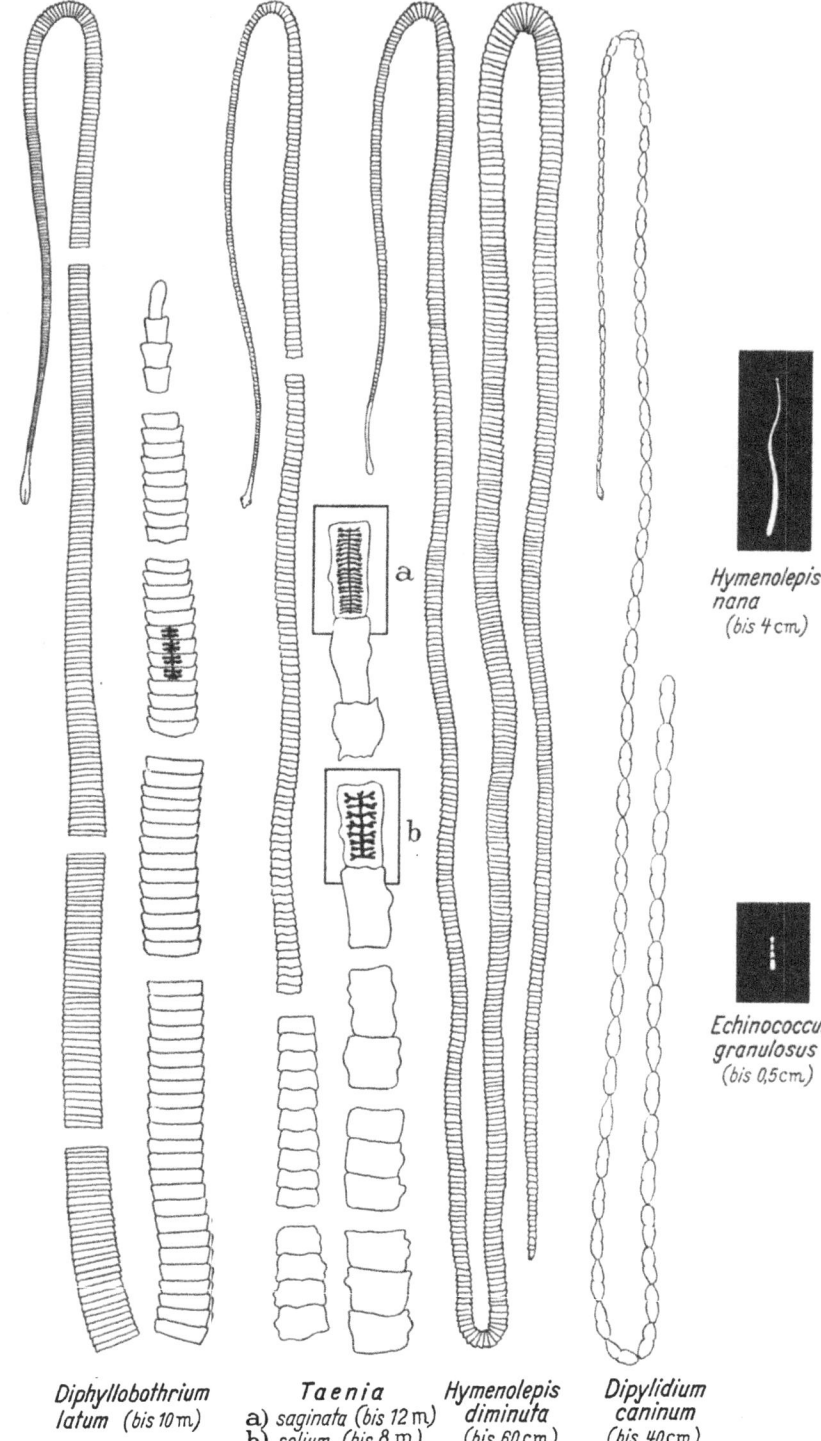

Abb. 205. Einige *Cestoden* des Menschen und der Haustiere in schematischer Darstellung zum Vergleich der
Größenverhältnisse (etwa natürliche Größe; *Diphyllobothrium* und *Taenia* nur abschnittsweise eingezeichnet).
Schwarz: Uterus. (Original.)

Tabelle 11. *Übersicht über die Entwicklungsgänge verschiedener Cestoden.*

	Diphyllo-bothrium latum	Dipylidium caninum	Hymenolepis nana	Taenia solium Taenia saginata	Multiceps multiceps	Echinococcus granulosus
Eier: einzeln abgelegt	+					
Glieder abgestoßen		+	+	+	+	+
1. Larvenstadium	Coracidium	Oncosphäre	Oncosphäre	Oncosphäre	Oncosphäre	Oncosphäre
1. Zwischenwirt	Krebs (mit Procercoid)	Floh, Laus	=Endwirt und Insekten	Schwein, Rind (Mensch)	Schaf	Mensch, Schafe u. a.
Ungeschlecht-liche Ver-mehrung	(+)				+	+
Larve (Finnen-stadium)	Plero-cercoid	Cysti-cercoid	Cysticer-coid (Cerco-cystis)	Cysticercus	Coenurus	Echino-coccus
2. Zwischenwirt	Fisch					
Endwirt	Mensch und fischfressen-de Säuger	Hund, Mensch	Maus, Ratte, Mensch	Mensch	Hund	Hund

Die unverdünnte Hydatidenflüssigkeit läßt sich auch zur *Präcipitinreaktion* verwenden. 0,5 cm³ Patientenserum wird von gleicher Menge Echinokokken-antigen überschichtet. Nach 30 min bei 37⁰ C hat sich bei positiver Reaktion ein weißer Ring an der Berührungsstelle der beiden Medien gebildet.

Für die Differentialdiagnose zwischen Echinokokken- und Cysticerkeninfektion leistet die *quantitative Auswertung* der Patientensera gegen beide Antigene gute Dienste, wie GAEHTGENS (1943) zeigte. Meist gelingt es, im Komplementbindungs-versuch festzustellen, welche von beiden Krankheiten vorliegt.

Für die Fälle, bei denen es nicht möglich ist, auf Grund der quantitativen Auswertung die Frage zu beantworten, ob eine Echinokokkose oder Cysticercose vorliegt, empfiehlt GAEHTGENS die *wechselseitige Absättigung der Sera* mit den an Kaolin adsorbierten Taenienantigenen nach dem von D'ALESSANDRO und SOFIA ausgearbeiteten Verfahren durchzuführen. Diese Absättigungsmethode ermöglicht es, Haupt- und Nebenreaktion als solche zu erkennen und zu trennen (Näheres vgl. S. 338—339).

Bandwurmtherapie.

Die Beseitigung der geschlechtsreifen Bandwürmer gelingt im allgemeinen mit den seit langem bewährten Bandwurmmitteln. Ein Therapieerfolg liegt jedoch nur dann vor, wenn auch der Scolex abgetrieben wurde, da dieser sonst zu einer Regeneration der Strobila führt. Grundsätzlich wichtig ist, daß die Medikamente nach halbtägigem Fasten genommen werden und nach der Appli-kation ein kräftiges Abführmittel für die Entleerung des Darmes sorgt. Die Defäkation soll möglichst über einem mit körperwarmem Wasser gefüllten Nachtgeschirr erfolgen.

Das klassische, immer noch bewährte Bandwurmmittel ist ein *Extrakt aus Wurmfarn* (*Extractum filicis*). Bei dessen Anwendung ist zu berücksichtigen, daß der Wirkstoffgehalt je nach Herkunft schwankt. Daher lassen sich genaue Angaben über die zu verabfolgenden Mengen nur schwer machen.

Empfohlen werden von Mohr 8 g. auf 16 Kapseln zu 0,5 g verteilt. Diese Kapseln werden im Verlauf von $^1/_2$ Std gegeben. 2 Std später soll ein kräftig wirkendes Abführmittel verabfolgt werden.

Neben dem Farnkrautextrakt wird in Deutschland das *Filmaron* in 10%iger öliger Lösung als „Filmaronöl" (Maximaldosis: 20 g)' benutzt. Es hat sich im Tierexperiment als das wirksamste Präparat erwiesen.

Auch die Acridinderivate *Atebrin* und *Acranil* sowie *Resochin*, ein Chinolinderivat, werden als Bandwurmmittel empfohlen.

Nach Abführen und $^1/_2$tägigem Fasten werden am nächsten Morgen 0,6—0,8 g Atebrin genommen, und zwar jeweils 2 Tabletten alle 5 min, zweckmäßig mit einer großen Tasse Haferschleim oder ähnlichem Getränk (mit 6 g Natriumbicarbonat). Am frühen Nachmittag wird ein salinisches Abführmittel gegeben (Hernandez Morales 1949). Bessere Wirkung als Atebrin soll Resochin besitzen.

Präparate, die *Zinn*, metallisch wie als Zinnoxyd und Zinnchlorid, enthalten, sind sehr gut verträglich und haben angeblich gute Wirkung (5-Tage-Kur; nach den 3 Hauptmahlzeiten je 1 Tablette).

(Vgl. dazu auch die kritische Stellungnahme zur Chemotherapie der Helminthiasen von R. Wigand 1949; ferner Vogel und Minning 1952).

2. Nemathelminthen.

a) Nematoden (Fadenwürmer).

Einleitung.

Die *Nematoden* oder *Fadenwürmer* stellen die dritte große Gruppe von Helminthen, die zahlreiche, zum Teil sehr gefährliche Parasiten des Menschen einschließt. Die drehrunden Würmer haben in der Regel Mundöffnung, Enddarm und After, sowie — im Gegensatz zu den Plathelminthen — ein gut entwickeltes Blastocöl mit spärlichem Mesenchym. Es fehlt ihnen jegliche Art von Bewimperung. Charakteristisch ist ferner die *Zellkonstanz*, die für alle Organe der Nematoden nachgewiesen wurde und allgemein verbreitet zu sein scheint. Das Wachstum erfolgt hier von einer früheren Entwicklungsstufe an nicht mehr durch Zellvermehrung, sondern nur durch Zellvergrößerung (bei *Oxyuris* zum Teil von 30 µ auf 6 mm), so daß die Organe schließlich aus relativ wenigen, aber ungewöhnlich großen Zellen (Riesenzellen) bestehen. Hier liegt die Begründung für das Fehlen jeglichen Regenerationsvermögens bei den Nematoden.

Neben den parasitischen Arten existieren zahlreiche freilebende, die teils im Süßwasser, teils im Meere, in feuchter Erde, sowie in feuchter Substanz leben. Von den in faulendem Substrat lebenden Formen ausgehend, bestand wahrscheinlich die Möglichkeit der Entwicklung zur entoparasitären Lebensweise (vgl. S. 19). Während die freilebenden Formen im allgemeinen relativ klein sind, erreichen die parasitisch lebenden Arten vielfach erhebliche Länge (z. B. Mermithiden, Gordiiden bis zu etwa 1 m) (vgl. S. 17).

Parasitische Nematoden findet man (außer bei zahlreichen Pflanzen) bei vielen Tiergruppen, vorwiegend bei Wirbeltieren und Arthropoden, seltener in Würmern und Mollusken. Sie bevorzugen dabei Hohlräume-bildende Organe, insbesondere den Verdauungsapparat (Magen-Darmkanal), die Atmungsorgane, Harnblase, Leibeshöhle, Herz und Blutgefäße; darin sind sie den Plathelminthen ähnlich. Man kann daher Plathelminthen neben Nematoden (z. B. Bandwürmer neben Spulwürmern, Darmegel neben Peitschenwürmern) antreffen. Selten findet man Nematoden in Nieren, in Geschlechtsorganen oder im Zentralnervensystem. Die beim Menschen und bei Tieren auftretenden Nematoden sind mit ganz vereinzelten Ausnahmen [z. B. der die verminöse Dermatitis der Hunde erzeugenden, saprozoisch lebenden Art *Rhabditis strongyloides* (Schneider 1866) oder

der die „Sommerwunden" der Pferde verursachenden Art *Habronema megastoma*
RUD.] *Entoparasiten*. Bei der Erwähnung *eines* befallenen Organs ist jedoch zu
berücksichtigen, daß die verschiedenen Entwicklungsstadien der Nematoden
nicht immer am gleichen Ort anzutreffen sind. Sie machen meist einen Organwechsel (Trichine), eine Wanderung im Wirt (Ascariden) durch oder wechseln
regelmäßig den Wirt (Filarien). Manche Arten sind sehr wirtsspezifisch (z. B.
Oxyuren), andere dagegen wirtsunspezifisch, d. h. sie kommen in sehr verschiedenartigen Wirten zur Entwicklung (z. B. *Trichinella spiralis*).

Allgemeine Morphologie.

Die Oberfläche der meist drehrunden Nematoden wird von einer derben,
glatten oder fein geringelten *Cuticula* gebildet. Sie wird von der ektodermalen
Hypodermis (Subcuticula, Ma-
trix) ausgeschieden und im Laufe
der Larvenentwicklung mehrfach abgestreift und neu gebildet. Die Cuticula gehört chemisch zur Gruppe der Keratine;
sie ist in heißer Kalilauge löslich. Die Körperfarbe wirkt
meist weiß bis gelb; Blutnahrung
läßt sie unter Umständen rot
erscheinen.

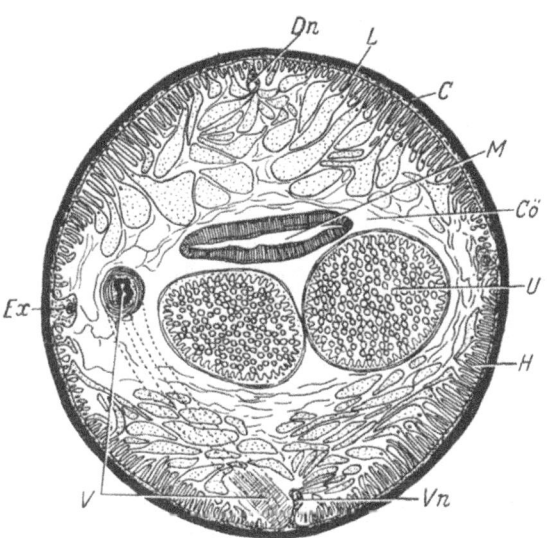

Die *Hypodermis*, eine syn-
cytiale, meist dünne Epithelschicht, bildet zusammen mit
der glatten *Längsmuskulatur* den
sog. *Hautmuskelschlauch* der Nematoden. Die Hypodermis liegt
der ganzen Fläche der Cuticula
an, teilt aber durch dorsal, ventral und lateral vorspringende
Leisten die Muskulatur in vier
Längsfelder auf (Abb. 206). Jede
Muskelzelle zeigt einen der
Hypodermis anliegenden, con-

Abb. 206. *Ascaris lumbricoides*. Querschnitt durch einen weib-
lichen Spulwurm. *C* Cuticula; *Cö* primäre Leibeshöhle; *Dn* dor-
saler Nervenstrang; *Ex* Exkretionskanal; *H* Hautmuskelschlauch;
L Längsmuskelzellen; *M* Mitteldarm; *U* Utrus; *V* Vagina;
Vn ventraler Nervenstrang (etwa 6×). (Aus KÜKENTHAL-
KRUMBACH nach RAUTHER.)

tractilen Abschnitt und einen nach innen gerichteten, protoplasmatischen,
sog. Markteil, der auch den Zellkern enthält. Von diesem ziehen Verbindungs-
stränge zu dem am nächsten gelegenen Nerven (Abb. 206). Die einzelnen
Muskelzellen können in der Längsachse bis zu 6 mm erreichen [MARTINI bei
Oxyuris equi (= *curvula*)]. Die Längsmuskulatur dient der schlängelnden Fortbewegung. Bei den Wanderungen der Parasiten im Wirtskörper vereinigt sich
jedoch die aktive Bewegung vielfach mit der passiven (Blutstrom, Darmperistaltik); doch bewegen sich manche Arten gerade entgegen einer Strom-
richtung. Die pralle und doch biegsame Gestalt wird durch den Turgor der
Leibeshöhlenflüssigkeit und die Elastizität der Cuticula bzw. des Hautmuskelschlauches bedingt.

Die lateralen Leisten der Hypodermis schimmern bei vielen Arten deutlich
durch die Cuticula hindurch (sog. *Seitenlinien*); sie führen die Exkretionsgefäße
(sog. Seitenkanäle), meist zwei aus einer einzigen Zelle bestehende Längskanäle.
Sie sind in der Pharynxregion durch einen von einer zweiten Zelle gebildeten
Querkanal verbunden, von dem ein kurzer Ausführungsgang ventralwärts zieht

und median im *Porus excretorius* mündet. Die inneren Enden der Kanäle sind
blind geschlossen. Es fehlt diesem Exkretionsapparat jede hydromotorische
Einrichtung wie Pulsation, Flimmerepithel, Wimperflammzellen oder dergleichen (Protonephridien ?).

Der Raum zwischen Hautmuskelschlauch und Darm ist als primäre Leibeshöhle aufzufassen (Pseudocöl, ohne eigene epitheliale Wandung). Er enthält
neben der Leibeshöhlenflüssigkeit ein eigenartiges, kernarmes Bindegewebe und
zellige Elemente, die anscheinend der Speicherung von Reservestoffen, aber
auch der Beseitigung von Fremdkörpern dienen.

Der *Verdauungskanal* beginnt mit dem von der Cuticula ausgekleideten
ektodermalen Vorderdarm, der sich im allgemeinen vom Mundrand (oft mit
Lippen versehen, gelegentlich mit Mundkapsel) über den Pharynx zum Oesophagus mit Schlund- und Pharynxdrüsen bis zum Bulbus erstreckt. Die Mundöffnung liegt meist genau endständig; beim Hakenwurm und einigen Verwandten
ist sie schräg dorsal verlagert (Abb. 218). Die Lippen oder Papillen an der Mundöffnung dienen den Parasiten wohl als Haftorgane z. B. in den Falten der Darmschleimhaut des Wirtes. Manche Arten besitzen eine saugnapfartige Form der
Mundhöhle und zusätzliche Zähne oder Platten, die die Verankerung erleichtern.
Alle Teile des Vorderdarmes sind nach einem dreistrahligen Grundplan geordnet.
Der Pharynxzylinder mit dem Bulbus besteht aus drei gleichwertigen Sektoren
(1 dorsal, 2 sublateral). Allgemein wirkt der mit radialen Muskeln versehene
Oesophagus, der von manchen Autoren auch zum Pharynx gerechnet wird, mit
dem Bulbus („Pharyngealbulbus") als Saugrohr. Beide erweitern sich und saugen
so die flüssige oder schleimig-feste Nahrung auf (vgl. bei *Oxyuris* S. 415). Den
typischen Bulbus (z. B. bei Oxyuren, Strongyloidenlarven) kennzeichnet ein
Klappenapparat (drei Bulbuszähnchen oder Bulbusklappen), der aktiv durch
Muskeln von vorn nach hinten bewegt wird. Er dient wohl weniger der Zer-
kleinerung als der Weiterbeförderung der Nahrung in den Darm.

Der entodermale *Mitteldarm* läuft als gerades Rohr bis zum Enddarm. Seine
Wand besteht nur aus einer einfachen Epithelschicht ohne Darmmuskulatur
und Splanchnopleura und ist mit einem dem Lumen zugewandten Stäbchensaum
und einer äußeren, bindegewebigen Grenzlamelle versehen. Nur bei wenigen
Arten (Oxyuren) besteht eine ausgedehnte Muskularis. Bei manchen Parasiten
wird der Darm durch Obliteration seines Darmlumens zum Speicherorgan. —
Der kurze *Enddarm* wird von ektodermalem Epithel und der Cuticula ausgekleidet.—
Der After liegt meist ventromedian und etwas vom Hinterende entfernt, bei
Trichinelloiden und bei *Gordius* endständig. Auch ist er oft mit prä- und postanalen Papillen versehen. Beim Männchen wird der After zur Kloake und oft
von einer ausgeprägten, beiderseits flügelförmigen oder im ganzen glockenförmigen *Bursa copulatrix* umgeben (vgl. Abb. 218). Das Körperende, insbesondere das der Männchen, ist meist ventralwärts leicht eingerollt. Bei den
Weibchen ist der After stets von der Geschlechtsöffnung getrennt.

Die parasitischen Nematoden nehmen je nach ihrem Sitz in den Organen
der Wirte und ihrer Lebensweise flüssige oder geformte Nahrung auf. Einige
ernähren sich wohl auch zusätzlich mittels Osmose durch die Körperwand. Die
Hakenwürmer verletzen und verzehren die Darmschleimhaut des Wirtes. Im
Darminhalt sind Blut- und Körperzellen des Wirtes nachweisbar. Dagegen leben
z. B. Ascariden von dem Speisebrei des Wirtes (vgl. auch S. 402).

Die darmbewohnenden parasitierenden Würmer existieren weitgehend unter
anaeroben Verhältnissen. Die Atmung wird daher durch Spaltungsprozesse
ersetzt, die z. B. bei *Ascaris* durch Spaltung von Glykogen in Valeriansäure
und Kohlendioxyd Energie freimachen. Die eigenartigen Stoffwechselverhältnisse

machen nicht nur eigene Atmungs- und Zirkulationsorgane überflüssig, sondern wirken auch reduzierend auf die Ausbildung der Exkretionseinrichtungen. Die im Leben von einer hellen Flüssigkeit erfüllten Seitengefäße dienen höchstwahrscheinlich zur Ableitung der Valeriansäure. Die Seitengefäße scheiden Karminkörnchen, die intravital injiziert werden, nicht aus. Auch an anderen Stellen des Körpers (Epithelzellen des Oesophagus und Pharynx sowie am Mitteldarm) wird eine Exkretion vermutet. Manche parasitischen Formen (*Trichinella*) haben keine Seitenkanäle oder entsprechende Bildungen, und auch bei den Gordiiden fehlen anscheinend Exkretionsorgane (Stoffwechsel vgl. S. 367 und 402).

Das *Nervensystem* der Nematoden, das von GOLDSCHMIDT bei *Ascaris* besonders gut untersucht wurde, besteht aus einem den Schlund umgebenden Nervenring und einer Anzahl (meist acht) von ihm ausgehender Längsnervenstränge, die sich zum Teil weiter aufteilen oder ringförmige Commissuren aufweisen. Sechs Längsstränge ziehen nach vorn zu Sinnespapillen. Nach hinten erstreckt sich unter anderem der besonders kräftige Ventralnerv und der dorsale, schwächere Strang. Nahe dem hinteren Ende stehen die Längsnerven miteinander in Verbindung. Es kommt jedoch nicht — wie sonst bei den Würmern — zur Bildung typischer Ganglienknötchen.

Charakteristisch für das Nervensystem ist die bei *Ascaris* und *Oxyuris* auffallend geringe Zahl, sowie die meist streng symmetrische Lage der Nervenzellen. Die Ganglienzellen sind relativ groß (bis zu 70 μ Durchmesser) und haben ebenso wie die Nervenfasern nur wenige Verzweigungen; es fehlt ein Nervenfilz. — Das gesamte Nervensystem liegt zum größten Teil im hypodermalen Gewebe. — Bei den *Männchen* bilden sich vielfach besondere Nervenzentren im Hinterleib aus, die mit den dort reichlich vorhandenen Muskelzellen und Sinnesorganen und mit dem Geschlechtsapparat in Beziehung stehen. — Von GOLDSCHMIDT wurde bei *Ascaris* auch ein *sympathisches Nervensystem* festgestellt, das aus einem hinten gelegenen, kräftigen Nervenring mit mehreren Ganglienzellen besteht. Auch von ihm gehen Längsnerven aus.

Die *Geschlechtsorgane* der getrennt-geschlechtlichen — nur selten hermaphroditen — Nematoden sind röhrenförmig und bei den Männchen meist als unpaare, bei den Weibchen in der Regel als paarige Schläuche mit unpaarer Mündung angelegt. Je nach der Ausbildung der Keimzone (über die ganze Länge des Gonadenschlauches oder aber nur als terminale Keimzone) werden die Nematoden zu *Hologonia* (z. B. *Trichinella*) oder *Telogonia* (z. B. *Ascaris*) systematisch zusammengefaßt. Vom Ovar gelangen die Eier über den Ovidukt in den Uterus. Vagina und Vulva führen zum Genitalporus. Der feinere Bau des meist unpaaren Hoden gleicht dem der telogonen Ovarien. Samenleiter, Samenblase und *Ductus ejaculatorius* führen die unbegeißelten männlichen Geschlechtszellen in die Kloake. Zwei Spicula sind Hauptbestandteile des männlichen Begattungsapparates (Oxyuren zum Teil mit einem, *Aspiculuris* ohne Spiculum). Bei bestimmten Nematoden unterstützt die *Bursa copulatrix* die Kopulation; sie ist als eine Hautfalte zu deuten, die vor der Kloakenmündung beginnt und den Schwanzabschnitt bis zur Spitze begleitet (Abb. 218).

Die stets ungedeckten Eier werden im Uterus des Weibchens befruchtet und bald danach oder nach Ausbildung von Embryonen abgelegt. Manche Nematoden wie z. B. die Trichinen, sind vivipar.

Die *Embryonalentwicklung* ist durch eine frühzeitige Determination der Zellen gekennzeichnet (sog. Mosaikeier). Sie geht nur bis zu einer bestimmten Zellenzahl (s. oben). So verläuft die postembryonale Entwicklung vielfach ohne tiefgreifende Metamorphose. Das Wachstum geht mit einer bestimmten Zahl von Häutungen einher (meist vier) von denen 1—2 schon im Ei stattfinden können.

Im allgemeinen sind die Männchen kleiner als die Weibchen. Extremen *Geschlechtsdimorphismus* zeigen manche *Anguilluloidea*, bei denen die parasitäre Lebensweise außerdem zu Parthenogenesis und Heterogonie sowie zum Hermaphroditismus geführt hat. Eigenartig ist das Verhalten von *Trichosomoides crassicauda* (in der Harnblase der Ratten), deren Zwergmännchen dauernd im Uterus des Weibchens lebt (vgl. S. 17). Auf diese Weise ist ebenfalls eine Art von Hermaphroditismus entstanden (vgl. auch *Schistosoma*).

Entwicklungswege.

Die meisten parasitischen Nematoden des Menschen können sich nicht innerhalb ihres Wirtes vermehren, sondern die Geschlechtsprodukte (Eier oder Larven) müssen den Wirt ihrer Elterntiere verlassen, soll die folgende Generation zur Geschlechtsreife gelangen (Ausnahme unter Umständen *Strongyloides stercoralis*, vgl. S. 388ff). Die Entwicklung im Wirt verläuft entweder *direkt* oder *indirekt*, d. h. entweder ohne Wirtswechsel (einwirtig, vgl. S. 408ff, z. B. *Enterobius*) oder unter Einschaltung eines oder zweier Zwischenwirte (mehrwirtig, z. B. Filarien).

Bei der *direkten* Entwicklung werden die larvenhaltigen reifen Eier vom Wirt oral aufgenommen (z. B. *Trichuris*) oder invasionsfähige Larven dringen aktiv über die Haut in den Wirt ein (z. B. *Ancylostoma*). Werden larvenhaltige Eier per os aufgenommen, so entwickeln sich die geschlüpften Würmer entweder sofort im Darmkanal weiter (z. B. *Enterobius*) oder gelangen zu ihm erst über einen Umweg, der bei *Ascaris* vom Darm über Leber, Herz, Lunge ("*Lungenpassage*"), Trachea, sowie Pharynx, Oesophagus und Magen wieder zum Darm zurückführt. Einen ähnlichen Weg legen die percutan eingewanderten Larven von *Ancylostoma* und *Strongyloides* zurück (s. S. 380 und 391).

Bei der *indirekten* Entwicklung werden die Larvenstadien vom Zwischenwirt (unter anderem Krebs, Regenwurm, Mücke und Fliege) mit der Nahrung aufgenommen. Nach Abschluß der Entwicklung zum invasionsfähigen Stadium müssen sie entweder mit dem Zwischenwirt vom Endwirt aufgenommen (z. B. *Dracunculus*) oder zum Endwirt getragen werden, in den sie sofort nach dem Verlassen des Zwischenwirtes percutan eindringen (z. B. Filarien). — Eine Sonderstellung nimmt die vivipare Trichine ein, da sie sich zu keinem Zeitpunkt ihrer Entwicklung außerhalb eines Wirtes aufhält. Bei ihr findet ein Organwechsel statt, der in Parallele zum Wirtswechsel anderer Nematoden gesetzt werden darf.

Die bei den Larven einiger Nematoden übliche *Wanderung über die inneren Organe* (die sog. Lungenpassage) ist nur zum Teil ein aktiver Ortswechsel. Sie erfolgt hauptsächlich passiv durch die Körperzirkulation, durch Verschlucken, mit dem Blutstrom und ähnliches. Das Aufsteigen der Larven in der Trachea zum Schlund geht auf die Tätigkeit des Flimmerepithels der Luftwege zurück.

Geraten Nematodenlarven beim Herumbohren im Gewebe zufällig in Blut- oder Lymphgefäße, so werden sie in diesen über das Herz zur Lunge transportiert. Hier können sie in den engen Capillaren leicht steckenbleiben, gelangen beim Herausbohren in die Alveolen und damit in den Bereich des Flimmerepithels der Luftwege. Dieses führt sie tracheaaufwärts passiv zum Schlund und von dort wieder in den Magen-Darmkanal. Dafür, daß das Sauerstoffbedürfnis nicht allein ausschlaggebend für den Aufenthalt in der Lunge sein kann, spricht die Tatsache, daß auch im Fetus die Weiterentwicklung in der noch sauerstofffreien Lunge erfolgt (FÜLLEBORN).

Gelegentlich gelangen die Larven durch die Lungencapillaren in den großen Kreislauf und können dann im Blut wie Mikrofilarien zirkulieren (FÜLLEBORN 1923). Auf diese Weise können bestimmte Arten die Placenta erreichen und

Tabelle 12. *Übersicht und systematische Zuordnung der im folgenden behandelten Nematoden.*

Superfamilie	Familie	Arten
Trichuroidea . .	Trichuridae (RAILLIET 1915)	Trichuris trichiura
Strongyloidea .	Trichinellidae (WARD 1907)	Trichinella spiralis
	Ancylostomatidae (LOOSS 1905)	Ancylostoma duodenale Ancylostoma braziliense Ancylostoma caninum Necator americanus
	Trichostrongylidae (LEIPER 1912)	Nippostrongylus muris
	Metastrongylidae	Metastrongylus elongatus Muellerius capillaris Crenosoma vulpis
Rhabditoidea . .	Strongyloididae (CHITWOOD und MCINTOSH 1934)	Strongyloides stercoralis
Ascaroidea . .	Ascarididae (BAIRD 1853)	Ascaris lumbricoides Parascaris equorum Toxocara canis Toxocara cati
	Oxyuridae (COBBOLD 1864)	Enterobius vermicularis Oxyuris equi
Spiruroidea . .	Gnathostomatidae (BLANCHARD 1895) . . .	Gnathostoma spinigerum Gnathostoma hispidum
Filariodea . . .	Filariidae (COBBOLD 1864)	Wuchereria bancrofti Wuchereria malayi Loa loa Dirofilaria immitis Litomosoides carinii Onchocerca volvulus
	Dracunculidae (LEIPER 1912)	Dracunculus medinensis

sich durch diese in den Fetus bohren (diaplacentare-intrauterine Invasion, z. B. bei *Ascaris*). — Trichinenlarven kommen auf ihrem Wege zur quergestreiften Muskulatur mit dem Blutstrom auch über die Lunge. Gelegentlich werden auch die Larven des Hundespulwurms (*Toxocara*) in die Organe verschleppt (wie die Trichinenlarven), wenn sie z. B. bei Hunden oder Mäusen in den großen Kreislauf geraten. Dann encystieren sie sich in den verschiedenen Organen. Verzehrt nun ein Hund die so befallenen Organe, so kann er auf diese Weise auch den Spulwurm direkt erwerben (FÜLLEBORN 1923).

Ein *aktiver* Vorgang ist die Bohrtätigkeit der Larve beim Eindringen in die Darmwand (*Ascaris*), beim Eindringen in die äußere Haut (bei *Ancylostoma* und *Strongyloides*) sowie beim Verlassen der Capillaren und Eindringen in das benachbarte Gewebe. Es besteht allerdings oft *kein spezifischer* Reiz dazu, sondern ein ganz allgemeines Bestreben, in irgendeinen erreichbaren Wirt einzudringen (vgl. Hautmaulwurf S. 381 und ähnliches).

Bei den Nematoden finden wir alle Übergänge von freilebenden Formen bis zu echten Parasiten. *Strongyloides stercoralis* zeigt z. B. einen echten Generationswechsel (Heterogonie) zwischen einer freilebenden, getrennt-geschlechtlichen, rhabditiformen Generation und einem hermaphroditen, parasitischen Stadium (vgl. S. 391). Unter ungünstigen (?) Umweltbedingungen wandelt sich die rhabditiforme Larve im Freien direkt zur filariformen Larve um, dringt aktiv in den Wirt ein und wird erst in diesem geschlechtsreif. Dieser Weg ist bei dem Hakenwurm zur Regel geworden: durch die Körperhaut dringen die filariformen Larven in den Wirt ein und machen in diesem die Lungenpassage durch, bevor sie sich im Darm festsetzen (vgl. S. 380). Beim Spulwurm wird die Larve außerhalb des Wirtes *nicht* mehr frei, sondern mit der Eihülle durch verunreinigte Nahrung aufgenommen und gelangt ebenfalls auf dem Umwege über die Lunge in den Darmkanal. Die Trichine schließlich gerät überhaupt nicht mehr ins Freie.

Entwicklungsgeschichtlich sind die Nematoden nach HEIDER als Scoleciden von der *Trocho-phoralarve* abzuleiten, von der sich jedoch die parasitischen Nematoden am weitesten entfernt haben. Berechtigt erscheint die Annahme dieser verwandtschaftlichen Beziehung, weil die kleineren Gruppen, wie die Gastrotrichen, Echinoderen und Desmoscoleciden, den Übergang von den Rotatorien, die als geschlechtsreife Trochophoren bezeichnet wurden (HEIDER), zu den Nematoden zu vermitteln scheinen. Wimperapparate fehlen jedoch den Nematoden an allen Organen.

1. Trichuridae.

Trichuris trichiura (LINNÉ 1771) STILES 1901.

(= *Trichocephalus trichiuris* BLANCHARD 1895; *Trichocephalus dispar* RUD. 1802.)

(Eventuell identisch mit *Trichocephalus suis* SCHRANK 1788.)

Der Peitschenwurm.

Der Peitschenwurm, *Trichuris trichiura*, ist ein relativ häufiger, aber meist harmloser Parasit des Menschen. Er entwickelt sich im Darm *direkt* (ohne Wanderung und Wirtswechsel). Die peitschenförmige Gestalt des Wurmes ist anfänglich mißdeutet worden; dadurch kam er zu dem Namen *Trich-uris* (= Faden-Schwanz) (von ROEDERER 1761 so benannt). In Wirklichkeit gehört der dünne Teil des Wurmes zum Kopfstück — daher richtiger: *Tricho-cephalus* (Faden-Kopf) (von GOEZE 1782 so genannt).

Geographische Verbreitung. Der Peitschenwurm ist zwar auf der ganzen Erde verbreitet, aber häufiger in warmen Ländern anzutreffen. Hauptwirt ist der Mensch, bei dem dieser Wurm jedoch durchschnittlich nur halb so häufig ist wie der Spulwurm. Von STOLL (1947) wird die Gesamtzahl der befallenen Personen auf der Erde auf 355,1 Millionen geschätzt; davon vermutet er allein in Asien (ohne Rußland) 227 Millionen, in Europa 34 Millionen. — Eine lokale Häufung zeigte sich z. B. bei Untersuchungen von SZIDAT und WIGAND im Gebiet des Kurischen Haffs, wo durchschnittlich 40—60% der dortigen Bevölkerung befallen waren. Selbst nach dem zweiten Weltkrieg fand man ihn in West- und Mitteldeutschland nur bei 1,5—9% der Bevölkerung (PIEKARSKI; MENDHEIM und SCHEID).

Morphologie und Entwicklung. Die Gestalt des Wurmes wird durch den deutschen Namen Peitschenwurm (englisch: whipworm) gut charakterisiert: der fadenartige Vorderteil des Wurmkörpers, der die Speiseröhre enthält, ist außerordentlich dünn. Der Hinterkörper ist dagegen wurstförmig verdickt und undeutlich vom Vorderteil abgesetzt (Abb. 207). Die Gesamtlänge des Wurmes erreicht etwa 50 mm; davon entfallen $^3/_5$ auf den Vorderteil. Die sehr kleine Mundöffnung ist ohne Papillen. Der Oesophagus liegt in einer Reihe einkerniger Zellen, im sog. „Zellenkörper", exzentrisch eingebettet (Abb. 208, *Sz*), der After endständig.

Die Hypodermis zeigt einige Besonderheiten: Am Vorderende befinden sich zwar auch schmale, die Hauptnervenstränge führende, kernlose Medianleisten und vielzellige Seitenwülste, die die Längsmuskelschicht durchbrechen, aber weiter caudalwärts flachen sich die Seitenwülste ab, breiten sich aus und bilden ein mäßig hohes Epithel, das sich über den halben Wurm erstreckt. Auf der Innenseite wird es von der nun ununterbrochenen Muskulatur bedeckt. Es bleiben Andeutungen von Seitenwülsten in Gestalt verdickter Epithelpartien im lateralen Bezirk sowie dorsal und ventral gelegene, schmale kernlose Längsstreifen, die von der extrem dünnen Hypodermis ausgehen (Abb. 208).

Bemerkenswert sind die nur einseitig im Bereich des dünnen Vorderteils ausgebildeten Hautdrüsen, die unter den parasitischen Nematoden nur den *Trichuroidea* eigen sind (sog. Stäbchenfeld, Abb. 208, *St*). Sie durchsetzen stäbchenartig die ganze Dicke der Cuticula und gehen direkt von der Hypodermis aus. Über jeder Stäbchenzelle befindet sich ein feiner Porus in der äußeren Cuticularschicht.

Im hinteren Körperteil liegen die Gonaden. Der eingerollte Schwanz des Männchens trägt ein Spiculum in einer artcharakteristischen Spicularscheide. Das *Weibchen* hat nur *ein* hologones Ovar.

Ein hologones Ovar (Abb. 209) findet man nur bei *Trichuroidea* und *Dioctophymoidea*. Innen ist es von einer somatischen Zellenschicht ausgekleidet, die jedoch später stark reduziert wird (*G*). In einer dorsolateralen Zone, aber wahrscheinlich nicht völlig

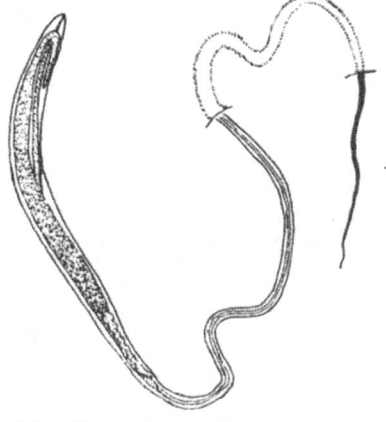

Abb. 207. *Trichuris trichiura*, total. Der Kopf befindet sich am dünnen Ende, der gestrichelte Abschnitt sitzt in der Darmschleimhaut (6×). (Nach FAUST 1930.)

kontinuierlich, sind der Wand Nester von Oogonien (*Og*) eingelagert. Einwärts von ihnen liegen die Oocyten (*Oz*). Von der Wand zum Lumen fortschreitend findet man immer ältere Eier. Nach Beendigung des Wachstums lösen sie sich ab und rücken dann erst abwärts zum Ovidukt (FUHRMANN). Die Vulva liegt ventral im Anfang des hinteren Körperteiles.

Die *Eier* (etwa 50:22 μ) haben eine sehr charakteristische ovale Gestalt und erscheinen an den beiden Polen wie von einem Sektpfropfen verschlossen (Abb. 210). Die frisch abgelegt noch ungefurchten Eier sind hellbraun bis dunkelbraun und durch eine dicke Schale, die sich aus vier Hüllen zusammensetzt, geschützt (vgl. auch bei *Enterobius*, S. 409).

Die äußere Hülle des Eies ist sehr dünn, dabei jedoch sehr fest. Sie wird von der Oocyte gleich nach dem Eindringen des Spermatozoons gebildet. Die beiden mittleren Hüllen entstehen aus einer gallertigen Substanz, die von der Eizelle abgeschieden wird und auch die Polpfröpfe bildet. Die innere Hülle wird von der *befruchteten* Eizelle abgeschieden, also erst nach der *Verschmelzung der Geschlechtskerne*, die hier *erst nach der Eiablage* erfolgt.

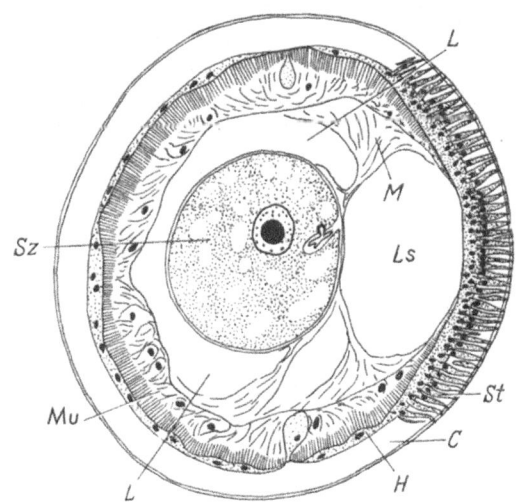

Abb. 208. *Trichuris suis.* Querschnitt durch den vorderen Körperabschnitt, etwa in Höhe des Pfeiles in der obigen Abbildung. *C* Cuticula; *H* Hypodermis; *L* Leibeshöhle; *Ls* Lateralsinus; *Mu* Muskelzellen; *St* Stäbchenfeld; *Sz* Schlundzelle, mit exzentrisch gelegenem, von der Zelle eingeschlossenen Oesophagus, von Mesenterien (*M*) gehalten (etwa 300×). (Aus KÜKENTHAL-KRUMBACH nach RAUTHER.)

Nach dem Verlassen des Wirts mit den Faeces setzt die Entwicklung ein. Sie dauert je nach Temperaturhöhe wenige Wochen bis zu einigen Monaten (in Deutschland 4—6 Monate; bei 26° C etwa 3—4 Wochen, vgl. S. 396). Die

Larven (Embryonen) können in der dicken Eischale jahrelang in latentem
Leben verharren. Nach Aufnahme der reifen Eier durch den Wirt schlüpfen sie
im Coecum oder Dickdarm. Sie tragen eine bewegliche, wenn auch vergängliche
und funktionslose Stachelanlage, die auch bei den wandernden Larven der
Gattungen *Ascaris* und *Ancylostoma* vorhanden und funktionstüchtig ist. Daraus
läßt sich vielleicht auf eine gewisse verwandtschaftliche Beziehung zu diesen
Arten schließen. Demnach scheint die direkte Entwicklung von *Trichuris* nicht

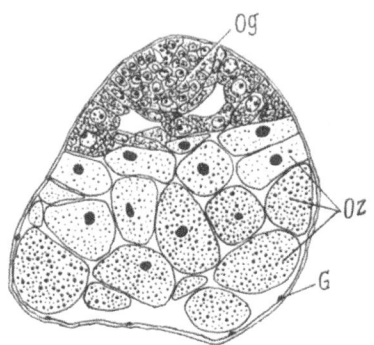

dem ursprünglichen Entwicklungsweg zu entsprechen (Praepatentperiode: 1—3 Monate).

Pathogenese. Der einwirtigen und direkten Entwicklung entsprechend beschränken
sich die Wirkungen auf den Wirt im allgemeinen auf den Darm, in dessen Schleimhaut
die Peitschenwürmer mit ihrem schlanken
Vorderteil eingebettet sind (vgl. Abb. 207).
Sie bevorzugen dabei den Blinddarm. Unter
369 Obduktionen in Paris waren bei 50,7% der
Blinddarm, bei 8,5% die Appendix mit *Trichuris* befallen. Die Peitschenwürmer ernähren sich offenbar durch Auflösung der
sie umgebenden Zellen der Mucosa. Selten
kommt es vor, daß sie auch in die tieferen
Schichten der Darmwand eindringen.

Abb. 209. *Trichuris suis.* Querschnitt durch
den hinteren Teil des Ovariums. *Og* Oogonien;
Oz Oocyten verschiedener Wachstumsstadien;
G Grenzlamelle. (Aus KÜCKENTHAL-
KRUMBACH nach RAUTHER.)

Nach allgemeiner Auffassung werden einzelne Würmer vom Wirt reaktionslos
vertragen; dagegen treten bei starkem Befall lokale Reaktionen auf, die vielfach
durch sekundäre Bakterieninfektionen (Abscesse) unterhalten werden. In tropischen Gebieten treten dann vielfach — insbesondere bei Kindern — Darmstörungen auf, die infolge einer allgemeinen Intoxikation mit Anämie, hoher
Eosinophilie und nervösen Symptomen einhergehen können. In Ausnahmefällen
treten Darmperforationen auf mit den üblichen Folgen. Charakteristische Be-

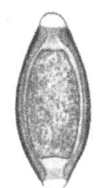

schwerden sind nicht bekannt, so daß ein Befall mit *Trichuris*
in der Regel nur durch den Nachweis der Eier in den Faeces
möglich ist. (Vgl. dagegen BURROWS 1950.)

Bei Infektionsversuchen an weißen Ratten waren 20 Std
nach Verfütterung reifer Eier die geschlüpften Larven in die
Darmzotten eingedrungen. Dabei traten an den Eindringungsstellen charakteristische Blutungen auf.

Abb. 210. *Trichuris
trichiura.* Ei (450×).

Epidemiologie. Die Invasion des Menschen erfolgt durch
verunreinigte Nahrung, mit der die invasionstüchtigen Eier
aufgenommen werden müssen. Daraus erklärt sich auch der
vielfach höhere *Trichuris*-Befall bei Kindern gegenüber Erwachsenen. Ein
Wurmträger gefährdet seine Umgebung nicht unmittelbar, weil die ausgeschiedenen Eier erst einer längeren Reifezeit bedürfen, deren Dauer von der
Außentemperatur und einem gewissen Feuchtigkeitsgrad abhängig ist. Bei einer
Temperatur unter $+8^0$ C geht die Entwicklung nicht weiter.

Bei 15^0 C entwickeln sich die Larven in 120 Tagen; bei 20^0 C in 57 Tagen;
bei 25^0 C in 29 Tagen; bei 30^0 C in 17,5 Tagen; bei 35^0 C in 11 Tagen. Bei 40^0 C
sterben durchschnittlich $^3/_4$ der Eier ab. Die auffallende Verzögerung der Entwicklung bei einer Temperatur unter 25^0 C steht damit in Zusammenhang,
daß die eigentliche Heimat des Peitschenwurms in den warmen Ländern zu
suchen ist.

Die *Trichuris*-Eier benötigen zu ihrer Entwicklung in höherem Maße Feuchtigkeit als *Ascaris*-Eier. Frisch mit menschlichem Kot entleerte Eier sind gegen Trockenheit empfindlicher als Eier, die sich bereits einige Zeit in der Außenwelt befanden (DINNIK und DINNIK 1937, 1949/50). Extreme Trockenheit tötet sie bald ab. Auffallend ist die hohe Resistenz der Eier gegenüber manchen *chemischen* Einflüssen.

In gesättigten Lösungen von Kochsalz, Kupfersulfat, Kupfernitrat und Kaliumnitrat entwickeln sie sich normal und für die Zeit von 11 Tagen auch in gesättigter Sublimatlösung. Auch 10%ige Salzsäure stört die Entwicklung nicht, während Alkohol, Äther und Chloroform schnell zur Abtötung führen (DINNIK und DINNIK 1949/50). Anscheinend geht diese Widerstandsfähigkeit auf die innere Eihülle zurück; die drei äußeren Hüllen dienen vorwiegend dem *mechanischen Schutz*. (Vgl. dazu JETTMAR und EXNER.)

Die Verbreitung des Peitschenwurms steht in enger Beziehung zu den jeweils herrschenden, örtlichen hygienischen Verhältnissen. Die Bedingungen, die zu seiner Entwicklung beitragen, stimmen im wesentlichen mit denen überein, die für den Spulwurm ausführlich beschrieben wurden (vgl. S. 404 ff.). Daher kommen diese beiden Arten häufig im gleichen Wirtsindividuum vor.

Vorbeugende Maßnahmen bestehen unter anderem in der Beseitigung oder Aufbereitung der Abwässer, um eine Vernichtung der Eier oder Verhinderung jeder Verschleppung zu erreichen.

Neben dem Menschen, der als Hauptwirt anzusehen ist, kommt der Peitschenwurm auch beim Schwein — vielleicht auch bei Affen — vor.

Die Frage, ob eine eigene Art *T. suis* existiert, wird sehr verschieden beurteilt. Möglicherweise liegen hier ähnliche Verhältnisse vor wie beim Spulwurm (vgl. S. 397), der in zwei biologisch verschiedenen, aber morphologisch nicht zu unterscheidenden Formen — in Mensch und Schwein — auftritt.

Mikroskopische Diagnose. Der Nachweis eines Peitschenwurmbefalls gelingt allein durch eine Untersuchung des Stuhls auf Eier, die durch ihre charakteristische Gestalt (Abb. 210) leicht von allen anderen Wurmeiern, die im Stuhl des Menschen auftreten können, unterschieden werden können (vgl. Methodik, S. 691 ff).

Therapie. Die medikamentöse Therapie der *Trichuriasis* ist außergewöhnlich schwierig. Diese Erfahrung ist verständlich, wenn man berücksichtigt, daß die Würmer *in* der Darmschleimhaut sitzen. Die üblichen Anthelminthica versagen. Eine gewisse Wirkung haben Tetrachloräthylen und Chenopodiumöl — aber ihre Toxicität verhindert die Anwendung der für eine völlige Beseitigung erforderlichen hohen Dosen.

Bewährt haben sich angeblich Präparate, die eine *fermentative* Wirkung auf die Würmer (vielleicht zum Teil auch auf die Darmschleimhaut) haben. In erster Linie ist hier der frische Milchsaft verschiedener Feigenbäume, die in Mittel- und im nördlichen Südamerika vorkommen (*Ficus glabrata, F. laurifolia*), zu nennen („*lèche de Higueron*"). Morgens, auf nüchternen Magen, werden 60 cm³ davon mit der doppelten Menge Milch genommen. Eine besondere Vorbereitung oder Nachbehandlung (z. B. Abführmittel) soll unnötig sein. Auch *Hexylresorcin* und Arsenpräparate („Spirocid") sind als wirksam empfohlen worden.

Von BURROWS, MOREHOUSE und FREED (1947) sowie von BURROWS (1950) wird *Emetinhydrochlorid*, in dünndarmlöslichen Tabletten gegeben, als *Mittel der Wahl* angesehen. Die Peitschenwürmer gehen dabei mit Schleim, Blut und Schleimhautfetzen ab; ernste Nebenwirkungen sollen dennoch nicht eintreten.

Die besten Resultate traten auf, wenn täglich 2 Tabletten mit je 0,22 mg 6 Tage lang gegeben wurden. Außerdem zeigte sich dabei eine deutliche Wirkung auf Hakenwürmer.

2. Trichinellidae.

Trichinella spiralis (OWEN 1835) RAILLIET 1895.

(= *Trichina spiralis* OWEN 1835.)

Die Trichine.

Die *Trichine* zeichnet sich durch einen Entwicklungsweg aus, bei dem sich Jugendstadium und geschlechtsreifer Wurm zwar im gleichen Wirt, jedoch in verschiedenen Organen entwickeln. Das geschlechtsreife Stadium lebt im *Dünndarm* des Menschen und verschiedener Wirbeltiere, insbesondere in Säugern (*Darmtrichine*); vivipare Weibchen setzen Larven ab, die in eine *Muskelfaser* eindringen und sich dort abkapseln (*Muskeltrichine*). Zur Fortsetzung ihrer Entwicklung müssen die Larven jedoch in ein neues Wirtsindividuum. Dieses kann bei Kannibalismus zur gleichen Art gehören. Kein Entwicklungsstadium gelangt zu irgendeinem Zeitpunkt in die Außenwelt.

Historisches. Vermutlich sind die Trichinen erst zu Beginn des 19. Jahrhunderts mit chinesischen Schweinen, die zur Zucht eingeführt wurden, nach Europa eingeschleppt worden. Muskeltrichinen wurden offenbar bereits im 19. Jahrhundert wiederholt, und zwar von TIEDEMANN (1822), HILTON (1832), PAGET (1835), FARRE (1835) und OWEN (1835) gesehen. Aber erst v. SIEBOLD (1844) hielt die Trichine in der Kapsel für die Jugendform eines Wurmes und LEIDY (1846) fand sie in der Muskulatur des Schweines. LEUCKART schloß daraus, daß die Menschen die Trichinen durch den Genuß von Schweinefleisch erwerben. G. HERBST (1850) studierte den Entwicklungsverlauf im Tierversuch, und ZENKER (1860) erkannte die Bedeutung der Trichinen für den Menschen als Krankheitserreger.

Geographische Verbreitung. Die *Trichine* ist infolge ihrer Unabhängigkeit von der Außenwelt über die ganze Erde verbreitet. BROOKS, WARD und HOLDER (1948) schätzen die Häufigkeit des Trichinenbefalls beim Menschen jährlich: in Nordamerika und Kanada auf 21 100 000 Fälle; in Mittel- und Südamerika auf 1 300 000 Fälle; in Afrika auf 200 000 Fälle; in Europa auf 3 900 000 Fälle; USSR. in Europa auf 1 300 000 Fälle; Asien ohne USSR. weniger als 100 000 Fälle; Ozeanien weniger als 100 000 Fälle.

Bei diesen Angaben ist zu berücksichtigen, daß der Befall der einzelnen Person meist sehr gering war und nie zu Beschwerden geführt hatte. Daher gelang der Nachweis der eingekapselten Würmer vielfach erst durch sorgfältige künstliche Verdauung von etwa 50 g Muskulatur. Auf diesem Wege wurde z. B. in Michigan bei 14,7% von 300 Leichen Trichinenbefall nachgewiesen. Ähnliche Zahlen sind aus Chile berichtet worden. 12,5% der dort untersuchten Zwerchfellproben von Sektionsmaterial waren trichinenhaltig (10,8% bei Untersuchungen in England). Diese Häufigkeit trotz obligatorischer Trichinenschau ergab sich als Folge unzureichender Untersuchungsmethoden.

Daher wurden in Chile erst kürzlich — im Jahre 1947 — neue amtliche Bestimmungen erlassen, von denen man eine Verminderung der Trichinosefälle erwartet (NEGHME 1949). In osteuropäischen Gebieten ist (nach SCHAEF 1941) die Trichinose bei 0,84% der Hausschweine anzutreffen, bei Wildschweinen in noch höherem Maße, und bei Hunden (!) wurde sogar ein 14mal höherer Befall ermittelt als bei Schweinen.

Die Trichine ist *in Deutschland* infolge der gesetzlichen und sorgfältig durchgeführten Fleischbeschau ein sehr seltener Parasit des Menschen geworden. Die Trichinenschau wurde in Preußen im Jahre 1877 auf VIRCHOWs Rat hin eingeführt, aber im ganzen Reich erst 1937 vorgeschrieben. Danach ist nicht nur Schweinefleisch, sondern das Fleisch aller Fleisch- und Allesfresser, z. B. Bären, Dachse, Füchse, die für den menschlichen Genuß verwendet werden, auf Trichinen zu untersuchen.

Diese waren vor dem zweiten Weltkrieg so selten, daß man im Reichsgesundheitsamt für wissenschaftliche Arbeiten und für Unterrichtszwecke ein infiziertes Schwein bereit hielt! Im Jahre 1932 kamen in Deutschland auf 1 Million Schweine nur 9 infizierte.

Morphologie und Entwicklung. Die Trichinen sind getrenntgeschlechtlich. Die *Männchen* werden etwa 1,2—1,5 mm, die viviparen *Weibchen* bis zu 4 mm lang, aber nur 0,04—0,06 mm breit, so daß man die im Darm lebenden Würmer (*Darmtrichinen*) mit bloßem Auge kaum erkennen kann. Der Wurm verjüngt sich *zum Vorderende hin* (Abb. 211). Der Oesophagus ist ein sehr langes, cuticulares Rohr, das — abgesehen von einem kurzen muskulösen Vorderteil — auf der dorsalen Seite mit großen Zellen (Abb. 211, Z) belegt ist. Dieser im Querschnitt etwa hufeisenförmige Zellkörper umfaßt dabei das dreieckige Rohr seitlich (vgl. S. 358). Seine Zellen haben wahrscheinlich die Funktion von Verdauungsdrüsen. Am Ende der Speiseröhre befinden sich zwei besondere seitliche Anhängsel unbekannter Natur. An den Oesophagus schließt sich der dünnwandige, im Anfangsteil flaschenförmig gebaute Mitteldarm an. Der Enddarm ist ein muskulöses, von einer Cuticula ausgekleidetes Rohr. Der After liegt *end*ständig. Den Männchen fehlt die Bursa und der Spicularapparat. Die weiblichen Genitalorgane sind nur in der Einzahl vorhanden (im Gegensatz zur üblichen, meist paarigen Ausbildung bei den übrigen Nematoden). Die Geschlechtsöffnung liegt weit vorn (etwa bei *L* in Abb. 211 a). Bei der Begattung tritt die männliche, vorstülpbare Kloakenmündung, die glockenförmig erweitert wird, in die weibliche Öffnung ein, wobei besondere, beiderseits an der Kloake gelegene Zapfen die Verankerung bewirken. Die seitlichen Exkretionskanäle scheinen völlig zu fehlen.

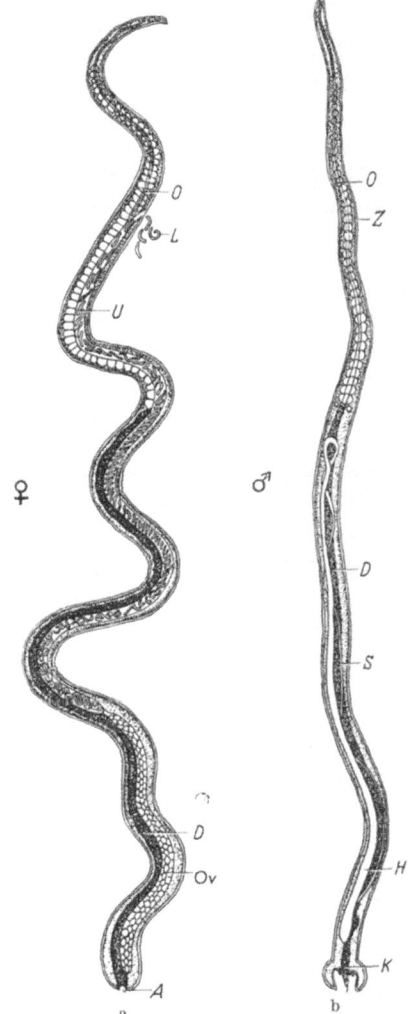

Abb. 211a u. b. *Trichinella spiralis.* a Weibchen. b Männchen. *A* After; *D* Darm; *H* Hoden; *K* Kloake; *L* Larve; *O* Oesophagus; *Ov* Ovar; *S* Samenleiter; *U* Uterus; *Z* Zellenkörper. (a 50 ×, b 100 ×.) (Nach CSOKOR.)

Die Größe der *Darmtrichinen* sowie die Anzahl der reifen Embryonen wechselt in gewissen Grenzen mit der Art des Wirtes. So erreicht die Länge der graviden weiblichen Würmer im Hundedarm 2,0—2,3 mm, im Schafdarm 3,23 bis 3,42 mm, im Meerschweinchendarm 3,84 mm und im Schildkrötendarm 2,46 mm. Die mittlere Zahl der Embryonen im Uterus beträgt in Katzen 23, in Kaninchen 34, in Ratten 63, in Meerschweinchen 105.

Nach der Begattung, die im Darmlumen im Bereich der Mucosa stattfindet, sterben die Männchen bald ab, während die Weibchen in die Darmwand bis zu den Lymphsinus eindringen. Dort legen sie ihre Jungen ab. Diese *Jungtrichinen* (etwa 100 μ lang und 6 μ breit) gelangen mit dem Lymphstrom passiv durch den *Ductus thoracicus* in den Blutkreislauf und über Herz-Lunge-Herz mit dem arteriellen Blutstrom des großen Kreislaufes in alle Organe, bevorzugen aber die quergestreifte Muskulatur (Myotaxis). In dieser verlassen sie die Blutbahn und wandern aktiv in die Muskelfasern ein, vorwiegend in die der Skeletmuskulatur, den Zwerchfellpfeiler, die Zwischenrippenmuskulatur, Kehlkopf-, Zungen- und Augenmuskeln, also in vielbewegte, sauerstoffreiche Muskeln. Am Übergang zu den sehnigen Teilen siedeln sie sich besonders häufig an. Von BUGGE (1941) sind Jungtrichinen auch in der Herzmuskulatur, jedoch hier nie als eingerollte, eingekapselte Muskeltrichinen, gefunden worden (s. auch STAEKKER 1936).

Intrauterine Infektion des Fetus kennt man nur vom Menschen und einigen Nagern, dagegen nicht bei Haustieren (s. bei ENIGK 1952).

Die Larven benötigen für den Weg in die Muskulatur etwa 2—3 Tage. Wahrscheinlich ist ihnen bei dem Eindringen in die Muskelfaser der Mundstachel dienlich. In der Faser verursachen sie Degeneration der contractilen Substanz (vgl. S. 367). Die Faser verliert ihre Querstreifung und wird hyalin (Abb. 212a und b). Die Muskeltrichine wird nach 1—2 Tagen von basophil-körnigem, zerfallenem Muskelinhalt umgeben (BUGGE 1934). Vom Perimysium aus

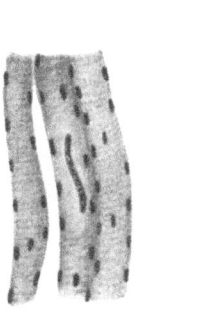
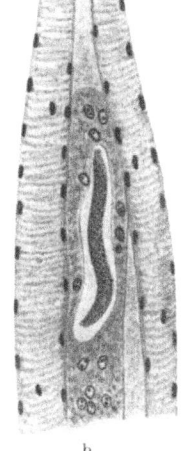
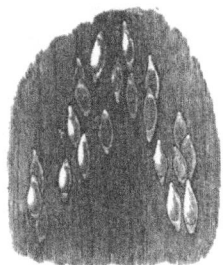

Abb. 212a u. b. *Trichinella spiralis* in Muskelfaser. a Frisch eingedrungene Trichine. b Beginnende Degeneration der Muskelfaser in der Umgebung der Trichine (100×). (Nach RAUTHER aus KÜKENTHAL-KRUMBACH.)

Abb. 213. *Trichinella spiralis.* Eingekapselte und verkalkte Muskeltrichinen aus menschlichem Musculus biceps (15×). (Nach RIBBERT-HAMPERL 1944.)

scheidet sich nun als Reaktionsprodukt des Wirtes um die noch bewegliche Trichine ein hyalines Rohr ab, das sich bei Aufrollen des zur Ruhe gelangenden Parasiten bauchig ausbuchtet. Die anfangs noch offenen Pole des Rohres werden durch intramuskulöses Bindegewebe (Granulationsgewebe) frühestens 3 Wochen nach dem Befall abgeschlossen, so daß eine zitronenförmige Kapsel entsteht (Abb. 213). Die Form der Trichinenkapseln kann je nach Wirtstier etwas variieren. Bei Mäusen sind sie kleiner und relativ schmal (0,23:0,13 mm), während Ratten auffallend runde Kapseln besitzen. Gelegentlich findet man auch zwei Trichinen in einer Kapsel.

Etwa 5—6 Wochen p. i. ist die Kapselbildung vollendet, die Larve auf etwa 1 mm herangewachsen; die Kapsel mißt nun etwa 400:250 μ. Es kommt zu Fettbildung an den Kapselpolen (6—8 Wochen p. i.). Frühestens 5 Monate p. i., meist jedoch später, setzt die Verkalkung ein, die an den Kapselpolen beginnt. Eine vollständige Verkalkung der Trichinenkapseln kann beim Schwein nach 9—12 Monaten, oft aber sehr viel später, erreicht sein. Eine Beeinträchtigung der Lebensfähigkeit der eingeschlossenen Trichine braucht damit noch nicht einzutreten. Sie kann beim Menschen bis zu 30 Jahre, beim Schwein etwa 11 Jahre entwicklungsfähig bleiben. Die verkalkten Teile werden allmählich resorbiert; an ihre Stelle tritt eine bindegewebige Narbe.

Eine Weiterentwicklung findet nur dann statt, wenn die Larve in einen neuen Wirt gelangt. Werden die Trichinenlarven mit roher Muskulatur verzehrt, so löst der Magensaft die Kapsel auf und befreit die Trichine. Sie entwickelt sich weiter, wenn sie wenigstens etwa 16—18 Tage alt war. Der größte Teil der Würmer setzt sich bereits im ersten Viertel des Dünndarms fest („Darmtrichine"). Mit fortschreitender Entfernung vom Magen vermindert sich die Zahl der Trichinen; nur wenige findet man noch im Dickdarm. Sie dringen schon in den ersten

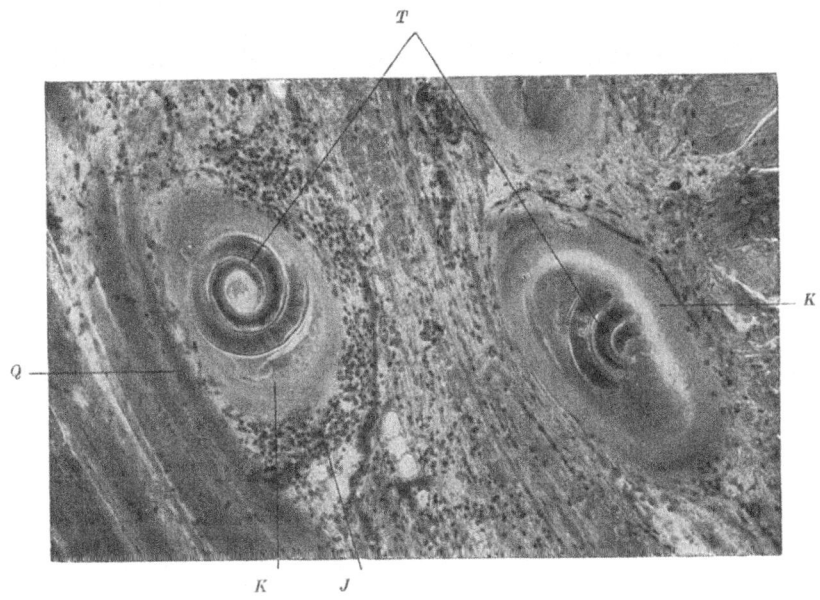

Abb. 214. *Trichinella spiralis.* Eingekapselte Muskeltrichinen. *J* kleinzellige Infiltration; *K* hyaline Kapsel; *Q* quergestreifte Muskulatur; *T* Trichinen (100 ×). (Nach RIBBERT-HAMPERL 1944.)

Stunden in die Mucosa ein und gehen bis zur Muscularis vor. Etwa 8—12 Std nach dem Befall findet man kaum noch Würmer im Darmlumen, sondern vorwiegend im Darmgewebe, unter dem Epithel und in den Dünndarmzotten (BUGGE). Aber schon nach 20—24 Std — nach einer Häutung — gehen sie ins Darmlumen zurück. Bei dieser Wanderung können sie erhebliche Zerstörungen an den Zotten der Darmwand herbeiführen (GURSCH 1949). Schon am 2. Tage geschlechtsreif, dringen sie wieder in die Mucosa ein. Während der gesamten Entwicklung im Darm machen sie vier Häutungen durch. Die Weibchen leben insgesamt etwa 7—8 Wochen. Bald nach der Begattung setzen sie die Larven in Schüben ab (insgesamt etwa 1000—2000). Noch etwa 23—27 Tage nach einer Invasion findet man nennenswerte Mengen an jungen Trichinen im peripheren Blut. Geht ein Muttertier zugrunde, so ist es nur noch mit großer Mühe im Stuhl aufzufinden — oft bräunlich verfärbt und beschädigt.

Trichinella spiralis wird vielfach unter die Würmer mit Wirtswechsel eingereiht und dann der Wirt als End- und Zwischenwirt zugleich angesprochen. Die Berechtigung zu dieser Betrachtungsweise würde aber nur dann bestehen, wenn der Träger der Jungtrichinen (als Zwischenwirt) regelmäßig von einer *anderen* Wirts*spezies* (als Endwirt) verzehrt werden müßte, damit der Parasit zur Geschlechtsreife gelangen kann (etwa Wechsel zwischen Pflanzenfresser und Raubtier wie z. B. bei *Multiceps multiceps*, vgl. S. 340). Die Entwicklung von

T. spiralis stellt aber im Grunde nur den *Sonderfall einer monoxenen Entwicklung* (vgl. S. 30) dar, bei der sich die lebend geborenen Larven innerhalb desselben Wirtes gleichsam für den Transport zum nächsten Wirt — unter Umständen auch ein Individuum der *gleichen* Species — so einkapseln, wie es z. B. die noch ins Freie gelangenden Eier bzw. die in ihnen entstehenden Larven bei *Ascaris* und *Trichuris* tun, die hier *außerhalb* ihres Wirtes auf den nächsten geeigneten Wirt warten. Ein Wirtswechsel im oben definierten Sinne findet nicht statt (vgl. S. 25). — Vielleicht haben wir in dem Entwicklungsgang der Trichine einen „Übergang" vom monoxenen zu diheteroxenem Entwicklungsweg vor uns, wobei hier der Befall der Muskulatur durch die Larven biologisch dem Aufenthalt in einem Zwischenwirt entspräche (vgl. dazu *Hymenolepis nana*, S. 329).

Reaktion des Wirtes (Pathogenese). Die Reaktion des Wirtes auf den Trichinenbefall wechselt mit dem Sitz der Parasiten sowie mit der individuellen Empfindlichkeit des Wirtes und ist von der Stärke des Wurmbefalles abhängig. Zur Erkrankung des Menschen führen etwa 50—75 entwicklungsfähige Trichinenlarven (JUNAK, VEELKEN). In Abhängigkeit von der individuellen Reaktionslage — wohl auch in Beziehung zu einer gewissen Immunität nach einem eventuell vorausgegangenen Erstbefall — wechseln die Inkubationszeit und der akute Verlauf der Erkrankung. Die Inkubationszeit kann zwischen 1 und 30 Tagen liegen. Frühsymptome, die etwa 4—10 Tage nach dem Befall auftreten, bestehen in Durchfällen (Darmtrichinen!) und allgemeinen rheumatischen Beschwerden (Muskeltrichinen!). Je nach Stärke und Dauer der Durchfälle läßt sich auf die Schwere der Invasion schließen. Als prognostisch ungünstig gelten Netzhautblutungen. Charakteristisch sind Lidödeme, die von LINNEWEH neben anderen Symptomen als Zeichen einer allergischen Reaktion gedeutet werden. Der schwerkranke Patient liegt oft hochfiebernd unbeweglich, mit angezogenen Beinen (Gliederschmerzen!) und ödematös geschwollenem Gesicht im Bett. Das Blutbild zeigt meist eine hohe Eosinophilie. Die Mortalität wird bei den verschiedenen Epidemien mit 0—30% angegeben. Klinische Beschwerden halten auch in schwereren Fällen selten länger als 1 Jahr an, und dauernde Schädigungen bleiben wohl nicht bestehen (vgl. GRUBER 1948).

Im Gegensatz zum Menschen verläuft die *Trichinose bei Tieren* wesentlich leichter. Nur Ratten sind relativ empfindlich und sterben bei stärkerer Invasion vor der Ausbildung von Muskeltrichinen. Schweine dagegen, die man als ursprüngliche Wirte ansehen darf, zeigen relativ geringe Reaktionen. Außer einer vorübergehenden hohen Bluteosinophilie zur Zeit der Larvenwanderung und offensichtlichen Muskelschmerzen, die sich in Bewegungsträgheit und Kreuzlähme äußern, treten keine bedeutsameren klinischen Erscheinungen auf. — Mäuse sind abhängig von ihrem Alter empfänglich. Auch halten sich die geschlechtsreifen Trichinen bei alten Mäusen vorwiegend im oberen Teil des Dünndarms auf, bei jungen Mäusen sitzen sie in der unteren Hälfte. Experimentelle Beeinflussung der Darmperistaltik ergibt, daß offenbar die häufigeren Darmentleerungen der jungen Tiere zu dieser Lokalisation führen (LARSCH und HENDRICKS 1949).

Im Zusammenhang mit Neoplasmen, die beim Befall mit manchen Würmern auftreten können (z. B. Blasenkrebs bei Bilharziose), ist auch die Frage aufgetaucht, ob ein Trichinenbefall zur Krebsbildung führen kann. Der relativ seltene Trichinenbefall beim Menschen erschwert eine Entscheidung. Die eingehenden Untersuchungen von FIBIGER (1920) über die Krebsentstehung durch *Gongylonema neoplasticum* (= *Spiroptera neoplastica*) haben gezeigt, daß dieser parasitierende Wurm bei Ratten und Mäusen zu einer malignen Geschwulst an Zunge und Magen vom Typus des gewöhnlichen Plattenepithelcarcinoms führen kann. Die Nematoden rufen das Carcinom hervor, haben aber zu den Metastasen keine unmittelbare Beziehung. Ähnliche Beziehungen werden zwischen Zungenkrebs des Menschen und Trichinenbefall der Zunge vermutet. FIBIGER führt den Fall eines Zungenkrebses an, bei dem an der Basis des carcinomatösen Ulcus in unmittelbarer Nähe des Carcinoms ein mit Rundzellen infiltriertes Gewebe und Trichinen nachgewiesen wurden. Dabei war bemerkenswert, daß der übrige Teil der Zunge anscheinend keine Trichinen enthielt. Er erwähnt auch verschiedene Fälle von Carcinomen der Mamma, der Haut und der Pleura, die in enger Beziehung zu einer Trichinose standen. Interessant ist an den Ausführungen FIBIGERs die Ähnlichkeit seiner Auffassung von den Grundlagen der Krebsentstehung mit heutigen Gedankengängen, wenn er z. B. schreibt, daß man „wahrscheinlicherweise der Disposition, d. h. der Empfänglichkeit des Epithelgewebes, sich unter dem Einfluß der Parasiten in Carcinom umzubilden", große Bedeutung beimessen müsse. Außerdem vermutet er, daß „die Trichinose eine chronische" sein und der Einfluß der Parasiten demnach von erheblicher Dauer sein müsse (vgl. dazu MORENO S. 48).

Von FLURY (1913) ist der Versuch unternommen worden, die Entwicklung der Trichine und die durch sie verursachten Schädigungen des Wirtes von physiologisch-chemischen und toxikologischen Gesichtspunkten aus zu erklären. Wegen der allgemeineren Bedeutung, die dieser Arbeit auch heute noch zukommt, soll sie als instruktives Beispiel ausführlich wiedergegeben werden.

Die Trichinen haben im Zusammenhang mit ihrer relativ schnell verlaufenden Entwicklung einen hohen Bedarf an Nahrungsstoffen. Ihr Stoffwechsel besteht im wesentlichen aus Aufnahme und Abbau von Kohlenhydraten. Die jungen Trichinen suchen die Muskeln auf, die ihnen infolge ihres hohen Glykogengehaltes günstige Verhältnisse für die weitere Entwicklung bieten. Infolgedessen führen die Parasiten zu einer Verarmung des Muskels an Glykogen, das sich in den wachsenden Würmern in großen Mengen als Reservestoff anhäuft.

Der Stoffwechsel beruht vorwiegend auf anoxybiotischen Prozessen — also auf fermentativen Vorgängen — und führt zur Ausscheidung unvollständig abgebauter Endprodukte, unter denen freie Fettsäuren vorherrschen (vermutlich Buttersäure- und Baldriansäuregärung). Die Stoffwechselprodukte verursachen in den befallenen Muskelfasern und in ihrer Umgebung schwere Schädigungen, zu denen noch die Zerfallsprodukte des zerstörten Muskels selbst beitragen. Dadurch kann der trichinöse Muskel analytisch nachweisbare, tiefgreifende Veränderungen seiner chemischen Zusammensetzung erleiden. Diese finden zunächst in vermindertem Gehalt an Muskelfasern, Gesamtstickstoff, Kreatin, Purinbasen und Glykogen, andererseits in vermehrtem Gehalt an Wasser, Extraktivstoffen, Ammoniak, flüchtigen Säuren und Milchsäuren ihren Ausdruck.

Im weiteren Verlauf der vielfach an Autolyse erinnernden Vorgänge kann es zu ausgedehnter Einschmelzung von Muskelsubstanz und je nach der Gegenreaktion des Organismus und dem jeweiligen Verhältnis von Retention und Resorption der Zerfallsprodukte zu weiteren, im Einzelfalle schwer übersehbaren Störungen kommen. Besondere Bedeutung für das Zustandekommen von Krankheitserscheinungen ist der hierbei wiederholt beobachteten lokalen Anhäufung von Kreatin und Purinsubstanzen beizumessen.

Dem Grade des Muskelzerfalles entsprechend finden sich außer der Eosinophilie im Blutbilde unter Umständen sehr wesentliche Störungen physikalisch-chemischer Art im Blute des trichinenkranken Wirtes, wie Hydrämie und abnormer Gehalt an Eiweißstoffen und solchen Eiweißabbauprodukten, die normalerweise nicht oder nur in geringer Menge im Blutserum angetroffen werden. Hierher gehören Nucleoproteine, Albumosen und andere chemisch vorläufig nur ungenügend charakterisierbare, offenbar aus der zerfallenen Skeletmuskulatur stammende Substanzen.

Auch die *Leber* verarmt an Glykogen und wird dafür reicher an Stickstoffverbindungen, deren Herkunft aus der zerstörten Muskelsubstanz ebenfalls keinem Zweifel unterliegen kann. Die *Nieren* stark trichinöser Tiere wurden wiederholt vollkommen frei von Glykogen gefunden.

Im *Harn* trichinöser Tiere finden sich abnorme Zersetzungs- und Stoffwechselprodukte. Die bei der Trichinose der Fleischfresser gewöhnlich auftretende Diazoreaktion ist zurückzuführen auf die gesteigerte Ausscheidung verschiedenartiger, ringförmig gebauter, meist stickstoffhaltiger Substanzen, die wohl ebenfalls aus dem Muskeleiweiß stammen und in chemischer Hinsicht dadurch ausgezeichnet sind, daß sie mit Diazobenzolderivaten unter Bildung von rotgefärbten Azofarbstoffen reagieren. Der Retention von Wasser in der Körpermuskulatur entspricht die geringe Menge und die hohe Konzentration des ausgeschiedenen Harnes, der reich an Purinbasen, Kreatinin, durch Phosphorwolframsäure fällbaren basischen

Verbindungen, Ammoniak, Indican, Phenolen, flüchtigen Fettsäuren und Fleischmilchsäure gefunden wurde.

An Hand des experimentellen Materials und der klinischen Beobachtungen läßt sich das komplizierte Bild der Trichinose toxikologisch in der folgenden Weise erklären.

Als lokalreizende Substanzen müssen wir, abgesehen von den Zerfallsprodukten des Muskels, vor allem die von den Trichinen gebildeten flüchtigen Säuren ansehen. Auch die Extrakte aus trichinösen Muskeln sind viel giftiger als normaler Fleischextrakt und bewirken nach Aufnahme in den Magen-Darmkanal von Hunden und Katzen *Erbrechen und Durchfälle*. Der trichinöse Muskel enthält ferner stark wirksame Muskelgifte, die nach subcutaner Injektion *Steifheit und sogar vollkommene Starre der Skeletmuskulatur* verursachen können. Es handelt sich hierbei in erster Linie um Purinbasen, deren kolloidale Vorstufen und andere, diesen Verbindungen chemisch und pharmakologisch nahestehende Substanzen. Außer den Muskelstarre bewirkenden Giften sind noch Stoffe vorhanden, durch welche die Erregbarkeit der motorischen Nervenendigungen herabgesetzt oder vollständig aufgehoben werden kann. Als solche Nervengifte kommen vor allem in Betracht die basischen Substanzen des Muskels, Derivate der Guanidinreihe, die anscheinend durch Zersetzung des Kreatins und verwandter Stoffe entstehen. Auch die Carnosin- und Carnitinfraktionen der trichinösen Muskeln besitzen *curarinartige Wirkungen*. Sie zeigen auch starke Diazoreaktion. Vielleicht hängt mit den Wirkungen solcher Verbindungen die klinische Beobachtung zusammen, daß mit dem Auftreten der Diazoreaktion im Harn die Sehnenreflexe oft verschwinden und meist erst wiederkehren, wenn die Diazoreaktion im Harn negativ wird. Diesen chemisch und pharmakologisch genauer charakterisierbaren Muskel- und Nervengiften des trichinösen Muskels reihen sich gewisse chemisch labile, kolloidale Verbindungen an, die wegen ihrer eigenartigen Wirkungen zu den bisher chemisch noch wenig bearbeiteten sog. *Ermüdungsstoffen* zu rechnen sind.

Außer den genannten Stoffen wurde im trichinösen Muskel ein hitzebeständiges *Capillargift* nachgewiesen, das nach intravenöser und subcutaner Injektion bei Katzen und Hunden infolge von Schädigung der Capillarwandung Hyperämie und Hämorrhagien in den Organen (Magen-Darmkanal, Lunge, Leber) und akutes Lungenödem und Lungenblähung verursacht. Auf *Wirkungen dieses Capillargiftes* und nicht auf Rupturen, Embolien oder Verstopfung von Gefäßen durch Trichinen sind die in der Literatur beschriebenen, bei der schweren Trichinosis fast regelmäßig auftretenden *Blutungen in den Organen* zurückzuführen, ebenso wie die im Gefolge der Trichineninvasion in der Regel beobachtete Beteiligung der Respirationsorgane, die häufig den tödlichen Ausgang der Krankheit bedingt (s. oben Netzhautblutungen, S. 366).

Die schweren *Respirationsstörungen* sind sicher nicht ausschließlich auf Insuffizienz der trichinös befallenen Atemmuskulatur, sondern auch auf derartige Giftwirkungen zurückzuführen, welche das Lungengewebe direkt betreffen.

Dasselbe gilt auch von den schon in den ersten Tagen auftretenden Ödemen. Da zu dieser Zeit eine Nierenschädigung selten nachweisbar ist, können diese keinesfalls nephritisch sein. Dieses in der Trichinoseliteratur vielfach erörterte Problem findet durch die Erklärung solcher Ödeme als Folgeerscheinungen toxischer Gefäßschädigungen bei gleichzeitig bestehender Hydrämie seine einfachste Lösung. Durch Injektion von Nucleoproteiden aus trichinösen Muskeln lassen sich auch bei Tieren Ödeme erzeugen (vgl. dazu bei LINNEWEH 1943).

Im trichinösen Muskel sind verschiedenartige temperatursteigernde Substanzen vorhanden. Zu der Möglichkeit einer Temperatursteigerung lediglich infolge des verstärkten Muskelzerfalls und vermehrten Stoffumsatzes treten also noch Giftwirkungen hinzu. Außer chemisch noch wenig charakterisierbaren kolloidalen Stoffen handelt es sich hier bei der Genese des Fiebers sicher auch um Wirkungen gewisser Purinsubstanzen.

Auch eine andere, auf den ersten Blick rätselhafte Erscheinung der menschlichen Trichinose — der außerordentlich leichte Verlauf und die geringe Mortalität bei Kindern — findet durch die Untersuchungen FLURYs eine ungezwungene Erklärung. Nicht in der ungenügenden Verdauung oder der schwachen Wirkung des kindlichen Magensaftes oder der Kürze und häufigeren Entleerung des Darmkanals, sondern in der Eigenart des wachsenden Organismus und seinem, von demjenigen des Erwachsenen abweichenden Stoffwechsel ist es begründet, daß Kinder die Infektion auch bei nachgewiesenermaßen reichlichem Genuß von trichinösem Fleisch meist schlafend, häufig ohne Temperaturerhöhung, oft sogar außerhalb des Krankenbettes überstehen. Die Zerfallsprodukte des Muskels wirken hier nicht wie beim erwachsenen Individuum nach Art unbrauchbarer und schädlicher Stoffwechselschlacken als Gifte, sondern sie verlieren offenbar im wachsenden Organismus durch Umwandlung und Verwendung als Bausteine ihre Giftigkeit. Möglicherweise spielt die bei Kindern verhältnismäßig große Leber im Verein mit einer größeren Widerstandsfähigkeit der Muskelfasern junger Individuen gegen den Zerfall hierbei eine besondere Rolle.

Nach den von FLURY mitgeteilten Tatsachen liegt also die Ursache für die pathologischen Erscheinungen nicht in mechanischen Störungen und damit zusammenhängender Funktionsabnahme oder in reflektorisch ausgelösten Vorgängen, sondern vielmehr in schweren Schädigungen toxischer Art, d. h. Giftwirkungen. Die Folgen der Invasion sind nicht in einem besonders hohen Giftgehalt der Trichinen zu suchen; sie beruhen nur darauf, daß die Parasiten nicht wie die ihnen biologisch nahestehenden Darmnematoden im Darmkanal verbleiben, vielmehr ihre Entwicklung, also die Hauptperiode ihrer Lebenstätigkeit, in der Muskulatur, demnach im Innern des Organismus, durchmachen. Außer den durch die Trichinen selbst produzierten Stoffen müssen hier die gesamten Produkte des weitgehend zerstörten Muskels berücksichtigt werden. Durch die Zusammenwirkung aller dieser Faktoren kommt es zu dem bekannten Krankheitsbilde. Da nach den Feststellungen von FLURY alle charakteristischen Symptome der Trichinose (Magen- und Darmerscheinungen, Erbrechen, Durchfälle, lokale Reizung, Ermüdung, Muskelsteifheit, Muskelstarre, Lähmungserscheinungen, Ödeme, capillare Blutungen und Hämorrhagie, Blutveränderungen, Temperatursteigerung und schwere Respirationsstörungen) im Tierversuch, also auf experimentellem Wege ohne Beteiligung lebender Trichinen nach Einverleibung von aus trichinösen Muskeln gewonnenen giftigen Substanzen hervorgerufen werden können, ,,wird wohl kein Zweifel mehr darüber bestehen können, daß der gesamte Symptomenkomplex der Trichinosis auf Vergiftung des Organismus durch verschiedene pharmakologisch stark wirksame, chemisch charakterisierbare Verbindungen zurückzuführen ist".

Zu dieser Deutung der pathogenetischen Zusammenhänge bei der Trichinose (nach FLURY) steht die besonders von LINNEWEH vertretene Ansicht von der allergischen Natur der klinischen Erscheinungen nur scheinbar im Widerspruch. Einige der von FLURY im Zusammenhang mit dem Trichinenbefall nachgewiesenen charakteristischen Stoffe wirken sicher als Allergene und vermögen daher auch zu allergischen Reaktionen zu führen. So werden sich letztlich diese mit den toxischen Wirkungen der anderen Substanzen verbinden und zu dem oft so schweren Krankheitsbild führen (vgl. auch FLURY und GROLL 1913, und McCOY 1942).

Immunbiologie. Der Trichinenbefall führt beim Wirt zur Bildung spezifischer Antikörper. Bei Tieren kommt es sogar zu einem solchen Immunitätsgrad, daß eine Reinfektion praktisch nicht mehr möglich ist. Nach den Beobachtungen von MATOFF äußert sich die Immunität 1. im vorzeitigen Ausstoßen der meisten per os gegebenen Trichinen aus dem Darm (schon während der ersten Woche post invasionem), 2. in der Kurzlebigkeit der geschlechtsreifen Darmtrichinen und 3. in der verhältnismäßig kleinen Anzahl reifer Embryonen in den Weibchen. Die Immunität ist durch Momente bedingt, die offenbar im Darm lokalisiert sind. — Ratten lassen sich durch Verfütterung mehrerer subletaler Dosen von Trichinenlarven im Laufe mehrerer Monate gegen weitere Invasionen resistent machen (aktive Immunisierung). Bei solchen Ratten verlassen die meisten später verfütterten Larven sehr schnell den Darm. Schon nach 3 Std findet man dann die meisten Parasiten im Kot wieder. Es tritt unter vermehrter Schleimabsonderung und erhöhter Darmperistaltik eine Diarrhoe auf. Nur ein kleiner Teil vermag sich noch im Darm anzusiedeln (McCOY 1940). — Auch Hunde werden in der Regel nach peroraler Aufnahme von Trichinenlarven immun gegen eine Muskelinvasion. Muskeltrichinen entwickeln sich aber dennoch, wenn etwa 15—50 gravide weibliche Darmtrichinen parenteral, d. h. durch intravenöse, intraperitoneale oder intramuskuläre Injektion, auf ein immunisiertes Tier gebracht werden. — Ob bei der menschlichen Trichinose eine echte Immunität auftreten kann, ist nicht gesichert; sie hat aber nach den Ergebnissen bei Laboratoriumstieren eine gewisse Wahrscheinlichkeit für sich; Antikörrper treten jedenfalls auf.

Durch Übertragung eines spezifischen Immunserums gelingt bei Ratten auch eine *passive Immunisierung* mit ähnlichen Ergebnissen wie nach einer natürlichen Infektion. Daraus darf geschlossen werden, daß die Antikörper direkt auf die Larven einwirken. CULBERTSON sah in Ratten, die Immunserum empfangen hatten, nur $1/5$ soviel Darmtrichinen und $1/4$ soviel Muskellarven heranreifen wie

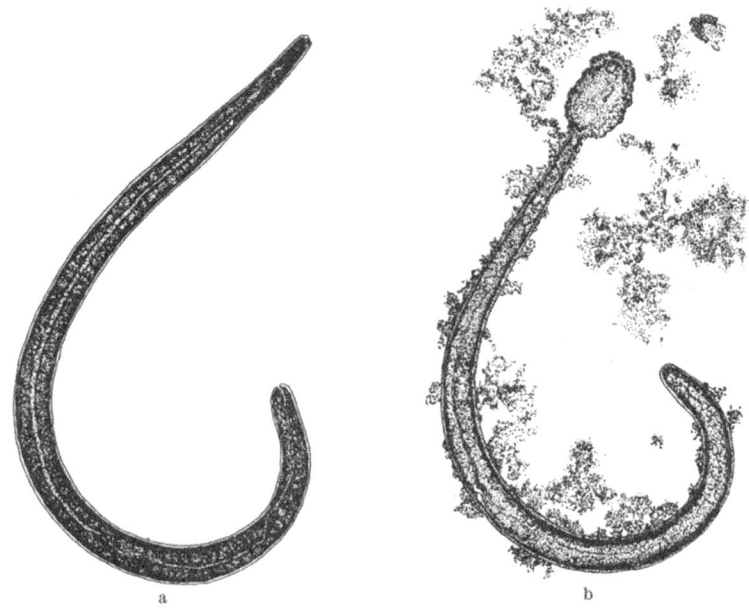

a   b

Abb. 215a u. b. *Trichinella spiralis.* a Normale Larve. b Präcipitate an der Larve im spezifischen Immun-serum, besonders stark an der Mundöffnung (etwa 120×). (Nach JOSÉ OLIVER-GONZALEZ.)

in den Kontrollratten. Die Wirkung beschränkt sich ebenfalls auf die Darmstadien. Eine Immunität gleicher Art, aber geringeren Grades läßt sich auch durch intraperitoneale Injektion toter Trichinensubstanz erzielen.

Bei Hunden ist eine auffallende Altersimmunität zu beobachten. Alte Tiere werden nicht oder nur schwach befallen, während sich in jungen Hunden Darm- und Muskeltrichinen entwickeln. Auch alte Mäuse sind weniger empfänglich als junge (RIEDEL 1948/1950).

Die Immunkörper des Wirtes lassen sich bei der Nachkommenschaft von Ratten noch etwa bis zur 3. Woche nach der Geburt nachweisen; vermutlich werden sie durch die Muttermilch übertragen.

Über die mögliche Wirkung der Antikörper auf die Trichinen geben in vitro Versuche Aufschluß, wobei isolierte Muskel- und Darmtrichinen bei 37° C in ein spezifisches Patientenserum gelegt wurden. Es bildeten sich deutliche Niederschläge. Außer dem frei liegenden, *körnigen* Niederschlag (Abb. 215 b) entsteht am Vorderende der Würmer ein mikroskopisch erkennbares Präcipitat aus *glasigem* Material, das kolbenförmig an der Mundöffnung haftet und zu Bewegungslosigkeit, Degeneration und Tod vieler *Larven* führt. Innerhalb der ersten 24 Std können sie das orale Präcipitat unter Umständen noch abwerfen. Dann aber verlieren sie an Aktivität, und erneut entstandener oraler Niederschlag bleibt bestehen und kann zu beträchtlicher Größe anwachsen (Abb. 215b). Das Innere des Wurmes hat nach etwa 48 Std seine Konturen verloren, und in 4 Tagen sind alle Würmer tot. Bei *erwachsenen* Trichinen treten außer oralen Präcipitaten auch solche an Anus und Vulva auf. Diese verstopfen anscheinend die Geschlechtsöffnung und verhindern den Austritt der Larven. Im normalen Serum bilden sich keine Niederschläge; Larven wie erwachsene Würmer bleiben darin viermal so lange am Leben als im Immunserum (OLIVER-GONZALEZ 1940).

Erwachsene Würmer und Larven werden nicht von den gleichen Antikörpern getroffen. Die gegen die erwachsenen Würmer gerichteten Antikörper führen in vitro zu Präcipitaten an Mund, Anus und Vulva und manchmal auch zum

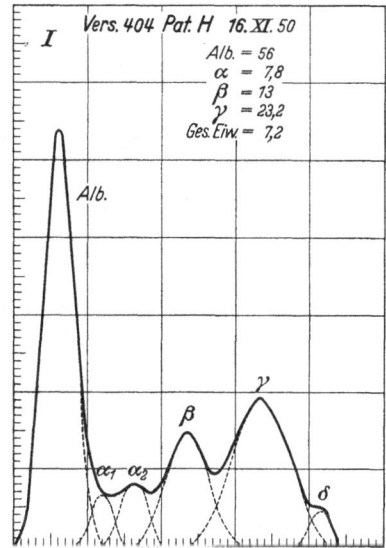 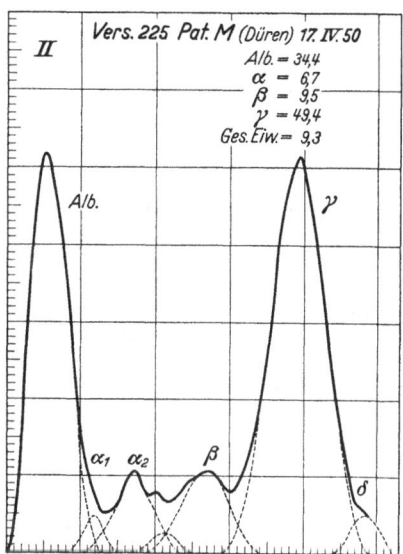

Abb. 216. *Trichinella spiralis*. Wirkung des Parasitenbefalls auf die Zusammensetzung des Serumeiweiß; vgl. die verschiedenen Eiweißanteile im Serum des Wirtes. *I* Normale Kurve. *II* Bei Trichinose. (Vgl. Text S. 371 und 35.) (Nach GRELL und SCHWONZEN.)

Tode der Trichinen. Die Immunkörper der erwachsenen Würmer entstehen vor den Larvenantikörpern. Trotz dieser Unterschiede existiert auch eine gemeinsame Komponente.

Neuerdings ist der Versuch unternommen worden, die durch einen Trichinenbefall entstandenen *Änderungen im Eiweißhaushalt* des Wirtes *elektrophoretisch* zu erfassen (Verfahren nach TISELIUS und ANTWEILER).

Abb. 216 *I* und *II* zeigen als Beispiel die Diagramme einer gesunden Frau und einer trichinösen Patientin zwei Monate nach der Invasion. Die Standardeiweißwerte betragen etwa: Albumin 55—66%, α-Globulin 6,8—7,8%, β-Globulin 10—13%, γ-Globulin 20—24%. Bei Trichinose hatten sich die Anteile wie folgt verschoben: Albumin 34,4%, α-Globulin 6,7%, β-Globulim 9,5%, γ-Globulin 49,4%, Gesamteiweiß 9,3%.

Auffallend ist die starke Vermehrung des γ-Globulinanteiles bei Verminderung des Albumins und β-Globulins. Diesen Veränderungen kann ein gewisser diagnostischer Wert beigemessen werden. Die Vermehrung der γ-Globuline setzt in der 2.—3. Krankheitswoche ein und kann bis zur 8. Woche ansteigen. Die Stärke der Veränderung in der Serumzusammensetzung geht mit der Schwere des Krankheitsbildes einher. Daraus ergeben sich für den Arzt gewisse Anhaltspunkte für die Prognose und den Verlauf der Krankheit. Eine Parallele zur Anzahl der eosinophilen Leukocyten ergab sich nicht. Deren Anteil war so gut wie unabhängig von der Verschiebung der Eiweißanteile (SCHWONZEN 1951). Es wird vermutet, daß die Antikörper in der γ-Globulinfraktion enthalten sind, doch steht dem die Tatsache gegenüber, daß die Eiweißwerte bereits nach einigen Monaten zur Norm zurückkehren, während die Antikörper sich noch weit länger (bis zu 9 Jahre) nachweisen lassen.

Epidemiologie. Der Mensch erwirbt Trichinen durch den *Genuß von Fleisch mit lebensfähigen Muskeltrichinen*, vorwiegend mit Schweinefleisch und Wild, darunter Fuchs und Bär. Charakteristisch für die Trichinose ist die meist gleichzeitige Erkrankung von ganzen Personengruppen (Mahlzeiten vom gleichen Schlachttier).

Die Stärke des Trichinenbefalls in einer Bevölkerung steht in gewisser Beziehung zu ihren Ernährungsgewohnheiten (Vorliebe für rohe Fleischspeisen). Dagegen ist zureichend gekochtes Fleisch immer frei von infektionstüchtigen Trichinenlarven. Bereits eine Temperatur von 65,6⁰ C in allen Teilen einer Fleischportion genügt zur Abtötung der Trichinenlarven. Einfrieren und Einsalzen tötet die Trichinen nur unter bestimmten Bedingungen; denn die Trichinenkapseln widerstehen solchen Konservierungsmethoden gegenüber recht lange.

Einfrieren des Fleisches tötet die Trichinen erst ab, wenn etwa 10 Tage lang Temperaturen von —15 bis —18⁰ C herrschen. Zur sicheren Abtötung der Parasiten werden sogar wenigstens 20 Tage bei —15⁰ C gefordert. Deshalb unterliegt gefrorenes, ausländisches Schweinefleisch bei der Einfuhr nach Deutschland immer der Untersuchung auf Trichinen. In USA. werden Schweinefleischprodukte, die zum Verzehr in ungekochtem Zustand freigegeben werden, wenigstens 20 Tage bei —15⁰ C gehalten.

Bei —27⁰ C sind 36 Std, bei —30⁰ C 24 Std, bei —33⁰ C 10 Std, bei —35⁰ C 40 min und bei —37⁰ C sind 2 min erforderlich.

Trocknung des Fleisches durch Einsalzen („Pökelung") tötet die Muskeltrichinen erst nach etwa 4 Monaten bei hoher Salzkonzentration (über 12%). Diesem Verfahren haftet aber eine gewisse Unsicherheit an, weil die experimentell gewonnenen Forderungen in der Praxis meist nicht genau erfüllt werden.

Der Trichinenbefall beim *Menschen* ist unabhängig von Alter, Geschlecht und Rasse, aber infolge der Unabhängigkeit von der Außenwelt auch unabhängig von geographischer Lage, Jahreszeit oder Klima. Doch ist bei einer Invasion die Gefährdung der Kinder geringer als die der Erwachsenen (vgl. bei FLURY S. 368). Ob eine vorausgegangene Invasion Schutz vor Neubefall bietet (vgl. Immunbiologie S. 369 ff.), bleibt noch zu klären.

Die Trichine entwickelt sich in sehr vielen Säugetieren, ist also äußerst *wirtsunspezifisch*. MATOFF (1944) gelang es, Trichinen in Kröten und Schildkröten bis zur Geschlechtsreife und (bei Schildkröten) sogar zur Ausbildung von Muskeltrichinen zu bringen, wenn er die Kaltblütler dauernd bei 37⁰ C hielt.

Hauptreservoire sind Schweine, Ratten, Füchse, Wölfe, Dachse und Bären. Ratten und Schweine stehen in wechselseitiger Beziehung, doch infizieren sich die Schweine vielfach — vielleicht sogar noch häufiger — durch Verfütterung von ungekochtem Fuchs- und Dachsfleisch. Dabei spielen anscheinend die Fuchs- und Nerzfarmen eine gewisse Rolle. Es wird z. B. vermutet, daß die Trichinose bei Pelztieren in Norwegen durch den Import von lebenden Tieren aus Übersee eingeschleppt wurde; denn systematische Untersuchungen führten zu dem Eindruck, daß sich die Trichinose dort am stärksten ausbreitet, wo die Pelztierzucht am intensivsten betrieben wird. Es darf jedenfalls bei der Epidemiologie der Trichinose nicht allein an die Ratte gedacht werden, deren Rolle in Deutschland sicher überschätzt wird. Andererseits hat die Rattenbekämpfung zweifellos zu einem Rückgang der Trichinose beigetragen. Nach Untersuchungen von LEHMENSICK und SENADILAYA sind Ratten auch wesentlich empfindlicher gegenüber einem Trichinenbefall als Schweine und gehen bei stärkerer Invasion unter Umständen vor Ausbildung der Muskeltrichinen zugrunde. Schweine sind dagegen viel resistenter und ertragen die Invasion bedeutend besser als der Mensch.

Vielfach umstritten war die Rolle des Hundes bei der Trichinose (vgl. S. 362). Aber trotz der in manchen Gegenden (Sachsen, München; Chicago 17%) häufig gefundenen Hundetrichinose kommt der Hund als Infektionsquelle für den *Menschen* nicht in Frage. Ähnlich liegen die Verhältnisse bei den Katzen. Für den Menschen bleibt das Schwein die wichtigste Ansteckungsquelle. Dagegen spielt der Hund wohl in der Arktis als Trichinenträger eine Rolle; 90% der Schlittenhunde sind (nach LAPAGE) befallen. — Als empfänglich erwiesen sich auch *Schafe* und *Lämmer*. Sie bleiben aber nicht lange Trichinenträger. Ältere Tiere sind im allgemeinen resistenter. Bei Versuchen zur experimentellen Trichinose des *Geflügels* stellte sich immer wieder heraus, daß die Trichinen zwar in diesem geschlechtsreif werden, doch bleiben die Muskeltrichinen nicht lange am Leben. Geflügel und kleine Wiederkäuer kommen daher als Infektionsquelle für den Menschen praktisch nicht in Frage, lassen sich aber experimentell infizieren.

Wegen der mit dem Genuß von rohem Fleisch verbundenen Gefahr eines Trichinenbefalls bestehen in zahlreichen Ländern der Erde als vorbeugende Maßnahme Vorschriften über die Prüfung der zum menschlichen Genuß bestimmten Fleischwaren (gesetzlich vorgeschriebene Trichinenschau) (s. oben S. 362).

Die Trichinose der Schweine, die allein in größerem Umfang für den Menschen gefährlich werden kann, läßt sich verhüten, wenn die *Verfütterung ungekochter Schlachtabfälle*, gleich welcher Herkunft, *konsequent unterbleibt* und die *Fleischbeschau* durchgeführt wird.

Mikroskopische Diagnose. Die Erkennung der menschlichen Trichinose gelingt bei begründetem Verdacht bereits auf Grund der charakteristischen Krankheitssymptome (vgl. S. 366). Eine Hilfe bietet in vielen Fällen das *Blutbild* mit seiner Leukocytose bei *hoher Eosinophilie* (bis zu 80%). Sie darf aber in ihrem diagnostischen Wert nicht überschätzt werden. Sie gilt als Ausdruck einer Abwehrreaktion des Wirtes. Geht sie im Verlauf einer Invasion plötzlich zurück ("Eosinophilensturz"), so ist darin ein Zeichen der schwindenden Widerstandskraft des Patienten zu erblicken (vgl. auch bei Hakenwurmkrankheit S. 381). — Mit dem Befall der Muskulatur durch die Jungtrichinen kann der Parasitennachweis bei starker Invasion durch Biopsie gelingen, d. h. durch mikroskopische Untersuchung eines in vivo excidierten Muskelstückes — eventuell unter Heranziehung künstlicher Verdauung (s. unten). Außerdem sind die Larven unter Umständen im Blutstrom nachweisbar. Man mischt dazu einige Kubikzentimeter Blut mit 20facher Menge 3%iger Essigsäure und zentrifugiert; im Bodensatz kann man die Larven auffinden.

Bei der mikroskopischen Untersuchung von tierischen Fleischproben auf Trichinen wird meist ein sog. *Trichinenkompressorium* benutzt. Es besteht aus zwei kräftigen Glasplatten, zwischen denen 14 haselnußgroße Fleischproben (je 7 aus jedem der 2 „Zwerchfellpfeiler") so gequetscht werden, bis man Druckschrift hindurch erkennen kann. Die Präparate werden dann bei 40—50facher Vergrößerung im Mikroskop durchgemustert. — In Schlachthöfen wird neuerdings vielfach mit Hilfe des Trichinoskops ein Projektionsbild des Präparates durchgesehen.

Ältere Fleischproben (Schinken, geräucherte Wurst und ähnliches) müssen unter Umständen vorher in n/10 NaOH aufgeweicht und in Glycerin aufgehellt werden. Bei dringendem Verdacht und negativem mikroskopischen Befund besteht noch die Möglichkeit, eine größere Menge von dem zur Verfügung stehenden Material in künstlicher Verdauungsflüssigkeit aufzulösen (0,8% Pepsin und 0,3% Salzsäure). Man zerkleinert das Untersuchungsmaterial und behandelt es mit der 10fachen Menge Salzsäure-Pepsin (etwa 3—24 Std bei 37—40° C, unter ständigem Rühren). Danach wird das Ganze durch ein Sieb zum Sedimentieren in einen Standzylinder gefüllt; nach 1 Std gießt man die überstehende, trübe Flüssigkeit ab, wäscht das Sediment aus und untersucht es mikroskopisch (vgl. auch bei SCHLIEPER 1949).

Serologische Untersuchungsmethoden. Von den serologischen Untersuchungsmethoden hat sich die *Komplementbindungsreaktion* als brauchbar erwiesen. Unterschiedliche Ergebnisse bei Verwendung verschiedener Antigene gehen wahrscheinlich auf den wechselnden Reinheitsgrad des Antigens zurück. Außerdem sei daran erinnert, daß die Ergebnisse immunbiologischer Verfahren bei Helminthen *nicht streng artspezifisch, sondern gruppenspezifisch sind*; d. h. sie zeigen nur einen *Nematoden*befall, nicht den Befall mit einer bestimmten Wurmart, an. Man muß deshalb bei der Trichinose die gleichzeitige Anwesenheit von solchen Darmnematoden, die ebenfalls Antikörper bilden, ausschließen können. Die Komplementbindungsreaktion kann bereits am 3. Tage positiv ausfallen, wird aber meist erst um den 20. Tag positiv. Der Titer steigt dann noch bis zum 35. Tag nach der Invasion. Die Antikörper bleiben mehrere Monate, angeblich sogar bis 9 Jahre, nachweisbar. — Die Resultate der an sich bewährten Komplementbindungsreaktion müssen kritisch aufgenommen werden, weil auch immer Versager im positiven wie im negativen Sinne vorkommen können.

Der Hauttest (Intracutanreaktion) hat sich selbst in Fällen ohne klinische Symptome als relativ spezifisch erwiesen (dagegen nicht immer beim Schwein).

Ein Trichinenantigen stellt O. WAGNER (1949) auf folgende Weise her: Schweine (sog. Kümmerer) werden in meist wöchentlichen Abständen eine Zeitlang mit trichinösem Rattenfleisch gefüttert. 4—6 Wochen nach der letzten Trichinengabe werden die Tiere getötet. Das knochenlose Fleisch wird in der Hackmaschine zerkleinert und bis zur völligen Isolierung der Trichinen künstlich verdaut. Anschließend werden die isolierten Würmer von den letzten Beimengungen befreit und nach dem *Gefriertrockenverfahren* verarbeitet (das eingefrorene organische Material in Gegenwart eines Trocknungsmittels einem hohen Vakuum ausgesetzt). Aus der feingepulverten Trockensubstanz werden dann die wäßrigen Stamm- und Gebrauchsverdünnungen hergestellt. — Gewisse Schwierigkeiten bereitet die Auffindung der richtigen Verdünnung, die zur Ermittlung auch ganz schwacher, sog. insensibler Trichinosefälle geeignet ist. Die übliche Verdünnung für die Komplementbindungsreaktion liegt bei 1:500. — Das so hergestellte Antigen ist sowohl für die Komplementbindungsreaktion als auch zur Intracutanprobe und zur Präcipitation verwendbar.

Zum *Hauttest* wird das sterile Antigen (Verdünnung 1:10000—1:5000) mit ganz feiner Nadel *intracutan* injiziert (0,1 cm³ in die ventrale [Innen-] Seite des Unterarms). Eine Kontrollinjektion mit steriler physiologischer Kochsalzlösung oder Ringerlösung wird am entsprechenden Ort des anderen Arms vorgenommen. Nach der Resorption des Antigens stellt sich unter Umständen eine *Sofortreaktion,* in der Regel eine immer stärker werdende Hautrötung und Schwellung von mehr als 1 cm Durchmesser und danach eine mit Ausläufern versehene Quaddel ein. Sie entsteht innerhalb von 10 min, erreicht nach 30—60 min ihren Höhepunkt (etwa 2 cm im Durchmesser) und schwindet im allgemeinen innerhalb 1 Std. Diese Reaktion wird meist schon in der 2. Woche nach der Invasion positiv und bleibt es etwa 1 Jahr hindurch. Die *Spätreaktion* führt innerhalb von etwa 24 Std zu einer Rötung und Schwellung. Diese kann bereits am 2. oder 4. Tag der Krankheit eintreten, wird aber bereits nach der 1. Woche negativ. Unspezifische Reaktionen treten im allgemeinen bei Anwendung einer Verdünnung von 1:10000 nicht ein.

Präcipitine treten unter Umständen bereits 5 Tage, meist nicht vor der 5. Woche nach dem Trichinenbefall auf und bleiben wenigstens 1 Jahr, vielfach 5—9 Jahre nachweisbar. Dieser Test eignet sich auch zum Trichinennachweis bei Schweinen, z. B. vor der Schlachtung.

0,5 cm³ unverdünntes Patientenserum wird vorsichtig mit gleicher Menge verschiedener Antigenverdünnungen (1:20 bis 1:10000) in 5—7 mm starkem Reagenzglas überschichtet. An der Berührungsstelle beider Medien tritt eine Trübung auf (Ringprobe). Es wird nach 1 Std bei Zimmertemperatur abgelesen (vgl. auch die in vitro-Probe mit lebenden Larven; oben S. 370).

Chemotherapie. Die *medikamentöse Therapie* der *Trichinose* war bisher praktisch ergebnislos geblieben. Gewisse Wirkung wurde irrtümlicherweise dem

Fuadin zugeschrieben, doch kommt ihm hier eine parasiticide Wirkung nicht zu. Weder die Darmtrichinen noch die Muskeltrichinen lassen sich therapeutisch beeinflussen. Neuerdings hat *Hetrazan* — ein auf Filarien gut wirkendes Heilmittel (vgl. S. 429) — eine deutliche Wirkung auf die *Darmtrichinen* erkennen lassen, jedoch nicht auf die jüngsten Stadien im Blut sowie auf die Muskeltrichinen in *Mäusen* (Minning und Ding 1951/52). Oliver-Gonzalez und Hewitt (1947) stellten bei Versuchen mit *Ratten* auch eine Wirkung auf die Jugendstadien fest.

3. Ancylostomatidae.

Ancylostoma duodenale (Dubini 1843) Creplin 1845.

(= *Sclerostoma duodenale* Cobbold 1864; *Dochmius duodenalis* Leuckart 1867; *Uncinaria duodenalis* Railliet 1885)

und Necator americanus (Stiles 1902) Stiles 1903.

(= *Uncinaria americana* Stiles 1902; *Ancylostoma americanum* Siccardi 1905.)

Der Hakenwurm.

Historisches. Die *Hakenwurmkrankheit* oder *Ancylostomiasis* ist eine der am längsten bekannten Wurmkrankheiten des Menschen. Sie wird bereits in den alten ägyptischen Schriften, im Papyrus Ebers und Papyrus Brugsch, recht gut beschrieben. Die Berücksichtigung der Krankheit in diesen Schriften weist auf ihre große Bedeutung für Ägypten hin, wo sie noch heute sehr häufig ist. Dubini (1843) fand die die Krankheit erregenden *Würmer* erstmalig bei der Sektion im Darm einer Frau. Grassi und Parona stellten fest, daß die im Stuhl auftretenden Eier einen Hakenwurmbefall auch beim Lebenden erkennen lassen. Eine der bedeutendsten Entdeckungen gelang dann Looss (1898) mit der Beobachtung der *percutanen* Einwanderung der freilebenden Larven, die erst auf dem Wege über die Lunge zu ihrem endgültigen Sitze im Dünndarm gelangen.

Geographische Verbreitung. Die beiden Arten *A. duodenale* und *N. americanus* haben sich das Gesamtverbreitungsgebiet der Hakenwurmkrankheit gleichsam „aufgeteilt". *A. duodenale* gilt als der altweltliche, *N. americanus* als der neuweltliche Hakenwurm; doch kommen beide Arten in vielen Gebieten der Erde auch nebeneinander vor und können die gleichen Personen befallen (vgl. Karte S. 376).

Als hakenwurmverdächtig gelten alle Gebiete, die in einer Zone etwa zwischen dem 30. Grad südlicher Breite und dem 40. Grad nördlicher Breite liegen. Dieser Gürtel schließt die sog. warmen Länder ein, in denen die Hakenwurmlarven die für ihre Entwicklung *im Freien* notwendigen Lebensbedingungen finden. Im europäischen Bereich sind die südlichen Teile von Portugal, Spanien, Italien und Griechenland hakenwurmverseucht. — Wenn man bedenkt, daß in dem angegebenen Gürtel etwa ein Drittel aller Menschen leben, so geht daraus bereits die große Bedeutung und Häufigkeit dieser Wurmerkrankung hervor: sie ist eine der größten Plagen der Menschheit! Die Rockefeller Foundation hat die Zahl der Hakenwurmträger auf der Erde mit 500—600 Millionen Menschen geschätzt! — Davon kommen auf Europa nur etwa 4,2 Millionen, dagegen auf Asien (ohne Rußland) 359 Millionen (nach Stoll).

Außerhalb der genannten Gebiete haben Hakenwürmer in Bergwerken (daher „Grubenwurm") und bei Tunnelbauten (St.-Gotthardt-Tunnel; „Tunnel-Krankheit") geeignete Lebensbedingungen (Wärme und Feuchtigkeit) finden können. Sie konnten dort zeitweilig zu einer erheblichen Plage werden, die jedoch durch wirksame Maßnahmen vollständig beseitigt wurde (vgl. Epidemiologie S. 384).

Morphologie und Entwicklung. Die Hakenwürmer sind mit einer schräg nach dorsal hin geöffneten Mundkapsel ausgestattet. Gut erkennbar sind bei *A. duodenale* zwei größere, ventralwärts gestellte Hakenpaare, die am vorderen, ventralen Rand der Mundkapsel liegen (ancylo-stoma = gekrümmter Mund:

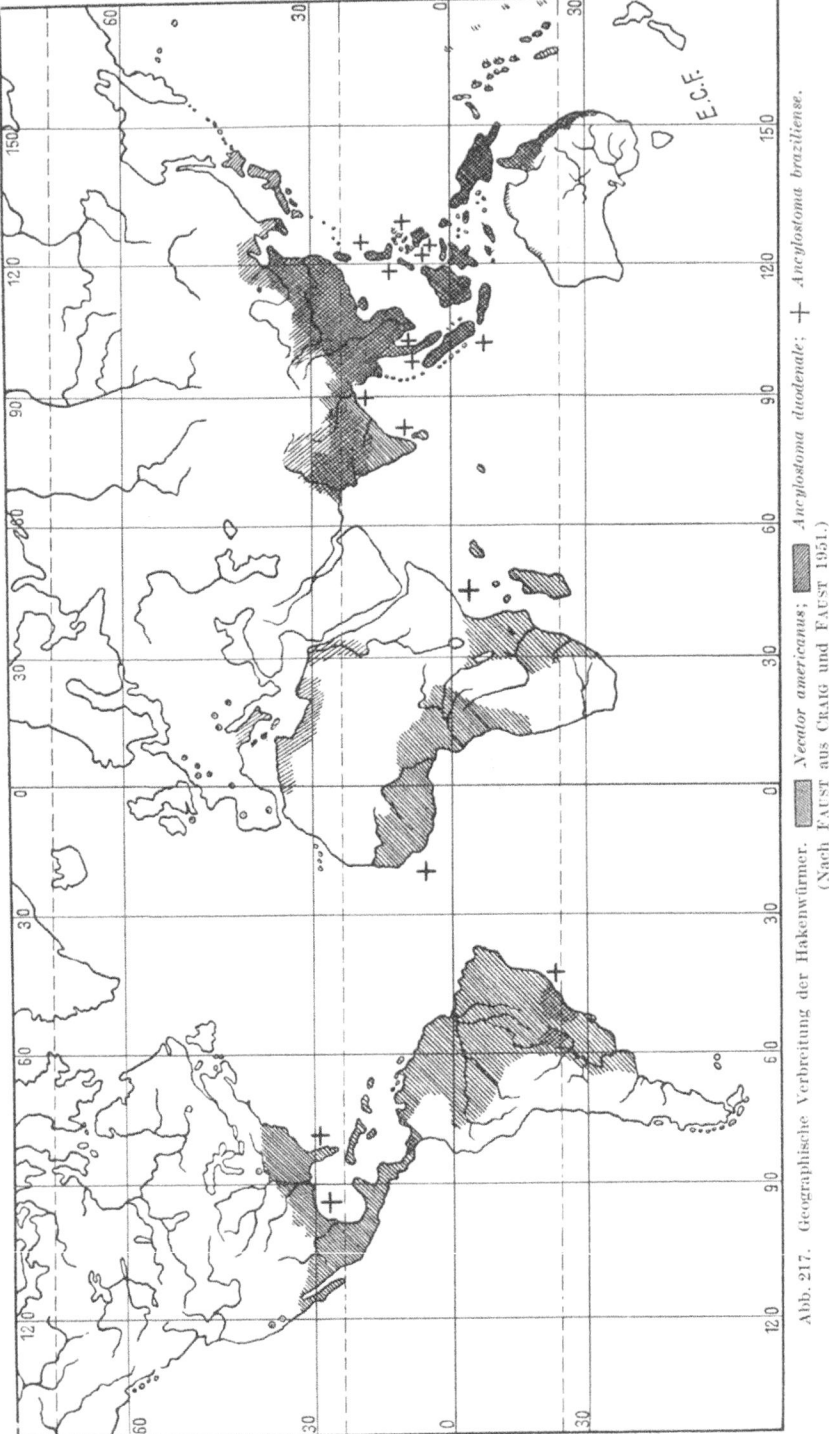

Abb. 217. Geographische Verbreitung der Hakenwürmer. ▨ Necator americanus; ▨ Ancylostoma duodenale; + Ancylostoma braziliense.
(Nach FAUST aus CRAIG und FAUST 1951.)

ursprünglich: agchylo-stoma = Hakenmund). Ihnen gegenüber, am dorsalen Rand, befindet sich ein mittlerer Einschnitt der Mundkapsel, zu dessen beiden Seiten ein spitzer Fortsatz am Rande der Mundöffnung sichtbar wird (Abb. 218, *1*).

An der Basis der großen Zähne münden langgestreckte Kopfdrüsen (Abb. 219 *Dr*). [Wichtigste Unterscheidungsmerkmale zwischen *A. duodenale* und *N. americanus* (s. Tabelle 13 und Abb. 218).]

Im frischen Zustand erscheinen die Würmer gelbweiß bis rötlich. Ihre Größe wechselt mit der Art (vgl. Tabelle 13, unten). An die Mundkapsel schließt sich der Oesophagus an, der in den Darm übergeht. Dieser durchzieht den Wurmkörper als gerades Rohr. Der After liegt beim Weibchen ventral subterminal; beim Männchen mündet der Enddarm in die Kloake, die von der Bursa copulatrix, einem glockenförmigen, schirmartig gestützten Gebilde, umgeben wird, dessen Feinbau bei der systematischen Gliederung genutzt wird (Abb. 218). — Den größten Teil des Körpers erfüllt der Genitalapparat, der in der üblichen Weise ausgebildet ist (S. 355). Als

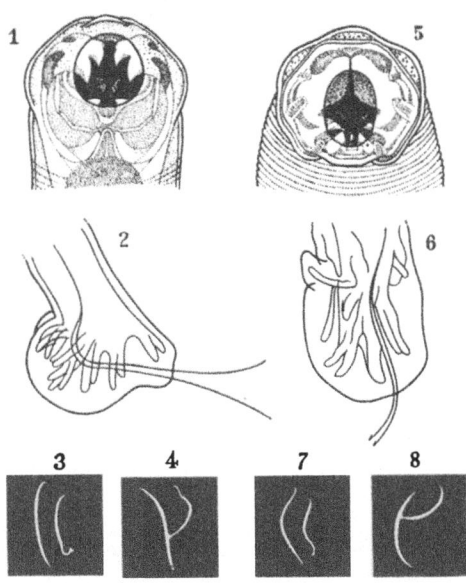

Abb. 218. *Ancylostoma duodenale (1—4)* und *Necator americanus (5—8). 1* und *5* Kopfende, *2* und *6* Hinterende des Männchens mit Bursa copulatrix, Spicula ausgestoßen. *3* und *7* links Weibchen, rechts Männchen in charakteristischer Totenstarre. *4* und *8* typische Kopulationsstellung. (*3, 4, 7, 8*, in nat. Größe.)

Tabelle 13. *Unterscheidungsmerkmale von Ancylostoma duodenale und Necator americanus* (vgl. auch Abb. 218).

	A. duodenale	N. americanus
Körpergröße ♂♂	8—11 : 0,45 mm	5—9 : 0,3 mm
♀♀	10—13 : 0,6 mm	9—11 : 0,4 mm
Eigröße	55—60 : 35—40 μ	64—72 : 35—40 μ
Kopfkapsel (Abb. 218, *1* u. *5*	4 Haken (Zähne)	2 halbmondförmige Schneideplatten
Bursa copulatrix	schirmartig	zweilappig erscheinend
Spicula (Abb. 218) . . .	auseinanderweichend, spitz endend	dicht beieinander liegend, endständige Widerhaken
Körperende des Weibchens	mit Endstiftchen	ohne Endstiftchen
Lage der weiblichen Genitalöffnung (Vulva) . .	hinter der Körpermitte	vor der Körpermitte
Haltung in Totenstarre .	Kopfende gekrümmt in Fortführung der Körperkrümmung (Abb. 218, *4*)	Körper und Körperenden einander entgegengesetzt gekrümmt (Abb. 218, *8*)
Verbreitungsgebiete . . . (vgl. Karte S. 376)	allgemeine Grenze: nördlich 20. Grad nördliche Breite; Süd-Europa, Nordafrika, Nordindien, China und Japan	allgemeine Grenze: südlich 20. Grad nördliche Breite; Süd- und Mittelafrika, Nord- und Südamerika
Schädlichkeit	erheblich bei starkem Befall	geringer als bei *Ancylostoma*

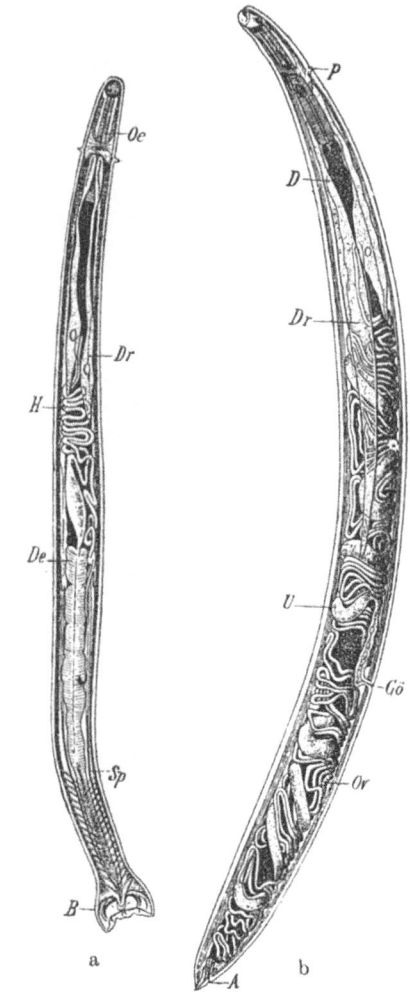

Abb. 219 a u. b. *Ancylostoma duodenale*, total.
a Männchen. b Weibchen. *A* After; *B* Bursa copulatrix; *D* Darmrohr; *De* Ductus ejaculatorius,
umhüllt von der Zementdrüse, darüber die Samenblase; *Dr* Kopfdrüsen; *Gö* weibliche Genitalöffnung; *H* Hoden; *Oe* Oesophagus; *Ov* Ovar; *P* Exkretionsporus; *Sp* Spicula, eingezogen; *U* Uterus
(etwa 12×). (Nach Looss 1911.)

besonderes Begattungsorgan des Männchens dienen neben der Bursa copulatrix
zwei spitz endigende Spicula, die aus der
Kloake hervorgestoßen werden und bei der
Kopulation in die Scheide des weiblichen
Tieres eindringen. Außerdem sondern sog.
Zementdrüsen des Männchens ein Sekret
ab, das die Verbindung zwischen Männchen und Weibchen festigt. Die paarigen
Ovarien gehen in den paarigen Uterus
über, der bei geschlechtsreifen Tieren von
zahlreichen Eiern erfüllt ist.

Im frischen Kot sind die Eier bei
geeigneter Beleuchtung leicht an ihrer
dünnen, stark lichtbrechenden, glasklaren
Hülle zu erkennen. Frisch abgelegt enthalten sie etwa 2—8 Furchungszellen
(Abb. 220). Bei verzögerter Darmentleerung kann die Eientwicklung schon im
Darm bis zum Kaulquappenstadium fortschreiten. In der Regel geht sie erst im
Freien, unter Anwesenheit von *Sauerstoff*,
Feuchtigkeit und einer *Mindesttemperatur*
von +10 bis +15⁰ C vor sich. Tiefere
Temperaturen unterbinden jede Weiterentwicklung, doch bleiben die Eier noch
6—8 Wochen lebensfähig. Bei optimaler
Temperatur von 28—30⁰ dauert die Entwicklung zur Larve 1—2 Tage.

Die *Larvenentwicklung* der Hakenwürmer und ihrer Verwandten (*Strongyloidea*) geht über zwei charakteristische Stadien: aus dem Ei schlüpft eine sog. *rhabditiforme*[1] Larve (Abb. 221, *4*), aus der
nach 2 (1¹/₂) Häutungen (Abb. 221, *5* und
6) nach 4—5 Tagen die gescheidete, *filariforme*[2], invasionsfähige Larve entsteht.

Die beiden menschlichen Hakenwurmarten lassen sich als erste Larven (etwa
250:17 µ) morphologisch so gut wie nicht
unterscheiden. Ihre längliche Mundhöh-
lung ist eng und von einer dicken Cuticula ausgekleidet. Der Oesophagus
nimmt etwa ein Drittel der Körperlänge ein und geht in einen birnförmigen
Bulbus über (Abb. 221, *4*). Der Mitteldarm macht den
größten Teil des gerade gestreckten Darmkanals aus. Das
kurze Rectum mündet ventral am Übergang zum Schwanzteil. Die Larve ernährt sich von Bakterien und organischem
Detritus.

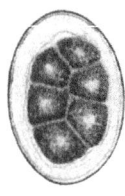

Abb. 220. *Ancylostoma
puodenale*. Ei im 6 Zellen-
stadium (etwa 400×).

[1] Genannt nach der morphologisch ähnlichen, verwandten Gattung *Rhabditis*.
[2] Genannt nach den ähnlich gebauten Vertretern der Familie
der Filarioidea; auch als „*strongyloid*" bezeichnet.

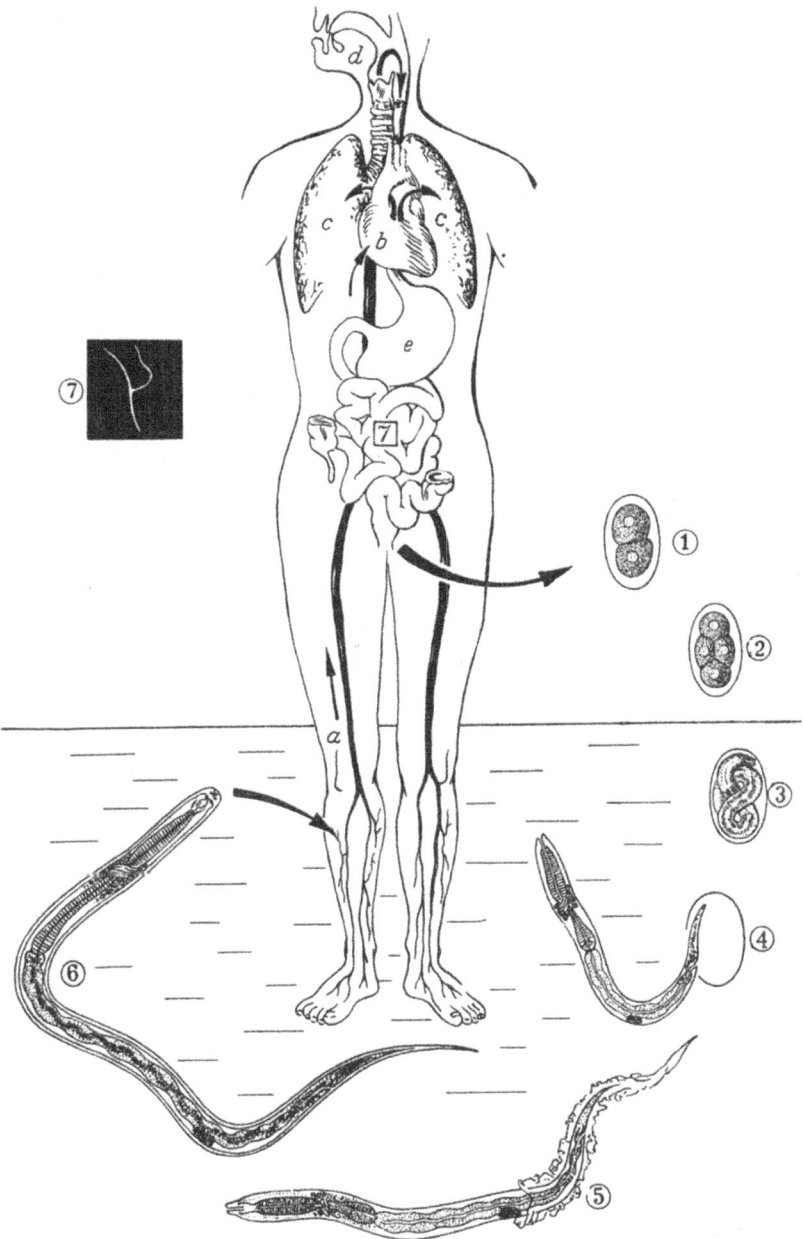

Abb. 221. *Ancylostoma duodenale*. Schematische Darstellung des Entwicklungskreislaufs. *1* und *2* zwei- bzw. vierzelliges, ausgeschiedenes Ei; *3* Ei mit Larve; *4* rhabditiforme Larve beim Schlüpfen; *5* Häutung der rhabditiformen Larve; *6* gescheidete filariforme Larve (invasionsfähig); *7* charakteristische Kopulationsstellung (vgl. Abb. 218.) *a—e* Wanderungsweg im Menschen: über die Venen (*a*), zum Herzen (*b*) und über Lunge (*c*), Schlund (*d*) und Magen (*e*) zum Dünndarm (*7*). (Vergr. der Einzelabbildung unterschiedlich, vgl. Text.) (Original.)

Bei der optimalen Temperatur von 28—30⁰ C häutet sich die Larve gewöhnlich am 3. Tag. Sie hat dann eine Länge von 400 µ erreicht. In weiteren 2 bis 4 Tagen wandelt sich die zweite Larve in das *filariforme Stadium*, das jedoch nach der Häutung in der zweiten Larvenhaut verbleibt (sog. *gescheidete Larve*).

Diese nun invasionsfähige dritte Larve wirft ihre äußere Hülle erst beim percutanen Eindringen in den Wirt ab. Die filariforme Larve hat einen verschlossenen Oesophagus, keinen Oesophagealbulbus, und ist insgesamt von schlankerem Bau als die rhabditiforme Larve (Länge etwa 500—700 μ) (Abb. 221, 6). Sie nimmt keine Nahrung mehr auf und lebt von angesammelten Reservestoffen.

Die gescheidete, filariforme Larve ist durch lebhafte Bewegung ausgezeichnet. In feuchtem Boden und Schlamm kann sie 2—3 Monate [angeblich sogar 8 bis 18 Monate (BRUMPT 1949)] invasionsfähig bleiben, verbraucht die in ihrem Darm abgelagerten Reservestoffe, geht aber dann zugrunde. — Unter optimalen Bedingungen können in alten Stühlen bereits geschlüpfte Larven gefunden werden, die dann zur Verwechslung mit *Strongyloides* führen können, jedoch etwas größer sind (s. S. 388).

Die filariformen Larven vermögen anscheinend an allen Teilen der Körperoberfläche in die unverletzte Haut einzudringen, werden aber auch oral aufgenommen. Die Larven gehen dann in die Lymphgefäße und kleinen Hautvenen, gelangen in das rechte Herz, von dort in die Lungen, durchbohren die Alveolarwand und wandern über die Bronchien und tracheaaufwärts über den Kehldeckel in den Oesophagus, passieren den Magen und siedeln sich im Dünndarm (Jejunum, nicht Duodenum — wie der Name vermuten läßt) an (Abb. 221).

Zunächst wandern die Würmer auf der Darmschleimhaut umher und dringen dann in diese ein. Am 3.—7. Tage erfolgt die dritte Häutung, etwa nach weiteren 7 Tagen die vierte (letzte) Häutung. Sie sind dann etwa 2 mm lang und wachsen nun zu ihrer endgültigen Größe heran. 2—4 Wochen nach der letzten Häutung erlangen sie ihre Geschlechtsreife. Insgesamt 5—6 Wochen nach der Invasion erscheinen die ersten Eier im Stuhl (*Präpatentperiode!*). Je Weibchen können täglich etwa 10000 Eier abgelegt werden. Die *Lebensdauer* der Parasiten kann etwa 5—8 Jahre, in Einzelfällen angeblich sogar bis zu 15 Jahre betragen (HEINE 1928).

Bei einer oralen Larveninvasion führt unter Umständen auch der direkte Weg über den Magen zur Ansiedlung der reifen Larven im Jejunum (?). Dagegen passieren Eier aller Stadien den Darm, ohne daß es zu einer Invasion kommt.

Reaktion des Wirtes (Pathogenese). Die Reaktion des Wirtes auf den Hakenwurmbefall wechselt mit dem Aufenthaltsort des Wurmes. Beim Eindringen der *Larve* über die intakte Haut entstehen erythematöse Maculae und Papeln, die zu Bläschen werden (neuerdings auch bei *Strongyloides stercoralis* beobachtet s. S. 392). Diese stark juckenden Hautveränderungen treten vereinzelt oder in Gruppen vor allem an Armen und Beinen, an den Sohlen, den Interdigitalhäuten und an den Gelenken auf (sog. Bodenkrätze oder „ground-itch"). Es können mit Ausnahme des Kopfes alle Körperteile befallen werden. Die Larven bevorzugen dabei die Haarfollikel und Hautstellen mit geringer Widerstandsfähigkeit; sie wandern zwischen Epidermis und Cutis. (Die Haut der Indianer und Neger soll resistenter sein als die der weißen Rasse. Ferner vermögen alte Larven weniger gut einzudringen als jugendliche. Niedrige Außentemperaturen behindern eine Invasion ebenfalls.) Der Inhalt der Bläschen wird eitrig. Diese Hauterscheinungen gehen den allgemeinen Krankheitssymptomen, die durch die erwachsenen Würmer entstehen, um 2—3 Monate voraus.

Der Beginn der *eigentlichen Erkrankung* steht im Zusammenhang mit dem Befall des Dünndarms (unteres Jejunum und Ileum). Die Hakenwürmer setzen sich an der Darmschleimhaut fest. Es treten an den Befallsstellen punktförmige und linsengroße Blutaustritte auf. Durch starken Wurmbefall entstehen unter Umständen große Schleimhautzerstörungen, die durch den häufigen Platzwechsel der Würmer besondere Ausdehnung annehmen können. Zudem sondern sie ein

Drüsensekret ab, das in die Wunde gelangt und wohl zu den so oft feststell-
baren Nachblutungen führt. Durch den damit verbundenen Blutverlust kann es
bei starkem Hakenwurmbefall zu fortschreitender Anämie, Störungen und Beschwerden im Bereich des Verdauungstraktes, Kreislaufstörungen und nervösen
Erscheinungen kommen. Bei Kindern wird die Entwicklung gehemmt, die Widerstandsfähigkeit gegen andere Krankheiten vermindert und die geistige Regsamkeit
beeinträchtigt.

Bei einer Hakenwurminvasion findet man meist eine starke *Bluteosinophilie*,
ein Zeichen der tätigen Abwehr des Wirtes. Schwindet bei bestehender Hakenwurmkrankheit die hohe Eosinophilie („Eosinophilensturz"), so ist darin ein
Zeichen der geschwundenen Widerstandskraft zu erblicken; der Patient kann
als verloren gelten (RODENWALDT).

Von den beiden menschlichen Hakenwurmarten ist *Necator americanus* als
die weniger gefährliche anzusehen, weil sie keine eigentlichen Zähne besitzt,
nicht ins Darmgewebe eindringt und dadurch auch leichter abzutreiben ist.
A. duodenale dagegen zieht in die zahnbewehrte Mundkapsel ganze Schleimhaut-
zapfen des Darmgewebes, das offenbar unter der Einwirkung des Sekrets der
Schlunddrüsen aufgelöst wird (ähnlich Abb. 239, S. 415).

Einzelne Würmer werden im allgemeinen vom Wirt ohne erkennbare Schädigungen hingenommen. 500 Würmer sollen nach THORNHILL erst nach 1 bis
$1^1/_2$ Jahren zu schwerer Anämie, dagegen mehr als 2000 Würmer bereits innerhalb
weniger Wochen unter schwersten anämischen und kachektischen Zuständen
zum Tode führen. Es spielen jedoch für den Grad der Auswirkungen einer Hakenwurminvasion zahlreiche individuelle Faktoren, wie Ernährungszustand, Arbeits-
belastung und allgemeine Resistenz eine große Rolle. 1919 gab die Rockefeller
Foundation an, daß je 12 Würmer den Hämoglobingehalt um 1% zu mindern
vermögen. Ein einziger Wurm nimmt täglich etwa 0,1—1,4 cm³ Blut auf, d. h.
bei 500 Würmern ein täglicher Blutverlust von 50—500 cm³ Blut! (WELLS.) Die
daraus resultierende Anämie ist eine ausgesprochene Eisenmangelanämie. Bei
Unterernährung, bei einer schon bestehenden Anämie und ähnlichen Umständen,
die zu einer Schädigung der körperlichen Widerstandskraft führen, haften
die Würmer leichter. Sonst ist der Hakenwurmbefall beim Menschen offenbar
unabhängig vom Alter.

Hautmaulwurf (Creeping eruption). Auch die Larven verwandter
Wurmarten (*Ancylostomatidae*), für die *der Mensch nicht Hauptwirt* ist, können
in den Menschen eindringen und zu einer Hautreaktion führen. Die dritten
Larvenstadien von **A. braziliense** DE FARIA 1910 (wohl auch *A. caninum* HALL-
1913), Parasiten von Katzen und Hunden, führen dann beim Menschen zu
subcutanen Knoten und kleinen, halbdurchsichtigen cystischen Tumoren. Die
Larven irren gleichsam im fremden Wirt umher, ohne zum Ziel zu gelangen. Die
Erkrankung beginnt mit einem leichten, lokal beschränkten Jucken und mit
Auftreten von Papeln. Bei experimentellen Invasionen beginnt nach 4 Tagen
die Wanderung, die täglich etwa 3—5 cm fortschreitet (Hautmaulwurf; „*creeping
eruption*" der angelsächsischen Literatur; *Larva migrans*). Manchmal ruhen
die Larven auch erst für mehrere Tage oder gar Monate, bis sie mit der Wanderung
beginnen. Die linienartigen Hautveränderungen werden oft durch Papeln unter-
brochen, die an Ruhestellen der Larve entstehen. Mit dem Vorrücken der Larven
schwinden allmählich die alten Gänge; sie können durch Sekundärinfektionen
zu eitrigen Ekzemen führen. Die Hautveränderungen sind ausgedehnter und
anhaltender als bei der Invasion der Larven von *A. duodenale* und *N. americanus*
(„ground itch"), weil die Larven unter der Haut verbleiben und dort graben, bis
sie sterben oder zerstört werden. Die *allgemeinen* Schädigungen des Wirtes

sind relativ gering. Es kommt zu einer mäßigen Leukocytose mit Eosinophilie und erhöhter Blutsenkung — jedoch auch nur bei stärkerem Befall (60 bis 100 Larven). Eine cyclische Wanderung im Menschen findet nicht statt. *A. braziliense* erreicht jedoch in manchen Fällen den Darm, allerdings ohne geschlechtsreif zu werden. Nur bei starkem Wurmbefall kann auch eine Reaktion in der Lunge eintreten. So wurden gelegentlich flüchtige eosinophile Lungeninfiltrate festgestellt (vgl. S. 399 ff.).

Die Larven von *A. braziliense* und *A. caninum*, die zu dem „kriechenden Ausschlag" führen, befallen den Menschen gewöhnlich beim Lagern auf sandiger Erde oder an einem Strand, der mit Hundeexkrementen verunreinigt ist.

Immunbiologie. Der Mensch erwirbt gegenüber einem Hakenwurmbefall anscheinend keine wirksame Immunität. Reinfektion nach vorausgegangenem oder durch therapeutische Maßnahmen überstandenem Befall gelingt wohl immer.

Hunde und Katzen dagegen erwerben nach mehrfach wiederholter Reinfektion mit *Ancylostoma caninum* einen zunehmenden Immunitätsgrad. Wiederholte, sich steigernde Invasionen führen zu einer so wirksamen Abwehrlage, daß die Hunde nach mehreren Monaten sonst tödlich wirkende Larveneinwanderungen leicht überstehen. Sie wird jedoch niemals so vollkommen, daß die Tiere gänzlich wurmfrei werden und bleiben. Auch der *Mensch* kann eine gewisse Resistenz gegenüber Hundehakenwurmlarven erwerben, so daß diese dann in ihm nicht mehr zu wandern vermögen. Junge *Hunde* leiden immer mehr unter den Ancylostomen als ältere Tiere (*A. caninum*). Auch wandern die Larven in jungen Hunden ohne Hautreaktion und werden geschlechtsreif; jedoch in alten Tieren wird ein großer Teil der Larven aufgehalten und stirbt ab (sog. Altersimmunität der Hunde).

In vitro bildet sich um invasionstüchtige Larvenstadien in einem spezifischen Immunserum ein langsam auftretendes körniges Präcipitat, das zuerst an der Mundöffnung und am Exkretionsporus entsteht, später auch im Oesophagus und Darm festzustellen ist. Diese Larven sterben zum größten Teil am 5. Tage ab; keine von ihnen überlebt den 7. Tag (OTTO 1939, 1941).

Es scheint, daß sich die Antikörperwirkung auf die Larvenstadien beschränkt, die dadurch in ihrer Wanderungsfähigkeit eingeschränkt werden. Dagegen haben die Immunkörper auf die erwachsenen Würmer offenbar keinen Einfluß.

Hier seien einige bemerkenswerte *immunbiologische Ergebnisse an Laboratoriumstieren* mitgeteilt, die mit einer dem Hakenwurm verwandten Nematodenart der Ratte, **Nippostrongylus muris** (Y.) (aus der Familie der *Trichostrongyldae*, Subfamilie *Heligmosominae*) gemacht werden konnten. Sie sind für die Immunbiologie der Helminthen von gewisser grundsätzlicher Bedeutung.

Die kosmopolitischen Würmer sind häufig in *wilden* Ratten des südlichen Teiles der USA., aber als natürlicher Befall niemals bei weißen Ratten gefunden worden.

Die Entwicklung von *N. muris* ist der des Hakenwurms recht ähnlich. Die von befallenen Ratten ausgeschiedenen Eier bilden etwa innerhalb von 4—6 Tagen invasionstüchtige gescheidete Larven aus. Nachdem diese die Larvenhülle verlassen haben, durchbohren sie die Haut von Ratten und entwickeln sich im Laufe einer Wanderung, die nach 20 Std einsetzt und über die Lymphgefäße zu den Lungen führt. In den Lungen verharren sie einige Zeit und wandern dann über die Trachea zum Oesophagus. Zwischen dem 2. und 3. Tag findet man sie bereits im Dünndarm. Am Ende der ersten Woche werden sie geschlechtsreif und beginnen mit der Eiablage. Aber *bereits nach insgesamt 2 Wochen ist eine Immunität eingetreten, die dazu führt, daß die Würmer ausgestoßen werden.*

Nach einer ersten überstandenen Invasion ist der erworbene Immunitätsgrad gegenüber einer Reinfektion noch schwach; er geht relativ bald verloren, läßt sich aber durch wiederholte Reinfektion erhalten und noch steigern. Je nach der Stärke des erreichten Immunitätsgrades werden bereits die Larven früher oder später auf ihrer Wanderung gehemmt und von mobilisierten Wirtszellen eingeschlossen. Eine gut ausgeprägte Immunität hemmt die Larven schon kurz nach dem Eindringen in die Haut in ihrer Beweglichkeit; es bildet sich um den Wurm ein Präcipitat; im Gewebe entsteht eine Entzündung, die so intensiv werden kann, daß sie in Haut und Lungen zu einer Knotenbildung führt, in deren Mitte die Würmer liegen. Diese Erscheinungen gehen nicht auf bereits abgestorbene Würmer zurück; denn verbringt man die eingeschlossenen Larven in nicht immune Ratten, so entwickeln sie sich weiter. Durch diese oben genannten Reaktionen des Wirtes werden die Larven unbeweglich und sterben schließlich ab.

Die Immunität wird mindestens zu einem erheblichen Teil durch die im Darm lebenden Parasiten herbeigeführt; denn die erworbene Resistenz ist *unabhängig* von der Larvenwanderung. Wird nämlich eine Ratte mittels einer Duodenalsonde mit geschlechtsreifen Nippostrongyliden besetzt, so erwirbt sie den gleichen Immunitätsgrad wie nach einer natürlichen Invasion (vgl. auch bei *Trichinella* S. 369 ff.).

Die Stärke eines *Nippostrongylus*-Befalls steht in gewisser Abhängigkeit von dem Entwicklungszustand der Ratten. Gedeihen diese nicht recht, so pflegen sie bei gleicher Larvenzahl mehr geschlechtsreife Würmer zu erwerben und beherbergen sie länger als Kontrolltiere mit günstiger Ernährung (vgl. S. 38 ff.).

Eine Immunität läßt sich bei normalen Ratten auch durch Übertragung eines spezifischen Immunserums herbeiführen (*passive Immunisierung*). Es zeigen sich dann nach einer Invasion mit *N. muris* die gleichen Erscheinungen wie nach einem natürlichen Befall über die Haut: Je nach dem Grad der Immunität werden eingedrungene Larven bei ihrer Wanderung aufgehalten oder als erwachsene Würmer aus dem Darm vorzeitig ausgestoßen.

Alle Beobachtungen lassen den Schluß zu, daß es sich hier um eine *direkte Wirkung der Antikörper auf die Parasiten* handelt. Die Würmer werden durch die Wirkung der Antigen-Antikörper-Reaktion (Präcipitate und mobilisierte Abwehrzellen) aufgehalten und eingeschlossen oder durch eine lokale Schleimhautreaktion des Darmes ausgestoßen. Das Präcipitat entsteht an lebenswichtigen Körperstellen, so daß offenbar der Stoffwechsel der Larven wie der erwachsenen Würmer direkt gestört, wenn nicht völlig unterbunden wird. Die phagocytierenden Zellen umgeben die in den Geweben liegenden Wurmlarven: Zunächst treten polymorphkernige Leukocyten auf. Später findet man Makrophagen, einschließlich mononucleärer Zellen und Bindegewebszellen, vielfach auch eine Eosinophilie. So entsteht schließlich ein bindegewebiger Knoten, aus dem die Larve nicht mehr entweichen kann. Sie geht zugrunde; ihre Reste werden von Phagocyten beseitigt.

Epidemiologie. Der übliche *Invasionsweg* der Hakenwürmer geht über die intakte Körperhaut, die die filariformen Larven durchbohren. In einzelnen Fällen ist schon der Fetus diaplacentar von Larven aufgesucht worden (vgl. S. 29). Pranataler Wurmbefall wurde auch bei Hunden beobachtet (FOSTER 1932, YUTUC 1949). Gelegentlich gelangen die Larven auch mit verunreinigtem Wasser per os in den Menschen.

Mit dem Kot ausgeschiedene Eier sind niemals invasionsfähig. Sie bedürfen zur Weiterentwicklung bestimmter Voraussetzungen, unter anderem außer einer mittleren Temperatur von 18—35° C hinreichende *Bodenfeuchtigkeit*, die durch Bewässerung oder durch eine jährliche Niederschlagsmenge von mindestens 400 mm gegeben sein kann. Temperaturen zwischen +10 und 45° C vertragen sie gut, Erwärmung auf +52° C tötet sie sofort. Rohe Früchte und Gemüse, die durch larvenhaltige Erde oder Fäkalien verunreinigt sein könnten, lassen sich durch Eintauchen in kochendes Wasser (30 sec) von lebensfähigen Larven befreien. Gegen Chemikalien sind vor allem die Eier etwas widerstandsfähiger als die Larven. Trockenheit und direkte Sonnenbestrahlung töten sie rasch ab. Die Larvenscheide gewährt dabei einen gewissen Schutz vor Austrocknung, weil sie einen zusätzlichen Wassermantel zwischen Scheide und Larve bietet, der ohne Schädigung der Larve vorübergehend verbraucht werden kann (SCHUURMANNS STEKHOVEN jr.).

Invasionsmöglichkeiten bestehen vorwiegend beim Baden und Barfußgehen an Süßwasserstellen, die durch menschlichen Kot verunreinigt wurden. Die Larven bevorzugen dabei besonders sandigen Boden. Sie halten sich in den oberflächlichen Schichten — nicht unter 1 cm — auf und können im Durchschnitt 2—3 Monate invasionsfähig bleiben. Daher bieten Lederschuhe bereits sehr wirkungsvollen Schutz. Der Boden läßt sich im Umkreis von Latrinen durch Tränken desselben mit kochender Kresollösung oder 8%iger Kochsalzlösung sterilisieren.

Wo die menschlichen Fäkalien so beseitigt werden, daß sie feuchte Böden, Gräben und Tümpel nicht verunreinigen können, d. h. wo ordnungsgemäße Abortanlagen bestehen und die Abwässer so beseitigt werden, daß sie mit dem Menschen durch seine Sitten und Gebräuche (z. B. beim Baden, Waschen, Trinken) nicht in Berührung kommen, dort kann sich der Hakenwurm nicht halten. Vergraben der Faeces reicht nur aus, wenn diese unter 1 m tief lagern; denn Larven vermögen Bodenschichten bis zu 90 cm zu durchwandern. Zeitweilig waren einige Bergwerke in Deutschland mit optimalen Temperaturverhältnissen (25 bis 28° C) durch Hakenwürmer stark verseucht (Grubenkrankheit). Gruben mit mäßigen Temperaturen (18—22° C) blieben so gut wie frei. Die für die Larvenentwicklung erforderliche Feuchtigkeit war künstlich durch Berieselungsanlagen zum Schutze vor Kohlenstaubexplosionen geschaffen worden. Schlechte Versorgung mit Abortkübeln und Austausch von Bergleuten zwischen den verschiedenen Bergwerken verschleppten die Würmer von Grube zu Grube. Seitdem aber die Abortkübel immer benutzt, kontrolliert und rechtzeitig geleert wurden, konnte sich eine eingeschleppte Hakenwurminvasion nicht lange halten. Auch scheinbar gesunde Wurmträger wurden sofort bis zu ihrer vollen Sanierung aus den Gruben genommen. Durch konsequente Durchführung dieser Maßnahmen gelang es im rheinisch-westfälischen Grubengebiet, die eingeschleppten Hakenwürmer innerhalb von knapp 10 Jahren restlos zu beseitigen. Seit dem Jahre 1912 sind keine Erkrankungen mehr aufgetreten (HEINE).

Die Hakenwurmkrankheit gilt in Deutschland als anerkannte *Berufskrankheit* der Bergleute, da eine erneute Einschleppung immerhin möglich ist. Bei Neueinstellungen ausländischer Grubenarbeiter werden stets Stuhlproben auf Hakenwurmeier untersucht (vgl. auch *Strongyloides stercoralis* S. 394).

Berufsgruppen in tropischen Gebieten, die durch ihre Tätigkeit ständig in feuchter Erde oder flachem Wasser stehen und dazu unbeschuht, z. B. in feuchtem Gras, umherlaufen, sind besonders gefährdet, wenn das Gelände mit eierhaltigen menschlichen Fäkalien in Berührung gekommen ist. An Stengeln und Gräsern streben die gescheideten Larven unter Umständen zu Tausenden empor, um bei Berührung mit einem Wirt schnell auf diesen überzuwandern (vgl. *Anreicherungsverfahren*, das dieses Bestreben nutzt, S. 667). Im Wasser sinken sie zu Boden.

In Ägypten, vor allem im Nildelta und in den dem Nil benachbarten Provinzen, steht die weite Verbreitung der Hakenwürmer in enger Beziehung zu der Notwendigkeit der künstlichen Dauerbewässerung des Bodens in der Landwirtschaft. Außerdem hängt die Häufigkeit der Würmer wohl auch eng zusammen mit den durch die mohammedanische Religion geforderten Waschungen nach dem Defäzieren und Urinieren (KHALIL 1924).

Mikroskopische Diagnose. Wegen der wenig charakteristischen Krankheitssymptome erlaubt nur eine mikroskopische *Untersuchung des frischen Darminhalts auf Hakenwurmeier* bei Verdacht eine sichere Entscheidung. Das Kochsalzschwimmverfahren (s. S. 662 ff.) und das Anreicherungsverfahren nach TELEMANN erbringen im allgemeinen 10—20% mehr positive Ergebnisse als die einfachen Stuhluntersuchungen. Noch sicherer ist das *Kulturverfahren*. Dabei werden 3 bis 5 g einer frischen Kotprobe mit etwa gleicher oder doppelter Menge gepulverter Tierkohle unter Zusatz von Wasser zu einem dicken Brei verrührt und in hohen Petrischalen in einen Brutschrank bei 28—30° C gestellt. Nach 5 Tagen wird nun dieses Gemisch mit 10—20 cm³ auf 30—35° C erwärmtem Wasser übergossen und noch 10—20 min im Brutschrank stehengelassen. Die Larven wandern dann in das reine Wasser, das nunmehr kurze Zeit zentrifugiert wird. Im Sediment sind die Larven dann leicht aufzufinden. Dieses Verfahren erlaubt, selbst bei geringer Eierzahl, einen Hakenwurmbefall zu erkennen (vgl. auch S. 667).

Serologische Untersuchungsverfahren. Zu *diagnostischen* Zwecken lassen sich die Immunkörpernachweise nicht verwenden, weil die Ergebnisse der serologischen Reaktionen nicht artspezifisch, sondern nur gruppenspezifisch sind — also auch bei Anwesenheit anderer parasitierender Nematoden positiv ausfallen können.

Chemotherapie. Die medikamentöse Therapie der *Ancylostomiasis* bezweckt die Beseitigung der erwachsenen Würmer, die an der Dünndarmschleimhaut haften. Die Abtreibung der Hakenwürmer gelingt in den meisten Fällen mit den bewährten Wurmmitteln relativ leicht. Es muß jedoch bei stärkerem Hakenwurmbefall auch an die Unterstützung der Blutbildung gedacht werden.

Als erprobte Mittel gelten das *Oleum chenopodii* („Ascaridol") und für Massenbehandlung *Tetrachlorkohlenstoff*. Zu diesen Substanzen sind neuerdings das *Tetrachloräthylen* und *Hexylresorcin* gekommen. Für alle diese Wurmmittel gilt die Regel, nach der Anwendung des Präparates ein Abführmittel zu geben. Eine kombinierte Anwendung von Ascaridol und Tetrachlorkohlenstoff (1:6) wird mit dem Präparat „Bedermin" erreicht.

Im einzelnen sind folgende Dosen erforderlich: Erwachsene 1,2—1,5 cm³ *Chenopodiumöl* oder 0,8—1,0 cm³ „*Ascaridol*". Kinder je Lebensalter 0,05 cm³ Chenopodiumöl oder 0,03 cm³ Ascaridol. Diese Menge wird auf Einzelgaben verteilt, die in 1stündigem Abstand genommen werden. Nach $^1/_2$—1 Std sorgt ein Abführmittel für die Beseitigung des Wurmmittels sowie der abgetöteten oder gelähmten Würmer.

Tetrachlorkohlenstoff (CCl$_4$). Erwachsene 3 cm³, Kinder 0,05 cm³ je Lebensjahr, beseitigen bei einmaliger Kur den größten Teil der Würmer. Es hat mit die beste Wirkung auf Hakenwürmer, kann aber unter gewissen Bedingungen auch für den Menschen giftig sein und zu einer Leberschädigung, ja zum Tode führen. Es ist daher Tetrachlorkohlenstoff durch *Tetrachloräthylen* (C$_2$Cl$_4$) verdrängt worden, das weniger toxisch ist und eine fast ebenso gute Wirkung auf den Hakenwurm hat. 2—3 cm³ C$_2$Cl$_4$ reichen aus, um fast 90% der Würmer abzutreiben (Kinder 0,12—0,2 cm³ je Lebensjahr). Auf nüchternen Magen in Gelatinekapseln genommen muß nach $^1/_4$ Std ein salinisches Abführmittel folgen. *Starker Ascaridenbefall* gilt als *Kontraindikation*, weil die Spulwürmer durch Tetrachloräthylen erregt werden und zu einem verminösen Ileus führen können.

Hexylresorcin ist weniger wirksam als die drei anderen Präparate, hat jedoch den Vorzug der größeren Verträglichkeit und Ungiftigkeit. Erwachsene nehmen 1—1,2 g (5—6 Kapseln zu je 0,2 g), Kinder erhalten 0,1 g je Lebensjahr bis zum 12. Lebensjahr (siehe auch bei *Ascariasis* S. 407).

Nach den Erfahrungen von HORTON (1950) läßt sich der durch die Larven des Hundehakenwurms erzeugte *Hautmaulwurf* („*creeping eruption*") erfolgreich mit *Hetrazan* (vgl. S. 429) behandeln (2 mg/kg 3mal täglich etwa 3 Wochen lang).

4. Metastrongylidae.

Mestastrongylus elongatus (DUJARDIN 1845) RAILLIET und HENRY 1911.

Der Schweinelungenwurm und verwandte Arten.

Als Beispiel eines parasitischen Nematoden, der den *Regenwurm als Zwischenwirt* „gewählt" hat, diene der Schweinelungenwurm, *Metastrongylus elongatus*. Er ist ein häufiger Parasit des Schweines und hält sich in dessen Bronchien auf. Dadurch führt er unter Umständen zu völliger Verstopfung der Atemwege, schwerer Pneumonie und Bronchitis. Verwandte Arten entwickeln sich als Larven in Schnecken (z. B. *Müllerius capillaris* in *Agriolimax*- und *Arion*-Arten).

Die Gattung *Metastrongylus* (mit einigen weiteren Gattungen aus der Familie der *Metastrongylidae*) zeigt uns das eine Extrem in einer Reihe von verschiedenen Entwicklungsarten innerhalb der Verwandtschaft der Superfamilie *Strongyloidea*, dessen Gegenstück wir bei Hakenwürmern verwirklicht sehen. Die *Ancylostomatidae* legen Eier ab, die sich in der Regel *im Freien* entwickeln (vgl. S. 378). Es entsteht eine rhabditiforme Larve, die sich von Bakterien und Detritus ernährt, eine erste Häutung durchmacht, die Haut abstreift und sich bis zur nächsten Häutung auf gleiche Weise ernährt. Die zweite Haut bleibt als Scheide erhalten. In ihr steckt die zur Nahrungsaufnahme nun unfähige, invasionstüchtige, filariforme Larve. Bei den Vertretern der Gattung *Dictyocaulus* (Familie: *Metastrongylidae*) dagegen schlüpfen zwar auch die Larven aus den abgelegten Eiern, aber sie nehmen während ihres Aufenthaltes im Freien *keine Nahrung* zu sich, werfen ihre erste Larvenhaut *nicht* ab und sind daher als invasionsfähige Larve von einer doppelten Scheide umgeben. Dieser Verzicht auf eine aktive Nahrungsaufnahme ist möglich geworden, weil die Eier reich mit Nährstoffen ausgestattet werden. Ähnlich liegen die Verhältnisse z. B. bei einigen Vertretern der Familie

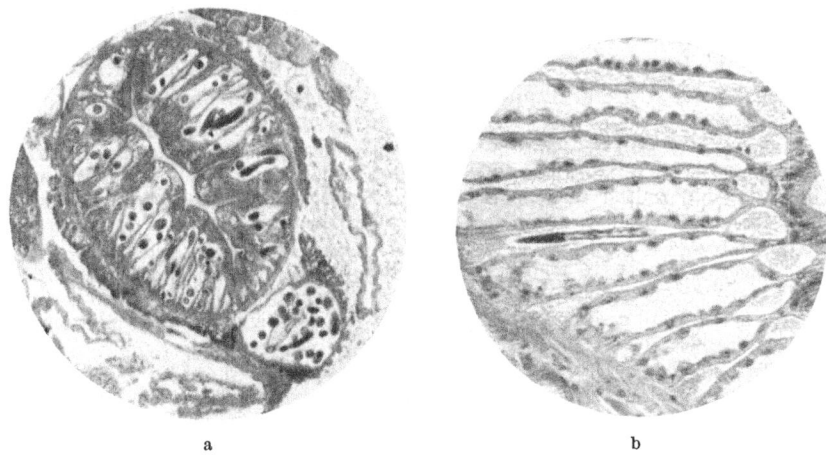

a   b

Abb. 222a u. b. *Metastrongylus elongatus.* a Querschnitt durch den Oesophagus eines Regenwurms; Krypten und Blutgefäß mit Larven. b Desgleichen, stärker vergrößert. (Präparat v. SCHUCKMANN.)

der *Trichostrongylidae*, die ihre *Eihülle* zunächst *gar nicht verlassen*, sondern die beiden Häutungen in dieser vollziehen. Die Entwicklung zur invasionsfähigen Larve erfolgt zwar auch im Freien, aber es tritt *kein freilebendes Larvenstadium* auf. Bei vielen Metastrongyliden schließlich werden *die ersten Larvenstadien vom Zwischenwirt aufgenommen* und machen in diesem die üblichen beiden Häutungen durch, nach denen sie erst die zur Invasion des Endwirtes erforderliche Reife erlangt haben. Die ersten Larvenstadien haben hier den Übergang vom freien Leben zum parasitären vollzogen (vgl. auch bei DINNIK 1949).

Morphologie und Entwicklung. Die männlichen Tiere des Schweinelungenwurmes messen etwa 11—25 mm, die weiblichen 20—50 mm. Die weißlichen Würmer haben einen kegelförmigen Kopf mit einer engen Mundöffnung, die von zwei seitlichen Lippen jeweils dreilappig eingeschlossen wird. Die weibliche Genitalöffnung liegt unmittelbar vor dem After und ist mit einer runden, blasigen Anschwellung versehen. Das Männchen trägt eine kurze Bursa copulatrix, deren zwei Seitenlappen mit je fünf Rippen, ein kleiner Hinterlappen mit einer dünnen, in zwei Äste gespaltenen Hinterrippe versehen ist. Die beiden Spicula sind auffallend lang und dünn (2,5—4 mm) und haben am Ende je einen abgestumpften Widerhaken.

Die *Eier* (etwa 60—100:40—70 μ) sind dickschalig und enthalten bereits beim Verlassen des Uterus eine vollständig ausgebildete Larve. Die vom Endwirt aufgehusteten und abgeschluckten Eier gelangen mit dessen Kot ins Freie und die noch eingeschlossenen oder frei gewordenen 1. Larvenstadien verbleiben in der Erde. (Die ersten Larven können aber ausnahmsweise schon in den Bronchien frei werden.) Das im Ei entstandene erste Larvenstadium bleibt aber in seiner Entwicklung zunächst stehen und zeigt gegenüber ungünstigen äußeren Einwirkungen eine relativ hohe Resistenz. Zu dieser Zeit ist die Larve zur Nahrungsaufnahme unfähig (vgl. dazu *Ancylostoma* S. 380). Die Larven werden dann mit der Erde von *Regenwürmern* (*Eisenia foetida, Lumbricus rubellus* oder *L. terrestris* und andere) oral aufgenommen. Man findet sie bald danach zwischen den sog. Chylustaschen oder Kalkdrüsen, auch MORRENsche Drüsen genannt, die tiefe Falten des Oesophagusepithels darstellen (Abb. 222). Zwischen je zwei derartigen Falten befindet sich ein Faltenraum, der mit einem den Darm umgebenden Blutsinus in Verbindung steht. In diesen Faltenräumen trifft man, meist schon am ersten Tage nach der Invasion, die Lungenwurmlarven (Abb. 222b). Wie sie hierher gelangen, konnte bisher nicht mit Sicherheit festgestellt werden. Im Oesophaguslumen und in den mit ihm in Verbindung stehenden Chylustaschen wurden sie niemals nachgewiesen (v. SCHUCKMANN und ZUNKER 1930).

Man findet sie nach einiger Zeit an anderen Stellen des Blutgefäßsystems, vor allem in dem den Oesophagus umgebenden Darmblutsinus, in den diesen mit dem Rückengefäß verbindenden Intestino-Dorsalia und den übrigen blutführenden Gefäßen. Nicht ließen sie sich in der Muskulatur, den Geschlechtsorganen und dem Exkretionssystem nachweisen.

Die Entwicklung der Larven, die zunächst stehenblieb, geht im Zwischenwirt weiter. Der Mund öffnet sich, und der Vorderabschnitt des Oesophagus erlangt die Fähigkeit, Nahrung einzusaugen. Im Darm wird ein Lumen erkennbar und in den Körperzellen treten große Mengen von Glykogen auf.

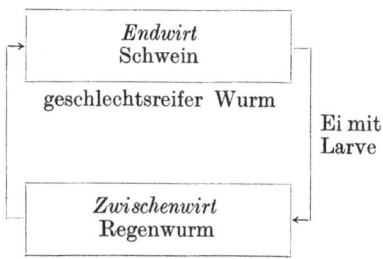

Übersicht über den Entwicklungsgang von *Metastrongylus elongatus* (vgl. Text).

Innerhalb von 10—12 Tagen nach der Aufnahme durch den Zwischenwirt häuten sich die Lungenwurmlarven zweimal, bleiben aber in ihren alten Larvenhäuten („Scheide"); aus diesen schlüpfen sie erst im Endwirt, z. B. im Schwein. Nach der zweiten Häutung, also auf dem dritten Larvenstadium, kommt die Entwicklung im Zwischenwirt, die etwa 20 Tage dauert, erneut zum Stillstand und die Reservestoffe werden verbraucht. Die Larven verharren dann in Ruhe, bis sie von einem Endwirt aufgenommen werden. Werden sie vorzeitig, etwa durch Verletzung der Regenwürmer, frei, so bleiben sie in feuchter Erde als gescheidete, invasionsfähige Lungenwurmlarven längere Zeit am Leben. Ob die Invasion auch durch Aufnahme dieser frei gewordenen Larven oder nur durch Fressen der Regenwürmer regelmäßig erfolgt, ist nicht gesichert. Nach der Invasion wandern die Lungenwurmlarven aus dem Schweinedarm aus und in die Darmlymphknoten, vor allem in die des Dickdarms, ein. Dort erfolgt eine weitere Häutung, durch die bereits geschlechtlich differenzierte Lungenwürmer entstehen. Sie gelangen auf dem Lymphwege über den Milchbrustgang und mit dem venösen Blutstrom ins rechte Herz, von dort in die Lunge, wo sie sich in die Alveolen ausbohren und in den Bronchien 30 Tage nach der Invasion zum geschlechtsreifen Wurm werden.

Neben dem Haus- und Wildschwein werden auch Schafe und Rinder gelegentlich von *M. elongatus* befallen; ganz vereinzelte Fälle sind auch beim Menschen aufgetreten.

Lungenwürmer der Gattungen **Müllerius** (*M. capillaris* von Schaf und Ziege) und **Crenosoma** (*C. vulpis* vom Silberfuchs) machen einen Teil ihrer Larvenentwicklung in *Schnecken* durch (z. B. *Agriolimax agrestis, Arion*-Arten).

Die Würmer gelangen hier von der Sohle her in den Fuß der Schnecken; sie suchen die Furchen der Sohle auf und beginnen von hier aus ihre Wanderung. Sie bevorzugen dabei die Drüsenkanälchen. Die Wahl der Schnecke als Zwischenwirt steht (nach HOB-MAIER 1934) vielleicht im Zusammenhang mit der chemotaktischen Reizwirkung des Schleimes ihrer Sohlendrüsen.

Nicht alle Larven entwickeln sich weiter; manche werden von Wirtszellen abgekapselt und gehen vorzeitig zugrunde. Die überlebenden Larven wachsen heran und machen zwei Häutungen durch. Am 2. Tage nach erfolgter Invasion pflegt sich die Larve aufzurollen und bleibt an dem erreichten Ort liegen. Sie kommt jedoch niemals in das Cölom und in die inneren Organe. Eng umschlossen vom Wirtsgewebe wächst die Larve langsam heran und bereitet sich mit dem Beginn der 2. Woche zur ersten Häutung. Das umgebende Gewebe gibt etwas nach, so daß schließlich der Wurm in einer Art Hohlraum liegt, der von zusammengepreßten Lagen von Bindegewebe umspannt wird. Frühestens nach der 2. Woche erfolgt eine zweite Häutung und damit die Entwicklung zum invasionsfähigen Stadium. Die Schnecken selbst sind durch die Invasion nicht erkennbar geschädigt. Die Larven sind in ihrer Höhlung frei beweglich. Den Tod ihres Zwischenwirtes überleben sie um einige Tage. Landschnecken sind damit als Überträger bestimmter Lungenwurmkrankheiten der Haustiere und des Wildes erkannt. Passiv werden die Larven mit ihrem Zwischenwirt auf den Endwirt übertragen.

5. Strongyloididae.

Strongyloides stercoralis (BAVAY 1876) STILES und HASSALL 1902.

(= *Anguillula intestinalis* BAVAY 1877; *A. stercoralis* BAVAY 1877; *Strongyloides intestinalis* GRASSI 1879.)

Der Zwergfadenwurm.

Werden bei der Untersuchung einer frischen Stuhlprobe des Menschen winzige, etwa 200—300 µ lange, 14—15 µ breite Nematoden gefunden, so gehören sie mit großer Wahrscheinlichkeit zum Zwergfadenwurm *Strongyloides stercoralis*. Während die meisten Darmwürmer in der Regel Eier ablegen, die dann im Kot nachweisbar sind, entwickeln sich die Eier von *S. stercoralis* bereits im Darm, und die Larven schlüpfen hier aus (vgl. dazu S. 380).

Historisches. Der Zwergfadenwurm wurde im Jahre 1876 von NORMAND im Kot eines Soldaten entdeckt, der aus Cochinchina heimkehrte und an heftigen Durchfällen litt. Der Stuhl enthielt massenhaft kleine, lebhaft bewegliche Würmer, die von BAVAY (1877) genauer beschrieben wurden. Das Weibchen aus dem menschlichen Darmkanal wurde *Anguillula intestinalis*, die freilebenden, getrenntgeschlechtlichen Formen als eine andere Art angesehen und *A. stercoralis* genannt. LEUCKART erkannte dann (1882), daß beide Arten nur verschiedene Stadien eines Entwicklungscyclus sind und die Art *Strongyloides stercoralis* (BAVAY) zu heißen habe. Die Würmer machen einen Generationswechsel (Heterogonie) durch. LEUCKART beobachtete, wie sich aus den mit dem Kot ausgeschiedenen Larven männliche und weibliche Tiere entwickeln, die befruchtete Eier ablegen, aus denen rhabditiforme bzw. filariforme Larven entstehen. Zahlreiche Untersucher versuchten die Zusammenhänge zwischen der freilebenden und der parasitischen Generation zu klären. DURME, LOOSS, RANSOM und FÜLLEBORN konnten den percutanen Invasionsweg aufklären, der, ebenso wie beim Hakenwurm, über die Lungenpassage zum Dünndarm führt. Nachdem KREIS (1932) neben der getrenntgeschlechtlichen, freilebenden Generation auch eine ebensolche *parasitische* entdeckt haben will, beschrieb FAUST (1933, 1935) den gesamten Entwicklungskreislauf mit seinen verschiedenen Abwandlungen im gleichen Sinne. ENIGK (1952) dagegen hält die Existenz einer getrenntgeschlechtlichen parasitischen Generation für nicht bewiesen.

Geographische Verbreitung. Die Verbreitung von *Strongyloides stercoralis* ist auf warme Länder beschränkt. Die Hauptverbreitungsgebiete liegen in Afrika, Süd-Asien und im tropischen Amerika. Ähnlich dem Hakenwurm (vgl. Karte S. 376), mit dem er oft zusammen auftritt, hat man ihn auch an Orte mit adäquaten Bedingungen, so z. B. in Bergwerke mit hoher Feuchtigkeit und ausreichender Wärme, verschleppt. Die Zahl der Befallenen in der Welt wird von STOLL (1947) mit etwa 35 Millionen angenommen; davon entfallen allein auf Asien (ohne Rußland) 21 Millionen, auf Mittel- und Südamerika 8,6 und auf Afrika 3,3 Millionen.

Auch in Deutschland sind diese Würmer noch heute vereinzelt in Bergwerken zu finden (z. B. im Raum von Essen—Ruhrgebiet; PARRISIUS) und können bei mangelhafter Beachtung überhandnehmen.

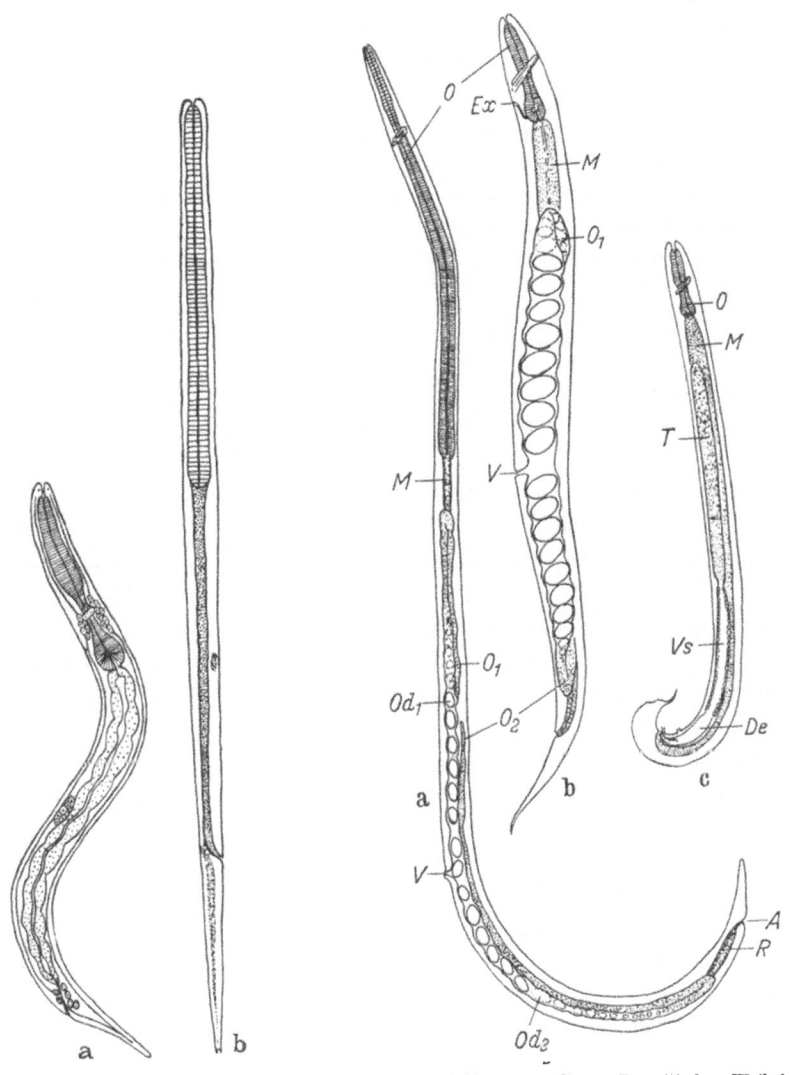

Abb. 223 a u. b. *Strongyloides stercoralis.* a Rhabditiforme Larve (310 ×). b Filariforme Larve (310 ×). (a Aus FAUST; nach LOOS; b nach FAUST 1949.)

Abb. 224a—c. *Strongyloides stercoralis.* a Parasitisches Weibchen aus dem Darm (75×). b Freilebendes Weibchen (160×). c Freilebendes Männchen (160×). *A* After; *De* Ductus ejaculatorius; *Ex* Exkretionsporus; *M* Mitteldarm; *O* Oesophagus; O_1 vorderes, O_2 hinteres Ovar; Od_1 vorderer, Od_2 hinterer Oviduct; *R* Rectum; *T* Hoden; *V* Vulva; *Vs* Samenblase. (Nach FAUST 1949.)

Morphologie und Entwicklung. Der Zwergfadenwurm zeichnet sich durch einen *Generationswechsel*, einen Wechsel zwischen einer *parthenogenetischen*, parasitischen und einer *getrenntgeschlechtlichen*, freilebenden Generation aus (Heterogonie) (vgl. Abb. 225).

Aus den Eiern entstehen zunächst immer *rhabditiforme* Larven (Abb. 223a). Diese werden im Freien entweder zu invasionsfähigen, *filariformen* Larven

(Abb. 223b) oder zur getrenntgeschlechtlichen Generation, aus deren Eiern wiederum rhabditiforme Larven schlüpfen. Diese wandeln sich in der Regel zu filariformen Larven um, doch können auch weitere getrenntgeschlechtliche Generationen aus ihnen hervorgehen. Die filariformen Larven sind die einzigen infektiösen Stadien. Ihre Weiterentwicklung zum geschlechtsreifen Wurm kann nur im Menschen (unter Umständen auch in Hund und Katze) erfolgen, in den sie percutan eindringen. Nach der Einwanderung über die Haut geht der Weg über die venösen Blutbahnen zum Herzen, über Lunge, Trachea, Oesophagus zum Dünndarm. Manchmal dringen erwachsene Weibchen schon in das Epithel der Bronchien und der Trachea ein und legen dort ihre Eier ab, die meisten jedoch erst in der Dünndarmschleimhaut (Duodenum und oberes Jejunum, unter Umständen auch Gallengang und Gallenblasenepithel); man findet die Würmer dann im Epithel der Fundusdrüsen, und die Larven schlüpfen bereits im Lumen der Fundusdrüsen aus der Eihülle.

Neben der parasitisch lebenden, parthenogenetischen Generation wird von FAUST noch eine getrenntgeschlechtliche parasitisch lebende angegeben.

Schon KREIS hatte einen von ihm als parasitisches Männchen gedeuteten Wurm beschrieben, und sein Befund wurde von FAUST bestätigt. Nach FAUST erfolgt die Begattung bereits in den Bronchien, aber auch später, je nachdem, wann männliche und weibliche Tiere zusammentreffen. Im Darm kann die Begattung jedoch nur noch so lange stattfinden, wie sich das Weibchen im Darmlumen aufhält. Ist es erst in das Darmepithel eingedrungen, so kann ihm das erwachsene Männchen nicht in das Gewebe folgen und geht dann bald zugrunde. Die Morphologie der Männchen soll im wesentlichen der der freilebenden Generation gleichen. Gegen diese Deutung der Befunde sprechen Untersuchungen von GRAHAM an *Strongyloides ratti*, der nur parthenogenetische Weibchen fand, sowie mehrere Beobachtungen von ENIGK an *S. myopotami* und *S. ransomi*. ENIGK (1952) kommt zu dem Ergebnis, „daß es parasitische rhabditiforme Geschlechtstiere von Strongyloides sowie die von FAUST (1933) beschriebenen Übergangsformen von den filariformen Larven zu rhabditiformen Geschlechtstieren *nicht* gibt" und die aufgefundenen angeblichen *Strongyloides*-Männchen sehr wahrscheinlich eingeschleppte Exemplare einer freilebenden Art (z. B. *Rhabditis hominis*) darstellen. Auch GALLIARD (1950) betont, daß er keine parasitischen Männchen auffinden konnte.

Die parasitischen *Weibchen* sind zart gebaut, etwa 2,2 mm lang und 30—75 µ breit (Abb. 224a und S. 444). Der zylindrische Oesophagus nimmt etwa ein Drittel bis zwei Fünftel des Körpers ein. Die Genitalöffnung liegt etwa auf der Grenze zwischen 2. und 3. Körperdrittel. Uterus, Oviduct und Ovarien sind paarig (O_1 und O_2; Od_1 und Od_2). Das reife Weibchen legt embryonierte Eier ab, die sich im Gewebe weiterentwickeln. Die geschlüpfte Larve gelangt in das Darmlumen und kommt — frühestens 17 Tage nach dem Befall des Wirtes — mit dem Kot ins Freie. Eier treten höchst selten in Erscheinung und dann nur bei akuter Dysenterie oder nach Anwendung von Abführmitteln.

Im Gegensatz zu *S. stercoralis* treten bei *S. fülleborni* (v. LINSTOW 1905), einem Parasiten der Affen (Schimpansen, Paviane, *Papio*, *Silenus*, *Macacus*) im geformten Stuhl Eier auf, die 50:35 µ groß sind, ähnlich den Hakenwurmeiern, aber mit stumpferen Eipolen. Sie enthalten eine wohlentwickelte, bewegliche Larve. Bei etwa 20—21° C schlüpfen die Larven in der Kot-Kohlekultur (vgl. S. 667) nach etwa 12 Std. Aus den rhabditiformen Larven entstehen vorwiegend Männchen und Weibchen, die wiederum rhabditiforme Larven bilden. Auch bei den Strongyloidesarten von Schaf, Schwein, Pferd und Sumpfbiber erscheinen nur embryonierte Eier im Kot (ENIGK 1950/51).

Die mit dem Kot ausgeschiedenen *rhabditiformen* Larven (Abb. 223a) sind durch den kräftigen, muskulösen Oesophagus ausgezeichnet. Er besteht aus drei verschiedenen Abschnitten, dem keulenförmigen Korpus, einer Einschnürung (Isthmus) und dem Bulbus mit Klappenapparat. Nach einer Häutung entsteht innerhalb von 24—30 Std bereits die geschlechtsreife Generation. Die Männchen sind etwa 0,7 mm lang und 40—50 µ breit. Sie tragen zwei Spicula; das Hinterende ist eingerollt und endet spitz (Abb. 224c).—Die freilebenden Weibchen messen etwa 1 mm bei 50—75 μ Breite. Ihre Genitalöffnung liegt etwas unterhalb der Körpermitte. Die Eier erfüllen den größten Teil des legereifen Weibchens. Aus den abgelegten und bereits embryonierten Eiern entwickeln sich innerhalb von wenigen Stunden rhabditiforme Larven, die sich dann im Boden aufhalten. Diese unterscheiden sich morphologisch nicht von den mit dem Kot ausgeschiedenen und entwickeln sich in 3—4 Tagen nach einer Häutung zu *filariformen* Larven.

Die geschlechtliche Entwicklung soll nur unter günstigen äußeren Bedingungen erfolgen, doch muß nach GALLIARD (1950/51) auch mit endogenen Ursachen, mit Stammeigentümlichkeiten der Würmer, gerechnet werden (s. S. 392).

Die *filariformen* (= strongyloiden) Larven sind etwa 550 μ lang und lebhaft beweglich. Der Kopf trägt drei Lippen um die Mundöffnung. Hinter ihm beginnt die feine transversale Ringelung. Der Oesophagus nimmt etwa ein Drittel der Körperlänge ein. Auf seiner halben Länge wird er vom Nervenring umgeben. Ein Klappenapparat, den die rhabditiformen Larven besitzen, fehlt; an der Grenze zwischen Oesophagus und Darm, die beide etwa die gleiche Länge haben, liegt ein Sphincter. Der gerade gestreckte Darm führt über ein kurzes Rectum zum Anus. Der Exkretionsporus liegt dicht hinter dem Nervenring. Auf der Hälfte des Mitteldarmes befindet sich die unpaare Geschlechtsanlage, die aus acht Zellen besteht. Der Schwanz endet stumpf mit einer charakteristischen Kerbe. Auf halbem Wege zwischen Anus und Schwanz liegt jederseits eine Papille (SCHUURMANS STEKHOVEN jr. 1929).

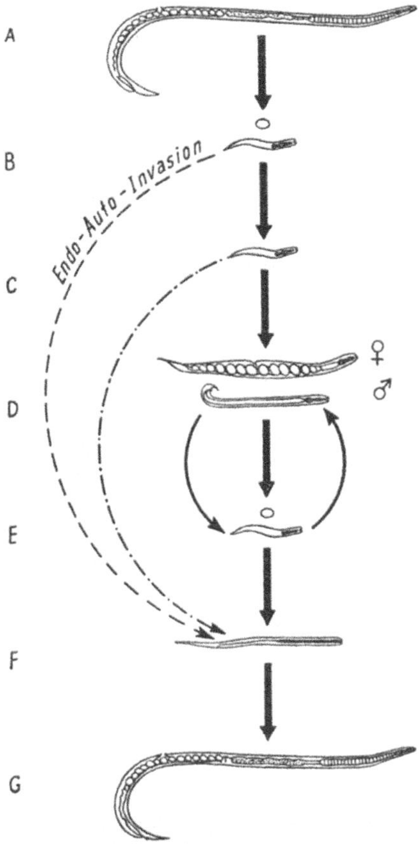

Zur weiteren Entwicklung dringen die filariformen Larven über die Haut in den Menschen ein. Bereits 1 min später findet man sie im subcutanen Gewebe. Bei dünner Haut wandern sie in jeder Stelle ein, während bei dicker Haut die Haarbälge bevorzugt werden. Sie gelangen

Abb. 225. *Strongyloides stercoralis:* Entwicklungswege. *A* Parthenogenetisches Weibchen (im Darm). *B* Ei, rhabditiforme Larve. *C* Rhabditiforme Larve (im Freien). *D* Getrenntgeschlechtliche Generation (im Freien). *E* Ei, rhabditiforme Larve (im Freien). *F* Filariforme Larve. *G* Parthenogenetisches Weibchen (im Darm).
– – – *ABFG* = Endo-Auto-Invasion;
–·–·– *ABCFG* = direkte Entwicklung;
ABCDEFG = indirekte Entwicklung (vgl. auch Text) (Original).

über den venösen Kreislauf zum Herzen und über die Lungengefäße in die Lungenalveolen, über die Bronchien aufwärts zur Trachea und über den Schlund zum Oesophagus und in den Magen-Darmkanal. Auf diesem Wege können die Weibchen bereits Eier ablegen (vgl. oben S. 390).

Neben dem beschriebenen, vollständigen, *indirekten* Entwicklungscyclus bestehen noch zwei abgekürzte Entwicklungswege (vgl. Abb. 225):

1. Direkte Entwicklung. Dabei entstehen aus den mit den Faeces abgesetzten rhabditiformen Larven im Freien innerhalb von 3—4 Tagen direkt filariforme, die percutan einwandern und zur parasitischen Generation werden. Es kann auch zu einer Autoinvasion im Bereich des Anus kommen (*Exo-Autoinvasion*).

2. Endo-Autoinvasion. Sie ist möglich, wenn rhabditiforme Larven noch innerhalb des Darmes zu filariformen Larven werden, die Mucosa direkt befallen, über die venösen Gefäße die Lungenpassage durchlaufen und sich so zu geschlechtsreifen Würmern entwickeln.

Dabei führt sie der Weg entweder über das Darmlumen in die Darmwand zurück (indirekte Endo-Autoinvasion), oder die rhabditiformen Larven verbleiben im Gewebe und wandeln sich bei ihrer Wanderung zur Leber in filariforme Larven um, die den üblichen Cyclus mit der Lungenpassage durchlaufen (direkte Endo-Autoinvasion). (NAPIER 1949.)

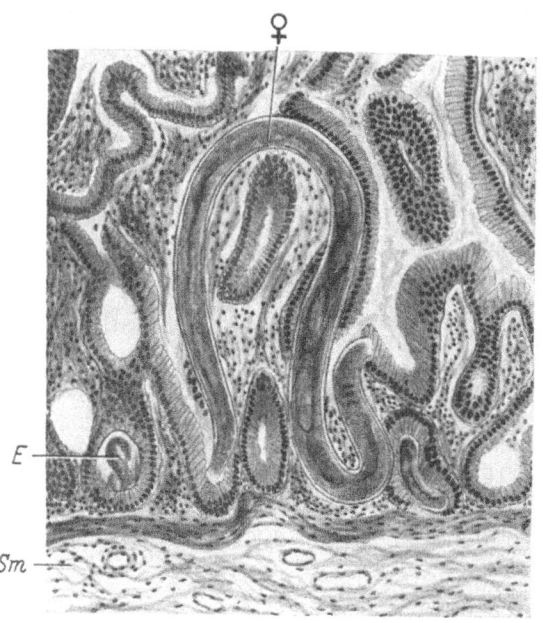

Abb. 226. *Strongyloides stercoralis.* ♀ Weibchen im Dünndarmgewebe des Menschen. *E* Embryo; *Sm* Submucosa. (Nach BRUMPT.)

Die *Bedingungen*, die den Zwergfadenwurm zum direkten oder indirekten Entwicklungsweg veranlassen, kennen wir nur mangelhaft. GALLIARD (1950/51) kommt nach systematischen vergleichenden Untersuchungen zu dem Resultat, daß anscheinend Stammeigentümlichkeiten zur Fortsetzung der Entwicklung in der einen oder anderen Weise führen; außerdem wirken sich auch Einflüsse von Seiten des Wirtes aus. Der Entwicklungsweg der ausgeschiedenen Larven wechselt dadurch zwar je nach Patient, bleibt aber doch im allgemeinen bei ein und demselben Patienten konstant. Bei 4 von 19 untersuchten Personen entwickelten sich die mit dem Kot ausgeschiedenen rhabditiformen Larven in der Kohle-Kot-Kultur (vgl. S. 667) ausschließlich direkt zu filariformen Larven, in einem Fall ausschließlich indirekt. Bei 8 Patienten herrschte die direkte, bei 4 die indirekte Entwicklung vor, und bei 3 weiteren Patienten entwickelten sich die Würmer zu gleichen Anteilen teils direkt, teils indirekt zu filariformen Larven. Übertrug GALLIARD Larven, die sich im Menschen ausschließlich *direkt* entwickelten, auf Hunde, so trat eine Änderung der Würmer in dem Sinne ein, daß die mit dem Kot der Hunde ausgeschiedenen Larven zunächst in zunehmendem Maße und bei späteren Passagen ausschließlich *indirekt* zu filariformen Larven wurden.

Reaktion des Wirtes (Pathogenese). Je nach dem Ort, an dem sich der Zwergfadenwurm gerade aufhält, muß mit recht unterschiedlicher Reaktion von seiten des Wirtes gerechnet werden. *In die Haut einwandernde filariforme Larven* können zu Hautveränderungen führen, zu Erythem, Juckreiz, Urticaria, Papeln und Ödemen, Erscheinungen, die manchmal länger als einen Monat andauern. Dadurch herbeigeführte Kratzwunden sind vielfach durch Bakterien sekundär infiziert. Von *S. stercoralis* wird auch Hautmaulwurf („creeping-eruption") berichtet (vgl. auch S. 381 und S. 630) (CAPLAN 1950). Die Larven wandern in der Haut schneller als die von *Ancylostoma braziliense* (etwa 5—10 cm je Stunde) und bilden etwa 0,3 cm breite, erythematöse Straßen, wobei sie ein rötlich-braunes Pigment zurücklassen. Es kommen auch Fälle mit breiteren Kriechspuren (etwa 1 cm) vor. Sie können fast überall am Körper auftreten, *fehlen* jedoch am Kopf und an den distalen Teilen der Extremitäten. Die bekanntgewordenen Fälle waren immer von einem intestinalen Befall mit *Strongyloides stercoralis* begleitet.

Die *Wanderung der Larven durch die Lungen* kann zu asthmaähnlichen Erscheinungen führen, die vielfach mit leichter Temperaturerhöhung und einem schleimig-eitrigen Auswurf verbunden sind. LAPTEV (1945) hat Bronchopneumonie beobachtet.

Haben die Würmer den *Darm* erreicht, so treten die verschiedensten Beschwerden auf. Durchfallartige, selten blutige Stühle, verbunden mit Leibschmerzen, sind häufig. Damit kann abendliches Fieber einhergehen. Andere Patienten leiden unter hartnäckigen Verstopfungen, oft verbunden mit Tenesmen, an Gallenblasenentzündung; anscheinend können auch Nierenschmerzen als Folge eines Strongyloidesbefalls auftreten.

Das *vorherrschende klinische Bild* besteht in der Darmstörung mit einer Tendenz zum chronischen Verlauf.

Die genaue Lokalisation des Zwergfadenwurmes im Dünndarm sowie die dabei auftretenden Gewebsveränderungen ließ die Autopsie eines Negers erkennen, der, mit *Strongyloides* behaftet, bereits 40 min nach seinem Tode untersucht wurde (HARTZ 1946).

Die *erwachsenen* Würmer saßen in der Wand des Duodenums und Jejunums. Sie hielten sich innerhalb der Zotten (Stroma) und in den Räumen zwischen den Zotten, seltener in der Tiefe der LIEBERKÜHNschen Drüsen, auf. Das Gewebe zeigte keine erhebliche Reaktion. Diese beschränkte sich auf eine geringe Anzahl eosinophiler Zellen. — *Eier* und *junge Larven* hielten sich im Epithel der LIEBERKÜHNschen Krypten und Zotten auf, niemals im Stroma. Sie wurden von einer epithelialen Scheide umgeben. *Ältere Larven* verlassen anscheinend das Epithel und suchen die LIEBERKÜHNschen Krypten sowie das Lumen des Duodenums auf. In den Krypten oder an der Spitze der Zotten entstehen erhebliche Entzündungen, wobei gelegentlich Nekrosen der Zottenspitzen eintreten. Bis auf wenige mikroskopisch kleine Geschwüre fehlten im Darmgewebe Ulcerationen. Desquamation des Darmepithels war nicht festzustellen.

Im Colon war die Oberfläche des Epithels mit Ausnahme von wenigen kleinen Geschwüren praktisch unbeschädigt. Die Larven wurden hier meist zu filariformen Stadien und drangen über die LIEBERKÜHNschen Krypten in die Mucosa ein. Diese Larven stammten wahrscheinlich aus dem Dünndarm. Im Colon enthielt die Mucosa dichte Infiltrationen aus Plasmazellen und Eosinophilen. In den tieferen Lagen dieses Darmteiles befanden sich oft viele Larven und zahlreiche Riesenzellen. Die Würmer waren häufig von Histiocyten umgeben oder lagen in kleinen Abscessen, vielfach auch ohne jede Reaktion zusammen mit wenigen eosinophilen Zellen. Die Lymphgefäße der Submucosa des Colon waren erweitert, und viele enthielten große und kleine Lymphocyten, degenerierte Neutrophile oder Eosinophile und Erythrocyten. Im Bindegewebe der Submucosa lagen um geschädigte Larven eosinophile Granulome, die sich aus Histiocyten, Riesenzellen, Lymphocyten, Plasmazellen und besonders zahlreichen eosinophilen Zellen zusammensetzten. Überall dort, wo viele Larven lagen, fanden sich auch eosinophile Granulome (Submucosa, Muscularis, subseröses und intramuskuläres Bindegewebe, Mesocolon, Mesosigmoid). Über die Serosa hinaus befanden sich Larven auch im Mesenterium des Colon und Sigmoid, sowie direkt unter der Leberkapsel und sogar im Leberparenchym. Bemerkenswert ist, daß der in Frage stehende Patient keine auffallenden funktionellen Störungen erkennen ließ.

Immunbiologie. Beim Menschen ist eine erworbene Immunität trotz langjährigen Befalls einzelner Individuen nicht beobachtet worden. Im Serum von Strongyloides-Befallenen werden aber anscheinend rhabditiforme Larven — im Gegensatz zu filariformen — innerhalb von 24—28 Std (bei 27° C) abgetötet. — Erwähnenswert ist die recht ausgeprägte Wirtsspezifität; denn *S. stercoralis* entwickelt sich außer im Menschen noch in Hunden, Füchsen und Katzen, doch werden diese nur schwach und vorübergehend befallen. Dagegen gehen die Strongyloidesarten der großen Haustiere leicht auf Nagetiere über, jedoch nicht auf Carnivoren. Bei der Beurteilung der Wirtsspezifität der Strongyloidesarten kommt jedoch hinzu, daß die Frage der Artselbständigkeit noch nicht

bei allen Vertretern der Gattung restlos geklärt ist (vgl. dazu Versuche von
ENIGK 1950/51).

Experimentelle Erfahrungen liegen mit *S. ratti* vor. Diese Art, die nur Ratten und Meerschweinchen befällt, entwickelt sich vorwiegend in jungen Tieren, während alte Ratten,
vielleicht infolge besonders guter Antikörperbildung, eine gewisse Altersresistenz erkennen
lassen.

Erstinfektionen mit *S. ratti* führen bei Ratten zu einer Resistenz gegenüber Reinfektionen.
Diese tritt innerhalb etwa eines Monats auf. Nach dieser Zeit werden auch die Würmer
der Erstinfektion ausgestoßen (SHELDON 1937).

Filariforme Larven werden in vitro durch ein Immunserum agglutiniert. Dringen sie
in die Haut eines immunisierten Tieres ein, so rufen sie eine heftige lokale Reaktion hervor.
Die Immunkörper lassen sich passiv mit dem Serum auf normale Ratten übertragen. Sie
können durch Vaccination mit abgetöteten Larven erzeugt werden (aus CULBERTSON 1941).

Epidemiologie. Der Mensch erwirbt den Zwergfadenwurm durch percutane
Einwanderung der filariformen Larven. Unter Umständen können diese auch
mit aufgenommenem Wasser über die Mundschleimhaut eindringen.

Notwendige Voraussetzung für eine Infektion ist eine Mindesttemperatur
von 15⁰ C, unterhalb derer keine Entwicklung der rhabditiformen Larven zum
filariformen Stadium erfolgt. Die günstigsten Temperaturen liegen zwischen
23 und 30⁰ C (vgl. geographische Verbreitung S. 388). Die von *S. stercoralis*
geforderten klimatischen Bedingungen entsprechen weitgehend denen von *A. duodenale* (s. S. 383), doch sind die filariformen *Strongyloides*-Larven gegenüber
wechselnden und ungünstigen Umweltsbedingungen weit empfindlicher als die
Hakenwurmlarven, die durch eine Scheide besser geschützt sind. Bei ausreichender Feuchtigkeit und Wärme können sie jedoch 3—4 Wochen am Leben
bleiben. Bei sorgfältiger systematischer Beseitigung der Faeces wird die Gefährdung der Umgebung eines Wurmträgers ausgeschlossen. Da diese Forderung
z. B. in den Bergwerken (vgl. S. 384) nicht immer erfüllt wird, kommt es dort
gelegentlich zu Neuinfektionen.

Wegen der möglichen Autoinvasion (Exo- und Endo-Autoinvasion) kann
trotz sorgfältigster Beachtung aller hygienischer Maßnahmen eine Infektion
über Jahre hinaus bestehenbleiben. Dadurch werden solche Wurmträger zu
einer ständigen Gefahr für ihre Umgebung.

Von ENIGK (1951/52) wurde beim Schwein sowie beim Sumpfbiber intrauteriner Befall
des Fetus durch *S. ransomi* und *S. myopotami* festgestellt. Dabei kann es beim Schwein
sogar zu pränataler Invasion kommen, ohne daß das Muttertier Ausscheider von Strongy-
loideseiern wird. Dieses Verhalten wird durch die Altersimmunität beim Schwein bedingt
(vgl. auch S. 39). Die gleiche Beobachtung machte SANDGROUND (1928) bei Hunden und
Katzen, die experimentell percutan von *S. stercoralis* befallen wurden.

Mikroskopische Diagnose. Der Nachweis von *Strongyloides*-Larven (rhabditiforme) gelingt durch Untersuchung eines Nativpräparates bei schwacher mikroskopischer Vergrößerung (etwa 100:1). Die Larven lassen sich leicht durch
ihre lebhafte Bewegung erkennen (vgl. Abb. 223a). Eine Verwechslung mit
anderen Wurmarten ist praktisch ausgeschlossen, da ähnliche Larven nur als
sekundäre Verunreinigungen auftreten könnten.

Anreicherungsverfahren. Hängt man eine Kotprobe in einem Stoffbeutel in ein Spitzglas mit etwa 45⁰ warmem Wasser, so wandern die adulten
Zwergfadenwürmer sowie die Larven ins Wasser und sinken zu Boden, wo sie sich
unter Umständen in großen Mengen ansammeln und abpipettiert werden können.

Bei sehr schwachem Befall läßt sich der Nachweis von *Strongyloides* durch
Weiterentwicklung und Vermehrung in einer Kohle-Kotkultur bei etwa 28⁰ C
(vgl. S. 667) wesentlich erleichtern.

Nach etwa 1 Tag sind die rhabditiformen Larven zu geschlechtsreifen Männchen und Weibchen herangewachsen und nach einem weiteren Tag liegt eine

neue Generation rhabditiformer Larven vor. Bei dieser Methode ist jedoch Vorsicht geboten, da einige Larven sofort filariform und invasionsfähig werden können (vgl. S. 391). Einen gewissen Schutz vor Laboratoriumsinfektion bietet die Trichterkultur von FÜLLEBORN in der Abwandlung nach ERHARDT (vgl. Abb. 411, S. 666).

Chemotherapie. Die Beseitigung eines *Strongyloides*-Befalls mit Hilfe von Medikamenten ist bis auf den heutigen Tag ganz besonders schwierig geblieben. Als wirksamstes Mittel wird Gentianaviolett empfohlen, das peroral (Erwachsene 60 mg, 3mal täglich 16 Tage lang) in dünndarmlöslichen Kapseln gegeben (Kinder 10 mg je Lebensjahr), in hartnäckigen Fällen auch mittels einer Duodenalsonde (25 cm^3 einer 1%igen Lösung) an die Würmer herangebracht wird oder sogar intravenös verabreicht werden soll (nach FAUST). Es gelingt jedoch keineswegs in jedem Falle, auf diese Weise eine Infektion zu beseitigen.

6. Ascarididae.

Ascaris lumbricoides L. 1758 (= A. lumbricoides hominis).

Der Spulwurm des Menschen.

Der Spulwurm, *Ascaris lumbricoides* L., gehört mit seiner Länge bis zu 40 cm im weiblichen Geschlecht zu den größten und bekanntesten Nematodenarten. Da er gelegentlich beim Stuhlgang ans Tageslicht kommt, fiel er schon den Menschen in frühgeschichtlicher Zeit auf.

(Über die beim Menschen beobachteten Spulwürmer von Tieren vgl. MENDHEIM, SCHEID und SCHMIDT 1951/52.)

Historisches. Man findet bereits Beschreibungen des Spulwurms in den meisten medizinischen Schriften des Altertums. Bemerkenswert sind recht genaue Beobachtungen, die von HIPPOKRATES aufgezeichnet wurden. Er teilt unter anderem mit, daß der Spulwurm bereits bei Säuglingen auftreten kann, eine Feststellung, die in der Tat als Folge einer diaplacentarintrauterinen Invasion später bestätigt wurde.
Der Name *Ascaris* wird vom orientalischen Wortstamm „aska" abgeleitet und bedeutet soviel wie Eingeweidewurm. — Obgleich der Spulwurm seit den ältesten Zeiten bekannt ist, entdeckte erst STEWART im Jahre 1916 bei Versuchen an Mäusen und Ratten den *Wanderungsweg der Larven* im Wirt (sog. Lungenpassage). Nach ergänzenden Untersuchungen am Schweinespulwurm durch RANSOM und FOSTER bestätigten die Japaner KOINO und KOINO (1922) in heroischen Selbstversuchen den gleichen Invasionsweg für den menschlichen Spulwurm durch Nachweis der Larven im Sputum.

Geographische Verbreitung. Die *Verbreitung* der Spulwürmer ist *kosmopolitisch*, d. h. grundsätzlich muß in allen Teilen der Erde mit Spulwurmbefall gerechnet werden. Die Zahl der Spulwurmträger in der Welt wird von STOLL (1947) mit 644 Millionen, d. h. auf ein Viertel der gesamten Erdbevölkerung, geschätzt.

Eine gewisse Begrenzung erfährt die Spulwurmverbreitung im Norden. SCHLIEPER (1952) weist darauf hin, daß der Spulwurm in Europa nördlich des 60. Breitengrades und nördlich der 15° C-Juli-Isotherme mindestens recht selten gefunden wird. Es erscheint auch fraglich, ob die Sommertemperaturen in Island und in den nördlichen Teilen Skandinaviens immer ausreichen, um Spulwurmeier im Erdboden ausreifen zu lassen. Ferner werden in diesen Ländern die Wintertemperaturen vielfach so tief sein, daß etwa im Boden vorhandene Spulwurmeier abgetötet werden. Eine Ausnahme macht das nördliche europäische Rußland (vgl. auch *Epidemiologie*, S. 404 ff).

Auch in Deutschland ist der Spulwurm immer noch relativ häufig. Es gibt Gegenden, wie die um Darmstadt, mit einer fast sprichwörtlich hohen Spulwurmverseuchung (bis zu 90%), während andere Gebiete arm an Spulwürmern sind (Berlin 2%, Würzburg 1%). Die Momente, die zu einem erhöhten Spulwurmbefall führen, stehen in enger Beziehung zur jeweiligen Art der Abwasserbeseitigung (vgl. S. 406) und den bestehenden hygienischen Verhältnissen.

In Deutschland ist er offenbar in der Zeit nach dem zweiten Weltkrieg örtlich zum Teil häufiger geworden. So hatte er sich unter den Heidelberger Schulkindern im Alter von 10—15 Jahren im Jahre 1947 gegenüber 1941 verdoppelt (von 11 auf 22%; BADER). Ähnliche Verhältnisse ergeben sich bei einem Vergleich zwischen einer deutschen und einer osteuropäischen Bevölkerung. ERHARDT untersuchte auf dem Balkan deutsche Soldaten (2,9%) neben Turkestanen (22,17%) und Armeniern (53,6%). — Häufiger als Erwachsene sind im allgemeinen Kinder von Spulwürmern befallen (vgl. auch bei SCHLIEPER 1952).

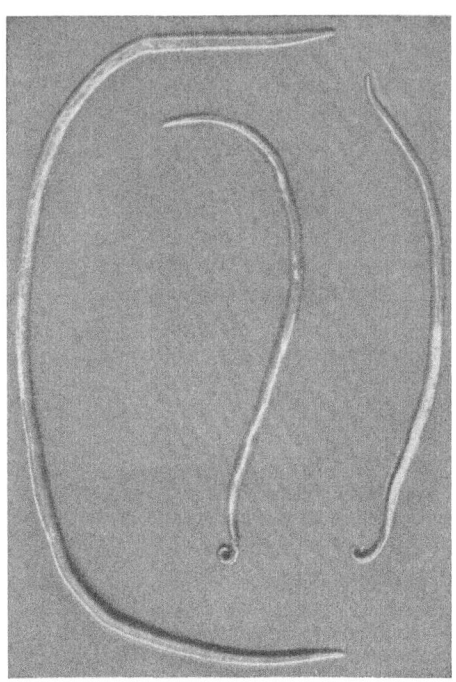

Morphologie und Entwicklung. Der Spulwurm des Menschen (Abb. 227) mißt als geschlechtsreifes Tier etwa 14—25 cm beim Männchen, 20—40 cm beim Weibchen. Seine durchschnittliche Größe innerhalb einer Population hängt in gewissen Grenzen von der Zahl der zusammen lebenden Würmer ab. Der Körper ist im mittleren Teil etwa bleistiftdick, drehrund und läuft an beiden Enden spitz zu. Die Mundöffnung wird von einer dorsalen und zwei ventrolateralen Lippen umgeben. Das Hinterende des Männchens ist ventral eingerollt und trägt zwei kleine, etwa 2 mm lange, stabförmige Spicula, die jedoch nur ausgestülpt gut erkennbar sind. Das Hinterende des Weibchens ist gestreckt. Die Vulva liegt ventral, etwa an der Grenze zwischen vorderem und mittlerem Körperdrittel; dieser Bereich ist durch eine leichte Einschnürung gekennzeichnet (vgl. Schema S. 444). Makroskopisch gut erkennbar sind die Seitenlinien, in denen die Exkretionsorgane liegen.

Abb. 227. *Ascaris lumbricoides.* Erwachsene Exemplare. Links Weibchen; rechts zwei Männchen. Man beachte das eingerollte Schwanzende der Männchen (etwa ¹/₂ nat. Größe). (Nach SZIDAT und WIGAND.)

Die *Eier* des Spulwurms treten in den Faeces des Wirtes auf und sind frisch abgelegt nicht invasionsfähig. Ein Weibchen legt viele Millionen Eier ab (64 Millionen nach R. HERTWIG), täglich etwa 200000. Daher wird ein Spulwurmbefall bei sorgfältiger Stuhluntersuchung meist ohne Anreicherung leicht erkannt (vgl. S. 406).

Die Gestalt der Eier (etwa 60:45 µ) wechselt je nach ihrem Zustand (Abb. 228): *befruchtet* sind sie eiförmig, braun gefärbt und außen von einer grob skulpturierten Eiweißhülle umgeben; eine innere, farblose Hülle umschließt im frisch abgelegten Ei die eigentliche Eizelle. Durch äußere Einwirkung kann die Eiweißhülle verlorengehen (Abb. 228 c). Von der typischen Gestalt weicht das *unbefruchtete* Ei erheblich ab, das gelegentlich, jedoch stets bei Befall mit nur einem einzigen Weibchen, auftritt und sich durch seine besondere Länge (75—85 µ) auszeichnet.

Nach 10—14 Tagen (in Abhängigkeit von der Außentemperatur; vgl. S. 405) entwickelt sich im Ei die invasionsfähige Larve. Sie liegt dann wie aufgeknäuelt in der Eihülle. Die Größe der jüngsten Larvenstadien liegt bei 260:13 µ. Der Oesophagus der invasionsfähigen Larve nimmt etwa ein Drittel des gesamten Darmtractus ein. Er setzt sich deutlich vom Mitteldarm ab, der zunächst noch mit Reservestoffen (Fett, Glykogen) erfüllt ist. Der kurze Enddarm mündet ventral. Nach dem Schlüpfen aus der Eihülle findet bald die erste Häutung statt — also bereits im Darm (Jejunum oder Coecum) des Wirtes. Im Ei selbst findet diese Häutung — nach BECKER — nur statt, wenn die Larven schon 4—6 Monate im Ei lagen, also zu einer Zeit, wo ein großer Teil der Eier nicht mehr voll lebensfähig ist. — Im Laufe der Wanderung durch die Organe des Wirtes (vgl. unten) nimmt die Länge der Larven nur wenig zu. Sie lassen aber bald die Gonadenanlage erkennen, die an der Grenze zwischen zweitem und letztem Körperdrittel auftritt. Zur Zeit der Organpassage — vorwiegend in

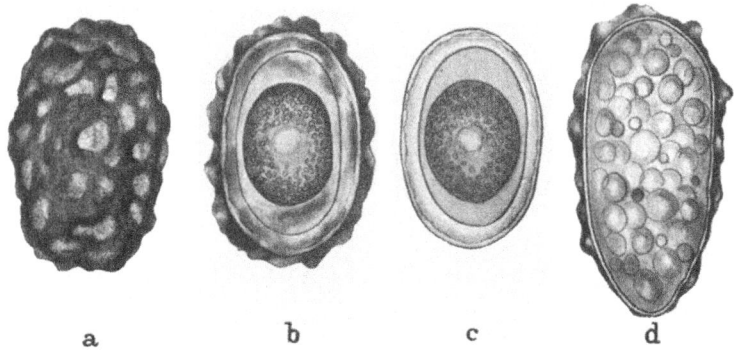

a   b   c   d

Abb. 228 a—d. *Ascaris lumbricoides.* Eier. a Aufsicht; b optischer Querschnitt; c hüllenloses Ei; d unbefruchtetes Ei (450×).

der Lunge — findet eine zweite (und dritte?) Häutung statt. Zu dieser Zeit haben die Larven eine Länge von 1,2—1,5 mm erreicht. Das Verhältnis der Oesophaguslänge zur Länge des Darmkanals beträgt etwa 1:6; die Gonadenanlage streckt sich. Die vierte (letzte) Häutung erfolgt wohl erst im Dünndarm, dem Ort der geschlechtlichen Reifung.

Morphologisch identisch mit dem Spulwurm des Menschen ist der Schweinespulwurm (*Ascaris lumbricoides suis*). Er wird aber nur im „richtigen Wirt", dem Schwein, geschlechtsreif. Im „falschen" Wirt, z. B. im Menschen, macht er zwar die Wanderung ganz oder zum Teil durch, geht aber danach zugrunde. Das gleiche Schicksal erleben beide Formen in Nagetieren, bei denen die Wanderungswege experimentell geklärt wurden. Die beiden Formen werden als Unterarten angesehen (*A. l. hominis* und *A. l. suis*).

Der Wanderungsweg des Spulwurms führt nach dem Schlüpfen der Larve aus der Eihülle von der Dünndarmwand über das Pfortadersystem zur Leber und wieder auf dem Blutwege zum rechten Herzen. Von hier aus geht der Weg über die *Arteria pulmonalis* zur Lunge. In dem Capillarnetz der Alveolen bleibt die Larve gleichsam stecken, bohrt sich dann in die Lungenbläschen und gelangt über Bronchioli, Bronchien und Trachea in den Schlund (*Lungenpassage*). Hier wird sie wieder abgeschluckt und kommt erneut in den Magen-Darmkanal. Im Dünndarm (Jejunum) setzt sie sich fest und wird nach insgesamt $1^1/_2$—$2^1/_2$ Monaten geschlechtsreif.

Die Wanderungswege der Spulwurmlarven wurden von STEWART (1916) in Ratten und Mäusen studiert, nachdem FÜLLEBORN (1911) bereits eine Larvenwanderung im Wirtsorganismus vermutet hatte. Die von STEWART an Versuchstieren gewonnenen Ergebnisse wurden durch die Selbstversuche der Gebrüder KOINO sowie von VOGEL und MINNING auch für den Menschen bestätigt. Dadurch wurde erwiesen, daß die Wanderung der Larven für die Entwicklung des Spulwurms *notwendig* ist.

Die frei gewordenen Larven dringen vom Darm aus in die Pfortaderwurzel ein und gelangen mit dem Blutstrom in die Leber (Abb. 229). Dort findet man sie schon nach 24 Std, aber auch noch nach 8—10 Tagen. Von der Leber kommen sie wieder mit dem Blutstrom in das Herz. Nach insgesamt 4 Tagen sind sie über die Lungenarterien bereits in die Lungencapillaren gedrungen, durchbohren die Capillarwand und gelangen so in die Alveolen. Dabei entstehen kleine Blutungen, die die Alveolen erfüllen und die Larven vorübergehend festhalten, weil sie die verstopften Bronchioli nicht passieren können (Abb. 232). Zu diesem Zeitpunkt treten eosinophile Lungeninfiltrate auf (vgl. S. 399). (Die Lunge erreichen auch *die* Larven, die vom Dünndarm *über das Lymphsystem* weitertransportiert werden. Gelegentlich sollen Larven nach der Durchbohrung der Darmwand auch direkt über die Leibeshöhle

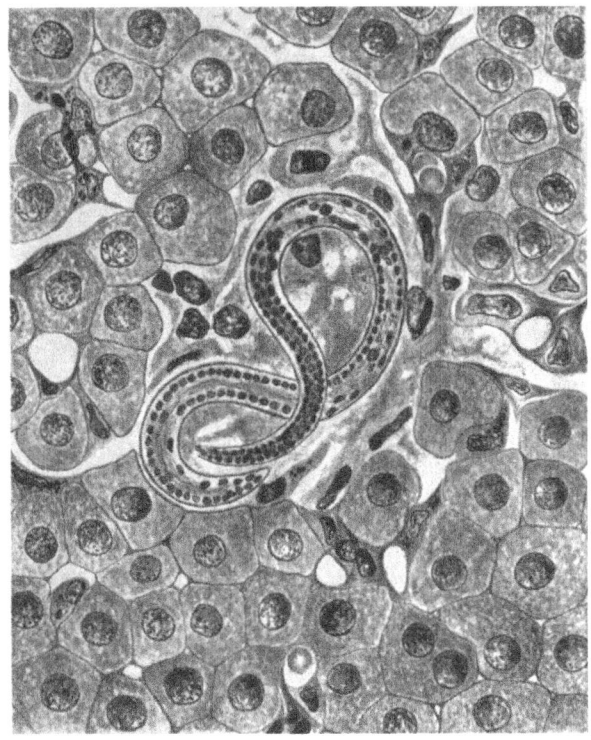

Abb. 229. *Ascaris lumbricoides*. Larve in der Leber. (Präparat Tropeninstitut Hamburg.) (Original.)

in die Leber einwandern.) Nach weiteren 4—5 Tagen werden die auf etwa 1,3—1,8 mm herangewachsenen *Ascaris*-Larven durch das Flimmerepithel der Luftwege tracheaaufwärts aus der Lunge in den Schlund geführt und gelangen in der Regel mit dem Speichel erneut in den Magen-Darmkanal. 8—10 Tage nach der Invasion können sie bereits wieder im Darm sein, meist jedoch erst nach 20—23 Tagen. Nach 6—8 Wochen werden sie geschlechtsreif. Die *Lebensdauer* der Spulwürmer wird im allgemeinen auf 1 Jahr geschätzt, doch werden auch mehrere Jahre angenommen; Beweise dafür liegen nicht vor.

Die Lungenpassage ist offenbar ein für die Ascariden wichtiger Entwicklungsabschnitt, in dem erhebliche Wachstumsprozesse vor sich gehen. FÜLLEBORN vertritt daher die Auffassung, daß in einem früheren Abschnitt der phylogenetischen Entwicklung der Ascariden für die Haftung der Invasion im Menschen ein Zwischenwirt notwendig gewesen sein müsse. Im Laufe der Zeit sei aber der Aufenthalt im Zwischenwirt durch den in der Lunge ersetzt worden. Ohne die Wanderung über die Lunge ist den Larven die Weiterentwicklung und Ansiedlung auch im Darm des adäquaten Wirtes nicht möglich.

Gelangen die *Ascaris*-Larven bei der Lungenpassage nicht in die Alveolen, sondern in die Lungenvene und damit ins linke Herz, so geraten sie in den großen Körperkreislauf und über die Arterien theoretisch in alle Organe. Dadurch findet man Larven — als Irrläufer — unter anderem auch in Niere und Gehirn. So gelangen sie auch intrauterin über die Placenta, die sie aktiv durchwandern, in den Fetus. Hierdurch erklärt sich die Tatsache, daß gelegentlich Säuglinge im Alter von wenigen Wochen bereits Spulwürmer beherbergen können. Ihr endgültiger Sitz ist das Jejunum.

Bei Hunden ist die vorgeburtliche Invasion mit der nahe verwandten Art *Toxocara canis* WERNER 1782 sogar recht häufig [auch mit dem Hakenwurm *Ancylostoma caninum* (FÜLLEBORN 1921) YUTUC 1949]. Nach AUGUSTIN (1927) sollen die *Toxocara*-Larven geradezu eine Vorliebe für das Fetalgewebe zeigen. Es muß damit nicht einmal ein Darmbefall des Muttertieres einhergehen, weil die wandernden Larven im erwachsenen Tiere infolge der Altersimmunität nicht immer zur Geschlechtsreife gelangen.

Reaktion des Wirtes (Pathogenese). Ein Spulwurmbefall kann den von ihm betroffenen Wirt 1. auf der Wanderung der Larven durch die Organe, 2. durch die Anwesenheit der geschlechtsreifen Würmer im Darm beeinträchtigen. Die Wanderung der *Larven* führt bei geringem Befall im allgemeinen noch nicht zu erheblichen Störungen des Wirtes. Die Leber zeigt entweder keine erkennbare Reaktion auf dem Durchgang der Larven (Abb. 229), oder diese werden vom Bindegewebe eingeschlossen. Bei starkem Befall kann die Leber dann ein weißliches Aussehen annehmen und oberflächlich wie gesprenkelt erscheinen. Ernsthafte Schäden treten zuweilen in der Lunge auf. KOINO (1922) zeigte im Selbstversuch, daß sich nach der Aufnahme von 2000 Eiern eine sehr schwere Pneumonie entwickeln kann (Meerschweinchen können nach Verabreichung großer Eimengen sogar sterben; vgl. auch Abb. 232).

Schon WILD und LÖRTSCHA vermuteten hinter den röntgenologisch nachweisbaren, flüchtigen eosinophilen Lungeninfiltraten ein Zeichen für die *Ascaris*-Larvenwanderung. Von R. W. MÜLLER (1938, 1949) konnte dann dieses Krankheitsbild im Selbstversuch durch Aufnahme von Ascariseiern erzeugt werden (Abb. 230). Das Ergebnis von R. W. MÜLLER wurde durch H. VOGEL und W. MINNING (1942) bestätigt (vgl. auch FRANK und PAUL 1952). Die flüchtigen Infiltrate ließen sich bereits durch Aufnahme von 6—45 Eiern erzeugen. Ähnliche Reaktionen erzeugen die ebenfalls wandernden *Ancylostoma*- und *Strongyloides*-Larven (vgl. S. 382). Nach VOGEL und MINNING ist für die Entstehung des flüchtigen eosinophilen Lungeninfiltrats die Lungenpassage der Spulwurmlarve wenigstens für Mitteleuropa „bisher das einzige ätiologische Moment, das experimentell bewiesen worden ist".

Nach R. W. MÜLLER ist das flüchtige eosinophile Lungeninfiltrat nicht nur Ausdruck der Lungenpassage der *Ascaris*-Larven, sondern auch als ein spezifischer Abwehrversuch des Körpers mit Hilfe einer Antigen-Antikörperreaktion im Anschlusse an mehrere Vorinfektionen zu deuten. Bei einer im wesentlichen wurmfreien, jedoch in eine stark verwurmte Gegend verpflanzten Bevölkerung sind die eosinophilen Infiltrate durchschnittlich schwerer und häufiger, verglichen mit der von Jugend auf weitgehend verwurmten einheimischen Bevölkerung. „In Analogie zu gewissen Tierversuchen ist anzunehmen, daß sich durch die Vorinfektionen hyperergische Reaktionen in der Lunge abspielen, die eine gewisse Immunität herbeiführen."

Es ist wahrscheinlich, daß die vorstehende Deutung der Lungenerscheinungen beim *Menschen* von R. W. MÜLLER zutreffend ist. Im *Tierversuch* hat jedoch G. BECKER (1951) zeigen können, daß eine Eosinophilie auch bei jeder *Erst*infektion stattfindet. Sie deutet diese Reaktion als „toxische Eosinophilie", die mit einer Lymphopenie bei gleichzeitiger Leukocytose einhergeht. Die Blutungen in der Lunge entstehen durch die mechanischen Verletzungen beim Durchbohren der Alveolenwände.

Sorgfältige Untersuchungen der Veränderungen an Leber und Lunge führte G. BECKER an Versuchstieren durch. In den frühesten Invasionsstadien zeigten sich auf der *Leber*-oberfläche häufig zahlreiche verwaschene Fleckenbildungen und Blutungsstellen. Nach etwa 1 Woche entstanden in der Leber bei einem Teil der Mäuse und Meerschweinchen tuberkelähnliche Gebilde, die sich im Quetschpräparat als eine vom Wirtsgewebe gebildete

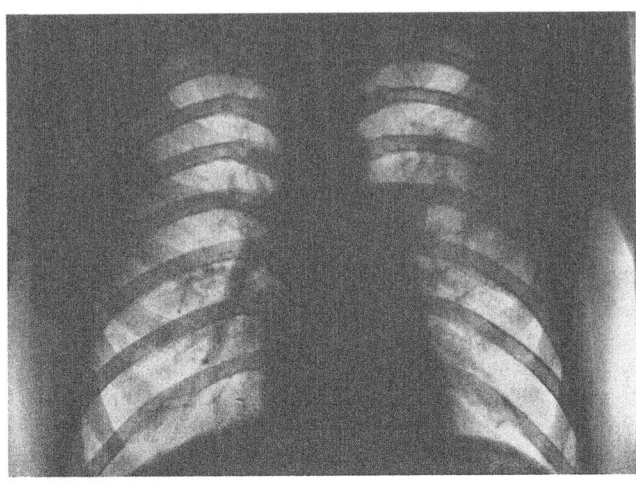

a

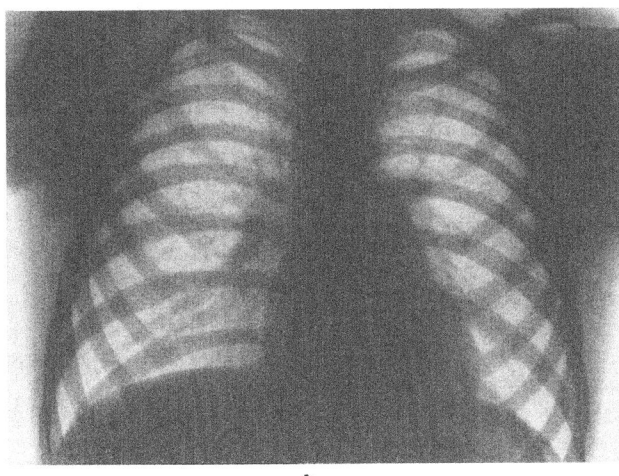

b

Abb. 230 a u. b. *Ascaris lumbricoides.* a Röntgenaufnahme eines eosinophilen Lungeninfiltrates als Folge der Larvenwanderung. b Aufnahme einer normalen Lunge. (a Nach R. W. MÜLLER; b nach JANKER.)

Kapsel um teils noch lebende, teils bereits abgestorbene Larven erwiesen. Die Knötchen-bildungen traten auch schon bei Erstbefall auf. Sie sind also nicht Ausdruck eines allergischen Zustandes.

Am stärksten waren die *Lungen* der Meerschweinchen verändert. Es traten mehr oder weniger ausgebreitete Blutungen auf, in deren Umgebung sich heller verfärbte Zonen be-fanden, so daß die Oberfläche an den betreffenden Stellen wie marmoriert erschien (Abb. 232). Mitunter waren sie einseitig oder beiderseitig lokalisiert, in anderen Fällen über die rechte und linke Lunge diffus verteilt, wobei vorwiegend die Unterlappen betroffen waren. Ihr Auftreten wurde vom 4. Tage an festgestellt und ihr Abklingen im allgemeinen nach 2 bis 3 Wochen.

In den *Nieren* trat bei einigen Versuchstieren lediglich eine rötliche Tüpfelung im Rinden-gewebe auf.

Es bleibt natürlich offen, wie weit sich die experimentell am Meerschweinchen, einem inadäquaten Wirt, erhobenen Befunde auf den Menschen übertragen lassen; es ist jedoch der zeitliche Ablauf der Larvenwanderung in Mensch und Tier der gleiche.

Die *geschlechtsreifen Würmer* stören den Wirt je nach seiner individuellen Empfindlichkeit. Mit der Stärke des Ascaridenbefalles nimmt im allgemeinen auch die Häufigkeit der durch den Spulwurm verursachten Komplikationen zu. Durch Massenbefall kann ein mechanischer Darmverschluß (*Ileus vermi-*

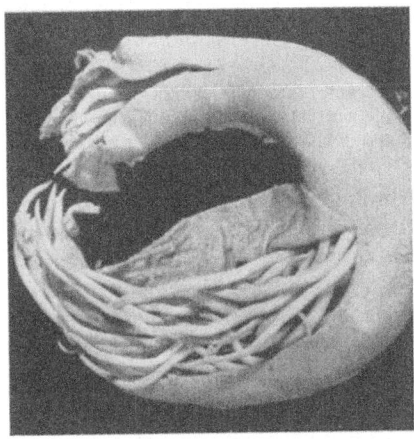

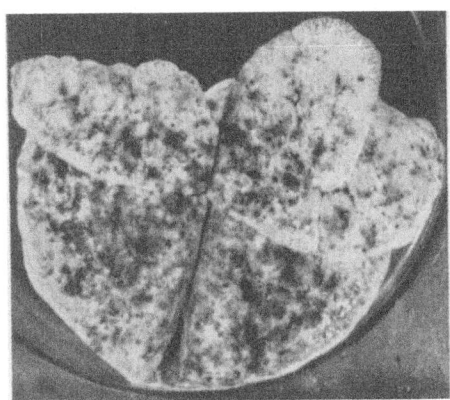

Abb. 231. *Parascaris egnorum.* Pferdespulwürmer aus Dünndarm des Pferdes. (Nach einem Filmbild der Hoechster Farbwerk).)

Abb. 232. *Ascaris lumbricoides.* Lunge eines Meer-schweinchens, experimentell infiziert. Umfangreiche hämorrhagische Infiltrate. (Nach G. BECKER 1951.)

nosus) eintreten (über 1000 Würmer erfüllten z. B. ein Dünndarmstück von 1 m Länge, ZYLKA 1947) (vgl. auch Abb. 231). Andererseits vermögen bereits einzelne Würmer zum gleichen Resultat zu führen.

SCHNEIDRZIK (1949) beschrieb z. B. zwei Fälle, in denen *ein einziger Spulwurm* einen chirurgischen Eingriff notwendig machte. In dem einen Falle hatte der *Ascaris* zu einem Spasmus geführt, dem eine allmähliche Lähmung des Darmes folgte. Während der Operation war keine Darmperistaltik zu beobachten. Nach Entfernung des Wurmes schwanden die Störungen. In dem zweiten Falle war durch den Spulwurm eine Magenperforation vor-getäuscht worden. Der Leib war außerordentlich druckempfindlich, und die leiseste Be-rührung führte zu heftigen Schmerzen. Anatomisch wurden am Magen-Darmkanal nicht die geringsten Veränderungen festgestellt.

In wenigstens 40% der Fälle gelingt es, die Würmer im Röntgenbild dar-zustellen. Man findet sie oft wie gebündelt in paralleler Lage, vielfach auch S-förmig wie zwischen den Darmwänden eingestemmt.

Ganz unerwartete Schädigungen durch Spulwürmer können durch *ungewöhn-liche Ansiedlung* bzw. *Wanderungen* der geschlechtsreifen Tiere auftreten. Sie gelangen dann aus dem *Jejunum* ins *Duodenum* und entweder durch den *Ductus choledochus* bis in die Leber oder sogar in den Magen und können dann erbrochen werden. Sie vermögen wahrscheinlich die geschädigte, angeblich sogar die gesunde Darmwand zu durchbrechen und gelangen so auch in die Bauchhöhle[1].

---

[1] Von ERHARDT (1949/50) wurde ein Fall von Darmperforation durch Spulwürmer (*Toxocara cati*) bei der Katze beobachtet. Die Durchbruchstelle lag etwa 2,5 cm unterhalb des Pylorus, also in unmittelbarer Nähe der Gekröseanheftungsstelle. Diese wird nach O. WAGNER von Darmparasiten als Durchbruchsort bevorzugt.

Schließlich sind sie ganz ausnahmsweise auch in den zugänglichen Höhlungen des Kopfes gefunden worden (Nase, Tränen- und Nasenkanal, Tuba Eustachii, Mittelohr, äußerer Gehörgang).

Neben den lokalisierten, durch die Anwesenheit der Spulwürmer unmittelbar entstehenden Störungen treten häufig gleichzeitig unspezifische Krankheitserscheinungen auf, die als Folge einer „Intoxikation" durch die Stoffwechselprodukte der Würmer angesehen werden müssen. Sie führen unter anderem auch zu Spasmen und damit unter Umständen zu dem bereits erwähnten Darmverschluß (vgl. oben S. 401). Durch den Ascaridenbefall sinkt die Erythrocytenzahl und der Hämoglobingehalt. Gleichzeitig tritt eine Steigerung der Leukocytenzahl (Leukocytose) ein. Bei normalem Verlauf kommt es jedoch wieder nach 20—30 Tagen zum Ausgleich.

Bei Meerschweinchen beobachtete BECKER charakteristische Lähmungserscheinungen an den Hinterbeinen etwa am 8. Tage nach der Aufnahme von 2000—2500 *Ascaris*-Eiern. Der Zustand verschlimmerte sich derart, daß es zu einer fast vollkommenen Bewegungsunfähigkeit der Hinterbeine kam, die aber am 15. Tage nach der Invasion wieder zurückging. Ähnliche Paresen der Beine bei Ascariasis haben SZIDAT und WIGAND erwähnt.

FLURY hat eine geradezu klassische Untersuchung des **Ascaridenstoffwechsels** und der daraus für den Wirt entstehenden Folgen durchgeführt. Er kommt zu dem Ergebnis, daß nicht ein einzelnes Gift, sondern zahlreiche pharmakologisch wirksame Substanzen im Spulwurm und durch unvollkommenen Abbau der im Dünndarm liegenden Nahrungsstoffe auch im Wirt gebildet werden. Diese können je nach den besonderen, im Einzelfall schwer übersehbaren und je nach Individuum verschiedenen Umständen sehr unterschiedliche Symptome auslösen.

„Die vom Wirt aufgenommenen Nahrungsstoffe werden infolge des im Darm der Wirte herrschenden Sauerstoffmangels unvollkommen verbrannt und vorwiegend durch Fermente gespalten, so daß hier eine Reihe von Stoffwechselprodukten auftritt, die für die anoxybiotische Lebensweise der Ascariden eigentümlich und charakteristisch sind. Diese von den Ascariden hauptsächlich durch fermentativen Abbau gebildeten Stoffe erinnern stark an die durch anaerobe Spaltpilze erzeugten Substanzen, die mit den Produkten der Eiweißfäulnis und gewisser Kohlenhydratgärungen weitgehende Übereinstimmung zeigen[1]. Wie bei der Fäulnis von Eiweißstoffen und bei der Buttersäuregärung entstehen bei den Ascariden physiologischerweise gasförmige Stoffe (Wasserstoff, Ammoniak und Kohlensäure), Methanderivate — flüchtige Fettsäuren, Alkohole und Ester —, sowie schließlich stickstoffhaltige Substanzen, ungiftige Eiweißspaltungsprodukte und giftige Basen. Die für das Zustandekommen dieser Vorgänge notwendigen Bedingungen sind bei den Ascariden gegeben im Überfluß an Nahrungsstoffen, in dem Gehalt an wirksamen Fermenten und in der optimalen Temperatur des Warmblüters."

Über die Beziehung der Körperbestandteile und der Ausscheidungen der Ascariden zu den Wirkungen der Parasiten auf ihre Wirte hat FLURY folgendes festgestellt: Sowohl in der Leibessubstanz als auch in den Exkreten der Würmer sind Substanzen enthalten, die lokale Reizung, Hyperämie, Entzündung und Nekrose verursachen. Zunächst sind es von FLURY nachgewiesene flüchtige Aldehyde der Fettsäuren, die vermutlich durch Reduktionsvorgänge aus den entsprechenden Säuren entstehen, so dann die freien, flüchtigen Fettsäuren selbst, unter denen FLURY hauptsächlich Baldriansäure und Buttersäure, in geringerer Menge Ameisensäure, Acrylsäure und Propionsäure nachweisen und isolieren konnte. Außerdem kommen von lokal reizenden Stoffen Alkohole und Ester der Äthyl-, Butyl- und Amylreihe in Betracht. Diesen Stoffen müssen vor allem die bei der Präparation der Ascariden auftretenden heftigen Reizungssymptome der Schleimhäute und die eigentümlichen Überempfindlichkeitserscheinungen zugeschrieben werden. Gesteigerte Empfindlichkeit ist bei wiederholter Einwirkung von Aldehyden beobachtet worden. Die Urticaria-ähnlichen Erscheinungen sind als Folgen der Gefäßeinwirkung von Säureestern bekannt.

---

[1] *Außerhalb des Wirtes* kann man erwachsene Schweinespulwürmer in einem synthetischen Medium ($p_H = 8,4$—8,6), das neben verschiedenen anorganischen Salzen auch 0,5% Glukose enthält, bei 37—38° C und täglichem Wechsel des Mediums maximal 22 Tage am Leben erhalten (vgl. CAVIER und SAVEL 1952; v. BRAND 1952).

Bei *Ascaris*-Trägern kann die dauernde Bildung der erwähnten Stoffe durch lokale Reizung der Darmschleimhaut Krankheitserscheinungen bedingen. Außerdem besitzen die freien Säuren, wie aus FLURYS Versuchen hervorgeht, noch in starker Verdünnung eine ätzende Wirkung, die zu Schädigungen und Verletzungen der Darmschleimhaut führen kann.

„Vermögen schon die Säurebildung und die lokal reizende und ätzende Wirkung der Ausscheidungen von *Ascaris* für die mannigfaltigen Verdauungsstörungen bei Ascaridenträgern ohne Heranziehung mechanischer Momente auf rein pharmakologisch-toxikologischem Wege eine befriedigende Lösung zu liefern, so ist dies um so mehr der Fall für eine Reihe anderer Krankheitssymptome, wenn wir die resorptiven Wirkungen obiger Stoffe ins Auge fassen. So ergibt sich die Möglichkeit des Zustandekommens einer chronischen Säurevergiftung bei *Ascaris*-Trägern. Noch mehr aber dürfen wir bei der fortdauernden Resorption flüchtiger Stoffe der Fettreihe Erscheinungen von seiten des Zentralnervensystems erwarten. Wohl alle die in der Literatur beschriebenen Störungen dieses Gebietes (‚Halluzinationen, Chorea, Hysterie, Epilepsie, Tetanus, Krämpfe, Delirien, Geisterstörungen‘) sind allein durch die chronische Vergiftung durch Aldehyde, insbesondere durch die atypisch wirkenden Verbindungen der Amylreihe, erklärbar. Bei ihnen finden wir die bei den Hypnotica der Fettreihe bekannten Koordinationsstörungen wieder, die der hypnotischen oder narkotischen Wirkung voraus- oder damit einhergehen und auf ungleichzeitige Lähmung einzelner Funktionsgebiete des Zentralnervensystems zurückzuführen sind. Besondere Beachtung verdient die Giftwirkung der in größeren Mengen gebildeten Baldriansäure. An zweiter Stelle kommen in Betracht die reduzierende Ameisensäure und die ungesättigte Acrylsäure, die viel giftiger ist als die ihr chemisch am nächsten stehende gesättigte Säure.“

Von stickstoffhaltigen Verbindungen hat FLURY außer Ammoniak und toxikologisch indifferenten Substanzen in den Ascariden ein sepsinähnlich wirkendes Capillargift und giftige Basen von atropin- und coniinartiger Wirkung nachgewiesen. Das Capillargift bewirkt bei Hunden nach subcutaner Injektion schwere Darmblutungen mit letalem Ausgang. Auch die von FLURY aus Ascariden isolierten Purinbasen besitzen beachtenswerte pharmakologische Wirkungen, deren Folgen in Erregungszuständen des Zentralnervensystems deutlich zu erkennen sind.

„Die bei *Ascaris*-Trägern beobachteten Anämien finden, abgesehen von der Schädigung des Wirtes, durch Entzug von Nährstoffen oder durch mechanische Verletzungen, durch die fortdauernde Zufuhr hämolytisch wirkender Stoffe eine befriedigende Erklärung. Als solche kommen die ungesättigten Säuren, Ölsäure und Acrylsäure, in erster Linie in Betracht. Weitere Schädigungen des Blutes und des Blutfarbstoffes werden durch gerinnungshemmende und reduzierende Substanzen bedingt.“ (FLURY 1912.) (Eingehendere Literaturzusammenstellung bei v. BRAND 1952.)

Zusammenfassend kann man ERHARDT und WIGAND zustimmen, wenn sie das klinische Bild der Ascariasis als so wechselvoll bezeichnen, daß jeder Versuch einer Kennzeichnung konstruiert erscheinen muß. Die meisten an einer Ascariasis leidenden Personen kommen aus ganz anderen Gründen zum Arzt. Gleiches gilt für viele andere Wurmkrankheiten; sie erzeugen ein uncharakteristisches Krankheitsbild, das eher an eine allgemeine Intoxikation erinnert als an eine spezifische Helmintheninvasion.

Die verschiedenen Symptome lassen sich aber zum Teil auch auf eine andere Weise deuten, nämlich als Erscheinungen eines *allergischen* Zustandes. Ebenso wie z. B. bei der Trichinose (vgl. S. 369) treten auch hier als Stoffwechselprodukte unter anderem solche Substanzen auf, die als Allergene wirken und dadurch zu einer *allergischen Reaktion* führen können (vgl. auch die Deutung der flüchtigen eosinophilen Lungeninfiltrate, S. 399). Dadurch wird es schließlich schwierig zu entscheiden, ob gewisse Krankheitserscheinungen *toxischer oder allergischer* Natur sind; andererseits wird es leichter verständlich, daß die gleiche Ursache, nämlich der Ascaridenbefall, im einen Falle symptomlos ertragen wird (Desensibilisierung?), im anderen Falle zu den individuell so verschiedenen, gesundheitlichen Störungen führen kann (vgl. auch VOGEL und MINNING 1952).

Immunbiologie. Bei der Betrachtung der immunbiologischen Verhältnisse muß man bedenken, daß die Ascariden bei ihrer Wanderung durch die verschiedenen Organe den Wirt in besonderem Maße zur Abwehr veranlassen. Das Ziel dieser Wanderung, den Dünndarm, erreichen sie jedoch *nur im spezifischen Wirt*. Der menschenpathogene Spulwurm entwickelt sich nur im Darm des Menschen und einiger Affen. In einem fremden Wirt, z. B. im Meerschweinchen, macht er zwar auch die Wanderung einschließlich der Lungenpassage durch; er wird aber nicht im Darm geschlechtsreif, sondern stirbt vorzeitig ab.

Bereits nach einer *Erst*invasion bilden sich bei *Meerschweinchen* Immunkörper. Werden diese nach der ersten subletalen Dosis *erneut* infiziert, so bleiben die Larven bereits in der Leber „hängen", werden von einer bindegewebigen Kapsel umgeben und sterben ab. Selbst bei primär letal wirkenden Larvenmengen gelangen dann nur noch vereinzelte Parasiten in die Lunge (SMIRNOW und GLASUNOW 1929; KERR 1938).

Die einzelnen Organe des Spulwurms (Cuticula, Darm, Muskulatur, Spermien und Eier) führen zu spezifischen Antikörpern, von denen die Anti-Ei-Antikörper die höchsten Titerwerte erreichen und am längsten nachweisbar bleiben (bis 126 Tage nach der Invasion).

Im *Kaninchen*serum lassen sich bereits 7 Tage nach einer Invasion von *Ascaris lumbricoides suis* spezifische Antikörper nachweisen. Sie stammen zum erheblichen Teil aus einem Eiantigen. OLIVER GONZALEZ vermutet daher, daß die Unfähigkeit der wandernden Larven, den Darm des Kaninchens zu erreichen und geschlechtsreif zu werden, eine erst durch die Invasion erworbene und keine angeborene Eigenschaft sei. Die Larven werden unbeweglich, schließlich abgetötet und durch Makrophagen in der Lunge vernichtet. Diese Immunität ist jedoch meist von kurzer Dauer. — Passive Immunisierung gelingt in gewissen Grenzen ebenfalls (vgl. auch SPRENT und CHEN 1949; SPRENT 1951).

Legt man *Ascaris*-Larven in ein Immunserum, so bildet sich ein Niederschlag an der Mundöffnung, am Exkretionsporus, am After und an der ganzen Cuticula. Die Larven werden unbeweglich und sterben schließlich ab. Auch dieses Präcipitat geht auf einen Anti-Ei-Antikörper zurück; denn nur ein Eiantigen absorbiert die in vitro wirksamen Immunkörper (vgl. S. 370).

Ähnliche immunbiologische Verhältnisse wie bei den genannten Versuchstieren liegen wohl auch beim Menschen vor; doch kommt es hier nicht zu einem sehr wirkungsvollen Immunitätsgrad. Jedoch verursacht ein einmaliger Befall mit Ascariden (bei Mensch und Pferd beobachtet) auch nach deren Eliminierung eine noch recht lange anhaltende Allergie (FÜLLEBORN und KIKUTH 1929). Diese macht eine spätere diagnostische Intracutanprobe auf Ascaridenbefall praktisch wertlos (H. SCHMIDT 1949). Nach pathologisch-anatomischen Befunden können Larven auf dem ganzen Wanderungswege zugrunde gehen. Sie werden vom Wirt abgekapselt und zu Kalkknötchen, die man z. B. in der Darmwand und in der Leber antreffen kann. Der Mensch kann anscheinend erneut befallen werden, insbesondere dann, wenn die Parasiten der Erstinfektion durch Medikamente beseitigt wurden. Dafür sprechen auch die zum Teil bis zu 100% infizierten Bevölkerungsteile (vgl. S. 395).

Ein Spulwurmbefall beim Menschen ist unabhängig vom Alter und Geschlecht der betroffenen Personen. Allerdings pflegen Kinder doch häufiger befallen zu sein als Erwachsene, eine Erscheinung, die aber nicht auf eine grundsätzlich verschiedene Empfänglichkeit zurückgeht. — Hunde dagegen weisen eine gewisse Altersimmunität auf; Tiere, älter als 6 Monate, sind selten vom Hundespulwurm *Toxocara canis* befallen. Diese Resistenz geht meist bei Vitamin-A-Mangelkost verloren.

Epidemiologie. Die auffallende lokale Häufung des Spulwurmbefalles in bestimmten Gegenden der Erde, z. B. um Darmstadt in Deutschland oder in einzelnen Staaten der USA., steht mit bestimmten, die Verbreitung und den Befall begünstigenden epidemiologischen Faktoren in enger Beziehung. Mit roh genossenen Speisen — Salat und anderem Gemüse, manche Obstsorten — die mit *Ascaris*-Eier-haltigen menschlichen Fäkalien gedüngt wurden, gelangen sie in den Menschen. Zuvor müssen die abgelegten Eier *einen längeren Reifungsprozeß im Freien* unter Sauerstoffzutritt bei ausreichender Luftfeuchtigkeit und einer gewissen Temperaturhöhe durchmachen, um invasionsfähig zu werden. Mit der Ausbildung der beweglichen Larven sind sie es noch nicht, sondern *erst nach etwa 7 weiteren Tagen* (BECKER). Unter Berücksichtigung dieser Beobachtung dauert die Entwicklung der im Kot aufgefundenen Eier bis zur Ausbildung der Larve bei 16—18° C etwa 45—55 Tage; bei 20—22° C etwa 35 bis 45 Tage; bei 26° C etwa 20 Tage; bei 30° C etwa 10—12 Tage; bei 33° C etwa 9—13 Tage; bei 37° C findet keine Entwicklung statt.

Da der Zeitraum zwischen Eiablage und Larvenreifung immer etliche Tage ausmacht, gefährden Spulwurmträger ihre Umgebung nicht unmittelbar (vgl. dagegen bei *Enterobius*, S. 411). Die Eientwicklung wird durch die mit dem Austritt aus dem Wirt verbundene Abkühlung ausgelöst; sie bedarf aber einer Mindesttemperatur von + 8° C. Die optimale Entwicklungstemperatur liegt etwa bei +28° C.

Bei Temperaturen um 0° C und darunter bleiben die unentwickelten Eier über Monate, sogar einige Jahre, voll lebensfähig. Die larvenhaltigen Eier sind dagegen weit empfindlicher. Sie scheinen auch kalte Wintermonate im Freien nicht zu überleben. Eier vom Schweinespulwurm bleiben bei etwa —20° C bis 40 Tage entwicklungsfähig. Temperaturen über 50° C vertragen sie sehr schlecht. Abwässer, die für wenige Sekunden +60 bis 70° C ausgesetzt waren, kann man unbedenklich zur Verrieselung bringen. — Auch die vielfach empfohlene Heißvergärung des stichfest gewordenen Abwasserschlammes tötet die meisten Eier. In Laboratoriumsversuchen waren 35% der bei Zimmertemperatur trocken gelagerten Spulwurmeier nach 1 Woche mit Gasblasen erfüllt und nach 4 Wochen Trockenzeit sämtliche Spulwurmeier geschädigt bzw. abgestorben. Trockene Sommer müssen daher, selbst in stark gefährdeten Gebieten, Spulwurmeier zum größten Teil invasionsunfähig machen. Ein Kulturboden, der nicht mehr mit menschlichen Fäkalien gedüngt wird, kann danach ohne chemische Hilfsmittel relativ schnell saniert werden, wenn er intensiver Sonnenbestrahlung ausgesetzt ist (vgl. auch SCHLIEPER und KALIES 1949).

Die Gefahr einer allgemeinen Anreicherung der Erde mit infektiösen Spulwurmeiern wird anscheinend vielfach überschätzt. Bei einer Untersuchung von Erdproben erwies sich ein beträchtlicher Prozentsatz der aufgefundenen Spulwurmeier als degeneriert und gashaltig. In feuchtem Milieu halten sich jedoch larvenhaltige Eier sehr lange lebensfähig. Selbst in 2% Formalin bleiben die Larven in der Eihülle 6—24 Monate lebendig. (Das bedeutet jedoch noch nicht immer: auch infektionstüchtig.) LIEBMANN (1953) rechnet für die Praxis mit einer Lebensfähigkeit der Spulwurmeier im Erdboden von etwa 1 Jahr.

In *offenen* Abortgruben sind alle Ascariseier nach 6 Monaten abgestorben. Werden die Gruben dagegen mit Brettern und Erde abgedeckt, so bleiben die Eier noch 10—13 Monate am Leben. In Faeces, die mit gleicher Menge Wasser verdünnt werden, sind einige Eier (4,5%) noch nach 20 Monaten lebensfähig. Nach den Beobachtungen von BECKER dürften diese überlebenden Eier aber nicht mehr invasionsfähig sein.

Die bei der Salatzubereitung verwandte Essigsäure tötet die Spulwurmeier nicht ab (LENTZE). Ihre Widerstandsfähigkeit ist so ungewöhnlich, daß LIEBMANN (1953; dort auch Einzelheiten) zu dem Schluß kommt, daß die Beseitigung der Ascariseier sowohl in Wasser und Schlamm als auch auf Pflanzen *mit Hilfe von Chemikalien praktisch nicht möglich ist*. Wirksame Maßnahmen zur Vernichtung der Eier müssen bei ihrer Hitzeempfindlichkeit, bei ihrer Empfindlichkeit gegen Austrocknung, sowie gegenüber längerer Einwirkung von Fäulnisstoffen (etwa 3 Monate) ansetzen.

Ascariseier sterben ab, wenn man sie in Wasser von 70° C für 1—2 sec, von 60° C für 20—30 sec. oder von 55 °C für 5—7 min eintaucht (OGATA 1925); JETTMAR u. EXNER 1951). Bringt man also gereinigtes Gemüse oder Früchte etwa 30 sec in kochendes Wasser — wie es für die warmen Länder allgemein empfohlen wird —, so reicht diese Maßnahme aus, um sich vor Spulwurmbefall zu bewahren.

Zur *Vernichtung* von Spulwurmeiern (auch Hakenwurmeiern und Coccidienoocysten) *im Boden* hat sich nach ENIGK (1953) *Methylbromid* bewährt, das sich zur Bodendurchgasung bei gewöhnlicher Temperatur (16—18° C) eignet. Innerhalb von 24 Std waren alle Eier (aber auch Insekten und Regenwürmer) bis zu einer Bodentiefe von 30 cm abgetötet (vgl. auch JETTMAR und EXNER 1952).

In Abwässern halten sich die larvenhaltigen Eier sehr lange. Nach Untersuchungen von SCHLIEPER ist die Verseuchung der Bevölkerung vorwiegend auf die Verwendung *frischer* Abwässer zurückzuführen.

In 1 Liter Rohabwasser zählten: REINHOLD (1948) in Darmstadt 4500 Ascariseier; SCHROEDER (1949) in Berlin 1—10 Ascariseier; SCHMIDT-WIELAND (1950) in Stuttgart 24—75 Ascariseier; ZARTNER (1951) in München 3 Ascariseier (zitiert nach LIEBMANN 1953).

In Klärbecken sinken die Ascariseier sehr schnell (innerhalb von 2 Std) zu Boden (VASSILKOVA). Daher die Forderung, nur in Absetzbecken geklärte Abwässer zu verrieseln (vgl. auch LIEBMANN 1953). — Fliegen können bei der Verschleppung der Ascariseier auf Nahrungsmittel mitwirken.

Mikroskopische Diagnose. Die Erkennung eines Spulwurmbefalles gelingt meist durch Untersuchung einer Stuhlprobe auf *Ascaris*-Eier. Gerade hier ist die mikroskopische Untersuchung der Faeces im *Nativpräparat* ebenso aussichtsreich wie die Anwendung von Anreicherungsverfahren, wie SCHLIEPER in vergleichenden Untersuchungen nachwies. Daher genügt im allgemeinen die sorgfältige Untersuchung von drei Nativpräparaten, um einen Spulwurmbefall zu erkennen oder auszuschließen. Man muß jedoch bedenken, daß unter Umständen nur ein einziger Wurm und dann ein Männchen vorliegen kann. In diesem Falle wird die Erkennung eines bestehenden Befalls schwierig, und ein Verdacht wird erst durch die Abtreibung des Wurmes mittels einer Wurmkur bestätigt. Die Erkennung kann eventuell durch *röntgenologische Untersuchungen* gelingen; dabei werden aber höchstens 40—50% der Wurmträger erkannt. Als Aussparung im oral verabreichten Kontrastmittel (Bariumbrei) oder durch außen anhaftenden Bariumbrei kann dann der Spulwurm deutlich werden.

Bei der *Untersuchung von Erdproben* auf Wurmeier hat SCHLIEPER in Anlehnung an Verfahren von BROWN (1927), CORT, OTTO und SPINDLER (1930) eine Methode entwickelt, bei der 20—30 g Erde, gut gemischt, von einer Stelle entnommen werden. Von dem gesiebten Material wird je 1 g in zwei kleine, etwa 10 cm³ fassende Zentrifugengläser gefüllt; dazu kommen je 1 cm³ möglichst frisch zubereitete 30%ige Antiforminlösung[1]. Das Ganze bleibt 1 Std unter häufigem Umrühren mit einem Glasstab bei Zimmertemperatur stehen. Danach werden 10 cm³ Natriumbichromatlösung (spezifisches Gewicht: 1,35) aufgefüllt und wiederum durch Rühren sorgfältig gemischt. Dann läßt man den Inhalt der Röhrchen etwa 10 min lang ruhig sedimentieren und anschließend je 1—2 min mit der Handzentrifuge bei einer Tourenzahl von etwa 1000 je Minute zentrifugieren. Dabei steigen die Spulwurmeier an die Oberfläche und können mit einer Drahtöse von etwa 4 mm Innendurchmesser entnommen werden.

Die Leistungsfähigkeit dieses Verfahrens ist zwar nicht sehr groß, sie wird von SCHLIEPER mit etwa $13 \pm 6\%$ angegeben. Es müssen also die gewonnenen Zahlen mit 7,7 multipliziert werden, will man in Annäherung die wirkliche Eizahl feststellen.

Serologische Untersuchungsmethoden. Serologische Untersuchungsverfahren sind für den Nachweis eines Spulwurmbefalls wegen des leichten Nachweises der Eier ohne praktische Bedeutung. Es sind zwar komplementbindende Antikörper schon am 7. Tage nach Aufnahme der Eier nachweisbar, und es läßt sich auch eine Präcipitinreaktion mit Aussicht auf Erfolg anwenden. Aber

---

[1] Antiforminlösung nach UHLENHUTH und XYLANDER, ursprünglich als Anreicherungsverfahren zur Sputumuntersuchung auf Tbc gedacht, besteht aus: 450 g KOH + 2250 g Aqua dest. + 2000 g Eau de Javelle (20 g Chlorkalk + 25 g Na_2SO_4 auf 600 g Aqua dest.). Das Kaliumhydroxyd wird in dem Wasser gelöst; man läßt abkühlen und fügt das Eau de Javelle hinzu. Kühl und dunkel aufbewahren!

die Resultate sind nicht zuverlässig. Sie lassen sich verbessern, wenn mit Hilfe der Absorptionstechnik die Spezifität der Reaktion erhöht wird. Außerdem ist ein Hauttest zur Anwendung gekommen; aber auch er bietet keine zuverlässige diagnostische Hilfe (FÜLLEBORN und KIKUTH 1929; H. SCHMIDT 1949).

Chemotherapie. Die Therapie der *Ascariasis* zielt auf die Abtötung und Abtreibung der Darmwürmer hin. Die klinischen Erscheinungen im Zusammenhang mit den Wanderungswegen der Larven werden meist nicht mit den Parasiten in Verbindung gebracht und können daher auch nicht spezifisch behandelt werden.

Die wirksamsten Mittel gegen Spulwürmer sind *Oleum chenopodii*, eines der ältesten Anthelminthica, dessen Wirkstoff das „Ascaridol" ist, und *Hexylresorcin* („Destruverm"). Beide wirken auf den Spulwurm über die Cuticula, lähmen und töten ihn schließlich. — *Santonin*, ein sehr verbreitetes Wurmmittel, erregt dagegen die Würmer, die dadurch gleichsam im Darm keinen Halt mehr finden und leicht abgetrieben werden. — Enzymhaltige Präparate sollen die Spulwürmer gleichsam künstlich verdauen (z. B. „Nematolyt").

Oleum chenopodii ist relativ gefährlich, wenn das Medikament nicht bald wieder aus dem Darm entfernt wird. Die Verträglichkeit von Hexylresorcin ist besser. Es wird neuerdings sehr empfohlen, weil es vom Darm kaum resorbiert wird. Immer muß nach der Medikation ein Abführmittel gegeben werden, das die Würmer oder (bei Ascaridol) das Medikament beseitigt. (*Ascaridol:* Erwachsene nehmen 1 cm³ Ol. chenop. oder 0,6 cm³ Ascaridol; Kinder je Kilogramm 0,015 g, je Lebensjahr 0,05 cm³ Ol. chenop. oder 0,03 cm³ Ascaridol. *Hexylresorcin:* Erwachsene 1—1,2 g in Kapseln zu je 0,2 g; Kinder bis zu 12 Jahren etwa 0,1 g je Lebensalter auf nüchternen Magen; anschließend mehrstündiges Fasten und nach etwa 24 Std salinische Abführmittel. *Santonin:* Erwachsene 3mal täglich nach dem Essen 0,05 g an 3—4 aufeinanderfolgenden Tagen; Kinder erhalten etwa die Hälfte bis ein Viertel davon 0,005 g je Lebensjahr, 12jährige 0,05 g pro die, an 3 aufeinanderfolgenden Tagen; Vorsicht!)

7. Oxyuridae.

Die *Oxyuren*, allgemein als *Madenwürmer* bekannt, erreichen meist nur eine Größe von wenigen Millimetern (vgl. aber auch *O. equi*, S. 414). Charakteristisch ist die hintere Erweiterung des Oesophagus zum Bulbus. Der Darm ist gerade gestreckt, ohne Aussackungen. Die Männchen besitzen meist ein oder zwei gleichartige Spicula (*Aspiculuris* dagegen ohne Spiculum), die Weibchen gewöhnlich einen langen, spitz ausgezogenen Schwanz (daher „Pfriemenschwanz"; Oxy-urus = spitzer Schwanz).

Alle Oxyuren entwickeln sich ohne Zwischenwirt und machen keine cyclische Wanderung im Wirt durch. Sie legen Eier ab, die im allgemeinen nur außerhalb des Wirtes unter Sauerstoffzutritt reifen, d. h. eine invasionsfähige Larve ausbilden. Diese larvenhaltigen Eier müssen in der Regel von einem neuen Wirt — dieser kann mit dem ersten identisch sein — oral aufgenommen werden. Die Larven werden dann im Darm wieder zum geschlechtsreifen Tier. In der larvalen Periode dringen einige Arten vorübergehend aktiv und *regelmäßig* in das Darmgewebe ein. Dieser Entwicklungsweg gilt jedoch wohl nicht für alle Madenwürmer. Erwiesen ist er von ENIGK für die Pferdeoxyuren (*O. equi* SCHRANK), vermutet wird er von BOECKER für die Kaninchenoxyuren (*Passalurus ambiguus* RUD.) und von ERHARDT für den menschlichen Madenwurm *Enterobius vermicularis* L.; bei den Mäuseoxyuren (*Syphacia obvelata* R. und *Aspiculurus tetraptera* N.) wurde er von R. EMUNDS vergeblich gesucht (vgl. auch S. 411).

Die Oxyuren sind sehr *wirtspezifisch.* Sie entwickeln sich meist nur in einer Wirtspecies, höchstens noch bei nahe verwandten Arten. So kommt *Enterobiusvermicularis* nur beim Menschen vor, *Passalurus ambiguus* RUDOLPHI nur bei Kaninchen und Hasen, *Aspiculurus tetraptera* NITZSCH nur bei Mäusen, höchst selten einmal bei Ratten; *Syphacia obvelata* RUDOLPHI bei Mäusen und Ratten — ausnahmsweise wohl auch beim Menschen (vgl. dazu SANDOSHAM 1950).

Enterobius vermicularis (L. 1758) LEACH 1853.

(= *Oxyuris vermicularis* LAMARCK 1816.)

Der Madenwurm.

Zu den weitest verbreiteten und häufigsten Darmparasiten des Menschengehört der *Madenwurm Enterobius vermicularis* L., der jedoch in der Regel keine erheblichen Störungen herbeiführt und nur in seltenen Fällen zur ernstlichen Beeinträchtigung des Wirtes führt (engl.: *pinworm*).

Historisches. Ebenso wie Spulwurm und Bandwurm sind auch die *Madenwürmer* des Menschen schon in den ältesten medizinischen Schriften erwähnt worden. Sie sind mit unbewaffnetem Auge im Stuhl zu erkennen. Besonders fallen sie dann auf, wenn sie dem Kot beim spontanen massenhaften Abgang ein grau-weißliches Aussehen verleihen. HIPPOKRATES berichtete schon, daß die Madenwürmer des Menschen sich meistens „zur Abendzeit" regen. Doch stammen die ersten genauen Beschreibungen der Madenwürmer erst aus der Mitte des 19. Jahrhunderts (LAMARCK 1816, LEACH 1853), nachdem bereits LINNÉ sie im Jahre 1758 unter dem Namen *Ascaris vermicularia* aufgeführt hatte (vermiculus = kleiner Wurm).

Geographische Verbreitung. Der menschliche Madenwurm ist *kosmopolitisch* und nach den Untersuchungsergebnissen der letzten Jahre vielerorts sehr häufig. Insbesondere Schulkinder sind stark befallen. Genaue und wiederholte Prüfung von Analabstrichen (nicht Kotuntersuchungen!) in den Jahren der Kriegs- und Nachkriegszeit (1942—1952) ergaben mancherorts bis zu 100% Befall (z. B. SCHÜFFNER und SWELLENGREBEL in Holland, BECKERS und GOETERS in Deutschland). Erwachsene sind etwa zu 50% *Enterobius*-Träger. Ob diese hohen Befallsziffern auf eine Zunahme des *Enterobius*-Befalls zurückzuführen oder nur das Ergebnis verbesserter Untersuchungsmethoden und sorgfältigerer Überprüfung der Bevölkerung (ERHARDT, BECKERS, GOETERS) sind, bleibt dabei unentschieden (vgl. auch z. B. SCHMIDT und MENDHEIM 1950).

Morphologie und Entwicklung. Der geschlechtsreife *weibliche* Madenwurm des Menschen (10—12:0,3—0,5 mm), der häufig mit dem Darminhalt ausgeschieden wird, läßt sich noch mit bloßem Auge gut erkennen. Das *Männchen* mißt jedoch nur 2—6:0,1—0,2 mm und ist ohne Lupe nur noch mit Mühe aufzufinden (Abb. 234). Die Mundöffnung ist von drei retraktilen Lippen umgeben. Ein akzessorischer Lippenwulst und der Pharyngealbulbus stellen zusammen einen Ansaugapparat dar, der es dem erwachsenen Wurm ermöglicht, sich an der Darmwand anzuheften. Am Vorderende trägt er blasige und flügelartige Auftreibungen. Die Cuticula ist fein geringelt. Zu beiden Seiten des Wurmes verläuft je eine Längsleiste, die auf Querschnitten deutlich wird (Abb. 236 b). Das etwas verbreiterte, stumpfe Schwanzende des *Männchens* ist ventral eingerollt und als stark reduzierte *Bursa copulatrix* anzusehen. Es trägt ein Spiculum von 70 µ Länge und sechs Papillen. Das *Weibchen* hat einen langen, spitzen Hinterleib. Sein After liegt etwa zwischen dem zweiten und dritten Körperdrittel. Die unpaare Geschlechtsöffnung (Vulva) findet sich an der Grenze zwischen erstem und zweitem Körperdrittel median und ventral und führt in die relativ lange, caudal verlaufende Vagina. Von den paarigen Uteri, den Ovidukten und Ovarien geht die eine Hälfte gegen das Kopf-, die andere gegen das Schwanzende.

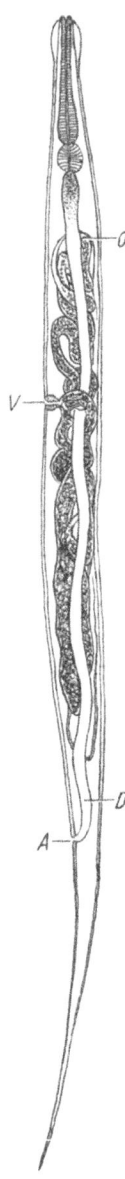

Abb. 233
Enterobius vermicularis, Weibchen.
A After,
D Darmkanal.
O Ovar,
V Vagina
(15×).

Die *Eier* von *Enterobius vermicularis* (etwa 55:30 μ) entwickeln sich im Uterus bis zum sog. Kaulquappenstadium (Abb. 235 a). Für die weitere Entwicklung bis zur Larve (Abb. 235 b) benötigen sie freien Sauerstoff und Temperaturen zwischen 20 und 38⁰ C. Bei 36⁰ C dauert die Ausbildung der Larve im Ei 6—8 Std. Hierbei erfolgt bereits die erste Häutung [dagegen bei *Oxyuris equi* (ENIGK) und *Passalurus ambiguus* (VOGEL; BOECKER) zwei Häutungen im Ei]. Die erforderlichen Entwicklungsbedingungen finden die Eier am Ort ihrer Ablage, dem äußeren Analring. Die früher wiederholt geäußerte Ansicht, die Eier könnten sich auch im Darmlumen direkt weiterentwickeln, ist durch keinen Beweis gesichert und ganz unwahrscheinlich, wie schon LEUCKART betonte.

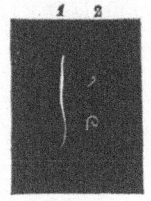

Abb. 234. *Enterobius vermicularis.* Madenwürmer in natürlicher Größe. *1* Weibchen; *2* zwei Männchen. (Nach RIBBERT-HAMPERL 1944).

Die leicht asymmetrischen Eier tragen eine Schale, die aus vier Hüllen besteht. Die drei äußeren dienen vorwiegend dem mechanischen Schutz, die vierte dem Schutz vor chemischen Einflüssen während der Entwicklung.

Die Entwicklung von *Enterobius vermicularis* erfolgt direkt, und zwar nur im Menschen. Die oral aufgenommenen Larven schlüpfen im Magen oder im Duodenum aus der Eihülle an einer präformierten Stelle nahe dem oberen Eipol. Pepsin-Salzsäure löst die beiden äußeren Hüllen, die inneren werden von Trypsin angegriffen. In künstlichem Magensaft verlassen etwa 90% der Larven innerhalb von 4 Std das Ei. Verbleiben sie in diesem Medium länger als 20 min, so gehen sie schnell zugrunde. Die jüngsten Larvenstadien (rhabditiform) messen 140 bis 150:10 μ. Sie heften sich der Darmschleimhaut an und häuten sich bis zur Geschlechtsreife wohl dreimal. Die Larven wandern bald darmabwärts und halten sich bis zur Geschlechtsreife vorwiegend im unteren Dünndarm, Blinddarm, Wurmfortsatz und oberen Dickdarm auf. Die gesamte Entwicklungsdauer vom Ei bis zum geschlechtsreifen Tier beträgt beim Weibchen 37—101 Tage (sog. Präpatentperiode, hier in der Regel gleich Inkubationszeit) (SCHÜFFNER und SWELLENGREBEL 1946). Die Männchen sterben bald nach der Begattung ab.

Das reife Weibchen hat einen von Eiern enorm gedehnten Uterus (5000 bis 17000 Eier!). Dieser drückt schließlich derart auf den Oesophagus, daß er seine Funktion als Saug- und Haftapparat einbüßt.

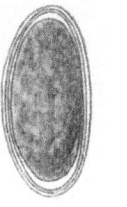 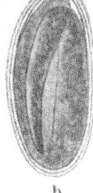

a   b

Abb. 235a u. b. *Enterobius vermicularis.* a Frisch abgelegtes Ei, sog. Kaulquappenstadium. b Invasionsfähige Larve in der Eihülle (450 ×).

Dieser Umstand veranlaßt dann wohl das trächtige Weibchen, zur Eiablage analwärts zu wandern. Dabei werden die Würmer auch passiv mit den Darmentleerungen ausgestoßen. Nach der Eiablage in der Perianal- und Perinealgegend gehen die Weibchen zugrunde. Damit fände ein Madenwurmbefall sein natürliches Ende, wenn kein Neubefall erfolgt (Gefahr einer Verwechslung mit Therapieerfolg!). Im allgemeinen kommt es zu einer Re- oder Superinfektion durch orale Aufnahme der Eier. Ein Neubefall kann allerdings auch dadurch eintreten, daß die Larven bereits am Anus aus der Eihülle schlüpfen und *retrograd* wieder in den Darm einwandern (sog. *Retrofektion*) (SCHÜFFNER und SWELLENGREBEL). Wahrscheinlich ist jedoch dieser Invasionsmodus selten (vgl. S. 412). (Nur für Erwachsene erwiesen! Nach SCHÜFFNER und BOOL 1950.)

Reaktion des Wirtes (Pathogenese). Der Madenwurm schädigt den Menschen meist wenig, kann aber das Allgemeinbefinden, insbesondere bei Kindern, erheblich beeinträchtigen. Es spielen dabei jedoch Stärke des Befalls und individuelle

Empfindlichkeit eine große Rolle. Madenwurmträger wissen oft nichts von
ihren Parasiten; erst nach wiederholter sorgfältiger Untersuchung von Analabstrichen wird dann ihre Anwesenheit durch den Eiernachweis entdeckt.
Andererseits können die Würmer bei ihren Wanderungen am After zu unerträg-
lichem Juckreiz führen, der bei starkem Befall unter Umständen täglich fast
zu bestimmter Stunde auftreten kann (z. B. bei Kindern etwa 2 Std nach Beginn
der Bettruhe, Zeitpunkt für die sog. „Analschau"; vgl. GOETERS). *Das Afterjucken ist das vorherrschende Symptom bei einer Oxyuriasis.* Die rectale Schleimhaut läßt dann vielfach eine katarrhalische Entzündung erkennen.

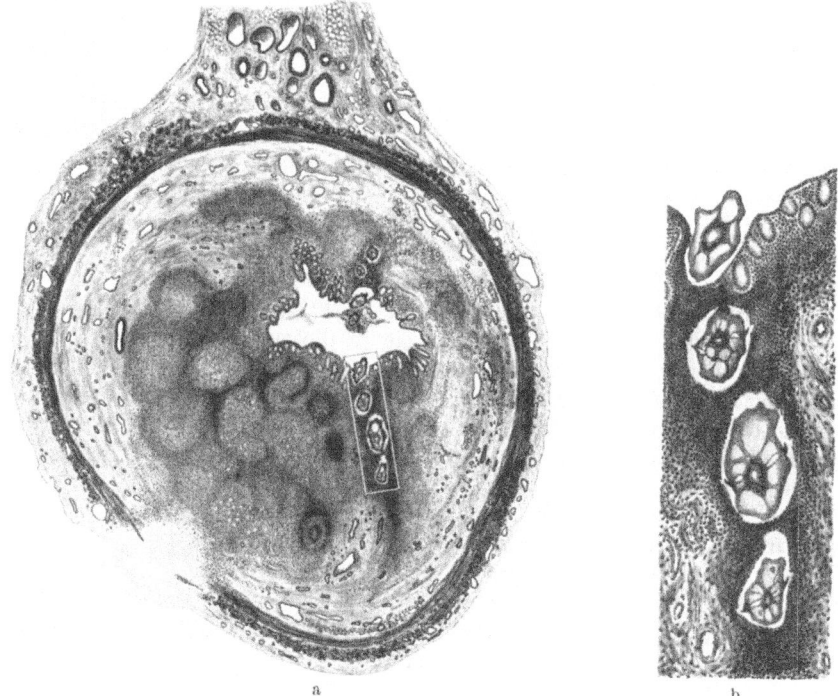

Abb. 236a u. b. *Enterobius vermicularis.* Querschnitt einer entzündeten menschlichen Appendix; mehrere quer-
geschnittene Madenwürmer im eosinophil-leukocytären Infiltrat der Appendixschleimhaut. a Total (8×). b Ausschnitt aus a (32×). (Präparat von Dr. H. TESSERAUX.)

Immer wieder umstritten ist die Mitwirkung des Madenwurms bei der Entstehung einer Appendicitis. Nach WELCKER (1950) spielt ein Toxin der Würmer
eine wichtige Rolle bei der Entstehung scheinbarer Erkrankungen des Wurmfortsatzes. Er beschreibt das Krankheitsbild der *Lymphadenitis mesenterialis
oxyurica*, d. h. entzündliche Veränderungen der Mesenteriallymphknoten mit
erheblicher Gewebeeosinophilie, Erkrankungen, die ohne schwere Entzündungen
des Wurmfortsatzes, jedoch immer mit Madenwurmbefall der Appendix einhergehen (vgl. WELCKER 1950).

Ob die von WELCKER angenommene Beziehung zwischen Madenwurmbefall
und Beschwerden im Bereich der Appendix wirklich die Regel darstellt, werden
weitere Untersuchungen erweisen müssen. Zweifellos findet man die Würmer
sowohl im entzündeten als auch (und anscheinend nicht seltener) im gesunden
Wurmfortsatz. Deshalb dürfen Befunde, wie die z. B. von TESSERAUX und
VIEHMANN (1952) mitgeteilten (vgl. Abb. 236) bei allem Interesse, das sie verdienen, nicht überbewertet werden (s. auch SYMMERS 1950).

In dem von TESSERAUX und VIEHMANN (1952) beschriebenen Falle lag eine Appendix vor, deren distale Hälfte keine Lichtung aufwies. Diese war durch ein an lymphoidem Gewebe reiches Bindegewebe ersetzt. Im proximalen Teil befand sich innerhalb des lymphatischen Apparates der Schleimhaut ein großes, fast nur aus eosinophilen Leukocyten bestehendes Infiltrat und innerhalb desselben zentral eine eosinophile Nekrose (Absceßbildung). In der Nähe des Infiltrates, aber auch in der Appendixlichtung, lagen mehrere Enterobien.

Sicher ist, daß die Madenwürmer, besonders bei Mädchen, durch die Einwanderung in die Vagina eine erhebliche Plage darstellen können, wenn auch ernsthafte Erkrankungen selten sind.

Die Anwesenheit des Wurmes im Darmkanal kann zu Leibschmerzen, Diarrhoe, Verstopfung und ähnlichem führen. Immer sind die Beschwerden uncharakteristisch; sie haben meist den Charakter einer Plage, seltener den einer Erkrankung (WIGAND).

Angesichts des so außerordentlich häufigen Befalls mit Madenwürmern scheint eine besondere „Disposition", die z. B. durch herabgesetzte Säurewerte des Magensaftes bei kohlenhydratreicher Kost gegeben sein könnte (ERHARDT), die Entwicklung der Würmer nicht wesentlich zu begünstigen, vielleicht aber die Stärke des individuellen Befalls zu beeinflussen.

Im Zusammenhang mit den immer noch unbefriedigenden Therapieerfolgen ist die Frage angeschnitten worden, ob auch *Enterobius vermicularis* vorübergehend in das Darmgewebe einzudringen vermag. Die Beobachtungen an Pferde- und Kaninchenoxyuren (vgl. S. 414) weisen auf diese Möglichkeit hin. Bewiesen ist sie jedoch für den Menschen bisher nicht (vgl. ERHARDT 1951; BOECKER 1952).

Nach BOECKER (1953) vermögen sowohl Larven als auch Geschlechtstiere des dem Madenwurm des Menschen nahestehenden Kaninchenoxyuren *Passalurus ambiguus* gelegentlich in die intakte Darmschleimhaut einzudringen. Dabei wird das Wirtsgewebe anscheinend durch lytische Vorgänge für den Wurm durchgängig gemacht. Zellen des Darmepithels degenerieren, doch treten keine entzündlichen Prozesse auf. BOECKER folgert aus diesen Beobachtungen an Kaninchen, daß wahrscheinlich auch *Enterobius vermicularis* in das Darmgewebe eindringen kann und vermutet, daß die zahlreichen intramural aufgefundenen Würmer nicht mehr nur als postmortal eingewandert gedeutet werden dürfen.

Immunbiologie. Da an manchen Orten praktisch alle Schulkinder unter Madenwurmbefall zu leiden haben, darf angenommen werden, daß eine wesentliche Immunisierung der Kinder nicht eintritt. Eine geringere Empfänglichkeit scheint bei Erwachsenen zu bestehen, wobei es offen bleibt, ob dies auf eine im Laufe des Lebens erworbene Immunität zurückgeht.

Eine Untersuchung von CRAM und REARDON (1939) in Washington ließ bei Schulkindern einen Anteil von 51%, bei Erwachsenen von 22% Madenwurmträger erkennen. Hierbei wirkt sich jedoch sicher auch die größere Reinlichkeit der Erwachsenen aus. — Immunkörper werden aber gebildet. Intradermale Injektion eines *Enterobius*-Extraktes führt bei einem bestehenden Madenwurmbefall zu einer positiven Reaktion. Das Resultat ist aber nicht spezifisch; es kann auch bei Anwesenheit anderer Nematoden positiv ausfallen (Gruppenreaktion!). Diagnostischen Wert hat das Verfahren nicht, weil die direkte, mikroskopische Untersuchung eines Analabstriches weit zuverlässigere Resultate liefert.

Epidemiologie. Der Madenwurmbefall kommt in der Regel durch *orale Aufnahme* invasionsfähiger Eier zustande. Da solche bereits 6—8 Std nach der Ablage vorliegen, wird jeder Wurmträger zur Infektionsquelle für sich und seine Umgebung. Daraus erklärt sich der so häufige Befall ganzer Familien und Schulklassen — unabhängig von der sozialen Stellung der Betroffenen. Selbst Säuglinge im Alter von 5 Wochen können schon *Enterobius*-Träger sein (ERHARDT und WIGAND), doch sind sie es relativ sehr selten (z. B. in Bonn zu 1,66%, obgleich die Schulkinder gleichzeitig zu 80—90% als Madenwurmträger erkannt wurden; nach NEUMANN und WIEDEMANN 1950). Die genannten Autoren führen diese Entwicklung auf die schlackenarme Milchnahrung der Säuglinge, deren häufigere Darmentleerungen bei weichen Stühlen, die gewisse Isolierung des Säuglings von der Umwelt und deren besondere Körperpflege zurück.

Madenwürmer können selbst von sehr reinlichen Personen erworben werden, weil die *Übertragungswege* schwer kontrollierbar sind. Bei Kindern dürfte der bedeutsamste Invasionsmodus über After und Finger (Nagelschmutz!) zum Mund führen (Autoinvasion). Sie werden dazu durch das Afterjucken veranlaßt. Ein neuerdings wieder stärker beachteter Übertragungsweg ist die Aufnahme der Eier mit dem Staub (Lentze; Schüffner und Swellengrebel). Vom Afterrand abgefallene Eier können auf trockener Unterlage 9 Tage, im feuchten Milieu 12—13 Tage entwicklungsfähig bleiben (Goeters 1952).

Die *Dauer der Lebensfähigkeit der abgelegten Eier* ist abhängig von den äußeren Verhältnissen und vom Entwicklungszustand, in dem sie sich befinden. So lange sie nicht völlig ausgereift sind, beträgt sie bei Zimmertemperatur und ausreichender Luftfeuchtigkeit nur 2—3 Tage. Bei geringeren Temperaturen ($+2^0$ bis $+8^0$ C) bleiben sie über mehrere Wochen entwicklungsfähig. Völlig ausgereifte Eier dagegen überleben auch bei Zimmertemperatur (17—20º C) und 65—80% relativer Luftfeuchtigkeit 2—3 Wochen. Ähnliche Unterschiede zeigen sie gegenüber Chemikalien. Die Eier sind gegen *starke* Feuchtigkeit relativ empfindlich. Am längsten überleben sie in kühler, feuchter Atmosphäre (etwa 3 Wochen) (vgl. Oelkers 1950, Goeters 1952).

Die Larven können auch bereits am Anus aus der Eihülle schlüpfen und retrograd in den Darm einwandern (Schüffner und Swellengrebel), doch dürfte diese *Retrofektion* sicher nicht allgemein verbreitet, sondern wohl nur unter bestimmten, besonders günstigen „mikroklimatischen" Bedingungen möglich sein. Dieser Invasionsweg führt anscheinend zu den gelegentlich anzutreffenden, so hartnäckigen Belästigungen und ernsteren Beschwerden, unter denen selbst sehr reinliche Personen leiden können.

Auf Grund der verschiedenen Invasionswege von *Enterobius vermicularis* unterscheiden Schüffner und Swellengrebel zwischen Reinfektion (= Neuinfektion nach der Erstinfektion) und *Relapse* (= Folgen einer unzureichenden Therapie, bei welcher Larven im Darmtractus zurückbleiben, die dann später als erwachsene Tiere in Erscheinung treten); bei Relapsen kann eine Eiablage noch vor dem Zeitpunkt erfolgen, an dem die Entwicklung der Würmer bei einer Reinfektion auftreten würde. Ein *Rezidiv* dagegen geht auf Larven zurück, die aus abgelegten Eiern schlüpfen und rectal einwandern (*Retrofektion*) (Schüffner und Swellengrebel 1948).

Der Mensch ist der einzige natürliche Wirt, es kommen daher tierische Parasitenreservoire für *Enterobius* nicht in Frage.

Sandosham (1950) berichtet allerdings über *Enterobius*-Funde bei drei verschiedenen Primaten: beim Schimpansen (*Anthropopithecus troglodytes*), beim Gibbon (*Hylobates lar*) und bei einem Pinseläffchen (*Leontocebus rosalia*). Alle stammten aus dem Londoner Zoologischen Garten. Ob den Affen eine Bedeutung als Infektionsquelle für den Menschen zukommt, muß dahingestellt bleiben. Sie könnten aber die lange gesuchte Möglichkeit zum Studium der Entwicklung von *E. vermicularis* bieten.

Vorbeugende Maßnahmen können vor einer Neuinfektion schützen. Wirksame Hilfsmittel dazu sind Analsalben, die den Juckreiz und zugleich bei Kindern die Gefahr, die Finger mit Eiern zu beladen, vermindern. Außerdem verhindert die Analsalbe das Abfallen der abgelegten Eier in den Staub. Bei anhaltender, sorgfältiger, täglicher Afterreinigung, die sich aber über 3 Monate erstrecken muß, kann so indirekt eine Neuinfektion weitgehend verhindert und ein natürliches Ende des Wurmbefalls erreicht werden. Praktisch ist dieses Ziel jedoch vielfach schwer erreichbar.

Mikroskopische Diagnose. Ein Madenwurmbefall läßt sich entweder durch den Nachweis der ausgeschiedenen *Würmer* im Stuhl oder durch einen *Analabstrich*, bei dem die Eier erfaßt werden, erkennen. Die *Eier gelangen in der Regel nicht in die Faeces*; daher ist eine Stuhluntersuchung auf *Enterobius*-Eier sinnlos. Die „Analschau", das Beobachten der am After austretenden Weibchen zu „gewohnter Stunde" (s. oben), hat keine wesentliche Bedeutung für die Erkennung eines Madenwurmbefalls.

Zur Auffindung der am After abgelegten Eier hat sich neuerdings die von GRAHAM eingeführte und von L. BRUMPT empfohlene Anwendung des Cellophanklebestreifens als beste Methode erwiesen. Es wird dabei ein 8—10 cm langes Stück von 25 mm Breite längs oder quer zur Rima ani — am besten morgens vor dem ersten Stuhlgang — mehrmals auf den After gepreßt und wieder abgehoben und schließlich auf einen Objektträger aufgeklebt. Die Durchmusterung der Präparate wird durch Zusatz einiger Tropfen Toluol erleichtert (WACHSMUTH). — Cellophanklebestreifen eignen sich auch zur Auffindung von Madenwurmeiern an Gegenständen.

SCHÜFFNER empfiehlt die Anwendung eines pistillartigen Glasstempels, mit dem er den Analring etwa 10 sec mit einem Wassertropfen massiert, dabei das zu gewinnende Material aufschwemmt und auf einen Objektträger tupft. Die angetrocknete Emulsion wird mit einem Tropfen Zedernholzöl oder Paraffinum liquidum überschichtet und bei geringer Vergrößerung durchmustert. Die Eier heben sich deutlich vom stark aufgehellten Untergrund ab.

Gewisse Anhaltspunkte bietet die mikroskopische Untersuchung des Nagelschmutzes insbesondere bei Kindern. Zur Auffindung der Enterobiuseier im Zimmerstaub empfiehlt GOETERS ein verbessertes Anreicherungsverfahren unter Anwendung gesättigter Zinkchloridlösung (nach SCHÜFFNER und SWELLENGREBEL). Der Bodensatz des in Wasser aufgeschwemmten und nach grober Filtration zentrifugierten Staubes wird zu gleichen Teilen mit gesättigter Zinkchloridlösung gemischt. Die Mischung wird mit einem Deckglas luftblasenfrei überdeckt, das Deckglas nach $^3/_4$ Std ruckartig abgehoben, auf einen Objektträger übertragen und dann sofort mikroskopisch untersucht (GOETERS 1952).

Chemotherapie. Die Zahl der Medikamente, die zur *Beseitigung der Madenwürmer* empfohlen werden, ist ungewöhnlich groß. Damit kommt bereits zum Ausdruck, daß kein wirklich überlegenes Madenwurmmittel vorliegt. Die Tatsache, daß sich neben relativ gut wirksamen Mitteln so viele unwirksame Präparate halten, geht darauf zurück, daß die Beurteilung der Behandlungsergebnisse die Lebensweise des Wurmes oft nicht genügend berücksichtigt (ERHARDT 1947, 1949).

Ein Therapieerfolg ist nur dann erwiesen, wenn bei den behandelten Personen wenigstens bis 5 Wochen nach Abschluß der Kur keine Eier nachweisbar sind. Ein Neubefall (nach Abschluß der Therapie) liegt nur dann sicher vor, wenn erst etwa nach 3 Monaten wieder Eier am Anus nachgewiesen werden; denn die Entwicklungs- bzw. Lebensdauer der weiblichen Madenwürmer des Menschen beträgt (nach SCHÜFFNER und Mitarbeiter) wenigstens 5 Wochen, aber höchstens 101 Tage! Sind also vor der 5. Woche Eier nachweisbar, so stammen sie sicher noch von Würmern, die sich der Therapie entziehen konnten. Dabei bleibt noch die Frage offen, ob sich die Würmer immer im Darmlumen aufhalten oder doch auch ins Gewebe eindringen können (vgl. oben S. 411).

Von den vielen Handelspräparaten haben sich unter anderem diejenigen durchgesetzt, die *Gentianaviolett* oder Fraktionen dieses Farbstoffes, bzw. dessen Carbinolbasen enthalten (,,Atrimon'', ,,Badil'', ,,Gentioletten''). Die Verträglichkeit der Präparate ist gut, wenn durch dünndarmlösliche Überzüge verhindert wird, daß sich der Farbstoff bereits im Magen löst.

Die Medikation sieht in der Regel vor: Erwachsene 7 Tage lang 3mal täglich 60 mg, Kinder je Lebensjahr 10 mg (auch mehr).

Außerdem werden neuerdings *Phenothiazin* (Thiodiphenylamin) (,,Contaverm'' und ,,Reconox'') sowie *Tetrachloräthylen* (GIERTHMÜLEN 1950) als brauchbar angegeben (weitere Einzelheiten und Kritik vgl. bei VOGEL und MINNING 1952).

Oxyuris equi SCHRANK.

Der Pferdemadenwurm.

Die Entwicklung des *Pferdemadenwurms Oxyuris equi* ist für das Studium der Entwicklung anderer Oxyurenarten wegweisend geworden. ENIGK hat eindeutig den Nachweis geführt, daß dieser Wurm einen Teil seiner Wachstumsperiode *im Drüsengewebe der Darmwand (intramural)* durchmacht. Er schädigt hierbei die Darmwand und wird dadurch zu einem die Gesundheit der Pferde bedrohenden Krankheitserreger. Pferde sind häufig von Madenwürmern befallen und je nach dem Grad der Stallhygiene mehr oder weniger stark geplagt.

Die *geschlechtsreifen* Würmer halten sich im Dickdarm und Blinddarm von Pferd, Esel und Maultier auf, wo sie zwischen dem Darminhalt zu finden sind.

Morphologie und Entwicklung. Die Pferdeoxyuren sind im *männlichen* Geschlecht etwa 6—7 mm, im *weiblichen* etwa 45—150 mm lang. Die Mundöffnung wird von drei großen Lippen umgeben; jede trägt zwei Wärzchen. Der relativ lange Oesophagus verengt sich in der Mitte und zeigt am Ende eine leichte Auftreibung, doch keinen ausgeprägten Bulbus. Das Männchen endet stumpf. Sein Spiculum ist gerade, dünn und sehr spitz. Das Weibchen besitzt ein meist bogenförmig gekrümmtes Vorderende und einen geraden, langen, pfriemenartigen Schwanz. Die Vulva liegt etwa 7—8 mm hinter der Mundöffnung.

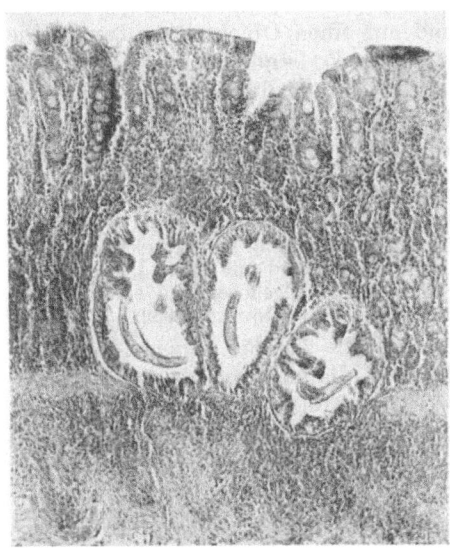

Abb. 237. *Oxyuris equi.* Larve im dritten Stadium in der Schleimhaut des ventralen Colons eines Pferdes (intramural). (Nach ENIGK 1949.)

Die *Eier* (etwa 90:42 μ) sind von ovaler Gestalt und etwas asymmetrisch; einem Pol sitzt ein Pfropf auf. Die Eier werden (ähnlich wie bei *Enterobius vermicularis*) am After, eingebettet in eine nach der Ablage erstarrende, viscöse Flüssigkeit, in ganzen Schnüren abgesetzt. Sie enthalten ein Morulastadium, aus dem sich frühestens nach 24 Std ein Embryo entwickelt. Einen Tag später findet im Ei die erste Häutung statt, nach weiteren 2—2½ Tagen die zweite. Danach, also frühestens nach 5 Tagen, im Winter nach 7 Tagen, sind die Eier invasionsfähig. Sie können abfallen und in die Streu gelangen, wo die Entwicklung bei entsprechend niedrigerer Temperatur langsamer abläuft. Ihre Lebensdauer beträgt bei Zimmertemperatur etwa 8—10 Wochen, bei starker Feuchtigkeit nur einige Tage.

Im Dünndarm schlüpfen aus den Eiern Larven, die bereits das dritte Stadium erreicht haben. Diese wandern zum größten Teil ins ventrale Colon und Coecum und *dringen in die Schleimhautkrypten und in die Darmeigendrüsen* ein. Sie gelangen bis zum Drüsenfundus und weiten diesen aus, so daß manchmal sogar die Muscularis mucosae und Submucosa zur Seite gedrängt wird (Abb. 237). Die Larven ernähren sich von den Sekreten der Schleimhaut und legen Reservestoffe an. Die am 2. Tage in der Dickdarmschleimhaut sitzenden, jüngsten Larven sind etwa 350:20 μ groß. Im Verlauf der nächsten 2—3 Tage wachsen sie zu einer Länge von 1 mm heran und häuten sich zum dritten Male, doch kann sich die Häutung auch um mehr als 1 Woche verzögern. Vor der Häutung zur vierten Larve entsteht eine mundkapselartige Erweiterung (Abb. 238). Während dieser Umwandlung des Oesophagus nehmen die Larven keine Nahrung zu sich und verbrauchen die zuvor gespeicherten Reservestoffe. Dadurch werden die Larven etwas kleiner (etwa 600—700 μ). Die „Mundkapsel" befähigt die Würmer zum *Haften am Oberflächenepithel* der Dickdarmschleimhaut, zu der sie aus den Schleimhautkrypten hinwandern (Abb. 239). Sie begeben sich dabei in das dorsale Colon. Etwa 50 Tage nach der Invasion häuten sich die vierten Larven. Aber erst nach etwa 100 Tagen sind die Würmer geschlechtsreif. In dieser Zeit wächst das Weibchen von 10 auf 150 mm heran. Die Präpatentperiode, also die Zeit von der Aufnahme der reifen Eier bis zur Entwicklung der geschlechtsreifen Tiere, dauert demnach etwa 150 Tage. Nach dem Heranreifen der Eier wandert das Weibchen zur Afteröffnung, wo die Eiablage vor sich geht. Nach einmaliger Eiablage gehen die Weibchen zugrunde. (ENIGK 1949.)

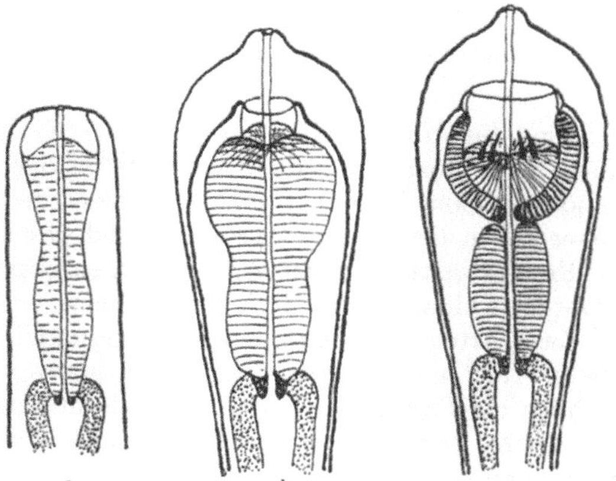

Reaktion des Wirtes (Pathogenese). Durch den Befall der Dickdarmschleimhaut mit dritten Larven treten bei den Pferden bei stärkerem Befall schon makroskopisch sichtbare Veränderungen auf, die in einer

Abb. 238a—c. *Oxyuris equi.* a Vorderende der dritten Larve b und c Ausbildung der Mundkapsel während der Umwandlung zum vierten Larvenstadium. (Nach ENIGK 1949.)

Schwellung und Rötung der Schleimhaut bestehen. Damit geht dann vielfach ein Temperaturanstieg bis zu 39,5° C einher; dazu kommen Appetitlosigkeit und Schmerzen in der Bauchhöhle (Lymphocytose, Eosinophilie im Blutbild). Histologisch findet man in der Umgebung der von den dritten Larven befallenen Drüsenschläuche nur eine geringe Zellinfiltration, doch tritt an den Anheftungsstellen der vierten Larven Verlust des Oberflächenepithels ein. Auch an den Zellen der Propria mucosae treten Degenerationserscheinungen auf. Es kommt jedoch nicht zur Verletzung der Capillaren und zur Blutaufnahme. Die Ansicht, daß *Oxyuris equi* nur ein harmloser Kommensale sei, gilt also sicher nicht für die Larvenstadien. Bei jungen Pferden kann durch die Oxyurenlarven ein schlechter Allgemeinzustand aufkommen. Die geschlechtsreifen Stadien, die auf der Schleimhaut liegen und sich von deren Sekreten ernähren, rufen keine sichtbaren Veränderungen der Schleimhaut hervor.

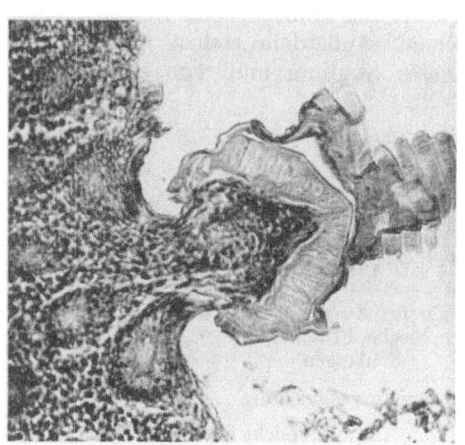

Abb. 239. *Oxyuris equi.* Larve im vierten Stadium, aktiv am Darmepithel haftend; Ausschnitt. (Nach ENIGK.)

Epidemiologie. Durch Aufnahme der in die Streu gefallenen Eier, die sich hier auch nachweisen lassen, erfolgt bei unsauberen Stallverhältnissen ständig Neubefall. Die bei den menschlichen Madenwürmern so bedeutsame Staubinfektion scheint für diese Oxyuren nicht von Bedeutung zu sein. Auch retrograde Infektion konnte nicht festgestellt werden. Neubefall läßt sich vermeiden, wenn täglich die frisch abgelegten Eischnüre durch Abwischen vom After entfernt werden. Dann stirbt die Wurmpopulation aus, und eine spezifische Behandlung kann unterbleiben.

Chemotherapie. Die vierten Larvenstadien lassen sich durch Phenothiazin abtreiben, dagegen bleiben die dritten Larven vollkommen und die geschlechtsreifen Tiere zum großen Teil unbeeinflußt.

8. Gnathostomatidae.

Gnathostoma spinigerum Owen 1836 und Gnathostoma hispidum Fedtschenko 1872.

Eine für Nematoden ungewöhnliche Entwicklung machen die gelegentlich auch beim Menschen auftretenden Arten der Gattung *Gnathostoma* durch. Sie benötigen dazu Krebse (*Cyclops*) als erste und Fische als zweite Zwischenwirte, bevor sie in den Endwirt gelangen und geschlechtsreif werden.

Ihr Verbreitungsgebiet liegt im Fernen Osten, insbesondere in den Malaiischen Staaten, China, Japan, Indien und Siam.

Zwei Arten sind beim Menschen gefunden worden: *Gnathostoma spinigerum* Owen 1836 und *G. hispidum* Fedtschenko 1872. *G. spinigerum* ist hauptsächlich ein Parasit der Katzen, Hunde und auch des Tigers, in dem der Wurm von Owen erstmalig entdeckt wurde; *G. hispidum* findet sich vorwiegend bei Schweinen.

Die *erwachsenen Würmer* von *G. spinigerum* (Weibchen 30—54 mm, Männchen 11—24 mm; etwa 1—3 mm breit) leben in der Magenwand von Hunden und Katzen. Die Weibchen legen unentwickelte Eier ab, die mit den Faeces ins Wasser gelangen müssen. Dort entwickeln sich innerhalb von 10—20 Tagen die Larven, die frei geworden in einen Cyclops als ersten Zwischenwirt gelangen müssen. In ihm geht die Entwicklung weiter, bis etwa eine Größe von 372:62 μ erreicht worden ist. — Die Cuticula ist quergestreift und im vorderen Viertel mit transversalen Reihen kleiner, einzeln liegender, spitzer Dornen versehen. Außerdem stehen am Kopfende vier Querreihen ähnlicher Dornen. Dieses Stadium muß von einem Süßwasserfisch (oder Fröschen) als zweiter

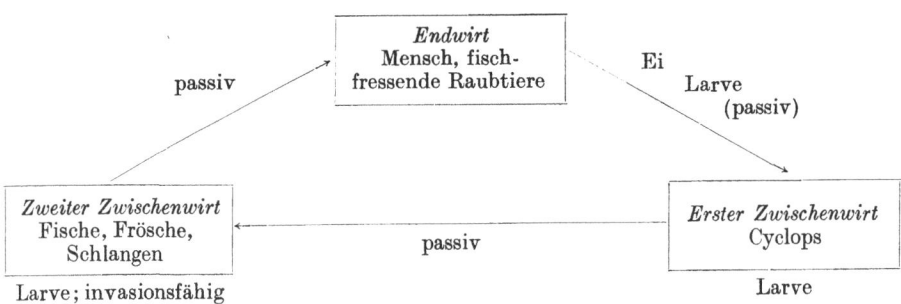

Übersicht über den Entwicklungsgang von *Gnathostoma* (vgl. Text).

Zwischenwirt aufgenommen werden, in dem die Larve beträchtlich heranwächst (bis etwa 2,7:0,29 mm) und sich mit einer Cystenhülle umgibt (etwa 1,14 mm Durchmesser). — Als zweiter Zwischenwirt kommen z. B. folgende Fische in Frage: *Ophiocephalus striatus* Bloch, *Glossogobius giurus*, *Clarias batrachus* L., *Notopterus chitala* Buchanan, *Anabas testudineus* Bloch. Wird der Fisch von einem Hund oder einer Katze gefressen, so wächst die Larve nach etwa 6$^1/_2$ Monaten zum erwachsenen Wurm heran, der sich wieder in der Magenwand festsetzt. Unter günstigen Bedingungen ist der Lebenscyclus nach insgesamt etwa 8 Monaten vollendet.

Beim Menschen, der für *Gnathostoma* offenbar kein adäquater Wirt ist, siedelt sich der Parasit nicht im Magen an, sondern er durchbricht die Darmwand und wandert im ganzen Körper umher. Der Mensch hat hier anscheinend etwa die Funktion eines Transportwirtes (vgl. S. 26).

Geschlechtsreife Würmer wurden beim Menschen anscheinend bisher nicht gefunden.

Die Krankheitserscheinungen beim Menschen bestehen in typisch wandernden, intermittierenden Anschwellungen der *Haut* und der Schleimhautmembran, die bei milden Fällen mit brennendem, prickelndem Schmerz und mäßiger Blut-Eosinophilie einhergehen. Die unreifen Würmer führen durch ihre Wanderungen zu diesem Krankheitsbild („creeping eruption"). Sie treten entweder spontan durch die Haut aus oder lassen sich aus den Anschwellungen durch operativen Eingriff entfernen. Sie können zu Verwechslungen mit Hautmyiasis führen. Gelangen die Würmer auf ihrer Wanderung in die Blase oder in den Uterus, dann entstehen Hämaturie und Leukorrhoea mäßigen Grades (DAENGSVANG 1949).

Der *Mensch* infiziert sich durch den Genuß unzureichend gekochter Fische, die, auf besondere Weise präpariert, z. B. auf den Märkten von Siam feilgeboten werden. Man muß aber daran denken, daß auch der Genuß von *Cyclops*-haltigem Wasser zu einer Erkrankung führen kann.

Larven, die etwa 1 cm tief in der Fischmuskulatur stecken, werden in kochendem Wasser erst nach 5 min abgetötet; ebenso tötet sie Essig mit 4% Essigsäuregehalt, aber erst nach $5^1/_2$ Std. Dagegen bleiben sie bei 4^0 C etwa 1 Monat invasionsfähig.

9. Filariidae.

Zu den *Filarien* gehört eine Gruppe von Nematoden, die von einem Endwirt zum nächsten, d. h. bei den menschenpathogenen Arten von Mensch zu Mensch durch Arthropoden (blutsaugende Insekten und kleine Krebse) übertragen werden. Die Weibchen sind vivipar; ihre Larven gelangen als sog. *Mikrofilarien* meist ins periphere Blut oder in das subcutane Bindegewebe.

Der Filariasis kommt in vielen Gebieten der Erde große wirtschaftliche Bedeutung zu. Sie stellt in den dicht besiedelten Gebieten des Fernen Ostens eines der ernstesten Probleme der Tropenmedizin dar, das erst in neuester Zeit reiner Lösung entgegen gehen kann, weil erst neuerdings wirksame Medikamente und Insekticide entwickelt wurden (vgl. Epidemiologie).

Die Filarien werden nur im Menschen geschlechtsreif. Auf diesen einzigen Endwirt beschränken sich neben *W. bancrofti* und *W. malayi* auch die Filarienarten *Onchocerca volvulus* und *Loa loa*. Daher kommen Tiere als *Parasitenreservoire* für die Filarien *nicht* in Betracht (vgl. Tabelle 14, S. 429).

Wuchereria bancrofti (COBBOLD 1877) SEURAT 1921.

(*W. b.* = *Filaria bancrofti* COBBOLD 1877; *Filaria wuchereri* DA SILVA ARAUJO 1878; *Filaria nocturna* MANSON 1891.)

W. malayi (BRUG 1927) RAO und MAPLESTONE 1940.

(*W. m.* = *Filaria malayi* BRUG 1927.)

Historisches. Zuerst — und zwar im Jahre 1863 — wurden die *Mikrofilarien* von dem französischen Chirurgen DEMARQUAI in der Hydrocelenflüssigkeit eines Patienten aus Habana entdeckt. Drei Jahre später fand sie WUCHERER im Blutharn eines Brasilianers. 1872 sah LEWIS die gleichen Würmer im peripheren Blut eines Hindu, und 1874 SONSINO im Blut und Urin eines Knaben. Danach stellte man fest, daß die Mikrofilarien in manchen Gebieten sehr häufig sind.

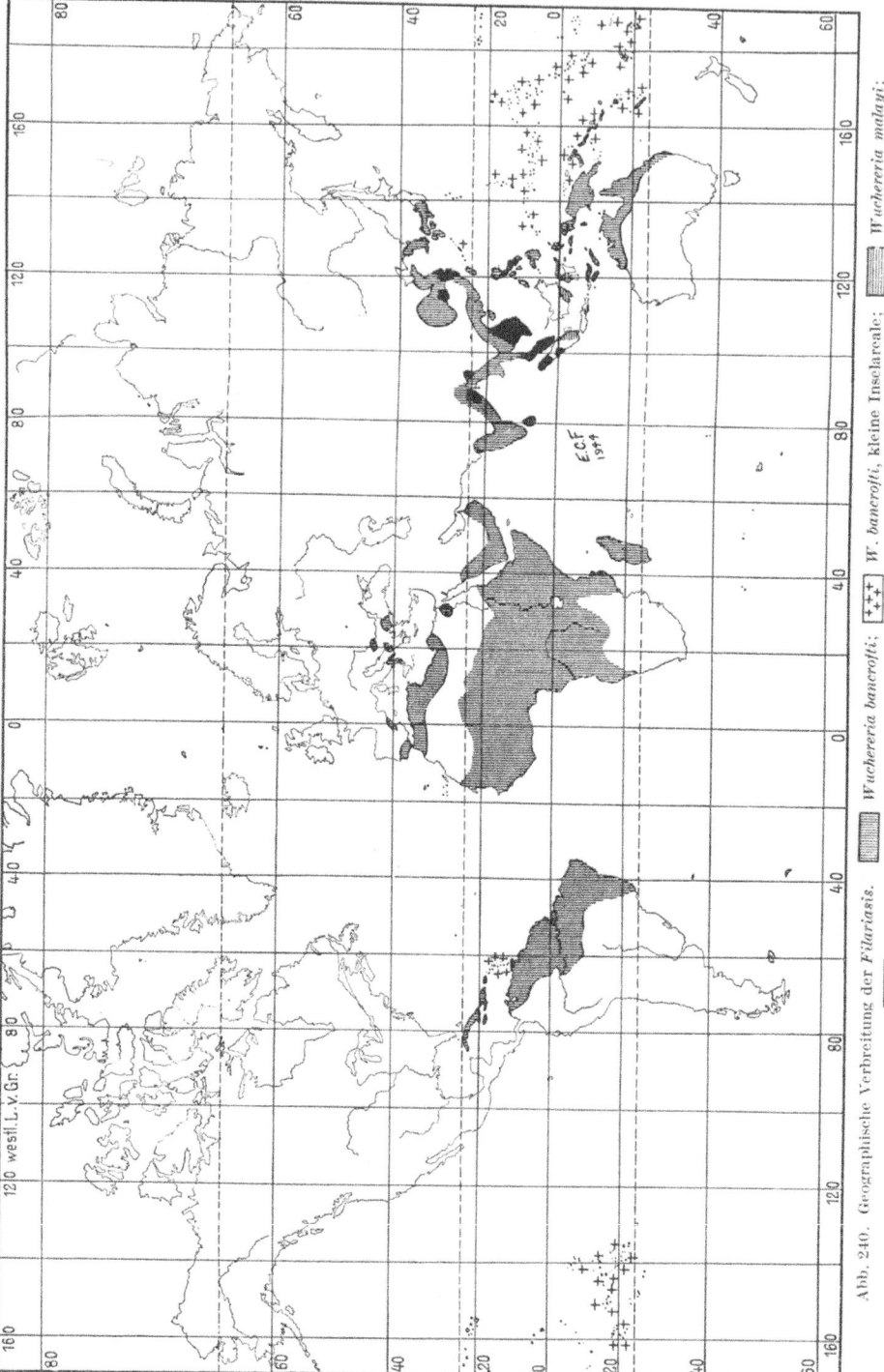

Abb. 240. Geographische Verbreitung der Filariasis. ▨ Wuchereria bancrofti; ▨ W. bancrofti, kleine Inselareale; ⊞ Wuchereria malayi; ▦ Vorkommen beider Arten. (Nach FAUST aus CRAIG und FAUST 1951.)

Die *geschlechtsreifen Würmer* fand BANCROFT (1876/77). Sie wurden dann von COBBOLD genau beschrieben und *Filaria bancrofti* genannt. Die Übertragung der Erreger durch die Mücke *Culex fatigans* deckte MANSON auf. Diese Entdeckung war von grundlegender Bedeutung, weil hier der erste sichere Nachweis für die Beteiligung von Insekten an der Übertragung und Verbreitung von Krankheitserregern erbracht werden konnte. MANSON erkannte auch den Zusammenhang der Filarieninvasion mit dem so auffallenden klinischen Bild der *Elephantiasis*, sowie das charakteristische und zugleich rätselvolle periodische Erscheinen der Mikrofilarien im peripheren Blut (Tag-Nacht-Rhythmus).

Geographische Verbreitung. Die Filariasis ist eine typische Tropenkrankheit, deren Verbreitungsgebiet sich auf der östlichen Hemisphäre zwischen dem 41. Grad nördlicher und dem 28. Grad südlicher Breite und auf der westlichen Hemisphäre etwa zwischen den beiden Wendekreisen erstreckt. In Europa ist sie daher kaum anzutreffen. Vereinzelte endemische Funde stammen aus Süd-Spanien (auch Barcelona), Ungarn, Jugoslawien und der Türkei. In Afrika ist *W. bancrofti* jedoch sehr häufig: in Nordafrika fast überall entlang der Mittelmeerküste, von der Ostküste (Erythräa bis zur Sambesi-Mündung) quer durch Zentralafrika bis zur Westküste hinüber. Ebenso sind die benachbarten Inseln Madagaskar, Mauritius und Réunion befallen. In Mittel- und Südamerika gibt es ausgedehnte Verbreitungsgebiete, insbesondere im nordöstlichen Teil Südamerikas (Venezuela, Guayana und Teile von Brasilien). In Asien findet man sie in Indien und Südchina. *Wuchereria malayi* ist auf das Gebiet des Fernen Ostens, insbesondere Indien, Ceylon, Indonesien, Malaya, Indochina und Süd-China beschränkt. In Neu-Guinea und auf den Philippinen ist diese Art nicht bekannt (vgl. Karte, Abb. 240).

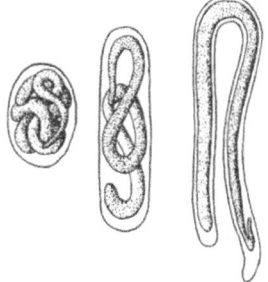

Abb. 241. *Wuchereria spec. Entwicklung der gescheideten Mikrofilarie aus dem Ei* (schematisch.) (Nach LOOSS aus SCHULZE.)

Morphologie und Entwicklung. Die erwachsenen Würmer gleichen langen, weißen Haaren. Sie liegen meist zusammengeknäult in den Lymphdrüsen des Beckens, der Extremitäten und der Genitalien. Sie erreichen bei einer Stärke von etwa 0,1 mm etwa 45—100 mm (vgl. Abb. 257, S. 444). Das leicht keulenförmige Kopfende ist mit einem endständigen Mund versehen. Der schlanke Oesophagus trägt keinen Bulbus. Der Schwanz endet stumpf und ist in beiden Geschlechtern etwas eingerollt.

Das Weibchen wird in seiner ganzen Länge vom paarigen Uterus erfüllt, der kurz vor der Mikrofilarienablage dicht mit larvenhaltigen Eiern erfüllt ist. Die Vagina liegt etwa 1 mm hinter der Mundöffnung. — Das *Männchen* hat drei Paar von postanalen Papillen und zwei ungleiche Spicula.

Die weiblichen Würmer gebären zahlreiche „*gescheidete*" *Mikrofilarien* (220 bis 275 : 7—10 μ). Die „Scheide" der Filarien entsteht bereits im Uterus der Muttertiere dadurch, daß sich die anfangs aufgeknäulten Embryonen in ihrer Eischale so stark strecken, daß diese bei der Geburt als Scheide um den jungen Wurm liegt (Abb. 241). Es handelt sich hierbei also nicht um eine echte Larvenhülle. Entsprechend ihrer Genese fehlt ein Übergang der Scheide in den Anfangs- und Enddarm. Die lebhaft beweglichen Larven, die in dieser „Scheide" steckend im Blute kreisen, sind also im strengen Sinne noch larvenhaltige Eier (Looss) und nur funktionell larvenartig („prälarvale Stadien"). Sie gelangen in diesem Zustand auch in die Hautgefäße und von dort in die Zwischenwirte beim Blutsaugen. Erst hier wird die Eihülle abgestreift; es bildet sich nach einiger Zeit eine neue, nun echte Larvenhaut.

Im gefärbten Blutpräparat zeigen die Mikrofilarien folgende Charakteristika: stumpfes Kopf-, spitzes Schwanzende; die „Scheide" erscheint vorn und hinten zu lang, ist leer und im mikroskopischen Präparat oft umgeschlagen

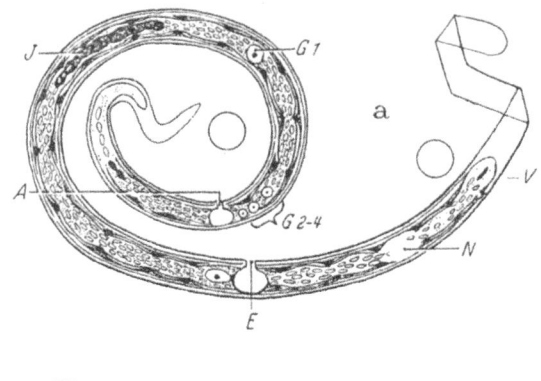

(Abb. 242). Die Anordnung der Zellkerne im Schwanzende hilft bei der Erkennung der Art (RODENWALDT) (Abb. 243).

Die Mikrofilarien bleiben lange Zeit im Blut nachweisbar. Doch treten sie in der Regel nur nachts *im peripheren Blut* auf (sog. nächtlicher Cyclus). Sie erscheinen im Blut gegen 17—18 Uhr abends und nehmen an Zahl bis gegen Mitternacht zu (Maximum zwischen 21 und 2 Uhr) (*Mikrofilaria nocturna*). Danach nimmt die Menge der Mikrofilarien wieder ab. Gegen 8—9 Uhr morgens sind sie aus dem peripheren Blut verschwunden.

Eine eindeutige Erklärung für die Ursache dieses eigentümlichen Rhythmus ist bisher noch nicht gelungen. MANSON, der den

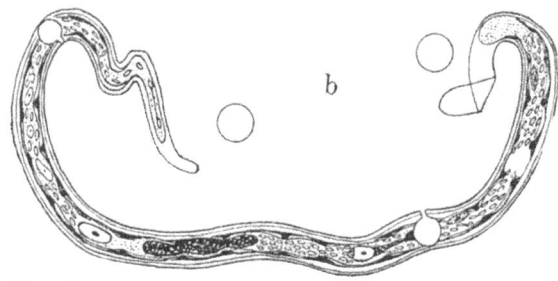

Abb. 242a u. b. *Gescheidete Mikrofilarien.* a *Wuchereria bancrofti* (*Mikrofilaria nocturna, M. bancrofti*). b *Wuchereria malayi* (*Mikrofilaria nocturna, M. malayi*). *A* After; *E* Exkretionsporus; G_1 Genitalanlage; G_{2-4} sog. Geschlechtszellen 2—4; *I* Innenkörper; *N* Nervenring; *V* Vorderende mit gefalteter Scheide. (Zum Größenvergleich je zwei Erythrocyten schematisch dargestellt; vgl. dazu auch Abb. 248.)

Cyclus entdeckte, hat die Mikrofilarien während der negativen Phase in großer Zahl in den Lungen und großen Arterien gefunden; man trifft sie jedoch nicht in Leber und Milz an.

Auf gewissen Inseln des Stillen Ozeans existieren sog. nicht-periodische Stämme von *W. bancrofti*, und eine abgewandelte Periodizität findet man auf den Philippinen (vgl. dazu S. 427). Nach MANSON-BAHR (1952) liegt sogar eine besondere Art (*W. pacifica*, auf Fidschi- und Samoa-Inseln) vor, die sich von der mit nächtlicher Periodizität (*W. bancrofti*, in Melanesien und Mikronesien) nicht nur hinsichtlich des Überträger, sondern auch durch morphologische Kennzeichen unterscheidet.

Die Frage nach den Ursachen der *Mikrofilarienperiodizität* ist eines der interessantesten und rätselvollsten parasitologischen Probleme. Während

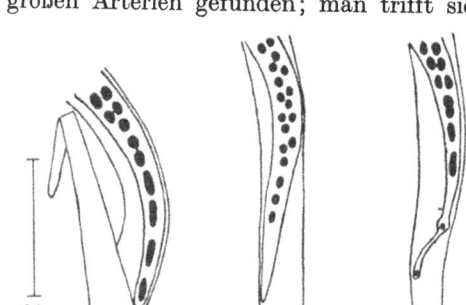

Abb. 243a—c. Schwanzspitze der drei gescheideten Mikrofilarienarten; charakteristische Anordnung der Zellkerne. a *Loa loa.* b *Wuchereria bancrofti.* c *W. malayi* (900×). (Nach FENG 1933.) (Vgl. dazu Abb. 252.)

die Mikrofilarien von *Wuchereria bancrofti* und *Wuchereria malayi*, wie bereits erwähnt, nachts im peripheren Blut auftreten, trifft man die Larven von *Loa loa* (vgl. S. 430) *am Tage* dort an. Je nach dem Zeitpunkt, zu dem die Mikrofilarien im peripheren Blut auftreten, werden sie entweder von Mücken mit nächtlicher Lebensweise oder von tagsüber blutsaugenden Fliegen oder Mücken übertragen. Für das periodische Auftreten der Mikrofilarien im Blut wurden mehrere Erklärungen zu geben versucht.

Nach MYERS (1881, 1886) werden die Mikrofilarien *laufend* von den Muttertieren geboren. Diese sollen aber 12—24 Std im Lymphsystem bleiben und nur zu bestimmten Zeiten (je nach Cyclusart) ins periphere Blut entlassen werden. Die Larven, die im allgemeinen von mehreren erwachsenen Würmern stammen, werden dann teils von den blutsaugenden Mücken aufgenommen, teils vom Wirt zur Zeit der negativen Phase vernichtet. Auch nach MANSON (1882) werden die Larven *kontinuierlich* aus den Muttertieren ausgestoßen. Nach ihm sollen die Mikrofilarien in den Organen, vor allem in der Lunge und in den großen Arterien, während der negativen Phase festgehalten und erst zur Nacht (bei *W. bancrofti*) in das periphere Blut entlassen werden. — Diese Deutung ist von den meisten Autoren übernommen worden und hat sich mehr als 50 Jahre gehalten. Eine Modifikation dieser von MANSON vertretenen Deutung nehmen POYNTON und HODGKIN an. Sie halten die auftretenden entzündlichen Prozesse, die einen Filarienbefall begleiten, für eine Folge der periodisch auftretenden Mikrofilarien. Diese wandern in Massen durch die Gewebe zwischen Lymphbahnen und Blutgefäßen. Auf dieser Wanderung gehen viele Larven zugrunde und führen so zu den Entzündungen. — YOKOGAWA vermutet eine Mitwirkung des Reticuloendothels, das die Mikrofilarien im Zusammenhang mit der täglichen und nächtlichen Änderung seiner physiologischen Funktionen periodisch festhalten oder in das periphere Blut entlassen soll.

MANSON hatte auch noch eine andere Lösung für möglich, aber für unwahrscheinlich gehalten; diese wurde jedoch von LANE vertreten. LANE vertritt den Standpunkt, daß die Muttertiere *periodisch* — im 24-Std-Cyclus — Larven ausstoßen, die zunächst im peripheren Blut auftreten, um dann in der negativen Phase von den phagocytierenden Zellen des Wirtes, insbesondere in der Lunge, Milz und Nebenniere, eliminiert zu werden. Diese schon im Jahre 1929 vertretene Auffassung konnte er 1948 durch Präparate, die O'CONNOR hinterlassen hatte, auch histologisch belegen.

Es stand Material von verstorbenen Patienten mit erwiesener, bekannter Mikrofilarienperiodizität zur Verfügung. Das Studium von mehr als 800 mikroskopischen Präparaten von sieben klinischen Fällen, die sofort nach Gewinnung des Materials auch fixiert werden konnten (zum Teil auch Operationsmaterial), führten zu Beobachtungen, die seine Auffassung bestätigten. Es ergab sich: 1. gleichzeitige Entwicklung der Embryonen in verschiedenen weiblichen Tieren; 2. zahlreiche, zu Knäueln gehäufte Mikrofilarien in den Lymphknoten zur Zeit der Entlassung der Mikrofilarien. In Bestätigung der postulierten synchronen Entwicklung fand er in dem Material, das zur gleichen Stunde vom gleichen Wirt gewonnen wurde, Entwicklungsformen vom jeweils gleichen Stadium in den Uterusschläuchen aller Muttertiere. Auch die Analyse der histologischen Präparate führte zu dem Schluß, daß die Mikrofilarien von *Wuchereria bancrofti* um Mitternacht frei werden. Allerdings blieb der zu der Synchronisierung führende Faktor unbekannt. Es erhebt sich z. B. die Frage, ob der gleiche Reiz bei den periodisch *am Tage* auftretenden Mikrofilarien von *Loa loa* auch mitwirkt.

Da die Filarienarten des Menschen eine hohe Wirtsspezifität aufweisen, ist die Klärung der Frage nach den Ursachen des periodischen Auftretens der Mikrofilarien im peripheren Blut für diese Arten durch Tierversuch nicht zu lösen. Aus diesem Grunde versuchten HAWKING und THURSTON (1951) sowie McFADZEAN (1952) diese Frage an Tieren zu untersuchen, die von Filarienarten mit Periodizität — wenn auch mit anderen Arten als denen des Menschen — befallen waren.

HAWKING und THURSTON (1951) untersuchten *natürlich infizierte* Affen und Hunde, die Filarienarten mit *nächtlicher Periodizität* (Vertreter der Gattungen *Dipetalonema* und *Dirofilaria*) beherbergten. Nach ihren sehr sorgfältigen Beobachtungen (Biopsie und Sektion) sammeln sich die Mikrofilarien nach dem Verlassen des peripheren Blutes vorwiegend in den Lungen, wo sie sich tagsüber aufhalten. Die Periodizität kommt danach durch den ständigen Aufenthaltswechsel zwischen Lungen und peripheren Gefäßen zustande.

Damit kommen die Autoren bei der Auseinandersetzung mit den verschiedenen Theorien (s. oben) zu einer *Bestätigung der Theorie von* MANSON und zu einer Ablehnung der Auffassung von LANE, doch bleiben die Autoren eine Deutung der LANEschen Befunde schuldig, die an Menschenmaterial gewonnen wurden. Es bleibt dennoch die Frage zu klären, *warum* die Mikrofilarien tagsüber die Lungen aufsuchen. Diese Frage versuchte McFADZEAN (1952) experimentell zu beantworten. Setzte er infizierte Affen tagsüber einer Sauerstoffkonzentration von 60% aus, so wanderten die Mikrofilarien aus den Lungen in das periphere Blut. Ein ähnliches Resultat trat bei Verminderung der Sauerstoffkonzentration auf 10%

ein. Auf andere Weise (Änderung der CO_2-Spannung, allgemeine Gefäßerweiterung, Temperaturänderung, Änderung der Puls- und Atemfrequenz) vermochte er eine Abwanderung der Mikrofilarien aus den Organen ins periphere Blut *nicht* zu erreichen. Damit brachten diese experimentellen Untersuchungen auch keinen wesentlichen Fortschritt im Hinblick auf die Klärung der Ursachen für die Mikrofilarienperiodizität.

Die großen Schwierigkeiten, die einer experimentellen Aufklärung der Mikrofilarienperiodizität entgegenstehen, sind durch *Selbstversuche* zu beseitigen versucht worden. Dabei wurden Mikrofilarien auf eine bisher nicht von Filarien befallene Person übertragen.

GÖNNERT (1943) ließ sich z. B. 160 cm³ Blut mit 1 640 000 *Mikrofilaria loa* und 112 000 *Mikrofilaria perstans* intravenös injizieren. Nach einer kurzen, wohl als Schockwirkung zu deutenden Fieberreaktion, die etwa eine Woche anhielt, traten keinerlei klinische Erscheinungen mehr auf. *Mikrofilaria loa* war noch 3 Tage nach der Übertragung im Blut nachweisbar. Am ersten Tage danach konnte sogar die charakteristische Periodizität (vgl. S. 430) festgestellt werden, später jedoch nicht mehr. Im Gegensatz zu *Mikrofilaria loa* blieb *Mikrofilaria perstans* mehr als 3 Jahre im Blut nachweisbar.

Gegen die z. B. von LANE vertretene Auffassung sollen die Befunde nach einer Übertragung von Mikrofilarien auf nichtinfizierte Menschen oder Versuchstiere sprechen (vgl. BRUMPT). Man darf aber nicht vergessen, daß eine solche künstliche Übertragung der Larvenstadien keineswegs vergleichbar ist mit der natürlichen Invasion, die — nach LANE — erst nach frühestens 14 Monaten zu einer Mikrofilarieninvasion des Blutes führt. Einen gewissen Vergleich dazu bietet hier die durch Blutübertragung vorgenommene Impfmalariainfektion, die sich anders verhält als die nach einer Sporozoiteninfektion gesetzte Malaria. Es spielen hier sicher immunbiologische Reaktionen eine mitwirkende Rolle (vgl. aber S. 427).

Anscheinend ist die Periodizität artcharakteristisch. Sie kann jedoch offenbar durch äußere Faktoren beeinflußt werden, so daß es auch zu einer Änderung des Cyclus kommen kann. Wenn der Patient dauernd nachts tätig ist und am Tage schläft, kann sich der nächtliche Cyclus umkehren. Auf einigen Inseln des Süd-Pazifik (östlich der Neuen Hebriden und Salomo-Inseln) haben die Filarien ihre Periodizität anscheinend verloren und sind tagsüber wie nachts im Blut anzutreffen. Dementsprechend werden die Filarien je nach der Gegend durch *Culex*-Arten, die des Nachts, sowie *Aedes*-Arten (bei *Loa loa* sind es Bremsen), die tagsüber stechen, übertragen. Hauptüberträger der *nichtperiodischen* *Wuchereria bancrofti* ist die am Tag stechende Mückenart *Aedes scutellaris pseudoscutellaris* (= *A. s. polynesiensis*) (vgl. S. 420).

Entwicklung im Überträger. Die Mikrofilarien von *W. bancrofti* und *W. malayi* machen ihre *Weiterentwicklung* in einer geeigneten Mücke durch, in der sie sich bei günstigen Temperaturen und hoher Luftfeuchtigkeit innerhalb von 6 Tagen und mehr — bei ungünstigen Verhältnissen auch erst nach 2 bis 3 Wochen — zur infektiösen Larve entwickeln, die in den Rüssel der Mücke und beim Stich in die Haut des Endwirtes, hier des Menschen, aktiv einwandert. Die Larven werfen kurz nach Erreichen des Mückenmagens ihre Hülle (Scheide) ab; anderenfalls geht die Entwicklung nicht weiter. Sie durchbohren die Magenwand und erreichen 3 Std nach der Blutaufnahme die Leibeshöhle, wandern in die Thoraxmuskulatur ein und legen sich zwischen die Muskelfasern (Abb. 244). In der Thoraxmuskulatur findet man die Larven bereits mit Beginn der 4. Std. Nach 10 Std haben praktisch alle Larven ihr Ziel erreicht. Sie werden bewegungslos und bleiben es bis zu ihrer Reifung. Dabei verkürzen sie sich rasch und werden zu kleineren, wurstartigen Würmchen mit einem zipfelartigen Schwanzende (Abb. 247 d). Darauf vergrößern sie sich wieder in einigen Tagen um das Vielfache, ohne ihre Wurstform zu ändern (Abb. 247 e), worauf dann wiederum die Streckung zu einem langen, dünnen Wurm erfolgt (Abb. 247 f und g).

Dieser ruht einige Zeit, meist zusammengelegt und dabei noch wachsend und schwach beweglich innerhalb der Thoraxmuskulatur, verläßt diese aber etwa am

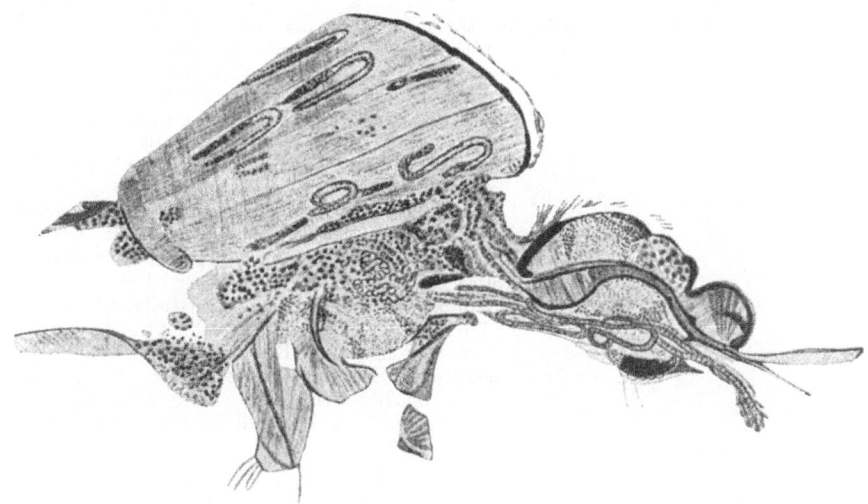

Abb. 244. *Wuchereria bancrofti.* Längsschnitt durch Kopf und Thorax der Mücke *Aedes pseudoscutellaris.* Man sieht die Jugendstadien in der Thoraxmuskulatur liegen sowie im Schlund und an der Basis des nur teilweise gezeichneten Rüssels; 10 Tage nach der Infektion. (Nach BAHR aus RAUTHER 1933.)

10. Tage, verweilt kurze Zeit im Kopf der Mücke und befindet sich dann durchschnittlich am 12. Tage im Rüssel der Mücke. Dort können die invasionsfähigen Larven („metacyclische Larven") oft in großer Anzahl nebeneinander liegend die Möglichkeit zum aktiven Einwandern in die Haut des Menschen anläßlich einer Blutmahlzeit der Mücke abwarten. Sie können aber auch in Kopf, Abdomen, Palpen, Antenne oder Beine gelangen; hier sterben sie jedoch ab. Im Labium findet man nur selten mehr als 5 Larven (bis zu 25). An der Spitze der Labellen wandern sie bei einem Mückenstich aus, um sich sofort aktiv über den Stichkanal in die Haut einzubohren (Abb. 246). Die letzten Stadien, aus der Mücke herauspräpariert, sind lebhaft beweglich (RODENWALDT 1934).

Während der Entwicklung in der Thoraxmuskulatur finden zwei Häutungen statt, aber die Larvenhüllen werden erst beim Verlassen des Thorax abgestreift. Bei der ersten Häutung wird der Schwanz mit seinen beiden charakteristischen Zellkernen abgeworfen. Rectum und Oesophagus einschließlich Mundhöhle häuten sich jedesmal mit (ektodermale Anteile). Es lassen sich somit drei Stadien unterscheiden:

1. Von dem Abwerfen der embryonalen Scheide im Mückenmagen bis zum Beginn des 4. Tages (erste Häutung) (Abb. 247 a—e).

2. Vom 4. Tage bis zu Beginn des 6. Tages (zweite Häutung) (Abb. 247 f).

3. Reifes Larvenstadium vom Beginn des 6. Tages bis zum Schlupf aus dem Rüssel (Abb. 247 g).

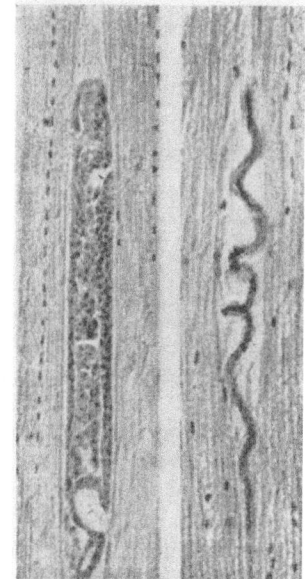

Abb. 245. *Wuchereria bancrofti.* Jugendstadien in der Thoraxmuskulatur von *Culex pipiens;* links unreife, rechts reife, invasionsfähige Larve (vgl. Abb. 247). (Nach FAUST 1930.)

Die einzelnen Larvenstadien sind an der *charakteristischen Gestalt des Schwanzes* erkennbar. Im ersten Larvenstadium ist er kurz und scharf abgesetzt, wie keulenförmig, und trägt zwei Zellkerne; im zweiten Stadium ist der Schwanz kurz gedrungen und seine Spitze von konischer Gestalt; im dritten Stadium endet er stumpf und trägt eine dorsale und zwei ventrale papillenähnliche Strukturen, die mit einzelligen Drüsen in Verbindung stehen.

Im Verlauf der Entwicklung in der Mücke verkürzt sich der Larvenkörper von der 8. bis zur 36. Std bis auf etwa drei Viertel der Mikrofilarienlänge (von 210 µ auf 153 µ). Die reife Larve nimmt etwa die 6fache Länge der Mikrofilarie ein (vgl. Abb. 247). Sie ist im

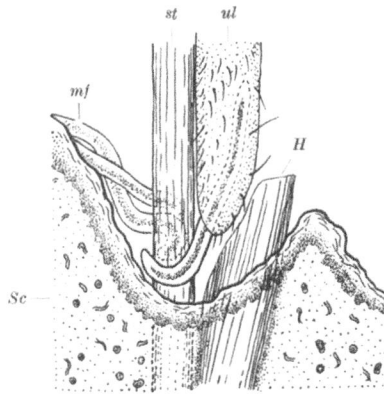

fixierten und eingebetteten Zustand etwa 1,3 mm lang und 20 µ breit. Das spitz zulaufende Vorderende („Kopf") trägt acht Papillen, die zu zwei Kreisen angeordnet sind. Mundhöhle und Oesophagus nehmen etwa ein Drittel der gesamten Larvenlänge ein. Der Oesophagus besteht aus einem vorderen, muskulösen und einem anschließenden, drüsigen Teil. Hinter der Mitte des muskulösen Teils liegt der Nervenring und etwa 95 µ hinter dem drüsigen Teil ventral eine Gruppe von sieben Zellen als Genitalanlagen. Dem röhrenförmigen Mitteldarm schließt sich das kurze, etwa 80 µ messende Rectum an. Dieses entwickelt sich aus den sog. Rectalzellen der Larve, vier größeren Zellen im hinteren Drittel (Abb. 247 b, R) die mit den Zellen G_{2-4} der Mikrofilarien identisch sind (FENG 1936).

Abb. 246. Austritt von infektiösen Larven (*mf*) aus der Unterlippe (*ul*) einer infizierten Stechmücke. *St* Stechborsten; *H* Haar des Wirtes; *Sc* subcutanes Gewebe. (Nach FÜLLEBORN aus SCHULZ.)

Die Larven von *W. malayi* machen ihre Entwicklung in *Anopheles hyrcanus var. sinensis* bei 29—31° C innerhalb von 6 Tagen durch.

Die Mücken werden von den Parasiten, die sich osmotisch von der Thorax*muskulatur* ernähren, mehr oder weniger stark beeinträchtigt und sterben bei starkem Befall ab, bevor die Entwicklung der Jugendstadien abgeschlossen ist.

Zum Verlassen des Mückenrüssels bedürfen die Filarienlarven eines Anstoßes, und dieser wird ihnen (nach GALLIARD 1941, sowie MENON und RAMAMURTI 1941) offenbar mit der Beugung der Unterlippe bei der Nahrungsaufnahme geboten (vgl. Abb. 324 b, S. 560).

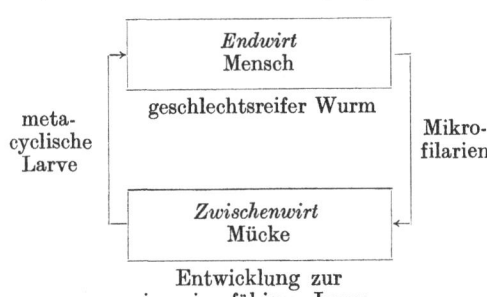

Übersicht über den Entwicklungsgang der Filarien (*Wuchereria, Loa*) (vgl. Text).

(Sie treten z. B. auch dann aus der Unterlippe aus, wenn die Insekten Zuckerwasser aufnehmen.) Bei einer Temperatur von 30—35° C verbleiben die metacyclischen Larven nicht länger in der Mücke als 9—10 Tage. Bei niedrigerer Temperatur halten sie sich wohl auch viel länger; ihre Aktivität ist aber dann stark herabgesetzt.

Entwicklung im Endwirt.

Über die weitere Entwicklung der menschenpathogenen Filarien, über den Weg vom Eintritt der Larven in die Haut bis zur Erreichung der Lymphknoten und anderer Organe, sind unsere Kenntnisse begreiflicherweise sehr mangelhaft. MENON, RAMAMURTI und RAO (1944) haben deshalb eingehende Studien an der Filarienart *Conispiculum guindiensis* (= *flavescens*) (PANDIT, PANDIT und IYER 1929) aus der indischen Garteneidechse (*Galotes versicolor*) angestellt, weil diese mit der menschlichen Art *W. bancrofti* in der Morphologie der erwachsenen Würmer, sowie der Entwicklungsstadien in dem übertragenden Insekt (*Culex quinquefasciatus*), große Ähnlichkeit aufweist. Diese Filarie hält sich ebenfalls im Lymphsystem auf, und die pathologischen Veränderungen, die sie herbeiführt, lassen eine entsprechende Entwicklung des menschlichen Wurmes annehmen. Ihren Mikrofilarien fehlt jedoch eine Periodizität.

Entwicklung von Conispiculum guindiensis in der Eidechse Calotes versicolor. Subcutan eingeführte infektionstüchtige Larven bleiben zunächst etwa 2 Tage am Orte der

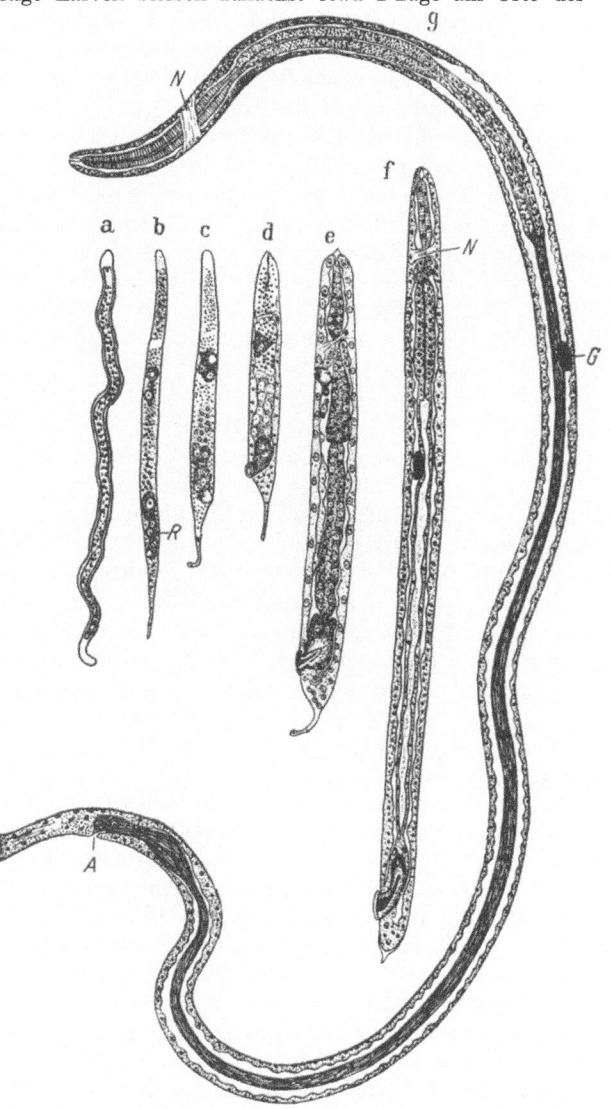

Injektion liegen und wandern dann zwischen den Muskelfibrillen zu den Lymphgefäßen (4.—16. Tag). Auf diesem Wege nehmen sie an Größe zu und gelangen schließlich in das Gewebe der Beckenregion, um von dort das Mesenterium aufzusuchen (16.—21. Tag). Das Mesenterium der Eidechse bildet einen dünnwandigen Lymphsack, in dem die Würmer meist liegen. Man findet diese *Jugendformen* jedoch unter anderem auch im retroperitonealen Gewebe, seltener im Lymphsystem der Extremitäten, dagegen nicht in der Lunge oder im peripheren Blut. Nach etwa 21 Tagen sind die Würmer deutlich geschlechtlich differenziert und bekommen mehr und mehr das Aussehen der erwachsenen Tiere. Nach etwa 58 Tagen sind die Filarien geschlechtsreif, und die Weibchen setzen nun Mikrofilarien ab, die sich *ständig* im Blut nachweisen lassen (Weibchen etwa 95 mm lang und 0,73 mm breit; Männchen etwa 28 mm lang und 0,3 mm breit).

Die Eidechsen zeigen zu Beginn der Invasion keine bemerkenswerten Reaktionen, und bei geringer Befallsstärke treten überhaupt kaum gesundheitliche Schäden auf. Bei starker Invasion werden jedoch die Eidechsen träge, zeigen keinen Farbwechsel der Haut und lassen sich leicht ergreifen. Sie fressen schlecht und gehen schließlich ein. Es können Ödeme an den Extremitäten auftreten.

Die Entwicklung von *Wuchereria* im Menschen braucht vom Eindringen der metacyclischen Larve in die Haut bis zur Geschlechtsreife 1 Jahr oder länger. Ihr endgültiger Sitz

Abb. 247 a—g. *Wuchereria malayi*. Entwicklung der Mikrofilarie (a) im Thorax der Mücke zur infektiösen Larve (g). a Gescheidete Mikrofilarie aus dem Blut. b Larve, 8 Std nach Aufnahme durch die Mücke. c Nach 24 Std. d Nach 1½ Tagen. e Nach 2½ Tagen. f Nach 4½ Tagen. g Seitenansicht der reifen Larve. *A* Analöffnung; *G* Genitalanlage; *N* Nervenring; *R* Rectalzellen (250×). (Nach FENG 1936.)

sind die Lymphdrüsen und Lymphgefäße. In dem die Drüsen umgebenden Gewebe findet man die Männchen und Weibchen ineinander verknäuelt. Das höchste Alter der Würmer wird mit 15—20 Jahren angegeben.

Reaktion des Endwirtes (Pathogenese). Die Filarien können sowohl als Larven im peripheren Blut wie als geschlechtsreife Würmer in den Lymphdrüsen und

Lymphgefäßen zu einer Erkrankung des Wirtes führen, aber auch ohne jede Reaktion im Wirt leben. Die individuelle Empfindlichkeit gegenüber den Stoffwechselprodukten der Würmer, die wohl vorwiegend zu einer Gewebereaktion führen, ist außerordentlich verschieden. Es bleiben sogar relativ viele Menschen, die von Filarien befallen sind, ohne Krankheitserscheinungen. Diese treten wohl nur als Folge einer vorausgegangenen Sensibilisierung des Organismus auf und werden als *allergische Reaktion* gedeutet, die sich erst nach wiederholter Neu- und Superinvasion ausbildet.

Nicht nur die lebenden Würmer führen zu den verschiedenartigen Zellreaktionen, sondern auch abgestorbene. In deren Umgebung sind diese sogar noch stärker. Offenbar locken die Abbauprodukte abgestorbener Würmer die Makrophagen besonders stark an. Es kommt zur Bildung granulomatöser Knötchen, mit den zerfallenen Filarien im Zentrum.

Zwischen dem Befall des Menschen durch die aktiv einwandernden „metacyclischen" Filarienlarven und dem ersten Auftreten der Mikrofilarien im peripheren Blut oder von klinischen Erscheinungen vergehen wohl, je nach der Empfindlichkeit des Betroffenen, 3—12 Monate — meist sogar mehr als 1 Jahr. Er kann trotz eines ständigen Mikrofilarienbefalls *völlig gesund* erscheinen. — Bei starker Invasion kann es jedoch zu einer *mechanischen* Blockade in den Lymphknoten kommen. Dadurch treten dann *lokale Ödeme* auf, die aber noch nicht zu einer Entzündung (Lymphangitis) oder zu fieberhaften Reaktionen führen müssen. — *Empfindliche* Personen zeigen aber schon bei einzelnen geschlechtsreifen Würmern als Folge einer leichten Blockade des Lymphsystems *heftige lokale Reaktionen* (allergische Reaktion!), nach denen sich der Patient aber erholen kann, wenn eine Neuinfektion ausbleibt. Die Mikrofilarien können dabei im peripheren Blut spärlich sein. — Bei einer *starken Invasion* reagieren *empfindliche Personen* mit einer völligen Blockade der Lymphgefäße. Es tritt schweres Fieber mit einer *heftigen Lymphangitis* auf. Das normale Lymphdrüsengewebe kann durch eosinophiles Granulationsgewebe ersetzt werden, das die Lymphgänge blockiert. Die Folge davon ist völliger Verschluß der Gefäße und Lymphödem, woraus eine *Elephantiasis* entstehen kann. Dabei brauchen Mikrofilarien im peripheren Blut nicht aufzutreten.

Die Elephantiasis ist die bedeutendste *Spätfolge* eines Filarienbefalls. Sie besteht in einer anhaltenden, außerordentlichen Verdickung und Schwellung der ganzen Haut. Die Ursache dieser Veränderung ist mehr oder weniger völliger Verschluß der lokalen lymphatischen Gänge. Durch den auf diese Weise gestörten Lymphabfluß kommt es zu einer Lymphstauung. Mit zunehmender Lymphabflußbehinderung schwillt der betroffene Körperteil progressiv an. — Jeder Körperteil kann befallen sein, aber die Extremitäten und Genitalien sind Prädilektionsstellen. Diese Veränderungen gehen aber nicht auf die Mikrofilarien im Blut zurück. Man nimmt an, daß zur Entwicklung einer Elephantiasis jahrelang wiederholte Filarieninvasionen und damit erfolgende Sensibilisierung des Organismus Voraussetzung sind. Unter den Eingeborenen, die von Geburt an exponiert sind, treten bereits vor dem 20. Lebensjahr diese Erscheinungen auf. In endemischen Gebieten sind bis zu 5% der Bevölkerung davon betroffen. Bei diesen Patienten treten auch in verstärktem Maße die oben beschriebenen Krankheitserscheinungen auf. Soweit bisher bekanntgeworden ist, sind z. B. unter amerikanischen Soldaten, die sich im zweiten Weltkrieg eine Filarieninfektion zugezogen hatten, keine Fälle von Elephantiasis aufgetreten.

Vielfach wird die Auffassung vertreten, daß die Elephantiasis auf eine Sekundärinfektion mit Bakterien (vorwiegend mit Streptokokken) zurückzuführen sei. Tatsächlich geht diese Erkrankung vielfach mit einer Bakterieninfektion einher, doch wird den Bakterien eine primäre ätiologische Bedeutung für die Elephantiasis heute nicht mehr zuerkannt.

Die *subjektiven* Beschwerden, die bei einem Filarienbefall als *Frühsymptome* auftreten können und anscheinend durch körperliche Anstrengungen ausgelöst werden, bestehen in plötzlicher Kraftlosigkeit, Müdigkeit, heftigen Kopfschmerzen, Muskelkrämpfen, Schmerzen im Unterleib, in der Brust, gelegentlich auch leichtes Fieber oder Frostgefühl. Dazu können neurologische Symptome treten, Depressionen und ähnliches. Diese „Anfälle" von 5—6tägiger oder mehrwöchiger Dauer können sich unregelmäßig wiederholen. Zwischen den Anfällen erscheint der Patient ganz gesund.

Objektiv kann man in zwei Drittel der Fälle eine starke *Bluteosinophilie* feststellen, vergrößerte Lymphdrüsen, Lymphangitis, Beteiligung der Genitalien. Es liegt aber kein Anhaltspunkt dafür vor, daß bei jungen Erkrankungen die Sexualfunktionen beeinträchtigt würden.

Immunbiologie. Von der Immunbiologie der Filarien ist wenig bekannt. Experimentelle Untersuchungen sind mit den menschlichen Parasiten nicht möglich, weil sie, wie alle Filarienarten, im Hinblick auf den Endwirt sehr wirtsspezifisch sind.

Mikrofilarien von *Dirofilaria immitis* des Hundes (S. 433 ff.), die auf ein mit *Dirofilaria*-Antigen immunisiertes Kaninchen transfundiert wurden, gingen in diesen schneller zugrunde als in unbehandelten Kontrollkaninchen. Das homologe Antiserum eines so vorbehandelten Kaninchens wirkt auch in vitro auf die Mikrofilarien tödlich. Doch scheinen die Antikörper auf die *Entwicklung* zu geschlechtsreifen Würmern keine erhebliche Wirkung zu haben.

Epidemiologie. Die Übertragung der Filarien der Gattung *Wuchereria* erfolgt durch blutsaugende Mücken sehr vieler Arten (vgl. S. 592 und 653—655).

Hauptüberträger der *Mikrofilaria nocturna* ist die Mücke *Culex quinquefasciatus* (= *C. fatigans*), die im ganzen Gebiet von *Wuchereria bancrofti* anzutreffen ist. Andere Arten, die als Überträger oft nur lokale Bedeutung haben, gehören zu den Gattungen *Culex, Anopheles, Aëdes* und *Mansonia*. Meist ist eine bestimmte Art Hauptüberträger in einem umschriebenen Gebiet. (Vgl. auch S. 576).

In Indochina z. B. übertragen die Art *W. bancrofti* neben *Culex quinquefasciatus* noch *Anopheles hyrcanus* und *Aedes aegypti*. Die gleichzeitig vorkommende Art *W. malayi* findet man in *Anopheles albopictus, Mansonioides indiana, Aedes aegypti* und anderen (GALLIARD und HUARD 1948).

Auf den Pazifischen Inseln, wo *Wuchereria bancrofti keine ausgesprochene Periodizität* erkennen läßt, ist die Art *Aedes scutellaris pseudoscutellaris* der Hauptüberträger. Die Mikrofilarien treten besonders zahlreich auf am Tage, wo auch der Überträger sehr aktiv ist (vgl. MANSON-BAHR 1952).

Ein wesentlicher, die Verbreitung beschränkender Faktor ist die Abhängigkeit von der Außentemperatur. *W. bancrofti* entwickelt sich bei einer Temperatur von 31—35° C innerhalb von 9 Tagen in der Mücke zur „metacyclischen" Larve. Von Indien wird ein Temperaturoptimum von 29—30° C angegeben. Bei wechselnden Temperaturen zwischen 19 und 25° steht die Entwicklung fast still (KHALIL, Ägypten). — Bei 17—18° C infizieren sich nur wenige Mücken und diese nur sehr schwach.

Zu einer erfolgreichen Invasion gehören jeweils zwei geschlechtsverschiedene Filarien. Da der Befall der Mücken aber im allgemeinen gering ist, wird dieses Ziel nur bei einem relativ *hohen Durchseuchungsgrad der Bevölkerung* und einer *hohen Mückendichte* erreicht. Verschiedene günstige Umstände sind dazu erforderlich: große Flugweite der Überträger, enge Beziehung zwischen gefährdeter und infizierter Bevölkerung, günstige klimatische Umstände zur Entwicklung des Parasiten im Überträger. Daraus erklärt sich, daß vorwiegend die einheimische

Bevölkerung eines endemischen Gebietes, die ständigem Neubefall ausgesetzt ist, von Filarien geplagt wird (unter Umständen bis zu 100%!), während nichteinheimische, vorübergehend anwesende Personen nur durch unglückliche Umstände und selten erkranken. Auch bei den Kindern der Eingeborenen unter 5 Jahren sind die Filarien selten, doch sogar bei einem 18 Monate alten Kind gefunden worden (s. auch Pathogenese S. 426). Die Empfänglichkeit für Filarien ist unabhängig von Rasse und Geschlecht.

Bei der Beurteilung der epidemiologischen Situation eines Gebietes muß berücksichtigt werden, daß die Zahl der symptomlosen Parasitenträger sehr groß sein kann (z. B. in Indien). Es besteht keine eindeutige Beziehung zwischen Befallshäufigkeit und Anzahl der manifesten Erkrankungen.

Die Filariasis ist in den meisten feuchten und warmen Gebieten der Erde endemisch und eine Krankheit der Küstenebenen und Binnenwasserwege, weil zur Entwicklung der Larven in der Mücke neben einer relativ hohen Lufttemperatur auch eine hohe relative Luftfeuchtigkeit (60—90%) erforderlich ist.

Im westindischen Inselgebiet bestehen keine geschlossenen Verbreitungsgebiete, sondern die Erkrankungen treten dort nur sporadisch auf. Man findet sie auch nicht in solchen Gegenden, wo die Bedingungen für die Entstehung der Filariasis günstig erscheinen, z. B. in Panama. Hier besteht eine Parallelerscheinung zu dem Problem des „Anophelismus ohne Malaria".

Mikroskopische Diagnose. Zur Sicherung der klinischen Diagnose ist der mikroskopische *Nachweis der Mikrofilarien* erforderlich. Man findet sie in Blutpräparaten („Dicken Tropfen") oder durch Punktion der Lymphknoten oder der Hydrocele. Bei nächtlicher Periodizität ist ihre Zahl im peripheren Blut zwischen 22 und 2 Uhr sehr erhöht (bei *Loa loa* tagsüber). Anreicherungsverfahren sind zweckmäßig anzuwenden, weil die Zahl der Mikrofilarien vielfach mäßig ist (vgl. Untersuchungsmethoden S. 663 ff.).

Die *erwachsenen Würmer* kann man aus den Lymphknoten durch Biopsie gewinnen. — Leukocytose und Eosinophilie sind nicht spezifisch.

Serologische Untersuchungsmethoden. Ein Filarienbefall läßt sich auch serologisch durch den Nachweis von *Immunkörpern* mittels Hauttest und der Komplementbindungsreaktion erkennen. Ein wirksames Antigen kann aus *erwachsenen Würmern* der Hundefilarienart *Dirofilaria immitis* gewonnen werden. Doch soll nach FRANKS, CHENOWETH und STOLL (1947) die Qualität eines Antigens aus *Mikrofilarien* dieser Art besser sein als das aus erwachsenen Weibchen gewonnene; denn es werden damit bei gesunden Personen weniger falsche positive Reaktionen erzielt. Es kann daher auch in höherer Konzentration verwendet werden.

Antigenbereitung (nach FRANKS, CHENOWETH und STOLL 1947): Gut und steril gewaschene Würmer (*D. immitis* aus Hunden) werden lyophilisiert und getrocknet und mit gepulvertem Pyrexglas zermörsert. Das Material wird mit physiologischer Kochsalzlösung im Verhältnis 1:100 aufgenommen und abwechselnd innerhalb von 24 Std 3mal gefroren und aufgetaut. Die eigentliche Extraktion erfolgt innerhalb weiterer 24 Std bei Zimmertemperatur unter gelegentlichem Schütteln. Danach wird bei 3000 Touren 15 min lang zentrifugiert. Die überstehende Flüssigkeit wird mit einem Seitzfilter sterilisiert und mit Merthiolat (1:10000) versetzt.

MOHR und LIPPELT (1938) zeigten in Ergänzung früherer Untersuchungen, daß die Komplementbindungsreaktion bei Verwendung von Antigenen aus *Dirofilaria immitis* des Hundes und aus *Contortospiculum rheae* des südamerikanischen Straußes relativ spezifisch ist. Doch wird die Reaktion auch bei starker Ancylostomiasis (Gruppenreaktion!) positiv, so daß hier weitere Antigenanalysen zur Verfeinerung der Diagnostik nötig sind. Beim Hauttest muß noch eine Verdünnung von 1:8000 brauchbare Resultate liefern. Der Hauttest ist nicht absolut spezifisch, aber er vermag eine klinische Diagnose zu stützen.

Chemotherapie. Die *medikamentöse Therapie* der *Filariasis* muß sich gegen die Mikrofilarien wie gegen die erwachsenen Würmer richten. Als ein spezifisches Heilmittel hat sich „*Hetrazan*" (1-Diaethyl-carbamyl-4-methylpiperazin) erwiesen, das per os genommen wird. Schon sehr geringe Dosen des Präparates vernichten die Mikrofilarien. Es wirkt nach HAWKING indirekt — nach Art eines Opsonins (s. S. 36) — und macht die Mikrofilarien für die Phagocyten leichter angreifbar. Längere Zeit verabfolgt tötet Hetrazan auch einen großen Teil der erwachsenen Würmer (SANTIAGO-STEVENSON, OLIVER GONZALEZ und HEWITT 1947).

Durch die schnelle Wirkung des Hetrazans wird plötzlich eine erhebliche Menge von Filarieneiweiß frei. Dadurch kommt es unter Umständen noch einmal zu charakteristischen, heftigen klinischen Erscheinungen.

Hetrazan wird 3mal täglich 0,5—2 mg/kg genommen und bewirkt vielfach schon nach 2 Tagen völlige Beseitigung der Mikrofilarien oder vermindert ihre Zahl erheblich. Die erwachsenen Würmer werden nur getroffen, wenn die Behandlung über 3—6 Wochen fortgesetzt wird. Mit dem Schwinden der Mikrofilarien geht auch eine Besserung der klinischen Erscheinungen einher. — Entsprechende Beobachtungen konnten MINNING und DING (1950/51) an der Filariasis des grünen Wasserfrosches (*Icosiella neglecta* in *Rana esculenta*)

Tabelle 14. *Unterscheidungsmerkmale der Menschen-pathogenen Filarienarten.*

	1 *W. bancrofti*	2 *W. malayi*	3 *Loa loa*	4 *Onchocerca*
Parasit.				
Verbreitungsgebiet	tropische und subtropische Gebiete Afrikas und Ferner Osten	Ost-Indien Süd-Asien	westliches Zentralafrika	Afrika Mittelamerika
Mikrofilarien . .	gescheidet	gescheidet	gescheidet	ohne Scheide
Stilett	1	2	1	ohne
Größe	260:8 μ	220:5,5 μ	275:7,3 μ	260—330:7 μ (eventuell zwei verschiedene Formen)
Periodizität . .	nächtlich (*nocturna*)	nächtlich (*nocturna*)	tagsüber (*diurna*)	ohne
Männchen . . .	40:0,1 mm	23:0,09 mm	32:0,35 mm	30:0,16 mm
Weibchen . . .	83:0,24 mm	55:0,16 mm	60:0,5 mm	410:0,35 mm
Wirt.				
Sitz der erwachsenen Würmer .	Lymphdrüsen	Lymphdrüsen	subcutanes Gewebe	subcutanes Gewebe
Sitz der Mikrofilarien. . . .	nachts peripheres Blut, Hydrocelenflüssigkeit; sonst?	nachts peripheres Blut; sonst?	tagsüber peripheres Blut; sonst?	Lymphspalten der Haut; Knötchenbildung
Endwirt	Mensch	Mensch	Mensch (Pavian ?)	Mensch
Zwischenwirt . .	Arten der Gattungen: *Culex*, *Aedes*, *Anopheles* und *Mansonia*	Arten der Gattungen: *Mansonia* und *Anopheles*	*Chrysops*-Arten	*Simulium*-Arten

machen. Die Mikrofilarien konnten innerhalb von 3 Tagen auf ein Viertel ihrer Dichte reduziert werden. Die Zahl der erwachsenen Würmer ging offenbar auch zurück. (Diese Filarienart läßt sich gut für Demonstrationen im Unterricht verwenden.)

Eine Wirkung auf die erwachsenen Würmer haben auch Antimonpräparate (z. B. Fuadin) und Arsenverbindungen.

Loa loa (Cobbold 1864) Castellani und Chalmers 1913.
(= Dracunculus loa Cobbold 1864; Filaria loa Guyot) (Mikrofilaria diurna).
Die Wanderfilarie.

Loa loa unterscheidet sich von den anderen menschenpathogenen Filarienarten unter anderem dadurch, daß ihre *Mikrofilarien* vorwiegend *am Tage im peripheren Blut auftreten (Mikrofilaria diurna).* Die charakteristischen klinischen Erscheinungen — flüchtige Schwellungen der Haut — wurden schon frühzeitig erkannt und mit dem Wurm in Zusammenhang gebracht.

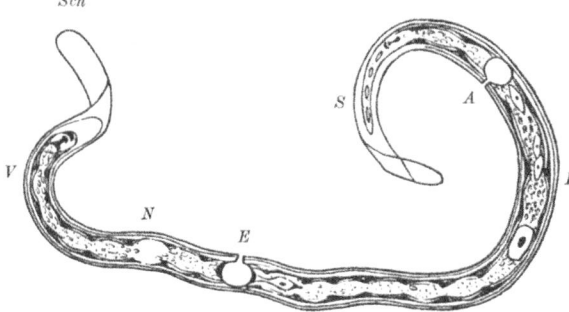

Abb. 248. *Loa loa.* Gescheidete Mikrofilarie. *A* After; *D* Darmanlage; *E* Exkretionsporus; *N* Nervenring; *S* Schwanzende; *Sch* Scheide; *V* Vorderende.

Historisches. Mongin (1770) entdeckte und entfernte einen Wurm aus dem Auge einer Negerin in Haiti. Dieser Fall stammte jedoch von einer eingeführten Sklavin. Erst 1777 fand Guyot den Parasiten im endemischen Gebiet (Angola, Westafrika). Manson (1891) fand dann die Mikrofilarien im Blut westafrikanischer Neger und vermutete in der Bremse *Chrysops dimidiata* den Zwischenwirt. Looss (1904) untersuchte eingehend die Morphologie der erwachsenen Würmer. Leiper (1913) studierte die Entwicklung der Mikrofilarien in den Bremsen.

Geographische Verbreitung. Die Wanderfilarie *Loa loa* ist in Westafrika zwischen Sierra Leone, Nigeria und Angola beheimatet. Sie verbreitet sich nach Osten hin und ist im Bereich des Kongo fast überall anzutreffen. (Der Name des Wurmes stammt aus der Sprache der westafrikanischen Neger.)

Morphologie und Entwicklung. Der *erwachsene Wurm,* dessen Körperoberfläche mit feinen Höckern versehen ist, lebt vorwiegend im subcutanen Gewebe. Das vivipare Weibchen wird etwa 50—70 mm lang und 0,4—0,5 mm breit. Die Länge des Männchens liegt um 32 mm. Das rundliche Hinterende der Weibchen ist ventral eingeschlagen; die Vulva liegt etwa 2 mm hinter dem Vorderende. Das nur leicht gebogene Körperende des Männchens besitzt drei Paar große und drei Paar kleine Analpapillen. Die Spicula sind ungleich lang.

Die gescheideten *Mikrofilarien* (250—300 μ lang, 7,3 μ breit; Abb. 248) erscheinen *am Tage* im peripheren Blut. Ihr Vorderende ist breit und besitzt ein Stilett, das Hinterende ist relativ dick. Die Genitalzellen sind groß und liegen dicht beieinander. Die Zellkernreihe erreicht die äußerste Schwanzspitze (vgl. auch Abb. 243, S. 420).

Entwicklung im Zwischenwirt. Die Mikrofilarien müssen zur Weiterentwicklung von Tabaniden (Gattung *Chrysops*) aufgenommen werden. Nach der Aufnahme durch die Bremse verlassen die Mikrofilarien ihre Scheide innerhalb der ersten Stunde, durchbohren die Darmwand und liegen nach etwa 6 Std in der Leibeshöhle. Sie verbleiben dort etwa 6—48 Std, um dann in den Thorax zu ziehen. Dort halten sie sich zur Weiterentwicklung vom 2.—8. Tage auf und häuten sich nach etwa 4—6 Tagen. Vom 9. Tage an kann man die invasionsfähigen Stadien im Rüssel der Fliegen finden.

Die Entwicklung der Larve und ihre Formveränderungen in der Bremse gleichen der der anderen Mikrofilarienarten (vgl. Abb. 247, S. 425). Am 2. oder 3. Tage sind die Larven im Thorax wurstförmig geworden und messen am 3. Tage etwa 290:32 μ. Sie wachsen dann wieder heran und nehmen schließlich korkenzieherähnliche Gestalt an. Am 5. Tage erreichen sie etwa 900:37 μ, am 6. Tage etwa 1000:40 μ, am 10. Tage 2000:25 μ.

Die infektionstüchtige („metacyclische") Larve findet man nicht nur im Rüssel (Labium), sondern im ganzen Körper der Bremsen, im Thorax wie im Abdomen. Die einzelnen Bremsen können dabei zahlreiche Würmer beherbergen, allein im Kopf und Rüssel 50—100 Exemplare. Diese Stadien sind außerordentlich lebhaft. GORDON und CREWE (1953) halten es für möglich, daß sie noch während des nur kurzen Saugaktes der *Chrysops*-Arten vom Abdomen bis in den Rüssel wandern.

Chrysops nimmt das Blut nicht direkt aus den Capillaren auf, sondern aus einer durch den Stich erzeugten kleinen Hämorrhagie (sog. „*pool-feeder*" nach GORDON und CREWE 1948; vgl. auch S. 464); dabei führen sie mit dem Speichel ein sehr wirksames Antikoagulin in die Wunde ein.

Keine Larve verläßt den Rüssel solange, wie das Labium gestreckt bleibt. Erst in dem Augenblick, wo die Unterlippe beim Einstich der eigentlichen Stechwerkzeuge einknickt (ähnlich Abb. 324b bei *Culex*), durchbrechen die Larven die Membran des Labiums an dessen Basis und gelangen so *auf* die Haut des Endwirtes. Das Verlassen des Rüssels wird also nicht durch Wärme und Feuchtigkeit der Haut ausgelöst, sondern *das Einknicken des Labiums gibt den entscheidenden Anstoß* dazu. Im Gegensatz zu der bisherigen Auffassung, kommen GORDON und CREWE weiterhin zu dem Ergebnis, daß die infektionsfähigen Larven von *Loa loa nicht fähig seien, die intakte Haut des Menschen zu durchbohren.* Sie vermögen *nur über den Stichkanal*, den die übertragende Bremse bei der Blutmahlzeit erzeugt, in den Endwirt einzudringen (vgl. auch *Wuchereria*, S. 424).

Entwicklung im Endwirt. Der Mensch ist der einzige Endwirt. Die invasionsfähigen Filarienlarven dringen beim Stich der Bremse aktiv über die intakte Haut in den Menschen ein. Über die weitere Entwicklung haben wir keine genauen Kenntnisse. Die Dauer der Entwicklung zum geschlechtsreifen Wurm beträgt sicher mehrere Jahre (etwa 3—4), die Lebensdauer der erwachsenen Weibchen sogar 15 Jahre und mehr.

Reaktion des Wirtes (Pathogenese). Weder der geschlechtsreife Parasit noch die Mikrofilarien führen zu einer ernstlichen, das Leben bedrohenden Erkrankung des Wirtes. Es kommt jedoch vielfach zu einem chronischen Leiden. Heftiges Jucken, lokale Entzündungen und charakteristische, flüchtige Schwellungen (sog. *Kalabarschwellung*, Kamerunbeulen) können bereits wenige Monate nach der Invasion, meist aber erst nach 3—4 Jahren, auftreten und zunächst in kürzeren, später in längeren Abständen wiederkehren. Sie sind fast schmerzlos und erreichen etwa Hühnereigröße. Besonders häufig treten sie an Händen, Unterarmen und in der Nähe der Augen auf. Sie erscheinen spontan in mehr oder weniger regelmäßigen zeitlichen Abständen und verschwinden jeweils wieder innerhalb von 2—3 Tagen. Wahrscheinlich sind sie Äußerungen einer Überempfindlichkeit gegenüber den Parasiten oder seinen Stoffwechselprodukten (allergische Reaktion). Der *erwachsene* Wurm wandert durch das subcutane Gewebe mit relativ großer Geschwindigkeit, und auf diesem Wege kann man ihn gelegentlich beobachten und entfernen, z. B. wenn er gerade über einen Knochen hinwegzieht. Der Wurm wirkt besonders störend, wenn er über den

Nasenrücken oder über den Augapfel wandert (Abb. 249). Dann wird er sichtbar und kann aus der Augenbindehaut oder vorderen Augenkammer entfernt werden. Durch das Auftreten von *Loa loa* im Auge kann es zu schmerzhaften Veränderungen des Augenlides und Beeinträchtigung des Sehvermögens kommen. — Häufig ist eine erhöhte Bluteosinophilie zu beobachten (bis zu 60%).

Epidemiologie. Der Parasit wird auf den Menschen durch Bremsen übertragen. Hauptsächliche Zwischenwirte für *Loa loa* sind: *Chrysops silacea, C. dimidiata,* wahrscheinlich auch *C. longicornis* und andere. Die Infektionsmöglichkeit hängt weitgehend von der Populationsdichte der Überträger ab, außerdem von der Zahl der von *Loa loa* befallenen Personen. In einigen Gebieten von Belgisch-Kongo sind 75—90% der Bevölkerung befallen. In Nigeria sind 1—35% der Bremsen als Träger von *Loa loa* erkannt worden. Wie lange eine Bremse infektionstüchtig bleiben kann, ist unbekannt, doch wenigstens 5 Tage. Mehrere 100 Larven

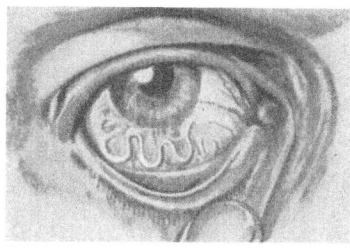

sind in einem einzigen Überträger beobachtet worden. — Die *Chrysops*-Arten selbst meiden pralle Sonne und suchen die Waldungen, insbesondere solche mit sumpfigen Böden, auf. Sie bevorzugen dunkle Flächen und stechen daher wohl Neger häufiger als Weiße. — Die wirksamste *Prophylaxe* besteht in der Bekämpfung der Zwischenwirte. Diese ist jedoch nicht leicht, weil deren Larven schwer erreichbar sind; denn ihre Brutplätze sind außerordentlich verschieden und weit verstreut, vielfach kaum zugänglich (vgl. S. 600).

Abb. 249. *Loa loa.* Erwachsene Filarie im Auge. (Nach Fülleborn.)

Mikroskopische Diagnose. Im Blut des Menschen lassen sich die Mikrofilarien selten vor dem 2. Jahr nach der Invasion feststellen. Sie sind im Nativpräparat relativ leicht erkennbar; doch sind Europäer vielfach nur schwach befallen, so daß unter Umständen Anreicherungsmethoden für den Parasitennachweis anzuwenden sind (vgl. S. 663 ff.).

Chemotherapie. *Hetrazan* ist ein sehr wirksames Heilmittel; es tötet die erwachsenen Würmer und die Mikrofilarien innerhalb weniger Wochen. Erwachsene bekommen bis zu 6 mg/kg täglich (auf drei Gaben nach den Hauptmahlzeiten verteilt) für 21 Tage.

Acanthocheilonema perstans

(Manson 1891) Railleit, Henry und Langeron 1912.

(= *Dipetalonema perstans* Yorke und Maplestone 1926.)

Acanthocheilonema perstans gehört zu *den* Filarienarten des Menschen, deren praktische Bedeutung sehr gering ist. Das Parasit-Wirt-Verhältnis ist hier so ausgeglichen, daß es zu keinen ernstlichen Schädigungen des Endwirtes — hier neben dem Menschen auch Gorilla und Schimpanse — kommt. Als Zwischenwirte dienen Mücken der Gattung *Culicoides.*

Historisches. Manson fand die *Mikrofilaria perstans* im Jahre 1890 bei einem afrikanischen Neger, der sich in einem Londoner Krankenhaus aufhielt. Daniels (1898) entdeckte den erwachsenen Wurm im Mesenterium eines Eingeborenen in Britisch Guayana und Fülleborn (1908) studierte einen Teil der Larvenentwicklung in der Mücke, die Sharp (1928) vollständig beschreiben konnte.

Geographische Verbreitung. *A. perstans* kommt vorwiegend im tropischen Afrika, aber auch in Algerien und Tunis vor. Das Hauptverbreitungsgebiet liegt im Kongo-Becken, doch erstreckt sich das Vorkommen auf das ganze Gebiet, das vom Senegal bis nach Angola an der Westküste und von dort nach Britisch-Ostafrika hinzieht. In der westlichen Hemisphäre findet man die Art unter anderem in Venezuela, Britisch- und Niederländisch-Guayana, sowie in Teilen von Brasilien und Argentinien.

Morphologie und Entwicklung. Die *erwachsenen Würmer* (Weibchen 75:0,13 mm; Männchen 45:0,07 mm) findet man vorwiegend im intraperitonealen Bindegewebe, in der Pleurahöhle und im Pericard.

Die *Mikrofilarien* (etwa 195:4,5 μ) sind ungescheidet. Sie treten vorwiegend nachts im peripheren Blut auf, zeigen aber *keine ausgesprochene Periodizität.* Ihr Hinterende ist abgerundet; die Zellkerne reichen bis in das Schwanzende. Die Mikrofilarien halten sich zwar auch im peripheren Blut auf, bevorzugen aber die größeren Arterien, Herz und Lunge. — Die Lebensdauer von *Mf. perstans* ist anscheinend sehr hoch; bei dem Selbstversuch von GÖNNERT (1943) blieben die übertragenen Mikrofilarien 3 Jahre am Leben (vgl. S. 422).

Ihre Entwicklung setzen sie in Mücken fort, in denen sie dann etwa den gleichen Formwandel durchmachen, wie er von *Wuchereria* beschrieben wurde (vgl. S. 424). **Hauptzwischenwirte** sind die Arten *Culicoides austeni* und *C. grahami.* Die Entwicklung in der Thoraxmuskulatur dauert etwa 7—9 Tage. Die „metacyclische" Larve (0,6—1 mm) wandert schließlich in den Rüssel, den sie erst bei einem Stich der Mücke verläßt (vgl. S. 570).

Erwähnt sei, daß von HENRARD und PEEL (1949) die Mitwirkung von *Culicoides* an der Übertragung von *A. perstans* in Zweifel gezogen wird. Sie nehmen vielmehr an, daß hier *Tunga penetrans* (vgl. S. 645) diese Aufgabe übernommen habe; aber ihre Beweisführung ist keineswegs schlüssig.

Reaktion des Endwirtes. Die Würmer verursachen im Endwirt keine wesentlichen Krankheitserscheinungen. Gelegentlich werden Symptome eines allergischen Zustandes (Ödeme und Eosinophilie) beschrieben. Außerdem können Fieber und Kopfschmerzen sowie Erscheinungen im Bereich der Lunge auftreten. — Nach MCGREGOR, HAWKING und SMITH (1952) wirkt *Hetrazan* auch auf *A. perstans.*

Mansonella ozzardi (MANSON 1897) FAUST 1929.

Die Filarienart *Mansonella ozzardi*, eine nur beim Menschen (als Endwirt) auftretende Form, verhält sich parasitologisch ebenso wie die schon oben behandelten Filarienarten (z. B. Gattung *Wuchereria*), entspricht aber ihrer praktischen Bedeutung nach etwa der Art *Acanthocheilonema perstans.* Sie führt wie diese in der Regel zu keinerlei klinischen Erscheinungen.

Ihre *geographische Verbreitung* beschränkt sich auf Mittel- und Südamerika (insbesondere die Nordküste Südamerikas und Nordargentinien sowie einige Teile Westindiens).

Der *erwachsene Wurm* (Weibchen: 70:0,23 mm; Männchen: genaue Maße unbekannt) hält sich im Bindegewebe der Leibeshöhle, im Mesenterium und Fettgewebe, auf. Die *Mikrofilarien* (210:4,7 μ) sind *ungescheidet*, zeigen keine Periodizität und treten im peripheren Blut auf. Das spitze Hinterende der Larve ist frei von Zellkernen.

Zwischenwirte sind Mücken der Gattung *Culicoides* (s. S. 569). Die Mansonella-Larven machen ihre Entwicklung in deren Abdomen und Thorax durch. Unter günstigen Bedingungen findet man nach etwa 8 Tagen im Kopf und Rüssel die invasionsfähigen Larven.

Dirofilaria immitis LEIDY 1856.

Zur näheren Verwandtschaft von *Loa loa* gehört eine der bekanntesten Filarienarten von Haustieren, nämlich *Dirofilaria immitis*, ein Parasit der Hunde, Katzen und Schweine, aber auch der Tiger, Seehunde, Seelöwen und anderer. Der erwachsene Wurm lebt in der Herzkammer und im Venensystem, kommt aber auch frei oder in Cysten eingeschlossen in der Brust- und Bauchhöhle vor. Er führt zu mechanischer Störung der Herzklappen und dadurch zum Tode der Tiere. Man findet ihn in Europa, Asien und Amerika (Südfrankreich 75% der Hunde).

Die sehr dünnen, fadenförmigen *erwachsenen Würmer* erreichen 30 cm Länge (bei 1—1,3 mm Breite). Die kleine Mundöffnung wird von sechs kleinen Papillen umgeben. Das korkzieherartige Schwanzende der Männchen trägt jederseits einen Hautsaum. Die Vulva liegt 7 mm vom Vorderende entfernt. Das weibliche Hinterende endet mit einem dünnen Schwanzanhang.

Die *ungescheideten Mikrofilarien* treten etwa $^1/_2$ Jahr nach der Invasion im peripheren Blut auf und lassen eine nächtliche Periodizität erkennen.

Zwischenwirte für *Dirofilaria immitis* sind Mücken der Gattungen *Culex* und *Anopheles.*

Eine andere *Hunde*filarienart (*Dipetalonema grassi* NOE) wird durch die Zecke *Rhipi-cephalus sanguineus* LATREILLE übertragen. Für Laboratoriumsversuche dient neuerdings die Filarienart *Litomosoides carinii* aus der Baumwollratte, die sich in der tropischen Milbe *Bdellonyssus bacoti* entwickelt (vgl. unten S. 478). Auch die ektoparasitischen Blutegel (z. B. *Haemopis sanguisuga* L.) können als Zwischenwirte für Filarien (*Filaria rubella* RUDOLPHI des Wasserfrosches) dienen.

Die Mikrofilarien von *D. immitis* suchen zunächst nicht die Thoraxmuskulatur, sondern die MALPIGHIschen Gefäße auf, in denen sie ihre Umwandlung durch-machen. Auf etwa 5 mm Länge herangewachsen (etwa nach 12 Tagen) treten sie in die Blutlacunen der Leibeshöhle ein und wandern von hier in die Thoraxmuskulatur und von dieser in den Vorderdarm und in den Stechrüssel der Mücke. Beim Mückenstich dringen sie aktiv in die Haut des Endwirtes ein. Gelegentlich kommt es zu einer Degeneration der Mikrofilarien in den MALPIGHIschen Gefäßen der Mücke. Dann werden die Würmer, offenbar infolge einer Imprägnierung mit einem Pigment von Melanincharakter, braun verfärbt (nicht, wie auch angenommen wurde, durch Chitinisierung; TOUMANOFF 1940).

Nach Untersuchungen von FÜLLEBORN führen offenbar Chemotaxien die Mikrofilarien zum primären Ort ihrer Entwicklung in der Mücke. Er wies nach, daß z. B. die Larven der Hundefilarien (*Dirofilaria immitis* LEIDY und *Dirofilaria repens* RAILLIET und HENRY) durch einen Brei aus MALPIGHIschen Gefäßen *der* Stechmücken, in denen sie einen Teil ihrer Entwicklung durchmachen, stärker angezogen werden als durch eine entsprechende konzen-trierte Kochsalzlösung.

Litomosoides carinii (TRAVASSOS 1919) CHANDLER 1931.

Die Filarie der Baumwollratte.

Als Testobjekt zur Prüfung von Filarienheilmitteln sowie für immunbio-logische Studien hat sich *Litomosoides carinii*, eine *Filarie der Baumwollratte* (*Sigmodon hispidus*), bewährt. Sie wird von Milben der Art *Bdellonyssus bacoti* übertragen und läßt sich auch auf weißen Ratten halten (vgl. auch S. 478).

Alle Entwicklungsstadien dieser Filarie sind gut erreichbar: jugendliche wie erwachsene Würmer liegen frei in der Pleurahöhle der Ratten. Die Weibchen erreichen 10 Wochen nach der Invasion der Larven etwa 7 cm, die Männchen etwa 2 cm Länge. Nimmt eine weibliche Milbe die Mikrofilarien mit dem Blut auf, so kann sie invasionsfähige Larven nach 13—15 Tagen bei einer Blut-mahlzeit übertragen. — Die Zahl der in der Milbe zur Entwicklung kommenden Filarien geht nicht parallel mit der Dichte der Mikrofilarien im peripheren Blut der Baumwollratte. Bei sehr hoher Dichte (über 200 Mikrofilarien je Kubik-millimeter) stellt sich ein bisher unbekannter Hemmungsfaktor ein, durch den sich nur noch ein Teil der Mikrofilarien in der Milbe zur invasionsfähigen Larve entwickelt (BERTRAM 1950). Eine erste Erklärung bieten vielleicht die Beob-achtungen von HUGHES (1950) an Milben, die Larven aufgenommen hatten. Anscheinend stimuliert die Anwesenheit der Mikrofilarien die Bildung phago-cytierender Zellen, die normalerweise die Aufgabe haben, die festen Stoffwechsel-produkte zu beseitigen. Sie vermögen auch Mikrofilarien aufzunehmen und zu vernichten. Dadurch geht ein Teil der aufgenommenen Mikrofilarien bereits im Darmlumen der Milbe zugrunde. Die übrigen wandern durch die Darmwand ins Parenchym der Leibeshöhle. Hier wachsen sie heran, häuten sich und werden zum invasionsfähigen Stadium.

Etwa 50 Tage nach dem Befall der Baumwollratten treten im Blut die ersten Mikrofilarien auf. Ihre Zahl nimmt allmählich (bis 1500 Mikrofilarien je Kubik-millimeter) zu; sie kann nach 3—6 Monaten wieder zurückgehen, erreicht dann aber für etwa weitere 6 Monate eine gleichbleibende Mikrofilariendichte (etwa 140—240 je Kubikmillimeter). Danach nimmt ihre Zahl wieder ab bis zum völligen Schwund. — In weißen Ratten bleiben die Mikrofilarien nicht so lange im peripheren Blut, und die Elterntiere sterben früher ab als in den Baumwollratten (HUGHES 1950, KERSHAW 1949).

Die Baumwollratten können die Invasion überstehen, aber auch an ihr zugrunde gehen — eine für die Beurteilung des therapeutischen Erfolges wichtige Tatsache. Diese Filarienart ist für die Testierung von Heilmitteln geeigneter als z. B. die vielfach benutzte Hundefilarie *Dirofilaria immitis* (s. S. 433), weil der Invasionserfolg zuverlässiger ist als bei den Hundeparasiten.

Onchocerca volvulus (LEUCKART 1893) RAILLIET und HENRY 1910.
(= *Filaria volvulus* LEUCKART 1898; *O. caecutiens* BRUMPT 1919; *Mikrofilaria nuda* RODENWALDT 1914.)

Eine ähnliche Entwicklung wie die Wuchererien machen die Filarienarten der Gattung *Onchocerca* durch. Sie leben jedoch als geschlechtsreife Würmer im *subcutanen Bindegewebe*. Ihre Mikrofilarien findet man nicht im Blut, sondern ebenfalls im Unterhautbindegewebe. Die Mikrofilarieninvasion kann zu Erblindung führen (daher früher auch *O. caecutiens* genannt; caecus = blind).

Geographische Verbreitung. *O. volvulus* ist in Afrika (z. B. in Liberia bis Belgisch-Kongo, Sudan und Kenya) sowie im südlichen Mexiko (Chiapas und Oaxaca) und Guatemala häufig. (Wahrscheinlich stammt die amerikanische *Onchocerciasis* aus Afrika.) Sie hat für die Bevölkerung Zentralamerikas kaum geringere Bedeutung als in Afrika. In Belgisch-Kongo entspricht ihre wirtschaftliche Bedeutung der von *W. bancrofti* im Fernen Osten. Es besteht wohl die Möglichkeit, daß die Filarien in die Vereinigten Staaten über die Grenze Mexikos hinaus von befallenen Einwanderern verschleppt werden, zumal die Überträger (*Simulium*) in den westlichen Staaten der USA. sehr häufig sind; verschiedene Beobachtungen

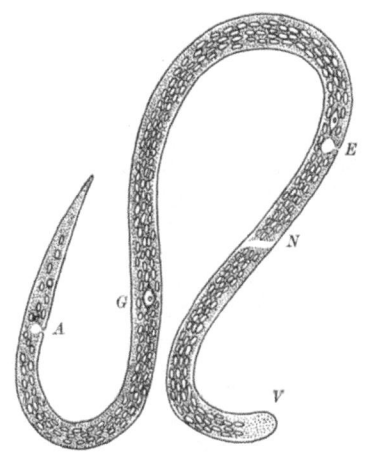

Abb. 250. *Onchocerca volvulus*, Mikrofilarie, ohne „Scheide" (vgl. auch Abb. 242 und Abb. 248). *A* Analporus; *E* Exkretionsporus; *G* sog. Genitalzelle; *N* Nervenring; *V* Vorderende (etwa 600 ×). (Nach FAUST.)

weisen jedenfalls auf eine gewisse Verbreitungstendenz nach Norden hin. In manchen Gebieten Afrikas besteht die Bevölkerung zu 95% aus Parasitenträgern, von denen ungewöhnlich viele (bis zu 10% der Befallenen) erblindet sind (in Mittelamerika nur 2—3%) (sog. hyperendemische Gebiete).

Morphologie und Entwicklung. Die *erwachsenen Würmer* erscheinen durch ringförmige Verdickungen der Cuticula wie quergestreift. Sie leben im subcutanen Gewebe und liegen in der Regel in einem bindegewebigen Knoten. Meist findet man in diesem 2—3 (auch mehr) männliche mit 1—2 weiblichen Würmern. Die Männchen messen nur etwa 18—40 mm bei 0,13—0,18 mm Breite, die erwachsenen, viviparen Weibchen bis zu 500 mm, bei einem Mittelwert um 300 mm (s. Abb. 257, S. 444). Die Vulva liegt am Ende der Oesophagusregion. — Die *Mikrofilarien* haben eine Größe von 200—300 µ : 5—7 µ (in gefärbten Ausstrichpräparaten); doch werden von manchen Autoren zwei verschiedene Größen angegeben, die vielleicht männlichen und weiblichen Tieren entsprechen (um 200 µ bzw. um 300 µ). Im Uterus der Weibchen liegen sie aufgerollt innerhalb einer dünnen, ovalen Membran; frei geworden sind die Mikrofilarien *ungescheidet*.

Die Entwicklung der Würmer geht über einen Zwischenwirt, den Kriebelmücken der Gattung *Simulium* stellen. Sie nehmen die Parasiten im Zusammenhang mit der Blutmahlzeit aus dem Unterhautgewebe auf (vgl. hierzu auch
S. 464 ff. und 594 ff.).

Die von der Kriebelmücke aufgenommenen Larven gelangen zunächst in
den Darm, sind aber am 2. Tage darauf im hinteren Abschnitt der Thoraxmuskulatur zu finden. Sie erscheinen dann bereits gedrungen und wurstförmig
und tragen am Ende einen leicht gebogenen, dornähnlichen, charakteristischen
Anhang. Die Körperzellen dieses Stadiums ordnen sich annähernd in zwei
paarigen Längsreihen, einer parietalen und einer zentralen. Diese Anordnung
erweckt den Eindruck eines rudimentären Darmkanals. Bei der nun folgenden
Streckung schwindet der Caudalanhang nahezu völlig. Etwa am 7. Tag differenziert sich der Darmkanal, mit dem Vorderteil beginnend. Es folgt ein weitlumiger
Mittelteil mit kurzem, flaschenförmigem Abschnitt, der durch den After nach
außen mündet. Der Darmkanal wird erst am 8. oder 9. Tag, an dem die Larven
auch in den Rüssel der Simulien einwandern und invasionsfähig geworden sind,
durchgängig. Ihre Länge beträgt nun etwa 760 μ bei etwa 20 μ Breite (BLACKLOCK).

Der *Wanderungsweg* der Filarien *im menschlichen Körper* nach der Übertragung durch die Mücke und die Bedingungen, die zur Festsetzung des erwachsenen Wurmes und zur Bildung eines Knotens führen, sind wenig bekannt.
Auf jeden Fall wandert der jugendliche Wurm, bevor er sich festsetzt, in der
Haut umher. Bereits jugendliche Würmer können zu einer Hautreaktion (Knotenbildung) führen, durch welche sie eingekapselt werden. Man findet gelegentlich
kleine Knoten, die ein einzelnes Männchen oder ein einziges, voll entwickeltes
Weibchen ohne Mikrofilarien im Uterus enthalten. Eine Entwicklung der Mikrofilarien erfolgt nur dann, wenn weibliche und männliche Tiere gemeinsam in
einen Knoten eingeschlossen werden.

Onchocerca ist die einzige Filarienart des Menschen, bei der die *erwachsenen* Würmer
durch Biopsie zu erreichen sind. Daher läßt sich z. B. das Ergebnis einer therapeutischen
Maßnahme hier auch direkt feststellen.

Reaktion des Wirtes (Pathogenese). Die Knoten in der Haut entstehen als
Folge einer entzündlichen Reizung des Gewebes durch die Anwesenheit der
erwachsenen Würmer und die Wirkung ihrer Stoffwechselprodukte auf das
sie umgebende Binde- und Lymphgewebe. Es kommt zuerst zu einer Zell-
proliferation unter Bildung von Bindegewebe. Junge Knoten (2—3 mm Durchmesser) zeigen um den erwachsenen Wurm herum oft eine entzündliche Reaktion
von granulomatösem Charakter. Zahlreiche polymorphkernige Leukocyten und
endotheliale Phagocyten liegen mit zahlreichen kleinen Rundzellen, gelegentlich
auch Plasmazellen und eosinophilen Leukocyten, in der Nachbarschaft der
Parasiten. Ältere Tumoren sind vorwiegend aus fibrösem Bindegewebe mit
wenigen Fibroblasten zusammengesetzt; in ihrem Inneren besteht nur geringe
entzündliche Reaktion. Der ganze Knoten wird gewöhnlich von einer bindegewebigen Kapsel eingeschlossen. Die Tumoren pflegen niemals in die tieferen
Gewebe zu gehen oder bösartig zu werden. Sie werden bis hühnereigroß. — Ob
menschliche *Onchocerca*-Invasionen ohne Knotenbildung vorkommen, ist noch
nicht gesichert (STRONG 1938). (Bei *Onchocerca gutturosa*, einem Parasiten
australischen Viehes werden anscheinend keine Knoten gebildet; diese Würmer
halten sich im Gewebe der Gelenke an den Vorder- und Hinterbeinen auf.)

Die Lage der Knoten am Körper wechselt in gewissen Grenzen mit der geographischen Lage des Verbreitungsgebietes. Während sie in der Regel am Kopf
und Rumpf sitzen, ist z. B. für Lagos und Leopoldsville in Belgisch-Kongo
charakteristisch, daß die Knoten rund um die Hüften, in der Beckenregion und

an den Kniegelenken auftreten, weniger am Rumpf und Rücken, selten am Kopf. Eine einleuchtende Erklärung für die Bevorzugung bestimmter Körperteile läßt sich selbst unter Berücksichtigung der Stechgewohnheiten der übertragenden Insekten nicht finden.

Elephantiasis wird anscheinend durch *Onchocerca* nicht verursacht; wenn sie bei einer *Onchocerca*-Invasion auftritt, liegt stets eine Mischinfektion mit *Wuchereria bancrofti* vor (STRONG).

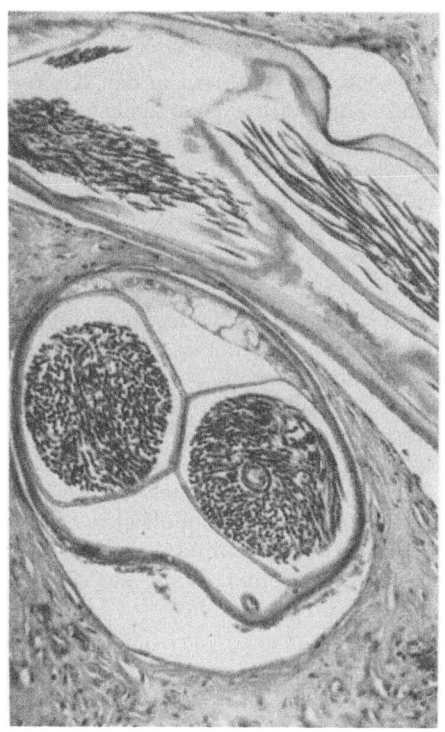 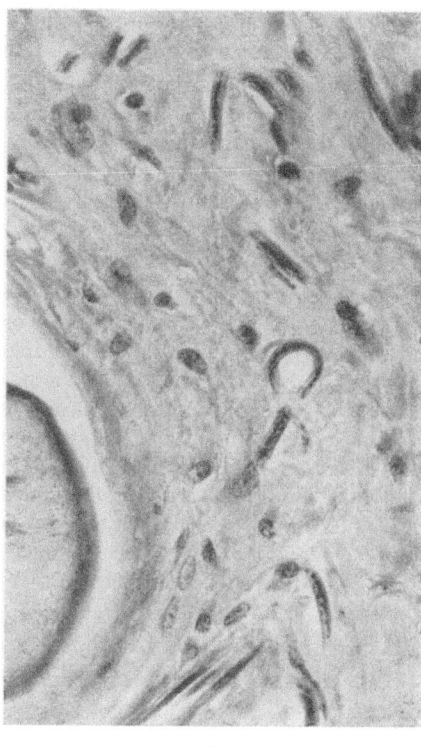

a   b

Abb. 251a u. b. *Onchocerca volvulus.* Mikrofilarien im entzündeten Gewebe eines Knotens. a Weibchen mit zahlreichen Mikrofilarien, oben längs, unten quer geschnitten (etwa 100×). b Mehrere, angeschnittene Mikrofilarien im Bindegewebe des Onchocercaknotens, links unten Teil eines älteren Wurmes, quer getroffen (320×). (Original.)

Der Befall mit *Onchocerca volvulus* führt bei den Patienten zu einem oft sehr quälenden Juckreiz. Der Pruritus tritt oftmals schwer und anfallsweise auf, vorwiegend nachts oder an den von Kleidern bedeckten Körperteilen. Anfangs fehlen sichtbare Hautveränderungen, später können urticariaartige Quaddeln und juckende Papeln an Armen, Beinen und Rumpf hinzukommen. Dann entstehen durch Kratzeffekte sekundäre Verletzungen und Infektionen, die Haut verdickt sich und wird knotig (sog. Elephantiasishaut). Die zugehörigen Lymphdrüsen vergrößern sich und werden hart (FRESHWATER).

Diese Reaktionen des Wirtes sind sicher nicht unmittelbare Folgen der in der Haut wandernden Mikrofilarien, sondern zum Teil individuelle Reaktionen auf die von den Würmern erzeugten Stoffe. Dafür spricht z. B. die Beobachtung von RODHAIN und DUBOIS, die bei der Anwendung von Filarienantigen für den Hauttest nur dann bei Patienten eine positive Reaktion feststellten, wenn diese bereits einen Prurigo zeigten (allergische Reaktion).

Onchocerca volvulus (= *caecutiens*) führt häufig zur *Erblindung*. Die Entwicklung dazu verläuft aber meist recht langsam (8—9 Jahre). Dem entspricht auch das Alter der Erblindeten. Nach HISETTE (1937) waren von 452 *Onchocerca*-Blinden in Belgisch-Kongo nur 6 unter 20 Jahre.

Die Mikrofilarien können in die Hornhaut einwandern, hinterlassen aber oftmals keine Schäden, wenn sie nur hindurchziehen. Dagegen findet man im Zentrum frischer Hornhauttrübungen *abgestorbene Mikrofilarien*. Die Lebensdauer der Larven ist nämlich nicht sehr groß, und auf dem Wege durch das Gewebe sterben sie ab, wenn sie nicht in eine geeignete Kriebelmücke gelangen. Sie führen dann zu einer Reaktion des sie umgebenden Gewebes.

Die Mikrofilarien breiten sich, von den erwachsenen Würmern in den Knoten ausgehend, gleichmäßig nach allen Seiten aus. Ihre Dichte ist umgekehrt proportional der Entfernung von den Knoten, d. h. von den Elterntieren. Je weiter der Weg zwischen Auge und Lage der erwachsenen Filarien ist, desto später zeigen sich — wenn überhaupt — Schädigungen im Auge. Sind die Knoten am Kopf oder in der Schulternähe, so leiden die Patienten öfter an Augenerkrankungen. (Das hauptsächlichste subjektive Symptom ist eine Photophobie.)

Das Auge wirkt auf die Mikrofilarien wie eine Falle, aus der sie nicht wieder herauskommen. Sie haben dann die Tendenz, in Richtung auf die Iris zu wandern, und dabei geraten sie gelegentlich in die vordere Augenkammer. Die Vorliebe für die Iris bzw. Cornea soll auf eine positive Phototaxis der Mikrofilarien zurückgehen. Bei einer akuten Erkrankung des Auges tritt eine entzündliche Reaktion des Ciliarkörpers und eine Iritis auf, deren Hauptsymptome in einer kontrahierten Pupille, trüber, wolkiger Iris und in perikeratischen Injektionen bestehen. Das Auge erscheint dann rot (Iridocyclitis). Durch die Schädigungen verkleinert sich die Pupille; sie kontrahiert sich vielfach unregelmäßig, ändert ihre Farbe und erscheint durch ein sie bedeckendes Exsudat wie schmutzig. Die Veränderungen führen schließlich zum Verschluß der Iris und damit zu völliger Erblindung (Bildung einer Pseudomembran durch Fibrinexsudat.)

(Immunbiologie, vgl. bei *Wuchereria*, S. 427.)

Epidemiologie. Die Übertragung von *Onchocerca* erfolgt durch Mücken der Gattung *Simulium*. Dadurch ist die *Verbreitung* der Onchocerciasis *an das Vorkommen der Simulien gebunden*. In Süd-Mexiko und Guatemala sind es die Arten *S. metallicum*, *S. ochraceum* und *S. callidum*. Sie brüten etwa zwischen 600 und 1200 m Meereshöhe, in den besten Kaffeeanbaugebieten. In Afrika ist die Krankheit dagegen vorwiegend in Höhen unter 450 m anzutreffen; als Überträger wirken hier *S. damnosum* und *S. neavei*. Bekämpfungsmaßnahmen gegen die Kriebelmücken erweisen sich immer als sehr schwierig, weil die Simulien vielfach in schwer erreichbaren Strömen und Bächen ihre Brutplätze finden (vgl. S. 595).

Infektionsquellen sind immer die infizierten Menschen. Durch systematische chirurgische Beseitigung der Knoten wird den Simulien die Möglichkeit genommen, Mikrofilarien aufzunehmen. Gelingt die Operation nicht, so lassen sich die erwachsenen Würmer in den Tumoren durch medikamentöse Behandlung abtöten (Quecksilber, $HgCl_2$; 0,5—1 cm³ einer 5%igen Lösung von Thymol in Tetrachlorkohlenstoff ist sehr wirksam, aber sehr schmerzhaft). Damit sind allerdings die Mikrofilarien im Gewebe noch nicht sofort geschwunden (s. oben).

Die Anzahl der *Onchocerca*-Knoten beim einzelnen Individuum bietet einen gewissen Anhaltspunkt für den Grad der Durchseuchung einer Population. In Guatemala findet man z. B. 1—6, in Teilen von Belgisch-Kongo bis zu 150 Knoten; es liegen jedoch dann meist viele kleine Knoten vor. Mit diesem wechselnden

Grad der Verseuchung geht parallel ein entsprechender Anteil von natürlich infizierten Simulien, der in Guatemala bei 5% (Bevölkerung zum Teil 40—60%), in Lusambo (Belgisch-Kongo) bei 33% (Bevölkerung etwa 95%) liegt.

Von epidemiologischer Bedeutung ist die Frage, wieweit Haus- und Wildtiere als *Reservoire* für *Onchocerca* in Frage kommen. Bei Rindern kommen mehrere *Onchocerca*-Arten vor, die morphologisch große Ähnlichkeit mit der beim Menschen lebenden Art haben. Da die Morphologie der Arten zum Teil noch ungenau bekannt ist, ist es möglich, daß unter den Tieren Erregerreservoire bestehen. Eine Antilopenart spielt vielleicht als Parasitenreservoir (Reservewirt) eine Rolle.

Die Beobachtung, daß in Guatemala die *Onchocerca volvulus*-übertragenden *Simulium*-Arten auch in Gebieten, in denen menschliche Infektionen nicht vorkommen, mit *Onchocerca*-Larven behaftet sind, ließ vermuten, daß hier ein Parasitenreservoir bestehen müsse. Die daraufhin untersuchten Wild- und Haustiere erwiesen sich zu einem Teil mit Filarien infiziert, jedoch nicht mit *O. volvulus*. Eine genaue morphologische Analyse ergab, daß die Pferde zu 12% mit *Onchocerca reticulata* DIESING 1841 und die Rinder ebenfalls zu 12% mit *Onchocerca gutturosa* NEUMANN 1910 befallen waren. Die Mikrofilarien treten, wie bei *O. volvulus*, nicht im peripheren Blut, sondern im subcutanen Bindegewebe auf. Die Größe der drei Mikrofilarienarten stimmt weitgehend überein, doch ist im Durchschnitt *O. volvulus* länger als die beiden anderen Arten. Durch die Größe, Lage und Anordnung der Zellkerne in der Schwanzspitze lassen sich die Mikrofilarien jedoch leicht voneinander unterscheiden (Abb. 252). Bei *O. volvulus* findet man zwei mittelgroße endständige Zellkerne, einer hinter dem anderen liegend, vor denen sich etwas abgesondert ein oder zwei größere Kerne befinden. Bei *O. gutturosa* enthält das Schwanzende eine Reihe aus vier Zellkernen, die dicht nebeneinander liegen und so wie ein Strich erscheinen können. Vor dieser Kernreihe liegt eine Gruppe quadratischer Kerne, die ebenfalls eng aneinander gelagert sind. Bei *O. reticulata* befindet sich ebenfalls ein langgestrecktes Kerngebilde, das sich aber nicht in einzelne Elemente auflösen läßt. Vor diesem liegt eine Kette kleiner dreieckiger Kerne, die sich in der Regel nicht gegenseitig berühren. Die einzelnen Zellkerne sind deutlich voneinander getrennt und besser erkennbar als bei *O. gutturosa* (GIBSON 1952) (vgl. auch S. 420).

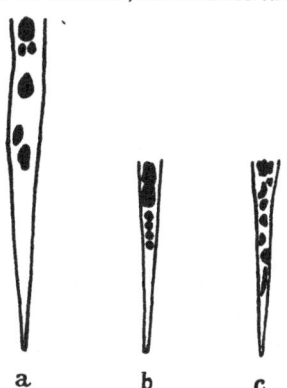

a   b   c

Abb. 252a—c. Schwanzspitze von drei (ungescheideten) Mikrofilarienarten aus der Gattung *Onchocerca*; charakteristische Lage der Zellkerne (schwarz). a *Onchocerca volvulus* (aus Mensch). b *O. gutturosa* (aus Rind). c *O. reticulata* (aus Pferd) (etwa 1000×). (Nach GIBSON 1952.) (Vgl. dazu Abb. 243, S. 420.)

Mikroskopische Diagnose. Der Nachweis eines *Onchocerca*-Befalles gelingt durch die Untersuchung eines excidierten Hautstückchens (Biopsie). Die Mikrofilarien wandern in physiologischer Kochsalzlösung aus dem Gewebe aus und lassen sich lebend mikroskopisch nachweisen. Auch durch Punktion eines verdächtigen Knotens kann man Mikrofilarien gewinnen.

Chemotherapie. Die Therapie der *Onchocercose* hat durch die Entdeckung der Wirksamkeit des *Germanins* durch VAN HOOF (1947) überraschende Fortschritte gemacht. In hohen Dosen gegeben tötet es die Mikrofilarien wie die erwachsenen Würmer ab. 1 g Germanin je Woche (insgesamt 7—10 g) intravenös appliziert beseitigt die Filarien innerhalb von 1—2 Monaten.

Hetrazan (s. S. 429) wirkt bei *Onchocerca*-Befall weniger gut als gegen *Wuchereria bancrofti*. Die Mikrofilarien, dagegen nicht die geschlechtsreifen Stadien, werden getroffen. Intensive Behandlung führt zu schnellem Tod der Würmer — zugleich aber zu einem Freiwerden von Filarieneiweiß. Folge davon ist eine starke allergische Reaktion, die während der Behandlung zu heftigen klinischen Erscheinungen führen kann. — Beste Therapieerfolge erzielt die kombinierte Anwendung von Germanin und Hetrazan (BURCH 1949).

Die besondere Bedeutung der Chemotherapie bei einer Onchocerciasis besteht in der günstigen Wirkung der Behandlung auf die Augensymptome, die eine großzügige Anwendung in den endemischen Zonen empfehlenswert macht. In Verbindung mit der Bekämpfung der übertragenden Insekten kann man einen erheblichen epidemiologischen Erfolg erzielen.

10. Dracunculidae.

Dracunculus medinensis (L. 1758) GALLANDANT 1773.

(= *Gordius medinensis* L. 1758; *Filaria medinensis* GMELIN 1790;
Furia vena medinensis MODEER 1795.)

Der Medinawurm.

Der Medinawurm ist ein seit den ältesten historischen Zeiten bekannter Parasit des Menschen, der im Unterhautzellgewebe wandert und geschlechtsreif die Haut durchbohrt. Alte bildliche Darstellungen zeigen, wie der Wurm aus den Gliedern von Patienten entfernt wird. Mit einem gespaltenen Hölzchen ergriffen, zog man ihn langsam — über mehrere Tage hin — aus der Hautwunde und wickelte ihn auf das Holzstäbchen. Der Name *Dracunculus* (= kleiner Drache oder Schlange; die Krankheit auch Dracontiasis genannt) weist auf die ungewöhnliche Länge der weiblichen Tiere hin, die mehr als 1 m messen können.

Historisches. FEDTSCHENKO entdeckte 1869 in Turkestan die Larven des Medinawurms in kleinen Krebsen (Copepoden), die als Zwischenwirte dienen. Zuvor hatte bereits BASTIAN (1863) die Gestalt des Wurmes beschrieben. LEIPER und BRUG haben dann seine Entwicklung in künstlich infizierten Affen studiert.

Geographische Verbreitung. Das Hauptverbreitungsgebiet des Medinawurms liegt in Afrika (Niltal, Zentral-Äquatorial-Afrika, Nordwest- und Westküste), im Nahen und Mittleren Osten (Arabien; Persien, Afghanistan, Turkestan) und Indien. Vereinzelte Fälle sind auch aus Südamerika bekanntgeworden; der Parasit ist dort aber wohl nicht endemisch. Die Zahl der befallenen Personen beträgt (nach STOLL 1947) etwa 50 Millionen! In den Dörfern des oberen Nil sind 50% der Bevölkerung, in Indien zum Teil bis 25% befallen (Afrika: 15 Millionen, Asien [ohne Rußland] 30 Millionen) (vgl. auch ONABAMIRO 1952).

Morphologie und Entwicklung. Der Medinawurm hat einen außergewöhnlichen Geschlechtsdimorphismus. Das *Weibchen* mißt etwa 50—120 cm bei einer Breite von 0,5—1,5 mm (Abb. 257); das selten gefundene *Männchen* wird dagegen nur etwa 2—4 cm lang und 0,4 mm breit. Das Vorderende der weißlichen bis gelblichen Würmer trägt eine verdickte Cuticula um den dreieckigen Mund, der von mehreren Papillen umgeben ist. Von diesen tritt je eine dorsal und ventral gelegene besonders hervor. Das Hinterende des Weibchens läuft in eine kurze, ventral umgebogene Spitze aus. Bei dem erwachsenen Weibchen ist der Darmkanal (Folge der parasitären Lebensweise?) stark zurückgebildet. Der schmale Oesophagus ist an einer Stelle obliteriert; der Mitteldarm hat keine Verbindung mit der Außenwelt mehr, sondern ist mit der Cuticula verwachsen. Das Exkretionssystem zeigt bei jugendlichen Würmern den für Nematoden üblichen Bau: zwei Längskanäle, die mit einem unpaaren Porus excretorius nach außen münden. Bei den älteren Würmern läßt er sich nicht mehr nachweisen. Die Kanäle sind nicht mehr durchgängig, sondern ebenfalls zum Teil obliteriert (MIRZA 1930). Die „Seitenlinien" schimmern jedoch deutlich durch die Cuticula hindurch. — Das Innere des Körpers wird fast vollständig von dem paarigen, mit Embryonen erfüllten Uterus eingenommen, der den Darm ganz zur Seite drängt und atrophisch werden läßt (Abb. 253). Die Vulva liegt *etwa 1 cm vom Vorderende* entfernt. Sie wird aber nach der Begattung rückgebildet. Bei der Geburt der Larven reißt das vordere Ende des Wurmes auf, ein Teil des Uterus tritt heraus, und 2—3 Wochen lang werden Larven entleert. Danach wird das Weibchen vom Wirtsgewebe resorbiert oder es verkalkt.

Die *jungen Larven* (Abb. 254) (0,6:0,02 mm), die von dem Muttertier entlassen werden, tragen am Vorderende zwei Reihen von Papillen, die die Mundöffnung umgeben. Ein innerer Ring aus sechs Papillen wird von einem äußeren aus vier Doppelpapillen eingeschlossen. Im dorsalen Bereich des inneren Ringes liegt ein Zähnchen. Die Genitalanlage befindet sich etwa in der Mitte der Larve.

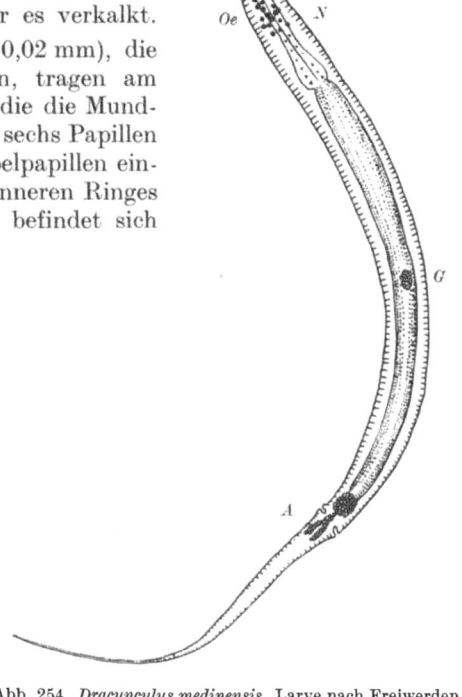

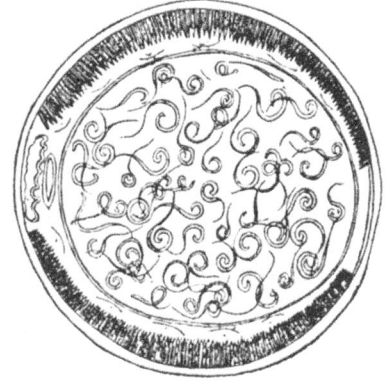

Abb. 253. *Dracunculus medinensis.* Querschnitt durch weiblichen Medinawurm. Im Innern des Uterus zahlreiche Mikrofilarien. (Nach MANSON 1911.)

Abb. 254. *Dracunculus medinensis.* Larve nach Freiwerden aus dem Weibchen; mit Oesophagus (*Oe*) [mit Nervenring (*N*)], Mitteldarm [mit Genitalanlage (*G*)], Analöffnung und Analpapille (*A*) (200×). (Nach FAUST 1949.)

Entwicklung im Zwischenwirt. *Krebse* der Gattung *Cyclops* und nahe verwandte Arten nehmen die von den Weibchen ins Wasser ausgestoßenen Larven oral auf. Diese gelangen über den Darmkanal, dessen Wand sie durchwandern, in die Leibeshöhle, die sie innerhalb von 1—6 Std erreichen. Dort häuten sie sich zweimal: zum ersten Male zwischen dem 5. und 7. Tag, zum zweiten Male zwischen dem 8. und 12. Tag nach der Invasion des Krebses (bei 32—35°C). Bei kühlem Wasser (15—20°C) verzögern sich die Häutungen um 2 bis 4 Tage. Nach der ersten Häutung sind die Larven kürzer geworden (etwa 0,3—0,45:0,02—0,025 mm) und erscheinen fein quergestreift. Nach einer weiteren

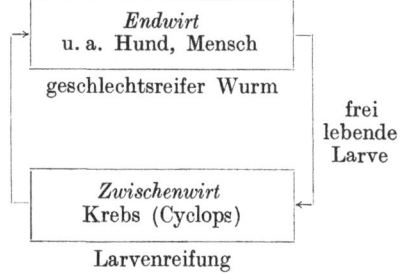

Übersicht über den Entwicklungsgang von *Dracunculus medinensis;* vgl. Text.

Häutung — nach insgesamt 3—5 Wochen — werden die Larven (drittes Larvenstadium) für einen Endwirt invasionsfähig, dies jedoch erst 4—8 Tage, nachdem sie die zweite Haut vollständig abgeworfen haben (Größe 0,24—0,6:0,016 bis 0,023 mm) (vgl. auch ONABAMIRO 1951, 1952).

In den ersten 4—5 Wochen bewegen sich die Larven recht lebhaft in der Leibeshöhle des Krebses, knäueln sich dann auf und machen nur noch gelegentlich schwache Bewegungen. Bringt man die Krebse jedoch in 0,2% Salzsäure oder frischen Gallensaft, so werden die Würmer wieder lebhaft beweglich. Solange der Krebs am Leben ist, versucht die Larve nicht auszuschlüpfen.

Unter natürlichen Bedingungen findet man selten mehr als eine einzige Larve je Krebs. Bei Laboratoriumsinfektionen dagegen nehmen sie bis zu 20 Larven auf. Diese Krebse werden jedoch durch die Würmer in hohem Maße geschädigt und gehen vorzeitig zugrunde. Mehr als fünf Larven hemmen bereits die Entwicklung der Gonaden der Krebse, die dann keine Brutkapseln mehr ausbilden; aber auch die Entwicklung der Würmer wird beeinträchtigt und verzögert.

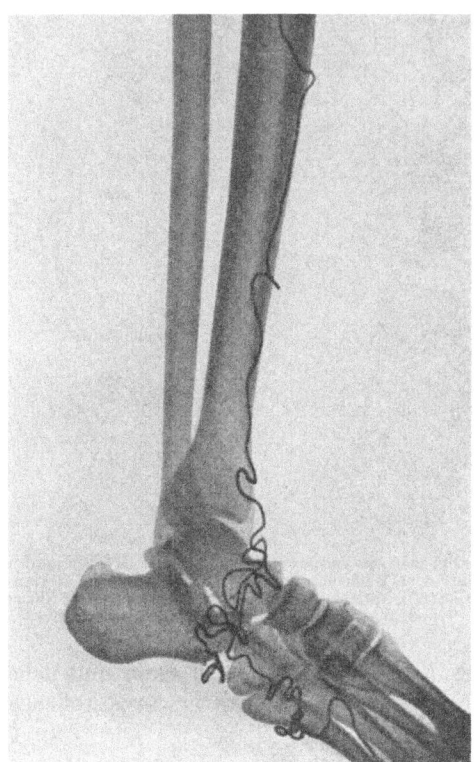

Abb. 255. *Dracunculus medinensis*, Röntgenaufnahme eines mit einem Kontrastmittel („Lipiodol") injizierten Wurmes. (Nach Botreau-Roussel, aus Manson-Bahr 1950.)

Entwicklung im Endwirt. Wird der Krebs von einem Endwirt (z. B. Mensch oder manche Haustiere) aufgenommen, so durchbohrt die infektionstüchtige, frei gewordene Larve den Darmtractus, und man findet die jungen Würmer z. B. bei experimentell infizierten Hunden nach $1^{1}/_{2}$—3 Monaten unter anderem subscapular, im Thorax, in der Bauchhöhle, in der Brust- und Bauchwand. Vermutlich gelangen sie über das Blut- oder Lymphsystem dorthin. Die jugendlichen Stadien messen etwa 67 Tage nach der Invasion 12—24 mm. Man findet sie im tiefer gelegenen Bindegewebe. Männchen wie Weibchen sind zu diesem Zeitpunkt bereits geschlechtsreif. Wahrscheinlich findet auf diesem Stadium die Befruchtung statt. Die dritte Häutung erfolgt wohl bereits bei dem Befall des Magen- oder Darmgewebes, die vierte im Bindegewebe. Die Würmer wandern im lockeren Bindegewebe bis zur Körperoberfläche, die sie etwa nach 1 Jahr aufsuchen. Das Männchen stirbt bald nach der Begattung — etwa 6 Monate nach der Invasion des Endwirtes.

Der befruchtete weibliche Wurm sucht *die* Hautpartien auf, die voraussichtlich häufiger mit Wasser in Berührung kommen (Unterschenkel, Füße) (s. auch S. 445). Dort entstehen lokale entzündliche Prozesse nach Art eines subakuten, sterilen Abscesses mit seröser Exsudation. Äußerlich erscheint eine juckende, rötliche Papel mit einem zentralen Bläschen und hartem Rand. Bei Abkühlung tritt im Geschwürgrund etwa 2 cm lang das Vorderende des Wurms heraus, entleert mit milchigem Saft eine weißliche „Wolke" aus zahlreichen Larven und zieht sich wieder zurück. Durch Abkühlung der Haut läßt sich der Wurm immer wieder hervorlocken.

Reaktion des Endwirtes (Pathogenese). Im menschlichen Körper entwickelt sich die mit dem Krebs aufgenommene Larve bis zum geschlechtsreifen Wurm. In diesem Zeitraum (bis zu 1 Jahr), treten beim Wirt praktisch keine Reaktionen, auf jeden Fall keine klinischen Symptome auf. Kommt der Zeitpunkt, an dem die Embryonen reif geworden sind, so sucht das Weibchen die Verbindung zur Außenwelt und kommt an die Körperoberfläche. Anscheinend erzeugt der Wurm dann Stoffe, die in das subcutane Gewebe diffundieren und einerseits zu uncharakteristischen Allgemeinsymptomen, wie Urticaria, Erbrechen, Durchfall, Juckreiz, Erytheme, Cyanose u. a., andererseits zu einer lokalen Veränderung der Haut führen. Diese wird nekrotisch; der Kopf des Wurmes kann nun an der Basis des entstehenden Geschwürs heraustreten. Ein seröses Exsudat, etwa im Bereich des Stratum Malpighii, läßt eine Blase entstehen (Abb. 256). Mitunter treten schwere allergische Reaktionen auf, wenn ein Medinawurm spontan durch die Haut bricht oder wenn er aus dem Gewebe entfernt wird. Es kann sogar zum anaphylaktischen Schock kommen. (Vgl. S. 37.)

Die Hautveränderung, die als Folge des durchbrechenden Wurmes entsteht, kann im Durchmesser bis zu 4 cm erreichen. Bricht die Blase auf, so vermindern sich die vielfach starken subjektiven Beschwerden, doch besteht

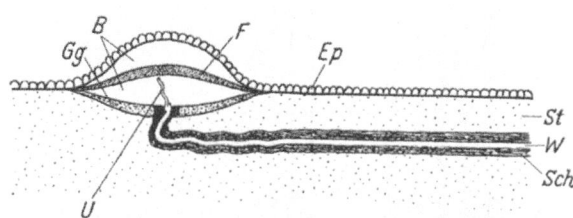

Abb. 256. *Dracunculus medinensis.* Schematischer Querschnitt durch eine Medinabeule. *B* flüssiger Blaseninhalt; *Ep* Epidermis; *F* fibröses Häutchen; *Gg* granulomatöser Grund; *Sch* bindegewebige Scheide; *St* Subcutis; *U* ausgestülpter Uterus; *W* Wurm.
(Nach FAIRLEY und LISTON 1924.)

immer die Gefahr einer bakteriellen Sekundärinfektion, die meist zu einer Verschlechterung des Leidens führt. Langwierige Entzündungen treten besonders dann auf, wenn der Versuch, den Wurm herauszuziehen, mißglückt und der Parasit abreißt. Charakteristisch ist die vom Wirt gebildete Scheide, die den Wurm umgibt und ihn gegen das subcutane Gewebe gleichsam abschirmt, ihn einkapselt. (Sie kann der äußeren Hüllschicht des Wirtes, die man an der Hydatidencyste eines Echinococcus antrifft, gleichgestellt werden.) In der Nachbarschaft dieser Hülle findet man eine deutliche, perivasculäre celluläre Infiltration von mononucleären und eosinophilen Leukocyten.

Gelegentlich gelangen junge Larven in die Haut. Sie führen jedoch nur zu relativ harmlosen sterilen Abscessen, nicht zu Allgemeinsymptomen oder zu einer typischen Blasenbildung und gehen zugrunde.

Immunbiologie. Spezifische Immunkörper werden zwar vom Wirt gebildet, doch ist über ihre Wirkung auf den Wurm, sowie die Frage, ob sie einen Schutz vor Neubefall bieten, ungeklärt. Nach experimentellen Erfahrungen scheint eine bestehende Invasion die Entwicklung weiterer, frisch aufgenommener Larven zu hemmen (MOORTHY). Außerdem besteht offenbar bei Mensch und Tier eine individuell verschiedene Empfänglichkeit für den Medinawurm.

Von 28 Hunden, an die larvenhaltige Krebse verfüttert wurden, blieben 22 wurmfrei. Ähnliche Beobachtungen sind vom Menschen bekannt: manche Personen leiden Jahr für Jahr unter dem Medinawurm, während andere aus der gleichen Familie wurmfrei bleiben, obgleich sie Wasser aus der gleichen Quelle genießen. Worauf diese verschiedene Empfänglichkeit zurückgeht, ließ sich nicht feststellen; Unterschiede bestehen bei Mensch und Hund hinsichtlich des

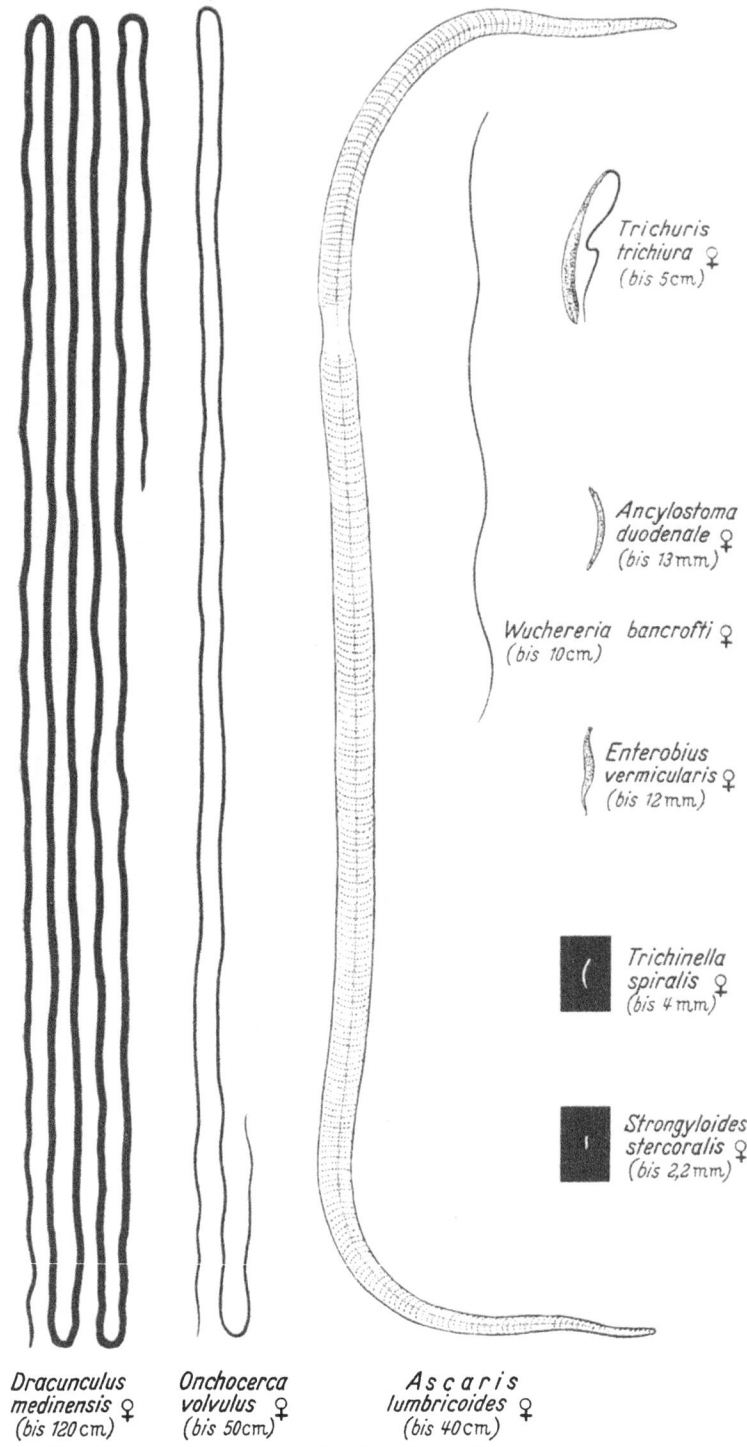

Trichuris
trichiura ♀
(bis 5cm.)

Ancylostoma
duodenale ♀
(bis 13 mm.)

Wuchereria bancrofti ♀
(bis 10 cm.)

Enterobius
vermicularis ♀
(bis 12 mm.)

Trichinella
spiralis ♀
(bis 4 mm.)

Strongyloides
stercoralis ♀
(bis 2,2 mm.)

Dracunculus
medinensis ♀
(bis 120 cm.)

Onchocerca
volvulus ♀
(bis 50 cm.)

Ascaris
lumbricoides ♀
(bis 40 cm.)

Abb. 257. Die wichtigsten *Nematoden* des Menschen. Schematische Darstellung zum Vergleich der Größenverhältnisse (etwa natürliche Größe). (Original.)

Geschlechts: männliche Individuen werden häufiger befallen als weibliche (MOORTHY und SWEET). Außerdem gelingt eine Invasion offenbar leichter bei jungen als bei alten *Tieren*, während das Alter des *Menschen* auf die Entwicklung des Wurmes wohl *keinen Einfluß* hat.

Epidemiologie. Der Medinawurm wird durch den Genuß von Trinkwasser, das von Larven der Gattung *Cyclops* verunreinigt ist, erworben. Andererseits muß das *Cyclops*-führende Wasser von Menschen oder Tieren, die den Medinawurm beherbergen, aufgesucht werden, damit die Larven in das Wasser gelangen. Diese Voraussetzungen werden z. B. in Indien im Zusammenhang mit religiösen Gebräuchen (Waschungen) erfüllt, bei denen die Gläubigen in das Wasser gehen und dieses auch genießen. Merkwürdigerweise treten die Medinawürmer auch an Körperstellen aus, die mit besonderen Lebensgewohnheiten der befallenen Personen im Zusammenhang stehen: bei indischen Wasserträgern am Rücken, bei Wäscherinnen an den Armen, bei häufigem Waten im Wasser an den Beinen. Der Wurm kann aber auch mit Ausnahme des Scheitels, der Stirn und der Wangen an fast allen anderen Körperstellen austreten.

Als Zwischenwirte dienen zahlreiche Vertreter der Gattungen *Cyclops* (*C. strenuus, C. viridis, C. vernalis* u. a.), *Mesocyclops, Macrocyclops, Thermocyclops, Tropocyclops* und *Eucyclops.* Schutz vor einem Befall mit dem Medinawurm bietet sorgfältige Abkochung oder Filtration jedes Trinkwassers und Kontrolle aller Brunnen, unter Umständen Beseitigung der übertragenden kleinen Krebse durch Fischbesatz. Manche Salze, wie z. B. Kupfersulfat, töten die Hüpferlinge bereits in hohen Verdünnungen ab.

Der Grad der Gefährdung an einem gegebenen Ort läßt sich nicht ohne Prüfung der jeweiligen besonderen Wasserverhältnisse erkennen. Die übertragenden Krebse bedürfen zwar des Wassers, doch können Trockenzeiten die Infektionsgefahr erhöhen, weil dann die Dichte der Zwischenwirte durch eingeschränkte Wasserstellen erheblich zunimmt und dadurch die Wahrscheinlichkeit, einen befallenen Krebs aufzunehmen, steigt. Außerdem bevorzugen die Krebse seichte, sauerstoffreiche Stellen (ONABAMIRO 1951); denn sie halten sich vorwiegend am Boden der Gewässer auf. Infolge der besseren Sauerstoffversorgung in kleinen, flachen Wasseransammlungen bleiben die Krebse in diesen länger am Leben als in tiefen Gewässern.

Wesentlich ist die Tatsache, daß neben dem Menschen eine Reihe von Haus- und Wildtieren als Erregerreservoire in Frage kommen: Hund, Wolf, Fuchs, Katze, Leopard, Pferd, Rind, Affe u. a.

Diagnose. Die Erkennung eines Medinawurmbefalls ist wegen der geringen Symptome während der Präpatentperiode (hier = Inkubationszeit) praktisch nur durch den Hauttest mit einem *Dracunculus*-Antigen möglich; doch ist das Ergebnis nicht sehr sicher.

Chemotherapie. Die Therapie der *Dracunculose* beschränkt sich auf die Abtötung und Entfernung des geschlechtsreifen Wurmes, der bereits an der Körperoberfläche angekommen ist und unter Umständen schon die Haut durchbrochen hat. In den Wurm oder seine Umgebung werden 1 g Phenothiazin eingespritzt. Nach wenigen Tagen ist dann der abgetötete Wurm extrahierbar oder er wird resorbiert. Auch durch Injektionen von Sublimat (1:1000) oder Chloroform kann man den Medinawurm abtöten, wenn er in die äußere Haut eingedrungen ist; dann gelingt es leichter, den Wurm herauszuziehen als im lebenden Zustand. Unter Umständen ist ein chirurgischer Eingriff angezeigt.

Tabelle 15. *Übersicht über die Entwicklungsgänge verschiedener Nematoden.*

Entwicklungsweg	Ascaris lumbr.	Enterobius vermic.	Trichuris trichiura	Ancylostoma; Necator	Strongyloides	Trichinella	Wuchereria Loa loa[4]	Dracunculus	Metastrongylu
Eier									
unentwickelt abgelegt	+	(+)[2]	+	+	+				
mit Larve abgelegt .							(+)		+
Reifung im Freien . .	+	+	+	+					
Reifung im Wirt . .					+				
Larve									
Lebend geborene Larven						+	+	+	
Freie rhabditiforme Larven				+	+				(+)
Freie filariforme Larve				+	+				
Gescheidete Larve . .				+			+[1]		(+)
Freilebende geschlechtliche Generation . .					+				
Zwischenwirt							Di-pteren	Krebs (Copep.)	Regen-wurm
Passive orale Invasion	+	+	+	(+)	(+)	+		+	+
Aktive percutane Invasion				+	+				
Lungenpassage[3] . . .	+			+	+				
Endwirt	Mensch	Mensch	Mensch	Mensch	Mensch	vor-wiegend Säuger	Mensch	Mensch, Hund	Schwein

[1] Mikrofilarien. — [2] „Kaulquappen"-Stadien. — [3] d. h. Wanderung über die Luftwege; vgl. S. 356. — [4] *Onchocerca* grundsätzlich wie *Wucheria*; Mikrofilarien gescheidet.

b) Acanthocephalen (Kratzer).

Eine besondere Gruppe von parasitischen, unsegmentierten Würmern, deren systematische Beziehung zu den übrigen Würmern nicht ganz klar ist, bilden die *Acanthocephalen* oder *Kratzer*, die im geschlechtsreifen Zustand vorwiegend im Dünndarm von Wirbeltieren leben. Als *Zwischenwirte* dienen Würmer, Arthropoden (einige Krebse, Insekten) und Reptilien. — Die Kratzer werden entweder als besondere Klasse der Scoliciden angesehen (z. B. von R. HERTWIG) oder als besondere Ordnung mit den Nematoden zu den Aschelminthen vereinigt (F. BOCK). — Ihre Wirtsspezifität ist nicht sehr groß.

Die Kratzer sind in zahlreichen Arten weltweit verbreitet. Beim Menschen findet man Vertreter dieser Ordnung außerordentlich selten (*Acanthorhynchus, Echinorhynchus*). Außerdem wird die Richtigkeit der Deutung vieler bisheriger Funde von manchen Forschern sogar in Frage gestellt. Die Gattung *Moniliformis* tritt jedoch sicher, wenn auch sehr selten, als *Parasit des Menschen* auf.

Morphologie und Entwicklung. Die *Acanthocephalen* haben einen drehrunden und unsegmentierten Körper und damit eine gewisse äußere Ähnlichkeit mit Ascariden (s. Abb. 258) (Länge der immer größeren Weibchen 1,5 mm bis 65 cm). Am Vorderende liegt der charakteristische, einstülpbare, mit zahlreichen Widerhaken besetzte Rüssel (Acantho-cephalus = Dornenkopf) (Rüssel + Halsteil auch *Praesoma* genannt, gegenüber dem Rumpf = *Episoma*). Er läßt sich durch Muskeln in eine Rüsselscheide (Receptaculum) zurückziehen. Weitere, jedoch kleinere Haken bedecken den Vorderteil des Körpers. Eine Mundöffnung fehlt; die Nahrungsaufnahme erfolgt mit der ganzen Körperoberfläche (s. S. 311). Ebenso fehlt ein Darm.

In der Hypodermis des Hautmuskelschlauches befindet sich unter anderem in konstanter Lage ein geschlossenes, wahrscheinlich der Resorption der Nahrung und ihrer Weiterleitung dienendes Gefäßnetz, das sich auf zwei neben der Rüsselscheide gelegene Anschwellungen, die sog. Lemnisken, ausdehnt. Diese stellen sackförmige Ausstülpungen der Hypodermis dar, die ebenfalls ein Gefäßsystem tragen. Die Bedeutung der Lemnisken soll (nach HAMANN und RAUTHER) darin bestehen, als Reservoir zur Aufnahme des nach hinten strömenden Inhalts der Hauptgefäße (Lacunen) zu dienen, wenn der Rüssel eingezogen wird. Nach anderen Deutungen (PAGENSTECHER) funktionieren sie als Exkretionsorgane. PFLUGFELDER stellte dagegen experimentell bei *Acanthocephalus ranae* fest, daß die Lemnisken der Fettresorption dienen. Lipasen scheidet der Parasit dabei nicht aus, sondern er ist auf die fettspaltenden Fermente des Wirtes angewiesen. — Zwischen den Lemnisken liegt mitten auf der Rüsselscheide ein unpaares Ganglion.

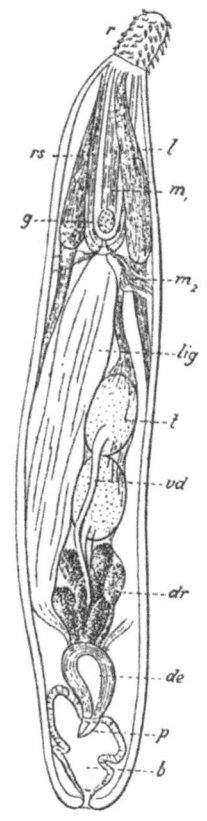

Die Kratzer sind immer *getrennt-geschlechtlich*. Die *meist* kleineren *Männchen* besitzen ein Paar Hoden und paarige Samenleiter (Vasa efferentia), die sich zum unpaaren Vas deferens vereinigen. Dieses mündet nach außen in einem Bereich der Körperoberfläche, der als Bursa copulatrix fungiert. Diese kann nach Art eines Penis bei der Begattung ausgestülpt werden (Abb. 258).

Bemerkenswert ist der *weibliche Genitalapparat*. Die Ovarien lösen sich in zahlreiche Gruppen von Eizellen auf, die frei in der Leibeshöhle flottieren. Die Eier gelangen zuerst in die sog. Uterusglocke, eine Art von „Sortierapparat", der die plumpen unentwickelten Eier von den schlanken, embryonierten scheidet. Durch rhythmisches Öffnen und Schließen ihrer vorderen Öffnung nimmt sie die Eier auf. Dann gelangen die embryonierten Eier in die Uterusgänge und schließlich durch den Uterus hindurch zur Vagina und Geschlechtsöffnung.

Abb. 258. *Echinorhynchus angustatus.* Schema eines Kratzers. *b* Bursa copulatrix; *de* Ductus ejaculatorius; *dr* Zementdrüsen; *g* Ganglion; *l* Lemnisken; *lig* Ligament; *m₁* Retractor des Rüssels; *m₂* Retractor der Rüsselscheide; *p* Penis; *r* Rüssel; *rs* Rüsselscheide; *t* Hoden; *vd* Vas deferens (20 ×). (Nach LEUCKART 1888.)

Die *Entwicklung* der Acanthocephalen macht vier Phasen durch:

1. Entwicklung der Junglarven im Ei, sog. Acanthor (mit larvalem Hakenapparat).

2. Aufnahme der reifen Eier vom Zwischenwirt.

3. Entwicklung im Zwischenwirt bis zum Acanthellastadium (infektionsfähige Larve); Ausbildung des definitiven Hakenapparates.

4. Aufnahme der Larve vom Endwirt; Geschlechtsreife.

Noch vor der Eiablage entwickelt sich eine Larve, die sog. *Acanthor*-Larve, die am Vorderende mit einer Anzahl spitzer Haken versehen ist. Mit dem Darminhalt des Endwirtes gelangen die Eier ins Freie (mikroskopischer Nachweis!) und werden peroral vom *Zwischenwirt* (in der Regel Würmer, Isopoden, Amphipoden, Ostracoden oder Insekten und ihre Larven) aufgenommen. In diesem wird die Larve (beim Riesenkratzer 0,11—0,12 mm) unter Mithilfe des Darmsaftes frei. Sie trägt bereits am vorderen Ende einen Hakenkranz; dieser ist ihr bei der Wanderung durch die Darmwand behilflich. Im Peritoneum des Darmes und später in der Leibeshöhle kommt sie schließlich zur Ruhe. Hier vollzieht sich die weitere

Entwicklung zum jugendlichen Kratzer (*Acanthella*-Stadium). Er mißt dann etwa 1—6 mm. — Im Darm des *Endwirtes*, von dem er mit seinem Zwischenwirt gefressen wird, wächst er relativ schnell heran. — Die *Gesamtentwicklungsdauer* wechselt erheblich, weil der Fortgang der Entwicklung in den wechselwarmen Zwischen- und Endwirten sehr verzögert werden kann. Sie erstreckt sich immer über viele Wochen. Die *Lebensdauer* im Endwirt beträgt etwa 8—9 Monate. Die Kratzer werden in einigen Fällen wohl auch älter als 1 Jahr. Dem Riesenkratzer (*Macracanthorhynchus hirudinaceus*) wird eine mehrjährige Lebensdauer zugeschrieben. Die *Zahl der* im ganzen erzeugten *Eier* wird als ungewöhnlich hoch angegeben (beim Riesenkratzer nach KAISER mehrere Millionen!).

Die Gesamtentwicklung spielt sich entweder ausschließlich im Wasser oder auch nur auf dem Lande ab (vgl. Schema, Abb. 259). Nicht bei allen Parasitenarten ist die Entwicklung schon bekannt. — Bemerkenswert ist, daß anscheinend *Centrorhynchus*-Arten eine Entwicklung über drei Zwischenwirte durchmachen [Krebse- oder Insektenlarven (erster) — Amphibien (zweiter) — Reptilien (dritter) und als Endwirte Tagraubvögel]. — Auch Fische können als Zwischenwirte fungieren, wenn sie Krebse aufnehmen, in denen die Kratzerlarve ihre Entwicklung noch nicht abgeschlossen hat. Bei manchen Arten treten noch Transportwirte (vgl. S. 26) dazu.

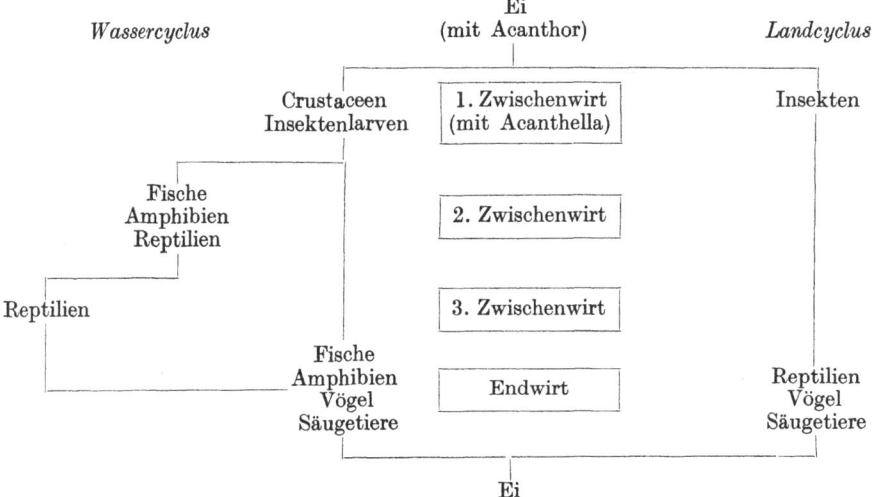

Abb. 259. Schematische Darstellung der möglichen Entwicklungswege von Acanthocephalen.

Im *Endwirt* verankern sich die Acanthocephalen fast ausnahmslos im Dünndarm; bei Fischen und Amphibien besiedeln sie praktisch den ganzen Darm bis zum After, vermeiden aber bei den Säugetieren den Dickdarm.

Reaktion des Wirtes. Endwirte wie Zwischenwirte werden durch den Befall von Acanthocephalen praktisch nicht geschädigt. Die Verankerung in der Darmwand des Endwirtes ist zwar nicht fest, führt aber bei mäßigem Befall zu keiner nennenswerten entzündlichen Reaktion des Gewebes. PFLUGFELDER beobachtete bei Fröschen (*Rana temporaria*) durch *Acanthocephalus ranae* lediglich eine Zerstörung der Mucosa und reizlose Vernarbung. Dagegen mögen sich der Nahrungsentzug und die räumliche Behinderung des Darmdurchgangs bei Massenbefall störend auswirken. Es kommt unter Umständen zu allgemeiner Schwächung des Wirtes, der dann vielfach sekundären Infektionen anheimfällt (vgl. auch bei VAN CLEAVE 1952).

Bei einem Befall des *menschlichen* Darmkanals mit *Moniliformis moniliformis* (BREMSER 1811) TRAVASSOS 1915, einer Art, die sich in der Regel in Ratten, Mäusen, Hunden oder Katzen entwickelt, traten bei den Untersuchungen von CALANDRUCCIO heftige Leibschmerzen, Diarrhoe und allgemeine Körperschwäche, verbunden mit starkem Schlafbedürfnis, auf. Die Inkubationszeit betrug 19 Tage, die Präpatentperiode etwa 5 Wochen. Die Würmer wurden durch Extractum filicis beseitigt (nach FAUST 1951).

3. Anneliden (Ringelwürmer).

Hirudinea (Egelwürmer).

Blutegel.

Die *Hirudineen* oder *Egelwürmer* gehören zu den Würmern mit der höchsten Spezialisierung, zu den *Anneliden* oder *Ringelwürmern*, unter denen sich nur relativ wenige Parasiten des Menschen und der Wirbeltiere befinden. Unter den Egeln finden wir bemerkenswerte Übergänge von Parasiten zu Räubern; denn in Abhängigkeit von der Größe des „Wirtstieres"

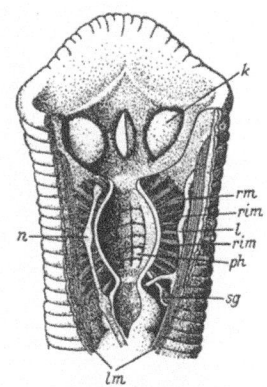

(vgl. oben S. 1) nehmen viele Egel entweder das ganze Beutetier oder nur sein Blut auf. Als Parasiten leben sie meist temporär, seltener stationär *ektoparasitisch*; als Räuber verschlingen sie z. B. ganze Regenwürmer, Schnecken, Insektenlarven und Kaulquappen.

Als Blutsauger sind einige Arten zu *Überträgern von Krankheitserregern* geworden. So übertragen z. B. *Hemiclepsis marginata* das *Trypanosoma granulosum* auf Aale und *Helobdella algira* die Art *T. inopinatum* auf Laubfrösche. Dabei machen diese Flagellaten einen Entwicklungscyclus durch, der dem der durch Glossinen übertragenen in morphologischer Hinsicht gleicht (vgl. S. 70). Die einzige Art, die den Menschen in unseren Breiten anfällt, ist *Hirudo medicinalis* L., der gemeine oder medizinische Blutegel. Er wird jedoch heutzutage „medizinisch" nur noch gelegentlich genutzt. In der Natur kommt er in Deutschland nur noch an vereinzelten, eng umschriebenen Stellen vor.

Abb. 260. *Hirudo medicinalis*. Aufgeschnittenes Vorderende; Ventralansicht. *k* Kiefer; *l* Lacune; *lm* Längsmuskeln; *n* Nervensystem; *ph* Pharynx; *rm* Radiärmuskel; *rim* Ringmuskel; *sg* Ausführgang der Speicheldrüsen. (Nach PFURTSCHELLER aus SCHULZE.)

Systematische Gliederung, Morphologie und Entwicklung. Nach dem Bau der Mundwerkzeuge werden die Hirudineen in *Kieferegel* (*Gnathobdelleen*) und *Rüsselegel* (*Rhynchobdelleen*) systematisch gegliedert. Bei den *Kieferegeln* trägt der Pharynx drei halbkreisförmige Kieferplatten (Abb. 260), deren Schneide von zahlreichen verkalkten Zähnen (bei *Hirudo* bis 90) verstärkt ist (einem halbierten Kreissägeblatt ähnlich). An ihrer Basis sitzen Muskelpaare, die den Kiefer je nach Bedarf herausschlagen, zu einer Schneidebewegung befähigen oder ihn in die Kiefertaschen zurückziehen. Durch die Stellung der drei Kieferplatten entsteht beim Blutsaugen in der Haut des Wirtes eine charakteristische Wunde (⋏). Der Pharynx ist durch ringförmige und radiär angeordnete Muskeln zu einem Saugorgan geworden (Abb. 260).

Bei den *Rüsselegeln* ist dagegen eine besondere Ringfalte des Vorderdarms zu einer Art Rüssel geworden, der durch den Mundsaugnapf hindurch ausgestülpt werden kann. Er vermag in die Haut der Wirtstiere einzudringen (von v. APATHY auch „Saugstecher" genannt). Mit ihrem muskelstarken, vorstülpbaren Rüssel vermögen sie selbst die Haut des Menschen zu durchbrechen, um Blut aufzunehmen (z. B. die Art *Haementeria officinalis* in Mexiko).

Charakteristisch für die meisten *Hirudineen* ist das Fehlen der Borsten und der Besitz einer echten Leibeshöhle, eines Cöloms, das allen Anneliden eigen ist. Es wurde jedoch bei den Hirudineen weitgehend rückgebildet und durch Parenchymwucherungen auf einige Längskanäle (Cölomsinus) eingeengt. Der dorsale Cölomsinus umschließt bei den Rüsselegeln (*Glossosiphonia* u. a.) noch das dorsale Blutgefäß, der ventrale die meisten Eingeweide und das Bauchmark (Abb. 262). Bei den Kieferegeln (z. B. *Hirudo medicinalis*) ist dagegen aus dem Cölomsinus ein von (meist rotem) Blut erfülltes Kanalsystem geworden, das bei einigen Arten (*Nephelis*) noch lacunären Charakter hat, bei anderen an die Stelle von Blutgefäßen getreten ist. Für die Ableitung dieses „Blutgefäßsystems" vom Cölom spricht zweierlei: 1. daß das Bauchmark im ventralen Blutsinus eingeschlossen ist (vgl. S. 262); 2. daß die der Leibeshöhle angehörenden Flimmertrichter in den Blutlacunen liegen.

Die Hirudineen zeigen eine *metamere Körpergliederung*. Einen Ausdruck dieser Segmentierung findet man in der metameren Anordnung der Exkretionsorgane. Typisch ist eine feine oberflächliche Ringelung des dorsoventral abgeplatteten Körpers, die jedoch zur inneren Segmentierung nicht in direkter Beziehung steht (in der Regel etwa 3—12 Ringel je Segment). Für die verwandtschaftlichen Beziehungen zwischen den Hirudineen und Oligochäten (z. B. *Lumbricus*) sprechen Übergangsformen, die zum Teil noch die beiden Blutgefäße der Chätopoden und eine durch Septen aufgeteilte Leibeshöhle besitzen, aber zugleich den für die Hirudineen charakteristischen Bau des hermaphroditen Geschlechtsapparates.

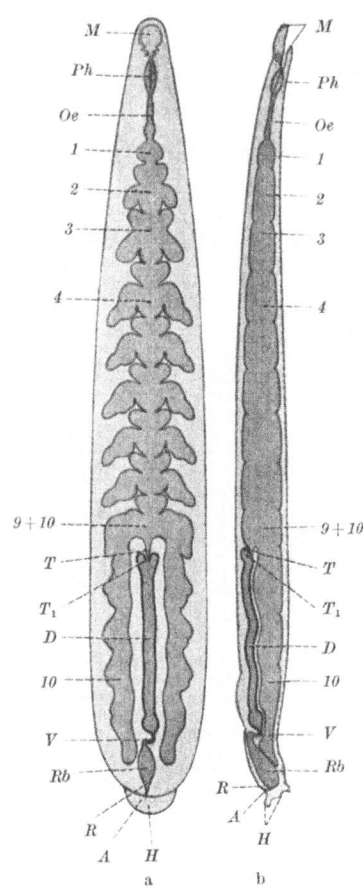

Abb. 261 a u. b. *Hirudo medicinalis*. Schematische Darstellung des Darmtractus mit seinen Blindsäcken (*1—10*). a Dorsal- und b Lateralansicht. *A* After; *E* Enddarm; *H* hinterer Saugnapf; *M* Mundöffnung mit Mundsaugnapf und Kieferapparat (vgl. Abb. 260); *Oe* Oesophagus; *R* Rectum; *Rb* Rectalblase; *T* trichterförmige Einmündung in den Enddarm (bei *T₁*); *V* Verbindung zwischen Enddarm und Rectalblase; *D* Enddarm.
(Nach SRIBAN.)

Die Körperoberfläche wird von einer feinen Cuticula bedeckt. Hier münden zahlreiche einzellige Drüsen. Vorder- wie Hinterende der Blutegel sind mit je einem Saugnapf versehen. Der vordere wird von der Mundöffnung durchbohrt und dient neben dem Festhalten am Wirt auch dem Ansaugen der Nahrung. Der hinten gelegene, weit größere Saugnapf dient nur dem Festhalten und in Verbindung mit der Körpermuskulatur der Fortbewegung. Bei dieser befestigen die Parasiten abwechselnd den vorderen und hinteren Saugnapf und kriechen nach Art der Spannerraupen vorwärts. Außerdem vermögen sie mittels schlängelnder Bewegung des Körpers zu schwimmen. In der Ruhe zieht sich bei *Hirudo* der ganze Körper olivenförmig zusammen.

Auf dem Rande des Rüssels und ebenso zwischen den Zähnen am Rande der Kiefer und auf den Lippen münden zahlreiche einzellige Drüsen, deren Sekret in die Bißwunde des Wirtstieres eindringt und die Blutgerinnung weitgehend aufzuheben vermag („Hirudin"). Dadurch gerinnt das Blut nicht während der Blutmahlzeit (die Wunden bluten unter Umständen noch längere Zeit nach). — Der Darm („Magendarm") ist mit paarigen Blindsäcken ausgerüstet (11 bei *Hirudo medicinalis* L.). Von diesen ist das letzte Paar besonders voluminös. Der so zu einem Speicherorgan gewordene Darmkanal — er nimmt etwa das Zehnfache des Eigengewichts des Egels an Blut auf — erlaubt es den erwachsenen Würmern, nach einer vollen Mahlzeit etwa 1 Jahr lang zu hungern. Das Sekret der Munddrüsen, sowie ein sauer reagierendes Sekret des Magendarms verhindern eine vorzeitige Zersetzung und Fäulnis der aufgenommenen Nahrung. Die eigentliche Verdauung, Sekretion und Resorption, erfolgt im Dünndarm.

Das Zentralnervensystem beginnt mit dem kopfständigen, dorsal gelegenen Oberschlundganglion (Hirnganglion). Mit ihm verbunden ist das durch sekundäre Verschmelzung mehrerer Ganglienknoten hervorgegangene sog. Unterschlundganglion. Von diesem geht das eigentliche Bauchmark aus, das sich aus zwei starken und einem schwächeren, median gelegenen Nervenstrang zusammensetzt. Vom Hirnganglion gehen besondere Nerven zu den am Kopf gelegenen Augen. Deren Zahl und Lage ist auch von systematischem Wert.

Die Blutegel sind *Zwitter*. *Hirudo medicinalis* besitzt 9 Paar Hoden und 1 Paar Ovarien. Die Ausführwege der Hoden vereinigen sich auf jeder Seite zum Vas deferens; beide Gänge vereinigen sich zum vorderen Ende des Tieres hin im unpaaren, ausstülpbaren Penis (der den Rüsselegeln fehlt). Die Ovidukte vereinigen sich zur unpaaren Vagina, die sich

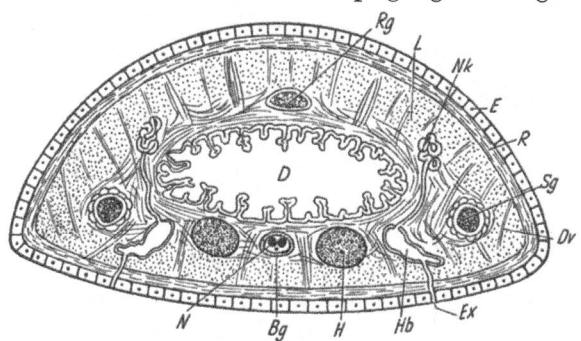

Abb. 262. *Hirudo medicinalis.* Schematischer Querschnitt durch einen Blutegel. *Bg* Bauchgefäß; *D* Darm; *Dv* dorsoventrale Muskulatur; *E* Epidermis; *Ex* Exkretionsöffnung; *H* Hoden; *Hb* Harnblase; *L* Längsmuskulatur; *N* Nervenstränge (3); *Nk* Nierenkanälchen; *R* Ringmuskulatur; *Rg* Rückengefäß; *Sg* Seitengefäß (5×). (In Anlehnung an R. HERTWIG.)

unterhalb der männlichen Geschlechtsöffnung im darauf folgenden Segment befindet. Es erfolgt wechselseitige Begattung. In metamerer Anordnung liegen mehrere Paar Metanephridien (sog. Segmentalorgane) mit ihren Harnblasen (bei *Hirudo* 17 Paar). Diese münden jede für sich nach außen (vgl. Abb. 262).

Die *Eier* werden in 2—3 cm großen Kapseln (Kokons) abgelegt, die von einem in Wasser erhärtenden Sekret besonderer Hautdrüsen des 9.—11. Segmentes gebildet werden. Die Ablage der Eier erfolgt in feuchtem Ufersand oder dergleichen. Sie dürfen nicht länger als 24 Std unter Wasser geraten, sonst gehen sie zugrunde. Manche Arten treiben eine regelrechte Brutpflege (*Clepsinen*). — Nach etwa 8 Wochen schlüpfen die jungen Blutegel (*H. medicinalis*) aus und wachsen dann sehr langsam heran. Erst im 5. Jahr erreichen sie ihre volle Größe (8—13:1—2 cm) (Lebensdauer bis zu 20 Jahren!).

Die blutsaugenden Egel leben obligatorisch in Gemeinschaft mit *intracellulären* oder *extracellulären Symbionten*, Mikroorganismen, die in besonderen Blindsäcken des Oesophagus (z. B. bei *Piscicola geometra* L.) oder des Darmes untergebracht sind. Wie die entsprechenden Bildungen bei Arthropoden werden die betreffenden Organe in der ontogenetischen Entwicklung von vornherein von den Symbionten besiedelt, die offenbar vom Muttertier auf die Tochtertiere gelangen. Die symbiontentragenden Organe, die in Verbindung mit dem Oesophagus stehen, wurden vielfach mißdeutet und z. B. als „Oesophagusdrüsen" angesehen. (Vgl. S. 12.)

Bereits kurz nach dem Saugen findet man fadenartige Mikroorganismen bei *Placobdella catenigera* im bluterfüllten Magen-Darm. REICHENOW (1920, 1922) beschreibt, daß dann in ihrer Umgebung die roten Blutkörperchen zu einem homogenen Brei aufgelöst werden, während sie an anderen Stellen noch wohl

Tabelle 16. Zusammenstellung der wichtigsten parasitischen Würmer, für die der Mensch Hauptendwirt (H) oder Nebenwirt oder accidenteller Wirt (N) oder Zwischenwirt (Z) darstellt; außerdem einige weitere parasitologisch bemerkenswerte Helminthen der Tiere (T) unter Angabe der Zwischen- und Hilfswirte; es wurden nur die jeweils wichtigsten Wirte angegeben. Auf die mit * versehenen Wurmarten wurde im Text eingegangen. Lungenpassage (L). (In Anlehnung an FIEBIGER 1947 und C. E. FAUST 1949).

	1. Zwischenwirt	2. Zwischenwirt (Hilfswirt)	H, N, T, L und Z	Wichtigste Endwirte
Trematoden				
Watsonius watsoni (CONYNGHAM 1904)	Schnecken	(Pflanzen) vgl. dazu S. 26.	N	Affe, Mensch
Gastrodiscoides hominis (LEWIS und McCONNELL 1876)	Schnecken	ungewiß	N	Schwein, Mensch
*Fasciola hepatica LINNÉ 1758	Schnecken		N	u. a. Rind, Schaf, Ziege, Pferd, Kaninchen, Mensch
F. gigantica COBBOLD 1855	Schnecken		N	u. a. Rind, Schaf, Ziege, Zebra, Mensch
*Fasciolopsis buski (LANKESTER 1857)	Schnecken	(Pflanzen) vgl. dazu S. 26.	H	Schwein, Hund, Ziege, Mensch
*Dicrocoelium dendriticum RUD. 1819	Schnecken		N	u. a. Schaf, Rind, Ziege, Schwein, Mensch
Eurytrema pancreaticum (JANSON 1889)	Schnecken		N	Rind, Schaf, Ziege, Schwein, Mensch
Plagiorchis philippinensis SANDGROUND 1940	Schnecken	Insektenlarven	N (?)	Mensch
P. muris TANABE 1922		Schnecken	(N)	Vögel (Mensch, im Selbstversuch)
Prosthogonimus pellucidus LINST.	Schnecken (?)	Libellen	T	Huhn, Gans, Ente
*Echinostoma ilocanum (GARRISON 1908)	Schnecken	Schnecken	H	Ratte, Hund, Mensch, Katze
*E. lindoënsis SANDGROUND und BONNE 1940	Schnecken	Schnecken	H (?)	Mensch
E. revolutum (FRÖHLICH 1802)	Schnecken	Schnecken, Muscheln	N (?)	Wasservögel, Mensch
*Himasthla muehlensi VOGEL 1933	Schnecken (Muscheln)	Muscheln	N (?)	Mensch
Paryphostomum sufrartyfex (LANE 1915)	unbekannt	unbekannt	N (?)	Mensch
Echinoparyphium paraulum (DIETZ 1909)		Fische	N (?)	Mensch
E. recurvatum v. LINSTOW 1873	Schnecken	Schnecken, Wasserfrosch	T	Huhn, Ente, Taube
Echinochasmus perfoliatus (v. RÁTZ 1908)		Fische	N	Hund, Katze, Fuchs, Schwein, Mensch
Hypoderaeum conoideum BLOCH	Schnecken	Schnecken, Kaulquappen	T	Wasservögel
*Heterophyes heterophyes (v. SIEBOLD 1852)	Schnecken	vorwiegend Süßwasserfische, einige Brackwasserfische (Mugil)	H	Hund, Katze, Mensch
H. katsuradai OZAKI und ASADA 1925.	Schnecken (?)		N (?)	Mensch
*Metagonimus yokogawai KATSURADA 1912	Schnecken		H	Schwein, Mensch
M. minutus KATSUTA 1932	Schnecken		N	Mensch

	1. Zwischenwirt	2. Zwischenwirt / Nahrung		Endwirt
Haplorchis microrchia (KATSUTA 1932)	Schnecken	Fische, Frosch, Kröte	H (?)	Hund, Katze, Mensch
Centrocestus armatus (TANABE 1922)	Schnecken	Fische, Frosch, Kröte	H (?)	Mensch
Diorchitrema pseudocirratum WITENBERG 1929	Schnecken	Fische	N (?)	Mensch
*Opisthorchis felineus (RIVOLTA 1884)	Schnecken	Süßwasserfische	H	Katze, Hund, Fuchs, Schwein, Mensch
*Clonorchis sinensis (COBBOLD 1875)	Schnecken	Süßwasserfische	H	Hund, Katze, Schwein, Mensch
Pseudamphistomum truncatum (RUD. 1819)	Schnecken	Süßwasserfische	N	Katze, Hund, Fuchs, Seehund, Mensch
Troglotrema salmincola (CHAPIN 1926)	Schnecken	Fische	N	Hund, Fuchs, Nerz, Luchs, Waschbär, Mensch
*Paragonimus westermani (KERBERT 1878)	Schnecken	Krebse, Krabben	H	Katze, Tiger, Hund, Schwein, Mensch
Leucochloridium macrostomum RUD.	Schnecken		T	Singvögel
*Schistosoma haematobium (BILHARZ 1852)	Schnecken		H	Mensch
*S. mansoni SAMBON 1907	Schnecken		H	Mensch
*S. japonicum KATSURADA 1904	Schnecken		H	Mensch, verschiedene Haustiere, Nagetiere
*S. bovis (SONSINO 1876)	Schnecken	ohne	N	u. a. Rind, Schaf, Antilope, Mensch
*S. intercalatum FISHER 1934	Schnecken		H (?)	Mensch
*S. mattheei VEGLIA und LE ROUX 1929	Schnecken		T	Ziege, Rind, Schaf
*S. rhodhaini BRUMPT 1931	Schnecken		T	Nagetiere
S. spindale MONTGOMERY 1906	Schnecken		N	u. a. Rind, Schaf, Antilope, Mensch
*Trichobilharzia szidati NEUHAUS 1951	Schnecken		T	Wassergeflügel
Cestoden				
*Diphyllobothrium latum (LINNÉ 1758)	Ruderfußkrebse	Süßwasserfische	H	Mensch, Hund, Katze, Fuchs, Bär
D. cordatum (LEUCKART 1863)	unbekannt	Fische (?)	N	Hund, Seehund, Walroß, Bär, Mensch
*D. mansoni (COBBOLD 1882)	Ruderfußkrebse	Schwein, Frösche, Mensch, Schlange, Maus, Mensch	Z	Hund, Katze
*D. mansonoides (MUELLER 1935)		Fische	N, Z	Katze, Hund
Diplogonoporus grandis (BLANCHARD 1894)	unbekannt	Fische (?)	N	Wal, Mensch
Diagramma brauni (LÉON 1907)			N (?)	Mensch
Ligula intestinalis (GOEZE 1782)		Süßwasserfische	N	Vögel, Mensch
*Sparganum proliferum (IJIMA 1905)		Mensch	N	unbekannt
Sparganum baxteri SAMBON 1907	Ruderfußkrebse	Mensch	N	unbekannt

Tabelle 16. (Fortsetzung.)

	1. Zwischenwirt	2. Zwischenwirt (Hilfswirt)	H, N, T, L und Z	Wichtigste Endwirte
Bertiella studeri (BLANCHARD 1891)	Milben	ohne	N	Affe, Hund, Mensch
Moniezia expansa (RUD.)	Milben	ohne	T	Schaf, Ziege, Rind, Reh, Hirsch, Gemse
Inermicapsifer cubensis (KOURI 1939)	unbekannt	wahrscheinlich ohne	H (?)	Mensch
Mesocestoides variabilis MUELLER 1928	Arthropoden (?)	Amphibien, Reptilien, Vögel, Säuger	N	Fuchs, Skunk, Hund, Waschbär, Mensch
*Dipylidium caninum (LINNÉ 1758)	Floh, Haarling	ohne	N	Hund, Katze, Fuchs, Mensch
Raillietina madagascariensis (DAVAINE 1869)	Schaben (?)	ohne	N	Ratte, Mensch
R. cesticillus (MOLIN)	Stubenfliege, Käfer (?)	ohne	T	Huhn, Truthahn
*Hymenolepis nana (v. SIEBOLD 1852)	(Mehlkäfer)	ohne	H	Ratte, Maus, Mensch
*H. diminuta (RUD. 1819)	verschiedene Insekten	ohne	N	Ratte, Maus, Mensch
H. anatina (KRABBE)	Muschelkrebse	ohne	T	Ente, Gans, Schwan
H. parvula (KOWALEWSKY)	Egel	ohne	T	Ente
H. carioca (MAGALHAES)	Stechfliege	ohne	T	Huhn
Drepanidotaenia lanceolata (BLOCH 1782)	Ruderfußkrebse	ohne	N	Gans, Ente, Mensch
*Taenia solium LINNÉ 1758	Schwein (Mensch)		H (Z)	Mensch
*T. saginata (GOEZE 1782)	Rind (Mensch)		H (Z)	Mensch
T. taeniaeformis (BATSCH 1786)	Maus, Ratte, Bisamratte		N	Katze, Mensch
T. pisiformis (BLOCH)	Hase, Kaninchen, Maus, Ratte		T	Hund, Fuchs, Katze
T. confusa WARD 1896	Kalb (?)		H (?)	Mensch
T. africana v. LINSTOW 1900	unbekannt	ohne	H (?)	Mensch
*Multiceps multiceps (LESKE 1780)	u. a. Schaf, Ziege, Rind, Pferd, Mensch		N, Z	Hund, Fuchs, Wolf (?)
M. serialis (GERVAIS 1845)	Nagetiere, Pferd, Mensch, Affe		N, Z	Hund, Fuchs, Wolf
*M. glomeratus RAILL. und HENRY 1915	Nager, Mensch		N, Z	unbekannt (Raubtiere ?)
*Echinococcus granulosus (BATSCH 1786)	Schaf, Schwein, Rind, Hund, Mensch		N, Z	Hund, Schakal, Wolf

Nematoden

	1. Zwischenwirt	2. Zwischenwirt (Hilfswirt)	H, N, T, L und Z	Wichtigste Endwirte
*Trichuris trichiura (LINNÉ 1771)	ohne	ohne	H	Mensch
Capillaria hepatica (BANCROFT 1893)	ohne	ohne	N	Ratte, Kaninchen, Mensch
Trichosomoides crassicauda (BELLINGHAM)	ohne	ohne	T	Ratte

Species	Zwischenwirt		Endwirt
*Trichinella spiralis (OWEN 1835)	ohne	H	u. a. Ratte, Schwein, Mensch
Dioctophyme renale (GOEZE 1782)	Würmer (Anneliden) (?)	N	Iltis, Seehund, Mensch
*Ancylostoma duodenale (DUBINI 1843) . .	ohne	H, L	Mensch, Hund, Katze, Schwein
*A. braziliense DE FARIA 1910		(N), L	Hund, Katze, Mensch
*A. caninum HALL 1913		(N), L	Hund, Katze, Mensch
*A. malayanum (ALESSANDRINI 1905) . . .		N, L	Bär, Mensch
*Necator americanus (STILES 1902) . . .		H, L	Mensch, Schwein, Hund
Syngamus laryngeus RAILLIET 1899 . . .	Regenwürmer (Regenwürmer, Schnecken)	N	Rind, Büffel, Mensch
S. trachea (MONTAGU)		T	Huhn, Fasan u. a. Vögel
Ternidens deminutus (RAIL und HENRY 1905)	unbekannt	(H)	Affe, Mensch
Trichostrongylus axei (COBBOLD 1879) . .	ohne	N	u. a. Esel, Pferd, Schaf, Rind, Mensch
Mecistocirrus digitatus (v. LINSTOW 1906) .		N	Schaf, Rind, Schwein, Mensch
Haemonchus contortus (RUD. 1803) . . .		N	Rind, Schaf, Ziege, Reh, Mensch
*Nippostrongylus muris (YOKAGAWA 1920) .		T	Ratte, Baumwollratte
Ostertagia ostertagi (STILES 1892) . . .		N	Rind, Schaf, Ziege, Reh, Gemse, Mensch
*Metastrongylus elongatus (DUJARDIN 1845) .	Regenwürmer	N	Schwein, Rind, Schaf, Ziege, Mensch
Muellerius capillaris (MÜLLER)	Schnecken	T	Wiederkäuer (Schaf, Ziege, Gemse)
Crenosoma vulpis DUJ.	Schnecken	T	Fuchs
*Strongyloides stercoralis (BAVAY 1876) . .	ohne	H, L	Mensch, Hund, Katze
*Ascaris lumbricoides LINN. 1758	ohne	H, L	Mensch
Parascaris equorum GOEZE		T, L	Pferd, Esel, Maultier
Toxocara canis (WERNER 1782)		N, L	Hund, Fuchs, Mensch
T. cati (SCHRANK 1788)		N, L	Katze, Mensch
Lagochilascaris minor LEIPER 1909		N, L (?)	Leopard, Mensch
*Enterobius vermicularis (LINN. 1758) . . .	ohne	H	Mensch (Affen)
Syphacia obvelata (RUD. 1802)		N	Maus, Ratte, Mensch
Passalurus ambiguus (RUDOLPHI)		T	Kaninchen, Hase
*Oxyuris equi (SCHRANK)		T	Pferd, Esel

Tabelle 16. (Fortsetzung.)

	1. Zwischenwirt	2. Zwischenwirt (Hilfswirt)	H, N, T, L und Z	Wichtigste Endwirte
Gongylonema pulchrum MOLIN 1857	Insekten	⎫ ohne	N	u. a. Rind, Schaf, Ziege, Pferd, Schwein, Mensch
G. neoplasticum FIBIGER und DITLEVSON 1914	Schaben, Mehlwurm	⎬	T	Nagetiere
Habronema megastoma RUD.	Fliegen	⎭	T	Pferd
Spirocerca sanguinolenta (RUD.)	(Mistkäfer)	Huhn, Sperling, Maus	T	Hund, Fuchs
*Gnathostoma spinigerum OWEN 1836	Ruderfußkrebse	Fische, Frösche, Schlangen	N	Katze, Hund, Mensch
Physaloptera caucasica v. LINST. 1902	Insekten?	ohne	H (?)	Mensch
Thelazia callipaeda RAILL. und HENRY 1910	—	⎫ ohne	N	Hund (Auge), Mensch
T. californiensis KOFOID und WILLIAMS 1935	unbekannt	⎭	N	Hund, Schaf, Mensch
*Wuchereria bancrofti (COBBOLD 1877)	Mücken		H	Mensch
*W. malayi (BRUG 1927)	Mücken		H	Mensch
*Acanthocheilonema perstans (MANSON 1891)	Mücken (*Culicoides*)		H	Mensch, Affe
A. streptocerca (MACFIE und CORSON 1922)	Mücken (*Culicoides*)		H (?)	Mensch, Affe
*Mansonella ozzardi (MANSON 1897)	Mücken (*Culicoides*)		H	Mensch
*Loa loa (COBBOLD 1864)	Fliegen (*Chrysops*)		H	Mensch
*Dirofilaria immitis (LEIDY)	Mücken	⎫ ohne	T	Hund, Katze
D. louisianensis FAUST, THOMAS und JONES 1941	Mücken (?)	⎬	N (?)	Mensch
D. magalhaesi (BLANCHARD 1896)	Mücken (?)	⎭	N (?)	Mensch
D. repens RAILLIET und HENRY 1911	Mücken		N	Hund, Mensch
*Litomosoides carinii CHANDLER 1931	Milben (*Bdellonyssus*)		T	Baumwollratte
*Onchocerca volvulus (LEUCKART 1893)	Bremsen (*Simulium*)		H	Mensch
*Dracunculus medinensis (LINN. 1758)	Ruderfußkrebse	ohne	H	Mensch, Hund, Pferd, Rind
Acanthocephalen				
*Macracanthorhynchus hirudinaceus (PALLAS 1781)	verschiedene Insekten	⎫ ohne (Landcyclus)	N	Schwein, Mensch
*Moniliformis moniliformis (BREMSER 1819)	verschiedene Insekten	⎭ vgl. auch Abb. 259 S. 448)	N	Nagetiere, Hund, Katze, Mensch

erhalten sind. — Wahrscheinlich werden die Symbionten an die folgende Generation über die Kokonflüssigkeit, in der sich die Eier entwickeln, übertragen. Frisch geschlüpfte Blutegel besitzen sie jedenfalls bereits.

Im Darm von *Hirudo medicinalis* entdeckten LEHMENSICK (1941, 1942) und HORNBORSTEL (1941) einen gramnegativen, hämolysierenden Keim, den sie auf künstlichem Nährboden kultivieren konnten. Die kurzen Stäbchen, die sie den Bakterien der Coli-Gruppe zurechnen, sind im Darmkanal diffus verteilt; LEHMENSICK benannte den Mikroorganismus *Bacterium hirudinicolum* und erblickt in ihm den für die Verdauung des primär sterilen Blutes notwendigen Symbionten des medizinischen Blutegels.

Bei *Hirudo medicinalis* fand schon LEUCKART in den Harnblasen Mikroorganismen, die er als Parasiten ansah. REICHENOW erkannte ihre Symbiontennatur. Im Epithel der Harnblasen leben außerdem zu Nestern vereinigte Keime, die die Gestalt etwas gebogener plumper Kokkobakterien besitzen. Ihre Übertragung auf die Nachkommenschaft erfolgt wahrscheinlich ebenfalls durch Infektion der Kokonflüssigkeit. Die Bedeutung dieser Bakterien ist allerdings noch nicht absolut gesichert, weil auch manche freilebende verwandte Arten (Oligochäten) solche Symbionten beherbergen.

Medizinische Bedeutung dürfte dem Blutegel heute nicht mehr zukommen. Die Frage, ob Blutegel pathogene Keime auf den Menschen übertragen, dürfte wohl eindeutig zu verneinen sein. In Betracht käme allein eine *mechanische* Übertragung. Experimentelle Untersuchungen ergaben, daß verschiedene Krankheitserreger im Magen-Darm des Egels einige Zeit lebensfähig bleiben können (z. B. *Mycobacterium tuberculosis* 2 Monate, *Salmonella schottmülleri* 3 Monate, *Erysipelothrix rhusiopathiae* 10 Tage, *Borrelia recurrentis* 4—20 Tage, *Trypanosoma equiperdum* 4 Tage, *Plasmodien* 3—4 Tage, nach BRUMPT 1949).

In *tropischen* Gebieten sind Blutegel vielfach eine Landplage. Sie halten sich in den feuchten Wäldern und Tümpeln auf und heften sich schnell an Mensch und Vieh an. So ist z. B. in Indien, Burma, Südost-China und Formosa die Blutegelart *Dinobdella ferox* BLANCHARD weit verbreitet und eine ernste Gefahr für den Menschen sowie für Haus- und Wildtiere.

Die Würmer brüten in Quellen, Brunnen und Bächen, häufig in der Nähe von Rinderherden, Pferden und anderen Säugern. Die Eikapseln werden im Schlamm abgelegt und die jungen, etwa 1,5—2 cm langen Würmer halten sich meist in großer Zahl im Wasser und an Wasserpflanzen u. ä. auf. Stecken die Blutspender das Maul in den Tümpel, so heften sich die Egel sehr schnell an die Haut der trinkenden Tiere, dringen in die Nasenlöcher oder das Maul ein und setzen sich im Respirationstrakt, häufig tief in Pharynx und Larynx fest. Sie wachsen schnell heran und führen dann zu ernsten Beschwerden. Ebenso kann sie der Mensch beim Wassertrinken im Freien erwerben. Legt er die Hand ins Wasser, so heften sich die Egel an und winden sich am Arm empor (TA-HSIUNG CHIN 1949).

C. Arthropoden als Parasiten und Überträger von Krankheitserregern.

Einleitung.

Unter den *Arthropoden oder Gliederfüßlern,* zu denen die Krebse (*Crustacea, Diantennata*), Spinnentiere (*Arachnoidea*) und Antennentiere (Tausendfüßler und Insekten) gehören, finden wir zahlreiche Parasiten des Menschen und der Tiere. Sie beschränken sich jedoch zum größten Teil darauf, ihren Wirt als Blutspender in Anspruch zu nehmen (Milben, Zecken, Läuse, Wanzen, Stechmücken, Flöhe), leben also vorwiegend als (periodische oder permanente) *Ektoparasiten* (vgl. S.7) und schädigen ihren Wirt in der Regel nur in geringem Umfange. Nur relativ wenige Arten gehen auch *in* die Organe des Wirtes und sind dann obligatorische

Entoparasiten (z. B. einige Krebse, Fliegenlarven, Krätzemilben, Lungenmilben). Dennoch werden auch viele Ektoparasiten unter den Arthropoden für die Blutspender sehr gefährlich, weil sie in Verbindung mit der Blutmahlzeit zugleich *Krankheitserreger auf den Wirt übertragen* können (z. B. Malariamücken, Pestflöhe). Da die meisten dieser Mikroorganismen für ihre Entwicklung eine gewisse Mindesttemperatur benötigen, die Arthropoden jedoch wechselwarm, d. h. von der jeweils herrschenden Außentemperatur abhängig sind, beschränkt sich die Mehrzahl der durch Arthropoden übertragenen Krankheitserreger auf die warmen Länder. So sind viele Insekten-, Milben- und Zeckenarten *Überträger der Erreger der sog. Tropenkrankheiten* (Schlafkrankheit, Kala-Azar, Orientbeule, Malaria, Filariasis, Piroplasmosen u. a.). Die für die *gemäßigte Zone* gefährlichen Überträger von Krankheitserregern sind dagegen dank der hygienischen Maßnahmen sehr zurückgedrängt worden (z. B. Läuse, mit ihnen das Fleckfieber und Rückfallfieber; Flöhe, mit ihnen die Pest).

Neben den parasitisch lebenden Arthropoden gibt es zahlreiche, zum Teil recht große Gliederfüßler, die mit besonderen Giftdrüsen oder Giftstacheln ausgerüstet sind. Mit diesen verteidigen sie sich oder lähmen bzw. töten ihre Beute, um sie hinterher zu verzehren oder auszusaugen (Gifttiere). Hierher gehören Skorpione, manche Spinnen, einige Hautflügler (z. B. Bienen, Hummeln, Wespen und Ameisen). Diese gehören jedoch nicht in den Bereich einer *parasitologischen* Betrachtung, weil sie nur entweder ein anderes Tier oder den Menschen schädigen, doch nicht von ihm irgendeinen Nutzen gewinnen, es sei denn, daß sie ein anderes Tier direkt als Beute verzehren. Dann ist aber das betreffende Gliedertier ein Räuber und *kein Parasit* [z. B. manche Hymenopteren (vgl. S. 1 und 18)]. Außerdem gehören nicht unmittelbar in den Kreis parasitologischer Betrachtungen *die* Arthropoden, welche, wie etwa die Küchenschaben, Krankheitserreger verschleppen können, es jedoch nicht direkt tun, sondern nur mehr zufällig. Diese Arten haben zwar unter Umständen gewisse medizinische Bedeutung als Überträger von Krankheitskeimen, sie sind jedoch ebenfalls *keine Parasiten*.

Wir beschränken uns daher bei der Betrachtung der *Arthropoden als Parasiten* im wesentlichen auf die *blutsaugenden Formen sowie auf die die Körperhaut oder andere Organe* befallenden Vertreter der Insekten und Arachnoideen.

Die *Arthropoden* (Gliederfüßler) stellen die größte geschlossene Gruppe im Tierreich dar. Unter den *Krebsen* finden wir, wie bereits im allgemeinen Teil ausgeführt, bemerkenswerte Parasiten und alle „Übergänge" von freilebenden und ektoparasitischen Formen bis zu den ausgeprägtesten Entoparasiten (Abb. 10, S. 15), aber *Beziehungen zum Menschen* haben nur wenige Copepoden und Dekapoden, die einigen pathogenen Würmern (Saug-, Band- und Fadenwürmern) als *Zwischenwirte* dienen (vgl. S. 452—456). Parasiten des Menschen finden wir unter den Crustaceen nicht. Dagegen haben manche *Spinnentiere* und *Insekten* zwar eine gewisse Bedeutung als *Krankheitserreger*, mehr jedoch als *Überträger* zahlreicher Krankheitserreger. Diese Arthropoden können dadurch ganze Landstriche unbewohnbar machen und haben daher auch große wirtschaftliche Bedeutung. Tsetsefliegen und *Anopheles*-Mücken, Zecken und Milben sind in manchen Gegenden der Erde nicht nur Plagegeister, sondern Todbringer für Mensch und Tier. In diesem Zusammenhang wurden die Insekten vielfach als die künftigen Beherrscher der Erde angesehen. Die Sorge um das „Zeitalter der Insekten" schien vor kurzem schon als gebannt. Die Hilflosigkeit früherer Generationen den zahlreichen Insekten gegenüber schien überwunden; denn die neuen, außerordentlich wirksamen Bekämpfungsmittel erlaubten bei richtiger, systematischer Anwendung eine Sanierung selbst solcher Gebiete, die früher durch gesundheitsschädigende Insekten unbewohnbar blieben. Daher war es eine verdiente Anerkennung, als

P. Müller (Basel) 1949 den Nobelpreis für die Entdeckung der insecticiden Wirkung des DDT (Dichlordiphenyltrichloräthan) erhielt. Dieses Präparat und einige weitere neue Produkte (Gammexan, E 605 u. a.) erwiesen sich für die Bekämpfung dieser Plagegeister und Seuchenverbreiter erfolgreich. Aber im Laufe der letzten Jahre zeigte sich in zunehmendem Maße, daß sich die Insekten durch Gewinnung einer Resistenz bzw. durch Gewöhnung und Selektion gleichsam zu ,,wehren'' vermögen, doch werden diese Erscheinungen wohl nur vorübergehend den Lauf der Entwicklung hemmen (vgl. S. 647 ff.).

Die Zahl der den Menschen aufsuchenden Insekten-, Zecken- und Milbenarten ist, verglichen etwa mit der der parasitischen Protozoen des Menschen, sehr groß. Sie verteilen sich aber auf eine verhältnismäßig geringe Anzahl von Ordnungen, Familien und Gattungen, die zwar morphologisch nicht sehr verschieden sind, in ihrer Biologie jedoch sehr stark voneinander abweichen können. Die Kenntnis ihrer Lebensweise ist für die Bekämpfung der Krankheit, deren Erreger die Arthropoden übertragen, von großer Bedeutung. Sie ermöglicht vielfach die Krankheiten zu beseitigen, ohne den Erreger selbst zu vernichten. Für viele dieser Krankheiten (z. B. Fleckfieber, Malaria, Schlafkrankheit) gilt der Satz: Wo die Überträger fehlen, dort fehlt auch der Krankheitserreger und damit die Krankheit. Damit wird die Kenntnis der Epidemiologie — d. h. der Faktoren, die zu einer Infektion führen können — für die praktische Sanierungsarbeit unentbehrlich. Sie führt zu den Infektionsquellen und zur Kenntnis der Infektionsmöglichkeiten und erlaubt oft leichter, eine Infektkette zu durchschneiden als die Beseitigung des Krankheitserregers durch Behandlung (Chemotherapie) der erkrankten Personen. In Deutschland und allgemein in der gemäßigten Zone sind die Arthropoden für die ,,Wege der Seuchen'' (E. Martini) nicht so bedeutungsvoll wie in den warmen Ländern. Dennoch spielen einige ihrer Vertreter auch bei uns in guten, mehr noch in schlechten Zeiten, z. B. in Kriegen, unter Umständen eine große Rolle; denn Läuse verschleppen auch bei uns die Fleckfiebererreger, Stubenfliegen Typhusbakterien und Protozoencysten.

Die *ektoparasitischen, meist blutsaugenden* Arthropoden stellen den größten Teil *der* Tiere, mit denen sich auch die ,,*hygienische Zoologie*'' (Wilhelmi 1919) befaßt. Diese widmet sich der Erforschung und Bekämpfung aller jener *freilebenden* Tierarten, ,,die in irgendeiner Weise der menschlichen Gesundheit einen durch hygienische Maßnahmen abwehrbaren Schaden zufügen'' (H. Kemper 1952).

Historisches. Die Arthropoden sind durch ihre relative Größe seit ältester Zeit wohlbekannt, und schon in den medizinischen Schriften des Altertums werden oft blutsaugende Arten beschrieben. Aber ihre Bedeutung als *Überträger von Krankheitserregern* wurde zunächst nur geahnt. Sichere Anhaltspunkte für eine Beziehung zwischen Arthropoden und Infektionskrankheiten haben sogar erst die Forscher des 19. Jahrhunderts erbracht. Den *ersten Beweis* für die Mitwirkung der Arthropoden bei der Übertragung von Krankheitserregern lieferte dabei Patrick Manson im Jahre 1879, als er eine *Mücke als Überträger einer Filarienart* erkannte (vgl. S. 419). Diese Entdeckung Mansons leitete die systematische Erforschung der ,,Krankheitsüberträger'' unter den Arthropoden ein, eine Arbeit, die auch heute noch nicht abgeschlossen ist. (Über die zahlreichen richtigen und unrichtigen Beobachtungen und Deutungen, die von unbekannt gebliebenen, sowie von namhaften Forschern über die möglichen Beziehungen zwischen Arthropoden und Krankheitsentstehung vor und nach der Entdeckung Mansons berichtet wurde, hat H. Kemper (1952) eine sehr empfehlenswerte Übersicht gegeben.)

Zwei Jahre nach Mansons Entdeckung der Filarienübertragung durch Mücken erbrachte Finlay (1881) den Nachweis, daß das *Gelbfieber durch Mücken* übertragen wird. Seine Übertragungsversuche fanden jedoch erst Anerkennung, als sie von Reed im Jahre 1900 (gemeinsam mit Lazear, Caroll und Agramonte) bestätigt wurden, obgleich Finlay schon im Jahre 1886 sechs Personen mit dem Erreger des Gelbfiebers infizieren konnte, die von Mücken gestochen worden waren, welche vorher an einem Gelbfieberkranken Blut gesogen hatten.

Im Jahre 1889 entdeckte THEOBALD SMITH in Texas die *Übertragung der Erreger des Texasfiebers* (Babesien) durch *Zecken* und 1893 legten SMITH und KILBORNE ihre Untersuchungsergebnisse über die Bedeutung der Zecken für die Übertragung des Texasfiebers vor. Sie erkannten bereits, daß der Krankheitserreger über die Eier auf die Nachkommen der Zecken übertragen wird. MANSON (1891) vermutete in *Chrysops*-Arten die Überträger der Filarie *Loa loa*, und im gleichen Jahr behauptete KITASATO, daß Stiche der „roten Milbe" Beziehung zur Entstehung der Kedani-Krankheit haben. Das Jahr 1895 brachte dann die Entdeckung des Erregers der Nagana-Krankheit (*Trypanosoma brucei*) und die Übertragung durch die Tsetsefliegen durch BRUCE. 1896 bezeichnete SIMMOND die Flöhe als wichtige epidemiologische Faktoren bei der Pestverbreitung und 2 Jahre danach vermochte er erstmalig die Pesterreger durch Flohstiche von einer Ratte zur anderen zu übertragen. [Im gleichen Jahr (1898) entdeckte LOOS die percutane Einwanderung von *Ancylostoma*-Larven in den Menschen.] Im Jahre 1897 gelang dann GRASSI und ROSS (beide Nobelpreisträger) die weittragende Entdeckung von der Beteiligung der *Anophelen* bei der *Malariaübertragung* (s. auch S. 168).

Auf diesen grundlegenden Erkenntnissen über die Bedeutung der Arthropoden für die Übertragung und Verbreitung vieler Infektions- und Invasionskrankheiten aufbauend, wurden zahlreiche weitere Gliederfüßler als „Krankheitsüberträger" erkannt (vgl. dazu die Tabelle 28 auf S. 652). Hinzu kam, daß die Fortschritte auf dem Gebiet der Optik zum Bau hochauflösender mikroskopischer Objektive führte, mit deren Hilfe auch die *von den Arthropoden übertragenen Mikroorganismen* studiert werden konnten. So brachte jedes Jahr neue wertvolle Erkenntnisse, an deren Gewinnung unter anderen NUTTALL, MANSON, THEOBALD, FORDE, DUTTON, LOUNSBURY, BRUCE, LEISHMAN, SCHAUDINN, ROSS, R. KOCH, TODD, RICKETTS, DOERR, SERGENT, MANTEUFFEL, CHAGAS, NICOLLE, KLEINE, KITASHIMA, BERLESE, ROUBAUD, HOWARD, HEWITT, MCCOY, CHAPIN, ESCHERICH, FIEBIGER, LEIPER, WATSON, HINDLE, ECKSTEIN, v. PROWAZEK, JORDAN, ROTHSCHILD, HASE, DA ROCHA-LIMA, WILHELMI, BRUMPT, ARKWRIGHT, BACOT, MARTINI, SWELLENGREBEL, RODENWALDT, SCHÜFFNER, FALLERONI und BLACKLOCK beteiligt waren, um nur die bekanntesten Namen älterer Autoren zu nennen. (Übersichtliche historische Zusammenstellung mit Literaturangaben bei H. KEMPER 1952.)

Allgemeiner Bauplan der Insekten und Spinnentiere.

Alle Arthropoden besitzen einen *Chitinpanzer*, ein *Ektoskelet*, das den Tieren Form und Gestalt, aber zugleich auch ihre große Widerstandsfähigkeit gegenüber mechanischen und chemischen Einflüssen, sowie gegen Wasserverlust verleiht. Nach innen vorspringende Zapfen und Leisten bieten der Muskulatur die notwendigen Ansatzpunkte. In Verbindung mit dieser Eigenart steht die Notwendigkeit, bei jedem Wachstumsschritt „aus der Haut zu fahren", d. h.: die Arthropoden wachsen nicht kontinuierlich wie es — cum grano salis — die Wirbeltiere und die meisten Wirbellosen tun, sondern periodisch. Kurz nach jeder Häutung erfolgt eine Vergrößerung des Körpers, die mehr einer Streckung gleicht, weil der in trockenem Zustand feste Chitinpanzer nur in dieser kurzen Zeitspanne dehnungsfähig bleibt. Die zurückbleibende leere Körperhülle (Exuvie) ist ein Produkt des Ektoderms; daher sind auch Anfangs- und Enddarm sowie Tracheen von der Häutung betroffen.

Der Körperbedeckung der Arthropoden ist im Zusammenhang mit der Aufklärung der Wirkungsweise neuartiger Insecticide besondere Aufmerksamkeit geschenkt worden. Da sich jedoch die einschlägigen Arbeiten vorwiegend mit Insekten befassen und deren Cuticula mit der der Acarina grundsätzlich übereinzustimmen scheint, sei hier auf die Darstellung der Insektencuticula hingewiesen (vgl. S. 527 ff.).

Mit dem chitinigen Außenskelet stehen nun verschiedene weitere anatomische Eigenarten in Beziehung: Der Körper der Arthropoden ist gegliedert (heteronom segmentiert). (Diese Gliederung ist bei den Milben meist aufgehoben worden.) Weichhäutige, zarte Intersegmentalfalten sowie die Cuticularfalten zwischen Bauch- und Rückenplatte in jedem Segment geben dem starren Außenskelet die nötige Elastizität, um die durch Luft- und Nahrungsaufnahme entstehende

Volumenvergrößerung, die *insbesondere bei den blutsaugenden Ektoparasiten* besondere Ausmaße erreichen kann, zu ermöglichen. Ähnliche Zwischenhäute sind notwendig, um die einzelnen Glieder der Extremitäten und anderer Körperanhänge gelenkig miteinander zu verbinden (Arthro-poden = „Glieder-füßler").

Dicke Chitinhäute sind für Luft praktisch undurchlässig und erlauben daher den meisten Insekten und Spinnentieren keine Hautatmung. Da zudem kein geschlossenes Gefäßsystem existiert, wird der Sauerstoff mit der *Atemluft* vorwiegend durch besondere Körperöffnungen, die Stigmen, aufgenommen und durch das *Tracheensystem*, ein feines Capillarsystem, das dem Blutgefäß- und Capillarsystem der Wirbeltiere ähnlich gebaut ist, direkt an die Verbrauchsstellen (Muskeln, Verdauungskanal, Nervensystem u. a.) geführt. Im Wasser lebende Arten oder Entwicklungsstadien haben neben einer gewissen Hautatmung vielfach einen Kiemenapparat (Tracheenkiemen). Sehr viele im Wasser lebende Formen schöpfen an der Wasseroberfläche atmosphärische Luft, auf die sie angewiesen sind. Die Spinnentiere besitzen eine sog. Tracheenlunge oder Tracheenbüschel, die hinter den Stigmen sitzen. Sie werden vielfach als in den Körper verlagerte Kiemenblätter gedeutet. Die Bindung an die atmosphärische Luft ist mit ein Grund für die Tatsache, daß wir nur wenige echte *Ento*parasiten unter den Insekten und Spinnentieren kennen. Fliegenlarven, die in die Haut gehen, müssen zum größten Teil doch noch eine Verbindung zur Außenwelt beibehalten. Nur wenige Arten vermögen noch im Magen (z. B. *Gasterophilus*), andere für kurze Zeit im Darmkanal zu leben. Die Dasselfliegenlarven (*Hypoderma*) vermögen jedoch auch ohne Verbindung zur Außenwelt im Gewebe des Wirtes zu wandern (vgl. S. 633). Einige in innere Organe eindringende *Milben* können sich wegen ihres Sauerstoffbedürfnisses längere Zeit nur in der Lunge (*Pneumonyssus*) oder in den Tracheen (*Acarapis*) halten.

Das *Blutgefäßsystem* besteht im wesentlichen aus einem dorsalen, unpaaren, gekammerten Schlauch, der mit seitlichen Öffnungen (Ostien) versehen und meist hinten blind geschlossen ist. Der contractile Teil funktioniert als Herz, d. h. er treibt die die Organe umgebende Leibeshöhlenflüssigkeit durch den Körper. Vom Abdomen erstreckt sich das Herz nach vorne und geht in die Aorta über, die noch den Thorax durchzieht und sich nahe dem Kopf in die Leibeshöhle öffnet.

Die *Mundwerkzeuge* der Arthropoden sind bei den Insekten und Spinnentieren in verschiedener Weise ausgebildet (s. dort S. 474 und 526). Aber bei den *Ektoparasiten* unter ihnen sind sie in beiden Klassen zu *Saug-* und *Stechorganen* geworden, die jedoch im einzelnen — entsprechend ihrer Genese — unterschiedlich gebaut sind.

Der *Verdauungskanal* besteht meist aus dem Vorderdarm mit Pharynx, Oesophagus und einem ektodermalen Anhang (Proventriculus). Dieser vordere Abschnitt hat häufig Saug-, Kau- oder Filteraufgaben. Der Mitteldarm als eigentlicher Verdauungsapparat trägt vielfach besondere Ausstülpungen mit sekretorischen *und* resorptiven Funktionen. Bei den *blutsaugenden, ektoparasitisch* lebenden Arthropoden ist der Mitteldarm vielfach mit mehreren großen Blindsäcken ausgestattet und wird dadurch sehr voluminös. Manche Arten, z. B. Zecken, erreichen dadurch nach einer Blutmahlzeit das Vielfache des eigenen Körpergewichtes (im nüchternen Zustand).

Am Übergang vom Mittel- zum Enddarm münden als *Exkretionsorgane* die sog. MALPIGHIschen Gefäße, die je nach Art in wechselnder Anzahl zu finden sind (z. B. Dipteren 4 oder 5, Wanzen 4, Apiden bis zu 150) (bei *Planipennien*, z. B. Ameisenlöwen, können sie einen Spinnstoff ausscheiden). Sie münden, meist jedes für sich, seltener mit einer gemeinsamen Öffnung, in den Darm. Das einschichtige, großzellige Epithel, das drüsenartig dem Blut Exkretionsstoffe entzieht, ist für sie charakteristisch. Wenn auch funktionell bei Insekten und Spinnen gleichartig gebaut, ist es bei den Insekten ektodermaler, bei den Spinnen entodermaler Herkunft.

Es fehlt den Arthropoden jegliches bewimperte Epithel.

Das *Zentralnervensystem* besteht aus dem Ober- und Unterschlundganglion und dem ventralen Bauchmark, das der metameren Gliederung entsprechend als sog. Strickleiternervensystem angelegt ist und verschiedene Abwandlungen erfahren hat.

Meist sind die paarigen Anlagen zu unpaaren Ganglienknoten vereinigt. Darüber hinaus können mehrere Ganglienknoten zu einem größeren Nervenzentrum zusammentreten, wie es meist im Kopf (als „Gehirn"), oder bei Spinnentieren auch im Thorax oder Cephalothorax der Fall ist. Dazu treten unter Umständen noch die Nervenknoten des Abdomens.

Von den zahlreichen Ganglienknoten gehen Nervenbahnen zu den *Sinnesorganen*, von denen die Facettenaugen meist die mächtigsten sind. Außerdem haben vorwiegend fliegende Formen einige Punktaugen (Ocellen, Stirnaugen). Daneben ist den Arthropoden jeder andere Sinn in mehr oder weniger ausgeprägtem Maße eigen (Tast-, Geruch-, Geschmack-, Temperatursinn, zum Teil Gehör u. a.). Die Sinneshaare enthalten einen Kanal, in den ein Ausläufer der Sinneszelle eindringt, und sind mit einem Gelenkkopf in einer Art Gelenkpfanne eingelassen — ein durch den Chitinpanzer notwendig gewordener Bau (vgl. bei H. WEBER 1933).

Die *Geschlechtsorgane* sind im Abdomen untergebracht. Die Arthropoden sind vorwiegend getrennt-geschlechtlich, doch findet man bei einigen Parthenogenese. Meist werden *Eier* abgelegt, aus denen immer *Larven* schlüpfen, die den geschlechtsreifen Elterntieren entweder ähnlich sind (*direkte Entwicklung* oder *Ametabolie*, bei vielen flügellosen Formen, z. B. bei Laus und Bettwanze; *Hemimetabolie* bei geflügelten Formen, z. B. Raubwanzen, deren Larvenstadien flügellos sind) oder sich wesentlich von ihnen unterscheiden und erst über ein *Puppen*stadium zum geschlechtsreifen Tier werden (indirekte Entwicklung; *Holometabolie*). Bei wenigen Familien werden bereits geschlüpfte Larven abgelegt (vivipar bzw. pupipar). Die meisten Arthropoden machen eine Metamorphose durch. Die Lebensweise der Larven kann von der der Imagines wesentlich verschieden sein (z. B. blutsaugende Imagines und „staub"fressende Larven bei Flöhen).

Zur Sinnesphysiologie der ektoparasitischen Arthropoden.

(Wirtsfindung.)

Die ektoparasitischen Arthropoden müssen zur Auffindung ihrer Nahrungsquelle, ihres Wirtes, oft größere Entfernungen zurücklegen. Besonders die temporären Parasiten, die den Blutspender immer nur kurzfristig aufsuchen und nach jeder Sättigung wieder verlassen (z. B. Zecken, Bettwanzen, Mücken), müssen eine Reihe von Reizen erfahren und Handlungen ausführen, bis sie zur Nahrungsaufnahme gelangen können. An erster Stelle wirkt wohl der eigentliche *Hungerreiz*, der eine gewisse Unruhe, einen gewissen Bewegungsdrang, weckt („Appetenzverhalten"). Durch die vom Wirt ausgesandten Fernreize, die im Falle der blutsaugenden Arthropoden von den Nahrungsträgern, nicht von der Nahrung selbst, ausgehen, wird die Suchrichtung des hungrigen Tieres bestimmt. Als richtungweisende Faktoren kommen in Frage: *optische* Reize (Bewegungsreize) und *chemische* Fernreize, ferner *Feuchtigkeits-* und *Wärmereize*.

Auf optische Reize sprechen z. B. die Glossinen an, die vorzugsweise dunkel gekleidete, sich bewegende Personen stechen, so daß weiße und gelbe Kleidung vor dem Stechen schützen kann (vgl. S. 611). Der optische Reiz ist meist mit einem Bewegungsreiz verbunden. Sich bewegende „Beute" veranlaßt manche blutsaugenden Arthropoden eher zu einer Reaktion in Richtung auf den Blutspender hin. Die Receptoren für die chemischen Reize, die über den Geruchssinn wirken, sind in den Antennen (bei Insekten) oder Tarsen des ersten Beinpaares (bei Zecken) lokalisiert. Typische Parasiten mit ausgesprochenem Geruchssinn finden wir unter den Zecken, Wanzen, Stechfliegen (*Stomoxys, Lyperosia*) und Mücken, doch sind die Auffassungen über den Umfang ihrer Geruchsempfindlichkeit verschieden. Die Entfernung, die durch den Geruch überwunden wird, liegt meist unter 1 m, soweit die experimentellen Untersuchungen es ergaben. Doch darf wohl angenommen werden, daß der Geruchssinn der Arthropoden im Freien viel feiner reagiert als in der Gefangenschaft (KRIYGSMAN). Bei der Anlockung von Anophelen spielt (nach VAN THIEL 1947) die durch die Haut ausgeschiedene Kohlensäure als chemischer Reiz eine gewisse Rolle (vgl. auch REEVES 1953).

Bedeutungsvoll für die Lösung des Problems der Wirtsfindung ist vielleicht eine Beobachtung von SCHAERFFENBERG und KUPKA (1951), die im Blut des Menschen eine flüchtige Substanz nachwiesen, die für die Anlockung von Blutsaugern verantwortlich sein soll. Wahrscheinlich findet sich der Stoff auch in Talgabsonderungen auf der Haut gelöst. Die Substanz soll leicht zersetzlich sein, ist aber chemisch noch nicht analysiert. In Verbindung mit Fliegenfängern erhöht sie die Fangwirkung des Klebstoffes erheblich.

Die Reizwirkung der Luftfeuchtigkeit läßt sich kaum von den Geruchsreizen trennen. Oft ist nur feuchte Nahrung imstande, eine positiv taktische Reaktion hervorzurufen (z. B. der schwitzende Körper des Wirtes) (Beobachtungen an Mücken sowie Fliegen der Gattungen *Lucilia, Phormia, Calliphora, Stomoxys* und *Lyperosia*).

Bei den ektoparasitischen Arthropoden kommt dem *Temperatursinn* für die Auffindung des Blutspenders besondere Bedeutung zu. Bei den temporären Parasiten, die den Wirt nur im Hungerzustand suchen und ihn bald nach der Nahrungsaufnahme wieder verlassen, um, meist in einem Versteck, das aufgenommene Blut zu verdauen, ist die Höhe der bevorzugten, optimalen Temperatur (Vorzugstemperatur nach K. HERTER) dem physiologischen Zustand entsprechend verschieden. So werden z. B. Taubenzecken durch thermische (und chemische) Reize zu den blutspendenden Vögeln geleitet, bis sie die Vorzugstemperatur der *hungrigen* Zecken (etwa 42—43⁰ C) gefunden haben. Ist die Blutmahlzeit beendet, so sinkt die Vorzugstemperatur auf $+ 27⁰$ C ab. Das veranlaßt die gesättigten Zecken, den viel wärmeren Vogelkörper zu verlassen und von ihm weg einen kühleren und dunkleren Platz aufzusuchen (Skototaxis = Anstreben dunkler Orte) (vgl. auch bei PETERSON und BROWN 1951).

Zwischen verschiedenen Entwicklungsstadien auch ametaboler Arthropoden bestehen unter Umständen noch bemerkenswerte physiologische Unterschiede. So saugen die sechsbeinigen Larven von *Ixodes ricinus* nicht ausschließlich an Warmblütern wie die Nymphen und Imagines, sondern bei Gelegenheit auch an wechselwarmen Tieren (Eidechsen) (TOTZE 1933). Ihnen fehlen noch die am vierten Beinpaar der Nymphen und Imagines sitzenden Receptoren für thermische Reize.

Ähnliche Verhältnisse wie bei den älteren Zecken liegen bei den Wanzen vor. Auch sie suchen den relativ warmen Blutspender auf und verlassen ihn nach der Sättigung, um dann kühlere und dunkle Orte zur Verdauung aufzusuchen. Die Vorzugstemperatur der hungrigen Wanzen liegt um $+ 32{,}78⁰$ und bei gesättigten Tieren um $+ 27{,}69⁰$ C. Die *Haut*temperatur des ruhenden Menschen liegt bei 31—32,5⁰ C, entspricht etwa der Vorzugstemperatur der hungrigen Wanzen (vgl. auch S. 546 und 550). Bei der verwandten tropischen Art *Cimex rotundatus* SIGN. liegt die Vorzugstemperatur der hungrigen Tiere entsprechend der unter tropischen Verhältnissen erhöhten Hauttemperatur des Menschen (34—36⁰ C bei 26—28⁰ Lufttemperatur) bei 35,69⁰ C. Tiere in ähnlichem Biotop und mit *ähnlicher Lebensweise* haben entsprechend wechselnde Vorzugstemperaturen, so z. B. bei den mit *Cimex* verwandten tropischen Raubwanzen der Gattungen *Triatoma* und *Rhodnius* („Hungertemperatur" bei 35⁰ C, nach der Sättigung dagegen 30,5 bis 31,4⁰ C). — Stationär-permanente Ektoparasiten (vgl. S. 8) wie z. B. Läuse, lassen zwar auch bestimmte Vorzugstemperaturen erkennen, aber diese wechseln mit deren Sättigungsgrad nur unerheblich (vgl. S. 538 und 544).

Der Temperatursinn der Ektoparasiten wirkt sich indirekt auf ihre geographische Verbreitung aus. Arten, die so eng auf ihren Wirt angewiesen sind, daß sie ständig auf ihm leben müssen und damit praktisch nur *eine* Vorzugstemperatur kennen, können weitgehend unabhängig vom Klima und so zu Kosmopoliten werden (Läuse; viele andere permanent-stationäre Ektoparasiten). Die temporären Ektoparasiten dagegen, deren Vorzugstemperatur im Hungerzustand verschieden ist von der *nach* der Mahlzeit, sind weit mehr vom Klima abhängig als die stationären, weil sie zeitweilig fern von ihrem Blutspender leben. Bleiben sie jedoch in den Wohnstätten (Nestern, Häusern) ihrer Wirte, so befinden sie sich auch wieder innerhalb eines gewissen günstigen Mikroklimas, das ihnen ähnliche Lebensbedingungen bietet wie den permanenten Parasiten (z. B. Bettwanzen, die heute weltweit verbreitet sind) (HERTER 1942).

Nach der Auffindung des Wirtes nehmen die Ektoparasiten nicht jede Körperstelle mit gleicher Vorliebe an. Sie unterscheiden deutlich zwischen verschiedener Beschaffenheit der Körperoberfläche (Behaarung, Hautfalten, verhornte Stellen; sog. „topographische Spezialisation der Ektoparasiten" nach EICHLER 1940). Außerdem wirken vielfach chemische Kontaktreize, die sie veranlassen, den Ort ihrer Nahrungsaufnahme nicht zu verlassen. Verschiedenartig können die Reize sein, die schließlich zum Einstechen in die Haut führen. Bei *Triatoma-*, *Rhodnius-*, *Anopheles-* und *Stomoxys-*Arten führt der Wärmereiz zur Stichreaktion. Auch optische Reize und die Bewegung des Blutspenders führen bei *Rhodnius* unter Umständen zu Stechbewegungen. Zu allem kommen dann auf seiten des Wirtes individuelle Unterschiede in der Anlockung von Arthropoden; es ist eine bekannte Erscheinung, daß manche Menschen z. B. von bestimmten Mücken objektiv stärker belästigt werden als andere, ohne daß man hierfür eine Erklärung geben könnte („süßes Blut").

Das Ergebnis dieser Kette von verschiedenen Außenreizen, die Gewinnung der Blutnahrung, wird nicht immer leicht erreicht, wie dieser Versuch einer Analyse der Wirtsfindung erkennen läßt. Gelingt es dem Parasiten, zum Ziele zu kommen, dann muß er gleichsam die günstige Gelegenheit ausnutzen. Die Blutsauger besitzen daher vielfach umfangreiche Darmanhänge, die es ihnen möglich machen, große Nahrungsmengen auf einmal fortzutragen. Andererseits haben viele — wie z. B. die Zecken und Wanzen — die Fähigkeit, lange Zeit hindurch ohne Nahrungsaufnahme zu leben.

Die Blutgewinnung bei den Arthropoden.

Die Arthropoden nehmen das Blut des Wirtes entweder direkt aus einer angestochenen Capillare oder aus einem kleinen Bluterguß im Intercapillargewebe, den sie durch Verletzung eines Blutgefäßes erzeugten, auf. Den ersten Weg, der im allgemeinen eine schnellere Sättigung erlaubt als der zweite, benutzen Mücken, manche Fliegen und Wanzen, den anderen Arthropoden mit relativ groben Mundwerkzeugen (*Chrysops-*, *Glossina-*Arten). In jedem Falle wird vor und während des Saugaktes Speicheldrüsensekret in die gesetzte Wunde eingeführt (GORDON und LUMSDEN 1939). Bei Mücken ist das letzte (distale) Fünftel des Labrums zu aktiv beugender Bewegung fähig. Der übrige Teil kann den Bewegungen des Vorderendes dank seiner Elastizität folgen.

Eine genaue Beschreibung des Stechvorganges haben GRIFFITHS und GORDON (1952) gegeben, die *Aedes aegypti* unter dem Mikroskop bei der Blutaufnahme am Ohr einer Maus beobachteten. Bevor die Mücke zur Blutaufnahme endgültig in die Haut eindringt, probiert sie es mehrfach, wobei sie *jedesmal* Speicheldrüsensekret in die Haut einspritzt. Auf diese Weise kann sie einen ganzen Hautbezirk mit Speichel — gegebenenfalls auch mit Sporozoiten (vgl. S. 165) — durchsetzen. Gewöhnlich dringen die Stechborsten zunächst senkrecht in die Haut ein, knicken dann aber fast rechtwinklig ab und bewegen sich im Gewebe parallel zur Hautoberfläche voran. Manchmal ändern sie auf diesem Wege mit auffallender Leichtigkeit noch einmal die Richtung — gleichsam ein Blutgefäß suchend. Treffen die Mundwerkzeuge auf eine Capillare, so bleiben sie im Blutstrom und folgen dem Lumen des Gefäßes oft noch ein beträchtliches Stück.

Die Reaktion der menschlichen Haut auf die Stiche blutsaugender Arthropoden.

Die Arthropoden, die mit Hilfe ihrer stechend-saugenden Mundwerkzeuge Blut oder Gewebssäfte aufnehmen, hinterlassen neben den bekannten *subjektiven* Erscheinungen (Juckreiz, Schmerz) meist mehr oder weniger charakteristische, *objektiv* feststellbare *Hautreaktionen*, die als unmittelbare oder mittelbare Folge der Hautverletzung und des eingespritzten Speicheldrüsensekretes auftreten. Dabei kann man z.B. nach einem Insektenstich (mit HASE) zwischen der *Sofortreaktion*, die innerhalb von wenigen Minuten oder Stunden auftritt, und einer *Spätreaktion*, die nach etwa 24 Std feststellbar ist, unterscheiden. Die Sofortreaktion ist oft recht heftig, die Spätreaktion wird vielfach übersehen.

Manche Personen zeigen die Erscheinung des sog. *Repetierens*, das erneute Auftreten von Hautreaktionen an einer früheren Stichstelle nach kürzerem oder längerem Zeitraum infolge erhöhter Körperwärme, z. B. am Abend oder dann, wenn erneut ein Stich der gleichen oder einer anderen blutsaugenden Art gesetzt wird (HASE 1944, 1953).

Nicht alle Personen verhalten sich gegenüber Arthropodenstichen gleichartig; manche bleiben völlig reaktionslos und behaupten (irrtümlich), nicht gestochen zu werden. Bei einer Laboratoriumsprüfung erweisen sie sich dann in der Regel trotzdem als brauchbare Blutspender. Andere wiederum reagieren überdurchschnittlich heftig und können sogar erkranken. Welche tieferen Ursachen den verschiedenen Reaktionen und dem unterschiedlichen Reaktionsvermögen der gestochenen Individuen zugrunde liegen, ist noch nicht sicher bekannt, doch haben wir einige Anhaltspunkte, die eine Erklärung bieten.

Die eine Deutung der Hautreaktionen nach einem Arthropodenstich nimmt eine *toxische Wirkung* der beim Stich injizierten Sekrete an, eine andere hält sie wenigstens zum größten Teil für Ergebnisse einer Antigen-Antikörper-Reaktion (*allergische Reaktion*) (z. B. HECHT 1933). Für beide Auffassungen lassen sich experimentelle Beweise erbringen. Zweifellos hängt aber die Art der Reaktion bei dem einzelnen Individuum von mehreren, schwer voneinander abgrenzbaren Faktoren ab, die mit dem Begriff der *individuellen Konstitution* nur unbefriedigend gekennzeichnet werden.

Der oft vermutete Zusammenhang zwischen Reaktionslosigkeit und bestimmten Bluteigenschaften, z. B. Blutgruppen, hat sich sicher nicht bestätigt (ROTHER 1942).

Es läßt sich nachweisen, daß manche Personen bereits nach dem *ersten* Stich von Arthropoden, mit denen sie zuvor nachweislich niemals zusammengekommen waren, eine allerdings meist schwache Sofort- oder Spätreaktion erkennen lassen, die mindestens nicht als *spezifische* allergische Reaktion gedeutet werden dürfte. Viele solche Personen geben allerdings von sich selbst oder von Familienmitgliedern eine allgemein bestehende Überempfindlichkeit an. *Wiederholte* Stiche der gleichen Arthropodenspecies führen anfänglich wohl immer zu einer allmählich zunehmenden Heftigkeit der Hautreaktion allergischer Natur (Sensibilisierung) (ROCKWELL und JOHNSON 1952).

Immunbiologie. In jedem Falle wird beim Arthropodenstich in den Blutspender ein artfremdes Eiweiß eingeführt, das *Antigencharakter* hat und zur Bildung spezifischer Antikörper führt. Man darf annehmen, daß die Sofort- wie die Spätreaktion durch jeweils verschiedene Antigene des Speicheldrüsensekrets hervorgerufen werden (MELLANBY 1946).

Die *Sofortreaktion*, z. B. nach einem Mückenstich, fehlt bei den meisten Personen, die vorher nie von der gleichen Art gestochen wurden. Nach *unregelmäßig* wiederholten Stichen derselben Species — das kann schon nach 4 bis 5 Stichen sein — entwickelt sich jedoch ein *allergischer Zustand*. Dann entsteht noch während des Stiches oder kurz danach eine Quaddel, die sehr mächtig werden kann (z. B. bei Tsetsefliege). Diese allergische Reaktion bleibt solange bestehen, bis der Wirt *regelmäßig* häufig wiederkehrenden Stichen der gleichen Species ausgesetzt wird. Dann vermindern sich fortschreitend Dauer und Intensität der Reaktion, bis der Wirt *desensibilisiert* ist und auf die Stiche nicht mehr reagiert. Die Sensibilisierung erfaßt den ganzen Wirt, die Desensibilisierung dagegen kann deutlich auf die wiederholt gestochenen Partien der Haut beschränkt sein. Eine Sensibilisierung bleibt unter Umständen aus, wenn die betreffende Person, obgleich vorher nie gestochen, *regelmäßig* und *häufig* den Mückenstichen ausgesetzt wird. So trat z. B. bei einer Person, die 185 Tage lang täglich 2 bis 3 Stichen von *Aedes aegypti* ausgesetzt wurde, keine Hautreaktion auf.

Die sog. *Spätreaktion* tritt innerhalb von 24 Std nach dem ersten Stich auf und kann etwa 1 Woche bestehen bleiben. Nach häufigerem Stechen, gleichgültig ob regelmäßig oder unregelmäßig, setzt der Beginn der Spätreaktion früher ein, und ihre Intensität wird geringer; schließlich bleibt sie ganz aus. GORDON und CREWE vermuten, daß dieser Umstand nicht mit einer Sensibilisierung und Desensibilisierung in Beziehung steht, sondern auf ein langsam wirkendes Toxin zurückgeht, das mit dem Speicheldrüsensekret injiziert wird. Diese nach Mückenstichen regelmäßige Reaktion fehlt bei Tsetsefliegen (nach GORDON und CREWE 1948). KEMPER machte gleiche Beobachtungen bei Selbstversuchen mit *Cimex lectularius* und MARTINI mit Waldmücken.

Bei Versuchen von MELLANBY zeigten 25 freiwillige Personen, die nie zuvor von *Aedes aegypti* gestochen waren, übereinstimmend ähnliche Hautveränderungen: Nach dem *ersten Stich* trat keine Sofortreaktion auf; nur die feine Einstichstelle war erkennbar; kein Juckreiz war zu spüren. Nach 20—24 Std ließ sich aber gewöhnlich eine deutliche *Spätreaktion* in Form einer roten Fleckens von etwa 3 cm Durchmesser mit deutlicher zentraler Quaddel an der Stichstelle feststellen. Die Stärke des Juckreizes wechselte mehrere Tage lang. — Nach *wiederholtem* Stechen — etwa über 1 Monat hin — antwortete die Haut nun auch mit einer *Sofortreaktion*, bei der sich eine stark juckende Quaddel mit erythematösem Hof bildete („Sensibilisierung"). Diese Erscheinungen verschwanden jeweils nach 2 Std; die beschriebene *Spätreaktion* trat aber ebenfalls noch auf. — Nach weiteren Mückenstichen nahm die Stärke der Spätreaktion ab und verschwand schließlich. Bei Personen, die weiterhin von sehr vielen Mücken der gleichen Art gestochen wurden, trat schließlich auch die Sofortreaktion nicht mehr auf (Immunität; Desensibilisierung) (MELLANBY 1946).

Vermutlich ist diese Immunität der Eingeborenen in den Tropen keine Rasseneigentümlichkeit, sondern geht auf die ständige starke Exposition seit ihrer Geburt zurück. Bleibt die regelmäßige Exposition zeitweilig aus, so kann der Zustand der Unempfindlichkeit verlorengehen.

Der einmal eingetretene allergische Zustand ist streng spezifisch. So kann z. B. die Reaktion auf *Anopheles maculipennis*-Stiche eine andere sein als auf *Aedes aegypti*. HASE berichtet auch von unterschiedlichen Reaktionen nach Stichen von *Cimex lectularius* und ihrer in den Tropen lebenden verwandten Art *C. rotundatus*. Während *C. lectularius* zu großen Quaddeln führt, tritt bei der gleichen Versuchsperson mit der zweiten Art keine Hautreaktion auf. Von der Kolumbatscher Mücke (*Simulium columbaczense*) ist bekannt, daß die Stiche der verschiedenen Rassen dieser Art (*litorale*, *profundale* und *intermedia*) unterschiedliche Reaktionen hervorrufen. Es kann auch eine z. B. für zwei Mückenarten in gleichem Maße empfindliche Person in geeigneter Weise gegen eine der beiden Arten desensibilisiert werden; sie behält dann aber ihre Empfindlichkeit gegenüber der anderen Art bei.

Auch durch Vaccination mit dem Material einer bestimmten Arthropodenart lassen sich Personen gegen die Wirkung der Stiche immunisieren. Dies ist z. B. bei Menschen gelungen, die gegen Flohstiche empfindlich waren. Die Vaccine wurde aus erwachsenen Flöhen gewonnen. In einer von Flöhen verseuchten Gegend zeigte sich dabei ein gewisser prophylaktischer Erfolg, doch werden derartige Methoden praktisch keine große Bedeutung haben.

Die *humorale* Grundlage der Stichreaktionen kommt dadurch zum Ausdruck, daß sich z. B. die Empfindlichkeit gegenüber *Aedes*-Stichen durch lokalisierte Injektion des Serums einer überempfindlichen Person auf eine *normale* Versuchsperson übertragen läßt („passive Sensibilisierung").

Zecken- und *Milben*-Stiche führen ebenfalls zu einer Immunreaktion, doch hat sich bei Zecken eine erworbene Immunität durch wiederholte Exposition nicht sicher nachweisen lassen. Es erkranken z. B. Schafe immer wieder an einer typischen Zeckenparalyse, wenn sie erneut von Zecken befallen werden (vgl. S. 494). Nach *Milben*-Stichen treten lokale Hautreaktionen (Dermatitis) auf (z. B. bei Trombidiose), wahrscheinlich aber erst nach einer Sensibilisierung. Die Einheimischen einer befallenen Gegend werden gegenüber Milbenbefall unempfindlich (Desensibilisierung).

Experimentell führten *wiederholte* Stiche durch Larven der Zecke *Dermacentor variabilis* zu einem typischen ARTHUS-Phänomen (Hautnekrosen als Folge örtlicher Gewebsüberempfindlichkeit), das schließlich die Larven daran hinderte, Blut aufzunehmen (TRAGER 1947).

Eine Sensibilisierung kann auch durch Vaccination mit *Zeckensubstanz* herbeigeführt werden. Dabei entstehen Antikörper, die sich mit Hilfe der Komplementbindungsreaktion im Serum von Kaninchen nachweisen lassen. Anscheinend können Immunkörper bei einem Wirt nur auftreten, wenn die Zecken, wie z. B. *Dermacentor variabilis*, langsam saugen. *Erwachsene* Argasiden (z. B. *Argas persicus*), die sich innerhalb von 5—10 min sättigen, zeigten keinerlei Auffälligkeiten bei der Fütterung an immunisierten Kücken. Dagegen hinderten die Antikörper der Kücken die *Larven*, die wenigstens 4 Tage zur Sättigung brauchen, an der Nahrungsaufnahme (ARTHUS-Phänomen).

Erwähnt sei, daß der frische Zeckenstich in der Regel ohne eine subjektive Empfindung bleibt. Diese Tatsache geht auf ein Anaestheticum zurück, das beim Stich ausgeschieden wird. Bei kurzfristiger Mahlzeit treten daher erst nach Verlassen des Blutspenders Stichreaktionen auf.

Eine Möglichkeit zur Erklärung der *subjektiven* Stichwirkungen bieten vielleicht die Beobachtungen, die EMMELIN und FELDBERG an einem wahrscheinlich nur scheinbar ferner stehenden Objekt, an der Brennessel, gemacht haben.

Sie führten den Nachweis, daß nicht, wie früher angenommen, Ameisensäure das „Brennen" herbeiführt, sondern in erster Linie zwei Stoffe, die als sog. Gewebshormone seit Jahren bekannt sind: Histamin und Acetylcholin. Das Histamin liegt in dem Brennhaar in einer Konzentration von etwa 1:500—1:1000 vor, ist aber für den heftigen Juckreiz, der nach Berührung der Pflanze auftritt, nur verantwortlich in Verbindung mit dem Acetylcholin, das in einer Konzentration von 1:100 mitwirkt. Allein in die Haut gebracht, erzeugt keiner der beiden Stoffe den brennenden, juckenden Schmerz. Außerdem spielt noch ein dritter Anteil eine Rolle, dessen Natur jedoch unbekannt ist. — Hier besteht vielleicht ein weiterer, sehr fruchtbarer Ansatzpunkt zur Klärung der Insektenstichwirkung. Für die Analogie der Erscheinung spricht vielleicht, daß Antihistaminpräparate den Juckreiz der Insektenstiche vermindern; sie wirken jedoch nicht auf die sichtbaren Hautveränderungen. ROCKWELL und JOHNSON (1952) haben jedoch diese Erfahrungen nicht bestätigen können.

Anhang. Beachtung verdient in diesem Zusammenhang die bekannte Erscheinung, daß Imker nach wiederholten Bienenstichen immer weniger und schließlich gar nicht mehr auf das Bienengift reagieren. Eine deutliche Immunität ist schon nach 3 Wochen zu gewinnen, doch ist sie erst nach mehreren Jahren vollkommen. Einige Tiere, wie z. B. Frösche, Vögel und Skunkse, besitzen eine natürliche Resistenz gegen Bienengift.

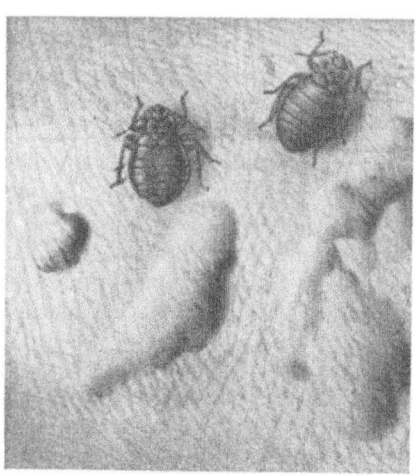

Abb. 263. Charakteristische *Quaddeln nach Wanzenstichen* auf der Haut des Menschen (3:1). (Photo Dr. MADEL.)

Die Empfindlichkeit gegenüber Bienenstichen kann durch wiederholte Injektion eines Bienenextraktes vermindert werden. Offensichtlich haben die Immunkörper einen Gruppencharakter; denn die Injektion eines Honigbienenextraktes wirkt gegen die Stiche von Wespen- und anderen Hymenopterenarten ebenso wie gegen Ameisenbisse. Die Zusammenhänge sind jedoch nicht ganz klar: Man weiß nicht, ob solche Injektionen zu einer Gewöhnung führen oder zu einer solchen Erhöhung der Immunität, daß Schädigungen des Körpers durch diese Gifte verhindert werden. Wahrscheinlich ist der zweite Fall verwirklicht.

Übersicht über die wichtigsten objektiven und subjektiven Hautreaktionen nach Arthropodenstichen. Von KEMPER sind die wichtigsten Typen der Hautreaktion nach Arthropodenstichen, die sich unter Umständen zugleich als Spuren bestimmter Insekten- und Zeckenarten verwerten lassen, zusammengestellt worden:

1. *Die Entzündung größeren Umfangs*, die sich in einer starken Rötung, einem Glänzendwerden der Haut, sowie einer deutlichen örtlichen Temperaturerhöhung, verbunden mit heftigem Schmerz, äußert. Sie tritt (wenn wir von Wespen-, Bienen-, Hummel- und Hornissenstichen absehen) gelegentlich durch Bettwanzen, Stechmücken, Taubenzecken und Kleiderläuse auf (als Sofort- oder als Spätreaktion).

2. *Der heftige* (brennende oder bohrende) *Schmerz*, der beim Einstich oder doch kurz darauf zu fühlen ist (im Gegensatz zu einem schwach prickelnden und vorübergehenden Schmerz), der wohl von den meisten Menschen empfunden wird. Diese Reaktion verursachen Stechfliegen (z. B. *Stomoxys*), Bremsen (*Tabaniden*) sowie Flöhe (subjektive Erscheinung).

3. *Die Quaddel*, eine flache, in der Regel 0,2—3 cm große, rundliche, aber auch unregelmäßig umgrenzte Anschwellung, die im Vergleich zur umgebenden Haut blasser erscheint und sich oft schon gegen das Ende des Saugaktes, manchmal erst mehrere Stunden oder gar Tage nach Beendigung desselben, um die Einstichstelle bildet. Sie ist bis zur Erreichung ihrer größten Ausdehnung ziemlich scharf umgrenzt, wird dann im Laufe von etwa 30 min bis mehreren Stunden wieder flacher und verliert ihre Blässe. Sie ist in der Regel von einem roten Hof (Erythem) umgeben und mit typischem Juckreiz verbunden. Diese Hautreaktion kann als Folge von Stichen aller stechenden und blutsaugenden Insekten, Milben und Zecken auftreten. Bei den meisten Menschen treten Quaddeln regelmäßig nach Stechmücken- und Bettwanzenstichen auf, selten nach Floh- und Läusestichen (meist als Sofortreaktion).

4. *Die Papel*, eine etwas verhärtete, intensiv rotgefärbte, halbkugelige bis stumpf kegelförmige, gewöhnlich nicht mehr als linsengroße Hautanschwellung, die sich meist erst längere Zeit nach Beendigung der Blutmahlzeit und als sekundäre Stichfolge, oft erst nach Erscheinen und Wiederverschwinden einer Quaddel, einstellt. Sie bleibt häufig viele Tage erhalten, erzeugt einen starken Juckreiz und ist gewöhnlich in den ersten Stunden ihres Entstehens von einem roten, manchmal in unregelmäßige Flecken aufgelösten Hof (Erythem)

umgeben. Die Papel ist die typische Reaktion auf Flohstiche, ist aber bei manchen Individuen auch nach Bettwanzen-, Stechmücken-, Stechfliegen-, Läuse- und Taubenzeckenstichen zu beobachten (häufig als Spätreaktion).

5. *Die Hämorrhagie* (an der Einstichstelle), ein in der Regel nicht mehr als stecknadelkopfgroßer, zunächst dunkel violett-roter und später oft bräunlich werdender Fleck, der wochenlang bestehen kann und meistens von einem mehr oder weniger breiten, roten (hyperämischen) Ring umgeben ist. Diese Reaktion darf nicht verwechselt werden mit den kleinen, rundlichen hyperämischen Flecken, die wohl immer nach einem Insektenstich auftreten und meist schnell verschwinden. Eine Hämorrhagie hinterlassen Taubenzecken, Holzböcke (*Ixodes*), vielfach Stechfliegen, Bremsen und Flöhe, also Blutsauger mit relativ dickem Stechrüssel (als Sofortreaktion).

6. *Der Hautausschlag* als Folge von Insektenstichen, häufig mit starkem Juckreiz verbunden. Man findet ihn vorwiegend als Reaktion auf Kopf-, Kleider- und Filzlausstiche, sowie bei „*Leptus autumnalis*" und Kugelbauchmilbenbefall (*Pediculoides ventricosus*) (als Spätreaktion) (vgl. S. 507).

Damit sind nur die wesentlichsten, häufig zu beobachtenden äußeren Veränderungen der Haut gekennzeichnet. Es ist damit nicht ausgeschlossen, daß abweichende Kombinationen dieser Hautveränderungen durch individuelle Reaktionsfähigkeit auftreten können. HASE (1929, 1944, 1953) betont aber, daß es durch eine differenzierte, so lange wie möglich ausgedehnte, bisher noch kaum angewendete Methodik gelingt, „die Folgen von Stichen einer bestimmten Insektenart so zu charakterisieren, daß eine Art *Diagnose* möglich ist".

Eine fast zur Krankheit führende Häufung von Insektenstichen kann bei Kindern auftreten. Das Bild des mit Quaddeln und Exanthemen bedeckten Kindes ist unter dem Namen *Strophulus infantum* bekannt. Wenngleich an der Entstehung dieses Zustandsbildes wohl häufig Wanzen, Flöhe und Mücken beteiligt sind, so haben neuere Erhebungen ergeben (SCHUERMANN 1949), daß auch endogene Ursachen in Betracht gezogen werden müssen, daß jedenfalls von einer überwiegend exogenen Entstehung des *Str. infantium* durch Insektenstiche (DIETRICH 1942, HAMBURGER 1942) nicht die Rede sein könne.

Pathologische Histologie.

Die *pathologisch-histologischen* Veränderungen der Haut nach Arthropodenstichen sind noch relativ wenig untersucht worden. Nach GORDON und CREWE (1948) führen die ersten Stiche von Insekten zu keiner erheblichen Hautreaktion (vgl. auch S. 466). In Verbindung mit der Hautverletzung entsteht durch den Stich nur eine einfache Hämorrhagie, wie nach der Verletzung durch ein feines scharfes Instrument (vgl. BOLTZ 1951). Die kleine Blutung wird schnell — spätestens in wenigen Tagen — resorbiert und geht höchstens mit einer histiocytären Zellinvasion ohne Entzündungserscheinungen einher.

Anders wird das Bild nach einer vorangegangenen Sensibilisation. GOLDMAN, ROCKWELL und REACHFIELD haben den Versuch unternommen, mit Hilfe der *Biopsie* die Hautveränderungen nach einem Insektenstich *in Verbindung mit der individuellen Reaktionsbereitschaft* histopathologisch zu studieren. Zwischen der Sofort- und der Spätreaktion bestehen histologisch keine großen Unterschiede. Die Intensität der Hautreaktion fällt vergleichsweise nach Milben- und Zeckenstichen stärker aus als bei Insekten und wechselt mit der Empfindlichkeit der Individuen. Bei überempfindlichen Personen tritt eine charakteristische vermehrte Entzündung unter starker Beteiligung von eosinophilen Zellen innerhalb des entzündlichen Infiltrats auf.

Im allgemeinen entsteht nach Arthropodenstichen sofort eine Quaddel, der nach kurzer Zeit eine entzündliche Reaktion folgt. Dabei bildet sich ein Ödem in den oberflächlichen Schichten der Haut, das nicht nur in der unmittelbaren Umgebung des Stiches, sondern oft noch in beträchtlicher Entfernung davon festzustellen ist. Ödeme können aber auch fehlen. Mit dem Auftreten des Ödems setzt eine deutliche Gefäßerweiterung mit einer perivasculären, leukocytären

Infiltration aus polymorphkernigen Zellen ein, die im zentralen Bereich der Stichstelle am deutlichsten ist. Zunächst nimmt die entzündliche Reaktion zu, während das Ödem zurückgeht; dagegen vermehrt sich das perivasculäre Exsudat. Es setzt ein Wechsel in der Qualität der Zellreaktion ein: Verminderung der neutrophilen Leukocyten bei Vermehrung der Lymphocyten und Eosinophilen. Die Intensität der Reaktion wechselt mit der Empfindlichkeit der Individuen.

Bei *Aedes aegypti* tritt *bei mäßig empfindlichen Personen* etwa 30 min nach dem Stich ein Ödem im oberen Corium auf; es bildet sich ein perivasculäres Infiltrat aus polymorphkernigen Leukocyten, eosinophilen Zellen und Lymphocyten. Nach etwa 6 Std hat sich diese Reaktion noch verstärkt und verbreitert. Nach 24 Std ist das Ödem bereits zurückgegangen; doch das Infiltrat hat noch zugenommen und setzt sich aus Lymphocyten und eosinophilen Zellen zusammen. Nach weiteren 24 Std ist das Ödem nur noch schwach, und das nun verringerte Infiltrat setzt sich vorwiegend aus Lymphocyten und Histiocyten zusammen. Nach 5 Tagen findet man nur noch ein kleines Infiltrat aus wenigen Lymphocyten; das Ödem ist praktisch verschwunden.

Bei einer *sehr empfindlichen Person*, bei der die Hautreaktion nach einem *Anopheles*-Stich (*A. quadrimaculatus*) einen Durchmesser von 15 cm erreicht hatte, bestand noch nach 3 Tagen ein dichtes entzündliches Infiltrat, das sich bis tief in das subcutane Fettgewebe erstreckte und sich aus zahlreichen eosinophilen Zellen, polymorphkernigen Leukocyten aus Lymphocyten, Histiocyten und Plasmazellen zusammensetzte. Dabei herrschten die Eosinophilen vor. Anscheinend werden die heftigen klinischen Erscheinungen von einer Entzündung begleitet, bei der sich das Ödem auf Epidermis und Cutis erstreckt und das Infiltrat dichter und ausgedehnter ist und mehr eosinophile Zellen und polymorphkernige Leukocyten enthält als bei Stichen mit geringerer klinischer Reaktion.

Die intracelluläre Symbiose bei den ausschließlich blutsaugenden Arthropoden.

Viele, ausschließlich blutsaugende Arthropoden leben in Symbiose mit pflanzlichen Mikroorganismen (Bakterien oder Pilzen). Diese Symbionten bilden offenbar in erster Linie eine wesentliche ernährungsphysiologische Grundlage für die Verdauung der in der Regel sterilen Blutmahlzeit. Außerdem liefern die Mikroorganismen anscheinend vitaminähnliche Stoffe, die auch der Entwicklung der betreffenden Arthropoden förderlich sind (z. B. bei Läusen). — Man findet sie bei Milben und Zecken, bei Wanzen und Läusen sowie unter den Dipteren bei Pupiparen. Sie beherbergen die Symbionten entweder in bestimmten Körperzellen (z. B. bei Zecken in den MALPIGHIschen Gefäßen, Abb. 280) oder in besonderen Zellkomplexen, die für den Partner gleichsam reserviert worden sind (sog. Mycetome) (Abb. 268). Charakteristisch für dieses bereits eingangs (S. 12) als eine besonders bemerkenswerte Konvergenzerscheinung bei bestimmten blutsaugenden Ektoparasiten erwähnte Zusammenleben ist die obligate *Übertragung der Mikroorganismen auf die Nachkommenschaft*, die in der Regel ohne diese Partner nicht lebensfähig ist (BUCHNER 1953).

Einzelheiten zu dieser in ungewöhnlicher Mannigfaltigkeit ausgebildeten „Symbiose zwischen Tier und Pflanze" werden bei den betroffenen Arten behandelt (vgl. S. 490, 535, 609).

Solche *Endosymbiosen der Tiere mit pflanzlichen Mikroorganismen* (Bakterien, Pilzen) findet man im Tierreich in außerordentlicher Mannigfaltigkeit. Die ausschließlich blutsaugenden Arthropoden stellen davon nur einen kleinen Teil. Im Grunde trifft man diese Symbiose bei fast allen Tieren an; es liegt diesem Zusammenleben ein allgemein biologisches Prinzip zugrunde, nämlich die Unfähigkeit der meisten Tiere, bestimmte für den Stoffwechsel und die Entwicklung unumgänglich notwendige Stoffe selbst zu bilden. (Auch der Mensch lebt in Symbiose mit seinen Darmbakterien; vgl. S. 3.) Auffallend wird dieses Zusammenleben, wenn der eine Partner dem anderen von vornherein *besondere Organe*, sog. *Mycetome*, zur Verfügung stellt und außerdem durch besondere Maßnahmen dafür sorgt, daß der Partner auch mit absoluter Sicherheit auf die Nachkommen gelangt, ohne die diese zugrunde gingen. Wenn z. B. Mücken im Gegensatz zu Läusen ohne intracelluläre Symbionten auskommen, so vermögen sie dennoch als Larven nicht auf Bakterien zu verzichten, die sie unbedingt zu ihrer Entwicklung benötigen. Die Bakterien, Algen und Pilze, die den größten

Teil ihrer Nahrung ausmachen, sind für die Culicidenlarven lebensnotwendig. Im keim-*freien* Medium lassen sie sich *nicht* aufziehen (vgl. unter anderen ROUBAUD 1919, MUDROW-REICHENOW 1951). Durch künstliche Zufuhr von Vitaminen kann jedoch der Bakterienmangel ausgeglichen werden (SUBAROW und TRAGER 1940, TRAGER 1947) (vgl. auch S. 535 und S. 554).

Parasitische Arthropoden als Überträger von Krankheitserregern.

Zahlreiche ektoparasitisch lebende Arthropoden sind Überträger von Krankheitserregern (sog. „Krankheitsüberträger"). Wir wollen dabei von den Arten absehen, die, wie die Stubenfliege, zwar erhebliche *medizinische* Bedeutung haben, weil sie Bakterien, Protozoen und andere Parasiten z. B. mit den Extremitäten verschleppen und zu einer Infektion des Menschen und der Tiere führen können, jedoch keine Parasiten sind. Sie leben von organischen Substanzen verschiedener Art, suchen den Kot auf, aber auch menschliche Nahrungsmittel. Dieser Wechsel läßt sie den *aktiven* Überträgern von Krankheitserregern, die bei den Arthropoden immer Blutsauger sind, in ihrer Bedeutung für den Menschen ähnlich werden. Der wesentliche Unterschied zwischen der Verschleppung und der *aktiven* Übertragung von Krankheitserregern besteht darin, daß sich diese im aktiven Überträger weiterentwickeln oder vermehren und nur bei der Blutmahlzeit auf den Wirbeltierwirt gelangen. *Passive* Übertragung liegt vor, wenn der Krankheitserreger (z. B. Bakterien, aber auch parasitische Würmer) sich zwar auch im Überträger weiterentwickelt oder vermehrt, aber erst frei wird, wenn der Überträger von einem anderen Wirt gefressen wird (z. B. Floh mit Bandwurmfinne).

Die *Übertragung* der Krankheitserreger durch blutsaugende Arthropoden kann auf *mechanischem Wege*, d. h. durch Haften der Erreger am oder im Rüssel der Tiere und bald darauf folgende Verimpfung der Keime beim nächsten Saugakt (z. B. bei einer gestörten, unterbrochenen Blutmahlzeit) erfolgen. Dieser Übertragungsweg wird aber nur selten verwirklicht; er kann aber biologisch unentbehrlich und für einen Erreger die Regel sein (z. B. bei *Trypanosoma equinum*, *T. evansi*; ausnahmsweise bei parasitischen Blutprotozoen wie cyclischen Trypanosomen, Plasmodien). In der Regel machen die von den Arthropoden aufgenommenen Parasiten einen *Entwicklungscyclus im Überträger* durch, nach dem sie erst für einen neuen Wirt infektionstüchtig werden (sog. metacyclische Formen) (bei Trypanosomen, Plasmodien, Babesien, Theilerien, Filarien). Die Rickettsien dagegen vermehren sich zwar im Überträger (Floh, Laus, Zecke, Milbe), doch machen sie dabei wohl keine „Reifungsprozesse" durch. Ähnlich liegen die Verhältnisse wahrscheinlich bei den Spirochäten in Zecken (vgl. S. 215).

Die *Übertragung* der Erreger auf den Wirbeltierwirt erfolgt meist *beim Stechakt*. Plasmodien und manche Trypanosomen (z. B. *T. gambiense*) wandern nach ihrer cyclischen Entwicklung im Darm in die Speicheldrüse und werden mit dem Speicheldrüsensekret *direkt* in den Wirt verimpft (S. 69—70). Die Leishmanien kommen bis in den Pharynx und Rüssel der Phlebotomen, und der Speichelstrom spült sie beim Stich heraus (S. 89). Die Filarienlarven liegen im Rüssel der Fliegen oder Mücken wie auf der Lauer und wandern selbständig aus dem Rüssel der Zwischenwirte aus, um aktiv in die Haut des Endwirts einzudringen (S. 423).

Eine *indirekte Übertragung* erfolgt bei den Erregern, die mit dem Kot des Überträgers ausgeschieden und nun entweder *in die Stichwunde* „*eingeschmiert*" werden müssen (z. B. Rickettsien) oder über Schleimhäute in den Wirbeltierwirt gelangen. So gerät z. B. *Trypanosoma cruzi* als metacyclische Form *mit dem Kot* von *Triatoma* nach außen und muß z. B. auf die Haut oder Schleimhaut gelangen, um sich in einem Wirbeltier vermehren zu können (S. 80ff.). Läuse scheiden ihre Rickettsien ebenfalls mit dem Kot aus, die dann entweder über

die Hautwunden oder mit dem Staub in den Wirbeltierwirt gelangen (S. 542).
Auch dieser indirekte Infektionsweg ist so sicher, daß man lange darüber stritt,
ob die Krankheitserreger direkt mit dem Stich übertragen werden oder indirekt
über den Läusekot.

Transovariale Übertragung von Krankheitserregern erfolgt bei manchen Arthro-
poden. So nehmen z. B. die allein blutsaugenden *Larven* der Milbengattung
Trombicula Rickettsien auf, die sich in der Milbe vermehren. Von den Adulti,
die jedoch nicht mehr parasitisch, sondern von faulenden Substanzen leben,
werden sie dann über die Eier an die Nachkommen weitergegeben. Erst die
Larven der nächsten Generation übertragen die Rickettsien dann bei ihrer ersten
Blutmahlzeit auf den neuen Wirt. Eine transovariale Übertragung von pathogenen
Mikroorganismen ist bei den Zecken auch für Rickettsien, Babesien und Spiro-
chäten nachgewiesen.

WEYER und ZUMPT (1952) kennzeichnen die transovariale Übertragung von Krankheitserregern auch als *germinativ.* Die Übertragung auf den Wirbelwirt bezeichnen sie als *alimentär,*
wenn sie mit der Blutmahlzeit erfolgt und als *exkretorisch* dann, wenn sie bei der Exkretion
(im weitesten Sinne) stattfindet (Arthropoden als *aktive* Überträger, vgl. S. 27). Machen
die Erreger auch noch eine cyclische Entwicklung im wirbellosen Wirt durch, so kann man
folgende Übertragungswege unterscheiden:
    1. cyclisch-alimentär (z. B. *Glossina* überträgt mit dem Stich metacyclische Trypano-
somen);
    2. cyclisch-exkretorisch (z. B. *Triatoma* überträgt mit dem Kot metacyclische Formen
von *T. cruzi*);
    3. germinativ-alimentär (z. B. Zecken, in denen die mit dem Blut aufgenommenen
Rickettsien auf die Eier übergehen); Übertragung auf Wirbeltier beim Stich.
    4. germinativ-exkretorisch (bei Zecken, in denen z. B. die mit dem Blut aufgenommenen
Spirochäten mit der Coxalflüssigkeit ausgeschieden werden und außerdem eine Übertragung
auf die Eier stattfindet (z. B. *Ornithodorus moubata*).
    Als *phagär* bezeichnen WEYER und ZUMPT *den* Übertragungsweg, bei dem der Parasit
mit dem dann als Zwischenwirt fungierenden Arthropoden aufgefressen wird (Arthropoden
als sog. *passive* Überträger; vgl. S. 27). Die einfachste Art der Übertragung, die Verschleppung von Krankheitserregern, wie sie z. B. durch die Extremitäten der Fliege erfolgt,
nennen die Autoren acyclisch-*taktil* (= durch Berührung).

Anhang: Bestimmungsmethode zur Ermittlung des Blutspenders.

Parasitologische Untersuchungen an blutsaugenden Arthropoden erfordern
unter Umständen die *Bestimmung der Blutspender*, die in „freier Wildbahn" aufgesucht werden. WEYER hat ein Verfahren angegeben, mit dem er unter Anwendung der *Präcipitationsmethode* die Herkunft des von Arthropoden aufgenommenen Blutes bestimmen kann:

Der Mageninhalt von Arthropoden, z. B. einer Mücke oder Fliege, wird zur Konservierung
des aufgenommenen Blutes auf Fließpapier ausgedrückt und getrocknet. In getrocknetem
Zustand ist das Blut sehr lange haltbar und bestimmungsfähig. Man kann auch das ganze
Abdomen einer getrockneten Mücke aufweichen, den Inhalt auflösen und dann die Blut-
zugehörigkeit bestimmen (Sammlungsmaterial!). Zur Gewinnung klarer und eindeutiger
Resultate darf die Blutmenge nicht zu gering sein, möglichst nicht weniger als die halbe
Abdominalgröße der Mücke bei normaler Füllung des Magens. Vor Ausführung der Bestimmung wird das Fließpapier mit dem Mageninhalt in physiologischer Kochsalzlösung
oder destilliertem Wasser ausgezogen, um das Bluteiweiß in Lösung zu bringen und zu ver-
dünnen. Mit einiger Übung wird man die rechte Verdünnung gewinnen. Die zu prüfende
Flüssigkeit muß eine leicht rötliche Färbung haben. Ist die Lösungsflüssigkeit nicht rötlich,
sondern braun gefärbt, so wird man meist keine deutliche Reaktion mehr erzielen, mag auch
der Grad der Verfärbung verhältnismäßig hoch sein. Die Verdünnung soll in ihrem Eiweiß-
gehalt mindestens einer Serumverdünnung von 1:1000 entsprechen. Zu berücksichtigen
ist noch der Titer des Antiserums. Er liegt im allgemeinen zwischen 1:1000 und 1:20000.
0,5—1 cm³ Verdünnungsflüssigkeit wird in den meisten Fällen genügen.
    Die Untersuchung wird in einer Reihe kleiner Capillarreagensgläschen vorgenommen,
in die jeweils etwa bis zu 2—3 mm Höhe Antiserum der in Frage kommenden Blutspender

(z. B. Anti-Mensch-Serum, Anti-Rinder-Serum) gefüllt wird. Auf diese wird die Untersuchungsflüssigkeit geschichtet. An der Berührungsstelle gibt es mit dem *homologen* Antiserum einen Niederschlag, ein Präcipitat. Die klar bleibenden Röhrchen dienen als Kontrolle. Die Spezifität der Reaktion wird durch die Stärke des Niederschlags und durch die Geschwindigkeit, mit der die Reaktion eintritt, bestimmt. Reaktionen, die später als 5 min auftreten, sind mit Vorsicht aufzunehmen. Verdauungseinflüsse können das Bluteiweiß in seiner Reaktionsfähigkeit stark verändern. Das Blut läßt sich bei Läusen bis zum 12. Tage, bei Wanzen sogar bis zum 36. Tage nach der Blutmahlzeit bestimmen (WEYER 1934, HOLSTEIN 1948).

1. Arachnoidea.

Von den *Arachnoidea* verdienen zwei Gruppen das besondere Interesse des Parasitologen: die *Acarina* oder Milben (im weitesten Sinne) und die *Pentastomida* oder Zungenwürmer. Die *Acarina* leben teils ektoparasitisch als Blutsauger und sind so zum Teil Überträger verschiedener Krankheitserreger, teils entoparasitisch, einige in der Haut, manche auch in der Nase und Lunge verschiedener Wirbeltiere, sowie in den Tracheen von Insekten. Die stets *entoparasitischen Pentastomida* zeigen bemerkenswerte Konvergenzerscheinungen, durch die sie wurmähnlich erscheinen; nur ihre Entwicklungsgeschichte gibt Aufschluß über ihre wahre systematische Stellung.

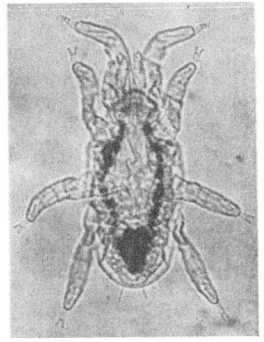

Abb. 264. *Ophionyssus natricis.*
Erstes Nymphenstadium nach der Häutung.
(Nach PIEKARSKI 1936.)

a) Acarina.

Zu den *Acarina*, den *Milben im weitesten Sinne*, werden mehrere heterogene Gruppen der Arthropoden zusammengefaßt, die zwar manche Merkmale gemeinsam haben, aber dennoch keine natürliche Gruppe bilden, jedoch auch zu keiner anderen Gruppe der Arthropoden mit besserer Begründung gestellt werden könnten.

Zecken werden schon von Homer (850 v. Chr.) in der Odyssee als Parasiten des Hundes beschrieben. Bei der Größe dieser Milben mußten sie auch im Altertum bekannt sein. Aristoteles (384—322 v. Chr.) beschrieb bereits die Krätzmilben. Bei ihm findet man das Wort „akari", das heute noch in dem Gattungsnamen *Acarus* fortlebt und der ganzen Ordnung den Namen gegeben hat. LINNÉ übernahm ihn später in die Systematik.

Allgemeine Morphologie.

Die *Acarina* sind Arachnoideen mit sehr stark zurückgebildeter Metamerie. Wo Reste von ihr erhalten sind, da entsprechen die Hauptabschnitte des Rumpfes nicht denen der anderen Arachnoideen. Es kommen jedoch Ausnahmen vor.

Die *Acarina*[1] besitzen in ihrem ersten Jugendstadium (sog. *Larve*) in der Regel und höchstens 3, alle anderen Entwicklungsstadien (*Nymphen* und *Adulti*) 4 Beinpaare; das nach der ersten Häutung hinzukommende Beinpaar ist das hinterste (4. Beinpaar). 2 Paar Mundgliedmaßen (Cheliceren und Pedipalpen) sitzen am *Gnathosoma* (Gnatho-soma = Kiefer-Körper) (auch Collare genannt) und sind durch sekundäre Umbildung je nach Art zu verschiedenen Funktionen fähig. Die parasitisch lebenden Arten haben meist stechend-saugende Mundwerkzeuge, sind zum Teil Blutsauger oder saugen „vor dem Munde verdaute" Stoffe auf (extraintestinale Verdauung). Gnathosoma und Mundgliedmaßen bilden zusammen

---

[1] Die von der Nomenklatur der Insekten abweichende Kennzeichnung der Körpergliederung bei den *Acarina* dürfte durch die Ergebnisse der paläozoischen Studien von P. SCHULZE (1939) gerechtfertigt sein, der die Auffassung vertritt, daß die drei Hauptstämme der Arthropoden *unabhängig voneinander* aus Anneliden entstanden sind. Vergleiche auch die Untersuchungen von F. ZUMPT (1951) zur Phylogenie und Systematik der Zecken.

das *Capitulum*. Die Atmung kann durch Tracheen, durch den Darmkanal und/oder durch die Haut erfolgen.

Die 3 bzw. 4 Beinpaare sitzen (nach der Nomenklatur von VITZTHUM) am sog. *Podosoma* (= Fuß-Körper). Gnathosoma und Podosoma bilden das *Prosoma* (= Vorderkörper) (dem früher sog. Cephalothorax entsprechend), dem sich das *Opisthosoma* (= Hinterkörper) anschließt. Podosoma und Opisthosoma werden als *Idiosoma* (= eigentlicher Körper) bezeichnet, das danach den gesamten Rumpf ohne Mundwerkzeuge umfaßt. Auf diesen Teil des Körpers beziehen sich auch die Längenangaben.

$$
\begin{array}{l}
\text{Capi-} \left\{ \begin{array}{l} \text{Mund-} \\ \text{werkzeuge} \end{array} \right. \\
\text{tulum} \left\{ \begin{array}{l} \text{Gnathosoma} \\ (= \text{Collare}) \end{array} \right\} \begin{array}{l} \text{Prosoma} \\ (\text{Cephalo-} \\ \text{thorax}) \end{array} \\
\text{Idio-} \left\{ \begin{array}{l} \text{Podosoma} \\ \text{Opisthosoma} \end{array} \right. \quad (\text{Abdomen})
\end{array}
$$

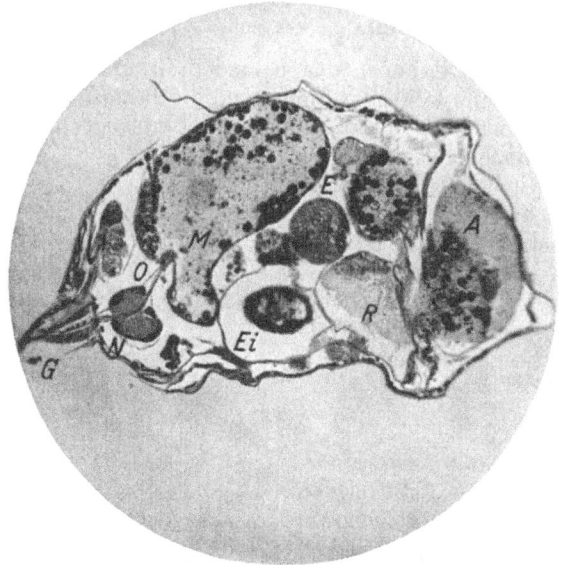

Abb. 265. *Ophionyssus natricis*. Sagittalschnitt. *A* angeschnittener abdominaler Darmblindsack; *E* Eianlage; *G* Gnathosoma; *M* medianer Darmblindsack; *N* Nervenzentrum, das den Oesophagus (*O*) umgibt, der bei *M* in den Darm mündet; *R* Rectalblase (60×) (Original.)

Im Zusammenhang mit der parasitären Lebensweise vieler Acarina haben die *Mundwerkzeuge* (Cheliceren und Pedipalpen) besondere Umgestaltungen erfahren. Die ursprüngliche *Form der Cheliceren* ist die einer Schere. Bei den männlichen Gamasiden und Ixodiden sind sie zu Hilfsorganen der Begattung geworden. Bei den *blutsaugenden Arten* sind die Scherenglieder rückgebildet und zu einem einheitlichen, mit Widerhaken versehenen Organ geworden, das nur noch der Verankerung dient. Die Cheliceren gleiten, vom Epistom abgedeckt, in membranösen Scheiden, die je nach der Stellung der Cheliceren handschuhfingerartig ein- und ausgestülpt werden. Ventral liegt median das Hypostom, eine flache Längsrinne, die oft mit Zähnchen besetzt ist (Abb. 275, S. 485).

Die *Pedipalpen* sind primär Schreitorgane. Sie wurden aber meist zu Greifoder Haftorganen. Doch erkennt man noch ihren ursprünglichen sechsgliedrigen Aufbau (entsprechend dem der Schreitbeine).

Die *Extremitäten* haben — im Gegensatz zu den Insekten — zwischen Femur und Tibia ein Zwischenglied, die sog. Patella (Genu), so daß sich die Milbenbeine aus: Coxa (+ Subcoxa), Trochanter, Femur, Patella (Genu), Tibia und Tarsus (mit Krallen und Pulvillen als Anhang) zusammensetzen. Bei wenigen Formen findet man auch gestielte Haftscheiben (z. B. *Acarus*).

Die *Innenorganisation* der Acarina (Abb. 265) ist abhängig von ihrer Lebensweise. Bei den blut- und säftesaugenden Arten wird der Pharynx durch Dilatoren und Constrictoren geöffnet und geschlossen, so daß eine kräftige Saugwirkung zustande kommt. Vom Pharynx führt der enge Oesophagus (*O*), der auf seinem Wege zum Teil vom Zentralnervensystem (*N*) umgeben wird, zum Mitteldarm. Von diesem gehen symmetrisch mehrere (meist 3) paarige, sackförmige Erweiterungen aus, die sehr dehnungsfähig sind und den größten Teil der Nahrung aufnehmen (Abb. 265, *M*). Vom Mitteldarm führt ein röhrenförmiger Dünndarm

zum blasenförmigen Enddarm (Rectum), der gemeinsam mit den Exkretionsorganen nahe dem Körperende ventral meist nach außen mündet. Bei manchen
parasitisch lebenden Arten fehlt eine hintere Darmöffnung.

Alle Teile des Mitteldarmes sind mit einer doppelten, zum Teil auch dreifachen
Lage etwa kubischer Zellen ausgekleidet. Sie können sich während der Verdauung
keulenförmig in das Darmlumen vorstrecken, wobei der Zell-
kern dem Darmlumen genähert liegt. Sind diese Zellen (holo-
krine Drüsenzellen) verbraucht, so werden sie bei den Gamasiden und anderen Milben abgestoßen und im Darmlumen
verdaut (Abb. 265). Bei den Ixodiden bilden die Darmzellen
pseudopodienartige Ausläufer. Auf Einzelheiten, die mit der
Blutnahrung zusammenhängen, wird bei den besprochenen
Arten eingegangen (s. S. 488). Immer aber erfolgt die Verdauung des Blutes *intracellulär* und verläuft im wesentlichen bei
Gamasiden wie Ixodiden in gleicher Weise.

Das *Zentralnervensystem* liegt ventral
im Bereich des Podosoma und setzt sich
aus den zusammengefaßten Bauchganglien
und dem „Gehirn" zusammen. Es umgibt
einen Teil des Oesophagus (Abb. 265, *N*).

Die *Entwicklung* der Acarina ist nicht
mit einer Metamorphose verbunden, wie
sie Insekten durchmachen, sondern ist
eine *Epimorphose*, eine kontinuierlich zum
erwachsenen Stadium (Adultus) fortschreitende Vervollkommnung der inneren
und äußeren Organisation (vgl. dazu
Ametabolie, S. 462).

Die volle Entwicklung geht von der
in der Regel aus dem Ei schlüpfenden

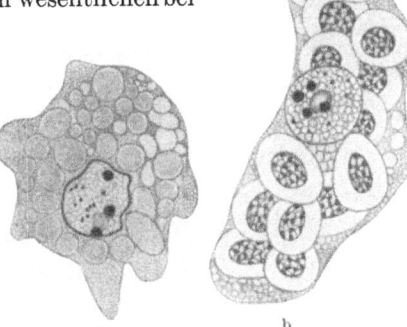

Abb. 266 a u. b. *Liponyssus saurarum* OUDEMANS.
a Darmzelle mit beginnender Pseudopodienbildung. b Darmepithelzelle, vollgestopft mit phagocytierten Erythrocyten einer Eidechse (1000:1).
(Nach REICHENOW 1918.)

Larve über die Proto-, Deuto- und Tritonymphe zu den geschlechtlich differenzierten Adulti. Diese verschiedenen Zwischenstadien werden jedoch nicht bei
vielen Arten durchlaufen. Zwischen den einzelnen Entwicklungsabschnitten
können außerdem zusätzliche Häutungen erfolgen. Die Abweichungen von dieser
ursprünglichen Entwicklung umfassen zahlreiche Möglichkeiten; im extremen
Falle werden bereits befruchtete Weibchen geboren (*Acarophenax*).

Systematik.

Von besonderem parasitologischen Interesse sind in erster Linie die drei Unterordnungen der *Parasitiformes*, *Trombidiformes* und *Sarcoptiformes* (vgl. Übersicht S. 476). Jede dieser Unterordnungen enthält für den Menschen wie für die
Haustiere wichtige Arten, die zum Teil nur lästige *Ektoparasiten*, zum Teil aber
auch *Entoparasiten* sind. Der einzige Ort, der den auf atmosphärischen Sauerstoff
angewiesenen entoparasitischen Arthropoden optimale Lebensbedingungen bieten
kann, sind die Lunge der Wirbeltiere (einige Gamasiden) und die Tracheen der
Arthropoden (z. B. *Acarapis*). Unter den Ektoparasiten finden sich sogar gefürchtete *Überträger von Krankheitserregern*.

α) Parasitiformes.

Die *Parasitiformes* schließen viele bekannte parasitische Milben und Zecken
ein. Von diesen lebt der größte Teil als Blutsauger ektoparasitisch, doch finden
wir unter den Gamasiden einige, die zu obligatorischem Entoparasitismus über-

gegangen sind. So gehören z. B. zu den *Laelaptidae* einerseits die blutsaugenden Milben, die z. B. dem Geflügel zusetzen (*Dermanyssus*), andererseits entoparasitisch lebende Arten, die man z. B. in der Lunge von Affen findet (*Pneumonyssus*).

Tabelle 17. *Übersicht und systematische Zuordnung der im folgenden behandelten Milben und Zecken (Acarina).* (Nach VITZTHUM.)

Unterordnung	Kohors	Familie	Gattungen bzw. Arten
Parasitiformes REUTER 1909	Gamasides LEACH 1815	Laelaptidae BERLESE 1892	Halarachne Pneumonyssus simicola Pneumonyssus stammeri Dermanyssus gallinae Allodermanyssus sanguineus Ophionyssus natricis Liponyssus saurarum Bdellonyssus bacoti
	Ixodei DUGÈS 1834	Ixodidae MURRAY 1877	Ixodes Boophilus Rhipicephalus Hyalomma Haemalastor Dermacentor Aponomma Haemaphysalis
	Argasides C. L. KOCH 1844	Argasidae CANESTRINI 1890	Argas persicus Argas reflexus Ornithodorus moubata Otobius megnini
Trombidiformes REUTER 1909	Tarsonemini CANESTRINI und FANZAGO 1877	Pyemotidae OUDEMANS 1937	Acarophenax
		Tarsonemidae KRAMER 1877	Acarapis woodi Bombacarus buchneri Tarsonemus
	Prostigmata KRAMER 1877	Cheyletidae LEACH 1814	Harpyrhynchus tabescentium Cheyletus
		Demodicidae NICOLET 1855	Demodex folliculorum
		Trombidiidae LEACH 1814	Eutrombidium Trombicula autumnalis Trombicula irritans Trombicula akamushi Schoengastia Neoschoengastia Trombidium holosericeum
Sarcoptiformes REUTER 1909		Tyroglyphidae DONNADIEU 1868	Tyroglyphus farinae Tyroglyphus longior Tyrolichus casei
		Acaridiae OUDEMANS 1904	Acarus siro Acarus canis Notoëdres cati Knemidokoptes mutans
		Epidermoptidae TROUESSART 1892	Dermatophagoides

1. Ektoparasitische Gamasiden.

Dermanyssus gallinae (= *D. avium*) DE GEER 1778.

Dermanyssus gallinae, die Hühner- oder Vogelmilbe, ist ein bekannter Parasit des Haus- und Stubengeflügels, der weltweit verbreitet ist.

Morphologie und Entwicklung. Die erwachsenen Milben (0,7—1,0 mm) erscheinen nüchtern bräunlich, bluterfüllt rötlich bis rotbraun und oval, die jungen Nymphen dagegen fast kugelförmig und blutrot. Als Adulti tragen beide Geschlechter einen einheitlichen Rückenschild.

Der Mitteldarm trägt zwei Paar Blindsäcke, von denen sich je ein Paar nach kranial und abdominal erstreckt. Außerdem zieht vom Mittelabschnitt, in den der Oesophagus mündet, ein kurzer unpaarer Blindsack nach vorn und ein längerer unpaarer nach rückwärts zwischen die beiden abdominalen Blindsäcke. Ventral führt der Dünndarm zum Rectum, das gemeinsam mit den MALPIGHIschen Gefäßen in die Rectalblase mündet (Abb. 265, S. 474).

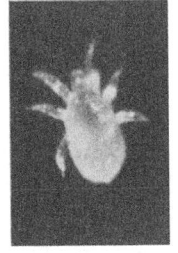

Die *Geschlechtsorgane* liegen ventral in der Nähe des unpaaren abdominalen Darmabschnittes. Das Ovar wird paarig angelegt.

Die *Eier* werden meist in Serien von 4—8 Stück abgelegt. Vor jeder Eiserie ist eine Nahrungsaufnahme erforderlich. Aus den abgelegten Eiern schlüpfen bei Zimmertemperatur nach 48 Std sechsbeinige *Larven*, die sich *langsam* — dadurch schon mit unbewaffnetem Auge als solche erkennbar — vorwärts bewegen

Abb. 267. *Dermanyssus gallinae.* Larve (drei Beinpaare). (Nach PIEKARSKI.)

(Abb. 267). Der eiförmige Körper ist noch ganz mit Nahrungsdotter erfüllt, aus dem bis zur Häutung zur Protonymphe (= 1. Nymphenstadium) innerhalb von 24 Std unter anderem Darm, MALPIGHIsche Gefäße, Geschlechtsanlage und viertes Beinpaar aufgebaut werden. Die junge *Protonymphe* läuft bereits kurze Zeit nach Verlassen der Larvenhaut *lebhaft* umher. Dabei wird das erste Beinpaar — im Gegensatz zum Larvenstadium — mehr fühlerartig erhoben als zum Laufen benutzt (vgl. auch Abb. 264). Schon nach wenigen Stunden vermag die Protonymphe Blut aufzunehmen, häutet sich nach weiteren 24 Std zur *Deutonymphe* (= 2. Nymphenstadium) und wird nach einer weiteren Häutung zum *Adultus* (vgl. dagegen *Bdellonyssus bacoti*, S. 478).

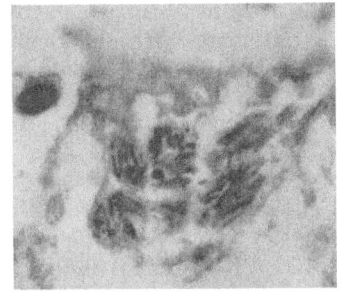

Auffallend ist, daß bei *D. gallinae* bisher *keine intracellulären Symbionten* gefunden werden konnten, die bei der ausschließlichen Blutnahrung zu erwarten wären. Bei verwandten Arten wie *Liponyssus saurarum* OUDEMANS, *Ceratonyssus (Liponyssus) musculi* KOCH und *Ophionyssus natricis* BERLESE konnten sie sie dagegen nachgewiesen werden. Die Übertragung der Symbionten

Abb. 268. *Medianes Mycetom aus erster Nymphe der Schlangenmilbe Ophionyssus natricis* (etwa 1000×). (PIEKARSKI 1935.)

erfolgt bei diesen bereits zur Zeit der Eientwicklung im Muttertier. Bei *Ophionyssus* findet man drei Mycetome, die während der Larvenzeit aufgebaut werden (Abb. 268).

Lebensweise und pathogene Bedeutung. Sucht man einen wenig gepflegten Hühnerstall auf, so findet man *D. gallinae* am Tage an vom Licht abgewandten Stellen, besonders dort, wo die Sitzstangen der Hühner aufliegen oder sich zwei Stangen kreuzend berühren. Neben zahlreichen Ei- und Larvenhäuten trifft man alle Entwicklungsstadien, meist prall mit Blut gefüllt, an. Sie suchen den Wirt vorwiegend nachts auf. Bei Massenbefall können sie die Hühner durch den ständigen Blutentzug erheblich schädigen und z. B. die Entwicklung der Kücken stören und die Legetätigkeit der alten Tiere beeinträchtigen. Sie fallen gelegentlich auch den Menschen an, wandern aber schnell wieder ab. Nahrungsmangel läßt sie auch auf Pferde und Rinder übergehen, und dann führen sie unter Umständen zu einer Hauterkrankung, bei der es zu einem flächenhaften Haarausfall kommen kann. — Für den Menschen haben sie dadurch Interesse gewonnen, daß in *D. gallinae* St. Louis-Encephalomyelitisvirus gefunden wurde, ein von Pferden bekannter Krankheitserreger, der unter Umständen auch beim Menschen vorkommen kann.

Beim *Menschen* kann es zu einem unerträglich juckenden, papulösen Exanthem kommen. Im allgemeinen sind die Hautveränderungen aber beim Menschen gering. Im Hautschnitt sind lokale Erweiterungen der Capillaren und ein geringes, entzündliches Infiltrat zu erkennen. *Dermanyssus* schädigt das Stratum corneum mit den Cheliceren rein mechanisch. Der Speichel führt zum Zerfall von Epithelzellen, zu einem Ödem und einem entzündlichen Prozeß. Beim Massenbefall empfindlicher Personen kann es zu stärkerer Hautreaktion und lästigen subjektiven Empfindungen kommen (PAWLOWSKY und STEIN 1933).

Erwähnt sei ferner **Allodermanyssus** (= *Dermanyssus*) **sanguineus** HIRST, eine parasitisch lebende Milbe der Ratten und Mäuse, die gelegentlich auch auf den Menschen übergeht. Das Weibchen unterscheidet sich von *Dermanyssus gallinae* durch den Besitz von zwei dorsalen Schilden, von denen das hintere klein und rund ist. — *A. sanguineus* überträgt den Erreger der Rickettsien-Pocken (smallpox), *Rickettsia akari*; sie hat in New York im Sommer 1948 zu mehr als 100 Erkrankungen geführt.

Bdellonyssus bacoti (HIRST 1913) DA FONSECA 1941.

(= *Liponyssus bacoti* HIRST 1913).

Die tropische Rattenmilbe.

Bdellonyssus bacoti wurde im Jahre 1913 von HIRST in Ägypten aufgefunden. Die Milbe tauchte in Europa zuerst im Jahre 1931 in Hamburg, dann 1933 in London und 1938 in Bremen auf. Danach fand man sie vereinzelt an mehreren Stellen Nordwestdeutschlands. Ein Vorkommen in Lübeck gilt als das bisher umfangreichste auf dem Kontinent (STEINIGER 1952). Zuvor aber hatte man sie bereits in Nordamerika, Argentinien, Australien und in verschiedenen Gebieten Afrikas angetroffen.

Die geringe *Größe der Milbe* (Weibchen 0,69—0,75 mm:0,36—0,40 mm; Männchen 0,42:0,3 mm) läßt sie mit bloßem Augen nur schwer erkennen. — Die *Entwicklung* der tropischen Rattenmilbe entspricht der von *Dermanyssus*, aber *B. bacoti* nimmt nicht nur als Larve, sondern auch als Deutonymphe *keine Nahrung* auf. Die Embryonalentwicklung im Ei dauert etwa $1\frac{1}{2}$ Tage; nach weiteren 1—2 Tagen findet die Häutung zur Protonymphe statt. Diese saugt Blut und häutet sich danach zur Deutonymphe, nimmt jedoch kein Blut auf, sondern wird nach einer weiteren Häutung zum Adultus. Die gesamte Entwicklung kann in 10 Tagen vollendet sein.

Das erwachsene Weibchen wird noch vor der ersten Blutmahlzeit begattet, aber erst nach einer Blutaufnahme legt es die ersten Eier ab; dann wechselt das Weibchen wiederholt zwischen Blutaufnahme (je etwa 15 min Dauer) und Eiablage, die jeweils einen Tag nach der Blutmahlzeit beginnt und sich über 3 Tage hinzieht (Anatomie und Blutverdauung vgl. bei HUGHES 1952). Nach BERTRAM, UNSWORTH und GORDON (1946) können sich Larven auch aus unbefruchteten Eiern (parthenogenetisch) entwickeln. *Intracelluläre Symbionten* befinden sich in drei Mycetomen, die dem Darm median- und ventrolateral (vgl. oben S. 477 und Abb. 268) anliegen.

Die tropische Rattenmilbe kann zu einem Ekzem und stärkeren Hautentzündungen unspezifischer Art, oft verbunden mit heftigem Juckreiz, führen. Sie überträgt die Filarie der Baumwollratte, *Litomosoides carnii* (vgl. S. 434), sowie zwei Rickettsienarten (den Erreger des endemischen oder murinen Fleckfiebers und den der Rickettsienpocken; siehe auch S. 542). — Die Rickettsien gehen transovarial auch auf die Nachkommen der Milben über (PHILIP und HUGHES 1948).

In den meisten Fällen stammten die aufgetretenen Milben von *Ratten*, insbesondere von *Hausratten*. In den USA und in Kanada ging der Befall des Menschen dagegen stets von *Wanderratten* aus, doch kommen auch *Mäuse* als Wirte in Betracht. Nach einer erfolgreichen Rattenbekämpfung kommt es oft zu starken Überwanderungen auf den Menschen. — Die Milben suchen (im Gegensatz zu *Dermanyssus*) ihren Blutspender *bei Tage* auf. Sie können dadurch z. B. Arbeitsräume völlig unbenutzbar machen, wie BROWNING 1950 aus England berichtet.

Als wirksames *Mittel gegen die tropische Rattenmilbe* hat sich E 605f erwiesen (0,05%ig, Vorsicht bei höherer Konzentration wegen höherer Vergiftungsgefahr für den Menschen) (STEINIGER 1952).

2. Entoparasitische Gamasiden.

Die *Gamasiden* sind zu einem kleinen Teil zu obligaten *Entoparasiten* geworden. VITZTHUM zählt 28 Arten auf, die in Atmungsorganen von manchen Reptilien, Vögeln und Säugetieren ganz regelmäßig vorkommen.

Entoparasitisch lebende Milben sind auch in Echinodermen, Crustaceen und Insekten gefunden worden. Während sie auch in diesen Fällen in der Regel die Atmungsorgane (Tracheen, Kiemen) aufsuchen, lebt in einem Tiefsee-Seeigel wohl die einzige Milbe, die als wirklicher Darmbewohner bekannt ist (*Enterohalacarus minutipalpus* VIETS 1938).

Pneumonyssus.

Es existieren wenigstens 3 Arten der Gattung *Pneumonyssus*, die sich fast ganz auf die Lunge von Affen (auch Mensch?) spezialisiert haben:

Pneumonyssus simicola BANKS 1901 $\left\{\begin{array}{l}\text{im südlichen und südöstlichen} \\ \text{Asien, im nordöstlichen Afrika.}\end{array}\right.$

P. duttoni NEWSTEAD und TODD 1906 $\left.\begin{array}{l}\\\end{array}\right\}$ Gebiete am oberen Kongo
P. stammeri VITZTHUM 1930 und Südafrika.

Allgemeine Morphologie und Entwicklung. Die Milben der Gattung *Pneumonyssus* sind farblos mit Ausnahme einiger stärker chitinisierter Teile, die bräunlich bis goldbraun erscheinen. Im Gegensatz zu den Ektoparasiten können die entoparasitisch lebenden Arten auf eine Rumpfpanzerung verzichten. So fehlt bei den Larven ein Rückenschild so gut wie ganz, bei den Adulti ist er stark reduziert (vgl. Abb. 269). Die Gestalt der Lungenmilben ist etwa sackförmig.

Zur *Biologie* von *Pneumonyssus* lassen sich ganz *sichere* Aussagen *nicht* machen, weil eine direkte Beobachtung wohl niemals möglich wird. Die Infektion erfolgt wahrscheinlich durch Überwanderung der Milben-*Larven* von einem Affen zum anderen. Diese dringen dabei über die oberen Luftwege in die Bronchien und Bronchiolen ein, soweit es ihre Größe zuläßt. Auf dem Wege dorthin entwickeln sie sich zu geschlechtsreifen Tieren.

Die Weibchen entwickeln jeweils nur ein Ei bzw. eine Larve (ovovivipar). Die Entwicklung geht ohne Nymphenstadium zum adulten Tier. Das Männchen besitzt einen Spermatophorenträger (= beweglicher Teil der Chelicerenschere), der darauf schließen läßt, daß die Kopulation bei den entoparasitischen Formen nicht anders vor sich geht als bei allen anderen *Parasitiformes*.

Der Spermatophorenträger entnimmt der männlichen Geschlechtsöffnung ein schlauchförmiges Spermatophor. Sein aus Prospermien bestehender Inhalt wird in die Genitalöffnung des Weibchens entleert, und erst dort reifen die Spermien heran.

Pneumonyssus ernährt sich nur von flüssiger Nahrung, doch wird niemals Blut aufgenommen. Stechende Mundwerkzeuge existieren nicht. Die Wirtszellen werden mit Hilfe der Scheren der Cheliceren zermalmt, durch Speicheldrüsenfermente aufgelöst und aufgesogen.

Pneumonyssus simicola Banks 1901 und verwandte Arten.

Die plumpe, eiförmige *Larve* (Abb. 269 c) (0,4—0,5 : 0,23—0,31 mm) erscheint weißlich. Es fehlt fast jede Chitinverstärkung, Rückenschild wie Analschild sind sehr klein, ein Bauchschild fehlt.

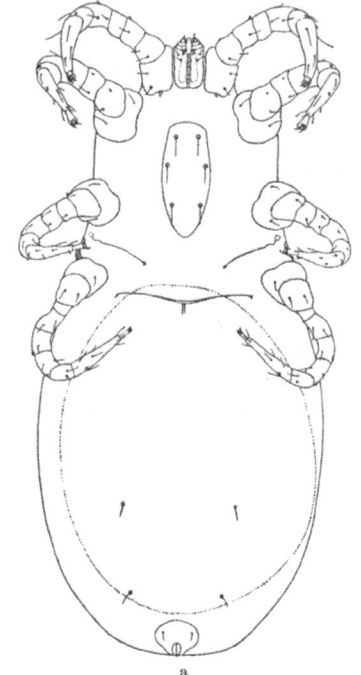

Das Gnathosoma ist ventral zwischen den ersten Coxae angefügt. Die Pedipalpen tragen nur drei bewegliche Glieder. Einzelheiten über den Bau der Cheliceren sind unbekannt.

Eigenartig ist die Gestalt der Beine, deren Tarsen sich in ihrer distalen Hälfte flaschenhalsartig verjüngen. Zum Ende hin verbreitert sich der anhängende Praetarsus, der zwei Krallen und Haftlappen trägt, die meist eng zusammengefaltet liegen, aber bei Spreizung der Krallen auseinandergebreitet werden können.

Das *Weibchen* (Abb. 269 a) (0,73—0,83 zu 0,33—0,44 mm) ist nur an den Hinterseiten der zweiten Coxae immer bräunlich getönt. — Die Rückenhaut ist fein gerunzelt. Über dem Bereich des Podosoma liegt ein schwach chitinisiertes Rückenschild mit 5 Paar glatter Haare. Ventral befindet sich ein kleines Sternalschild auf der Höhe der zweiten und dritten Coxae und ein winziges Analschild. Die Genitalöffnung bildet einen breiten Querspalt zwischen den vierten Coxae. Ein Paar Stigmen liegt ganz seitlich in der Linie der Vorderkanten der vierten Coxae.

Das *Gnathosoma* scheint etwas einziehbar zu sein. Meist ragen die auf drei freibewegliche

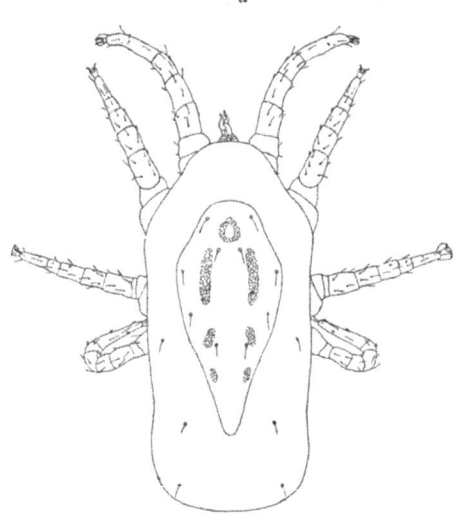

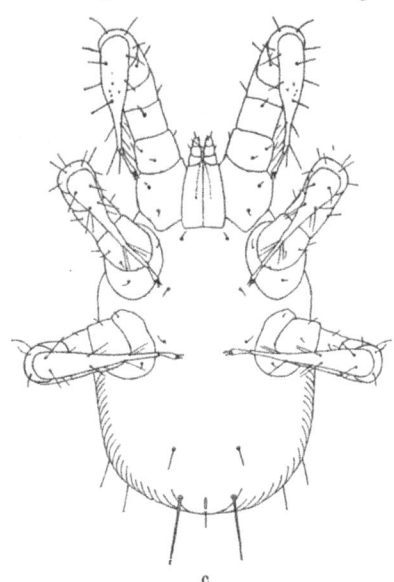

Abb. 269a—c. *Pneumonyssus simicola.* a Weibchen, Ventralansicht (100×). b Männchen, Dorsalansicht (100×). c Larve, Ventralansicht (130×). (Nach Vitzthum 1932.)

Glieder reduzierten Palpen unter dem vorderen Rumpf hervor, können aber auch darunter verborgen sein. Sie sind viel dicker als lang, aber kürzer als bei der Larve (vgl. Abb. 269 a mit c). Sie lassen sich fernrohrartig ineinanderschieben. Die Cheliceren („Mandibeln") sind sehr kurz und erreichen kaum die Basis des Gnathosoma. Die Scheren sind sehr plump und ungezähnt. — Der Bau der Extremitäten ist dem der Larven grundsätzlich gleich. Die Haftlappen der Praetarsi sind in abgerundete Teile aufgespalten, jedoch nicht so tief wie bei der Larve.

Das *Männchen* (Abb. 269 b) ist etwas kleiner als das Weibchen (0,53:0,23 mm). Seine Gestalt gleicht dem des jugendlichen Weibchens, doch ist der Hinterleib kürzer. Die Genital-öffnung liegt unter dem Vorderrande des Sternalschildes und ist verhältnis-mäßig groß. — Gnathosoma wie beim Weibchen, doch ist der bewegliche Teil der Mandibularschere zum Spermato-phorenträger geworden.

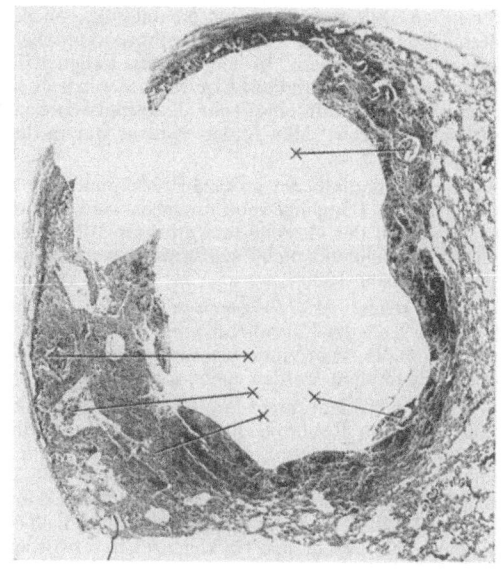

Pneumonyssus stammeri VITZTHUM ist von ähnlichem Bau und entsprechen-der Lebensweise wie *P. simicola*. Die Adulti sind annähernd 1 mm lang und 0,5 mm breit. Hinterleib ab dritter Coxa keilförmig, insgesamt gelblich farblos mit braun gefärbter Kralle am ersten Tarsus. Rückenschild mit 6 Paar sehr feiner, weicher Haare; Rückenfläche sonst weichhäutig und sehr fein ge-runzelt mit 3 Paar dünner, weicher Haare (VITZTHUM 1930).

CHANDLER und ROCHE haben auch eine Art *P. caninum* aus dem Hund beschrieben.

Pathogene Bedeutung. *Pneumo-nyssus* wird meist in größerer Zahl angetroffen, doch kommt es niemals zu einer wirklichen Massenvermehrung. Pathogen wirkt der Parasit durch eine Knotenbildung, durch welche die Funk-tion der Lunge aber in der Regel erheblich beeinträchtigt wird. Es be-

Abb. 270. *Pneumonyssus simicola.* Große Kaverne in der Lunge; bei den mit × bezeichneten Stellen Milben erkennbar (12×). (Nach KIRSCH 1949/50.)

steht jedoch die Möglichkeit, daß diese Schädigungen die Entstehung einer Tuberkulose begünstigen. Es sind auch einzelne Fälle bekannt, bei denen der sehr starke Befall den Verdacht aufkommen ließ, daß die Milben doch unmittelbare Todesursache waren.

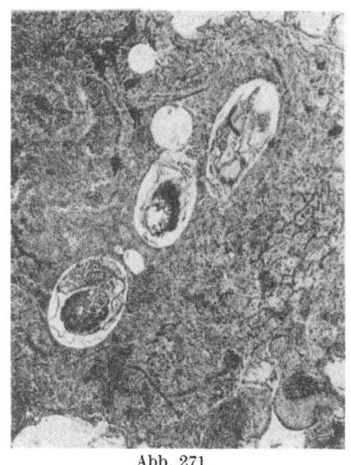
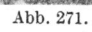

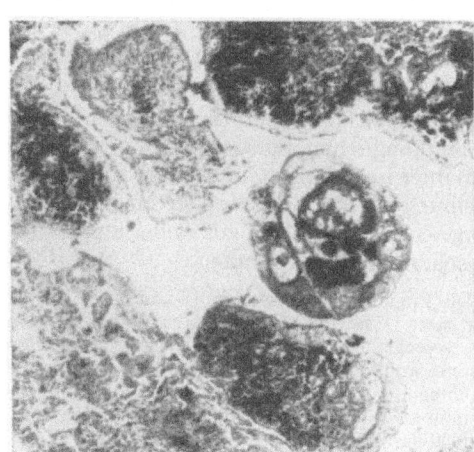

Abb. 271. Abb. 272.

Abb. 271. *Pneumonyssus simicola.* Drei Milben außerhalb einer Kaverne, unmittelbar im Gewebe liegend (30×). (Nach KIRSCH 1949/50.)
Abb. 272. *Pneumonyssus simicola.* Massenhaft Pigment in der Wand einer Kaverne in der Umgebung einer Milbe (70×). (Nach KIRSCH 1949/50.)

Die Milben sitzen meist innerhalb hirsekorngroßer Hohlräume, die als Knötchen unmittel-bar unter der Pleura in Erscheinung treten. Die Parasiten können aber auch im Lungen-parenchym liegen (Abb. 271). Die etwa 2—4 mm messenden, graugelben bis grauweißen, hohlen, manchmal gekammerten Knötchen (Kavernen) enthalten neben einem körnigen Detritus, der Exkretstoffe und Larvenhäute einschließt, bis zu 14 Milben. Diese liegen meist flach der Wand an (Abb. 270). In ihrer unmittelbaren Umgebung ist die Wand aufgelockert, beschädigt und oft stärker infiltriert; steht den Milben freie Lymphe nicht zur Verfügung, so ätzen sie die Wand der Bronchien und Bronchiolen an. Die Umgebung der verletzten Teile reagiert durch Neubildung von Zellen mit dem Ziel der Isolierung des Parasiten. Das Ergebnis ist das erwähnte Knötchen. Durch hinzukommende Tiere kann es unregelmäßig werden. In den meisten Fällen trifft man jedoch nur ein Weibchen an. Verletzte Stellen der Wand des Hohlraumes werden nekrotisch und blättern ab. Die Stoffwechselprodukte in Gestalt eines sehr charakteristischen bräunlichen Pigments sind nach KIRSCH pathognomonisch! Man findet es nicht nur in der Nähe der Milben, sondern in der ganzen Lunge (Abb. 272).

Auch außerhalb der großen Hohlräume findet man Milben, die mehr oder weniger vollkommen von Lungengewebe umgeben sind. In diesen Gebieten beobachtet man auch Beschädigungen der Gewebe und stärkere Infiltration in der Umgebung der Parasiten. Diese wirken anscheinend nicht mechanisch, sondern nur chemisch. Zu einer Blutung kommt es nicht. (KIRSCH 1950.)

Halarachne. Mit *Pneumonyssus* nahe verwandt sind Milben der Gattung *Halarachne*, die in der Tiefe der Nasenhöhle von Meeressäugern leben. Sie sind meist größer (1,0—5,2 mm), aber ebenfalls ovovivipar bis vivipar. So reift in den Weibchen immer nur ein Embryo heran. Nymphen werden nicht ausgebildet.

Halarachne lebt nicht im Meereswasser, sondern in feuchter Atmosphäre. Der Übergang z. B. von Robbe zu Robbe erfolgt durch die Larven, weil diese allein die Nasenhöhle verlassen können. Der Befall kommt nur auf dem Lande, auf den Seehundsbänken, zustande, wo die Robben in Herden zusammenleben. Die Milbe wurde bei Kegelrobbe, Mönchsrobbe, Walroß, See-Elefant und Seelöwe gefunden. Doch stammen die Funde meist aus zoologischen Gärten, so daß man die Frage offenlassen muß, ob es sich hier immer um natürliche Infektionen handelt oder um in der Gefangenschaft erworbene.

3. Entoparasitische Milben beim Menschen.

Die Frage, ob auch beim Menschen *entoparasitische*, in den *inneren* Organen lebende Milben auftreten können, ist immer wieder gestellt worden. Soweit es sich um den Darmtractus handelt, ist sie jedoch unbedingt zu verneinen. Milben in Speisen überleben den Verdauungsprozeß nicht. Die Verwendung der in dieser Weise verdorbenen Nahrungsmittel kann jedoch Darmreizungen zur Folge haben und zu beschleunigter Darmpassage führen, so daß mit den Faeces ausgeschiedene Milben unter Umständen noch relativ gut erhalten sein können.

Milbenhaltiger Staub (meist Angehörige der Familie der *Tyroglyphiden*) kann bei empfänglichen Personen zu heftigen allergischen Reaktionen führen. Beim Einreiben in die Haut und beim Einatmen kommt es bereits zu klinischen Erscheinungen. Bei auftretender Magen- oder Darmstörung dürfte auch diese auf allergischer Grundlage zustande kommen, ein Teil wohl auch auf allgemein toxischer Wirkung beruhen.

Die Frage, wieweit der Genuß von Milben z. B. mit dem Altenburger Milbenkäse (*Tyrolichus casei* OUD. 1910 = *Tyroglyphus siro* L.) gesundheitliche Gefährdung mit sich bringt, wird verschieden beurteilt. Eine ernstliche Erkrankung durch den Genuß dieser Milben entsteht wohl nicht, doch dürften sie bei empfindlichen Personen, in größeren Mengen aufgenommen, zu Störungen des Allgemeinbefindens führen. — Milben in Massenkulturen, wie man sie häufig in feuchtgewordenem Mehl und ähnlichen Lebensmitteln findet, scheinen Stoffe abzusondern, welche Schimmelbildung hemmen oder unmöglich machen. Der Schimmel wird von ihnen sicher nicht gefressen, wie vielfach angenommen wird (HASE 1929).

Anders liegen die Verhältnisse vielleicht bei der *Harnblase*, in die gelegentlich durch unsaubere Geräte Milben geraten sind. In einigen Fällen siedelten sich dann die Milben in der Harnblase an und vermehrten sich längere Zeit. Im allgemeinen muß man aber solchen Beobachtungen mit großer Skepsis begegnen, weil der Harn in unsauberen Gefäßen aufbewahrt worden sein kann (vgl. bei PFAFFENBERG und KONISCHEWSKI 1937).

HASE berichtet über einige Fälle von Milben, die *in Geschwülsten* aufgefunden wurden. Grundsätzlich sind Milben wohl befähigt, den Anreiz zu Wucherungen lebender tierischer und pflanzlicher Gewebe zu geben. Angeblich sollen Vertreter der Familie der Tyroglyphiden und Acaridiae zu sog. Reizkrebsen bei entsprechender Disposition des Wirtes Anlaß geben. Doch dürften diese Fälle außerordentlich selten sein. In viel höherem Maße spielen die Milben als Erreger allergischer Erkrankungen eine Rolle, wenn sie mit dem Staub eingeatmet werden und in die Atmungsorgane gelangen.

Der einzige Ort, an dem die für die Milben unbedingt erforderliche Atemluft in ausreichendem Maße zur Verfügung stehen würde, ist auch beim Menschen die Lunge. CARTER, WEDD und D'ABRERA (1944) sowie CARTER und D'ABRERA (1946) berichteten über Untersuchungen an 41 Patienten auf Ceylon, die bei hoher Bluteosinophilie (60—75%) über Lungenbeschwerden, meist Bronchialasthma klagten. Röntgenologisch ließen sich in 25% der Fälle flüchtige Lungeninfiltrate erkennen, die an die bei Ascariasis erinnerten (s. S. 398). Es bestand dabei eine Leukocytose mit 9000—53000 Zellen. Im *Auswurf* wurden Milben aller Stadien (Eier, Larven, Nymphen und Adulti) gefunden. Die Milben gehörten zu 75% den Familien der *Tarsonemidae* und *Tyroglyphidae* an [*Tyroglyphus farinae* (L. 1758), DE GEER 1778; *Glyciphagus domesticus* (DE GEER 1778) DE GEER 1808; *Tarsonemus*]. In 25% der Fälle waren Vertreter der Gattungen *Cheyletus*, *Haploderma*, *Sarcoptes*, *Demodex*, *Dermatophagoides* u. a. zu finden. Vertreter der *Parasitiformes* (*Mesostigmata*) traten dabei nicht auf. Die in den Lungen aufgefundenen Arten sind häufige Bewohner staubartiger Lebensmittel. Die meisten der von CARTER und D'ABRERA beobachteten Patienten kamen berufsmäßig in Kontakt mit durch Milbenbefall gefährdete Materialien (Kaufleute, die mit pulverisierten Nahrungsmitteln handelten). Die Milben wurden wohl durch Inhalation aufgenommen (vgl. auch DESCHIENS 1951).

Die hohe Eosinophilie läßt bei den asthmatischen Beschwerden auf allergischen Charakter dieser Krankheit schließen. In einem besonders interessanten Fall schwanden die seit 3 Jahren bestehenden Asthmasymptome nach 9tägiger Behandlung mit organischen Arsenpräparaten.

Tyroglyphus longior GERVAIS, *var. castellanii* HIRST führte bei Arbeitern, die mit dem Verladen von Käse beschäftigt waren, zu einer Hautentzündung, die sich auf Stirn, Gesicht, Ohren, Hals erstreckte (vgl. auch bei ZUMPT und GRAF 1950).

4. Ixodides (Zecken).

Die *Ixodides* oder *Zecken* (*Ixodei* und *Argasides*, vgl. Tabelle 17, S. 476) sind fast ausschließlich *Ektoparasiten der Wirbeltiere*, doch können einige von ihnen auch *unter* die Haut geraten. Sie dringen dann so tief ins Gewebe ein, daß Knötchen entstehen (z. B. *Ixodes autumnalis*). Zu den Zecken gehören die größten und höchstorganisierten Vertreter der Ordnung der *Acari*. Sie stellen eine verhältnismäßig gut charakterisierbare, einheitliche Gruppe dar. Ihre praktische Bedeutung ist recht groß, weil sich unter den Zecken zahlreiche gefährliche Überträger von Erregern menschlicher und besonders tierischer Erkrankungen befinden. In diesem Zusammenhang ist die Lebensweise der Zecken von besonderer Bedeutung. Alle sind *permanente* Parasiten und leben praktisch nur von Wirbeltierblut. Doch verlassen einige nach jeder Mahlzeit ihren Wirt (*temporäre* Ektoparasiten; Argasiden), während die Weibchen anderer im extremen Fall als Larve den Blutspender aufsuchen und ihn bis zur Eiablage nicht wieder verlassen (*stationäre* Ektoparasiten; Ixodiden).

Allgemeine Morphologie. Die Zecken erreichen bluterfüllt eine relativ erhebliche Größe (bis zu 25 mm). Zu der mit der Nahrungsaufnahme verbundenen Größenzunahme befähigt sie die besondere Struktur der Körperhülle. Ein Faltensystem der Körperbedeckung ist mit die Grundlage der zum Teil außergewöhnlichen Dehnungsfähigkeit des Zeckenleibes, die bei Ixodiden die Auf-

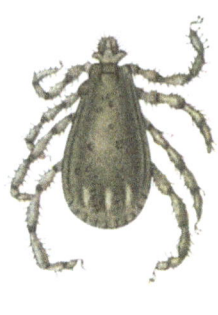 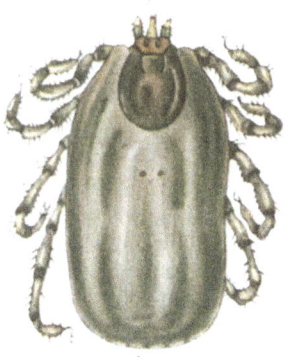

a   b

Abb. 273 a u. b. *Rhipicephalus sanguineus.* a Männchen (10×). b Weibchen (7×).

nahme einer Blutmenge erlaubt, die das Vielfache des Körpergewichtes ausmacht (200mal und mehr). Das Weibchen von *Ixodes ricinus* L. nimmt etwa 0,4 g Blut auf, das entspricht dem 223fachen des Körpergewichtes vom nüchternen Tier. Bei den Adulti der *Argasiden* dagegen, deren Körperbedeckung lederartig ist („Lederzecken"), findet nur ein Ausgleich gewisser Körperunebenheiten statt, so daß die Tiere nach dem Saugen glatt erscheinen (vgl. Abb. 277).

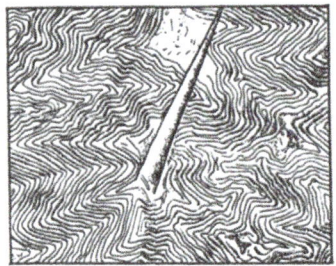

Abb. 274. *Dehnungsfalten* auf dem Alloscutum eines frisch geschlüpften Ixodidenweibchens. (Nach SCHULZE.)

Bei den Ixodiden oder „Schildzecken" wird die Körperoberfläche zum Teil von stärkeren Chitinplatten bedeckt. Während die Dorsalseite der Männchen ein einheitliches festes Chitinschild (Conscutum) bedeckt, tragen deren Weibchen *nur auf dem vorderen Drittel* (Prosoma) ein meist ovales oder herzförmiges Schild (Scutum). Die Haut des hinteren Körperabschnittes (Opisthosoma) besteht aus weichem, dehnbarem Chitin mit dem oben erwähnten Faltensystem (Alloscutum) (Abb. 274). Bei den Männchen mancher Arten ist die Rückenpartie nicht ganz einheitlich, sondern es zeichnet sich durch eine Furche oder Musterung ein dem Scutum der Weibchen entsprechender Teil ab (z. B. bei *Dermacentor reticulatus* F.) (vgl. auch Tabelle S. 486).

Bauch- wie Rückseite bieten für die Systematik wichtige Anhaltspunkte. Furchen und Flecken stehen zum Teil in enger Beziehung zur dorsoventralen, immer glatten Muskulatur, deren Ansatzstellen sich bei den *Argas*-Arten am Panzer abzeichnen. Bei den Ixodiden senkt sich die Körperbedeckung an den Ansatzstellen der Muskulatur ein und bildet besonders bei den Weibchen in charakteristischer und für die Systematik auswertbarer Regelmäßigkeit Furchen. Die Muskulatur ist dabei so angeordnet, daß sie die Räume zwischen den einzelnen Darmaussackungen einnimmt. Bei dem starken Rückenschild der Männchen der Arten mit Rückenzeichnung findet man weniger ausgeprägte Furchen, dafür aber punktierte Linien (P. SCHULZE 1923) (s. a. S. 499).

Die Cuticula der Zecken ist ihrer Struktur nach der von Insekten sehr ähnlich. Die Endocuticula wird von Porenkanälchen durchsetzt, die von den Epidermiszellen ausgehen. Die Epicuticula setzt sich aus mehreren Schichten zusammen, die

Cuticulin, Polyphenole und Wachs enthalten. Bei den Argasiden ist die letzte Schicht noch von einer Zementlage bedeckt, die den Ixodiden fehlt. (Vgl. dazu S. 528.)

Hautdrüsen sind beim Männchen vorwiegend ventral, beim Weibchen dorsal auf dem Alloscutum zu finden. Bei den Argasiden fehlen sie. — Eine eigenartige Drüse ist die Subscutalblase (sog. GENÉsches Organ) der Weibchen, eine zwischen Scutum und Gnathosoma gelegene, von dünnem Chitin ausgekleidete Einsenkung der äußeren Haut, die blasenartig ausgestülpt werden kann und dabei ein Sekret nach außen befördert (Abb. 275 b, *Ss*). Diese Drüse spielt bei der Eiablage eine Rolle. Die Benetzung der Eier mit dem Sekret des GENÉschen Organs ist für die Eientwicklung unbedingt erforderlich; es schützt die Eier wohl vor Austrocknung.

Die im Zusammenhang mit der parasitären Lebensweise stechendsaugenden Mundwerkzeuge setzen sich aus Cheliceren, Chelicerenschei-

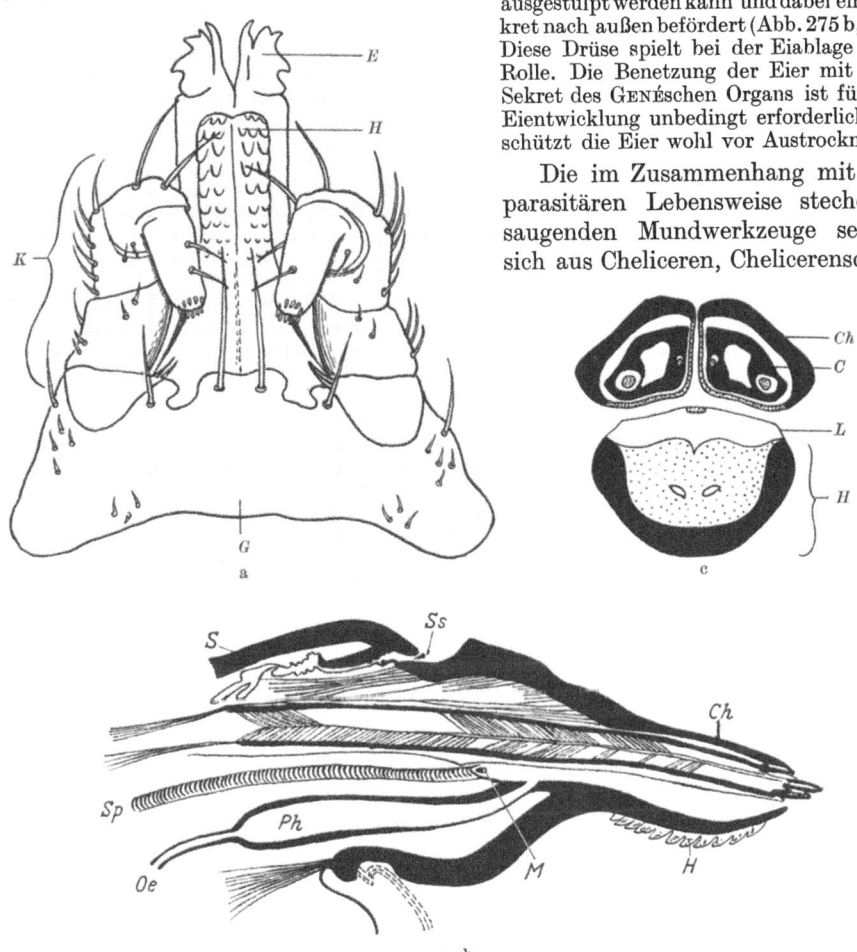

Abb. 275a—c. *Capitulum der Zecken.* a Ventralansicht (*Argas persicus*). b Sagittalschnitt (*Ixodes*). c Querschnitt durch den vorderen Teil der Mundwerkzeuge (*Ixodes ricinus*). *C* Chelicere; *Ch* Chelicerenscheide; *E* Endglieder der Cheliceren; *G* Gnathosoma; *H* Hypostom; *K* Kiefertaster; *L* Lamelle; *M* Mündung des Speichelganges; *Oe* Oesophagus; *Ph* Pharynx; *S* Scutum; *Sp* Speichelgang; *Ss* Subscutaldrüse. (a etwa 30×, b etwa 50×, c etwa 100×.) (a Nach NUTTALL aus WEYER-ZUMPT 1952; b aus MATHESON; c nach RUSER aus WEYER-ZUMPT 1952.)

den, Hypostom (= Teil der Clava) und Pedipalpen zusammen. Bei den *Argasiden* liegt der Kopf (Capitulum) ventral in einer Körperfalte, dem Camerostom, und ist bei den Adulti vom Rücken her nicht sichtbar (Abb. 277), steht dagegen bei den *Ixodiden* in einer medianen Ausbuchtung des Körpervorderrandes weit vor (Abb. 273). Chelicerenapparat und Hypostom werden zusammen auch als Rüssel bezeichnet.

Die *Cheliceren* sind stabförmig und tragen am distalen Ende bewegliche Hafthaken. Die Chelicerenscheiden können als dorsale Auswüchse des Kragens aufgefaßt werden, das

Hypostom als ventrale Verlängerung des Kragens. Das Hypostom stellt eine halboffene Rinne dar, die dorsal von den Cheliceren bedeckt wird. Die konvexe Ventralseite trägt in Längsreihen angeordnet stark gekrümmte Häkchen (Abb. 276). An der Spitze bilden sie, dicht gedrängt stehend, die sog. Coronula.

Die *Palpen* sind bei den Larven drei-, bei den Nymphen und Adulti viergliedrig. Das letzte Glied sitzt als kleiner, stark behaarter Höcker ventral auf dem vorletzten Glied, mit

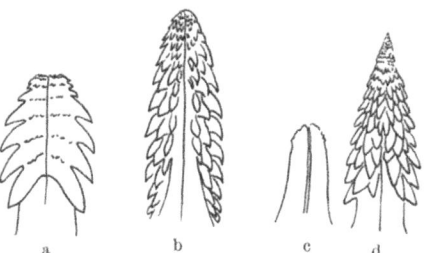

a   b   c   d
Abb. 276a—d. *Zeckenhypostome.* a Männchen und b Weibchen von *Ixodes ricinus.* c Männchen und d Weibchen von *Ixodes vespertilionis* (etwa 60×). (Nach NUTTALL.)

diesem gelenkig verbunden. Glied zwei und drei sind bei den Ixodiden unbeweglich, bei den Argasiden beweglich eingelenkt.

Der Tarsus der Zeckenbeine trägt zwei Klauen, zwischen denen sich als Haftlappen das sog. Pulvillum ausspannt. Dieses ist bei den Argasiden nur im Larvenstadium vorhanden.

Das erste Beinpaar der Nymphen und Adulti wird beim Laufen nach Art von Fühlern in die Luft erhoben und ständig in vertikaler Richtung auf und ab bewegt; denn der erste Tarsus trägt das

„HALLERsche Organ" — ein Geruchsorgan. Bei der sechsbeinigen Larve werden dagegen die vorderen Beine beim Laufen aufgesetzt und nur in Ruhestellung erhoben (s. auch S. 477).

Durch den Besitz des HALLERschen Organs übernimmt das erste Schreitbeinpaar eine ähnliche Funktion wie die Antenne bei den Insekten. Das Organ setzt sich aus vier Teilen zusammen: dem vorderen Haarbüschel, der Wanne, der Kapsel und dem hinteren Haarbüschel. Ursprünglich bestand es aus einer offenen, wannenartigen Längsaushöhlung des ersten Tarsus. So findet man es auch noch bei einigen Arten, den sog. „Wannennasen" oder *Plymorhina.* Hier ist es in einen vorderen und einen hinteren Abschnitt gesondert. Der vordere trägt kürzere Sinnesstifte und längere Haare, der hintere gleichartige Sichelhaare.

Tabelle 18. *Die wichtigsten Unterscheidungsmerkmale der Ixodiden und Argasiden* (nach MARTINI).

	Ixodidae oder Schildzecken	*Argasidae* oder Lederzecken
Capitulum	Vorn gelegen; von unten und oben sichtbar	Ventral gelegen; von oben nicht sichtbar
Pedipalpen (Maxillipalpen)	Nicht beinähnlich; den Cheliceren geschlossen anliegend	Beinähnlich ausgebildet; gewöhnlich zurückgebogen
Hypostom	Bewaffnet mit zahlreichen Reihen nach rückwärts gerichteter Zähne	Bewaffnet mit nach rückwärts gerichteten Zähnen, zahlenmäßig weniger als bei Ixodidae
Scutum	Vorhanden („Schildzecken")	Fehlt
Atemöffnungen	Hinter dem 4. Beinpaar liegend	Zwischen 3. und 4. Beinpaar liegend
Pulvillus	Vorhanden	Fehlt oder nur wenig ausgebildet
Coxaldrüse	Fehlt	Vorhanden
Geschlechtsdimorphismus	♂: Scutum und Conscutum bedecken den ganzen Rücken ♀: Scutum bedeckt nur das vordere Rückendrittel	♂ und ♀ einander ähnlich sehend beide *ohne* Scutum
Entwicklung	Eiablage in einem Schub. Nur ein Nymphenstadium	Eiablage in Schüben. Verschiedene Nymphenstadien
Gewohnheiten	Stationäre Parasiten. Können tagelang am Wirt festsitzen. Hauptsächlich Tagtiere	Temporäre Parasiten („Nestparasiten"). Saugen schnell und kurzfristig. Nachttiere

Beide Geschlechter haben dieselben Organe. Sie sind im einzelnen bei den verschiedenen Gattungen sehr unterschiedlich ausgebildet und spiegeln die verwandtschaftlichen Verhältnisse der Zecken wieder. Sie lassen aber keine Anpassung an besondere Lebensumstände erkennen. Dies dürfte darin begründet sein, daß für das Auffinden der Wirte nur sehr allgemeine Geruchsqualitäten (z. B. Buttersäuregeruch der Säugetiere) von Bedeutung sind. Die Kapsel des HALLERschen Organs kann bei beiden Geschlechtern und in allen Stadien mit einem talgartigen Sekret gefüllt werden, das teils durch die Haare, teils durch das Wandchitin heraustritt. Es stammt nicht aus besonderen Drüsen, sondern wird wahrscheinlich durch Wanderzellen aus dem Tarsusinnern an das Organ herangeführt. Es hat wohl die Aufgabe, die Sinneshaare vor dem Austrocknen zu schützen. Vielleicht hat dieses Organ neben der Geruchsfunktion auch eine *statische* zu erfüllen (SCHULZE 1941).

Sinnesorgane unbekannter Funktion sind die sog. Porenfelder (Foveae dorsalis) auf dem Alloscutum beider Geschlechter, die auf der Höhe des vierten Beinpaares gelegen sind. Die Weibchen der Ixodiden besitzen sog. Areae porosae, die sich systematisch verwerten lassen.

Außerdem stehen auf der Cuticula zahlreiche *Sinneshaare*. Das vierte Palpenglied dient wohl als empfindliches Tastorgan; an seine Borsten tritt ein Nervenbündel. Als Chemoreceptor dient ein Kamm aus Sinneshaaren, der am zweiten Palpenglied steht.

Manche *Ixodiden*genera tragen ein Paar Augen, die auf dem Seitenrand des Scutums liegen. Bei der *Argasiden*gattung *Ornithodorus* sitzen ein bis zwei Paar auf dem sog. Hüftwulst oberhalb der Ansatzstelle der Beine. Die Augen enthalten einige wenige, sehr große Sinneszellen mit einer stark gewölbten pigmentierten Chitinlinse, die jedoch bei jeder Häutung abgeworfen und neu gebildet werden muß.

Bei den *Argasiden* münden an den ersten Coxae die sog. *Coxaldrüsen*, die während des Saugens überschüssiges Serum des Wirtstieres

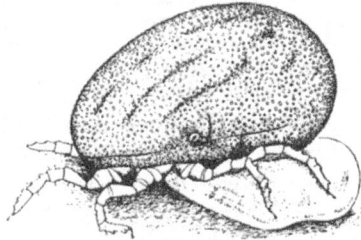

Abb. 277. *Ornithodorus moubata*, Coxalflüssigkeit ausscheidend. (Nach JOBLING.)

ausscheiden (Abb. 277). Sie spielen bei der Übertragung von Krankheitserregern eine besondere Rolle. Die *Ixodiden* besitzen keine Coxaldrüsen.

Als *Herz* fungiert ein dorsal gelegenes Säckchen, das zwei Paar Ostien trägt. Nach vorn zieht eine Aorta, die nach einer sinusartigen Erweiterung im Bereich des „Kopfes" die Leibeshöhlenflüssigkeit durch vier Paar Seitengefäße weiterleitet.

Atmungsorgane fehlen den Zecken*larven*; nur sie kommen mit Hautatmung aus. Die *Nymphen* und *Adulti* dagegen tragen seitlich hinter dem letzten Beinpaar (Ixodiden) oder vor dem letzten Beinpaar (Argasiden) je eine ovale Öffnung (Stigma), die von komplizierten Chitinstrukturen (Peritrema) umgeben wird. Sie führt in eine Höhlung (Atrium), von der die Tracheenstämme abgehen. Die aktive Atmung erfolgt einerseits direkt durch ein Muskelsystem, das das Stigma mehr oder weniger öffnet, andererseits indirekt durch rhythmische Kontraktionen der dorsoventralen Muskulatur.

Die *Harnexkretion* erfolgt über die MALPIGHIschen Gefäße, zwei lange, oft gewundene Kanäle, die bis in die „Kopfregion" reichen und sich in einer Harnblase vereinigen. Diese ist meist mit Guanin erfüllt. Harn wird bei den Ixodiden in einem regelmäßigen Rhythmus auf jeder Entwicklungsstufe vom Beginn des Saugaktes bis etwa zur Mitte der Ruhepause (Diapause) und einige Tage lang nach der Häutung ausgeschieden. Die Kloake wird während der zweiten Hälfte der Diapause verschlossen. Bei den Argasiden erfolgt die Exkretabgabe unregelmäßig zwischen den einzelnen Saugakten (vgl. bei ENIGK und GRITTNER 1952). Der After, ein medianer Längsspalt (Uroporus), liegt im hinteren Körperdrittel. Außerdem findet wohl auch eine Ausscheidung von Exkreten an der Körperoberfläche statt.

Die *unpaaren weiblichen und die ursprünglich paarigen männlichen Keimdrüsen* besitzen paarige Ausführgänge mit unpaaren Endabschnitten und unpaarer Mündung. Bei den Argasiden liegt diese beim *Weibchen* auf der Höhe des ersten

Beinpaares, ist breit und schlitzförmig; die *männliche* ist rundlicher, sitzt vielfach auf einer ovalen Papille und ist etwas weiter nach hinten gerückt. Bei den Ixodiden liegt die Genitalöffnung beider Geschlechter an gleicher Stelle, bei *Ixodes* zwischen den 3. Coxae, bei den anderen Ixodiden etwa zwischen den 2. Coxae.

Die *Kopulation* findet bei den Argasiden in den Schlupfwinkeln statt, bei den Ixodiden je nach der Lebensweise der Wirtstiere auch auf dem Wirt. Die befruchteten Weibchen saugen viel schneller als die unbefruchteten und fallen von freilebenden Wirten vollgesogen ab, während die Männchen oft noch monatelang auf dem Wirt verharren. Bei Blutspendern, die sich regelmäßig in Nester oder Schlupfwinkel zurückziehen, verlassen die männlichen Zecken das Nest nicht; anscheinend nehmen sie nicht einmal Nahrung auf und kommen nur zur Kopulation. Solche Männchen haben daher auch stark reduzierte Mundwerkzeuge und rückgebildete Pulvillen (Schulze 1933).

Parthenogenese ist bei der brasilianischen Zeckenart *Amblyomma* (= *Haemalastor*) *agamum* (Arag) (= *A. rotundatum* Koch) regelmäßig. Männchen fehlen vollständig (thelytoke Parthenogenese). Auch bei *Amblyomma* (= *Haemalastor*) *dissimile* Koch wurde Weibchen liefernde Parthenogenese festgestellt, doch treten hier auch Männchen auf, und die bisexuelle Fortpflanzung ist die Regel. Auch bei *Rhipicephalus bursa* (nach Bodkin 1918) und *Ornithodorus moubata* (nach Cunliffe 1921, Davis 1951; vgl. auch S. 501) findet gelegentlich parthenogenetische Entwicklung statt.

Nahrungsaufnahme und Verdauung. Mit dem vierten Palpenglied tastend suchen die Zecken am Wirt die weichhäutigen Stellen auf (Achsel- und Leistengegend, Euter, Ohren usw.). Die Haut wird mit der Hypostomspitze angeritzt und die Cheliceren in die Wunde gestoßen. Durch seitliches Umklappen der Chelicerenhaken verankert sich die Zecke. Die Muskeln kontrahieren sich und ziehen das Capitulum zu sich heran, wobei das Hypostom passiv vorgezogen wird und nun durch seine Haken das Herausgleiten verhindert. An der Basis des Hypostoms münden zwei umfangreiche Speicheldrüsen in die Mundhöhle. Histologisch lassen sich an den Speicheldrüsen drei verschiedene Zellen erkennen, deren Sekreten ganz verschiedene Aufgaben zukommen sollen:

1. Betäubung des Einstichschmerzes (Zeckenstiche sind meist völlig schmerzlos),

2. Verstärkung der Blutung bei relativ kleiner Wunde,

3. Hemmung der Blutgerinnung durch Sekretion des Ixodins (Antikoagulin), das das Fibrin zerstört oder unwirksam macht.

Bei den *Argasiden* mündet eine besondere, flach traubenförmige Antikoagulindrüse in das Hüftgelenk des ersten Beinpaares (Coxaldrüse?).

Das aufgenommene Blut fließt über Hypostom, Cheliceren, Chelicerenscheide in den Oesophagus, der — von Chitin ausgekleidet — bei der Nahrungsaufnahme als Saugrohr mitwirkt. Er führt in den mit zahlreichen Aussackungen versehenen Mitteldarm. Die Einmündungsstelle des Enddarmes in die Rectalblase wird bei den *Ixodiden* gegen *Ende* des Saugaktes verschlossen und ist erst nach der Häutung wieder durchgängig. Bei den *Argasiden* kommt es nicht zum Verschluß des Darmlumens. Bei *Ornithodorus moubata* besteht jedoch keine Verbindung zwischen Dünndarm und Rectalblase. (Vgl. bei Enigk und Grittner 1952.)

Die Verdauung bei den Zecken erfolgt intracellulär in den Darmepithelzellen. In der nüchternen Zecke sind die Zellen des einschichtigen Epithels, das den Magen-Darmkanal auskleidet, von verschiedener Höhe. Einige ragen weit in das Lumen hinein, wobei sie am freien Ende stark verbreitert sind und mit stielartig verjüngter Basis zwischen den übrigen Zellen auf der Basalmembran sitzen (Abb. 278A). Diese „Stielzellen" sind diejenigen, die bei der saugenden Zecke als erste zur Nahrungsaufnahme schreiten. Während des Saugaktes wachsen immer mehr Zellen zu solchen Stielzellen heran und beteiligen sich an der Nahrungsresorption.

Das von der Zecke aufgenommene Blut wird durch die Wirkung des beigemengten Speicheldrüsensekrets sehr schnell in einen homogenen Brei verwandelt und so von den „gestielten" Zellen aufgenommen. Außer zur Aufnahme der flüssigen Nahrung sind die Darmzellen zur *Phagocytose* befähigt (wie auch bei Gamasiden) (Abb. 278). Dabei werden die Leukocyten, die der Auflösung nicht unterliegen, von den „Stielzellen" gleichsam herausgefischt. — Durch die Nahrungsaufnahme werden bei den *Larven* alle Darmzellen so enorm

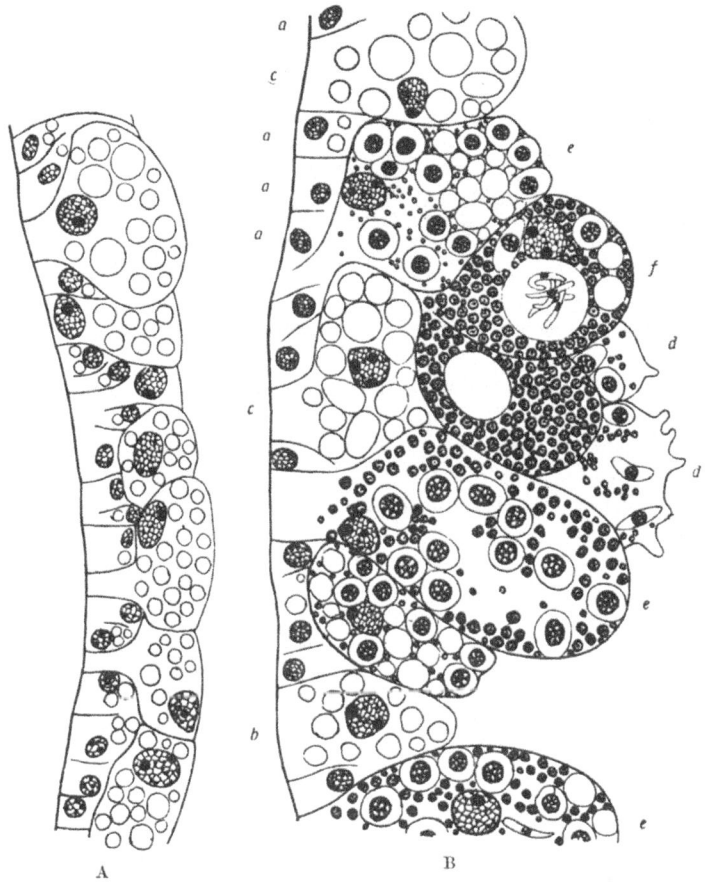

Abb. 278 A u. B. Mitteldarmepithel von *Liponyssus saurarum* (Milbe der Eidechse *Lacerta muralis*). A vor der Nahrungsaufnahme. B während der Verdauung. *a* Darmzellen im jugendlichen Stadium; *b* Zellen mit beginnender Pseudopodienbildung; *c* Darmzellen mit pseudopodienartigen Ausläufern; *d* phagocytierende Darmzellen; *f* pigmenterfüllte Zellen nach Verdauung; *e* Darmzellen mit aufgenommenen Erythrocyten und etwas Pigment. (Vgl. auch Abb. 80 h, S. 151.) (Nach REICHENOW 1921.)

gedehnt, daß das Darmlumen bis auf schmale Spalträume eingeengt ist und nahezu verschwindet. In diesem Zustand bleibt der Darm bis zur nächsten Häutung, unter Umständen auch noch einige Tage danach. Dann erst schwindet allmählich der Inhalt der Darmzellen, und das Darmepithel nimmt wieder seine normale Gestalt an. Setzt sich nun die *Nymphe* an einem Wirt fest, so beginnt jetzt eine *Vermehrung* der Darmwandzellen. Wiederum füllen sich die Epithelzellen, doch bleiben einige frei von Nahrungsvacuolen. Im übrigen entspricht das Bild des Darmes dem der verdauenden Larve. Wenn die adulten Zecken schlüpfen, haben sich die Darmzellen durch Nahrungsabgabe so verkleinert, daß wieder Hohlräume im Darm auftreten. Während der ersten Tage des neuen Saugaktes setzt wiederum eine starke Vermehrung der Darmzellen ein. Bei den vollgesogenen Weibchen ist das histologische Bild des Darmes vollkommen anders als bei Larve und Nymphe im gleichen Zustand, weil nun an der Basalmembran ein geschlossener Verband protoplasmareicher Zellen verbleibt, die von den großen, mit Nahrungsvacuolen erfüllten Zellen überwölbt sind. Der deutliche Unterschied von Stielzellen und ungestielten Zellen ist nach der Nahrungsaufnahme

nur bei den Weibchen zu finden; die Männchen nehmen so wenig Blut auf, daß sich das
Bild des Darmes nicht wesentlich von dem im nüchternen Zustand unterscheidet.

Die Darmentleerung erfolgt bei den *Ixodiden*, die meist große Blutmengen
bei einer Mahlzeit aufnehmen, nur kurz nach Beginn bis kurz vor Beendigung
des Saugaktes und einige Tage lang nach der Häutung. Die zeitlich begrenzte

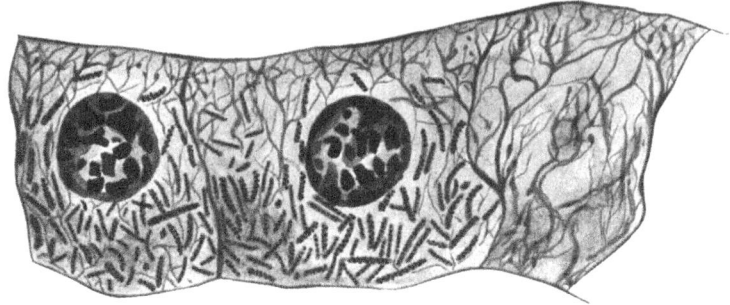

Abb. 279. *Boophilus annulatus*. Zwei von Symbionten dicht besiedelte Zellen aus den MALPIGHIschen Gefäßen
einer Nymphe; die rechts angrenzende, dritte Zelle ist unbewohnt (1350×). (Nach MUDROW 1932.)

Exkretabgabe erklärt sich dadurch, daß der sich mehrende Inhalt der Rectalblase (sog. Harn) gegen die Einmündungsstelle des Dünndarms drückt und
dadurch den Durchtritt von Darminhalt zeitweilig verhindert. Bei den *Argasiden*,
die bei jeder Nahrungsaufnahme nur relativ wenig Blut saugen, kommt es nicht
zu einer Blockierung der Einmündungsstelle des Dünndarmes in die Rectal-

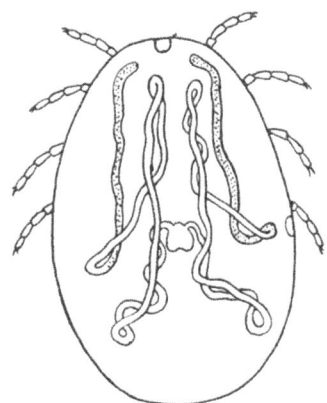
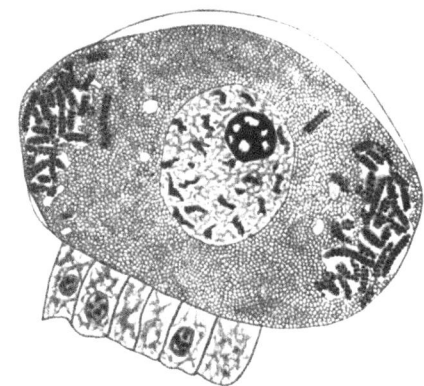

Abb. 280. *Rhipicephalus sanguineus*. Verlauf der MAL-
PIGHIschen Gefäße in einem vollgesogenen Weibchen.
Die symbiontenerfüllten Teile punktiert dargestellt
(5×). (Nach MUDROW 1932.)

Abb. 281. *Boophilus annulatus*. Ei im Stadium der
bipolaren Häufung der Symbiontenfäden (800×).
(Nach MUDROW 1932.)

blase. Kot wird daher häufig und in unregelmäßigen Abständen abgesetzt
(Einzelheiten dazu bei ENIGK und GRITTNER 1952).

Intracelluläre Symbiose. In enger Beziehung zu der parasitären Lebensweise bzw. der ausschließlichen Ernährung mit Blut steht die auch bei Zecken
weit verbreitete *intracelluläre Symbiose* mit Mikroorganismen. Diese sind regelmäßig vorhanden, werden schon im Muttertier auf die Nachkommen weitergegeben („vererbt") und erfüllen offenbar wichtige Funktionen durch Lieferung
von Stoffen, die die Zecken zur Verdauung und Entwicklung benötigen. Sie
besiedeln bei den Ixodiden wie auch bei den Argasiden ausschließlich Zellen
der MALPIGHIschen Gefäße und die weiblichen Geschlechtszellen.

In der Besiedlung der Exkretionsorgane lassen sich beständige regionale Verschiedenheiten nachweisen. Bei *Rhipicephalus* (Abb. 280), *Dermacentor* und *Boophilus* dient nur das vordere, blinde Ende der MALPIGHIschen Gefäße den Symbionten als Wohnstätte. Bei *Ixodes hexagonus* und *Argas persicus* ist dagegen das ganze MALPIGHIsche Gefäß, mit Ausnahme des unmittelbar an die Rectalblase angrenzenden Stückes, besiedelt. Bei *Ornithodorus moubata* enthält der auf das Vorderende folgende Teil die Symbionten (etwa $^1/_5$ der gesamten Länge). Die Geschlechtszellen der *weiblichen* Ixodiden — die der männlichen bleiben frei — werden bereits bei ihrer Herausdifferenzierung im Embryo mit den Symbionten versehen (Abb. 281). Im reifen Ei liegen sie dann an der Stelle, von der sie am leichtesten in die später von ihnen bewohnten Organe, die entodermalen MALPIGHIschen Gefäße und die weiblichen Geschlechts-

zellen, übernommen werden können. Bei den Argasiden erfolgt die Besiedlung der sich entwickelnden Eier anscheinend später als bei den Ixodiden (E. MUDROW 1932). Die verschiedenen Zeckenarten beherbergen spezifische Symbiontenformen. Manche haben eine gewisse morphologische Ähnlichkeit mit Bartonellen, die man z. B. bei *Ornithodorus* vermutete. Bevor man ihre wahre Natur erkannte, hatte man sie vielfach mit besonderen Spirochätenstadien verwechselt. Man darf annehmen, daß alle Zecken primär Symbionten beherbergen; bei einigen Stämmen von *Ixodes ricinus* haben sie jedoch gefehlt (MUDROW 1932, ROESLER 1934) (vgl. auch *Dermanyssus* S. 477).

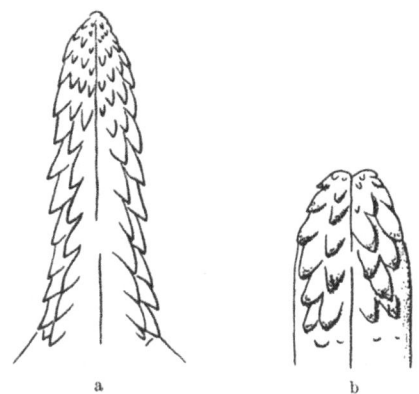

a   b

Abb. 282. *Argas vespertilionis.* Hypostom von Larve (a) und Nymphe (b). (Nach NUTTALL.)

Die Bedeutung der intracellulären Symbionten für den Stoffwechsel der Arthropoden als Lieferanten von Vitaminen wurde bereits betont (S. 470). Aber diese Vitaminquelle allein reicht offenbar für das Gedeihen der Zecken nicht aus. Werden Zecken (*Ornithodorus moubata*) z. B. an Ratten mit einem Defizit an Thiamin (Vitamin B_1) gefüttert, so treten deutlich erkennbare Wachstumshemmungen auf; die Entwicklungsdauer (Intervall zwischen zwei Häutungen) wird verlängert und außerdem tritt eine zusätzliche Häutung vor der Geschlechtsreife auf. Ein Mangel an Vitamin B_2 bleibt dagegen ohne Wirkung auf die Zeckenentwicklung.

Lebensweise und pathogene Bedeutung. Die *Argasiden* sind meist *temporäre* Wirbeltierparasiten (Ausnahme: *Otobius* lebt stationär parasitisch). Sie fallen ihr Opfer an und ziehen sich nach einer Blutmahlzeit, die etwa 20—40 min dauert (Larven nehmen auch Lymphe), wieder in ihre Schlupfwinkel zurück. Die Larve saugt jedoch etwa 8 Tage. Daher ist auch bei den sonst temporären Parasiten das Hypostom der Larven kräftiger ausgebildet als das ihrer Nymphen und Imagines (Abb. 282) (vgl. auch bei *Argas* und *Ornithodorus* S. 500). Die *Ixodiden* dagegen sind immer *stationäre* Parasiten, die in jedem Entwicklungsstadium *nur einmal* Blut aufnehmen und mitunter tagelang am Wirt hängen. Das kräftige Hypostom verankert die Zecke dabei fest an ihrem Opfer (Abb. 283).

Die Lebensweise der Zecken steht in enger Beziehung zu ihrer Funktion als Überträger von Krankheitserregern, die sie mit der Blutmahlzeit aufnehmen. Die Zecken lassen sich vollgesogen zu Boden fallen, um dann nach einer Häutung einen neuen Wirt aufzusuchen („Wirtswechsel"). Die meisten Zecken sind dreiwirtig; dabei können die verschiedenen Wirte auch zur gleichen Art gehören. Von diesem Regelfall gibt es verschiedene Abwandlungen (vgl. Tabelle S. 492). Im extremen Fall ist die Zecke *einwirtig*, d. h. sie verbleibt ihr ganzes Leben

Tabelle 19. *Beispiele für verschiedene Entwicklungswege der Zecken im Hinblick auf Wirtswechsel, Begattung und Eiablage.*

	Argas reflexus	Ornithodorus moubata	Ixodes ricinus	Rhipicephalus evertsi	Boophilus annulatus	Otobius megnini[1]
♂♂ nach Begattung	lebend	lebend	absterbend	absterbend	absterbend	absterbend
♀♀ nach Eiablage	lebend	lebend	absterbend	absterbend	absterbend	absterbend
Larve ohne Blutnahrung . . .		+				
Larve befällt 1. Wirt	+		+	+	+	+
1. Nymphe befällt 2. Wirt . . .	+	+	+	−	−	−
2. Nymphe befällt 3. Wirt . . .	+	+·				−
3. Nymphe befällt 4. Wirt . . .	+	+				
4. Nymphe befällt 5. Wirt . . .	+	+				
Noch weitere Wirte	+	+				
Weibchen mit *Wirtswechsel* vor Eiablage	+	+	+	+	−	
Weibchen mit Eiablage *ohne* vorherige *Nahrungsaufnahme* . .						+
Zahl der Wirte	vielwirtig	vielwirtig	3	2	1	1

[1] *Otobius megnini* (= *Ornithodorus megnini*) ist dadurch bemerkenswert, daß das adulte Weibchen *keine Nahrung* aufnimmt.

bis zur Kopulation auf dem gleichen Wirtstier, das sie als Larve aufgesucht hat (z. B. Weibchen von *Boophilus annulatus* SAY). *Zweiwirtige* Zecken leben als Larven *und* Nymphen auf dem einen Wirt, die Imagines auf dem zweiten (z. B. *Rhipicephalus bursa, R. evertsi*).

Manche Arten nehmen als Larven keine Nahrung auf (z. B. Larve von *Ornithodorus moubata*; sie bleibt in der Eischale). Erstaunlich ist das *Hungervermögen* der Zecken. Die Larven von *Ixodes reduvius* können schon 19 Monate ohne Nahrungsaufnahme am Leben bleiben, die Adulti bis zu 27 Monaten. Als experimentell ermittelte Höchstzahlen gibt VITZTHUM an: Ixodiden können über 4, aber nicht 5 Jahre, Argasiden sicher bis zu 9 Jahre (*O. lahorensis*) ohne Nahrungsaufnahme durchhalten!

Der Wirtswechsel der Zecken ist im Hinblick auf die Übertragung und Bekämpfung verschiedener Tierseuchen außerordentlich bedeutsam (z. B. Piroplasmosen, s. S. 143).

Für den Menschen unserer Breiten haben Zecken nur verhältnismäßig geringe Bedeutung *als Überträger von Krankheitserregern* wie auch als Blutsauger, doch können sie auch bei uns für Wild- und Haustiere sehr gefährlich werden (vgl. S. 495ff.). Befallen sie dabei in großer Zahl junge Tiere, so können sie ihre Opfer allein durch die erheblichen Blutverluste schwächen, aber wohl auch durch die Sekrete der Speicheldrüsen „vergiften". Hinzu kommt die Gefahr von Sekundärinfektionen. Beim Menschen, insbesondere bei Kindern, aber auch bei Tieren können schwere Schädigungen als sog. „Zeckenparalyse" auftreten (s. S. 494).

Wirtspezifität. Niemals sind die Zecken extrem wirtspezifisch; einige Gattungen sind auf Kaltblüter eingestellt (*Amblyomma, Aponomma*), andere bevorzugen große Säuger [*Rhipicephalus, Boophilus* (= *Margaropus*), *Hyalomma*,

Dermacentor u. a.]. *Ixodes* sucht kleine Säuger und Vögel auf. Doch immer bevorzugen die Arten einen anderen Kreis von Wirtstierarten. — Bemerkenswert ist das Vorkommen von Zecken beim *Walroß* (*Dermacentor rosmari* Ass 1935) sowie bei der großen Bärenrobbe. Diese suchen gelegentlich Inseln auf, wo sie von Zecken befallen werden.

Nicht jeder angegriffene Blutspender liefert den Zecken geeignete Nahrung. KEMPER und REICHMUTH berichten z.B. über Beobachtungen an *Argas reflexus*, der Taubenzecke in Deutschland, die neben Tauben, Hühnern, Gänsen, Enten, Raubvögeln, Sperlingen, Pferden, Affen, *auch den Menschen* anfallen, dieses wohl aber nur dann, wenn ein Taubenschlag etwa schon 4—6 Jahre unbenutzt blieb und die Zecken schließlich auf Nahrungssuche gehen. So wird der Mensch nur als ausgesprochener Nebenwirt verwandt. Ihn stechen nur Nymphen und Imagines, während Larven menschliches Blut praktisch nicht aufnehmen. Von den Zecken, die Menschenblut gesogen hatten, blieb im Experiment keine länger als 9 Tage am Leben. Meist waren sie nach 3—6 Tagen tot, während parallel dazu an Tauben gefütterte Zecken überlebten. Offenbar sind *ausschließlich am Menschen ernährte Taubenzecken nicht lebensfähig.*

Wirtsfindung. Bei der Suche nach einem geeigneten Blutspender werden die Zecken von Lichteindrücken, Geruchsqualitäten und Wärmestrahlung geleitet. Im Experiment suchen Zecken der Gattungen *Argas* wie auch *Ixodes*, Imagines wie Nymphen, die Orte größter Wärme und geringster Lichtintensität auf. Sie saugen nach Amputation des HALLERschen Organs Blut durch Cellophanmembranen, wenn diese wärmer als die Umgebung sind, bis zu Membrantemperaturen von $+44^0$. Werden auch die Tarsen des *vierten* Beinpaares abgeschnitten, dann nehmen sie an der erwärmten Membran kein Blut auf. Durch Ausschaltung des 4. Beinpaares ist das thermische Unterscheidungsvermögen jedoch nicht vollständig geschwunden, sondern nur vermindert. TOTZE (1933) nimmt an, daß die Zecken zwei physiologisch verschieden arbeitende Temperatursinnesorgane haben: solche, die der „Temperaturkontaktperzeption" dienen und am letzten Beinpaar sitzen, und solche, für die „Temperaturfernperzeption" am übrigen Körper in Frage kommt (HERTER). Die Larven (ohne 4. Beinpaar!) leben hauptsächlich von Poikilothermenblut und sind durch Temperaturreize nicht zum Saugen zu bringen.

Zecken sind deutlich positiv thermotaktisch, aber — wie HERTER (1942) nachweisen konnte — haben *hungrige* Taubenzecken eine viel höhere *Vorzugstemperatur* als die *satten* Tiere ($+43,20^0 \pm 0,31^0$ gegenüber $+27,07 \pm 0,34^0$ C). Diese Bevorzugung einer bestimmten Temperaturhöhe erklärt wohl auch z. B. die Tatsache, daß sie leichter an Tauben als an Menschen saugen; denn die erwünschte optimale Temperatur wird eher auf der Haut der Tauben angetroffen als auf der des Menschen. Bei diesem läßt sich jedoch ein schnelles Einstechen erreichen, wenn z. B. der Arm kurz vor dem Ansetzen der Zecken eine Zeitlang in heißes Wasser gebracht wurde, wodurch wenigstens vorübergehend der Taubenzecke die Vorzugstemperatur geboten wird (KEMPER und REICHMUTH 1941, HERTER 1942, 1953).

Stichreaktion (Histopathologie). Das Stratum granulosum reagiert auf den Zeckenstich durch vermehrte Produktion von Hornsubstanz. Dadurch wird eine erhebliche Verdickung der Hornschicht (Hyperkeratose) herbeigeführt. Dabei kommt es zu einer mehr oder weniger ausgedehnten, die Cutis durchsetzenden und bis zur Subcutis reichenden, entzündlichen Infiltration, an der neben Lymphocyten und geschwollenen Bindegewebszellen vor allem zahlreiche eosinophile Leukocyten beteiligt sind. „In der unmittelbaren Umgebung der Einstichstelle wird die Haut nekrotisch, die Kerne zerfallen, und das ganze

Gewebe wird in eine eigentümliche hyaline Masse umgewandelt (Abb. 283). Der Gewebszerfall greift auch auf die Epidermis über.'' Die Folge davon ist eine kleine zarte Narbe, die an der Einstichstelle auch dann zurückbleibt, wenn stärkere eitrige Einschmelzungserscheinungen fehlen (GANS 1928) (vgl. auch S. 467 und 469 ff.).

Zeckenlähmung oder Zeckenparalyse.

Als Folge eines Zeckenstiches kann es zu einem Krankheitsbild kommen, das als *Zeckenlähmung* oder *Zeckenparalyse* bezeichnet wird und vorwiegend bei kleinen Kindern sowie bei Haustieren auftritt. Es geht anscheinend auf ein

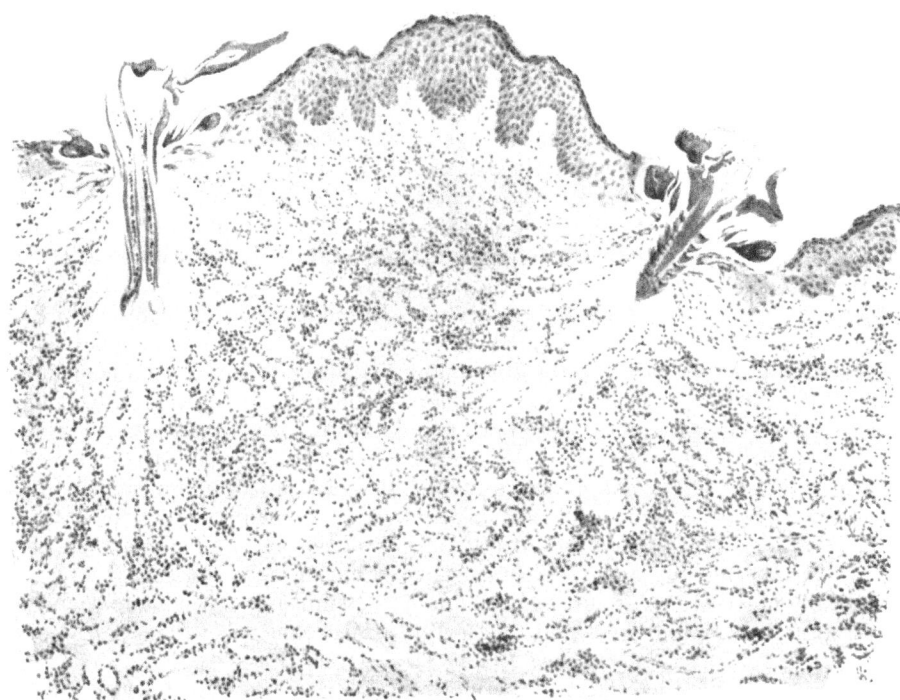

Abb. 283. *Ixodes ricinus.* Kopf und Mundwerkzeuge zweier Tiere in der Haut des Scrotums seit 6 Tagen; im Bilde rechts die Haken des Hypostoms deutlich sichtbar; nächste Umgebung ödematös nekrotisch (vgl. dazu Abb. 276 (115×). (Aus GANS 1928.)

Neurotoxin zurück, das die Zecken bei der Blutmahlzeit ihrem Blutspender injizieren. REGENDANZ und REICHENOW konnten jedoch wirksame Mengen eines solchen Toxins in den Speicheldrüsen nicht nachweisen, dagegen fanden sie es im Körper der Weibchen kurz vor der Eiablage. Das dort gefundene Gift führte zu den gleichen aufsteigenden Lähmungen, wie sie bei der typischen Zeckenparalyse auftreten. Das Toxin bewirkt eine Degeneration der Markscheiden im Zentralnervensystem.

Von OSTWALD wurde ein stark lähmendes Gift („Ixovotoxin") in den Eiern von *Rhipicephalus bursa* nachgewiesen, das thermolabil ist und von Pepsin, Trypsin, Salzsäure und Soda nicht unwirksam gemacht wird.

Folgende *Zeckenarten* können zu Lähmungserscheinungen führen: *Ixodes ricinus, I. holocyclus, I. pilosus, Dermacentor andersoni* und *D. variabilis.* Entsprechend der Verbreitung dieser Zeckenarten sind Fälle von Zeckenparalyse beim Menschen wie beim Tier in Europa, Australien, Südafrika, Nordamerika und Indien bekannt geworden. Im allgemeinen treten die Lähmungen beim

Menschen vereinzelt auf, während bei den Viehherden auch ein Massenbefall beobachtet wurde.

Die klinischen Erscheinungen der Zeckenparalyse beim Menschen stellen sich meist 5—7 Tage nach dem Stich der Zecken*weibchen* ein und beginnen mit einer Muskelschwäche, einer Unfähigkeit zur koordinierten Bewegung der Beine. Eine aufsteigende Lähmung befällt Arme und Nacken, in deren Folge Sprachstörungen und Schluckbeschwerden auftreten. Der Tod erfolgt durch Lähmung der Atemmuskulatur.

Ähnliche Krankheitszeichen wurden bei den *Haustieren* beobachtet. JELLISON und Mitarbeiter, die kürzlich über ein gehäuftes Auftreten der Zeckenlähmung bei Rindern in Amerika berichteten, beschreiben Lähmungen an den hinteren Extremitäten, Auftreten unkoordinierter Bewegung und schwankenden Gang. Die Tiere hatten „offensichtlich Mühe, nicht umzufallen". Andererseits zeigten sie dem Menschen gegenüber plötzlich aggressives Verhalten, brachen dann aber plötzlich zusammen. Rollen der Augen und ein Ausdruck von Angst kennzeichneten diese Tiere. — Rinder mit fast vollständiger Paralyse vermögen den Kopf nicht mehr zu heben. Die Körpertemperatur kann ansteigen, aber auch unter die Norm absinken. Atmung und Puls sind erniedrigt. Die Zahl der Erythrocyten und Leukocyten bleibt in normalen Grenzen. Auch bei den Tieren tritt der Tod meist infolge einer Lähmung der Atemmuskulatur ein.

Die Zecken sitzen vorwiegend am Hinterkopf, am Nacken und an den Schultern. Die absolute Zahl der Zecken ist für das Auftreten der Paralyse nicht entscheidend. Starker Zeckenbefall kann ohne Folgen bleiben, im anderen Falle vermag eine einzige weibliche Zecke die Erscheinungen herbeizuführen. Die Erkrankung tritt entsprechend der Lebensweise der Zecken jahreszeitlich gebunden auf, und zwar zu den Zeiten der größten Aktivität der Zecken. Diese wechselt jedoch mit der geographischen Lage des Verbreitungsgebietes und der Zeckenart, z. B. im westlichen Nordamerika, wo hauptsächlich *Dermacentor andersoni* zur Zeckenlähmung führt, im beginnenden Frühjahr.

Rechtzeitige Beseitigung des Zeckenbefalls, d. h. bevor die Toxine die Atemmuskulatur erreicht haben, pflegt im allgemeinen schnell zur Erholung zu führen. Diese Tatsache spricht dafür, daß die Krankheit nicht auf ein infektiöses Agens zurückgeht. Wenn mechanische Entfernung nicht gelingt, dann vertreiben oder töten die synthetischen Insecticide, insbesondere Hexachlorcyclohexan (Gammexan) die Zecken sehr schnell. Bei solchen Tieren, die sich nicht so leicht erholen, muß eine symptomatische Behandlung unterstützend hinzukommen. — Pferde sind anscheinend besonders widerstandsfähig.

Zecken als Überträger pathogener Mikroorganismen.

In Verbindung mit der Blutmahlzeit kann die Übertragung verschiedener Krankheitserreger von Zecken auf Mensch und Tier erfolgen. Die Infektion wird dabei entweder durch den Stich (*Theilerien, Babesien,* manche *Spirochäten, Bakterien, Rickettsien, Viren*), über die Coxalflüssigkeit [manche *Spirochäten, Rickettsien* (?)] oder als Staubinfektion mit den Faeces (*Rickettsia burneti*) erworben. Einige Erreger (*Babesia-, Spirochaeta-, Rickettsia-*Arten, *Pasteurella tularense* und *Viren*) werden auch an die Nachkommenschaft der Zecken weitergegeben (transovariale Infektion, germinative Übertragung). Die größte Bedeutung haben die Zecken als Überträger einiger Spirochäten- und Rickettsienarten des Menschen und der Piroplasmen (vgl. S. 142ff.) der Nutztiere gewonnen, von denen die Erreger des afrikanischen Rückfallfiebers (*Borrelia duttoni*) sowie des Q-Fiebers (*Rickettsia burneti*), des Zeckenbißfiebers (*R. conori*) und des Rockymountain-spotted-fever (*R. rickettsi*) besonders zu erwähnen sind. Bei diesen Krankheiten halten sich die Erreger mindestens vorübergehend im peripheren Blut des Wirbeltierwirtes auf und können so bei der Mahlzeit von den Zecken aufgenommen werden.

Babesien und Theilerien. Auf die epidemiologische Bedeutung der Zecken für die Piroplasmosen braucht an dieser Stelle nicht eingegangen zu werden, da diese bereits bei den Erregern dieser Krankheit besprochen wurden, (vgl. S. 143—154).

Spirochäten. Die mit der Nahrung aufgenommenen Spirochäten (*Borrelia duttoni*) durchwandern schon nach wenigen Stunden die Darmwand der Zecken (vorwiegend Argasiden) und *vermehren* sich in der Leibeshöhle (Hämolymphe) sehr stark, machen jedoch *keine cyclische Entwicklung* durch. Von der Hämolymphe aus werden die Speicheldrüsen, die Coxaldrüsen und das Zentralnervensystem (am 3. Tage) und die MALPIGHIschen Gefäße (am 4. Tage nach der infektiösen Mahlzeit) besiedelt (bei 25° C gehalten). (Im Darm sind sie noch bis zu 16 Tagen zu finden.) Das Lumen der Exkretionsgefäße sowie die Rectalblase bleiben frei. In den befallenen Organen vermehren sich die Spirochäten durch einfache oder multiple Querteilung (s. auch S. 214).

Versuche von BURGDORFER (1951) mit *B. duttoni* ließen erkennen, daß einige Organe anscheinend eine die Spirochäten anlockende Substanz enthalten.

Während die Speicheldrüsen der Nymphen ständig und stark infiziert bleiben, findet man in denen der Adulti nur wenige Spirochäten. Daraus erklärt sich, daß Nymphen meist mit dem Stich übertragen, die Adulti dagegen vorwiegend mit Coxalflüssigkeit. Die Erreger wandern dann aktiv in den Warmblüter ein und benutzen dabei den Stichkanal oder vorhandene Verletzungen als Eingangspforte. Sie sollen jedoch auch durch die völlig intakte Haut einzudringen vermögen. — Von der Leibeshöhle aus werden auch die Eier zum Teil infiziert, und noch drei folgende Zeckengenerationen können so den Erreger weitertragen. Es kann auch das gleiche Entwicklungsstadium, das die Spirochäten aufnahm, die Erreger an einen Wirbeltierwirt wieder weitergeben. Die Übertragung ist eine germinativ-exkretorische (vgl. S. 472; WEYER und ZUMPT 1952) (GRÜN 1950; BURGDORFER 1951; vgl. auch S. 216).

Bei *Ornithodorus tholozani*, *O. turicata*, *O. hermsi* und *O. parkeri* erfolgt die Übertragung der Spirochäten *mit dem Speichel der Zecke beim Stich* (DAVIS 1945). Hauptüberträger des Zeckenrückfallfiebers sind in Afrika *O. moubata*, *O. savygni* und *O. erraticus* (auch Südspanien), im Nahen Osten *O. tholozani*, in Amerika (Südwest-USA., Mittel- und nördliches Südamerika) *O. turicata*, *O. hermsi*, *O. parkeri* und *O. talaje* (vgl. bei MARTINI 1952, Weltseuchenatlas).

DAVIS empfiehlt, die durch die Zecken übertragenen Spirochätenarten nach ihren Überträgern zu benennen, weil jede Spirochätenspecies jeweils einer für sie spezifischen Zeckenart zugehört (z. B. *Ornithodorus parkeri* überträgt *Borrelia parkeri;* DAVIS 1952). Nur in ihren spezifischen Wirten gehen die Spirochäten auch regelmäßig auf die Eier über, dagegen nicht bei anderen Zeckenarten; auf dieser Grundlage identifizierte DAVIS die verschiedenen Spirochätenarten (DAVIS 1952a, b).

Bakterien. Zecken übertragen auch die *Tularämie* oder Hasenpest, die durch *Pasteurella tularense* verursacht wird. Der Erreger kann gelegentlich auf den Menschen kommen, doch erwirbt er ihn in der Regel durch Kontakt mit erkrankten Hasen oder Kaninchen. Dagegen werden diese Nager durch den Stich von Zecken der Arten *Haemaphysalis leporis-palustris*, *Ixodes ricinus*, *Dermacentor andersoni*, *Dermacentor marginatus*, *D. variabilis* u. a. infiziert. Auch *Pasteurella tularense* wird von den Weibchen an die Eier weitergegeben (germinativ-alimentär) (vgl. JUSATZ 1952).

Rickettsien. Die Rickettsien machen in den Zecken (vorwiegend Ixodiden) offenbar *keinen besonderen*, morphologisch erkennbaren *Entwicklungscyclus* durch. Es läßt sich nur eine intracelluläre Vermehrung feststellen, die jedoch nicht allein im Darm, sondern auch in anderen Organen (z. B. MALPIGHIschen Gefäßen), beim Erreger des amerikanischen Felsengebirgsfiebers (*R. rickettsi*) praktisch in allen Geweben, ohne erkennbare Schädigung der Zecken, erfolgt. Werden dann auch die Speicheldrüsen befallen, so kann eine direkte Übertragung auf einen neuen Warmblüterwirt stattfinden. Die Erhaltung der Rickettsienart wird durch die lange Lebensdauer der Zecken, sowie durch den Übergang der Rickettsien auf die Ovarien und damit auf die Nachkommenschaft begünstigt (vergleichbar der Übertragung von intracellulären Symbionten, vgl. S. 470). WEYER (1950) weist deshalb darauf hin, daß die Rickettsien im Grunde genommen gar nicht auf Warmblüter angewiesen sind, sondern ihre Existenz allein in Zecken sichern können.

a) Der Erreger des *Q-Fiebers, Rickettsia burneti*, konnte aus verschiedenen Zeckenarten isoliert werden. Immer fand man diese in unmittelbarer Nähe von Tieren, die als Erregerreservoire gelten (Schafe, Ziegen, Rinder und andere Haus- sowie Wildtiere). Die Zecken, die als *natürlich* infiziert befunden wurden, gehören zu den Gattungen *Ixodes* (*I. ricinus* in Süddeutschland), *Haemaphysalis*, *Dermacentor, Rhipicephalus, Hyalomma, Amblyomma, Otobius* und *Ornithodorus* (insgesamt etwa 18 Arten). Die Zahl der Zeckenarten, die experimentell infiziert werden konnten, ist jedoch noch weit größer (BELL und PHILIP 1952, WEYER 1953).

Aus folgenden *natürlich infizierten Zeckenarten* ließen sich bisher Q-Fiebererreger isolieren: *Dermacentor andersoni, D. occidentalis, Haemaphysalis humerosa, H. leachi, H. leporis-palustris, Hyalomma savignyi, H. marginatum, H. dromedarii, H. excavatum, H. detritum, Rhipicephalus sanguineus, R. bursa, Ixodes ricinus, I. dentatus, Amblyomma americanum, A. variegatum, Otobius megnini* und *Ornithodorus moubata.*

Ornithodorus moubata wird von WEYER (1949) und BURGDORFER (1951) zur sog. Xenodiagnose (vgl. auch S. 83) bei Q-Fieberverdacht empfohlen.

Die epidemiologischen Zusammenhänge beim *Q-Fieber* (*Rickettsia burneti*) liegen nach WEYER wie folgt: Die Zecken können sich an latent infizierten Haus- und Wildtieren mit den Rickettsien beladen und scheiden sie mit den Exkreten und der Coxalflüssigkeit aus. In diesen bleiben die Erreger sehr lange (bis zu 586 Tagen) virulent (PHILIP 1948). Für Australien wird ein primärer Übertragungs- cyclus innerhalb der Populationen von Bandikut (*Isodon torosus*) und anderen Wildtieren durch *Haemaphysalis humerosa* angenommen. Wahrscheinlich findet erst eine Übertragung auf das Vieh und von diesem auf den Menschen statt. Ähnliche Verhältnisse liegen offenbar in Europa vor, wo Schafherden wohl das entscheidende Erregerreservoir stellen. Von Tier zu Tier erfolgt die Übertragung durch Kontakt, wahrscheinlicher jedoch durch Zecken [in Deutschland *Der- macentor marginatus* (S. 501) und *Ixodes ricinus* (S. 501)]. Für den Menschen spielt die aerogene Infektion wohl die wichtigste Rolle. Die Erreger werden zur Zeit des Lammens (November-Mai) in großen Massen mit der Placenta u. a. frei und trocken durch die Luft verbreitet (siehe bei TERHAAG 1953). Sie gelangen durch Inhalation in den Menschen (daher vorherrschendes kli- nisches Bild: Bronchopneumonie). Die Zecken spielen vielleicht dadurch eine wichtige Rolle, weil eine Zeckenpassage zu einer Virulenzsteigerung der Rickettsien führt. — Die Zecken werden durch die Infektion nicht geschädigt, obgleich es sich oft um eine Massenproduktion von Rickettsien handelt und dabei auch Körper- zellen in größerer Zahl zerstört werden (vgl. WEYER 1953).

b) Für die Epidemiologie des amerikanischen Felsengebirgsfiebers (,,*Rockey mountain spotted fever*"), das in Kanada, USA. (in 43 von 48 Staaten), Mexiko, Kolumbien und Brasilien auftritt (Erreger: *Rickettsia ricketsi*) spielen ebenfalls Zecken die entscheidende Rolle. Als wichtigste Überträger von *R. rickettsi* kommen für den Menschen in Betracht:

Dermacentor andersoni in den westlichen USA.; *D. variabilis* in Zentral- und Ost-USA., in Kalifornien und Oregon; *D. occidentalis, Amblyomma americanum* im Süden der USA.; *A. cayennense* in Brasilien und Panama; *Rhipicephalus sanguineus* in Mexiko.

Die Art *Haemaphysalis leporis-palustris* geht nicht an den Menschen, sondern überträgt die Rickettsien nur innerhalb tierischer Populationen (Texas bis Argentinien).

c) Auch *Rickettsia conori*, der Erreger des im Mittelmeerraum und Rußland, sporadisch auch in Afrika, besonders Südafrika, auftretenden sog. „Marseiller Fiebers" („fièvre boutonneuse", Zeckenbißfieber, tick bite fever) wird durch

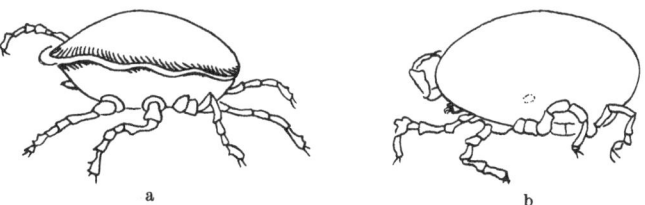

a   b
Abb. 284 a u. b. Seitliches Erscheinungsbild einer Zecke. a der Gattung *Argas*, b der Gattung *Ornithodorus*; (vgl. dazu Tabelle 20).

Zecken übertragen. Folgende Zeckenarten sind dabei zu berücksichtigen: im Mittelmeergebiet die braune Hundezecke *Rhipicephalus sanguineus*, in Südafrika *Amblyomma hebraeum* und *Haemaphysalis leachi*. Die letztgenannte Art ist auch häufig an Hunden zu finden.

Viren. Die einzige Virusart, die von Zecken auf den Menschen übertragen wird, ist der Erreger der *russischen Frühjahrs- und Sommerencephalitis* (Zeckenencephalitis). Diese Krankheit ist bisher nur aus Rußland berichtet worden.

Tabelle 20. *Die wichtigsten Unterschiede zwischen den Gattungen Argas und Ornithodorus.* (Nach MARTINI; vgl. dazu Abb. 284).

	Argas	*Ornithodorus*
Körperform	Oval oder rundlich, vordere Partie oft schmaler als die hintere	Rundlich, vorn entweder breit oder spitz und schnabelförmig
Rand	Abgeflacht; auch nach einer Blutmahlzeit (vgl. Abb. 284a)	Nicht vom übrigen Teil des Körpers abgegrenzt (vgl. Abb. 284b)
Haut	Beide Oberflächen symmetrisch mit in radialen Linien angeordneten Scheibchen besetzt (Abb. 285a)	Scheibchen fehlen oder sind vorhanden, aber nicht radial angeordnet
Augen	Fehlen	Können vorhanden sein oder fehlen

Als Überträger kommen die Arten *Dermacentor silvarum*, *Haemaphysalis concinna*, *H. japonica*, *Ixodes ricinus* und *I. persulcatus* in Frage. Wilde Nagetiere bilden das Erregerreservoir. Das Virus wird in den Zecken von Stadium zu Stadium und auf die folgende Generation übertragen.

Systematische Übersicht.

Eine Übersicht über die wesentlichsten morphologischen Unterscheidungsmerkmale der medizinisch wichtigsten Gattungen bieten die Tabellen 20 und S. 499. Als Beispiele für die verschiedene Lebensweise der Zecken (vgl. Tabelle 19) seien von den Argasiden die Arten *Argas reflexus* und *Ornithodorus moubata*, von den Ixodiden *Ixodes ricinus*, *Dermacentor reticulatus* und *Boophilus annulatus* kurz beschrieben.

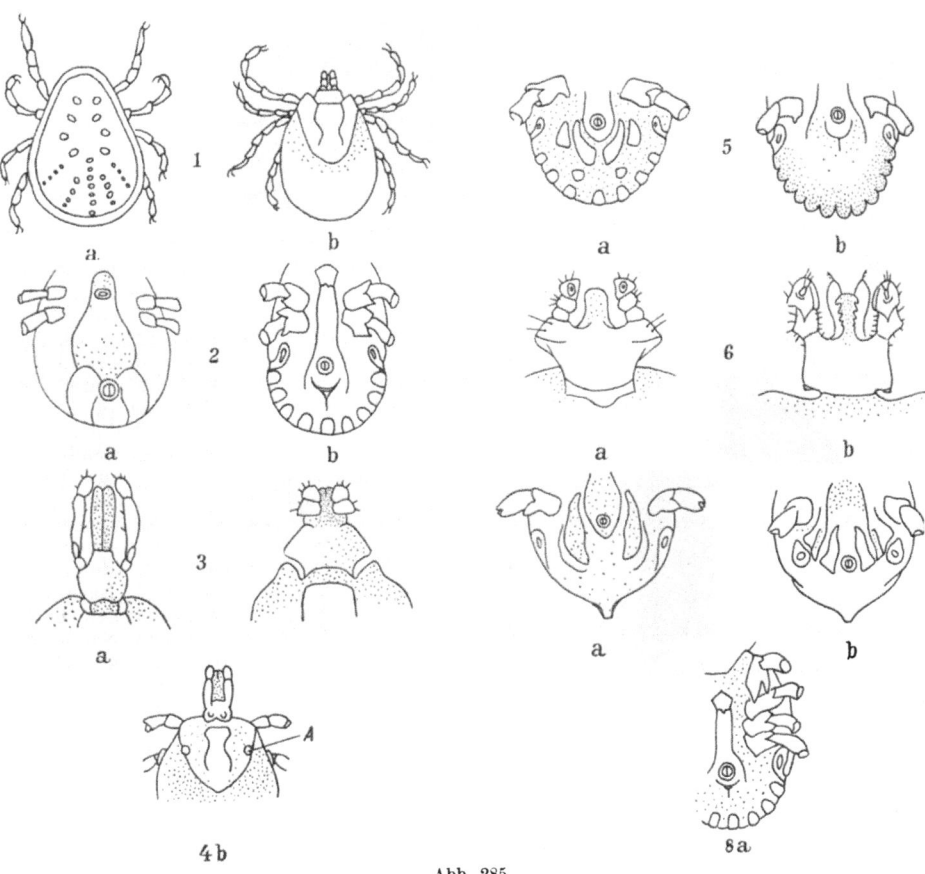

Abb. 285.

Bestimmungstabelle für die medizinisch wichtigsten Gattungen der Ixodidae.

(Die am linken Rande des Textes stehenden Ziffern und Buchstaben beziehen sich zugleich auf die Einzelabbildungen oben, Abb. 285.)

1. a) Köpfchen der erwachsenen Zecke ventral; von oben nicht sichtbar (*Argasidae*)
vgl. Tabelle S. 486
   b) Köpfchen der erwachsenen Zecke terminal, von allen Seiten sichtbar (*Ixodidae*) 2
2. a) Analfurche vor dem After . . . . *Ixodes*
   b) Analfurche hinter dem After oder fehlend 3
3. a) Taster lang 4
   b) Taster kurz 6
4. a) ohne Augen . . . . *Aponomma*
   b) mit Augen (A) 5
5. a) Männchen mit Analplatten . . . . *Hyalomma*
   b) Männchen ohne Analplatten . . . . *Amblyomma*
6. a) Kragen in Rückenansicht 6eckig, seitlich in eine Spitze ausgezogen 7
   b) Kragen in Rückenansicht 4eckig 8
7. a) Zweites und drittes Tasterglied gerade, nicht seitlich in einen Winkel ausgezogen —
   Stigmen kommaförmig . . . . *Rhipicephalus*
   b) Zweites und drittes Tasterglied seitlich in scharfen Winkeln ausgezogen — Stigmen
   ungefähr rund . . . . *Boophilus*
8. a) Vorderhüften in 2 Zähne ausgezogen . . . . *Dermacentor*
   b) Vorderhüften nicht in Zähne ausgezogen . . . . *Haemaphysalis*

Argasidae.

Argas reflexus (FABRICIUS 1794).

Den einzigen Vertreter der Gattung *Argas* in Deutschland (außerdem in Österreich, England, Frankreich, Italien, Rußland, Nordafrika, nördliches Südamerika und USA.) stellt die Art *Argas reflexus* dar. Sie befällt vorwiegend Tauben, dringt aber gelegentlich auch in menschliche Behausungen ein. Sie führt eine nächtliche Lebensweise und ist vielwirtig. Die Taubenzecken sind Überträger der Hühnerspirochäten (*Borrelia gallinarum*) sowie der Erreger der Taubensalmonellose.

Kennzeichnend ist die graue, runzlige Körperoberseite, auf der dunkle Punkte strahlenförmig angeordnet sind (vgl. Abb. 285 1 a). Die Unterseite ist weißlich grau gefärbt. Das Männchen wird 4—5 mm lang. Die Weibchen (bis 9 mm) legen während der Sommermonate nach jeder Blutmahlzeit 12—70 Eier ab. Nach 2—8 Wochen schlüpfen die Larven, die bald darauf zur Blutmahlzeit Tauben aufsuchen, sich danach aber in Ritzen und Spalten des Taubenschlages zurückziehen, um sich bald darauf zur Nymphe zu häuten. Die Nymphen machen nun eine durch vier Häutungen unterbrochene Entwicklung durch, bis sie zu geschlechtsreifen männlichen oder weiblichen Tieren herangewachsen sind. Zwischen je zwei Häutungen müssen sie einmal Taubenblut aufnehmen; im Laufe der gesamten Entwicklung also wenigstens sechsmal. Die Blutmahlzeit der Larven dauert bis etwa 7 Tage, die der Nymphen und Adulti nur 20—40 min (vgl. S. 491 und Abb. 282). Nach Beobachtungen von KEMPER und REICHMUTH blieb keine Taubenzecke, die Menschenblut gesogen hatte, länger als 9 Tage am Leben (KEMPER und REICHMUTH 1941). Da *A. reflexus* auf jedem Stadium längere Zeit zu hungern vermag, kann die Entwicklungsdauer 3 Jahre, unter Umständen sogar noch länger [bis zu 13 Jahren; angeblich sogar bis zu 21 Jahren (BUCHKA)] in Anspruch nehmen (nach MAYER und MADEL).

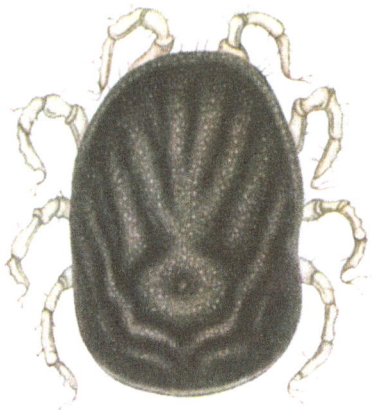

Abb. 286. *Ornithodorus moubata* (4×).

Bemerkenswert sind die beobachteten Folgen wiederholter Stiche der Nymphen und Adulti beim Menschen. Neben den örtlichen Reaktionen, die in schwer heilenden, nässenden Wunden, umfangreichen Hautentzündungen und Juckreiz bestehen, werden auch Allgemeinreaktionen wie ödematöse Veränderungen des Gesichts, Schwellungen der Zunge, der Lippen und einzelner Gliedmaßen, Urticaria, Atemnot, Benommenheit und hohes Fieber berichtet [MAYER und MADEL 1941; KEMPER und REICHMUTH 1941; STROUKAL 1947 (vgl. auch Wirtsfindung S. 493)].

Ornithodorus moubata (MURRAY 1877).

Ornithodorus moubata (Abb. 286), die afrikanische Lederzecke, Überträger von *Borrelia* (= *Spirochaeta*) *duttoni*, dem Erreger des afrikanischen Rückfallfiebers, ist zwischen Südafrika und Ägypten, ferner in Ostafrika, dagegen nicht in Nordwestafrika anzutreffen. Die Zecke lebt in dem trockenen Boden der Eingeborenenhütten und Rasthäuser und sucht nachts ihre Blutspender auf (wie es auch Wanzen tun [temporär-permanenter Parasit]). Jede Blutmahlzeit dauert etwa 20—40 min. Als einzige Zeckenart bevorzugt sie dabei den Menschen, befällt aber auch Haustiere, Ratten und Mäuse. *O. moubata* ist vielwirtig (vgl. S. 492).

Morphologie und Entwicklung. Männchen (bis 6 mm) und Weibchen (bis 14 mm) sind sich außerordentlich ähnlich und nur an den zwischen dem zweiten Beinpaar gelegenen Geschlechtsöffnungen mit Sicherheit unterscheidbar. Etwas hinter dem vierten Beinpaar befindet sich der After. Auf der Höhe des dritten Beinpaares liegen am Körperrand ein Paar Atemöffnungen (Peritremata). In den Gelenkhäuten der Hüften (Coxae) des ersten Beinpaares findet man die Ausführungsgänge der sog. Coxaldrüsen. Augen fehlen.

Die Weibchen legen nach der Nahrungsaufnahme etwa 30—120 (insgesamt etwa 1000) kugelige Eier (0,8—0,9 mm) tief im Sand ab. In ihnen entwickeln sich innerhalb von 12 bis 20 Tagen, je nach Temperatur, die Larven. Diese verlassen jedoch die gesprengte Eihülle nicht. Sie besitzen aber apikal gelegene Mundwerkzeuge und häuten sich, ohne Nahrung aufgenommen zu haben, nach 3—12 Tagen zur ersten Nymphe. (*O. turicata* entwickelt Larven, die normal aus den Eiern schlüpfen und Blut aufnehmen.) Bis zu diesem Zeitpunkt bleiben die Weibchen bei ihrem Gelege. Die junge erste Nymphe ist infolge ihrer hellbraunen

Färbung nur schwer zu finden. Sie hat etwa Stecknadelkopfgröße. Männliche Zecken entwickeln sich meist über vier (höchstens fünf) Nymphenstadien zur Reife, die weiblichen Tiere benötigen fünf (höchstens sieben). — Die durchschnittliche Entwicklungsdauer der Männchen beträgt 36, die der Weibchen 45 Tage, die Lebensdauer in der Regel 2 Jahre. Sie können viele Monate bis einige Jahre hungern, die Adulti länger als die Nymphen. — Nach DAVIS (1951) tritt auch Parthenogenese auf; aus unbefruchteten Eiern entstanden nur Weibchen.

Ixodidae.

Ixodes ricinus L. 1758.

Ixodes ricinus, der Holzbock, ist eine weltweit verbreitete Zeckenart, die auch in Deutschland gefunden wird. Sie bewohnt vorwiegend die Heidelandschaft, sowie hügelige und moorige Gebiete. Zahlreiche Wild- und Haustiere, darunter Vögel (den Larven auch Reptilien), aber auch der Mensch dienen ihnen als Blutspender. Am häufigsten findet man sie auf Hunden, Schafen und Rindern. *I. ricinus* überträgt *Babesia bovis* (vgl. S. 146), *Anaplasma marginale* sowie das Virus des „Looping ill", einer Krankheit der Schafe, und das Virus des Zeckenfiebers. — Sie ist dreiwirtig.

Die Weibchen legen etwa 1000—3000 Eier tief an den Grund von Pflanzen. Nach 4 bis 10 Wochen schlüpfen die Larven und klettern bei günstigem Wetter auf die Spitzen der Blätter und Halme, an denen sie lauernd auf einen vorübergehenden Wirt warten. Schnell wandern sie auf ihn über oder lassen sich auf ihn herabfallen. Auf dem gleichen Wege suchen Nymphen und Adulti ihren Wirt auf. Die Blutmahlzeit der Larven dauert etwa 3—5 Tage. Danach lassen sie sich zu Boden fallen und entwickeln sich innerhalb von etwa 4 Wochen nach einer Häutung zur Nymphe. Diese braucht aber für die Nahrungsaufnahme 4—8 Tage. Aus der Nymphe werden unter günstigen Bedingungen nach 10—12 Wochen bereits die Geschlechtstiere. Das Männchen (2,5:1,5 mm) nimmt keine Nahrung mehr auf, sondern befruchtet nur das Weibchen auf dem Wirt. Danach geht es zugrunde. Das Weibchen (4:3 mm) benötigt 7—11 Tage zu der vollständigen Mahlzeit. Gesättigt erscheint es wie ein Ricinus (!)-Samenkorn (nun etwa 11:7 mm). Anschließend läßt es sich wieder zu Boden fallen und beginnt mit der Eiablage.

Die Entwicklungsdauer beträgt insgesamt 1—1½ Jahre. Jedes Stadium kann jedoch wenigstens 1 Jahr hungern, wahrscheinlich sogar länger, so daß sich die gesamte Entwicklung auf 4½ Jahre ausdehnen kann.

Die Aktivität der Zecke ist jahreszeitlich verschieden und von Temperaturhöhe und Luftfeuchtigkeit abhängig. Sie ist auf verhältnismäßig hohe relative Luftfeuchtigkeit angewiesen (80—85%; MILNE 1944).

Die Zahl der *Ixodes*-Arten ist recht groß. In Deutschland findet man außer *I. ricinus* noch etwa 15 weitere Arten, die aber für den Menschen keine Bedeutung haben.

Dermacentor marginatus[1] SULZER 1776.

(= *D. reticulatus* FABRICIUS 1794.)

Dermacentor marginatus, eine in Europa vorkommende Zeckenart, der für die Übertragung von *Rickettsia burneti*, dem Erreger des Q-Fiebers, auch in Deutschland gewisse Bedeutung zukommt. Sie überträgt auch z. B. die Erreger der Pferdepiroplasmose (*B. equi* und *B. caballi*). Sie sucht als Adultus vorwiegend Schafe und Hunde auf, während Larven und Nymphen kleine Säuger als Blutspender bevorzugen. — *D. marginatus* ist dreiwirtig.

Die Weibchen haften etwa 8—12 Tage an ihrem Wirt. 2—3 Tage nach Verlassen des Blutspenders können sie mit der Eiablage beginnen, die ungefähr nach einer Woche beendet ist. Bei einer Temperatur von 22—23° C schlüpfen nach etwa 10—18 Tagen die Larven; aber erst etwa 8 Tage danach werden sie sauglustig. Nach etwa 10—12 Tagen erfolgt die Häutung zur Nymphe, die meist am 4. oder 5. Tag vollgesogen vom Wirt abfällt. Die Weiterentwicklung der Nymphe zur Imago erfordert wiederum 10—12 Tage. Die Männchen saugen nur in den ersten 4—5 Tagen und suchen dann die Weibchen zur Begattung auf. Die Gesamtentwicklung dauert 50—75 Tage (vgl. HOHORST 1943).

Mit dem Festsetzen der Zecken beginnt keineswegs sofort die Blutaufnahme. So setzt auch der Speichelfluß (und damit die Infektion z. B. mit Babesien) erst später ein.

D. marginatus ist auf allen Entwicklungsstadien sehr feuchtigkeitsbedürftig und geht bei Trockenheit rasch zugrunde. Zum Schutz vor Austrocknung haben die Eier eine klebrige

---

[1] Nicht zu verwechseln mit *D. marginatus* BANKS 1908.

Oberfläche, wodurch die Eier in dichten Klumpen aneinanderhaften. Larven und Nymphen zeigen in ähnlicher Weise das Bestreben, sich dicht zusammen zu setzen, um sich durch Verringerung der freien Oberfläche vor dem Austrocknen zu bewahren.

Boophilus annulatus SALMON und STILES.

(= *B. bovis* CURTICE 1891; *Rhipicephalus annulatus* NEUMANN 1897; *Margaropus annulatus* SAY 1821.)

Ein Beispiel für *einwirtige* Zecken (vgl. Tabelle 19) bietet *Boophilus annulatus* aus Nordamerika und Mexiko (südlich des 37. Breitengrades). Sie befällt vorwiegend Rinder, Pferde, Maulesel, Ziegen und Schafe, gelegentlich aber auch den Menschen, und überträgt *Babesia bigemina*, den Erreger der Rinderpiroplasmose (Texasfieber). *B. annulatus* ist die *erste* Zeckenart, die als Überträger eines parasitischen Protozoons (*Babesia bigemina*) erkannt wurde.

Die bluterfüllten und begatteten Weibchen legen nach Verlassen des Wirtes ihre Eier in die Erde (3000—5000 Stück). Die Embryonalentwicklung dauert je nach Temperatur und Feuchtigkeitsverhältnissen 3—25 Wochen. Die Larven sind sehr aktiv und klettern z. B. auf Grashalme, um auf einen Wirt zu warten. Sie können über 200 Tage hungern. Die Dauer der Entwicklung auf dem Wirt, von der Larve über die Nymphe zum erwachsenen Tier, die an ein und derselben Stelle haftend durchgemacht wird, wechselt zwischen 20 und 65 Tagen. Das reife Weibchen fällt nach der Blutmahlzeit ab und geht nach der Eiablage zugrunde (vgl. dagegen einwirtige *O. megnini* mit Eiablage ohne vorherige Nahrungsaufnahme). Diese erstreckt sich über viele Tage (bis 3 Monate.)

Zeckenbekämpfung.

Zu einer erfolgreichen Zeckenbekämpfung muß die Lebensweise der in Frage kommenden Art berücksichtigt werden. Einwirtige Zecken, wie z. B. *Boophilus annulatus*, erfordern andere Maßnahmen als vielwirtige Arten, wie z. B. *Ornithodorus moubata*. Eine bewährte Methode zur Vernichtung der stationären Zecken bei Haus- und Nutztieren besteht in der Anwendung von Arsenbädern. Durch diese müssen die Wirtstiere hindurchschwimmen, so daß der ganze Körper (mit Ausnahme des Kopfes) mit dem Gift in Berührung kommt. Dieses Bad muß in Abhängigkeit von dem Zeitraum, den die betreffende Zecke für ihre Blutmahlzeit benötigt, mehrfach wiederholt werden. Da dieser Zeitraum je nach Zeckenart verschieden ist, können keine allgemein gültigen Regeln aufgestellt werden. — Es muß jedoch mit arsenfesten Rassen gerechnet werden. — Nach den Erfahrungen der letzten Jahre lassen sich auch die modernen synthetischen Insecticide (DDT, Gammexan u. a.) mit Erfolg verwenden, von denen sich Gammexan als wirksamstes Mittel erwies (MARIOTTE und CALDERÓN 1948).

Bei den vielwirtigen Zecken, die nach Wanzenart leben, muß an die Beseitigung aller Unterschlupf- und Brutmöglichkeiten gedacht werden. Holzbauten und Eingeborenenhütten auf sandigem Grund werden von diesen Arten (z. B. *Ornithodorus moubata*) bevorzugt aufgesucht, während zementierte Böden und Fundamente die Entwicklung beeinträchtigen. Reisende sind immer durch die infizierten Zecken bedroht und sollten die Hütten der Eingeborenen meiden. Hilfe bieten gut abschließende Moskitonetze und Einstellen der Betten in Schalen mit Petroleum und ähnlichem. Stallungen sind oft die Quellen, aus denen die Zecken auf menschliche Behausungen überwandern. Verseuchte Eingeborenenhütten werden am besten abgebrannt, weil Aushungern nicht hilft.

Schwierig wird die Bekämpfung der Zecken, wenn neben Mensch oder Vieh auch Kleinnagetiere und Wild als Blutspender aufgesucht werden. Notfalls müssen dann diese Tiere in die Bekämpfungsmaßnahmen einbezogen werden.

β) Trombidiformes REUTER 1906.

Finden wir unter den *Ixodidae* die größten Milbenarten, so gehören zu den *Trombidiformes* mit die kleinsten Arten. Diese sind zum Teil quälende Schmarotzer, zum Teil selbst Krankheitserreger oder Überträger von pathogenen Mikroorganismen (Rickettsien).

Die *Trombidiformes* sind (nach VITZTHUM) gekennzeichnet durch die Stigmen im Bereich des Gnathosoma. Der mittlere Teil des Mitteldarmes hat einen weit geringeren Umfang als seine Aussackungen und ist hinten geschlossen. Diese Milben haben ein großes medianes Exkretionsorgan, jedoch keine Analöffnung. Statt dessen besitzen sie in der Regel einen Uroporus, durch den die Exkrete entleert werden. Ein Herz fehlt. Die Coxae sind unbeweglich in das Podosoma eingesenkt.

Zur ersten Gruppe der *Trombidiformes*, den *Tarsonemini*, gehören einige bemerkenswerte Arten, die zum Teil Parasiten von Kulturpflanzen (z. B. *Tarsonemus*), zum Teil auch Entoparasiten von Insekten (z. B. *Acarapis*) sind.

Die *Tarsonemus*-Arten führen zu Mißbildungen und Gallen bei Pflanzen. Gewächshäuser mit ihren gleichmäßigen Temperatur- und Feuchtigkeitsverhältnissen bieten ihnen besonders günstige Entwicklungsbedingungen. Unter diesen Milben findet man Schädlinge des Getreides. *Tarsonemus spirifex* (MARCHAL 1902) erzeugt z. B. den sog. Drehwuchs des Hafers, kann aber auch gelegentlich an Gerste und Futtergräsern auftreten. *Pediculopsis graminum* (REUTER 1900) führt anscheinend zur Weißährigkeit der Getreidearten und Wiesengräser. Andere *Tarsonemus*-Arten schädigen Tabak-, Reis-, Ananas-, Zuckerrohr-, Tee-, Chinarindenbaum-, Gummibaum-, Citrus- und Kartoffelkulturen, wenn wir von den Zierpflanzen absehen.

1. Tarsonemidae.
Acarapis woodi (RENNIE 1921).

Besonderes parasitologisches Interesse verdient der *Befall der Honigbiene* mit *Acarapis woodi*, dem Erreger der sog. *Milbenseuche der Bienen*, weil diese Milben als echte *Entoparasiten, Pneumonyssus* vergleichbar, in den Atmungsorganen, den Tracheen, sitzen und dort zu solchen Schädigungen führen können, daß der Tod des Wirtes eintritt. Der Parasit ist aus dem südöstlichen Deutschland, aus der Schweiz, England, Frankreich, Belgien, Holland, Italien, Polen, Rußland und der Tschechoslowakei bekannt.

Morphologie und Biologie. *A. woodi* (Männchen etwa 96—100 μ; Weibchen etwa 120—180 μ) ist durch seine geringe Größe imstande, sich mindestens in den Haupttracheenstämmen frei zu bewegen (Abb. 287). Die Milbe dringt durch das vorderste Stigmenpaar des Thorax in die Tracheen der Biene ein, doch nur bei Arbeiterinnen und Königinnen, die etwa bis zu 4 Tagen, höchstens aber 9 Tage alt sind. Ältere Tiere werden nur selten befallen und erscheinen immun. Worauf diese „Altersimmunität" beruht, ist nicht bekannt. VITZTHUM vermutet mechanische Ursachen, die das Eindringen in die Tracheen erschweren.

Ein eingedrungenes Weibchen („*Acarapis internus*") legt nach etwa 3 Tagen 5—7 unverhältnismäßig große Eier ab, in denen sich zunächst in 3—4 Tagen die Larven entwickeln. Noch im Ei wird ein Apoderma[1] gebildet. Die Larve schlüpft aus diesem und aus der Eischale nicht ganz heraus, sondern verbleibt mit der hinteren Hälfte in diesen Hüllen. Es folgt darauf eine postembryonale Apodermabildung, aus der eine voll entwickelte Nymphe hervorgeht. Dann erfolgt nochmals eine Apodermabildung. Bei der nun letzten Häutung zum Adultus wird die Nymphenhaut in Fetzen abgestreift und das Apoderma durchbrochen.

Bei der Häutung zum Adultus durchstößt der Exkretionsschlauch die Körperwand. Er reißt auf und die angesammelten Exkrete werden entleert, worauf er sich sofort „für alle Zeiten wieder schließt" (VITZTHUM).

Bis zur vollen Reifung benötigen die Männchen noch weitere 5—6 Tage, die Weibchen noch 6—9 Tage.

---

[1] Apoderma = rudimentäre Haut von Nymphenstadien, deren Entwicklung vorzeitig abgebrochen und in andere Bahnen gelenkt worden ist.

Mit den stilettförmigen Cheliceren durchbohren die Milben die Tracheenwand und saugen die Leibeshöhlenflüssigkeit der Bienen. Der auf diese Weise sich bildende Wundschorf färbt die Tracheen bräunlich und kann so umfangreich werden, daß die Tracheen nicht mehr durchgängig sind. Durch die Milben und Milbenhäute mit ihren Exkretionsmassen wird die Atmung so erschwert, daß es zu Atemnot kommt. Der Mangel an Sauerstoff drängt die befallenen Bienen ins Freie, wo sie dann sterben. Bei massenhaftem Auftreten kann das ganze Bienenvolk erfaßt werden und aussterben. Durch Verschleppung kann die *Acarapis*-Milbe zur Ausrottung ganzer Bienenbestände in einem Landstrich führen.

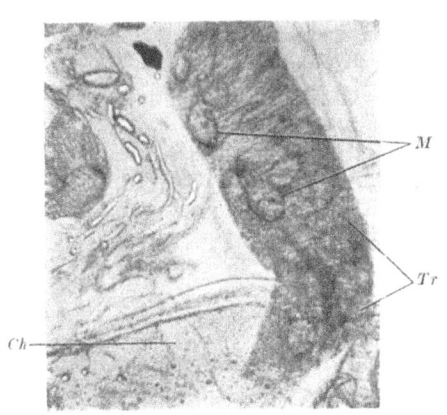

Ein noch ungelöstes Problem ist die Frage, warum die *Acarapismilbe* auch als harmloser Ektoparasit („*Acarapis externus*") angetroffen wird. Es handelt sich allem Anschein nach um die gleiche Art, jedoch um eine „Standortvarietät", die die Intersegmentalhäute der Biene durchsticht, ebenfalls von der Leibeshöhlenflüssigkeit der Biene lebt und ihre Eier in die Rückenfurchen und an die Flügel des Wirtes ablegt. Ein wesentlicher morphologischer Unterschied besteht zwischen den beiden Varietäten nicht. Allein die Beinglieder bei den außen lebenden Weibchen sind durchschnittlich etwas länger als bei den entoparasitisch lebenden Weibchen (Borchert 1932).

Abb. 287. *Acarapis woodi* in einer Trachee der Honigbiene (Quetschpräparat). *Ch* Chitin; *M* Milben; *Tr* Trachee (etwa 40×). (Nach Borchert 1932.)

Zum Nachweis der Milben eignet sich ein Quetschverfahren. Dabei werden die zu untersuchenden Bienen 2—3 Tage in Diaphanol eingelegt, um das Chitin aufzuhellen. Nach Wässerung und Überführung in Alkohol wird eine $\frac{1}{2}$—1 mm dicke Scheibe der Brustmuskulatur in Milchsäure oder 5%iger KOH zwischen zwei starken Glasplatten kräftig gequetscht. In den Tracheen sieht man dann die Milben.

Die Bekämpfung der Milbenseuche ist schwierig, weil bei den Maßnahmen auch die Bienen gefährdet werden. Im allgemeinen werden Durchgasungen mit einem Gemisch von zwei Teilen Benzin und Nitrobenzol und ein Teil Sapol oder Wintergrünöl vorgenommen.

Bombacarus buchneri STAMMER 1951.

Wegen ihrer eigenartigen Gestalt und Entwicklungsweise sei noch eine zweite Tracheenmilbe, *Bombacarus buchneri* STAMMER 1951 genannt, die vorwiegend in dem großen Tracheensackpaar im Bereich der ersten Abdominalsegmente der Hummel (*Bombus pratorum* L., *B. agrorum* F., *B. hortorum* L. u. a.) lebt. *Beide Geschlechter besitzen nur 3 Beinpaare*, stellen also *geschlechtsreif gewordene Larven* dar (Neotenie). Alle Tarsen sind mit Krallen und großem Empodium versehen. Am hinteren Rand des Podosoma steht median ein langes Borstenpaar.

Weibchen, Arbeiterinnen und Männchen der Hummeln werden in gleichem Maße von den Milben befallen. Diese dringen — wie bei *Acarapis* — wohl hauptsächlich in den ersten Tagen nach dem Schlüpfen der Hummeln, wahrscheinlich — im Gegensatz zu *Acarapis* — auch noch viel später in die Hummeln ein. Dabei handelt es sich ausschließlich um begattete junge *Weibchen*.

Die Milben durchbohren mit ihren Cheliceren die Wand der Tracheenblase und saugen die Leibeshöhlenflüssigkeit der Hummel aus. Sie verlassen die Stelle, an der sie sich niedergelassen haben, nicht mehr. Durch Blutflüssigkeit, die beim Saugen in die Trachee eindringt, bildet sich um das Gnathosoma des Weibchens meist ein bräunliches Gerinnsel (STAMMER 1951). Häufig beult sich die dünne Wandung der Trachealsäcke dort, wo die Weibchen heranwachsen, aus, so daß diese dann in mehr oder weniger tiefen Nischen sitzen. Sobald das Weibchen herangewachsen ist, beginnt es mit der Eiablage (insgesamt 50—60 Stück). Diese werden laufend abgelegt. Schließlich bedecken sie den ganzen Körper des Weibchens, der zuletzt langsam einschrumpft und unter den Eiern verschwindet. Die Lebensdauer der Weibchen beträgt mehr als $1^1/_2$ Monate. *Aus den abgelegten Eiern entwickeln sich direkt Adulti*, die sich gleichfalls zunächst in den Tracheen aufhalten. Die Kopulation erfolgt am Orte der Entwicklung. Die begatteten Weibchen verlassen anscheinend bald die Trachee, um zur Infektion anderer Hummeln zu schreiten. Die Männchen bleiben zurück. Sie nehmen offenbar keine Nahrung zu sich. Ihre Cheliceren sind stark verkürzt und gekrümmt. — Die Zahl der Generationen im Laufe eines Jahres schätzt STAMMER auf 3—6.

Bemerkenswert ist, daß die Milben den Gesundheitszustand ihrer Wirtstiere anscheinend in keiner Weise beeinträchtigen, obgleich 10—20 Milben, in einem Fall sogar 29 Tiere angetroffen wurden. Eine toxische Schädigung der Wirte scheint nicht einzutreten. Äußerlich wenigstens war einer befallenen Hummel nichts anzumerken. Daraus läßt sich wohl schließen, daß die Art *B. buchneri* außerordentlich weitgehend an die parasitische Lebensweise angepaßt ist, da offenbar ein Gleichgewicht zwischen Parasit und Wirt besteht.

2. Demodicidae.
Demodex folliculorum SIMON 1842.
Die Haarbalgmilbe.

Demodex folliculorum, die Haarbalgmilbe, ist wohl der häufigste Hautparasit des Menschen. Nach FUSS findet man sie praktisch bei allen Individuen, doch ist sie in der Regel ein völlig harmloser Bewohner der Haarfollikel. Dagegen können verwandte Arten bei Tieren unter Umständen zu einer todbringenden Invasion führen. Die Spezialisierung auf bestimmte Wirte ist gerade bei den Angehörigen der Gattung *Demodex* sehr streng.

Morphologie und Entwicklung. Die *Demodiciden* (vgl. Abb. 288) sind weißlich-farblose, infolge einer Verlängerung des Opisthosoma wurmähnlich langgestreckte Milben von meist 0,1—0,4 mm Länge. Die Oberfläche des Hinterleibes erscheint geringelt. Es fehlen ihnen besondere Atmungsorgane, Behaarung und Augen. Die vier Beinpaare sind zwar normal gegliedert, aber zu kurzen Stummeln geworden. Die längsgespaltene weibliche Genitalöffnung liegt ventral; der *Penis* tritt in der Mitte des Podosoma, aber *dorsal*, zutage.

Die Angehörigen der Gattung *Demodex* sind ovipar. Aus den länglich-ovalen Eiern (70:45 µ) schlüpft eine Larve mit 6 sehr mangelhaft ausgebildeten Beinen, die nur hakentragenden Höckern gleichen. Aus der Larvenhülle geht eine Protonymphe hervor. Diese zeigt bereits die für die Erwachsenen charakteristische Körperringelung. Die Zahl der bewehrten Höcker hat sich auf 8 erhöht. Jeder Tarsus trägt 2 Krallen. Erst nach der nächsten Häutung (Deutonymphe) sind die Beine besser entwickelt und lassen die Gliederung erkennen, die jedoch erst nach der letzten Häutung zum geschlechtsreifen Tier (Adultus) völlig ausgebildet wird.

Der Bau der Mundwerkzeuge im einzelnen ist noch unbekannt. Ein kurzer, ringförmiger Pharynx führt über einen kurzen Oesophagus in den geräumigen Mitteldarm. Eine Afteröffnung fehlt.

Lebensweise und pathogene Bedeutung (Wirtsreaktion). Die Haarbalgmilben sind praktisch bei allen Menschen zu finden, jedoch in stark wechselnder Häufigkeit. Bei Kindern pflegen sie seltener zu sein; mit zunehmendem Alter nimmt die Häufigkeit zu. Dieser Umstand hängt wohl mit der Beschaffenheit der Haut zusammen. Die Milben sitzen vorwiegend an den Talgdrüsen des Kopfes, einschließlich der behaarten Kopfhaut. Mit Sicherheit ist die Milbe an Stirn, Nase, Kinn, Lippen und Wangen zu finden, außerdem in den Ohrmuscheln, dem äußeren Gehörgang, den Augenbrauen, in den Follikeln der Wimpern und in den MEIBOMschen Drüsen, gelegentlich auf der Brust und an den Genitalien. Selten findet man sie — entgegen einer weit verbreiteten Ansicht — am Grunde der sog. Mitesser (Komedonen), weil deren Inhalt meist nicht weich genug ist. Der Nachweis gelingt nur mit den dazu notwendigen Instrumenten und unter

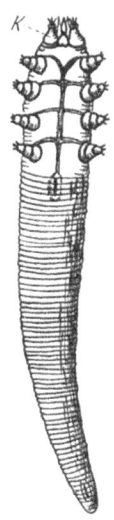

Anwendung einer besonderen Technik. Im einzelnen menschlichen Haarfollikel findet man immer nur wenige (bis 4) Milben. Pathogen werden sie äußerst selten. Es treten zuweilen starke Hautreaktionen unter starker Pigmentierung der Haut und Pustelbildung auf. Epitheliome des Gesichts und der Brust sind als Folgeerscheinungen beschrieben worden. Gelegentlich bereitet die Milbe den Boden für Bakterien, die dann zu einer Abszeßbildung führen.

Histologisch läßt sich eine Erweiterung des Follikelostiums, ferner eine Abplattung bzw. Verdünnung des Follikelepithels, gelegentlich auch eine Talgdrüsenhyperplasie, feststellen. Bei tieferem Eindringen in den Haarfollikel (durch Traumen; BERGSTAD u. a.) kann es schließlich zu cystenartigen Erweiterungen der Talgdrüsen und, falls eine entzündliche Gewebsreaktion ausgelöst wird, zur Bildung tuberkuloiden Granulationsgewebes, unter Umständen mit zahlreichen Riesenzellen, kommen. Es handelt sich dabei jedoch lediglich um Fremdkörperreaktionen (GANS).

Abb. 288. *Demodex folliculorum*, Haarbalgmilbe. *K* Kiefertaster (200 ×). (Aus BRUMPT/NEVEU-LEMAIRE/ERHARDT 1951.)

Demodex-Räude.

Während die Haarbalgmilben beim Menschen meist gar nicht bemerkt werden, können sie auf manchen *Säugetieren* erhebliche Schädigungen hervorrufen, wenn sie sich im Haarfollikel stärker vermehren („Demodex-Räude"). Sie können dann birnförmige Klumpen rings um die Haarwurzel bilden und dadurch die Wurzelscheide vom Haar abdrängen. Dieses verliert schließlich seinen Halt und fällt aus. So können größere haarlose Stellen entstehen, die oft nässen und wohl durch sekundäre Infektion (Staphylokokken) zu fast *unheilbarer Krankheit* führen (Fuchs, Hund: *Demodex canis*, Abb. 9d). — Die Zahl der bekannten *Demodex*-Arten ist recht erheblich; sie werden meist nach ihrem spezifischen Wirt benannt (z. B. *D. cati*, *D. bovis*, *D. equi*, *D. cervi*).

Die sog. Läusekrankheit oder Pediculosis.

Mit den *Demodiciden* ist wohl *Harpyrhynchus tabescentium* BERTHOLD 1845 verwandt, eine Milbe, die auch zu einer Hautkrankheit führt, welche aber ätiologisch zeitweilig umstritten war. Diese sog. „*Läusekrankheit*" („Läusesucht") der Menschen wurde auch „*Pediculosis*" oder „*Phthiriasis*" genannt (Morbus pedicularis, mal pediculaire, lousy evil, luizen ziekte). Nach den eingehenden Studien OUDEMANS' muß sie wohl richtiger „Harpyrhynchiasis" heißen, weil allem Anschein nach auf Grund seiner gründlichen historischen Studien die *Milbe H. tabescentium* in Betracht kommt.

OUDEMANS (1940) hat die wahrscheinlich gesicherten Beobachtungen über „Läusekrankheiten" aus dem Altertum bis in die Gegenwart zusammengetragen. Danach ist bereits im Jahre 1190 v. Chr. nach einem Bericht von Plutarch „Akastos, der Sohn des Pelias" an der Läusesucht gestorben. Aristoteles (350 v. Chr.) erwähnt, daß einer der berühmtesten griechischen Dichter an der Läusesucht zugrunde gegangen sei. Derartige Berichte findet man in historischen Darstellungen wiederholt. Da selbst bei sehr starkem Befall Läuse nicht zum Tode führen und nicht zu den unten beschriebenen typischen Symptomen führen, war (nach OUDEMANS) in zahlreichen Fällen sicher die Harpyrhynchiasis gemeint.

Lebensweise und pathogene Bedeutung. Die etwa 750 μ große und bräunlich gefärbte Milbe lebt immer in Nestern unter der Haut, häufig über den ganzen Körper verteilt und dann in erbsen- oder haselnußgroßen Beulen. Ist deren Zahl geringer, dann erreichen sie sogar Tauben- oder Hühnereigröße. In jedem Nest leben Hunderte oder Tausende von Milben. Werden diese großen oder kleinen Beulen, durch den starken Juckreiz veranlaßt, beim Kratzen geöffnet oder öffnen sich selbst, so verbreiten sich die Milben schnell nach allen Richtungen. Sie suchen dann am liebsten wieder enthäutete Stellen auf. Daher findet man sie in Wunden, die mit „Läusen" erfüllt sein können. Oder es gräbt sich ein befruchtetes Weibchen mit seinen Palpen irgendwo ein, um ein neues „Nest" zu gründen. Merkwürdigerweise soll die Krankheit nicht ansteckend (kontagiös) sein.

Die Erfolge der allgemeinen hygienischen Maßnahmen haben wohl dazu geführt, daß die echte „Läusekrankheit" praktisch verschwunden ist; von den lebenden Forschern hat sie wohl keiner mehr gesehen. Deshalb forderte OUDEMANS auf, gegebenenfalls auf solche Fälle besonders zu achten und eine genaue Untersuchung der Erreger zu sichern. VITZTHUM bemerkt, daß Zoologen noch nicht Gelegenheit hatten, sich mit solcher „Phthiriasis" zu beschäftigen, da seit 1863 keine Fälle dieser Art bekannt geworden sind.

3. Trombidiidae.

Die artenreiche Milbenfamilie der *Trombidiidae* ist von großer medizinischer Bedeutung. Sie umfaßt Hautparasiten, die unter anderem die sog. *Trombidiose* (durch „*Leptus autumnalis*") erzeugen. Als Überträger von Krankheitserregern können sie zu einer schweren *Rickettsiose* führen.

Unter *Trombidiose* versteht man in der Medizin eine unangenehme Hautreizung, die unter den verschiedensten Namen bekannt ist: „Stachelbeerkrankheit" in Thüringen (hat nichts mit Stachelbeermilbe zu tun), „Sendlinger Beiss" in Oberbayern, „Herbstbeisse" in Tirol, usw. Erreger sind die Milben-*Larven* aus dem Formenkreis der *Trombidien* im weiteren Sinne. Die erwachsenen Trombidien sind keine Parasiten, sondern leben in der Erde von organischem Detritus. In der medizinischen Literatur ist der Name *Leptus autumnalis* üblich, der mit „Herbstgrasmilbe", „Erntemilbe" (franz.: bête rouge, pique-âout; engl.: „red bug", „common chigger", „chigger mite", „harvest mite") übersetzt wird. Die Zahl der Erreger ist recht groß und nicht — wie der Name *Leptus autumnalis* vermuten läßt — auf eine Art beschränkt; zudem ist der Gattungsname in diesem Zusammenhang unrichtig. Anscheinend kommen auch Milbenlarven in Frage, die nicht mit Sicherheit zu den Trombidiiden gehören.

Trombicula autumnalis (SHAW 1790) und verwandte Arten.

Der in Mitteleuropa bekannteste Erreger der wegen ihres starken Juckreizes sehr lästigen *Trombidiose* ist *Trombicula autumnalis*. Der Artname weist bereits darauf hin, daß die Tiere vorwiegend im Herbst (autumnus = Herbst) in Erscheinung treten.

Geographische Verbreitung. Das Verbreitungsgebiet bildet einen breiten Streifen, der sich schräg über ganz Europa von den Britischen Inseln bis an das Schwarze und das Ägäische Meer erstreckt. In Nord- und Südeuropa scheint *Trombicula autumnalis* zu fehlen. In Deutschland ist sie vorwiegend an der Unstrut und im Saaletal sowie in der Gegend um München zu finden. Kleine Herde liegen in der Eifel, treten aber nicht alljährlich in Erscheinung. In Südtirol tritt an ihre Stelle *T. desaleri* METHLAGEL 1927. In Niederösterreich scheint die dort auch vorhandene *T. autumnalis* nicht so dicht aufzutreten, daß sie zur Plage werden kann. In Frankreich kommt neben *T. autumnalis* als Trombidiose-erreger noch *Atomus parasiticus* (DE GEER 1778), eine in Deutschland ganz harmlose Art, in Frage.

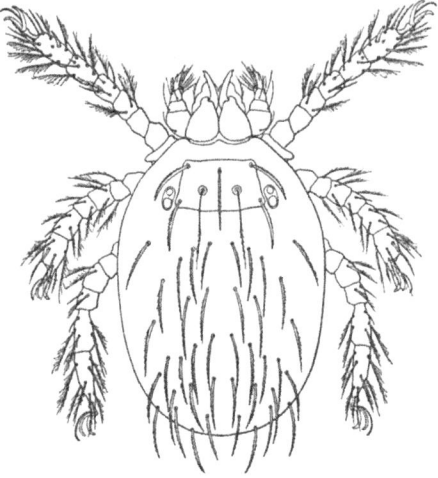

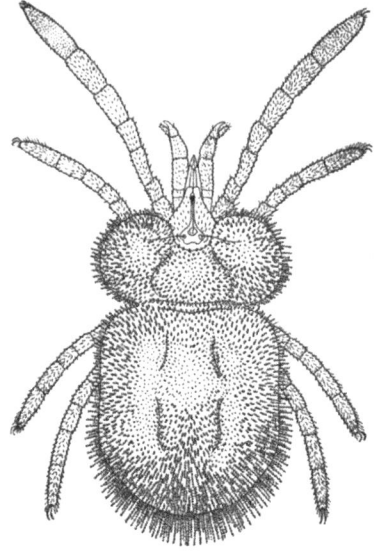

Abb. 289. *Trombicula autumnalis*. Larve, Dorsalansicht (150×). (Nach HIRST.)

Abb. 290. *Trombicula irritans*. Weibchen (30×). (Nach EWING.)

Außerhalb Europas gibt es noch eine ganze Reihe sehr genau bekannter Larven der Gattung *Trombicula* und anderer Gattungen, die überaus unangenehme Trombidiosen erzeugen (HASE 1929). Man kennt mehr als 140 verschiedene Larven von *Trombiculinae*, aber weniger erwachsene Formen, und die Zusammenhänge zwischen Larven und Erwachsenen sind nur bei einigen Arten genau geklärt (WILLMANN 1924, PHILIP 1948).

In Nordamerika, von Kanada südwärts bis in die Breite der Stadt Mexiko, wird die Gattung durch die Art *Trombicula irritans* RILEY 1873 vertreten. Deren Larve verhält sich grundsätzlich wie die europäische Art, befällt aber außerdem auch Kaltblüter (vgl. VITZ-THUM 1930).

Morphologie und Entwicklung. Bei den *Trombiculinae* handelt es sich um weiße oder schwach rötliche, mittelgroße bis größere Milben von 0,7—1,9 mm Länge. Die Adulti sind durch eine starke, dichte Körperbehaarung ausgezeichnet. Zwischen dem 2. und 3. Beinpaar ist der Körper mit einer tiefen Einschnürung versehen. Vor dieser liegen stark ausgeprägte sog. Schultern (Abb. 290).

Besonderes Interesse verdienen die Mundwerkzeuge der *parasitisch lebenden Larven*. Sie besitzen — wie alle Larven der *Parasitengona* — als Mundorgane eine auch Hypopharynx genannte *Lingua* (Abb. 291), ein äußerst feines Rohr, das als Saugorgan funktioniert und als Verlängerung des Pharynx gedeutet wird. Es kann bis zu mehr als Körperlänge vorgestreckt werden. In der Ruhelage liegt es S-förmig gekrümmt in der Mundhöhle (VITZTHUM). Dieses Organ besteht aus zwei symmetrisch zueinander gelegenen Rinnen, die zusammen eine Röhre bilden. Es wird wie eine Lanze vorgestoßen (vgl. dazu auch unten S. 309, Nahrungsaufnahme).

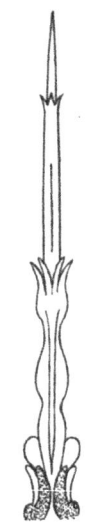

Abb. 291. *Trombicula autumnalis*. Saugorgan der Larve im vorgestreckten Zustand; sog. Lingua. (Nach TROUESSAR.)

Trombidien legen Eier ab, aus denen sich über die Larve und ein Nymphenstadium die geschlechtsreife Form (Adultus) entwickelt. Die Embryonalentwicklung dauert etwa einen Monat. — Die Larve (etwa 0,2 mm groß) hält sich vorwiegend in der Nähe des Bodens auf. Sie befällt — neben dem Menschen —
auch kleine Säuger und Vögel, die sich am Boden aufhalten. Hat sich eine
Larve festgesetzt, so verläßt sie ihren Wirt erst kurz vor der nächsten Häutung.
Während der etwa dreitägigen Nahrungsaufnahme wächst sie zum Dreifachen
ihrer ursprünglichen Körpergröße heran. Dann verläßt sie den Wirt und wandert

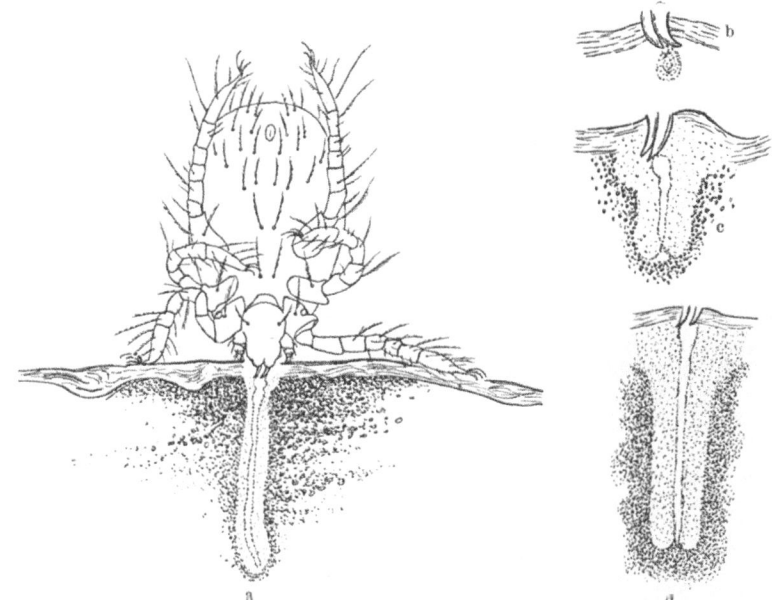

Abb. 292a—d. *Trombicula autumnalis.* a Larve bald nach Beginn des Saugaktes mit voll entwickeltem „Stylostom". b—d Entstehung des sog. *Stylostoms* bei gradlinigem Verlauf (vgl. Text). (a nach VITZTHUM 1930;
b—d nach ANDRÉ aus VITZTHUM 1930.)

zur weiteren Entwicklung in den Erdboden. Die parasitisch lebenden Jugendstadien besitzen jederseits zwei einfache Ocellen, während die in der Erde lebenden
Nymphen und Adulti nur eine oder gar keine Ocellen tragen (Ausnahme: *T.
hylae* EWING).

Nahrungsaufnahme. Die Larven dringen bei der Nahrungsaufnahme
allein mit den kräftigen, klauenförmigen Chelicerenspitzen, deren Gestalt zugleich
eine feste Verankerung garantiert, in die Haut ein (Abb. 292b). Sie ermöglichen
es, die Mundöffnung der Einstichstelle fest aufzupressen. Das Stratum corneum
wird mit den „Mandibular"-Klauen gewaltsam durchstoßen. Aus der Mundöffnung
tritt Speicheldrüsensekret aus und sickert in das Stratum germinativum, das so
gelöst („verdaut") und aufgesogen wird. In die aufgelöste Stelle senkt sich die
Lingua (Abb. 291), ein selbständig bewegliches, unpaares Organ, das in der Ruhelage sehr schwer auffindbar ist. Der Speichel fließt längs dieser Lingua (vielleicht
tritt er auch an ihrer Spitze aus) weiter in die Tiefe, die unten liegenden Zellen
weiter auflösend. Mit der Wirkung des Speicheldrüsensekretes geht das Vordringen der Lingua einher, und dadurch, daß die den Kanal begrenzenden Zellen
mit Verhärtung reagieren, entsteht die charakteristische Gestalt des sog. *Stylostoms* (fälschlich oft Rüssel genannt). Das Ergebnis ist also eine Röhre mit einem
Lumen, unter Umständen auch mit seitlichen Verzweigungen, in dem die Lingua

auf und ab gleiten kann (Abb. 292a—d). *Blut und Lymphe wird also nicht aufgenommen;* im Darm vollgesogener Larven findet man hauptsächlich Fett.

Reaktion des Wirtes (Pathogenese). Die Larve bohrt sich mit Vorliebe über
die Haarfollikel und Schweißporen in den Körper ein. Nach dem Stich treten
rote Flecken auf. Danach bilden sich je nach der Reaktionsfähigkeit des Betroffenen verschieden große, stark juckende Papeln, an deren Spitze nach etwa
24 Std ein Bläschen auftritt. Die hyperämische Zone wird hämorrhagisch umgewandelt. Das Ödem kann an
besonders empfindlichen Körperstellen, z.B. dem Scrotum,
außerordentlichen Umfang annehmen. Die Papeln bilden sich
gewöhnlich innerhalb einiger
Wochen zurück. Einzelne Knoten können jedoch länger bestehen bleiben.

Mit der Tätigkeit der Milbenlarven ist häufig ein sehr
starker Juckreiz verbunden
(„Trombidiose", s. oben). Es
bilden sich Pusteln von 2—3 cm
Durchmesser und bis 8 mm Höhe, in denen der Erreger unter
Umständen völlig verschwindet.
Durch Kratzeffekte und Sekundärinfektionen kann es zu
starken Hautbeschädigungen
kommen.

In Neuguinea haben Euro-
päer und Malaien unter der
Trombidiose sehr stark zu leiden, während die Papuas nahe-

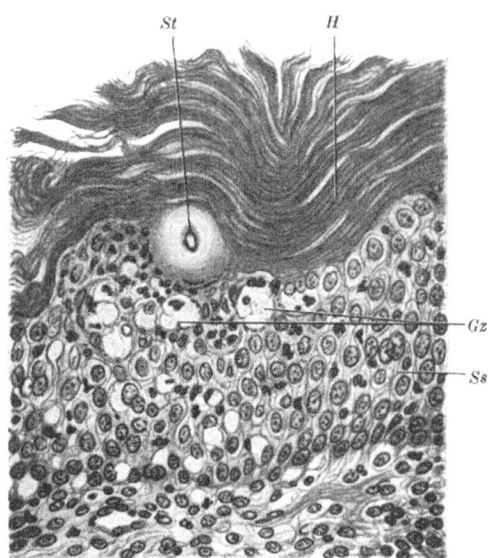

Abb. 293. *Trombicula.* Sogenannter Stichkanal, mantelartig von
homogenem, nekrotisierten Zellmaterial und ödematös ge-
quollenen Zellen (*GZ*) des oberen Rete malpighi umgeben.
Umschriebenes Ödem des Stratum spinulosum (*Ss*); einzelne
polynucleäre Leukocyten. *St* Stichkanal; *H* Hornschicht. (Vgl.
Abb. 292.) (380×.) (Sammlung KYRLE, aus GANS 1928.)

zu *immun* sein sollen. Manche Vögel können von Trombidien übersät sein,
ohne Unbehagen zu zeigen, während Menschen selbst durch geringen Befall
außerordentlich stark gequält werden können.

Nach VITZTHUM leistet eine Abreibung mit Benzin dem Befallenen gute
Dienste.

Pathologische Histologie. Bei den Gewebsveränderungen läßt sich eine kurzfristige spa-
stische Ischämie beobachten, die auf eine Lymphstauung im Stratum subpapillare zurückgeht. Die darauffolgende Hyperämie geht auf eine Erweiterung der Capillaren im Papillar-
körper und der oberen Cutis mit wechselnd starker perivasculärer Zellinfiltration zurück.
Dazu kommt eine fibrinöse Exsudation in der Umgebung des Stichkanals („Stylostom"),
während im Zentrum der Papel sehr frühzeitig ein Zerfall der Epidermis und von Bindegewebszellen eintritt. Dieser nekrotische Abschnitt beschränkt sich meist auf die unmittelbare Umgebung des „Stichkanals" mit seiner hyalin-nekrotischen Wandung (vgl. Abb. 293).
Das entzündliche Exsudat führt ferner zu einem inter- und intracellulären Ödem und damit
zu einer Lockerung des Zellverbandes in der Umgebung des nekrotischen, hyalinisierten
Zentrums. Die Gefäße in der unmittelbaren Umgebung dieses Bezirks sind im hämorrhagi-
schen Stadium von kleinen Blutextravasaten umgeben, welche mit dem Exsudatstrom
unter Umständen bis in die Epidermis hinaufgeschwemmt werden.

War die Giftwirkung eine stärkere, so kann das entzündliche Ödem zu ausgedehnterer
Blasenbildung, auch unterhalb des Stratum basale, und zu einer weitergreifenden, umschriebenen Bindegewebsnekrose führen. Die Rückbildung erfolgt durch Resorption zunächst des
flüssigen, dann auch schließlich des cellulären Exsudats; in Fällen tiefergreifender Binde-
gewebszerstörung kann diese eine narbige Ausheilung bedingen (GANS 1928).

Lebensweise. *Nur die Larven leben als stationäre Ektoparasiten* (periodischer Parasitismus). Sie verlassen ihren Wirt erst mit Beendigung des parasitären Lebensabschnittes. (Daher können die Larven anderer *Trombicula*-Arten Krankheitserreger zwar aufnehmen, diese aber nicht an einen zweiten Wirt weitergeben.) Nach Beendigung des Saugaktes lassen sich die Larven auf den Boden fallen und setzen dort ihre Entwicklung fort. Sie begeben sich tief in die Erde und kommen nicht wieder hervor.

Hier leben sie von verrotteten pflanzlichen Substanzen und fressen unter anderem Exkremente. Auch die Eiablage erfolgt unterirdisch; das Gelege muß sehr umfangreich sein. Da die für die Eiablage günstigen Faktoren meist nur in einem ziemlich eng begrenzten Gebiete gegeben sind, so erscheinen dort die *Trombicula*-Larven in ungeheurer Menge, so daß dann die Masse der rötlichen Larven dem Boden und seinem Pflanzenwuchs bis ungefähr Kniehöhe einen rötlichen Schimmer verleiht. Solche Örtlichkeiten sind dann für den Menschen so gut wie nicht betretbar.

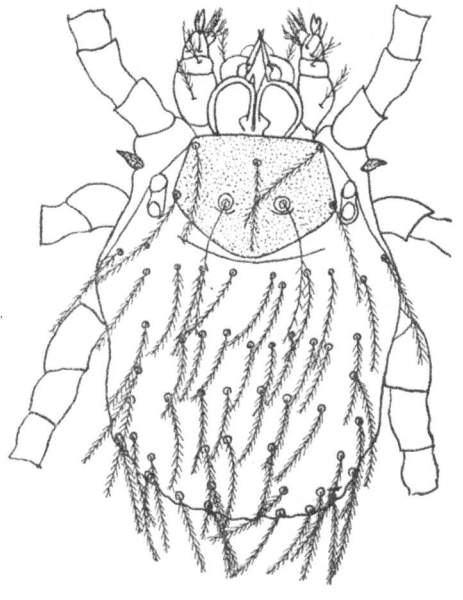

Meist liegen die Trombidioseherde in der Nachbarschaft von Gewässern. (Weit abseits vom Wasser gibt es keine Trombidiose.) Dort ziehen sich dann Badende beim Lagern auf den benachbarten Wiesen heftige Hautreizungen zu, die irrtümlicherweise auf Pflanzen zurückgeführt werden („Wiesendermatitis").

Im Sommer, besonders im August bis September, kann es dann zu dem Massenauftreten der Larven kommen.

Abb. 294. *Trombicula (Eutrombicula) vernalis.* Larve in Dorsalansicht (220×). (Nach WILLMANN 1942.)

Als Folge wechselnder Niederschlagsmengen treten die Milben eines bekannten Trombidiosegebietes nicht alljährlich in gleichem Maße auf. Während in manchen Jahren kaum etwas zu spüren ist werden sie in nassen Sommern unter Umständen plötzlich überaus lästig.

In den Alpen (Dolomiten, Steiermark) sind verschiedene Gebiete bekannt geworden, wo sich die Trombidiose nicht im Hochsommer und Herbst (August, September), sondern gerade im ersten Frühling bemerkbar macht. Daraus ergab sich die Vermutung, daß hier andere Arten als die gewöhnliche Art *Trombicula autumnalis* vorliegen müssen. WILLMANN hat dann auch zwei neue Species beschrieben: *Trombicula (Eutrombicula) vernalis* WILLMANN 1942 (Abb. 294) und *Neoschoengastia xerothermobia* WILLMANN 1942. Wahrscheinlich ist die Art *T. vernalis* die Plagemilbe der Steiermark. Die eigentlichen Wirte sind wohl in kleineren Säugetieren (Muriden u. a.) zu suchen, die diese Gebiete bewohnen oder in am Boden sich aufhaltenden Vögeln. METHLAGL (1927) hat in der Gegend von Schlern in den Dolomiten die Art *T. dasaleri* METHLAGL gefunden.

Trombicula akamushi (BRUMPT 1913).

Während die Erreger der Trombidiose, z. B. *Trombicula autumnalis*, vorwiegend durch ihr massenhaftes Auftreten dem Menschen lästig werden und ganze Gebiete zeitweilig unbenutzbar machen können, übertragen einige nahe verwandte Milbenarten, z. B. *Trombicula akamushi*, die sog. Kedanimilbe, in Asien das berüchtigte *Tsutsugamushi-Fieber* („scrub typhus" [Tsutsugamushi = Erd-milbe]) [Erreger: *Rickettsia orientalis* (= *R. tsutsugamushi* oder *R. akamushi*)].

Die Krankheit und mit ihr die Milben (*T. akamushi* und verwandte Arten) ist in Nordaustralien, den asiatischen Tropen und Subtropen anzutreffen (unter anderem in Indien, China, Japan, Pazifische Inseln).

Als Überträger kommen in Japan und Formosa *Trombicula akamushi*, in Malaya und Sumatra *Trombicula deliensis*, in Neuguinea *T. welchi* und *T. fletcheri* (diese sind wohl nur lokale Varietäten von *T. akamushi*) in Betracht.

Diese *Trombicula-Larven* leben ebenfalls parasitisch und sind daher *allein* die Überträger des Krankheitserregers. Nymphen und erwachsene Tiere ernähren

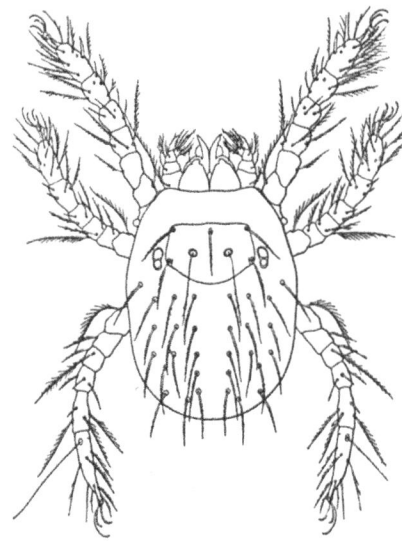

sich von Pflanzenteilen. Die Larven ste-chen nicht nur Menschen, sondern be-fallen auch Nagetiere, Insektenfresser, Hunde, Katzen, Ziegen und Rinder. Voll-gesogen lassen sie sich auf die Erde fallen. Da sie nur einmal Nahrung aufnehmen, können sie den Erreger nicht direkt über-tragen. Dieser wird nur über die erwach-senen Weibchen an die Eier und damit an die Larven weitergegeben, die nun bei der Mahlzeit ihren Wirt infizieren können.

Das von den Milben bevorzugte Gebiet ist ein feuchtes, von Büschen bedecktes Gelände an der Grenze des Dschungels. Es muß beschattet, mit Gras bewachsen und an Gewässern gelegen sein (daher auch: japanisches *Fluß*fieber!). Im allge-meinen sind die von Milben befallenen

Abb. 295. *Trombicula akamushi*. Larve, Dorsal-ansicht (200 ×). (Nach Hirst.)

Gebiete schattig, haben hohe Luftfeuch-tigkeit und das ganze Jahr hindurch Tem-peraturen von über 19° C. Die Einge-borenen kennen die befallenen Gegenden und haben sie für „taboo" erklärt. Durch Abbrennen der Grasnarbe versucht man, die Gebiete zu sanieren.

Vorbeugende Mittel. Im Laufe der letzten Jahre sind einige milbenabweisende Mittel gefunden worden (sog. „repellents"), die vor einem Befall mit Trombidien für kurze Zeit schützen. Dimethylphthalat, Dibuthylphthalat sowie Benzyl-benzoat dienen zur Einreibung der Körperhaut oder Imprägnierung der Kleider; besonders Strümpfe und die Öffnungen der Kleider, Ärmel und Hosenbeine sind zu schützen.

γ) Sarcoptiformes.

Acaridiae.

Die Vertreter der Familie der *Acaridiae* Oudemans 1904 leben als *Ento-parasiten* in der Haut von Warmblütern. Sie bohren vorwiegend in der Epi-dermis und halten sich meist in den geschaffenen Gängen auf, in die sie auch ihre Eier ablegen. Beim Menschen können verschiedene Species auftreten, aber nur die *Krätzemilbe Acarus siro var. hominis* L. und die Räudemilbe *A. canis* halten sich bei ihm auf die Dauer. Dabei nimmt *Acarus canis* eine ausgesprochene Sonderstellung ein (H. W. Schmidt); denn in der Regel hält sich eine Acarus-infektion auf unspezifischem Wirt nicht länger als 1—2 Generationen und stirbt dann aus. So ergeht es auch z. B. der Katzenkrätzemilbe *Notoedres cati*, die auch auf den Menschen überwandert; sie verschwindet aber nach 3 Wochen wieder von selbst.

Acarus siro L. 1758.

(= *Sarcoptes scabiei* LATR. 1802.)

Die Krätzemilbe.

Historisches. Die *Krätze* (Scabies) ist bereits dem ARISTOTELES bekannt gewesen. Er wußte schon, wie man die Milbe mit Hilfe eines Dornes, eines Splitters oder einer Nadel aus ihrem Gang herausholen kann und nannte sie „akari" (vgl. auch S. 473). Er meinte, sie entstände in der Haut. Die Milbe wurde dann 1634 von MOUFFET beschrieben, von BONOMO und

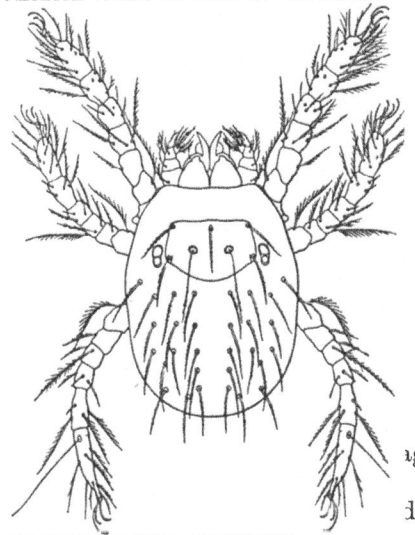

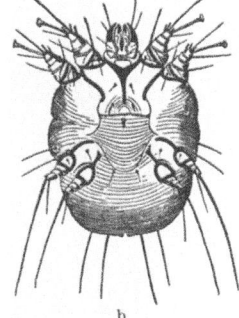

Abb. 296a u. b. *Acarus siro*. Weibliche Krätzemilbe. a Dorsalansicht. b Ventralansicht (70×). (Nach GUDDEN, aus WEYER-ZUMPT 1952.)

...gen sie einen glockenförmigen Haftlappen, ...Er wirkt nach Art eines Saugnapfes; die ...den Beinen. Die Tarsusspitze ist sekundär zu einer Kralle geworden.

Zwei Arten der Gattung *Acarus* lassen sich leicht und sicher unterscheiden: die Krätzemilbe des Menschen *Acarus siro* L. 1758, kenntlich an der Blöße, die die dreieckigen Papillen (vgl. unten) der Rückenseite an dem hinteren Teil der sonst von ihnen eingenommenen Fläche lassen (Abb. 296a) und *Acarus canis* GERLACH 1857, bei dem die dreieckigen Papillen auffallend genau in waagerechten und diagonalen Reihen angeordnet sind und nirgends eine Stelle frei lassen.

Abgesehen von diesen beiden echten Arten treten Varianten auf, die nur unbedeutende und auf derselben Wirtsart unregelmäßig wechselnde Abweichungen der äußeren Gestalt zeigen, die die Aufstellung neuer Arten nicht rechtfertigen. Die Art *A. siro* ist auf Schimpansen, Pferd, Esel, Maulesel, Rind, Schaf, Ziege, Dromedar, Kamel, Lama, Giraffe, mehreren Antilopenarten, Gemse, Hirsch, Löwe, Frettchen, Kaninchen, Schwein, Warzenschwein und Wasserschwein, Wombat und dem brasilianischen Wildschwein gefunden worden. Anscheinend bestehen „Standortvarietäten", die sich auf den „unspezifischen" Wirt eingestellt haben (VITZTHUM).

Lebensweise. Die Biologie der Krätzemilben ist trotz zahlreicher Untersuchungen in mancher Hinsicht noch ungeklärt. Sicher ist, daß die Milben in der Haut des Wirtes Gänge von wenigen Millimetern bis zu 4—5 cm Länge graben, die durch den abgesetzten Kot dunkel erscheinen. In diese Gänge, die dünnen, unregelmäßigen Linien gleichen, werden die Eier abgelegt, aus denen nach 3—5 Tagen sechsbeinige *Larven* (etwa 0,1 mm) schlüpfen. Die meisten verlassen den von der Mutter gegrabenen Gang und wandern *auf* die Haut. Einige gehen zugrunde, andere werden auf neue Wirte verschleppt. Die restlichen dringen in das intakte Stratum corneum und graben ihre meist makroskopisch noch unsichtbaren Gänge, in denen sie sich nach 2—3 Tagen häuten und zu *Nymphen* werden. Ebenso lange verbleiben auch die den elterlichen Gang nicht verlassenden Larven in den seitlichen Taschen der Muttergänge. Entweder bleiben sie in diesen Gängen oder graben sich zur nächsten Häutung nach weiteren $1^1/_2$—$2^1/_2$ Tagen einen neuen Blindsack. So können sie alle drei Häutungen in dem alten Gang durchmachen, aber auch ständig den Ort wechseln. 17 Tage vergehen etwa bis zur Geschlechtsreife der Weibchen. Das *erwachsene Weibchen* bleibt ruhend in dem Gang, bis ein umherlaufendes *Männchen* die Befruchtung vornimmt. Befruchtet gräbt sich das Weibchen einen Gang, in den es nach 4—5 Tagen die ersten Eier, dann 4—5 Wochen hindurch täglich 2—3 Eier legt. Das Weibchen kann bis zu 2 Monaten am Leben bleiben; das Männchen stirbt nach der Kopulation.

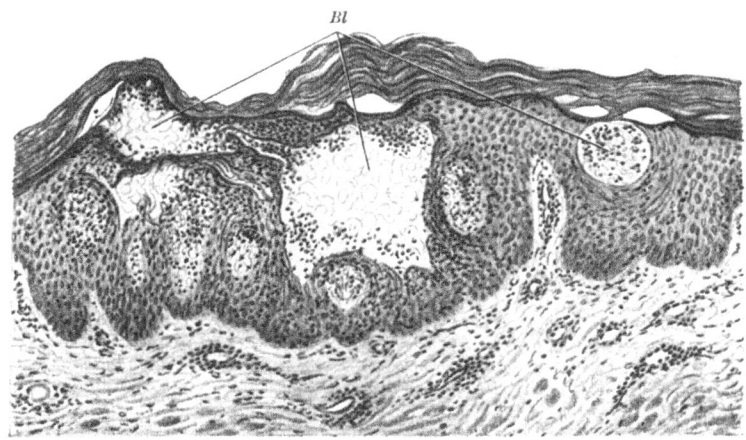

Abb. 297. *Acarus siro* (Scabies). Gänge in der Epidermis. Stratum spinosum ödematös geschwollen, von polynucleären Leukocyten und unregelmäßigen, bläschenartigen Hohlräumen (*Bl*) durchsetzt (85×). (Sammlung KYRLE, aus GANS 1928.)

Das Männchen lebt vorwiegend auf der Hautoberfläche, durchbohrt sie aber gelegentlich, um Nahrung zu sich zu nehmen oder zu einem Weibchen zu gelangen. Auf der Hautoberfläche können sich die Milben relativ schnell vorwärts bewegen und legen etwa 2,5 cm je Minute zurück. In der Haut vermögen sie je nach Individuum und Umständen täglich eine Strecke von 0,5—5 mm zu graben. Je nach der Länge der am Tage gegrabenen Strecke liegen die abgelegten Eier dicht beieinander oder weiter voneinander getrennt.

Reaktion des Wirtes (Pathogenese). Kommt eine Milbe auf die menschliche Haut, so stemmt sie zunächst die obersten Hornschüppchen mit Gewalt beiseite. Innerhalb $1/_2$ Std ist sie dann unter den Schuppen verschwunden. Darauf wird das Stratum corneum weggeätzt, und die Milben dringen bis zum Stratum spinosum vor, um an die plasmahaltigen Zellen zu gelangen. Das Keratin der Hornhaut dient ihnen nicht als Nahrung, sondern nur das Plasma der obersten lebenden Zellen (Grenzschicht) wird aufgenommen (Abb. 297 und 298). Dort findet man auch vorwiegend die Milben.

Die Speicheldrüsen bilden ein stark lösendes Sekret, das anscheinend eine präorale Verdauung ermöglicht; denn die Milben ernähren sich nur von flüssigen Substanzen. Als Reaktion auf die Anwesenheit der Milben wird das Stratum germinativum zu vermehrter Teilung veranlaßt, wodurch es zu vermehrter Hornbildung kommt. Vermag die Milbe mit der Zunahme der Hornsubstanz nicht Schritt zu halten, d. h. versiegen ihre Drüsensekrete, so wird sie von den plasmahaltigen Zellen abgedrängt. Darin sieht VITZTHUM das Wesen der Spontanheilung.

Die Dauer des Zeitraumes bis zum Auftreten klinischer Symptome ist von verschiedenen äußeren und inneren Faktoren abhängig. Eine allgemeingültige Inkubationszeit läßt sich daher nicht angeben. Gelangen gleichzeitig sehr viele Milben auf einen Menschen, dann treten sehr bald, unter Umständen bereits nach

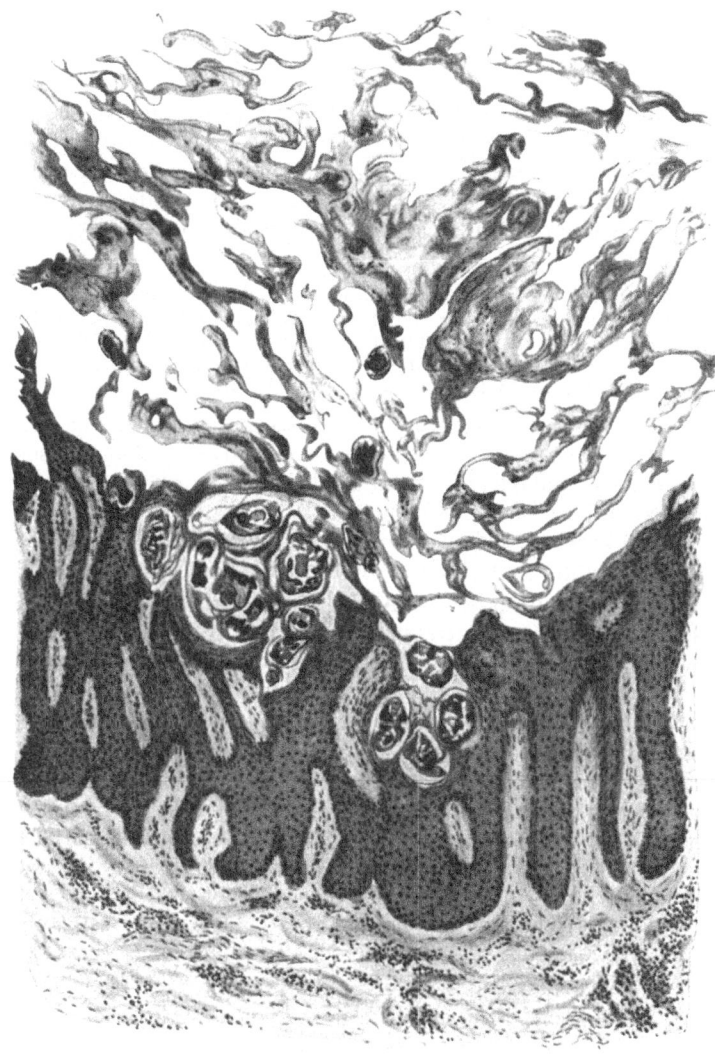

Abb. 298. *Acarus siro* („*Scabies norvegica*"). Lamelläre Lockerung der para- bzw. hyperkeratotischen Horn-schicht. Akanthose. Perivasculäre Rundzelleninfiltrate. Milben in bzw. unter der Hornschicht bzw. in der obersten Schicht des Stratum spinosum (70×). (Sammlung HAUCK, aus GANS 1928.)

1—2 Tagen, klinische Erscheinungen auf. Dagegen bleiben die Milben bei Über-wanderung einzelner Individuen und Erstbefall unbemerkt. Erst nach ausreichen-der Vermehrung der Parasiten, das ist nach etwa einem Monat, kommt es zu einer subjektiven Reaktion des Wirtes. In diesem Zeitraum kann der Befallene jedoch andere Personen infizieren. Infolge der eingetretenen Sensibilisierung des Wirtes setzt jetzt erst Juckreiz ein. — Nach einer ersten Infektion kann man nach 50 Tagen etwa 25 erwachsene Milben finden und nach 100 Tagen etwa 500; danach nimmt die Milbenzahl ab.

Im Durchschnitt kommen nach Johnson und Mellanby 11,3 eierlegende Weibchen auf den Patienten; 52% hatten weniger als 6; 3,9% über 50. Dabei ist allerdings zu berücksichtigen, daß die Eier und unreifen Stadien schwerer zu finden und sicher zahlreicher als die eierlegenden Weibchen sind.

Ist bereits eine Erstinfektion überstanden worden, so tritt der Juckreiz auch bei schwachem Neubefall bereits nach 24 Std auf. — Auch die Intensität des Juckreizes steht vielfach in auffallendem Mißverhältnis zur Zahl der beteiligten Milben.

Eine Reïnfektion wird selten so stark wie eine erstmalige. Es kann somit sogar eine gewisse *Immunität* erworben werden. Für das Auftreten einer gewissen Immunitätslage spricht auch das positive Ergebnis einer Intracutanreaktion mit einem Antigen aus Milbenextrakt in physiologischer Kochsalzlösung. Diese Reaktion fällt aber nur dann positiv aus, wenn eine Scabies bereits mehr als 6 Monate bestand.

Die Milben befallen die Hände (sie bevorzugen dabei die Interdigitalhäute) und die Fußgelenke (zusammen zu 63%), die Ellenbogen (10,9%), Füße (9,2%), Genitalien (8,4%) und Analgegend (4%). Daneben findet man sie in den Achselhöhlen und besonders häufig bei Frauen auch an den Brustwarzen. Bei Säuglingen graben sie (häufiger als bei Erwachsenen) auch im Gesicht, an Fußsohlen und in den Handflächen.

Die klinischen Erscheinungen bei der Krätze beschränken sich nicht nur auf die von den Milben befallenen Körperteile, sondern in den Fällen von sog. schwerer Scabies kommt es vielfach zu einem flüchtigen Exanthem, das nicht an den gleichen Stellen auftritt wie die Milbengänge. Das Exanthem wird im allgemeinen erst nach etwa 6 Wochen, jedenfalls nicht eher als 4 Wochen nach der Infektion beobachtet (vgl. Gordon und Unsworth 1945).

Diese Beobachtungen lassen die Annahme zu, daß bei der Scabies des Menschen *allergische Reaktionen* auftreten. In diesem Sinne deutet Grütz auch eine besondere Form der menschlichen Krätze, die sog. *Scabies norvegica* (= *Scabies crustosa*). Grütz hält sie für „eine extreme allergische Manifestationsform der Scabies".

Scabies norvegica. Bei der sog. *Scabies norvegica* ist die Hornbildung außerordentlich vermehrt. Es handelt sich dabei meist um vernachlässigte Krankheitsfälle, oft bei geistig defekten Patienten. Dicke Hornmassen bedecken ganze Körperpartien. So können z. B. die Hände wie mit Handschuhen versehen erscheinen (vgl. Abb. 299). Das Stratum granulosum[1] ist von einer dünnen Schicht verhornter, kernhaltiger und kernloser Zellen bedeckt. Nach oben hin wird die parakeratotische Schicht bald durch das verhornte Stratum corneum abgelöst. Die Stachelzellen geraten in lebhafte Wucherung, die Papillen verlängern sich, und man findet in der Cutis lymphocytäre Infiltrationen (Akanthose).

Für die Deutung der Scabies norvegia als das Ergebnis eines allergischen Prozesses spricht der von Grütz erhobene pathologisch-anatomische Befund am peripheren Gefäßsystem.

Es treten, insbesondere im Bereich der mittleren und unteren Cutis, Gefäßwandveränderungen und Gefäßerweiterungen auf. Die Intima verquillt und verdickt sich. In der Media und Adventitia treten celluläre Infiltrate auf. Es scheint, als wenn von dem Milbensitz aus eine gefäßerweiternde Wirkung auf die benachbarten Cutisgefäße ausgeübt würde. Hinzu kommt eine ungehemmte Milbenvermehrung, die eine hyperergische Funktion der Epidermis zur Folge hat. Während normalerweise nur höchstens einige Dutzend Milben auftreten, hat Grütz bei der „norwegischen Krätze" die Zahl der Milben in einem Falle auf mindestens

---

[1] Von der äußeren Hornhaut, dem Stratum corneum, fortschreitend gelangt man innerhalb der Epidermis über das Stratum lucidum, Stratum granulosum und Stratum spinosum zur Basalschicht (Stratum germinativum), der proliferierenden Zellschicht. Unter dieser liegt die Cutis.

3—10 Millionen Individuen geschätzt. Durch die hochgradige Summierung der chemischen Reizwirkung der Milbensekrete setzt ein überstürzter Verhornungsprozeß ein, der zu der Krustenbildung führt (Abb. 298 und 299).

Bisher nahm man vielfach als eigentliche Ursache der Scabies norvegica eine ungehemmte Milbenvermehrung in Verbindung mit einer Störung der Sensibilität oder einer Debilität an, bei der der Juckreiz nicht zu einer normalen Kratzreaktion führt. Die Zahl der überhaupt bekannt gewordenen Fälle von Scabies norvegica wird von GRÜTZ (1948) auf 85—90 geschätzt. Angesichts der mindestens zeitweilig starken Häufigkeit der Krätze ist diese Tatsache sehr auffallend. Die von GRÜTZ gegebene Deutung bietet hierfür eine hinreichende Erklärung.

Epidemiologie. Die Krätzemilbe wird in erster Linie durch engen persönlichen Kontakt von Mensch zu Mensch übertragen. In Friedenszeiten ist die Scabies eine Familienkrankheit und tritt immer nur örtlich beschränkt auf. Unter normalen Lebensumständen ist sie am häufigsten bei einer Bevölkerung, deren Intelligenzgrad vermindert ist, so daß Geisteskranke besonders starken Befall zeigen. Häufig geht daher Scabies auch mit starker Verlausung einher. — In Kriegszeiten ist die Krätze unter den Soldaten immer häufig gewesen. So wird z. B. von Napoleons Italienfeldzug berichtet, daß Offiziere und Mannschaften sich

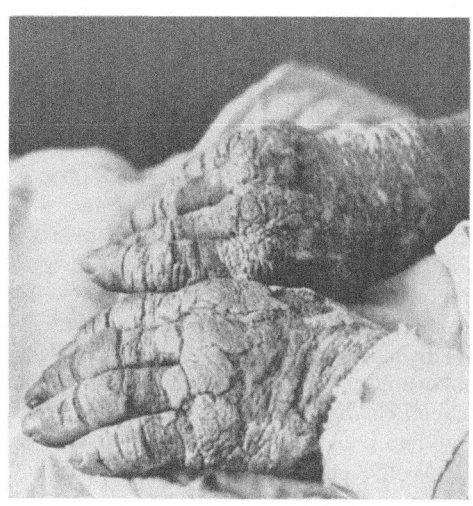

Abb. 299. *Acarus siro. Scabies norvegica* (Norwegische Krätze); Hände handschuhartig von einer dicken Hornschicht bedeckt (vgl. Abb. 298). (Nach GRÜTZ 1948.)

blutig gekratzt hätten, und selbst Napoleon war angeblich befallen. Während des ersten Weltkrieges waren nach einem amerikanischen Bericht 40% aller Hauterkrankungen, die Behandlung erforderten, durch Krätzemilben verursacht. Die zwangsläufig mangelhafte Reinlichkeit im Felddienst, aber auch die schwierigen Lebensverhältnisse nach dem zweiten Weltkriege brachten auch der deutschen Zivilbevölkerung eine außergewöhnliche Häufung des Krätzebefalls, dessen man nur langsam Herr werden konnte.

Die *indirekte* Übertragung der Milben durch Kleider, Wäsche und Decken ist vielfach überschätzt worden. Dennoch können solche Übertragungen stattfinden, und man soll daher bei der Behandlung eine Entwesung der Sachen nicht vergessen. Bei der Verschleppung spielen die auf der Oberfläche des Wirtes herumlaufenden Larven und Nymphen eine größere Rolle als die selten ihren Bau verlassenden Weibchen.

Alle *Acarus*-Arten besitzen eine erstaunliche Lebenszähigkeit und ertragen Temperaturdifferenzen, Feuchtigkeit und Trockenheit in besonderem Maße. Sie können unabhängig vom Wirt bis zu 3 Wochen am Leben bleiben; Transport in Glasröhrchen überleben sie 10 Tage und mehr. Voraussetzung ist allerdings die völlige Unversehrtheit der Milben beim Ausgraben aus den Gängen. Bei 13° C und 90% relativer Luftfeuchtigkeit sterben die meisten Weibchen innerhalb einer Woche, nur einige bleiben bis zu 14 Tagen am Leben.

Die Scabies ist zwar eine im allgemeinen harmlose und daher unbedeutende Infektionskrankheit, aber die doch immer erforderliche Behandlung der Befallenen und die Beseitigung aller Ansteckungsquellen ist umständlich, störend und erfordert große Kosten.

Die **Diagnose** muß auf den *Nachweis einiger Milben* oder ihrer Eier in den Gängen an den oben genannten bevorzugten Körperteilen des Wirtes ausgehen. Einfachere Methoden gibt es nicht. Bei Frauen weisen Juckreiz an der Brustwarze mit einem allgemeinen Pruritus und papulären Eruptionen auf Scabies hin; bei Männern sind juckende Papeln am Penis und Scrotum in Verbindung mit allgemeinem Juckreiz am ganzen Körper sehr charakteristische Anzeichen.

Immunbiologische Reaktionen wie der Hauttest (s. oben) haben wegen der sehr langsamen Antikörperbildung keine praktische Bedeutung.

Chemotherapie vgl. S. 520.

Die tierische Scabies (sog. Räude[1]).

Acarus canis.

Die Reaktion der Tiere auf Krätzemilben (sog. Räude) weicht in manchen Punkten von der des Menschen ab. So ist schon die Zahl der z. B. auf einem Hund lebenden Milben (*Acarus canis*) im Durchschnitt weit höher als beim Menschen. Von einer umschriebenen Stelle wurden etwa 1000 Milben gesammelt, davon waren 85% *unter* der Hautoberfläche, und 15% liefern *frei* auf der Haut herum. Während jedoch unter der Oberfläche zu 40% erwachsene eiertragende Weibchen saßen, fanden sich auf der Oberfläche zu 90% Larven und 10% Nymphen und erwachsene Männchen, dagegen keine Weibchen. Demnach sind wahrscheinlich die Larven und Nymphen für die Verbreitung und Übertragung der Räudemilben von größerer Bedeutung (während MELLANBY annimmt, daß auch die Weibchen mit ihren Eiern dafür in Frage kommen).

A. canis steckt oft so tief in der Haut des Hundes, daß man bei der Suche nach den Milben die Haut bis zur leichten Blutung verletzen muß. Sie führt beim Hund — im Gegensatz zu allen anderen Wirten — niemals zur Borkenbildung. Die Bohrgänge liegen vorwiegend in der besonders zarten Bauchhaut. Die Stelle, die die Milbe selbst einnimmt, liegt im *Stratum Malpighi. A. canis* bohrt in der menschlichen Haut keine so ausgedehnten Gänge wie *A. siro* (dessen Gänge 4—5 cm Länge erreichen), sondern sitzt vorwiegend in der Tiefe in kurzen Gängen, oft mehrere Milben zusammen.

Die *Entwicklungsdauer* im Ei wird mit 3—14 Tagen angegeben. (Nach VITZTHUM sind die kürzeren Zeiten wahrscheinlicher als die langen.) Die gleichen Zeitabschnitte gelten für die Larven- und Nymphenstadien, so daß die ganze Generation in 10—20 Tagen herangereift sein kann. Nach zwei Häutungen sind die Milben geschlechtsreif.

Bei den Tieren spielt für die Ansiedlung von Scabiesmilben die „*Prädisposition*" (VITZTHUM) eine entscheidende Rolle. Absolut gesunde Hunde lassen sich experimentell nicht infizieren. Es genügt aber eine unkontrollierbare Kleinigkeit, z. B. Absperrung von frischer Luft und Sonne oder Mangel an Bewegung, um die für eine Räudeerkrankung erforderliche Disposition zu schaffen. Werden die Voraussetzungen dazu beseitigt, so kann ohne weiteres eine Spontanheilung erfolgen. (Auch Viehherden, die im Winter im Stall an einer Räude erkranken, heilen vielfach im Sommer auf der Weide in Luft, Sonne und bei frischem Futter wieder spontan.)

Bei Tieren fallen durch den Milbenbefall die Haare aus, und es entstehen in der Regel ekzematöse Entzündungen und Krusten, meist zuerst an den Achsel-

---

[1] Unter *Krätze* versteht man im allgemeinen das Bild eines Milbenbefalls der unbehaarten Haut, unter *Räude* das der behaarten Haut.

höhlen, aber auch an der Schwanzwurzel, an den Schenkeln, an den Weichen, an der Brustseite, schließlich auf dem Rücken und am Kopf. Der auftretende Juckreiz veranlaßt die Tiere zu ständigem Reiben, was zu einer starken Hornbildung führt. Zusätzliche Sekundärinfektionen lassen schließlich das bekannte, häßliche Bild der Tierräude entstehen. Ungestörte rasche Vermehrung der Milben führt zu stürmischem Krankheitsverlauf. Die befallenen Tiere magern schon nach 2 Wochen ab, die Schwächung des Organismus schreitet rasch fort und führt unter höchster Abmagerung zum Tode. Räudekranke Tiere in der Freiheit, in freier Wildbahn, sind daher meist zum Untergang verurteilt. Die Erkrankung endet z. B. bei Füchsen schon nach 5—8 Wochen letal (H.-W. SCHMIDT).

Bei der *Bekämpfung* der Räude muß berücksichtigt werden, daß die Infektion nicht allein von Tier zu Tier erfolgt, sondern auch durch von Milben befallene Stallungen. Der Juckreiz veranlaßt die befallenen Tiere, sich an Stallwänden u. ä. zu reiben, die auf diese Weise verseucht werden. Dadurch werden sie zu einer ständigen Ansteckungsquelle (vgl. auch S. 517).

Nach den Beobachtungen von ENIGK und GRITTNER (1951) ist ein Befall mit *Acarus* (*Sarcoptes*) *anacanthos* für Goldhamster (*Mesocricetus auratus*) außerordentlich schädlich. Nach einer Krankheitsdauer von 2—5 Wochen endet die Infektion bei sämtlichen Tieren tödlich (zum Teil sogar schon nach 10 Tagen!). Unmittelbar nach einer experimentell gesetzten Infektion leiden die Goldhamster an starkem Juckreiz. Die Hautentzündung greift schnell um sich und nach 2—3 Wochen sind die Goldhamster derartig mit Krusten und Borken bedeckt, daß der Körper wie von einem Panzer umgeben erscheint. Es kommt jedoch nicht zu starkem Haarausfall. Vielfach treten eitrige Prozesse unter Beteiligung von Mikrokokken auf, die zu einer Einschmelzung der Basalmembran der Epidermis führen. Dadurch vermag die Milbe sogar in die Cutis vorzustoßen.

Allem Anschein nach wird diese Milbe durch Wildratten, für die die Art ebenfalls sehr pathogen ist, eingeschleppt — ein für die Züchter von Goldhamstern wichtiger Hinweis.

Notoëdres.

Bemerkenswerte Hautreaktionen treten beim Befall mit Krätzemilben der Gattung *Notoëdres* auf. Diese sitzen z. B. bei Ratten und Mäusen, besonders häufig bei schlecht gehaltenen Laboratoriumstieren, vorzugsweise an den Ohren und an der Nase. Es entstehen Wucherungen („Gallbildungen"). Auch bei Fledermäusen hat sie ROESLER beobachtet. Bei diesen entstehen 2 mm lange hohle Hautzapfen, die bei Ratten zu rüsselartigen Bildungen werden. An ihrem Grunde trifft man je eine Milbe an. Die Wand des „Rüssels" wird nur vom Stratum corneum gebildet. Im Inneren der Röhre liegen auch die Eier. Die „Gallbildungen" entstehen durch eine Reaktion des Wirtsgewebes, das den festgebissenen Parasiten umwuchert und ihm eine Art Brutkammer für die Nachkommenschaft bietet.

Die Nahrung der *Notoëdres*-Arten besteht, ebenso wie die aller anderen Acaridae, in der Lymphe und in dem Plasma der Zellen des Stratum germinativum der Haut ihrer Wirte. Um dorthin zu gelangen, müssen sie zunächst das Stratum corneum durchbohren. Sie verfahren dabei ähnlich wie *Acarus*, indem sie es durch Speicheldrüsensekrete wegätzen. *Notoëdres* treibt gleichsam einen Stollen senkrecht in die Tiefe, um die Nahrung schnell zu erreichen, an der sie sich festsetzt. Die Milbe befindet sich dann wie in einer offenen Grube. Den Darm entleert sie durch die dorsal gelegene Analspalte nach oben hin. Zur Eiablage treibt *Notoëdres* einen zweiten Stollen in waagerechter Richtung. Unter der Einwirkung der Milbentätigkeit beginnt das Stratum germinativum durch vermehrte Hornbildung die Zerstörung des Stratum corneum auszugleichen. Abgestorbene Hornsubstanz und austretende Gewebsflüssigkeit (Lymphe und Blut) mischen sich zu einer Masse, die eingetrocknet zur Borkenbildung führt. Wenn die Hornproduktion ringförmig um die auf dem Stratum germinativum sitzende Milbe fortschreitet, kommt es zur Becher- oder Rüsselbildung, die an den unbehaarten Stellen (Ohrmuscheln, Nase und Lippen) besonders auffallend wuchern.

Knemidocoptes.

Eine bemerkenswerte Milbenart ist *Knemidocoptes mutans* Robin (zu *Acaridae*), die die sog. Kalkbeine der Hühner erzeugt. Sie gehört zu der einzigen Gattung, die ausschließlich an Vögeln parasitiert. Es leiden besonders ältere Hühner unter ihnen. Die Milben sitzen an den Füßen zwischen Epidermis und Corium. Dieses wird stark beschädigt und die Epidermis zu mächtigen Wucherungen veranlaßt, wodurch eine verhornte, abgestorbene Borkenschicht von meist 1 cm, sogar bis zu 3 cm Dicke (!) entsteht. Dadurch werden die Hühner in ihrer Lauffähigkeit beschränkt; sie gehen lahm und bleiben schließlich zusammengekauert sitzen. Durch eine Entzündung der Gelenke können sich sogar Zehenglieder oder ganze Zehen ablösen. Es geht damit ein allgemeiner Kräfteverfall einher, der schließlich zum Tode führt. Außer den Beinen können Kamm und Kehllappen befallen sein. — *Knemidocoptes* ist vivipar; es können bis zu 7 Embryonen gleichzeitig heranreifen.

Die Milben fressen die Hornsubstanz der Haut, die sie mit Hilfe des Hypostoms gleichsam abschälen und mit den Cheliceren abbeißen. Eine Keratinase löst die Hornteilchen im Magen auf. Bei dem Freßakt treten geringste Mengen von Verdauungssekret in das Gewebe des Wirtes ein und führen zu einer charakteristischen Reaktion. Es kommt oft zu einer völligen Zerstörung des Stratum germinativum. Das darüberliegende Stratum granulosum bildet dann ein bindegewebiges Netzwerk, in dem sich zahlreiche Lymphocyten ansammeln. In Verbindung mit austretendem Serum kommt es später zu einer Schorfbildung. Bei höherer Konzentration des „Parasitengiftes" zeigen auch die Zellen des Stratum granulosum eine deutliche Hypertrophie, die zu einer eigenartigen Hornbildung Anlaß gibt. (Einzelheiten bei Pflugfelder 1952.)

Therapie der Krätze und Räude.

Die Beseitigung eines Krätzebefalls gelingt relativ leicht mit einigen bewährten Schwefelpräparaten (z. B. Mitigal, Catilan). Bei Großtieren kommt noch vielfach das Begasungsverfahren mit SO_2 zur Anwendung, wobei die Tiere mit Ausnahme des Kopfes in eine dichte Kammer eingeschlossen werden. Daneben sind in den letzten Jahren auch Emulsionen empfohlen worden, die DDT und Gammexan enthalten (z. B. Jacutinemulsion). Bäder und gründliche häufige Waschungen sind notwendige zusätzliche Maßnahmen. Dabei hat sich eine die genannten Wirkstoffe enthaltende Seife (10% Tetmosolseife) therapeutisch wie prophylaktisch bewährt.

Es ist auch der Gedanke einer *peroralen* Scabiesbehandlung aufgekommen, nachdem sich gezeigt hatte, daß durch Verfütterung von DDT und Gammexan an die Wirte manche blutsaugende Arthropoden getötet werden können. Emmel und Krüpe verfütterten DDT an Meerschweinchen, und Wanzen starben, wenn sie an diesen Tieren Blut aufnahmen (vgl. S. 540 ff.). v. Mocsy (1947) beseitigte auf diesem Wege die Räude bei Hunden und Schweinen. Tägliche Dosen von 0,05—0,07 g Wirkstoff/Kilogramm wurden 4 Tage gegeben. Wegen der relativ hohen Toxicität der Präparate scheint dieser Weg jedoch bisher praktisch nicht gangbar zu sein.

b) Pentastomida (= Linguatulida).

Zungenwürmer.

Die *Pentastomiden, Nasen- oder Zungenwürmer*, stellen eine Klasse wenig bekannter Parasiten dar, die im allgemeinen zum Unterstamm der *Chelicerata* (Spinnentiere) gestellt werden. Durch ihre parasitäre Lebensweise sind sie so stark verändert worden, daß ihre Zugehörigkeit zu den Arachnoideen nur durch entwicklungsgeschichtliche Untersuchungen wahrscheinlich gemacht werden kann. Bei einigen Arten kommen 4-beinige „Milben"-ähnliche Larven vor.

Neben dieser verwandtschaftlichen Beziehung der Zungenwürmer zu den *Acarina* wird auch die Möglichkeit ihrer Ableitung von den Anneliden diskutiert, so daß sich z.B. VOGEL (in: REICHENOW, VOGEL und WEYER 1952) dazu entschloß, die Pentastomiden den Helminthen zuzurechnen.

Historisches. Die Zungenwürmer wurden schon 1765 von WRISBERG (Göttingen) entdeckt und dann im Jahre 1787 von dem französischen Veterinär CHABERT beschrieben, der einen „Wurm" in der Nasenhöhle von Hunden und Pferden fand. Wenig später entdeckte FRÖHLICH (1789) in Deutschland dieselben Parasiten in der Lunge eines Hasen. VAN BENEDEN (1848) hielt diese wurmartigen Parasiten bereits für Arthropoden, aber erst LEUCKART (1860) erkannte, daß sie systematisch in die Nähe der Arachnoideen zu stellen sind. Er untersuchte erstmalig genau die Entwicklung von *Linguatula rhinaria* (= *L. serrata* F. = *L. taenioides* = *Pentastomum taenioides*) aus der Nasenhöhle des Hundes. Spätere Untersuchungen stammen von VITZTHUM und HEYMONS.

Allgemeine Morphologie und Entwicklung. Die *Pentastomiden* sind blutsaugende, entoparasitische „Milben" mit einer im Zusammenhang mit der parasitären Lebensweise sehr vereinfachten Morphologie. Der wurmförmige Körper der geschlechtsreifen Tiere ist extremitätenlos und mehr oder weniger sekundär geringelt.

Erwachsene *Weibchen* (Abb. 300 f.) werden etwa 80 mm lang, bei manchen Arten sogar bis zu 130 mm bei 2—10 mm Breite. Das *Männchen* ist bei allen Arten viel kleiner (20—30 mm). Im lebenden Zustand sind sie von gelber Farbe.

Die Rumpfmuskulatur nähert sich dem Zustand eines einförmigen Hautmuskelschlauches mit vorherrschenden Längsfasern, wie wir ihn auch bei den Nematoden kennen. In der Nähe des kieferlosen Mundes tragen die Zungenwürmer vier Klammerorgane, die aus Hauttaschen vorgestülpt werden. Sie entsprechen wahrscheinlich den Endklauen von zwei parapodienartigen Extremitäten (oder Extremitätenpaaren?). Respirations- und Zirkulationssysteme fehlen. Die Mundöffnung führt in ein gerade gestrecktes Darmrohr, das am Hinterende mit dem After ausmündet. Das Nervensystem besteht aus einem Schlundring mit einem meist ungegliederten, subösophagealen Ganglienkomplex, von dem nach vorn zu den Kopforganen und nach hinten mehrere Nerven ausgehen. Der männliche Begattungsapparat besitzt Chitinzapfen, die vielleicht ein Gegenstück in den Spicula der Nematoden finden.

Die Entwicklung der Pentastomiden ist mit einem Wirtswechsel verbunden; Endwirte sind Fleischfresser, Zwischenwirte Pflanzenfresser (vgl. Schema unten).

Die *Eier* liegen in einer dünnen, bläschenartigen Hülle, die von einer klaren, eiweißhaltigen Substanz erfüllt ist. In einer dicken Schale liegt der ovale *Embryo* mit rudimentären Mundwerkzeugen und entweder vier oder sechs rudimentären Beinen. Aus diesem entwickelt sich im Zwischenwirt ein encystiertes *Nymphen*stadium. Es ähnelt den ausgewachsenen Tieren, variiert jedoch in der Größe je nach Entwicklungsstadium. Die Nymphen entwickeln sich in kleinen Cysten der Leber, des Mesenteriums, des Darms (Abb. 301) und der Lungen. Gewöhnlich findet man sie zu einem mehr oder weniger vollkommenen Kreis aufgerollt, wobei die konvexe Seite von der ventralen Körperseite gebildet wird. Vom Endwirt werden sie oral aufgenommen.

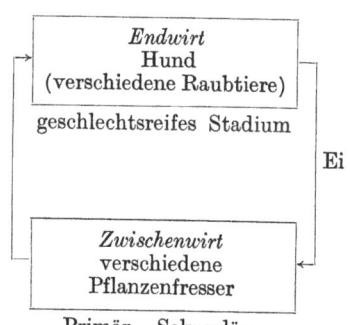

Endwirt
Hund
(verschiedene Raubtiere)

geschlechtsreifes Stadium

Ei

Zwischenwirt
verschiedene
Pflanzenfresser

Primär-, Sekundär-,
Endlarven

Übersicht über den Entwicklungsgang der Pentastomiden.

Folgende 5 Arten aus der Familie der Porocephalidae sind mögliche *Parasiten des Menschen:*

1. *Porocephalus crotali* HUMBOLDT: erwachsene Formen in verschiedenen neuweltlichen Klapperschlangen; als Nymphe in verschiedenen kleinen Nagetieren.

2. *Porocephalus subulifer* (LEUCKART 1860): ausgewachsene und unreife Formen leben in verschiedenen Schlangen Afrikas.

3. *Armillifer armillatus* (WYMAN 1848 (allgemeiner bekannt als *Porocephalus armillatus*): ausgewachsene Form in verschiedenen Schlangen Afrikas, besonders in Westafrika; als Nymphe in zahlreichen wilden Tieren und Haustieren des tropischen Afrikas (Abb. 301).

4. *Armillifer moniliformis* (DIESING 1834) (= *Porocephalus moniliformis*): ausgewachsen in Schlangen in Indien, Malaya und den Ostindischen Inseln; als Nymphe in verschiedenen Affenarten, Zibet, Otter und dem Haushund in diesem Gebiet.

5. *Linguatula serrata* (FRÖHLICH 1789): ausgewachsen und als Nymphe in zahlreichen wilden Tieren und Haustieren, in allen Teilen der Welt (einschließlich Europa).

Von diesen oben genannten Arten ist *Linguatula serrata* auch in unseren Breiten zu finden und sei daher beschrieben.

Linguatula serrata (FRÖHLICH 1789).

Der *Nasenwurm, Linguatula serrata*, ist bei zahlreichen Wild- und Haustieren (Hund, Wolf, Fuchs, Pferd, Maultier, Schaf, Ziege, Rind) sowie beim Menschen als *Endwirt* gefunden worden. Als *Zwischenwirte*, die den Larven und Nymphen der Nasenwürmer als Wohnsitz dienen oder in denen wenigstens schon eingekapselte Jugendstadien oder sog. freie Endlarven gefunden wurden, kommen, um nur die bekanntesten zu nennen, in Frage: Schaf, Ziege, Rind, Pferd, Büffel, Schwein, Hase, Kaninchen, Reh, Damwild, Igel, Stachelschwein, Meerschweinchen, Schläfer, Ratten und Mäuse — und endlich auch der Mensch, dagegen wohl nicht der Hund. Wahrscheinlich ist der ursprüngliche Entwicklungscyclus des Nasenwurms im Wechsel zwischen dem Schaf als Zwischenwirt und dem Wolf als Endwirt zu sehen. Heute kommt er nahezu in allen vom Menschen besiedelten Teilen der Erde vor. In Deutschland ist der Parasit jedoch so selten, daß er kaum noch gefunden wird. Häufig ist er noch z. B. in Osteuropa.

Morphologie und Entwicklung. Der weichhäutige, im Nasenraum des Hundes lebende, geschlechtsreife Wurm hat einen länglichen oder zungenförmigen, hinter dem Vorderende breiteren und sich nach hinten verjüngenden, aus 90 Ringen zusammengesetzten Körper (Abb. 300f.). Weibchen, die meist festsitzen, werden bis 120 mm lang, die beweglicheren Männchen dagegen nur etwa 18—20 mm. Vorn an der flachen Bauchseite befinden sich jederseits zwei schlitzförmige Öffnungen, aus denen je ein fester Chitinhaken vorgestreckt werden kann. In der Mitte zwischen den vier Schlitzen liegt noch ein U-förmiger Mundring (daher Penta-stomum = „Fünfmund"). Der Körper ist glasartig farblos, nur in der Mitte mit schwach durchscheinenden inneren Organen. Die Zahl der Würmer je Hund ist meist gering (unter 10).

Ein einziges Weibchen kann im Laufe seines Lebens Hunderttausende von rötlichen Eiern (etwa 90 μ lang) ablegen. Diese enthalten bereits einen fertigen Embryo (Abb. 300a). Sie bleiben leicht kleben und haften daher auch zu mehreren zusammen. Dadurch führen sie oft zu starken Invasionen, wenn sie in einen Pflanzenfresser gelangen, der als Zwischenwirt dienen kann. In ihm entwickeln sich die *drei Jugendstadien*, die Larven und Nymphen des Nasenwurms (Abb. 300b—e).

Entwicklung im Zwischenwirt. Aus den oral aufgenommenen, embryohaltigen Eiern schlüpfen im Darm des Zwischenwirtes kleine, vier Krallenfüße

(Parapodien) tragende, bewegliche *Primärlarven* (Bohrlarven oder „Embryonen"), die sich mit einem Bohrapparat in die Darmwände einbohren. Der größte Teil dringt hier in die Gefäßbahnen ein und wird passiv, weniger aktiv wandernd, vom Lymph- oder Blutstrom weitergeführt. So gelangen sie zu den inneren Organen des Bauch- und Brustraumes (Lymphdrüsen, Leber, Lunge usw.), wo sie sich festsetzen und sog. Pentastomen-knötchen bilden.

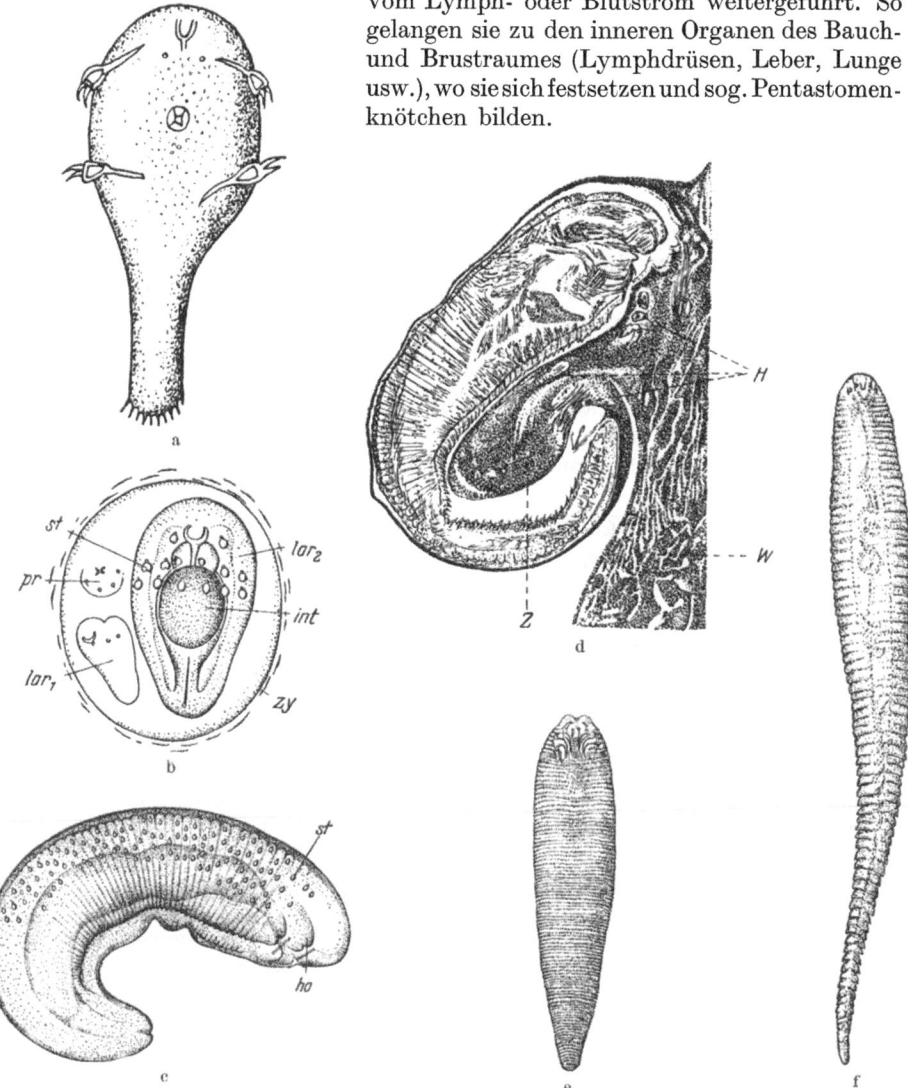

Abb. 300 a—f. *Linguatula serrata.* a Schlupfreifer Embryo, von den Eihüllen befreit (400×). b Junge Cyste (*Zy*), 7 Wochen alt, mit einer Sekundärlarve (*lar₂*) im 2. Stadium nebst der Chitinhaut der Primärlarve (*pr*) und der Haut der Sekundärlarve des 1. Stadiums (*lar₁*). *int* Darm; *st* Drüsenporen. c Sekundärlarve (ruhende Larve) im 6. Stadium (natürliche Länge 1,2 mm). Aus einem Kaninchen. *ha* Anlage der Haken; *st* Drüsenporen. d Sagittalschnitt durch eine encystierte, kurz vor der Häutung zur Endlarve stehende Sekundärlarve (aus der Lunge eines Meerschweinchens). *H* abgeworfene Larvenhäute; *Z* zapfenartige Gewebswucherung; *W* Gewebe des Wirts. e Endlarve („*Pentastoma denticulatum*") mit Stachelkränzen und mit 4 Doppelhaken, deren Neben-haken nach vorn gerichtet sind. Ventralansicht; aus einem Kaninchen (etwa 20×). f Reifes Weibchen, Ventral-ansicht (natürliche Größe). (a, b und c nach Leuckart, d nach Koch, e nach Heymons, f nach Koch und Heymons.)

Die nach einer Häutung aus Primärlarven entstandenen *Sekundärlarven* (*ruhende Larven* oder encystierte Larven; Abb. 300 c, d) besitzen eine glatte Cuticula. Es fehlen ihnen Bohrstachel, Füßchen und Haken. Unter mehreren

Häutungen wachsen sie heran. Nach etwa 7 Monaten entsteht nach einer abermaligen (der neunten) Häutung die Endlarve[1].

Die *Endlarven* (*Terminallarven oder Stachellarven*, auch Nymphen genannt) (4—5 mm [Abb. 300e]) sind vorn mit vier Doppelhaken und vielen, den Körper rings umgebenden Kränzen cuticularer, mit ihren Spitzen rückwärts gerichteter Stacheln ausgerüstet. Sie wurden anfänglich unter dem vielfach auch jetzt noch gebrauchten Namen „*Pentastomum denticulatum*" für eine besondere Art gehalten. Die Endlarven sind beweglich und dringen, wenn es ihnen gelingt, das sie kapselartig umgebende Gewebe zu durchbrechen, als *freie Larven* oder *Wanderlarven* in die Körperhöhlen des Zwischenwirtes ein. Sie vermögen sich aber in diesem soviel man weiß, nicht weiter zu entwickeln, sondern gehen zugrunde, falls sie nicht von einem Endwirt aufgenommen werden (HEYMONS).

Entwicklung im Endwirt. Sind Endlarven in den Rachen, Magen oder Darm eines Hundes oder in einen entsprechenden anderen Endwirt gekommen, so steigen sie, unter Umständen vom Magen aus, mit Hilfe ihrer Haken und Stacheln im Oesophagus empor, wandern in den Nasenraum und werden hier nach einer letzten, der zehnten Häutung zum adulten Wurm. Dessen Lebensdauer ist von LEUCKART auf 4—6 Jahre geschätzt worden, dürfte aber nach COLIN nur ungefähr 15 Monate betragen. Nach HEYMONS (1942) haben die Männchen bei den Pentastomiden allgemein eine wesentlich kürzere Lebensdauer als die Weibchen.

Zungenwurmbefall des Menschen.

Mensch als Zwischenwirt. *Pentastomideninvasionen beim Menschen*, verursacht durch die *Jugendstadien* („*P. denticulatum*") von *Linguatula*, sind an menschlichen Leichen schon häufig beobachtet worden. Dann waren die *Linguatula*-Larven jedoch meist bereits abgestorben und verkalkt und offensichtlich zu Lebzeiten des Trägers zugrunde gegangen. Sehr selten fand man auch lebende Larven im menschlichen Körper (nach HEYMONS nur viermal).

Seitdem ZENKER im Jahre 1854 die Entdeckung gemacht hat, daß das „*Pentastomum denticulatum*" auch ein menschlicher Parasit ist, findet man in der medizinischen Literatur zahlreiche Angaben über die Häufigkeit dieser Parasiten beim Menschen. Die gewonnenen Ergebnisse weichen freilich teilweise erheblich voneinander ab. So fand WAGNER (1856 in Leipzig) *Linguatula*-Larven ungefähr in jeder 10. Leiche, GRIBBOHM (1877 in Kiel) bei 1,2% der untersuchten Fälle, KOCH (1906 in Berlin) bei 11,75%, LAENGNER (1906 in Berlin) bei 3,6%, SONOBE (1927) bei 500 Autopsien in Berlin 16mal Nymphen von *Linguatula serrata*. Derartige statistische Ermittlungen können jedoch nur für die Zeitspanne der Untersuchung bedingte Gültigkeit beanspruchen und dürften beim Menschen, zumal wenn die Feststellungen bei einer bunt zusammengewürfelten, großstädtischen Bevölkerung gewonnen wurden, weitere Schlußfolgerungen kaum erlauben.

Bei erwachsenen Personen sind die *Linguatula*-Parasiten vorwiegend in der Leber, zumeist im linken Leberlappen (SONOBE 1927) oberflächlich dicht unter der Leberkapsel liegend angetroffen worden, aber auch in der Darmwand, in Mesenterialdrüsen, in der Milz, Niere, Lunge oder frei im Mesenterium (HEYMONS 1942).

Häufiger als in unseren Breiten ist die Pentastomideninvasion *im tropischen Afrika*. Auch dort wurde sie vorwiegend zufällig bei Obduktionen und ohne Beziehung zu pathologischen Prozessen oder gar zur Todesursache gefunden (in Kamerun z. B. bei 7,8% unter 218 Autopsien *Porocephalus*-Nymphen). In Leopoldville stellte MOUCHET sogar unter 133 Leichen 30 Fälle (= 22,5%) mit encystierten Nymphen fest.

---

[1] Sekundärlarven und Endlarven werden nicht immer auseinandergehalten, was in der Praxis auch schwierig ist. Sie sind daher vielfach zusammen unter dem Namen „*Pentastomum denticulatum*" beschrieben worden, eine Bezeichnung, die sinngemäß nur für die mit Stachelkränzen versehenen Endlarven zutrifft (HEYMONS).

Dort ist der häufigste Parasit *Armillifer armillatus,* der geschlechtsreif in Schlangen lebt. Die Invasion erfolgt durch orale Aufnahme der Eier, die mit den Exkreten einer Schlange ausgeschieden werden. Man findet den Parasiten hauptsächlich bei Eingeborenen, von denen bekannt ist, daß sie Schlangen essen oder im Rahmen ihrer religiösen Kulthandlungen verwenden. FÜLLEBORN vertrat auf Grund eigener Erfahrungen den Standpunkt, daß nur sehr schwere Invasionen ernste Folgen haben können. Einen solchen Fall beschrieb CANNON (1942) von einer Frau, die in Nigeria erkrankte.

Bei der Patientin ließ sich — abgesehen von dem schlechten Befinden — ein wurstförmiger Tumor in der linken Seite des Abdomens feststellen. Bei der Operation erwies sich der Dickdarm (Colon descendens und Rectum) stark vergrößert und von fester Konsistenz. Die Serosa des Dickdarms steckte voller Nymphenstadien der Pentastomidenart *Armillifer* (*Porocephalus*) *armillatus,* die in etwa 5 mm großen, runden, transparenten Cysten lagen (Abb. 301). Das absteigende Colon erwies sich als am stärksten befallen. Die Darmwand war stellenweise außerordentlich verdickt, variierte zwischen 1 und 4 cm Stärke und war zum Teil mit unzähligen *Armillifer*-Cysten durchsetzt. Die Verdickung der Darmwand führte fast zum völligen Verschluß des Darmlumens. Ob außer der mechanischen Wirkung der Invasion noch eine toxische vorlag, konnte nicht festgestellt werden. Einzelne Cysten saßen in allen inneren Organen, im Peritoneum, Rectum, Mesenterium und an und in der sehr vergrößerten Leber, eine Cyste an der Milz, einige an der Pleurawand (CANNON 1942).

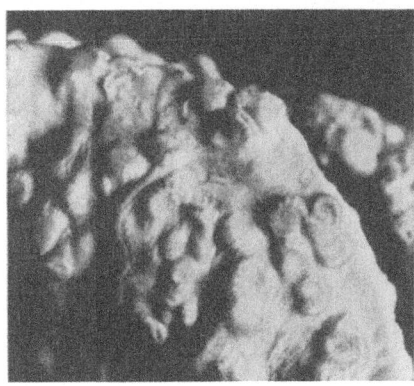

Abb. 301. *Armillifer armillatus,* Cysten mit Nymphen in der Serosa des Dickdarms (etwa nat. Gr.). (Nach CANNON 1942.)

Mensch als Endwirt. Fälle von menschlichem Befall mit einem *erwachsenen Nasenwurm* sind außerordentlich selten, da die Aufnahme einer reifen *Linguatula*-Larve per os nur ganz zufällig erfolgt sein kann. HEYMONS hat 4 Fälle in der Literatur finden können. Der sicherste Fall ist wohl der von LAUDON mitgeteilte, bei dem ein Patient an schmerzhaften Druckgefühlen in der linken Nasenhälfte und wiederholtem Nasenbluten litt. Bei heftigem Niesen kam aus dem linken Nasenloch ein großer weiblicher „Nasen-Zungenwurm" heraus; danach schwanden die Beschwerden.

2. Insecta (Hexapoda).

Die Insekten, die den Menschen und seine Haus- und Nutztiere aufsuchen, leben zum größten Teil als blutsaugende *Ektoparasiten,* die ihren Wirt entweder periodisch (z. B. Stechmücke) oder permanent (z. B. Bettwanze) befallen. Dabei halten sie sich entweder nur temporär (z. B. Larve von *Auchmeromyia*) oder stationär (z. B. Sandflohweibchen) auf ihm auf (vgl. S. 8). Weit geringer ist die Zahl der *entoparasitisch* lebenden Arten; zu diesen gehören einige Dipteren, deren Larven das als *Myiasis* bezeichnete Krankheitsbild herbeiführen. Einige dieser Larven vermögen aktiv in die Haut des Menschen und der Tiere einzudringen. Meist gelangen sie aber über Hautwunden in den Wirt. Andere halten sich vorübergehend im Darmkanal auf, einige parasitieren auch im Darm.

Die *temporären Ektoparasiten* unter den Insekten sind vielfach *Überträger von Krankheitserregern,* von Viren, Bakterien, Protozoen und Würmern, die in den Insekten noch einen besonderen Entwicklungscyclus durchmachen können. Bei der Auswahl der im folgenden behandelten Hexapoden wurde auch diese ihre

Bedeutung als Überträger berücksichtigt, wobei meist jeweils nur die wichtigste und für die betreffende Gruppe charakteristische Art dargestellt wurde.

Allgemeine Morphologie.

Die Insekten sind durch ihre deutliche Körpergliederung in *Kopf* (Caput), *Brust* (Thorax) und *Hinterleib* (Abdomen) charakterisiert. Die Abschnitte setzen sich wiederum je aus mehreren Segmenten zusammen. Diese Segmentierung geht entwicklungsgeschichtlich auf die Metamerie der Würmer (Polychäten) zurück, von denen sie abstammen. Auch der einheitlich erscheinende Kopf setzt sich aus mindestens 4, wahrscheinlich sogar aus 6 Segmenten, die Brust aus 3, der Hinterleib ursprünglich aus 11 Segmenten (hinzu kommt unter Umständen ein Telson) zusammen.

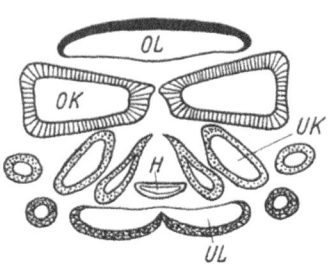

Abb. 302. *Allgemeines Schema eines Querschnittes durch die Mundwerkzeuge der Insekten.* H Hypopharynx; *OK* Oberkiefer; *OL* Oberlippe; *UK* Unterkiefer; *UL* Unterlippe. (Nach MARTINI.)

Der *Kopf* trägt neben den Ober- und Unterschlundganglien die Hauptsinnesorgane (Augen; Antennen = Fühler) und die Mundwerkzeuge, die bei den Insekten außerordentlich verschieden gestaltet sind.

Zum Verständnis der verschiedenen Abwandlungen, die der Kauapparat erfahren hat, sei das Grundschema dargelegt, von dem die andersartigen, meist stechend-saugenden Mundwerkzeuge der menschlichen Parasitenarten abzuleiten sind. Wir gehen dabei von den kauenden Mundwerkzeugen aus, wie wir sie z. B. bei Küchenschaben finden (Abb. 302).

Grundschema der Mundwerkzeuge. Es sind drei *paarige Anteile* zu unterscheiden, die entwicklungsgeschichtlich von paarigen Extremitäten abzuleiten sind:

1. Ein Paar *Mandibeln* (Oberkiefer, OK), (z. B. bei den Schaben und Käfern zu eigentlichen Kauwerkzeugen ausgebildet); ohne Anhang.

2. Ein Paar *I. Maxillen* (Unterkiefer, UK) mit je einem Palpus maxillaris und zwei Kauladen, die auf der zweigeteilten Basis (Cardo und Stipes) sitzen.

3. Ein Paar *II. Maxillen* (Unterlippe, UL; Labium), die, paarig angelegt, an der Basis zum unpaaren Submentum bzw. Mentum verwachsen. An diesem sitzen die Glossa und Paraglossa. Ein Palpus labialis kann auftreten.

Dazu können folgende *unpaare* Teile kommen:

4. Das *Labrum* (Oberlippe, OL), wird vielfach zum sog. *Epipharynx* und geht dann in die Vorderwand (bzw. *Mundhöhlendach*) des Pharynx über.

5. Der *Hypopharynx* (H) bildet den Boden der Mundöffnung und geht in die Rückwand (*Mundhöhlenboden*) über. Er ragt wie eine weichhäutige Zunge in die präorale Höhle und kann mit dem Epipharynx einen Mundverschluß herstellen.

Diese vollständige ursprüngliche Ausrüstung der Mundwerkzeuge ist bei den einzelnen Insektengruppen in vielfältiger Weise abgewandelt worden. Dabei änderten einzelne Teile ihre Funktion oder wurden teilweise oder völlig reduziert (vgl. Abb. 306, 313, 324, 358, 363 und 398).

Im dreiteiligen *Thorax* (Pro-, Meso- und Metathorax) sind ventral die *drei Beinpaare* (daher Hexa-poda = 6 Füßer) und dorsal im 2. und 3. Segment die *beiden Flügelpaare* inseriert. Er ist fast nur von Bein- und Flugmuskulatur erfüllt.

Die *Gliedmaßen* bestehen aus Hüfte (Coxa), Schenkelring (Trochanter), Schenkel (Femur), Schiene (Tibia) und Fuß (Tarsus). Dieser trägt als Endglied den Prätarsus, der als Klaue oder Kralle ausgebildet ist und unpaare Haftlappen (Arolium) oder ein unpaares Empodium und paarige Pulvillen tragen kann. Diese zusätzlichen Haftvorrichtungen helfen durch einfache Adhäsionswirkung beim Lauf auf glatten oder steilen Oberflächen.

Zwei *Flügelpaare* (an Meso- und Metathorax) werden ursprünglich angelegt. Entwicklungsgeschichtlich gehen sie aus Hautausstülpungen hervor. Sie sind jedoch —

insbesondere bei den Parasiten — sekundär vielfach verlorengegangen (z. B. Flöhe, Läuse), bei den Dipteren nur in einem Paar voll ausgebildet; das 2. Paar ist hier zu keulenförmigen Schwingkölbchen (Halteren) geworden, die ein wichtiges Sinnesorgan tragen. Ohne sie ist ein geregeltes Fliegen nicht möglich. Nach FAUST und v. BUDDENBROCK (1951) scheint die sinnesphysiologische Bedeutung der Halteren der des Bogengangsystems bei den höheren Wirbeltieren zu entsprechen. (Bei den merkwürdigen Strepsipteren, Parasiten von Bienen und Wespen, ist im Gegensatz zu den Dipteren das hintere Flügelpaar erhalten und das vordere rückgebildet).

Das *Abdomen* besteht ursprünglich aus 11 Segmenten. Von diesen sind die ersten 5—7 meist gut erkennbar, während die restlichen zum Teil miteinander verschmolzen, zum Teil in den Genitalapparat einbezogen wurden.

Schwanzanhänge sind die sog. Cerci, die als rudimentäre Abdominalgliedmaßen angesehen werden und häufig nur in Resten vorliegen. Der

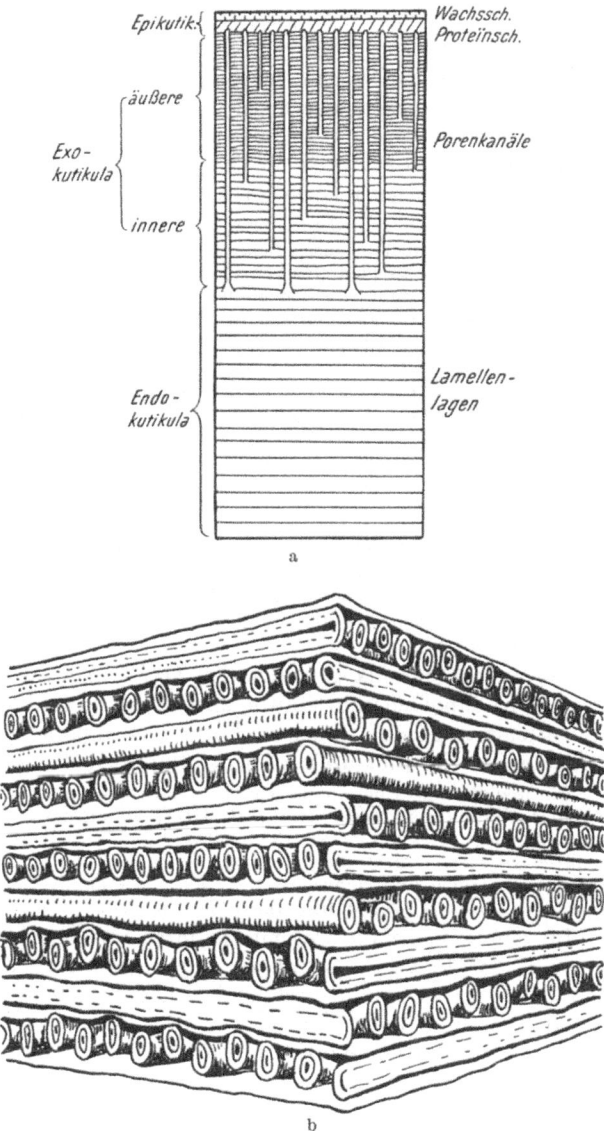

Abb. 303 a u. b. Schematische Darstellung des *Feinbaues der Insektencuticula* (am Beispiel der *Periplaneta americana*). a Epi-, Exo-, und Endocuticula einschließlich der Porenkanäle. b fibrilläre Lamellen der Endocuticula. Jede Fibrille besteht aus einem Chitinkern, der von einer Lipoproteinhülle umgeben wird, um die herum leicht lösliches Protein gelagert ist. (Nach PFAFF 1952).

Bau der Geschlechtsapparate wird vielfach zur Bestimmung der Arten herangezogen (vgl. Phlebotomen, Anophelen).

Die *Struktur der Körperhaut* ist im Zusammenhang mit der Wirkung der sog. *kontaktinsecticiden* Präparate besonders bedeutungsvoll geworden. Das relativ feste „Chitinskelet" überzieht die gesamte Körperoberfläche und wird nur in gewissen Abständen von Hautdrüsen, Gängen und Sinnesorganen (Sinneskegel, Porenplatten) durchbrochen.

Die *einschichtige Epidermis* scheidet die chitinhaltige Cuticula aus. Diese besteht im allgemeinen aus drei Schichten (von außen nach innen betrachtet):

1. Die *Epicuticula*, ein sehr dünnes Häutchen, das die Insekten durch seinen Gehalt an *Fett und wachsartigen Stoffen* schwer benetzbar macht.

2. Die *Exocuticula*, eine meist dickere, relativ harte Schicht, mit senkrechter Strukturierung.

3. Die *Endocuticula*, der mächtigste, in sich wiederum mehrfach geschichtete Anteil in der Cuticula (Abb. 303a).

Die strukturlose *Epicuticula* besteht (bei *Periplaneta americana*) wiederum aus zwei Schichten: einer äußeren, aus gerichteten Wachskristalliten bestehenden Wachsschicht und einer inneren Proteinschicht (PFAFF 1952). Die Stärke der Epicuticula liegt um 1 μ. Nach WIGGELSWORTH besteht die Epicuticula bei *Rhodnius* aus vier Schichten. Diese je nach der Art etwas wechselnden Verhältnisse ändern aber nichts am grundsätzlich gleichartigen Aufbau der Cuticula bei den Insekten.

Die *Exocuticula* ist durch die sog. Porenkanäle gekennzeichnet, die für die Neubildung der Cuticula von Bedeutung sind. Sie enthalten Proteine und schließen je eine distale Chitinfibrille ein. Die Porenkanäle sind von sehr verschiedener Länge. Von der Epicuticula aus gesehen durchsetzen sie zum Teil nur die äußere Exocuticula, und auch diese nur zu einem Teil. Nur einige gehen bis in die innere Cuticula oder erreichen sogar die äußere Lamelle der Endocuticula (Abb. 303a).

Der *Endocuticula* fehlen die Porenkanäle.

Die Chitinfibrillen von Exo- und Endocuticula werden entweder zu Lamellen oder Balken zusammengefaßt. Lamellen wie Balken werden außerdem von homogenen Proteinschichten eingehüllt. Diese führen die im Querschnitt sichtbare Lamellenstruktur herbei. Die Balken und die in Lamellen angeordneten Fibrillen überkreuzen sich in den einzelnen Lagen. Sie dürften die Grundlage der ungewöhnlichen Zug- und Druckfestigkeit des Insektenpanzers liefern (Abb. 303b).

Die fertige Cuticula setzt sich (bei *Periplaneta americana*) im wesentlichen aus Proteinen, Lipoiden und Chitin zusammen. Die Lipoide sind in der äußeren Epicuticula angehäuft, aber in Form von Lipoproteinen auch über die ganze Cuticula verteilt (nur 15% Chitin) (PFAFF 1952, 1953).

Die lipoidhaltige Epicuticula wurde vielfach als die Grundlage der Wirksamkeit lipoidlöslicher Kontaktinsecticide (wie z. B. DDT, Gammexan, E 605 u. a.) angesehen. Nach den Untersuchungen von PFAFF (1952) mit dem Präparat E 605 kann dieser Wirkstoff aber die homogene Cuticula nicht durchdringen. Er dringt vielmehr an den Sinnesorganen, sowie durch die Stigmen und Haarwurzeln in den Insektenkörper ein und gelangt so an den Ort seiner Wirksamkeit (vgl. S. 648ff.).

Im einzelnen ist die Cuticula in ihrer Struktur und in ihren Eigenschaften je nach Insektenart — selbst an verschiedenen Stellen des gleichen Tieres — von wechselnder Zusammensetzung. Schon ihre Gesamtstärke schwankt zwischen 1 und 240 μ und mehr.

Oberflächliche Verletzung der Cuticula ändert ihre Permeabilität für Wasser. Durch Produktion größerer Wachsmengen durch die Epidermiszellen wird die erforderliche Impermeabilität gewonnen; so greifen die Epidermiszellen aktiv in den Wasserhaushalt der Insekten ein. Das Integument der Insekten ist also keine tote Hülle, sondern eine aktive, lebende Einheit (WIGGELSWORTH 1948, BEAMENT 1948, LEES 1948).

Die bei der *Häutung* abgeworfene Exuvie besteht aus der ganzen Epicuticula und Teilen der Exocuticula. Sie besitzt bereits den gleichen Grad von Impermeabilität für Wasser wie die intakte Insektencuticula.

Die *innere Anatomie der Insekten* ist relativ einheitlich. Der Darmkanal besteht aus *Vorder-*, *Mittel-* und *Enddarm*. Vorder- und Enddarm sind *ekto*dermaler Herkunft und mit Chitin ausgekleidet. Dieses wird bei der Häutung auch erneuert. In den Vorderdarm münden die Speicheldrüsen, die bei blutsaugenden Formen besondere, die Gerinnung des Blutes hemmende Stoffe enthalten. Dem Vorderdarm gehört der Proventriculus oder Kaumagen an. Am Übergang vom Vorder- zum Mitteldarm münden vielfach besondere Blindsäcke (z. B. Pylorusanhänge und der sog. Kropf der Dipteren). Der drüsenreiche, vielfach mit Krypten versehene Mitteldarm ist der eigentliche verdauende Abschnitt. Sein Epithel unterliegt bei fast allen Insekten (Ausnahme z. B. Laus) einer regelmäßigen Regeneration. Zu ihm gehört auch der meist als Magen bezeichnete erweiterte Darmteil. Am Übergang vom Mittel- zum Enddarm münden die hier ektodermalen MALPIGHIschen Gefäße (Exkretionsorgane).

Als *Atmungsorgane* fungieren die Tracheen, die alle Organe eng umspinnen und dabei zugleich die Rolle von Mesenterien übernehmen. Sie werden innen von einer mit spiralig verlaufender Chitinleiste versehenen Membran ausgekleidet, die bei der Häutung ebenfalls erneuert wird. Die Tracheenstämme beginnen an den *Stigmen*, den eigentlichen Atemöffnungen. Ursprünglich gehörte wohl je ein Paar zu jedem Segment. Im allgemeinen beschränken sich jedoch die Stigmen bei den Imagines auf den Thorax und das Abdomen, doch kann ihre Zahl sehr reduziert sein. Bei vielen Larvenformen findet man nur ein endständiges Paar (z. B. bei zahlreichen Dipterenlarven).

Das *Zentralnervensystem* der Insekten umfaßt das Cerebralganglion (Oberschlundganglion) und die von ihm ausgehende, ursprünglich paarige Bauchganglienkette. Sie ist meist zu einem einheitlichen Strang geworden. Je nach Species sind die Ganglien in verschiedener Weise mehr oder weniger stark miteinander verschmolzen.

Die Insekten sind *getrennt-geschlechtlich.* — Die paarigen *Ovarien* setzen sich aus Eischläuchen zusammen, die in verschiedener Anordnung besondere Nährzellen tragen. Die Eier gelangen durch die Eiröhren über die paarigen Eileiter zum unpaaren Uterus, der nach außen führt. Der *männliche Geschlechtsapparat* setzt sich aus den paarigen Hoden und Samenleitern, meist paarigen Samenblasen und unpaaren Kopulationsorganen zusammen. (Vgl. WEBER 1949.)

Auf die vielfach mit einer Metamorphose verbundene Entwicklung der Insekten (hetero- bzw. holometabole Entwicklung) wurde bereits hingewiesen (vgl. S. 462).

Systematik.

Die *systematische Gliederung* der Insekten wechselt je nach den Gesichtspunkten, die man ihr zugrunde legt. Es läßt sich ein „natürliches System" nicht aufstellen. Diese Tatsache geht wohl auf die polyphyletische Entstehung der Arthropoden im allgemeinen und der Insekten im besonderen zurück.

Parasiten sind in zahlreichen Ordnungen der Insekten zu finden. Die hier genauer behandelten Insekten gehören zu folgenden vier Ordnungen:

1. Die *Anoplura* (Läuse) des Menschen sind als permanente und stationäre Blutsauger anzusehen, die den Wirt aufsuchen, auf ihm bleiben und außerdem noch Krankheitserreger übertragen können (z. B. Rickettsien, Spirochäten). Zu dieser Gruppe gehören die Gattungen *Pediculus* und *Phthirus*.

2. Die *Heteroptera* (Wanzen), die unter anderen den Menschen heimsuchen, gehören zu zwei Familien: den *Cimicidae* oder Bettwanzen und den *Reduviidae* oder Raubwanzen.

Die *Cimiciden* sind nur lästige Blutsauger, *Reduviiden* jedoch außerdem Überträger von *Trypanosoma cruzi.*

3. Die *Diptera* (Zweiflügler) schließen wohl die meisten gesundheitsschädlichen Insekten ein, die teils *ektoparasitisch*, teils (als Larven) *entoparasitisch* leben. Außerdem sind unter den Ektoparasiten zahlreiche bedeutsame *Überträger von*

Tabelle 21. *Übersicht und systematische Zuordnung der im folgenden behandelten Insekten.*

Ordnung	Unterordnung	Familie	Gattung bzw. Art
Mallophaga			Trichodectes canis
Anoplura (Siphunculata)			Pediculus humanus Padiculus oudemansi Phthirus pubis
Heteroptera		Cimicidae	Cimex lectularius Cimex rotundatus
		Reduviidae	Reduvius personatus Triatoma Eutriatoma Rhodnius Panstrongylus Eratyrus cuspidatus
Diptera	Nematocera	Psychodidae	Phlebotomus
		Ceratopogonidae	Ceratopogon silvaticus Culicoides
		Culicidae	Anopheles Aëdes Psorophora Culex Theobaldia Mansonia Haemagogus
		Simuliidae	Simulium
	Brachycera	Tabanidae	Tabanus Haematopota Chrysops
		Hippoboscidae	Hippobosca equina Lipoptena cervi Lynchia maura
		Nycteribiidae	Nycteribia vexata Melophagus ovinus Crataerina pallida
		Piophilidae	Piophila casei
		Gasterophilidae	Gasterophilus intestinalis
		Muscidae	Musca domestica Muscina stabulans Stomoxys calcitrans Lyperosia irritans Haematobia stimulans Fannia canicularis Anthomyia Glossina
		Calliphoridae	Calliphora vomitoria Protocalliphora Lucilia Phormia Chrysomyia Cochliomyia Auchmeromyia Passeromyia Neottiophilum Cordylobia Sarcophaga Wohlfahrtia Dermatobia
		Tachinidae	Hypoderma Oestrus

Tabelle 21. (Fortsetzung.)

Ordnung	Unterordnung	Familie	Gattung bzw. Art
Aphaniptera[1]		Pulicidae	Pulex irritans
			Xenopsylla
			Ctenocephalides
			Echidnophaga
			Archaeopsylla
		Neopsyllidae	Neopsylla setosa
		Ceratophyllidae	Ceratophyllus
			Nosopsyllus
		Ctenophthalmidae	Ctenophthalmus spalacis
		Leptopsyllidae	Leptopsylla segnis
		Hystrichopsyllidae	Hystrichopsylla talpae
		Amphipsyllidae	Ophthalmopsylla
		Vermipsyllidae	Vermipsylla
		Tungidae	Tunga penetrans

[1] Systematik der *Aphaniptera* nach PEUS 1952.

Viren, pathogenen Protozoen und Würmern. — Die beiden Unterordnungen *Nematocera* (Mücken) und *Brachycera* (Fliegen) sind morphologisch recht gut zu unterscheiden.

4. Die *Aphaniptera* (Flöhe) sind sämtlich *Ektoparasiten*, außerdem zum Teil Überträger des Pesterregers und von Rickettsien. Ihre Mitwirkung als Zwischenwirt bei der Entwicklung verschiedener Würmer (z. B. *Dipylidium*) ist ohne größere Bedeutung für den Menschen.

a) Anoplura (Siphunculata).

Läuse.

Unter den Insekten nehmen die *Läuse* (Gattung *Pediculus*) durch ihre große Bedeutung *als Überträger* von *Rickettsia prowazeki*, dem Erreger *des Fleckfiebers* (Flecktyphus), auf der ganzen Erde eine besondere Stellung ein. Außerdem übertragen sie *R. mooseri*, den Erreger des murinen Fleckfiebers, *R. quintana*, den Erreger des Wolhynischen Fiebers und *Borrelia recurrentis*, den Erreger des Rückfallfiebers.

Die Läuse (*Anoplura* oder *Siphunculata*) sind als flügellos gewordene Ektoparasiten anzusehen (vgl. dazu die flügellos gewordenen Lausfliegen [Dipteren], Flöhe und auch Wanzen). Sie ernähren sich von Wirbeltierblut und tragen besonders umgestaltete Fußglieder, die das Abfallen oder das Abgestreiftwerden vom Wirt verhindern, andererseits das schnelle Haften auf einem neuen Wirt ermöglichen (Abb. 308 *T*). Mit Hilfe dieser Klammerfüße gelingt der Übergang von Wirt zu Wirt so sicher, daß die durch Läuse übertragenen Krankheitserreger lange Zeit den Anschein erweckten, durch Kontaktinfektion erworben zu werden. Erst langsam wurde die Mitwirkung der Läuse bei der Übertragung der Mikroorganismen erkannt und anerkannt. — Die Entwicklung der Läuse erfolgt ohne Metamorphose (ametabol; direkte Entwicklung).

Beim Menschen parasitieren drei Formen:
1. die Kopflaus [*Pediculus humanus capitis* (DE GEER 1778)],
2. die Kleiderlaus [*Pediculus humanus corporis* L., *P. humanus* L. 1788],
3. die Filzlaus (Schamlaus) [*Phthirus pubis* (REDI 1668), L. 1758].

Einen bemerkenswerten Beitrag zum *Problem der Artbildung* bei Parasiten lieferte die Untersuchung der Läuse des Schimpansen, die zwei verschiedenen Arten angehören. Während sich die Art *Paenipediculus schäffi* (FAHRENHOLZ) deutlich von der Laus des Menschen unterscheidet, hat die zweite Art, *Pediculus oudemansi* FAHRENHOLZ 1942, mit der Art *P. humanus capitis* große Ähnlichkeit. *P. oudemansi* bleibt aber in der Gesamtlänge etwa um $1/5$ hinter der von *P. humanus capitis* zurück. In allen Entwicklungsstadien sind die vergleichbaren Organe kleiner als bei der Menschenlaus, nur die Krallen erscheinen länger (Abb. 304). Die allgemeine Körperform ist gedrungener als bei *P. humanus* und der Sexualdimorphismus des ersten Beinpaares (s. unten) weniger stark ausgeprägt. Hinzu kommen weitere eindeutige Unterschiede hinsichtlich der Zahl der Borsten (FAHRENHOLZ 1942).

Zur Deutung dieser Befunde läßt sich nach W. D. EICHLER die FAHRENHOLZsche Regel heranziehen (vgl. S. 7). Nimmt man an, daß die Laus des Menschen die primäre Art dar-

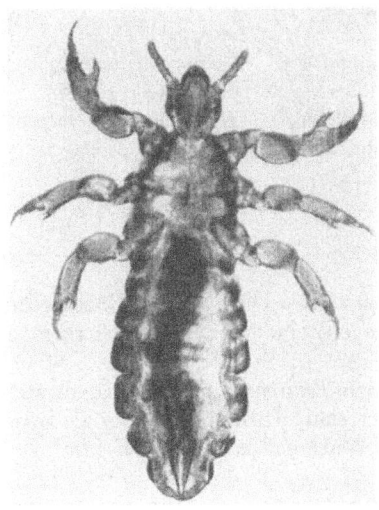
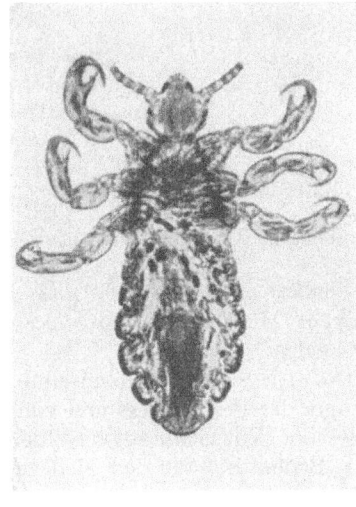

a   b

Abb. 304a u. b. a *Pediculus humanus capitis* DE GEER. Männchen der Menschenlaus (30×). b *Pediculus oudemansi* FAHRENHOLZ. Männchen der Affenlaus (30×). (Nach FAHRENHOLZ 1942.)

stellt, dann haben wir es bei der Schimpansenlaus mit einer phylogenetisch jungen Form zu tun, bei der der Übergang zu einer neuen Species als Folge einer eingetretenen Isolierung bereits stattgefunden hat.

Eine ähnliche Situation liegt anscheinend bei der Filzlaus, *Phthirus pubis* (L.) vor, die ebenfalls auf dem Schimpansen gefunden wurde. Sie läßt keinerlei morphologische Merkmale erkennen, die zur Aufstellung einer neuen Art berechtigen würden. Dennoch gibt FAHRENHOLZ an, daß er durch Messungen einen geringen Größenunterschied ermitteln konnte, der am deutlichsten beim Weibchen zum Ausdruck kam. Selbst die größten eiertragenden Läuseweibchen vom Schimpansen erreichten nie die Gesamtlänge der kleinsten Weibchen einer Filzlaus des Menschen. Auch in der Beborstung bestehen anscheinend einige Unterschiede. FAHRENHOLZ (1942) deutet diese Abweichungen im Sinne einer beginnenden Entwicklung zu einer selbständigen Art.

Pediculus humanus humanus.

P. h. capitis, die Kopflaus und *P. h. corporis*, die Kleiderlaus.

Morphologische Unterschiede zwischen Kopf- und Kleiderlaus. Kopf- und Kleiderlaus sind zwei Rassen einer Art, die sich untereinander fruchtbar kreuzen lassen. Sie sind sich morphologisch außerordentlich ähnlich, jedoch ist die Kopflaus kleiner (2—3,5 mm), und ihr Hinterleib ist an den Segmentnähten seitlich scharf eingekerbt (Abb. 304b), während die Kleiderlaus (3—4,5 mm) nur seichte Einkerbungen besitzt (Abb. 310). Den Kopflaus-*Weibchen* fehlt zudem die Längsmuskulatur im vierten Abdominalsegment. Dazu kommen deutliche morphologische Unterschiede am männlichen und weiblichen Hinterleibsende, die der Auffassung von HASE, der für eine Arttrennung eintritt, entgegenkommen.

Allgemeine Morphologie und Anatomie. Die *Morphologie* und der *anatomische Bau* der Läuse gleicht im wesentlichen dem der typischen Insekten. Es fehlen ihnen jedoch die Flügel. Ihr Körper ist dorsoventral abgeflacht. Sie vermögen so im nüchternen Zustand erheblichem Druck standzuhalten. (Zwischen den Fingerbeeren lassen sie sich deshalb im allgemeinen nicht zerdrücken; man muß sie dazu zwischen harte Kanten, z. B. die Fingernägel, nehmen.)

Die Beine und Fußglieder der Läuse sind der ektoparasitischen Lebensweise entsprechend mehr zu Klammerorganen geworden als zum Laufen geeignet. An der Tibia sitzt ein daumenartiger Fortsatz, gegen den die einzige lange Klaue des eingliedrigen Tarsus eingeschlagen werden kann. Dadurch vermögen sich die Läuse besonders gut an Haaren und Stoffasern festzuhalten.

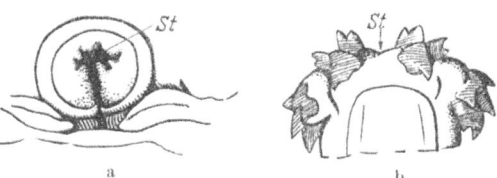

Abb. 305a u. b. *Pediculus humanus corporis*, Mundkegel („Haustellum"). a Eingestülpt, von vorn gesehen. b Ausgestülpter Mundkegel mit dem Hakenkranz, Ventralansicht. *St* Stachelscheide. (Nach SIKORA.)

Mundwerkzeuge. Die Mundwerkzeuge sind der parasitären Lebensweise entsprechend umgestaltet und zur Blutaufnahme geeignet. Das Stechorgan, der Stachel (Haustellum), wird wie eine Nadel in die Haut des Menschen eingestochen. Er kann in der Ruhelage weit in den Kopf in einen tiefen Sack, die Stachelscheide, zurückgezogen werden. Der Stachel besteht nur aus dem Hypopharynx und der Unterlippe, zwischen denen der Speichelgang (*Sp*) verläuft (Abb. 306). Der

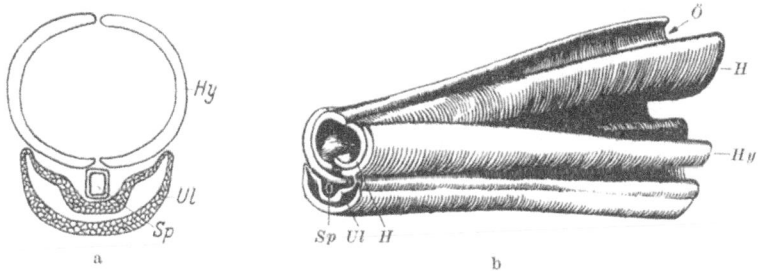

Abb. 306a u. b. *Pediculus humanus corporis*, Mundwerkzeuge. a Schematischer Querschnitt aus vorderem Bereich. b Hinterer Bereich in seitlicher Ansicht. *H* Mundhöhlenboden; *Hy* Hypopharynx; *Ul* Unterlippe; *Sp* Speichelgang. (Nach WEBER 1933.)

Hypopharynx, das dorsale Stilett, besteht aus einem Paar längsgestellter Halbröhren, die sich vorn zur Stichkanüle zusammenlegen, sich hinten jedoch in der Mundhöhle nach oben nebeneinander liegend öffnen. Die Unterlippe, das eigentliche Stechorgan, das sog. ventrale Stilett, besteht aus je einem dorsalen und ventralen Blatt (Abb. 306, *Ul*), die durch ein dünnes Chitinhäutchen miteinander verbunden sind, an der Spitze jedoch mit vier gezahnten Fortsätzen ineinander übergehen.

Diese Deutung der einzelnen Teile des Stechapparates der Läuse hat keine allgemeine Gültigkeit. Nach WEBER ist „der ganze Stachelapparat ein außerordentlich weitgehend differenzierter, durch membranöse Streifen in der Längsrichtung zerlegter, aber doch noch einheitlicher Hypopharynx, eine Weiterbildung des bereits recht komplizierten und an der Basis mit divergenten Schenkeln ausgestatteten Hypopharynx der Mallophagen"; doch hält auch WEBER diese Bedeutung nicht für gesichert. Andere Autoren bezeichnen nur den Speichelgang als Hypopharynx [z. B. MATHESON (1950) und BELDING 1952.]

Die zum Mundkegel umgebildete Kopfspitze ist vorstülpbar und trägt einen Hakenkranz, der mit 5 Paar Häkchen ausgerüstet den Eingang zur Stachel-

Piekarski, Parasitologie.

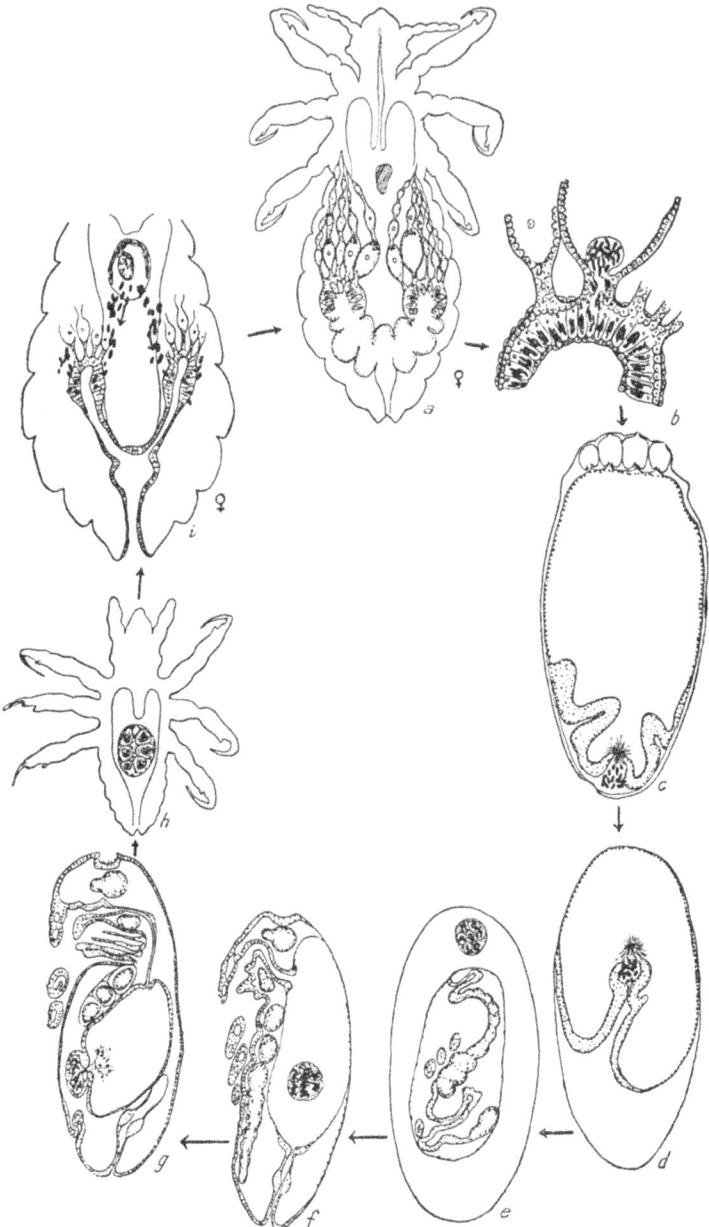

Abb. 307 a—i. *Pediculus humanus capitis.* Symbiontischer Cyclus. a Weibliche Imago mit verödetem Mycetom und infizierten Ovarialampullen. b Infektion der Ovocyten von den Ampullen aus. c und d Invagination des Keimstreifs, die Symbionten werden in das Innere des Embryos getragen. e Primäres Mycetom im Dotter. f Das transitorische Mycetom ist in den embryonalen Darm gelangt. g Abschnürung der „Magenscheibe". h Jüngstes Larvenstadium mit Mycetom. i Die Symbionten treten aus dem Mycetom in die Ovarialampullen über. Halbschematisch. (Nach RIES aus BUCHNER 1953.)

scheide umgibt (Abb. 305). Vor dem Stechakt wird die Hornschicht der Oberhaut durch besondere Chitinscheiden beißend und raspelnd beseitigt. Vor dem
eigentlichen Stich werden die vorgestülpten Häkchen auf die Haut aufgesetzt.

Zwischen ihnen dringt der Stachel in die Haut ein. Mandibeln und 1. Maxille sind bis auf wenige Reste zurückgebildet.

Die Läuse besitzen 3 Paar Speicheldrüsen, von denen sich eine im Kopf, die zweite, die sog. bohnenförmige Speicheldrüse, auf der Höhe des ersten Beinpaares (Abb. 308, *Sp*) und die dritte kurz dahinter als sog. hufeisenförmige Speicheldrüse befindet. (Nur das Sekret der bohnenförmigen Drüse soll zu Hautreaktionen führen; s. unten S. 539).

Verdauungskanal und Exkretionsorgane. Das aufgenommene Blut gelangt über Hypopharynx (*Hy*) und Mundhöhlenboden (*H*) zum Präpharynx und Pharynx, die mit Hilfe einer kräftigen Muskulatur als Pharynxpumpe wirken. Der folgende, sehr enge Oesophagus führt etwa auf der Höhe der Thoraxmitte in den Mitteldarm. Rechts und links von der Einmündung liegt je ein nach vorn verlaufender Blindsack (Abb. 308, *B*). Der Magen (Mitteldarm) selbst erstreckt sich bis ins 5. und 6. Abdominalsegment und geht mit einer kurzen Schleife zum Enddarm und Rectum, das mit einem Kranz von 6 sog. Rectalpapillen (*Ra*) versehen ist. 4 MALPIGHIsche Gefäße (*Mg*) münden an der Grenze zwischen Mittel- und Enddarm. Die charakteristischen, vielfach zu Schnüren vereinigten (pathologisch?) schwarzen Kotballen helfen bei der Erkennung einer Verlausung (vgl. auch S. 542) (HASE 1944).

Intracelluläre Symbiose. Ein ernährungs- und entwicklungsphysiologisch wichtiges Organ vieler Läuse, das in enger Beziehung zur parasitären Lebensweise steht, ist die sog. *Magenscheibe*, das Mycetom (Abb. 308, *M*). In ihr halten sich bakterienähnliche Mikroorganismen auf, die obligatorisch bei allen blutsaugenden Läusen zu finden sind (Abb. 307). Sie liegt ventral dicht unter der Cuticula auf der Höhe der ersten Abdominalsegmente. Die Magenscheibe, die zur Larvenzeit voller Mikroorganismen steckt (Abb. 307h), wird bei den *weiblichen* Tieren zur Zeit der Geschlechtsreife leer (i). Die Bakterien wandern aus und in die sog. Ovarialampullen ein (i; a und b), von denen sie wiederum den Eiern in Portionen mit-

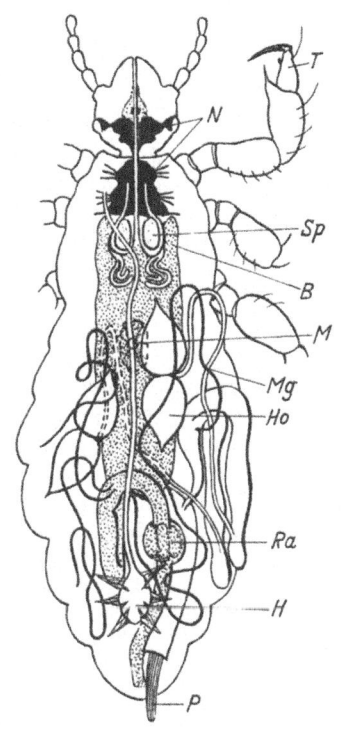

Abb. 308. *Pediculus humanus.* Anatomie (Männchen). *B* Darmblindsack; *H* Herz; *Ho* Hoden; *M* Magenscheibe; *Mg* MALPIGHIsches Gefäß; *N* Nervensystem; *P* Penis; *Ra* Rectalampulle; *Sp* Speicheldrüse; *T* Tarsus. (40×).

gegeben werden (b, c). Auf diese Weise ist die Übertragung der lebenswichtigen Keime absolut gesichert (vgl. Legende zu Abb. 307). Bei den *Männchen* dagegen degenerieren die Mikroorganismen zur Zeit der Geschlechtsreife.

Wird die Magenscheibe frühzeitig auf dem Larvenstadium experimentell entfernt, so vermögen die Läuse keine Nahrung mehr zu sich zu nehmen. In den Follikeln der Eiröhren treten Degenerationen ein, und die Entwicklung nun abgelegter Eier bleibt stehen. Auch reichliche künstliche, rectale Blutzufuhr rettet die symbiontenfrei gemachten Tiere nicht vor dem Tode. Gibt man ihnen aber neben dem Blut auch einen Hefeextrakt oder ein Bakterienfiltrat hinzu, so kann man ihr Leben wesentlich verlängern. Die Symbionten liefern offenbar zur Förderung des Wachstums und der Entwicklung unbedingt notwendige Stoffe. So wird es „begreiflich", daß die Symbionten durch eine sinnvolle Einrichtung von der Mutter auf die Nachkommen übertragen werden (ASCHNER und RIES 1933).

Die Notwendigkeit der Mitwirkung dieser Symbionten bei der Entwicklung und Ernährung der Läuse wird in der ausschließlich sterilen Blutnahrung erblickt, auf die die Läuse zeitlebens angewiesen sind (im Gegensatz z. B. von Mücken oder Flöhen, die als Larven „unsterile" Nahrung aufnehmen) (vgl. S. 470 ff.).

Geschlechtsdimorphismus. Die männlichen Läuse sind im Durchschnitt kleiner als die weiblichen. Das kegelförmige Hinterleibsende der Männchen (Abb. 304 und 308) trägt einen Penis, der in der Ruhelage in einer Scheide liegt. — Das weibliche Abdomen dagegen endet mit einem V-förmigen Einschnitt (Abb. 307a) und trägt an seiner ventralen Seite ein Paar von Gonopoden, die bei der Eiablage ein Haar oder eine Faser erfassen, an der das Ei dann angeheftet wird.

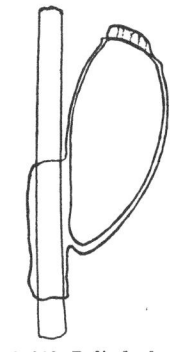

Die Läuse heften ihre weißlichen *Eier* (Nissen) (0,8—1 mm) mit einem *wasserunlöslichen Kitt* an fädige Unterlagen [die Kopflaus an Kopfhaare (Abb. 311), die Kleiderlaus an Körperhaare, Stoffasern u. ä.]. Dadurch lassen sie sich praktisch nur mechanisch entfernen. Bei der Eiablage wird von den Kittdrüsen (Anhangdrüsen des Eileiters) eine Substanz ausgeschieden, die sich zunächst bei der Ovarialampulle ansammelt. Beim Austritt des Eies drängt dieses die Kittmasse, die dem Eipol ansitzt, vor sich her. Kommt das Ei an ein Haar, so umfließt der Sekrettropfen zum Teil den Haarschaft und bildet die das Haar umfassende „Manschette" (Abb. 309); der Rest überzieht das ganze Ei. Das Sekret erstarrt bald darauf. Der obere Eipol trägt einen Deckel mit einer Porenplatte („Mikropylapparat"), der untere Pol eine Gruppe feiner Kanälchen, das „Eistigma", das wie ein Haftapparat der Eischale das Ei im Sekretbecher verankert (SCHMIDT 1939, HASE 1954).

Abb. 309. *Pediculus humanus.* Ei an einem Haar haftend (30×). (Nach HASE.)

Körperfarbe und Rassenunterschiede. Die *Körperfarbe* wechselt je nach Alter und Ernährungszustand. Frisch aus dem Ei geschlüpfte Läuse sind weiß, erscheinen nach der ersten Blutmahlzeit blutrot und gewinnen mit der Verdauung des Blutes dunklere Farbe. Der Körper wird graugelb, der Darm zum Teil schwarz, ältere Larven und die erwachsenen Läuse schmutzig-grau gelb mit rötlichem oder schwarzem Darminhalt. Auch die abgelegten Kotschnüre sind schwarz. Bei übermäßiger Blutaufnahme kann am Hinterleib ein Blutstropfen austreten. Am Körperrand und am Hinterleibsende treten noch dunkle Fleckungen auf.

Die Läuse können in der Farbe extrem wechseln und zu fast weißen und fast schwarzen Varietäten (Abb. 310) führen, wozu manche Stämme unter bestimmten Bedingungen (Feuchtigkeit, Untergrund) mehr neigen als andere. Diese dunklen und hellen Varietäten sind erblich verschieden und zeigen auch deutliche physiologische Unterschiede. Die dunkle Form zeigt eine große Widerstandsfähigkeit gegenüber schädigenden Einwirkungen (Hunger, hohe Temperaturen), eignet sich aber nicht so gut als Überträger von Rickettsien wie die weiße Rasse (REICHMUTH). Zwischen beiden gibt es vielerlei Mischformen. Diese wiederum sind merklich widerstandsfähiger als die ganz hellen oder die „schwarzen Rassen", wobei die rein „weiße Rasse" wiederum am hinfälligsten ist. Die Hauptmenge der auf einem Verlausten vorgefundenen Tiere sind Mischformen.

Embryonal- und Postembryonalentwicklung. Die Entwicklung im Ei verläuft weitgehend in Abhängigkeit von der Außentemperatur. Bei einer Temperatur von 35—37° C schlüpfen die Larven nach 5—7 Tagen, bei 25—30° nach 8—10 Tagen, bei 22—24° nach 16 Tagen; unter 22° geht die Entwicklung aller Stadien nicht weiter. Das Ei kann diese Abkühlung nur noch 7 Tage ertragen, sich aber danach bei höheren Temperaturen wieder weiterentwickeln, nicht jedoch nach länger einwirkender Untertemperatur. Ähnliche Verhältnisse gelten für die drei Larvenstadien und die geschlechtsreifen Tiere, doch darf die Gesamtzahl der Tage mit Untertemperatur nicht mehr als 11 betragen. Die *optimale* Temperatur, d. h. diejenige, bei der die geringste Sterblichkeit zu verzeichnen ist, liegt zwischen 29 und 30° C.

Die Entwicklung der Läuse im Ei läßt sich bei geeigneten Temperaturen (35⁰ C) von Tag zu Tag unter einer Lupe bequem beobachten. Im frisch abgelegten milchig-weißen Ei treten am 2. Tage die Keimzellen auf, die am 3. Tage die segmentierte Embryonalanlage bilden. Am 4. Tage erkennt man deutlich die Umrisse des Embryos mit Extremitätenanlage, am 5. Tage wird die orangefarbene Augenanlage deutlich, am 6. Tage ist das Auge dunkel pigmentiert, Darm und Mycetom (symbiontenhaltige Magenscheibe) sind deutlich zu erkennen (vgl. auch Abb. 307 e—g). Am 7. Tage schließlich ist der Embryo vollständig entwickelt, das Augenpigment dunkelbraun und der Körper gegliedert mit ausgebildeten Extremitäten schlupffertig. Durch Aufnahme von Luft in den Darm preßt sich die Larve aus der Eihülle, sprengt den Deckel und schlüpft.

Diese Einzelheiten der Eientwicklung dienen als Unterlage zur Prüfung von Bekämpfungsmaßnahmen, deren Wirkung auf die Eientwicklung durch ständige Kontrolle von einem Tag zum anderen genau festgestellt werden kann.

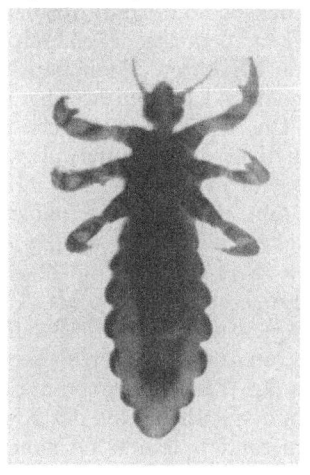 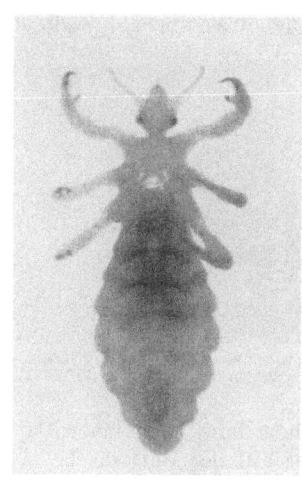

a   b

Abb. 310a u. b. *Pediculus humanus corporis.* a Schwarze, b weiße Rasse (15×). (Nach REICHMUTH.)

Die jüngste, etwa 1 mm messende Larve häutet sich, wiederum in Abhängigkeit von der Temperaturhöhe, nach etwa 3—6 Tagen zum erstenmal, nach insgesamt 5—10 Tagen zum zweitenmal, nach insgesamt 8—15 Tagen zum drittenmal. Danach sind die Läuse geschlechtsreif und können nach einer Blutmahlzeit zur Eiablage schreiten. Die Gesamtentwicklung vom Ei bis zum erwachsenen Tier dauert durchschnittlich also: bei 40⁰ C etwa 12—13 Tage; bei 37⁰ C etwa 10—11 Tage; bei 30⁰ C etwa 15—16 Tage; bei 24—22⁰ C etwa 22—24 Tage. Erwachsene Läuse und Larven unterscheiden sich durch die Anzahl der Antennenglieder, die bei Larven 3, bei Imagines 5 beträgt.

Selbst unter günstigen Zuchtbedingungen pflegen nur 60% der abgesetzten Eier zu geschlechtsreifen Tieren zu werden.

Die erwachsenen Tiere leben etwa 30—40 Tage, und jedes Weibchen legt etwa 150—300 Eier. Die Eizahl hängt weitgehend ab von der Möglichkeit zur Blutaufnahme und von den klimatischen Verhältnissen; je besser die Lebensbedingungen, desto kürzer die Lebensdauer.

Die Kenntnis der genauen Entwicklungszeiten bietet bereits die Grundlage zu einer einfachen „*Sachenentlausungsmaßnahme*". Unter Berücksichtigung des bei den Läusen relativ großen Nahrungsbedürfnisses und der zur Entwicklung erforderlichen Mindesttemperaturen kann man durch völlige Trennung verlauster Sachen von verlausten, also noch blutspendenden Personen alle an Gegenständen haftenden Läusestadien indirekt abtöten (sog. *Quarantäne*). HASE fordert 40 Tage; denn: ohne Blutnahrung können Läuse noch nach 5 Tagen Eier ablegen, die Entwicklung der Eier dauert bei 25⁰ C 16 Tage, durch eingeschaltete Unterkühlungszeiten, die höchstens 11 Tage ausmachen dürfen, verzögert sich der Schlupf der Larve um den gleichen Zeitraum. Diese kann dann noch 7 Tage leben; danach stirbt sie ab (5 + 16 + 11 + 7 = insgesamt 39, rund 40 Tage). Praktisch werden diese Zeiten nur in Ausnahmefällen wirklich notwendig. Bei sommerlicher Wärme oder in geheizten Räumen mit Temperaturen über 22° ist das Hungervermögen und damit die notwendige Quarantänezeit geringer. Bei mehr als 24° C genügen in isoliertem Mobiliar bereits 25 Tage zum völligen Aussterben der Läuse (STEINIGER).

Die Quarantäneentlausung eignet sich für Gepäck, für Pelz- und Winterbekleidung, wenn dafür gesorgt wird, daß unter Umständen abwandernde Läuse nicht aus dem Aufbewahrungsraum gelangen können. Hungernde Läuse können nämlich noch 25—50 m zurücklegen.

Aufenthaltsort und Wirtsfindung. Die beiden Rassen von *Pediculus humanus* bevorzugen jeweils bestimmte Körperteile. Die *Kopflaus* sitzt vorwiegend am Kopfhaar. Es wird stumpf und trocken, kann sogar ausfallen und vorwiegend bei Frauen, bei denen sie überhaupt günstigere Lebensbedingungen antreffen, verfilzen und zu dem sog. Weichselzopf, einem unentwirrbaren Haarknäuel voll von Nissen und Läusen, werden (Abb. 311).

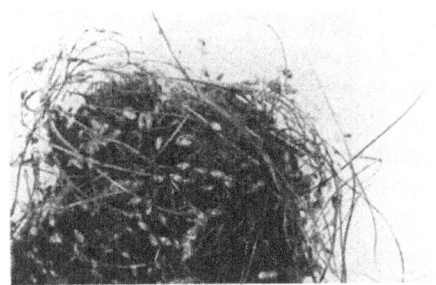

Abb. 311. *Pediculus humanus capitis.* Nissen der Kopflaus in verfilztem Haar. (Photo F. WEYER.)

Die *Kleiderlaus* bevorzugt die übrige Körperbehaarung, sitzt aber vorwiegend an der Kleidung, ihren Nähten, in den dem Körper nahen Wäschestücken, kurz dort, wo die für sie optimale Temperatur von 29—30° C (sog. Vorzugstemperatur) als Unterlagentemperatur herrscht. Bei fieberhafter Erkrankung wandern daher die Läuse von der Wärmequelle, vom Körper, fort und erscheinen dann bei solchen Patienten an den Außenteilen der Kleidung, am Kragen oder auf der Bettwäsche. Unter Umständen laufen sie vom Menschen fort, und dann findet man sie auf seinem Lager, seinen Decken, im Stroh und an persönlichen Gebrauchsgegenständen.

Läuse werden vorwiegend durch Wärmestrahlung, die sie mit den die Receptoren tragenden Antennen wahrnehmen, zu ihrem Blutspender geleitet. Dabei stellen sich die Tiere zu der Wärmequelle so ein, daß beide Körperseiten dieselbe Wärmemenge perzipieren und bewegen sich dann unter Beibehaltung dieser symmetrischen Reizverteilung geradlinig auf die Reizquelle zu. Offenbar ist der ganze Körper, die vorderen Regionen mehr als die hinteren, temperaturempfindlich (HOMP 1938).

Die Vorzugstemperatur der Läuse entspricht etwa der Hauttemperatur des Menschen. Sehr hungrige Kleiderläuse bevorzugen sogar etwas *niedrigere* Wärmegrade als satte Tiere (Vorzugstemperatur 31,3° C gegenüber 32,5° C).

Die angegebenen Zahlen beziehen sich auf sog. Mischpopulationen. HERTER (1942) untersuchte mit REICHMUTH erwachsene *Kleiderläuse* — Larven verhalten sich ebenso wie geschlechtsreife Tiere — aus sog. „schwarzen" und „weißen" Rassen (vgl. Abb. 310). Es ergaben sich statistisch gesicherte Differenzen zwischen beiden Formen. Die gesättigten „schwarzen" Läuse ließen eine höhere Vorzugstemperatur (32,98° C) erkennen als die „weißen" im gleichen Zustand (31,52° C). Außerdem zeigten die „weißen" Läuse ein besseres thermisches Unterscheidungsvermögen als die „schwarzen", und bei beiden Reinzuchten war dieses besser ausgeprägt als bei der Mischpopulation.

Erwähnt sei noch, daß die Vorzugstemperatur gesättigter *Kopfläuse* bei 27,82° C — also noch beträchtlich tiefer als bei den „weißen" Kleiderläusen — liegt. (Die Hauttemperatur des Scheitels liegt entsprechend tiefer als die der Körperhaut unter den Kleidern.) (HERTER 1942.)

Der praktisch fehlende Unterschied in der Höhe der Vorzugstemperatur zwischen gesättigten und hungrigen Tieren — verglichen etwa mit den Unterschieden, wie sie bei Zecken oder Wanzen festzustellen sind (vgl. S. 463) —

wird aus dem engen Zusammenleben der Läuse mit ihren Wirten verständlich. [Bei Filzläusen ist eine bestimmte Vorzugstemperatur gar nicht mehr erkennbar. Sie verlassen den Blutspender (den Menschen) nicht freiwillig und werden nur noch durch Kontakt übertragen. Für die Filzläuse spielt daher der Temperatursinn bei der Wirtsfindung keine entscheidende Rolle (vgl. S. 544)] (HERTER 1942).

Ähnliche Beobachtungen wie an Kleiderläusen machte HERTER auch an Schweineläusen (*Haematopinus suis*), Elefantenläusen (*Haematomyzus elephantis*) und Hundeläusen (*Linognathus setosus*), deren Vorzugstemperaturen auch mit den entsprechenden Hauttemperaturen ihrer Wirte übereinstimmen [Schweinelaus 28,6° C bzw. 27,9° C Hauttemperatur der Schweine; Hundelaus +38,19° C (HERTER)].

Die Wärmewirkung veranlaßt die Läuse auch zum Stechen, also zur Nahrungsaufnahme. Menschlicher Schweiß und Speichel lockt sie ebenfalls, jedoch nur in weit geringerem Maße, an. Durch andere Duftstoffe lassen sich Läuse weder locken noch abschrecken, so daß z. B. stark riechende chemische Präparate noch keine Garantie für eine abweisende Wirkung bieten (vgl. auch S. 655).

Reaktion des Wirtes. Die Läuse werden deshalb so lästig, weil sie fast alle 2—3 Std Blut saugen und durch die Häufung der Stiche einen starken Juckreiz herbeiführen, der sich bis zur Unerträglichkeit steigern kann. Beim Stechen werden Speicheldrüsensekrete in die Haut gebracht, durch die in Verbindung mit einer mechanischen Wirkung (Reiben der Kleiderstoffe auf der Haut) eine Entzündung entsteht. Das ständige Kratzen zieht unter Umständen Hautverletzungen nach sich, die in Verbindung mit Sekundärinfektionen mit pyogenen Kokken sowie mit den Exkrementen der Läuse ernstliche gesundheitliche Gefahren verursachen können. Oft entstehen auf dem Kopf dicke Borken, die aus geronnenem Blut, Läusekot und Kopfschuppen bestehen.

Grundsätzlich gelten für die individuellen Stichreaktionen bei Läusebefall die gleichen Erfahrungen, die bei anderen Insekten gemacht wurden (vgl. S. 465 ff.). Die durchschnittliche Dauer der Nahrungsaufnahme ist größer als die von Mücken und Fliegen. Dennoch sind die primären Reaktionen der Gewebe in unmittelbarer Umgebung der Stichstelle relativ gering. Bei Personen ohne erkennbare klinische Reaktionen tritt ein geringes perivasculäres Infiltrat auf, das sich zu Beginn aus wenigen Lymphocyten und einigen polymorphkernigen Leukocyten und Eosinophilen zusammensetzt. Eosinophile und polymorphkernige Zellen verschwinden wieder innerhalb von 2 Tagen. Ein anfänglich auftretendes Ödem kann 4 Tage bestehen bleiben.

Epidemiologisch betrachtet kommt nur der Mensch als Blutspender für die Laus in Betracht — niemals dürfen Tiere, insbesondere auch nicht Haustiere, als Quelle einer menschlichen Verlausung verdächtigt werden. Hierfür kommen in erster Linie Stätten in Frage, an denen ständig viele Personen kurzfristig oder für längere Zeit zusammenkommen (z. B. Lager, Schulen, Kindergärten) und Orte, an denen ein häufiger Wechsel einzelner Menschen stattfindet (Toiletten, unsaubere Friseure u. ä.).

Besondere Beachtung verdienen die Schulen und Kindergärten, in denen die untereinander spielenden Kinder sich leicht gegenseitig infizieren. Vertauschen der Kopfbedeckungen sowie gemeinsame Benutzung von Kämmen, Schmuck- und Spielsachen führen schnell zur Ausbreitung einer Kopflausplage. Vermehrter Juckreiz und häufiges Kratzen der Kinder ist vielfach der Hinweis für eingetretene Verlausung. Dabei ist es wichtig, die Quelle der Einschleppung zu erkennen, um ständigen Neubefall auszuschließen.

Erwachsene Personen können sich unter entsprechenden Verhältnissen Läuse, insbesondere Kopfläuse, auch in den gepolsterten Sitzen und Kopfstützen der Eisenbahn und anderer öffentlicher Verkehrsmittel holen.

Läusezucht. Zu einer kontinuierlichen Läusezucht muß man den Tieren täglich einmal Blut zur Verfügung stellen. Zwischendurch hält man sie zweckmäßig bei 28—31° C und 50—60 % Luftfeuchtigkeit in Brutschränken. Zur Ernährung eignet sich in erster Linie der *Mensch.*

CULPEPPER (1948) hat *Pediculus humanus corporis* laufend an ausgesuchtem Kaninchenblut füttern können. Von 97 geprüften Kaninchen waren nur 7 als Blutspender verwertbar. Als besonders gute Wirte erwiesen sich die Nachkommen von Kanincheneltern, die beide von den Läusen angenommen wurden. Lebensdauer und Fruchtbarkeit waren dann nahezu ebensogut wie bei Verfütterung von menschlichem Blut. Nachdem 10 Generationen bei geeigneten Kaninchen gefüttert wurden, konnten die jungen Läuse sogar an den zunächst ungeeigneten Kaninchen gefüttert werden. Allerdings war die Eiproduktion bei diesen um etwa ein Drittel geringer; sie reichte aber aus, um eine starke Population zu erzeugen.

Für die Zucht der Läuse verwendet man zweckmäßig kleine Käfige — etwa von der Größe 8×3×2 cm. Sie müssen so gearbeitet sein, daß die Läuse an der einen Seite durch feine, dichtmaschige Gaze, die dem Körper dicht anliegen muß, hindurchstechen können, um Blut aufzunehmen; bewährt haben sich die Zuchtkäfige von HASE, die bequem auf Oberschenkel oder Oberarm, bei tierischen Blutspendern auf die rasierte Bauchseite aufgeschnallt werden können. — Gewisse Verbesserungen bringen die von WEYER (1952) beschriebenen Zuchtkäfige, die im Hygiene-Institut in Zürich benutzt werden. Die Käfige bestehen aus 2 Metallringen und einem kurzen Metallzylinder; die aufsteckbaren Ringe spannen über der Zylinderöffnung ein Stück feiner Gaze, so daß ein Entweichen der Läuse unmöglich ist (vgl. in REICHENOW, VOGEL und WEYER 1952).

Entlausungsverfahren. Bereits bei der Besprechung der Entwicklung und Lebensweise der Läuse wurde darauf hingewiesen, daß sich z. B. Mobiliar unter bestimmten Voraussetzungen ohne besondere Hilfsmittel allein durch Quarantänemaßnahmen entlausen lassen (vgl. S. 537 ff.).

Ein anderes biologisches Verfahren besteht darin, „natürliche Feinde" der Läuse zur Beseitigung der Parasiten heranzuziehen. Insektenfressende, räuberisch lebende *Ameisenarten* lesen Läuse aller Stadien als Quelle von tierischem Eiweiß von Kleidungsstücken ab, tragen sie fort und verzehren sie wohl auch. Beobachtet wurde diese Erscheinung von der roten Waldameise (*Formica rufopratensis major*), der glänzend-schwarzen Holzameise (*Lasius fuliginosus* LATR.) und der gelben Wiesenameise (*Lasius flavus* F.) (HASE 1942). — Auch die Sonne hilft! Nach einer einstündigen Besonnung eines mit Läusen besetzten Stoffes sind alle Tiere tot (E. MARTINI).

Chemische Entlausung. Die *Bekämpfungsmaßnahmen* gegen die Läuse sind durch die Entdeckung der modernen Kontaktinsecticide sehr erleichtert worden. DDT und Gammexan sowie die von diesen Wirkstoffen abzuleitenden Präparate haben sich als sehr wirkungsvoll erwiesen. So ist es wohl eine anerkannte Tatsache, daß durch die fast lückenlose Einstäubung der Bevölkerung mit DDT-haltigem Puder nach dem zweiten Weltkrieg eine Verlausung verhindert und damit vor allem die Fleckfiebergefahr gebannt werden konnte, die durch die außerordentlich schlechten Lebensbedingungen leicht hätte aufkommen können.

Mit diesen Bekämpfungsmitteln sind empfindliche Läuserassen in kurzer Zeit zu beseitigen. Mit DDT- und Gammexan-Puder und -Emulsionen lassen sich Stoffe und Kopfhaare imprägnieren. Durch die Dauerwirkung, die diesen Präparaten eigen ist, wirken sie auch vorbeugend. In letzter Zeit wurden jedoch auch DDT-resistente Kleiderläuse (in Korea) beobachtet, die durch 10 %igen DDT-Puder nicht zu töten waren. Dagegen konnten dort die *Kopfläuse* mit diesem Mittel beseitigt werden (HURLBUT, ALTMAN und NIBLEY jr. 1952). Durch Gammexan und durch verschiedene Kombinationen anderer Präparate ließen sich die DDT-resistenten Kleiderläuse jedoch ebenso töten wie normal reagierende Läuse (EDDY 1952).

Verlausung bei Tieren läßt sich sogar durch *perorale Verabreichung von Kontaktinsecticiden* beseitigen. Schweine erhielten 0,1 g DDT je Kilogramm Körpergewicht mit dem Futter. Ein Teil der Läuse starb bereits nach der Verabreichung der ersten Dosis. Die ausgewachsenen Exemplare starben früher als die jüngeren. Für *Rinder* ist eine einmalige Dosis von 0,1 g DDT je

Kilogramm ausreichend, um *Hämatopinus*-Läuse zu töten. Das Mittel erscheint nach peroraler Verabreichung in einigen Stunden in Blut, Harn und in den Faeces; in der Milch ist es nach einer einzigen Dosis sogar 7—8 Tage lang nachweisbar (vgl. Scabies S. 520).

WASSERBURGER (1952) berichtet über erfolgreiche Beseitigung der *Schweineläuse* durch perorale Verabreichung von *Gammexan* (1—2mal 30 mg/kg). Die Wirkung hielt sogar 20 bis 40 Tage an. Die so behandelten Schweine zeigten nach der Gabe des Präparates eine etwa 10 % höhere tägliche Gewichtszunahme als unbehandelte verlauste Tiere. Gammexan schadete in der angegebenen Menge offenbar den Schweinen nicht; es wird — im Gegensatz zu DDT — nicht im Körper der Säugetiere gespeichert. Schon EMMEL und KRÜPE (1946) wiesen auf diese Möglichkeit zur Bekämpfung blutsaugender Ektoparasiten hin. Sie verfütterten DDT an Meerschweinchen und ließen danach Wanzen an diesen Tieren Blut saugen. Innerhalb weniger Stunden starben die Insekten. DE MEILLON (1946) gab den Meerschweinchen *Hexachlorcyklohexan* (Gammexan) und ließ Wanzen, Mücken und Zecken an den Tieren saugen. Auch diese Parasiten gingen nach kurzer Zeit ein.

Weitere Bekämpfungsmaßnahmen bestehen in der früher üblichen Anwendung von Heißluft und Wasserdampf. Beide Verfahren sind an besondere Apparate gebunden, die jedoch in kleinem Umfang auch behelfsmäßig zum Erfolg führen können (Bügeleisen).

Für die Entlausung von größeren Gebäuden läßt sich das Quarantäneverfahren (S. 537) anwenden, und nur bei notwendig schneller Entlausung werden gasförmige Bekämpfungsmittel anzuwenden sein [Tritox, Ventox, Blausäure, T-Gas u. ä. (Einzelheiten vgl. bei REICHMUTH in MARTINI 1952)].

Erfolgskontrolle bei Entlausungsmaßnahmen.

Die Beurteilung und Prüfung von Läusebekämpfungsmitteln muß möglichst die natürlichen praktischen Umstände berücksichtigen. Immer sollte eine *Erfolgskontrolle* mit Läusen aus natürlichem Befall oder solchen aus Laboratoriumszuchten, die man in Stoffbeutel einhüllt, vorgenommen werden. Es ist zu berücksichtigen, daß die Resistenz der verschiedenen Entwicklungsstadien gegenüber Bekämpfungsmitteln sehr wechselnd ist, aber bei einer Reihe von Bekämpfungsmitteln gleichartig. So sind z. B. geschlechtsreife Läuse und Larven gegenüber gasförmigen Mitteln viel weniger widerstandsfähig als die Eier, und diese wiederum lassen mit fortschreitender Entwicklung ein wechselndes Verhalten erkennen. Am empfindlichsten erweisen sich frisch abgelegte und bis etwa 48 Std bei 35⁰ C bebrütete Eier, sowie solche, die die erste deutliche Körpergliederung mit Extremitätenanlage zeigen. Dagegen sind Eier in der dazwischenliegenden Zeit relativ widerstandsfähig. Die Wirkung der Kontaktinsecticide beschränkt sich vorwiegend auf die Larven und Imagines. Die Eier werden durch DDT gar nicht, durch Gammexan nicht immer zuverlässig abgetötet. Wenn aber die Eier überhaupt von dem Mittel getroffen wurden oder auf von diesen Wirkstoffen imprägnierten Unterlagen ruhen, werden die frisch schlüpfenden *Larven* von dem Wirkstoff vergiftet und gehen zugrunde.

Die durch chemische Mittel abgetöteten Eier sind anfänglich meist unverändert. Sie trocknen aber bald ein und die Eioberfläche erscheint zerknittert. Der Inhalt ballt sich zusammen. Die Eier färben sich gelb bis bräunlich, wenn sie bei Bruttemperatur gehalten werden. Geschädigte Larven und erwachsene Tiere zeigen unkoordinierte Bewegung, können sich aber unter Umständen noch erholen. Bei abgetöteten Tieren färbt sich oft der ganze Körperinhalt bis in die Extremitäten rot.

Die Laus als Überträger und Wirt von Krankheitserregern, insbesondere von Rickettsien.

Die Läuse der Gattung *Pediculus* haben ihre größte Bedeutung als Überträger von *Rickettsia prowazeki*, dem Erreger des klassischen Fleckfiebers (louse-borne typhus-fever) und von *Borrelia* (= *Spirochaeta*) *recurrentis*, dem Erreger des europäischen Rückfallfiebers (louse-borne relapsing-fever). Außerdem übertragen sie in Mexiko, wahrscheinlich auch in Nordafrika, *R. mooseri*, den Erreger des murinen Fleckfiebers, ferner *R. quintana*, den Erreger des Schützengrabenfiebers

(Trench-Fieber, Wolhynisches Fieber, Fünftagefieber) und gelegentlich *Pasteurella pestis*. Die Filzlaus (*Phthirus pubis*) überträgt diese Mikroorganismen praktisch nicht (vgl. jedoch S. 544ff.). (Mechanisch können weiterhin übertragen werden: *Salmonella typhosa*, Staphylokokken und einige Epidermophyten.)

Die Läuse nehmen die Fleckfiebererreger mit dem Blut des Wirtes auf. Diese Rickettsien gelangen *in die Magenepithelzellen*, wo sie sich unter Schonung des Zellkerns vermehren, bis deren Plasma dicht mit Rickettsien angefüllt ist. Der Zelleib wird dabei stark aufgetrieben und platzt schließlich; die Erreger werden frei und etwa vom 4. Tage nach der Infektion an mit dem Kot ausgeschieden. (*R. quintana* entwickelt sich dagegen *extracellulär*.) Die Läuse bleiben dann zeitlebens infektiös, gehen aber vorzeitig zugrunde.

Die *Übertragung* der Rickettsien auf den Menschen erfolgt *nicht durch den Stich* der Laus bei der Blutmahlzeit, sondern z. B. durch Einreiben des infektiösen Kots in die z. B. durch Läusestiche skarifizierte Haut und durch Einatmen des Kotstaubes (EYER 1940, 1942). Die Rickettsien werden *nicht* auf die Nachkommen der Läuse übertragen. Die Übertragung durch den Kot gilt für alle Rickettsienarten, die durch Läuse verbreitet werden (vgl. v. BORMANN 1952).

Die Rickettsien bleiben im trockenen Läusekot wenigstens einige Wochen lebensfähig. Die Durchschnittszeit dürfte jedoch nicht über 4—6 Wochen liegen. Sie hängt nämlich auch von der relativen Luftfeuchtigkeit ab; je geringer diese ist, desto länger bleiben die Rickettsien lebensfähig. Im Hochvakuum bleibt die Vermehrungsfähigkeit noch länger bestehen (*R. mooseri* 5 Jahre!). Diese Zeiten spielen jedoch praktisch keine Rolle (vgl. bei Zeckenbißfieber, Q-Fieber S. 497).

Man kennt zwei Formen des echten Fleckfiebers: das klassische (*Typus humanus*; Erreger: *Rickettsia prowazeki*) und das murine (*Typus murinus*; Erreger: *R. mooseri*). Die Erreger stehen einander so nahe, daß sie in ihrem Verhalten den Läusen (und Flöhen) gegenüber nicht zu unterscheiden sind. Doch wird das klassische Fleckfieber in der Regel durch Läuse von Mensch zu Mensch, das murine durch Flöhe von Ratte zu Ratte übertragen. Läuse wie Flöhe lassen sich mit beiden Rickettsienarten infizieren. Die Läuse gehen jedoch durch die Zerstörung des Magenepithels fast regelmäßig zugrunde, während die Flöhe durch Regeneration des Magenepithels ohne Schaden und wahrscheinlich lebenslänglich infiziert bleiben. Die Übertragung erfolgt weder bei Läusen noch bei Flöhen durch den Stich, sondern immer nur durch den infektiösen Kot. Man muß annehmen, daß sich die Ratten im Kontakt mit infektiösen Flöhen durch Zerbeißen derselben anstecken, durch Ablecken des Felles die Flohfaeces aufnehmen oder sich durch Einatmen aufgewirbelten Kotstaubes und Eindringen desselben in die Augenbindehaut infizieren. (Vgl. S. 644.)

Zur Einteilung der Rickettsieninfektionen wird vielfach zwischen *epidemischen* und *endemischen Rickettsiosen* unterschieden. Die epidemischen Rickettsiosen werden durch Läuse von Mensch zu Mensch übertragen, die endemischen durch Flöhe, Zecken und Milben von Säugerreservoiren auf den Menschen. Die endemischen Rickettsiosen sind primär reine Tierseuchen und daher — in Beziehung zum Menschen betrachtet — als *Zoonosen* anzusprechen (ASCHENBRENNER und EYER 1952).

MOOSER vermutet, daß das murine Fleckfieber die ursprüngliche Form ist, aus der sich das klassische Fleckfieber durch Übertragung auf den Menschen abgezweigt und dann durch ständige Mensch-Laus-Mensch-Passage seinen Charakter etwas verändert hat. Die Laus erscheint biologisch betrachtet als ein ungeeigneter Wirt, weil sie durch die Erreger zugrunde gerichtet wird — eine seltene Erscheinung unter den Überträgern von Krankheitserregern.

Kleiderläuse lassen sich künstlich rectal mit *R. burneti*, dem Erreger des Q-Fiebers, beimpfen. Deren Läusekot sowie Darmzerreibungen führen zur Erkrankung von Mäusen. Die Übertragung mit Läusedärmen und Läusekot ist bis zu 29 Tagen nach Infektion der Laus möglich (WEYER 1950, 1953). Auch *R. rickettsi*, *R. conori* und *R. akari* lassen sich bei künstlicher Infektion in der Leibeshöhle und im Magen der Kleiderlaus halten (WEYER 1952), nicht dagegen *R. tsutsugamushi* (vgl. WEYER 1953).

Nach der Methode von WEIGL werden die Läuse zur Gewinnung eines wirksamen *Fleck-fieberimpfstoffes* gleichsam als „Kulturmedium" benutzt. Durch rectale Infektion der Läuse erreicht man eine starke intracelluläre Vermehrung der Rickettsien. Nach etwa 5—7 Tagen werden die Läusedärme zermörsert und die Rickettsien durch Phenolzusatz vorsichtig in-aktiviert (vgl. EYER 1941).

Für das europäische Rückfallfieber haben die Läuse eine ebenso große Bedeu-tung wie für das Läusefleckfieber. *Borrelia recurrentis* wird mit dem Blut er-krankter Personen aufgenommen und vermehrt sich in der Leibeshöhle der Laus. Die Übertragung auf den Menschen erfolgt dadurch, daß infizierte Tiere auf seiner Haut zerdrückt werden. Dabei dringen die frei gewordenen Spiro-chäten aktiv durch die z. B. durch Läusestiche beschädigte, jedoch nicht durch die normale Haut ein (CHUNG und WEI 1938). Die Faeces sind hier nicht infektiös.

Neben den erwähnten Keimen, die sich in der Laus vermehren und von ihr übertragen werden, können sich auch noch andere Mikroorganismen in der Laus vermehren. Nach ALVERDES und BIELING (1949) haben *Bakterien der Coli-, Paratyphus- und Typhus-Gruppe* die Fähigkeit, *in die Darmwandzellen der Läuse einzudringen.* Sie vermehren sich dort und führen zu einer Anschwellung der Zellen, die schließlich abgestoßen werden. Große Teile der Darmwand werden auf diese Weise von Zellen entblößt. Andere Organe als der Darm wurden nicht befallen. Pneumokokken Typ I und Influenza-Bakterien konnten sich dagegen im Darm der Laus nicht vermehren.

Phthirus pubis (REDI 1668) L. 1758.
Die Filzlaus.

Die *Filzlaus, Phthirus pubis* L. (Abb. 312 und 4, *11*) ist auf ihren Wirt, den Menschen, weit stärker angewiesen als Kopf- und Kleiderlaus. Sie verläßt die menschliche Haut praktisch überhaupt nicht und wird im allgemeinen nur durch direkten Kontakt übertragen. — Die Filzlaus kommt anscheinend auch beim Schimpansen vor (FAHRENHOLZ 1942).

Morphologie. Die Filzlaus, deren breite schildförmige Gestalt aus der Abb. 312 erkennbar ist (*Weibchen* etwa 1,5—2,5 mm, *Männchen* etwa 1 mm lang), wird mit bloßem Auge nur schlecht erkannt. Die ersten 5 Abdominalsegmente liegen so dicht zusammengedrängt, daß man sie nicht voneinander differenzieren kann. Die Segmente 5—8 tragen beiderseits zapfenförmige Anhänge. Das erste Bein-paar ist mit einer langen dünnen Kralle besetzt, die beiden anderen Fußglieder sind mit kräftigeren, gebogenen Krallen versehen, die einem daumenartigen Fort-satz gegenüberstehen. Sie gestatten besonders guten Halt am Haarkleid des Wirtes.

Wie Kopf- und Kleiderläuse sind auch die Filzläuse Träger von *intracellulären Symbionten.* In einer besonderen Magenscheibe sind diese Mikroorganismen ein-geschlossen (vgl. S. 535).

Die *Eier* (0,8—0,9 mm:0,4—0,5 mm) sind denen der Gattung *Pediculus* ähn-lich, doch haben sie einen Deckel mit bedeutend höheren Deckelzellen, die zur Mitte hin besonders hoch werden. Dadurch wirkt der Deckel von der Seite betrachtet wie ein Krönchen. Die Eier werden mit gut ausgebildeter „Man-schette" am Kopfhaar befestigt. Der Embryo kehrt den Haaren eine Seiten-fläche zu (bei *Pediculus* dagegen die Bauchfläche) (vgl. dazu Abb. 309 mit Abb. 312).

Entwicklung. Die Entwicklung im Ei zur Larve dauert etwa 5—8 Tage; die Larven werden nach 15—18 Tagen geschlechtsreif und zu Imagines, aber erst 1—2 Tage nach der letzten Häutung fortpflanzungsfähig. Die erste Häutung erfolgt nach etwa 7, die zweite nach 12, die dritte nach 15—18 Tagen. Die Dauer einer Generation beträgt danach wenigstens $3\frac{1}{2}$ Wochen. Die Lebensdauer am Wirt beträgt etwa 26 Tage, dagegen vom Menschen getrennt nur etwa 12 Std. — Die Weibchen legen insgesamt etwa 30 Eier.

Die *Übertragung* der Filzläuse erfolgt meist durch den Geschlechtsverkehr. Sie bevorzugen Körperstellen mit lichter Behaarung (nach STEINIGER etwa 30 Haare auf 1 cm²). Daher findet man sie außer an Schamhaaren in der Achselbehaarung, bei Männern auch an den Brusthaaren, ferner vielfach an Barthaaren, Augenbrauen und Augenwimpern. Dabei können sie bei kleinen Kindern sogar Ober- und Unterlid mit ihren Beinen „verklammern", so daß unter Umständen die Augenlider nicht mehr geöffnet werden können. Oft übertragen Mütter diese Läuse auf ihre Kinder. Bettzeug und Aborte sind dagegen so gut wie ungefährlich, weil die Filzläuse dort in wenigen Stunden zugrunde gehen. Versuche, Filzläuse in Käfigen auf der menschlichen Haut am Leben zu erhalten, schlugen fehl. Die Tiere gingen nach längstens 3 Tagen ein (WEYER 1952).

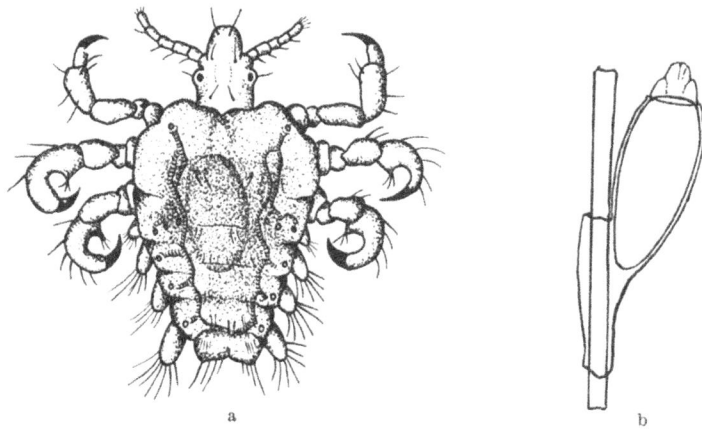

Abb. 312a u. b. *Phthirus pubis.* Filzlaus. a Weibchen (20×). b Ei an einem Haar (30×). (a nach REICHMUTH; b nach HASE.)

Mit der Lebensweise der Filzläuse steht die Beobachtung von HERTER in Einklang, daß sie zur Auffindung des Blutspenders *keine thermotaktische Orientierung* (wie andere blutsaugende Ektoparasiten, z. B. Kleiderläuse, Wanzen) erkennen lassen (vgl. S. 462ff. und 539).

Die Filzläuse saugen fast ihr ganzes Leben lang ständig Blut und sitzen stundenlang an der gleichen Stelle. Dabei klammert sich die Larve meist mit den Beinen der einen Seite an *einem* Haar, das erwachsene Tier gewöhnlich an zwei Haaren fest. Ihr Kopf ist dann fast senkrecht nach unten gerichtet.

Hautreaktion. Der Stich der Filzläuse führt zu einem lästigen Juckreiz, der die Befallenen zu heftigem Kratzen verleitet. Dadurch sind Sekundärinfektionen mit Bakterien bei Filzlausbefall häufig. Hautpartien mit zahlreichen Filzlausstichen verfärben sich bläulich grau („*Maculae coeruleae*"). Es entstehen Flecke bis zu 3 cm Durchmesser, die auf die Wirkung des Läusespeichels zurückgehen. Dieser lähmt auch die *Musculi arrectores pilorum* (Aufrichtemuskeln der Haare), so daß an diesen Hautstellen keine „Gänsehaut" mehr zustande kommt. Bei derartig verfärbten Hautpartien besteht also stets Verdacht auf Filzlausbefall. Nach dessen Beseitigung schwinden meist innerhalb einer Woche die charakteristischen Flecke.

Die mögliche *Bedeutung der Filzläuse als Überträger* von Rickettsien ist von WEYER (1952) geprüft worden. Danach vermehren sich diese Mikroorganismen im Magen der Parasiten. Nach künstlicher rectaler Infektion kommt es innerhalb von 2—4 Tagen zu einer stürmischen Vermehrung von *R. prowazeki* und innerhalb von 3—7 Tagen zu einer deutlichen, wenn auch schwächeren Vermehrung von *R. quintana.* Dieser Erreger vermehrt sich *extra*cellulär, *R. prowazeki* in typischer Weise *intra*cellulär in den Magenzellen (vgl. S. 542). Die Infektion mit *R. prowazeki* endet für die Filzläuse tödlich. Die Filzlaus kann somit (neben Kopf- und Kleiderlaus) nur für *R. quintana* als geeigneter Wirt gelten. Beide *Rickettsia*-Arten können offenbar durch den Kot der Filzlaus übertragen werden. Praktisch dürften die Filzläuse aber für die Verbreitung und Übertragung der Rickettsien keine größere Rolle spielen. Es muß aber damit gerechnet werden, daß sie sich bei der Blutaufnahme infizieren können.

b) Heteroptera (Wanzen).

Die Wanzen sind — wie die Läuse — Insekten mit *direkter* Entwicklung (ametabol bzw. hemimetabol). Aus dem Ei schlüpfen immer Larven, die den Elterntieren bereits ähnlich sind. Nach vier- bis fünfmaliger Häutung werden aus den Larven geschlechtsreife Tiere, die teils geflügelt [Reduviiden (Raubwanzen), z. B. *Triatoma*, *Rhod-nius*], teils ungeflügelt sind (Bettwanzen, z. B. *Cimex*).

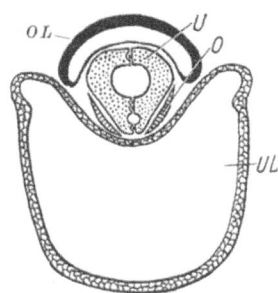

Die Wanzen haben *stechend-saugende Mundwerk-zeuge* (Abb. 313), wobei die Mandibeln (*O*) und 1. Maxillen (*U*) zu Stechborsten umgewandelt wur-den, die in einer tiefen Rinne der Unterlippe (*UL*) liegen. Diese, zum größten Teil geschlossen, wird nur an der Basis von der kurzen Oberlippe (*OL*) abgedeckt. Die Mandibularborsten tragen an der Spitze Zähnchen, die teils als Sägewerkzeuge, teils als Widerhaken an-gesehen werden. Die Maxillarborsten, die zwei hinter-einander gelegene Längsrinnen besitzen, legen sich eng aneinander und bilden so einen Stab, der zwei Röhren enthält. Das hintere (ventrale) Rohr dient als

Abb. 313. *Schematischer Quer-schnitt durch den Rüssel einer Wanze.* O Oberkiefer; *OL* Ober-lippe; *U* Unterkiefer; *UL* Unter-lippe. (Nach MARTINI 1952.)

Speichelgang, das vordere (dorsale) zur Blutaufnahme und öffnet sich in den Pharynx. Der eigentliche Stechapparat ist meist länger als der Rüssel. Beim Stich wird entweder jener direkt ausgestoßen (Reduviiden) oder der Rüssel zu-sammengestaucht und dabei von dem Stechborstenbündel abgewinkelt (ähnlich wie bei *Culex*). Zum Stich wird der in der Ruhe ventral eingeschlagene Rüssel senkrecht auf die Haut gesetzt. Die Mandibularborsten werden abwechselnd vorstoßend in die Haut getrieben, die maxillaren Borsten folgen bis zur Erreichung eines Blutgefäßes (vgl. auch S. 465). Mit dem eingeführten Speichel gemischt wird das Blut aufgenommen. Die Stichwunde einer Raubwanze hat einen Durch-messer von etwa 27 µ gegenüber der einer Bettwanze von 15 µ. Dabei werden von den Reduviiden etwa 0,01—0,02 mm^3 Speichel, bei der Bettwanze etwa nur ein Tausendstel dieser Menge eingespritzt (nach HASE). — Die Fühler (Antennen) sind viergliedrig. Die Augen ragen über den Kopfrand hinaus.

1. Cimicidae.

Cimex lectularius MERRET 1667 (= *Acanthia lectularia* FABR. 1794) und **C. rotundatus** SIGNORET 1852 (= *C. hemipterus* FABR.).

Die Bettwanzen.

Die Bettwanze lebt in enger Wohngemeinschaft mit dem Menschen. Sie ist ein ausgesprochen wärmeliebendes Tier; vermutlich ist das Mittelmeergebiet seine ursprüngliche Heimat. Heute findet man sie in zwei Arten: die europäische Art *Cimex lectularius* und die tropische *C. rotundatus*. Dank ihrer besonderen An-passung an die menschlichen Wohnverhältnisse konnten sie sich praktisch über die ganze Erde verbreiten (vgl. auch S. 464).

C. lectularius vermag sich außerhalb von menschlichen Behausungen und Ställen nicht zu halten — es sei denn in Nestern von Warmblütern. Doch ist die

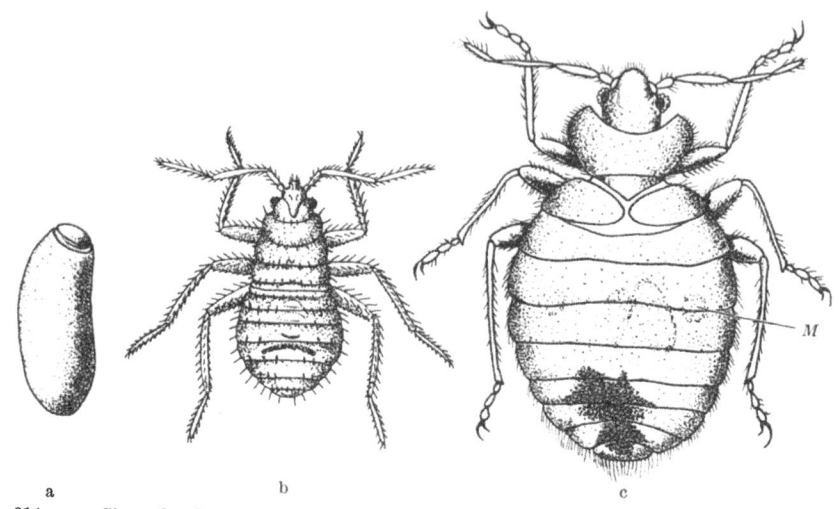

Abb. 314a—c. *Cimex lectularius.* a Ei. b Frisch geschlüpfte Larve mit dorsal gelegenen Stinkdrüsen (fein punktiert). c Weibchen. *M* Lage der paarigen Mycetome, zwischen diesen 2 Eier angedeutet (a und b 25 × ; c 10 ×). (Nach KEMPER und MARTINI.)

vielfach verbreitete Ansicht, daß sie z. B. in Schwalbennestern häufig sei und diese Verwanzungsquellen menschlicher Behausung darstellten, bei uns nicht zutreffend (Verwechslung mit Schwalbenwanze *Oeciacus hirundinis* JEN.; WENDT 1939).

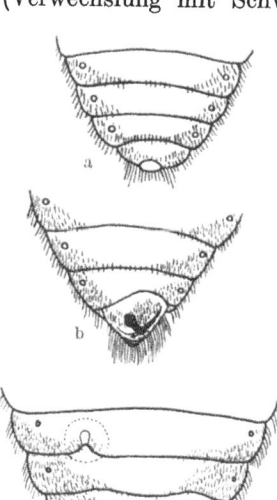

Abb. 315a—c. Hinterleibsende von *Cimex lectularius*, ventral. a Larve. b Männchen, hakenförmiger Penis schwarz. c Weibchen, Lage des RIBAGHAschen Organs durch punktierten Kreis gekennzeichnet; Vagina längsgespalten, darunter Afteröffnung. (Nach KEMPER 1950.)

In ihrer wärmeren Heimat ist dies durchaus möglich. Ihr Temperaturoptimum von 27⁰ C ist schon fast als tropisch zu bezeichnen. Wirkliche Kälte verträgt die Bettwanze nur verhältnismäßig kurze Zeit. In besonderem Maße ist ihr Gedeihen von der Luftfeuchtigkeit abhängig (Optimum bei 70% relativer Luftfeuchtigkeit). Feuchte Luft wird schlechter vertragen als trockene: Dementsprechend kommt die europäische Wanze vorwiegend in gemäßigten und subtropischen Ländern vor und fehlt daher völlig in den feuchten Gebieten der Tropen.

Cimex rotundatus, die tropische Art, ist dagegen noch wärmebedürftiger als *Cimex lectularius.* Ihr Optimum der relativen Luftfeuchtigkeit liegt bei 97%. *C. rotundatus* ist hauptsächlich auf die immer feuchten Tropen beschränkt. Nur in Gegenden, deren Temperatur ständig dem Optimum von *C. rotundatus* (etwa 30—31⁰ C) nahe kommt, wie in einigen Teilen Mittelafrikas, kann sie auch eine weniger feuchte Jahreszeit überdauern.

Die beiden Wanzenarten zeigen also in einer fast klassischen Deutlichkeit die Übereinstimmung zwischen ihren physiologischen Eigenschaften und der Verteilung beider Arten auf der Erde (GEISTHARDT 1937). — Die morphologischen wie biologischen Unterschiede sind so gering, daß wir uns bei der Beschreibung auf die europäische Art *C. lectularius* beschränken können. Es sei jedoch darauf hingewiesen, daß als sinnfälligstes Unterscheidungsmerkmal die Form des Halsschildes (Pronotum) angegeben wird, das bei *C. lectularius* breiter ist als bei *C. rotundatus* (vgl. HASE 1930).

Morphologie und Entwicklung. Die Bettwanzen haben (in ausgehungertem Zustand) einen deutlich dorsoventral abgeplatteten Körper von annähernd ovaler Gestalt (Abb. 314). Es fehlen ihnen Flügel; doch sind als Reste der Vorderflügel zwei schuppenartige Gebilde erhalten geblieben. Die älteren Larven und erwachsenen Tiere zeigen eine rotbraune Körperfarbe, während frisch aus dem Ei geschlüpfte Larven weißlich bis hellgelb erscheinen. Nach der ersten Mahlzeit sind sie blutrot und fast kugelrund, nehmen aber dann mit fortschreitender Verdauung der Nahrung hellbraune Farbe an; der Enddarminhalt erscheint schwarz. Bei größeren Tieren schimmert die frische Blutnahrung nicht so deutlich durch die

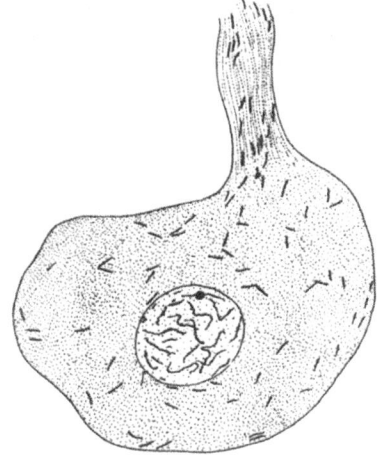
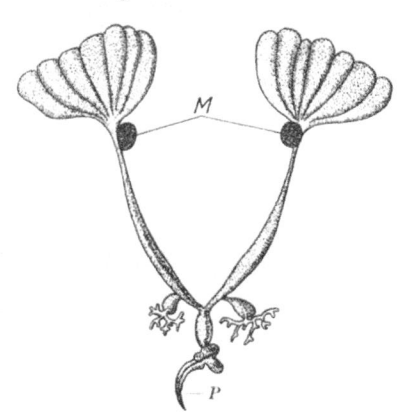

Abb. 316. *Cimex lectularius.* Eizelle mit den durch den Nährstrang einwandernden Symbionten (etwa 500×). (Nach BUCHNER.)

Abb. 317. *Cimex rotundatus.* Hoden mit anhängenden Mycetomen (*M*). *P* Penis (12×). (Nach PATTON und CRAGG.)

Körperhaut hindurch. Die Körperoberfläche ist ziemlich gleichmäßig mit feinen Borsten besetzt. Die *Männchen* (4,0—6,5 : 2,3—3,2 mm) sind in der Regel etwas schlanker als die *Weibchen* (4,5—8,5 : 2,7—3,7 mm). Die Geschlechter lassen sich an der Ausbildung des Hinterleibsendes unterscheiden: beim Weibchen ist es abgerundet (Abb. 315c), beim Männchen stumpf, kegelförmig und leicht asymmetrisch gebaut (b). Das Weibchen trägt außerdem am 5. Abdominalsegment das sog. RIBAGHAsche *Organ*, das Kopulationsorgan der weiblichen Bettwanze (Abb. 315c).

Das RIBAGHAsche Organ besteht aus einem äußeren, chitinigen und einem inneren, drüsigen Teil. Der innere Teil nimmt die Spermien auf und übt durch ein von seinen Zellen ausgeschiedenes Sekret einen aktivierenden Einfluß auf dieselben aus. Der chitinige Teil des Organs funktioniert als Verschlußapparat. — 2—3 Std nach der Kopulation gelangen die Spermien durch Eigenbewegung und den mechanischen Druck der durch Sekrettropfen aufquellenden Zellen des RIBAGHAschen Organs in die Leibeshöhle. Der größte Teil der Spermien dringt in den unpaaren Teil des Oviducts ein und wandert in der Wandung des paarigen Eileiters zu den Eiröhren, in denen dann die Befruchtung erfolgt. Diese Wanderung der Spermien durch das RIBAGHAsche Organ ist für eine erfolgreiche Begattung notwendig (ABRAHAM 1934).

Die inneren Organe der Wanze zeigen keine erwähnenswerten Besonderheiten. Der Magen-Darmkanal stellt ein Rohr dar, dessen Mittelabschnitt sehr dehnungsfähig ist, aber keine Aussackungen besitzt.

Intracelluläre Symbiose. In Beziehung zur ausschließlichen Blutnahrung — die Wanzen sind *temporär-permanente* Ektoparasiten — stehen die intracellulären Symbionten. In der Gegend des 3. Abdominalsegments liegen paarige, wohlumschriebene *Mycetome* (Abb. 314, *M*). Bei den Weibchen findet man sie im Fettgewebe eingebettet, bei den Männchen liegt je ein Mycetom — ein annähernd ovales, etwas abgeplattetes, etwa 0,5 mm großes Gebilde — den *Vasa deferentia* angeheftet (Abb. 317). Die Gestalt der Symbionten ist verschieden; offenbar liegen mehrere Bakterienarten vor, doch findet man vorwiegend eine stäbchen- bis fadenförmige Art von 2—3 μ Länge. Symbionten befinden sich außerdem verstreut im Fettgewebe, in Mitteldarmzellen und in den vier MALPIGHISchen Gefäßen (BUCHNER 1921, 1923, 1953; ARKWRIGHT, ATKIN und BACOT 1921).

Die *Übertragung* der Symbionten auf die Nachkommen der Wanzen geht über die Nährzellen und den sie mit dem Ei verbindenden Nährstrang (Abb. 316).

Schon auf dem 4. Larvenstadium findet man in den Ovarialanlagen erhebliche Symbiontenmengen im Plasma der Nährzellen. Mit dem Sekretstrom längs des Faserbündels gelangen sie in das Ei. Außerdem scheinen die Symbionten die jungen Ovocyten direkt zu

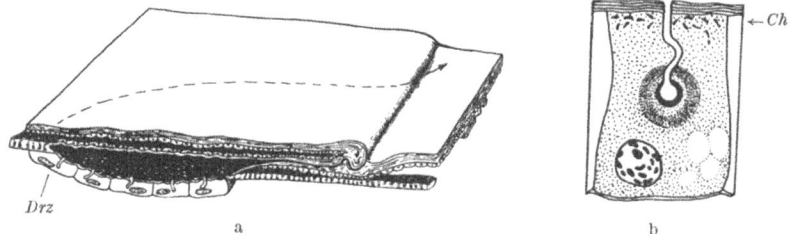

Abb. 318a u. b. *Cimex lectularius*. a Dorsale Stinkdrüse einer Larve. Der Pfeil gibt den Ausführweg an. *Drz* Drüsenzelle. b Eine der Drüsenzellen aus der thorakalen Stinkdrüse einer Imago, stärker vergrößert. *Ch* Chromatinschollen (in Pfeilhöhe). (a nach KEMPER und WEBER; b nach KEMPER.)

besiedeln. Mit fortschreitender Entwicklung sammeln sich die zunächst im ganzen Ei verstreuten Mikroorganismen am hinteren Eipol, dicht unter dessen Oberfläche. Bereits die ersten Furchungszellen gelangen beim Aufsteigen des Keimstreifens in den Bereich der Symbiontenansammlung. Der hintere Teil des Blastoderms wird zur ersten Mycetomanlage. Dabei werden jedoch nicht alle Symbionten quantitativ erfaßt, sondern versprengte Mikroorganismen findet man bereits frühzeitig im Embryo. Diese sind es wohl, die man später außerhalb der Mycetome im Fettgewebe, Darmepithel und in den MALPIGHISchen Gefäßen wiederfindet. Die Mycetomanlage schnürt sich im Laufe der weiteren Embryonalentwicklung vom Keimstreifen ab, wird kugelig und legt sich der Embryonalanlage an. Danach teilt sie sich hantelförmig in 2 Portionen, die in die seitlichen Regionen des Abdomens einsinken, wo sie zwischen Darmepithel und Hypodermis einerseits und zwei aufeinanderfolgenden dorsoventralen Muskelbündeln andererseits zur Ruhe kommen. Bei den männlichen Larven übertreffen die Mycetome vorübergehend die Hoden erheblich an Größe. Im reifen Tier jedoch sitzen sie als relativ kleine Anhänge dem Vas deferens an (Abb. 317).

Die Bettwanzen zeichnen sich durch einen charakteristischen Geruch aus, der von sog. *Stinkdrüsen* erzeugt wird. Diese liegen bei den erwachsenen Tieren ventral im 3. Brustabschnitt, dagegen bei den Larven dorsal an den Grenzen zwischen dem 3. und 4., dem 4. und 5. und dem 5. und 6. Abdominalsegment.

Die Stinkdrüsen bestehen aus einer Gruppe von relativ großen Drüsenzellen mit großem Zellkern, die ihre Sekrete in einen Sammelraum ergießen (Abb. 318). Ein kleiner Mündungsspalt (Pfeil!) bleibt stets offen, kann aber bei Erregung des Tieres vergrößert werden. Vermutlich tritt das Drüsensekret ständig aus, wobei der Austritt durch höhere Temperatur und lebhafte Bewegung der Tiere begünstigt wird. Bei der ruhig sitzenden, erwachsenen Wanze wird die Drüsenöffnung vielleicht durch die dritten Coxalglieder verschlossen gehalten und nur beim Lauf freigegeben.

Der *histologische Bau* der Drüsenzelle ist bei den Larven und Imagines grundsätzlich gleichartig. Im Plasma der Drüsenzellen (Abb. 318b) sind Chromatinschollen (*Ch*) oder Nucleolarsubstanz zu finden; ein röhrenförmiges Kanälchen trägt am Ende eine kugelige Anschwellung und wird von einer besonderen, sekretaustreibenden Zone des Plasmas umgeben.

Die *Aufgabe der Stinkdrüse* läßt sich nicht mit Sicherheit erkennen. KEMPER vermutet, daß es sich um eine Einrichtung handelt, die von den Vorfahren übernommen und für diese zweckmäßig war, für *Cimex* aber infolge einer geänderten Lebensweise heute überflüssig geworden erscheint. Anhaltspunkte für die Vermutung anderer Autoren, daß das Drüsensekret kleine Insekten abtöte, als Erkennungsmerkmal für die Artgenossen oder gar als Duftorgan fungieren solle, lassen sich nicht erbringen (KEMPER 1929).

Die *Lebensdauer* der geschlechtsreifen Tiere bei Temperaturen um $+ 20^0$ C beträgt $^3/_4$—$1^1/_2$ Jahre, wenn sie ausreichend Nahrung erhalten. Mit zunehmender Außentemperatur sinkt die Lebensdauer bei $+ 34^0$ C auf etwa drei Monate (KEMPER).

Ein Weibchen legt im Durchschnitt über 1—2 Monate täglich 2—3 Eier, insgesamt etwa 200. Die weiß erscheinenden Eier (0,8—1,3 : 0,5 mm) tragen einen schräg aufgesetzten, flachen Deckel mit wulstigem Ring, der beim Schlüpfen der Larve aufgestoßen wird (Abb. 314 a). Die Kittsubstanz, mit der die Eier an die Unterlage aufgeklebt werden, ist wasserlöslich (im Gegensatz zu der bei Läuseeiern). Die Zahl der zur Reifung kommenden Eier ist in gewissem Grade abhängig von der Art des Blutspenders; denn Zahl und Fertilität der abgelegten Eier kann erheblich reduziert werden, wenn die Wanzen z. B. an solchen Ratten Blut aufnahmen. die einen Mangel an Thiamin aufwiesen (DE MEILLON und Mitarbeiter 1946, 1947).

Die *Entwicklung im Ei* dauert nach KEMPER bei 15^0 C etwa 22,5 Tage, bei 25^0 C etwa 10 Tage, bei 30^0 C etwa 5 Tage, bei 33^0 C etwa 4,5 Tage.

Die frisch geschlüpfte, weißliche *Larve* (1,3 mm) hinterläßt eine weiße Eihülle, an der noch der Eideckel hängen kann. Abgestorbene Eier bleiben geschlossen und zeigen infolge der Eintrocknung des Embryos nach einigen Tagen Dellen in der Schale. (Sichere Beurteilung der Lebensfähigkeit der Eier erlaubt die Kontrolle der bei 25—30^0 C gehaltenen Eier.)

Der Fortgang der Larvenentwicklung ist weitgehend von der Menge der zur Verfügung stehenden Blutnahrung abhängig. Vor jeder der 5 Häutungen muß wenigstens einmal Blut aufgenommen worden sein. Unter einer Temperatur von 14—15^0 C steht die Entwicklung praktisch still (vgl. dazu HASE 1930). Günstige Ernährungsbedingungen vorausgesetzt, wird die Bettwanze bei 22^0 C nach etwa 40 Tagen, bei 27^0 C nach etwa 22 Tagen, bei 32^0 C nach etwa 19 Tagen geschlechtsreif, d. h.: die Gesamtentwicklung dauert bei einer mittleren Temperatur von 25^0 C etwa 1—$1^1/_2$ Monate.

Die Größe der Larven im nüchternen Zustand ist wie folgt: Larve I etwa 1,3 mm, Larve II etwa 2 mm, Larve III etwa 3,0 mm, Larve IV etwa 3,7 mm, Larve V etwa 5,0 mm.

Die Larven unterscheiden sich von den erwachsenen Tieren (abgesehen von der Größe und dem Fehlen des Geschlechtsapparates) äußerlich durch folgende Merkmale:

1. Larven ohne, Imagines mit einem Paar rudimentärer Flügelanlagen;
2. Körperfarbe der Larven in der Regel heller als die der Imagines;
3. Larven haben 2, erwachsene Tiere 3 Tarsalglieder;
4. unterschiedlich gelegene Stinkdrüsen (s. oben).

Lebensweise und Befallsspuren. Die Bettwanzen und ihre Spuren findet man vorwiegend an dem Licht abgewandten dunklen Stellen (hinter Bildern, an Bilderrückwänden, Tapetenleisten, in Lichtschaltern, Möbelritzen, Betten u. ä. Gegenständen), wobei ihnen ihre flache Körpergestalt zustatten kommt. Oft trifft man ganze Nester mit allen Entwicklungsstadien nebst leeren Eihüllen und leeren Larvenhäuten an.

Bettwanzen sind vielfach in allen Entwicklungsstadien mehr oder weniger stark mit dem Staub bedeckt, den ihnen der Untergrund bietet. Sie „maskieren" sich nach HASE ebenso wie die Raubwanzen (Abb. 321). Die dichte Körperbehaarung, die eigenartige Borstenbeschaffenheit und das positiv-thigmotaktische Verhalten führt vielfach bereits zu einer passiven Beschmutzung. HASEs Beobachtungen und Versuchsbedingungen haben aber gezeigt, daß auch eine *aktive Tarnung* vorliegt. Diese Tatsache ist für das Aufsuchen der Wanzen in ihren Schlupfwinkeln von Bedeutung; denn sie können im Staub übersehen werden.

Wanzen sind sehr *wirtsunspezifisch*. Sie suchen außer dem Menschen auch Haus- und Laboratoriumstiere (Vögel wie Säugetiere, besonders Nagetiere) als Blutspender auf. Neben *Blut* können sie *Lymphe* oder *Gewebsflüssigkeit* an beschädigten Hautpartien aufnehmen und erscheinen dann nicht rot, sondern farblos bis gelblich. Anfänglich farbloser *Kot* ist die Folge; später wird er aber auch schwarz, wie meist nach einer Blutmahlzeit. Unabhängig von der Nahrung beeinflussen Temperatur, Häutung und Alterszustand des Tieres sowie Tätigkeit der Drüsenzellen des Mitteldarmes die Kotfarbe, so daß das Alter einer Kotprobe nicht aus der Farbe allein ohne weiteres zu erkennen ist.

Bei hoher Temperatur wird schneller verdaut, und heller Kot ist die Folge, bei langsamem Abbau entsteht ein dunkel- bis schwarzgefärbter Kot. Etwa 3—10 min nach der Mahlzeit wird ein klarer Tropfen abgeschieden (Exkretionsstoffe?). Vor und nach der Häutung ist der Kot im allgemeinen schwarz oder schwarzgrau, weil die Häutung immer eine Pause in der Kotablage mit sich bringt (HASE 1930). Bereits aus diesen Anzeichen erkennt man einen von Wanzen befallenen Raum schnell, ohne eines der lichtscheuen Tiere gesehen zu haben, jedoch sind die vielfach mit diesen *Spuren* in Verbindung gebrachten Möglichkeiten zur Feststellung des Alters einer vorliegenden Verwanzung mit großer Vorsicht aufzunehmen, wenn es sich z. B. darum handelt, die Dauer einer bestehenden Verwanzung zu bestimmen (Einzelheiten s. bei HASE 1930 und KEMPER 1950).

Bettwanzen sind wärmeliebend und sterben daher bei niedrigen Temperaturen bald ab. Es bestehen typische Unterschiede zwischen der anspruchsvolleren tropischen Art und der europäischen. *C. rotundatus* stirbt bei —15°C nach 8 Tagen zu 100% ab, *C. lectularius* dagegen nur zu etwa 76%. Deren Eier, bei +2°C 35 Tage lang aufbewahrt, schlüpfen noch zu 5%. Das Hungervermögen ist recht groß, doch ebenfalls abhängig von der Außentemperatur. Die maximale Hungerzeit von *C. lectularius* liegt bei einer Temperatur von 10—12°C und kann mehr als 600 Tage betragen, bei *C. rotundatus* liegt sie bei 15°C und dauert nur etwa 200 Tage. Die europäische Art kann bei 22°C etwa 5—30 Wochen ohne Nahrungsaufnahme am Leben bleiben. Dadurch kann sie leicht über weite Strecken mit Mobiliar aller Art verschleppt werden und hat sich in fast allen Großstädten der Erde Eingang verschafft. — Bei +43°C sterben Bettwanzen innerhalb von wenigen Minuten.

Wirtsfindung. Die Wanzen lassen sich in hohem Maße durch ihren Temperatursinn zu ihrer Nahrungsquelle, zum Wirt, leiten. Sie bevorzugen deshalb je nach dem Grad ihrer Sättigung verschiedene Wärmegrade. Von HERTER sind folgende vom Geschlecht der Tiere unabhängige Vorzugstemperaturen festgestellt worden:

Hungrige Imagines: 32,78° C ± 0,25,

dagegen *gesättigte* Tiere: 27,69° C ± 0,13.

Die erste Vorzugstemperatur entspricht etwa der menschlichen Hauttemperatur, die zweite der optimalen Stoffwechseltemperatur. Bei der tropischen Wanze *C. rotundatus* liegen die Werte um einige Grad höher: die Hauttemperatur des Menschen in den Tropen liegt bei 35°; erwartungsgemäß ergab sich als Vorzugstemperatur der hungrigen Wanzen 35,69 ± 0,55° C.

Diese Beobachtung läßt sich auch bei anderen Wanzen machen, so z. B. bei der Fledermauswanze *C. pipistrelli* J. Auch hier entspricht die Vorzugstemperatur der hungrigen Tiere etwa der Hauttemperatur des Wirtes, die bei den Vögeln über der des Menschen liegt [Vorzugstemperatur der hungrigen Schwalbenwanzen: $37{,}05^0 \pm 0{,}46^0$ C (vgl. auch bei *Reduviiden* S. 555)].

Auf die Annäherung eines erwärmten Gegenstandes reagieren die Wanzen bei einer Umgebungstemperatur von etwa 21^0 C und einem Abstand von 5 mm zwischen Wärmequelle und Antennenspitze mit Ausstrecken des Rüssels, wenn die Temperaturdifferenz 5—6^0 C beträgt. Bei direkter Berührung der Antenne erfolgt die gleiche Reaktion schon bei einer Temperaturdifferenz von $1^1/_2$—2^0 C.

Außer der Antenne trägt auch die Rüsselspitze Thermoreceptoren, die die von der Haut ausgehenden Reize auf sehr kleine Entfernungen oder bei Berührung aufnehmen und die Stechreaktion veranlassen können. Man muß außerdem an chemische Receptoren an den Tarsen denken.

Reaktion des Wirtes und pathogenetische Bedeutung. Die *Wirkung der Wanzenstiche* auf den Menschen, objektiv wie subjektiv, ist individuell sehr verschieden (vgl. S. 465 und 556). Wanzenstiche können vorübergehend zu starken Schwellungen, ödemartigen Veränderungen führen (Abb. 263). Solche Quaddeln vermögen Wanzen aller Entwicklungsstadien durch ihren Stich auch dann zu erzeugen, wenn keine Blutaufnahme erfolgte. Nach gesicherten Beobachtungen von HASE, HERFS und TITSCHACK treten nach zahlreichen Wanzenstichen unter Umständen sogar Sehstörungen (Akkommodationsstörungen) auf. Außerdem sollen sich influenzaähnliches Unbehagen, Herzklopfen und dumpfer Kopfschmerz einstellen können. Erwähnt sei, daß schon der typische Wanzenduft bei manchen Personen allergische Reaktionen (Asthma) zur Folge haben kann. Die allergische Natur dieser Reaktion ist durch Hauttest bestätigt worden (STERNBERG 1929). Nach Beseitigung der Wanzen schwinden dann auch die Beschwerden.

Über die hygienische und pathogenetische Bedeutung der Bettwanzen liegen viele einander widersprechende Angaben vor. HASE betont mit Recht: sie können wohl in keinem Falle als „Hauptüberträger" von Krankheitserregern gelten, sondern nur als „*Neben*überträger"; sie können unter bestimmten Verhältnissen gelegentlich Blutparasiten mechanisch verimpfen, doch mehr wissen wir bisher nicht. Vielleicht sind sie für gewisse Seuchenerreger (z. B. Rickettsien) „ökologische Reservoire", weil diese Erreger in den Wanzen, zum Teil auch noch in den getöteten Tieren einige Zeit virulent bleiben und dann unter Umständen zur Quelle einer Infektion werden können. Erwiesen ist, daß Wanzen (*Cimex lectularius*) mit dem Blut von fleckfieberinfizierten Ratten (*Rickettsia mooseri*) auch Rickettsien aufnehmen; sie vermögen sie aber anscheinend nicht auf Ratten zu übertragen. Die epidemiologischen Eigentümlichkeiten des murinen Fleckfiebers sprechen zudem gegen die Möglichkeit der Übertragung durch Wanzen (vgl. S. 542). Auch mit *Rickettsia burneti* lassen sich Wanzen auf natürlichem Wege an kranken Mäusen infizieren. Darmzerreibungen und Kot dieser Wanzen führen zur Erkrankung von Mäusen. Die Übertragung mit Wanzenmägen und -kot war bis zu 100 Tagen nach der Infektion möglich (WEYER 1950, 1953). Vom Erreger des *Rocky mountain spotted fever* (*R. rickettsi*) wird angegeben, daß die Bettwanzen, wenn nicht als Hauptüberträger, so doch wenigstens als gelegentliche Überträger fungieren. — BRAUN und CASPARI ließen Wanzen an Kanarienvögeln und Mäusen, die mit *Salmonella paratyphi* infiziert waren, saugen und erreichten eine Darminfektion der Insekten, die mehrere Wochen anhielt. Durch den Stich vermochten sie die Bakterien nicht zu überimpfen, aber der Kot der Wanzen enthielt noch virulente Keime. Bettwanzen wurden auch als Überträger von *Spirochäten* angesehen, aber mehr als zu einer Erhaltung der Keime in der Wanze, wenn auch über einige Wochen, kommt es nicht. Weder der Stich, noch der Kot der Wanze enthält infektionstüchtige Spirochäten. — Pestbakterien halten sich etwa 48 Std in der Wanze, doch spielt diese auch für die Pestverbreitung keine Rolle.

Längere Zeit haften die Erreger der *Tularämie* (*Pasteurella tularense*) in Wanzen — nach BRUMPT auch *Trypanosoma cruzi*; es werden mit den Faeces infektionstüchtige Trypanosomen ausgeschieden.

Die **Beseitigung einer Wanzenplage** ist mit den synthetischen Kontaktinsecticiden nicht mehr so schwierig wie vor 10 Jahren, wo eine sichere Abtötung aller Wanzenstadien nur mit gasförmigen Mitteln (z. B. Schwefeldioxyd, Tritox) möglich war. Auf diese Methoden wird auch heute noch nicht ganz verzichtet, aber sie bleiben nur auf besonders gelagerte Fälle beschränkt (z. B. Großraumbekämpfung) (vgl. G. PETERS 1942). Die DDT-Aerosole und die hier noch besser wirkenden entsprechenden Hexapräparate sowie E 605 f[1] (STEINIGER 1950/51) führen bei richtiger Anwendung fast in allen Fällen zu gründlicher Vernichtung aller Wanzen, einschließlich ihrer Eier (vgl. aber dazu S. 648). Durch planmäßiges Vorgehen können heute sogar Großstädte von einer Wanzenplage befreit werden, wie es KEMPER (1952) am Beispiel Berlin demonstriert hat.

2. Reduviidae.

Raubwanzen.

Die *Reduviidae* (*Raubwanzen*, Schreit-, Mord- oder Schnabelwanzen) sind seit vielen Jahrzehnten als lästige Insekten bekannt, aber erst im Jahre 1909 erkannte CHAGAS, daß sie ein *Trypanosoma*, *T. cruzi*, auf den Menschen übertragen. Dieses Protozoon führt zu der nach ihrem Entdecker benannten sog. *Chagaskrankheit* (vgl. S. 80ff.), die im tropischen Südamerika etwa eine ähnliche Rolle spielt wie die Schlafkrankheit in Zentralafrika. Die Raubwanzen sind zum größten Teil in Südamerika beheimatet und wohl von dort in zahlreiche andere Gegenden, vor allem durch den Gütertransport über See, verschleppt worden. Welche Möglichkeiten dabei bestehen, hat HASE deutlich durch die Schilderung seiner Südamerikareise gezeigt, bei der er Wanzen ohne Beeinträchtigung ihrer Lebensfähigkeit aus dem feuchtwarmen tropischen Gebiet im Winter nach Europa brachte. Man trifft die Vertreter der Gattung *Triatoma* (= *Conorrhinus*) heute selbst in ganz Mittelamerika und im Südwesten der USA. Eine fast kosmopolitische Art, aber auf das Gebiet zwischen den Wendekreisen beschränkt, ist *Triatoma rubrofasciata* (DE GEER 1773). Die Art *Reduvius personatus* L. ist auch in Europa zu finden (s. auch bei REICHENOW 1934).

Die Artenmannigfaltigkeit der *Reduviidae* ist sehr groß (etwa 4000 bekannte Arten!), doch ist ihr Bau relativ einheitlich. Dagegen wechselt die Lebensweise je nach Species. Dementsprechend stellen sie auch sehr verschiedene Ansprüche an das Klima. Die meisten bevorzugen tropische Gebiete. Einige Arten können jedoch kurze Frostperioden an geschützten Stellen überdauern.

Nach PINTO (1931) umfaßt die Familie der *Triatomidae* PINTO 1926 neun Gattungen. Systematische Merkmale beziehen sich unter anderem auf Länge des Kopfes, Länge des Stechrüssels (Rostrum), Art und Gliederung des Rostrums, Lage der Augen und Insertionsstelle der Antennen (s. unten und Abb. 320). (Ein Verzeichnis der bekanntesten Arten, ihre neuere und ältere Nomenklatur nebst Verbreitung der einzelnen Arten vgl. bei HASE 1932, 1934, 1940.)

Allgemeine Morphologie. Die erwachsenen Raubwanzen unterscheiden sich von der Gattung *Cimex* durch ihre erhebliche Größe (30—40 mm) und durch den Besitz von zwei funktionstüchtigen Flügelpaaren (Abb. 319). *Männchen* wie *Weibchen* vermögen mit diesen gut zu fliegen. Ihr Körper ist dunkelbraun bis

---

[1] E 605 = Diäthylparanitrophenyl-monothiophosphat.

schwarz, zeigt aber bei vielen Arten lebhaft rote oder orangefarbene Flecken. Frisch gehäutete Tiere (Larve 1—5 und Imagines) besitzen hellere Fabtöne als die alten, erscheinen rötlich oder orangefarben, gelb oder weiß, färben sich aber

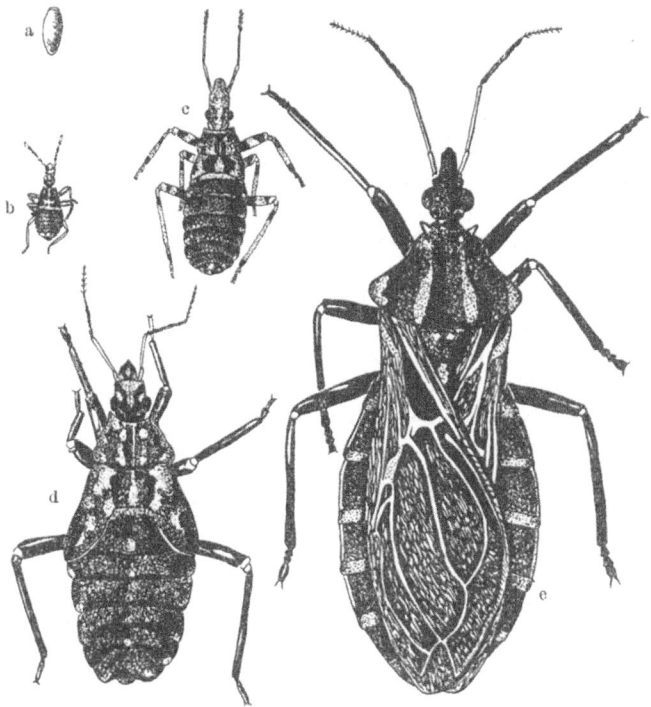

Abb. 319 a—e. *Triatoma megista* (= *Panstrongylus megistus*). a Ei. b Erstes Larvenstadium. c Zweites Larvenstadium. d Nymphe. e Imago. (2,5×.) (Nach Sikora aus Martini.)

nach einigen Stunden aus. Die Weibchen können — im Gegensatz zum Männchen — vernehmlich zirpen, indem sie den Rüssel an der kopfwärts vor dem ersten Beinpaar gelegenen Schrilleiste reiben. Sie erzeugen dieses Geräusch

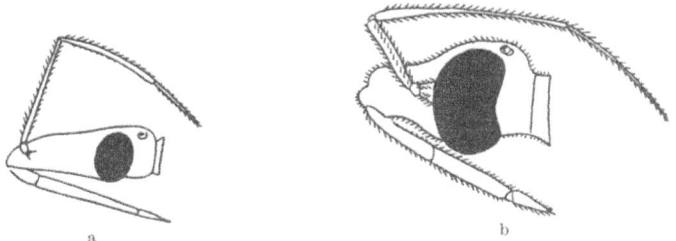

Abb. 320 a u. b. Raubwanzenköpfe, Seitenansicht. a *Rhodnius prolixus.* b *Triatoma megista.* (Nach Craig und Faust 1951.)

z. B. dann, wenn man ihren Lauf durch Festhalten behindert oder bei der Abwehr heftiger Kopulationsversuche der Männchen. Die Raubwanzen haben eine lange, kegelförmige, zwischen den Fühlern hervorragende ,,Nase'' (Conorrhinus = ,,Kegelnase''). Der Rüssel ist in der Ruhe ventral eingeschlagen. Hinter den Augen stehen zwei Ocellen. Die viergliedrigen Fühler sind vor den Augen inseriert (Abb. 320). Die Gestalt der ,,Nase'', d. h. des Kopfes, Lage der Antennen und Augen, Länge und Ausbildung des Stechrüssels (,,Rostrum'') wechseln mit der Species (z. B. Abb. 320a und b). Beim Saugakt kann der Rüssel verschiedene Stellungen einnehmen. Daher vermag er den Blutspender, aber auch eigene Artgenossen (vgl. S. 355) von unten, oben und seitlich anzustechen (HASE 1932, 1934; GEIGY und KRAUS 1952, dort auch weitere anatomische Einzelheiten).

Von der Anatomie der Reduviiden ist von besonderem parasitologischen Interesse, daß der Magen recht erhebliche Blutmengen aufzunehmen vermag. Wie bei den Cimiciden finden wir auch hier ein obligatorisches Zusammenleben mit Mikroorganismen.

Intracelluläre Symbiose. Bei *Rhodnius* und *Triatoma* liegen die symbiontischen Bakterien bei frisch geschlüpften Tieren zunächst in den Magenepithelzellen des im vorderen Bereich magenartig erweiterten Abschnitts des Mitteldarmes (vgl. dazu Larve von *Glossina*, Abb. 376, S. 610). Nach der Nahrungsaufnahme schwellen diese Zellen an. Gleichzeitig tritt ein großer Teil ihrer Bewohner in das Darmlumen über (WIGGLESWORTH). Dort bleiben die Mikroorganismen bei Larven und Imagines. Sie werden dann ständig mit dem Kot ausgeschieden. — Die *Übertragung* der Symbionten auf die Nachkommen erfolgt passiv durch die Gewohnheit der Larven, den frischen, symbiontenhaltigen Kot der Artgenossen aufzusaugen (Koprophagie).

Um die Bedeutung der Symbionten für die Ernährung und Entwicklung der Raubwanzen zu klären, wurden diese von BRECHER und WIGGLESWORTH 1944 ohne Symbionten aufgezogen.

Die Symbionten der *Reduviiden*, die vom Muttertier passiv auch auf die Eioberfläche geschmiert werden, lassen sich bei *Rhodnius* durch Waschung der Eier mit 5% Gentianaviolettlösung abtöten. Danach muß für eine sterile Aufzucht jeder Kontakt der geschlüpften 1. Larven mit dem symbiontenhaltigen Kot der normal gehaltenen Artgenossen verhütet werden. Diese so aufgezogenen Larven entwickeln sich während der ersten 4 Larvenstadien ganz normal. Erst nach der 4. Häutung tritt eine außerordentliche Verzögerung der Entwicklung ein. Während bei normalen Tieren jeweils eine einzige Blutmahlzeit ausreicht, um zur nächsten Häutung und zur Erreichung des nächsten Stadiums zu gelangen, häuten sich „sterile" Larven des 5. Stadiums in günstigen Fällen erst nach der 3. Blutmahlzeit und nach einem halben Jahr, andere Larven verharrten noch nach 6 Blutmahlzeiten und weit über 1 Jahr im 5. Larvenstadium. Symbiontenfreie Weibchen bilden trotz langer Lebensdauer und reichlicher Fütterung niemals Ovarien aus. Infiziert man aber solche Tiere nachträglich mit den ihnen fehlenden Mikroorganismen (*Actinomyces*), so können die Ausfallserscheinungen sofort und zu jeder Zeit aufgehoben werden. Wahrscheinlich wird die Entwicklung der Larven primär durch Mangel an Vitamin B und weniger durch die verzögerte Verdauung des Blutes gestört. — GEIGY, HALFF und KOCHER (1953) haben bei *Triatoma infestans* noch ein grampositives (kokkoides) Bacterium entdeckt, das von den Junglarven ebenfalls bei der Koprophagie aufgenommen wird und lebensnotwendig ist. Dieser Keim produziert reichlich Folsäure (Vitamin B-Faktor).

Die **Entwicklung** geht in der Regel über 5 Larvenstadien und erfordert für eine gute Vermehrung Mindesttemperaturen von 25⁰ C. Die optimale Zuchttemperatur liegt zwischen 27—30⁰ C bei relativer Luftfeuchtigkeit von 70—75%. Niedrigere Temperaturen führen zu hoher Sterblichkeit. Trotz der Fähigkeit, lange Zeit ohne Nahrung auszukommen, müssen die Raubwanzen zur Fortentwicklung wenigstens alle 8 Tage — besser jeden dritten Tag — gefüttert werden (Meerschweinchen als Blutspender). Die Weibchen saugen häufiger und mehr als die Männchen. Der Blutbedarf nimmt kurz vor der Eiablage zu. Ein gut genährtes Weibchen legt durchschnittlich zwei Eier am Tage. Betragen die Abstände zwischen zwei Blutmahlzeiten 10 Tage und mehr, so ist die Entwicklung und Fortpflanzung nicht mehr normal. Die Dauer der Entwicklung beträgt bei künstlicher Fütterung knapp 7, bei natürlicher etwa 5½ Monate (bei *Triatoma dimidiata*). — Die *Eier* (etwa 2 mm) zeigen vielfach eine rosa Färbung. Die Entwicklung im Ei dauert je nach Art 7—26 Tage. Die Entwicklungsdauer der einzelnen Larvenstadien beträgt 1½ bis mehrere Monate.

Lebensweise. Viele Raubwanzen fliegen des Nachts umher und suchen gern beleuchtete Haus- und Zimmerwände auf. Manche Arten sind zu typischen Hausinsekten geworden, z. B. *Triatoma dimidiata.* Sie halten sich dann unter anderem in den Mauerritzen der Lehmhäuser unter allerlei Hausrat auf. Die ungeflügelten Stadien verlassen dann niemals mehr freiwillig das von ihnen besiedelte Gebäude. REICHENOW (1934) vermutet auf Grund eigener Studien, daß auch die geflügelten Formen dieser Art nur noch einen einmaligen, nächtlichen Hochzeitsflug ausführen, bei dem sie das Freie aufsuchen, um danach erneut Wohnräume zu befallen.

Anscheinend sind die Raubwanzen erst seit kurzer Zeit zu Hausbewohnern in der Umgebung des Menschen geworden, denn einzelne Arten legen ihre Eier gelegentlich noch im Freien auf Pflanzen ab (*P. megistus*). Menschliche Siedlungen unter gewissen primitiven Lebensverhältnissen haben den Raubwanzen günstige Lebensbedingungen geboten, so daß sie stellenweise so häufig geworden sind, daß Reisende die Wohnungen solcher Gegenden fluchtartig verließen. Behausungen, die aus Lehm, Palmen und Maisstroh sowie Holz erbaut sind, bieten ihnen günstigen Unterschlupf. Sie halten sich in den Betten und Matratzen, aber auch in Tauben- und Hühnerstallungen am Hause auf.

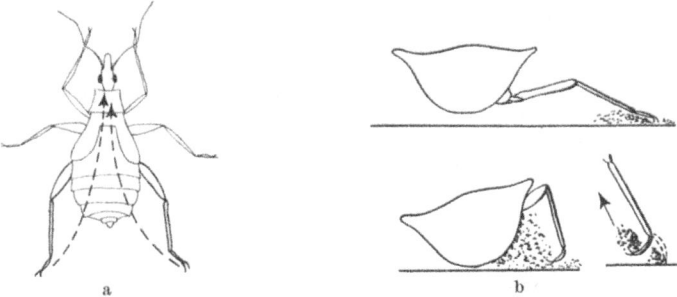

Abb. 321a u. b. *Triatoma dimidiata.* a Larve; die Pfeile geben die Wurfrichtung bei der Maskierung an. b Larve bei der Maskierung (vgl. Text). (Nach HASE.)

Neben dem Menschen dienen ihnen wahrscheinlich auch Schweine, Hunde, Hühner und sicher Gürteltiere (wohl auch andere Wildtiere) als Blutspender. Kannibalismus ist unter den Raubwanzen seit langem bekannt. Er ermöglicht ebenso wie die unter ihnen verbreitete Koprophagie die Erhaltung einer Infektion mit *T. cruzi* innerhalb einer Wanzenpopulation. Die Infektion des Menschen mit diesen Flagellaten erfolgt mit dem beim Saugen abgesetzten infektiösen Kot, der dann leicht in eine Stichwunde oder auf Schleimhäute gelangen kann (vgl. S. 82).

Die Raubwanzen zeigen das Bestreben, sich zu maskieren. Die flügellosen Larven, seltener erwachsene Tiere, bewerfen sich mit den verschiedensten Fremdkörpern. Sowohl sofort nach dem Schlüpfen aus dem Ei, als auch unmittelbar nach der Häutung beginnt die „Tarnung". Alles erreichbare Material aus der Umgebung, das sie bewältigen können, wird benutzt: der eigene Kot, Sand, Erde, Asche, Kreide, Mehl und ähnliches. Die Wanze krallt das verfügbare Material mit den Tarsen an und schleudert es von hinten auf den Rücken, der dadurch oft innerhalb von 5 min vollkommen bedeckt ist. Dabei benutzen sie ausschließlich das dritte Beinpaar (vgl. Abb. 321 a), und zwar für die rechte Körperseite das rechte Hinterbein, für die linke das linke Hinterbein (HASE).

Wirtsfindung. Wärmereize in Verbindung mit Geruchsreizen veranlassen die Raubwanzen zur Blutaufnahme, während optische Reize ohne Bedeutung sein dürften. Bereits bei den Bettwanzen wurde auf die verschiedenen *Vorzugstemperaturen* bei hungrigen und gesättigten Wanzen hingewiesen. Für die Raubwanzen gelten entsprechende Verhältnisse. HERTER hat für *Triatoma infestans*

eine Beziehung zwischen der Höhe der Vorzugstemperatur und dem Hungerzustand festgestellt: Mit fortschreitendem Hunger steigt die Vorzugstemperatur
allmählich an (von 31,9⁰ C auf 35,7⁰ C). Damit stimmt die Beobachtung von
HASE überein, daß sich mit Verminderung des Körpergewichtes die Stechlust
erhöht (HERTER 1942, 1952).

Werden Raubwanzen von einem Wärmereiz getroffen, so reagieren sie zunächst mit einer Bewegung ihrer Antennen, die sie gegen die Wärmequelle hin
ausrichten. Meist stellen sie dann ihren Vorderkörper etwas auf und schlagen
den Rüssel nach vorn, so daß er mit seiner Spitze nach der Wärmequelle (z. B.
einen hingehaltenen Finger) hinweist. Zieht man vor der alarmierten Wanze
den Finger langsam voran, so folgt sie ihm und läßt sich so in jede beliebige
Richtung leiten. Dieses Verhalten wird auch durch chemische Reize, z. B.
frischen Menschenschweiß, hervorgerufen.

Bei einer Umgebungstemperatur von 21⁰ C reagieren die Wanzen auf die Annäherung
eines erwärmten Gegenstandes durch Rüsselausstreckung auf einen Abstand von 5 mm
zwischen Wärmequelle und Antennenspitze bei einem Temperaturunterschied von 5—6⁰ C.
Sitz der thermischen Perzeption sind die Antennen. Zur Auslösung der gerichteten Rüsselausstreckung durch thermische Reize muß mindestens eines der zweiten Antennenglieder
vorhanden sein, aber die wichtigsten Thermoreceptoren liegen offenbar im dritten und vierten
Antennenglied. Dort befinden sich auch die Chemoreceptoren, die die Rüsselreaktion hervorrufen. Weitere Receptoren sitzen an der Rüsselspitze. Diese perzipieren die von der Haut
des Wirtes ausgehenden Reize auf sehr kleine Entfernungen und veranlassen die Stechreaktion (HERTER 1942).

Im Gegensatz zu dem mehr suchenden Einstich bei der Bettwanze stoßen
die Raubwanzen den bereits vorgestreckten Rüssel, aus dem die eigentlichen
Stechborsten schon etwa 1 mm weit hervorragen, blitzschnell in die Haut. Sie
stechen nicht viel tiefer als 2—2¹/₂ mm ein (HASE 1932, GEIGY und KRAUS 1952).

Hungrige Tiere stechen zu jeder Tages- und Nachtzeit, doch sollen gewisse
Arten nur nachts saugen. Die Blutmahlzeit dauert bis zu 25 min.

Die Raubwanzen sind im allgemeinen gegen Störungen beim Stechakt wenig
empfindlich. Sie sind auch sonst relativ widerstandsfähig, weshalb sie HASE als
bequeme Laboratoriumstiere für entomologische Studien empfohlen hat.

Reaktion des Wirtes. Der Stich der Raubwanzen führt zu ähnlichen Hauterscheinungen, wie sie von anderen blutsaugenden Insekten bekannt sind. Vielfach wird er aber gar nicht wahrgenommen; andere Personen reagieren wiederum
sehr heftig. Im allgemeinen sind aber Stichschmerz wie Hautreaktion bei den
meisten Menschen auffallend gering. Anscheinend scheiden die Wanzen mit ihrem
Speichel einen anästhesierenden Stoff ab, der die Empfindlichkeit der Haut bedeutend herabsetzt (vgl. HASE 1932).

Bedeutung als Überträger. Größere Bedeutung kommt den Reduviiden als
Überträgern von Trypanosoma cruzi zu. Mit dieser Trypanosomenart lassen sich
die meisten Triatomen so leicht infizieren, daß man sie zur sog. *Xenodiagnose*
verwendet. BRUMPT versteht unter diesem Begriff ein Verfahren zur Erkennung
und Auffindung eines Erregers mit Hilfe des natürlichen, typischen (Haupt-)
Überträgers, in dem gleichsam eine natürliche Parasitenkultur angelegt wird.
Für den Erreger der Chagaskrankheit wird die Aussicht, ihn in Raubwanzen
nach einer infektiösen Blutmahlzeit nachweisen zu können, von BRUMPT als
absolut sicher angegeben (vgl. S. 83).

Folgende Arten sind infektionsfähig und kommen unter anderen hauptsächlich als
Überträger von *T. cruzi* in Frage:

Triatoma chagasi BRUMPT und GOMES 1914 . Brasilien
T. brasiliensis NEIVA 1911 . . . . Brasilien
T. dimidiata (LATREILLE 1811) NEIVA 1914 . . Mittelamerika (Panama), Guatemala, Mexiko,
					Venezuela, Peru

T. infestans Neiva 1913 . . . . Südbrasilien bis Argentinien, Chile, Peru
T. rubrofasciata Laporte 1832 . . . . tropische Gebiete der Erde
T. vitticeps Neiva 1914 . . . . Brasilien
Eutriatoma rubrovaria Pinto 1931 . . . . . . Argentinien, Chile, Uruguay
E. sordida Pinto 1931 . . . . Argentinien, Brasilien, Paraguay, Bolivien
Panstrongylus geniculatus Pinto 1931 . . . . nördliches Argentinien bis Venezuela, Panama
P. megistus Pinto 1931 (= *Triatoma megista*) . Paraguay, nördliches Brasilien bis Venezuela
Rhodnius prolixus Stål 1859 . . . . nördliches Brasilien bis Kolumbien, Mexiko
R. domesticus Neiva und Pinto 1923 . . . . Brasilien
Eratyrus cuspidatus Stål 1859 . . . . Panama, Kolumbien, Venezuela

Nachweis von Trypanosoma cruzi in den Raubwanzen. Zur Prüfung der Raubwanzen auf Befall mit *Trypanosoma cruzi* wird der Inhalt des Enddarmes auf metacyclische Formen untersucht. Dort sind die Flagellaten, wenn eine Infektion besteht, immer reichlich vorhanden. Dabei können Magen und Mitteldarm frei von Flagellaten sein. Nur bei ganz frischen Erstinfektionen findet man diese zunächst nur im Bereich des Mitteldarmes.

Der Beweis dafür, daß es sich bei Flagellaten im Wanzendarm um Entwicklungsstadien eines Trypanosomas handelt, läßt sich durch Verimpfung des Enddarminhaltes auf Mäuse, Meerschweinchen, Kaninchen oder Hunde erbringen. Die Präpatentperiode bei Mäusen liegt dann bei etwa 3—4 Wochen, sinkt aber nach wiederholten Mäusepassagen; die Virulenz der Trypanosomen nimmt also dabei zu. Bei Kaninchen treten die ersten Trypanosomen nach etwa 14—17 Tagen auf, bei Meerschweinchen nach 12—73 Tagen, bei jungen Hunden nach etwa 12 Tagen (Reichenow 1934).

Reduvius personatus L.

Die Staub- oder Kotwanze.

Eine in Europa und Amerika weit verbreitete Raubwanzenart, *Reduvius personatus*, die sog. *Staub- oder Kotwanze*, kommt auch in Deutschland vor. Sie maskiert sich als Larve mit Staub (daher der deutsche Name; *personatus* = maskiert) und bleibt dadurch vielfach unerkannt. Im Sommer und Herbst fliegen die Imagines umher und gelangen dann gelegentlich in die erleuchteten Wohnungen. Die Staubwanzen leben von anderen Insekten, die sie aussaugen. Angeblich sollen sie den Bettwanzen nachstellen (s. unten). — Wir sind über die Bedeutung und Biologie dieser Raubwanze bisher nur mangelhaft unterrichtet — wohl deshalb, weil man sie bisher nicht züchten konnte. Eine neuere Darstellung der Lebens- und Entwicklungsweise hat kürzlich Madel (1951) gegeben.

Morphologie und Entwicklung. Die weiblichen Tiere (1,7—1,8 cm : 0,4 cm) sind schwarz, die männlichen (1,5 : 0,3 cm) braunschwarz bis schwarz. Die Flügel der Weibchen enden kurz vor der Spitze des Abdomens; bei den Männchen überragen sie das Hinterleibsende (Abb. 322). Die Körperoberfläche ist von dicht aneinanderliegenden, gebogenen, sehr feinen Härchen bedeckt, die bei den Larven das Haften von Staubteilchen ermöglichen.

Die Eier (1,5 : 0,55 mm), meist hellbraun (selten schwarz), glänzend und fein gefeldert, tragen am stumpfen Pol einen kreisrunden Deckel. Sie werden einzeln und lose abgelegt. Madel erhielt von zwei Weibchen bei einer Lebensdauer von 73 bzw. 107 Tagen insgesamt 130 bzw. 147 Eier.

Die *Entwicklung* im Ei dauert bei 22,5° C etwa 29—31 Tage, bei 25,5° C etwa 16—17 Tage, ausnahmsweise auch nur 13—14 Tage. Aus den Eiern schlüpfen weißliche, schnellfüßige Larven, die den Eideckel mit Hilfe eines aus mehreren Zahnreihen bestehenden Eizahnes aufsprengen. Bei ausreichender Ernährung und einer Temperatur von 25,5° C häuten sie sich nach 20—32 Tagen zum erstenmal, nach weiteren 34 Tagen zum zweiten Male. Genaue Kenntnisse der weiteren Entwicklung fehlen.

Lebensweise. Die Staubwanzen sind nächtlich lebende Tiere. Larven und Imagines ernähren sich von anderen Insekten und saugen sie aus. Madel konnte sie mit Larven von Speckkäfern, Bettwanzen und Kleiderläusen, andere Autoren mit Silberfischchen und Larven des Teppichkäfers füttern. Bettwanzen- und Kleiderlauslarven werden „geradezu gierig ausgesaugt" (MADEL). Diese Tatsache hat schon immer zu der Annahme geführt, daß die Staubwanzen Feinde der Bettwanzen seien („masked bedbug hunters").

Stichreaktion. Größere Bedeutung als Blutsauger haben sie für den Menschen wohl nicht; zwar vermögen sie auch Menschen zu stechen und dann sehr schmerzhafte Verletzungen herbeizuführen, aber dieses Ereignis tritt nur selten ein und dann in der Abwehr, z. B. beim Ergreifen der Wanze, nicht aber zu erstrebter Nahrungsaufnahme. MADEL vergleicht das *subjektive* Empfinden beim Stich mit dem bei einem Bienenstich. Der Schmerz geht nach 5—15 min zurück und hinterläßt ein schwaches Brennen. *Objektiv* erkennbar ist eine *Sofort*reaktion, die 6—20 min nach dem Einstich auftritt. Es kommt zu einer Hämorrhagie von 1 mm Durchmesser,

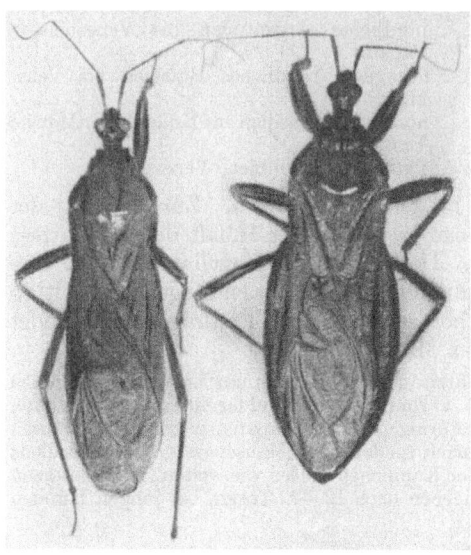

Abb. 322. *Reduvius personatus*. Links Männchen, rechts Weibchen (3×). (Nach MADEL 1951.)

die von einem deutlich geschwollenen, weißlichen Hof von 12—13 mm Durchmesser umgeben wird. Diesem folgt eine erythematöse Zone von 3 mm Breite. Nach 30 min geht die Schwellung zurück.

Krankheitserreger werden von *R. personatus* nicht übertragen.

c) Diptera (Zweiflügler).

Zu den *Dipteren* (Zweiflügler) gehören die meisten Insektenarten, die als Imagines Überträger verschiedener Krankheitserreger sind und zum Teil eine außerordentliche Bedeutung für den Menschen gewonnen haben (z. B. bei Malaria, Schlafkrankheit, Filariosen).

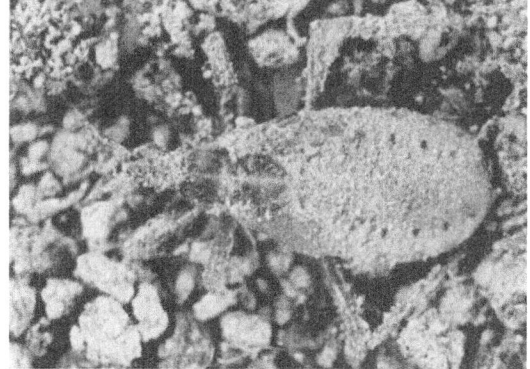

Abb. 323. *Reduvius personatus*. Maskierte Larve. (Nach MADEL 1951.)

Die *Weibchen* sind zum großen Teil *blutsaugende Ektoparasiten*, während die *Männchen* vorwiegend von Pflanzensäften leben. Nur bei einigen *Fliegen*arten nehmen auch sie Blut auf. Entsprechend der Ernährungsweise sind die Mundwerkzeuge umgebildet und bei den Blutsaugern stechend-saugend, aber auch bei diesen innerhalb der Ordnung der Diptera nicht einheitlich ausgebildet (vgl. Abb. 324, S. 560 mit Abb. 363, S. 602), weshalb diesbezügliche Einzelheiten bei den verschiedenen Unterordnungen (s. unten) dargestellt werden. Auch unter den

Larven der Dipteren findet man einzelne blutsaugende *Ektoparasiten* (*Auchmeromyia*), daneben aber recht zahlreiche *Entoparasiten* und Wundschmarotzer, die zum Teil auch lebendes Gewebe aufsuchen und zerstören. Diese führen zu dem als *Myiasis* bezeichneten Krankheitsbild.

Bei den Dipteren ist von den *Flügeln* nur das vordere Paar (am Mesothorax) wohl entwickelt („Zweiflügler"); Aderung und Muster der Flügel sind wertvolle Hilfsmittel bei der Bestimmung der Arten. Das zweite Flügelpaar wurde zu Schwingkölbchen (Halteren) (vgl. S. 571, Abb. 332ff.), deren sinnesphysiologische Bedeutung der des Bogengangsystems bei den höheren Wirbeltieren zu entsprechen scheint (FAUST und v. BUDDENBROCK 1951).

Die Dipteren entwickeln sich *holometabol*, d. h. unter Einschaltung eines Puppenstadiums, das keine Nahrung zu sich nimmt. Die Puppe nimmt jedoch in der Regel — auch bei den im Wasser lebenden Formen — über ein Paar Stigmen atmosphärische Luft zur Atmung auf. Ausnahmsweise wird der notwendige Sauerstoff von den im Wasser lebenden Larven und Puppen indirekt aus den luftführenden Pflanzengefäßen gewonnen (*Mansonia*).

Die beiden Unterordnungen der Dipteren, die *Nematocera* und *Brachycera*, lassen sich sowohl durch morphologische Kennzeichen als auch durch die Art der Larven- und Puppenstadien unterscheiden:

die *Nematocera* (Mücken) tragen im allgemeinen lange Fühler und haben eucephale Larven (Abb. 344, S. 520);

die *Brachycera* (Fliegen) besitzen kurze Fühler und haben hemi- oder acephale Larven (Abb. 359, 367).

α) Nematocera (Mücken).

Die *Mücken* (Nemato-cera = Fadenfühler) sind meist schlanke, grazile Insekten[1], die — ihrem Namen entsprechend — mit fadenförmigen vielgliedrigen Fühlern (Antennen) ausgestattet sind, die auf einer meist zweigliedrigen Fühlerbasis wenigstens 6, häufiger 13 weitere Antennenglieder (Geißelglieder) tragen (Abb. 352, S. 587).

Der *Stechrüssel* des Weibchens [Proboscis (Abb. 324)] besteht aus einem Bündel von Stechborsten, das sich aus dem paarigen Oberkiefer (*O*) [Mandibeln] und Unterkiefer (*U*) [Maxillen] sowie dem unpaaren Hypopharynx (*H*) (als Speichelrohr) zusammensetzt. Die Endteile der Mandibeln wie der Maxillen tragen eine Reihe feiner, sägeartiger Zähnchen. Die Oberlippe (*OL*) [Labrum] bildet das eigentliche Saugrohr. Das Ganze umschließt die Unterlippe (*UL*) (Labium, Abb. 324c). Sie trägt am Ende ein Paar Labellen (*Lb*), zwischen denen die unpaare Lingula (= Ligula) (das „Züngelchen") liegt. Beim Stich gleiten alle Teile bis auf die Unterlippe, die nach hinten abgeknickt wird, in die Stichwunde (Abb. 324b). Die Labellen übernehmen dabei die Führung der Stechorgane. Das Männchen nimmt kein Blut auf. Seine Oberkiefer (Mandibeln) sind auf etwa $^2/_3$ und die Unterkiefer (I. Maxillen) auf etwa $^1/_3$ der Rüssellänge verkürzt; beiden Organen fehlt die Zähnelung. — An der Basis des Stechapparates sitzen die drei- oder mehrgliedrigen Maxillarpalpen (Abb. 324a, *P*), die zum Unterkiefer gehören.

Der *Thorax* enthält die sehr kräftige Flugmuskulatur. Der Mittelabschnitt (Mesothorax) ist am stärksten ausgebildet (Abb. 325). Dem dorsalen Teil (Scutum, *Sc*) hängt das nach hinten gerichtete Schildchen (Scutellum, *Sct*) und das

---

[1] Größe und Farbe der Mücken einer Art können sehr wechseln, und das gilt in gewissen Grenzen auch für viele andere Insekten; sie sind in gewissem Grade abhängig von Futterart und -menge, Entwicklungstemperatur und Farbe des Untergrundes.

Postscutellum (*Psct*) an. Die Gestalt des Scutellums ist bei der Artentrennung verwertbar und gruppencharakteristisch vgl. Abb. 339). Am 3. Thoraxsegment (Metathorax) sind die Halteren (*H*) inseriert.

Das *Abdomen* (Abb. 326) besteht aus acht sichtbaren Segmenten und ist meist mit feinen Haaren, zum Teil auch noch mit Schuppen bedeckt. Der *Verdauungstraktus* beginnt mit dem Pharynx, dem sich der dünnwandige Oesophagus anschließt. Kurz vor dem Übergang in den Vormagen sitzen dorsal ein Paar kleine Kröpfe (*dK*) und ventral ein großer Saug- oder Vorratskropf (*vK*), der unter Umständen bis ins 5. Abdominalsegment reicht. Das hintere Ende der Speiseröhre führt in den Proventriculus, dem sich der Mitteldarm anschließt. Dieser besteht aus dem langen Magenschlauch (Kardia) und dem kürzeren Magensack (Fundus). Gleich hinter dem Ende des Mitteldarms münden 3—5 MALPIGHIsche Gefäße (*M*) in den Darm (*E₁*) ein, der mit dem Rectum (*E₂*) endet. — Der

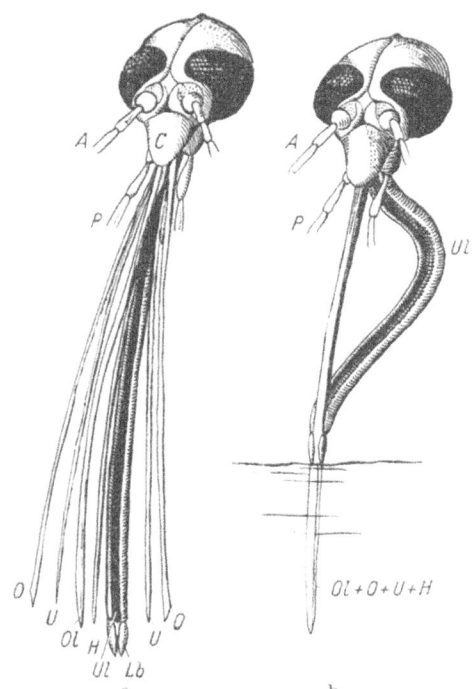
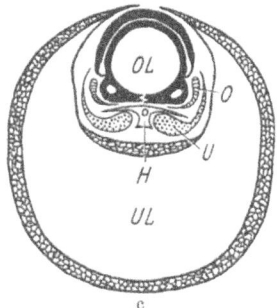

Abb. 324a—c. *Culex*. Stechapparat eines Weibchens, schematisch. a Die einzelnen Stechborsten auseinandergepräpariert. b Haltung beim Stich. c Querschnitt. *A* Antenne; *C* Clypeus; *H* Hypopharynx; *Lb* Labellen, zwischen ihnen die Ligula; *O* Oberkiefer (Mandibeln); *Ol* Oberlippe (Labrum); *P* Maxillarpalpen; *U* Unterkiefer (Maxillen); *Ul* Unterlippe (Labium). (a und b nach WEBER 1933; c nach MARTINI.)

Verdauungstraktus ist durch eine *peritrophische Membran* ausgezeichnet, die vom drüsigen Teil des Proventriculus durch Sekretion der Epithelringzellen gebildet wird. Sie stellt einen zarten, durchsichtigen Schlauch dar, der am Ende des Mitteldarmes frei endet und entsprechend der Abnutzung von seiner Ansatzstelle aus immer „nachwächst". Er liegt zwischen der aus der Speiseröhre bzw. dem Vormagen zuströmenden Nahrungsmenge und dem Mitteldarmepithel und hat wohl die Aufgabe, das empfindliche Darmepithel vor mechanischer Beanspruchung zu schützen und wirkt während des Verdauungsprozesses nach Art eines Dialysators. Die peritrophische Membran findet sich bei Imagines wie bei Larven.

Sie ist auch bei sehr vielen anderen Insektengruppen (z. B. Hymenopteren, Termiten, Lepidopteren, Musciden) vorhanden. Bei vielen Blutsaugern (z. B. Wanzen, Lausfliegen und Flöhen) fehlt sie.

Intracelluläre Symbionten fehlen den blutsaugenden Mücken im Gegensatz zu den blutsaugenden Wanzen, Läusen und Pupiparen. Die Erklärung dafür liegt nach BUCHNER in der unsterilen Nahrung der Larven, die dafür sorgt, daß die Imagines bereits mit einer Bakterienflora aus der Puppe schlüpfen. Sie beherbergen dann Mikroorganismen, die für die Mücken genau so lebensnotwendig sind wie für den Menschen seine Darmbakterien (vgl. S. 470 und BUCHNER 1953).

Der Hinterleib enthält die *Genitalorgane,* deren äußere Teile am 8. Segment befestigt sind. Beim *Weibchen* liegen im 8. Segment die Kapseln des Receptaculum seminis, die im durchsichtigen, aufgehellten mikroskopischen Präparat gut erkennbar sind (Abb. 341). Sie stehen durch einen Gang mit dem Uterus in Verbindung und werden bei der Begattung mit Samenzellen gefüllt, die sie erst bei der Eireifung weitergeben. Außen am 8. Segment hängen die Genitallappen oder Cerci. Das *Männchen* trägt als Kopulationsapparat das kompliziert gebaute *Hypopygium* mit Penis und Afterkegel (Abb. 329). Zur Artbestimmung der Männchen ist die Kenntnis seines Baues und seiner Anhänge erforderlich (vgl. MARTINI 1952, PEUS 1942, HENNIG 1948, 1950).

Von Interesse ist die bei allen *männlichen* Stechmücken und bei vielen anderen mückenartigen Zweiflüglern kurz nach dem Schlüpfen aus der Puppe eintretende Drehung des Hinterleibsendes um 180⁰. Bei dieser Drehung um die Längsachse des Abdomens zwischen dem 7. und 8. Segment gelangen alle ursprünglich dorsal liegenden inneren und äußeren Teile des Hinterleibsendes nunmehr nach unten und die ventralen Teile nach oben. Der After mit dem Afterkegel befindet sich nun ebenfalls nicht mehr oben, sondern unterhalb der Ausführgänge der inneren Geschlechtsorgane, die vorher ventral vom After ausmündeten[1] (Abb. 327).

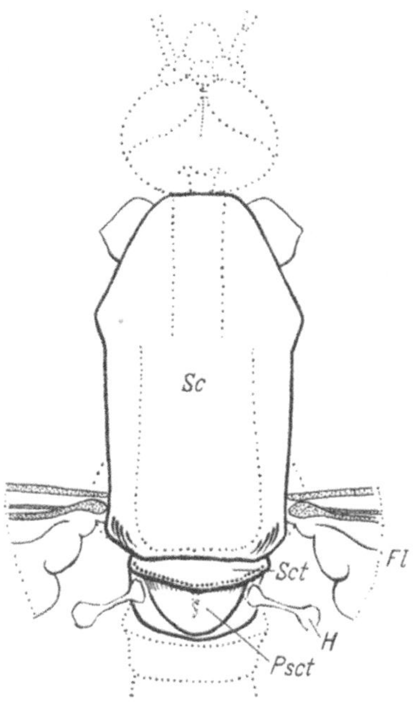

Die *Eier* sind je nach Species verschieden

Abb. 325. *Anopheles.* Thorax von der Rückenseite, schematisch. *Fl* Flügelbasis; *H* Halteren (Schwingkölbchen); *Psct* Postscutellum; *Sc* Scutum; *Sct* Scutellum. (Nach PEUS 1942.)

und unter Berücksichtigung der Feinstruktur auch gut zu bestimmen. Zwischen manchen Gattungen bestehen weitgehende Unterschiede hinsichtlich des Ortes der Eiablage und der Form des Geleges.

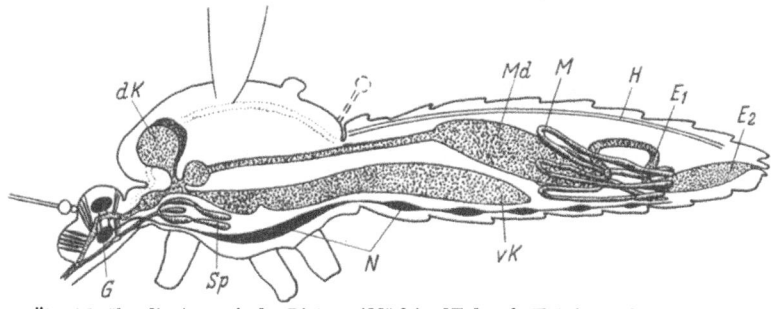

Abb. 326. *Übersicht über die Anatomie der Dipteren (Mücke).* *dK* dorsale Kröpfe; *E₁* Darm; *E₂* Rectum; *G* Gehirn (Oberschlund- und Unterschlundganglion); *H* Herz; *M* MALPIGHISche Gefäße; *Md* Mitteldarm (Magen); *N* Nervensystem (Bauchganglienkette); *Sp* Speicheldrüse; *VK* ventraler Kropf. (Kombiniert nach WEBER und SCHOUTEDEN.)

Die *Aëdes*-Arten legen ihre zart gefelderten Eier einzeln immer auf trockenem Boden oder an Pflanzen kurz über dem Boden ab; die *Phlebotomen* teils einzeln, teils

---

[1] Zur eindeutigen Verständigung pflegt man die Kennzeichnung dorsal und ventral auf den Zustand *vor* der Drehung zu beziehen, so daß also die sekundäre Oberseite ventral, die sekundäre Unterseite dorsal genannt wird.

in größerer Zahl an feuchten Stellen, in tiefe windgeschützte Ritzen und Spalten (S. 566); die *Simulien* setzen ihre Gelege an Wasserpflanzen, an Steine und Holz unter Wasser ab; *Mansonia* legt ihre Eier an die Unterseite der Blätter von Wasserpflanzen. *Culex*- und *Anopheles*-Eier schwimmen *auf* der Wasseroberfläche entweder in geschlossenen „Schiffchen" (*Culex*, Abb. 354) oder einzeln und in sternartigen Gelegen (*Anopheles*, Abb. 343).

Die meisten Mücken*larven* (alle ohne Extremitäten) leben in Gewässern; wenige, wie z. B. Phlebotomenlarven, sind in feuchter Erde, in faulendem organischem Material oder ähnlichem zu finden. — Alle Mückenlarven haben eine wohl entwickelte Kopfkapsel mit kauenden Mundwerkzeugen (*eucephale* Larven) und — wenn im Wasser lebend — einen Strudelapparat, der an der unpaaren Oberlippe sitzt. Außerdem bestehen die Mundwerkzeuge aus einem Paar Oberkiefer als kräftigem Kauapparat und Unterkiefer mit Taster und unpaarer Unterlippe. Die

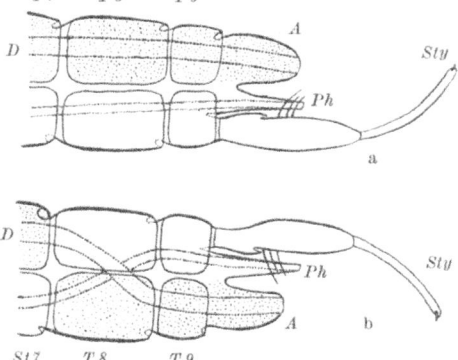

„Mundbürsten" erzeugen durch schlagende Bewegung einen zum Mund führenden Wasserstrom, der die Nahrungspartikel herbeiführt. Der Kopf trägt in der Regel ein Paar Augenflecke und ein Paar Antennen (vgl. Abb. 344, S. 580).

Der Darm der *Larven* durchzieht den Körper als gerades Rohr, das im Mittelabschnitt von der relativ derben peritrophischen Membran ausgekleidet wird. Sie schützt offenbar das Epithel des Mitteldarmes vor Beschädigungen durch Nahrungspartikel. Der Vormagen trägt häufig stark ausgeprägte Blindsäcke; MALPIGHISche Gefäße funktionieren als Exkretionsorgane.

Die *Puppen* leben meist am gleichen Ort wie die Larven. Im

Abb. 327 a u. b. *Hinterleibsende eines Anophelesmännchens.* Seitlich; Schema. a Vor der Drehung. b Nach der Drehung des Hypopygiums. Punktiert: ursprüngliche Rückenseite. Weiß: ursprüngliche Bauchseite. *A* Afterkegel; *D* Darmkanal; *Ph* Phallosom; *Sty* Stylus; *St 7* Sternit des 7. Abdominalsegmentes; *T 7—T 9* Tergite. (Nach PEUS 1942.)

Wasser sitzen sie teils fest an der Unterlage, oder sie bewegen sich frei. Die terrestrisch lebenden Larven verpuppen sich unweit ihrer Brutplätze (z. B. Phlebotomen).

Wirtsfindung. Die Mücken finden ihren Wirt vorwiegend mittels des Geruchssinnes. Es läßt sich geradezu beobachten, wie sie dem Winde entgegen („unter dem Winde") anfliegen und ihre Nahrungsquelle auf diese Weise finden. Sie bevorzugen beim Anflug vielfach dunkle Flächen. Wärmestrahlung leitet sie offenbar nicht zum Wirt. HERTER konnte bei Mücken im Zusammenhang mit der Nahrungsaufnahme nur eine einzige Vorzugstemperatur (Unterlagentemperatur) feststellen, die bei *Anopheles* (*maculipennis*) *atroparvus* unabhängig vom Geschlecht der Tiere zwischen $+ 32,5$ und $33,5^0$ C lag. Diese Temperatur wird ohne Beziehung zum Sättigungsgrad und zur Umgebungstemperatur aufgesucht. In der gleichen Größenordnung liegt auch die Höhe der Hauttemperatur des Menschen in den gemäßigten Zonen (vgl. auch S. 550 ff.).

Die *ektoparasitischen Nematoceren*, die dem Menschen sowie seinen Haus- und Nutztieren lästig werden, verteilen sich auf die Familien der *Psychodidae*, *Culicidae*, *Ceratopogonidae* und *Simuliidae*. Sie schließen zugleich sehr bedeutende Überträger von Krankheitserregern ein.

1. Psychodidae.

Schmetterlingsflügler.

Die *Psychodidae* zeichnen sich durch geringe Größe (bis 5 mm) und die mehr oder minder starke Behaarung des Körpers und der Flügel aus. Die Flügel sind oval oder lanzettförmig und werden in der Ruhe dachartig oder leicht erhoben (*Phlebotomus*) über dem Abdomen getragen. Das Flügelmuster ist einfach und besteht fast nur aus longitudinalen Adern.

Die einzige Unterfamilie, die besonderes parasitologisches Interesse beanspruchen kann, ist die der *Phlebotominae* oder Sandmücken. Der Bau der Angehörigen dieser Unterfamilie ist relativ einheitlich, so daß sie alle zur Gattung *Phlebotomus* gerechnet werden können.

Phlebotomus RONDANI 1840.

Sandmücken.

Die *Phlebotomen* oder *Sandmücken* (,,Sandfliegen", Pappataci[1]-Mücken) führen ihren deutschen Namen nach der sandgelben Farbe, die die meisten Tiere auszeichnet. Sie sind im weiblichen Geschlecht *blutsaugende* Ektoparasiten (Phlebotomus = Ader-schneider, Schnepper) und Überträger verschiedener Krankheitserreger (Leishmanien, Pappatacivirus, *Bartonella bacilliformis*).

Es existieren etwa 100 verschiedene *Phlebotomus*-Arten. Die Bestimmung der einzelnen Arten ist recht schwierig, weil neben den äußeren Kennzeichen (z. B. Hypopygium) auch der Bau der inneren Organe zur Unterscheidung der Arten herangezogen werden muß (z. B. Dörnchenfeld des Pharynx und Receptaculum seminis, s. u.).

Geographische Verbreitung. Die Sandmücken sind über alle tiergeographischen Regionen verbreitet. Im Norden der paläarktischen Region (Europa und nördliches Asien) fällt die Nordgrenze der geographischen Verbreitung etwa mit dem Verlauf der 10° Jahresisotherme zusammen. Im übrigen bewohnen die verschiedenen Arten vorwiegend tropische und subtropische Gebiete. Manche Arten sind streng lokalisiert, andere in größeren Gebieten zu finden. So halten sich z. B. die Arten *P. chinensis* und *P. sergenti*, bekannte Überträger der Leishmanien, mit ihren verschiedenen Subspecies fast im ganzen paläarktischen Verbreitungsgebiet (d. h. Europa, Nordafrika bis Sahara und nördliches Asien bis zum Himalaya) auf und kommen außerdem in Nordindien vor. Das gilt auch für die Arten *P. papatasii* und *P. major* — ebenfalls anerkannte Überträger von Leishmanien —, die nur im ostasiatischen Teilgebiet der paläarktischen Region fehlen (vgl. HENNIG 1942, 1944; PIEKARSKI 1952).

Morphologie und Entwicklung. Typisch für die Gattung *Phlebotomus* sind die *rundlichen* Augen (im Gegensatz zu den nierenförmigen der übrigen Psychodiden und der Culiciden); Ocellen fehlen. Die Kopfkapsel ist, wie der ganze übrige Körper, mit langen Haaren bedeckt, die zum Teil büschelförmig zusammenstehen. Die Antennen bestehen aus zwei Grundgliedern und einer 14gliedrigen Geißel, die mit langen Haaren und knieartig gebogenen Dornen besetzt ist.

Der *Rüssel des Weibchens* ist — im Gegensatz zu dem der Culiciden — weit kürzer als die Antennen. Die Maxillen tragen 5gliedrige Palpen. Der sonstige Bau der Mundwerkzeuge entspricht dem oben gezeichneten Plan (vgl. S. 559 und Abb. 324). Die Männchen saugen kein Blut.

Die primäre Mundöffnung liegt zwischen der Basis der Mundwerkzeuge und führt in die Mundhöhle mit der Speichelpumpe, die in den Hypopharynx übergeht. Der nach hinten anschließende *Pharynx* ist birnenförmig, seine Schmalseite nach vorne gerichtet. Er hat eine Chitinauskleidung, deren hinterer, breiter Teil nach rückwärts gerichtete Dörnchen trägt, deren Zahl und Anordnung für die

---

[1] Pappataci = sticht schweigend — wegen des lautlosen Fluges.

einzelnen Arten kennzeichnend und daher systematisch verwertbar ist („*Dörn-chenfeld*" oder „Pharynxarmatur"). An den Pharynx schließen sich Oesophagus und Magen-Darmkanal mit peritrophischer Membran an. Zwischen Mittel- und Enddarm münden vier MALPIGHIsche Gefäße; im Rectum befinden sich zwei Rectalpapillen. Ein neutraler Oesophagusanhang stellt den Kropf dar, der (im Gegensatz zu den Culiciden) selten Luft, meist Flüssigkeit enthält. Die paarigen, in der Regel ovalen Speicheldrüsen liegen im Thorax ventral des Darmes und liefern ein sehr wirksames Antikoagulin (vgl. auch Abb. 326).

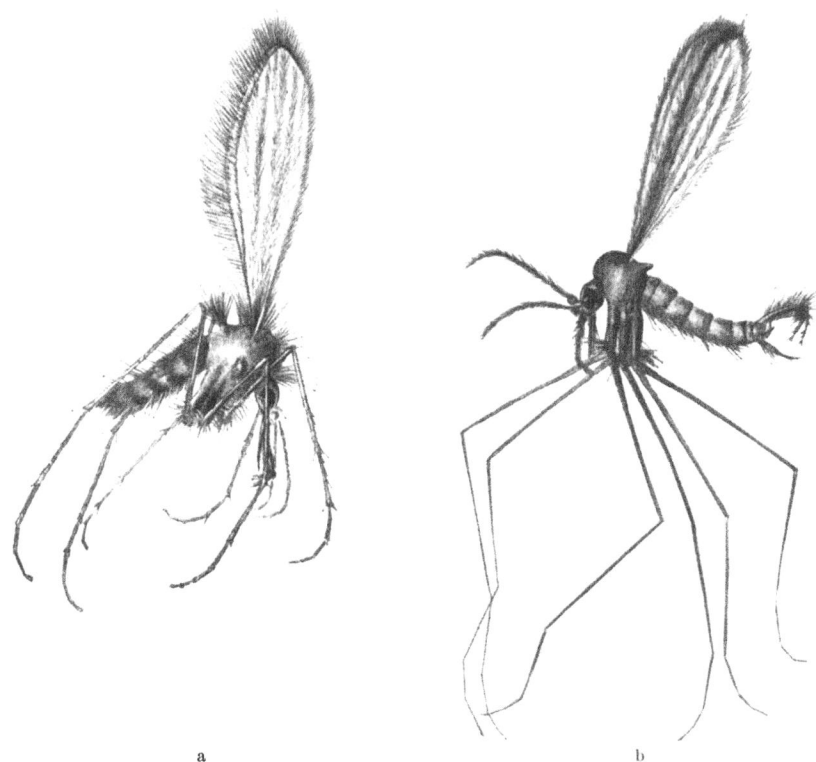

a   b

Abb. 328a u. b. *Phlebotomus papatasii.* a Weibchen. b Männchen (15×). (Original.)

Der *Thorax* ist nicht gleichmäßig behaart, sondern nur auf bestimmten Feldern, zum Teil büschelartig. Die an ihm sitzenden lanzettförmigen Flügel sind am Rand sowie entlang der Adern gleichfalls mit langen Haaren besetzt. Alle Arten der Gattung *Phlebotomus* sind ohne Flügelzeichnung (Abb. 328).

Das *Abdomen* setzt sich aus 9 Segmenten zusammen; das 8. hat nur die Form eines schmalen Ringes ohne Stigmen. Das 9. Segment des Männchens trägt das systematisch wichtige *Hypopygium* (Abb. 329). Es trägt zwei zangen-artige Anhangspaare, sog. obere und untere Zange oder Greifhaken, und zwischen diesen das Begattungsorgan (Phallosom).

Die „obere" Zange wird von den 2gliedrigen Gonopoden (ursprünglich Extremitäten-anlage des 9. Abdominalsegmentes) gebildet. Die „untere" Zange trägt eingliedrige Arme, ontogenetisch aus den seitlichen Lappen des 9. Tergit entstanden. Sie sind mit den als Surstyli bei anderen Dipteren bezeichneten Bildungen gleichzusetzen. Zwischen diesen beiden „Sur-styli" liegen die lappenartigen Cerci, zwischen deren Basis sich die Analöffnung befindet. Zur Artunterscheidung dienen die eigentlichen Gonapophysen zwischen den Gonopoden (= „obere" Zange) und der „unteren" Zange.

Die inneren *männlichen* Geschlechtsorgane bestehen aus zwei längsovalen Hoden; von diesen gehen die beiden Vasa efferentia aus, die sich zum unpaaren Vas deferens vereinigen. An der Vereinigungsstelle befindet sich als Auftreibung des Vas deferens die Samenblase und auf halbem Wege des Vas deferens die sog. Samenpumpe. Diese und weitere Anhangsorgane des Begattungsapparates dienen auch der Artbestimmung.

Die *äußeren weiblichen* Geschlechtsmerkmale spielen für die systematische Zuordnung nicht die gleiche Rolle wie die der Männchen. Das 7. Segment ist normal ausgebildet (mit Stigma), während das 8. und 9. Segment stark verändert sind. Die Geschlechtsöffnung liegt im Intersegmentalraum zwischen 8. und 9. Segment. Reste eines 10. und 11. Segmentes sind in die äußeren Geschlechtsorgane übergegangen. Die Spermatheken (Receptaculum seminis) bestehen aus je einer Kapsel, die am freien Ende eine Kappe von Drüsenzellen und einen Ausführgang besitzt. Die Form der Spermatheken wird zur Artbestimmung herangezogen.

Die *Eier* [etwa 0,3—0,4 : 0,09 bis 0,15 mm (Abb. 330a)] haben die Gestalt eines Ellipsoids. Frisch abgelegt erscheinen sie gelblich, werden aber in wenigen Stunden hellbraun, später tief dunkelbraun. Das Chorion hat eine netzförmige Struktur.

Die *Larven* (Abb. 330b) sind wurmförmig und haben je 1 Paar Stigmen auf dem 1. Thorakal- und dem 8. Abdominalsegment („amphipneustisch"). Im Gegensatz zu anderen Psychodiden besitzen sie unter anderem keulenförmige Fühler, auf der Ventralseite der ersten 7 Abdominalsegmente warzenähnliche

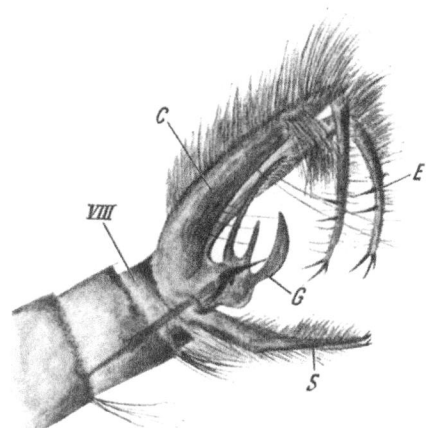

Abb. 329. *Phlebotomus papatasii*, ♂. Hypopygium: *C* Coxit und *E* Endglied (Stylus) = Gonopodium; *G* Gonapophysen; *S* Surstyli (9. Tergit); *VIII* 8. Abdominalsegment (etwa 100 ×).

Fußstummel und entsprechend ihrer terrestrischen Lebensweise kein Atemrohr. Charakteristisch sind ferner 1 oder 2 Paar lange Borsten am Hinterende des Abdomens, die an der Basis je eine Drüsenzelle besitzen. Gemeinsam mit den keulenförmigen Fühlern kennzeichnen sie die Larven der Gattung *Phlebotomus* (gegenüber allen anderen Dipterenlarven).

Die *vier Larvenstadien* unterscheiden sich durch ihre Größe und Anzahl der Dörnchen auf der *Chitinplatte* des *9. Abdominalsegmentes*. Das erste Larvenstadium kennzeichnen ein Eizahn und 1 Paar Borsten am 9. Abdominalsegment; die übrigen Larvenstadien haben dagegen 2 Paar Borsten. Ferner tragen die Mandibeln der ersten Larve 5, die der übrigen Larvenstadien 4 Zähne.

Die *Puppe* (Abb. 330c) (etwa 1,6—2,5 mm) ist eine freie, sog. Mumienpuppe, mit röhrenförmigen Stigmenträgern auf dem Prothorakalsegment. Bei der Verpuppung wird die alte Larvenhaut von den letzten beiden Abdominalsegmenten nicht abgestreift. Dadurch bleiben die Terminalborsten auch dem Puppenstadium erhalten, was die Feststellung der Zugehörigkeit der Puppen zur Gattung *Phlebotomus* ermöglicht. Mit den letzten beiden Abdominalsegmenten haftet die Puppe an der Unterlage.

Lebensweise. Die Lebensweise der Phlebotomen hat Ähnlichkeit mit der von Stechmücken. Die einzige Art, die sich ständig in Wohn- und Schlafräumen des Menschen aufhält, ist *P. papatasii*. Die übrigen Arten fliegen, soweit sie die

menschlichen Wohnungen aufsuchen, erst nachts — je nach Art zu verschiedenen
Zeiten — ein, stechen aber auch im Freien.

In Sizilien z. B. beginnt nach ADLER und THEODOR (1931) das Einwandern bald nach
Sonnenuntergang. Als erste Art erscheint *P. perniciosus*. Erst kommen die Männchen,
$1/_2$ Std später die Weibchen. Etwa 1 Std nach *P. perniciosus* tritt *P. major* auf, 2—3 Std
später *P. sergenti* und *P. papatasii* (nach HENNIG).

Die meisten Arten wandern zum künstlichen Licht, jedoch in Abhängigkeit
von ihrem jeweiligen physiologischen Zustand (hungrig: positiv phototaktisch;
gesättigt: negativ phototaktisch, photophob).

Die meisten Phlebotomenarten haben zwei Hauptflugzeiten (die russischen
Arten z. B. im Mai/Juni bzw. August/September), manche Arten jedoch in bestimmten Gebieten nur eine Hauptflugzeit; es haben sich dann die beiden Perioden
zu einer einheitlichen zusammengedrängt.

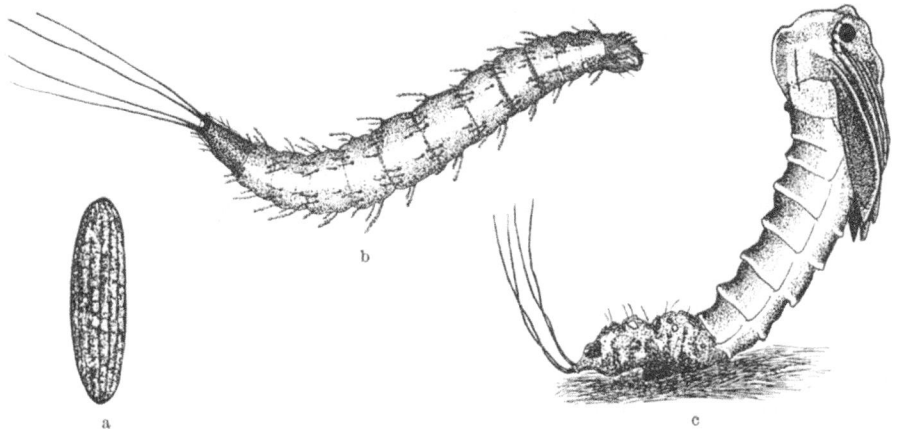

Abb. 330a—c. *Phlebotomus papatasii.* a Ei. b Larve. c Puppe. (a 75×; b und c 30×.) (a nach NEWSTEAD;
b und c nach LENZ.)

Die Bindung der Phlebotomenarten an bestimmte Wirtstiere ist allem An-
schein nach nicht sehr eng; es richtet sich die Wahl der Blutspender nach dem jeweiligen Aufenthaltsort. So leben z. B. die in Russisch-Zentralasien vorkommenden
Phlebotomenarten in den Bauten verschiedener Nagetiere, die 20 und mehr
Kilometer weit von menschlichen Siedlungen in der Wüste und Steppe entfernt
liegen können. Ähnliche Beobachtungen machte HENNIG in Norditalien. —
Die Phlebotomen nehmen nicht nur Säugerblut, sondern zum Teil bevorzugt
Reptilien-, Vögel- und Amphibienblut auf. Einige Arten erscheinen ausgesprochen
zoophil (z. B. ist *P. perniciosus* vorwiegend in Hundezwingern, Tierställen u. ä.
anzutreffen).

Die *Brutplätze* liegen meist nicht weiter als 75 m von den durch die Imagines
aufgesuchten Gebäuden entfernt (Flugweite nur ausnahmsweise 500—700 m).
Die Brutplätze (z. B. bei *P. papatasii*) bestehen vorwiegend in Ansammlungen
etwas feuchter organischer Materialien in Höhlungen und Vertiefungen zer-
klüfteter Böden und toter Flußarme. Der Boden darf weder den Zustand von
Schlamm noch von Staub haben, sondern nur so feucht sein, daß er zwischen
Daumen und Zeigefinger haftet. Die Puppen sind gegenüber Larven weniger
feuchtigkeitsbedürftig. Die Larven bevorzugen Risse und Spalten in Böden mit
faulenden Pflanzensubstanzen; sie leben unter Fußböden, oft in Baumhöhlen u. ä.,
meiden dagegen freiliegendes organisches Material. Man fand sie z. B. gemeinsam mit Asseln in Kellern sowie in Geflügelställen. Vielerorts läßt sich eine

Abhängigkeit des Befalls der Wohn- und Stallgebäude von der umgebenden Vegetation beobachten. Im einzelnen wechseln die Ansprüche an die Brutplätze mit den Arten. Vielfach findet man an einem Ort nur Larven einer einzigen Art (vgl. bei *Anopheles* S. 581 ff.). Häufig sind Nagerbauten von ihnen besiedelt (vgl. S. 99 ff.), wobei die Abfallstoffe den Larven, die Nager selbst den Imagines als Nahrungsquellen dienen.

Die Larven können ihre Weiterentwicklung bei ungünstigen Verhältnissen bis zu einem Jahr unterbrechen (sog. Diapause). Sie überwintern im 4. Larvenstadium zwischen Schutt, Müll und Unrat. Diese Unterbrechung der Entwicklung ist nach ADLER und THEODOR ein „cyclisches Phänomen" und wird angeblich nicht allein durch Herabsetzung der Temperatur eingeleitet. Dem stehen aber andere Beobachtungen entgegen.

Zur Entwicklung brauchen sie Mindesttemperaturen von mehr als 15° C. Für *P. perniciosus* wurde auf Malta von ADLER und THEODOR angegeben, daß unter 21° C praktisch keine Entwicklung mehr stattfindet. Bei 27° C konstanter Temperatur dauert die Gesamtentwicklung unter günstigen Umständen 32 Tage.

Reaktion des Wirtes. Die *Phlebotomenstiche* sind im allgemeinen sehr schmerzhaft. Im Speichel der Phlebotomen sind Antikoaguline, jedoch keine Hämolysine oder Agglutinine nachgewiesen worden.

Nach dem Einstich vergehen meist erst 15—30 sec, bis Blut aufgenommen wird. In diesem Zeitraum erfolgt mit dem einströmenden Speichel unter Umständen auch eine Infektion [z. B. mit *Leishmania* (vgl. S. 87)]. Nicht jeder Stich führt zur Blutaufnahme. Oft werden mehrere Stiche gesetzt, bevor ein Blutgefäß verletzt wird. Das Blut wird nicht direkt aus den Gefäßen genommen, sondern aus einer Hämorrhagie des umliegenden Gewebes, in das sich das Blut aus dem durch die Stechborsten verletzten Gefäß ergießt. Die Mahlzeit dauert etwa 2—5 min (Blutmenge 0,4—0,5 mg nach ADLER und THEODOR 1936). Die Phlebotomen nehmen außer Blut gelegentlich Pflanzensäfte (bei künstlicher Zucht z. B. Traubensaft, aus Rosinen zubereitet) auf (vgl. dazu S. 92).

Nach Phlebotomenstichen kann es zu einer Dermatose kommen. Hierbei handelt es sich um eine im Beginn sehr stark juckende Hautveränderung vom papulösen Typus, bei der mitunter urticarielle und hämorrhagische Efflorescenzen auftreten, die jedoch nach etwa einer Woche wieder verschwinden. Sie treten nur an unbedeckten Hautpartien auf. Diese Erscheinungen werden in endemischen Gebieten ausschließlich bei neu hinzugezogenen Personen und zwar am 7. und 8. Tage nach ihrer Ankunft beobachtet und treten vorwiegend in der heißen Jahreszeit auf. Sie haben zu dem sog. Pappatacifieber keine Beziehung.

Bedeutung als Überträger. *Die Übertragung des Pappatacivirus* durch Phlebotomen ist von DOERR (1909) nachgewiesen worden. Nur die Weibchen können das Virus (6—10 Tage nach der infektiösen Blutmahlzeit) übertragen, wobei offenbar eine Vermehrung des Virus in der Mücke stattfindet. Das Pappatacifieber („Dreitagefieber") heißt auch „Ruinenkrankheit", weil die Sandmücken gern in den feuchten Mauerritzen alter Bauten und Ruinen nisten. Dort finden die Larven das von ihnen bevorzugte Kleinklima für ihre Entwicklung (vgl. S. 92). Da die Sandmücken das Virus auch als Larven durch Fressen der Kadaver und des Kotes infizierter Weibchen erwerben, scheint das Fieber „aus den Ruinen" zu kommen (LENZ 1953). Daraus ergeben sich große Schwierigkeiten für die Bekämpfung. Daneben wird auch eine Übertragung von der Mutter auf das Ei angenommen.

Als Überträger gilt sicher die Art *P. papatasii*; verdächtigt werden *P. sergenti*, *P. perniciosus*, *P. major*, *P. caucasicus*, *P. chinensis* und *P. minutus*. Zuverlässige Nachprüfungen stehen noch aus.

Die entscheidende Bedeutung der Phlebotomen für die Übertragung der Leishmanien ist zwar noch etwas umstritten, doch dürfte man heute wohl berechtigt sein zu behaupten, daß „die Leishmaniasen des Menschen und beim Hunde in der Natur ebenso eng an das Vorkommen der Phlebotomen gebunden sind wie das Vorkommen der Malaria an die Verbreitung der Anophelen". Es ist erwiesen, daß sich Phlebotomen „unter natürlichen Bedingungen" mit den Erregern der Leishmaniasen infizieren können und mit dem Stich der Phlebotomen Leishmanien auf den Menschen übertragen werden (vgl. S. 89).

Heute liegt der Nachweis vor, daß sich Phlebotomen experimentell bis zu 96,8% mit Leishmanien infizieren lassen. Die Zahl der „natürlich" infizierten Phlebotomen ist aber immer weit geringer und liegt unter 1%. Man findet bei diesen aber dieselben Entwicklungsstadien, wie nach einer experimentellen Infektion. Die Verteilung der Orientbeulen am Körper ist bei Europäern und Eingeborenen verschieden, steht aber in Beziehung zu den Schlafgewohnheiten und der nächtlichen Bekleidung (Eingeborene mit langem Hemd, Europäer wenig bekleidet bis nackend; daher Europäer Stiche und Beulen am Rumpf, Eingeborene meist nur im Gesicht und an den Extremitäten). Weiterhin werden die Beulen erworben in Beziehung zur Flugzeit der Phlebotomen; ferner stimmen die Verbreitungsgebiete der Leishmaniasen und die der in Frage kommenden Überträger recht gut überein (vgl. Karten S. 90, 91). Hinzu kommt, daß die mit den Leishmanien verwandten pathogenen Protozoenarten (Trypanosomen) auch durch Insekten übertragen werden. Die Entkräftung der Deutung aller dieser Befunde dürfte heute kaum noch möglich sein.

Die Infektion mit Leishmanien bleibt anscheinend während des ganzen Lebens der Mücke (das sind wenigstens etwa 3—4 Wochen) bestehen. Die Phlebotomen können jedoch nur dann zu Überträgern werden, wenn sie in einem Gebiet in ausreichender Dichte auftreten (vgl. S. 198ff. bei Malaria) und wenn sich die Leptomonasstadien (vgl. S. 86) in den vorderen Abschnitten des Darmkanals ansammeln und in den Rüssel aufsteigen. *Nur Sandmücken mit distalen Rüsselinfektionen können Leishmanien übertragen.* Man muß also zwischen Darminfektionen und Rüsselinfektionen unterscheiden (vgl. auch S. 87, Blockade des Proventriculus)!

Phlebotomus verrucarum überträgt in Südamerika (Anden) den Erreger der sog. CARRIONschen Krankheit [Oroyafieber oder als Hautform Verruga peruana; Erreger: *Bartonella bacilliformis* (STRONG u. a.)]

Phlebotomen sollen auch *Filarien* übertragen können. Es ist aber noch nicht sicher, ob die Filarien ihren Entwicklungscyclus in den Phlebotomen fortsetzen und infektionstüchtig werden können. Auch das *Denguefieber*-Virus sollen sie übertragen können. Dafür fehlen aber noch Beweise. — Experimentell gelang die Übertragung des *Gelbfieber*-Virus durch Phlebotomen auf Affen (SMITHBURN, HADDOW und LUMSDEN 1949). Außerdem konnte aus im Freien gefangenen Phlebotomen Gelbfiebervirus isoliert werden.

Bekämpfung und Vorbeugung. *Die Bekämpfung der Phlebotomen* durch Beseitigung der Brutplätze ist wegen ihrer diffusen Verteilung erschwert. Wichtig ist die Vernichtung faulender Pflanzensubstanzen, die zu Brutstätten werden können, im Umkreis von 120—150 m von menschlichen Siedlungen (Flugweite). Von großer Bedeutung ist die Entdeckung, daß viele Phlebotomen in Nestern von Nagetieren brüten, z. B. auch in Rattenlöchern, so daß die Rattenbekämpfung indirekt auch zu einer Verminderung der Phlebotomen führen kann. In diese Maßnahmen müssen alle anderen jeweils in Frage kommenden Kleintiere eingeschlossen werden. Diese Methoden führen nach russischen Erfahrungen zu guten Erfolgen. LENZ (1949) empfiehlt systematische Beseitigung aller Trümmer und Ruinen, wodurch den Phlebotomen weitere Nistmöglichkeiten genommen werden.

Einen direkten Schutz während der Flugzeit der Mücken bietet die Vermeidung des Aufenthaltes im Freien nach Sonnenuntergang. Mechanischer Schutz (*eng*maschiges Netz, das wegen der geringen Größe der Phlebotomen unbeschädigt sein muß) läßt sich durch einen chemischen ergänzen (Imprägnation von Mückennetzen, Behandlung der Wände in Wohn- und Schlafräumen mit DDT-haltigen Spritzmitteln u. ä.). Dadurch werden die unter Umständen doch noch eingedrungenen Phlebotomen getötet.

Die systematische Anwendung der Kontaktinsecticide (z. B. DDT) innerhalb der Wohnungen wie außerhalb der Häuser hat zu einer Verminderung der Sandmückendichte und einem Rückgang in der Erkrankungshäufigkeit an Leishmaniasen geführt (HERTIG und FAIRCHILD 1948 u. a.). Doch ist von BROWN (1951) über das Auftreten DDT-resistenter Sandmücken (*P. papatasii*) aus Griechenland berichtet worden (vgl. auch S. 650).

Zum Ködern der *Phlebotomen* hat sich Nelkenöl oder Ricinusöl in Verbindung mit einer Lampe als erfolgreiche Mückenfalle erwiesen. Auch Ölpapierfallen, die vor die Eingänge zu den Nagerbauten angebracht werden, haben sich bewährt. — Die Haltung lebender Tiere ist verhältnismäßig schwierig, gelingt aber bei sorgfältiger Kontrolle der Luftfeuchtigkeitsverhältnisse. — Die Fütterung der Tiere gelingt leicht am Schwanz weißer Mäuse oder an der rasierten Bauchseite anderer Tiere.

2. Heleïdae.

(= *Ceratopogonidae*.)

Stechgnitzen.

Die *Ceratopogoniden* sind in zahlreichen Arten über die ganze Erde verbreitet. Sie bevorzugen die warmen Länder, aber auch in unseren Breiten trifft man sie an (z. B. *Culicoides pulicaris* L., *C. pictipennis* STAEG., *C. stigmaticus* KIEF., *C. minutissimus* ZETT. und *Ceratopogon silvaticus* WINN.). Die Weibchen vieler Arten leben als blutsaugende Ektoparasiten. Sie werden mißverständlich auch als Sandfliegen bezeichnet. Ihre geringe Größe läßt sie leicht durch alle möglichen kleinen Öffnungen eindringen und auch gewöhnliche Moskitonetze überwinden. Da sie außerdem meist in großen Scharen auftreten, gehören sie zu den *lästigsten blutsaugenden Insektenarten*.

Allgemeine Morphologie und Lebensweise. Die Stechgnitzen umfassen eine Reihe meist dunkelgefärbter, sehr kleiner Mückenarten (0,5—3 mm), die durch auffallend lange Antennen (13—15 Glieder) gekennzeichnet sind. Sie haben einen gedrungenen Körper. Die sehr kurzen Mundwerkzeuge (vgl. S. 559) sind ständig nach unten gerichtet. Beim Stich tritt der Stechapparat unter Verkürzung des Labiums an der Spitze des „Rüssels" aus.

Die Weibchen mancher Arten legen ihre zigarrenförmigen Eier (400—500 μ lang) in einer Gallerte (ähnlich winzigem Froschlaich, oder in Gallertschnüren) auf die Oberfläche stehender Gewässer, andere in feuchtem Milieu, auf feuchtem Boden, in Algenpolstern sowie unter der Borke morscher Stämme u. dgl. ab. An diesen Orten findet man auch die Larven. Sie sind sehr winzig, längszylindrisch, fast farblos und daher schwer zu finden. Im Wasser erkennt man ihre Familienzugehörigkeit an ihrer charakteristischen Bewegung: Aal-ähnlich schlagen sie abwechselnd seitlich hin und her. Die terrestrischen Larven haben Fußstummel an der Vorderbrust und am letzten Hinterleibssegment, die im Wasser lebenden dagegen sind glatt und wurmförmig. Sie *verpuppen* sich im Wasser oder in der Oberfläche von feuchtem Schlamm am Rand des Wassers oder an Algen u. dgl. Die Biologie vieler Arten ist noch recht unvollkommen untersucht.

Stichreaktion. Der Stich der Gnitzen ist in seiner Wirkung auf den Menschen recht verschieden. Der eigentliche Saugakt der Gnitzen ist oftmals nicht spürbar. Es wird höchstens ein schwach prickelnder Schmerz empfunden. Doch tritt bei *Culicoides minutissimus* ZETT bald danach ein brennender Schmerz auf. Es bildet sich an der Stichstelle meist eine Hämorrhagie mit einer etwa linsengroßen, fast immer runden, nur selten unregelmäßig gestalteten Quaddel. Sie ist immer mit einem sehr heftigen Juckreiz verbunden. Vielfach schwindet sie nach etwa $1/_2$ bis 2 Std und mit ihr der Juckreiz. Es bleibt nur ein 1—2 mm großes Knötchen zurück, das am folgenden Tage kaum noch zu erkennen ist. — Häufig tritt die von HASE als „Repetieren" bezeichnete Erscheinung auf, d. h. nach erneutem Einstich wird die alte, bereits mehr oder weniger abgeklungene Einstichstelle von neuem wieder fühlbar. An der Einstichstelle selbst tritt manchmal einige Stunden bis $1^1/_2$ Tage nach dem Saugakt eine schwach gelb gefärbte oder farblose Flüssigkeit aus. In diesem Falle ist dann der Juckreiz besonders stark. Die Hautreaktionen gleichen oft denen nach Stichen von Taubenzecken (KEMPER).

Die Gnitzen suchen meist unbedeckte Körperstellen auf und sitzen mit Vorliebe an den Rändern der Bekleidungsstücke, am Hutrand, Kragenrand, Ärmelrand und ähnlichen Stellen. Sie kriechen aber auch gern in den Ärmel und stechen an Armen und Beinen, Nacken, Hals und Handgelenken. Die Dauer einer Blutmahlzeit beträgt nach KEMPER 4—8 min. Meist stechen sie mehrfach ein, um satt zu werden. Aber jeder Stich, auch ohne Blutaufnahme, führt zu einer Hautreaktion (HASE 1953).

Bedeutung als Überträger. Manche Stechgnitzen übertragen auch Filarienarten, so z. B. *Culicoides austeni* C. J. und M. die Mikrofilarienart *Acanthocheilonema perstans* (MANSON 1891), die im ganzen tropischen Afrika und in großen Gebieten Südamerikas zwischen Venezuela und Argentinien bei Menschen und Affen vorkommt (vgl. S. 433) (HOPKINS und NICHOLAS 1952).

Die scheidenlosen Mikrofilarien finden sich ständig, wenn auch am Tage zahlreicher, im peripheren Blut des Menschen, führen aber zu keiner wesentlichen Erkrankung. Nach einem Entwicklungscyclus in der Mücke wandern sie in die Mundwerkzeuge und dringen beim Stich durch die Haut in den Endwirt ein.

C. furens überträgt die Filarienart *Mansonella ozzardi* (Argentinien, Venezuela, Kolumbien und andere südamerikanische Staaten). Außerdem übertragen Gnitzen (*C. obsoletus, C. nubeculosus*) auch Filarienarten der Pferde (z. B. *Onchocerca cervicalis*).

Die *Bekämpfung* der Stechgnitzen ist relativ schwierig, weil die Brutplätze diffus verteilt und schlecht erreichbar sind. Immerhin wird man durch Sauberkeit zwischen den Häusern und auf den Höfen viele Brutmöglichkeiten ausschalten. Trockenheit schadet ihnen in allen Fällen (E. MARTINI).

3. Culicidae.

Stechmücken (im engeren Sinne).

Zu den *Culiciden* oder *Stechmücken* im engeren Sinne (Moskitos) gehören die in unseren Breiten so lästigen Mückenarten, die *als Weibchen meist blutsaugende Ektoparasiten* sind: so unter anderem die sog. Fiebermücken der Gattung *Anopheles*, die Hausmücken der Gattungen *Culex* und *Theobaldia* sowie die Wald- und Wiesenmücken der Gattung *Aëdes*, ferner die biologisch besonders interessanten *Mansonia*-Arten. Alle diese Gattungen schließen zahlreiche Vertreter ein, die in tropischen und subtropischen Gebieten sehr gefürchtete *Überträger von Krankheitserregern* sind (vgl. Tabelle 28, S. 652 ff.). In der gemäßigten Zone haben sie diese Aufgabe nur in weit geringerem Maße; doch ist der ganze Umfang ihrer Beteiligung an der Übertragung der Krankheitserreger noch keineswegs bekannt.

Allgemeine Morphologie. Die *Culiciden* lassen sich von anderen Dipteren durch ihren *langen Stechrüssel* unterscheiden. Er ist meist länger als Kopf und Thorax zusammengenommen. Der Bau des Stechapparates wurde bereits oben beschrieben (vgl. S. 559, Abb. 324).

Die *Fühler* (Antennen) bestehen aus 2 Grundgliedern und weiteren 13 Geißel-gliedern. Bei den *Weibchen* sind sie schlank und nur fein behaart. Bei *Männchen* ist die Antenne zum Ende hin stärker; jedes Geißelglied (bis auf das letzte) trägt einen dichten Kranz von langen, feinen Haaren („Haarquirl"), der die charakte-ristischen, großen, buschigen Fühler entstehen läßt (Abb. 352b). Die letzten beiden Glieder sind stark verlängert. Für die systematische Differenzierung ist die Gestalt der *Maxillartaster* bedeutungsvoll, die zwar immer aus 5 Gliedern be-stehen, die aber bei manchen Arten zum Teil miteinander verwachsen sind.

Bei den *Anopheles*-Weibchen er-reichen sie die Länge der Mund-werkzeuge, bei den übrigen Culi-cidenweibchen sind sie kürzer als diese (Abb. 331 und 352). Bei den *Männchen* werden sie so lang oder länger als der Rüssel. Die beiden letzten Endglieder der Maxillartaster sind vielfach kolbig aufgetrieben.

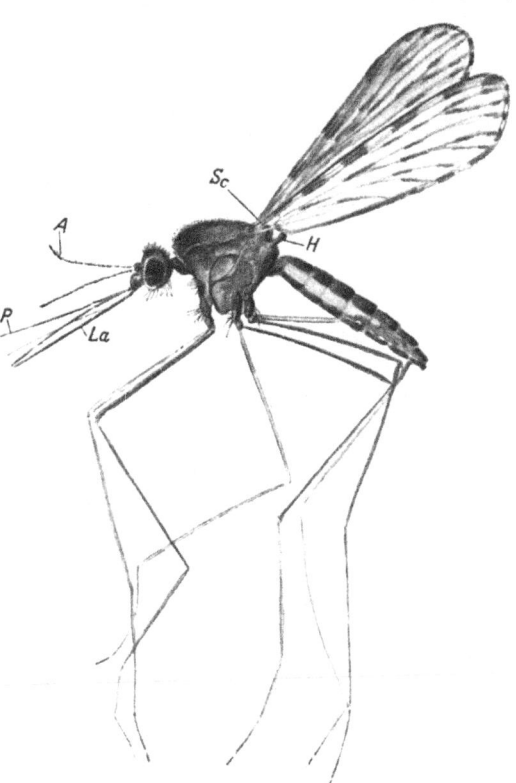

Die typischen *Beine* der Ima-gines sind meist sehr lang und dünn und brechen bei stärkerer mechanischer Beanspruchung leicht ab. Bei den Culiciden ist zwischen Trochanter und Femur eine präformierte Stelle ausgebil-det, die die Mücken zur Autotomie befähigt. Diese ist z. B. *als Reaktion auf DDT-Wirkung* bei *Anopheles* von EMMEL (1943) beschrieben worden (vgl. auch S. 649ff).

Der am hinteren Rand seines proximalen Endes verstärkte Femur umfaßt teilweise falzartig mit einer Duplikatur seines oberen Endes einen auf der gleichen Seite liegenden, zum Trochanter gehörenden, sehr wahr-scheinlich vom Femurrand abgespal-tenen Chitinbogen, der durch den Zug des *Musculus remotor femoris* proximal-wärts bewegt werden kann. Somit

Abb. 331. Habitusbild einer weiblichen Stechmücke (*Anopheles superpictus*). *A* Antennen (Fühler); *H* Halteren (Schwingkölb-chen); *La* Labium (mit Stechborsten); *P* Palpen (Taster); *Sc* Scutellum (6 ×).

kommt eine Bewegung des mit diesem Bogen verbundenen Femurs zustande, ohne daß die Muskeln, denen diese Bewegung obliegt, am Hinterrand des hier fortsatzartig verlängerten Femur selbst angreifen, wie dies sonst die Regel ist.

An der Wand des Femurfortsatzes sitzen die die Tibia bewegenden Muskeln an. Durch eine verhältnismäßig kleine Öffnung der Berührungsflächen beider Extremitätenabschnitte treten der kräftige Tracheenstamm und die Nervenstränge über (Abb. 332).

In dieser Art der Verbindung des Femur mit dem Trochanter und in der Begrenzung der gegeneinander gelagerten Flächen dieser Beinabschnitte liegt offenbar eine für die Auto-tomie zweckmäßige Einrichtung vor. Es bedarf nur der Anspannung des Remotor femoris des Trochanter und des Flexor und Extensor tibiae des Femur, bei möglichst gleichzeitiger Fixierung des Tarsus, um Femur und Trochanter voneinander zu trennen. Es kommt ledig-lich zum Riß der Nerven und des Tracheenstammes, wobei durch die geringe Durchtritts-öffnung nur wenig Blut austritt, während die verstärkte Berührungsfläche des Trochanter später chitinartig vernarbt. Die abgeworfenen Beine machen noch lange zuckende Bewegungen (EMMEL 1943) (vgl. auch S. 649).

Der *Thorax* ist relativ groß; der Mesothorax mit der mächtigen Flugmuskulatur nimmt den größten Teil ein. Das Scutum trägt ein Scutellum, dessen
Gestalt für die Artbestimmung auswertbar ist (Abb. 339). Ebensolche Bedeutung
haben die Flügeladern und die durch sie gebildeten Felder („Zellen"), sowie die
Farbe der Schuppen.

An der Flügelvorderkante liegt — meist als Randader — die Costa, die um den ganzen
Flügel herumläuft. Fast parallel zur Costa geht die Subcosta, die annähernd auf halber
Flügellänge in die Costa einmündet. Es gehen dann von der Flügelwurzel weitere Längsadern aus, die entweder als Radius, Media, Cubitus und Analader oder nur mit Ziffern 1—6
numeriert werden; sie sind zum Teil gegabelt. Der von den Ästen einer gegabelten Längsader umschlossene Raum, wird auch Gabelzelle genannt. Einige
Queradern verbinden die Längsadern miteinander.

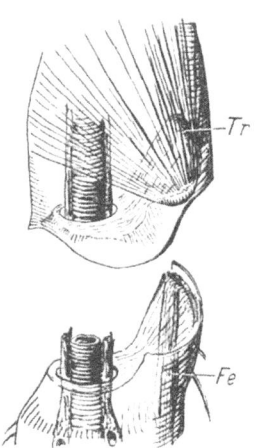

Abb. 332. Trochanter (*Tr*) und
Femur (*Fe*) von *Anopheles* nach
der Autotomie. Der an seinem
oberen Ende mit einer Duplikatur versehene Femurfortsatz
hat sich von dem Chitinbogen
des Trochanter, an dem der
Remotor femoris ansitzt, gelöst.
Trachee und Nerven sind bei
der Autotomie zerrissen (sche-
matisierte Darstellung). (Nach
EMMEL 1943.)

Die Flügel tragen entlang der Längsadern Schuppen verschiedener Gestalt und Anordnung. Charakteristisch ist der
Fransensaum, der sich etwa von der Flügelspitze ausgehend,
am ganzen Hinterrand entlang zieht (vgl. Abb. 333). Er kann
einheitlich aus dunklen Schuppen bestehen aber auch zum Teil
helle Schuppen tragen, ebenso können die Schuppen auf den
Längsadern der eigentlichen Flügelfläche einheitlich dunkel
oder stellenweise hell sein, so die Zeichnungsmuster ausbildend.
Bei der Bestimmung der Arten muß man jedoch bedenken, daß
die Schuppen sehr leicht beim Fang abgestreift werden können.

Die innere Organisation der Stechmücke entspricht
dem bekannten Bau der Insekten (vgl. S. 561). Ein
Hinweis verdient das im 8. Abdominalsegment der
Weibchen gelegene *Receptaculum seminis* oder die *Spermatheke*, eine chitinisierte porige Kapsel, die der Speicherung des Samens dient (vgl. S. 577). Anophelen
haben *eine* solche Kapsel, die übrigen Stechmücken
drei (Abb. 341). Die Männchen tragen als wesentliches
Charakteristikum das Hypopygium, auf dessen komplizierten Bau hier nicht eingegangen werden kann (vgl.
PEUS 1942 und S. 564).

Die *Eier* sind bei den einzelnen Gattungen sehr
verschieden gestaltet. Sie sind immer schwerer als
Wasser, aber bei den auf dem Wasser schwimmenden
Eiern existieren Schwimmvorrichtungen, und zwar entweder an jedem einzelnen
Ei (z. B. *Anopheles*, Abb. 342) oder durch Zusammenfügung zu einem Schiffchen
(z. B. *Culex*, Abb. 354), wobei jedes einzelne Ei außerdem einen kleinen Schwim-
mer besitzt. (Nach dem Ausschlüpfen des Geleges löst sich der Klebstoff zwischen
den Eiern, die Wölbung der Schiffchenform geht verloren.)

Entwicklung. Die *Entwicklung* im Ei ist in der Regel in wenigen Tagen vollendet. Sie kann jedoch auch einige Wochen bis mehrere Monate in Anspruch
nehmen (*Aëdes*). Bis zur Verpuppung machen die Larven vier Stadien durch.
Die fußlose *Larve* trägt einen deutlich abgesetzten Kopf (Abb. 334), der bei
dem ersten Larvenstadium mit einem Eizahn versehen ist. Am Hinterleibsende
tragen sie einen vertikalen Borstenfächer, der als Ruderorgan dient (Abb. 346).
Die Larven müssen zur Gewinnung der Atemluft die Wasseroberfläche aktiv
aufsuchen. Sie atmen durch besondere Stigmen am Hinterleibsende (Abb. 340),
das bei den Culicinen ein unpaares Atemrohr trägt (Abb. 353 d). — Die gesamte
Larvenentwicklung dauert unter normalen Verhältnissen 2—3 Wochen. Einzelne
Arten überwintern allerdings im Larvenstadium; dann kann die Larvenzeit auch
mehrere Monate in Anspruch nehmen. Die wesentlichsten Kennzeichen der Larve
sind aus den Abb. 344 und 353 zu ersehen.

Zur Artbestimmung der *Larven* werden die auf dem Stirnschild, dem Feld zwischen Vorderrand und Hinterrand des Kopfes, stehenden Haare und Borsten nach ihrer Zahl und Gestalt ausgewertet („*Chaetotaxis*"). Hinzu kommen noch mehr oder weniger ausgedehnte dunkle Flächen oder Bänder (Abb. 334).

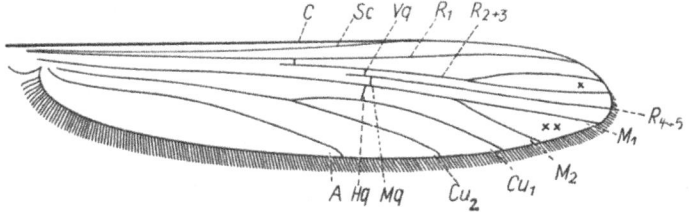

Abb. 333. Schema eines *Culicinenflügels*. *A* Analader; *C* Costa; *Cu₁* oberer, *Cu₂* unterer Cubitusast; *Hq* hintere, *Mq* mittlere, *Vq* vordere Querader; *M₁* vorderer, *M₂* hinterer Mediaast; *R₁₋₅* Radius mit den Gabelästen; *Sc* Subcosta; × obere, × × untere Gabelzelle. (Nach PEUS 1942.)

Die genaue Kenntnis der Chaetotaxis ist für den Spezialisten unerläßlich. Hier sei zur Orientierung nur auf die wichtigsten Haartypen hingewiesen:

Am Kopf: Fühlerschafthaare, Clypealhaare, Frontalhaare, Occipitalhaare.

Am Thorax: Schulterhaare, Pleuralhaare (je nach Segmentzugehörigkeit; Pro-, Meso- und Metapleuralhaare).

Am Abdomen: Palmhaare, deren Zahl und Form von großer systematischer Bedeutung sind; Schwanzborsten und Ruderborsten.

Zahl und Ausprägung der Haare und Borsten sind nur bei den vierten Larvenstadien vollkommen.

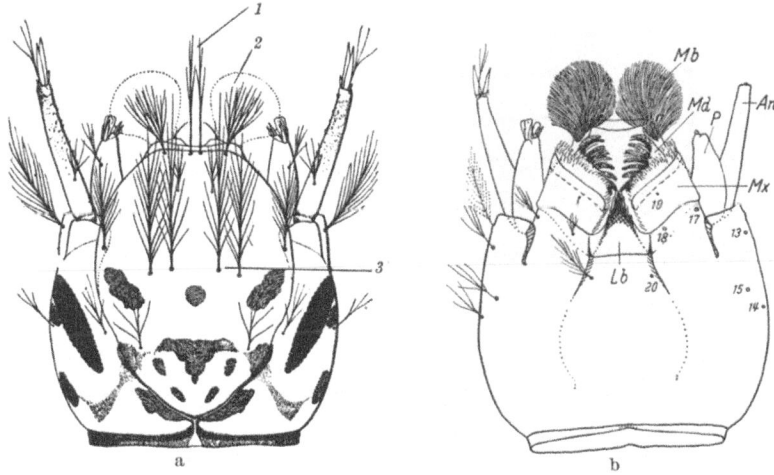

Abb. 334a u. b. *Anopheles maculipennis.* Larvenkopf, schematisch. a Oberseite. b Unterseite. *An* Antenne; *Lb* Labium (Unterlippe); *Mb* Mundborsten; *Md* Mandibeln (Oberkiefer); *Mx* Maxillen (Unterkiefer); *P* Maxillarpalpen; *1* inneres Clypealhaar; *2* äußeres Clypealhaar; *3* Frontalhaare (= Basalhaare); *13—20* Insertionsstellen charakteristischer Haare. (a nach MARSHALL; b nach PEUS 1942.)

Die *Puppen* der Stechmücken leben im allgemeinen wie die Larven frei beweglich im Wasser. Kopf und Brust befinden sich in einer gemeinsamen Hülle, durch die bald Extremitäten, Flügel, Augen und Mundwerkzeuge hindurchschimmern (Abb. 335). Vorn am Thorax stehen zwei Atemhörnchen, mit denen die Puppe atmosphärische Luft zur Atmung gewinnt. Das Abdomen ist in der Ruhelage ventral eingeschlagen, berührt aber den Thorax nicht. Die Puppe schwimmt durch rasches ventrales Einschlagen und Strecken des Hinterleibes, wobei die sog. Ruderfinnen (Abb. 337, *Pf*) am Endrand der Rückenplatte des letzten Segmentes als Ruder wirken. — Am ersten Abdominalsegment sitzt dorsal ein Paar großer Palmhaare (nicht zu verwechseln mit den Palmhaaren

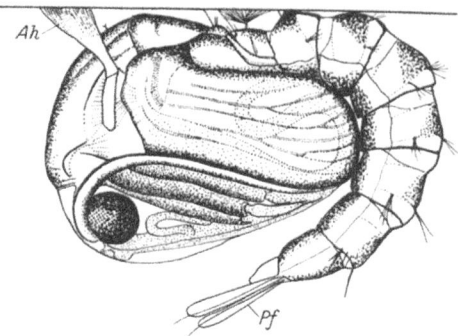

Abb. 335. *Anophelespuppe*; seitlich. In natürlicher Ruhestellung an der Wasseroberfläche hängend. *Ah* Atemhörnchen; *Pf* Ruderfinne (16×). (Nach PEUS 1942.)

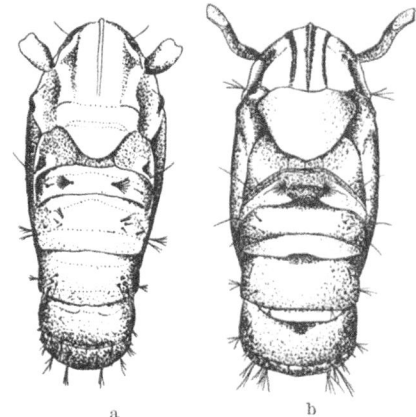

Abb. 336a u. b. Puppen in natürlicher Ruhestellung, von oben gesehen. a *Anopheles*. b *Culex*. (Nach PEUS 1942.)

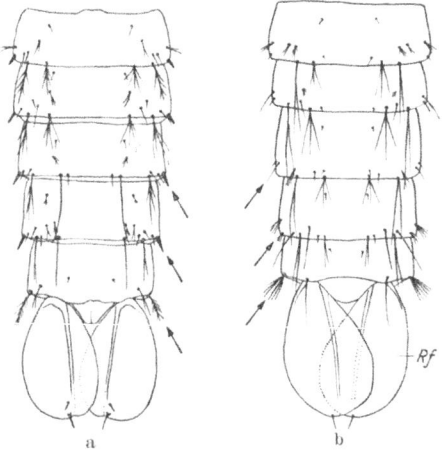

Abb. 337a u. b. Hinterleibsenden der Puppen von *Anopheles* (a) und *Culex* (b) von oben (etwas schematisch). Die Pfeile deuten auf die Haare an den Hinterecken der Segmentseitenkante, die bei *Anopheles* zu einem Dorn umgewandelt sind. *Rf* Ruderfinnen. (Nach PEUS 1942.)

der Anopheleslarve! s. unten), die gemeinsam mit dem Atemrohr der Puppe das Haften an der Wasseroberfläche erleichtern. Da die ganze Puppenhülle relativ viel Luft einschließt, hängt die Puppe wie eine Luftblase mühelos an der Wasseroberfläche, die sie nur bei plötzlicher Wasserbewegung oder auf einen anderen Reiz hin fluchtartig verläßt.

Nach der Ausreifung schlüpft die *Imago* durch einen dorsalen Längsspalt („Orthorrhapha") im Thorax aus der Puppenhülle. Die Puppenruhe dauert in der Regel nur wenige Tage.

Die **Lebensweise** *der einzelnen Stechmückenarten* ist so verschieden, daß man Mücken fast zu allen Jahreszeiten und Tageszeiten antreffen kann. Jede Art stellt ihre ganz besonderen Ansprüche an Umwelt, Brutplatz und Blutspender; die eine geht nur am Tage, die andere nur des Nachts auf Nahrungssuche. Die Larven der einen Art entwickeln sich nur in reinem Wasser, die anderen nehmen mit schmutzigen Abwässern vorlieb (Einfluß von Temperatur, Salzgehalt, Vegetation u. a.; s. unten).

Die unterschiedlichen Ansprüche an die Brutplatzverhältnisse versuchte ECKSTEIN aufzuklären. Anscheinend hat — neben anderen Faktoren — die Oberflächenspannung der Gewässer einen wesentlichen Einfluß auf die Larven, Puppen und Imagines. „Reines Wasser" hat eine höhere Oberflächenspannung als verunreinigtes Wasser. Viele *Anopheles*-Arten bevorzugen sauberes klares Wasser, also normale Oberflächenspannung; Gewässer, die durch Fettsubstanzen verunreinigt sind, die Küchenabwässer und ähnliches aufnehmen, werden von *Culex*-Arten vorgezogen. Dem entspricht, daß *Anopheles* gegen eine Erniedrigung der Oberflächenspannung empfindlicher ist als *Culex*. Praktisch wirkt sich diese Anforderung an die Gewässer dahin aus, daß bei erniedrigter Oberflächenspannung *Anopheles*-Larven nicht mehr waagerecht an der Wasseroberfläche schwimmen, sondern absinken, weil ihre Palmhaare und Atemöffnungen nicht mehr „haften" können; die Puppen fallen auf die Seite und sinken gleichfalls ab; die Imagines sinken beim Schlupf aus der Puppenhülle oder bei der Eiablage ins Wasser. Das Wasser trägt sie nicht mehr (ECKSTEIN 1939).

Bei der Bekämpfung von Stechmücken ist seit langem die Verwendung von Ölen (besonders Petroleum) üblich. Die Erklärung des Wirkungsmechanismus ging dahin, daß der Ölfilm

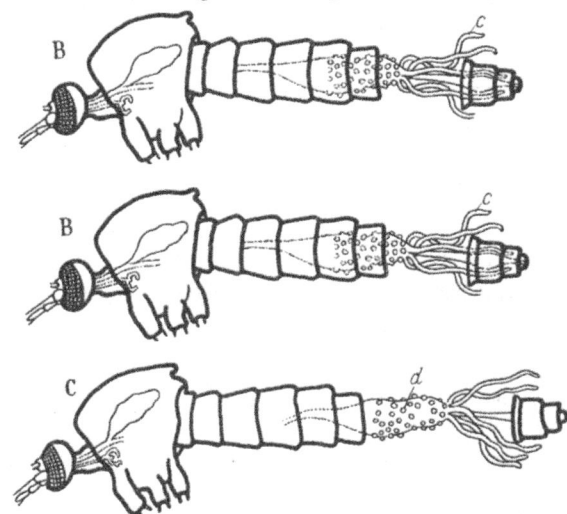

Abb. 338 A—C. *Präparation des Mückenmagens.* *a* und *b* Einschnitt im 6. Ring des Hinterleibes; *c* MALPIGHIsche Gefäße; *d* Magensack mit Sporocysten (8×). (Nach BLANCHARD aus BRUMPT/NEVEU-LEMAIRE/ERHARDT 1951.)

die Larve von der atmosphärischen Luft abschneidet und sie so ersticken läßt. ECKSTEIN sieht die Grundlage dieser Wirkung in der Verminderung der Oberflächenspannung des Wassers. Er wies nach, daß die schädigende Wirkung der verminderten Oberflächenspannung

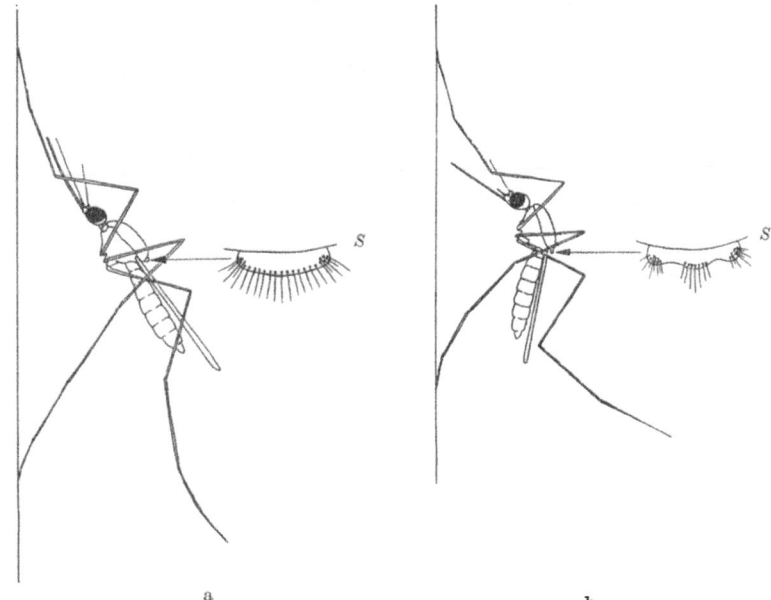

Abb. 339a u. b. Typische Körperhaltung des Weibchens von *Anopheles* (a) und *Culex* (b) in der Ruhestellung an einer senkrechten Fläche. Daneben stark vergrößert Scutellum (Schildchen) von *Anopheles* und *Culex*. (Nach PEUS 1942.)

rückgängig gemacht werden kann, wenn man die Larven oder Puppen rechtzeitig in „reines" Wasser bringt. Durch die geringere Oberflächenspannung wird der innere Rand der Atemröhren durch das Petroleum benetzt und das Wasser kann eindringen. Es wird so ein rein mechanischer Abschluß der Larven und Puppen von der freien Atmosphäre erreicht.

Tabelle 22. *Wichtigste Kennzeichen der Gattungen Anopheles, Culex, Aëdes und Mansonia.*

Tribus \ Gattung / Kennzeichen	Anophelini — Anopheles	Culicini — Culex	Culicini — Aëdes	Culicini — Mansonia
Taster ♀	so lang wie Stechrüssel (Abb. 331)	viel kürzer als Stechrüssel (Abb. 339b)	s. *Culex*	s. *Culex*
Taster ♂	s. *Aedes*	s. *Aedes*	so lang wie Stechrüssel oder länger (Abb. 352b)	s. *Aedes*
Flügel	meist gefleckt	meist ungefleckt	s. *Culex*	s. *Culex*
Körperhaltung ♀ und ♂	gerade (Abb. 339b)	geduckt (Abb. 339a)	s. *Culex*	s. *Culex*
Scutellum ♀ und ♂	abgerundet, mit durchgehender Borstenreihe (Abb. 339b, *S*)	dreilappig, Borsten nur auf den Kuppen (Abb. 339a, *S*)	s. *Culex*	s. *Culex*
Receptaculum seminis ♀	1 Kapsel (Abb. 341a)	3 Kapseln (Abb. 341b)	s. *Culex*	s. *Culex*
Hinterleibsende	stumpf	stumpf	zugespitzt	s. *Culex*
Cerci	kurz	kurz	lang, kräftig	s. *Culex*
Eiablage	einzeln auf Wasseroberfläche mit Schwimmkammern (Abb. 343) („Sternchen" bildend)	Eischiffchen auf Wasseroberfläche („Gelege") (Abb. 354)	einzeln auf trokenem Grund am Rand von Gewässern	an Unterseite der Blätter von Wasserpflanzen
Atemrohr der Larve	fehlt (Abb. 346)	relativ lang (Abb. 340)	kürzer als bei *Culex* (Abb. 353)	besonderer Bohrapparat
Haltung der Larve an Wasseroberfläche	waagerecht (Abb. 340)	senkrecht nach unten (Abb. 340)	wie *Culex* (häufig auch am Grunde)	(Pflanzen angeheftet)
Puppe	Abdominalsegmente mit je einem Paar Dornen (Abb. 337a, Pfeil!); *Atemhörnchen* keulenförmig und relativ kurz	Abdominalsegmente mit feinen, einfachen oder geteilten Härchen (Abb. 337b); *Atemhörnchen* lang, schmal und weit ausladend	s. *Culex*	mit Bohrapparat
Überwinterung	je nach Art als Ei[1], Larve[2], Imago (♀)[3]	als Imago (begattetes ♀)	als Ei	als Larve
Wichtigste übertragene Krankheitserreger	Plasmodien des Menschen (Malaria); Filarien	verschiedene Plasmodien der Vögel; Filarien	verschiedene Plasmodien der Vögel; Gelbfiebervirus, Denguevirus Filarien	Filarien

[1] *A. plumbeus*, auch 2 und 3.
[2] *A. bifurcatus*.
[3] *A. maculipennis-Gruppe*.

Zur Untersuchung der Culiciden auf Malariaparasiten ist die *Präparation der Speicheldrüsen* und des *Magens* erforderlich. In den Speicheldrüsen findet man unter Umständen Sporozoiten, am Magen die Oocysten oder Sporocysten.

Die *Speicheldrüsen* gewinnt man relativ leicht auf folgende Weise: Mit einer Lanzettnadel drückt man so stark auf den seitlich liegenden Thorax, daß der Kopf „vorquillt". Dieser wird dann mit einer zweiten Lanzettnadel vorsichtig nach vorn ziehend vom Thorax abgetrennt. Dabei treten die Speicheldrüsen, die ursprünglich im vorderen Teil des Thorax liegen (vgl. Abb. 326), aus diesem aus und hängen nach der Abtrennung dem Kopf an. Es ist zweckmäßig, den Kopf direkt in einen vorbereiteten Tropfen physiologischer Kochsalzlösung hineinzuziehen, in dem dann die Speicheldrüsen flottierend bequem untersucht werden können. WEYER empfiehlt, erst den Kopf abzutrennen und dann auf den Thorax zu drücken, dann treten die Speicheldrüsen auch heraus.

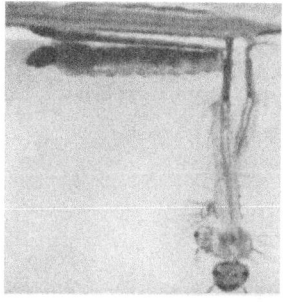

Abb. 340. *Anopheles-* (links) und *Culex*-Larven (rechts) bei der Atmung an der Wasseroberfläche (etwa 3 ×) (vgl. Tabelle 22).

Bei der *Präparation des Magens* wird so vorgegangen, daß man die auf der Seite liegende Mücke mit einer Lanzettnadel am Thorax festhält und mit einer zweiten den Chitinpanzer des Abdomens auf der Höhe des 6. und 7. Segments dorsal und ventral einschneidet. Durch vorsichtigen Zug am Hinterleibsende läßt sich dann mit den letzten Segmenten der Magen-Darmtraktus herausziehen (Abb. 338 B, C).

Die *Culicinae* (Unterfamilie der *Culicidae* oder *Stechmücken*) lassen sich auf vier Tribus aufteilen, von denen die Anophelini mit der Gattung *Anopheles* und die *Culicini* (mit den Gattungen *Culex, Theobaldia, Aëdes* und *Mansonia*) besonderes parasitologisches Interesse verdienen. Ihre leicht erkennbaren Unterscheidungsmerkmale sind in der Tabelle 22 (S. 576) zusammengestellt und zum Teil durch Abbildungen erläutert.

Die genaue Bestimmung einzelner Arten ist nicht leicht und verlangt sehr eingehende Kenntnis der Spezialarbeiten. Deshalb wird man die Artbestimmung im allgemeinen dem Spezialisten überlassen. Beispiele für die bei der Artbestimmung erforderliche „Haarspalterei" gibt die Beschreibung der Art *Aëdes aegypti* (vgl. S. 588), ferner die Kennzeichen der *Anophelen* (vgl. S. 573 u. 582).

Anopheles.

Die Malaria Fiebermücken.

Die Stechmücken der Gattung *Anopheles* haben als die alleinigen Überträger der Malariaerreger größte Bedeutung für den Menschen. Die Karte von der Verbreitung der Malaria (s.

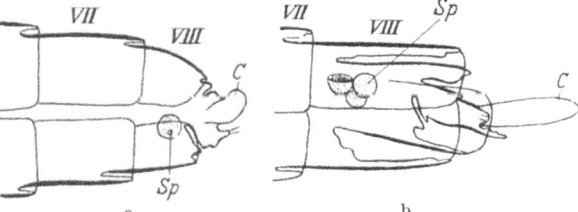

Abb. 341a u. b. Hinterleibsende von *Anopheles* (a) und *Aëdes* (b) mit den nur im aufgehellten mikroskopischen Präparat sichtbaren Spermatheken (*Sp*). *VII, VIII* = 7. bzw. 8. Hinterleibssegment; *C* Cerci. (Nach PEUS 1942.)

S. 178) gibt dabei nur einen Teil des weltweiten Verbreitungsgebietes der Anophelen wieder. Es existiert kaum ein Biotop ohne die ihm eigene *Anopheles*-Fauna. Doch sind für die Malariaübertragung nicht alle der etwa 400 bekannten Arten und Varietäten von gleicher Bedeutung. — Einige *Anopheles*-Arten übertragen Filarien.

Die *Anophelen* haben meist gefleckte Flügel (Abb. 348); doch darf dieses oft genannte Merkmal deshalb nicht überbewertet werden. Andererseits hilft die Verschiedenheit des Flügelmusters zur Unterscheidung der *Anophelesarten* (vgl. S. 582 ff.).

In Europa sind die Vertreter der *Anopheles maculipennis*-Gruppe am häufigsten anzutreffen. Sie tritt hier mit etwa 10 Arten (vgl. WEYER 1950/51) auf, die sich leicht an der *Struktur der Eier* (Abb. 342), aber auch durch den *Schuppenindex* der Imagines (UNGUREANU 1944, UNGUREANU und SHUTE 1947, LAVEN 1950/51) unterscheiden lassen.

An der Oberseite der zweiten Längsader (r_2) befinden sich die sog. Lanzettschuppen, die sich am besten für die Messung eignen — fünf Schuppen genügen zur Artbestimmung von

A. atroparvus und *A. messeae.* Nach Laven (1950/51) läßt sich auf diese Weise praktisch jedes Individuum bestimmen.

Die erst kürzlich erreichte Anerkennung der Artselbständigkeit bei den Vertretern der *maculipennis*-Gruppe stellt das Ergebnis jahrelanger Forschungen dar, die sich mit den Rassen der bisherigen Art *Anopheles maculipennis* Meigen beschäftigten (vgl. dazu Weyer 1933). Diese Untersuchungen waren eng mit dem Problem des „Anophelismus ohne Malaria" verknüpft (vgl. Martini 1931). Auch die drei Vertreter der *maculipennis*-Gruppe, die man in Deutschland findet, wurden als Rassen der Art *A. maculipennis (A. m. typicus, A. m. messeae, A. m. atroparvus)* angesehen. Schon Falleroni (1926) hatte erkannt, daß sich diese „Rassen" durch das Zeichnungsmuster ihrer *Eier* unterscheiden lassen (vgl. Abb. 342). Durch systematische Untersuchung der *Imagines* lernte man auch deren jeweilige „Rassenzugehörigkeit" an zwar nur relativ deutlichen, aber charakteristischen Merkmalen zu erkennen. Diese Möglichkeit zur morphologischen Charakterisierung trug zur Anerkennung der Artselbständigkeit wesentlich bei.

In *Deutschland* kommen folgende Arten vor:

A. maculipennis (= *typicus*) Meigen (Abb. 342 a);

A. messeae Falleroni 1926 (Abb. 342 b);

A. atroparvus van Thiel 1927 (Abb. 342 c);

A. bifurcatus Meigen (= *A. claviger* Meigen);

A. algeriensis Theob.;

A. plumbeus Steph. (= *A. nigripes* Staeg.).

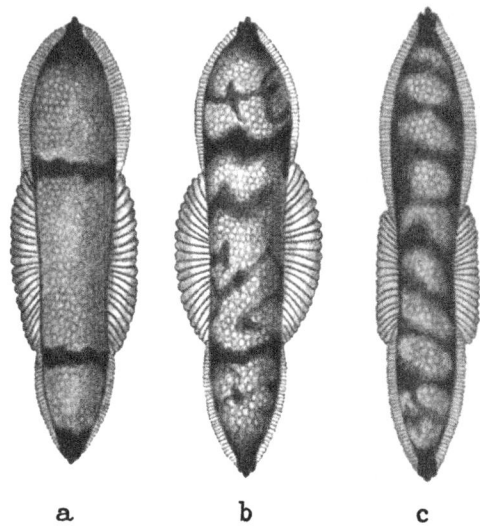

a   b   c

Abb. 342a—c. *Anopheles*-Eier. a *A. maculipennis typicus.* b *A. messeae.* c *A. atroparvus* (90×). (Nach Peus 1942.)

Die *Eier* (Abb. 342) erscheinen frisch abgelegt weiß, dunkeln aber dann allmählich nach und werden schwarzbraun. Das das Ei bedeckende Exochorion bildet Höcker und Falten, die Luft enthalten und dadurch ein Zeichnungsmuster auf der Oberfläche liefern. Diese Hülle bildet auch den *Schwimmsaum* des Eies, der ungefähr an der Grenze von Ober- und Unterseite zu liegen pflegt und in der Mitte der Eilänge zu meist quergerippten *Schwimmkammern* entwickelt ist, die wiederum Luft enthalten. Schwimmsaum, Schwimmkammern und ihre Skulpturierung, ferner die „Bereifung" des Eies zeigen je nach Art bzw. Rasse relativ konstante Formen. Durch eingefangene Weibchen, die man nach einer Blutmahlzeit leicht zur Eiablage veranlassen kann, gelingt es relativ leicht, die zur Bestimmung erforderlichen Eier zu gewinnen.

Dem ersten *Larvenstadium* fehlt der Ruderfächer am Hinterleibsende, welchen die älteren Stadien besitzen. Alle Larven tragen auf dem 8. Hinterleibssegment ein Stigmenfeld mit den beiden Atemöffnungen (*St*). Ein Atemrohr fehlt. Die Afteröffnung umgeben vier Kiemen (*K*) (Analpapillen). In der Ruhe hängen die Larven in *horizontaler Lage an der Wasseroberfläche* (Abb. 340), wobei sie unter anderem von den *Palmhaaren* (*P*), die paarweise auf dem Rücken der mittleren Hinterleibsringe stehen (Abb. 344), gehalten werden. Die Feinstruktur der Palmhaare ist zur Erkennung der Artzugehörigkeit verwertbar (Abb. 345). Die *Anopheles*-Larven drehen zum Fressen das „Gesicht" in den Nacken und strudeln sich mit schnurrbartartigen Haarbüscheln, den sog. Mundborsten, an der Wasseroberfläche treibende Kleinlebewesen bzw. Teile zerfallender organischer Substanzen als Nahrung zu. Die Enden der vielteiligen äußeren „Schwanzhaare" sind hakig umgebogen und erlauben es den Larven, sich an rauhen Gegenständen am Rande des Wassers oder auch an schwimmender Vegetation festzuhäkeln. Die Farbe der Larven wechselt zwischen hell und dunkel; sie steht in gewisser

Abhängigkeit von der Farbe des Untergrundes. Im vierten Stadium treten auch grüne und andere Farbtöne auf.

Die *Puppe* ist lebhaft beweglich. Sie ist anfangs von der Farbe der Larven, dunkelt aber nach, so daß vor dem Schlüpfen die Flügelscheiden meist schwarz erscheinen. (Die Puppen bestimmt man meist nicht allein nach den morphologischen Merkmalen, sondern isoliert sie und bestimmt die Mücke, die meist in 1—3 Tagen aus ihnen hervorgeht; vgl. auch Abb. 335—337.)

Die *Entwicklungsdauer* ist bei den Anophelen sehr von der Wärme des Wassers abhängig. Bei mittleren Temperaturen, ungefähr 20—22° C, braucht *Anopheles maculipennis* ungefähr 3 Tage für die Embryonalentwicklung, 12 für die Larvenentwicklung und 3 in der Puppe, im ganzen also 18 Tage. Ganz allgemein wird

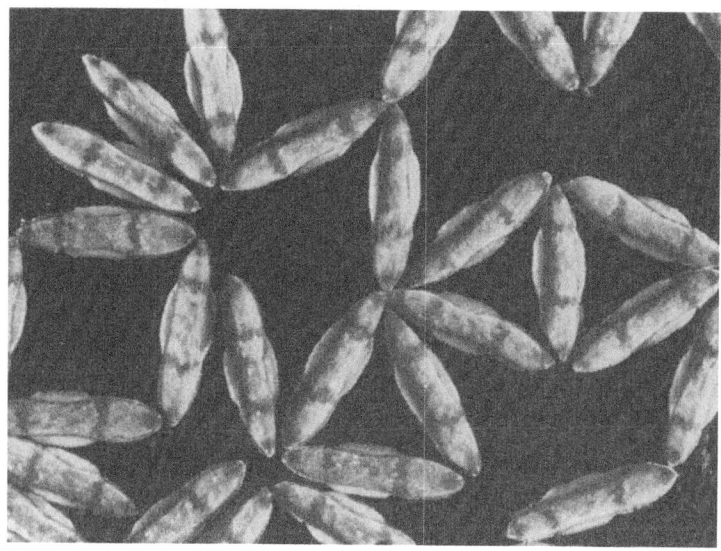

Abb. 343. *Anopheles messeae*. Eigelege auf der Wasseroberfläche (etwa 35×). (Nach WEYER 1949/50.)

die Entwicklung durch Wärme und gute Ernährung beschleunigt, durch Kälte und knappe Nahrung verzögert. Sie dauert bei kleinen Arten meist länger als bei größeren.

Die *Lebensdauer* des geflügelten *Weibchens* übersteigt selten 2—3 Monate. Nur die Arten, die als begattete Weibchen überwintern, leben auch 9 Monate und mehr. Manche Arten überwintern als Ei oder Larven. — Die kurzlebigeren *Männchen* nehmen nur Wasser oder süße Pflanzensäfte zu sich. Sie sind es auch, die bei vielen stechenden und nichtstechenden Mücken die tanzenden und oft singenden Schwärme bilden, in die dann die Weibchen hineinfliegen, um begattet zu werden.

Lebensweise und Verbreitung der A. maculipennis-Formen in Deutschland. In Deutschland war vorwiegend *Anopheles atroparvus*, daneben zeitweilig (nach dem letzten Kriege) auch *A. messeae* für die Übertragung der Plasmodien von größerer Bedeutung. Es bedeutet jedoch das Auftreten der *Anopheles*-Mücken noch keineswegs eine Malariagefahr; denn die Mücken *allein* vermögen nicht zur Malariaerkrankung zu führen (vgl. *Epidemiologie* der Malaria S. 196 ff). Es besteht sogar in Gegenden, die nach ihrer geographischen Lage als stark malariagefährdet gelten, das Problem des „Anophelismus ohne Malaria", d. h. trotz hoher *Anopheles*-Dichte tritt dort keine Malaria auf. Hier wirken sich anscheinend physiologische Unterschiede bei den örtlich verschiedenen Arten und Rassen aus; es spielen anscheinend äußere, im einzelnen für den Menschen kaum erfaßbare Unterschiede im Biotop (Kombination von Temperaturhöhe und Luftfeuchtigkeit u. ä.), die auch die Entwicklung der Protozoen in den Mücken beeinflussen (vgl. Wirtsspezifität S. 42ff) eine unter Umständen entscheidende Rolle für das Auftreten oder Ausbleiben einer Epidemie.

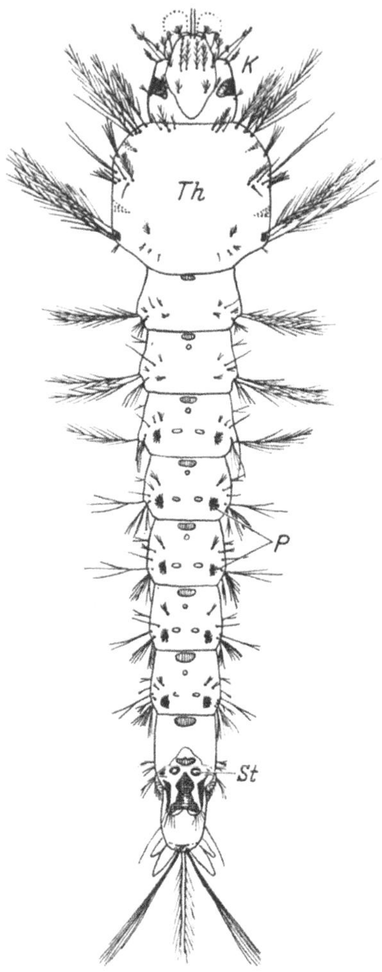

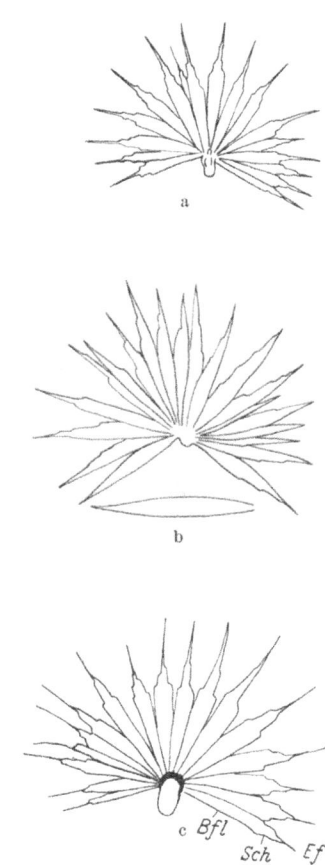

Abb. 344. *Anopheles*-Larve, schematisch. *K* Kopf; *P* Palmhaare; *St* Stigmen; *Th* Thorax (etwa 12×). (Nach PEUS 1942.)

Abb. 345a—c. *Anopheles*. Palmhaare vom Abdomen der Larve. a *Anopheles superpictus*. b *A. bifurcatus*. c *A. marteri*. *Bfl* eigentliche Blättchenfläche; *ef* Endfaden (Filament); *Sch* Schulter (etwa 320×). (Nach PEUS 1942.)

In diesem Zusammenhang sei kurz auf die „Malarialage" in Deutschland hingewiesen. Sie erweckte besonderes Interesse, als nach dem letzten Kriege an verschiedenen Stellen die Zahl der endemischen Malariaerkrankungen zunahm. Eine genaue Analyse aller epidemiologischen Faktoren ergab, daß die Gründe hierfür in einer (vorübergehenden) Zunahme der Mückendichte, einer Vermehrung der Parasitenträger und dem durch die Wohnverhältnisse bedingten engen Kontakt zwischen Mücken und Menschen zu suchen sind (WEYER 1950/51) (vgl. auch S. 196 ff.).

Andererseits gedeiht nicht jeder *Plasmodium*-Stamm in jeder *Anopheles*-Art. Hier wirkt sich z. B. die mit dem Plasmodienstamm wechselnde Neigung zur Gamontenbildung aus (vgl. S. 184). Ferner: *A. atroparvus* gilt z. B. als ein guter Überträger von *Plasmodium vivax*, während *P. falciparum* besser in *A. superpictus* gedeiht. *A. atroparvus* läßt sich mit *P. vivax* experimentell durch einen einmaligen Saugakt zum Teil 100%ig infizieren, andere Rassen der gleichen Art dagegen nicht in gleichem Maße. In *A. labranchiae* und *A. superpictus* entwickeln sich praktisch keine Sporocysten von *P. ovale* (unter 216 Mücken eine mit halb-reifer Cyste und eine mit infizierter Speicheldrüse). Die Vielfalt der mitwirkenden Faktoren führt dazu, daß eine Voraussage für den Einzelfall nicht möglich ist.

A. maculipennis stellt an die Brutgewässer gewisse allgemeine, aber doch definierbare Anforderungen. Er liebt — in Gegensatz z. B. zu den sog. Haus-mücken (Gattungen *Culex* und *Theobaldia*) — klare, saubere, natürliche, besonnte Gewässer mit lockerer Vegetation von Pflanzen, die dem Wasserspiegel aufliegen oder senkrecht aus ihm herausragen. Man findet die Larven im grasigen und verkrauteten Rand von Seen, Teichen und Gräben, in Viehtränken des Weide-und Wiesenlandes (vgl. Abb. 347). Die *Winterquartiere* dieser *Anopheles*-Arten sind Scheunen und Viehställe, Dachböden, Erdhöhlen, hohle Bäume und ähnliche Schlupfwinkel. Dagegen findet man sie selten in Kellern (mit *Culex*).

Als *Blutspender* dienen ihnen die großen Nutztiere; deshalb findet man sie im Sommer regelmäßig in Rinder-, Pferde- und Schweine-ställen, deren Wände sie in großen Massen bedecken können. Sie suchen auch menschliche Woh-nungen auf. Im allgemeinen sind sie reine Nachttiere. — Diese all-gemeine Charakterisierung trifft grundsätzlich für alle Arten der *A. maculipennis-Gruppe* zu. Im einzelnen aber bevorzugen sie je-weils bestimmte Landschaften. Zu einer wirksamen Mückenbekämp-fung muß man daher unbedingt die jeweiligen Eigenarten der Spe-

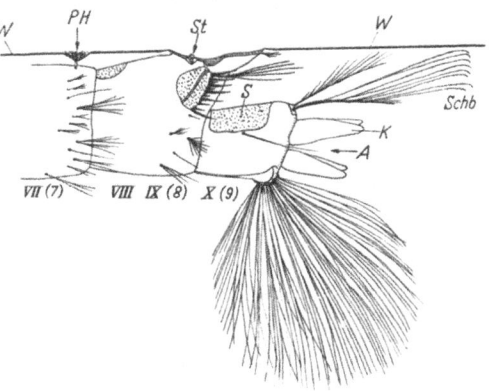

Abb. 346. *Anopheles*-Larve, Hinterleibsende, seitlich (Sche-ma). *A* After, darunter Ruderfächer; *K* Kiemen; *PH* Palm-haar; *S* Sattel; *Schb* Schwanzborsten; *St* Atemöffnung; *W* Wasseroberfläche (etwa 28 ×). (Nach Peus 1942.)

cies sowie ihrer Rassen bzw. Formen kennen, wenn man rationell und erfolgreich sein will (sog. *Speciesassanierung*). Die folgenden Ausführungen sollen einige Beispiele für die unterschiedliche Lebensweise und die mit den Arten wechselnden Lebensräume bieten.

Verbreitung der Arten aus der A. maculipennis-Gruppe. Die drei Vertreter der *A. maculipennis-Gruppe* bevorzugen innerhalb Deutschlands bestimmte charakteristische Gebiete: *A. atroparvus* ist vor allem auf den Inseln im Meer und im gesamten Küstengebiet vorherrschend, vorwiegend im Raum der Nordsee, in Ostfriesland, bei Wilhelmshaven und Cuxhaven. Nach Osten hin nimmt der *A. atroparvus*-Anteil ab und schwindet auf der Höhe des Frischen Haffes; in Königsberg findet man sie nicht mehr. Sie bevorzugt offensichtlich Gewässer mit einem *gewissen Salzgehalt*. Diese Kennzeichnung stimmt jedoch nur bis zu einem gewissen Grade und hat keinen absoluten Wert.

Die Hauptverbreitung der Art *A. messeae* liegt in den großen Flußtälern (Oder, Rhein, Donau, Neckar, an der Elbe und Weser), an großen Seen (Bodensee, Oberbayerische Seen, Mecklenburgisches Seengebiet, Masurische Seenplatte) und Sumpfniederungen des Binnen-landes. Dabei sind es vorwiegend die flachen Uferzonen mit reichem Schilfbestand und die Verlandungszonen großer Seen sowie die Deltagebiete, die als Brutplätze dieser Rasse in Frage kommen. Nach Steiniger (1950/51) findet man zahlreiche Individuen dieser Art auch in den Marschen der Nordseeküste.

Die Art *A. maculipennis* ist oft mit *A. atroparvus* vergesellschaftet, aber dabei weniger häufig und fehlt im Nordseegebiet so gut wie vollständig. Sie bevorzugt einen gewissen Salz-gehalt des Wassers und ist daher auf Rieselfeldern und ähnlichen Abwasserstellen zu finden; außerdem kommt sie auch im Gebirge vor. Außerhalb Deutschlands wird sie zum Teil als ausgesprochene Gebirgsform angesehen (Weyer 1939, 1940).

Betrachtet man die Eigentümlichkeiten dieser drei Arten genauer, so erklären sich manche ihrer Eigenschaften. Wenn *A. atroparvus* ein gefährlicherer Malaria-überträger ist als *A. messeae*, so ergibt sich diese Tatsache aus der Bevorzugung höherer Temperaturen durch *A. atroparvus*, während *A. messeae* kühlere Örtlichkeiten liebt (auch im Überwinterungsquartier, vgl. auch oben geographische Verbreitung). Das besagt nicht, daß nicht auch *A. messeae* unter günstigen klimatischen Bedingungen Malariaendemien unterhalten kann, wie Martini z. B. in Rumänien feststellte.

Zwischen den beiden Arten *A. messeae* und *A. atroparvus* bestehen bemerkenswerte Unterschiede hinsichtlich ihrer Überwinterungsgewohnheiten. Diese können allerdings je nach den geographischen und klimatischen Verhältnissen gewisse Abwandlungen erfahren. Für Deutschland hat Weyer (1942) nachgewiesen, daß *A. messeae* in den winterlichen Verstecken ohne Blutaufnahme verbleibt (Vollüberwinterung). In Südwest-Ungarn beobachteten jedoch Makara und Szekeley, daß *A. messeae* im Winter gelegentlich in warmen Räumen angetroffen wurde, wo die Mücken dann von Zeit zu Zeit Blut saugen. *A. atroparvus* dagegen fliegt auch in Norddeutschland gelegentlich im Winter zur Blutmahlzeit in Stallungen ein, in deren Nähe sie auch überwintern. Laboratoriumsversuche haben aber erwiesen, daß *A. atroparvus* auch ohne jede Blutaufnahme ohne Beeinträchtigung den Winter übersteht. Es sinkt weder die Zahl der überlebenden Weibchen, noch die Zahl der Eier bzw. Gelege im Frühjahr. Darin kommt eine besondere Anpassungsfähigkeit von *A. atroparvus* zum Ausdruck, die die anderen Arten nicht im gleichen Maße besitzen.

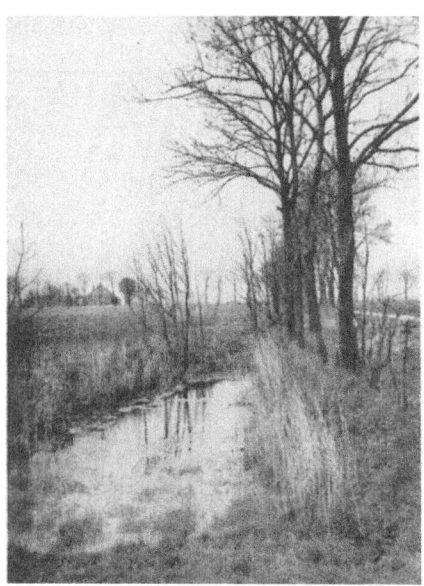

Abb. 347. Typischer Brutplatz von *Anopheles atroparvus* in einer Viehtränke („Dobbe") in Ostfriesland. (Photo F. Weyer.)

Neben der *A. maculipennis*-Gruppe seien noch die Arten **A. elutus** Edw. (= *A. sacharovi* F.), **A. superpictus** G. und **A. plumbeus** St. (= *A. nigripes*) genannt und ihre Brutplätze kurz skizziert, weil sie besondere Ansprüche an das Biotop stellen. Die Imagines lassen sich durch die Flügelmuster recht gut unterscheiden (Abb. 348 a—c).

Der Flügel von *Anopheles maculipennis* (a) ist nur mit dunklen Schuppen bedeckt und ohne weiße Schuppenflecke. Die dunklen Schuppen sind an vier Stellen auf der Mitte der Flügel dichter gestellt, so daß dort dunkle Flecke entstehen. An der Flügelspitze befindet sich ein hell cremefarbener Abschnitt im sonst dunklen Fransenraum.

Der Flügel von *A. elutus* (b) ist dem von *A. maculipennis* sehr ähnlich, doch fehlt der helle Abschnitt im Fransensaum.

Den Flügel von *A. superpictus* (c) kennzeichnen mehrere weiße Schuppenflecke, die am Vorderrande des Flügels besonders deutlich hervortreten. Man findet sie auch auf der übrigen Flügelfläche.

Der Flügel von *A. plumbeus* gleicht dem von *A. elutus*, doch fehlen ihm Schuppenflecke (vgl. dazu die Bestimmungstafeln bei Peus 1942).

Das Biotop der drei zuletzt genannten Arten unterscheidet sich sehr wesentlich von dem der Vertreter der *A. maculipennis*-Gruppe.

A. elutus verträgt als Larve einen relativ hohen Salzgehalt des Wassers und entwickelt sich daher in den küstennahen Gewässern, in Lagunen und Küstensümpfen. Dort herrscht sie vor und kann sogar allein das Feld beherrschen.

Die *geographische Verbreitung* der Art erstreckt sich auf Südeuropa. Sie ist besonders häufig auf dem Balkan, Kleinasien, Syrien und Palästina, ferner in Nordafrika (außer Ägypten), Vorderasien (außer Arabien) und Zentralasien.

Die typischen *Brutplätze* von *A. superpictus* sind langsam dahinziehende wie schnell fließende, an Steingeröll reiche, flache Bäche und Flüsse in Gebirgstälern, im Hügelland und in der Talebene. Die Larven lehnen sich im Strömungsschatten gewöhnlich an die Steine an, die dann wie befranst aussehen. Immer sind es offene, stark besonnte Plätze, die aufgesucht werden (Abb. 349). Außerdem findet man die Larven in den Restwassern austrocknender Flußbetten.

Die *geographische Verbreitung* dieser Art erstreckt sich von Italien über den Balkan nach Kleinasien, Syrien, Palästina und Mesopotamien. Weniger häufig

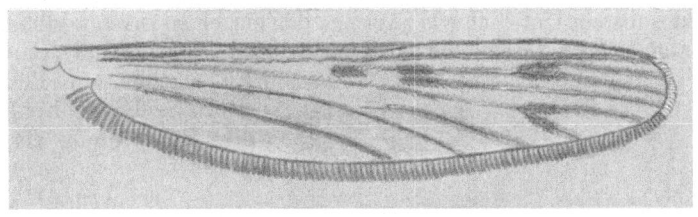

a

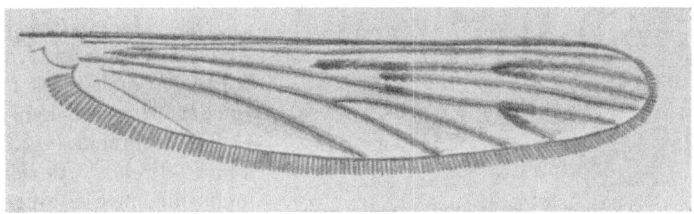

b

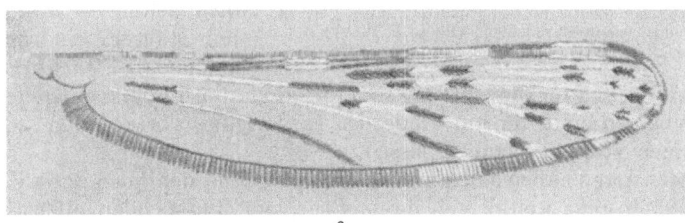

c

Abb. 348a—c. Flügel verschiedener *Anopheles*-Arten. a *Anopheles maculipennis*. b *Anopheles elutus*. c *Anopheles superpictus*. (Nach PEUS 1942.)

ist sie wohl in Persien, Turkestan und Nordwest-Indien, fehlt in Arabien, ist in Ägypten selten, häufiger wieder in Algerien.

A. superpictus sticht oft und ist auch daher ein *gefährlicher Malariaüberträger.*

A. plumbeus brütet ausschließlich in sog. „Baumhöhlengewässern" (vgl. auch bei *Aëdes geniculatus* S. 586). Er ist dadurch ein ausgesprochener Waldbewohner und dringt nicht in Häuser und Ställe ein. Durch den beschränkten Umfang der Brutplätze ist seine Dichte im allgemeinen relativ gering.

Die Verbreitung von *A. plumbeus* erstreckt sich auf Europa (außer Cypern), Südwestrußland (einschließlich Kaukasus) und Kleinasien. Er fehlt im übrigen Vorderasien und in Nordafrika.

Bekämpfung. Die oben angegebenen Beispiele für die sehr verschiedenen Lebensweisen von *Anopheles*-Larven lassen erkennen, daß eine allgemeingültige Regel für Bekämpfung der Mücken im Großen durch Beseitigung der Brutplätze nicht aufgestellt werden kann. Bekämpfungsmaßnahmen müssen sich daher auf die besonderen Lebensbedingungen der örtlich vorkommenden Species einstellen (Speciesassanierung). So sind z. B. Trockenlegungen von Sümpfen, die bei *A. maculipennis* helfen, gegen *A. superpictus* erfolglos. Lokale Maßnahmen beschränken sich auf die Beseitigung kleinerer Brutplätze unter Anwendung chemischer Präparate.

Bis heute sind giftfeste *Anopheles*-Stämme im größeren Umfange nicht festgestellt worden. Aus Griechenland wurden z. B. erste Anzeichen einer beginnenden DDT-Festigkeit bei *A. elutus* (= *A. sacharovi*) berichtet. Ganz allgemein muß berücksichtigt werden, daß hinsichtlich der Empfindlichkeit gegenüber chemischen Bekämpfungsmitteln Unterschiede zwischen den einzelnen Arten bestehen [*A. claviger* verträgt höhere Dosen von DDT als *A. quadrimaculatus* (TRAPIDO 1951)].

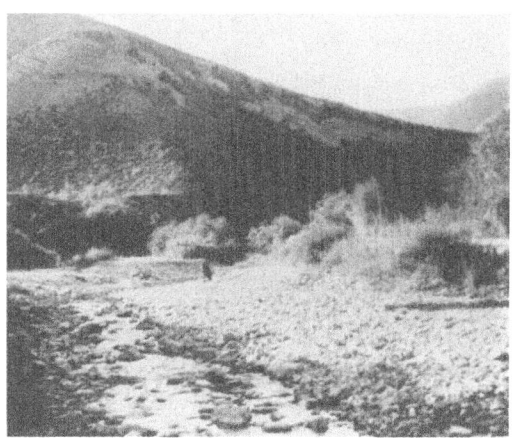

Abb. 349. Typischer Brutplatz von *Anopheles superpictus* in einem Gebirgsbach in Mazedonien. (Photo F. WEYER.)

Einzelheiten zur Bekämpfung siehe S. 647 ff, Epidemiologie und Bekämpfung der Malaria, S. 196 ff.

Aëdes.

Die Wald- und Wiesenmücken.

Die *einheimischen Aëdes*-Arten sind ausgesprochene Freilandtiere, die — im Gegensatz zu den Hausmücken und zur Gelbfiebermücke (vgl. S. 586) — keine direkte Beziehung zu menschlichen Siedlungen haben. Nur bei massenhaftem Vorkommen können sie — wenn auch selten — des Nachts in die Häuser eindringen. Sie meiden aber Lichtquellen.

Charakteristisch für die Gattung sind die gezahnten Fußklauen an den Vorder- und Mittelbeinen und die am Ende des Hinterleibes vorragenden „Cerci", die das Abdomen spitz erscheinen lassen.

Die *Aëdes*-Arten haben einen großen Aktionsradius, der ihnen unter Umständen die Möglichkeit gibt, weitab von ihrem Brutplatz Blutspender aufzusuchen. Sie stechen vorwiegend am Tage.

Unter allen einheimischen Mücken sind die *Aëdes*-Arten dem Menschen gegenüber am zudringlichsten und überfallen ihn draußen überall in Wald und Feld, an Seen und Flüssen. Sie können in solchen Scharen auftreten, daß ganze Ortschaften fast unbewohnbar werden (Rheintal in Rheinhessen; „Rheinschnaken"). Dabei sind sie nicht anthropophil, sondern gehen ebenso gerne an Tiere (Säuger, Vögel).

Zur Paarung sammeln sich die Mücken zu mehr oder weniger großen Tanzschwärmen, die vor allem während der Abenddämmerung in nur geringer Höhe bis etwa 2 m zu finden sind. Sie bestehen nur aus Männchen; die Weibchen fliegen in den Schwarm hinein und werden hier von einem beliebigen Männchen begattet. Kurz danach pflegt das Männchen abzusterben. Seine Lebensdauer ist also nur kurz, dagegen bleiben die Weibchen noch 3—5 Wochen am Leben; erst nach einer Blutmahlzeit reifen die Eier heran.

Die Eigentümlichkeit der *Brutplätze*, in denen sich die *Aëdes*-Mücken unserer Breiten entwickeln, besteht darin, daß sie *nur vorübergehend* Wasser führen. Zu diesen Brutplätzen gehören Bodenmulden, Gräben und typische Tümpel in

Wäldern und Wiesen, die durch abschmelzenden Schnee oder Grundwasserdruck periodisch Wasser führen, und Flußniederungen, die im Frühjahr zur Zeit des Hochwassers überflutet werden. In den Restwässern, die nach dem Hochwasser zurückbleiben, entwickelt sich dann schlagartig eine ungewöhnlich große Zahl von Mückenlarven. So entstehen die ausgedehnten Mückenplagen mancher Wald-, Wiesen- und Flußtäler.

Da die *Eier* (etwa 0,5—0,9 mm) einzeln an den *trockenen Rand* späterer Wasserstellen gelegt werden, wird für die künftige Entwicklung der Larven eine gewisse Mindestmenge an Wasser garantiert, die dann voraussichtlich bis zur Vollendung der gesamten Larven- und Puppenentwicklung ausreichen wird. Es scheint geradezu ein „magischer Sinn" zu sein, der die Mückenweibchen an die richtigen Stellen zur Eiablage treibt. Wahrscheinlich ist es aber das feine Gespür für Grundwassernähe und für höhere Bodenfeuchtigkeit, das die Mücken an die später überfluteten Stellen führt.

Die Fähigkeit der *Aëdes*-Eier, lange Trockenzeiten (zum Teil bis zu 8 Monaten bei 75% relativer Luftfeuchtigkeit) überleben zu können, geht nicht auf eine gehemmte Embryonalentwicklung zurück, sondern auf eine Unterbindung des Schlupfaktes. Die jungen Larven

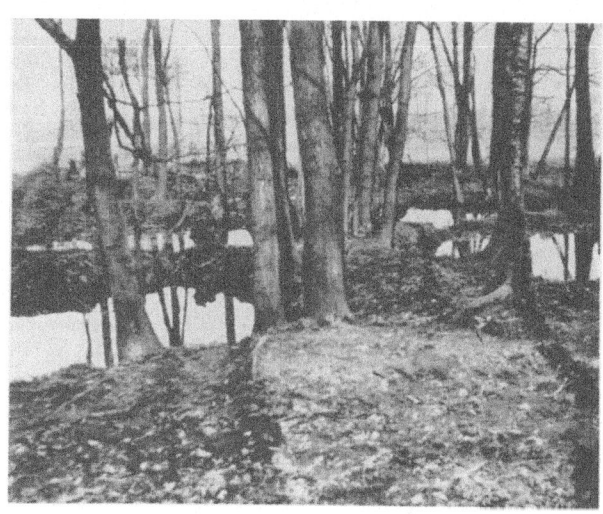

Abb. 350. Typischer Brutplatz von *Aëdes maculatus* (= *A. cantans*), Waldbewohner. (Photo E. MARTINI.)

sind (bei *Aëdes aegypti*) schon nach etwa 72 Std fertig ausgebildet. Sie schlüpfen aber erst auf bestimmte Reize hin aus der Eihülle.

Offenbar besteht hier ein Zusammenhang zwischen dem *Sauerstoffgehalt des Wassers* und der Auslösung des Schlupfaktes. Dabei gibt die von verschiedenen Stoffen auf das Wasser ausgeübte reduzierende Wirkung den Ausschlag. Bestimmte Stoffe (darunter Vitamin C, im Experiment unter anderem auch Pyrogallol und Hydrochinon) provozieren das Schlüpfen innerhalb von 10—20 min bei 98% der Eier. Auch das Auskochen und Abstehenlassen des Wassers führt zum gleichen Effekt. Durch künstliche Belüftung läßt sich das Schlüpfen der Larven wieder verhindern. Verringerung des Sauerstoffgehaltes auf die Hälfte des Normalgehaltes (bei gleichbleibender Temperatur) läßt alle Larven schlüpfen. Entzug des *Luftsauerstoffes* führt in feuchter Atmosphäre zum gleichen Resultat, so daß unter experimentellen Bedingungen auch *ohne* Wasser der Schlupf herbeigeführt werden kann. Unter *natürlichen Lebensbedingungen* wird durch den *normalen Sauerstoffgehalt der umgebenden Luft* ein vorzeitiges Schlüpfen und damit ein sicherer Untergang der Larven verhindert (GEIGY und GANDER 1949). — Es bleibt die Frage offen, auf welchem Wege die Sauerstoffarmut des Außenmilieus auslösend auf den Schlupfmechanismus der Larve einwirkt.

An eine *periodische* Wasserführung, die stellenweise *nur einmal im Jahr* auftritt, sind viele *Aëdes*-Arten gebunden. Diese entwickeln dann jährlich immer *nur eine einzige Generation*, deren Eier Sommer und Winter überdauern. Erst durch den offenbar notwendigen winterlichen Kältereiz schlüpfen die jungen Larven im Frühjahr bei der Überschwemmung, und nach 2—3 Wochen schlüpfen bei ausreichender Wärme die Imagines (z. B. *Aëdes communis, A. rusticus, A. diantaeus*).

THIENEMANN berichtete über das *Massenauftreten von Stechmücken in der arktischen Landschaft des hohen Nordens (Lappland)*, bei dem verschiedene auch in Deutschland heimische *Aëdes*-Arten beteiligt sind, vorwiegend *Aëdes communis* DE GEER (= *nemorosus* MEIG.) und *A. punctor* KIRBY, daneben dann *A. excrucians* WALK., *A. pullatus* COQ. und die ausschließlich hochnordischen Arten *A. nigripes* ZETT. und *A. nearcticus* DYAR. Die dortigen klimatischen Verhältnisse bieten ihnen die ihrer Lebens- und Entwicklungsweise besonders entgegenkommenden Bedingungen. In Bodenvertiefungen sammelt sich im Sommer das Schmelzwasser, das wegen des verbleibenden Bodeneises nicht abfließen kann. Infolge der starken Sonneneinstrahlung erwärmt sich das Wasser vorübergehend sogar bis über 22° C und ermöglicht so die Entwicklung der Larven und Puppen. Beim Zusammentreffen der verschiedenen, die Entwicklung der Larven begünstigenden Faktoren kommt es zu massenhaftem Auftreten der *Aëdes*-Arten. Allmählich sinkt der Wasserspiegel, und der Boden bleibt bis zur nächsten Schneeschmelze trocken; daher tritt jährlich nur eine Generation auf. Lemminge und Wühlmäuse dienen den Imagines als Blutspender.

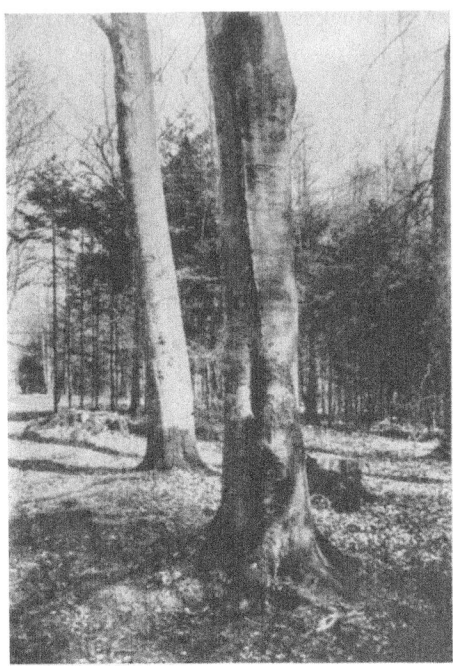

Abb. 351. Typischer Brutplatz von *Anopheles plumbeus* und *Aëdes geniculatus* (= *A. ornatus*). Baumhöhlenbrüter. (Photo E. MARTINI.)

Diese absolute Bindung an den jahreszeitlichen Rhythmus haben jedoch nicht alle *Aëdes*-Arten. *A. maculatus* (= *A. cantans*) gehört zu einer Gruppe von Arten, die als Waldmücken in den Tümpeln aufwachsen (Abb. 350) und in Abhängigkeit von Regenperioden im Laufe des Jahres mehr als eine Generation zur Entwicklung bringen können.

Ein *Baumhöhlenbrüter* unter den *Aëdes*-Arten, der auch in Deutschland vorkommt, ist *Aëdes geniculatus* (= *A. ornatus*). Er nutzt die nur kurzfristig bestehenden Wasseransammlungen zwischen spitzwinklig sich gabelnden Ästen und an ähnlichen Stellen auf lebenden Bäumen (Abb. 351). Schnee und Regenwasser füllen diese Höhlungen, in denen unter Umständen zahllose Larven zur Entwicklung kommen können. Diese sind durch auffallend lange Haare und Borsten ausgezeichnet, die ihnen wohl als weit ausladende Tastorgane in der meist engen Umgebung zustatten kommen. Das Weibchen legt seine Eier dicht über dem Wasserspiegel ab, so daß sie dann von hereinlaufendem Regenwasser in das kleine Becken hineingespült werden.

Wegen ihrer Bedeutung als Überträger des Gelbfiebervirus ist die Art *Aëdes aegypti* für den Menschen besonders bedeutungsvoll geworden.

Aëdes aegypti (L. 1762).

Die Gelbfiebermücke.

Aëdes aegypti (L. 1762) (= *Stegomyia fasciata*, THEOBALD 1901, *Aëdes fasciatus* MEIGEN) ist der wichtigste, aber nicht der einzige Überträger des Gelbfiebers (z. B. auch *A. africanus*). Er überträgt auch das Denguefieber und bestimmte Fadenwürmer (Filarien).

Für das sog. *Stadtgelbfieber* spielt allerdings *Aëdes aegypti* allein die entscheidende Rolle; dagegen wirken mehrere andere Mückenarten bei der Verbreitung und Übertragung des *Buschgelbfiebers* mit (s. S. 590).

Morphologie und Entwicklung. Die *Gelbfiebermücke* besitzt alle typischen Kennzeichen der *Culicinae* (vgl. Tabelle S. 576).

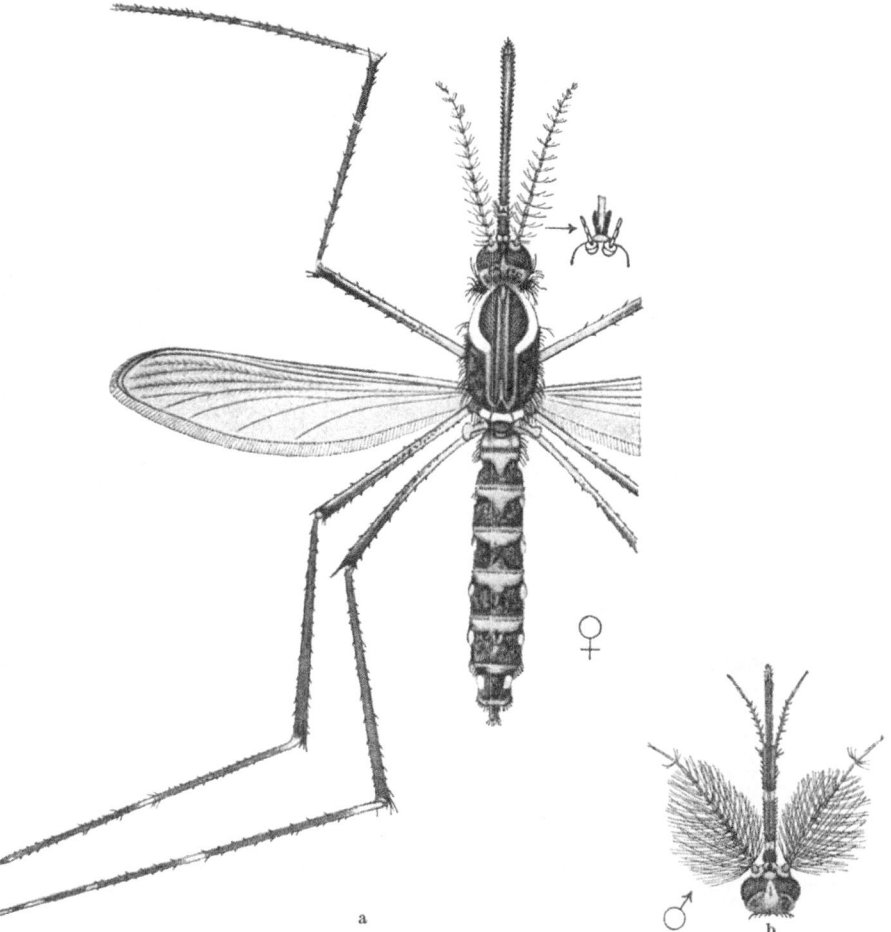

Abb. 352a u. b. *Aëdes aegypti.* a Imago, Weibchen. Am Kopf weist der Pfeil auf die kurzen, in der Neben-abbildung *schwarz* dargestellten Maxillarpalpen. b Kopf eines Männchens, mit buschigen Fühlern und *langen* Maxillarpalpen.

Unter allen Stechmücken ist sie ausgezeichnet durch zwei kräftige, gebogene, schneeweiße Linien auf der Rückseite des Brustabschnittes, zwischen denen zwei viel feinere, mehr goldige, wie zwei aufgespannte Saiten von vorn nach hinten verlaufen (Abb. 352). Diese „Leierzeichnung‟ findet man bei keiner anderen Stechmücke. Sie ist bei frisch geschlüpften jungen Imagines am besten zu erkennen.

Weitere Merkmale sind die schneeweißen Flecke breiter Schuppen auf dem Scutellum und im Nacken, die ebenfalls schneeweißen seitlichen Schuppenflecke am Bruststück und am Hinterleib, während dessen Querbänder ein mattes und unreines Weiß zeigen; ferner die weißen Ringel am Grunde der Fußglieder, die besonders an den Hinterbeinen ausgebildet sind. Auch an den Tastern stehen einige Flecke heller Schuppen. Der Rüssel ist ganz schwarz.

Die Flügel sind ungefleckt, klar durchsichtig und an den Adern und dem Saum entlang mit feinen, fast haarartigen Schuppen besetzt.

Die länglichen, schwarz gekörnelten *Eier* besitzen eine flachere Ober- und eine gewölbte Unterseite. — Die *Larven* sind blaß (Höhlenbewohner!). Auf den einheitlichen breiten Brustabschnitt folgen 9 Hinterleibssegmente, von denen das 8. das gut ausgebildete Atemrohr trägt (Abb. 353d). Auf dem 8. Segment steht der sog. „Striegel", eine *einfache* Schuppenreihe (Abb. 353d, *St*), die aus mehrspitzigen Schuppen besteht. Am Atemrohr befindet sich der sog. „Kamm", eine weitere Reihe von Zähnen mit feinen Nebenzähnchen (Abb. 353b). Hinter dem Kamm steht jederseits ein mehrteiliges Haar. Das Atemrohr selbst ist ziemlich kurz und an der Spitze mit Klappen versehen, die beim Tauchen eine Luftblase festhalten. Das 9. Segment trägt einen Sattel aus derberem, braunem Chitin, der das Segment nicht ganz umgreift, und am Ende vier große glasklare „Kiemen", unter diesen ein aus geteilten Borsten gebildetes Ruder und über ihnen die sog. Schwanzhaare.

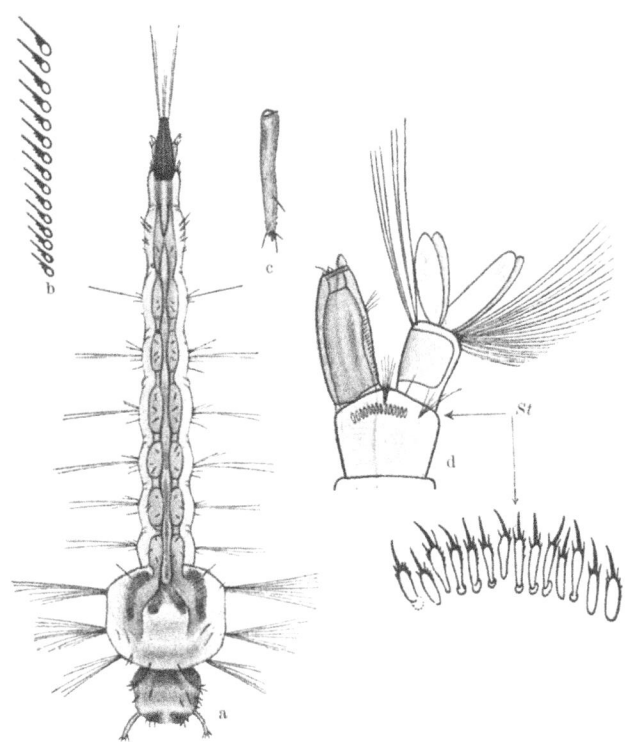

Am Kopf sind die *kleinen, ganz glatten Fühler*, die bei anderen Arten bedornt sind, zu beachten, mit dem *winzigen, ungeteilten Fühlerschafthaar,* das ungefähr am Beginn des letzten Fühler-

Abb. 353a—d. *Aëdes aegypti.* Larve. a Dorsal gesehen. b Der „Kamm" des Atemrohres. c Ein Fühler (stärker vergrößert). d 8. und 9. Segment des 4. Stadiums in Seitenansicht; auf dem 8. Segment der „Striegel" (*St*) (a etwa 10×). (Nach RODENWALDT-BADER 1951.)

drittels steht (Abb. 353). Dieser Fühler unterscheidet die *Aëdes aegypti*-Larve so gut wie eindeutig von allen anderen Stechmückenlarven. — Die *Puppe* entspricht etwa der Abb. 335. — Unter günstigen Wärme- und Ernährungsbedingungen braucht die Entwicklung im Ei 2 Tage, die der Larve 6 Tage, die der Puppe 2 Tage. Bei 23—25° C benötigt eine Generation daher etwa 11 Tage.

Lebensweise. Die Heimat der Gelbfiebermücke ist Afrika. Heute findet man sie durch Schiffahrt und Luftfahrt verbreitet im ganzen warmen Gürtel der Erde. In Europa kommt sie am Mittelmeer z. B. auf dem Balkan (Griechenland) und in Konstantinopel vor. Sie lebt in enger Gemeinschaft mit dem Menschen und wird im Freien (Wald, Bambus) nur ausnahmsweise angetroffen. In Mitteleuropa, schon in Paris, vermag sie den Winter nicht zu überdauern. In Gefangenschaft ist sie leicht zu halten und zu züchten, wenn man ihr eine dauernde Wärme von 22—24° bieten kann.

Die *Eier* werden fast nie an offenem Wasser abgelegt, sondern in allen möglichen, Wasser enthaltenden Gefäßen aus Holz, Porzellan usw. Als Höhlenbrüter suchen sie auch Baum- und Bambushöhlen, Blattachseln, Bütten, Fässer, Kanister, Konservenbüchsen, Eimer u. dgl., zum Teil sogar im Haus und Stall auf. Die Eier legen sie meist am oberen Rande des Wasserspiegels an die Wand der Behälter. Die Larven schlüpfen zum Teil in wenigen Tagen. Die meisten Eier können lange Trockenzeit überdauern, um erst in der nächsten Regenzeit zu schlüpfen. Die Vielfalt der Brutmöglichkeiten und die Nutzung selbst kleiner Wasseransammlungen hat die Mücke zu einem so gefährlichen Überträger des Gelbfiebers werden lassen.

Die *Larven* (Abb. 353a) lieben Halbdunkel, gedeihen aber auch ebensogut im Hellen und gehen, erschreckt durch Beschattung oder Erschütterung, von der Oberfläche auf den Grund des Wassers, auf dem sie lange aushalten können. Sie werden daher oft übersehen. Sie ernähren sich von Mikroorganismen. Die *Puppe* reift am gleichen Ort, an dem sich die Larven entwickelten.

Die Weibchen stechen besonders in den frühen Morgenstunden, wenn sie aber sehr hungrig sind zu jeder Tages- und Nachtzeit, fast immer im geschlossenen Raum. Um voll aktiv zu sein, beansprucht diese Mücke ungefähr 23—28° C, unter 17° C verfällt sie in Trägheit oder Starre und bei weniger als 6° C erliegt sie in kurzer Zeit.

Bedeutung als Überträger. Hat die *Gelbfieber*mücke Blut mit Gelbfiebervirus aufgenommen, so wird sie bei 37° C nach 4 Tagen, bei 18° nach 30 Tagen ansteckend und bleibt es ihr ganzes Leben hindurch. Ein Stich solcher Mücken genügt dann zur Gelbfieberinfektion. Das Virus kann auch mit dem Kot ausgeschieden werden. Die Gelbfiebermücke war früher in allen Städten der Tropen gemein. Durch systematische Beseitigung der Brutplätze ist die Mücke und mit ihr das Gelbfieber weitgehend zurückgedrängt worden. Bei der hohen Tödlichkeit des Gelbfiebers (20—30%) bedeutet das einen der größten Erfolge der Insektenbekämpfung.

Die ungewöhnlich starke Gefährdung der Bevölkerung durch das Gelbfiebervirus hat zu strengen Maßnahmen geführt, die eine Verschleppung der vom Virus infizierten Mücken verhüten sollen.

Bei Gelbfieberverdacht oder einem akuten Erkrankungsfall werden sofort alle Maßnahmen darauf abgestellt, eine Übertragung durch Mücken zu unterbinden. *Internationale Abmachungen fordern,* daß der Kranke oder Verdächtige in ein geräumiges, *eingedrahtetes* Zimmer gebracht wird, dessen Zugang mit einer Mückenschleuse (Doppeltür) versehen ist. Alle Mitbewohner des Verdächtigen verfallen einer Quarantäne: sie sind 6 Tage lang von Sonnenuntergang bis Sonnenaufgang in einer mückensicheren Sonderunterkunft unterzubringen. Verlangt wird die Vernichtung der Gelbfiebermücken im Haus des Kranken durch geschulte Kräfte. Kontrolle aller möglichen Brutplätze in der Umgebung! Bei größerem Umfang der Seuche Verkehrssperre verhängen lassen, um eine Verschleppung infizierter Mücken in bisher gesundes Gebiet zu verhüten.

Schiffe. Jedes Schiff, das vor weniger als 6 Tagen einen Gelbfieberhafen verlassen hat, wird verdächtigt. Es ankert dann zunächst mindestens 200 m vor der Küste. Ladearbeiten dürfen nur tagsüber verrichtet werden. Ein Schiff gilt als gelbfieberfrei, wenn es vor mehr als 6 Tagen einen Gelbfieberhafen verlassen hat, weder Kranke noch Verdächtige und keine *Aëdes*-Mücken an Bord hat. Ein Schiff ist aber verdächtig, wenn es zwar länger als 6 Tage den Gelbfieberhafen verlassen hat, jedoch Mücken der Art *A. aegypti* an Bord gefunden wurden, einerlei, ob Gelbfiebererkrankungen vorkamen oder nicht. Landende Passagiere von einem gelbfieberverdächtigen Schiff sind 6 Tage in einer eingedrahteten Quarantäne zu isolieren. — Sinngemäß gilt das gleiche für Luftfahrzeuge. Es dürfen nur gelbfiebersichere Flughäfen angeflogen werden. (Haager Internationale Konvention.)

Aëdes aegypti überträgt den Erreger des Gelbfiebers im Bereich der menschlichen Wohnungen von Mensch zu Mensch (sog. *Stadtgelbfieber*). Daneben existiert das sog. *Buschgelbfieber*, das durch den gleichen Erreger herbeigeführt wird.

Aber das Erregerreservoir des Buschgelbfiebers bilden die Affen des Urwaldes, von denen das Virus durch einige andere Aëdes-Arten (auch *Hämagogus* und wohl noch weitere Gattungen) auf den Menschen kommt (BALFOUR 1914, BUGHER und Mitarbeiter 1944 u. a.).

Einen extra-humanen Gelbfiebercyclus hatten verschiedene Forscher bereits vermutet, weil z. B. in manchen Gegenden Südamerikas, die frei von *Aëdes aegypti* sind, Gelbfieber-immunität in der Bevölkerung festgestellt werden konnte (KERR und PATIÑO CAMARGO 1933, SOPER und Mitarbeiter 1933). Ross und GILLET (1950) wiesen dann in Afrika nach, daß *Aëdes africanus* THEOB., eine Mücke des afrikanischen Urwaldes, das Gelbfiebervirus durch den Stich von Affe zu Affe (Waldcyclus) zu übertragen vermag, wobei der Überträger auch eine cyclische Entwicklung durchmacht (Inkubationszeit: 13—39 Tage). In Afrika spielt der Affe insofern eine vermittelnde Rolle, als einige Arten den Busch gele-gentlich verlassen und z. B. Bananenplantagen aufsuchen. Dort wiederum leben Mücken-arten, die das Virus vom Affen aufnehmen und dann an den Menschen weitergeben (z. B. *Aëdes simpsoni*). So wird der Mensch durch das Erregerreservoir des Urwaldes ständig vom Gelbfieber bedroht. Für die im Busch tätigen Baumfäller Südamerikas ist das Gelbfieber durch diese Umstände zu einer Berufskrankheit geworden (SMITHBURN, HADDOW und LUMSDEN 1949).

A. aegypti überträgt in Europa, Afrika und Südamerika auch das *Dengue-virus*; dieses tötet zwar den Menschen so gut wie nie, macht ihn aber oft über Wochen arbeitsunfähig. Durch explosionsartige Epidemien kann das Dengue-fieber Handel und Wandel außerordentlich stören. *Aedes aegypti* vermag auch *Mikrofilaria bancrofti* zu übertragen (vgl. S. 427 und Abb. 244). Außerdem wird vermutet, daß diese Art den westlichen Typus des *Pferdeencephalomyelitis-virus* auf den Menschen übertragen kann.

Bekämpfung der Aëdesmücken.

Was bereits für die Bekämpfung der Anophelen gesagt wurde (S. 583 ff.), gilt in entsprechender Weise für die Vertreter der Gattung *Aëdes*. Bei *A. aegypti* genügt es, *alle*, selbst die kleinsten Wasseransammlungen in der Umgebung des Menschen, in Haus, Hof und Garten, auf Straßen und Plätzen, zu beseitigen, um einen Erfolg zu erzielen. Sorgt man zusätzlich dafür, daß den Mücken der Zugang zu unumgänglichen Wasservorräten verwehrt wird, bedeckt die Wasser-oberfläche mit einer Ölschicht oder setzt larvenfressende Fische ein, dann läßt sich ein Dauererfolg herbeiführen.

Anders liegen die Verhältnisse bei den oben erwähnten Wald-*Aëdes*-Arten, die zum Teil als Überträger des sog. Buschgelbfiebers in Frage kommen. Denken wir schließlich an die oben genannten arktischen *Aëdes*-Arten, so wird verständ-lich, daß unter den dortigen Verhältnissen eine wirkungsvolle Mückenbekämpfung im Großen aussichtslos wird. In diesen Fällen hilft den Menschen allein die örtlich begrenzte Raumentwesung, die heute durch Imprägnierung der Wände in Wohnungen und Zelten mittels moderner Kontaktinsecticide möglich ist. Doch hat sich bei *Aëdes* (ebenso wie bei *Culex*-Arten) gezeigt, daß mehrere Arten DDT-resistente Stämme besitzen, die sich mit den heute üblichen Bekämpfungs-mitteln nicht ohne weiteres töten lassen (z. B. bei *A. sollicitans* und *A. taenio-rhynchus* in USA.) (s. S. 650).

Culex und Theobaldia.

Die Hausmücken.

Für die Mücken der Gattungen *Culex* und *Theobaldia* ist charakteristisch, daß sie sich in der Nähe menschlicher Wohnungen und bei Tierstallungen auf-halten. In der Umgebung dieser Stätten liegen auch ihre Brutplätze. Daher läßt sich eine Hausmückenplage leicht beseitigen bei aufmerksamer Kontrolle der möglichen Brutplätze. [Schlagartig *in Massen* auftretende Schwärme von blutsaugenden Mücken gehören jedoch meist zur Gattung *Aëdes* (vgl. S. 584).]

Die *Hausmücken* brüten meist in künstlich geschaffenen Wasseransammlungen, die obendrein verunreinigt sein dürfen, wie z. B. Jauchegruben, Kanalisationsanlagen, wassergefüllte Fässer, Gruben, Eimer u. ä. Sie entwickeln sich laufend das ganze Jahr über. Die Zahl der Generationen je Jahr steht in Abhängigkeit von der Außentemperatur. *Culex überwintert als Imago.* Zu Beginn der kälteren Jahreszeit suchen die Mücken entweder geeignete Kellerräume auf oder sie bleiben im Freien an geschützten Stellen unter Baumrinde und an ähnlichen Orten.

Zur Gattung *Culex* gehören in Deutschland wenigstens fünf verschiedene Arten, von denen *Culex pipiens* L. die häufigste ist. Für Deutschland muß auch hier — ähnlich wie bei Anopheles — mit einer Artengruppe gerechnet werden, z. B. *C. p. pipiens* und *C. p. autogenicus* (= *C. molestus* FORSK.). *Culex molestus* ist der Art *Culex pipiens* anatomisch sehr ähnlich, doch unterscheiden sich die beiden in ihrer Lebensweise. *C. pipiens* brütet bei Tageslicht und sucht nach Möglichkeit Vögel und nicht Menschen als Blutspender auf. *C. molestus* bevorzugt dagegen die Dunkelheit, brütet in unterirdischen Wasseransammlungen und sticht gern den Menschen; sie hält sich wohl

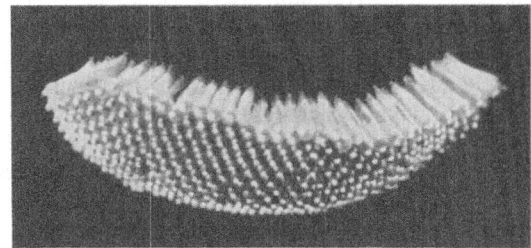

Abb. 354. *Culex pipiens.* Eigelege, sog. „Schiffchen".
(Photo WEYER.)

daher gern in städtischen Gebieten auf (SHUTE 1949). Sie braucht zur Entwicklung der Eier nicht unbedingt Blutnahrung, sondern vermag allein auf Grund der im Larvenleben gespeicherten Reservestoffe reife Eier zu bilden, ist also ein typischer *fakultativer Parasit* (vgl. S. 8).

Bei der *autogenicus*-Rasse ist das Ovar einige Zeit nach dem Schlüpfen stets wesentlich weiter entwickelt als bei *C. p. pipiens* vor der Blutaufnahme. Dieses Merkmal hat für die Differenzierung der Rassen Bedeutung. In *autogenicus*-Stämmen im Laboratorium bildet nur ein Teil der Weibchen vollreife Eier, bei den übrigen bleibt die Entwicklung des Ovars stehen, falls der Mücke keine Gelegenheit zum Blutsaugen geboten wird. Die Unterschiede im Entwicklungszustand des Ovars reichen bis in das letzte Larvenstadium zurück.

Weitere *Culex*-Arten in Deutschland sind: *C. torrentium, C. apicalis* AD., *C. hortensis* FIC. und *C. martinii* MEDSCH., von denen die drei letzten Arten nicht den Menschen, sondern wahrscheinlich nur Amphibien stechen. *C. torrentium* MARTINI ist *C. pipiens* äußerst ähnlich. Sie benutzt die Felswasserwannen in den Sturzbächen[1] der Gebirge als Brutplatz.

An gleichem Ort wie *Culex pipiens* findet man in Deutschland *Theobaldia annulata* SCHR., eine ebenfalls häufige Hausmücke, die aber auch im Wald anzutreffen ist. Ihre Brutgewohnheiten entsprechen denen von *Culex*, so daß man auch die Larven vielfach am gleichen Ort findet. Beide Arten kommen in unsere Häuser. Nach PEUS kann man sie an ihrem Fluggesang unterscheiden: *Culex* hat einen ruhigen, gleichmäßig dahinziehenden Flug, *Theobaldia* dagegen ein lebhaftes Temperament. Ihr Flug ist ein rasches Auf und Ab mit jähen Wendungen. Dadurch entsteht der in der Tonstärke rasch wechselnde Rhythmus ihres Summtones, während sich dieser bei *Culex* immer auf gleichbleibender Höhe hält. Unter den Blutspendern zieht *Culex pipiens* Vogelblut dem Menschen

---

[1] torrens = Sturzbach.

vor; wahrscheinlich wird der Mensch mehr aus Mangel an geeigneten Vögeln als Blutspender angenommen.

Bedeutung als Überträger. Die Bedeutung der *Culex*-Arten für die Übertragung von Krankheitserregern ist in ihrem ganzen Umfange noch nicht bekannt. Sie spielen bei der Übertragung von *Wuchereria bancrofti* eine sehr wichtige Rolle (z. B. *Culex tritaeniorhynchus, C. pipiens, C. fatigans*). Sie wirken bei der Entwicklung der Würmer als Zwischenwirte (vgl. S. 427 und 429).

Einige *Culex*-Arten spielen bei der Übertragung des Encephalomyelitisvirus (sog. St.-Louis-[Pferde-] Encephalitis und Japanische B-Encephalitis) eine Rolle. Die Viren können bei Pferden zu schwerer Erkrankung führen. Einzelne Fälle sind auch beim Menschen beobachtet worden (USA., Canada), wobei *Culex tarsalis* und *C. pipiens* als wichtige Überträger verdächtigt wurden. — *Theobaldia*-Arten übertragen Vogelplasmodien und das Virus der Pferde-Encephalomyelitis.

Bekämpfung. Man sei sich darüber im klaren, daß größere Mückenplagen, die auf diese Hausmücken zurückgehen, selten sind. SHUTE (1949) konnte jedoch eine Mückenplage, die durch *C. molestus* hervorgerufen wurde, in London beobachten. — Die Bekämpfung ist im allgemeinen durch Beseitigung der bestehenden Brutstätten einfach durchzuführen. Bei *Culex* kann auch eine „Wintermücken"-Vertilgung zu gewissem Erfolg führen.

Im übrigen sei auf das verwiesen, was bei der *Anopheles*-Bekämpfung gesagt wurde. Erwähnt sei, daß im Gegensatz zu *Anopheles* eine Larvenbekämpfung durch Fraßgifte (z. B. Arsenstaub) nicht möglich ist, weil *Culex*-Larven die Wasseroberfläche nicht „abweiden".

Durch die Anwendung der Kontaktinsecticide haben sich unter *Culex*-Arten resistente Stämme herausgestellt, wobei sich die Resistenz nicht nur auf Imagines, sondern zum Teil auch auf die Larven erstreckt. Einzelbeobachtungen liegen von *Culex pipiens* aus Italien und Griechenland, *C. fatigans* aus Südamerika und *C. tarsalis* aus Kalifornien vor (HESS 1952). (Vgl. S. 650.)

Mansonia richiardii (FICALBI 1899).

(= *Taeniorhynchus richiardii*.)

Mansonia richiardii sei erwähnt, weil diese auch in unseren Breiten häufige Art durch eine besondere Lebensweise charakterisiert ist: Larve und Puppe leben zwar auch im Wasser, aber sie nehmen ihre *Atemluft aus den Wasserpflanzen*, die sie mit dem Atemrohr, das mit Sägezähnchen bewehrt und zu einem kegelförmigen Bohrapparat umgestaltet ist, anbohren. Aus den Wurzeltrieben und unteren Sprossen der Wasserpflanzen gewinnen sie so die notwendige Atemluft. Nach jeder Häutung müssen sich die Larven neu einbohren. Nach der letzten Häutung entsteht die Puppe, die sich wiederum an Pflanzengefäße anheftet — diesmal mit einem den Atemhörnchen der anderen Gattungen *homologen* Organ. Vor dem Schlupf der Imago brechen die Atemröhrchen an präformierten Stellen an der Pflanze ab.

Mansonia entwickelt im Laufe des Jahres *nur eine Generation*. Die etwa im August zu einem Schiffchen vereint abgelegten Eier reifen in wenigen Tagen; die Larven schlüpfen aus und setzen sich an geeignete Wasserpflanzen. Hier wachsen sie nur langsam heran und überwintern als halberwachsene Larven am Grunde der Gewässer, entwickeln sich dann erst im Frühjahr langsam weiter und schließen etwa im Juni ihr Wachstum ab. Nach kurzem Puppenstadium treten Ende Juni bis Anfang Juli die Mücken auf. Sie belästigen die Blutspender tags *und* nachts und können durch ihr schlagartiges Auftreten zu einer wahren Plage werden.

Entsprechend ihrer Lebensweise bevorzugen sie vegetationsreiche Gewässer, Verlandungszonen der Seen und Teiche, in denen die von den Larven und Puppen geschätzten Pflanzen stehen (*Carex*-Arten, *Typha*, *Glyceria* u. a.). Ganz im Gegensatz zu den *Aedes*-Brutplätzen müssen die *Mansonia*-Gewässer bestehenbleiben und dürfen keine Austrocknung erfahren, soll die Entwicklung der Brut garantiert sein. Aber im Winter besteht bei den oft flachen Gewässern für die Larven die Gefahr, durch Grundeis abzusterben; davor schützt sie vielfach der tiefe Schlamm, der durch eine gewisse Zersetzungswärme eisfrei bleiben kann. — In Deutschland ist diese Art in den letzten Jahren sehr selten geworden (WEYER).

Mehrere *Mansonia*-Arten sind *Überträger* von *Wuchereria bancrofti* (experimentell auch des Gelbfiebervirus); *M. titillens* überträgt das Encephalitisvirus in Venezuela.

4. Simuliidae.

Kriebelmücken.

Die *Simulien* oder Kriebelmücken sind kleine, nur 3,2—4,5 mm messende, fliegenähnliche Mücken von gedrungenem Körperbau. Sie tragen 12gliedrige Antennen und kurze, breite Flügel mit in der Ruhelage dachförmig übereinandergeschlagenen Innenrändern. Das Weibchen hat stechend-saugende Mundwerkzeuge. Zur Eiablage gehen die Weibchen ins Wasser, wobei die Stellung der Flügel es ermöglicht, eine Luftblase mitzunehmen. Simulien sind nur am Tage aktiv und halten sich niemals in Räumen auf.

Die *Eier* werden zu Gelegen vereint an Wasserpflanzen, Steinen, Holz u. ä. abgesetzt. Sie liegen bei einigen Arten in einer Gallerte und sind dann weichschalig, bei anderen fehlt die Gallerte, dann sind die Eier dickschalig. Simuliengelege werden gelegentlich auch außerhalb des Wassers abgesetzt und können Trockenperioden überdauern.

Die *Larven* werden nicht über 15 mm lang und sind am Vorder- und Hinterende etwas angeschwollen (Abb. 355a). Am Kopf sitzen ein Paar Augen, ein Paar dreigliedrige Fühler und zwei große, fächerförmige Organe, die die Nahrung herbeistrudeln. Das letzte Hinterleibssegment trägt einen Haftapparat, der aus einer Saugscheibe mit schrägen Reihen von Dornen besteht. Das erste Brustsegment ist mit einem unpaaren Fußstummel ausgestattet. Wenn die Larven nach Art der Spannerraupen kriechen, so spinnen sie Fäden, die ihnen zur Befestigung an der Unterlage dienen. Haben sich die Larven von der Unterlage gelöst, so können sie mit Hilfe der Fäden zu dieser wieder zurückfinden. An den Fäden befestigt, können viele Larven gemeinsame lange Stränge bilden, die im Wasser flottieren. Auf der Rückseite des Körpers befinden sich auf dem letzten Segment drei Blutkiemen.

Die Larven häuten sich viermal und werden nach 6—8 Wochen zu 3—4 mm langen Puppen.

Die *Puppe* (Abb. 355b) spinnt sich einen meist tütenförmigen Kokon, der vorne breit offen ist und fest der Unterlage (Stein, Pflanze) aufsitzt. Die Öffnung steht stets in der Richtung des Wasserstromes. Die Puppe trägt an Stelle der Atemröhren am Thorax ein Paar mehr oder weniger weit verzweigter Röhrenkiemen. Die Form des Kokons sowie die der Röhrenkiemenbüschel sind für die Bestimmung der Arten wichtig. Die Puppenruhe dauert bei 25° C etwa 4—5 Tage. Die Imagines schlüpfen unter Wasser und steigen, in eine Luftblase gehüllt, an die Oberfläche. Dort platzt die Blase, und die Mücke steht trocken auf dem Wasserspiegel. — Die Überwinterung erfolgt in der Regel als Larve, aber wohl auch als Puppe. Im Frühjahr schlüpfen die ersten Imagines. Die Zahl der jährlichen

Generationen wechselt mit den ökologischen Verhältnissen und der geographischen Lage des Verbreitungsgebietes.

Die häufigsten Arten in Deutschland sind:

Simulium ornatum MEIGEN 1818 (die gemeine Kriebelmücke),

S. *argyreatum* MEIGEN (die sog. Neustädter Kriebelmücke),

S. *reptans* LINNÉ 1758.

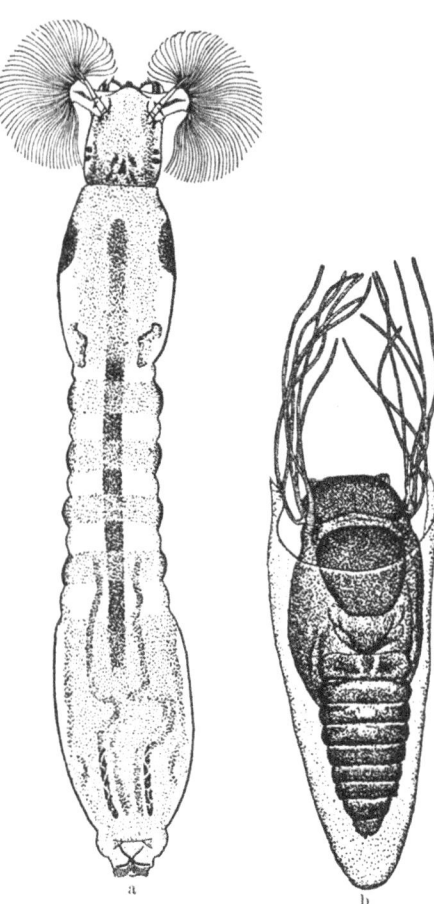

Durch Simulien besonders gefährdete Gebiete in Deutschland finden wir im nord- und mitteldeutschen Tiefland, im Oder-Warthegebiet sowie im Havelland westlich Berlins. Die Haupt- schadengebiete liegen zwischen Weser, Aller und Leine, wo alljährlich Tierverluste, vorwiegend unter den Rindern, auftreten. Im allgemeinen gilt die Regel, daß *Simulium* nicht viel über 200 m über dem Meeresspiegel aufsteigt.

In *Zentral-Amerika* kommen folgende drei praktisch wichtige Arten vor: S. *metallicum* (= *avidum*) BELLARDI, S. *ochraceum* WALKER, S. *callidum* DYAR und SHANNON. Die hauptsächlichsten *afrikanischen* Arten sind: S. *damnosum* THEOBALD und S. *neavei* ROUBAUD. Alle diese Arten sind Überträger von Filarienarten (*Onchocerca*, vgl. S. 438).

In Guatemala kommen noch drei weitere Arten vor: *Simulium veracruzanum, S. exiguum* und *S. haematopotum*. In allen drei Arten entwickelt sich experimentell *Onchocerca volvulus*, aber auch die *Onchocerca*-Arten des Pferdes und der Rinder (vgl. S. 439). Daher werden sie von GIBSON und DALMAT (1952) als potentielle *Onchocerca*-Zwischenwirte angesehen.

Eine auf dem *Balkan* häufige Art ist S. *columbaczense* (= *Danubiosimulium columbaczense* SCHÖNB.), die dort

Abb. 355a u. b. *Simulium*. Entwicklungsstadien.
a Larve, dorsal. b Puppe im Kokon, dorsal (etwa 15×).
(Nach SIKORA aus MARTINI 1952.)

große wirtschaftliche Bedeutung hat (vgl. S. 596). Sie ist daher von BARANOV genau untersucht worden und sei als Beispiel für die Gattung beschrieben.

Simulium columbaczense SCHINER (= *Danubiosimulium columbaczense* SCHÖNB.).

Die Kolumbatscher Mücke.

Die *Kolumbatscher Mücke* (Kriebelmücke, „black fly") ist für die Balkanhalbinsel ein Schädling ersten Ranges. Bei Massenbefall vernichtet sie durch ihre gefährlichen Stiche viele tausend Stück Vieh. Sie wird auch dem Menschen lästig und kann durch ihre Stiche zu heftigen Hautreaktionen führen. Todesfälle beim Menschen sind zwar berichtet worden, aber wohl nicht mit Sicherheit erwiesen, wohl aber tagelanges Kranksein. Diese Art besiedelt vorwiegend die Donau im Gebiet des Eisernen Tores.

Es werden drei Rassen unterschieden: *profundale*, *litorale* und *intermedia*, die anscheinend auch Unterschiede hinsichtlich der Giftigkeit ihrer Stiche aufweisen. Die Rasse *profundale* gilt als die giftigste; sie führt zu dem genannten Viehsterben.

Morphologie und Entwicklung. Das Männchen (etwa 4,4 mm) ist schwarz und trägt große himbeerrote Augen. Auf den vorderen Tibien, am Vorderrand des Scutums und an den Seiten des 2., 6. und 7. Abdominalsegmentes liegt weißer Silberglanz. Die Beine sind sonst schwarz und tragen gelbliche Flecken. — Das Weibchen (4,0 mm) ist heller und bunter gefärbt, seine Augen sind kleiner und dunkelbraun. Es saugt allein Blut.

Die *Eier* werden an seichten Stellen schnell fließender Gewässer auf Steinen abgelegt. Nach 2—3 Wochen schlüpfen die Larven, die nun je nach Rasse verschiedene Wassertiefen aufsuchen. Sie setzen sich mit einer Saugscheibe, die außerdem mit Haken versehen ist, an Steinen und ähnlichen Unterlagen fest (Abb. 355a). Die *profundale*-Larven gehen unter Umständen bis auf 25 m Tiefe, sind aber gewöhnlich 4—6 m unter dem Wasserspiegel. — Die *litorale*-Larven leben an seichten Stellen der Donau mit reißender Strömung und werden z. B. an den überfluteten Zweigen der Uferweiden in einer Tiefe von 20 cm bis 1 m gefunden. Die Puppen leben am gleichen Ort und haben die Fähigkeit, bei gesunkenem Wasserstand ihre Entwicklung auch außerhalb des Wassers zu vollenden. — Die Larven der Form *intermedia* leben an seichten Stellen der Schotterbänke donauabwärts vom Sipkanal. — Als Nahrung dient ihnen organischer Detritus pflanzlicher wie tierischer Herkunft.

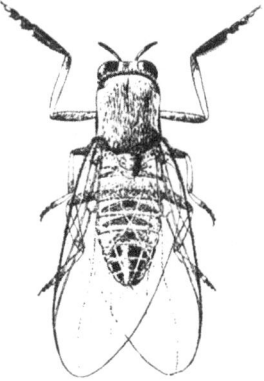

Abb. 356. *Simulium columbaczense*, Weibchen (8×). (Nach BARANOV 1940.)

Lebensweise. Ein Massenauftreten der Simulien wird durch hohe Lufttemperatur, Fehlen von Regen und starken Winden begünstigt, weil dadurch jede einzelne Mücke länger am Leben bleibt. Andererseits wird in der Donau durch den Sterlet ständig die Larvendichte erheblich eingeschränkt; denn er lebt zum Teil fast ausschließlich von diesen Larven. Die mit Tracheenkiemen ausgestattete Puppe kommt mit geringer Wasserströmung aus, während die Larve wenigstens eine Strömung von 0,3 m/sec braucht. Ist diese gegeben und viel Vieh als Blutspender vorhanden, so bestehen bereits wesentliche Voraussetzungen für eine Massenentwicklung der Kriebelmücke.

Die Simulien fliegen am Tage und vorwiegend bei sonnigem Wetter. Sie können große Wanderungen über 200—300 km vornehmen und so in Gebiete gelangen, in denen sie nicht brüten. Solche Invasionen erfolgen ausschließlich durch die Rasse *profundale*. Daneben sind alljährlich Wanderungen zu beobachten, die höchstens 100 km von der Brutstätte wegführen. Diese Bewegungen gehen teils aktiv, teils passiv mit dem Winde vor sich. Auch die Männchen unternehmen solche Massenflüge und gemeinsame Wanderungen. Von BARANOV wurde ein solcher *Männchen*-Zug mit einer Ausdehnung von 2 km Breite und 3—4 km Länge, der 3—4 m über der Erdoberfläche dahinflog, beschrieben. Allem Anschein nach hängen derartige Züge mit bestimmten klimatischen Bedingungen zusammen. Solche Tiere sind meist zum baldigen Untergang verurteilt (BARANOV 1939).

Reaktion des Wirtes (Pathogenese). Die Kriebelmücken befallen bei Tieren vorwiegend alle geschützt liegenden, feinhäutigen Stellen mit geringem Haarbewuchs (das Innere der Ohrmuscheln, Augenlider, Nasenöffnung, Hals, Vorder- und Unterbrust, Bauch, Euter, Genitalorgane, Analregion und Extremitäten).

Nach dem Stich tritt sehr bald ein starker Juckreiz ein, der die Tiere oft wild davonjagen läßt. Es entsteht meist eine Quaddel, der eine Papel folgt. Schmerzhafte Ödembildungen lassen die gestochenen Tiere angstvoll aufbrüllen. Unter Atemnot können sie sehr bald erstickend zusammenbrechen und sterben, meist am ersten Krankheitstage, oft schon nach wenigen Stunden. Bei leichten Fällen tritt auch Erholung ein, aber bei Minderung des Milchertrages. Als Folgen sind Sehstörungen bis zur Erblindung festgestellt worden (WILHELMI und SALING).

Pathologisch-anatomisch fallen lokale Hautveränderungen mit stark ausgedehnten Ödemen auf. Die Haut ist blutig serös durchtränkt, wobei die benachbarte Körpermuskulatur betroffen sein kann. Andere Veränderungen sind unspezifischer Natur (Lungenödem, Herzmuskeldegeneration, leichte trübe Schwellung der parenchymatösen Organe). (Zur Histopathologie der Hautreaktionen nach Simulienstichen vgl. GANS 1928.)

WILHELMI und SALING betonen, daß die größten Schäden bei Vieh auftreten, das ganz frisch in eine von Kriebelmücken verseuchte Zone kommt. Offenbar spielen Immunitätsverhältnisse eine gewisse Rolle. Sicher kann es zu einer Gewöhnung empfindlicher Tiere und Menschen an das Kriebelmückengift kommen, so daß WILHELMI empfahl, auch in dieser Richtung den Schutz der Tiere gegenüber den Kriebelmücken zu suchen. Überstehen einer Erkrankung durch Simulienstiche hinterläßt eine Immunität. Ob die weniger giftigen Rassen der Kolumbatscher Mücke *intermedia* und *litorale* eine gewisse Immunisierung herbeiführen können, die dann die giftigere Rasse *profundale* weniger wirksam werden läßt, ist bisher nicht geklärt worden. Speicheldrüsenextrakte führen bei Laboratoriumstieren zum Tode unter tonisch-klonischen Krämpfen und Atemnot.

Die Verluste unter dem Zuchtvieh durch die Kolumbatscher Mücke sind von BARANOV in einer Übersicht aus den Jahren 1923 und 1934 wie folgt angegeben worden:

	Pferde und Esel	Rinder und Büffel	Schafe	Ziegen	Schweine
Rumänien 1923 . .	1 645	10 620	915	460	2 834
Jugoslawien 1934 .	211	3 620	3 588	3 233	1 240

Nach BARANOV haben vor allem Büffel unter den Stichen der Kriebelmücke zu leiden und prozentual die größten Verluste. Auch viel Wild soll durch die Mücken zugrunde gehen.

Simulium damnosum THEOBALD 1903.

Simulium damnosum ist eine der wichtigsten Überträger von *Onchocerca volvulus* (vgl. S. 435 ff.). Man findet diese Kriebelmücke im ganzen tropischen und subtropischen Afrika, insbesondere in Französisch-Guinea, Sierra Leone, Liberia, an der Goldküste, in Togo, Kamerun, Belgisch-Kongo, Uganda, Sudan, Tanganjika, Pretoria, Transvaal und Natal.

S. damnosum ist eine kleine, fast schwarze Mücke (Männchen 2,5—3 mm, Weibchen 3,2 mm lang) mit kräftigen Schultern und kugelförmigem Kopf.

Diese Art vermag ebenfalls große Entfernungen (bis 45 Meilen) zu durchfliegen (GIBBINS und STRONG). Sie gehört zu den am unangenehmsten stechenden Insekten. In Gefangenschaft verweigern sie oft die Blutnahrung, lassen sich jedoch einige Tage mit Wasser und Zuckersäften erhalten. Die Männchen suchen Blüten auf. — Die Weibchen sind vorwiegend tagsüber aktiv und lieben warmes, sonniges Wetter, meiden jedoch die pralle Sonne.

Als Brutplätze dienen ihnen schnell fließende und daher gut belüftete Gewässer, z. B. der Nil und Kongo. Die Larven und Puppen findet man gemeinsam mit anderen *Simulium*-Arten auf den Blättern und Stengeln sehr langer, im Wasser flottierender Pflanzen, sowie auf der sauberen Oberfläche einzelner rauher Felsstücke.

Der Mensch ist offenbar ein sehr beliebter Blutspender, doch nehmen diese Mücken daneben auch gern Blut von Wild- und Haustieren. Es werden vorwiegend die unbedeckten Körperteile aufgesucht, insbesondere die freien Extremitäten. Sie kriechen gern unter die Ärmel und Hosenbeine. Beim Stich stoßen sie schnell die kurzen, kräftigen Mundwerkzeuge ein und saugen gierig. Nach ihrem Abflug bleibt an der Stichwunde ein kleiner Blutstropfen zurück.

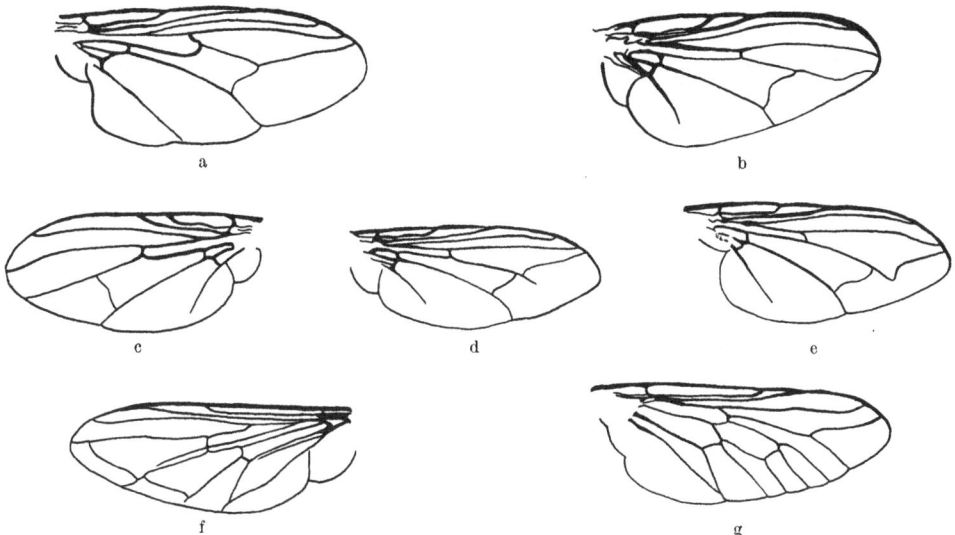

Abb. 357a—g. Schema der Flügelmuster verschiedener Brachyceren. a *Glossina* (Tsetsefliege), b *Stomoxys* (Stechfliege). c *Anthomyia* (Blumenfliege). d *Sarcophaga* (Schmeißfliege). e *Musca* (Stubenfliege). f *Syrphus* (Schwebfliege). g *Tabanus* (Bremse). (Nach SCHOUTEDEN 1941.)

Die *Stiche der Simulien* sind oft sehr schmerzhaft und führen zu entzündlichen Quaddeln, die sehr jucken und mehrere Tage bestehen bleiben können. Ein charakteristischer roter Fleck kennzeichnet die Einstichstelle. Eingeborene, die mehrfach gestochen wurden, zeigen stark angeschwollene Gesichter, die Augenlider werden ödematös, und die Conjunctiva erscheint blutunterlaufen.

Bekämpfung. Zur Bekämpfung der Simulien stellt die Beseitigung der Vegetation, die die Larven trägt, vorerst eine der wirksamsten Maßnahmen dar; doch ist sie schwer durchführbar.

Am Kongo durchgeführte erste Versuche mit Kontaktinsecticiden erwiesen sich als erfolgreich. Die angewandte Dosis, die 10—15 min zur Einwirkung kam, mußte unterhalb der Toleranzgrenze für Fische liegen (KING 1948; WANSON, COURTOIS und LEBIED 1949).

β) Brachycera (Fliegen).

Unter den *Brachyceren* oder *Fliegen* (im weitesten Sinne) findet man zahlreiche *ektoparasitische*, blutsaugende Arten, die zum größten Teil als Imagines auch Krankheitserreger übertragen können (z. B. Trypanosomen, Filarien). Bei den Formen mit blutsaugenden Imagines nehmen entweder nur die *Weibchen* Blut auf (Tabaniden) oder *beide Geschlechter* (Musciden). Bei den Fliegen im engeren Sinne (*Muscidae*) trifft man außerdem *ektoparasitische Larven* an, die

Menschen und Tiere aktiv aufsuchen, um Blut zu saugen. Daneben sind viele
Fliegen*larven* — teils fakultativ, teils obligatorisch — zu *Entoparasiten* geworden.
Sie leben dann entweder im Darm von Tieren oder dringen sogar aktiv über die
gesunde Haut in den Wirt ein. Die Schäden, die sie dabei ihrem Wirt zufügen,
sind im allgemeinen lokaler Art; sie führen zwar zu erheblicher Schwächung,
aber selten zum Tode der befallenen Menschen oder Tiere (sog. *Myiasis*-
Fliegen).

Die *Brachyceren* (Brachy-ceren = kurze Fühler) oder *Fliegen* unterscheiden
sich von den Nematoceren durch ihre relativ kurzen Fühler und Beine. Die Antennen sind wesentlich kürzer als Kopf und Thorax zusammen und im allgemeinen
dreigliedrig; die Glieder sind ungleich gestaltet. Das letzte, oft verlängerte Glied
trägt entweder einen gegliederten oder geringelten „Griffel" (bei den *Orthorrhapha*) oder eine Borste (= Arista; bei den *Cyclorrhapha*), deren Feinbau zur Bestimmung der Arten herangezogen werden kann (Abb. 362). Insgesamt erscheinen
diese Dipteren kräftiger gebaut und vielfach plump, meist mit großem Kopf.
Die Flügeladerung ist immer gut erkennbar, weil sie frei von Schuppen ist
(Abb. 357). Die Larven sind ohne deutlich abgesetzten Kopf (hemicephal oder
acephal, Abb. 360 und 364); er ist im allgemeinen retraktil. Die Puppe ist frei,
doch vielfach in Tönnchen (letzte Larvenhaut) eingeschlossen.

Zwei Unterordnungen werden unterschieden: die *Orthorrhapha* oder Spalt-
schlüpfer und die *Cyclorrhapha* oder Deckelschlüpfer. Diese Namen gehen auf
die verschiedene Form der Öffnungen zurück, durch die die Imagines aus der
Puppenhülle schlüpfen. Die Arten der ersten Unterordnung sprengen einen
„geraden" T-förmigen Spalt (Ortho-rhapha = gerade Naht), die der zweiten
einen „runden" Deckel (Cyclo-rhapha = runde Naht) vom Puparium ab.

1. Orthorrhapha.

Zur Unterordnung der *Orthorrhapha* gehören als bekannteste Familie die
Tabaniden oder *Bremsen* mit sehr vielen Arten (auf der Erde mehr als 2000 Arten!).
Diese mittelgroßen bis sehr großen, kräftig gebauten Fliegen sind mit einem
guten Flugvermögen ausgestattet. Sie tragen besonders große Augen und nach
vorn gerichtete Fühler. Auf dem dritten Glied der Antenne sitzt ein 4—8gliedriger
Griffel, *keine* Arista. Nur die Weibchen stechen und nehmen Blut auf.

Tabanidae.

Allgemeine Morphologie, Entwicklung und Lebensweise. Die *Mundwerkzeuge*
der Tabaniden sind vollständig vorhanden und wohl entwickelt, meist kurz,
aber kräftig. Ihre Aufgaben im einzelnen weichen etwas von denen der blutsaugenden Mücken ab (vgl. Abb. 358 mit 324). Die besonders stark entwickelte
Unterlippe (Labium, *UL*) trägt am Ende zwei wohl entwickelte Labellen. Sie
schließt die übrigen, eigentlichen Stechorgane ein, das sind die Oberlippe (Labrum,
OL), ein Paar säbelförmige Oberkiefer (Mandibeln, *OK*), ein Paar klingenförmige
Unterkiefer (Maxillen, *UK*) und ein stilettähnlicher Hypopharynx (*H*). Oberkiefer und Oberlippe bilden das Saugrohr. Die Unterfläche der Labellen ist von
engen, aneinanderliegenden Kanälchen, sog. Pseudotracheen, durchzogen. Beim
Aufsuchen der Einstichstelle breitet die Fliege die kissenartigen Labellen, die im
hinteren Teil miteinander verbunden bleiben, aus, setzt sie auf die Haut und
treibt die Mandibeln hinein, denen dann die übrigen Stechwerkzeuge folgen.
Dabei fließt das Speichelsekret, das ein Antikoagulin enthält, über den Hypopharynx in die Wunde und erzeugt eine Entzündung, die den Blutzustrom
begünstigt.

Die *Fühler* bestehen aus einer meist deutlich erkennbaren größeren Zahl von Gliedern verschiedener Größe, wobei nur drei Glieder deutlich erkennbar bleiben. Mit dem dritten, vergrößerten Glied sind die folgenden verschmolzen; sie sitzen ihm als geringelter *Griffel* auf.

Das *Flügelmuster* der Tabaniden ist aus der Abb. 357 g ersichtlich.

Die spindelförmigen, dunklen *Eier* werden meist zu größeren Gelegen vereint (100—800 Eier), in Schlamm oder in feuchter Erde (auch im Wald), am Ufer der Flüsse und Seen, an Wiesen- oder Wasserpflanzen, abgelegt. Die Entwicklung im Ei dauert meist nicht mehr als 5—7 Tage, kann jedoch durch ungünstige Witterung verlängert werden.

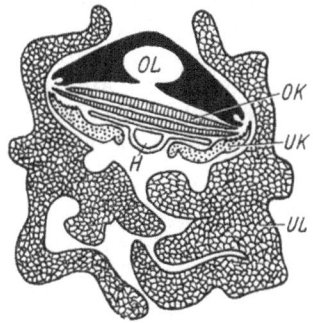

Abb. 358. *Tabanus.* Schematischer Querschnitt durch den Stechrüssel. *H* Hypopharynx; *OK* Oberkiefer; *OL* Oberlippe; *UK* Unterkiefer; *UL* Unterlippe. (Nach R. Vogel.)

Im allgemeinen schlüpfen die Larven eines Geleges fast zur gleichen Zeit aus. Sie sind, abgesehen vom Kopf, aus 11 Körpersegmenten (davon 8 Abdominalsegmente) zusammengesetzt (Abb. 359). Der zylindrische Körper ist an beiden Enden zugespitzt, vielfach längs gestreift und am Ende mit einem Atemrohr (*A*) versehen, das dorsal auf dem Analsegment steht. Es kann teleskopartig verlängert werden. Manche Arten sind auch mit einem zweiten Stigmenpaar am Vorderende ausgestattet (,,amphipneustisch''). Die *hemicephalen Larven* der Tabaniden besitzen — im Gegensatz z. B. zu den eucephalen Larven der meisten Nematoceren — keine geschlossene Kopfkapsel. Diese ist hier weitgehend zurückgebildet und verändert, oft unter Ausbildung einer sekundären Ringelung. Der ,,Kopf" kann in den Thorax zurückgezogen oder eingestülpt werden. Damit geht eine weitgehende Rückbildung der Kopfanhänge einher (Abb. 360). Die Mandibeln (*Md*) bewegen sich in *vertikaler* Richtung und sind daher keine Beißapparate, sondern bei den räuberisch lebenden Arten zu Reißwerkzeugen geworden. Von den Maxillartastern (*Pm*) sowie den Labialtastern (*Lp*) findet

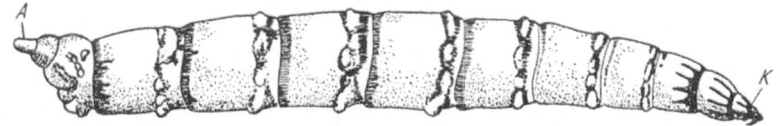

Abb. 359. *Tabanus reinwardtii* WIED, Larve mit gut ausgeprägtem Atemrohr (*A*). *K* Kopf. (Nach CAMERON aus MATHESON 1950.)

man nur Reste (vgl. S. 360). — Viele Larven der Bremsen leben räuberisch, zum Teil von ihren Artgenossen; andere sind Saprophagen. Auf die atmosphärische Luft angewiesen, vermögen sie sich nur in flachen Gewässern, sumpfigen Wiesen und flachen Uferzonen aufzuhalten. Auffallend ist die lange Entwicklungsdauer der Larven, die — je nach Art und Witterung — 3—10 Monate in Anspruch nimmt. Sie machen 6—7 Häutungen durch; die 7. oder 8. führt zu Puppe. Die Puppenruhe wechselt zwischen 5 und 20 Tagen. Zur Verpuppung suchen sie trockene Umgebung auf. Im allgemeinen dauert die gesamte Entwicklung etwa 1 Jahr, kann jedoch auch darüber hinausgehen.

Sich bewegende, dunkle Gegenstände werden von Tabaniden gern angeflogen. Sie lieben warme, feuchte Atmosphäre und setzen Mensch wie Vieh an heißen, schwülen Tagen besonders zu. Dagegen meiden sie trübe, kühle, regnerische Tage. Doch geht die Regenbremse *Haematopota pluvialis* gerade gern bei feinem Sprühregen auf Nahrungssuche aus.

Reaktion des Wirtes. Treten die Tabaniden in größerer Zahl auf, so schädigen sie ihre Blutspender durch den erheblichen Blutverlust, den sie herbeiführen. STONE (1930) schätzte die von einer Bremse aufgenommene Blutmenge auf 0,2 cm³! Sie nehmen vielfach soviel Blut auf, daß sie dabei den ganzen Darm vom alten Inhalt entleeren und selbst noch Tropfen des frischen Blutes wieder ausscheiden. Die relativ groben Stichwunden bluten vielfach nach und können leicht verunreinigt werden. Häufig entstehen große Quaddeln, die mit heftigem Juckreiz einhergehen. Die Vertreter der Gattung *Haematopota* und *Chrysops* suchen den Menschen lieber auf, als es *Tabanus*-Arten tun; diese bevorzugen tierisches Blut. Durch ihre aggressive Art können sie den Gästen in Kur- und Badeorten den Aufenthalt empfindlich verleiden.

Bedeutung als Überträger. Zu den Gattungen *Chrysops*, *Tabanus* und *Haematopota* gehören die wichtigsten Überträger einiger tierischer Trypanosomen (*Trypanosoma evansi*, vielleicht auch *T. equinum*). Diese werden jedoch nur mechanisch, d. h. ohne daß die Protozoen in ihnen einen Cyclus durchmachen, weiter verimpft. Die Möglichkeit dazu besteht bei häufiger Unterbrechung des Saugaktes und raschem Wechsel des Blutspenders. — Von *Chrysops*-Arten wird auch der Erreger der Tularämie (*Pasteurella tularense*) übertragen (besonders durch *C. discalis*). Sie infizieren sich am stärksten an Wasserratten, die gerade erst an Tularämie

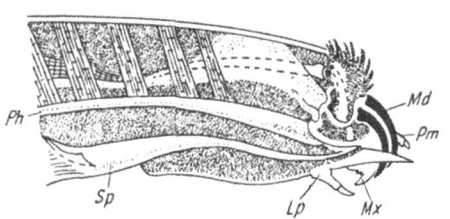

Abb. 360. *Tabanus*, Kopf einer Larve (hemicephal). *Lp* Labialpalpus; *Md* Mandibel; *Mx* Maxille; *Ph* Pharynx; *Pm* Palpus maxillaris; *Sp* Speicheldrüsengang. (Nach MATHESON 1950.)

gestorben sind. Die Übertragung erfolgt rein mechanisch. Die Fliegen bleiben bis zu 48 Std infektiös — nach FRANCIS und MAYNE (1922) sogar 8 Tage lang.

Von Tabaniden wird auch die Filarienart *Loa loa* übertragen (vgl. S. 432). Die Mikrofilarien dieser Art halten sich tagsüber, also während der Stechzeit der sie übertragenden *Chrysops*-Arten (der Mangrovefliege *Chrysops dimidiata* und *C. silacea*), im peripheren Blut ihres Wirtes auf. In endemischen Gebieten erweisen sich diese Arten bis zu etwa 96 % als Filarienträger. Die Filarienlarven machen ihre Entwicklung in der Thorax- und Abdominalmuskulatur innerhalb von 10—12 Tagen durch (vgl. auch S. 422ff.).

Bekämpfung. Eine wirksame Bekämpfung der Tabaniden ist verhältnismäßig schwer, weil für einen nachhaltigen Erfolg ihre Brutplätze trockengelegt werden müssen. Wirksame *Abwehrmittel* haben wir neuerdings in den sog. „Repellents" (vgl. S. 655ff.), doch bleibt noch ein wirklicher Schutz zu finden.

2. Cyclorrhapha.

Die *Cyclorrapha* schließen zahlreiche, sehr bemerkenswerte Parasiten ein. Die *Imagines* vieler Arten, Männchen *und* Weibchen, saugen als *temporäre Ektoparasiten* Wirbeltierblut. Die Larven leben meist in feuchtem Medium, zum Teil sogar im Wasser. Einige Familien legen jedoch keine Eier, sondern sind lebendgebärend (Glossinen, Pupiparen). Diese setzen dann reife Larven ab, die sich bald danach verpuppen, und nach einer relativ langen Puppenruhe werden die Imagines frei.

Auch unter den *Larven* der *Cyclorrhapha* leben einige wenige Arten als *temporäre Ektoparasiten*, die nach Art von Bettwanzen nachts das schlafende Opfer aufsuchen und sich nach der Blutmahlzeit wieder zurückziehen (z. B. *Auchmeromyia*). Eine größere Zahl von Fliegen-*Larven* ist zum *stationären Parasitismus*, einige sind sogar zu *obligatorischem Entoparasitismus* übergegangen. Damit

sind die Fliegen unter den Arthropoden mit die abwechslungsreichste Parasitengruppe, bei der man auch den vermuteten Übergang von der freilebenden Art
zu der mit parasitärer Lebensweise gleichsam in den verschiedenen Zustands-
formen studieren kann.

Zu den *Cyclorrhapha* oder „*Deckelschlüpfern*" gehören mit der Familie der
Muscidae die Fliegen im engeren Sinne. Im Gegensatz zu den *Orthorrhapha* tragen

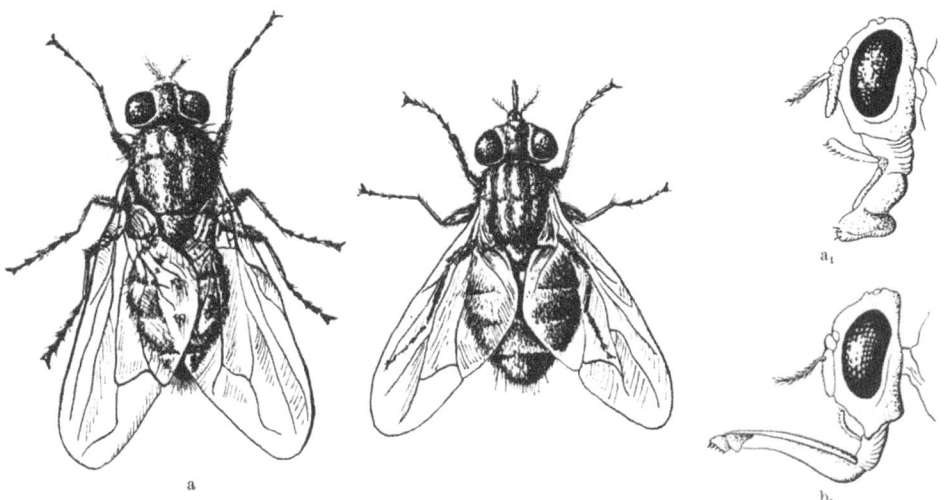

Abb. 361a u. b. Habitusbild einer Stubenfliege (*Musca domestica*) (a) und Stechfliege (*Stomoxys calcitrans*) (b).
a₁ und b₁ die zugehörigen Köpfe.

ihre Fühler auf dem stark vergrößerten dritten Glied eine *Arista*, eine Borste,
die je nach Familie besonders ausgestattet ist und eine wichtige Hilfe bei der
Zuordnung der Fliegen in das zoologische System bietet (Abb. 362).

Die Ausbildung der Mundwerkzeuge wechselt mit der Lebensweise. Die
Mundwerkzeuge der Imagines bestehen in der Regel nur aus Oberlippe (Labrum),

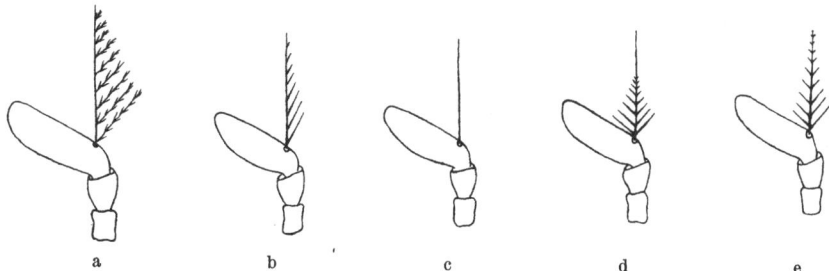

Abb. 362a—e. Fühler mit *Arista* verschiedener Fliegen, schematisch. a *Glossininae*. b *Stomoxydinae*. c *Tachi-
nidae* (*Larvaevoridae*). d *Sarcophaginae*. e *Muscinae* und *Calliphorinae*. (Nach SCHOUTEDEN 1941.)

Hypopharynx und Unterlippe (Labium). Die Ober- und Unterkiefer (Mandibeln
und Maxillen) sind bis auf die Maxillarpalpen völlig rückgebildet (Abb. 361a₁). Die
Taster sind stets eingliedrig.

Der *leckend-saugende Mundapparat* (z. B. bei der Stubenfliege) ist zu einem
stempelförmigen Organ, dem sog. *Haustellum*, geworden, das aus dem Labium
entsteht und in einer vorderen Rinne den Hypopharynx und die Oberlippe

aufnimmt. Die Endteile (Labellen) sind mit eigenartigen Rinnen, den Pseudotracheen, belegt, die den Speichel und Kropfinhalt auf der Nahrung ausbreiten
und diese dann in gelöster Form aufnehmen. Aus diesem Apparat läßt sich durch
starke Verdünnung des Haustellums, sowie durch Sklerotisierung und Zähnelung
der verkleinerten Labellen der *Stechapparat der blutsaugenden Muscidae* (Stomoxys, Glossina) und *Hippobosciden* ableiten (WEBER). Bei der Blutmahlzeit wird
dieser als Ganzes in die Haut des Wirtes eingestoßen (vgl. dagegen bei Bremsen

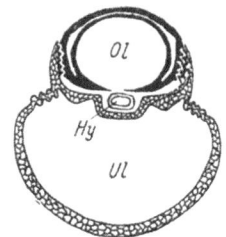

und Mücken S. 559). Bei vielen als Imagines kurzlebigen
Arten, deren Larven obligatorische Entoparasiten ge-
worden sind, findet man nur noch funktionsuntüchtige
Reste der Mundwerkzeuge (z. B. *Gasterophilus, Hypoderma*).

Die *Larven* sind *acephal* (Abb. 364). Ihre *Mundwerkzeuge* bestehen aus einem System von Chitinspangen, die
zusammen mit dem Pharynx das Cephalopharynxskelet
bilden.

Die ganze Anlage der Mundwerkzeuge läßt sich nur entwick-

Abb. 363. Schematischer
Querschnitt durch die
*Mundwerkzeuge einer Stech-
fliege* aus der Familie der
Muscidae. Hy Hypopha-
rynx; *Ol* Oberlippe; *Ul*
Unterlippe.

lungsgeschichtlich verstehen: Der Vorderteil der *acephalen* Larve ist
dem *eingestülpten Kopf* einer eucephalen Larve homolog. Die Einstülpung geht so weit, daß äußerlich vom Kopf nur noch ein
kleiner Vorsprung zu sehen ist, der eine in einen Hohlraum, den
larvalen „Pharynx", führende Öffnung trägt. Das Zentrum der
Einstülpung ist die Antennengegend, doch wird auch die ventrale
Region des Kopfes einbezogen, wenn auch weniger. In den durch die Einstülpung entstandenen
Partien entwickelt sich ein System von Chitinskleriten charakteristischer Gliederung. Es
besteht im Grundplan 1. aus einem stark pigmentierten Basalstück (Vertikalplatte, *Phs*)
an die sich nach vorn 2. das nach seiner Form als H-Stück bezeichnete Zwischenstück (in
Abb. 364 schwarz) mit einer dorsalen Spange und 3. die Mundhaken (*Mh*), die aus dem Kopf
vorgestreckt werden können, anschließen. Nach WEBER darf man die Mundhaken mit den

Mandibeln der hemicephalen
Larven, die sich bei einigen
Arten wie die Mundhaken in
vertikaler Richtung bewegen,
homologisieren (vgl. Abb. 360).
Je nach der Art der Ernährung
treten verschiedene Abwandlungen dieser Grundform auf:
mehr oder weniger kräftig ausgebildete Haken bei räuberisch
lebenden Larven, Reduktion
bis auf das Basalstück bei parasitierenden Larven oder solchen,
die im Mutterleib ernährt werden (*Glossina, Pupipara*).

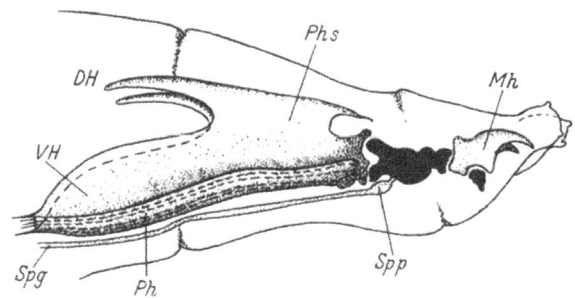

Abb. 364. *Stomoxys calcitrans*. Cephalopharyngealapparat einer reifen
Larve (acephal). *DH* dorsale Hörner; *Mh* Mundhaken; *Ph* Pharynx;
Phs Pharyngealsklerite (Basalstück); *Spg* Speichelgang;
Spp Speichelpumpe; *VH* ventrale Hörner.
(Nach MATHESON 1950.)

Die dritten Larvensta-
dien verpuppen sich in
ihrer alten Larvenhaut und
bilden dabei das sog. „Puparium". Dieses öffnet sich mittels eines runden
Deckels („Deckelschlüpfer") am apikalen Pol.

Die Mannigfaltigkeit des Schmarotzertums unter den Cyclorrhapha, insbesondere bei den Larven, ist ungewöhnlich groß. Wegen der vielfältigen Parallel-
entwicklungen, die unabhängig voneinander in verschiedenen Familien abgelaufen sind (Konvergenzerscheinungen), ist es zweckmäßig, die Gattungen mit
gleichartiger Lebensweise gemeinsam zu besprechen und in Anlehnung an einen
Vorschlag E. MARTINIs folgende Gruppierung vorzunehmen:

1. Ektoparasitische Imagines (Stechfliegen).
2. Ektoparasitische Larven (*Auchmeromyia* und Verwandte).
3. Stationär-parasitische Larven als fakultative und obligatorische Parasiten.

I. Ektoparasitische Imagines (Stechfliegen).

Die *ektoparasitischen Imagines* sind zum größten Teil zusammengefaßt in der Familie der *Muscidae* mit den Unterfamilien der *Stomoxydinae* (Stechfliegen) und *Glossininae* (Tsetsefliegen).

1. Muscidae.

Echte Fliegen.

Die *Muscidae* oder *echten Fliegen* (Fliegen im engeren Sinne) sind primär frei lebende Insekten, die sich mit leckend-saugenden Mundwerkzeugen von organischen Substanzen aller Art ernähren. Sie suchen gern tierische Abfälle auf, an denen sie auch meist ihre Eier ablegen, weil die Larven sich in diesem Substrat (Dung, faulende Substanz u. ä.) entwickeln (z. B. *Musca domestica*). Von diesen Formen lassen sich diejenigen ableiten, die als *Imagines zu Ektoparasiten* geworden sind, vorwiegend bei Wirbeltieren Blut saugen und zum Teil als Überträger von Krankheitserregern Bedeutung gewonnen haben (z. B. *Stomoxys calcitrans*; *Glossina palpalis*).

Die innere Organisation der Musciden entspricht im wesentlichen dem Grundplan der Dipteren. Auf den Bau der Mundwerkzeuge wurde bereits hingewiesen (vgl. S. 601 ff.).

Die häufigsten Stechfliegen unserer Breiten in der Umgebung der menschlichen Behausungen gehören zur Unterfamilie der *Stomoxydinae*. Sie sind durch ein charakteristisches Flügelmuster und die Ausbildung der Arista gekennzeichnet (vgl. Abb. 357 b und 362 b). Die wichtigsten Arten sind:

1. *Stomoxys calcitrans*, Geoffroy 1764, die gemeine Stechfliege.

2. *Lyperosia irritans* (L. 1758), die kleine Stechfliege oder Hornfliege.

3. *Haematobia stimulans* (Meigen 1824).

Alle drei Arten findet man häufig in Stallungen; sie belästigen ebenso das Vieh auf der Weide, suchen aber auch alle möglichen Abfälle auf.

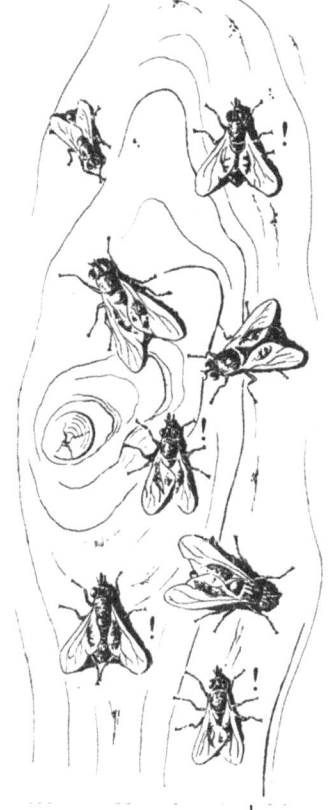

Abb. 365. *Musca domestica* und *Stomoxys calcitrans* an einer senkrechten Wand sitzend. Die Stechfliegen (Kopf nach oben!) sind durch ! gekennzeichnet. (In Anlehnung an v. Schuckmann.)

Ihnen gegenüber sind die zahlreichen anderen Arten und Familien von geringerer Bedeutung. So halten sich Wolken von kleinen Fliegen (Borboriden, Sepsiden u. a.) in der Nähe der Dunghaufen auf. Sie kommen aber nicht in die menschlichen Behausungen, sind harmlos und nur insofern von gewissem parasitologischem Interesse, als einige Arten im Larvenstadium gelegentlich — zufällig — im Darm von Mensch und Wirbeltieren zur Entwicklung kommen können und dann zur sog. *Darmmyiasis* führen (wie auch die Larven der Stubenfliege und verwandter Arten; vgl. S. 617).

Stomoxys calcitrans Geoffroy 1764.

Die gemeine Stechfliege.

Die gemeine *Stechfliege*, *Stomoxys calcitrans* (Abb. 361 b), lebt (im Gegensatz zur Stubenfliege) von menschlichem und tierischem Blut und führt zu sehr schmerzhaften Stichen. Der nach vorn gerichtete Stechrüssel ist bei Betrachtung der Fliege von oben gut erkennbar. An einer senkrecht stehenden Wand sitzen diese Fliegen vorwiegend mit dem Kopf nach oben, während Stubenfliegen den Kopf meist gerade oder schräg nach unten richten (Abb. 365). So lassen sich die beiden oft nebeneinander lebenden Fliegenarten bereits auf den ersten Blick erkennen und unterscheiden. Die Larve sieht der von *Musca domestica* sehr ähnlich, ist aber durch den Feinbau ihrer Atemöffnungen (Stigmen) gut charakterisiert (Abb. 380 b).

Die *gemeine Stechfliege* (etwa 7—8 mm[1]) trägt auf dem grauen Thorax vier breite, schwarze Längsstreifen. Die beiden äußeren erscheinen durchbrochen. Auch das Abdomen erscheint

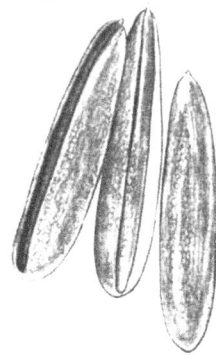

grau; das zweite und dritte Segment sind mit je drei runden schwarzen Flecken versehen. Durch die — verglichen mit der gewöhnlichen Stubenfliege — etwas stärker gespreizten Flügel läßt sie einen größeren Teil der Hinterleibsspitze erkennen (Abb. 361 b). Die Eier (etwa 1 mm lang) sind schmutzig-weiß bis gelblich und mit einer Längsrinne versehen.

S. calcitrans hält sich vorwiegend außerhalb der Häuser auf und geht im Sommer auf die Weiden, erst im Spätsommer und Herbst kommt sie in die Wohnungen und Stallungen, vor allem in Rinderställe, in denen man sie den ganzen Winter über antreffen kann. Sie meidet helles Licht und sucht gern schattige Stellen auf.

Die *Entwicklung* der gemeinen Stechfliege — die Larven leben vorwiegend im Mist von Schwein und Pferd — dauert insgesamt etwas länger als die der Stubenfliege (vgl. Tabelle 23, unten. Bei 12,3⁰ C steht die Entwicklung praktisch still; das Entwicklungs-optimum liegt bei $+ 31{,}4^0$ C, die höchste ertragene Temperatur bei 35⁰ C. Die kürzeste Entwicklungszeit beträgt insgesamt 10 Tage (gegenüber rund 7 Tagen bei *Musca domestica*). — Sie überwintern in der Regel als Larve oder Puppe (vgl. auch oben).

Abb. 366. *Stomoxys calcitrans.* Eier (40 ×). (Nach THOMSEN.)

Der Schaden, den diese Stechfliegen verursachen, ist vorwiegend ein wirtschaftlicher. Bei Massenbefall vermögen sie dem Vieh zuzusetzen und den Milchertrag der Kühe spürbar zu beeinträchtigen (vgl. Kapitel III, S. 617; Myiasis) (zur Bekämpfung s. S. 622, 647).

Tabelle 23. *Die gesamte Entwicklung vom Ei bis zur Imago dauert:*

bei Grad C	Tage	bei Grad C	Tage
16	52	33	10 (!)
19	30	35	12
25	16	(obere Grenze)	
29	12		

Lyperosia (= Haematobia) irritans L. 1758.
Die kleine Stechfliege oder Hornfliege.

Die *kleine Stechfliege, Lyperosia irritans* (etwa 3,5—4,5 mm), ist in Europa und allen anderen Gebieten der Erde häufig. Sie unterscheidet sich von *Stomoxys calcitrans* durch die

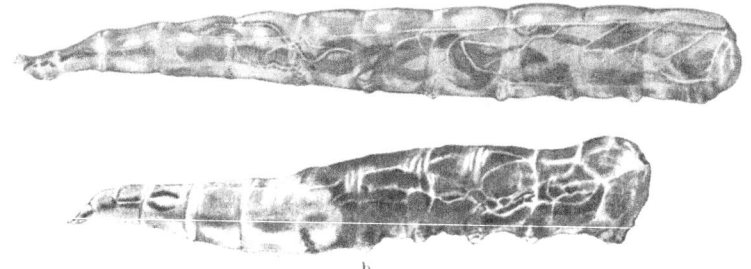

b

Abb. 367a u. b. a *Haematobia stimulans*. Larve. b *Lyperosia irritans*. Larve. (Nach THOMSEN 1934.)

Haltung der Flügel, die in völliger Ruhe zu ³/₄ übereinander, bei Lebhaftigkeit dagegen aber noch weiter gespreizt getragen werden als bei *S. calcitrans.*

---

[1] Die Größenangaben beziehen sich auf normal ernährte Tiere. Bei Nahrungsmangel im Larvenstadium entstehen Kümmerformen, deren Größe dann weit unter den Durchschnitts-werten liegen.

Diese Fliege ist einheitlich grau gefärbt und (im Gegensatz zu *Musca* und *Stomoxys*) ohne deutliche Fleckung des Abdomens. Die Larven sind kleiner als die der Stubenfliege, gelblicher und durch den Bau der charakteristischen Atemöffnungen leicht von diesen zu unterscheiden (Abb. 368 b). — Die Imagines halten sich meist im Freien, selbst in prallem Sonnenschein, auf. Im Hochsommer findet man sie in großer Zahl auf dem Rücken der weidenden Rinder. Sie sind sehr seßhaft und lästiger als *Stomoxys*. Auch die nichtsaugenden Tiere bleiben auf dem Vieh und bevorzugen dann die Gegend um die Hörner (daher auch der Name „Hornfliege“, „horn-fly“). — Die *Eier* werden in frisch abgesetzten Kuhdung gelegt; hier entwickeln sich auch die Larven. Die Verpuppung erfolgt in der Erde unter oder in der Nähe der Dunghaufen.

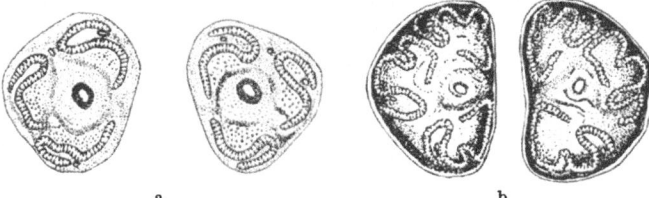

a   b

Abb. 368 a u. b.   Stigmenplatten einheimischer Stechfliegen. a *Haematobia stimulans*. b *Lyperosia irritans*.

Die Entwicklung der Hornfliege ist bei 28,3° C am günstigsten und kann in 7,5 Tagen abgeschlossen sein. Die untere Toleranzgrenze liegt bei $+10,7°$ C, die obere bei $+36°$ C (LARSEN und THOMSEN 1940). — *Lyperosia* überwintert als Puppe.

Zur Bekämpfung dieser Fliegen sind andere Maßnahmen erforderlich als bei *Musca* und *Stomoxys* (vgl. S. 648). Es werden gegen *Lyperosia* fliegenabweisende Mittel („repellents“, vgl. S. 655) empfohlen, mit denen die Rinder einzureiben sind, so daß sie von den Fliegen gemieden werden.

Haematobia stimulans MEIGEN 1824.

Haematobia stimulans nimmt nach Größe und Erscheinungsbild eine Zwischenstellung zwischen *Stomoxys* und *Lyperosia* ein. Ihre wirtschaftliche Bedeutung als Blutsauger ist in Europa nicht geringer als die von *Lyperosia*. Die Gestalt der Larve entspricht weitgehend der von *Stomoxys* (Abb. 367 a). Charakteristisch für die Larven ist wiederum der Bau der Stigmenplatten (Abb. 368 a). Die Lebensgewohnheiten sind ähnlich der von *Lyperosia*. Man findet sie häufig auf weidendem Vieh. Sie sucht aber lieber schattige Stellen auf. — Die *Eier* legen sie ebenfalls in frischen Kuhdung. Sie bevorzugen eindeutig Rindvieh, gehen aber gelegentlich auch an Pferde.

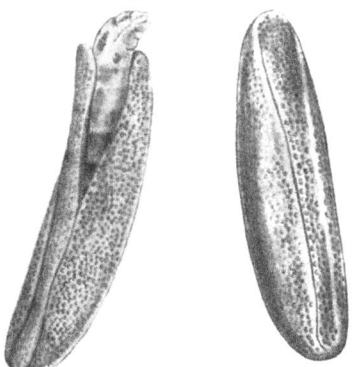

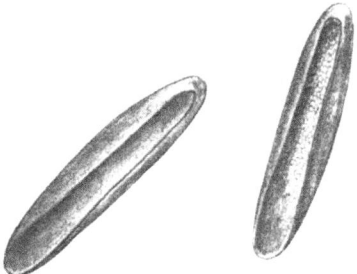

Abb. 369. *Haematobia stimulans*. Eier (40×). (Nach THOMSEN.)

Abb. 370. *Lyperosia irritans*. Eier (40×). (Nach THOMSEN.)

Die günstigste Entwicklungstemperatur liegt bei 15—26° C (E. MARTINI). Bei 10,7° hört die Entwicklung auf, während das Optimum bei $+28,3°$ und die obere Toleranzgrenze bei 31° C liegt. Die kürzeste Entwicklungszeit beträgt etwa 11 Tage.

Die *Bedeutung* der drei einheimischen Stechfliegen als *Überträger von Krankheitserregern* ist sehr gering. Von *Stomoxys calcitrans* wird angegeben, daß sie *Trypanosoma evansi, T. brucei* und *T. gambiense* sowie *T. rhodesiense* bei unterbrochener Blutmahlzeit *mechanisch* zu übertragen vermag. Es erfolgt jedoch in der Fliege weder ein Formwechsel noch eine Vermehrung der Trypanosomen (vgl. S. 73). Auf gleiche Weise können auch Virusarten übertragen werden (z. B. Virus der infektiösen Anämie der Pferde).

Glossina.
Die Tsetsefliege.

Die *Glossinen* oder *Tsetsefliegen* saugen in beiden Geschlechtern Blut und übertragen dabei die afrikanischen Trypanosomen (Schlafkrankheit des Menschen und Nagana der Nutztiere [Rinder, Schafe, Ziegen]). Dadurch haben sie große prak-

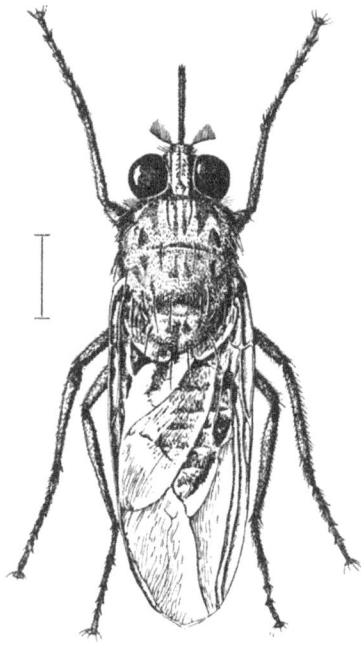

tische Bedeutung und stellen einen wesentlichen epidemiologischen Faktor für das Aufkommen der genannten Erkrankungen dar. Nur dort, wo die Glossinen heimisch sind, können die Trypanosomen verbreitet werden und seuchenhaft auftreten. Außer den menschlichen Trypanosomenarten *T. gambiense* und *T. rhodesiense* entwickeln sich in ihnen auch *T. brucei*, *T. vivax* und *T. congolense* sowie *T. grayi* (vom Krokodil). Die Entwicklung in der Tsetsefliege verläuft jedoch je nach Trypanosomenart verschieden (vgl. *Trypanosoma* S. 65ff.).

Geographische Verbreitung. Mehr als 20 *Glossina*-Arten — nur 7 von ihnen sind wichtige Überträger von menschlichen und tierischen *Trypanosoma*-Arten — verteilen sich im wesentlichen auf das tropische Afrika zwischen dem 18. Grad nördlicher und 31. Grad südlicher Breite. Die Verbreitung der Art *Glossina palpalis* entspricht fast genau derjenigen der Schlafkrankheit in West- und Zentral-Afrika, *G. morsitans* ist dagegen häufiger in den östlichen Gebieten. Immer aber sind die Glossinen dabei auf bestimmte Zonen, sog. Fliegengürtel, beschränkt (vgl. Kapitel: Lebensweise S. 610ff. und Karte S. 67).

Abb. 371. *Glossina palpalis* (6×).
(Original.)

Tsetsefliegen (*Glossina oligocena*) lebten in früheren Zeiten auch auf der westlichen Hemisphäre, doch sind sie hier seit dem mittleren Tertiär ausgestorben (COCKERELL 1908).

Morphologie und Anatomie. Die Glossinen (etwa 6—14 mm) zeigen den für Dipteren typischen Körperbau: sie tragen ein Paar Flügel, die — im Gegensatz zu der gespreizten Stellung bei anderen Stechfliegen — hier in der Ruhestellung dorsal übereinanderliegen und dadurch zungenförmig erscheinen („Zungenfliegen"; glossa = Zunge) (s. Abb. 371 und 361). Die Körperfarbe der einzelnen Arten steht in Abhängigkeit von ihrem Lebensraum: die Fliegen des Regenwaldes sind grau bis braun, die Bewohner der Savannen gelb bis hellbraun.

Die Tsetsefliegen besitzen neben den großen Facettenaugen drei Punkt- oder Nebenaugen. In der unteren Vorderhälfte des Kopfes befindet sich eine tiefe Grube, die die Fühler in der Ruhe aufnimmt. Die dreigliedrige *Antenne* (Fühler) trägt eine gefiederte Arista. Die Fiederstrahlen sind wiederum verzweigt (Abb. 362a, S. 601 und Abb. 372).

Den Saugrüssel (Abb. 373) schließen in der Ruhelage die ebenso langen Taster ein. Beim Saugakt wird der Stechapparat senkrecht nach unten gebogen, während die Taster waagerecht verbleiben. Das Saugrohr wird von der Unterlippe

(Labium, *Ul*) und der Oberlippe (Labrum, *Ol*) gebildet (Abb. 363). Die etwas längere, stilettartige Unterlippe endet mit einem Paar beweglicher Labellen (Paraglossa). Am Grund der Unterlippe liegt der röhrenförmige Hypopharynx (*Hy*), der als Sitz mancher Trypanosomenarten für deren Übertragung besondere Bedeutung hat.

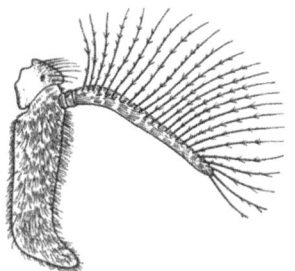

Abb. 372. *Glossina spec.* Antenne mit Arista.
(Aus RODENWALDT und BADER 1951.)

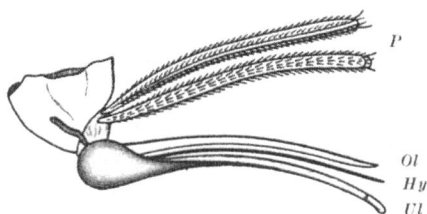

Abb. 373. *Glossina.* Rüssel in Seitenansicht, auseinandergeklappt. *Hy* Hypopharynx; *Ol* Oberlippe (Labrum); *P* Palpen (Taster); *Ul* Unterlippe (Labium) (12 ×).

Der *Thorax* trägt ein relativ großes, nach hinten abgerundetes Scutellum. Die Flügeladerung (Abb. 357a) ist bei allen Arten fast gleich und gilt als Gattungsmerkmal.

Das *Abdomen* besteht aus 7 Segmenten, von denen das erste sehr klein und schlecht erkennbar ist. Während das 8. Segment verlorenging, wurden zwei weitere, das 9. und 10. beim Männchen zum sog. *Hypopygium* umgebildet, einem ventral einschlagbaren Begattungsapparat (Abb. 374).

Der dorsale Teil des Hypopygiums (Tergit des 10. Segments) ist zu einer Schale geworden, die als Anhang ein Paar Cerci (*C*) trägt. In der Schale liegt das ringförmige „Tergosternum" (Tergit und Sternit des 9. Segments), das ein Paar systematisch wichtige Anhange, die Gonopoden, trägt. Systematisch verwertet wird auch der Bau der Peniskapsel, die den häutigen Penis (*P*) stützt. Sie ist an der Basis seitlich zusammengedrückt und geht hinten in ein Paar freie oder am Ende verwachsene Anhänge, die *Harpes* (*H*), aus. In der Mitte der Peniskapsel befindet sich bei vielen Arten ein dreiteiliger Medianfortsatz. Die Gattung *Glossina* wird im wesentlichen nach dem Bau des Hypopygiums auf drei Untergattungen aufgeteilt (*Austenina, Nemorhina* und *Glossina* s. str.)

Entsprechende Umwandlungen haben die letzten Abdominalsegmente des *Weibchens* erfahren, deren Reste in der Analbeschilderung zu finden sind. Ihre Zusammensetzung wechselt mit der Species.

Die *Beine* tragen am fünfgliedrigen Tarsus ein Paar Krallen und zwei Pulvillen; zwischen den Krallen liegt ein Empodium (Borstenbündel).

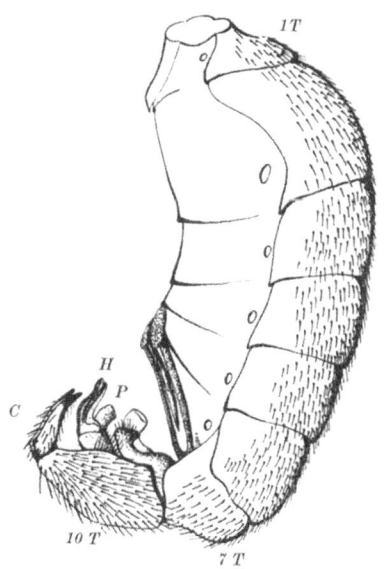

Abb. 374. *Glossina brevipalpis*, Männchen. Seitenansicht des Abdomens mit Hypopygium. *C* Cerci; *H* Harpes; *P* Penis; *1 T* = 1. Tergit; *10 T* = 10. Tergit. (Nach ZUMPT 1936.)

Der *Magen-Darmkanal* (vgl. S. 70) beginnt mit dem Oesophagus, der zum birnförmig erweiterten Proventriculus (Vormagen) führt. In den hinteren Teil des Vormagens mündet der lange Gang des Kropfes, ein stark dehnungsfähiger Hautsack, der fast immer eine Gasblase enthält. Er liegt ventral im vorderen Drittel des Hinterleibes. Vom hinteren Vormagen bis zur Ansatzstelle der MALPIGHIschen Gefäße erstreckt sich der mehrfach gewundene Mitteldarm. Vom

Tabelle 24. *Die wichtigsten Trypanosomen-übertragenden Glossinen;*

Species	Geographische Verbreitung	Biotop	Relative Luft-feuchtigkeit	Optimale Temperatur
Glossina palpalis (ROB.-DESV. 1830)	West-, Zentral- und Ost-Afrika	tropische Regen- und Galeriewälder; Gewässernähe; Höhe bis 1600 m	> 70%	28⁰ C
G. fusca WALKER 1849	West- und Zentral-Afrika bis Uganda	wie *G. palpalis*; Höhe bis 1500 m	70%	< 28⁰ C
G. tachinoides WESTWOOD 1850	West-Afrika, SW-Arabien	Savannen	40—70%	30⁰ C
G. morsitans WESTWOOD 1850	West- und Zentral-Afrika bis zur Ostküste	Savannen, unabhängig von offenen Wasser-flächen; Steppe; nie im Regenwald; Höhe bis 1600 m	40% < 60%	27—33⁰ C
G. swynnertoni AUSTEN 1923	Ost-Afrika	Savannen (Akazien-savannen), Höhe bis 1200 m	30—50%	27—30⁰ C
G. pallidipes AUSTEN 1903	Ost- und Zentral-Afrika	lichter, aber feuchter Savannenwald; Höhe bis 1860 m	60—70% (?)	28—30⁰ C

drüsigen Teil des Proventriculus geht die *peritrophische Membran* aus (vgl. S. 560). Sie spielt bei der Wanderung der Trypanosomen in der *Glossina* eine Rolle (s. S. 69). Der *Enddarm* erstreckt sich von der Mündung der MALPIGHI-schen Gefäße über die Rectalblase zum After. Er mündet beim Männchen durch einen Schlitz des Hypopygiums, beim Weibchen zwischen den Analplatten und der Sternalplatte. Die MALPIGHIschen Gefäße bestehen aus zwei dünnen Schlauch-paaren, die sich zum Ende hin verjüngen und den Darm eng umschließen. — Die *Speicheldrüsen* haben die Gestalt von zwei langen, nach hinten allmählich dicker werdenden Schläuchen, die im Hinterleib zu zwei Knäueln aufgerollt sind. Kurz vor der Einmündung in den Hypopharynx vereinigen sie sich zu einem un-paaren Kanal.

Während die inneren männlichen Geschlechtsorgane ohne besondere Eigen-arten sind, verdient der *Bau des weiblichen Genitalapparates* besonderes Interesse, weil die Glossinen *lebendgebärend* sind. Von den beiden paarigen Eierstöcken führt ein unpaarer Eileiter zum *Uterus*, in den mit einem einheitlichen Kanal die beiden *Milchdrüsen* münden. In den Eileiter führen die Ausführgänge der paarigen Spermatheke (Samenreservoir). Es entwickelt sich gleichzeitig stets nur eine Larve (Abb. 375).

ihre Verbreitung und Lebensweise. (In Anlehnung an F. ZUMPT 1936.)

Brutplätze	Jagdgebiet	Jagdzeit	Hauptwirte	Überträger von
trockener, sandiger Boden; schattiges Unterholz; ruhiges Gebiet	Pfade, Ufer, Waldkanten	am Tage	Mensch und Tier; Warm- und Kaltblut (Krokodil, Elefant, Schwein, selbst niedere Tiere, z. B. Raupen)	*Trypanosoma gambiense* (*T. rhodesiense*)[1] *T. brucei* *T. congolense* *T. vivax* *T. grayi*
trockener, loser Boden; unter gefallenen Bäumen	Wegränder	vorwiegend nachts	bevorzugt Warmblut, Mensch und Tier	*T. gambiense* (?)
sandiger, trockener Kies; im Schatten hoher Bäume	wie Brutplätze	vorwiegend am Tage	bevorzugt Warmblut, Mensch; auch Reptil	*T. gambiense* *T. rhodesiense* *T. brucei* *T. vivax* *T. congolense* *T. grayi* (?)
Berlinia-Brachystegia-Gehölz; trockner Sand- und Lehmboden; schattige, aber auch schattenlose Stellen	wildreiche Lichtung der *Brachystegia*-Flora; Akaziensavannen; baumlose Steppen; Gehölzränder	am Tage	Großwild, Mensch und Vieh	*T. rhodesiense* (*T. gambiense*)[1] *T. brucei* *T. vivax* *T. congolense*
schattige, lockere Böden; diffus verbreitet	*Commiphora Fischeri-C. Schimperi*-Pflanzen-Gesellschaft; Steppenboden	am Tage	Mensch, Haustiere	*T. rhodesiense* (*T. gambiense*)[1] *T. brucei*
ohne besondere Spezialisierung; beschattete wie unbeschattete Plätze; feuchte und trockene Orte	Wildpfade; Waldkanten; Wege	am Tage	Großwild, Mensch, Affen, Geier	*T. rhodesiense* (*T. gambiense*)[1] *T. brucei*

Intracelluläre Symbiose. Die Glossinen als *ausschließlich blutsaugende Ektoparasiten* beherbergen — ebenso wie die Pupiparen (s. S. 613 ff.) — obligatorisch Mikroorganismen, die an die Nachkommenschaft weitergegeben werden. Die *Übertragung* wird bei den Glossinen dadurch gewährleistet, daß die Mikroorganismen *mit dem Milchdrüsensekret* an die Larven verfüttert werden. Die Milchdrüsen und ihre Gänge sind von Symbionten erfüllt. — In der *Larve* liegen die Symbionten in den vordersten, vergrößerten Mitteldarmzellen des Proventriculus und im Lumen einer Ringfalte (*Valvula cardiaca anterior*), die am Anfang des Mitteldarms den tief in ihn eingesenkten Anfangsdarm umzieht (Abb. 376a). Nach der Einschmelzung des Darmes zur Zeit der Puppenruhe befallen sie den neu aufgebauten Mitteldarm. In besonderen, verdickten Zellbändern findet man sie in den Imagines wieder. Die Epithelzellen sind gewaltig vergrößert und wölben sich ins Darmlumen vor (Abb. 376b). Sie sind vollgestopft von Stäbchen, die bereits ROBERT KOCH bei seinen *Glossina*-Studien aufgefallen waren. Außerdem halten sich die Symbionten massenhaft im Darmlumen auf.

Entwicklung. Die Larve braucht etwa 8—12 Tage zur Entwicklung. Sie wird dabei von den mächtigen Milchdrüsen intrauterin ernährt und häutet sich in

---

[1] Eingeklammert diejenigen *Trypanosomen*-Arten, die nur gelegentlich übertragen werden.

dieser Zeit zweimal. Vor der Geburt erfüllt sie fast den ganzen Hinterleib des Weibchens und ist in der Durchsicht als schmutziggelber Körper erkennbar. Die Analhöcker (Abb. 377a), die Atmungsorgane der Larve, die bei der Geburt zuerst heraustreten, tragen artcharakteristische Kennzeichen. Die Larve besteht

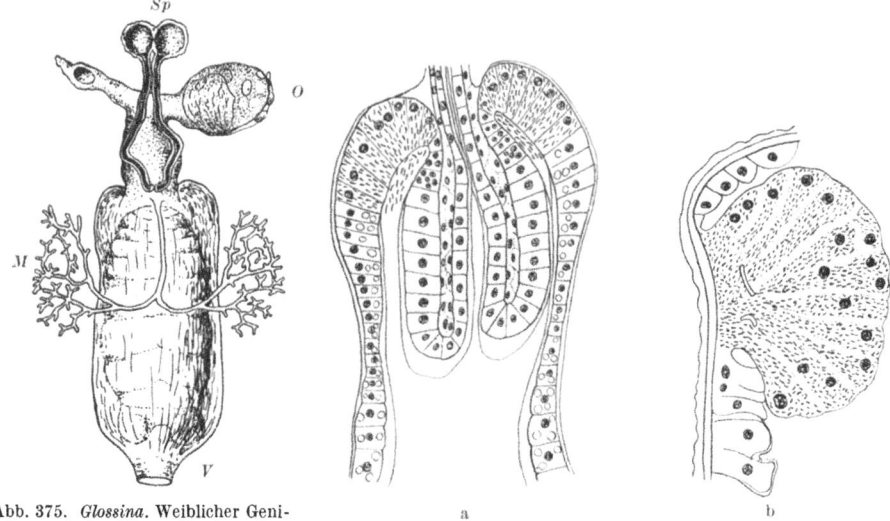

Abb. 375. *Glossina*. Weiblicher Geni-
talapparat; im Uterus Umrisse einer
Larve. *M* Milchdrüsen; *O* Ovar;
Sp Spermatheke; *V* Vagina.
(Nach NEWSTEAD aus ZUMPT 1936.)

Abb. 376a u. b. *Glossina*. Intracelluläre Symbionten. a In den Zellen
der Valvula cardiaca anterior einer Larve. b In Darmepithelzellen
einer Imago (vgl. Text). (Nach ROUBAUD aus BUCHNER.)

aus 13 Segmenten. Das erste trägt ein Paar kleiner rudimentärer Mundwerkzeuge; die Mundöffnung liegt im Uterus des Muttertieres an einer Papille, an der das Milchdrüsensekret austritt. Das 12. Segment trägt die paarigen, kräftig chitinisierten Analhöcker.

Nach der Geburt bohrt sich die zunächst helle Larve nach Möglichkeit einige Zentimeter tief in den Boden ein und wird nach kurzer Zeit bewegungslos. Es folgt nun die dritte Häutung, bei der die Haut jedoch nur schrumpft, sich verhärtet und zur Puppenhülle wird (sog. Puparium). Dieser Vorgang dauert etwa insgesamt 5—15 Std. Die Eihülle und die ersten beiden Larvenhäute werden als Nachgeburt von dem Weibchen abgesetzt. Die Puppenruhe dauert bei 20—30⁰ C 51—22 Tage. Die Lebensdauer der erwachsenen Tiere beträgt etwa 3 bis 7 Monate.

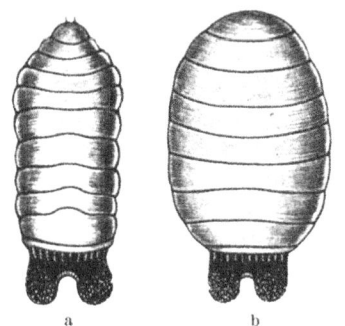

Abb. 377a u. b. *Glossina morsitans*. Larve
(a) und Puparium mit Puppe (b) (6×).

GEIGY gibt auf Grund von genauen Beobachtungen an Laboratoriumszuchten (bei 26⁰ C und 85% relativer Luftfeuchtigkeit) für *Glossina palpalis* folgende Daten an: Maximal erreichtes Alter der Fliegen 207 Tage (= fast 7 Monate); je Weibchen 16 Larven geboren; Trächtigkeitsdauer der Weibchen bei der ersten Larve durchschnittlich 22 Tage, bei allen folgenden 10 Tage; Dauer der Puppenruhe: bei Weibchen etwa 35 Tage, bei Männchen etwa 37 Tage. Von einer Generation zur nächsten vergingen etwa 50—60 Tage.

Lebensweise. Da die geographische Verbreitung der Tsetsefliegen auf eng begrenzte Gebiete Afrikas beschränkt ist, müssen die von den Glossinen geforderten Lebensbedingungen sehr bestimmte sein, die an anderen Stellen der

Erde praktisch nicht angetroffen werden. Daher ist auch zu erwarten, daß eine Änderung der notwendigen Umweltverhältnisse die Entwicklung der Glossinen empfindlich stören bzw. unmöglich machen muß (vgl. dazu GEIGY und HUBER 1952).

Nach ihren ökologischen Ansprüchen kann man die Glossinen in zwei Gruppen zusammenfassen: Fliegen des *tropischen Regenwaldes* (hohe relative Luftfeuchtigkeit und ausgeglichene Temperaturen) und Fliegen der *Savannen* (niedrige Luftfeuchtigkeit und größere Temperaturschwankungen). Sie suchen in der Regel schattenbietende Areale auf, jedoch mit vorwiegend trockenem und lockerem Untergrund, damit sich die Larven einbohren können. Direkte Sonnenbestrahlung tötet Larven und Puppen ab (vgl. auch die Tabelle 24, S. 608/609).

Puppenlager findet man unter gefallenen Bäumen und in der Trockenzeit in den sandigen, beschatteten Ufern der Gewässer. Manche Arten lieben den Sand oder den Humus unter den Gebüschen. Es gibt keine ausschließlich arteigenen Brutplätze, sondern nur mehr oder weniger bevorzugte. Schattenspendende Stellen sind aber für Puppenlager und Rastplätze unentbehrlich. Direkter Kontakt mit Wasser wird gemieden. Als Brutplätze werden auch Pfade und Wege sowie ihre Nähe gemieden, da es ihnen hier wohl zu unruhig ist; dagegen findet man dort hungrige Fliegen, die an Wegen ihre Blutspender erwarten.

Wird ein sonst von Tsetsefliegen besiedeltes Gebiet vorübergehend, z. B. durch Trockenzeiten, von den Glossinen gemieden, so beschränken sie sich auf angrenzende „Rückzugsgebiete". Eine allgemein gültige ökologische Regel besagt: Je stärker die klimatischen Unterschiede zwischen den Jahreszeiten sind, desto deutlicher bilden sich bestimmte, eng begrenzte Rückzugsgebiete aus. Sind die Temperaturen und der Feuchtigkeitsgehalt der Luft im ganzen Jahr nur geringen Schwankungen unterworfen, wie z. B. im äquatorialen Regenwald, so fehlen ausgesprochene Rückzugsgebiete, oder sie sind nur undeutlich entwickelt (ZUMPT 1936).

Baumlose Steppen, also offene Flächen, können danach für die Glossinen niemals in Frage kommen. Auch die Imagines suchen die Steppe nur soweit auf, als sie sich wieder innerhalb kurzer Zeit in die schattenspendenden Savannen und Galeriewälder zurückziehen können. Sie vermögen höchstens 1000 m offenen Geländes zu überqueren, so daß ein baumloser, schattenloser Gürtel von etwa 1 km Breite bereits Schutz vor Glossinen bietet.

Wirtsfindung. Der Blutspender wird von den Glossinen teils durch den Gesichtssinn, teils durch den Geruchssinn wahrgenommen. Nach JACK (1920) beträgt die größte Entfernung, auf die eine *Glossina* ihr Wirtstier sichtet, etwa 100 m. Erst in viel kürzerem Abstand tritt der Geruchssinn in Funktion. Für die optische Wahrnehmung sind Bewegung und dunkle Färbung entscheidender als die Gestalt des Spenders (Grundlage des Erfolges der Fliegenfallen; vgl. bei ZUMPT 1936). Doch berichten MORRIS und MORRIS (1942) über Erfolge mit Tierattrappen, unter denen sich solche von Ziegen unter bestimmten Bedingungen als besonders erfolgreich erwiesen (vgl. S. 462).

Stichreaktion. Der Stich der Tsetsefliege wechselt in seiner Wirkung auf den Menschen je nach individueller Reaktionsfähigkeit und Glossinenart. Trotz der relativ groben Mundwerkzeuge wird der Stich vielfach gar nicht bemerkt. Es tritt aber immer eine kleine Hämorrhagie auf, die von einer Quaddel bzw. Papel gefolgt sein kann. Oft entsteht eine druckempfindliche, harte Schwellung, die etwa 3 cm im Durchmesser erreichen kann. Die Entzündungserscheinungen erreichen ihren Höhepunkt am 3. Tag. Der Saugakt dauert in der Regel 2, höchstens aber 6 min (*G. palpalis*) (nach GEIGY 1947).

Heftige Hautreaktionen treten auf, wenn die stechende *Glossina* mit Trypanosomen infiziert war. Dann kommt es unter Umständen zu dem sog. Trypanosomenschanker (vgl. S. 69 ff.).

Bedeutung als Überträger. Die Glossinen übertragen mehrere Trypanosomenarten, die in ihnen entweder im Darmkanal und in den Speicheldrüsen (z. B. *T. gambiense*) oder nur im Darmkanal (z. B. *T. grayi*), andere nur im Stechrüssel (z. B. *T. congolense*, *T. vivax*) ihren Formwechsel durchlaufen (vgl. S. 65 ff.). Durch die Trypanosomeninfektion werden die Glossinen nicht merklich beeinträchtigt.

Die Fähigkeit der Glossinen zur Übertragung von Trypanosomen ist nach FAIRBAIRN und CULWICK (1950) von der „Disposition" der Fliege abhängig. Diese wird primär von der *Temperatur* bestimmt, die zur Zeit der Puppenruhe herrschte (sog. Puppentemperatur). Für sichere Laboratoriumsinfektionen z. B. von *G. morsitans* mit *T. rhodesiense* empfehlen die genannten Autoren die Puppen bei 30° C und hoher Luftfeuchtigkeit zu halten. Die Imagines bevorzugen 28° C bei 80% relativer Luftfeuchtigkeit. Außerdem wirkt sich das *Geschlecht* der Tsetsefliege auf die Entwicklung der Trypanosomen aus. Die Dauer des Trypanosomencyclus ist bei männlichen Fliegen, die aus Puppen stammen, die bei 30° C gehalten wurden, kürzer als bei solchen Fliegen, die aus Puppen schlüpften, die sich bei Zimmertemperatur entwickelten. Bei den Weibchen dauert der Trypanosomencyclus in der Fliege länger als bei Männchen. Freilandbeobachtungen geben insofern eine Bestätigung der Laboratoriumsbefunde, als die Häufigkeit der Schlafkrankheitsfälle anscheinend mit der Höhe der mittleren Jahrestemperatur zurückgeht, wohl die Folge einer Wirkung der Umgebungstemperatur auf die Puppen (vgl. dazu S. 67 u. 73).

Bekämpfung. Wegen der großen medizinischen und wirtschaftlichen Bedeutung dieser Fliegen ist ihre Bekämpfung eine vordringliche Aufgabe. Sie wird erschwert durch die diffuse Verteilung der Brutplätze im Verbreitungsgebiet, die es beinahe notwendig macht, jede *einzelne Fliege* zu erreichen. Eine systematische Brutplatzbekämpfung, wie sie bei den Mücken möglich ist, gelingt nicht. Ein wirksamer Erfolg ist nur durch Kombination mehrerer Maßnahmen zu erreichen, zu denen unter anderem Kahlschlag von Waldgürteln (s. oben), Köderung in Fallen, Fang der Fliegen durch „Fliegenboys", Anwendung chemischer Präparate (DDT-Nebel) sowie Anlockung und Abtötung der Fliegen durch äußerlich mit Gesarol begiftete Pferde und Esel gehören. So gelang es, örtliche Erfolge zu erzielen (vgl. auch Epidemiologie der Trypanosomiasis, S. 73 ff. und 611).

2. Hippoboscidae und Nycteribiidae.
Lausfliegen.

Besondere Gruppen der Dipteren stellen die *Hippoboscidae* und *Nycteribiidae* (Pupipara oder Lausfliegen) dar. Es handelt sich bei ihnen um meist sekundär flügellose oder nur mit Flügelresten versehene Dipteren (Abb. 378), die sich ausschließlich vom Blut ihrer Wirte ernähren.

Die *Lausfliegen* werden oft für Läuse, Spinnen oder Zecken gehalten. In Frankreich heißen sie volkstümlich „Fliegenspinnen" (mouche-araignée) (HASE 1940). — Unter den Lausfliegen im engeren Sinne werden oft nur die Angehörigen der Familie der *Hippoboscidae* verstanden.

Die Lausfliegen sind keine ausgesprochenen Parasiten des Menschen, stechen ihn aber bei Bedarf und Gelegenheit, wobei sie schmerzhafte Quaddeln zurücklassen. Die meisten Lausfliegen sind jedoch sehr wirtskonstant und leben entweder ständig auf ihren spezifischen Wirten, z. B. die Schaflausfliege *Melophagus ovinus* auf Schafen, oder doch in deren Nestern (z. B. die Mauersegler-Lausfliege *Crataerina pallida* LATR.). Weniger wirtsspezifisch sind z. B. die Hirschlausfliege (*Lipoptena cervi*) und die Pferdelausfliege (*Hippobosca equina*). Bei dieser weist z. B. der leichte Wechsel zwischen Pferd und Reiter auf ihre ziemlich große Wirtsunspezifität hin.

Der stationär parasitischen Lebensweise im Fell oder Gefieder ihrer Wirte entspricht ihr Habitus. Wie den echten Läusen, fehlen den meisten Arten gut ausgebildete Flügel ganz, oder sie sind schlecht oder gar nicht funktionstüchtig. Manche Arten dagegen besitzen noch wohl ausgebildete Flügel, verlieren diese aber, nachdem sie ihren Wirt erreicht haben durch Abbrechen an präformierten Stellen (z. B. *Lipoptena cervi*). Bei *Melophagus* fehlen sogar die Halteren. — Die Körperform ist abgeflacht, die Klauen sind gezähnt und erleichtern dadurch dem Parasiten das Haften am Wirt (vgl. S. 533 und Abb. 308 bei *Pediculus*).

Die stechend-saugenden *Mundwerkzeuge* gleichen in ihrem Bau grundsätzlich denen der *Stomoxydinae* (Abb. 363, S. 602), doch wird der Stechapparat nicht frei getragen, sondern in der Ruhelage in eine tiefe Höhlung des Vorderkopfes zurückgezogen. Dabei stülpt sich der weich-häutige Teil des Rostrums ein. Nur die Maxillartaster behalten ihre ursprüngliche Lage bei und sind bei Betrachtung der Laus-fliege von oben erkennbar.

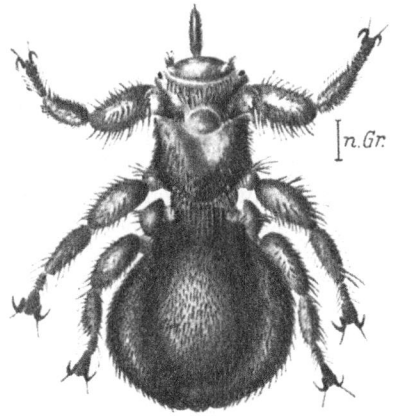

Die Lausfliegen legen keine Eier ab, sondern *gebären reife Larven*, die sich so-fort verpuppen (pupi-para = Puppen ge-bärend). Die Entwicklung gleicht damit weitgehend der der Glossinen (vgl. S. 609 ff.).

Die beiden Ovarien der Hippobosciden-Weib-chen z. B. bestehen aus einem Paar Eiröhren, in denen sich die Eier stets ungleich entwickeln. Ab-wechselnd wächst bald rechts, bald links ein Ei heran und gleitet in den als Uterus funktionieren-den Eileiter herab. Hier entwickelt sich dann die Larve, die vom Sekret zweier reich verästelter Milchdrüsen ernährt wird. Die „Muttermilch" tritt im Uterus gegenüber der Mundöffnung der

Abb. 378. *Melophagus ovinus.* Schaflausfliege; Imago.

Larven aus. Durch aktive Schluckbewegungen nimmt die Larve den Brei in ihren blind-geschlossenen Mitteldarm auf. Im Uterus erfolgen auch die ersten beiden Häutungen der Larve.

Die Entwicklungsdauer der Larven bei *Nycteribia vexata* beträgt für die erste Trächtigkeit nach der Winterruhe (von der Copula an gerechnet) 19 bis 20 Tage. Die folgenden Larven werden nach je 6—8 Tagen abgesetzt. Die verpuppungsreifen Larven werden entweder den Haaren angeheftet (z. B. *Melo-phagus*) oder fallen ins Nest des Wirtes (z. B. *Crataerina pallida*). Dort über-wintern einige Arten auch im Puppenstadium, während bei dem ständigen Aufent-halt am Körper des Wirtes (*Melophagus*) eine Überwinterung nicht in Frage kommt. Auch winterschlafende Wirte, wie z. B. Fledermäuse, beherbergen am Körper überwinternde Lausfliegen (s. unten).

Im Zusammenhang mit der parasitären Lebensweise der Lausfliegen steht die auch bei ihnen vorliegende *intracelluläre Symbiose* (vgl. S. 470). Als permanent-stationäre Ektoparasiten (vgl. S. 8) beherbergen sie Mikroorganismen, die bei den Imagines der *Hippobosciden* in einer scharf begrenzten Zone des Mitteldarmes sitzen, während die *Nycteribiiden* bei den Imagines besondere Mycetome aus-bilden.

Für jede *Hippobosciden*-Art ist der Bereich des veränderten und befallenen Gewebes konstant, aber je nach Species in Umfang und Ausbildung verschieden. Bei *Hippobosca*-Arten beträgt die infizierte Zone bis $^6/_7$ der Länge des Mittel-darmes, bei *Melophagus* ist sie schon viel kleiner, bei *Lynchia* ist sie auf einen aus wenigen riesigen Zellen bestehenden Ring beschränkt. Die infizierte Zone ist meist bei der Präparation des Darmes als verdickte und opake Strecke bereits makroskopisch zu erkennen. Bei *Melophagus* wird das von den Mikroorganismen bewohnte Darmepithel von wesentlich höheren und schlankeren Zellen gebildet als das normale Gewebe. Diese Mycetocyten sind von Mikroorganismen dicht erfüllt. Bemerkenswert ist, daß erst an dieser Stelle des Darmes das aufgenommene Schafblut eine wesentliche Veränderung erfährt. Das bis dahin rote Blut verfärbt sich dunkelbraun bis schwarz. Die Symbionten erfüllen außer den Darmzellen auch die Milchdrüsen. Bei den *Nycteribiiden* wird der Darm weder bei den Larven noch bei den Imagines von Symbionten besiedelt. Diese sitzen in besonderen, oft traubig angeordneten Mycetocyten im hinteren Bereich des Abdomens. Die von Symbionten erfüllten Zellen fügen sich nie zu organartigen Gebilden zuzammen wie z. B. bei der Menschenlaus (vgl. S. 535).

Die *Übertragung der Symbionten* auf die Nachkommen findet im Uterus statt. Die Larven nehmen sie mit dem Milchdrüsensekret auf. Die junge Larve beherbergt sie zunächst in vergrößerten Zellen im Anfangsteil des Mitteldarmes. Während der Umgestaltung des Darmkanals zur Zeit der Puppenruhe gehen die Mycetocyten zugrunde; dabei werden die Symbionten frei gesetzt. Beim Aufbau des neuen imaginalen Mitteldarmes entstehen auch die Zellen, die die Symbionten aufnehmen; diese werden jedoch dann nicht quantitativ erfaßt, sondern besiedeln auch die Milchdrüsen. Bei den Nycteribien ziehen die Milchdrüsen jederseits dicht an das Mycetom heran. Sie scheinen nur noch wenig Sekret zu produzieren. Ihr Lumen ist von den Symbionten derartig erfüllt, daß der Eindruck entsteht, als würde der Embryo nur mit diesen ernährt. Aschner hat die Möglichkeit geäußert, daß hier die Symbionten geradezu verfüttert werden, ähnlich wie andere Fliegenlarven sich in hohem Maße von Mikroorganismen ernähren.

Die Schaflausfliege beherbergt außer den intracellulären Symbionten auch *extracelluläre*, als *Rickettsia melophagi* bekannte Mikroorganismen auf dem Darmepithel, die aber wahrscheinlich mit den echten Rickettsien nichts zu tun haben (Weyer) und auf dem gleichen Wege wie die intracellulären Symbionten an die Nachkommen weitergegeben werden. Sie haben anscheinend für ihre Wirte eine andere Bedeutung als die intracellulären Mikroorganismen, doch ist von ihrer Aufgabe nichts Sicheres bekannt.

Charakteristisch ist der Lauf der Pupiparen, der vorwärts, rückwärts und seitwärts gleich schnell gelingt.

Eine eigenartige Reaktion zeigen viele Pupiparen mit der sog. Lauer- oder Fangstellung, in der sie offenbar einen neuen Wirt erwarten und sich bei jeder Berührung sofort festzuklammern versuchen (Hase, Schulz).

Besonderes parasitologisches Interesse verdient noch der im Zusammenhang mit dem Studium der *Wirtsfindung* von Herter (1952) untersuchte Temperatursinn der Lausfliegen. Diese lassen deutlich bestimmte *Vorzugstemperaturen* erkennen, deren Höhe jedoch je nach Art wechselt. Sie stehen in Beziehung zur Höhe der Hauttemperatur des Blutspenders und zur Lebensweise der Parasiten. Bei den *Schaflausfliegen*, die als *permanente* Parasiten ständig im Fell von Schafen leben, in deren Wolle sie auch ihre Larven absetzen, stimmt die Vorzugstemperatur mit 37,9° C recht gut überein mit der Hauttemperatur ihrer Wirte, die zwischen $36^1/_2°$ C und $38^1/_2°$ C liegt. Die Vorzugstemperatur ändert sich auch bei den Schaflausfliegen infolge ihrer engen Bindung an den Wirt nicht mit ihrem Sättigungsgrad (vgl. dazu *Pediculus*, S. 538). Bei der Seglerlausfliege (*Crataerina pallida*), die sich nicht ständig auf ihrem Wirt aufhält, lassen sich dagegen *je nach Sättigungsgrad verschiedene Vorzugstemperaturen* erkennen. Mit zunehmendem Hunger erhöht sie sich (38,62° C $\pm$ 0,54 gesättigt, 41,18° C $\pm$ 0,49 im hungrigen Zustand). Der relativ geringe Temperaturunterschied erklärt sich daraus, daß sich die gesättigten Lausfliegen in den durch

Jungvögel oder brütende Eltern geheizten Nestern aufhalten oder sogar noch auf dem Gefieder der Wirte verbleiben (vgl. dazu S. 462 ff.).

Verhältnis der Lausfliegen zum Menschen. Die Bedeutung der Lausfliegen für den Menschen geht wohl kaum über die Stichbelästigung und den Blutentzug hinaus.

Hungrige Hirschlausfliegen (*Lipoptena*) stechen auf der Haut des Menschen bald ein und haben nach 15—25 min ihren Darm gefüllt. Die Wirkung der Stiche ist primär und subjektiv nur sehr gering und kaum spürbar. Objektiv ist zunächst ein zartes rotes Pünktchen zu bemerken. Nach 1—2 Tagen läßt sich ein roter Hof um die Einstichstelle erkennen. Danach entwickelt sich eine ziemlich harte Pustel mit einer zentralen kleinen Blase, die meist durch Kleiderdruck aufplatzt. Danach läßt der Juckreiz, der vom 2.—3. Tage an auftritt, meist nach; die Rückbildung der Hautreaktion dauert 14—20 Tage.

Ähnliches gilt für die Mauersegler-Lausfliege *Crataerina pallida* LATR. Ihre Stiche werden als nicht schmerzhaft angegeben, doch treten sekundär Papeln und Quaddeln mit starker Rötung auf. Es sind zahlreiche Fälle bekannt, wo Mauersegler-Lausfliegen Menschen anfielen.

HASE erklärt ein Aufsuchen der Menschen durch *C. pallida* sehr plausibel damit, daß diese als Puppen überwinternden Lausfliegen zwar zur Zeit der Rückkehr der Mauersegler aus ihrem Puparium schlüpfen, aber unter Umständen ohne Blutspender bleiben, weil die Segler des alten Nestes ausbleiben. Wenn sie dann ausschwärmen, kann es passieren, daß sie, durch Wärme und Düfte angelockt, in Wohnungen eindringen und Menschen aufsuchen.

Die zeitlebens flügellose Schaflausfliege *Melophagus ovinus* gelangt durch Kontakt auf den Menschen. Man findet sie praktisch nur bei Schafhirten, Scherern, Tierpflegern und ähnlichen Personen (vgl. auch oben bei Pferdelausfliege).

Als *Überträger von Krankheitserregern* spielen die Lausfliegen für den Menschen *keine* Rolle, doch ist manche Art an der Übertragung von Parasiten ihrer Hauptwirte beteiligt; *Melophagus ovinus* überträgt *Trypanosoma melophagium* der Schafe, *Lynchia maura* eine *Haemoproteus*-Art der Vögel.

Nycteribia vexata WESTW.

Als Beispiel für diese parasitologisch interessante Dipterenfamilie sei die Biologie der von H. SCHULZ (1939) eingehend untersuchten *Fledermaus*-Lausfliege, *Nycteribia vexata*, behandelt.

Die *Fledermaus-Lausfliegen* sind so sehr auf ihren Wirt angewiesen, daß sie ihn praktisch zeitlebens nicht verlassen. Selbst zur Zeit des Winterschlafes sitzen sie in den Achselhöhlen und müssen etwa alle 2—3 Tage einmal Blut aufnehmen. Daher findet man selbst während des Winters immer Lausfliegen mit Blut erfülltem Darm.

Nur zum Gebären verlassen die Weibchen die Fledermaus für etwa 2—3 min und heften dabei ihre Larven dem Substrat an, an dem sich ihr Wirt niedergelassen hat. Das Weibchen umläuft an der meist senkrechten, aber immer notwendig ebenen Fläche (z. B. einer Wand) die zur Ablage erwählte Stelle und breitet danach, den Kopf nach unten gerichtet, die Beine sternförmig aus. Das Abdomen wippt zitternd sekundenlang auf und ab, und dann wird in Bruchteilen einer Sekunde die Larve ausgestoßen. Das Weibchen kriecht über die weißliche Larve und preßt sie bis zu einer Minute lang mit ihrem Thorax fest gegen die Unterlage, erhebt sich und läuft dann wieder auf die Fledermaus zurück.

Die Larve gleicht in ihrer Grundform einem Ellipsoid und ist oben und unten etwas abgeflacht. Dorsal trägt sie ein Stigmenpaar, terminal ein zweites, das auch durch die Vulva hindurch die Atmung mindestens während der zweiten Hälfte der Entwicklung im Uterus ermöglicht. Das Haften der Larve an der Unterlage wird anscheinend durch den saugnapfähnlichen Bau ihrer Ventralseite unterstützt. Auf dem wulstigen Rand liegt kurz vor den terminalen Stigmen die Afteröffnung, auf der Gegenseite vorne die spaltförmige Mundöffnung.

Kurz nach der Geburt verfärbt sich innerhalb etwa 1 Std die Larvenhülle und wird zum schwarzen Puparium. Nach etwa 18—44 Tagen schlüpft die geschlechtsreife Lausfliege. Sie öffnet das Puparium mit einer Bewegung der Beine. Der Deckel springt auf, und die

Imago kommt ohne Mühe aus der unten gelegenen Öffnung heraus. Die erste Blutmahlzeit findet gewöhnlich am nächsten Tage statt, kann aber auch schon nach wenigen Stunden erfolgen.

II. Ektoparasitische Larven.

Unter den zahlreichen Fliegen*larven* sind einige wenige Arten zu *obligatorischen Ektoparasiten* geworden, die Menschen und Warmblüter aufsuchen, um von ihnen *Blut* zu gewinnen. Hierher gehören neben 5 Arten der Gattung *Auchmeromyia* Larven gewisser Arten der Gattungen *Phormia, Protocalliphora, Passeromyia* und *Neottiophilum*. Von diesen parasitiert *Auchmeromyia luteola* am Menschen, während die Vertreter der übrigen Gattungen junge Nestvögel heimsuchen. *Protocalliphora* trifft man auch in Deutschland an.

Auchmeromyia luteola FABR. 1805.

Geographische Verbreitung. *Auchmeromyia luteola* FABR., eine zu den Calliphoriden gehörende Fliegenart, lebt im tropischen und subtropischen Afrika zwischen Nord-Nigeria und Natal, ebenso im südlichen Sudan (zwischen 18° nördlicher und 30° südlicher Breite) (vgl. Karte bei GARRETT-JONES 1951). Überall findet man sie im Kongogebiet (daher auch „Congofloor maggot"). Allem Anschein nach ist ihre Larve unter den Dipteren wohl der einzige spezifische Parasit des Menschen. Bei Laboratoriumszuchten nahmen die Larven jedoch auch Meerschweinchenblut. — Neben dieser Art existieren vier weitere Auchmeromyia-Arten, die bei Erdferkel und Warzenschwein schmarotzen.

Morphologie und Entwicklung. Die *Imagines* (etwa 10—12 mm) haben einen kräftig gebauten Körper. Ihre Farbe ist etwa orange bis rötlich gelb, erscheint aber durch zahlreiche kleine, schwarze Härchen bräunlich. Der relativ große Kopf trägt bei beiden Geschlechtern zwei deutlich voneinander getrennt liegende Augen.

Die schmutzig-weiße, halb durchsichtige Larve (bis etwa 17 mm) setzt sich aus 11 Segmenten zusammen. Der mittlere ventrale Teil ihrer Körperoberfläche ist abgeflacht. Der hintere Rand jedes Segmentes trägt drei kurze Stummel mit rückwärts gerichteten Dornen, die eine Vorwärtsbewegung nach Art einer Raupe ermöglichen (Abb. 379).

Die *Entwicklung der Fliege* verläuft nach Beobachtungen an Laboratoriumszuchten (nach GARRETT-JONES 1951) wie folgt: Bei 26—28° C und 50—60% relativer Luftfeuchtigkeit schlüpfen die ersten Larven nach 36—60 Std. 3 Tage später nimmt die Larve die erste Blutmahlzeit auf. Bei viermaliger Fütterung je Woche dauert die larvale Periode etwa 30, die Puppenruhe 15—16 Tage. Die Imagines schlüpfen nach insgesamt etwa 46 Tagen. Erst nach weiteren 21 Tagen werden die ersten Eier abgelegt. So können je Jahr etwa 5 Generationen entstehen.

Das vordere Segment der Larve hat etwa konische Gestalt. Zwischen zwei vorstreckbaren Haken liegt die Mundöffnung. Außerdem sitzen paarige Gruppen kleiner Zähnchen um die beiden Haken. Mit diesem Apparat vermögen sie nach Art eines Schröpfkopfes die Haut zu verletzen. Dorsal liegt ein auffallend großer Blindsack, der in den vorderen Abschnitt des Oesophagus mündet.

Die Artzugehörigkeit der Larven ist leicht an ihren *charakteristischen Atemöffnungen* zu erkennen (vgl. Abb. 385 c, S. 623).

Wenn die Larve zur Verpuppung reif ist, sucht sie einen geeigneten Ort auf und nimmt eine dunkel rötlich braune Färbung an. Nach 2—3 Wochen schlüpft die Imago (MANSON-BAHR 1950).

Ihre Ansprüche an Wärme und Luftfeuchtigkeit sind nicht sehr groß.

Lebensweise. Die *erwachsene Fliege* sitzt gewöhnlich bewegungslos am Stroh-
dach oder Balken, auch an Spinnweben der Wände und Dächer der Eingeborenenhütten. Durch ihre eigenartige Färbung ist sie schwer zu entdecken. Sie selbst
saugt kein Blut. Nach Art der Stubenfliege lebt sie etwa 3 Monate und sucht
gern die Faeces von Mensch und Affen auf, die ihnen Nahrung bieten. Ihre
Eier setzen sie in Gruppen zu 30—50 Stück in die Ritzen der Fußböden, besonders in Lehmböden an Stellen, wo Urin entleert wird.

Die *Larven* suchen die Eingeborenen, die vorwiegend auf dem Erdboden
schlafen, nachts in ihren Hütten auf. Sie wählen die haarlosen, ruhig liegenden
Körperstellen aus und schaben die Haut so lange ab, bis sie ein Blutgefäß erreichen und saugen das Blut. Die Blutmahlzeit dauert etwa 20 min. Wenn
die Larven Gelegenheit haben, saugen sie täglich; jedoch vermag jedes Larvenstadium 20—33 Tage zu hungern. — Die Bisse der Larven sind schmerzlos. Werden
die Maden bei der Mahlzeit gestört, so lassen
sie sich sofort fallen und ziehen sich ebenso
zurück wie nach vollendeter Nahrungsaufnahme. Sie gehen bis zu 6—7 cm in die Boden-
ritzen oder unter die Bodenmatten. — Um
von den Larven verschont zu bleiben, genügt
es, in Betten oder in Hängematten zu
schlafen (siehe auch GASCHEN 1945).

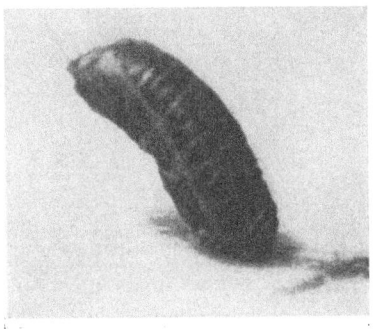

**III. Stationär-parasitische Fliegen-
larven als fakultative und
obligatorische Parasiten.**

Stationär-parasitische Fliegenlarven findet
man in verschiedenen Familien der cyclor-
rhaphen Brachyceren. Den stationären Befall

Abb. 379. *Auchmeromyia luteola.* Larve an
menschlicher Haut in typischer Saughaltung.
(Nach BLACKLOCK.)

von Menschen und Wirbeltieren mit Fliegenlarven nennt man *Myiasis.* Die
Larven können teils *fakultativ,* teils *obligatorisch* bei Wirbeltieren parasitieren.
Daher nennt MARTINI die Fliegen der ersten Gruppe *halbechte,* die der zweiten
echte Myiasisfliegen. Die fakultativen Parasiten gelangen entweder zufällig in den
Magen-Darmkanal (sog. Darmpassanten) oder werden als Eier an Wunden ab-
gelegt, die den Larven an Stelle von frischem oder faulendem Fleisch als
Nahrungsquelle dienen.

Bei den stationär-parasitischen Fliegenlarven läßt sich anscheinend der fortschreitende Grad der Bindung eines Parasiten an seinen Wirt, der hypothetische
Übergang von den freilebenden Formen, die zufällig in den Darm oder in eine
Wunde geraten, zu den obligatorischen Parasiten „verständlich" machen. Manche
Fliegenlarven entwickeln sich im Dung, aber, wenn es die Umstände mit sich
bringen, auch im Darminhalt der „lebenden Dungspender", des Menschen oder
der Tiere (Myiasis intestinalis; „Darm-Myiasis"). Vielfach sind sie dann nicht
einmal Schmarotzer, sondern nur Darmpassanten (Kommensalen).

a) Fakultative Parasiten.

Zufällig können die Larven vieler bekannter Fliegenarten zu einer *Darmmyiasis* führen (*fakultativer Parasitismus*). In erster Linie ist hier die Stubenfliege, *Musca domestica,* zu nennen, deren Maden wiederholt im Darm des Menschen gefunden wurden. Sie vermögen sich dort kurzfristig zu halten und wohl
auch weiter zu entwickeln [unter anderen auch die Larven von *Fannia cani-
cularis,* der kleinen Stubenfliege, von *Stomoxys calcitrans* (Abb. 380), der

Stechfliege, und von *Muscina stabulans*]. Meist treten bei den betroffenen Personen oder Tieren keine ernstlichen Störungen auf, weil sich die Maden nicht ansiedeln können, sondern bald mit der Darmentleerung nach außen geraten (Darmmyiasis oder *Myiasis intestinalis*).

Im Mittelmeergebiet, wo vielfach Schafkäse auf den Märkten angeboten wird, findet man in diesem oft die Maden der Käsefliege *Piophila casei*. Bei reichlichem Verzehr von Käse, in dem sich viele solcher Maden finden, können blutige Durchfälle auftreten, die eine Ruhr vortäuschen. Die gewohnten Abführmittel treiben sie leicht ab (JAMES 1947, ZUMPT 1951).

Experimentell läßt sich diese Wirkung der Fliegenlarven an Kaninchen zeigen. Werden sie z. B. mit Larven von *Musca vicina* peroral infiziert, so stellen sich bei manchen Tieren in den nächsten Tagen hämorrhagische Stühle ein.

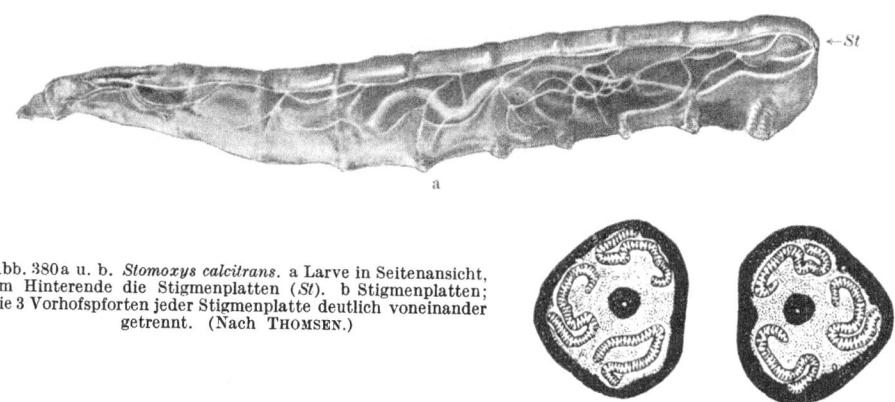

Abb. 380a u. b. *Stomoxys calcitrans*. a Larve in Seitenansicht, am Hinterende die Stigmenplatten (*St*). b Stigmenplatten; die 3 Vorhofspforten jeder Stigmenplatte deutlich voneinander getrennt. (Nach THOMSEN.)

Die Angaben über das Auftreten von Darmmyiasis werden meist mit großer Zurückhaltung aufgenommen, weil die Möglichkeiten, einem Irrtum anheimzufallen, sehr groß sind. Manche Schmeißfliegen setzen ihre Eier bzw. Larven auf frischen Stuhl ab und lassen den Eindruck aufkommen, die Larven wären schon mit den Darmentleerungen ans Tageslicht gekommen. Außerdem erhebt sich immer die Frage, wie können sich Fliegenlarven überhaupt im Magen-Darmkanal unter anaeroben oder doch sehr sauerstoffarmen Verhältnissen lebend erhalten und sogar weiterentwickeln. Dieses Problem ist noch nicht befriedigend gelöst worden. Liegen hier vielleicht Beispiele einer Präadaptation vor (vgl. S. 19)? Die Ergebnisse der Untersuchungen an den Stigmenplatten von *Hypoderma* durch ENIGK und PFAFF (1953) bieten hier wertvolle Hinweise für die weitere Forschung (vgl. S. 623).

Fakultative *Wundparasiten* sind unter anderem die Larven der Gattungen *Calliphora*, *Lucilia*, *Sarcophaga*, *Chrysomyia* und *Phormia*. Deren *Imagines* sind zum Teil als sog. Schmeißfliegen[1] („Brummer") und Fleischfliegen wohlbekannt und teils durch auffallende, metallisch-glänzende Körperfarbe, teils durch graue und bräunliche Töne ausgezeichnet. Zu diesen kommen noch die bereits oben genannten, eine Darmmyiasis erzeugenden Fliegenarten. Sie suchen statt tierischer Kadaver oder anderer faulender organischer Substanzen (auch pflanzlicher Herkunft) Hautwunden von Wirbeltieren auf. Der Heilungsprozeß

---

[1] Der Name Schmeißfliege kennzeichnet die Art der Eiablage. Die Weibchen spritzen gleichsam ihre Eier auf das für die Larvenentwicklung geeignete Substrat („Fliegengeschmeiß"). In der Regel schlüpfen die Larven bald darauf, bei einigen Arten sofort nach der Ablage.

der von diesen Larven befallenen Wunden wird meistens verzögert, manchmal aber auch begünstigt.

Bereits im Jahre 1803 berichtete LARREY, daß während des ägyptischen und syrischen Feldzuges Fliegenlarven in Wunden beobachtet wurden, die die *Heilung begünstigten*, eine Beobachtung, die später wiederholt bestätigt wurde. Daraus wurde sogar eine praktische Folgerung gezogen: Man setze Larven, z. B. bei Fällen mit chronischer Osteomyelitis, zu den Wunden, um die Neubildung des Gewebes zu beschleunigen. Nach vollständiger Entfernung der für die Larven nicht angreifbaren Teile werden 200—1000 steril aufgezogene Larven auf die Wunde gebracht, diese mit einer luftdurchlassenden Drahtgaze bedeckt und einige Zeit dem Licht ausgesetzt, was die Dunkelheit liebenden Larven veranlaßt, sich in die Tiefe der Wunden zu begeben. Die Larven reizen das Gewebe zur Bildung von Eiter, der ihnen zur Nahrung dient. Durch die von ihnen ausgeschiedenen, proteolytische Eigenschaften besitzenden Sekrete werden aber auch abgestorbene Gewebsteile aufgelöst und die bisher saure Reaktion der Wundsekrete alkalisch gemacht, was dem Bakterienwachstum entgegenwirkt. Nach 3—4 Tagen werden die inzwischen herangewachsenen Larven durch junge ersetzt; nach meist 3—4maliger, unter Umständen auch häufigerer Applikation bildet sich Granulationsgewebe, und die Wunden schließen sich. Die Beschwerden durch die sich einbohrenden Larven sollen erträglich sein. S. K. LIVINGSTONE (1932) hat auch mit filtrierten und sterilisierten, die Larvensekrete enthaltenden Madenextrakten bei Mittelohrinfektion sehr gute Erfolge gehabt. Die erfolgreichen Anwendungen wurden mit Larven von *Lucilia sericata* vorgenommen. Offenbar sind nicht alle Rassen dieser Fliegenart in gleichem Maße geeignet, deshalb muß man einen erprobten Stamm benutzen, der von amerikanischen Chirurgen benutzt und auch von BRUMPT in Paris weitergezüchtet wurde.

Die Artzugehörigkeit der bei einer Myiasis aufgefundenen Larven läßt sich relativ leicht durch Untersuchung der Stigmenplatten, wie am Beispiel der Stechfliegen (vgl. S. 605 und Abb. 368) gezeigt wurde, feststellen.

Musca domestica L. 1751.

Die Haus- oder Stubenfliege.

Die *Haus- oder Stubenfliege, Musca domestica* L., ist wohl die häufigste Fliegenart der menschlichen Umgebung. Man findet sie auf der ganzen Erde so oft wie kein zweites Insekt. Sie gehört kaum in den Bereich einer parasitologischen Betrachtung. Doch können *die Maden zufällige Parasiten* werden, und außerdem verdienen die *Imagines als Überträger zahlreicher Krankheitserreger* Erwähnung. Zudem werden sie heute vielfach als billige Testobjekte zur Prüfung insecticider Präparate verwandt. Da nun auch neuerdings zahlreiche Beobachtungen an Stubenfliegen gemacht wurden, die eine bemerkenswerte Resistenz dieser Insekten gegenüber den neuartigen synthetischen Insecticiden erkennen ließen, und diese Erscheinung für die Insektenbekämpfung allgemeinere Bedeutung gewonnen hat, soll *Musca domestica* ausführlicher berücksichtigt werden.

Morphologie und Entwicklung. Die *Stubenfliege* (etwa 7—8 mm) ist grau gefärbt und mit vier schmalen, dunklen Streifen auf der Thoraxoberseite versehen (Abb. 361a). Charakteristisch ist das Geäder der Flügel (vgl. Abb. 357e) (beachte 4. Längsader). Die gelblich-weißen Eier (1 mm; Abb. 382) sind spindelförmig und zeigen auf der Rückseite zwei Rippen. Sie werden mit Vorliebe auf Pferdemist und Küchenabfällen abgelegt. Die Entwicklung im Ei dauert 24 Std (Tabelle 25, S. 621).

Die jungen Larven (etwa 2 mm) erscheinen grau-braun gefärbt, die ausgewachsenen dagegen gelblich-weiß (12 mm). Die optimale Entwicklungstemperatur der recht lebhaften Larven liegt bei 30—35⁰ C, sinkt aber vor der Verpuppung auf etwa 15⁰ C. Tief im Dung wühlende Larven kommen daher zur Verpuppung in die oberen Schichten. Als *Puppen*hülle (Tönnchen) dient die letzte (3.) Larvenhaut. Junge Puppen sind gelblich, werden aber später braun bis schwarz. Die Puppenruhe dauert 3—26 Tage (vgl. Tabelle 25, S. 621).

Unter Laboratoriumsbedingungen legen die frisch geschlüpften Fliegen erst nach 5—6 Tagen die ersten Eier (je Weibchen etwa 600—2000 Eier) in Gelegen von etwa 100—150 Stück (Abb. 383).

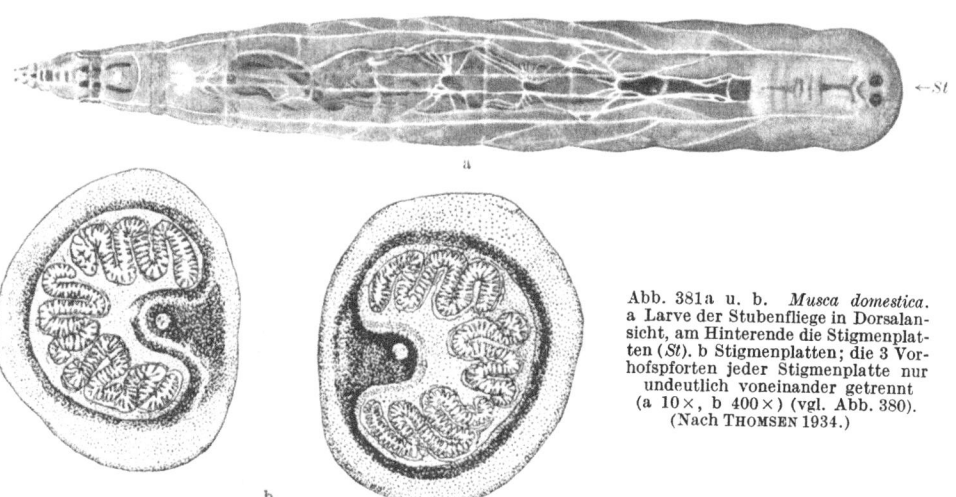

Abb. 381a u. b. *Musca domestica.* a Larve der Stubenfliege in Dorsalansicht, am Hinterende die Stigmenplatten (*St*). b Stigmenplatten; die 3 Vorhofspforten jeder Stigmenplatte nur undeutlich voneinander getrennt (a 10×, b 400×) (vgl. Abb. 380). (Nach THOMSEN 1934.)

Die Lebensdauer der Fliegen beträgt im Sommer nur 2—4 Wochen, bei kühler Witterung jedoch auch wesentlich mehr. Einige überwintern auch als entwickelte Fliege, doch dürfte dieses eine Ausnahme sein. Die meisten Imagines

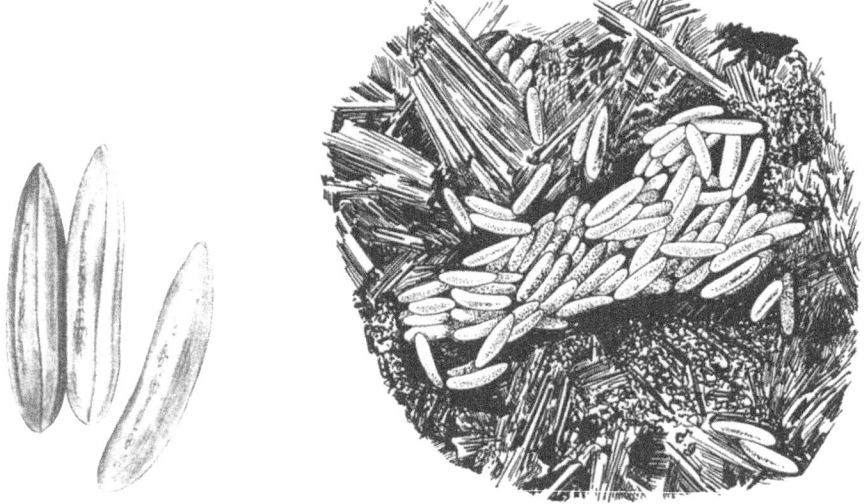

Abb. 382. *Musca domestica.* Eier (40×). (Nach THOMSEN.)

Abb. 383. *Musca domestica.* Eigelege der Stubenfliege.

sterben im Herbst ab; aber viele Larven entwickeln sich so langsam weiter — unter +12° C sistiert die Entwicklung praktisch —, daß sie sich erst bis zum Frühjahr verpuppt haben. Dann schlüpfen die jungen Fliegen aus und setzen die Generationenfolge fort. Alle Entwicklungsstadien vertragen für kurze Zeit Frost.

Tabelle 25. *Entwicklungsdauer der Eier und Gesamtentwicklungsdauer von Musca domestica.* (Nach THOMSEN 1934.)

Dauer der Eientwicklung		Dauer der Gesamtentwicklung	
bei Grad C	Stunden	bei Grad C	Tage
16	46	16	34
18	> 33	19	23
22	19,15	25	12
25	14,35	30	9
30	10,45	33	7,2 } Optimum!
33,5	8,45	35	7,75
36,5	7,45	40	9
40 (obere Grenze)	8,40		

Lebensweise und hygienische Bedeutung. Die Lebensgewohnheiten der Stubenfliegen, die einerseits menschliche und tierische Abfälle (Latrinen, Dunghaufen u. ä.), andererseits verschiedenartige frische Lebensmittel, Absonderungen offener Wunden und ähnliches aufsuchen, lassen erkennen, wie leicht sie zu Überträgern von Krankheitserregern aller Art werden können. Bei warmem, sonnigem Wetter halten sie sich vielfach draußen auf, bei Regen oder wolkigem Wetter gehen sie in die Häuser, wo sie an warmen Orten (Küchen) auf dem Lande unter Umständen in Schwärmen zu finden sind. Daher kommt der Stubenfliege insbesondere für die Epidemiologie der *bakteriellen Darmerkrankungen* größte Bedeutung zu, zumal sie eine gewisse Vorliebe für menschliche Faeces hat. Es ist erwiesen, daß die systematische Beseitigung der Fliegen z. B. zu einem schlagartigen Coupieren von Ruhrepidemien geführt hat. Abb. 384 zeigt die Spur einer frisch gefangenen Fliege, die auf einer Agarplatte

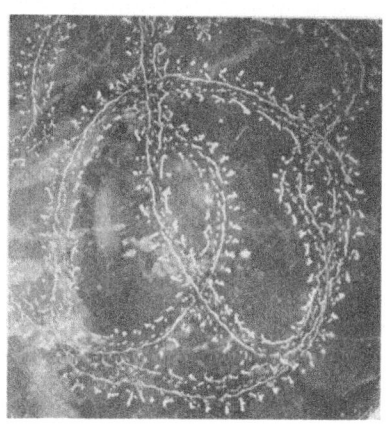

Abb. 384. *Laufspuren einer Fliege auf einer Agarplatte.* Nachweis der von ihr verschleppten Bakterien. (Photo v. SCHUCKMANN.)

herumlaufen mußte. Kleine Bakterienkolonien zeugen von der großen Zahl von Keimen, die an den Tarsen dieser Fliege hafteten. Auch mit der Nahrung aufgenommene Keime passieren unter Umständen ungeschädigt den Fliegendarm, setzen sich aber nicht fest. Sie verweilen dennoch mehr als 24 Std im Kropf- und Mageninhalt. Nach HAWLEY, PENNER, WEDBERG und KULP (1951), die einzelne, experimentell infizierte Fliegen untersuchten, *vermehren* sich sogar aufgenommene Darmbakterien (*Escherichia coli, Salmonella schottmuelleri, Shigella dysenteriae*) im Fliegendarm [im Gegensatz zu den Angaben von GRAHAM SMITH (1913)]. Von den Krankheitserregern, die durch Fliegen übertragen werden können — das gilt für viele nichtstechende Arten —, seien genannt: *Salmonella typhosa, S. paratyphi, Streptokokken* und *Staphylokokken, Vibrio cholerae, Pasteurella pestis, Mycobacterium tuberculosis* und *Bacillus anthracis, Leptospira*-Arten; ferner: Cysten von *Entamoeba histolytica* und *Lamblia intestinalis* sowie gelegentlich auch Eier von Würmern (Bandwürmer, Hakenwürmer) und die Erreger von Viruskrankheiten (z. B. *Trachom; Poliomyelitis*).

GROSS und PREUSS (1951) konnten Typhusbakterien noch aus dem Kot von Fliegen isolieren, die bereits 3 Tage vorher Keime aus dem Stuhl eines Typhuspatienten aufgenommen

hatten. Aus *experimentell infizierten* Fliegen gelang ihnen der Bakteriennachweis im Fliegen-
kot noch nach 10 Tagen. Ältere Autoren (z. B. Faichne 1909) geben an, daß Typhuskeime
sogar 16 Tage lang in den Fliegenfaeces nachweisbar seien. Untersuchungen von Gill und
Lal ergaben, daß die Stubenfliegen Choleravibrionen noch nach 5 Tagen mit dem Kot
ausscheiden. Die Vibrionen lassen sich jedoch 24 Std nach der Aufnahme in den Fliegen
nicht mehr nachweisen und erscheinen erst am 5. Tage wieder. Daraus wird von den Autoren
sogar geschlossen, daß die Fliegen möglicherweise als Zwischenwirte für diese Bakterien
angesehen werden könnten. Ob diese Deutung zutrifft, bleibt nachzuprüfen. Dennoch ist
es durchaus möglich, daß bei dem neuerdings bei vielen Bakterien nachgewiesenen Pleo-
morphismus auch in Insekten, die als Keimüberträger in Frage kommen, ein Formwandel
der Erreger stattfindet.

Anscheinend verdient die Stubenfliege — neben anderen Fliegenarten mit ähnlicher
Lebensweise — auch als *Überträger des Erregers der spinalen Kinderlähmung (Poliomyelitis-
virus)* stärkere Beachtung als bisher. Paul und Mitarbeitern (1941) sowie Sabin und Ward
(1941/42) gelang es, das Virus aus Fliegen zu gewinnen und auf Affen zu übertragen. Ein
Mäuse-Poliomyelitisvirus überlebte in der Stubenfliege etwa 12 Tage, ein auf Mäuse über-
tragener Menschenstamm allerdings nur 2 Tage (Bang und Glaser 1943; Zumpt und
Patterson 1952).

Außer der rein mechanischen Verschleppung pathogener Keime muß auch
damit gerechnet werden, daß diese bereits von der Larve aufgenommen und nach
dem Schlupf aus der Puppenhülle mit dem ersten Kot der Imago abgelegt werden.

Emmel (1949) wies dieses für E- und Flexner-Ruhrbakterien nach, während vor ihm
ähnliche Beobachtungen für *Bacterium prodigiosum, B. fluorescenz, Bacillus anthracis,* Sarcinen
und *Staphylokokken* gemacht wurden. Für Leptospiren gilt dies jedoch nicht; sie überstehen
die Puppenruhe nicht (Kunert und Schmidtke 1951/52). Von Gross und Preuss (1951)
wird jedoch die Richtigkeit der Beobachtung von Emmel in Zweifel gezogen. Sie vermochten
seine Befunde nicht zu bestätigen. Offenbar bedarf diese Frage noch weiterer Prüfungen.

Die Mitwirkung der Fliegen bei der Übertragung von Krankheitserregern
darf keinesfalls unterschätzt werden. Daher ist die *planmäßige Fliegenbekämpfung*
eine hygienische Forderung ersten Ranges.

Fliegenbekämpfung. Die Bekämpfung der Stubenfliegen ist seit der Auffindung der modernen Kontaktinsecticide in ein neues Stadium getreten. DDT,
Hexachlorcyclohexan (Gammexan), E 605 und verwandte Wirkstoffe erlauben
in ihren vielfältigen Anwendungsarten grundsätzlich die Beseitigung einer Fliegenplage in kürzester Frist. Neuerdings mußte jedoch festgestellt werden, daß
die Fliegen an manchen Orten durch die synthetischen Präparate nicht mehr
in gleichem Maße abgetötet werden konnten wie zu Beginn der Maßnahmen
(s. S. 650 ff.).

Resistenz gegenüber Insecticiden. DDT-feste *Fliegen* wurden bisher
beobachtet in Deutschland, Italien, Sardinien, Griechenland, Dänemark, Schwe-
den, England, Ägypten, Kleinasien, Australien, Südamerika, Zentralamerika,
Kanada und USA.; dagegen bisher nicht oder nur in geringem Maße in Indien,
Ceylon, Korea, Japan (Hess 1952).

Die von Wiesmann (1947) untersuchten DDT-festen Fliegen zeigten auch
in anderer Hinsicht verändertes Verhalten. Sie erwiesen sich vielfach lebens-
kräftiger und vermehrten sich in geradezu phantastischem Maße. Die giftfesten
Fliegenstämme erwiesen sich auch gegenüber extrem hohen und niedrigen Temperaturen als widerstandsfähiger. Eine ähnliche Beobachtung wurde in Ägypten
gemacht. Dort führte die größere Widerstandsfähigkeit der DDT-resistenten
Fliegen gegenüber ungünstigen Temperaturen zu einem kontinuierlichen Anwachsen der „resistenten" Fliegenpopulationen, während die „normalen" Populationen zur gleichen Zeit klein blieben.

b) Obligatorische Parasiten.

Aus dem fakultativen Parasitismus der Fliegenlarven, die frisches Fleisch
für ihre Eiablage bevorzugen und gern offene Wunden aufsuchen, läßt sich

der Übergang zum obligatorischen Parasitismus ableiten. Relativ zahlreich sind unter ihnen die Larven, die aktiv in die Haut des Menschen, der Haus- und Wildtiere eindringen können und sich dort lokalisiert — noch *ektoparasitisch* lebend — entwickeln und zur Verpuppung den Wirt auf dem gleichen Weg verlassen, auf dem sie ihn aufsuchten (z. B. *Cordylobia, Dermatobia, Wohlfahrtia*). Diese Arten sind zu einer ausgesprochen entoparasitischen Lebensweise nicht befähigt. Selbst dann, wenn sie aktiv und relativ tief in die Haut einzudringen vermögen, müssen sie immer die Beziehung zur Außenwelt aufrechterhalten; denn sie benötigen atmosphärische Luft zum Atmen. Die daher aus den Wunden heraustretenden Stigmenplatten lassen die Artzugehörigkeit der Larven relativ leicht bestimmen. Andere Arten entwickeln sich jedoch *entoparasitisch* in inneren Organen (Magen oder Darmkanal) von Tieren und verlassen den Wirt zur Verpuppung mit dem Darminhalt, um sich zur Puppenruhe in die Erde einzugraben (z. B. *Gasterophilus*). Schließlich wandern manche Larven im Wirt umher und dringen dabei bis zur Körperoberfläche vor, durch die sie den Wirt verlassen (z. B. *Hypoderma*).

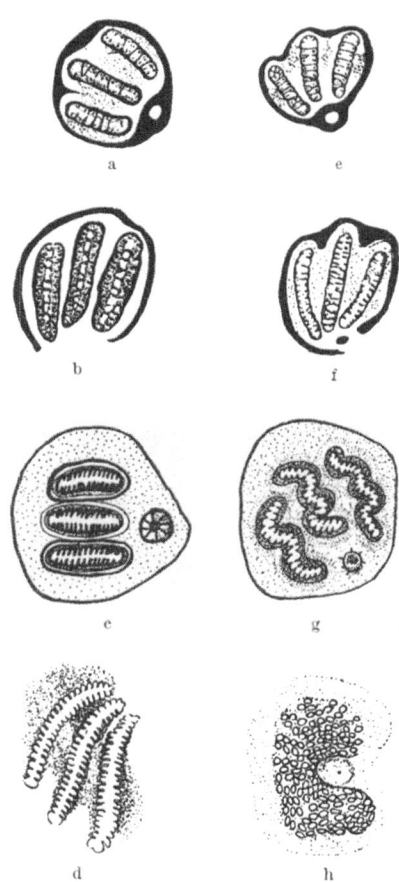

Abb. 385 a—h. Stigmenplatten verschiedener Fliegenlarven. a *Calliphora vomitoria*. b *Wohlfahrtia vigil*. c *Auchmeromyia luteola*. d *Dermatobia hominis*. e *Lucilia sericata*. f *Sarcophaga fuscicauda*. g *Cordylobia anthropophaga*. h *Hypoderma bovis*. (Nach CRAIG und FAUST.)

Die obligatorisch-entoparasitischen Dipterenlarven zeichnen sich durch die Fähigkeit aus, unabhängig von atmosphärischem Sauerstoff leben zu können. Allem Anschein nach sind sie hierzu durch den besonderen Bau ihrer Atmungsöffnungen befähigt. Bei *Hypoderma*-Larven gehört zu jeder Stigmenplatte eine sog. Filzkammer, von der mehrere sich verzweigende Kanäle bis zur Epicuticula reichen. Kammer und Kanäle sind mit einer porösen Substanz angefüllt, die entgegen der bisherigen Annahme kein Chitin enthält. Sie wirkt auf Silbersalze stark reduzierend. ENIGK und PFAFF (1953) vermuten, daß dieser Substanz die Aufgabe zukommt, aus dem umgebenden Wirtsgewebe den notwendigen Sauerstoff aufzunehmen und an die Tracheen abzugeben.

An den folgenden Beispielen sollen die verschiedenen Formen der obligatorisch-parasitären Lebensweise von Fliegenlarven dargestellt werden.

Wohlfahrtia magnifica (SCHINER 1862).

[= *Sarcophaga wohlfahrti* (PORTCHINSKY 1875)] und verwandte Arten.

Wohlfahrtia magnifica (Abb. 386), wohl die einzige Fliege Europas, die beim Menschen eine echte Myasis erzeugen kann, ist vorwiegend in der alten Welt verbreitet und häufig in Südeuropa, Kleinasien, Asien (Rußland), Afrika

(Ägypten) als Parasit der Schafe bekannt. Weitere *Wohlfahrtia*-Arten leben in der Neuen Welt (*W. vigil* und *W. meigeni*), sowie *W. nuba* in Afrika.

Charakteristische Merkmale der Imagines (etwa 10—13 mm) sind schwarze Flecken auf jedem der sonst aschgrauen Abdominalsegmente (Abb. 386). Der Kopf des Männchens erscheint silberweiß und glänzend, der Thorax zum Teil schwarz, zum Teil weißlich wie bereift und trägt drei deutliche dunkle Längsstreifen. Die schwarzen Beine tragen eine dichte Behaarung und starke Borsten (vgl. BARANOFF und JEŽIC 1929).

Wohlfahrtia zeigt eine bemerkenswerte Einstellung auf die parasitäre Lebensweise ihrer Larven. Die Eier enthalten nämlich bereits eine wohl entwickelte, schlupfbereite Larve (vgl. auch *Dermatobia*), weshalb die Weibchen erst etliche Tage (bei *W. vigil* 13—17 Tage) nach dem Schlüpfen zur Eiablage schreiten können. Diese erfolgt an frischen Wunden, Geschwüren sowie gern an verletzten

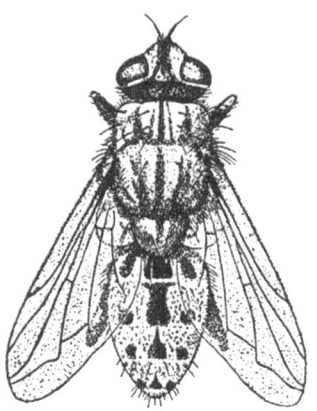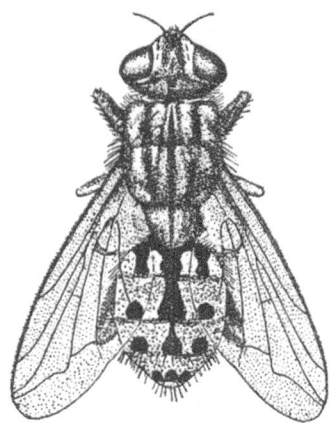

Abb. 386. *Wohlfahrtia magnifica*. Männchen (links) und Weibchen (rechts). (Nach BOGDANOW-KATKOW.)

Augen, Ohren und Nasen. Die Larven können bei Kindern und jungen Tieren auch die intakte Haut durchdringen und Wunden erzeugen. Sie heften sich dabei anscheinend nur in dem durch drei spitze Mundhaken ausgezeichneten ersten Stadium an. Die jungen Larven halten sich vorwiegend in den oberflächlichen Schichten der Wunden auf, ältere Larven bevorzugen größere Tiefen. Von ihnen erzeugte Wunden messen meist nur etwa 1 cm im Durchmesser, erreichen aber 3—5 cm Tiefe. Ganze Hautpartien (im Umkreis von 10 cm) können unterminiert sein, wobei die elastischen und bindegewebigen Züge und Blutgefäße stehenbleiben. Es entsteht dadurch ein wabiges Aussehen der Wunde. Muskulatur und Fettanteile werden durch Speicheldrüsensekrete aufgelöst und aufgenommen. — Die Wunden heilen schlecht. Die hierdurch hervorgerufene Beunruhigung führt bei Tieren zu Gewichtsverlust. Zu der lokalen Erkrankung tritt auch eine allgemeine. *Bei klinisch gesunden Tieren wurden niemals Larven gefunden* (vgl. auch bei *Scabies*, S. 518).

Die Larve von *W. vigil* dringt über die *gesunde Schleimhaut*, besonders über die Conjunctiva, in die Wirte ein und kann zu erheblichen Zerstörungen des Auges führen. Die Fliegen schwirren um Auge und Mund des Opfers und versuchen an zarten Hautstellen einige Larven anzubringen, die sich schnell in die Epidermis einbohren und innerhalb von etwa 7—9 Tagen ihre Larvenzeit beenden. Die Gesamtentwicklung nimmt etwa 18 Tage in Anspruch. — Die Larven wurden wiederholt bei Kindern gefunden.

Cordylobia anthropophaga (BLANCHARD 1872) GRÜNBERG 1903.

Die Larven von *Cordylobia anthropophaga*, einer im tropischen Afrika weit verbreiteten Fliegenart, dringen stets aktiv in die Haut des Menschen oder

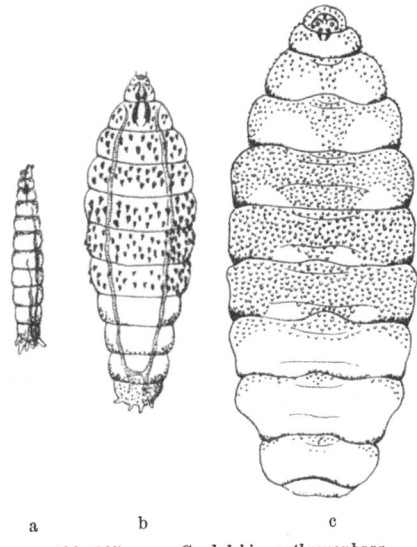
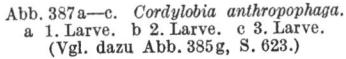

a b c

Abb. 387a—c. *Cordylobia anthropophaga*.
a 1. Larve. b 2. Larve. c 3. Larve.
(Vgl. dazu Abb. 385g, S. 623.)

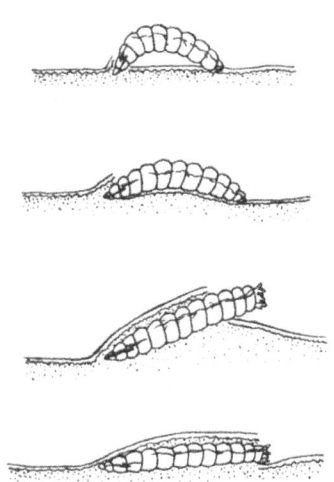

Abb. 388. *Cordylobia anthropophaga*. Junge Larve in den verschiedenen Stadien des Eindringens in die Haut.
(Nach BLACKLOCK und THOMPSON aus MARTINI 1952.)

der Tiere (Rinder, Ratten, Hunde) ein und führen auch zu lokalen sowie allgemeinen Reaktionen des Wirtes.

Morphologie und Entwicklung. *C. anthropophaga* (etwa 8,5—11,5 mm) ist als Imago von typischer Fliegengestalt. Die Flügel sind braun, der Körper gelblichgrau und trägt auf dem Abdomen schwarze Flecken.

Die Weibchen bevorzugen für die Eiablage durch Fäkalien verunreinigten Sand und von Schweiß durchtränkte Kleidung. Bei etwa 30—35⁰ C schlüpfen die Larven innerhalb von 1—2 Tagen. Im Boden liegend erwarten sie einen geeigneten Wirt, in dessen Haut sie aktiv und oft unbemerkt eindringen (Abb. 388). Hier vollenden sie dann innerhalb von 9—12 Tagen ihre larvale Entwicklung, bei der sie sich dreimal häuten. Dann verlassen sie (12—14 mm groß, Abb. 387c) die dabei aufgetretene Hautschwellung, um sich in der Erde zu verpuppen. Die Puppenruhe dauert 10—24 Tage. Man findet die Puppen vielfach in Rattenlöchern.

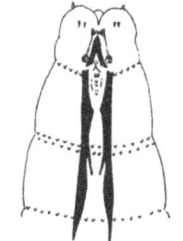

Abb. 389. *Cordylobia anthropophaga*. Kopfende einer 1. Larve.

Reaktion des Wirtes (Pathogenese). Die in die Haut eingedrungenen Larven werden vielfach gar nicht bemerkt. Erst nach der zweiten Häutung machen die stark bedornten Larven (Abb. 387) Beschwerden. Es tritt dann eine furunkelartige Schwellung ein, die außerordentlich schmerzhaft wird. Sie ist vorwiegend an Armen, Rücken und Scrotum zu finden. Ausgedehnte entzündliche Prozesse treten nicht auf.

Bringt man etwa 18 Std alte Larven in eine frische Wunde, so kriechen sie kurze Zeit an der Oberfläche umher und bohren sich dann am Rand der Wunde aktiv in das Gewebe ein. Meist bildet sich innerhalb von 24—48 Std ein gelbliches, seröses Exsudat, das von Gewebefetzen und *Bakterien* durchsetzt ist. Die stets nachweisbaren Begleitbakterien stellen praktisch eine Reinkultur von *Proteus chandleri* BORGSTROM dar, ein Bacterium, das den Larven

offenbar vom Muttertier mitgegeben wird. Es produziert anscheinend ein proteolytisches
Ferment, das die Larven zur Nahrungsgewinnung im Wirt benötigen. — Kleine Blutungen
färben das Exsudat rötlich. Es bildet sich kein Eiterherd, und man findet auch am Aufenthaltsort der Larven nur wenige Leukocyten. Die Larve hält sich vorwiegend in diesem
Exsudat auf. Wenn sie aufhört zu fressen, geht das Exsudat zurück.

Immunbiologie. Ein Befall mit *Cordylobia anthropophaga* kann bei Mensch
und Tier (Affen, Hunden, Meerschweinchen) zu einer Immunität führen. Es
entsteht eine zunächst begrenzte Hautimmunität, die anfänglich auf den Bereich
beschränkt bleibt, in den der Parasit eingedrungen ist. Später werden auch die
vom primären Herd entfernter liegenden Bezirke davon erfaßt. Nach einer
zweiten Invasion (Reïnva-
sion) sterben dann die
Larven in Meerschweinchen
innerhalb von 6 Tagen. Die
Immunität hält wenigstens
einige Monate an.

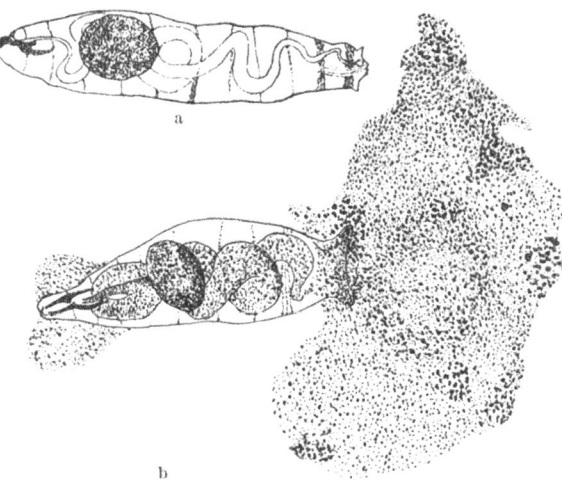

Die abgestorbenen Lar-
ven lassen am Körperende
deutlich einen kappen-
artigen Niederschlag und
am ganzen Körper einen
zarten, weißlichen Überzug
erkennen. Auch der Darm
ist von einem granulierten
Material erfüllt, der den in
normale Meerschweinchen
eingedrungenen Larven im-
mer fehlt. Diese unter-
scheiden sich von Larven
aus immunisierten Tieren
unter anderem auch da-

Abb. 390a u. b. *Cordylobia anthropophaga.* a Erstes Larvenstadium,
frisch geschlüpft. b Erstes Larvenstadium mit charakteristischen
Präcipitaten um Mund und Afteröffnung sowie im Magen-Darmkanal,
der durch die Niederschläge stark aufgetrieben wurde (vgl. Text).
(Nach BLACKLOCK, GORDON und FINE 1930.)

durch, daß sie gut beweglich, bedeutend größer und schwerer aus dem sie
umgebenden Gewebe herauszunehmen sind (vgl. Abb. 390).

Bei Versuchen *in vitro* waren bemerkenswerte Unterschiede zwischen jungen,
gerade geschlüpften Larven und solchen, die wenigstens 24 Std in einem normalen
Wirt gelebt hatten, zu erkennen. In einem spezifischen Immunserum traten nur bei
diesen deutliche Niederschläge (Präcipitate) auf. Besonders dicht waren diese, wenn
statt der ganzen Larve nur ihre gelösten *Exkrete* als Antigen benutzt wurden.
Daher erklären sich die negativen Ergebnisse bei Verwendung ganz junger Larven
wohl aus dem Fehlen von Stoffwechselprodukten, die erst in Verbindung mit
dem Wirt entstehen. Diese Beobachtung läßt wohl bei den Larven in immunisierten Meerschweinchen auch die besondere Lokalisation der Niederschläge
im Darm, an der Afteröffnung und an der gesamten Körperoberfläche verstehen.
Auch die Injektion von larvalen Exkreten führt im Meerschweinchen zur Bildung
spezifischer Präcipitine. — Vermutlich führen die innerhalb und außerhalb der
Larven auftretenden Niederschläge, die das Ergebnis des Zusammenwirkens
von Antigen und Antikörper darstellen, zu einer Störung des Stoffwechsels —
anscheinend zu einer mechanischen Blockierung des Magen-Darmkanals, die
den Tod der *Cordylobia*-Larve zur Folge hat (BLACKLOCK, GORDON und FINE
1930). — Eine andere Erklärung (von CHANDLER) geht dahin, daß die Antikörper als Antienzyme den Larven die Möglichkeit zum fermentativen Abbau
und zur Assimilation des Wirtseiweißes nehmen (vgl. auch S. 311).

Entsprechende Versuche mit *Cochliomyia americana* CUSHING und PATTON 1933, einer im tropischen Amerika häufigen Fliegenart (SO-USA., Florida, Georgia, Alabama, Mississippi und Texas), die bevorzugt den Menschen befällt, ergaben gleiche Ergebnisse.

Infiziert man Meerschweinchen mit einer subletalen Anzahl von Larven (höchstens 8 Stück), so überstehen sie in der Regel den Befall, werden aber stark geschwächt, magern ab und verlieren an Appetit. 9—10 Larven führen bei Tieren von 400—500 g Gewicht bereits zum Tode. — Es entstehen Wunden von 10—15 mm Durchmesser und 6—10 mm Tiefe mit zahlreichen engen Gängen, die sich bis zu 45 mm von der Eintrittsstelle der Larve erstrecken. Werden nach völliger Abheilung der Wunden, nach etwa 20 Tagen, erneut Larven — nun aber 20 — auf die gleiche Hautstelle gebracht, so bleiben die Wirtstiere gesund, während alle normalen Kontrolltiere an der Larveninvasion zugrunde gehen. Es entwickeln sich in den immunisierten Tieren sogar nur etwa 50% der Fliegenlarven.

Den gleichen Erfolg wie eine natürliche Invasion hat die Vorbehandlung einer Hautstelle mit dem bei einer Larveninvasion auftretenden Exsudat, d. h. dieses hat immunisierende Eigenschaften. Es entsteht ebenfalls eine lokale Immunität. Bei diesen Tieren war die allgemeine Reaktion, die sonst in einer allgemeinen Schwächung und in Gewichtsverlust zum Ausdruck kam, geringer als bei einer gewöhnlichen Invasion.

Eine Reïnvasion führt jedoch zum Tode, wenn sie *an einer entfernt liegenden Körperstelle* erfolgt. Die Immunisierung bleibt also praktisch auf die Umgebung der Eintrittsstelle der Larve beschränkt. Außerdem geht sie nach 20—40 Tagen verloren (BORGSTROM 1938).

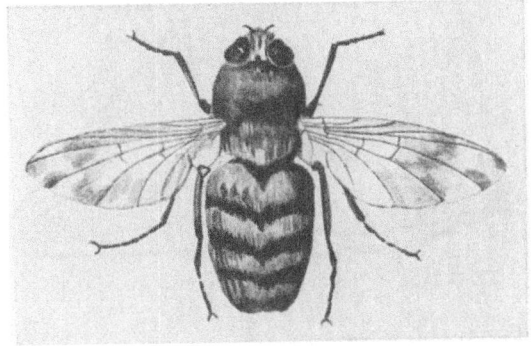

Abb. 391. *Gasterophilus intestinalis* ($2^1/_2 \times$). (Nach DINULESCU aus WEYER-ZUMPT 1952.)

Gasterophilus intestinalis
(= *G. equi*) FABR.

Die Magenfliege oder Magendassel.

Gasterophilus intestinalis, die Magenbremse, Magendassel oder Magenfliege findet sich in ganz Europa, ferner in Afrika, Asien, Nordamerika und Australien. Sie ist als *Imago* eine harmlose Fliege von hummelähnlichem Aussehen (Abb. 391), die während ihres kurzen Daseins (1—3 Tage) keine Nahrung zu sich nimmt. Die *Larven* leben obligatorisch als *Entoparasiten* im Magen von Pferden.

Morphologie und Entwicklung. Die *Imagines* (12—16 mm) sind lebhaft gefärbte, rostgelbe Fliegen mit stark behaarter Körperoberfläche (Thorax dorsal bräunlich, Abdomen gelb mit dunklen Querstreifen). Von den Mundwerkzeugen existieren nur noch Reste der Unterlippe (Maxillen) und die beiden Taster (Palpen). Am Trochanter befindet sich ein charakteristischer Höcker (Abb. 392 b). Das Weibchen trägt eine auffallend lange Legeröhre, mit der es die Eier an den Haaren von Pferden absetzt.

Die *Eier* (1,25:0,38 mm), graugelb oder gelb und längsoval gestaltet, umfassen mit zwei walzenartigen Wülsten ihrer Ventralseite das Haar bis zu mehr als der halben Eilänge (Abb. 392 c). Ein wasserunlöslicher Kitt befestigt das Ei an der Unterlage. Der Eideckel ist längsoval (Abb. 392 c). Die Eioberfläche erscheint — mit Ausnahme des Deckels — fein quergestreift. — Nach 5—6 Tagen können aus den Eiern die Larven schlüpfen; sie verlassen aber ihre Eihülle erst dann, wenn das Pferd die betreffenden Hautstellen mit dem Maul bearbeitet hat. Die geschlüpften Larven werden abgeleckt und gelangen so peroral in den Wirt

Die *Gestalt der Larven* wechselt mit dem Entwicklungsstadium erheblich. Die jüngste Form (erstes Stadium) (etwa 1 mm lang) (Abb. 392 d) besteht aus 13 Segmenten, von denen die ersten beiden (sie erscheinen einheitlich) durch ihre Bewaffnung und den schmalen Bau auffallen. Die Segmente 3—11 tragen am Vorderrand zahlreiche kurze Chitinzähnchen oder Dornen. Auf der Spitze

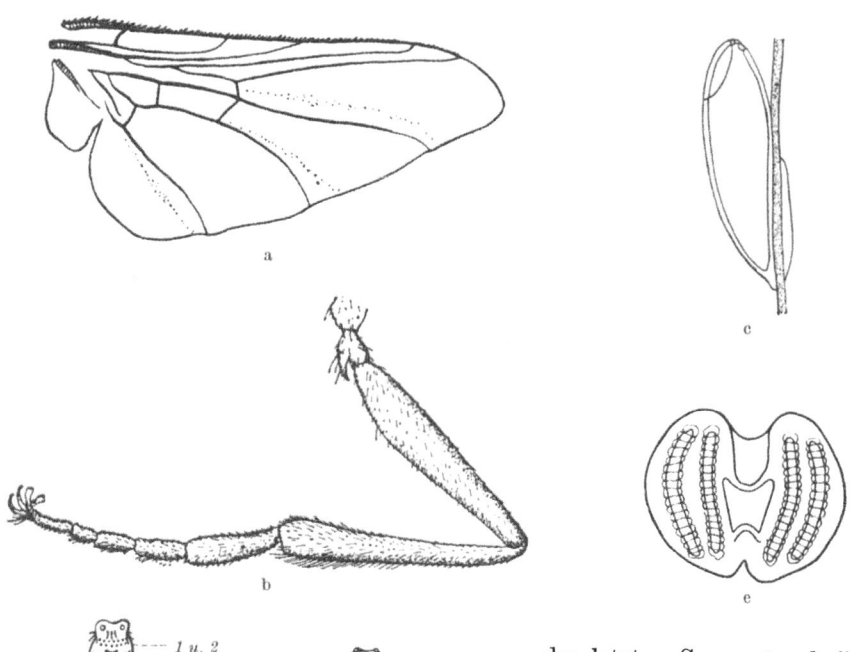

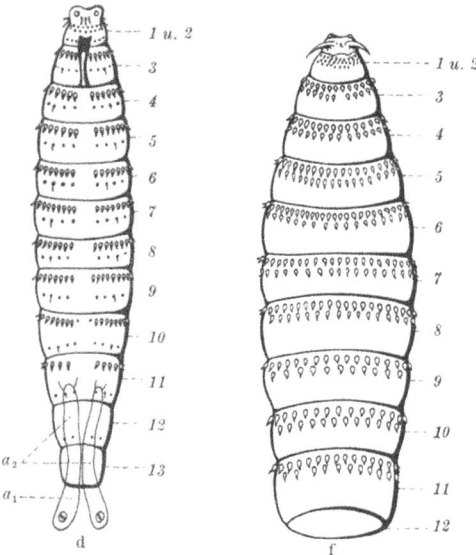

des letzten Segmentes befinden sich zwei ziemlich lange Atemröhrchen (a_1), deren Ansatzstellen manchmal auch in den vorhergehenden Segmenten durchschimmern (a_2). Diese Larven wandern kurze Zeit im Maul umher und bohren sich schließlich in die Schleimhaut ein. — Das zweite Stadium (3—5 mm) läßt deutlich 12 Segmente erkennen. Die Dornen längs dem Vorderrand jedes Segments sind gut entwickelt. Die Larven leben frei in der Mundhöhle, im Rachen und Kehlkopf oder im Magen. Sie nehmen dabei Blut auf und vermögen im letzten Teil ihrer zweiten Larvenperiode anaerob zu existieren. Etwa $2\frac{1}{2}$—3 Monate nach der In-

Abb. 392a—f. *Gasterophilus intestinalis.* a Flügel. b Hinterbein des Männchens. c Ei (35×). d 1. Larve; *1—13* Segmente; a_1 Atemröhren mit Stigmen; a_2 Fortsetzung der Atemröhren. e Stigmenplatte einer 2. Larve. f Puppe (65×). (Nach PARAMONOW 1949/50.)

vasion haben die Larven $1\frac{1}{2}$ cm Länge erreicht, häuten sich und verbleiben an der Magenwand.

Das dritte Stadium trägt ventral am Vorderrand des 3.—11. Segments je zwei Reihen von Dornen, die miteinander alternieren; die vordere Reihe besteht aus größeren Dornen (Abb. 392f.).

Dieses Stadium dauert etwa 8 Monate und zwar bis zum Sommer des nächsten Jahres. Dann lassen die reifen Larven von der Magenwand ab, werden mit den Faeces der Pferde ins Freie befördert und vergraben sich oberflächlich im Boden. In der Larvenhaut des dritten Stadiums erfolgt die Verpuppung (Puparium).

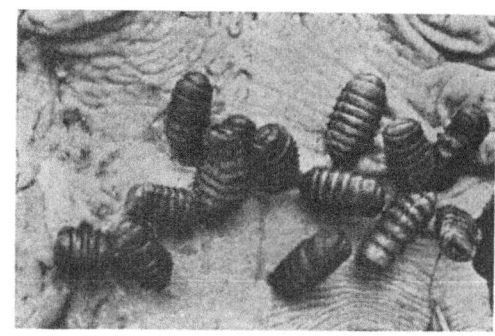

Abb. 393. *Gasterophilus intestinalis*. Larven des 3. Stadiums an der Magenwand eines Pferdes festgesogen. (Nach Dinulescu.) ($^2/_3$ natürl. Größe.)

Die drei Larvenstadien lassen sich auch noch durch die Zahl der Spalten in der Stigmenplatte (sog. Vorhofpforte) leicht unterscheiden. (1. Larvenstadium ein Spalt, 2. zwei Spalten, 3. drei Spalten.)

Die Puppenruhe dauert etwa 2—4 Wochen, so daß die Imagines etwa im Juli schlüpfen. Sie sind sofort begattungsbereit. Die Weibchen legen im Laufe der 1—3 Tage ihres imaginalen Lebens etwa 1000 Eier ab.

Reaktion des Wirtes (Pathogenese). Ein Befall mit Magenbremsen führt bei *Pferden*, je nach der Zahl der Parasiten, zu leichter bis schwerer Erkrankung,

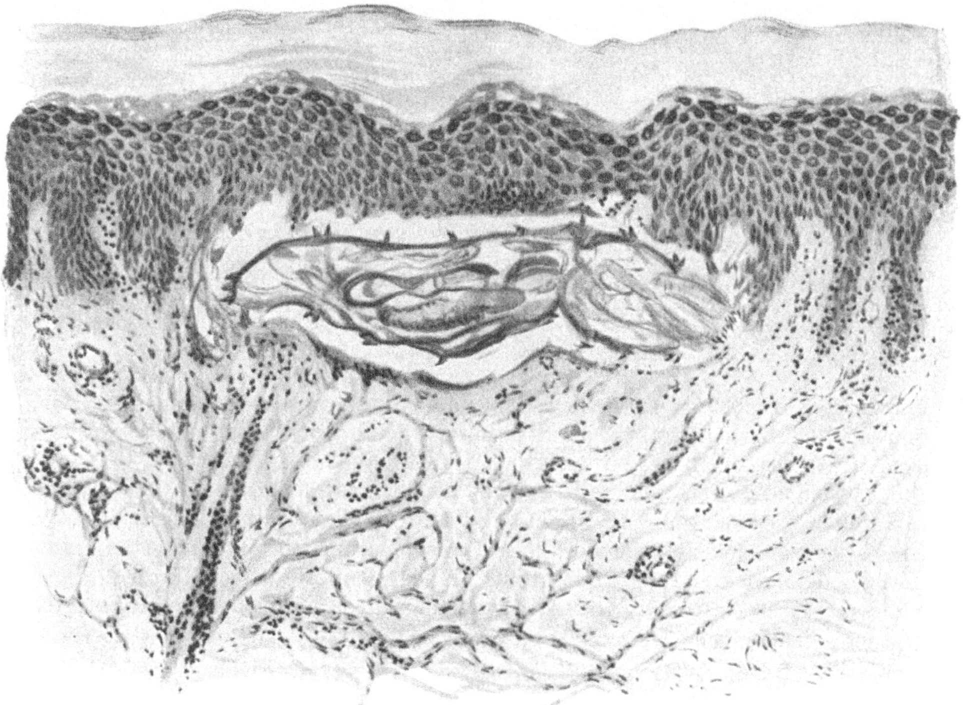

Abb. 394. *Gasterophilus intestinalis*. Larve in den untersten Epidermisschichten (erzeugt „*Dermatomyiasis linearis migrans oestrosa*") (40×). (Nach Nékam.)

in seltenen Fällen auch zum Tode. Der ständige Blutverlust schwächt die Wirtstiere. Hinzu kommen mechanische (Ortswechsel der Larven) und toxische Schädigungen (Stoffwechselprodukte).

Der intensive Kontakt der Parasiten mit ihrem Wirt führt zur Bildung
von Antikörpern; damit geht eine Sensibilisierung der Pferde im Sinne einer
Anaphylaxie einher. Injiziert man Pferden, die im Magen *Gasterophilus*-Larven
beherbergen, einen Extrakt aus solchen Larven, so können sie im anaphylaktischen Schock sterben.

Auch im *Menschen* sind gelegentlich *Gasterophilus*-Larven im Magen zur
Entwicklung gekommen. Doch ist es wohl häufiger, daß sich die ersten Larven
monatelang dicht unter der Haut vorwärts bewegen und — ähnlich wie bei

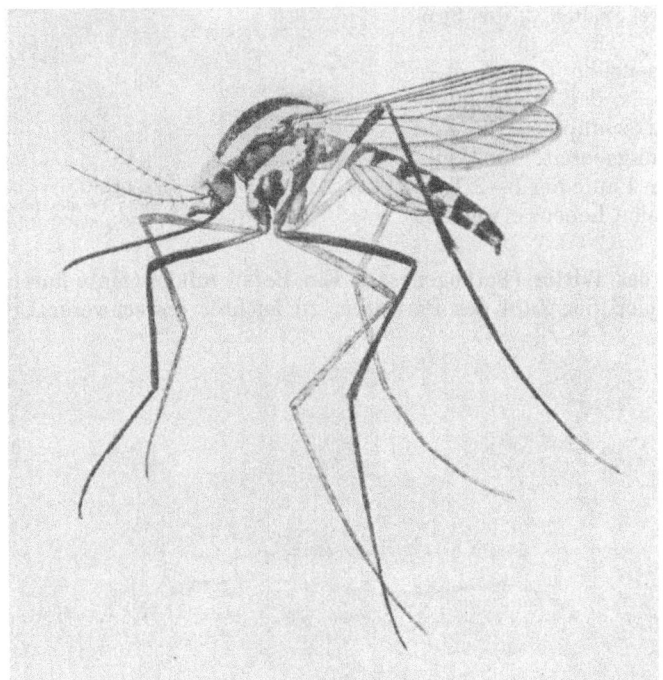

Abb. 395. *Psorophora lutzi* mit *Dermatobia*-Eiern unter dem Abdomen. (Nach SAMBON.)

Larven von *Ancylostoma braziliense* — zum Hautmaulwurf (creeping eruption)
führen. Die Larven graben im Stratum corneum oder zwischen diesem und
dem Stratum malpighii (Abb. 394). Die Gänge haben eine Breite von 1—4 mm.
Die Larven vermögen innerhalb weniger Stunden oft mehrere Zentimeter fort-
zuschreiten. Da sie den an ihrem Weg auftretenden Entzündungen 1—2 cm
vorauseilen, findet man sie nur im makroskopisch noch unveränderten Haut-
gewebe, und auch dort nur mit großer Mühe. Charakteristisch für den Hautmaulwurf durch *Gasterophilus*-Larven sind folgende Kennzeichen: meist nur ein
einziger, vielfach sehr langer Gang, geringe Exsudation, urticarielles Erythem.

Cuterebrinae.

Die *Cuterebrinae*, eine relativ kleine Unterfamilie der *Calliphoridae*, kommen
nur in Amerika (zwischen Mexiko und Argentinien) vor. Ihre Larven sind sehr
bedeutsame Parasiten. Die kurzlebigen Imagines besitzen keine funktionstüchtigen Mundwerkzeuge, obgleich diese gut entwickelt sind.

Die wesentlichsten Wirte der Larven sind neben dem Menschen dessen Haustiere (Rinder, Schweine, Hunde, Katzen, Esel, Schafe, Kaninchen, Affen u. a.).

In einigen Eukalyptuswäldern in der Nähe von São Paulo (Brasilien) ist die Befalls-häufigkeit nach NAVARRO recht groß. Dort fand er Menschen zu 44%, Rinder zu 100%, Maulesel zu 17%, Schweine zu 12,3%, Pferde zu 9,3% und Esel zu 5% befallen.

Dermatobia hominis (MODEER 1786) SAY 1882.

(= D. cyaniventris MARQUART 1843.)

Die neotropische Dasselfliege.

Dermatobia hominis (etwa 12—18 mm), eine recht häufige Art, zeigt als Imago auffallende Körperfarben: der Kopf erscheint gelb, der Thorax dunkelblau-grau und der Hinterleib glänzend dunkelblau (cyani-ventris = blau-bäuchig). Die äußere Gestalt ähnelt der von Bienen. Die Larve besitzt einen charakteristischen, flaschenförmigen Körperbau mit röhrenförmigem Hinterende (Abb. 396). Ihre Mundöffnung trägt ein Paar kräftige Haken. Die Körpersegmente sind mit rückwärts gerichteten Dornen und Schuppen versehen, deren Anordnung art-spezifisch ist. Vor der Verpuppung mißt die Larve 18—24 mm und nimmt dann wurmförmige Gestalt an.

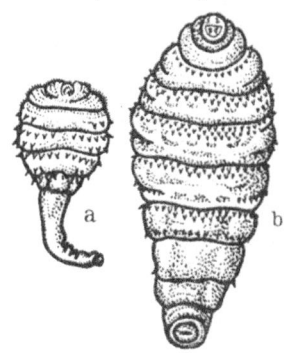

Besonders auffallend ist bei diesen Fliegen die Art der *Eiablage. Die Weibchen deponieren ihre Eier nämlich bei anderen Insekten,* vornehmlich Fliegen oder Mücken, aber auch bei Zecken, *die sie als Trans-porttiere in Anspruch nehmen.* Das *Dermatobia*-Weib-chen sucht z. B. schattige Tümpel auf und wartet dort auf schlüpfende Mücken oder es fängt im schattigen Gelände eine Fliege. Hat es einen geeigneten „Trans-porter" gefunden, so stürzt es sich auf ihn und setzt innerhalb von 1 min etwa 15—30 Eier an den Hinter-leib desselben ab. Dabei werden die Eier so ange-

Abb. 396a u. b. *Dermatobia ho-minis.* a Erstes, b zweites Larven-stadium (etwa 2×). (Aus BRUMPT/NEVEU-LEMAIRE/ERHARDT 1951.)

bracht, daß der Eipol, durch den die junge Made ausschlüpft, nach hinten weist. Die Embryonalentwicklung dauert etwa 6—8 Tage. Die Larve schlüpft jedoch nur, wenn sie sich über der Haut eines Wirtes befindet (HECHT 1951). — Gern wird eine in Amerika häufige, sehr heftig stechende Mückenart, *Psoro-phora lutzi* THEOB. (Abb. 395) (auch *P. ferox* und *P. champerico*), in Anspruch genommen, aber auch *Musca domestica, Stomoxys calcitrans, Tabaniden* und andere Dipteren. Sucht die Mücke, die die Eier trägt, einen Blutspender auf, so ver-anlaßt die Wärme der Haut die Maden, die Eischale zu durchbrechen und auf die Haut zu wandern. Die jungen Maden bohren sich innerhalb von $^3/_4$ bis $1^1/_2$ Std direkt in die Haut ein, wobei sie oft die von der Mücke erzeugte Wunde nutzen.

Die Entwicklung der Larve dauert $1^1/_2$—$2^1/_2$ Monate, die Puppenruhe bei etwa 23—25⁰ C etwa 1—$1^1/_2$ Monate. Die Entwicklungsdauer der Larven wie der Puppen ist von der Außentemperatur abhängig. — Die Verpuppung erfolgt in den oberflächlichen Erdschichten. — DUNN gibt auf Grund von Selbstversuchen an, daß die Larve im allgemeinen wenig Schmerzen bereitet. Zeitweilig drehe sie sich jedoch um ihre eigene Achse und verursache dann große Pein. Während des Larvenbefalls litt der Patient unter großem Schlafbedürfnis, das nach Ent-fernung der Larve sofort wieder schwand.

In der durch die Larve hervorgerufenen Hautbeule oder Dassel liegt die Larve derart, daß sie ihr längliches Hinterende, an dem die Atemöffnungen (Abb. 385 d) sitzen, gegen die Hautoberfläche kehrt. Gewöhnlich tritt aus der Beule etwas Serum aus. Liegt sie in der Nähe eines Gelenks, oder wird sie sekundär von Bakterien infiziert, so kann sie für den Träger sehr unangenehm werden.

HECHT (1951) beobachtete bei seinen *Dermatobia*-Studien in Venezuela zuweilen Hunderte von *Dermatobia*-Larven auf einem Stück Vieh. Dadurch
kann die Flanke eines Tieres einem einzigen, großen, konfluierenden Absceß
gleichen.

Die Eingeborenen öffnen gewöhnlich die *Dermatobia*-Beule, tropfen Tabaksaft
auf und drücken dann die Larve heraus. Eine sehr wirksame Therapie besteht
in der lokalen Vereisung, nach der sich die Larve sehr leicht entfernen läßt.
Die zurückbleibende Wunde muß mit Antiseptica behandelt werden.

Tachinidae.

Biesfliegen oder Dasselfliegen.

Die *Larven* aller Tachiniden leben als *Entoparasiten* in verschiedenen Säugetieren, besonders in Wiederkäuern, und in Insekten. Dagegen sind sie bei
Menschen sehr selten. Wegen des großen wirtschaftlichen Schadens, den sie verursachen — der durch Dasselfliegenbefall infolge Wertminderung der Rinderhäute
entstandene jährliche Verlust wurde vor dem zweiten Weltkrieg in Deutschland
auf 20 Millionen Mark geschätzt —, verdienen die Dasselfliegen größte Beachtung.
Milchkühe geben 10—25% weniger Milch, Mastvieh nimmt nicht zu; zudem ist
die Plage für die Tiere recht schmerzhaft. Das Vieh wird beim Herannahen dieser
Fliegen unruhig und sucht sein Heil in der Flucht („Biesen").

In Deutschland sind die Arten *Hypoderma bovis, H. lineatum, H. diana* und
H. actaeon zu erwarten. Die Entwicklung der zwei letzten Arten ist noch so
gut wie unbekannt (Parasiten des Wildes) und die Entwicklung von *H. bovis*
und *H. lineatum* nicht völlig geklärt. — Als Beispiele seien die Arten *H. bovis*
und *H. lineatum* kurz charakterisiert.

Hypoderma bovis DE GEER 1776 und *H. lineatum* DE VILLERS 1789.

Hypoderma bovis, eine große, hummelähnliche Dasselfliege, war ursprünglich
wohl in Europa heimisch und wurde auch nach Nordamerika eingeschleppt.
H. lineatum, ebenfalls von hummelähnlichem Habitus, aber kleiner als *H. bovis*,
ist vermutlich in Nordamerika beheimatet und von dort nach Europa eingeschleppt
worden. So findet man heute beide Arten in Europa wie in USA. In Europa
haben neben Deutschland die Schweiz, Holland, Dänemark und die Britischen
Inseln unter Dasselbefall zu leiden. Er fehlt aber auch nicht in Asien und Afrika.
Das Häufigkeitsverhältnis zwischen den beiden Arten schwankt dabei oft
recht erheblich.

In *Deutschland* liegt die größte „Dasseldichte" im Gebiet Weser-Ems. Das
norddeutsche Weidevieh ist überhaupt weit stärker befallen als das mittel- und
süddeutsche, obgleich dort auch ausgedehnte Tierzucht getrieben wird. Anscheinend wirken sich besondere Ansprüche der Larven bzw. Puppen an
die Bodenfeuchtigkeit aus. Große Nässe beeinträchtigt die Entwicklung der
Larven und unterbindet die Verpuppung. Niederschlagsreiche Jahre sind im
allgemeinen ärmer an Dasselfliegen als trockene. Gleiche Beobachtungen liegen
aus Nordwest-Indien vor, wo feuchte Gegenden frei von *Hypoderma*-Befall sind.
Dagegen leiden hügelige oder trockene, sandige Bezirke vielfach schwer unter
Dasselbefall.

Morphologie und Entwicklung. *H. bovis* (etwa 15 mm) erscheint schwarz und
dicht behaart. Der etwa halbkugelige Kopf trägt *Fühler* mit einer *nackten
Arista* (Abb. 362c). Es fehlen funktionstüchtige Mundwerkzeuge. Der *Thorax*
erscheint fast kugelig und trägt drei Längsfurchen. Vorn ist er rostrot, hinten
schwarzhaarig. Das *Abdomen* ist schmaler als der Thorax und endet beim

Weibchen mit einer langen, viergliedrigen, einziehbaren, schwarzen Legeröhre. Das Flügelmuster entspricht dem der Abb. 357d (S. 597).

Die Art *H. lineatum* (etwa 12—13 mm) ist ebenfalls schwarz und stark behaart. Der *Thorax* wird dorsal von grau-gelblichen Längsbändern gezeichnet; das *Abdomen* ist vorn mit weißen oder gelblichen, in der Mitte mit schwarzen, am Ende mit orange-gelben Haaren besetzt.

Die Dasselfliegen leben etwa 3—7 Tage, ohne Nahrung aufzunehmen (s. oben). Sie haben geringes Flugvermögen und schwärmen in der Zeit zwischen Mai und Oktober. Die kleine Dasselfliege findet man vorwiegend im Juni, die große im Juli

Die Flugzeit der großen Art liegt verhältnismäßig ungünstig für die Bekämpfung durch „Abdasselung" (das ist die künstliche Entfernung der Larven aus den an der Körperoberfläche auftretenden Beulen), weil ein großer Teil der sonst natürlich abgehenden Larven („Dasseln") durch die kurz vor dem Weideauftrieb stattfindende Abdasselung noch nicht erfaßt werden kann. Bei der kleinen Art dagegen liegt die Flugzeit verhältnismäßig früh und damit günstig, weil praktisch alle „reifen" Larven durch die Abdasselung schon erreicht werden.

Bald nach der Begattung, bei der die weibliche Legeröhre in das Hinterteil des Männchens hereingezogen wird, werden die Eier jedoch nur bei warmem, sonnigem Wetter abgelegt. Innerhalb von 45 min werden etwa 400—500 weiße, mit einem braunen Ansatz versehene Eier (etwa 0,8 mm) am Rind abgesetzt, wobei *H. bovis* nur je 1 Ei an den Haargrund legt, *H. lineatum* dagegen mehrere Eier am oberen Bereich eines Haares aufreiht. Bevorzugt werden dabei die beschatteten, unteren Körperabschnitte, Beine und Bauch, aufgesucht. An schwarzem Haar kann man die Eier mit bloßem Auge erkennen.

Nach 3—6 Tagen schlüpfen die 0,5 mm großen, durchsichtigen und dicht mit schwarzen, kleinen Dornen besetzten Larven aus. Sie dringen *aktiv durch die Haut* des Wirtes ein und sind etwa nach 1—1$\frac{1}{2}$ Std unter der Haut verschwunden (zum Bau der Stigmen bei den Larven vgl. S. 623, Abb. 385h).

Der nun beginnende *Wanderungsweg* der Larven wird wohl von dem Ort der Eiablage, besonders von der Beschaffenheit des Gewebes, das die Larven auf ihrer Wanderung antreffen, beeinflußt. Die Larven von *H. lineatum* nehmen ihren Weg wohl erst zum Schlund und dann durch die Leibeshöhle und Zwischenrippenmuskulatur zum Rücken, während die von *H. bovis* entlang den Nervensträngen zum Wirbelkanal ziehen. In dessen Fettgewebe verbleiben sie eine Zeitlang. Dassellarven findet man daher mit Ausnahme des Sommers fast das ganze Jahr über im Fettgewebe des Wirbelkanals, das sich meist an den betreffenden Stellen grünlich verfärbt. Sie wandern danach wieder unter die Haut und messen dann etwa 15 mm (W. D. EICHLER 1942). Nach ihrer Ankunft unter der Rückenhaut (hypo-derma = unter der Haut) bohren sich die Larven eine Öffnung durch die Haut, um die nun erforderliche Atemluft zu erreichen. Erst nach zwei weiteren Häutungen erlangen sie die „Reife". Vom ersten Auftreten der „Fistel" bis zum Herausfallen der grünlich-braunen Larve vergehen etwa 45 Tage.

Die reifen (4.) Larven wandern meist in den frühen Morgenstunden aus und lassen sich zu Boden fallen. Dort verpuppen sie sich innerhalb von 12 bis 24 Std (Puppenruhe 3—6 Wochen). Die gesamte Entwicklung dauert etwa 1 Jahr (ZWINGMANN 1940).

Auch das Schlüpfen der Imagines erfolgt vorwiegend in den Morgenstunden, jedoch nur bei sonnigem Wetter. — Die Austrittsstellen (Dasselbeulen) verteilen sich (in der Reihenfolge der Häufigkeit) auf Rücken (97%), Kreuz, Flanke, Schulterblatt und Hals.

Reaktion des Wirtes (Pathogenese). Bei einer experimentellen Invasion der Menschenhaut konnte GEBAUER während des Bohrens der Larve, die gut zu beobachten war, keine Schmerzempfindung feststellen. Die Stelle, an der die Larve sich eingebohrt hatte, zeigte nur eine winzige Rötung; die Larve hatte Epidermis und Cutis durchbohrt. Das gleiche äußere Bild zeigt die Eintrittsstelle der Larve auf der Rinderhaut. Die Larven scheinen überhaupt keine toxische Wirkung auszuüben.

Die größte Befallshäufigkeit findet man bei 1—3jährigen Rindern, die durch stärkeren Dasselbefall erheblich in ihrer Entwicklung zurückbleiben können. Der Anteil der infizierten alten Tiere ist immer wesentlich geringer. Die Ursache für diese Erscheinung ist im einzelnen nicht geklärt (Altersimmunität, Hautdicke?). Die Schäden in der Haut werden besonders groß, wenn sich mehrere Larven in unmittelbarer Nähe durch die Haut bohren. So entstehen Schadenstellen bis zu 10 cm Durchmesser. Sitzt nur *eine* Larve unter der Haut, so ist die Größe der Hautbeschädigung etwa 3—4 cm (BLAGOWESCHTSCHEWSKY und PAWLOWSKY 1931). Gelegentlich treten Larven auch ins Rückenmark ein und führen zur Lähmung der Hinterbeine.

Wird der *Mensch* von Dasselfliegen geplagt, so handelt es sich meist um die kleinere Art *Hypoderma lineatum*. Die Invasion der Larven verläuft im allgemeinen gutartig; es sei denn, sie gelangen ins Auge.

Von SMART wird aber auch über einen Fall von Myiasis durch *Hypoderma bovis* berichtet. Die Larve wurde einem Knaben aus einem Nackenabsceß entnommen. Der Wanderungsweg vom Bein zum Nacken konnte beobachtet werden.

Auch beim Pferd wurde *Hypoderma lineatum* gefunden, wo sie offenbar ihre volle Entwicklung durchmachen kann.

Bekämpfungsmethoden. Die großen Verluste, die der Wirtschaft jährlich durch die Wertminderung der Häute infolge des Dasselbefalles entstehen, haben zu intensiven Bemühungen um die Beseitigung der Dasselfliegenplage geführt. Die besten Erfolge zeitigt aber noch immer die *Rückenwaschung der Rinder mit einer Derris-haltigen Waschflüssigkeit.* Überhaupt scheinen pflanzliche Insecticide zur Vernichtung von Dassellarven besser geeignet zu sein als die synthetischen Präparate. Die Waschungen müssen aber kurz vor dem Weideaustrieb *und* außerdem zweimal während der Weidezeit durchgeführt werden (Ende Mai und Ende Juli). Die in letzter Zeit versuchte perorale und subcutane Applikation insecticider Präparate führte nicht zu einer Vernichtung sämtlicher im Rinde

Tabelle 26. *Übersicht über die wichtigsten Myiasis erzeugenden Dipterenlarven.*
(In Anlehnung an E. MARTINI 1952.)

Art	Fakultative		Obligatorische		Pathogenität
	Entoparasiten (Darm)	Ektoparasiten (Hautwunden)	Ektoparasiten (Haut)	Entoparasiten (Innere Organe)	
Musca domestica	+	+			—
Stomoxys calcitrans	+	+			—
Piophila casei	+	+			—
Calliphora erythrocephala . . .	+	+			±
Lucilia caesar	+	+			±
Sarcophaga-Arten	+	+			+
Dermatobia hominis			+		+
Cochliomyia hominivorax . . .			+		+ +
Wohlfahrtia magnifica			+		+ +
Cordylobia anthropophaga . . .			+		+ +
Gasterophilus intestinalis				+ (Magen)	±
Hypoderma bovis				+ (Wanderung im Wirt)	±

wandernden Dassellarven. Besprühungen der Rinder während der ganzen Weide-saison mit 0,5% DDT- oder Lindan-enthaltender Emulsion in wöchentlichen Ab-ständen vermögen nur bei einem Teil der Tiere den Dasselbefall zu mindern (ENIGK 1953).

d) Aphaniptera (Flöhe).

Die *Flöhe (Aphaniptera)*, in beiden Geschlechtern als Imagines meist *temporäre Ektoparasiten*, sind in unseren Breiten praktisch nur als lästige Blutsauger bei Vögeln und Säugern bekannt, die bei vielen Menschen sehr schmerzhafte Haut-reaktionen hervorrufen. Nach der Blutmahlzeit verlassen sie wieder ihren Wirt und ziehen sich in dessen Nest oder Lager — beim Menschen in Ritzen und Spalten der Woh-nungen — zurück. Nur wenige Floharten sind zum *stationären* Parasitismus übergegangen und bleiben ständig auf ihrem Wirt (z. B. Weibchen von *Tunga penetrans*). Einige Floharten haben für manche Gebiete der Erde große Bedeutung als Über-träger von Krankheitserregern und Parasiten, unter denen der *Erreger* der *Pest, Pasteurella pestis*, der bedeutendste ist (vgl. Tabelle 28).

Die *geographische Verbreitung* der Flöhe ist durch das Vor-kommen ihrer Hauptwirte be-stimmt. Die meisten Arten sind kosmopolitisch (z. B. *Pulex irritans* L.), andere nur auf

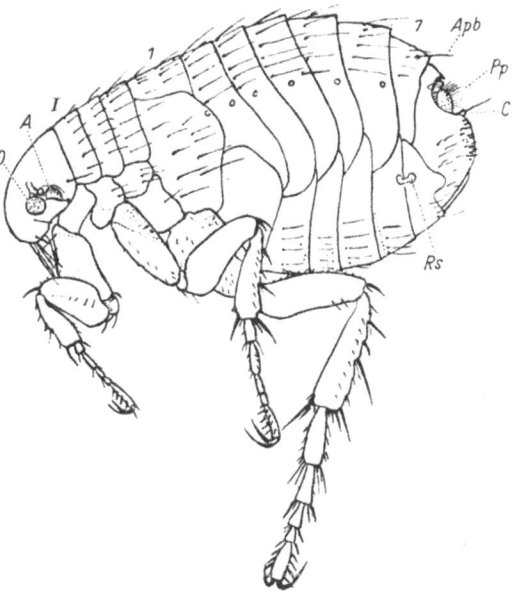

Abb. 397. *Pulex irritans.* Weibchen. *A* Antenne; *Apb* Ante-pygidialborste; *C* Cercus (paarig, nur einer eingezeichnet); *O* Ocellus; *Pp* Pygidialplatte; *Rs* Receptaculum seminis; *I* = 1. Thorakalsegment; *1* = 1. Abdominalsegment. (Nach PEUS 1938.)

warme Länder beschränkt (z. B. *Xenopsylla cheopis* ROTHS und *Tunga pene-trans* L.). (Systematische Stellung der Flöhe vgl. Tabelle 21, S. 530/31.)

Morphologie und Entwicklung. Die Flöhe zeichnen sich durch eine starke *seitliche* Abplattung des Körpers aus, wodurch ihnen das Vorwärtskommen zwischen den Haaren oder Federn des Wirtes erheblich erleichtert wird. Es fehlen ihnen Flügel (Aphani-ptera = unsichtbare Flügel). Die bei den meisten anderen Insekten augenfällige Gliederung in Kopf, Brust und Hinterleib läßt sich nur undeutlich erkennen (vgl. Abb. 397).

Der *Kopf* des Flohes ist kielförmig und „durchfurcht" gleichsam das Haar-kleid des Wirtes. Facettenaugen fehlen; die Flöhe besitzen aber meist einfache Ocellen.

Die *stechend-saugenden Mundwerkzeuge* (Abb. 398) sind nach unten und hinten gerichtet. Sie bestehen aus dem spitzen, gezähnten Epipharynx [vielfach irrtüm-lich als Oberlippe (Labrum) bezeichnet], den fein gesägten, paarigen Oberkiefern [Mandibeln; nach Ansicht anderer Autoren = Lacinien der Maxillen (MATHESON)], den Unterkiefern (Maxillen) und der Unterlippe (Labium). Epipharynx und Mandibeln bilden den eigentlichen Stechapparat. Der Epipharynx trägt auf seiner Unterseite eine feine Rinne, die sich mit den gegeneinanderstoßenden

Hinterrändern der ebenso langen, innen konkaven Mandibeln zu einem geschlossenen Rohr, dem Kanal für das aufgesogene Blut, ergänzt. Der Speichel fließt durch einen engen Gang, den die aufeinanderstoßenden konkaven Hinterränder der Mandibeln bilden. Dieser Apparat als Ganzes wird von den innen konkaven, meist fünfgliedrigen Labialtastern umschlossen. Vom Labrum existiert nur noch ein unpaarer „Labralsklerit", der als kurzes Stilett im Innern der Kopfkapsel verborgen liegt. — Beim Einführen des Stechapparates in die Haut knicken die Labialtaster nach vorn ein, während die Maxillen mit ihren viergliedrigen Palpen nach hinten eingeschlagen werden (PEUS in MARTINI 1952) (vgl. dazu Nematoceren und Heteropteren S. 559 und S. 545).

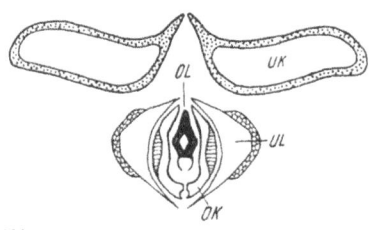

Abb. 398. Schematischer Querschnitt durch die Mundwerkzeuge eines Flohs. (Vgl. dazu umseitigen Text u. Abb. 302.)

Die *Fühler* (Antennen) sind weit nach hinten gerückt und können in eine Grube eingelegt werden. Sie bestehen aus zwei Grundgliedern und der sog. Keule, die sich aus neun weiteren Gliedern zusammensetzt („geknöpfte" Fühler). Das erste Keulenglied ist stielförmig und trägt die übrigen acht, die zum Teil oder ganz miteinander verwachsen sein können. Die Antennen des Männchens sind meist größer als die des Weibchens.

Artcharakteristisch für die Flöhe sind vielfach deutlich ausgebildete Stachelkämme (Ctenidien), die am Kopf und Thorax sitzen, aber bei einigen Arten

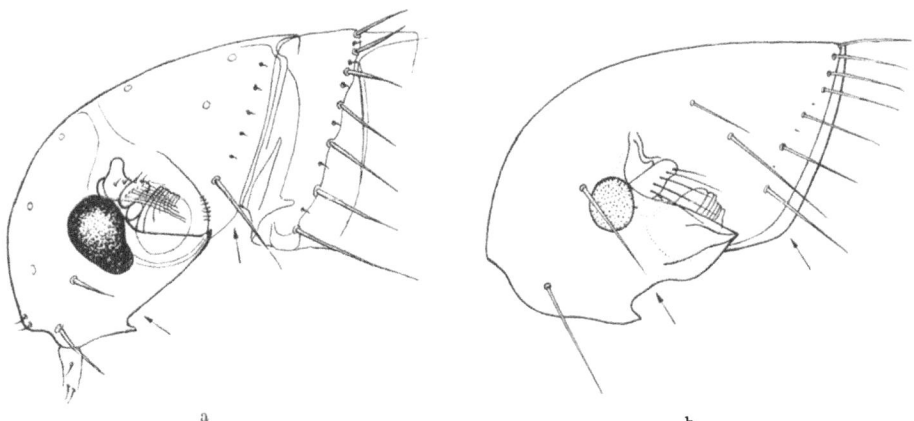

a   b

Abb. 399a u. b. Kopf von *Pulex irritans* (a) und *Xenopsylla cheopis* (b). (Die Pfeile weisen auf die charakteristischen Borsten hin.) (Nach PEUS 1938.)

auch fehlen (Menschenfloh, Pestfloh; Abb. 399) oder auf wenige Stacheln reduziert sein können (Hausmausfloh *Leptopsylla segnis*). Die systematisch ebenfalls wichtigen Borsten des Kopfes sind in bestimmten Reihen angeordnet (bis zu je drei auf dem Vorder- und Hinterkopf). Meist sind sie jedoch unvollkommen ausgeprägt und können sogar völlig fehlen (vgl. PEUS 1938, 1952).

Der *Brust*abschnitt besteht aus drei *gegeneinander beweglichen* Segmenten. Jedes Segment trägt ein Beinpaar. Das erste davon befindet sich schon gleich hinter der Mundöffnung; die beiden folgenden sind kräftiger entwickelt als das erste und dienen als Sprungbeine.

Bemerkenswert sind die kräftig entwickelten *Hüftglieder* (Coxa), die im 2. und 3. Beinpaar die eigentliche Sprungmuskulatur tragen, eine Verlagerung,

die nur bei Flöhen (im Gegensatz zu allen anderen springenden Insekten) existiert.
Sonst gleicht die Ausbildung der Extremitäten dem üblichen Bau der Insekten-
beine (fünfgliedriger Tarsus mit einem Paar kräftiger, häufig gezähnter Klauen).
Der Verdauungstractus zeigt keine erheblichen Besonderheiten (vgl. Abb. 406).
Beachtung verdient nur der Reusenapparat im Proventriculus, dessen Aufgabe

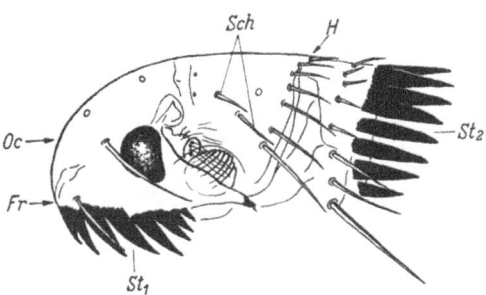

Abb. 400. *Ctenocephalides canis. Fr* Frontalborste; *H* Borsten der Hinterrandreihe; *Oc* Ocellarborste; *Sch* Scheitel-
borsten; *St₁* vorderer Stachelkamm; *St₂* hinterer Stachelkamm (Ctenidien). (Nach PEUS 1938.)

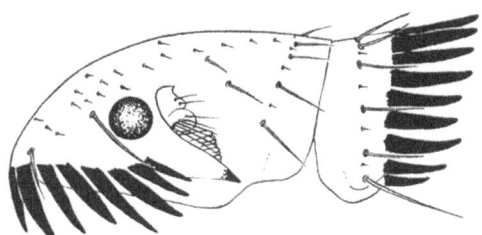

Abb. 401. *Ctenocephalides felis.* Kopf des Katzenflohs. (Nach DAMPF aus PEUS 1938.)

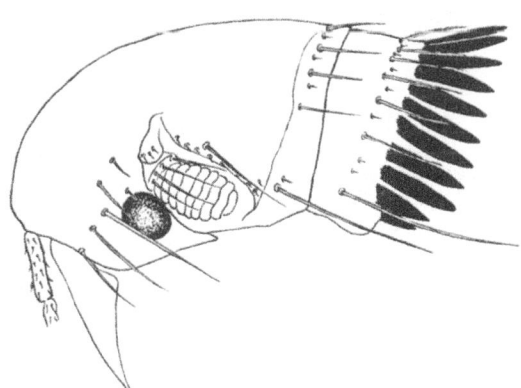

Abb. 402. *Nosopsyllus fasciatus.* Kopf des Rattenflohs. (Nach PEUS 1938.)

im einzelnen zwar unbekannt ist, der aber bei der Übertragung der Pesterreger
eine wichtige Rolle spielt (vgl. S. 641).

Am Hinterende des achtgliedrigen Abdomens befindet sich der äußere *Genitalapparat*, der sich entwicklungsgeschichtlich aus mehreren Segmenten zusammensetzt und die sog. *Pygidialplatte*, ein den Flöhen eigentümliches Sinnesorgan,
das vor allem der Wahrnehmung mechanischer Reize dienen soll. Sie ist mit
zahlreichen langen Sinneshaaren, die in besonderen Bechern eingelenkt sind
(Trichobothrien), besetzt.

Die *Männchen* erkennt man an dem zu einem „Haftapparat" umgestalteten Hinterleibsende (Abb. 403), die *Weibchen* an dem Receptaculum seminis, dessen Gestalt artcharakteristisch ist (Abb. 404).

Die Eireifung erfolgt erst nach einer Blutmahlzeit. Die Ablage wird in Etappen vorgenommen, d. h. nach je etwa 6—8 Eiern muß erneut Blut aufgenommen werden, um weitere Eier zu erzeugen. Die Gesamtzahl der von einem Weibchen stammenden Nachkommen liegt bei 400 (Menschenfloh), wechselt aber beträchtlich mit der Species (z. B. Hühnerfloh nur 20).

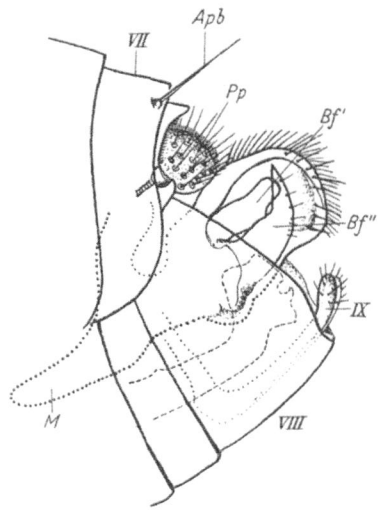

Abb. 403. *Pulex irritans*. Männchen, Hinterleibsende. *Apb* Antepygidialborste; *Bf'*, *Bf''* „bewegliche Finger"; *M* Manubrium; *Pp* Pygidialplatte; *VII* 7. Tergit; *VIII*, *IX* 8. bzw. 9. Sternit. (Nach PEUS 1938.)

Die länglich ovalen und relativ großen *Eier* (0,45—0,55 mm, Abb. 405 a) sind weißlich, wachsartig. Sie tragen keinen Deckel und werden lose, ohne besondere Kittsubstanz, abgelegt.

Die *Entwicklung* im Ei dauert je nach Species und in Abhängigkeit von der Außentemperatur 2—10 Tage (bei 14—27,5° etwa 9—5 Tage). Die Mindesttemperatur liegt für *Pulex irritans* um 13° C.

Die *Larven* werden etwa 5 mm lang; sie sind madenartig, also ohne Füße. Anfangs weißlich werden sie jedoch später hellgrau und vor der Verpuppung wieder gelb-weiß. Augen fehlen ihnen vollständig. Der Kopf trägt eingliedrige, zylindrische Antennen. Die beißend-kauenden Mundwerkzeuge bestehen aus Oberlippe, Oberkiefer, Unterkiefer (mit zweigliedrigen Palpen) und Unterlippe (mit eingliedrigen Lippentastern). Die Larvenentwicklung geht über drei Stadien.

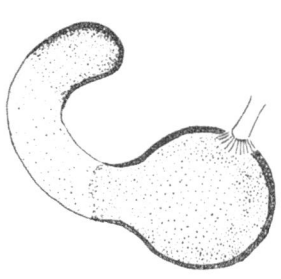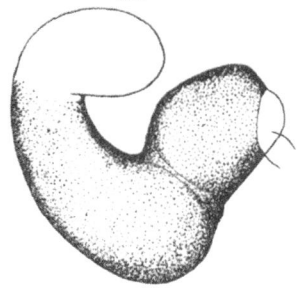

a   b

Abb. 404 a u. b. Receptaculum seminis von a *Pulex irritans*; b *Xenopsylla cheopis*. Beachte die verschiedene Lage der Ansatzstelle des Ausführganges. (In Anlehnung an PEUS 1938.)

Die Entwicklungs*dauer* der Larven des Menschenflohes wird von PEUS wie folgt angegeben:

Stadium I . . . . 2—7 Tage } Insgesamt etwa 9—18 Tage.
Stadium II . . . . 2—6 Tage } Kürzeste beobachtete Zeit:
Stadium III . . etwa 5 Tage }   7 Tage.

Ähnliche Zeiten gelten auch für den Hundefloh und den Katzenfloh. Immer wird für die Entwicklung ein gewisser, meist hoher relativer Feuchtigkeitsgehalt der Luft gefordert (70—90%).

Die *Puppe* ist eine Pupa libera; sie liegt jedoch in einem von der 3. Larve gesponnenen Kokon, der mit dem Substrat verklebt, in dem sich die Larven aufhalten (Staub, Haare, Sandkörnchen u. a.). Dies erschwert das Auffinden der Flohpuppen erheblich. Die Größe des Kokons einschließlich der verklebten Fremdkörper liegt bei 7—8 mm Länge und 4—5 mm Breite. Vor der eigentlichen Verpuppung verbleibt die Larve in dem Kokon einige Tage in Ruhe (sog. *Praepupa*). Die Puppe selbst ist anfangs weißlich, wird aber später braun. —

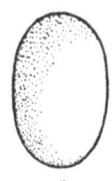

Auch die Dauer der *Puppenruhe* wechselt mit der Außentemperatur, doch in weit höherem Maße als die Larvenzeit. Durchschnittlich beträgt sie 8—14 Tage, doch sind als längste Puppenzeit bei tiefen Temperaturen 239 Tage angegeben worden (PEUS 1938).

Bei mittleren Temperaturen dauert die Gesamtentwicklung vom Ei bis zum geschlechtsreifen Tier bei ausreichender Luftfeuchtigkeit 4—6 Wochen.

Die *Lebensdauer* der Imagines ist unter normalen Lebensbedingungen mit 3—4 Monaten zu veranschlagen. Es gilt die allgemeine Regel: Hohe Temperaturen bei geringer Feuchtigkeit verkürzen, niedrige Temperaturen bei hoher Feuchtigkeit verlängern das Leben. Bei Nahrungsmangel kann sich die Lebensdauer der Flöhe noch erhöhen (nach PEUS 360—540 Hungertage möglich).

Lebensweise. Die Lebensweise der Larven weicht erheblich von der der Imagines ab. Diese sind Blutsauger, während sich die Larven in der Regel im Nest oder Lager der Blutspender aufhalten und sich hier von organischen Substanzen (Hautschuppen, Haare, Federn u. ä.) ernähren. Ihre Entwicklung wird begünstigt, wenn Eiweiß zur Verfügung steht, das aus den Ausscheidungen der Imagines stammt. Bei deren Blutmahlzeit tritt nämlich regelmäßig ein Tropfen Blut am Anus aus, der getrocknet abfällt. Die Larven mancher Arten (*Ceratophyllus fasciatus* und *Ctenocephalides felis*) kommen ohne diese Kost nicht zur Verpuppung.

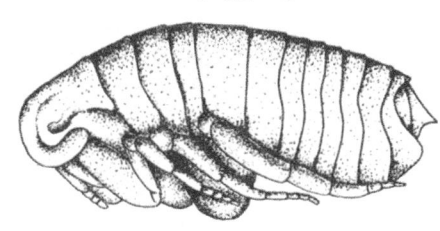

Abb. 405a—c. *Habitusbild der verschiedenen Entwicklungsstadien eines Flohes.* a Ei. b Larve. c Puppe ohne Kokon. (a 40×, b 30×, c 25×.) (Nach PEUS 1938.)

Die Larven des *Menschenflohs* findet man in den Ritzen und Spalten der Fußbodendielen sowie unter diesen, in allen möglichen oft unbeachteten Schmutz- und Staubansammlungen. Auch die Lagerstätten der Hunde sowie Tierställe sind bei der Suche nach den Brutstätten dieser Flöhe zu berücksichtigen. Immer aber handelt es sich um Stellen, die auch der Mensch regelmäßig aufsucht. Allerdings haben die heutigen fugenlosen Böden dem Floh viele Nistmöglichkeiten genommen. Auch der weitverbreitete Gebrauch von Fußbodenölen und Staubsaugern hat die Lebensmöglichkeit der Flohlarven eingeschränkt. Daraus erklärt sich das relativ seltene Auftreten des Menschenflohs in den Städten; doch ausgestorben ist er keineswegs.

Die *Imagines* nehmen nur Blut von Warmblütern an. Ausnahmsweise haben Flöhe auch einmal an Fröschen, Kröten, Schlangen, ja selbst an Wirbellosen (Raupen und Regenwurm) gesogen, doch geht bei dieser Nahrung die Entwicklung der Eier nicht weiter.

Je enger der Floh an seinen Wirt gebunden ist, um so häufiger muß er Blut aufnehmen. „Nestflöhe" saugen daher im allgemeinen seltener und können auch länger hungern als ständig im Fell wohnende Arten (z. B. Igelfloh). — Meist stechen die Flöhe erst mehrfach in die Haut ein, bis sie Blut aufnehmen. Dieser Umstand des häufigen „Probierens" hat gewisse Bedeutung für die Übertragung von Krankheitserregern, weil es so zu einer Skarifikation der Haut kommt und die Eintrittspforten für Keime (Bakterien, Rickettsien) vermehrt werden.

Bemerkenswert sind einige besondere Anpassungen der Flöhe an bestimmte Wirtsarten. Die Mundwerkzeuge eignen sich z. B. immer nur für bestimmte Hautoberflächen. So haben die Flöhe von kleinen Wirten im allgemeinen kurze Stechapparate, während Flöhe von größeren Wirten längere Rüssel besitzen; damit geht dann auch eine Vergrößerung des gesamten Saugapparates einher. Diese Erscheinungen sind unabhängig von der Verwandtschaft der Flöhe.

Wirtsfindung. Bei der Wirtsfindung spielt die Wahrnehmung mechanischer Reize, die von einem möglichen Blutspender ausgehen, eine primäre Rolle. Dabei wirkt vornehmlich die sog. Pygidialplatte mit. Hinzu kommen Geruchs- und Temperaturempfindungen. Einzelheiten über die Geruchswahrnehmung sind bisher kaum bekannt, doch hat die Erfahrung ergeben, daß manche Gerüche von einigen Arten gemieden werden (z. B. Pferde- und Hammelgeruch vom Menschenfloh).

Immer wieder wird gefragt, ob die Flöhe bestimmte Personen bevorzugt angehen und andere meiden. HASE sowie PEUS haben diese Frage bejaht. Offenbar wirken dabei nicht näher definierbare, sog. „Individualstoffe" mit, die die Flöhe anziehen. Mehr als diese Tatsache ist zu diesem Problem nicht bekannt. (Vgl. dazu S. 463.)

Düfte sollen auch bei der Auffindung der Geschlechter eine Rolle spielen. Ein sog. X-Organ und besondere, intersegmentale Blätter, die am 8. Sternit liegen, dienen der Dufterzeugung.

Der der Wirtsfindung dienende Temperatursinn der Flöhe unterscheidet bestimmte *Vorzugstemperaturen*, die aber bei hungrigen Flöhen nicht höher liegen als bei gesättigten Tieren. Dieses Verhalten der Flöhe hängt damit zusammen, daß sich die Imagines länger als nur zur Nahrungsaufnahme auf ihrem Wirt aufhalten. Die Höhe der Vorzugstemperatur entspricht der *Oberflächentemperatur* der Hauptwirte (vgl. Tabelle 27). Die Larven bevorzugen wesentlich tiefere Temperaturen (HERTER 1952).

Tabelle 27. (Nach HERTER.)

Species	Vorzugstemperatur hungriger Flöhe	Hauttemperatur der Hauptwirte
Pulex irritans (Menschenfloh)	+ 31,36° C	+ 31—32° C
Leptopsylla segnis (Mäusefloh)	+ 36,11° C	+ 37—38,5° C bei erregten Tieren, + 31,1—32,9° C bei schlafenden Tieren
Ceratophyllus gallinae (Hühnerfloh) . . .	+ 42,88° C	+ 40° C

Wirtsspezifität. Für die Beurteilung eines Flohbefalls bzw. einer Flohplage ist zu bedenken, daß die meisten Flöhe *keine ausgesprochene Wirtsspezifität* zeigen. Zwar haben wohl alle Floharten bevorzugte Wirtstiere (Hauptwirte), aber sie gehen daneben bei Gelegenheit immer auch auf andere Warmblüter (Nebenwirte). Eine Ausnahme bildet der monophage Uferschwalbenfloh *Ceratophyllus styx*. Manche Floharten wechseln zwischen untereinander verwandten Arten einer Tiergruppe (z. B. „Fledermausflöhe", „Insektenfresserflöhe", „Raubtierflöhe"). Andere leben in einem bestimmten Biotop und beschränken sich auf die dort vorkommenden Arten, die vielfach ebenfalls zu einer Verwandtschaftsgruppe gehören (z. B. Flöhe der *Steppen*nagetiere oder die der *Wald*nagetiere, aber auch Flöhe der menschlichen Behausung). Die Kenntnis dieser Tatsachen ist im Zusammenhang mit der Pestepidemiologie von größter Bedeutung; daher verdient das Studium der Flöhe stärkste Beachtung (vgl. auch unten).

Isoliert lebende Wirte haben unter Umständen sehr spezifische Flöhe, die merkwürdige Konvergenzerscheinungen aufweisen. Auf unterirdisch lebenden Nagern findet man Arten, die, wie ihre Wirte, eine Reduktion der Augen erfahren haben. Einige Arten sind sogar blind (*Ctenophthalmus spalacis* bei der Blindmaus oder *Hystrichopsylla talpae* beim Maulwurf), doch existiert auch ein Sonderfall, bei dem stark vergrößerte, blasenförmige Augen entstanden sind (*Ophthalmopsylla*).

Stichreaktion. Im allgemeinen führt der Stich der Flöhe zu einer kleinen, punktförmigen Blutung, die von einem wechselnd großen, roseolaartigen Fleck, bei manchen Menschen von einer Quaddel umgeben ist. Meist sind die Hautveränderungen recht heftig und anhaltend. Sie stehen jedoch in Abhängigkeit von der individuellen Reaktionsbereitschaft. Wie bei allen Insekten gibt es auch hier Personen, die den Flohstich reaktionslos ertragen. Es spielen dabei die bereits erwähnten immunbiologischen Erscheinungen eine wesentliche Rolle (vgl. S. 465 ff.).

HASE (1942) konnte zwei Fälle beobachten, bei denen sich eine besondere Affinität für Flöhe und eine besondere Empfindlichkeit gegenüber Flohstichen bei Vater und Sohn feststellen ließ. Er schloß daraus auf eine erblich bedingte Reaktionslage. Die Berechtigung dazu ergab sich aus der Tatsache, daß jeweils beide Personen auch gegenüber anderen Allergenen eine Überempfindlichkeit aufwiesen.

Bedeutung als Überträger.

a) Pasteurella pestis (Pest).

Die *Flöhe* spielen als die *wichtigsten Überträger der Pestbakterien* (*Pasteurella pestis*[1]) für die Pestepidemiologie eine entscheidende Rolle. Sie nehmen die Bakterien mit dem Blut pestkranker Menschen oder Tiere auf.

Die in den Magen-Darmkanal gelangten Bakterien vermehren sich dort und führen meist zu einer *Verstopfung des Magens*, insbesondere des mit einem Reusenapparat ausgestatteten *Proventriculus* (Abb. 406, *P*), der dadurch *blockiert* wird. Die nun hungernden Flöhe versuchen dann immer wieder, Blut aufzunehmen, das aber jeweils nicht über den Oesophagus hinaus kommt. Bei den wiederholten, heftigen Versuchen, Nahrung zu gewinnen, wird das wenige aufgenommene Blut wieder erbrochen (Antiperistaltik; Regurgitation) und gelangt so — mit Bakterien vermischt — in die Stichwunde. So vermag der Floh zahlreiche Blutspender zu infizieren, ist aber selbst zum Hungertode verurteilt, wenn die Störung nicht behoben wird. Doch kann es dabei auch zu einem Wechsel zwischen Blockade und Normalisierung des Magendurchgangs kommen. Dabei können *Bakteriophagen* mitwirken, die angeblich sogar für die Unterbindung einer Pestepidemie verantwortlich gemacht werden können.

---

[1] Die Pest ist eine hämorrhagische Septicämie, deren Erreger *Pasteurella pestis*, ein deutlich bipolar färbbares, unbewegliches, geißelloses, kurzes, gramnegatives Stäbchen mit abgerundeten Enden — etwa 1—2 μ lang, 0,5—0,7 μ breit — ist.

Der Zeitraum, in dem sich die Bakterien nach der Aufnahme mit dem Blut im Flohmagen so vermehrt haben, daß die Blockade des Proventriculus eingetreten ist, wechselt je nach der Flohart:

Xenopsylla cheopis	bei 18⁰ C	etwa	5—31	Tage
Ceratophyllus fasciatus	bei 18⁰ C	etwa	6—116	Tage
Ceratophyllus tesquorum		etwa	13—35	Tage
Neopsylla setosa		etwa	3	Tage

Ceratophyllus tesquorum ... etwa 13—35 Tage
Neopsylla setosa ... etwa 3 Tage } (nach JOFF)

Stiche von pestinfizierten Flöhen ohne Magenfunktionsstörung infizieren in der Regel nicht. Möglich ist jedoch die mechanische Verschleppung von Pestbakterien durch den verunreinigten Stechapparat bei mehreren, kurzfristig aufeinander folgenden Saugakten.

Auch unabhängig vom Flohstich kann eine Infektion mit *Pasteurella pestis* erfolgen (orale Aufnahme von infizierten Flöhen oder ihren Ausscheidungen, Zerdrücken der Flöhe und folgende Einreibung der Erreger in die beschädigte Haut).

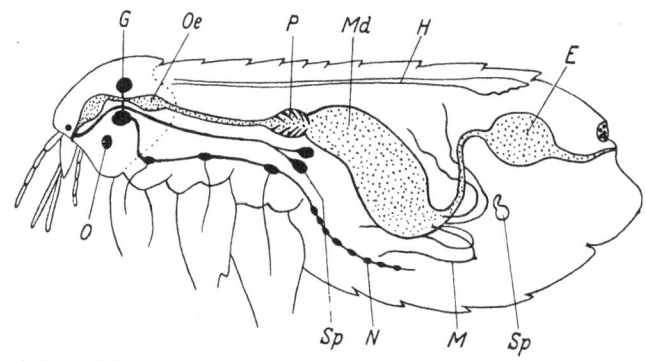

Abb. 406. *Pulex irritans.* Schema der inneren Anatomie. *E* Enddarm; *G* Gehirn; *H* Herz; *M* MALPIGHIsche Gefäße; *Md* Mitteldarm; *N* Bauchmark; *O* Ocellus; *Oe* Oesophagus; *P* Proventriculus; *S* Speicheldrüsen; *Sp* Spermatheke. (Nach SCHOUTEDEN 1941.)

Weibliche Flöhe sind wegen ihrer größeren Vitalität für die Verbreitung der Pest gefährlicher als die weit hinfälligeren Männchen. Nach dem Tode der Flöhe bleiben die Bakterien bei mittleren Temperaturen noch wenigstens 150 Tage, im Vakuum sogar $2^1/_2$ Jahre virulent (BLANC 1948).

Die Lebensdauer mancher Flöhe (z. B. Zieselfloh *Neopsylla setosa*) kann ohne Nahrungsaufnahme unter günstigsten Bedingungen (niedrige Temperatur, hohe Luftfeuchtigkeit) bis zu 5 Monaten betragen. *Xenopsylla cheopis* lebt mit *blockiertem Proventriculus* bei 18—19⁰ C und 76% relativer Luftfeuchtigkeit 43 Tage, bei 22—27 C⁰ nur 15 Tage (nicht infiziert dagegen bis 203 Tage).

Pestepidemiologie. Die Pest ist in erster Linie eine Krankheit bestimmter Nagetiere, von denen die Erreger durch Vermittlung der Flöhe von Nager zu Nager (z. B. Ratten), aber auch vom Nager auf den Menschen gelangen. Der menschlichen Pesterkrankung bzw. einer Epidemie geht in der Regel eine Rattenpest um 2—4 Wochen voraus. Während der Mensch an der Pest immer akut erkrankt und dann entweder an ihr stirbt oder wieder völlig gesund wird, bleiben die Nagetiere nach überstandener Erkrankung noch latent infiziert und dadurch zu einem verborgenen Seuchenherd. *Ratte* und *Floh* sind die beiden Hauptfaktoren, die der Pest zur weltweiten Verbreitung verholfen haben. Die Fähigkeit zur Pestverbreitung haben aber neben den Ratten zahlreiche andere Nager, z. B. Hasen (Leporidae), Springmäuse (Dipodidae), echte Mäuse (Murinae), Wühlmäuse (Microtinae), Hamster (Cricetinae), Rennmäuse (Gerbillinae), Hörnchen (Sciurinae). Doch wechselt ihre epidemiologische Bedeutung mit der Landschaft, die von der Pest heimgesucht wird.

K. G. GRELL hat diese Zusammenhänge am Beispiel der russischen Steppenpest erläutert (vgl. Schema unten). Hier bilden die Ziesel das eigentliche Pestreservoir, und von ihnen geht der Weg entweder direkt auf den Menschen oder — und das ist die Regel — über ihre Flöhe und Menschen-nahe Nager und über deren Flöhe zum Menschen. Dabei wird die Tatsache bedeutungsvoll, daß die Flöhe zum größten Teil recht wirtsunspezifisch sind und von einem Nager auf den anderen, einige auch von den Nagern auf den Menschen übergehen und Blut saugen (vgl. oben S. 640 ff.).

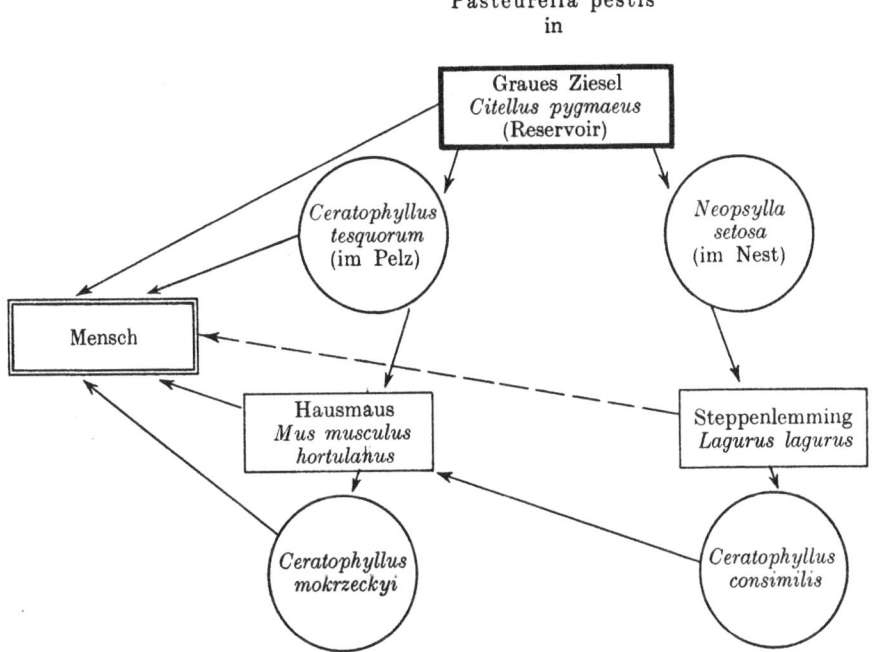

Pasteurella pestis
in

Schematische Darstellung der Zusammenhänge zwischen Pesterreger, seinem Hauptreservoir und den Vermittlern zum Menschen — am Beispiel der russischen Steppenpest. (Nach K. G. GRELL 1948.) Die übertragenden Flöhe in Kreise, die zusätzlich vermittelnden Nager in einfache Rechtecke eingetragen.

Alle bisher untersuchten Floharten aus den Familien der *Puliciden, Ceratophyllideen* und *Vermipsyllideen* können experimentell mit Pestbakterien infiziert werden. Doch sind sie im Hinblick auf ihre Bedeutung für die Pestverbreitung nicht gleichwertig. Dem Rattenfloh *Xenopsylla cheopis* kommt dabei im Hinblick auf den Menschen besondere Bedeutung zu, weil er einerseits auf die Pestreservoire, die Ratten, aber ebenso gern auch auf den Menschen übergeht, den er aus Nahrungsmangel aufsucht, wenn viele Nager durch eine Pestepidemie zugrunde gegangen sind. Die von gestorbenen Pestratten kommenden Flöhe sind besonders gefährlich, weil sie sich kurz vor dem Tode der Nager am ehesten mit Pestbakterien beladen. 63—87% der Flöhe können Keimträger sein, und noch bis zu 12 Std nach dem Tode der Ratten können sich hungrige Flöhe an ihnen infizieren!

X. cheopis infiziert sich leicht mit Pestbakterien, und 20% der Flöhe führen zu Stichinfektionen (gegenüber 7% bei anderen Floharten). Als gelegentliche Überträger verdienen auch die Arten *X. astia* und *X. brasiliensis* (Indonesien und Südamerika) Beachtung. Andere Rattenflöhe gehen kaum auf den Menschen, sondern vermitteln die Pestbakterien innerhalb einer tierischen Population (z. B. *Ceratophyllus fasciatus*).

Auch der Menschenfloh *Pulex irritans* kann die Pestbakterien übertragen. Er wird aber nur selten infiziert aufgefunden und geht kaum auf Ratten oder an andere Nagetiere. Außerdem besteht bei Menschen eine Pestbakteriämie meist nur kurzfristig und selten so stark, daß Flohinfektionen zahlreich werden könnten. Dennoch ist kürzlich in Algier eine kleine Pestepidemie unter starker Beteiligung von *Pulex irritans* aufgekommen (BLANC und BALTAZARD 1946). — Auf die Nachkommen der Flöhe werden die Pesterreger von der Mutter nicht übertragen.

Flöhe können Pestbakterien über weite Strecken hin verschleppen. Wahrscheinlich entstehen auf diese Weise manche Pestfälle „außerhalb der Saison". Es besteht jedenfalls so die Möglichkeit einer Einschleppung der Pest in einen Hafen bzw. auf seine Rattenpopulation.

So berichtet MACCHIAVELLO (1947) über Flöhe (*Xenopsylla astia*), die aus Indien teils tot, teils noch lebend mit Juteballen zu Schiff nach Peru kamen. Als man sie zerrieben auf Meerschweinchen verimpfte, konnten Pestbakterien isoliert werden. Nach einer Blutmahlzeit der eingeschleppten Flöhe an Meerschweinchen starben diese an einer Pestinfektion.

Die *Beseitigung von Pestherden* gelingt durch Vernichtung der Ratten und Flöhe. Durch die modernen Insecticide vermag man heute bereits wirksam einer Pestgefahr zu begegnen (vgl. S. 647 ff).

b) Rickettsien.

Murines Fleckfieber.

Die Flöhe vermögen den Erreger des murinen Fleckfiebers (*Rickettsia mooseri*), [unter experimentellen Bedingungen auch den des klassischen Fleckfiebers (*R. prowazeki*)] von der Ratte auf den Menschen und gelegentlich wohl auch von Mensch zu Mensch, in erster Linie aber von Ratte zu Ratte zu übertragen. Der wichtigste Überträger ist *Xenopsylla cheopis*. Andere Floharten (z. B. *Ceratophyllus fasciatus, Leptosylla musculi, Pulex irritans, Ctenocephalides canis* und *C. felis*) lassen sich zwar experimentell ohne weiteres infizieren, spielen aber praktisch bei der Übertragung wahrscheinlich keine Rolle (WEYER). Die Ratten bilden das Erregerreservoir, an dem sich die Flöhe infizieren können.

Wahrscheinlich ist der Floh sogar der primäre Überträger der Fleckfieberrickettsien, weil das klassische Fleckfieber allem Anschein nach aus dem murinen Fleckfieber entstanden ist (MOOSER 1945) (vgl. S. 542).

Die Flöhe bleiben anscheinend für die Dauer ihres Lebens infiziert, ohne dabei den geringsten Schaden zu erleiden, weil sich das Mitteldarmepithel nach der Zerstörung durch den Rickettsienbefall immer wieder regeneriert (MOOSER und CASTANEDA 1932). Sie übertragen den Erreger nicht durch den Stich, sondern er wird, wie bei den Läusen, durch Einreiben (Faeces, zerdrückte Flöhe) in oberflächliche Scarifikationen der Haut gleichsam verimpft. Ratten infizieren sich durch Zerbeißen der Flöhe, durch Ablecken des Kotes vom Fell oder Einatmen aufgewirbelten rickettsienhaltigen Staubes und Eindringen desselben in die Augenbindehaut. Ähnliche Infektionswege dürfen auch für den Menschen angenommen werden.

Der früher geltende Satz: „ohne Läuse kein Fleckfieber", kann nach der Entdeckung des murinen Fleckfiebers nicht einfach in: „ohne Läuse kein klassisches Fleckfieber" umgeprägt werden, seitdem bekannt ist, mit welcher Leichtigkeit sich *Pulex irritans* experimentell mit *Rickettsia prowazeki* infizieren läßt. Dennoch spielt der Floh in der Epidemiologie des klassischen Fleckfiebers nur eine geringe Rolle.

Die *Bekämpfung des murinen Fleckfiebers,* das z. B. in USA. von 1928—1944 eine ständig steigende Häufigkeit zeigte, läßt sich *durch systematische Beseitigung der Flöhe,* die als Erregerreservoire gelten müssen, erfolgreich gestalten (z. B. Rattenlöcher mit DDT-Puder u. ä. ständig bestäuben). Damit hat stets eine wirksame Rattenbekämpfung einherzugehen, um auch diese Erregerreservoire zu beseitigen.

c) Bandwürmer.

Einige Floharten spielen für die Entwicklung und Übertragung zweier Bandwurmarten, *Dipylidium caninum* und *Hymenolepis diminuta* (vielleicht auch *H. nana*), eine wesentliche Rolle. Die Floh*larven* nehmen die Bandwurmeier auf. Die Oncosphäre wird frei, durchbohrt die Darmwand und setzt sich in der Leibeshöhle der Flohlarve fest. Das reife Finnenstadium entwickelt sich aber bei *Dipylidium* erst in der Imago. Bei *Hymenolepis* kann es schon in der Flohlarve zur Ausbildung der Finne kommen. (Vgl. dazu auch S. 326 und 330.)

Tunga penetrans JAROCKI 1838.
(= *Sarcopsylla penetrans* L. 1758.)

Der Sandfloh, *Tunga penetrans* (Abb. 407), ist neben dem Hühnerkammfloh *Echidnophaga gallinacea* WESTW. mit seinen nächstverwandten Arten und den Angehörigen der Gattung *Vermipsylla* im weiblichen Geschlecht zu einem *stationären Parasiten* geworden. Er befällt neben vielen Vögeln und Säugetieren auch den Menschen.

Die Heimat des Sandflohs liegt im tropischen Amerika. Von dort wurde er nach Afrika, Indien und China verschleppt.

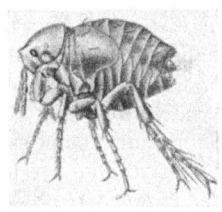
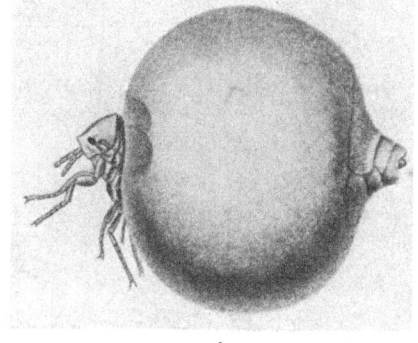

a   b

Abb. 407a u. b. *Tunga penetrans*. a Männchen des Sandflohs (20 ×). b Vollgesogenes Weibchen (20 ×). (Nach KARSTEN.)

T. penetrans ist relativ klein (etwa 1—1,2 mm) und von gedrungener Gestalt. Sein Kopf hat ein charakteristisches Profil; „der Oberkopf ist flach konkav und fällt dann nach vorn, zur Stirn hin, in einer scharfen, fast rechtwinkligen Ecke ab" (PEUS 1938). Dadurch läßt er sich von allen anderen Arten unterscheiden. Ctenidien fehlen (Abb. 407, 408).

Das *Männchen* unterscheidet sich hinsichtlich seiner Lebensweise nicht wesentlich von anderen Flöhen. — Das *Weibchen* lebt zwar ektoparasitisch, aber es dringt ziemlich tief in die Oberhaut ein, die sich als Reaktion auf den Befall verdickt; es wird dadurch geradezu zu einem Entoparasiten (Abb. 409).

Bald nach dem Eindringen des Sandflohweibchens schwillt der Hinterleib bis zur Größe einer kleinen Erbse an, wobei sich die Intersegmentalhaut zwischen dem 2. und 3. Abdominalsegment stark dehnt. Damit geht aber auch eine Zellvermehrung einher, die erst die Vergrößerung des Darmkanals und der MALPIGHIschen Gefäße ermöglicht. Gleichzeitig stellt sich die Muskulatur um, wird kräftiger, um dem auftretenden Druck im Innern des Flohes entgegenwirken zu können. Im Gegensatz zur bisherigen Auffassung wachsen die Ovarien und reifen Eier nicht gleichzeitig mit dieser Entwicklung der Organe heran, sondern erst später. Es werden dann auch nicht einzelne Eier abgelegt, sondern Gelege von 7 bis 10 Eiern auf einmal abgesetzt (GEIGY 1949).

Die Größenzunahme der Sandflohweibchen darf also nicht mit der wohlbekannten Hypertrophie des Hinterleibes gewisser Termitenköniginnen, bei denen sich die Intersegmentalhäute nur gewaltig dehnen, gleichgesetzt werden.

GEIGY und HERBIG unterscheiden vom Moment des Eindringens in die Haut bis zum Beginn der Eiablage vier charakteristische Phasen. In der ersten beginnt die Hypertrophie, die an dem Auseinanderweichen der Abdominaltergiten *2* und *3* und später der Tergiten *1* und *2*, sowie der Sterniten *1* und *2* erkennbar ist (Abb. 408). Sie setzt bereits ein, wenn das Sandflohweibchen in die Haut eindringt. Das Auseinanderweichen der Abdominalsegmente geht auf eine Proliferation der Hypodermis zurück, die in der Hypertrophiezone (*Hz*) Riesenzellen ausbildet, welche vorübergehend in besonderer Weise mit Tracheen versorgt werden. Diese Hypodermis ist die Matrix der neugebildeten Intersegmentalhäute. Hand in Hand mit dieser Ausdehnung der Körperoberfläche zur Kugelform geht die Hypertrophie der inneren Organe einher (II. Stadium). Sie beginnt mit der Vergrößerung des Darmkanals (*D*) und der MALPIGHIschen Gefäße (*Mg*), greift später auf einen Teil des Muskelsystems (*M*) über und erfaßt erst im III. Stadium den Genitalapparat (*E*). Im Darminhalt finden sich zahlreiche Leukocyten, ein Ausdruck der vom Parasiten in der menschlichen Haut hervorgerufenen Entzündung. Die im Inneren des Insekts entstehende besondere Muskelapparatur dient gleichzeitig

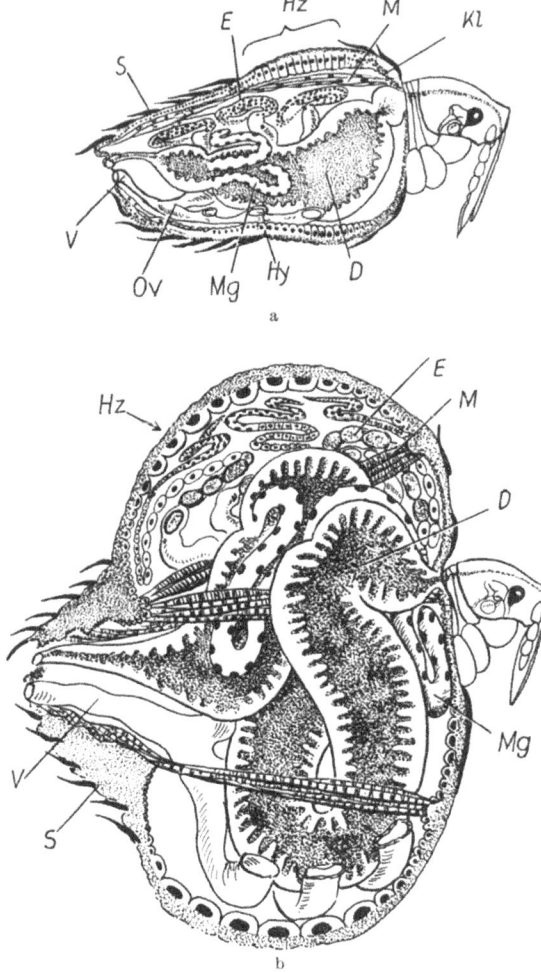

Abb. 408a u. b. *Tunga penetrans.* Weibchen. a Stadium I. b Stadium III. *D* Darm; *E* Eiröhre; *Hy* Hypodermis; *Hz* hypertrophierende Zone; *Kl* Keimlager; *M* Muskulatur; *Mg* MALPIGHIsche Gefäße; *Ov* Ovidukt; *S* Abdominalsegment; *V* Vagina (etwa 40×). (Nach GEIGY und HERBIG 1949.)

zur Festigung des weichen Gebildes und zur Austreibung der Eier und Faeces. Die Eierstöcke können, obschon ihre Eiröhrenzahl geringer ist als bei anderen Puliciden (3 statt 6), große Mengen von reifen Eiern produzieren (IV. Stadium). Über die Dauer der Entwicklung und die der einzelnen Hypertrophiestadien lassen sich zuverlässige Angaben nicht machen.

Reaktion des Wirtes (Pathogenese). Der weibliche Floh drängt sich — Kopf voran — mit aller Kraft unter die Oberschicht der Hornhaut und sucht das Stratum lucidum auf. Dabei treibt es diese Schicht nach innen vor und sucht dann mit seinem Stechrüssel die dort liegenden subepidermalen Blutgefäße zu erreichen. (Bevorzugt wird die zarte Haut der Zwischenzehenräume.) Der Hinterleib ragt aus der kraterförmig geöffneten Eintrittsstelle hervor (Abb. 409). In dieser Lage nimmt der Körper des Parasiten rasch an Umfang zu. — Durch den eingedrungenen Sandfloh treten in der Haut des Wirtes eitrige Entzündungserscheinungen auf; Kopf und Thorax sind dann ganz mit Eiter bedeckt.

Die Beschwerden, die durch den Sandfloh entstehen, sind im allgemeinen anfänglich gering, doch tritt mit zunehmender Vergrößerung des Weibchens ein heftiger Schmerz auf. Stratum lucidum und Stratum germinativum werden zwar durch den Stich nicht wesentlich verletzt, aber durch das eingedrungene

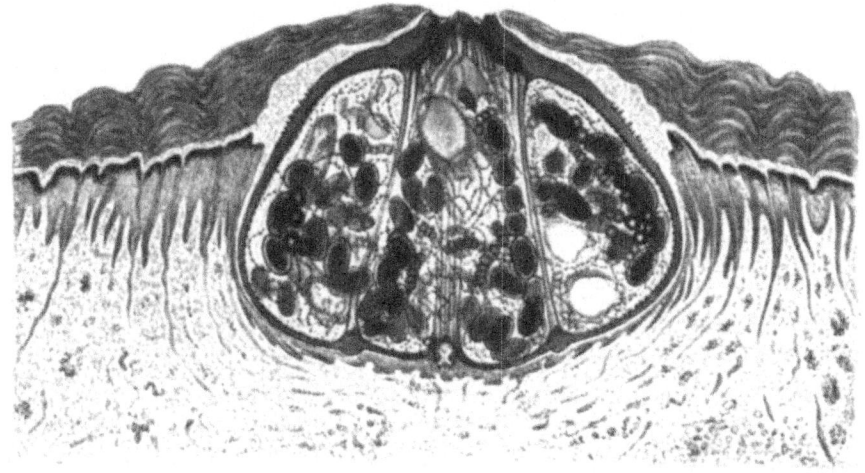

Abb. 409. *Tunga penetrans.* Sandflohweibchen (4. Stadium) innerhalb der auseinandergedrängten Epidermisschichten der Sohlenhaut. Im Innern des angeschwollenen Tieres zahlreiche heranreifende Eier. Oben: Hinterende des Sandflohs mit Tracheenöffnung; unten Mitte: der kaum erkennbare, winzige Kopf. Man erkennt die der Verankerung dienenden Chitinleisten im oberen Teil der Körperoberfläche des Flohs. (Nach FÜLLEBORN.)

Weibchen in das Corium vorgedrängt. Dabei wird die Haut an der betreffenden Stelle so dünn, daß sie beim Entfernen des Parasiten leicht einreißt. Es kommt dann häufig sekundär zu einer Bakterieninfektion, wodurch schwere Entzündungen und eitrige Geschwüre auftreten können.

Allgemeine Probleme der Bekämpfung medizinisch wichtiger Arthropoden durch sog. Insecticide
(insbesondere DDT und ähnliche Wirkstoffe).

Die moderne Insektenbekämpfung bemüht sich, von der bisher vorwiegend empirischen Methode der Auffindung von Bekämpfungsmitteln (Insecticide) abzukommen und verfolgt heute ähnliche Ziele wie die Chemotherapie der Infektions- und Invasionskrankheiten, d. h. sie ist bemüht, *in die Fermentsysteme der Arthropoden störend einzugreifen, um diese dadurch abzutöten.* Man weiß jedoch über deren Fermentsysteme bisher noch recht wenig. Es ist zwar bekannt, daß z. B. Cyanwasserstoff die Atmungsorgane der Insekten verschließt, weil es zu einem Ausfall der Cytochromoxydase kommt. Man weiß, daß sich Methylbromid durch eine nicht umkehrbare Reaktion mit den Thiolgruppen des lebenden Insektengewebes verbindet. Dadurch fallen Enzyme aus, deren Funktion von dem Vorhandensein unversehrter freier Thiolgruppen abhängt. Aber die Handelspräparate, die in dieser gezielten Weise auf die Arthropoden wirken könnten, haben wir noch nicht in der Hand.

Im Falle der *Blausäure*, die seit langem in der Schädlingsbekämpfung verwendet wird, sind es hauptsächlich Eisenporphyrinverbindungen (wie die Fermente Katalase und Peroxydase), deren Eisenatom mit Blausäure reagiert, wobei diese Fermente außer Funktion gesetzt werden, Dadurch kann dann der Lebensprozeß bei den betreffenden Organismen nicht mehr ablaufen. Nicht alle Eisenporphyrinverbindungen sind jedoch gegen Blausäure empfindlich; die Cytochrome z. B. reagieren nicht in dieser Art.

Die Bekämpfung der human- wie veterinär-medizinisch wichtigen Arthropoden ist allerdings bereits durch die Entdeckung der modernen *Kontaktinsecticide* in ein neues Stadium getreten. Die unter dem Namen DDT[1], DFDT[1], Lindan[1] oder Gammexan[1] und E 605 allgemein bekanntgewordenen Präparate haben als sog. Kontaktinsecticide durch ihre gewisse Dauerwirkung einen besonderen Vorzug; d. h. einmal mit ihnen belegte Flächen, wie Wände, Decken, Stoffe u. ä. bleiben infolge des relativ geringen Dampfdruckes der Wirkstoffe (die in der Regel als Emulsion zur Anwendung kommen) über lange Zeit, unter Umständen über viele Wochen und Monate (bei DDT) „vergiftet". Die mit den Mitteln in Kontakt kommenden Insekten werden in relativ kurzer Zeit ($^1/_2$ bis 24 Std) mit Sicherheit abgetötet oder doch irreversibel geschädigt, so daß sie — wenn auch später — ebenfalls zugrunde gehen.

Bei der Kennzeichnung der genannten chemischen Körper als Insecticide ist zu bedenken, daß diese *keine insektenabtötenden Mittel in dem Sinne darstellen, daß z. B. DDT und ähnliche Präparate für Menschen und Haustiere ungiftig wären.* Ungiftig für Menschen und Haustiere sind nur die Mengen bzw. Konzentrationen, die *Arthropoden* töten, dagegen besitzen die meisten Wirkstoffe, *auf das Körpergewicht bezogen*, für Insekten und Wirbeltiere annähernd *gleiche* Giftigkeit (vgl. auch z. B. HOFFMANN und LENDLE 1948). Anläßlich verschiedener Vergiftungsfälle bei Erwachsenen wie bei Kindern (vgl. z. B. CASE 1945, FITZHUGH und NELSON 1947, SMITH 1948, COHNEN 1950, KWOCZEK 1950, HERTEL 1952) ist mit Recht davor gewarnt worden, die DDT-Präparate als „ungiftig" zu deklarieren, wie es vielfach geschehen ist. — Auch der Name „*Kontakt*"-*Insecticid* darf nicht im Sinne eines absolut spezifischen Wirkungsweges aufgefaßt werden, sondern nur als *ein möglicher Weg,* über den das Gift an die Insekten gelangen kann. Dieses ist jedoch auch dann wirksam, wenn es von den Insekten oral aufgenommen oder wenn es parenteral injiziert wird (vgl. dazu die Versuche, durch perorale Gaben von DDT oder Gammexan blutsaugende Arthropoden zu töten; s. S. 520 und 540 ff.).

Die *prädisponierten Eintrittspforten* des DDT sind — nach den Untersuchungen von EMMEL (1943), REICHMUTH (1943, 1946), WIESMANN (1949) u. a. — die Sinnesorgane, sinneshaartragende Stellen und die Intersegmentalhäute, während ein Kontakt der Thoraxoberseite (Scutum), der Sternite und Tergite des Abdomens, sowie der Facettenaugen (bei *Calliphora*) mit DDT ohne Vergiftungserscheinungen bleibt. Die empfindlichen Stellen werden von der lipoidhaltigen Epicuticula bedeckt, die auch die Poren der Sinnesorgane überzieht. Außerdem sind die Exo- und Endocuticula dort meist sehr dünn, nicht pigmentiert und sehr flexibel oder fehlen gänzlich (vgl. auch PFAFF 1952 und oben S. 527, 528).

Die *Art der Wirkung* der genannten *Insecticide* ist vielfach untersucht worden, jedoch gelangte man bis heute zu keiner eindeutigen Klärung. Nach RICHARDS und CUTKOMB (1946) soll die toxische Wirkung von *äußerlich* aufgebrachtem DDT im tierischen Körper immer an Chitin gebunden sein. Die Wirkungslosigkeit der DDT-Präparate auf die Insekten*eier* wird damit erklärt, daß das Chorion der Insekteneier nicht aus Chitin besteht, sondern auch Chorionin, einem dem Chitin nur ähnlichen Stoff. Dieser aber scheint im Gegensatz zu Chitin keine Affinität zu DDT zu besitzen (WIESMANN 1949). (Das schließt jedoch nicht aus, daß das unter Umständen an der Eischale haftende DDT

---

[1] DDT (Dichlordiphenyltrichloräthan), DFDT (eine entsprechende Fluorverbindung), Gammexan (γ-Hexachlorcyclohexan; auch HCH, HCC, 666, BHC, Hexa, Cyclohexan abgekürzt; offizieller deutscher Name *Lindan* mit > 99,5% γ-Isomer).

Über die Chemie und Anwendungsweise der heute üblichen Bekämpfungsmittel vgl. REICHMUTH in: MARTINI 1952.

infolge seiner Dauerwirkung die ausschlüpfenden Larven tödlich schädigen kann.) Es muß aber wohl bei der Suche nach einer Erklärung für die unterschiedliche Wirkung der Wirkstoffe auf die Eier einerseits und postembryonale Stadien andererseits auch berücksichtigt werden, daß — unabhängig von dem Material — die Eioberfläche nicht mit der Oberflächenstruktur der Larven und Imagines gleichgesetzt werden darf. Ähnliche Verhältnisse liegen wohl bei den Puppen der Insekten vor, die die gleiche Unempfindlichkeit gegenüber Insecticiden erkennen lassen wie die Eier. Eiern wie Puppen fehlen in der Regel die oben genannten Organe, die als Eintrittspforten dienen.

Der Grad der insecticiden Wirkung eines Präparates hängt zudem weitgehend von dessen Teilchengröße ab. REICHMUTH (1943, 1946 und 1952) wies wiederholt auf die Notwendigkeit der Berücksichtigung einer hinreichenden *feinstofflichen Verteilung der Insecticide* hin. Ohne diese lassen sich optimale Erfolge bei der Anwendung chemischer Bekämpfungsmittel nicht erwarten.

Zahlreiche Versuche liegen vor, um den *Wirkungsmechanismus der Kontaktinsecticide* aufzudecken. W. HEUBNER (1949) und Mitarbeiter haben z. B. an Stabheuschrecken wahrscheinlich machen können, daß bei Insekten eine Giftwirkungsleitung über die Nervenbahnen anzunehmen ist. Trennten sie z. B. das Bauchmark auf der Höhe des Thorax durch, so ließ sich vom Abdomen aus keine DDT-Wirkung im Vorderkörper erzielen und umgekehrt. (Eingehende Literatur auch bei MÜLLER, DOMENJOZ, WIESMANN und BUXTORF 1949.)

Eine Wirkung über das Nervensystem lassen auch z. B. die Beobachtungen an den durch DDT vergifteten Fliegen vermuten, die zuerst unkoordinierte Bewegungen, taumelnden Gang und Flugunfähigkeit zeigen. Schließlich fallen die betroffenen Tiere auf den Rücken, aber erst nach oft lang dauernder Rückenlage tritt — nach LUDWIG 1946, METCALF und KEARNS (1946) als Folge eines Erschöpfungszustandes nach übermäßiger Muskeltätigkeit — der Tod ein. Selbst bei amputierten Beinen, die man nachträglich über die Tarsen mit DDT in Berührung bringt, tritt ein typischer Tremor auf (s. unten).

Am Gift*transport* im Insektenkörper ist aber anscheinend auch die Hämolymphe beteiligt. Nach Befunden von LÜDTKE und HOPP (1953) zeigen die Blutzellen von Läusen nach DDT- oder HCH-Anwendung sogar deutliche Zeichen einer Schädigung. Doch hier gehen die Ansichten noch sehr auseinander; erst weitere Untersuchungen können eine Klärung herbeiführen.

Von den früheren sog. „Insektenpulvern", die meist Pyrethrum enthielten, nahm man (irrtümlich) an, daß sie durch Verstopfung der Tracheen zur Abtötung führen, also mechanisch wirken. Es liegt jedoch auch hier eine Wirkung über die Sinnesorgane und das Nervensystem vor. Die hier angestrebte Feinkörnigkeit der Fabrikate hat wohl eher Beziehung zu der von REICHMUTH, MCINTOSH und anderen Autoren für eine optimale Wirkung geforderten feinstofflichen Verteilung insecticider Wirkstoffe (s. oben).

Nach den Untersuchungen von METCALF und MARCH wirkt aber DDT auch wie Eserin und greift damit in den Fermentstoffwechsel ein. Das Ferment Acetylcholin-Esterase steuert durch Hydrolyse die Bildung von Acetylcholin, das als Vermittlersubstanz für Nervenreize dient. DDT (auch E 605) führt wohl durch Hemmung der Enzymbildung zu einer Anreicherung von Acetylcholin, das in unnatürlich hohen Konzentrationen als Gift wirkt (WINTERINGHAM 1952).

Kritisch betrachtet wissen wir also über die DDT-Wirkung nur so viel, daß es zu *charakteristischen Symptomen in Teilen des Nervensystems führt und hemmend in gewisse Enzymsysteme eingreifen* kann.

Bemerkenswert ist in diesem Zusammenhang die von EMMEL (1943) beschriebene Autotomie der Extremitäten bei *Anopheles maculipennis* und anderen Dipteren-Arten. Haben nämlich die Mücken einige Zeit das Gift über die Tarsen (durch Kontakt) aufgenommen, so stellen sich ein charakteristischer Tremor, zitternde Beinbewegungen, starke Unruhe, unsicherer Gang, Taumeln und schließlich irreversible Rückenlage ein. Dabei erfolgt die Abtrennung der Beine an einer präformierten Stelle zwischen Trochanter und Femur. Es besteht dort kein eigentliches Gelenk, obgleich der Femur gegen den Trochanter eine geringe Bewegung ausführen kann (vgl. S. 572, Abb. 332). Die eingetretene Autotomie schützt aber die betroffenen Mücken nicht mehr vor dem Untergang.

Giftfestigkeit (Resistenz[1]). Bei den anfänglich beachtlichen Erfolgen, die die modernen synthetischen Insecticide (DDT, DFDT, Gammexan, E 605 u. a.) zu verzeichnen hatten, schien es keineswegs übertrieben, von einer entscheidenden Wende in der Insektenbekämpfung zu sprechen. Der Tag schien nahe, an dem die als Überträger von Krankheitserregern fungierenden Arthropoden ausgerottet sein würden. Diese Aussicht schwand jedoch, als unter den Arthropoden in zunehmender Anzahl *resistente Stämme*[1] in Erscheinung traten, die sich durch die bislang angewandten Giftdosen nicht mehr töten ließen.

HESS (1952) versteht unter Giftfestigkeit („Resistenz") die Fähigkeit einer Insektenpopulation, einem Gift in höherem Grad widerstehen zu können als eine normale „Population", und *die Fähigkeit, diese Eigenschaft auf weitere Generationen zu vererben*. Er unterscheidet zwischen physiologischer, morphologischer und einer „Verhaltens"-Resistenz. Beim Vorliegen einer „physiologischen Resistenz" wird die Wirkung des Giftes nach dem Eintritt in den Körper durch biochemische Prozesse aufgehoben. Bei einer „morphologischen Resistenz" wird das gleiche Ziel durch anatomische Besonderheiten (z. B. Stärke der Cuticula) erreicht. Bei der „Verhaltens-Resistenz" hat die betreffende Insektenart die Fähigkeit, durch besondere Eigenarten ihres Verhaltens (unter Umständen erst nach einer Giftwirkung) den Kontakt mit dem Gift zu vermeiden (s. unten).

Die meisten diesbezüglichen Beobachtungen beziehen sich auf die Stubenfliegen (s. S. 622), sowie auf Mücken der Gattungen *Phlebotomus*, *Culex* und *Aedes*, während die Mücken der Gattung *Anopheles* sich bisher als noch recht empfindlich erwiesen haben. Neuerdings sind jedoch auch einzelne DDT-resistente *Anopheles*-Stämme beobachtet worden, so z. B. in Griechenland *Anopheles elutus* (HADJINICOLAOU 1952) in der Türkei *A. superpictus* (nach HESS 1953), in Panama *A. albimanus* (TRAPIDO 1952) und in Florida (USA) *A. quadrimaculatus* (KNIPLING 1952). Resistente Formen wurden außer bei Dipteren auch beim Menschenfloh (*Pulex irritans*), bei der Kleiderlaus (*Pediculus humanus corporis*), in geringerem Maße auch bei der Bettwanze (*Cimex lectularius*) festgestellt. Bei Kopfläusen (*P. h. capitis*) blieb dagegen bisher die Empfindlichkeit bestehen (vgl. bei HESS 1952, 1953)

Eine der ersten Nachrichten über DDT-Resistenz stammt von WIESMANN, der übrigens als erster die insecticide Wirkung von DDT bei Fliegen erkannte. Er untersuchte einen Fliegenstamm aus Nordschweden, der sich als DDT-resistent erwies. Bei „normalen" Fliegen, die aus Basel stammten, genügte eine Berührung von 2—3 sec mit reinem DDT, um die Tiere abzutöten. Die schwedischen Fliegen aus *Arnäs* dagegen benötigten dazu mindestens 25 min. Außerdem gingen nach kurzem Kontakt die Vergiftungserscheinungen bei einem mehr oder weniger großen Prozentsatz der Fliegen wieder zurück. Die Dosis letalis 50% für den gewöhnlichen Baseler Fliegenstamm lag bei 0,025 γ, beim Schwedenstamm dagegen bei 2,5—5 γ, wenn die Wirkung des DDT über die Tarsen ging.

Die physiologischen Unterschiede gegenüber normalen Fliegen waren zum Teil mit bestimmten anatomischen Verschiedenheiten gekoppelt. Die Extremi-

---

[1] *Resistenz*, hier im allgemeinen Sinne von Giftfestigkeit gebraucht, ist nicht gleichzusetzen mit dem Begriff der Resistenz im immunbiologischen Sinne (vgl. S. 32). Giftfestigkeit und Arzneifestigkeit bedeuten aber — strenggenommen — soviel wie *erworbene Festigkeit durch Gewöhnung*. In der Entomologie werden die Begriffe Resistenz und Festigkeit meist im gleichen Sinne gebraucht, ohne dabei die Frage nach den Grundlagen der Widerstandsfähigkeit gegenüber einer Giftwirkung unterscheiden zu wollen. Es muß aber eine genaue wissenschaftliche Kennzeichnung angestrebt werden, wobei zwischen einem nach einer *Mutation* durch Auslese entstandenen resistenten Stamm, einem durch Gewöhnung an hohe Giftdosen *modifizierten* Stamm (reversible *Dauermodifikation*) und der im Bereich des „Normalen" liegenden *Variationsbreite* (unterschiedliche Empfindlichkeit, z. B. auch Geschlechtsunterschiede und dergleichen s. unten S. 654), die auch bei erb-reinen Stämmen immer wieder auftritt, zu unterscheiden ist.

täten des Arnäs-Fliegenstammes zeigten zum Teil bedeutend stärkere Pigmentierung als die des Baseler Stammes. Die Tarsenglieder waren beim Schwedenstamm breiter, die Tarsalborsten deutlich starrer und die Sohlencuticula sowie die Gelenkhäute der Tarsenglieder um etwa $1/3$ dicker als gewöhnlich. WIESMANN erklärt die geringere DDT-Wirksamkeit mit einem geringeren Kontakt der Tarsen mit dem DDT-Belag; denn es ist: 1. die DDT-resorbierende Standfläche bei der gewöhnlichen Fliege größer, 2. durch die dünnere Sohlencuticula die DDT-Resorption rascher als bei den schwedischen Fliegen (sog. *morphologische Resistenz*). (Vgl. dazu REICHMUTH 1952 über Beziehung zwischen der Tarsenstellung der Arthropoden, sog. Gangart, und den Grad der Wirksamkeit von Kontaktgiften.)

Die Deutung der Resistenzerscheinung, die WIESMANN gegeben hat, ist nicht unwidersprochen geblieben. MARCH und METCALF konnten die morphologischen Unterschiede zwischen normalen und resistenten Fliegen nicht entdecken und meinen, die Resistenz eines Fliegenstammes sei primär physiologischer Natur. Nach BRUCE und DECKER (1950) haben resistente Fliegen die Tendenz, sich mehr an unbehandelten, horizontalen Oberflächen als an behandelten Wänden aufzuhalten. Außerdem sollen sie unruhiger sein als normale Stämme, was ebenfalls vor längerem Verweilen auf behandelten Flächen und damit vor der Aufnahme letaler Dosen bewahren könnte (BUSVINE 1951) (sog. „*Verhaltens*"-*Resistenz*).

Eine andere Erklärung für die DDT-Resistenz bei einigen Fliegenstämmen hat WINTERINGHAM gegeben. Die resistenten Fliegen sind anscheinend imstande, den absorbierten Wirkstoff zu einem ungiftigen Äthylenderivat abzubauen, was wahrscheinlich auf eine Enzymwirkung zurückgeht (sog. physiologische Resistenz).

Durch Verwendung radioaktiver Verbindungen ließ sich feststellen, daß bei unempfindlichen Fliegen mehr als die Hälfte des Insecticides zu einem Äthylenderivat abgebaut wird, während das Mittel in der empfindlichen Fliege unverändert bleibt.

Die *Ursachen* für die aufgetretene *Resistenz* sind in allen Einzelheiten bisher nicht bekannt. Anscheinend hat aber bei den großen Bekämpfungsaktionen eine Auslese stattgefunden, bei der die resistenteren Formen überlebten. Die Resistenz erwies sich häufig als *erblich* gebunden und nicht im eigentlichen Sinne erworben (vgl. dazu die Versuche an *Drosophila* von LÜERS 1950, RIEMSCHNEIDER und ROHRMANN 1950). Auch bei Stubenfliegen erwies sich die DDT-Resistenz als erblich bedingt und — nach HARRISON (1951) — von einem einzigen Allelomorphenpaar gesteuert. Das Gen für „Resistenz" war in seinen Versuchen recessiv. — DDT-resistente Fliegen erreichen gewöhnlich — meist etwas später — auch eine Festigkeit gegenüber Hexa-Präparaten; dann widerstanden sie vielfach auch anderen Insecticiden, insbesondere nahe verwandten chemischen Verbindungen, zum Teil selbst den langbewährten, natürlichen Giften, wie Rotenon und Pyrethrin (WILSON und GAHAN 1948).

Neben der Selektion besonders resistenter Rassen scheint auch die fortgesetzte Anwendung *subletaler* Dosen, die durch die gewisse Dauerwirkung der modernen Insecticide verwirklicht wird, zusätzlich eine *Gewöhnung* herbeizuführen, die eine weitere Minderung der Wirksamkeit bewirkt. Diese zusätzliche Gewöhnung ist wohl bis zu einem gewissen Grade reversibel.

LINDQUIST und WILSON (1948) haben durch *Selektion* einen Stamm gewonnen, der erst mit der doppelten DDT-Dosis abgetötet werden konnte. Mit zunehmender Generationsfolge und wiederholter Auslese bei ständiger DDT-Einwirkung wurden die Fliegen widerstandsfähiger und dunkler. Die Resistenz erstreckte sich auch auf andere Insecticide und ging ohne Weiterbehandlung nach 12—15 Generationen zurück (KING 1948).

Bleibt bei der Anwendung von Insecticiden der erwartete Erfolg aus, dann muß aber auch berücksichtigt werden, daß zahlreiche *äußere Faktoren* den Erfolg verhindern können und eine eigentliche „Resistenz" nicht vorzuliegen braucht.

Tabelle 28. *Arthropoden als natürliche Überträger wichtiger*
(Unter Benutzung einer Tabelle

	Art bzw. Gattung[1]	Virus (Bezeichnung der Erkrankung)	Rickettsien
Käfer-milben	*Dermanyssus gallinae*	westl. Pferdeencephalitis, St.-Louis-Encephalitis	
	Allodermanyssus sanguineus		*R. akari,* *R. mooseri* (?)
	Bdellonyssus bacoti	westl. Pferdeencephalitis (?)	*R. akari* (?), *R. mooseri*
Zecken	*Ixodes*	Louping ill, russ. F.- und S.-Encephalitis	*R. burneti,* *R. rickettsi* (?)
	Boophilus		*R. conori*
	Rhipicephalus	Louping ill	*R. rickettsi,* *R. conori,* *R. burneti*
	Hyalomma	Krimfieber	*R. conori,* *R. burneti*
	Dermacentor	St.-Louis-Encephalitis, Pferdeencephalitis, russ. F.- und S.-Encephalitis, Colorado-Zecken-Fieber	*R. rickettsi,* *R. burneti*
	Amblyomma		*R. rickettsi,* *R. conori,* *R. burneti*
	Haemaphysalis	russ. F.- und S.-Encephalitis	*R. rickettsi,* *R. conori,* *R. burneti*
	Ornithodorus		*R. rickettsi,* *R. burneti*
	Otobius		*R. burneti*
Herbst-milben	*Trombicula deliensis*		*R. akamushi*
	Trombicula akamushi		*R. akamushi*
Laus	*Pediculus humanus*		*R. prowazeki,* *R. quintana,* *R. burneti* (?), *R. weigli* (*R. mooseri*)
Wanzen	*Cimex*		
	Triatoma	westl. Pferdeencephalitis (?)	
	Eutriatoma		
	Rhodnius		
	Panstrongylus		
	Eratyrus cuspidatus		
Mücken	*Phlebotomus*	Pappataci-Fieber, Gelbfieber (?)	
	Culicoides		
	Anopheles	St.-Louis-Encephalitis, jap. B-Encephalitis	

[1] Von den Gattungen kommen meist jeweils nur einzelne Arten als Überträger in Betracht.

Krankheitserreger des Menschen und einiger Haustiere.
von WEYER und ZUMPT 1952.)

Bakterien	Spirochäten	Protozoen	Würmer
			Litomosoides carinii
Pasteurella tularense		Babesien, *Anaplasma*[2]	
Pasteurella tularense	*Borrelia hispanica*	Babesien, Theilerien, *Anaplasma*[2] Babesien, Theilerien, *Anaplasma*[2]	
Pasteurella pestis (?)		Babesien, Theilerien, *Anaplasma*[2]	
Pasteurella pestis (?) *Pasteurella tularense*		Babesien, *Anaplasma*[2]	
Pasteurella tularense		*Anaplasma*[2]	
Pasteurella tularense		Babesien, *Anaplasma*[2]	
Pasteurella tularense	u. a. *Borr. duttoni,* *Borrelia hispanica*	*Anaplasma*[2]	
Pasteurella pestis (?)	*Borrelia recurrentis*		
Pasteurella tularense		*Trypanosoma cruzi* (?) *Trypanosoma cruzi* (vgl. S. 566 ff.)	
Bartonella bacilliformis		*Leishmania tropica,* *L. donovani,* *L. brasiliensis*	Filarien (?)
			Acanthocheilonema perstans, Mansonella ozzardi
		Plasmodium (Mensch)	*Wuchereria bancrofti,* *Wuchereria malayi*

[2] Mikroorganismus ungeklärter Natur (Protozoon?).

Tabelle 28.

Art bzw. Gattung	Virus (Bezeichnung der Erkrankung)	Rickettsien
Mücken		
Aëdes	Gelbfieber, Denguefieber, östl. und westl. Pferde-encephalitis, St.-Louis-Encephalitis, jap. B-Encephalitis,Venezuela-Pferdeencephalitis	
Culex	Gelbfieber, St.-Louis-Encephalitis, westl. Pferde-encephalitis, jap. B-Encephalitis	
Theobaldia	Pferdeencephalitis	
Mansonia	Gelbfieber, Venezuela-Pferdeencephalitis	
Haemagogus	Gelbfieber	
Simulium		
Fliegen		
Tabanus	Anämie der Pferde	
Chrysops		
Musca domestica	Poliomyelitis (?), Trachom	
Stomoxys calcitrans	Inf. Anämie der Pferde	
Haematobia stimulans		
Glossina		
Flöhe		
Pulex irritans		
Xenopsylla cheopis		
Ctenocephalides		*R. mooseri*
Neopsylla setosa		
Nosopsyllus fasciatus		
Ceratophyllus		

REICHMUTH (1950) hat z. B. darauf hingewiesen, daß auch klimatische Bedingungen (z. B. regionale Verschiedenheit in der Durchschnittshöhe der Jahresniederschläge) die Wirkung der angewandten Mittel beeinträchtigen und so eine regional gebundene „Resistenz" (also verschiedene Unempfindlichkeit) der Fliegenpopulationen vortäuschen können. Auch die Zusammensetzung der Larvenkost wirkt sich auf die DDT-Empfindlichkeit aus, so daß Landstriche mit einseitiger Tierhaltung (Rinderzucht) unter Umständen Fliegen hervorbringen, die eine andere Empfindlichkeit gegenüber Insecticiden aufweisen als Fliegen aus Gebieten mit ausgedehnter Schafzucht. Wieweit sich solche Unterschiede auch praktisch auswirken, muß allerdings dahingestellt bleiben. Sie lassen aber deutlich erkennen, daß auftretende Wirkungsunterschiede nicht immer einfacher Natur, sondern oftmals „Ausdruck mannigfaltiger Wirkungen sind, die es im einzelnen von Fall zu Fall zu klären gilt".

Die gleichsinnigen Beobachtungen über das Aufkommen giftfester Arthropodenstämme — eine an sich nicht neue Feststellung; sie war früher auch schon bei anderen Insektengiften beobachtet worden — zeigen die Kehrseite des

(Fortsetzung.)

Bakterien	Spirochäten	Protozoen	Würmer
Pasteurella tularense		Plasmodium (Vögel)	Wuchereria bancrofti Wuchereria malayi
		Plasmodium (Vögel)	Wuchereria bancrofti
		Plasmodium (Vögel)	Wuchereria bancrofti Wuchereria malayi
		Leukocytozoon	Onchocerca volvulus
Pasteurella pestis, Bacillus anthracis		Trypanosoma evansi, T. theileri, T. equinum	
Pasteurella pestis, P. tularense		T. evansi	Loa loa
Darmbakterien, Pasteurella pestis, Mycobacterium tuberculosis		Amöben- und Lamblien-Cysten	versch. Wurmeier, Habronema
Bac. anthracis, Erysipelothrix rhusiopathiae, Brucellen		Trypanosoma evansi (?)	Habronema
		Trypanosomen	
			Dipylidium caninum, Hymenolepis diminuta
Pasteurella pestis			Dipylidium caninum, Hymenolepis diminuta

anfänglich mit Recht so begrüßten Fortschrittes in der Insektenbekämpfung. Die Erfahrung hat damit gezeigt, daß wir auch heute nicht davon abkommen dürfen, immer die *Brutplatzbeseitigung* anzustreben (s. S. 583 und 590), was uns aber nicht hindern darf, nach wirksamen *neuen chemischen Körpern* zu suchen.

Arthropodenabweisende Mittel (Repellents). Neben der direkten Bekämpfung der blutsaugenden Arthropoden mit dem Ziele ihrer Abtötung ist in letzter Zeit auch die Entwicklung sog. *Repellents*, das sind *arthropodenabweisende Mittel*, angestrebt worden. Sie sollen verhindern, daß sich die Blutsauger überhaupt zu einer Mahlzeit auf der Haut des Wirtes niederlassen. Immer schon hielt man stark duftende Stoffe (z. B. ätherische Öle) für besonders geeignet, um z. B. Mücken, Fliegen oder Flöhe fernzuhalten. Eine gewisse Wirksamkeit kann man diesen Ölen (z. B. Nelkenöl, Zimtöl, Citronellaöl, Eukalyptusöl,

Pfefferminzöl) zwar nicht absprechen, doch ist sie sehr beschränkt. Sicher ist dabei die Geruchsempfindung der Insekten eine andere als die des Menschen, doch sind wir über die Art der Repellentswirkung auf die Arthropoden noch so gut wie gar nicht unterrichtet (vgl. dazu van Thiel 1951).

Die abweisenden Präparate (Repellents), die heute im Vordergrund des Interesses stehen, sind von recht verschiedenartiger Zusammensetzung. Als wirksame arthropodenabwehrende Mittel gelten unter anderen Dimethylphthalat, Dibutylphthalat, Indalon[1], Rüttgers 612[2] und Mischpräparate aus diesen Mitteln. Ferner werden 2-Phenyl-cyclohexanol und 2-Cyclo-hexyl-cyclohexanol als Mittel mit besonderer Dauerwirkung angegeben, doch haften ihnen verschiedene Nachteile an. Bewährt haben sich Gemische aus Chlorbenzoesäure-dialkylamiden und Präparate aus o-Chlorbenzyl-acetessigsäure-dialkylamiden (Mayer 1953).

Eine Wirkung der Präparate tritt entweder erst nach dem Kontakt mit dem Wirkstoff („Kontakt-Repellent") oder bereits in einer gewissen Entfernung vom Wirt ein.

Die *Wirkungsdauer* der erwähnten Präparate liegt zwischen 2 und 10 Std. Nach Gordon und Mitarbeitern (1948) bietet z. B. Dimethylphthalat 4 Std Schutz gegen *Chrysops*-Stiche. Das Handelspräparat „Kik-Geigy" wehrt 4—10 Std verschiedene Mückenarten ab (Wiesmann und Lotmar 1949).

Das *Wirkungsspektrum* der Wirkstoffe erstreckt sich aber nicht gleichmäßig auf alle blutsaugenden Arthropoden, sondern beschränkt sich unter Umständen auf wenige, bestimmte Arten, wobei schon nahe verwandte Arten völlig unbeeinflußt bleiben können. Bei dem Präparat „Kik-Geigy" zeigte sich z. B. eine gute Wirkung gegen *Aëdes aegypti* und *Cimex lectularius*, aber gegen *Anopheles quadrimaculatus* und *Rhodnius prolixus* war sie nur mäßig. — Die Wirkstoffe werden in der Regel als Salben oder Pasten auf die Haut der möglichen Blutspender gebracht.

Die meisten Präparate lassen sich nicht allein zum unmittelbaren Schutz der Haut verwenden, sondern sind auch zur *Imprägnierung von Kleidungsstücken* (auch Fell der Haustiere) geeignet. (Zur Imprägnierung eignet sich auch das schon oben erwähnte γ-Isomer des Hexachlorcyclohexans.) Gegen Trombiculiden hat sich Benzylbenzoat bewährt. Mit Diäthylphthalat (5% Emulsion) behandelte Uniformstücke bieten (nach King 1948) bis zu 10 Tagen Schutz vor Zeckenbefall (vgl. auch McCulloch und Waterhouse 1947).

Schlußbetrachtung. Trotz der ungewöhnlich vielseitigen Wirksamkeit der modernen Kontaktinsecticide gilt auch heute noch der Satz: *Universalbekämpfungsmittel, die gegen alle medizinisch wichtigen Arthropoden in gleichem Maße wirken, gibt es nicht!* Daraus geht auch hervor, daß *vor* jeder Bekämpfungsmaßnahme *die* Arthropodenart, die bekämpft werden soll, *möglichst genau bestimmt werden muß.* *Vor* einer Bekämpfungsmaßnahme ist festzustellen, wo die Parasiten herkommen; ob sie sich an dem Ort, an dem der Befall festgestellt wird, ständig aufhalten, ob sie von außerhalb zuwandern oder eingeschleppt werden, wo ihre Schlupfwinkel liegen, und welche besonderen Umstände ihre Vermehrung begünstigen. Oft gelingt es bereits auf Grund solcher Erhebungen, durch Änderung der örtlichen Verhältnisse (der „ökologischen Bedingungen") ohne umfangreichen Einsatz chemischer Präparate eine Beseitigung der Parasiten zu erreichen oder wenigstens eine Neubesiedlung zu verhindern. Falls sich die Notwendigkeit zur Anwendung von Bekämpfungsmitteln ergibt, müssen die geeigneten Präparate sinnvoll zur Anwendung kommen, eine Empfehlung, die erfahrungsgemäß leider nicht so selbstverständlich ist, wie sie erscheinen mag.

---

[1] (2,2-Dimethyl-2,3-dihydro-γ-pyron-6-carbonsäure-n-butylester.)
[2] (2-Äthylhexandiol-[1,3].)

Anhang.

Einige Untersuchungsmethoden und Kulturverfahren.

1. Mikroskopische Untersuchungsmethoden.

A. Protozoen.

Bei der mikroskopischen Untersuchung von parasitischen Protozoen ist darauf zu achten, daß bei der Anfertigung *gefärbter Präparate* die gleiche Sorgfalt

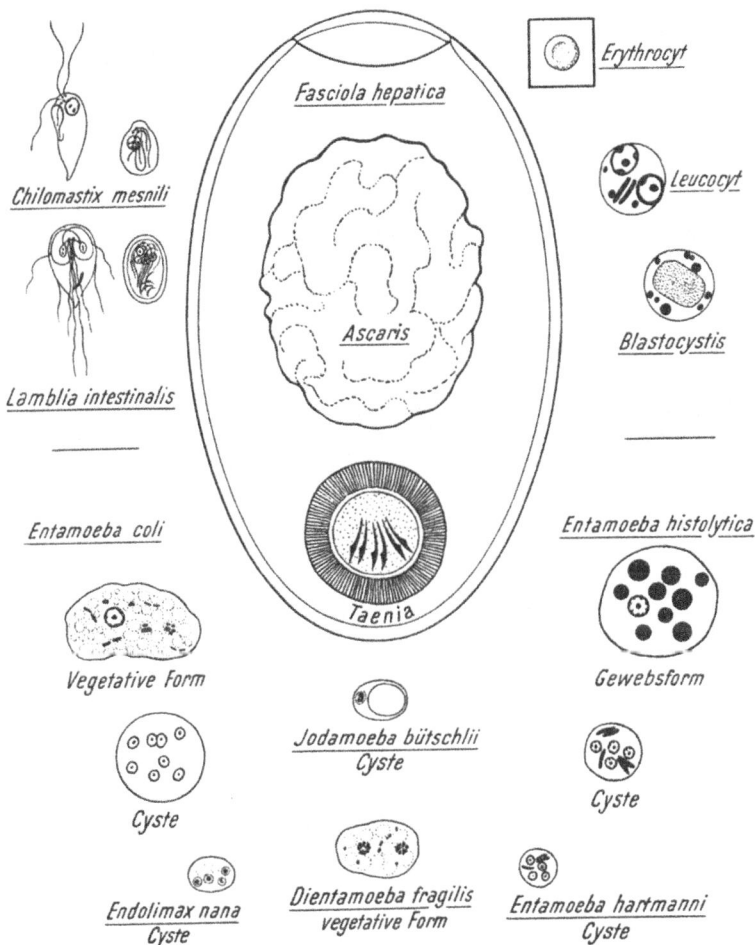

Abb. 410. Schematische Darstellung einiger Protozoen und Wurmeier (nebst Leukocyt und Blastocystis) aus dem Stuhl des Menschen zum Vergleich der Größenverhältnisse; als Maßstab oben rechts ein Erythrocyt (etwa 550 ×); (Protozoen nach Eisen-Hämatoxylin-Färbung). (Vgl. auch Abbildungen im speziellen Teil.)

angewandt wird, wie sie für histologische Untersuchungen üblich ist. Man muß unterscheiden zwischen den für die mikroskopische *Diagnose* wichtigen Methoden und den Verfahren, die eine genaue *cytologische Untersuchung* erlauben. Es ist z. B. so gut wie ausgeschlossen, die für diagnostische Zwecke üblichen, lufttrockenen Blutausstriche oder gar die sog. „Dicken Tropfen" zur Untersuchung von Zellstrukturen auszuwerten. Das schließt nicht aus, daß sie in mancher Hinsicht auch hierbei eine zusätzliche Hilfe bieten können. Eingehende Untersuchungen an Protozoen werden immer von feucht fixierten Präparaten unter Anwendung verschiedener Färbemethoden ausgehen müssen. *Die Präparate dürfen dabei niemals trocken werden* und müssen wie histologische Schnitte eingeschlossen werden (z. B. in Canadabalsam).

Im allgemeinen ist für die Untersuchung der Protozoen die Ölimmersion erforderlich. — Die im folgenden angegebenen Methoden sollen vorwiegend der Diagnostik dienen.

a) Frischpräparat.

Bei aller Bedeutung der verschiedenen Fixierungs- und Färbemethoden für das Studium der Protozoen darf das *Frischpräparat* (Nativpräparat) nicht vernachlässigt werden. Insbesondere das Studium der *Flagellaten* im frisch gewonnenen Material kann viel aufschlußreicher sein als die Untersuchung der gefärbten Präparate, weil sie durch ihre aktive Beweglichkeit bei richtiger Beleuchtung (Abblendung; besser noch Dunkelfeld) relativ leicht erkennbar sind. Es ist jedoch geschickte Ausnutzung der optischen Möglichkeiten des Mikroskops erforderlich. (Nicht zu stark vergrößerndes Okular verwenden. Gesamtvergrößerung soll das 500—1000fache der numerischen Apertur nicht übersteigen!)

Im frischen Blutstropfen, dem etwas physiologische Kochsalzlösung zugesetzt wurde, können *Trypanosomen* infolge ihrer Beweglichkeit unter Umständen auch indirekt an der stoßenden, ungerichteten Bewegung von Erythrocyten festgestellt werden.

Zu einem frischen Stuhlpräparat benötigt man eine möglichst frische, linsengroße Stuhlprobe, die — falls erforderlich — mit einem Tropfen physiologischer Kochsalzlösung verrieben wird. Untersuchung unter Deckglas bei vorsichtiger Abblendung!

Als ein willkommenes Hilfsmittel bei der mikroskopischen Untersuchung lebender Objekte kann das *Phasenkontrastverfahren* nach ZERNIKE angesehen werden, weil es vielfach lebende Zellen wie im gefärbten Zustand zu untersuchen erlaubt. Es handelt sich dabei im Grunde genommen um eine Steigerung der an sich schwachen Kontraste in den ungefärbten Zellen und Geweben. Allerdings zeigen nur sehr dünne mikroskopische Objekte den gewünschten Effekt. So lassen sich z. B. Blutpräparate mit Blutparasiten sehr vorteilhaft untersuchen (vgl. auch EICHLER und MÜLLER 1950).

b) Gefärbtes Präparat.

1. Der „Dicke Tropfen". Ein Blutstropfen wird nicht zu dünn auf Daumennagelgröße auf sauberem (möglichst entfettetem) Objektträger ausgebreitet und einige Male mit einem Hölzchen, einer Objektträgerecke oder ähnlichem verrührt, damit er haftet, und an der Luft getrocknet[1]; der Tropfen muß dann matt erscheinen. Danach wird er für 5—10 min zur Entfernung des Hämoglobins in gewöhnliches oder besser in destilliertes Wasser gelegt (Schichtseite nach unten, eine Schmalseite des Objektträgers einer Unterlage aufliegend); bei frischen Präparaten wenige Minuten; alte Präparate (älter als 3 Wochen) hämolysieren oft schlecht; dann unter Umständen Zusatz von wenig Essigsäure, aber dann vor dem Färben erst in Leitungswasser (alkalisch!) neutralisieren. Nach völliger Entfernung des Hämoglobins erfolgt gleich anschließend (ohne Fixierung) Färbung nach GIEMSA.

---

[1] Blutausstriche und „Dicke Tropfen" bei sommerlicher Wärme, insbesondere in sog. warmen Ländern, immer unter Fliegenschutz trocknen und aufheben, sonst werden sie von den Fliegen abgefressen. Am besten stellt man sie zum Trocknen schräg auf, mit der Schichtseite nach unten.

Wichtig bei GIEMSA-*Färbung:* Annähernd neutrales Wasser (p_H-Wert 6,8—7,2)! Entweder doppelt destilliertes Wasser (Aqua bidest.) verwenden oder WEISEs Original-Puffergemisch (0,49 g primäres Kaliumphosphat nach SÖRENSEN $+$ 1,14 g sekundäres Natriumphosphat nach SÖRENSEN mit abgekochtem Aqua dest. auf 1000 cm³; $p_H = 7,2$) nach beigegebener Gebrauchsanweisung lösen.

Auf das liegende Präparat je ein Gemisch von etwa 5—6 Tropfen GIEMSA-Stammlösung und 5 cm³ Wasser, Färbedauer 30 min. Danach *vorsichtiges* Abspülen der Farblösung mit destilliertem oder gepuffertem Wasser, im Notfall Regenwasser. Trocknen lassen; nicht zwischen Filtrierpapier trocknen!

Betrachtung nur mit Ölimmersion! In den Randpartien des „Dicken Tropfens" sind die Parasiten am wenigsten verändert.

Zur Färbung einzelner oder weniger „Dicker Tropfen"-Präparate hat sich bei der *Malaria*-Diagnostik die *Schnellfärbung nach* FIELD bewährt (s. auch WOLMAN 1943). Es wird dazu bemerkt, daß die „Dicken Tropfen" — *und nur für diese ist die Färbung verwendbar* — nicht zu dick gemacht werden dürfen und frisch verarbeitet werden müssen. Dabei läßt sich der „Dicke Tropfen" ohne vorherige Hämolyse in der erstaunlich kurzen Zeit von etwa 5—7 sec (!) färben. Das Präparat wird für 1 sec in die Lösung A_1 (s. unten) gebracht, danach kurz in Leitungswasser abgespült, für 1 sec in Lösung B (s. unten) getaucht, wiederum in Leitungswasser abgespült und anschließend an der Luft getrocknet. (Statt der Lösung A_1 kann gleichwertig auch A_2 verwendet werden.)

Lösung A_1:

UNNAs polychromes Methylenblau . . .	5,0 g
Na_2HPO_4 wasserfrei	5,0 g
KH_2PO_4 wasserfrei	6,25 g
Aqua dest.	500,0 cm³

oder *Lösung A_2:*

med. Methylenblau	1,3 g	im Wasserbad gekocht
Na_2HPO_4 wasserfrei	5,0 g	und eingedampft zur
Aqua dest.	50,0 cm³	Trockenheit

zum obigen Rückstand:

KH_2PO_4 wasserfrei	6,25 g	= fertige Farblösung A_2
Aqua dest.	500,0 cm³	

Lösung B:

Erythrosin oder Eosin	1,0 g
Na_2HPO_4 wasserfrei	5,0 g
KH_2PO_4 wasserfrei	6,25 g
Aqua dest.	500,0 cm³

Die Färbung kann in den gewöhnlichen schmalen Cuvetten, wie sie bei histologischer Arbeit üblich sind, vorgenommen werden. Auch kleine Bechergläser lassen sich gut verwenden. Die Schnellfärbung kommt jedoch nur für einzeln zu untersuchende Präparate in Frage. Sie wird die bewährte GIEMSA-Färbung nicht ersetzen oder verdrängen, sondern eine erwünschte Ergänzung darstellen, die es im Notfall erlaubt, verhältnismäßig schnell und leicht festzustellen, ob z. B. ein gerade eingelieferter Patient Malariaparasiten beherbergt oder nicht.

2. Der Blutausstrich. a) Ein Deckglas oder die kurze Kante eines möglichst geschliffenen Objektträgers wird mit nicht zu großem Blutstropfen im spitzen Winkel auf einen sauberen Objektträger aufgesetzt und der Blutstropfen *hinter* dem Deckglas (oder Objektträger) über den ganzen Objektträger gezogen (vgl. dazu Fußnote S. 658). Dann wird:

1. das luftgetrocknete Ausstrichpräparat 3 min mit Methylalkohol fixiert;
2. lufttrocken werden lassen (nicht mit Filtrierpapier trocknen!);
3. danach mit GIEMSA-Lösung gefärbt (vgl. oben „Dicker Tropfen"), Färbedauer 30—45 min;
4. abspülen der Farblösung mit *scharfem Wasserstrahl* und trocknen lassen.

Für cytologische Untersuchungen an Protozoen hat sich die *Salzsäure-*GIEMSA*-Färbung* bewährt. Die fixierten Präparate werden zunächst einer kurzen Behandlung mit normaler Salzsäure unterzogen (n/1 HCl von 60° C für 5—10 min), danach neutralisiert (Leitungswasser oder 1%ige Sodalösung), in destilliertem Wasser gut gewaschen und anschließend mit der üblichen GIEMSA-Farblösung gefärbt. Die erforderliche Färbedauer muß für jedes Objekt besonders ermittelt werden. Der Färbeeffekt am Kern entspricht weitgehend den Ergebnissen bei der FEULGENschen Nuclealreaktion.

b) GIEMSA-*Schnellfärbung.* Unverdünnte GIEMSA-Lösung wird mit Methylalkohol im Verhältnis 1:1 gemischt und auf das unfixierte Präparat getropft. Nach 1 min wird die dem Farbtropfen entsprechende Menge Wasser hinzugesetzt und 8 min weiter gefärbt. Die Färbung wird zweckmäßig in einer Schale vorgenommen. *Nur mit Ölimmersion betrachten!* (Filarienpräparate besser mit dem Trockensystem untersuchen!)

3. Organtupfpräparate, Organausstriche und Punktate. Ein frisch entnommenes, unfixiertes Organ-(Leber-, Milz-, Gehirn-)stück wird — von der Pinzette gehalten — mit einer ebenen, frischen Schnittfläche mäßig auf einen Objektträger gedrückt. Das luftgetrocknete *Tupf*präparat wird weiterbehandelt wie ein Blutausstrich (vgl. oben). Färbedauer etwa 20—30 min. — Bei *Organausstrichen* werden die frischen, unfixierten Organteile mit mäßigem Druck auf einem Objektträger vorsichtig hin und her gestrichen. *Punktate* von Leber und Milz werden mit einer Platinöse auf Objektträger ausgestrichen. Fixierung und Färbung wie Blutausstriche; Färbedauer etwa 20—30 min.

4. Jodfärbung von Stuhlpräparaten. Zur besseren Erkennung der Zellkerne von Darmprotozoen, insbesondere ihrer Cysten, genügt es häufig, dem Nativpräparat einen Tropfen Jodlösung hinzuzufügen, die aber 4% Jod enthalten muß. Dadurch erübrigt sich oftmals die umständlichere Färbung mit Eisenhämatoxylin nach HEIDENHAIN (s. unten). Man fertigt am besten ein Deckglas-*Ausstrich*präparat an und legt diesen Ausstrich sofort auf einen Tropfen der Jodlösung. Dieses Verfahren hat gegenüber dem vielfach empfohlenen, bei dem eine Kotprobe im Jodtropfen *verrührt* werden soll, den Vorteil, daß das zu untersuchende Material in verhältnismäßig dünner Schicht vorliegt, sich gut und schnell (innerhalb von 2—3 min) durchfärbt und außerdem wie in einem Dauerpräparat festliegt. Wird dann die überflüssige Jodlösung mit Filtrierpapierstreifen abgesogen, so gewinnt man ein Präparat, das dem Dauerpräparat für die Durchsuchung fast gleichwertig ist, für den Erfahrenen sogar Vorteile bietet.

Die Jodlösung färbt auch die Glykogenkörper in den Amöbencysten an. Dabei ist zu beachten, daß die *Jodamöbe* eine *scharf konturierte* braungefärbte Glykogenvacuole aufweist, während bei den Cysten von *Entamoeba histolytica* und *Entamoeba coli* diese Körper einen *diffus erscheinenden, sich im Plasma verlierenden Rand* erkennen lassen. Die Chromidialkörper der Cysten werden durch den Jodzusatz nicht angefärbt (vgl. S. 125ff).

5. Das gefärbte Stuhlpräparat (nach HEIDENHAIN) (Dauerpräparat). Von jeder Stuhlprobe werden 4 Ausstriche (je ein Deckgläschen) *sofort* (noch feucht!) mindestens 20 min in Sublimat-Alkohol fixiert (2 Teile konzentrierte, wäßrige

Sublimatlösung — 7 g Sublimat auf 100 cm³ Wasser — und 1 Teil 96% Alkohol).
Danach kommen die Präparate, *ohne jemals trocken zu werden:*

a) etwa 30 min in Jod-Alkohol (70% Alkohol und Jodtinktur oder LUGOLsche Lösung, etwa kognakfarben);

b) wenigstens 1 Std in 70% Alkohol;

c) kurz spülen in Wasser;

d) 1 Std Beizung in 4% Eisen-Ammonium-Alaunlösung (nur violette Kristalle in Aqua dest. auflösen!);

e) kurz spülen in Wasser;

f) 1 Std Färbung in HEIDENHAINschem Hämatoxylin (1 g Hämatoxylin in 10 cm³ 96% Alkohol und 90 cm³ Aqua dest.; Lösung muß unter Luftzutritt wenigstens 4 Wochen reifen!);

g) kurz spülen in Wasser;

h) Differenzierung unter Bewegung der Präparate in 2% Eisen-Ammonium-Alaunlösung je 1 Präparat: 1, 2, 3 und 4 min lang;

i) mindestens $1/2$ Std in fließendem (Leitungs-)Wasser spülen;

k) über Alkoholreihe — Xylol in Canadabalsam oder Caedax einbetten.

Bei richtiger Differenzierung sind die Zellkerne klar erkennbar (vgl. Abb. 410).

Mit der Methode nach WESTPHAL und GÖNNERT kann auch *ein* Präparat (Objektträgerausstrich) mit verschiedenen Differenzierungszeiten (vgl. Punkt 5h) gefärbt werden. Der auf seiner Längskante stehende Objektträger (am besten in Färbeküvetten nach SCHIEFFERDECKER) wird zuerst für 1 min nur bis zu $1/4$ seiner Höhe (etwa 7 mm) mit 2% Eisen-Ammonium-Alaunlösung benetzt. Danach wird Differenzierungsflüssigkeit bis zur halben Höhe des Objektträgers, nach einer weiteren Minute bis zu einer Höhe von etwa 20 mm nachgefüllt. Nach insgesamt 3 min wird das *ganze* Präparat noch eine weitere Minute differenziert — danach weiter wie oben Punkt i und k. Verwendung großer Deckgläser (24—36 mm) erforderlich.

Ergebnis: 4 Längszonen, je eine davon 1, 2, 3 und 4 min differenziert.

B. Helminthen.

1. Stuhluntersuchung auf Wurmeier (einschließlich Anreicherungsverfahren[1]).

Werden *ganze Würmer* oder *Bandwurmglieder* im Stuhl makroskopisch nicht gefunden, dann ist die Diagnose je nach Verdacht durch mikroskopische Untersuchung des Stuhls, Urins oder Sputums auf Wurmeier oder Wurmlarven zu stellen. Das Material wird zweckmäßig so bald wie möglich untersucht, jedoch bleiben Wurm*eier* kühl gelagert meist mehrere Tage identifizierbar. Sind trotz wohlbegründeten Verdachts im gewöhnlichen Stuhl keine Würmer oder Wurmeier zu finden, so hilft oft eine Provokation mit salinen Abführmitteln oder Klistier.

1. Nativpräparat (direkte Untersuchung). Eine linsengroße Kotmenge wird auf dem Objektträger in möglichst dünner Schicht mit etwas Wasser oder physiologischer Kochsalzlösung verrieben und ausgebreitet, mit einem großen Deckglas bedeckt und bei schwacher Vergrößerung untersucht. *Der Kotausstrich muß so dünn sein, daß Druckschrift bequem hindurch sichtbar ist.* Um Eier mit farbloser Schale besser sichtbar zu machen, kann man die Kotprobe an Stelle von Wasser mit LUGOLscher Lösung oder 2% Eosinlösung verreiben (nach O. WAGNER). Die Wurmeier erscheinen dann im gefärbten Untergrund als *un*gefärbte Aussparungen. Sorgfältige Untersuchung, möglichst mit

---

[1] Der Begriff der *Anreicherung* wird in zweierlei Sinn gebraucht: 1. in Verbindung mit der *Konzentrierung* weniger Parasiten oder bestimmter Entwicklungsstadien (z. B. Eier, Cysten in Stuhl oder Schizonten, Blutmaterial) auf kleinen Raum („physikalische Anreicherung"), 2. in Verbindung mit der *Vermehrung* einzelner weniger Keime auf besonders geeignetem Nährboden („biologische Anreicherung").

Hilfe eines Kreuztisches, führt bei vorliegendem Befall in den meisten Fällen
bereits zur Auffindung der Eier, wenn man wenigstens 3 Präparate durchmustert.
Man hüte sich jedoch vor Verwechslungen mit pflanzlichen Zellen und Haaren,
Pollenkörnern, Sporen u. ä.

Bei Verdacht auf Wurmeier sollten auch stets der Kotsäule anhaftende,
insbesondere blutige Schleimflocken mikroskopisch untersucht werden.

Man unterschätze den einfachen Stuhlausstrich zum Nachweis der Wurmeier nicht! Wenn er auch bei spärlichem Wurmbefall zu keinem Ergebnis zu
führen braucht, so ist er bei manchen Wurmarten dem Anreicherungsverfahren
nicht unterlegen (vgl. SCHLIEPER). Erste Voraussetzung ist natürlich: sehr
sorgfältige Durchmusterung der Präparate bei günstiger mikroskopischer Vergrößerung und Beleuchtung! Wurmeier liegen in einer anderen Größenordnung
als Protozoen (vgl. Abb. 410). Weder im Stuhlausstrich noch mit einem Anreicherungsverfahren sind die Eier von *Enterobius vermicularis* aufzufinden,
weil sie praktisch nur außerhalb des Darms, außen am Analring auf der Haut
abgelegt werden (s. S. 412). Sonst sind aber die Eier aller Darmwürmer und
die der meisten Trematoden auf diese Weise erfaßbar.

2. Anreicherungsverfahren. In vielen Fällen sind die Wurmeier im
Stuhl nur spärlich vorhanden. Man verwendet dann ein Anreicherungsverfahren,
so z. B. das Dekantierverfahren, die Anreicherung nach TELEMANN oder nach
die FÜLLEBORN.

a) *Dekantierverfahren.* Da die Wurmeier spezifisch schwerer sind als Wasser,
sinken sie in wäßriger Kotsuspension zu Boden (Abwasserklärung durch Absetzbecken! Vgl. bei *Ascaris* S. 406). Schwemmt man eine etwa haselnußgroße
Kotportion gut in der 10—20fachen, leicht erwärmten Wassermenge auf, so
lösen sich die groben und leichteren Anteile von den Eiern ab. Nach grober
Filtration durch ein Sieb mit etwa 1 mm Maschenweite läßt man das Filtrat
30—60 min sedimentieren, gießt das überstehende trübe Wasser ab („dekantiert")
und wiederholt das Verfahren 2—3mal. Der Bodensatz enthält dann die Wurmeier, die hierbei immer gut erhalten bleiben. Die Ausbeute ist jedoch bei dieser
zeitraubenden Methode nicht sehr hoch. *Schistosoma*-Eier dürfen nicht über
5 Std stehen bleiben, weil sonst unter Umständen die Miracidien schlüpfen
(s. unten S. 663).

Eine Abwandlung dieses Verfahrens besteht darin, die wäßrige Kotsuspension
für 1—2 min bei 2000 Touren zu zentrifugieren, zu dekantieren und erneut
aufzuschwemmen und zu zentrifugieren. Der Bodensatz wird mikroskopisch
untersucht.

b$_1$) *Kochsalzanreicherungsverfahren* (nach FÜLLEBORN) (eignet sich nur für
Nematoden-Eier, insbesondere Hakenwurmeier, und *Hymenolepis*-Eier). Eine nuß-
große Stuhlmenge (etwa 1 g) wird in einem Wasserglas oder einer Blechschachtel
mit der 20fachen Menge konzentrierter Kochsalzlösung (35,8 g Kochsalz auf
100 cm^3 Wasser bei 20^0 C) unter langsamem Zusetzen verrührt. Grobe Teilchen
(pflanzliche Reste usw.) werden von der Oberfläche abgeschöpft. Nach 20 bis
40 min sind die Eier an die Oberfläche der Lösung gestiegen und werden dann
mit einer rechtwinklig abgebogenen, runden Drahtöse (etwa 1 cm im Durchmesser) abgehoben. Das beim Abnehmen an der Schlinge haftende Flüssigkeits-
häutchen wird mehrmals auf den Objektträger übertragen. Mikroskopische
Untersuchung bei *schwacher* Vergrößerung. Nach mehreren Stunden verlieren
die Eier ihre Schwimmfähigkeit und sinken wieder ab.

b$_2$) Neuerdings wird von FAUST an Stelle von Kochsalz (NaCl) *Zinksulfat*
(ZnSO$_4$ · 7 H$_2$O) empfohlen, das außerdem auch Protozoencysten aufzufinden
erlaubt. Eine Stuhlprobe wird mit der 10fachen Menge von warmem Wasser

verrührt und über Mull filtriert. Etwa 1 min bei 2000—3000 Umdrehungen zentrifugiert und die überstehende Flüssigkeit abgegossen. Das Sediment wird erneut mit destilliertem Wasser aufgenommen und wieder zentrifugiert. Dieses Vorgehen wird so oft wiederholt, bis die überstehende Flüssigkeit klar ist. Zu dem Sediment werden dann 3—4 cm³ einer 33%igen Zinksulfatlösung (spezifisches Gewicht 1,18) hinzugefügt. Nach guter Mischung wird das Zentrifugenröhrchen bis auf etwa 1 cm vom Rand mit der gleichen Lösung gefüllt und dann erneut $1^1/_2$ min zentrifugiert. Von der Oberfläche kann man nun mit einer Öse das angereicherte Material entnehmen und auf dem Objektträger ohne Deckglas mikroskopisch untersuchen.

Die Drahtöse ist nach jeder Benutzung auszuglühen!

c) TELEMANN-*Anreicherungsverfahren* (Universalverfahren für *alle* Wurmeier). Eine etwa bohnengroße Menge Kot wird im Becherglas mit 7 cm³ halbverdünnter Salzsäure (etwa 16—18%) aufgeschwemmt und nach Zusatz der gleichen Menge Äther bis zur Bildung einer homogenen Emulsion verrührt. Dann wird die Mischung durch ein Drahtgazesieb (1 mm Maschenweite) oder doppelt gelegten Mull in ein Zentrifugenröhrchen gegossen und 1 min lang vorsichtig, am besten mit Handzentrifuge, zentrifugiert. Es bilden sich 4 Schichten: zu oberst eine gelbliche Ätherzone, dann ein Detrituspfropf, eine Salzsäurezone und zu unterst ein kleiner Bodensatz, der neben Muskel- und Cellulosestücken die Wurmeier (auch Protozoencysten) enthält. Vorsichtig wird der über dem Bodensatz stehende Inhalt des Zentrifugenröhrchens abgegossen, der Bodensatz mit einer Pipette auf den Objektträger übertragen und nach Auflegen eines Deckglases mikroskopisch untersucht. Dieses Verfahren eignet sich zum Nachweis aller im Stuhl auftretenden Wurmeier, jedoch darf seine Leistungsfähigkeit nicht überschätzt werden. Es liefert besonders gute Ausbeute bei *Trichuris*-Befall.

3. Miracidienschlüpfverfahren (zum Nachweis von spärlichen *Schistosoma*-Eiern). Etwa 5 g Kot werden in $^1/_4$ Liter 1% oder physiologischer Kochsalzlösung fein verrührt. Nach Aussieben der groben Teilchen wird die Flüssigkeit in ein hohes Glasgefäß (Standzylinder, ERLENMEYER-Kolben) gefüllt. Nach etwa $^1/_2$ Std wird die Flüssigkeit vorsichtig abgegossen und das Sediment erneut mit Kochsalzlösung aufgefüllt. Der Vorgang wird mehrmals wiederholt, bis die über dem Bodensatz stehende Flüssigkeit klar bleibt. Nun wird nochmals vollständig abgegossen und der Bodensatz mit den Eiern in einen kleinen Glaszylinder oder einen ERLENMEYER-Kolben übertragen, der mit warmem Leitungswasser (30—40° C) aufgefüllt wird. Das Gefäß wird am besten unter eine starke elektrische Lampe oder ans Sonnenlicht gestellt. Nach einer bis mehreren Stunden sind gewöhnlich die Miracidien ausgeschlüpft; wenn nicht, untersucht man am nächsten Morgen. Zweckmäßig ist es auch, die Eier vor Zusatz des warmem Wassers kühler zu halten. Danach schlüpfen die Miracidien zum größten Teil unter Umständen schon nach wenigen Minuten. Sie lassen sich mit einer Handlupe an ihren raschen Bewegungen erkennen, am leichtesten, wenn man sich durch geeigneten Lichteinfall und Hintergrund eine Art Dunkelfeldbeleuchtung herstellt.

Bei *Schistosoma haematobium* wird der unverdünnte Harn z. B. in einem Spitzglas in die Sonne oder unter eine starke elektrische Lampe gestellt. Nach kurzer Zeit schlüpfen die Miracidien.

Das Schlüpfverfahren führt auch dann zum Ziel, wenn nur sehr wenige *Schistosoma*-Eier vorhanden sind. Bei Verdachtsfällen wird es in Verbindung mit einer Provokation (0,5—1,0 g Germanin i.v.) empfohlen (nach KUNERT).

2. **Blutuntersuchung auf Mikrofilarien.** Die im peripheren Blut auftretenden Mikrofilarien sind oft so spärlich, daß die Untersuchung eines einfachen

Nativpräparates sie aufzufinden nicht erlaubt. Dann helfen sog. *Anreicherungs-verfahren*, von denen einige erwähnt seien:

1. **Anreicherung von lebenden Mikrofilarien.** Zur Nachprüfung, ob sich im Blut überhaupt Mikrofilarien aufhalten, eignet sich — in Anlehnung an ein Vorgehen nach FÜLLEBORN — folgendes von GÖNNERT empfohlene einfache Verfahren:

5 cm³ Blut werden zur Hämolyse mit 270 cm³ Aqua dest. versetzt und nach 1 min mit 30 cm³ 9%iger Kochsalzlösung gemischt (physiologisches Medium!). Nach Zentrifugieren wird das Sediment untersucht: Neben Mikrofilarien sind Leukocyten und einige Fibringerinnsel zu erwarten.

2. **Anreicherung gefärbter Mikrofilarien; „Dicker Tropfen".** Zur Erkennung der einzelnen Mikrofilarienarten ist die Anfertigung gefärbter Präparate erforderlich.

In vielen Fällen läßt sich schon der *„Dicke Tropfen"* zur Differenzierung der Mikrofilarienarten verwenden. Er wird in der oben beschriebenen Weise (vgl. S. 658) hergestellt, jedoch etwas größer und dicker als zur Malariadiagnostik. Das getrocknete und hämolysierte Präparat wird aber zweckmäßig danach noch einmal getrocknet und etwa 10 min in absolutem Alkohol fixiert. Nach erneutem Trocknen folgt die Färbung mit Hämatoxylin (nach DELAFIELD oder BÖHMER) je nach Umständen 20—60 min. Differenzierung in 0,5%iger Salzsäure. Kurze Zeit in alkalischem Wasser (Leitungswasser!) bläuen. Das getrocknete Präparat wird mit Immersionsöl bestrichen und kann schon bei schwacher Vergrößerung (200×) betrachtet werden. (Spezielle Technik bei REICHENOW, VOGEL und WEYER 1952.)

Bei *geringem* Mikrofilarienbefall: 3—5 cm³ Venenblut wird mit etwa 10 bis 15 cm³ folgender Mischung versetzt und danach zentrifugiert: 5% Formalin 95 cm³, Eisessig 5 cm³ und 2 cm³ einer konzentrierten alkoholischen Gentiana-violettlösung (4 g auf 100 cm³ 96%igem Alkohol). Im Bodensatz findet man die gefärbten Mikrofilarien und Leukocyten.

1 cm³ Blut mit 10 cm³ 2%iger Formalinlösung verdünnt, läßt man im Zentrifugen-röhrchen 12—24 Std sedimentieren, gießt die überstehende Flüssigkeit ab, nimmt in wenig Wasser mit einer Capillarpipette auf und macht einen dünnen Ausstrich. Er wird getrocknet und nach GIEMSA gefärbt. Im Formalinausstrich liegen die Mikrofilarien gerade gestreckt und nicht zusammengeknäuelt wie im gewöhnlichen „Dicken Tropfen".

Nach HARRIS und SUMMERS (1945) werden 4 cm³ Venenblut mit 0,01 cm³ 1%iger Heparin-lösung versetzt. Dazu kommen zur vollständigen Hämolyse 4 cm³ 2%iger Saponinlösung in Aqua dest. 6 cm³ der Mischung werden in einem Zentrifugengläschen 10 min bei 2000 Touren sedimentiert, bis auf 0,1 cm³ abgegossen und der Rest mikroskopisch untersucht. Man findet dann *bewegliche* Mikrofilarien.

C. Einbettung von Arthropoden.

Ein sehr bequemes *Einbettungsmedium für Insekten und kleine Arachnoideen* bietet das Gemisch nach BERLESE: 8 g Gummi arabicum und 8 g Aqua dest. lösen und durch Mull filtrieren.

Dazu kommen: 5 cm³ Glycerin, 70 g Chloralhydrat, 3 cm³ Eisessig.

Man kann lebende, sowie frisch getötete oder aufbewahrte, konservierte Formen direkt einlegen. Zweckmäßig lagert man die Präparate bei 36—40° C, wobei sie je nach der Größe des Objektes nach 3 Tagen bis 3 Wochen trocknen.

2. Kulturverfahren (biologische Anreicherung).

a) Kultur von Darmprotozoen (Amöbennährböden).

1. Durch Filtration keimfrei gemachtes Pferdeserum wird auf Reagens-röhrchen abgefüllt und in schräger Stellung 60—70 min bei 80° C im Wasserbad

zum Erstarren gebracht. Diese Grundlage wird mit einer Eiweiß-RINGER-Lösung überschichtet. Hinzu kommen einige Körnchen Reisstärke. Es ist vorteilhaft, die Eiweiß-RINGER-Lösung mit Trypaflavin (1:100000), Penicillin oder Streptomycin zu versetzen, um übermäßiges Bakterien- und Hefepilzwachstum zu verhindern. Dadurch lassen sich die Kulturen über viele Tage fortführen (nach DOBELL und LAIDLAW).

Das steril entnommene Eiweiß eines Hühnereies wird zu 500 cm³ gepufferter RINGER-Lösung in ein steriles Schüttelgefäß mit Glasperlen gegeben und bis zur gleichmäßigen Mischung geschüttelt. (Modifizierte RINGER-*Lösung:* 1000 cm³ Aqua dest., 6 g Natriumchlorid, 0,2 g Kaliumchlorid, 0,2 g Calciumchlorid, 0,1 g Natriumbicarbonat. Dies wird gepuffert durch Zusatz von 5 g Kalium-Monophosphat und 31,5 cm³ Natronlauge; p_H auf 7,4—7,5 einstellen.)

2. Nährböden von BOECK und DRBOHLAV: Der Inhalt von 4 Hühnereiern wird mit 50 cm³ LOCKEscher Lösung (= RINGER-Lösung mit 0,25 g Traubenzucker auf 100 cm³) in einer Flasche mit Glasperlen geschüttelt. Die Mischung wird in Röhrchen verteilt und in schräger Lage bei 70⁰ coaguliert, darauf im Autoklav sterilisiert. Kurz vor Gebrauch wird mit einer Mischung von 7 Teilen LOCKEscher Lösung und 1 Teil inaktiviertem Pferdeserum überschichtet.

Die Kulturen halten sich ohne bakterienhemmende Zusätze 2—4 Tage. Abgießen und Erneuern der übergeschichteten, flüssigen Komponente (täglich oder jeden 2. Tag) erlaubt es, die Kulturen länger zu erhalten. Für den Amöbennachweis ist eine etwa 7tägige Bebrütung der Nährböden zu empfehlen, bevor eine Weiterimpfung — unter Umständen auch ohne nachweisbare Amöben (sog. blinde Passage) — vorgenommen wird.

Die Amöben nehmen in der Kultur zum Teil eine etwas andere Gestalt an als im frischen Stuhlpräparat und lassen sich „größtenteils untereinander deutlicher unterscheiden als die natürlichen Formen" des frischen Stuhlmaterials. Der Nachweis von *Entamoeba histolytica* mit Hilfe der biologischen Anreicherung im Kulturröhrchen versagt nur selten, vorausgesetzt, daß die Kulturen länger als nur 2—3 Tage gepflegt werden. Bei der Arbeit muß auf größtmögliche Sterilität geachtet werden, um eine Änderung der Bakterienflora, die zum Gedeihen der Amöben offenbar von einer *zusagenden Zusammensetzung* sein muß, zu vermeiden. Da sich der p_H-Wert schon nach 24 Std geändert haben kann, ist Kontrolle und eventuelle Erneuerung der flüssigen Komponente erforderlich.

b) Kultur von Trypanosomen und Leishmanien.

1. Agar nach NOVY und MACNEAL (*NN-Agar*) zur Kultur von *Trypanosomen.*
I. Extrakt von 125 g Rindfleisch in 1000 g Wasser: Agar 20 g, Pepton 20 g, Kochsalz 5 g, normale $\left(\frac{n}{1}\right)$ Sodalösung 10 cm³.

II. Steril entnommenes, defibriniertes Kaninchen*blut:* 1 Teil von I wird mit 1 Teil von II bei 55⁰ C steril gemischt und auf Reagensröhrchen abgefüllt. In Schräglage („Schrägagar") läßt man erstarren und stellt danach senkrecht bei 37⁰ C auf. Dann bildet sich reichlich Kondenswasser, in das das Impfmaterial gebracht wird. Die erforderlichen Mengen von I und II wechseln je nach der Trypanosomenart.

2. Ein sehr gutes Medium zur *Trypanosomen-* und *Leishmanien*-Züchtung ist der Blutagar nach NÖLLER, der sich besonders zur *Platten*-Kultur eignet. Es werden gleiche Teile von Bouillonagar und defibriniertem Pferde- oder Hammelblut gemischt und in Petrischalen gegossen oder in Reagensröhrchen abgefüllt.

Auf den Blutagarplatten entstehen charakteristische Wuchsformen, die an die Fraßbilder der Borkenkäfer erinnern.

3. Eine Abwandlung des NN-Agars hat NICOLLE zur *Leishmanien*-Züchtung empfohlen (daher auch NNN-Agar genannt). Es fehlen dabei Pepton und Bouillon.

I. Wasser 900 g, Agar 14 g, Kochsalz 6 g.

II. Kaninchen-, Hunde- oder Pferde*blut*: 3—4 Teile von I werden mit 1 Teil von II bei 50—55°C gemischt; dann wie oben bei 1.; Kulturtemperatur 20—25°C.

4. Ein agarfreies Kulturmedium für *Leishmanien* empfiehlt CHANG (1948). Lösung I: 0,9%ige Kochsalzlösung, 20 cm³ 1,15%iges Kaliumchlorid, 2 g Glucose. Das Ganze wird im Autoklaven sterilisiert.

Lösung II: 100 cm³ Kaninchenserum, 50 cm³ Rinderleberextrakt (500 g zerkleinerte Leber in 1 Liter schwachsaurem Leitungswasser dämpfen und filtrieren), 2 g Pepton in 10 cm³ destilliertem Wasser gelöst, 40 cm³ Hämoglobinlösung, hergestellt durch Hinzufügen zweier Volumina von Aqua dest. zu einem Volumen defibriniertem Kaninchenblut.

Das Ganze zentrifugieren. Vor der Filtration mittels Seitz-Filter wird der p-$_H$Wert auf 8—8,2 eingestellt.

30 cm³ von Lösung I und 6 cm³ von Lösung II werden gemischt und auf Reagensröhrchen verteilt.

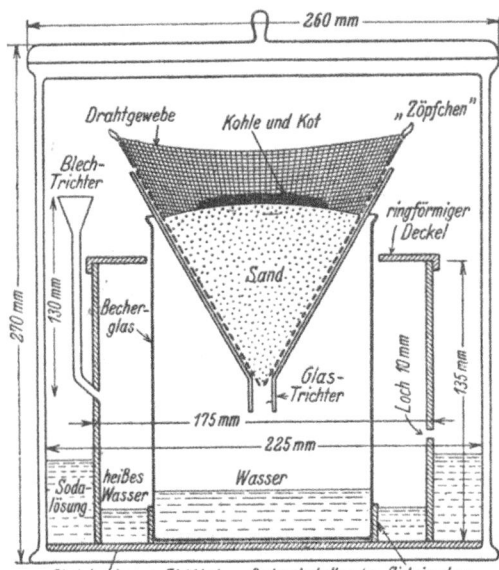

Abb. 411. *Züchtungsapparat für Larven von Ancylostoma, Necator und Strongyloides.* Gießt man in den Blechtrichter heißes Wasser, so wandern die invasionsfähigen Larven aus dem Kohle-Brei in die äußersten Spitzen des Drahtgewebes, wo sich die aufsteigenden Wasserdämpfe niedergeschlagen haben und sammeln sich hier in sog. „Zöpfchen", die aus Hunderten von Larven bestehen können. Die Sodalösung verhindert ein Entweichen der Larven. (Nach ERHARDT unter Zugrundelegung der Trichterkultur von FÜLLEBORN aus BRUMPT/NEVEU-LEMAIRE/ERHARDT 1951.)

5. Für die *Dauerzüchtung von T. gambiense* und *T. rhodesiense* hat sich das von REICHENOW angegebene Verfahren bewährt: 1 cm³ modifizierter RINGER-Lösung (mit 0,6% NaCl) wird im Reagensglas sterilisiert und mit normalem Citratblut im Verhältnis 1:1 gemischt. Menschenblut eignet sich hierzu am besten. Wenn sich das Blut absetzt, bildet sich an der Oberfläche eine Leukocytenschicht. Beimpft wird das Medium mit einem Tropfen trypanosomenhaltigen Blutes, das unter Verwendung von Citratlösung gewonnen wurde. Aufbewahrung bei 26°; Weiterverimpfung alle 14 Tage. Die Anlage der Kultur gelingt am besten nach frischen Infektionen. Besteht diese jedoch schon längere Zeit (auch in Versuchstieren), dann verlieren die Trypanosomen ihre Fähigkeit zur Entwicklung in vitro wie in der *Glossina*. Die Vermehrung erfolgt auf der Leukocytenschicht in derselben Weise wie im Mitteldarm der *Glossina*; es entstehen schlanke Formen, die sich später im ganzen Medium verteilen. Die Vermehrungsfähigkeit ist offenbar begrenzt; es kommt *nicht* zur Umwandlung in die *Crithidia*-Form. Infolgedessen tritt auch die metacyclische, infektiöse *Trypanosoma*-Form, die sich in der Speicheldrüse der Fliege ausbildet, nicht auf. Man kann daher mit Kulturmaterial keine Infektion von Versuchstieren erzielen (REICHENOW 1937). Anders liegen die Verhältnisse bei den Trypanosomenarten, bei denen die Entwicklung im Darm des Überträgers zum Abschluß kommt (*T. cruzi*). Hierbei werden metacyclische Formen in der Dauerkultur ausgebildet (vgl. auch S. 83).

c) Anreicherung und Züchtung von Ancylostoma und Strongyloides.

Zum Nachweis eines Befalls mit *Ancylostoma*, *Necator* oder *Strongyloides* bedient man sich eines sog. Kulturverfahrens (Abb. 411), wobei sich aus den Hakenwurmeiern über das rhabditiforme Stadium schließlich filariforme Larven entwickeln. Diese lassen sich dann durch die sog. Zöpfchenbildung bereits makroskopisch feststellen. Bei *Strongyloides stercoralis* gelingt außerdem eine Vermehrung der Würmer (freilebende Generation; vgl. S. 389—391, Abb. 225).

Ein einfaches Verfahren (*Kohle-Kot-Kultur*) besteht darin, 2—3 cm³ der frischen Faeces mit der gleichen bis doppelten Menge gepulverter Tierkohle und etwas Wasser zu einem dicken Brei zu verrühren. Dieses Gemisch wird dann in einer hohen Petrischale in den Brutschrank bei 28—30⁰ C gestellt. Dabei trocknet es zwar oberflächlich etwas aus, aber nach etwa 5 Tagen wird das „Kulturmaterial" mit 10—20 cm³ Wasser (30—35⁰ C) übergossen; es bleibt dann noch 10—20 min im Brutschrank stehen. Die geschlüpften und zu filariformen Stadien herangereiften Larven wandern in das reine Wasser; durch kurzes Zentrifugieren reichert man sie an. — Die Kohle-Kot-Kultur sollte nie für sich allein ausgeführt werden, sondern immer als Ergänzung zu den anderen Verfahren. (Siehe auch S. 394.)

Literatur.

Außer den im Text genannten Autoren sind noch einige weitere Publikationen angeführt, die den an speziellen Fragen Interessierten weitere Hinweise zum Literaturstudium vermitteln. Besonders erwähnt seien die referierenden Zeitschriften:
Berichte über die wissenschaftliche Biologie. Heidelberg: Springer.
Fortschritte der Zoologie (Ökologie). Jena u. Stuttgart: Gustav Fischer.
Zentralblatt für Bakteriologie, Parasitenkunde, Infektionskrankheiten und Hygiene, Abt. I Referate. Jena u. Stuttgart: Gustav Fischer.
Acta tropica (mit Bibliographie). Basel.
Tropical Diseases Bulletin. London.
Bulletin de la Societé Pathologique Exotique. Paris.
Biological Abstracts. Philadelphia, USA.

Allgemeine Parasitologie.

Lehrbücher, Handbücher u. ä.

BAER, JEAN G.: Ecology of animal parasites. Urbana: University of Illinois Press 1951. — BELDING, D. L.: Textbook of clinical parasitology. New York: Appleton-Century-Crofts, Inc. 1942, 1953. — BERGEYs Manual of determinative bacteriology. Edited by R. S. BREED, E. G. D. MURRAY, A. P. HITCHENS and 60 Contributors, 6. Aufl. Baltimore: Williams & Wilkins Company 1948. — BRAND, TH. v.: Chemical physiology of endoparasitic animals. New York: Academic Press Inc. 1952. — BRAUN, M., u. O. SEIFERT: Die tierischen Parasiten des Menschen. Leipzig: Curt Kabitzsch 1925. — BRUMPT, E.: Précis de parasitologie, 6. Aufl., Bd. 1 u. 2. Paris: Masson & Cie. 1949. — BRUMPT, E., u. M. NEVEU-LEMAIRE: Praktischer Leitfaden der Parasitologie des Menschen. Übersetzt und bearbeitet von A. ERHARDT. 2. Aufl. Heidelberg: Springer 1951. — BUCHNER, P.: Endosymbiose der Tiere mit pflanzlichen Mikroorganismen. Basel: Birkhäuser 1953.

CRAIG, CH. F., and E. C. FAUST: Clinical Parasitology. Philadelphia: Lea a. Febiger 1951. — CULBERTSON, J. T.: Immunity against animal parasites. New York: Columbia University Press 1941.

DOERR, R.: Die Immunitätsforschung. Ergebnisse und Probleme in Einzeldarstellungen. Wien: Springer 1947—1950. — DOFLEIN, F., u. E. REICHENOW: Lehrbuch der Protozoenkunde, 6. Aufl. Jena: Gustav Fischer 1953.

FIEBIGER, J.: Die tierischen Parasiten der Haus- und Nutztiere, sowie des Menschen, 4. Aufl. Wien: Urban & Schwarzenberg 1947. — FINDLAY, G. M.: Recent advances in chemotherapy, 3. Aufl., Bd. I. London: Churchill Ltd. 1950.

GANS, O.: Histologie der Hautkrankheiten. Berlin: Springer 1928.

HEIDER, K.: Entwicklungsgeschichte und Morphologie der Wirbellosen. In: Aus der Kultur der Gegenwart III, IV, Bd. 2 II. Leipzig: B. G. Teubner 1928. — HERTWIG, R.: Lehrbuch der Zoologie, 14. Aufl. Jena: Gustav Fischer 1924. — HESSE, R., u. F. DOFLEIN: Tierbau und Tierleben, 2. Aufl., 1 u. 2. Bd., bearbeitet von R. HESSE. Jena: Gustav Fischer 1935 u. 1943. — HUFF, CLAY, G.: A manual of medical parasitology. University of Chicago Press, 5750, Ellis Avenue 1943. — HULL, TH. G.: Disease transmitted from animal to man, 3. Aufl. Springfield, Illinois: Thomas 1947.

KEMPER, H.: Die Nahrungs- und Genußmittelschädlinge und ihre Bekämpfung. Leipzig: Paul Schöps 1939. — KÜHN, A.: Grundriß der allgemeinen Zoologie, 10. Aufl. Stuttgart: Georg Thieme 1949.

LAPAGE, G.: Parasitic animals. Cambridge: University Press 1951. — LEUCKART, R.: Die Parasiten des Menschen, Bd. 1 u. 2. Leipzig u. Heidelberg 1879—1886.

MANSON-BAHR, Ph.: MANSONS Tropical Diseases, 13. Aufl. Cassell and Comp. Ltd. 1950. — MARTINI, E.: Wege der Seuchen, 2. Aufl. Stuttgart: Ferdinand Enke 1943. — MÜLLER, REINER: Medizinische Mikrobiologie; Parasiten, Bakterien, Immunität, 4. Aufl. Berlin u. München: Urban & Schwarzenberg 1950.

PAWLOWSKY, E. N.: Handbuch der Parasiten des Menschen [russisch], Bd. 1, 521 S. Moskau-Leningrad: Akademie der Wissenschaften der U.S.S.R. 1946. — PFLUGFELDER, O.: Zooparasiten. Jena: Gustav Fischer 1950.

REICHENOW, E., u. F. WEYER: Parasitologie. In: Naturforschung und Medizin in Deutschland, Bd. 69, S. 45—69. 1939—1946. — RIBBERT, H., u. H. HAMPERL: Lehrbuch der allgemeinen Pathologie und der pathologischen Anatomie, 19. Aufl. Heidelberg: Springer 1950. — RODENWALDT, E.: Geomedizin. In: Naturforschung und Medizin in Deutschland 1939—1946, Bd. 66, Hygiene I. Wiesbaden: Dieterichsche Verlagsbuchhandlung W. Klemm 1948. — Welt-Seuchen-Atlas, herausgeg. von E. RODENWALDT, Heidelberg. Hamburg: Falk-Verlag 1952. — RODENWALDT, E., u. R.-E. BADER: Lehrbuch der Hygiene. Heidelberg: Springer 1951.

Simmons, J. S., T. F. Whayne, G. W. Anderson, H. M. Horack and R. A. Thomas: Global epidemiology. A geography of disease and sanitation. Vol. 2.: Africa and the adjacent Islands. Philadelphia, London u. Montreal: J. B. Lippincott Company 1951. — Stempell, W.: Die tierischen Parasiten des Menschen. Jena: Gustav Fischer 1938. — Stitt, E. R., P. W. Clough, S. E. Branham u. Mitarb.: Practical bacteriology, hematology and parasitology, 10. Aufl. Philadelphia u. Toronto: Blakiston Son & Co. 1948.

Vogel, H.: Grundriß der Tropenkrankheiten. Stuttgart: Georg Thieme 1947.

Wesenberg-Lund, G.: Biologie der Süßwassertiere. Wien: Springer 1939.

Historisches.

Aristoteles: Historia animalium, libri X, 5. Buch, Kap. 25, § 1.

Bremser: Über lebende Würmer im lebenden Menschen. Wien 1819. — Bresslau, E., u. E. Reisinger: Einleitung zur Geschichte der Plathelminthes. In: Handbuch der Zoologie von W. Kükenthal u. T. Krumbach, Bd. 2, 1. Hälfte (1), S. 34—51. Berlin: W. de Gruyter & Co. 1928—1933.

Chu, H. J., u. I. H. Ch'iang: Extracts from some old chinese medical books on worm infections. Nat. Med. J. China 17, 655—666 (1931). — Clarke, J. M.: The beginning of dependent life. N. Y. State Mus. Rep. 61, 146—169 (1908).

Dioskurides: Arzneimittellehre, übersetzt von J. Berendes. Stuttgart: Ferdinand Enke 1902.

Ebbell, B.: Alt-ägyptische Bezeichnungen für Krankheiten und Symptome. Schr. Norske Widenskaps Akad. Oslo, II. hist.-philos. Kl. 1938, Nr 3.

Haeser, H.: Lehrbuch der Geschichte der Medizin. Jena: H. Dufft 1875. — Heimerzheim, H.: Insekten, Ungeziefer, Würmer in ihrer hygienischen Bedeutung bei Plinius. Inaug.-Diss. Köln 1940. — Hoeppli, R.: Curiosities in human parasitology. China Med. J. 47, 1200—1211 (1933). — Huber, J. Ch.: Zur älteren Geschichte der klinischen Helminthologie. Dtsch. Arch. klin. Med. 45, 354—362 (1889); 46, 187—202 (1890).

Joachim, H.: Papyrus Ebers. Übersetzung aus dem Ägyptischen. Berlin: G. Reimer 1890.

Kapferer, Rich.: Die Werke des Hippokrates, Bd. IV, Teile 19—22. Stuttgart: Hippokrates-Verlag 1933—1940. — Küchenmeister, F.: Die in und an dem Körper des lebenden Menschen vorkommenden Parasiten. Ein Lehr- und Handbuch, 1. Abt. Die tierischen Parasiten. Leipzig: B. G. Teubner 1855. — Küchenmeister, F., u. F. A. Zürn: Die Parasiten des Menschen, Teil 1—3. Leipzig: Ambr. Abel 1881.

Oparin, A. J.: The origin of life. Trans. by S. Morgulis, 270 S. New York: Macmillan & Co. 1938.

Pfister, E.: Über die ããã-Krankheit der Papyri Ebers und Brugsch. Arch. Gesch. Med. 6, 12 (1913). — Plinius, Cajus: Naturalis historia, Lib. 27, Kap. 119.

Ruffer, Marc A.: Studies in the palaeo-pathology of Egypt. Brit. Med. J. 1910, 17—18.

Steenstrup, J. J.: Über den Generationswechsel oder die Fortpflanzung und Entwicklung durch abwechselnde Generationen. Kopenhagen 1842. Deutsche Übersetzung in: Foreeps Notizen, Bd. 1, 1847. — Sticker, G.: Zur Parasitologie um das Jahr 1700. Arch. Gesch. Med. 18, 72 (1926). — Sudhoff, Karl: Geschichte der Medizin. Berlin: S. Karger 1922.

Allgemeines.

Ankel, W. E.: Die Nahrungsaufnahme der Pyramidelliden. Verh. dtsch. Zool. 1948, 478—484. — Die Mundbewaffnung der Pyramidelliden. Arch. Molluskenkde 77, 79—82 (1948a). — Arndt, Walter: Der prozentuale Anteil der Parasiten auf und in Tieren im Rahmen des aus Deutschland bisher bekannten Tierartenbestandes. Z. Parasitenkde 11, 684—690 (1940).

Baer, J.-G.: Les helminthes parasites des vertébrés. Relations phylogenetiques entre leur evolution et celle de leurs hôtes. Ann. Sci. Franche-Comté 1933. — Bauer, K. H.: Das Krebsproblem. Einführung in die allgemeine Geschwulstlehre. Heidelberg: Springer 1949. — Placklock, D. B., u. R. M. Gordon: The experimental production of immunity against metazoan parasites and an investigation of its nature. Ann. Trop. Med. 21, 181—224 (1927). — Boettger, C. R.: Die Stämme des Tierreiches in ihrer systematischen Gliederung. Abh. Braunschw. Wiss. Ges. 4 (1952). — Riesenwuchs der Landschnecke Zebrina (Zebrina) als Folge parasitärer Kastration. Arch. MollKde. 82, 151—152 (1953). — Brand, Th. v., u. W. Weise: Beobachtungen über den Sauerstoffgehalt der Umwelt einiger Entoparasiten. Z. wiss. Biol. 18, 339—346 (1933). — Bresslau, E.: Die experimentelle Erzeugung von Hüllen bei Infusorien als Parallele zur Membranbildung bei der künstlichen Parthenogenese.

Naturwiss. 9, 57 (1921). — Die Ausscheidung von Schutzstoffen bei einzelligen Lebewesen. Ber. Senckenberg. naturforsch. Ges. 1924, H. 3. — BUCHNER, P.: Symbiose und Anpassung. Nova Acta Leopoldina, Halle, N. F. 1940, Nr 52.

CAMERON, T. W. M.: Trans. Roy. Soc. Canada 44, 1 (1950). — Parasitentum, Evolution und Phylogenie. Endeavour 11, 193 (1952).

DEEGNER, P.: Die Formen der Vergesellschaftungen im Tierreich. Leipzig 1918. — DÖRLE, M.: Darmparasiten und Vitamin C-Mangel. Münch. med. Wschr. 1941, 981—982. — DUBOS, R. J.: The bacterial cell. Cambridge, Mass.: Harvard University Press 1947.

EICHLER, W. D.: Topographische Spezialisation bei Ektoparasiten. Z. Parasitenkde 11, 205—214 (1940). — Die Entfaltungsregel und andere Gesetzmäßigkeiten in den parasito-genetischen Beziehungen der Mallophagen und anderer ständiger Parasiten zu ihren Wirten. Zool. Anz. 137, 77—83 (1942). — Ektoparasiten von Zoo-Tieren. I. Mallophagen vom Nandu. Zool. Garten 17, 258—261 (1950). — Die Bedeutung der Mallophagenforschung für die Ornithologie unter dem Gesichtspunkte einer Kriterienkritik der aviparasitologischen Phyletodiagnostik. Wiss. Z. Univ. Leipzig 1952, H. 2, 77—80. — Stammesgeschichtliche Parallelbeziehungen im Wirt-Parasit-Verhältnis von Fischparasiten. Z. Fischerei u. Hilfswiss., N. F. 1, 301—308 (1953).

FRESEN, O.: Zur Histomorphologie des retikuloendothelialen Systems. Klin. Wschr. 1946, 100. — FRETTER, V., and A. GRAHAM: The structure and mode of life of the pyramedellidae parasitic opisthobranchs. J. Mar. Biol. Assoc. U. Kingd. 28, 493—532 (1949).

GNADENBERG, WOLFGANG: Beiträge zur Biologie und Entwicklung des Ergasilus sieboldi v. NORDMANN (Copepoda parasitica). Z. Parasitenkde 14, 103—180 (1949). — GÖSSWALD, KARL: Über bisher unbekannte, durch den Parasitismus der Mermithiden (Nemat.) verursachte Formveränderungen bei Ameisen. Z. Parasitenkde 10, 138—152 (1939). — GÜNTHER, H.: Geschlechtsunterschiede im Parasitenbefall der Menschen. Z. Parasitenkde 12, 678—690 (1942).

HARDER, W.: Zur Morphologie und Physiologie des Blinddarmes der Nagetiere. Verh. dtsch. Zool. 1949, 95—109. — HARNISCH, O.: Aerobe und anaerobe Glykolyse bei wirbellosen Tieren. Z. vergl. Physiol. 30, 145 (1933). — HEGNER, R. W.: Host-parasite relationships among human protozoa. Proc. Roy. Soc. Med. 19, 41—44 (1926). — Parasitic reactions to host modifications. J. of Parasitol. 23, 1 (1937). — HEYDEN, C. v.: Gliedertiere aus der Braunkohle des Niederrheins, der Wetterau und der Rhön. Paläontographica 10 (1862). — HÖLLDOBLER, KARL: Über ein parasitologisches Problem. Die Gastpflege der Ameisen und die Symphilieinstinkte. Z. Parasitenkde 14, 3—27 (1949). — HÖRING, F. O.: Parasitismus oder Symbiose? Forschung und Humanität, Schriftenreihe herausgeg. v. H. SCHÜLLER. Ulm: Ebner 1947.

JUST, G.: Begriff und Bedeutung des Zufalls im organischen Geschehen. Berlin 1925. — Über die Phylogenese spezialisierter Anpassungen. Extrait des Comptes Rendus du XII. Congrès Internat. de Zoologie Lisbonne 1935.

KLOFT, W.: Über den Einfluß von Mermis-Parasitismus auf den Stoffwechsel und die Organbildung bei Ameisen. Z. Parasitenkde 14, 390—422 (1949). — Pathologische Untersuchungen an einem Wespenweibchen, infiziert durch einen Gordioiden (Nematomorpha). Z. Parasitenkde 15, 134—147 (1951). — KLYUEVA, N. G., and G. ROSKIN: Cancerolytic substance of Schizotrypanum cruzi. Amer. Rev. Soc. Med. 4, 127—129 (1946). — KOCH, A., K. OFFHAUS, I. SCHWARZ u. J. BANDER: Symbioseforschung und Medizin. Naturwiss. 1951, H. 15, 339—345.

LAVIER, G.: Infections héréditaires par les parentes animaux. Ann. de Parasitol. etc. 3, 306—321 (1925). — LEIPER, R. T.: Helminthologie: A chapter in comparative medicine. Vet. Rec. 14, 123—128 (1934).

MARRACK, J. R.: Erforschung der Antigene und Antikörper. Zbl. Bakter. I Orig. 158, 132—134 (1952). — MENGE, A.: Über ein Rhipidopteron und einige andere im Bernstein eingeschlossene Tiere. Schr. naturforsch. Ges. Danzig, N. F. 1866. — MORENO, I.: Parasitos y parasitismos. Semana méd. 1949, 814—817.

NAGEL, A.: Die immunbiologische Deutung der Tuberkulose. Ärztl. Wschr. 1947, Nr 59/60, 929—937. — NEUHAUS, W.: Parasitäre Kastration bei Bithynia tentaculata. Z. Parasitenkde 12, 65—77 (1942). — Hungerversuche zur Frage der parasitären Kastration bei Bithynia tentaculata. Z. Parasitenkde 14, 300—319 (1949).

PETER, H., H. HANSER u. D. AMELUNG: Der Ausdruck eines reinen Immunisierungsprozesses im elektrophoretischen Serum-Eiweißbild. Z. Immun.forsch. 109, 383—394 (1951/52). — PFLUGFELDER, O.: Über das Parasit-Wirtverhältnis von Anodonta-Glochidien und Spiegelkarpfen (Cyprinus carpio L.). Z. Parasitenkde 15, 119—133 (1951). — PIERANTONI, N.: Die physiologische Symbiose der Termiten mit Flagellaten und Bakterien. Naturwiss. 38 (1951).

RIES, E.: Endosymbiose und Parasitismus. Z. Parasitenkde 6, 339—349 (1933). — RIPPEL-BALDES, A.: Parasitismus—Symbiose—Domestikation. Naturwiss. 33, 305 (1946).

Schlossberger, H.: Entwicklung der Allergielehre in der Serologie. Dtsch. med. Wschr. (Beilage „Allergie") 1952, Nr 3, 13—16, 21—24. — Schmidt, H.: Allgemeines über Infektion und Immunität aus: Grundlagen der spezifischen Therapie. Behringwerk-Mitteilungen Heft 11, 1941. — Bakteriologie und Immunitätsforschung. In: Naturforschung und Medizin in Deutschland 1939—1946, Bd. 64. Wiesbaden: Dieterichsche Verlagsbuchhandlung W. Klemm 1948. — Die immunbiologisch-serologischen Grundlagen der Allergie. In: Jahrbuch der allergischen Krankheiten, Bd. II, S. 11—23. 1951. — Biologie der Antikörper. Zbl. Bakter. I Orig. 158, 134—151 (1952). — Schmidt, H.: Studien an darmbewohnenden Flagellaten der Termiten. I. Mitt. Joena annectens Grassi in Calotermes flavicollis Fabr. Z. Parasitenkde 14, 535—544 (1950). — Schuckmann, W. v.: Untersuchungen über das serologische Verhalten verschiedener Amöbenstämme. Arb. Reichsgesundh.amt 52, H. 1 (1920). — Schulemann, W.: Die Problematik des retikuloendothelialen Systems und seiner Funktionen. Verh. dtsch. pharmak. Ges. 1930, 75—81. — Sergent, E., L. Parrot et A. Donatien: Une question de terminologie: immuniser et premunir. Bull. Soc. Path. exot. Paris 17, 37 (1924). — Stammer, Hans-Jürgen: Ökologie. Fortschr. Zool., N. F. 8, 189—246 (1947). — Steiniger, Fritz: Katalepsie und visuelle Anpassung bei Phyllium. Z. Morph. u. Ökol. Tiere 28, 1—51 (1934). — Szidat, L.: Bemerkungen zur sog. parasitären Kastration von Mollusken. Z. Parasitenkde 12, 251—258 (1942).

Taliaferro, W. U.: The inhibition of reproduction of parasites by immune factors. Bacter. Rev. 12, 1—17 (1948). — Talice, R. V.: Pseudoparasitism in gastro enterology. An. Fac. Med. Montevideo 32, 2—24 (1947).

Ulrich, W.: Die Mengeiden (Mengenillini) und die Phylogenie der Strepsipteren. Z. Parasitenkde 13, 62—101 (1943).

Voigt, Ehrhard: Ein fossiler Saitenwurm (Gordius tenuifibrosus n. sp.) aus der eocänen Braunkohle des Geiseltales. Nova Acta Leopoldina. Halle, N. F. 5, 351—360 (1938).

Westphal, A.: Über den Einfluß des Klimas auf die Serumstruktur des Menschen. Z. Tropmed. u. Parasitol. 1, 153—162 (1949). — Wurmbach, H.: Über die Beeinflussung des Wirtsgewebes durch Aggregata octopiana und Klossia helicina. Arch. Protistenkde 84, 257—284 (1935).

Spezielle Parasitologie.

Protozoen.

Allgemein.

Doflein, F., u. E. Reichenow: Lehrbuch der Protozoenkunde, 6. Aufl. Jena: Gustav Fischer 1953.

Erhardt, A.: Die chemotherapeutische Prüfung von Protozoenmitteln. Pharmazie 1950, H. 7, 1—7.

Fischer, L., u. E. Reichenow: Protozoen-Krankheiten. In: Handbuch der inneren Medizin, Bd. 1, Teil 2. Berlin: Springer 1952.

Grell, K. G.: Der Kernphasenwechsel von Stylocephalus (Stylorhynchus) longicollis F. Stein. Arch. Protistenkde 94, H. 2 (1940).

Hegner, R. W.: The transmission of human protozoa. Science (Lancaster, Pa.) 64, 28—34 (1926). — Hoare, C. A.: Medical protozoology. London: Baillière, Tindall a. Cox 1949. — The taxonomic status of biological races. In: Parasitic protozoa. Proc. Linnean Soc. London Session 163, 44—47 (1952).

Jacob, E.: Parasitische Protozoen in Mensch und Tier. Berlin: Richard Schoetz 1941.

Kidder, G. W.: Nutrition and metabolism of protozoa. Annual Rev. Microbiol. 5, 139—156 (1951). — Knowles, R.: An introduction to medical protozoology. Calcutta: Thacker, Spink & Co. 1928.

Lwoff, A.: Biochemistry and physiology of protozoa. New York: Academic Press, Inc. Publ. 1951.

Neveu-Lemaire, M.: Traité de protozoologie medicale et veterinaire. Vigot 1943.

Piekarski, G.: Pathogene Protozoen. In: Naturforschung und Medizin in Deutschland 1939—1946, Bd. 68, Hygiene. Teil III, Wiesbaden: Dieterichsche Verlagsbuchhandlung W. Klemm 1948.

Reichenow, E.: Die Entwicklung des Parasitismus und die Anpassung an die parasitische Lebensweise bei Protozoen. Med. Welt 1934. Nr 41. — Protozoen. In: Naturforschung und Medizin in Deutschland 1939—1946, Bd. 55, S. 1—19, Teil IV Zoologie. Wiesbaden: Dieterichsche Verlagsbuchhandlung W. Klemm 1948. — Allgemeine Protozoologie. In: Handbuch der inneren Medizin, Bd. 1, Teil 2. Berlin: Springer 1952. — Grundriß der Protozoologie, 3. Aufl. Leipzig: Johann Ambrosius Barth 1952. — Lehrbuch der Protozoenkunde, 6. Aufl. Jena: Gustav Fischer 1949—1953.

SCHUCKMANN, W. v.: Über Modifikationen, Dauermodifikationen und Mutationen bei Protozoen. Reichsgesdh. bl. 1939, H. 38. — SNAPPER, I.: Chinese lessons to western medizine. New York: Interscience Pubbl. Inc. 1941.
ULRICH, W.: Begriff und Einteilung der Protozoen. Moderne Biologie. Festschrift für HANS NACHTSHEIM, S. 241—250. Berlin: Peters 1950.
WASIELEWSKI, TH. v.: Die schmarotzenden Protozoen. In: Handbuch der Hygiene, Bd. III, 3. Abt. Leipzig: S. Hirzel 1913. — WENYON, C. M.: Protozoology, Bd. 1 u. 2. London: Baillière, Tindall a. Cox 1926. — WURMBACH, H.: Geschlechtsumkehr bei Weibchen von Lebistes reticulatus bei Befall mit Ichthyophonus hoferi PLEHN-MULSOW. Roux' Arch. 145, 109—124 (1951).

Trypanosomen.

BRAND, TH. v.: Kohlehydratstoffwechsel parasitischer Protozoen. II. Zuckerstoffwechsel der Trypanosomen. Z. vergl. Physiol. 19, 587 (1933). — Metabolism of Trypanosomidae and Bodonidae. In: Biochemistry and physiology of protozoa, Bd. 1. New York: Academic Press, Inc. Publ. 1951. — BROOM, J. C., and H. C. BROWN: Studies in trypanosomiasis. III. The electric charge of trypanosomas in the salivary gland of tse-tse flies. Trans. Roy. Soc. Trop. Med., Lond. 32, 545—548 (1939). — BROWN, H. C., and J. C. BROOM: Studies in trypanosomiasis. II. Observations on the red cell adhesion test. Trans. Roy. Soc. Trop. Med., Lond. 32, 209—222 (1938). — BURTT, E.: An illustration of the appearance presented by trypanosome colonies occurring on the proboscis and the salivary glands of a tsetse-fly. Acta trop. (Basel) 7, 61/62 (1950).
COLLIER, H. O. J., J. D. FULTON and J. R. M. INNES: The oedema of mice infected with Trypanosoma cruzi and the accompanying pathological lesions. Ann. Trop. Med. 36, 137—150 (1942). — COLLIER, W. A.: Über einen Versuch, Tsetsetrypanosomen durch Festigkeit gegen Menschenserum menschenpathogen zu machen. Arch. Schiffs- u. Tropenhyg. 28, 448 (1924). — CULWICK, A. T., H. FAIRBAIRN and R. E. CULWICK: The genetic relationship of the polymorphic trypanosomes and its partical implications. Ann. Trop. Med. 45, 11—30 (1951).
ENGEL, RUDOLF: Tumorwachstum und Chagaskrankheit. Klin. Wschr. 1944, 127.
FAIRBAIRN, H., u. A. T. CULWICK: A new approach to trypanosomiasis. With a statistical analysis by F. L. GEE. Ann. Trop. Med. 40, 421—452 (1946). — The differentiation of the polymorphic trypanosomes. Ann. Trop. Med. 43, 90—95 (1949). — The transmission of the polymorphic trypanosomes. Acta trop. (Basel) 7, 19—48 (1950). — FANTHAM, H. B.: The life-history of Trypanosoma gambiense and Trypanosoma rhodesiense as seen in rats and guineapigs. Ann. Trop. Med. 4, 465 (1910/11). — FIENNES, R. N. T.-W.: The cattle trypanosomiases: some considerations of pathology and immunity. Ann. Trop. Med. 44, 42—54 (1950). — FRIEBEL, H.: Über die Trypanosomeninfektion der Maus als biologische Arbeitsmethode. Arch. exper. Path. u. Pharmakol. 216, 501—505 (1952). — Über den Einfluß von Cortison auf die Infektabwehr. Arch. exper. Path. u. Pharmakol. 216, 515—535 (1952). — Über den Einfluß des Cortisons auf die Behandlung der experimentellen Trypanosomeninfektion mit Trypanblau. Arch. exper. Path. u. Pharmakol. 216, 536—540 (1952).
GALLIARD, H.: Recherches sur le cycle évolutif de Trypanosoma cruzi CHAGAS à propos de l'infestation péritonéale exclusive chez la souris. Ann. de Parasitol. 27, 63—85 (1952). — GOBLE, F. C.: Observations on experimental Chagas' disease in dogs. Amer. J. Trop. Med. a. Hyg. 1, 189—204 (1952).
HARTMANN, MAX: Protozoologie. In: Praktikum der Bakteriologie und Protozoologie von KISSKALT und HARTMANN. Jena: Gustav Fischer; 3. Aufl. 1915; 5. Aufl. 1928. — Über die Schizogonie von Schizotrypanum cruzi. Arch. Protistenkde 38, 113—116 (1917). — HAUSCHKA, TH.: Persistence of strain-specific behavior in two strains of Trypanosoma cruzi after prolonged transfer through inbred mice. J. of Parasitol. 35, 593 (1949). — HAUSCHKA, T., L. H. SAXE jr. and M. BLAIR: Trypanosoma cruzi in treatment of mouse tumors. J. Nat. Canc. Inst. 7, 189 (1947). — HOOF, L. VAN, C. HENRARD et E. PEEL: Sur le rôle du porc indigène comme réservoir de Trypanosoma gambiense. C. r. Soc. Biol. Paris 126, 72, 1245 (1937). — The stability of Bayer 205 resistance in Trypanosoma gambiense. Trans. Roy. Soc. Trop. Med. Lond. 32, 197—208 (1938). — Recherches sur le comportement du Trypanosoma gambiense chez le porc. Ann. Soc. belge Méd. trop. 20, 203 (1940).
JIROVEC, OTTO: Studien über blepharoplastlose Trypanosomen. Arch. Protistenkde 68, 187—208 (1929). — Über das Vorkommen von blepharoplastlosen Trypanosomen in normalen Stämmen. Zbl. Bakter. I Orig. 121, 55—58 (1931). — JONCHÈRE, H.: Chimioprophylaxie de la trypanosomiase humaine en A. O. F. Bull. Soc. Path. exot. Paris 44, 83—93 (1951).
KIRSCH, E., u. A. WESTPHAL: Plasmazellen in ihrer Beziehung zu pathologischen Serumeiweißveränderungen bei experimentellen Trypanosomeninfektionen. Z. Tropenmed. u.

Parasitol. **2**, 497—507 (1950/51). — KLEINE, F. K.: Positive Infektionsversuche mit *Trypanosoma brucei* durch *Glossina palpalis*. Dtsch. med. Wschr. **1909**, 469, 924, 1257, 1956. — KLEINSCHMIDT, A.: Über den Feinbau von Trypanosomen. Z. Tropenmed. u. Parasitol. **2**, 507—512 (1950/51). — KLEINSCHMIDT, ALBRECHT, u. FRITZ SCHLEICH: Über den Feinbau von Trypanosomen. II. Geißeluntersuchungen. Z. Tropenmed. u. Parasitol. **3**, 42—46 (1951). — KLEINSCHMIDT, H.: Chronische Nagana-Infektion der Ratte unter dem Einfluß von Menschenserum. Z. Hyg. **131**, 42—45 (1950). — KLIGLER, I. J., and L. OLITZKI: The antigenic composition of *Trypanosoma evansi*. Ann. Trop. Med. **30**, 287—291 (1936). — KOCH, R.: Berichte über die Expedition zur Erforschung der Schlafkrankheit. Dtsch. med. Wschr. **1907**, 49—51, 1462—1463, 1889—1895. — KRANEVELD, F. C., A. L. HOUWINK u. H. J. W. KEIDEL: Electron microscopical investigations on trypanosomes. Proc. Netherl. Acad. Sci. Amsterdam **54**, 393—399 (1951). — KRIJGSMAN, B. J.: Über den Stoffwechsel von Trypanosomen. Z. vergl. Physiol. **23**, 663—711 (1936). — KUDICKE, R.: Zur Ätiologie der Schlafkrankheit. Arch. Schiffs- u. Tropenhyg. **12**, 37 (1908). — KÜHN, A., u. W. v. SCHUCKMANN: Cytologische Studien an Trypanosomen. Zool. Jb., Suppl. XV, **2**, 329—382 (1912).

LEON, J. R. DE: El *Trypanosoma rangeli* observado en seres humanos en Guatemala. Publ. Inst. Investig. Cientif. Guatemala **1949**, Nr 3. — Un nuevo foco de tripanosomiasis humana por el *Trypanosoma rangeli*, descubierto en Guatemala. Publ. Inst. Investig. Cientif. Guatemala **1950**, Nr 4. — LESTER, H. M. O.: Further progress in the control of sleeping sickness in Nigeria. Trans. Roy. Soc. Trop. Med. Lond. **38**, 425—444 (1945). — LWOFF, M.: The nutrition of parasitic flagellates (Trypanosomidae, Trichomonadinae). In: Biochemistry and Physiology of Protozoa, Bd. I. New York: Academic Press, Inc. Publ. 1951.

MAYER, M., C. F. PIFANO y R. MEDINA: Epidemiological aspects of Chagas-disease in Venezuela. XII. Conferencia Sanitaria Panamericana. Cuadernos Amarillos Publicaciones de la Comision Organizadora No 30, Caracas 1946, 56 S. — MORACZEWSKI, S. A., and F. E. KELSEY: Distribution and rate of metabolism of phosphorus compounds in *Trypanosoma equiperdum*. J. Inf. Dis. **82**, 45—51 (1948). — MUNIZ, J.: Do valôr da reação de precipitina no diagnóstico das formas agudas e sub-agudas da „Doenca de Chagas" („Trypanosomiasis Americana"). Brasil-Méd. **61**, 261—267 (1947).

NASH, T. A. M.: A note on the effect of high temperature on the pupal stage of glossina in relation to the transmission rate of trypanosomes. Ann. Trop. Med. **42**, 30—32 (1948). — NEGHME, A., and J. ROMAN: Present state of Chagas disease surveys in Chile. Amer. J. Trop. Med. **28**, 835 (1948).

PACKCHANIAN, A.: Reservoir hosts of Chagas-disease in the state of Texas. Amer. J. Trop. Med. **22**, 623—631 (1942). — The fate of *Trypanosoma duttoni* in *Triatoma*. Amer. J. Trop. Med. **28**, 383 (1948). — The fate of some pathogenic trypanosomes in *Triatoma* and *Ornithodorus*. Amer. J. Trop. Med. **28**, 541 (1948). — PENSO, GIUSEPPE: Sul ciclo di sviluppo del „*Trypanosoma gambiense*" negli ospiti vertebrati. Ann. Med. nav. e colon. **10**, 25—77 (1934). — PIEKARSKI, G.: Blepharoplast und Trypaflavinwirkung bei *Trypanosoma brucei*. Zbl. Bakter. I Orig. **153**, 109—115 (1949). — PIFANO, F., y M. MAYER: Hallazgo de formas evolutivas del *Trypanosoma rangeli* en el jugo de la trompa de *Rhodnius prolixus* de Venezuela. Arch. Venezol. Pat. trop. y Parasitol. med. **1**, 153—158 (1949). — PINTO, C.: Epidemiology of Chagas disease in the state of Rio Grande do Sul. Brazil. Mem. Inst. Osw. Cruz. **44**, 363—400 (1946).

RAFFEL, S.: Studies in immunity to trypanosomes. I. Acquired immunity in *Tryp. equiperdum* infected rats. Amer. J. Hyg. **19**, 416—445 (1934). — RAZGHA, ANDREAS v.: Über die Züchtung der menschenpathogenen Trypanosomen. Z. Parasitenkde **2**, 55—66 (1930). — REGENDANZ, P.: Die multiple Teilung der *Trypanosoma criceti*, seine Entwicklung im Hundefloh und Übertragungsversuche auf den Hamster. Z. Parasitenkde **2**, 44—54 (1930). — Der Zuckerverbrauch der Trypanosomen (nach Versuchen in vitro bei 37⁰ C) und seine Bedeutung für die Pathologie der Trypanosomeninfektionen. Zbl. Bakter. I Orig. **118**, 175—186 (1930). — REICHENOW, EDUARD: Das Verhalten von *Trypanosoma gambiense* in der Kultur. Z. Parasitenkde **4**, 784—793 (1932). — Beiträge zur Kenntnis der Chagaskrankheit. Arch. Schiffs- u. Tropenhyg. **38**, 460—518 (1934). — Dauerkultur pathogener Trypanosomen. Comtes Rendus du XII. Congrès internat. de Zoologie — Lisbonne 1935, S. 1955—1968. Lissabon 1937. — Über die Entwicklungsfähigkeit der Kulturformen von *Trypanosoma gambiense* und *T. congolense* in Glossinen. Arch. Schiffs- u. Tropenhyg. **43**, 197—202 (1939). — Beziehungen zwischen menschlichen und tierischen Infektionen in Afrika. Dtsch. med. Wschr. **1939**, Nr 26, 1042. — Zur Frage der Bedeutung des Blepharoplasts der Trypanosomen. Arqu. Inst. Biol. **11**, 433—436 (1940). — Ostafrikanische Beobachtungen an Trypanosomiden. Arch. Protistenkde **94**, 267—287 (1940). — RONNEFELDT, F.: Epidemiologie der Schlafkrankheit. Tropenhyg. Schriftenreihe H. 3. Stuttgart: Hippokrates-Verlag 1942. — ROUBAUD, E., et A. PROVOST: Infection inapparente de la poule par *Trypanosoma rhodesiense*. Bull. Soc. Path. exot. Paris **33**, 410 (1940).

SULLIVAN, T. D., T. McGREGOR, R. B. EADS and D. J. DAVIS: Incidence of *Trypanosoma cruzi* CHAGAS in *Triatoma* (Hemiptera, Reduviidae) in Texas. Amer. J. Trop. Med. 29, 453—458 (1949).

TALIAFERRO, W. H.: Trypanocidal and reproduction-inhibiting antibodies to *Trypanosoma lewisi* in rats and rabbits. Amer. J. Hyg. 16, 32—84 (1932). — TAYLOR, A. W.: The development of West African strains of *Trypanosoma gambiense* in *Glossina tachinoides* under normal laboratory conditions and at raised temperatures. Parasitology 24, 401—418 (1932).

ULMANN, E.: Tsetsefliegen und Trypanosomenentwicklung. Tropenhyg. Schriftenreihe H. 5, S. 5—33. Stuttgart: Hippokrates-Verlag 1942.

WERBITZKI, F. W.: Über blepharoplastlose Trypanosomen. Zbl. Bakter. I Orig. 53, 303—315 (1910). — WOLCOTT, G. B.: Mitosis in *Trypanosoma lewisi*. J. of Morph. 90 (1952). — WOOD, S. F.: The persistence of *Trypanosoma cruzi* in dead cone-nosed bugs. Amer. J. Trop. Med. 22, 613—619 (1942).

YUTUC, L. M., and H. SHER: Observation on the distribution of *Trypanosoma evansi* in the bodies of rats and guinea pigs during different stages of infection. Philippine J. Sci. 78, 155—165 (1949).

Leishmanien.

ADLER, S., u. M. BER: The transmission of *Leishmania tropica* by the bite of *Phlebotomus papatasii*. Indian J. Med. Res. 29, 803—809 (1941). — Transmission of *Leishmania tropica* by the bite of *Phlebotomus papatasii*. Nature (Lond.) 148, 227 (1941). — D'AGOSTINO, N.: Kala-azar méditerranéen chez l'adulte. Il Morgagni 1930, 1983. — Off. Int. Hyg. Publ. 13, 509 (1931). — ANDREWS, M.: A case of canine Kala-Azar occuring in China. Far East Assoc. Trop. Med., Nanking 1, 679 (1934). — ANGEVINE, D. M., T. R. HAMILTON, F. G. WALLACE and J. B. HAZARD: Lymph nodes in leishmaniasis. Report on two cases. Amer. J. Med. Sci. 210, 33—38 (1945).

BERBERIAN, D. A.: Cutaneous leishmaniasis (oriental sore). Vaccination against oriental sore with suspensions of killed *Leishmania tropica*. Arch. of Dermat. 50, 231—236 (1944). — BIAGI, F.: Intradermo reacciones con *Leishmania* en Escárcega, Camp. (Mex.) Medicina 33, 255—260 (1953). — BURCHENAL, J. H., u. R. P. WOODS: Visceral leishmaniasis. War Medicine 7, 173—177 (1945).

CHAGAS, E., A. M. DA CUNHA, G. CASTRO, L. C. FERREIRA e C. ROMANA: Leishmaniose visceral americana. Mem. Inst. Osw. Cruz. 32, 321—390 (1937). — CHANG, S. L.: J. Inf. Dis. 82, 109—116 (1948). — CHRISTOPHERS, R.: Serological tests; Mediterranean Leishmaniasis. Quart. Bull. Health Organ. 4, 709 (1935). — COLE, A. C. E.: Kala-Azar in East Afrika. Trans. Roy. Soc. Trop. Med. Lond. 37, 409 (1944). — CORKILL, N. L.: Activation of latent Kala-Azar and malaria by battle experience. Ann. Trop. Med. 42, 224—229 (1948). — The activation of latent Kala-azar in relation to protein metabolism. Ann. Trop. Med. 43, 261—267 (1949). — CORRADETTI, A.: The epidemiology and control of oriental sore in Abruzzo, Italy. Amer. J. Trop. Med. a Hyg. 1, 618—622 (1952).

DOSTROWSKY, A., u. F. SAGHER: The intracutaneous test in cutaneous leishmaniasis. Ann. Trop. Med. 40, 265 (1946). — DWORK, K. G.: Cutaneous leishmaniasis (oriental sore) in the United States and Canada: Survey of literature and report of four cases. Arch. of Dermat. 45, 676—684 (1942).

FORBES, M. A.: Exogenous cutaneous leishmaniasis proved by culture. Arch. of Dermat. 58, 301—307 (1948). — FULTON, J. D., and L. P. JOYNER: Studies on protozoa. I. The metabolism of Leishman-Donovan-bodies and flagellates of *Leishmania donovani*. Trans. Roy Soc. Trop. Med., Lond. 43, 273—286 (1949). — FULTON, D. J., L. P. JOYNER and R. L. CHANDLER: Studies on protozoa. Part II. The golden hamster (*Cricetus auratus*) and cotton rat (*Sigmodon hispidus*) as experimental hosts for *Leishmania donovani*. Trans. Roy. Soc. Trop. Med., Lond. 44, 105—112 (1950).

GOLDMAN, LEON: Types of american cutaneous leishmaniasis.-Dermatological aspects. A review. Amer. J. Trop. Med. 27, 561—584 (1947).

HAWKING, F.: Growth of protozoa in tissue culture. V. *Leishmania donovani*. Trans. Roy. Soc. Trop. Med., Lond. 41, 545—554 (1948). — HENNIG, W.: Verbreitung der Phlebotomen im Mittelmeerraum. Welt-Seuchen-Atlas. Gotha: Perthes 1942.

KATZENELLENBOGEN, J.: Vaccination against Jericho boil. Ann. Trop. Med. 36, 28—31 (1942). — KIRK, R.: Leishmaniasis in the Anglo-Egyptian Sudan: Cutaneous and mucocutaneous leishmaniasis. Trans. Roy. Soc. Trop. Med., Lond. 35, 257—270 (1942). — Experimental differentiation of *Leishmania*. Parasitology 40, 59 (1950).

LATYSCHEW, N. I., u. A. P. KRIUKOVA: On the epidemiology of the cutaneous leishmaniosis. The cutaneous leishmaniosis as a zoonotic disease of wild rodents in Turkmenia. Trav.

Acad. milit. Méd. Armée Rouge U.R.S.S. **25**, 229—241 (1941). — LIPSCOMB, F. E., and M. O. J. GIBSON: Visceral leishmaniasis (Kala-Azar) in adult contracted in Malta. Brit. Med. J. **1**, 492—493 (1944). — LUBITZ, J. M.: Pathology of Kala-Azar. Amer. J. Trop. Med. **28**, 275—285 (1948).

MALONE, R. H., and A. G. BROOKS: Transmission of Kala-Azar in India. The case against the sandfly. Indian Med. Gaz. **79**, 484 (1944). — MARPLE, C. D.: Visceral leishmaniasis (Kala-Azar). Ann. Int. Med. **26**, No 5 (1947). — MAYER, M., u. H. WERNER: Kultur des Kala-Azar-Erregers aus dem peripherischen Blut des Menschen. Dtsch. med. Wschr. **1914**, 67.

NICOLAU, S., et CH. PÉRARD: Étude histo-physio-pathologique de l'oeil et du système nerveux dans la leishmaniose généralisée du chien. Ann. Inst. Pasteur **57**, 463—486 (1936).

PACKCHANIAN, A.: The distribution of species of sandflies, genus *Phlebotomus*, in the United States and their relation to the transmission of leishmaniasis. Texas Rep. Biol. a. Med. **4**, 35—41 (1946).—The fate of *Leishmania donovani* and *Leishmania tropica* in the reduviid blood-sucking insect, *Triatoma*. Amer. J. Trop. Med. **28**, 537 (1948). — PAWLOWSKY, E. N.: Zur Entdeckungsgeschichte der Leishmania-Parasiten. Zbl. Bakter. I Orig. **123**, 14—19 (1931/32). — PIEKARSKI, G.: Leishmaniasen im Mittelmeerraum 1906—1950. In Welt-Seuchen-Atlas, herausgeg. von E. RODENWALDT. Hamburg: Falk-Verlag 1952.—PUELLO GARCIA, M. J.: Leishmaniasis. Rev. Facul. med. Bogota **17**, 338—359 (1949).

SAGHER, F.: Response of scars of cutaneous leishmaniasis to injection of *Leishmania tropica* vaccine. Brit. J. Dermat. **59**, 205—213 (1947). — Leishmania vaccine test in leishmaniasis of skin. Arch. of Dermat. **55**, 658—663 (1947). — SCHÜTT, R.: Heutiger Stand unserer Kenntnisse über viscerale Leishmaniosen (Epidem., Klin. und Behandlung). Erg. Hyg. **23**, 64—124 (1940). — SENEKJI, H. A., and C. P. BEATTIE: Artifical infection and immunization of man with cultures of *L. tropica*. Trans. Roy. Soc. Trop. Med., Lond. **34**, 415—419 (1941). — SEN GUPTA, P. C.: The value of the compl. fix.-test in the diagnosis of Kala-Azar. Indian Med. Gaz. **79**, 465 (1944). — SILVERBERG, M. G., and E. J. HENSCHEL: Oriental sore in the United States. Arch. of Dermat. **46**, 705—710 (1942). — SMITH, R. O. A., and I. AHMED: Further investigations on the transmission of Kala-Azar. Part V. An inquiry into the relation between malaria and Kala-Azar in a rural area. Indian J. Med. Res. **29**, 789—797 (1941). — SMITH, R. O. A., K. C. HALDER and I. AHMED: Further investigations on the transmission of Kala-Azar. Part IV. The duration of life and other observations on „blocked" flies. Indian J. Med. Res. **29**, 783—787 (1941). — Further investigations on the transmission of Kala-Azar. Part VI. A second series of transmissions of *L. donovani* by *P. argentipes*. Indian J. Med. Res. **29**, 799—802 (1941). — SWAMINATH, C. S., H. E. SHORTT and L. A. P. ANDERSON: Transmission of indian Kala-Azar to man by the bites of *Phlebotomus argentipes*. Indian J. Med. Res. **30**, 473 (1942).

TENG, C. T., and CLAUDE E. FORKNER: The presence of infective *Leishmania donovani* in the urine and prostatic fluid of patients with Kala-Azar. China Med. J. Suppl. **1**, 394—401 (1936). — TRINCÃO, C.: A new reaction for the diagnosis of Kala-Azar, a preliminary report. Amer. J. Trop. Med. **28**, 287—288 (1948).

UEBEL, H.: Über Eiweißstoffwechselstörungen bei infantiler visceraler Leishmaniose unter besonderer Berücksichtigung der pathologisch-anatomischen Veränderungen. Z. Tropenmed. u. Parasitol. **2**, 327—337 (1950/51).

Toxoplasma, Sarcocystis und Encephalitozoon.

BAMATTER, F.: La toxoplasmose. Ann. paediatr. (Basel) **167**, 347—350 (1946). — Toxoplasmosis, mit besonderer Berücksichtigung der Embryopathia toxoplasmotica. Erg. inn. Med., N. F. **3**, 652—828 (1952). — BAUER, F.: *Toxoplasma gondii.* Untersuchungen über Widerstandsfähigkeit gegen physikalische und chemische Einflüsse. Z. Tropenmed. **3**, 497—499 (1951/52). — Die Toxoplasmose des Hundes und die Bedeutung der Komplementbindungsreaktion nach WESTPHAL bei ihrer Diagnosenstellung. Tierärztl. Umschau **1952**, Nr 15/16, 265. — BINKHORST, C. D.: Toxoplasmosis. A clinical serological and histopathological study with special reference to the eye-manifestations. (A monograph) Leiden: H. E. Stenfert Kroese 1948, 163 S. — BIOCCA, E.: Osservazioni sulla posizione sistematica del toxoplasma. Riv. Parasitol. **10**, 73—92 (1949). — *Toxoplasma e Encephalitozoon.* 756. Mitt., 6. Internat. Mikrobiol.-Kongr. Rom 1953. — BRINGMANN, G., u. J. HOLZ: Die Bewegungsorganellen des *Toxoplasma gondii.* Z. Tropenmed. u. Parasitol. **5**, 54—57 (1954).

COWEN, D., and A. WOLF: Experimental congenital toxoplasmosis. I. The vagina as a portal of entry of *Toxoplasma* in the mouse. J. of Exper. Med. **92**, 393—402 (1950). — II. Tranmission of toxoplasmosis to the placenta and fetus following vaginal infection in the pregnant mouse. J. of Exper. Med. **92**, 403—415 (1950). — III. Toxoplasmosis in the offspring of mice infected by the vaginal route. Incidence and manifestations of the disease. J. of Exper. Med. **92**, 417—429 (1950).

EICHENWALD, H.: Experimental toxoplasmosis. I. Transmission of the infection in utero and through the milk of lactating female mice. Amer. J. Dis. Childr. 76, 307—315 (1948). — Experimental toxoplasmosis. II. Effect of sulfadiazine and antiserum on congenitale toxoplasmosis in mice. Proc. Soc. Exper. Biol. a. Med. 71, 45—49 (1949). — New phenomenon: Production of recurrent parasitemia in chronic toxoplasmosis by the injection of potent specific antisera and its inhibition by corticotropin (ACTH) and cortisone. Amer. J. Dis. Childr. 83, 73—75 (1952). — EYLES, D. E.: The present status of the chemotherapy of toxoplasmosis. Amer. J. Trop. Med. a. Hyg. 2, 429—444 (1953).

FELDMAN, H. A.: The clinical manifestations and laboratory diagnosis of toxoplasmosis. Amer. J. Trop. Med. a. Hyg. 2, 420—428 (1953). — FRANKE, H.: Über die Wertigkeit der verschiedenen diagnostischen Verfahren zur Erkennung einer Toxoplasmose. Ärztl. Wschr. 1953, Nr 16, 382—385. — FRANKE, H., u. G. HORST: Zur Diagnose, Klinik und Therapie der Erwachsenentoxoplasmose. Z. klin. Med. 149, 255—320 (1952). — FRENKEL, J. K.: Dermal hypersensitivity to toxoplasma antigens (Toxoplasmins). Proc. Soc. Exper. Biol. a. Med. 68, 634—639 (1948). — Host, strain and treatment variation as factors in the pathogenesis of toxoplasmosis. Amer. J. Trop. Med. a. Hyg. 2, 390—416 (1953).

GILMORE, H. R., B. H. KEAN and F. M. POSEY: A case of sarcosporidiosis with parasites found in heart. Amer. J. Trop. Med. 22, 121—125 (1942).

HAVLIK, O.: Experimentalni prenos toxoplasmos y klistetem Ornithodorus moubata. Čas. lék. česk. 90, 1516—1518 (1951). — HELLBRÜGGE, TH. F., E. DAHME u. F. K. HELLBRÜGGE: Tierexperimentelle Beobachtungen zur diaplazentaren Infektion der Toxoplasmen. Z. Tropenmed. u. Parasitol. 4, 312—322 (1953). — HOGAN, M. J.: Ocular Toxoplasmosis. New York: Columbia University Press 1951.

JACOBS, L.: The Biology of Toxoplasma. Amer. J. Trop. Med. a. Hyg. 2, 365—389 (1953).

KEAN, B. H., and ROBERT G. GROCOTT: Congenital Toxoplasmosis. J. Amer. Med. Assoc. 136, 104—108 (1948). — KUNERT, H., u. H. JÜPTNER: Untersuchungen über das Vorkommen der Toxoplasmose. Geburtsh. u. Frauenheilk. 12, 910 (1952).

LAVEN, H., u. A. WESTPHAL: Die Übertragung von Toxoplasma gondii unter besonderer Berücksichtigung des Blutes als Infektionsquelle. Z. Tropenmed. u. Parasitol. 2, 221—235 (1950). — LEVADITI, C., S. NICOLAU et R. SCHOEN: L'étiologie de l'encéphalite épizootique du lapin dans ses rapports avec l'étude expérimentale de l'encéphalite léthargique Encephalitozoon cuniculi. Ann. Inst. Pasteur 38, 651—712 (1924).

MACDONALD, A.: Incidence of toxoplasma infection in North-West England. Transmission of antibody from mother to foetus. Lancet 1950, 560—562. — MOHR, W.: Toxoplasmose. In: Handbuch der inneren Medizin, 4. Aufl., Bd. 1, Teil 2, S. 730—770. 1952. — MOOSER, H.: Toxoplasma in Zuchten weißer Mäuse. Schweiz. med. Wschr. 1951, 1399—1400. — MUDROW-REICHENOW, L.: Zur Therapie der Toxoplasmose. (Diskussionsbemerkungen.) Zbl. Bakter. Orig. I 157, 37 (1951/52). — MÜHLPFORDT, H.: Das Verhalten Sarcosporidien-infizierter Tiere im Sero-Farbtest auf Toxoplasmose nach SABIN-FELDMAN. Z. Tropenmed. u. Parasitol. 3, 205—215 (1951/52).

NEGHME, A., E. THIERMANN, F. PINO, R. CHRISTEN y M. AGOSIN: Toxoplasmosis humana en Chile. Bol. Inform. Parasit. Chilenas 7, 6—8 (1952).

OTTEN, E., A. WESTPHAL u. E. KAJAHN: Zur Epidemiologie der Toxoplasmose. Der Hund als Infektionsquelle des Menschen. Klin. Wschr. 1951, 343—346.

PERRIN, TH. L.: Spontaneous and experimental Encephalitozocn infection in laboratory animals. Arch. of Path. 36, 559—567 (1943). — Toxoplasma and Encephalitozoon in spontaneous and in experimental infections of animals. Arch. of Path. 36, 568—578 (1943). — PIEKARSKI, G.: Menschliche Toxoplasma-Infektionen in Deutschland. Naturwiss. 36, 158 bis 159 (1949). — Zur Epidemiologie der Toxoplasmose. Z. Parasitenkde 14, 388—389 (1949/50). — Toxoplasma gondii als Parasit des Menschen und der Tiere. Z. Parasitenkde 14, 582—625 (1950). — PIEKARSKI, G., u. H. VON TÖRNE: Zur Parasitologie, Pathologie und Serologie tödlicher Infektionen mit Toxoplasma·gondii. Klin. Wschr. 1950, 606—609. — PIEKARSKI, G., u. A. WESTPHAL: Grundlagen und Voraussetzungen für den Toxoplasmosefarbtest nach SABIN und FELDMAN. Ärztl. Wschr. 1951, 249—252.

RUGE, H.: Encephalitozoon beim Meerschweinchen. Zbl. Bakter. I Orig. 156, 543—544 (1950/51).

SABIN, A. B.: Complement fixation test in toxoplasmosis and persistence of the antibody in human beings. Pediatrics (Springfield, Ill.), 4, 443—453 (1949). — SABIN, A. B., and A. H. FELDMAN: Dyes as microchemical indicators of a new immunity phenomenon affecting a protozoon parasite (Toxoplasma). Science (Lancaster, Pa.) 108, 660—663 (1948). — Persistence of placentally transmitted antibodies in normal children in relation to diagnosis of conge.nital toxoplasmosis. Pediatrics (Springfield, Ill.) 4, 660—664 (1949). — SCOTT, JOHN W.: The sarcosporidia. A critica, review. J. of Parasitol. 16, 111—130 (1930). — SIM, J. CHR.: Acquired oxoplasmosis. J. Amer. Med. Assoc. 147, 1641—1645 (1951). —

Studies on acquired toxoplasmosis. II. Report of a case with pathological changes in a lymph node removed at biopsy. Acta path. scand. (København.) 30, 104—108 (1952). — STEEN, E.: Behandlung von akuter experimenteller Toxoplasmose mit Aureomycin. Acta path. scand. (København.) 27, 844 (1950). — SUMMERS, W. A.: Chemotherapeutic efficiency of Daraprim in experimental toxoplasmosis. Amer. J. Trop. Med. a. Hyg. 2, 1037—1044 (1953).

THIEL, P. H. VAN: Treatment of experimentally induced toxoplasmosis with sulphonamides, arsenic compounds and antimalarial drugs. Documenta néerl. et indones. morbis trop. 2, Nr 1, 51—58 (1950).

VIVELL, OSKAR, u. WERNER HANS BUHN: Zum Problem der Toxoplasmose in der Gravidität. Ärztl. Forsch. 7, 326—335 (1953).

WAHLGREN, F.: Toxoplasmosens patologiska anatomi. Nord. Med. 45, 349—352 (1951). — WANG, H.: Notes on bovine sarcosporidiosis. J. of Parasitol. 36, 416—422 (1950). — WESTPHAL, A.: Eine neue Toxoplasmose-Komplementbindungsreaktion. Z. Tropenmed. u. Parasitol. 3, 1—15 (1951). — Biologische Grundlagen der klinischen Toxoplasmoseforschung: die Toxoplasmen als *Trypanosomidae*. Habil.-Schr. Univ. Hamburg 1953. — Die Toxoplasmen als *Trypanosomidae*. Z. Tropenmed. u. Parasitol. 5, H. 2 (1954). — WESTPHAL, A., u. F. BAUER: Weitere Untersuchungen und Betrachtungen zur Toxoplasmose-Komplementbindungsreaktion nach WESTPHAL. Z. Tropenmed. u. Parasitol. 3, 1—15 (1952). — WESTPHAL, A., u. H. MÜHLPFORDT: Untersuchungen über Wesen und Fehlerquellen des Toxoplasmose-Serofarbtestes nach SABIN und FELDMAN. Z. Hyg. 131, 423—434 (1950). — WESTPHAL, A., u. G. PALM: Fehlerquellen des direkten Parasitennachweises bei Toxoplasmainfektionen. Z. Tropenmed. u. Parasitol. 3, 486—492 (1951/52). — Latente Toxoplasmainfektionen im Tierversuch als diagnostisches Hilfsmittel. I. Technik und Anwendung der Methode bei epidemiologischen Untersuchungen. Z. Tropenmed. u. Parasitol. 4, 322—339 (1953). — II. Anwendung der Methode bei klinischen Fällen und Untersuchungen zum mikroskopischen Parasitennachweis. Z. Tropenmed. u. Parasitol. 5, H. 1 (1954). — WESTPHAL, A., u. W. SCHULZ: Fruchttod bei Toxoplasmose. Dtsch. med. Wschr. 1950, 1431 bis 1432. — WEYER, F.: Ein experimenteller Beitrag zur Frage der Übertragung von *Toxoplasma gondii* durch Arthropoden. Z. Tropenmed. u. Parasitol. 3, 65—72 (1951). — WIEDEMANN, H. R., u. G. KEMP: Zur konnatalen Toxoplasmose — besonders in diagnostischer Hinsicht. Ärztl. Wschr. 1951, Nr 41, 973—976. — WILDER, H. C.: Toxoplasma-like protozoa in chorioretinitis in adults. Amer. J. Trop. Med. a. Hyg. 2, 417—419 (1953). — WINSSER, J.: Die serologische Untersuchungsmethode bei Toxoplasmosis mit Hilfe des „rabbit skin test". Ann. paediatr. (Basel) 171, 219—234 (1948). — Toxoplasmosis, een zoönose. Z. Diergeneeskde Deel 73, 386—397 (1948). — Die Toxoplasmose. Erg. Hyg. 27, 1—93 (1952). — WOLF, A., D. COWEN and B. H. PAIGE: Human toxoplasmosis etc. Science (Lancaster, Pa.) 89, 226 (1939). — WOLFSCHLAG, HANS-JOCHEN: Tierexperimentelle Untersuchungen zur Therapie der Toxoplasmose. Z. Kinderheilk. 69, 564—577 (1951). — WOLLHEIM, E.: Zur Klinik der Erwachsenentoxoplasmose. Münch. med. Wschr. 1952, Nr 5, 1—10. — WRIGHT, J. H., and E. M. CRAIGHEAD: Infectious motor paralysis in young rabbits. J. of Exper. Med. 36, 133 (1922).

Flagellaten des Darmes und der Genitalien.

ANDREWS, J.: Self-limitation and resistence in *Trichomonas foetus* infection in cattle. Amer. J. Hyg. 27, 149—154 (1938). — ANDREWS, J., u. F. W. MILLER: Self-limitation and resistence in *Trichomonas foetus* infection in cattle. Amer. J. Hyg. 27, 235—249 (1938).

FILICE, F. P.: Studies on the cytology and life history of a *Giardia* from the laboratory rat. Univ. California Publ. Zool. 57, 53—143 (1952). — FEO, L. G.: In vivo susceptibility of *Trichomonas vaginalis* to antibiotic therapy. Amer. J. Trop. Med. a. Hyg. 1, 623—625 (1952).

HEGNER, R. W.: *Trichomonas vaginalis* DONNÉ. Amer. J. Hyg. 5, 302—308 (1925). — Excystation and infection in the rat with *Giardia lamblia* from man. Amer. J. Hyg. 7, 433—447 (1927). — Experimental studies on the viability and transmission of *Trichomonas hominis*. Amer. J. Hyg. 8, 16—34 (1928). — Effects of environmental changes and disinfectants and antiseptics on *Trichomonas hominis* in culture and in feces. Amer. J. Hyg. 19, 22—37 (1934). — HEGNER, R. W., and L. ESKRIDGE: Effect of starvation on trichomonads in rats. J. of Parasitology 23, 225—226 (1937).

JIROVEC, OTTO, u. RUDOLF PETER: Trichomoniasis vaginalis. Lékařské, listy, č 4, r. III. — Vereinfachte Reinzüchtung der *Trichomonas vaginalis*. Acta trop. (Basel) 5, 252—255 (1948).

KELLY, R., and R. J. SCHNITZER: Experimental studies on trichomoniasis. II. Immunity to reinfection in *T. vaginalis* infections of mice. J. of Immun. 69, 337—342 (1952). — KIRBY, HAROLD: Flagellate and host relationships of trichomonad flagellates. J. of Parasitol. 33, 214—228 (1947). — Displacement of structures in trichomonad flagellates. Amer. Microsc. Soc. 66, 274—278 (1947).

LIEBMANN, H.: Untersuchungen über die Beziehungen tierischer Darmparasiten zur Bakterienflora. Berl. tierärztl. Wschr. 1950, 220.

MACDONALD, E. M., and A. L. TATUM: The differentiation of species of trichomonads by immunbiological methods. J. of Immun. 59, 309—317 (1948).

REICHENOW, E.: Über Darmflagellatenzüchtung und deren Anwendung zum Nachweis der Flagellaten im Stuhl. Arch. Schiffs- u. Tropenhyg. 27, 367—383 (1923). — RODEN-WALDT, E.: Flagellaten als Parasiten der menschlichen Körperhöhlen. In: Handbuch der pathogenen Protozoen, Bd. 3, S. 1041—1135. Leipzig: Johann Ambrosius Barth 1931.

STABLER, R. M., and L. G. FEO: Inoculation of the oral trichomonad (T. tenax) into the human vagina. Amer. J. Trop. Med. 22, 639—642 (1942).

TRUSSELL, R. E.: Trichomonas vaginalis and trichomoniasis. Springfield, Ill. Ch. C. Thomas 1947. — TRUSSELL, R. E., and G. JOHNSON: Physiology of pure culture of Trichomonas vaginalis: III. Fermentation of carbohydrates and related compounds. Proc. Soc. Exper. Biol. a. Med. 47, 176—178 (1941).

WESTPHAL, ALBERT: Beziehungen zwischen Infektionsstärke und „Krankheitsbild" bei Infektionen mit Chilomastix mesnili und anderen Dickdarmflagellaten. Z. Hyg. 122,. H. 2 (1939). — Protozoen der offenen Körperhöhlen des Menschen in experimentellen Abszessen. Zbl. Bakter. I Orig. 144, 416 (1939).

Hämamöben (Piroplasmen).

COWDRY, E. V., and W. B. C. DANKS: Studies on east coast fever. II. Behaviour of the parasite and the development of distinctive lesions in susceptible animals. Parasitology 25, 1—63 (1933). — COWDRY, E. V., and A. W. HAM: Studies on east coast fever. I. The life cycle of the parasite in ticks. Parasitology 24, 1 (1932).

ENIGK, K.: Die intrauterine Übertragung von Blutprotozoen bei den Haustieren. Dtsch. tropenmed. Z. 46, 153—160 (1942). — Zur Epidemiologie der Pferdepiroplasmose. Dtsch. tropenmed. Z. 47, 333—338 (1943). — Die Überträger der Pferdepiroplasmose, ihre Verbreitung und Biologie. Arch. Tierheilk. 78, 209—240 (1943). — Weitere Untersuchungen zur Überträgerfrage der Pferdepiroplasmose. Arch. Tierheilk. 79, 1 (1944). — Beobachtungen bei der Bekämpfung der Pferdepiroplasmosen. Z. Vet.kde 56, 168—173 (1944). — Der Einfluß des Klimas auf das Auftreten der Pferdepiroplasmosen. Z. Tropenmed. u. Parasitol. 2, 401—410 (1950/51). — Das Auftreten der Schafpiroplasmose in Deutschland. Z. Tropenmed. u. Parasitol. 4, 175—186 (1953).

KIKUTH, W.: Die Chemotherapie der Piroplasmosen. Zbl. Bakter. I Orig. 135, 135 (1935).

RANDALL, I. B., and S. G. LAWS: Phenamidine in the treatment of Babesia bigemina infections of cattle. Ann. Trop. Med. 41, 39 (1947). — RAY, H. N.: Hereditary transmission of Theileria annulata infection in the tick, Hyalomma aegyptium NEUM. Trans. Roy. Soc. Trop. Med. Lond. 44, 93—104 (1950). — REGENDANZ, P., u. E. REICHENOW: Beitrag zur Übertragungsweise von Babesia canis durch Zecken. Zbl. Bakter. 124, 471—478 (1932). — REICHENOW, E.: Über die Entwicklung des Erregers des Küstenfiebers der Rinder und die Pathogenese dieser Krankheit. Acta Conventus Tertii de Tropicis atque Malariae Morbis, Pars 1, S. 681—687. — Entwicklungsgeschichte und verwandtschaftliche Beziehungen der Piroplasmen. Verh. dtsch. Zool. Ges. 1938, 172—178. — Über die Entwicklung von Theileria parva, dem Erreger des Küstenfiebers der Rinder, in Rhipicephalus appendiculatus. Zbl. Bakter. I Orig. 140, 223—226 (1938). — Der Entwicklungsgang des Küstenfiebererregers im Rinde und in der übertragenden Zecke. Arch. Protistenkde 94, 1—56 (1940). — Zur Kenntnis des Küstenfiebers der Rinder. Dtsch. tierärztl. Wschr. 1941, Nr 44, 546—547 u. Nr 48, 594—595. — RICHTERS, C. E.: Der heutige Stand der Chemotherapie und Chemoprophylaxe der Trypanosomosen und Piroplasmosen. Dtsch. tropenmed. Z. 47, 323 bis 333 (1943).

SCHUBERG, A., u. E. REICHENOW: Über Bau und Vermehrung von Babesia canis im Blute des Hundes. Arb. ksl. Gesdh.amt 38, 415 (1912). — SERGENT, E., and L. PARROT: Premunition in bovine piroplasmosis and human malaria. Ann. Trop. Med. 44, 329—330 (1950).

THEILER, A., u. H. GRAF: Quelques observations récentes sur la nature de Gonderia mutans. Ann. de Parasitol. 6, 4 (1928).

Amöben.

ANDERSON, H. H., A. K. HRENOFF, J. D. VAN ANDERSON, M. NAKAMURA and A. N. CONTROPOULOS: Fumagillin in amebiasis. Amer. J. Trop. Med. a. Hyg. 1, 552—558 (1952). — D'ANTONI, JOSEPH S.: The pattern of the literature of amebiasis: 1932—1947, a commentary on trends. Amer. J. Trop. Med. 29, 329 (1949).

BEAVER, P. C., and G. DESCHAMPS: The viability of E. histolytica cysts in soil. Amer. J. Trop. Med. 29, 189—191 (1949). — The effect of acetic acid on the viability of Endamoeba histolytica cysts. Amer. J. Trop. Med. 29, 193—197 (1949). — BLANC, F., et F. SIGUIER:

L'amibiase. Expansion sci. franc. 1950. — BOCK, HANS-ERHARD: Lebervergrößerung bei oder infolge Lambliosis und Amöbiasis. Klin. Wschr. 1947, Nr 21/22, 331—337. — BÖE, J.: Experimentelle *Entamoeba histolytica*-Infektionen bei Ratten. Zbl. Bakter. I Orig. 143, 393 (1939). — BRADY, F. J., F. M. JONES and W. L. NEWTON: Effect of chlorination of water on viability of cysts of *Endamoeba histolytica*. War Med. 3, 409—419 (1943). — BRUG, S. L.: Observations on *Dientamoeba fragilis*. Ann. Trop. Med. 30, 441—452 (1936). — BURLINGAME, P. L.: Amöbiasis in Deutschland. Med. Bull. 2, Nr 4 (1947).

CARRERA, G. M., and E. C. FAUST: Susceptibility of the guinea pig to *Endamoeba histolytica* of human origin. Amer. J. Trop. Med. 29, 647 (1949). — CHANG, S. L., and G. M. FAIR: Viability and destruction of the cysts of *Endamoeba histolytica*. J. Amer. Water Works Assoc. 33, 1705—1715 (1941). — CRAIG, C. F.: The etiology, diagnosis and treatment of amebiasis. Baltimore: Williams & Wilkins Company 1944. — CRAIG, C. F., and E. KAGY: A study of complement-fixation in experimental amebiasis in dogs. Amer. J. Hyg. 18, 202—219 (1933). — CUNHA, A. DA, e J. MUNIZ: Parasitismo de trichomonas por chytridacae do genero *Sphaerita* DANGEARD. Brasil-Med. 37, 19 (1923).

DESCHIENS, R.: La nutrition de l'amibe dysentérique. Extr. Biol. Med. 39, 1—35 (1950). — DESCHIENS, R., et L. LAMY: L'amibiase dans les territoires de l'union française. Ses relations avec l'amibiase métropolitaine. Bull. Soc. Path. exot. Paris 44, 24—36 (1951). — DOBELL, CLIFFORD: Further observations and experiments on the cultivation of *Entamoeba histolytica* from cysts. Parasitology 19, 288—313 (1927). — Researches on the intestinal protozoa of monkeys and man. I. General introduction. II. Description on the whole life-history of *Entamoeba histolytica* in cultures. Parasitology 20, 357—412 (1928). — IX. The life-history of *Entamoeba coli*, with special reference for metacystic development. Parasitology 30, 195—238 (1938). — XI. The cytology and life-history of *Endolimax nana*. Parasitology 35, 134—158 (1943).

EVERRITT, M. G.: The relationship of population growth to in vitro-encystation of *Endamoeba histolytica*. J. of Parasitol. 36, 586—594 (1950).

FAUST, E. C.: The prevalence of amebiasis in the western hemisphere. Amer. J. Trop. Med. 22, 93—105 (1942). — Modern criteria for the laboratory diagnosis of amebiasis. Amer. J. Trop. Med. a. Hyg. 1, 140—145 (1952). — FAWZI, M.: Chloroquine in hepatic amoebiasis. Trans. Roy. Soc. Trop. Med., Lond. 44, 351 (1950). — FRYE, W. W., and H. E. MELENEY: Vitamin A-Mangelkost bei Ratten in Beziehung zur Infektion mit *Entamoeba muris*. J. of Parasitol. 23, 228—229 (1937). — The pathogenicity of a strain of small race *Endamoeba histolytica*. Amer. J. Hyg. 27, 580—588 (1938).

GERBAULET, K.: Über die Befallshäufigkeit mit parasitischen Darmprotozoen, insbesonders *Entamoeba histolytica*, bei Schulkindern und verschiedenen Gruppen Erwachsener. Inaug.-Diss. Bonn 1949.

HANSEN, E. L., and H. H. ANDERSON: An essentially synthetic liquid medium for *Entamoeba histolytica*. Parasitology 39, 69—72 (1948). — HAUER, A.: Erfahrungen mit einem neuen Mittel gegen Ruhr-Amöben-Infektion. Dtsch. tropenmed. Z. 47, 153—161 (1943). — HAUER, A., u. K. DECKERT: Erfahrungen mit der Kultivierung von Darmprotozoen als einem Nachweisverfahren. Dtsch. tropenmed. Z. 48, H. 3—6 (1944). — HOARE, C. A.: Amoebiasis in Great Britain with special reference to carriers. Brit. Med. J. 1950, 238. — The commensal phase of *Entamoeba histolytica*. Exper. Parasitol. 1, 411—427 (1952). — The food habits of *Entamoeba histolytica* in its commensal phase. Parasitology 42, 43—47 (1952). — HOOD, M., A. W. SODEMAN and W. R. AKENHEAD: Comparison of the effectiveness of the examination of multiple stools and proctoscopic material for the detection of amebiasis. Amer. J. Trop. Med. a. Hyg. 1, 539—542 (1952). — HOPKINS, D. L., and K. L. WARNER: Functional cytology of *Entamoeba histolytica*. J. of Parasitol. 32, 175—189 (1946).

JIROVEC, O. F., Z. BARTOS u. V. NOVAK: Zur Kenntnis der Mundprotozoen beim Menschen. Arch. Protistenkde 96, 31 (1942). — JONES, F. M., and W. L. NEWTON: The survival of cysts of *Endamoeba histolytica* in water of temperatures between 45° C and 55° C. Amer. J. Trop. Med. 30, 53—58 (1950). — JONES, W. R.: The experimental infection of rats with *Entamoeba histolytica*, with a method for evaluating the anti-amoebic properties of new compounds. Ann. Trop. Med. 40, 130—140 (1946).

KARLSSON; J. L.: Studies of the physical properties of a growth factor for *Endamoeba histolytica*. Amer. J. Trop. Med. a. Hyg. 1, 548—551 (1952). — KESSEL, I. F., and H. G. JOHNSTONE: The occurrence of *Endamoeba polecki*, PROWAZEK 1912, in *Macaca mulatta* and in man. Amer. J. Trop. Med. 29, 311 (1949). — KESSEL, I. F., and F. KAPLAN: The effect of certain arsenicals on natural infections of *Endamoeba histolytica* and of *Endamoeba polecki* in *Macaca mulatta*. Amer. J. Trop. Med. 29, 319 (1949). — KOSZALKA, MICHAEL F., FORRESTER RAINE, JAMES P. CONWAY and MISCHA J. LUSTOK: Thoraco-hepatic Amebiasis. Dis. Chest 15, 591 (1949).

LAMY, L.: Le problème de la culture pure des amibes parasites. C. r. Soc. Biol. Paris 142, 633 (1948). — LEONHARDT, H.: Amöbeninfektion der Harnwege. Z. Hyg. 131, 364—370

(1950). — LIEBMANN, H.: Beitrag zur Kenntnis der Kernteilung bei vegetativen Stadien von *Entamoeba coli* LÖSCH. Arch. Protistenkde 97, H. 1 (1944). — LUTTERMOSER, G. W., W. T. HASKINS, N. COLEMAN and J. R. JUMPER: Experimental *Endamoeba histolytica* infections in rabbits with reference to chemotherapy. Amer. J. Trop. Med. a. Hyg. 1, 162—170 (1952). — LWOFF, A.: Chytrininées parasites des amibes de l'homme. Bull. Soc. Path. exot. Paris 18, 18 (1925).

MCDEARMAN, S. C., and W. B. DUNHAM: Complement fixation tests as an aid in the differential diagnosis on extra-intestinal amebiasis. Amer. J. Trop. Med. a. Hyg. 1, 182—188 (1952). — MELENEY, H. E.: The duration of human infection with *Endamoeba histolytica* and other intestinal protozoa. J. of Parasitol. 28, 93—94 (1942). — MELENEY, H. E., and W. W. FRYE: Practical value and significance of the complement-fixation reaction in amebiasis. Amer. J. Publ. Health 27, 505—510 (1937). — MENK, W., u. W. MOHR: Zur Frage des Vorkommens der *E. histolytica* im Duodenalsaft des Menschen. Z. Tropenmed. u. Parasitol. 1, 231 (1949). — MICHAEL, K. M. M., and G. H. COORAY: A culture method as an aid for routine diagnosis of amebic infection in Ceylon. Amer. J. Trop. Med. a. Hyg. 1, 543—547 (1952). — MILLER, M. J.: The experimental infection of *Macaca mulatta* with human strains of *Entamoeba histolytica*. Amer. J. Trop. Med. a. Hyg. 1, 417—428 (1952). — MILLER, M. J., and A. GILANI: The clinical significance of nondysenteric intestinal amoebiasis. Trans. Roy. Soc. Trop. Med., Lond. 45, 131—137 (1951). — MONTZIN, E., et J. SCHNEIDER: Amibiase expérimentale du rat. Exaltation de la virulence par passage direct de rat á rat. Bull. Soc. Path. exot. Paris 44, 298—302 (1951). — MORTON, T. C. ST.: Chlorination and viability of *Entamoeba histolytica* cysts (Ref.). Trop. Dis. Bull. 45, 377—381 (1948). — MOST, H., J. W. MILLER and E. J. GROSSMAN: Treatment of amebiasis with Bacitracin and other antibiotics. Amer. J. Trop. Med. 30, 491—498 (1950).

NEAL, R. A.: *Entamoeba histolytica* in wild rats caught in London. J. of Hyg. 46, 90—93 (1948).

PIEKARSKI, G.: Zur Frage der Cystenbildung bei *Dientamoeba fragilis*. Z. Hyg. 127, 496—500 (1948). — Über den Befall mit Darmparasiten bei Schulkindern und ehemaligen Soldaten. Z. Parasitenkde 14, 377—387 (1949). — PIEKARSKI, G., u. A. WESTPHAL: Amöbenruhr und Verbreitung von *Entamoeba histolytica* 1903—1950 (Europa und Mittelmeerraum). In: Welt-Seuchen-Atlas, herausgeg. von E. RODENWALDT. Hamburg: Falk-Verlag 1952.

RATCLIFFE, HERBERT L.: Intestinal lesions associated with amebic and balantidial infection in man and lower animals. Amer. J. Hyg. 19, 68—85 (1934). — REARDON, L. V., and J. L. BARTGIS: The cultivation of the small race of *Endamoeba histolytica* with a single species of bacteria. J. of Parasitol. 35, 218—219 (1949). — REARDON, L. V., E. VERDER and CH. W. REES: The cultural requirements of *Endamoeba coli* and the comparative effects of drying on the cysts of *E. coli* and *E. histolytica*. Amer. J. Trop. Med. a. Hyg. 1, 155—161 (1952). — REICHENOW, E.: Die Biologie der *Entamoeba histolytica* als Grundlage für die Pathogenese. Arch. Schiffs- u. Tropenhyg. 41, 257—262 (1937). — RITCHIE, L. S., and COOPER DAVIS: Parasitological findings and epidemiological aspects of epidemic amebiasis occurring in occupants of the mantetsu apartment building, Tokyo, Japan. Amer. J. Trop. Med. 28, 803 (1948).

SADUN, E. H., I. M. KRUPP and M. G. EVERRITT: Cultivation of *Endamoeba histolytica* in embryonic fluids. Proc. Soc. Exper. Biol. a. Med. 80, 272—275 (1952). — SAITO, M.: Studies on the influences of bacterial flora upon the cultivation of *Entamoeba histolytica*. Kitasato Arch. of Exper. Med. 23, 33—36 (1950). — SAPERO, J. J., E. G. HAKANSSON and C. M. LOUTTIT: The occurence of two significantly distinct races of *Endamoeba histolytica*. Amer. J. Trop. Med. 22, 191—208 (1942). — SAWITZ, W. G., and E. C. FAUST: The probability of detecting intestinal protozoa by succesive stool examinations. Amer. J. Trop. Med. 22, 131—136 (1942). — SCHUCKMANN, W. v.: Morphologie und Systematik der Amöben. In: Handbuch der pathogenen Mikroorganismen, Bd. VIII, Lfg 9. 1927. — SHAFFER, J., H. S. SIENKIEWICZ and J. E. WASHINGTON: The propagation of *E. histolytica* in tissue bearing culture without accompanying bacteria or other microorganisms. Amer. J. Hyg. 57, 366—379 (1953). — SHRAPNEL, B. C.: Oral emetin in the treatment of intestinal amebiasis. Amer. J. Trop. Med. 27, 527—544 (1947). — SONNTAG, KURT: Die klinische Bedeutung der Darmprotozoen des Menschen unter besonderer Berücksichtigung der Ruhramöben, *Entamoeba histolytica*. Dtsch. Arch. klin. Med. 198, 511—525 (1951). — SPINGARN, C. L., and M. H. EDELMAN: Further observations on the use of streptomycin and penicillin in the cultivation of *Endamoeba histolytica* from stools. Amer. J. Trop. Med. a. Hyg. 1, 412—416 (1952). — STONE, W. S.: The resistance of *Endamoeba histolytica* cysts to chlorine in aqueous solutions. Amer. J. Trop. Med. 17, 539—551 (1937). — SWARTZWELDER, J. C., and W. H. AVANT: Immunity to amebic infection in dogs. Amer. J. Trop. Med. a. Hyg. 1, 567—575 (1952).

TAYLOR, D. J., J. GREENBERG, B. HIGHMAN and G. R. COATNEY: Experimental infection of guinea pigs with *Endamoeba histolytica*. Amer. J. Trop. Med. 30, 817—828 (1950). —

TAYLOR, D. J., J. GREENBERG and E. S. JOSEPHSON: The effect of two different diets on experimental amebiasis in the guinea pig and the rat. Amer. J. Trop. Med. a. Hyg. 1, 559—566 (1952). — THOMPSON, P. E., and B. L. LILLIGREN: Chemotherapy of experimental *Endamoeba histolytica* infection in dogs. Amer. J. Trop. Med. 29, 323 (1949). — TOBIE, J. E.: Experimental infection of the rabbit with *Endamoeba histolytica*. Amer. J. Trop. Med. 29. 859—870 (1949).

VERNER, HUGH D.: Pulmonary amebiasis due to hematogenous spread. Report of a case. Bull. Charlotte Memorial Hosp. 3, No 1 (1948).

WAGNER, O.: Fortschritte in der Amöbenruhr-Therapie auf biologischen und methodischen Grundlagen. Z. Tropenmed. u. Parasitol. 3, 1—20 (1951). — WEINSTEIN, B., and J. C. WEED: Amebic vaginitis. Amer. J. Obstetr. 56, 180—183 (1948). — WESTPHAL, A.: Die Pathogenese der Amöbenruhr bei Mensch und Tier. I. Das Wesen der pathogenetischen Wirksamkeit der Ruhramöbe. Arch. Schiffs- u. Tropenhyg. 42, 343—349 (1938). — II. Die Pathogenese der Amöbenruhr beim Menschen. Arch. Schiffs- u. Tropenhyg. 42, H. 10 (1938). — Experimentelle Amöbenruhr beim Kaninchen. Dtsch. tropenmed. Z. 45, H. 21 (1941). — Amöbenruhr bei Katzen auf bakterieller Grundlage. Virchows Arch. 308, H. 1 (1941). — Ein Kulturverfahren für *Entamoeba gingivalis* und dessen Anwendung für die Differentialdiagnose von *E. gingivalis* und *E. histolytica*. Dtsch. tropenmed. Z. 45, 685—690 (1941). — Darmprotozoen und ihre Übertragung in Nordafrika. Z. Hyg. 128, 56—72 (1948). — Zur Epidemiologie und Pathogenese der Amöbenruhr in Nordafrika 1941/42. Z. Hyg. 128, 73—86 (1948). — Die Amöbenruhr. In: Die ansteckenden Krankheiten, von M. GUNDEL, 4. Aufl., S. 603—612. Stuttgart: Georg Thieme 1950. — WILMOT, A. J., T. G. ARMSTRONG and R. ELSDON-DEW: Aureomycin in amebic liver abscess. Amer. J. Trop. Med. a. Hyg. 1, 429—435 (1952).

Coccidien.

BECKER, E. R.: Coccidia and coccidiosis of domesticated game and laboratory animals of man. Ames Jowa: Collegiate Press Inc. 1934.

CHESTERMAN, C. C.: Human intestinal coccidiosis. Brit. Med. J. 1950, 298.

FARR, MARION M.: Sulfaguadinine therapy in experimental intestinal coccidiosis (*Eimeria acervulina*) of chickens. J. of Parasitol. 35, 208—214 (1949).

GRELL, K. G.: *Eucoccidium dinophili* n. g. n. sp. und das System der Coccidien. Naturwiss. 40, 227 (1953). — Entwicklung und Geschlechtsbestimmung von *Eucoccidium dinophili*. Arch. Protistenkde 99, 156—186 (1953).

HARWOOD, P. D., and D. J. STUNZ: Nitrofurazone in the medication of avian coccidiosis. J. of Parasitol. 35, 175—182 (1949). — HERRLICH, A., u. H. LIEBMANN: Zur Kenntnis der menschlichen Coccidien. Z. Hyg. 125, 331—363 (1943). — Die menschliche Coccidiose. Weiterer Beitrag zur Kenntnis der menschlichen Coccidien. Z. Hyg. 126, 220—236 (1944). — HUMPHREY, A. A.: *Isospora hominis* infection in man. J. Amer. Med. Assoc. 130, 143—145 (1946).

LIEBOW, A. A., N. T. MILLIKEN and C. A. HANNUM: *Isospora* infections in man. Amer. J. Trop. Med. 28, 261—273 (1948).

MAGATH, T. B.: Coccidiose. Amer. J. Trop. Med. 15, 91—129 (1935). — MINNING, W.: Zur Entstehung der Coccidienknoten in der Leber von Kaninchen. Z. Parasitol. 9, 61 (1937). — MUKHERJEE, N. N.: Coccidiosis in man. Indian. Med. Gaz. 82, 735 (1947).

REICHENOW, E., u. C. SCHELLACK: Streitfragen in der Coccidienforschung. Zool. Anz. 39, Nr 21/22 (1912).

SCHOLTYSECK, E.: Beitrag zur Kenntnis des Entwicklungsganges des Hühnercoccids *Eimeria tenella*. Arch. Protistenkde 98, 416—465 (1953).

Plasmodien (Malaria).

ADLER, S., and A. ZUCKERMANN: Observations on the morphology of a strain of *Plasmodium ovale*. Ann. Trop. Med. 46, 289—296 (1952). — ANFINSEN, C. B., Q. M. GEIMAN, R. W. McKEE, R. A. ORMSBEE and E. G. BALL: VIII. Factors affecting the growth of *Plasmodium knowlesi* in vitro. J. of Exper. Med. 84, 607—621 (1946).

BALL, E. G., R. W. McKEE, C. B. ANFINSEN, W. O. CRUZ and O. M. GEIMAN: Studies on malaria parasites. IX. Chemical and metabolic changes during growth and multiplication in vivo and in vitro. J. of Biol. Chem. 175, 547—571 (1948). — BASTIANELLI, G., u. A. BIGNAMI: Über die Entwicklung der Parasiten der Tertiana in *Anopheles claviger*. Unters. z. Naturl. d. Menschen u. d. Tiere 17, 147 (1900). — BISHOP, A., and B. BIRKETT: Acquired resistance to paludrine in *Plasmodium gallinaceum*. Nature (Lond.) 1947, 884 bis 885. — BISHOP, A., and E. W. McCONNACHIE: The stability of paludrine-resistance in *Plasmodium gallinaceum* in the absence of the drug. Parasitology 40, 159—162 (1950). — BLACK, R. H.: The effect of neoarsphenamine on *Plasmodium berghei* infections in the mouse and rat: inhibition of the antimalarial action of neoarsphenamine by British antilewisite. Ann. Trop. Med. 45, 127—135 (1951). — BLAIR, D. M.: Infections with *Plasmodium ovale* STEPHENS in southern Rhodesia. Trans. Roy. Soc. Trop. Med., Lond. 32, 229—236 (1938). — BOVENTER, K.: Über das Verhalten der Malariaparasiten im konservierten Blut. Z. Tropenmed. u. Parasitol. 1, H. 1 (1949/50). — BOYD, M. F.: On the varying infectiousness of different patients infected with vivax malaria. Amer. J. Trop. Med. 22, 73—81 (1942). — BOYD, M. F., H. P. CARR and L. E. ROZEBOOM: On the comperative susceptibility of certains of nearctic and neotropical anophelines to certain strains of *P. vivax* and *P. falciparum* from the same regions. Amer. J. Trop. Med. 18, 157—168 (1938). — BOYD, M. F., and S. F. KITCHEN: An instance of protracted latent incubation period in a patient infected with a North-American strain of *Plasmodium vivax*. Amer. J. Trop. Med. 18, 729—732 (1938). — BOYD, M. F., and WARREN K. STRATMANN-THOMAS: On the duration of infectiousness in anophelines harbouring *Plasmodium vivax*. Amer. J. Hyg. 19, 539—540 (1934). — BUSCH, HANS-GERHARD: Die Malaria in der Geschichte der Völker. Inaug.-Diss. Berlin 1938.

CAVACEPPI, L.: Durata del ciclo endiostiocitario del *Plasmodium gallinaceum* determinata mediante ripetute biopsie di corteccia cerebrale. Riv. Parassitol. 12, 163—168 (1951). — COGGESHALL, L. T.: The treatment of malaria. Amer. J. Trop. Med. a. Hyg. 1, 124—131 (1952). — *Plasmodium lophurae*, a new species of malaria parasite pathogenic for the domestic fowl. Amer. J. Hyg. 27, 615—618 (1938). — CORRADETTI, A., and L. CAVACEPPI: Relations between the endohisticyrtic forms of *Plasmodium gallinaceum* and the immunological course of the infection in fowls inoculated with infected brain tissue. Amer. J. Trop. Med. a. Hyg. 1, 761—767 (1952). — COULSTON, F.: Exoerythrocytic stages of *Plasmodium cynomolgi* in the *Macaca mulatta*. Proc. Soc. Exper. Biol. a. Med. 70, 360 (1949). — COULSTON, F., and C. G. HUFF: The morphology of cryptozoites and metacryptozoites of *Plasmodium relictum* and the relationship of these stages to parasitemia in canaries and pigeons. J. Inf. Dis. 80, 209—217 (1947). — COULSTON, F., and R. D. MANWELL: Single-parasite infections and exoerythrocytic schizogony in *Plasmodium circumflexum*. Amer. J. Hyg. 34, 119—125 (1941).

DESCHIENS, R., et L. LAMY: Infection expérimentale de lapin par *Plasmodium berghei*, VINCKE et LIPS 1948. Bull. Soc. Path. exot. Paris 44, 405—409 (1951). — DEVINE, J., and J. D. FULTON: The pigment formed by *Plasmodium gallinaceum* BRUMPT 1935 in the domestic fowl. Ann. Trop. Med. Parasitol. 36, 167—169 (1942). — DRUCKER, I.: Die Wirkung von Atebrin und Resochin auf die Blutformen verschiedener Vogelmalariaarten. Z. Tropenmed. u. Parasitol. 2, 262—279 (1950/51). — DUBIN, I. N.: The cultivation of the exoerxthrocytic forms of *Plasmodium gallinaceum* in tissue culture. J. Inf. Dis. 91, 33—49 (1952). — DUBIN, I. N., R. L. LAIRD and V. P. DRINNON: Further observations on the development of sporozoites of *Plasmodium gallinaceum* into cryptozoites in tissue culture. J. Nat. Malaria Soc. 9, 119—127 (1950). — DURBIN, C. G.: Attemps to transfer *Plasmodium berghei* to domesticated animals. Proc. Helminthol. Soc. Washington 18, 108—110 (1951).

EICHLER, WOLF-DIETRICH: Giftpulver und Trägerstaub in der Flugzeugstäubung zur Malariabekämpfung. Anz. Schädlingskunde 22, H. 11 (1948). — EISENTRAUT, M.: Beitrag zur Frage der Malariabekämpfung in Deutschland. Ärztl. Wschr. 1946, Nr 13/14, 212—215. — EMMEL, L., E. GÖTZ u. A. JAKOB: Elektronenoptische Untersuchungen an Malaria-Sporozoiten. Dtsch. tropenmed. Z. 46, H. 23 (1942). — ESSMEYER, H.: Das retikulo-endotheliale System des Huhnes. Inaug.-Diss. 1939. — EYLES, D. E.: Studies on *Plasmodium gallinaceum*. IV. A comparison of the susceptibility of *Aedes aegypti*, *Anopheles quadrimaculatus* and *Anopheles freeborni*. Amer. J. Hyg. 56, 71—77 (1952).

FABIANI, G., H. JAHIER, R. VARGUES et G. FULCHIRON: Realisation du paludisme congenital chez le rat et la souris par traversée placentaire du *P. berghei*. C. r. Soc. Biol. Paris 145, 1158—1159 (1951). — FIELD, JOHN W.: Blood examination and prognosis in acute falciparum malaria. Trans. Roy. Soc. Trop. Med., Lond. 43, 33—48 (1949). — The morphology of malaria parasites in thick blood films. The form and distribution of pigment. Trans. Roy. Soc. Trop. Med., Lond. 43, 49—56 (1949). — FIELD, J. W., and H. L. FLEMING: The morphology of malaria parasites in thick blood films. I. The thick film morphology of *Plasmodium vivax*. Trans. Roy. Soc. Trop. Med., Lond. 32, 467—480 (1939). — FOY, H., and A. KONDI: The correlation between blackwater fever, malaria, quinine and atebrin. Ann. Trop. Med. 44, 309—318 (1950). — FRIEDMANN, J.: Über einige Probleme der Morphologie atypischer Tertiana-Parasiten, insbesondere über das *Plasmodium ovale*. Z. Parasitenkde 9, 563—599 (1937). — FROHNE, W. C., A. A. WEATHERSBEE, G. M. WILLIAMS and J. W. HART: Observations of the persistence of *Plasmodium* infections in anopheles mosquitos in an area of low observed human malaria parasitemia in South Carolina. J. Nat. Malaria Soc. 9, 10—24 (1950). — FUHRMANN, G.: Betrachtungen zur Frage des Blutfarbstoffwechsels bei der Malaria. Z. Tropenmed. u. Parasitol. 4, 45—52 (1952/53).

GARNHAM, P. C. C.: The development cycle of *Hepatocystes* (*Plasmodium*) *kochi* in the monkey host. Trans. Roy. Soc. Trop. Med., Lond. **41**, 601 (1948). — Malarial immunity in Africans: Effects in infancy and early childhood. Ann. Trop. Med. **43**, 47—61 (1948). — The mosquito transmission of *Plasmodium inui* HALBERSTAEDTER and PROWAZEK, and its pre-erythrocytic development in the liver of the rhesus monkey. Trans. Roy. Soc. Trop. Med., Lond. **45**, 43—45 (1951). — GEIMAN, Q. M., C. B. ANFINSEN, R. W. MCKEE, R. A. ORMSBEE and E. G. BALL: VII. Methods and techniques for cultivation. J. of Exper. Med. **84**, 583—606 (1946). — GEIMAN, Q. M., and R. A. MCKEE: Symposium — physiology of parasites — American Society of Parasitologists, Dec. 28. 1949. Protein metabolism and parasites. J. of Parasitol. **36**, 211 (1950). — GEIGY, R., u. U. RAHM: Testen von Antimalariamitteln an *Plasmodium gallinaceum* im Darm von *Aedes aegypti*. Acta trop. (Basel) **6**, 153—157 (1949).

HALLER, E. v.: Die Erkrankungsdauer der Malaria (insbesondere der Malaria tertiana). Z. Hyg. **128**, 379—387 (1948). — Gesetzmäßigkeiten im Auftreten von Malaria-tertiana-Erkrankungen. Z. Tropenmed. u. Parasitol. **1**, 162—171 (1949). — Superinfektionen mit dem homologen Stamm bei der Malaria tertiana. Z. Tropenmed. u. Parasitol. **1**, 328—340 (1949). — Über die Möglichkeit der Provokation von Rückfällen bei latenter Malaria tertiana. Z. Tropenmed. u. Parasitol. **1**, 340—354 (1949). — HARMSEN, H., u. A. HAUER: Serumreaktionen bei Malaria tertiana. Ein Beitrag zur Frage der Unspezifität der Serumreaktionen. Dtsch. med. Wschr. **1943**, Nr 7, 147. — HARRIS, A. D., u. L. M. REIDEL: Evaluation of the complement fixation test for malaria. Amer. J. Trop. Med. **28**, 787—796 (1948). — HAWKING, F.: Growth of protozoa in tissue culture. II. *Plasmodium relictum*, exoerythrocytic forms. Trans. Roy. Soc. Trop. Med., Lond. **40**, 183—188 (1946). — HAWKING, F., and R. HUNT: The *kochi*-type of malaria parasite in monkeys. Liber Jubilaris J. Rodhain, S. 251. Brussels: Ad. Goemaere. — HAWKING, F., W. L. M. PERRY and J. P. THURSTON: Tissue forms of a Malaria parasite: *Plasmodium cynomolgi*. Lancet **1948 I**, 783. — HEGNER, R.: Relative frequency of ring-stage plasmodia in reticulocytes and mature erythrocytes in man and monkey. Amer. J. Hyg. **27**, 690—718 (1938). — HEGNER, R., and L. ESKRIDGE: Susceptibility of young red cells to the merozoites of avian plasmodia. Amer. J. Hyg. **27**, 471—489 (1938). — HENRY, A. F.: Étude sérologique de l'infection palustre. Arch. Schiffs- u. Tropenhyg. **38**, 93 (1934) — HÖRING, F. O.: Die Pathogenese der klinischen Verläufe der Malaria-Krankheiten. Dtsch. med. Wschr. **1948**, Nr 9—12, 117—119. — Einst und jetzt: Malaria. Münch. med. Wschr. **1952**, Nr 20, 1010—1016. — HORMANN, H.: Malaria in Deutschland 1945—1947. Z. Tropenmed. u. Parasitol. **1**, H. 1 (1949/50). — Betrachtungen über das Wesen der Malaria-Serum-Reaktion. Klin. Wschr. **1947**, 557—560. — HORN, LUDWIG, u. OTTO KAUDERS: Über das Verhalten der Parasiten bei der Impfmalaria unter den besonderen Bedingungen der Malariablutkonservierung und der latenten Malariainfektion. Z. Parasitenkde **2**, 178 bis 212 (1930). — HUFF, C. G.: Comparative studies on susceptible and insusceptible *Culex pipiens* in relation to infections with *Pl. cathemerium* and *Pl. relictum*. Amer. J. Hyg. **19**, 123 (1934). — Observations on the pre-erythrocytic stages of *Plasmodium relictum*, *Plasmodium cathemerium* and *Plasmodium gallinaceum* in various birds. J. Inf. Dis. **88**, 17—26 (1951). — HUFF, C. G., and W. BLOOM: A malarial parasite infecting all blood and blood-forming cells of birds. J. Inf. Dis. **57**, 315 (1935). — HUFF, C. G., and F. COULSTON: The development of *Plasmodium gallinaceum* from sporozoite to erythrocytic trophozoite. J. Inf. Dis. **75**, 231 (1944). — HUFF, C. G., F. COULSTON and W. CANTRELL: Malarial cryptozoites. Science (Lancaster, Pa.) **97**, 286 (1943). — HUFF, C. G., and ELIZABETH GAMBRELL: Strains of *Plasmodium cathemerium* with and without gametozytes. Amer. J. Hyg. **19**, 404—415 (1934).

JAMES, S. P.: Some general results of a study of induced malaria in England. Trans. Roy. Soc. Trop. Med., Lond. **24**, 477 (1931). — JAMES, S. P., and P. TATE: Exo-erythrocytic schizogony in *Plasmodium gallinaceum* BRUMPT, 1935. Parasitology **30**, 128 (1938). — JEFFERY, G. M.: The infection of mosquitoes by *Plasmodium vivax* (Chesson strain) during the early primary parasitemias. Amer. J. Trop. Med. a. Hyg. **1**, 612—617 (1952). — JEFFERY, G. M., G. B. WOLCOTT, M. D. YOUNG and D. WILLIAMS jr.: Exo-erythrocytic stages of *Plasmodium falciparum*. Amer. J. Trop. Med. a. Hyg. **1**, 917—926 (1952).

KIKUTH, W., u. L. MUDROW: Malariaübertragungsversuche mit Blut und Organen sporozoiteninfizierter Kanarienvögel. Riv. Malariol. Sez. I **17**, 1—14 (1938). — Die Entwicklung der Sporozoiten von *Plasmodium cathemerium* im Kanarienvogel. Zbl. Bakter. I Orig. **145**, (1939). — Frühstadien der Vogelmalariaparasiten nach Sporozoiteninfektion. Klin. Wschr. **1939**, Nr 45, 1443/1444. — Die Umwandlung der Sporozoiten in die endotheliale Phase der Malariaparasiten. Riv. Malariol., Sez. I **1940**, 1—15. — Über die Entwicklung der Sporozoiten der Malariaparasiten. Zbl. Bakter. I Orig. **147** (1941). — Die endotheliale Phase der Malariaparasiten und ihre theoretische und praktische Bedeutung. Erg. Hyg. **24**, 1—86 (1941). — KINKEL, HANS: Über Parasitierung von Reticulocyten durch Malariaplasmodien. Ärztl. Forsch. **3**, H. 6 (1949). — KITCHEN, S. F.: The infection of reticulocytes by *Plas-*

modium vivax. Amer. J. Trop. Med. 18, 347—360 (1938). — KLINGLER, I. J., and G. MER: Studies on the effect of various factors on the infection rate of *Anopheles elutus* with different species of *Plasmodium.* Ann. Trop. Med. 31, 71 (1937). — KLOSE, F., u. M. EISENTRAUT: Autochthone Malariaerkrankungen in der Provinz Brandenburg in den Jahren 1939—1944 mit besonderer Berücksichtigung eines endemischen Herdes am Tegler See. Ärztl. Wschr. 1946, Nr 17/18, 279—283. — KNOCHE, E.: Zum Problem der exo-erythrocytären Entwicklungsformen von *Plasmodium gallinaceum* (II). Arch. exper. Path. u. Pharmakol. 197, H. 3 (1941). — KNÜTTGEN, H.: Knochenmarksbefunde bei Malaria tertiana. Z. Tropenmed. u. Parasitol. 1, 178—195 (1949). — KÖNIG, K.: Die curative Wirkung von Plasmochin bei Malaria tertiana. Z. Tropenmed. u. Parasitol. 1, 420—437 (1949). — KONSTANSOFF, S. W.: Zur Frage nach der Herkunft und der Natur der Schüffner-Tüpfelung der Erythrocyten bei Malaria. Zbl. Bakter. I Orig. 124, 454 (1932). — KRITSCHEWSKI, L. L., u. P. RUBINSTEIN: Über die Antigenstruktur des Melanins. Z. Immun.forsch. 84, 397 (1935). — KRUSYŃSKI, J.: A microchemical study of *Plasmodium gallinaceum* by microincineration. Ann. Trop. Med. 45, 85—91 (1951).

LAIRD, R. L., I. N. DUBIN and V. P. DRINNON: The infection of chicks with pre-erythrocytic stages of *Plasmodium gallinaceum* grown in tissue culture. J. Nat. Malaria Soc. 9, 128—131 (1950). — LEVADITI, C., et R. SCHOEN: Sur un parasite sporulé du singe. C. r. Soc. Biol. Paris 109, 343 (1932). — LÜDICKE, M., u. G. PIEKARSKI: Cytologische Studien an den Gametocyten von *Plasmodium immaculatum* (WELCH 1897). Verh. dtsch. zool. Ges. (Marburg 1950) 1951, 161—165. — Über die Gametenbildung von *Plasmodium falciparum* (WELCH 1897). Zbl. Bakter. 157, 522—539 (1952). — LÜDICKE, M., u. A. SCHÖTT: Über Reifungsvorgänge bei den Gametocyten von *Plasmodium cathemerium* HARTMAN. Verh. der Dtsch. Zool. Ges. in Freiburg 1952.

MAEGRAITH, B. G.: Paludrine in the treatment of malaria. Brit. Med. J. 1946 I, 903. — Paludrine. 4. Internat. Congr. Trop. Med. u. Malaria, Washington 1948. — MANWELL, R. D.: The duration of malarial infection in birds. Amer. J. Hyg. 19, 532—538 (1934). — The identification of the avian malarias. Amer. J. Trop. Med. 18, 565—576 (1938). — Bat malaria. Amer. J. Hyg. 43, 1—12 (1946). — MANWELL, R. D., and C. BRODY: Survival and growth of four species of avian plasmodia on the Harvard culture medium. J. Nat. Malaria Soc. 9, 132—144 (1950). — MARTINI, E.: Über den Salzgehalt der Gewässer und die Malarialage. Entomol. Beih. aus Berlin-Dahlem 1, 28—44 (1934). — Epidemiologie der Malaria. Berlin 1940. — McDONALD, M. ST.: Cytological studies of plasmodium: The male gamete. J. Nat. Malaria Soc. 6, (1947) — McGHEE, R. B.: The course of infection of *Plasmodium lophurae* in chick embryos. J. of Parasitol. 35, 411—416 (1949). — The ability of the avian malaria parasite, *Plasmodium lophurae,* to infect erythrocytes of distantly related species of animals. Amer. J. Hyg. 52, 42—47 (1950). — McGHEE, R. B., and W. TRAGER: The cultivation of *Plasmodium lophurae* in vitro in chicken erythrocyte suspensions and the effects of some constituents of the culture medium upon its growth and multiplication. J. of Parasitol. 36, 123—127 (1950). — McKEE, R. W., and Q. M. GEIMAN: Studies on malarial parasites. V. Effects of ascorbic acid on malaria (*P. knowlesi*) in monkeys. Proc. Soc. Exper. Biol. a. Med. 63, 313 (1946). — McKEE, R. W., R. A. ORMSBEE, C. B. ANFINSEN, Q. M. GEIMAN and E. G. BALL: Studies on malarial parasites. VI. The chemistry and metabolism of normal and parasitized (*P. knowlesi*) monkey blood. J. of Exper. Med. 84, 569—582 (1946). — MEILLON, B. DE, and J. GEAR: *Plasmodium ovale* infection acquired during a short visit to a malarious country. Trans. Roy. Soc. Trop. Med., Lond. 33, 597—600 (1940). — MENK, W., u. W. MOHR: Malaria tertiana-Behandlung mit der 5tägigen kombinierten Atebrin-Plasmochin-Kur nach HAUER. Z. Tropenmed. u. Parasitol. 1, 201—205 (1949). — Sontochin (Nivaquine) in seiner therapeutischen Wirkung bei Malaria. Z. Tropenmed. u. Parasitol. 2, 351—361 (1950/51). — MEYTHALER, F., u. E. SCHAIBLE: Über die positive Wassermannreaktion bei Malaria. Z. Tropenmed. u. Parasitol. 3, 4—17 (1951/52). — MICKS, D. W.: Investigations on the mosquito transmission of *Plasmodium elongatum* HUFF 1930. J. Nat. Malaria Soc. 8, 206—218 (1949). — MUDROW, L., u. E. REICHENOW: Endotheliale und erythrocytäre Entwicklung von *Plasmodium praecox.* Arch. Protistenkde 97, 101—170 (1944). — MUDROW-REICHENOW, L.: Unser heutiges Wissen von der Plasmodienentwicklung im Wirbeltier. Z. Tropenmed. u. Parasitol. 1, 113—152 (1949/50). — Ergebnisse und Probleme der Malariaforschung. Riv. Malariol. 29, 134—148 (1950). — Gelöste und ungelöste Probleme der Malariaforschung. Ärztl. Forsch. 4, I/457—I/472 (1950). — Über die chemotherapeutische Beeinflußbarkeit des *Plasmodium berghei* VINCKE und LIPS. Z. Tropenmed. u. Parasitol. 2, 471—485 (1951). — Der moderne Stand der biologischen und chemotherapeutischen Malariaforschung. Erg. Hyg. 27, 420—511 (1952). — Die gametozide Wirkung des Primaquine im Tierversuch verglichen mit Plasmochin. Z. Tropenmed. u. Parasitol. 4, 161—175 (1953). — MUDROW-REICHENOW, L., u. E. REICHENOW: Die Entwicklung von *Plasmodium cathemerium* im Endothel und im Blut des Kanarienvogels. Zool. Jb., Abt. Anat. u. Ontog. 70, 129—168 (1949).

NÁJERA ANGULO, L.: Consideraciones sobre la „Gambusia Holbrookii" y método para conseguir la repoblación autobiológica de los ríos. Rev. Ibérica Parasit. Granada **5**, 331—342 (1945). — NAUCK, E. G.: Immunitätsprobleme bei Malaria. Z. Tropenmed. u. Parasitol. **4**, 285—298 (1953). — NOYAN, ABDÜLKADIR: Die klinischen Formen der Malaria in der Türkei. Z. Tropenmed. u. Parasitol. **2**, 491—497 (1951).

PAMPANA, E. J.: L'immunité anti-paludéene et son rôle dans l'epidémiologie. Acta trop. (Basel) **1**, 219—230 (1944). — La signification de la lutte antipaludique par la méthode du DDT á action rémanente. Acta trop. (Basel) **6**, 131—140 (1949). — PASSMORE, R, and T. SOMMERVILLE: An investigation of the effect of diet on the course of experimental malaria in monkeys. J. Malaria Inst. India **3**, 447—455 (1940). — PETER, F. M.: Die synthetischen Malariamittel. Erg. Hyg. **19**, 88—126 (1937). — PIEKARSKI, G.: Experimentelle Untersuchungen zur Frage der Atebrinfestigkeit der Malariaparasiten. Z. Hyg. **127**, 501—511 (1948). — PLOETTNER, K.: Über die Ursache der Regelmäßigkeit des Malariafiebers. Dtsch. tropenmed. Z. **48**, 148—156 (1944).

RAFFAELE, G.: Presumibili forme iniziali di evoluzione di *Plasmodium relictum*. Riv. Malariol. **15**, 318 (1936). — La fase primaria dell' evoluzione monogonica dei parassiti malarici. Riv. Malariol. **17**, 331 (1938). — REICHENOW, E.: Die Entwicklung von *Proteosoma circum-flexum* in *Theobaldia annulata* nebst Beobachtungen über das Verhalten anderer Vogelplasmodien in Mücken. Jena. Z. Naturwiss. (Festschr. Plate) **67**, 434—451 (1932). — Die endothelialen Entwicklungsformen der Malariaparasiten im Lichte der Phylogenie der Hämosporidien. Rep. Proc. 3. Internat. Congr. Microb. New York 1939a. — REICHENOW, E., u. L. MUDROW: Der Entwicklungsgang von *Plasmodium praecox* im Vogelkörper. Dtsch. tropenmed. Z. **47**, 289—299 (1943). — RODENWALDT, E.: Zur Frage der Chininresistenz der Plasmodien der menschlichen Malaria. Arch. Schiffs- u. Tropenhyg. **23**, Nr 23 u. 24 (1919). — Malaria, ihre Epidemiologie und Bekämpfung. In: Naturforschung und Medizin in Deutschland 1939, Bd. 68, Hygiene III. Wiesbaden: Dieterichsche Verlagsbuchhandlung W. Klemm 1948. — RODHAIN, J., et I. VINCKE: Note au sujet de l'evolution du *Plasmodium berghei* chez *Anopheles maculipennis* var. *atroparvus*. Ann. Soc. belge Méd. trop. **32**, 165—167 (1952). — ROLLO, J. M., J. WILLIAMSON u. E. M. LOURIE: Acquired paludrine-restistance in *Plasmodium gallinaceum*. II. Failure to produce such resistance by prolonged treatment of latent infection. Ann. Trop. Med. **42**, 241—248 (1948). — RONNEFELDT, F.: Atebrin-resistente Malaria? Mil.arzt **9**, 277 (1944). — RUGE, H., u. H. KREMER: Morphologische Änderungen der Malariaparasiten bei Atebrinprophylaxe. Z. Hyg. **124**, 441 (1942). — RUSSEL, P. F.: The present status of malaria in the world. Amer. J. Trop. Med. a. Hyg. **1**, 11—123 (1952). — RUSSELL, BEATRICE A. S.: Incidence of Malaria among African children. Trans. Roy. Soc. Trop. Med., Lond. **32**, 237—242 (1938).

SAGEL, W.: Beitrag zur Beantwortung der Frage nach der E-Stadium-Sporozoiten-theorie der Malaria mit Hilfe von biologischen Leukocytenkurven und von Hämogramm-Analysen. Dtsch. tropenmed. Z. **47**, 377 (1943). — SCHAUDINN, F.: Untersuchungen über *Malaria tertiana*. Arb. Reichsgesdh.amt **18**, 238—243 (1902). — SCHENG, T. D.: Zur Wirkung von Arzneistoffen auf die exoerythrocytären Entwicklungsformen der Plasmodien. Arch. exper. Path. u. Pharmakol. **201**, 502—519 (1943). — SCHILLING, V.: Das Blutbild und seine klinische Verwertung, 9. u. 10. Aufl. Jena: Gustav Fischer 1933. — SCHULEMANN, W.: Plasmochin, Plasmochin comp. Chinoplasmin. Bayer, Meister-Lucius, Leverkursen a. Rh. 1930. — Synthetic anti-malarial preparations. A discussion of the various steps which led to the synthesis and discovery of „Plasmoquine" and a brief account of its use in tropical medicine. Proc. Roy. Soc. Med. **25** (1932). — Die Wirkung der synthetisch dargestellten gegen Malaria wirksamen Arzneistoffe. Rev. Malariol. Suppl. **14** (1935). — Richtlinien zur Nacherfindung von Plasmochin und Atebrin. Dtsch. med. Wschr. **1935**, Nr 8, 315. — Zur Pathologie der Malaria. Dtsch. med. Wschr. **1940**, Nr 10, 253. — Zur Weiterentwicklung der Malariasporozoiten im Warmblüter. Dtsch. med. Wschr. **1942**, Nr 15, 374. — SCHULE-MANN, W., u. E. KNOCHE: Zum Problem der exo-erythrocytären Entwicklungsformen von *Plasmodium gallinaceum*. I. Arch. exper. Path. u. Pharmakol. **197**, H. 3 (1941). — SCHULE-MANN, W., u. G. MEMMI: Plasmochin, ein synthetisches, gegen die Malariainfektion wirksames Chinolinderivat. Klin. Wschr. **1927**, Nr 23. — SCHULEMANN, W., SCHÖNHÖFER u. WINGLER: Synthese des Plasmochins. Klin. Wschr. **1932**, Nr 9, 381—384. — SCHULEMANN, W., u. K. SPIES: Zu Ursprung und Entwicklung der pigmentfreien Formen der Malaria-Parasiten. Dtsch. med. Wschr. **1940**, Nr 15, 404. — SERGENT, EDMOND: Aphorismes de paludologie. Arch. Inst. Pasteur Algérie **27**, 289—303 (1950). — SEYFARTH, C.: Malariaparasiten und Malariapigmentbefund in der Leiche. Arch. Schiffs- u. Tropenhyg. **28**, 351—358 (1924). — SHERWOOD, JONES E., B. G. MAEGRAITH and H. H. SCULTHORPE: Pathological processes in disease. III. The oxygen uptaken of blood from albino rats infected with *Plasmodium berghei*. Ann. Trop. Med. **45**, 244—252 (1951). — SHORTT, H. E.: The pre-erythrocytic development of *Plasmodium cynomolgi* and *Plasmodium vivax*. Trans. Roy. Soc. Trop.

Med., Lond. **41**, 785—795 (1948). — SHORTT, H. E., and P. C. C. GARNHAM: The exoerythrocytic parasites of *Plasmodium cynomolgi*. Trans. Roy. Soc. Trop. Med., Lond. **41**, 705
(1948). — The pre-erythrocytic development of *Plasmodium cynomolgi* and *Plasmodium
vivax*. Trans. Roy. Soc. Trop. Med., Lond. **41**, 785—795 (1948). — Demonstration of a
persisting exoerythrocytic cycle in *Plasmodium cynomolgi* and its bearing on the production
of relapses. Brit. Med. J. **26**, 1225 (1948). — SHORTT, H. E., N. H. FAIRLEY, G. COVELL,
P. G. SHUTE and P. C. C. GARNHAM: The pre-erythrocytic stage of *Plasmodium falciparum*.
Trans. Roy. Soc. Trop. Med., Lond. **44**, 405—419 (1951). — SHORTT, H. E., P. C. C. GARN
HAM, G. COVELL and P. G. SHUTE: The pre-erythrocytic stage of human malaria, *Plasmodium
vivax*. Brit. Med. J. **1948**, 547. — SHUTE, P. G.: An investigation into the number of sporozoites found in the salivary glands of *Anopheles* mosquitoes. Trans. Roy. Soc. Trop. Med.,
Lond. **38**, 493—498 (1945). — SHUTE, P. G., and M. MARYON: A study of gametocytes in
a west african strain of *Plasmodium falciparum*. Trans. Roy. Soc. Trop. Med., Lond. **44**,
421 (1951). — SINTON, J. A.: Studies of infections with *Plasmodium ovale*. V. The effects
of multiple inoculations upon the degree and nature of the immunity developed. Trans.
Roy. Soc. Trop. Med., Lond. **33**, 585—595 (1940). — STEINIGER, F.: Die Malaria-Überträger Schleswig-Holsteins. Z. Tropenmed. u. Parasitol. **2**, 94—106 (1950). — STRATMAN-
THOMAS, W. K.: The influence of temperature on *Plasmodium vivax*. Amer. J. Trop. Med.
20, 703—715 (1940). — SWELLENGREBEL, N. U.: The parasite-host relationship in malaria.
Ann. Trop. Med. **44**, 84—92 (1950).

TALIAFERRO, W. H.: The role of the spleen and the lymphoid-macrophage system in
the quinine treatment of *gallinaceum*-Malaria. I. Acquired immunity and phagocytosis.
II. Quinine blood levels. III. The action of quinine and of immunity on the parasite. J.
Inf. Dis. **83**, 164—220 (1948). — TALIAFERRO, W. H., and W. BLOOM: Inflammatory reactions
in the skin of normal and immune canaries and monkeys after the local injection of malarial
blood. J. Inf. Dis. **77**, 109—138 (1945). — TALIAFERRO, W. H., and P. R. CANNON: The
transmission of *Plasmodium falciparum* to the howler monkey *Alouatta spec*. Amer. J. Hyg.
19, 318—342 (1934). — TAYLOR, D. J., E. S. JOSEPHSON, J. GREENBERG and G. R. COATNEY:
The in vitro activity of certain antimalarials against erythrocytic forms of *Plasmodium
gallinaceum*. Amer. J. Trop. Med. a. Hyg. **1**, 132—139 (1952). — THONNARD-NEUMANN, E.:
Retikulocyteninfektion und Krankheitsablauf bei *Malaria tertiana*. Z. Tropenmed. u. Parasitol. **4**, 299—312 (1953). — TRAGER, W.: Studies on the extracellulär cultivation of an
intracellular parasite (avian malaria). I. Development of the organisms in the erythrocyte
extracts, and the favoring effect of adenosinetriphophate. J. of Exper. Med. **92**, 349—366
(1950).

WESTPHAL, A.: Betrachtungen und neue experimentelle Untersuchungen zur Spezifität
der HENRY-Reaktion. Z. Tropenmed. u. Parasitol. **2**, 68—75 (1950/51). — WESTPHAL, A.,
u. HEINZ CHEMNITZ: Über die Bedeutung einer Sublimat-Serumeiweißreaktion bei der
Malaria tertiana. Z. Hyg. **128**, 561—581 (1948). — WEYER, F., u. E. BOCK: Versuche zur
Übertragung verschiedener Plasmodienarten auf Anophelen. Arch. Schiffs- u. Tropenhyg.
43, 256—266 (1939). — WILLIAMSON, J., and E. M. LOURIE: Acquired paludrine-resistance
in *Plasmodium gallinaceum*. I. Development of resistance to paludrine and failure to develop
resistance to certain other antimalarials. Ann. Trop. Med. **41**, 278—291 (1947). — WILSON,
D. B., P. C. C. GARNHAM and N. H. SWELLENGREBEL: A review of hyperendemic malaria.
Trop. Dis. Bull. **47**, 677—698 (1950).

YOELI, M.: Antigens common to *Plasmodium* and *Haemoproteus*. Amer. J. Trop. Med.
28, 387 (1948). — YOELI, M., and W. J. WALL: Complete sporogonic development of *Plasmodium berghei* in experimentally infected *Anopheles* spp. Nature (Lond.) **168**, 1078—1080
(1951). — YOUNG, M. D., J. M. ELLIS and T. H. STUBBS: Studies on imported malarias.
5. Transmission of foreign *Plasmodium vivax* by *Anopheles quadrimaculatus*. Amer. J.
Trop. Med. **26**, 477—482 (1946).

ZACHARIAS, F. J.: The diagnostic value of bone-marrow biopsy in malaria caused by
Plasmodium falciparum. Ann. Trop. Med. **43**, 297—303 (1949). — ZAIN, H., u. A. WOLF:
Einfluß der Röntgenstrahlen auf die Entwicklung der Endothelstadien der Vogelmalaria
(*Plasmodium gallinaceum*). Dtsch. tropenmed. Z. **47**, 68—71 (1943). — ZIPF, H. F.: Über
das Wesen und den klinischen Wert der Melanin-Serum-Reaktion von HENRY (Modifikation
nach TRENSZ). Z. Hyg. **128**, 255—273 (1948). — Zur klinischen Brauchbarkeit der Melanin-
serumreaktion von HENRY bei der Malaria (Modifikation nach TRENSZ). Klin. Wschr.
1948, 274—276.

Ciliaten.

ARCHETTI, J.: Zur Artfrage des *Balantidium* im Menschen. Z. Parasitenkde **10**, 545
(1939).

BURROWS, R. B., and W. G. JANNES jr.: The effect of aureomycin on balantidiasis.
Amer. J. Trop. Med. a. Hyg. **1**, 626—630 (1952).

COLLIN, B.: Diagnoses préliminaires d'Acinétiens nouveaux ou mal connus. C. r. Acad. Sci. Paris 149, (1909).
DEVIDE, Z.: Chromosomes in ciliates (*Euciliata* and *Opalinidae*). Bull. internat. Acad. Yougoslave, Zagreb, N. s. 3, 75—114 (1951).
GRELL, K. G.: Die Entwicklung der Makronukleusanlage in Exkonjuganten von *Ephelota gemmipara* R. HERTWIG. Biol. Zbl. 68, 289 (1949). — Der Parasitismus bei den Suktorien. Forschgn u. Fortschr. 25, Nr 17/18 (1949). — Der Generationswechsel des parasitischen Suktors *Tachyblaston ephelotensis* MARTIN. Z. Parasitenkde 14, 499—534 (1950). — Der Kerndualismus der Ciliaten und Suktorien. Naturwiss. 37, 347—356 (1950).
HEGNER, ROBERT: Specifity in the genus *Balantidium* based on size and shape of body and macronucleus, with descriptions of six new species. Amer. J. Hyg. 19, 38—67 (1934). — HOEKENGA, M. T.: Terramycin treatment of balantidiasis in Honduras. Amer. J. Trop. Med. a. Hyg. 2, 271/272 (1953).
KNAUFF, GÜNTHER: Studien über *Balantidium coli*. Z. Parasitenkde 8, 139—182 (1935).
LUBINSKY, G.: A galvanotactic procedure for the concentration of *Balantidium coli* in feces. J. Labor. a. Clin. Med. 34, 1154—1161 (1949).
PRITZE, FELIX: Beiträge zur Kenntnis des *Balantidium coli*. Das Balantidium des Schweines in seiner Beziehung zum menschlichen Balantidium und sein Verhalten unter natürlichen und künstlichen Bedingungen. Z. Parasitenkde 1, 345—415 (1929).
RATCLIFFE, HERBERT L.: Intestinal lesions associated with amebic and balantidial infection in man and lower animals. Amer. J. Hyg. 19, 68—85 (1934).
SHOOKHOFF, H. B.: *Balantidium coli*-infection with special reference to treatment. Amer. J. Trop. Med. 31, 442—447 (1951).
WESTPHAL, A.: Experimentelle Untersuchungen über einen als chronische Balantidiose erscheinenden Krankheitsfall. Arch. Schiffs- u. Tropenhyg. 43, 299—306 (1939). — Experimentelle Balantidiuminfektionen beim Kaninchen, zugleich einige Betrachtungen über das Wirtsproblem beim Darmlumenparasitismus. Z. Parasitenkde 11, 68—76 (1939).
YOUNG, M. D.: Attempts to transmit human *Balantidium coli*. Amer. J. Trop. Med. 30, 71—72 (1950).

Pneumocystis.

HAMPERL, H.: Zur Frage des Parasitennachweises bei der interstitiellen plasmacellulären Pneumonie. Klin. Wschr. 1952, 820—822. — HERZBERG, K., H. HERZBERG-KREMMER u. G. MAY: Über *Pneumocystis carinii* bei interstitiellen Pneumonien. Klin. Wschr. 1952, 822—824.
JIROVEC, O.: La pneumocystose, une maladie nouvelle des nourissons. VI. Congr. Internat. di Microbiol., Rom 1953, Vol. 3, Sec. 15, S. 349—350. — JIROVEC, O., O. SOYKA, Z. ZÁZVORKA u. L. VOLDRICH: Sergentella spiroides n. sp. ein neuer Blutparasit des Menschen. Zbl. Bakter. I Orig. 159, 380—383 (1953).
VANEK, J.: Atypická („intersticiálni") pneumonie deti vyvolaná *Pneumocystis carinii.* Čas. lék. česk. 90, 1121—1124 (1951). — VANEK, J., O. JIROVEC u. J. LUKES: Interstitial plasma cell pneumonia in infants. Ann. paediatr. (Basel) 180, 1—21 (1953).

Anhang: Spirochäten.

BABUDIERI, B., and D. BOCCIAZELLI: Elektron-microscope studies on relapsing fever spirochaetes. J. of Hyg. 46, 438—439 (1948). — BONÉ, G.: Contribution à l'etude de la transmission de la fièvre récurrente tropicale. Ann. Soc. belge Méd. trop. 19, 279—334 (1939). — BURGDORFER, W.: Analyse des Infektionsverlaufs bei *Ornithodorus moubata* (MURRAY) und der natürlichen Übertragung von *Spirochaeta duttoni*. Acta trop. (Basel) 8, 193—262 (1951).
DELAMATER, E. D.: A study of the life cycle of spirochetes and other micro-organisms by means of phase contrast and routine microscopy. Trans. New York Acad. Sci. Ser. II 14, 199—201 (1952). — DELAMATER, E. D, M. HAANES, R. H. WIGGALL and D. M. PILISBURY: Studies on the life cycle of spirochetes. VIII. Summary and comparison of observations on various organisms. J. of Invest. Dermat. 16, 231—256 (1951).
GEIGY, R.: Transmission de *Spirochaeta duttoni* par *Ornithodorus moubata* et évolution de diverses souches de cet agent pathogéne dans la souris blanche. Atti del III. Congr. Internaz. d'Igiene Palermo 14—16, Maggio 1951. — GEIGY, R., u. W. BURGDORFER: Unterschiedliches Verhalten verschiedener Stämme von *Spirochaeta duttoni* in der weißen Maus. Acta trop. (Basel) 8, 151—154 (1951).
JAKOB, A.: Über die Morphologie der *Leptospira canicola*. Untersuchungen mit dem elektrostatischen Elektronenmikroskop. Med. Klin. 1947, 22—25. — Neuere Untersuchungsergebnisse in der Spirochätenforschung mit dem Elektronenmikroskop. Ein Beitrag zur Morphologie der *Spirochaeta pallida*. Klin. Wschr. 1947, 882—886. — Zur Frage der Dauerformen (Körnchenstadium) bei den Leptospiren. Klin. Wschr. 1949, 364—366.

Piekarski, G.: Zum Problem des Bakterienzellkerns. Erg. Hyg. 26, 333—364 (1949). — Haben Bakterien einen Zellkern? Zur Definition des Zellkerns. Naturwiss. 1950, 201—205. Schlossberger, H.: Über gerichtete Mutationen bei Leptospiren. Z. Hyg. 131, 152—156 (1950). — Schlossberger, H., A. Jakob u. G. Piekarski: Zur systematischen Stellung der Spirochäten. Naturwiss. 1950, 186—187.

Thiel, P. H. van, u. Woutera van Iterson: An electron-microscopical study of Leptospira biflexa. Proc. Kon. nederl. Akad. Wetensch. 50, 976—979 (1947).

Würmer.

Allgemein.

Beaver, P. C.: The standardization of fecal smears for estimating egg production and worm burden. J. of Parasitol. 36, 451—456 (1950). — Bergstermann, H., H. Mendheim u. G. Scheid: Die parasitischen Würmer des Menschen in Europa. Ihre Biologie, Pathologie und Therapie. Stuttgart: Ferdinand Enke 1951. — Boventer, K.: Über die Verbreitung menschlicher Eingeweidewürmer in Italien. Zbl. Bakter. I Orig. 152, 292—298 (1947). — Brand, Th. v.: Stoffbestand und Ernährung mariner Würmer. Z. vergl. Physiol. 5, 643 (1926). — Braun, Hans: Parasitische Würmer als Krankheitsursachen. Stuttgart: Wissenschaftliche Verlagsgesellschaft 1942. — Braun, Hugo: Über die Abtötung von pathogenen Mikroben und Wurmeiern auf Obst und Gemüse. Istanbul Seririyati 1939, Nr 1.

Campbell, D. H.: The immunological specifity of a polysaccharid fraction from some common parasitic helminths. J. of Parasitol. 23, 348—353 (1937). — Chu, H. J., and J. H. Chiang: Extracts from some old chinese medical books on worm infections. Nat. Med. J. China 17, 655—666 (1931).

Enigk, K.: Tierische Helminthiasen. Zbl. Bakter. I Orig. 154, 127 (1949). — Die Bodendesinfektion mit Methylbromid. Dtsch. tierärztl. Wschr. 1953, 131—132. — Erhardt, A.: Die chemotherapeutische Prüfung von Wurmmitteln. Pharmazie 3, 49—58 (1948). — Vergleichende Untersuchungen über den Helminthenbefall von Deutschen, Turkestanen und Armeniern auf dem Balkan. Z. hyg. Zool. 1951, H. 1. — Zur Therapie der Wurmkrankheiten. Therapiewoche 1952/53, H. 11/12.

Faust, E. C.: Human helminthology. Philadelphia: Lea a. Febiger 1949. — Fülleborn, F.: Haut und Helminthen. Dermat. Wschr. 87, Nr 49 (1928). — Fuhrmann, O.: Trematoda, Cestoidea. In: Handbuch der Zoologie von W. Kükenthal u. T. Krumbach, Bd. 2, 1. Hälfte (2), S. 1—416. Berlin: W. de Gruyter & Co. 1928—1933.

Gärtner, H., u. L. Müting: Beitrag zur Verbreitung der Wurmkrankheiten. Dtsch. med. Wschr. 1949, 881—883.

Höring, F. O.: Zur Pathogenese der Invasionskrankheiten. Tropenhyg. Schriftenreihe, herausgeg. von Prof. Dr. E. Rodenwaldt, 1943, H. 9. — Hompesch, Hans: Über die Verbreitung von menschlichen Eingeweidewürmern in verschiedenen europäischen Ländern. Zbl. Bakter. I Orig. 150, 208—215 (1943).

Kniss, E.: Zur Chemotherapie der Wurmkrankheiten. Pharmazie 4, 316—319 (1949). — Kreis, H. A.: Kompendium der parasitischen Würmer im Menschen. Basel: Benno Schwabe & Co. 1947. — Krings, W.: Untersuchungen über die Häufigkeit des Wurmbefalls bei Bonner Schulkindern. Inaug.-Diss. Bonn 1949.

Lentze, F. A.: Entwicklung, Epidemiologie und Bekämpfung der in Deutschland vorkommenden menschlichen Helminthiasen. Zbl. Bakter. I Orig. 154, 75 (1949). — Li, S. Y., and H. F. Hsü: On the frequency and distribution of parasitic helminths in their naturally infected hosts. J. of Parasitol. 37, 32—41 (1951).

May, J. M.: Map of world distribution of helminthiases. Geograph. Rev. 42, 98—101. — Mendheim, H., u. G. Scheid: Untersuchungen über den Wurmbefall in einigen Stadt- und Landkreisen Oberbayerns. Z. Tropenmed. u. Parasitol. 1, 553—560 (1950).

Reisinger, E.: Allgemeine Einleitung zur Naturgeschichte der Vermes Amera (Platodes und Nemathelminthes). In: Handbuch der Zoologie von W. Kükenthal u. T. Krumbach, Bd. 2, 1. Hälfte (1), S. 19—33. Berlin: W. de Gruyter & Co. 1928—1933.

Schenck, G.: Über das Tetrachloräthylen als Wurmmittel. Neue med. Welt 1950, 418—419. — Schliefer, C.: Intestinale Helminthen. In: Naturforschung und Medizin in Deutschland 1939—1946, Bd. 68, Hygiene III. Wiesbaden: Dieterichsche Verlagsbuchhandlung W. Klemm 1948. — Schliefer, C.: Immunbiologie der somatischen Helminthen-Infektion des Menschen. Tropenhyg. Schriftenreihe, H. 8. 1943. — Siebold, v.: Über die Wanderungen der Helminthen. Dtsch. Naturforsch. Verslg Bericht 1845, S. 198—199 u. Handwörterbuch der Physiologie 1844. — Smyth, J. D.: Specific staining of egg-shell material in trematodes and cestodes. Stain Technol. 26, 255—256 (1951). — Egg-shell formation in trematodes and cestodes as demonstrated by the methyl or malachite green techniques. Nature (Lond.) 168, 322—323 (1951). — Sprehn, C.: Lehrbuch der Helminthologie. Berlin

1932. — Beispiele für zeitgemäße Therapie zooparasitärer Krankheiten. Zbl. Bakter. I Orig. **154**, 55* (1949). — STOLL, N. R.: This wormy world. With addendum. J. of Parasitol. **33**, 1—18 (1947). — SZIDAT, L., u. R. WIGAND: Leitfaden der einheimischen Wurmkrankheiten des Menschen. Leipzig: Georg Thieme 1934.

TALIAFERRO, W. H.: The mechanism of acquired immunity infections with parasitic worms. Amer. J. Trop. Med. **20**, 469 (1940).

VOGEL, H.: Immunologie der Helminthiasen. Zbl. Bakter. I Orig. **154**, 118* (1949). — VOGEL, H., u. W. MINNING: Wurmkrankheiten. In: Handbuch der inneren Medizin, Bd. 1, Teil 2: Infektionskrankheiten. Heidelberg: Springer 1952.

WETZEL, R.: Helminthen und Immunität. Zbl. Bakter. I Orig. **158**, 199 (1952). — WETZEL, R., u. G. QUITTEK: Über die Entwicklungsdauer (Präpatentperiode) der parasitischen Würmer im Wirtstier. Arch. Tierheilk. **75**, 336—369 (1940). — WETZEL, R., u. E. SCHEMPP: Phenothiazin in fraktionierten Dosierungen als Wurmmittel. Dtsch. tierärztl. Wschr. **1946**, 40. — WIGAND, R.: Klinisch-parasitologische Beobachtungen. Dtsch. med. Wschr. **1934**, Nr 13, 461—464. — Chemotherapie der Helminthiasen. Zbl. Bakter. I Orig. **154**, 98* (1949). — WIGAND, R., u. F. STEINIGER: Weitere Untersuchungen über den Wurmbefall des Menschen am Kurischen Haff. Dtsch. med. Wschr. **1933**, 1119—1121.

ZSCHUCKE, J., L. SZIDAT u. R. WIGAND: Ein Beitrag zur Kenntnis der Verbreitung menschlicher Helmintheninfektionen am Kurischen Haff. Zbl. Bakter. I Orig. **124**, 1 (1932).

Trematoden.

Allgemein.

BITTNER, H., u. C. SPREHN: *Trematodes.* (Saugwürmer.) In: Biologie der Tiere Deutschlands, herausge. von P. SCHULZE. Berlin: Gebrüder Bornträger 1938. — BOETTGER, C. R.: *Basommatophora.* In: Die Tierwelt der Nord- und Ostsee, Teil IX, b 2. Leipzig: Akademische Verlagsgesellschaft 1944.

HOFFMANN, D. O., and R. ZAKHARY: The relationship of exposure time to the molluscicidal activity of copper sulfate. Amer. J. Trop. Med. a. Hyg. **2**, 332—336 (1953).

KRUIDENIER, F. J.: The formation and function of mucoids in virgulate cercariae, including a study of the virgula organ. Amer. Middl. Naturalist **46**, 660—683 (1951).

MATTES, OTTO: Wirtsfindung und Wirtsspezifität bei Parasiten. Verh. der Dtsch. Zoologen in Kiel, S. 165—172, 1948. — Wirtsfindung, Invasionsvorgang und Wirtsspezifität beim *Fasciola*-Miracidium. Z. Parasitenkde **14**, 320—364 (1949). — MINNING, W.: Fasciola-Infektion; Dicrocoelium-Infektion; Opisthorchis-Infektion; Clonorchis-Infektion; Fasciolopsis-Infektion; Infektionen mit selteneren Darmegeln; Paragonimus-Infektion. In: VOGEL u. MINNING, Wurmkrankheiten, Handbuch der inneren Medizin Bd. 1/2. Heidelberg: Springer 1952.

NEUHAUS, W.: Über den chemischen Sinn der Miracidien von *Fasciola hepatica*. Z. Parasitenkde **15**, 476—490 (1953).

PAUL, A. A.: Life history studies of North American freshwater polystomes. J. of Parasitol. **24**, 489—507 (1938).

QUERNER, FRIEDR. R. V.: Zur Histologie des Exkretionsgefäßsystems digenetischer Trematoden. I. Teil. Z. Parasitenkde **1**, 489—561 (1929).

STUNKARD, H. W.: Further observations on the occurrence of anal openings in digenetic trematodes. Z. Parasitenkde **3**, 713—725 (1931). — SZIDAT, LOTHAR: Studien an einigen seltenen Parasiten der Kurischen Nehrung. Z. Parasitenkde **1**, 331—344 (1929). — Über cysticerce Riesencercarien, insbesondere *Cercaria mirabilis* M. BRAUN und *Cercaria splendens* n. sp. und ihre Entwicklung im Magen von Raubfischen zu Trematoden der Gattung *Azygia* Loos. Z. Parasitenkde **4**, 477—505 (1932). — Beiträge zum Aufbau eines natürlichen Systems der Trematoden. I. Die Entwicklung von *Echinocercaria choanophila* U. SZIDAT zu *Cathaemasia hians* und die Ableitung der *Fasciolidae* von den *Echinostomatidae*. Z. Parasitenkde **11**, 239—283 (1940). — Bemerkungen zur sog. parasitären Kastration von Mollusken. Z. Parasitenkde **12**, 251—258 (1942).

Trematoden (außer Schistosomen).

AMEEL, DONALD J.: *Paragonimus*: Its life history and distribution in North-America and its taxonomy (*Trematoda*: *Troglotrematidae*). Amer. J. Hyg. **19**, 279—317 (1934). — ASKANAZY, M.: Über Infektion des Menschen mit *Distomum felineum (sibiricum)* in Ostpreußen. Zbl. Bakter. I Orig. **28**, 491—502 (1900).

BABLET, J., R. DESCHIENS et F. PICK: Sur un cas de distomatose hépatique chez un papion. Bull. Soc. Path. exot. Paris **44**, 297—298 (1951). — BARLOW, C. H.: Experimental ingestion of ova of *Fasciolopsis buski* also the ingestion of adult *Fasciolopsis buski* for the purpose of artificial infestation. J. of Parasitol. **8**, 40—44 (1921). — The life cycle of the human intestinal fluke *Fasciolopsis buski* (LANKESTER). Amer. J. Hyg., Monogr. Ser. **1925**, No 4. — BEAVER, P. C.: Experiments on regeneration in the trematode, *Echinostoma revolutum*. J. of Parasitol. **23**, 423—424 (1937). — Studies on the life history of *Euparyphium melis* (*Trematoda: Echinostomidae*). J. of Parasitol. **27**, 35—44 (1941). — The life history of *Echinochasmus donaldsoni* n. sp., a trematode (*Echinostomidae*) from the pied-billed grebe. J. of Parasitol. **27**, 347—355 (1941). — BERTRAND: Pulmonary distomatosis or haemoptysis from *Paragonimus*. Ann. Soc. belge Méd. trop. **27**, 1—3 (1947). — BONNE, C.: Vier echinostomen van den mensch in Niederlandsch-Indië. *Euparyphium ilocanum* (GARRISON 1908). *Echinostoma lindoënsis* (SANDGROUND en BONNE 1940). *Euparyphium malayanum* (LEIPER 1911). *Euparyphium recurvatum* (v. LINSTOW 1873). Geneesk. Tijdschr. Nederl.-Indië **81**, 1343—1357 (1941). — BONNE, C., A. J. P. BORSTLAP, K. J. LIE u. W. J. MOLENKAMP: Voortgezet onderzoek over echinostomiasis in Celebes. Geneesk. Tijdschr. Nederl.-Indië **82**, 3—20 (1942). — BONNE, C., G. BRAS u. K. J. LIE: Five human echinostomes in the Malayan Archipelago. Med. Maandblad. Batavia **23**, 456—564 (1948). — BRAND, TH. V.: Das Fett von *Fasciola*. Z. vergl. Physiol. **9**, 522 (1928). — Beitrag zur Kenntnis der Zusammensetzung des Fettes von *Fasciola hepatica*. Z. wiss. Biol. **8**, 613—624 (1928). — BRAND, TH. V., u. E. WEINLAND: Tropfenförmige Ausscheidungen bei *Fasciola*. Z. vergl. Physiol. **2**, 209—214 (1924).

CHEN, H. T.: Further notes on the life history of *Paragonimus* from rats. Chin. Med. J. Suppl. **1**, 368—378 (1936).

DESCHIENS, R., et F. PICK: Conservation de *Watsonius watsoni* (CONYNGHAM 1904), amphistome de l'homme et des primates dans les conditions extérieures à l'hote. Bull. Soc. Path. exot. Paris **41**, 490—494 (1948). — DESCHIENS, R., et M. POIRIER: L'intoxication expérimentale du cobaye par l'extrait de *Fasciola hepatica*. C. r. Soc. Biol. Paris **145**, 1345 (1950). — Les lésions de l'intoxication expérimentale du cobaye par l'extrait de *Fasciola hepatica*. Bull. Soc. Path. exot. Paris **43**, 697—699 (1950).

EHLERS, H. J., u. H. KNÜTTGEN: Ein Fall von Distomatosis hepatica bei einem achteinhalbjährigen Mädchen. Z. Tropenmed. u. Parasitol. **1**, 364—378 (1949). — EMMEL, L.: Die Cercarien von *Bithynia tentaculata* L. und *B. leachi* LEACH aus einem Berliner Standort, ihre jahreszeitliche Verteilung und die Spezifität ihrer Anpassung an den Zwischenwirt. Zbl. Bakter. I Orig. **149**, 81—98 (1943). — ERHARDT, A.: Opisthorchiasis in Europa und Westsibirien 1836—1951. In: Welt-Seuchen-Atlas, herausgeg. von E. RODENWALDT. Hamburg: Falk-Verlag 1952.

GALLIARD, H., u. D. V. NGU: Specificity of *Fasciolopsis buski*. Ann. de Parasitol. **22**, 16—23 (1947).

HALIK, L.: Die rhythmischen Bewegungen der in Bernsteinschnecken parasitierenden Sporozystenschläuche von *Leukochloridium*. Z. vergl. Physiol. **14**, 462. — HARNISCH, O.: Über den Gaswechsel von *Fasciola*. Z. vergl. Physiol. **7**, 365. — HEINERT, J. F.: Pulmonary paragonimiasis in Ecuador. Kuba, Habana **1947**, Nr 5, 101—106. — HOEPPLI, R., u. H. J. CHU: Studies on *Clonorchis sinensis* in vitro. Festschrift Bernh. Nocht, S. 199—203. Hamburg: W. de Gruyter & Co. 1937. — HUECK, O.: Fuadinwirkung bei *Opisthorchis sinensis*. Z. Tropenmed. u. Parasitol. **3**, 100—102 (1951/52).

KAU, L. S., and KUANG WU: Preliminary report on histo-pathology of paragonimiasis in cats in China. Chin. Med. J. Suppl. **1**, 101—105 (1936). — KENDALL, S. B.: *Lymnaea stagnalis* as an intermediate host of *Fasciola hepatica*. Nature (Lond.) **163**, 880—881 (1949). — KOBAYASHI, H.: Studies on the lung fluke in Korea. I. On the life history and morphology of the lung fluke. II. Structure of the adult worm. III. Development in the first intermediate host and prophylactic measures against fluke disease. Mitt. med. Hochsch. Keijo 97—115, 1—21, 5—16 (1918—1921). — KÖGEL, A.: Die Leberegelkrankheit. Erg. Hyg. **8**, 266—310 (1926). — KÖNIGSTEIN, R. P.: Observations on the epidemiology of infections with *Clonorchis sinensis*. Trans. Roy. Soc. Trop. Med., Lond. **42**, 503—506 (1949). — KOLLATH, W., u. A. ERHARDT: Lebensdauer, Redoxlage und Fuadinwirkung von *Opisthorchis* in vitro. Biochem. Z. **287** (1936). — KOURI, P.: Diagnóstico, epidemiologia y profilaxis de la fasciolíasis hépatica humana en Cuba. Sindrome eosinofilico febril. Rev. cub. Labor. Clin. **3**, 12 (1949).

MÄDER, E.: *Ena obscura*, ein weiterer Zwischenwirt des Lanzettegels *Dicrocoelium lanceatum*. Z. Parasitenkde **9**, 261—262 (1937). — MATTES, O.: Der Entwicklungsgang des Lanzettegels *Dicrocoelium lanceatum*. Z. Parasitenkde **8**, 371 (1936). — MINNING, W., u. H. VOGEL: Immunbiologische und epidemiologische Untersuchungen bei 3 Fällen von menschlicher Fasciolose. Z. Tropenmed. u. Parasitol. **1**, 533—553 (1950). — MOORMANN, H.: Die Leberegelkrankheit (Fasciolosis) beim Menschen. Med. Klin. **1950**, 4—8.

NEUHAUS, W.: Der Invasionsweg der Lanzettegelcercarie bei der Infektion des Endwirtes und ihre Entwicklung zum *Dicrocoelium lanceatum*. Z. Parasitenkde **10**, 476—512 (1939). — Die Entwicklungsdauer der Trematoden im Endwirt. Untersuchungen an *Fasciola hepatica* L. und *Pleurogenes medians* OLSS. Zool. Anz. **135**, 243—252 (1941). — Über den chemischen Sinn der Miracidien von *Fasciola hepatica*. Z. Parasitenkde 15, 476—490 (1952). — NÖLLER, W., u. F. SCHMID: Neueres über die Invasionsweise und Invasionszeit bei der Leberegelerkrankung. Sitzgsbr. Ges. naturforsch. Freunde Berlin 1928, 96—126.

OLIVEIRA, H. L. DE, y J. A. MEIRA: A case of human infection with *Clonorchis sinensis*, diagnosis by bile examination. Hosp. argent. 1946, Nr 4, 559—577.

PEREWODSCHIKOW, TOBOLSK: *Opisthorchis* und primärer Leberkrebs. Klin. Med. (Wien) 18 (1940). — PESIGAN, T. P., L. F. TORRES jr. and P. M. RECIO: Paragonimiasis Westermani: an unexpected case with cystic formation in the anterior abdominal wall. J. Philippine Med. Assoc. 1947, No 7, 293—298.

REICHMUTH, W.: Die Leberegelschnecke, *Galba truncatula* MÜLL. Zugleich ein Beitrag zur Systematik der Süßwasserschneckenfamilie *Limnaeidae*. Z. Morph. u. Ökol. Tiere 31, 207—244 (1936). — RINDFLEISCH: Über die Infektion des Menschen mit *Distomum felineum*. Z. klin. Med. 69, 1 (1910). — ROBERTS, E. W.: Studies on the life-cycle of *Fasciola hepatica* (LINNAEUS) and of its snail host, *Limnaea* (*Galba*) *truncatula* (MÜLLER), in the field and under controlled conditions in the laboratory. Ann. Trop. Med. 44, 187—206 (1950).

SANDGROUND, J. H.: On the occurrence of human echinostomiasis in Java. II. The discovery of an endemic focus of infection with *Echinostoma ilocanum* and the elucidation of the parasite's lifecycle. Geneesk. Tijdschr. Nederl.-Indië 79, 1722—1734 (1939). — SCHEID, G., H. MENDHEIM u. R. AMENDA: Die Lancettegelinfektion (Dicrocoeliasis) beim Menschen nebst Mitteilung eines neuen Falles. Z. Tropenmed. u. Parasitol. 2, 142—150 (1950/51). — SCHMID, F.: Die Verbreitung des Leberegels in Bayern r. d. Rh. Mit besonderer Berücksichtigung des seuchenhaften Auftretens im Jahre 1925. Z. Parasitenkde 6, 528—546 (1934). — SCHUMACHER, W.: Untersuchungen über den Wanderungsweg und die Entwicklung von *Fasciola hepatica* L. im Endwirt. Z. Parasitenkde 10, 608—643 (1939). — SHIMIZU, K., and T. KAWADA: Prevention of distomiasis hepatis as carried out in Okayama prefecture. J. Publ. Health Assoc. 13, 1—4 (1937). — STUNKARD, H. W.: Determination of species in the trematode genus *Himasthla*. Z. Parasitenkde 10, 719 (1939).

TUBANGUI, M. A.: Preliminary notes on the crustacean vector of the mammalian lung fluke (*Paragonimus*) in the Philippines. J. of Parasitol. 32, 150—151 (1946). — TUBANGUI, M. A., and A. M. PASCO: The life history of the human intestinal fluke, *Euparyphium ilocanum* (GARRISON 1908). Philippine J. Sci. 51, 581—606 (1933).

VOGEL, H.: *Himasthla muehlensi* n. sp., ein neuer menschlicher Trematode der Familie *Echinostomidae*. Zbl. Bakter. I Orig. 127, 385—391 (1933). — Der Entwicklungscyclus von *Opisthorchis felineus* (RIV.) nebst Bemerkungen über die Systematik und Epidemiologie. Zoologica 33, H. 86 (1935). — Beobachtungen über die Lebensgeschichte von *Opisthorchis felineus* in Ostpreußen. Zbl. Bakter. I Orig. 138, 250—254 (1937).

WEINLAND, E., u. TH. v. BRAND: Stoffwechsel und Lebensweise von *Fasciola hepatica*. Z. vergl. Physiol. 4, 212—285 (1926). — WU, K.: Fasciolopsis in guinea pigs with a summary of the definitive hosts. Chin. Med. J. 1946, No 7/8, 219—223.

Schistosomen.

ALTMANN, H. W., u. R. GÖNNERT: Über funktionell bedingte Hypertrophien und Hyperplasien. Untersuchungen am intrahepatischen Gallengangsystem der weißen Maus bei experimenteller Bilharziose. Beitr. path. Anat. 112, 8—35 (1952). — ALVES, W.: The treatment of minary bilharziasis with Miracil D and Nilodin. Ann. Trop. Med. 44, 34—41 (1950). — AMBERSON, J. H.: Schistosomiasis and its control in Egypt. U. S. Nav. Med. Bull. 46, 977—1010 (1946). — AUGUSTINE, D. L., and TH. H. WELLER: Experimental studies on the specifity of skin tests for the diagnosis of schistosomiasis. J. of Parasitol. 35, No 5 (1949). — AZEVEDO, J. F. DE, e A. TEIXEIRA-FEIJÓ-COLACO: Über die Morphologie des *Schistosoma haematobium* von Portugal. An. do Inst. Med. trop. 7, 7—17 (1950).

BARLOW, C. H.: A theorie of egg-disposition by *Bilharzia haematobia*. J. of Parasitol. 35, 205—207 (1949). — BARLOW, C. H., and H. E. MELENEY: A voluntary infection with *Schistosoma haematobium*. Amer. J. Trop. Med. 29, 79 (1949). — BARLOW, C. H., and H. MUENCH: Life span and monthly mortality rate of *Bulinus truncatus* and *Planorbis boissyi*, the intermediate hosts of schistosomiasis in Egypt. J. of Parasitol. 37, 165—173 (1951). — BARSOUM, H.: Cancer of the bladder in Egypt. J. Trop. Med. 42, 342 (1939). — BAUMAN, P. M., H. J. BENNETT and J. W. INGALLS jr.: The molluscan intermediate host and *Schistosomiasis japonica*. II. Amer. J. Trop. Med. 28, 567—575 (1948). — BERGHE, L. VAN DEN: A morphological study of bovine schistosomes. J. of Helminthol. 15, 125—132 (1937). — Les schistosomes et les schistosomoses au Congo Belge et dans les territoires du Ruanda-Urundi. Brüssel 1939. — BRAND, THEODOR V., BENJAMIN MEHLMANN and M. O. NOLAN: Influence of some potential on the oxygen consumption of *Australorbis glabratus*. J. of Parasitol. 35, No 5 (1949). — BRAUNE, JOH.-FRIED.: Über die Verhütung der Bilharziose unter Feldzugsbedingungen, insbesondere über die Gewinnung von zerkarienfreiem Wasch-

und Badewasser. Dtsch. tropenmed. Z. **46**, 409—426 (1942). — BUTTNER, A.: Curieux cas d'hermaphrodisme chez une souche africaine de *Schistosoma mansoni* (Plathelminthe, Trématode). C. r. Acad. Sci. Paris **230**, 1420—1422 (1950).

CAWSTON, F. G.: Some unfamiliar aspects of bilharziasis. S. Afr. Med. J. **1945**, 19, 293. — CULBERTSON, J. T., H. M. ROSE and J. OLIVER-GONZALEZ: Skin tests in *Schistosomiasis mansoni* with antigen from heterologous worms (Pneumoneces; Planaria). J. Inf. Dis. **80**, 218—221 (1947).

DESCHIENS, R.: Le problème sanitaire des bilharzioses. Bull. Soc. Path. exot. Paris **1952**, 1—99.

EL-GINDY, M. S.: Post-cercarial development of *Schistosomatium douthitti* (CORT 1914) PRICE 1931 in mice, with special reference to the genital system (*Schistosomatidae-Trematoda*). J. of Morph. **89**, 151—185 (1951).

FAUST, E. C.: Schistosomiasis japonica: its clinical development and recognition. Ann. Int. Med. **25**, 585—600 (1946). — An inquiry into the ectopic lesions in schistosomiasis. Amer. J. Trop. Med. **28**, 175—199 (1948). — FAUST, E. C., and W. A. HOFFMAN: Studies on *Schistosomiasis mansoni* in Puerto Rico. III. Biological studies. III. The extra-mammalian phases of the life cycle. Puerto Rico J. Publ. Health **10**, 1—47 (1934). — FAUST, E. C., and H. E. MELENEY: Schistosomiasis japonica. Amer. J. Hyg., Monogr. Ser. **1924**, No 3, 1—339. — FILES, V. S.: A study of the vector-parasite relationship in *Schistosoma mansoni*. Parasitology **41**, 264—269 (1951).

GÖNNERT, R.: Über rudimentäre weibliche Geschlechtsanlagen bei *Bilharzia mansoni*-Männchen. Z. Tropenmed. u. Parasitol. **1**, H. 2 (1949). — Die Struktur der Körperoberfläche von *Bilharzia mansoni* (SAMBON 1907). Z. Tropenmed. u. Parasitol. **1**, H. 1 (1949). — GELFAND, MICHAEL: Bilharzial disease of the bladder as determined at autopsy, with particular reference to its diagnosis by mucosal snips. Amer. J. Trop. Med. **28**, 563 (1948). — GORDON, R. M., and R. B. GRIFFITHS: Observations on the means by which the cercariae of *Schistosoma mansoni* penetrate mammalian skin, together with an account of certain morphological changes observed in the newly penetrated larvae. Ann. Trop. Med. **45**, 227—243 (1951). — GRIFFITHS, R. B.: Further observations on the penetration of mammalian skin by the cercariae of *Schistosoma mansoni* with special reference to the effect of mass invasion. Ann. Trop. Med. **47**, 86—94 (1953).

HITCHCOCK, D. J.: Penetration characteristics of *Schistosoma mansoni* cercariae. J. of Parasitol. **35**, 216—217 (1949). — HSÜ, H. F., S. Y. LI, C. K. WANG, P. C. FAN and T. C. HUANG: Studies on Schistosomiasis japonica in Formosa. Amer. J. Trop. Med. a. Hyg. **1**, 287—301 (1952). — HUNTER, G. W., H. J. BENNETT, J. W. INGALLS jr. and E. GREENE: The molluscan intermediate host of *Schistosoma japonicum*. Amer. J. Trop. Med. **27**, 597—602 (1947).

INGALLS jr., J. W.. G. W. HUNTER (III), D. B. MCMULLEN and P. M. BAUMAN: The molluscan intermediate host and Schistosomiasis japonica. I. Observations on the conditions govering the hatching of the eggs of *Schistosoma japonicum*. J. of Parasitol. **35**, 147—151 (1949).

KAN, H. C.: Intracutaneous test with *Schistosoma japonicum* antigen. Chin. Med. J. Suppl. **1**, 387—393 (1936). — KIKUTH, W.: Epidemiologische Eindrücke in Ägypten. I. u. II. Med. Welt **1951**, 425ff. u. 489ff. — KIKUTH, W., and R. GÖNNERT: Experimental studies on the therapy of Schistosomiasis. Ann. Trop. Med. **42**, 256 (1948). — Experimentelle Untersuchungen und Erfahrungen mit dem neuen Schistosomiasismittel Miracil. Z. Tropenmed. u. Parasitol. **1**, 234—259 (1949). — Miracil, ein neues therapeutisches Mittel gegen menschliche Bilharziose. Zbl. Bakter. I Orig. **154**, 148* (1949). — KIKUTH, W., R. GÖNNERT u. H. MAUSS: Miracil, ein neues Chemotherapeuticum gegen die Darmbilharziose. Naturwiss. **33**, 253 (1946). — KOCH, K. R., u. P. KUX: Die Verträglichkeit von Miracil D bei der Schistosomiasis mansoni in Brasilien. Z. Tropenmed. u. Parasitol. **3**, 94—100 (1951/52). — KÖNIGSTEIN, R. P.: Über das Vorkommen von *Schistosoma japonicum*-Eiern in chirurgischen Biopsien. Z. Tropenmed. u. Parasitol. **3**, 546—549 (1951/52). — KREIS, H. A.: *Bilharzia* oder *Schistosoma*? Acta trop. (Basel) **5**, 87—88 (1948). — KUNERT, H.: Ein Nachweis zur Dauerheilung der *Bilharziosis haematobia* durch Injektion von Germanin (Bayer 205). Zbl. Bakter. I Orig. **143**, 161 (1939). — KUNTZ, R. E., and W. H. WELLS: Laboratory and field evaluations of two dinitrophenols as molluscacides for control of schistosome vectors in Egypt with emphasis on importance of temperature. Amer. J. Trop. Med. **31**, 784—824 (1951).

MCMULLEN, D. B.: Schistosomiasis and molluscacides. Amer. J. Trop. Med. a. Hyg. **1**, 671—679 (1952). — MCMULLEN, D. B., S. KOMIYAMA and T. ENDO-ITABASHI: Observations on the habits, ecology and life cycle of *Oncomelania nosophora*, the molluscan intermediate host of *Schistosoma japonicum* in Japan. Amer. J. Hyg. **54**, 402—415 (1951). — MALDONADO, J. F., J. ACOSTA MATIENZO and C. J. THILLET: Biological studies on the miracidium of *Schistosoma mansoni*. Part 2. Behavior of the unhatched miracidium in undiluted stools under diverse environmental conditions. Puerto Rico J. Publ. Health

25, 153—173 (1949). — MALDONADO, J. F., and F. VÉLEZ HERRERA: *Schistosoma mansoni* infection resulting from exposure to cercariae proceeding from single, naturally infected snails. Puerto Rico J. Publ. Health **25**, 230—241 (1949). — MELENEY, H. E., D. V. MOORE, H. MOST and B. H. CARNEY: The histopathology of experimental schistosomiasis. I. The hepatic lesions in mice infected with *S. mansoni, S. japonicum* and *S. haematobium.* Amer. J. Trop. Med. a. Hyg. 1, 263—286 (1952). — MOHAMMED, A. S.: Bilharziasis of the seminal vesicles. J. Roy. Egyptian Med. Assoc. **35**, 613—626 (1952). — MOORE, D. V., T. K. YOLLES and H. E. MELENEY: A comparison of common laboratory animals as experimental hosts for *Schistosoma mansoni.* J. of Parasitol. **35**, 156—170 (1949).

OLIVIER, L.: A note on schistosomiasis in Eastern Japan. Amer. J. Trop. Med. **28**, 867 (1948). — OLIVIER, L., u. C. P. MAO: The early larval stages of *Schistosoma mansoni* SAMBON 1907, in the snail host, *Australorbis glabratus* (SAY 1818). J. of Parasitol. **35**, 267—275 (1949). — OTTOLINA, C.: The rectoscopic biopsy by transparency. A new diagnostic method for *Schistosoma mansoni.* Amer. J. Trop. Med. **27**, 603—606 (1947).

ROSS, O. A., and E. BUEDING: Survival of *Schistosoma mansoni* in vitro. Proc. Soc. Exper. Biol. a. Med. **73**, 179—182 (1950).

SCHREIBER, F., and M. SCHUBERT: Experimental infection of the snail *Australorbis glabratus* with the trematode *Schistosoma mansoni* and the production of cercariae. J. of Parasitol. **35**, 91—100 (1949). — SCHWETZ, J. A.: A comparativ morphological study of *Schistosoma haematobium, S. bovis, S. intercalatum* FISHER 1934, *S. mansoni* and *S. rodhaini* BRUMPT 1931. Ann. Trop. Med. **45**, 92—98 (1951). — STANDEN, O. D.: The effects of temperature, light and salinity upon the hatching of the ova of *Schistosoma mansoni.* Trans. Roy. Soc. Trop. Med., Lond. **45**, 225—241 (1951). — STIREWALT, M.-A., R. E. KUNTZ and A. S. EVANS: The relative susceptibilities of the commonly-used laboratory mammals to infection by *Schistosoma mansoni.* Amer. J. Trop. Med. **31**, 57—82 (1951).

VOGEL, H.: Infektionsversuche an verschiedenen *Bilharzia*-Zwischenwirten mit einem einzelnen Miracidium von *Bilharzia mansoni* und *B. japonica.* Zbl. Bakter. I Orig. **148**, 29—35 (1942). — Über den Einfluß des Geschlechtspartners auf Wachstum und Entwicklung bei *Bilharzia mansoni* und bei Kreuzpaarungen zwischen verschiedenen *Bilharzia*-Arten. Zbl. Bakter. I Orig. **148**, 78—96 (1942). — Über die Nachkommenschaft aus Kreuzpaarungen zwischen *Bilharzia mansoni* und *B. japonica.* Zbl. Bakter. I Orig. **149**, 319 (1942). — Über Entwicklung, Lebensdauer und Tod der Eier von *Bilharzia japonica* im Wirtsgewebe. Dtsch. tropenmed. Z. **46**, 57—69, 81—91 (1942). — Hermaphrodites of *Schistosoma mansoni.* Ann. Trop. Med. **1947**, No 2, 266—277. — Über eine Dauerzucht von *Oncomelania hupensis* und Infektionsversuche mit *Bilharzia japonica.* Z. Parasitenkde **14**, 70—92 (1949). — Schistosomiasis. In: VOGEL u. MINNING, Wurmkrankheiten, Handbuch der inneren Medizin, Bd. 1/2. Heidelberg: Springer 1952. — VOGEL, H., u. TH. v. BRAND: Über das Verhalten des Fettes in den einzelnen Entwicklungsstadien von *Fasciola hepatica* und seine Beziehungen zum Exkretionssystem. Z. Parasitenkde **5**, 425—432 (1933). — VOGEL, H., u. W. MINNING: Über die Einwirkung von Brechweinstein, Fuadin und Emetin auf *Bilharzia japonica* und deren Eier im Kaninchenversuch. Acta trop. (Basel) **4**, 21—56, 97—116 (1947). — The action of Miracil in *Schistosomum japonicum* infections in laboratory animals. Ann. Trop. Med. **42**, 268—270 (1948). — Hüllenbildung bei *Bilharzia*-Cercarien im Serum *Bilharzia*-infizierter Tiere und Menschen. Zbl. Bakter. I Orig. **153**, 91—105 (1948/49). — Weitere Beobachtungen über die Cercarienhüllenreaktion, eine Seropräcipitation mit lebenden *Bilharzia*-Cercarien. Z. Tropenmed. u. Parasitol. **1**, 378—386 (1949/50).

WATSON, J. M., and M. ABDEL AZIM: Comparative efficiency of various methods of infecting mice with *Schistosoma mansoni.* Ann. Trop. Med. **43**, 41—46 (1948). — WRIGHT, W. H., J. BOZICEVICH, F. J. BRADY and P. M. BAUMAN: The diagnosis of Schistosomiasis japonica. Amer. J. Hyg. **45**, 150—163 (1947). — WU, KUANG: Cattle as reservoir hosts of *Schistosoma japonicum* in China. Amer. J. Hyg. **27**, 290—297 (1938).

Cercarien-Dermatitis.

EMMEL, LUDWIG: Beiträge zur Biologie und Morphologie der „*Cercaria ocellata*". Zbl. Bakter. I Orig. **152**, 258—291 (1947).

HUNTER (III), G. W., L. S. RITCHIE and H. TANABE: The epidemiology of Schistosome-dermatitis („Koganbyö") in Japan. Trans. Roy. Soc. Trop. Med., Lond. **45**, 103—113 (1951). — HUNTER, G. W., D. S. SHILLAM, O. T. TROTT and E. V. HOWELL: Schistosome-dermatitis in Seattle, Washington. J. of Parasitol. **35**, 250—254 (1949).

JELLISON, W. L., R. LOSEE, E. KUHNS and R. BRUNSON: *Schistosoma*-Dermatitis in Montana. Northwest Sci. **26**, 10—13 (1952).

MCMULLEN, D. B., and P. C. BEAVER: The life cycles of three dermatitis producing cercariae (*Trematoda: Schistosomatidae*). J. of Parasitol. Suppl. **28**, 12 (1942).

NEUHAUS, W.: Der Einfluß des Zwischenwirtes auf die Gestalt der Cercarien von *Trichobilharzia szidati* NEUHAUS 1951 und ihre systematische Kennzeichnung. Zool. Anz. **148**, 275—285 (1952). — Biologie und Entwicklung von *Trichobilharzia szidati* n. sp. (*Trematoda, Schistosomatidae*), einem Erreger der Dermatitis beim Menschen. Z. Parasitenkde **15**, 203—266 (1952).

OLIVER, LOUIS: The penetration of dermatitis-producing schistosome cercariae. Amer. J. Hyg. **49**, 134—139 (1949).

SZIDAT, L.: Was ist *Cercaria ocellata* LA VALETTE? Morphologische und entwicklungsgeschichtliche Untersuchungen über den Erreger der europäischen Cercarien-Dermatitis des Menschen. Dtsch. tropenmed. Z. **46**, 481, 509 (1942).

VOGEL, H.: Hautveränderungen durch *Cercaria ocellata*. Dermat. Wschr. **90**, 577—781 (1930). — Cercarien-Dermatitis in Deutschland. Klin. Wschr. **1930**, Nr 19, 883—886.

Cestoden.

AMERONGEN, A. J. VAN: Over het voorkomen van de *Taenia echinococcus* (*Echinococcus granulosus*) in de provincie Gelderland. Tijdschr. Diergeneesk. **72**, 237—242 (1952). — ARANA IÑIGUEZ, R., H. MALOSETTI, R. TALICE and J. SAN JULIAN: *Cisticercosis racemosa* de la fosa posterior consideraciones clinicas y quirurgicas. Arch. urug. Med. Cirug. y Especialidades **35**, 374—393 (1949).

BAER, J. G.: La sparganose oculaire. Acta trop. (Basel) **2**, 155—157 (1945). — BAILEY, W. S.: Host-tissues reactions to initial and superimposed infections with *Hymenolepis nana* var. *fraterna*. J. of Parasitol. '**37**, 440—444 (1951). — BONSDORFF, B. v.: „Castle's test" in pernicious tapeworm anemia. *Diphyllobothrium latum* and pernicious anemia. VII. Acta med. scand. (Stockh.) **128**, Suppl. 196, 456—477 (1947). — Does feeding of *Diphyllobothrium latum* influence the interaction between the intrinsic and the extrinsic factors of Castle? *Diphyllobothrium latum* and pernicious anemia. VIII. Acta med. scand. (Stockh.) **129**, 59—76 (1947). — In which part of the intestinal canal is the fish tapeworm found? A questionnaire. *Diphyllobothrium latum* and pernicious anaemia. IX. Acta med. scand. (Stockh.) **129**, 142—155 (1947). — The site of infestation with fish tapeworm determined by means of intestinal intubation. *Diphyllobothrium latum* and pernicious anaemia. X. Acta med. scand. (Stockh.) **129**, 213—233 (1947). — BRAND, TH. v.: Untersuchungen über den Stoffbestand einiger Cestoden und den Stoffwechsel von *Moniezia expansa*. Z. wiss. Biol. **18**, 562—596 (1933). — BUEDING, E.: Metabolism of parasitic helminths. Physiologic. Rev. **29**, 195—218 (1949).

CAMPBELL, H. E., J. B. A. WEBSTER and S. Y. LI: Human sparganosis in the Foochow area. Chin. Med. J. Suppl. 1, 423—433 (1936). — CHEN, H. T.: Reactions of *Ctenocephalides felis* to *Dipylidium caninum*. Z. Parasitenkde **6**, 603—638 (1934). — CLAPHAM, P. A.: An english case of *Coenurus cerebralis* in the human brain. J. of Helminth. **19**, 84 (1941).

DAVE, C. J.: Generalized cysticercosis cellulosae. Indian Med. Gaz. **85**, 92—94 (1950). — DEMBOWSKI, H., u. L. SZIDAT: Die staatliche Bekämpfung der Eingeweidewürmer bei den Anwohnern des Kurischen Haffs von Mai 1935 bis Ende 1936. Veröff. Volksgesdh.dienst **50**, H. 5 (1938). — DESCHIENS, R., u. J. BABLET: Sur deux cas d'enclavement appendiculaire d'anneaux de Cestodes. Acta trop. (Basel) **5**, 219—227 (1948). — DESCHIENS, R., et R. RENAUDET: La réaction de fixation du complément dans le téniasis à *Taenia saginata*. Bull. Soc. Path. exot. Paris **34**, 17—25 (1940). — DESOIL, P.: Considérations sur l'echinococcose alvéolaire du foie en France à'propos d'un cas nouveau observé dans le Par de-Calais. Ann. de Parasitol. **3**, 151 (1925). — DÉVÉ, F.: De l'existence de formes de transition entre l'echinococcose hydatique et l'echinococcose alvéolaire chez l'homme. C. r. Soc. Biol. Paris **130**, 223 (1933). — L'échinococcose secondaire. Paris: Masson & Cie. 1946. — DUBININA, M. N.: Die Destrobilation bei Bandwürmern und ihre Entstehungsursachen. Zool. Z. **29**, 147—151 (1950).

EVANS, R. R.: Cysticercosis in an athlete. Trans. Roy. Soc. Trop. Med., Lond. **32**, 549—550 (1939).

FAIN, A.: A case of sparganosis in man, two cases of sparganosis in the serval and one case of sparganosis in the jackal in the Belgian Congo. Ann. Soc. belge Méd. trop. **27**, 65—69 (1947). — FREEMAN, R. S.: The biology and life history of *Monoecocestus* BEDDARD 1914 (*Cestoda: Anoplocephalidae*) from the porcupine. J. of Parasitol. **38**, 111—129 (1952). — FREUND, L.: Helminthenwanderungen. III. Teil: Die Wanderungen der Cestoden von Wirt zu Wirt und im Wirtskörper. Z. Parasitenkde **6**, 592—603 (1934).

GAEHTGENS, W.: Beitrag zur Serodiagnose der Cysticercose. Münch. med. Wschr. **1941**, 1235. — Serodiagnostische Untersuchungen über Taenieninfektionen unter besonderer Berücksichtigung der Zystizerkenkrankheit. Arch. f. Hyg. **129**, 133—157 (1943). — GRAETZ, FR.: Sind die bei Punktionen oder Rupturen von Hydatidencysten auftretenden Schockzustände als Anaphylaxie zu deuten? (Eine experimentelle kritische Studie zur Biologie der *Echinococcus*-Infektion.) Z. Immun.forsch. **15**, 60—96 (1912). — GRIFFITHS, R. B.: A review of the incidence of *Cysticercus bovis* in cattle in Great Britain, together with a consideration of some aspects of *Taenia saginata* infection in man. Ann. Trop. Med. **44**, 357—360 (1950). — GRUBER, G. B.: Echinokokkus. In: Naturforschung und Medizin in Deutschland, 1939—1946, Bd. 68, Hygiene III. Wiesbaden: Dieterichsche Verlagsbuchhandlung W. Klemm 1948.

HARTMANN, KARL: Entfernung eines lebenden *Cysticercus cellulosae* (Blasenwurm) aus der vorderen Augenkammer. Klin. Mbl. Augenheilk. **112**, 333—338 (1947). — HEARIN, J. T.: Studies on the acquired immunity to the dwarf tapeworm, *Hymenolepis nana* var. *fraterna*, in the mouse host. Amer. J. Hyg. **33**, 71—87 (1941). — HERNANDEZ MORALES, F.: The treatment of *Taenia saginata* with Atabrine. Puerto Rico J. Publ. Health **25**, 78 (1949). — HÖLLDOBLER, K.: *Cysticercus multiformis* nov. spez., eine noch nicht beschriebene Finnenform einer *Cyclophyllidea*. Z. Parasitenkde **9**, 523—528 (1937). — HOLMANN, E., and P. PIERSON: Multiple echinococcus cysts of the lung, liver and abdomen. J. Amer. Med. Assoc. **124**, 955—958 (1944). — HUHTALA, A.: Über die Verbreitung des breiten und des schmalen Bandwurms in Finnland. Ann. med. int. fenn. **39**, Suppl. 6 (1950).

JOYEUX, CH., et J. G. BAER: Les cestodes rares de l'homme. Bull. Soc. Path. exot. Paris **22**, 114—136 (1929).

KLEINSORGE, HELMUTH: Zur Diagnostik des Lungenechinokokkus. Z. ärztl. Fortbildg **44**, 188 (1950). — KÜCHENMEISTER, G. F.: Über Cestoden im allgemeinen und des Menschen insbesondere. Zittau 1853. — Die in und an dem Körper des lebenden Menschen vorkommenden Parasiten. Leipzig 1855. — Die Parasiten des Menschen, en coll. avec. Zürn 1878—1881.

LAGRANGE, E.: Le cycle evolutif des cestodes (1852). Ann. de Parasitol. **32**, 557—570 (1952). — LANDELLS, J. W.: Intra-medullary cyst of the spinal cord due to the cestode *Multiceps multiceps* in the coenurus-stage. J. Clin. Path. **2**, 61 (1949). — LARSH jr., J. E.: Transmission from mother to offspring of immunity against the mouse cestode, *Hymenolepis nana* var. *fraterna*. Amer. J. Hyg. **36**, 187—194 (1942). — Studies on the artificial immunization of mice against infection with the dwarf tapeworm, *Hymenolepis nana* var. *fraterna*. Amer. J. Hyg. **39**, 129—132 (1944). — The relationship in mice of intestinal emptying time and natural resistance to *Hymenolepis*. J. of Parasitol. **33**, 79—84 (1947). — LEUCKART, R.: Die Blasenbandwürmer und ihre Entwicklung. Gießen 1856.

MENON, T. B.: Tissue reactions to *Cysticercus cellulosae* in man. Trans. Roy. Soc. Trop. Med., Lond. **33**, 537—544 (1940). — MILLER jr., HARRY M.: Specific immune serums as inhibitors of infections of a metazoan parasite (*Cysticercus fasciolaris*). Amer. J. Hyg. **19**, 270—278 (1934). — MINNING, W.: Cestoden-Infektionen. In: VOGEL u. MINNING, Wurmkrankheiten, Handbuch der inneren Medizin, Bd. 1/2. Heidelberg: Springer 1952. — MUELLER, J. F.: An additional species of *Diphyllobothrium* (subgenus *Spirometra*) from the United States. Livro Jubilar Prof. TRAVASSOS. Rio de J. **3**, 337—339 (1938). — The life history of *Diphyllobothrium mansonoides* MUELLER 1935 and some considerations with regard to sparganosis in the United States. Amer. J. Trop. Med. **18**, 41—66 (1938). — Studies on *Sparganum mansonoides* and *Sparganum proliferum*. Amer. J. Trop. Med. **18**, 303—328 (1938). — MUELLER, J. F., and F. COULSTON: Experimental human infection with the sparganum larva of *Spirometra mansonoides* (MUELLER 1935). Amer. J. Trop. Med. **21**, 399—425 (1941).

NAUMANN, P.: Beitrag zur Echinokokkenerkrankung des Menschen. Dtsch. Gesundheitswesen **7**, 1418—1421 (1952). — NEWTON, W. L., H. J. BENNETT and W. B. FIGGAT: Observations on the effects of various sewage treatment processes upon eggs of *Taenia saginata*. Amer. J. Hyg. **49**, 166—175 (1949).

OESTERLIN, M., u. TH. v. BRAND: Chemische Eigenschaften des Polysaccharids einiger Würmer und der Oxyfettsäuren von *Moniezia*. Z. vergl. Physiol. **20**, 251—254 (1934).

PENFOLD, W. J., and H. B. PENFOLD: *Cysticercosis bovis* and its prevention. J. of Helminthol. **15**, 37—40 (1937). — PENFOLD, W. J., H. B. PENFOLD and M. PHILLIPS: *Taenia saginata*: its growth and propagation. J. of Helminthol. **15**, 41—48 (1937).

RUDAT, K.-D.: Ein kasuistischer Beitrag über das Vorkommen mehrerer Fischbandwürmer beim Menschen. Z. Tropenmed. u. Parasitol. **2**, 410—412 (1950/51).

SCHUBERT, R.: Wie ist eine optimale Bandwurmkur durchzuführen? Dtsch. med. Wschr. **1949**, 410. — SMYTH, J. D.: The physiology of tapeworms. Biol. Rev. **1947**, No 3, 214—238. — Studies on tapeworm physiology. IV. Further observations on the development of *Ligula intestinalis* in vitro. J. of Exper. Biol. **26**, 1—14 (1949). — Studies on tapeworm physiology. V. Further observations on the maturation of *Schistocephalus solidus* (*Diphyllobothriidae*) under sterile conditions in vitro. J. of Parasitol. **36**, 371—382 (1950). — STAMMER, H.-J.: Eine neue eigenartige Cestodenlarve: *Cysticercus* (*Cercocystis*) *mirabilis* nov. spec. aus *Daphnia magna*. Z. Parasitenkde **6**, 76—91 (1934).

TALICE, R. V., e J. GURRI: Desarrollo de *Cysticercus racemosus* y su relación con el grado de malignidad de la cisticercosis correspondiente. An. Facul. Med. Montevideo **34**,

827—840 (1949). — Sobre la morfologia de *Cysticercus racemosus*. Existencia de un revestimiento ciliado en su pared. An. Facul. Med. Montevideo **34**, 841—844 (1949). — Relation entre le développement de *Cysticercus racemosus* et le degré de malignité de la cysticercose correspondante. Ann. de Parasitol. **25**, 121—140 (1950). — TALYSIN, TH.: *Dibothriocephalus minor* CHOL., der kleine Bandwurm Transbaikaliens. Z. Parasitenkde **2**, 535—551 (1930). — *Dibothriocephalus strictus* n. *sp.* Menschenparasit des Baikalgestades. Z. Parasitenkde **4**, 722—730 (1932). — TORNACK, J. H.: Über Cysticerceninfektion. Dtsch. med. Wschr. **1941**, 628—630. — TRAWINSKI, A.: Über die Anwendung der Präzipitationsreaktion zum Nachweis der Schweinezystizerkose. Zbl. Bakter. I Orig. **136**, 116—120 (1936). — TRAWINSKI, A., u. J. ROTHFELD: Über Anwendung der Präcipitinreaktion zum Nachweis der Gehirnzystizerkose beim Menschen. Zbl. Bakter. **134**, 472—474 (1935). — TURNER, E. L., E. W. DENNIS and D. A. BERBERIAN: The production of artificial immunity against hydatid disease in sheep. J. of Parasitol. **23**, 42—61 (1937).

VOGEL, H.: Studien zur Entwicklung von *Diphyllobothrium*. I. Die Wimperlarve von *Diphyllobothrium latum*. Z. Parasitenkde **2**, 213—222 (1930). — II. Die Entwicklung des Procercoids von *Diphyllobothrium latum*. Z. Parasitenkde **2**, 629—644 (1930).

WAGNER, O.: Muskelfinnen bei einem Wildkaninchen und die Rolle des Hundes als Überträger von Blasenwurmerkrankungen. Vet.-med. Nachr. **1937**, H. 4. — Die Gehirnblasenwurmerkrankung (Coenurosis) der Wiederkäuer. Vet.-med. Nachr. **1939**, H. 1, 1—24. — WARDLE, R. A.: The distribution of tapeworms in the Pacific area and the conclusions to be drawn therefrom. Ann. Trop. Med. **45**, 122—126 (1951). — WEINSTEIN, P. P., and J. G. APPELGET: Some observations on *Diphyllobothrium latum* from Shagwa Lake, Minnesota. Amer. J. Trop. Med. a. Hyg. **1**, 302—306 (1952). — WENDT, H., u. F. OEHR: Über das Krankheitsbild des *Echinococcus alveolaris* der Leber. Dtsch. med. Wschr. **1941**, 401. — WITENBERG, G.: On the cestode subfamily *Dipylidiinae* STILES. Z. Parasitenkde **4**, 542—584 (1932).

ZELLER, H.: Rieselgras und Häufigkeit der gesundheitsschädlichen Finnen beim Rind. Z. Fleisch- u. Milchhyg. **39** (1928). — ZIMMERMANN, H. R.: Life-history studies on cestodes of the genus *Dipylidium* from the dog. Z. Parasitenkde **9**, 717—729 (1937). — ZUNKER, M.: *Cestodes*, Bandwürmer. In: Biologie der Tiere Deutschlands, herausgeg. v. P. SCHULZE. Berlin: Gebrüder Borntraeger 1938.

Nematoden.

Allgemein.

FIBIGER, J.: Untersuchungen über das *Spiroptera*-Karzinom der Ratte und der Maus. Z. Krebsforsch. **17**, 1 (1919). — Sur la transmission aux rats de la *Spiroptera neoplastica* (*Gongylonema neoplasticum*). C. r. Soc. Biol. Paris **83**, 321, 1160 (1920). — FÜLLEBORN, F.: Biologische Erwägungen über die „Wanderung" der Larven parasitischer Nematoden im Körper des Wirtes. Arch. Schiffs- u. Tropenhyg. **27**, 444—452 (1923).

HEPDING, L.: Anthelminthische und toxikologische Untersuchungen an dem Anthel-. minthicum „Evultin". Berl. u. Münch. tierärztl. Wschr. **1953**, 1—10.

KREIS, H. A.: Die Diagnose des Nematodenbefalls beim lebenden Tier, mit besonderer Berücksichtigung der Befunde beim Okapi „Bambe". Acta trop. (Basel) **7**, 151—163 (1950). — LIEBMANN, H.: Über die Verwendung proteolytischer Fermente zur Bekämpfung der Nematoden der Haustiere. Berl. u. Münch. tierärztl. Wschr. **1953**, 17.

MINNING, W.: Strongyloidesinfektion; Filariosen; Dracunculose; Gnathostomiasis. In: VOGEL u. MINNING, Wurmkrankheiten, Handbuch der inneren Medizin, Bd. 1/2. Berlin: Springer 1952. — MÜLLER, GERTRUD: Wurmeierbefunde im Wasser von Hallenschwimmbädern. Städtehygiene **1950**, 15—17.

RAUTHER, M.: Nemathelminthes. In: Handbuch der Zoologie von W. KÜKENTHAL u. T. KRUMBACH, Bd. 2, 1. Hälfte (4), S. 1—7 u. 249—482. Berlin: W. de Gruyter & Co. 1928—1933.

VOGEL, H.: Ascariasis; Oxyuriasis; Trichuriasis; Ankylostomiasis; Trichinose. In: VOGEL u. MINNING, Handbuch der inneren Medizin, Bd. 1/2. Heidelberg: Springer 1952.

WÜLKER, G.: *Nematodes*, Fadenwürmer. In: Biologie der Tiere Deutschlands, herausgeg. v. P. SCHULZE, Liefg. 11, Teil 8. Berlin: Gebrüder Borntraeger 1938.

Trichuris.

BASNUEVO, J., O. CHAVÉZ, F. SOTOLONGO, E. BLANCO-RABASSA u. R. ACHKAR: Eine neue Art von Behandlung der Trichocephaliasis. Z. Tropenmed. u. Parasitol. **3**, 371—374 (1951/52). — BURROWS, R. B.: On the estimation of *Trichuris* worm burdens in patients. J. of Parasitol. **36**, 227—231 (1950). — BURROWS, R. B., W. G. MOREHOUSE and J. E. FREED: Treatment of trichuriasis with enseals of emetine hydrochloride. Amer. J. Trop. Med. **1947**, No 3, 327—338.

Dinnik, J. A., i N. N. Dinnik: Influence de la température de l'absence d'oxygène et du desséchement sur les oeufs de *Trichocephalus trichiurus* L. Med. Parasitol. i Parasitic Dis. (Moskau) **6**, 608—617 (1937). — Struktur und Ursprung der Eischale bei Nematoden der Unterordnung *Trichocephalata*. Z. Parasitenkde **14**, 364—376 (1949).

Jung, R., and P. Beaver: Clinical observations on *Trichocephalus trichiurus* (whipworm) infestation in children. Pediatrics **8**, 548—557 (1951). — Jung, R. C., and D. B. Jelliffe: The clinical picture and treatment of whipworm infection. West African Med. J. **1**, 11—15 (1952).

Lie Kian, Joe: *Trichostrongylus* infection in man and domestic animals in Java. J. of Parasitol. **33**, 359—362 (1947).

Nolf, L. O.: Experimental studies on certain factors influencing the development and viability of the ova of the human trichuris as compared with those of the human ascaris. Amer. J. Hyg. **16**, 288—322 (1932).

Ross, D. F.: Chronic diarrhoea. Due to *Trichocephalus*. Lancet **1942**, 97—98.

Whittier, L., N. H. Einhorn and J. F. Miller: Trichuriasis in children. A clinical survey of fifty cases and reports of three cases with heavy infection and striking clinical symptoms. Amer. J. Dis. Childr. **70**, 289—292 (1945).

Trichinella.

Augustine, D. L.: Studies on the subject of prenatal trichinosis. Amer. J. Hyg. **19**, 115—122 (1934). — Augustine, D. L., and H. Theiler: Precipitine and skin tests as aids in diagnosing trichinosis. Parasitology **24**, 60—86 (1932).

Beck, W. J.: Xenodiagnostic technic as an aid in diagnosis of trichinosis. Amer. J. Trop. Med. a. Hyg. **2**, 97—101 (1953). — Brooks T. J., J. W. Ward and T. M. Holder: Studies on the incidence of trichiniasis in Mississippi. Amer. J. Trop. Med. **28**, 863 (1948). — Bugge, G.: Zum Vorkommen von weiblichen Muskeltrichinen. Rdsch. Fleischbeschau usw. **41**, 185—187 (1940). — Über den Aufenthaltsort der Trichinen im Darm. Rdsch. Fleischbeschau usw. **42**, 81—83 (1941). — Über Muskel- und Herztrichinen. Tierärztl. Rdsch. **1941**, 175—179.

Doerr, R., u. E. Menzi: Studien über den Mechanismus der Trichinelleninfektion. VIII. Mitt. Vergleichende Untersuchungen über die Empfänglichkeit der Ratte und des Meerschweinchens für die Infektion per os. Zbl. Bakter. I Orig. **128**, 177 (1933).

Flury, F.: Beiträge zur Chemie und Toxikologie der Trichinen. Arch. exper. Path. u. Pharmakol. **73**, 164—213 (1913). — Flury, F., u. H. Groll: Stoffwechseluntersuchungen an trichinösen Tieren. Arch. exper. Path. u. Pharmakol. **73**, 214—232 (1913).

Gaaze, A.: Der immunbiologische Nachweis der Trichinose bei Mensch und Tier. Z. Hyg. **129**, 570—576 (1949). — Gould, S. E., and L. J. Kaasa: Low temperature treatment of pork. Effect of certain low temperatures on viability of trichina larvae. Amer. J. Hyg. **49**, 17—24 (1949). — Gruber, G.: Trichinellen, Trichinose und ihre Abwehr. Erg. Hyg. **8**, 165—265 (1926). — Gruber, G.: Trichinose. In: Naturforschung und Medizin in Deutschland 1939—1946, Bd. 68, Hygiene III. Wiesbaden: Dieterichsche Verlagsbuchhandlung W. Klemm 1948. — Gursch, O. F.: Intestinal phase of *Trichinella spiralis* (Owen 1835) Raillet 1895. J. of Parasitol. **35**, 19—26 (1949).

Heller, M.: Entwickelt sich die *Trichinella spiralis* in der Darmlichtung ihres Wirtes? Z. Parasitenkde **5**, 370—393 (1933). — Hemmert-Halswick, A, u. G. Bugge: Trichinen und Trichinose. Erg. Path. **28**, 313—392 (1934).

Junak: Wie viele Trichinen vermögen ein Schwein trichinös zu machen? Z. Fleisch-u. Milchhyg. **24**, 73 (1913).

Kallert, E.: Die Konservierung von Fleisch durch Einfrieren. Erg. Hyg. **22**, 308—346 (1939). — Kathe, J., u. Fr. Peters: Über die Trichinose und ihren Nachweis, unter besonderer Berücksichtigung der immunbiologischen Verfahren. Z. Immun.forsch. **103**, 1 (1943). — Kreis, H. A.: Die Entwicklung der Trichinellen zum reifen Geschlechtstier im Darme des Wirtes. Zbl. Bakter. I Orig. **138**, 290—302 (1937).

Larsch, J. E., and J. R. Hendricks: The probable explanation for the difference in the localisation of adult *Trichinella spiralis* in young and old mice. J. of Parasitol. **35**, 101—106 (1949). — Lehmensick, Rudolf: Über die Trichinose in der freien Wildbahn. (Weiterer Beitrag zur Epidemiologie der Trichinose.) Zbl. Bakter. I Orig. **149**, 338 (1942). — Lehmensick, R., u. P. Senadisaya: Beiträge zur Epidemiologie der Trichinose. Z. Parasitenkde **12**, 340—361 (1942). — Linneweh, F.: Zur Allergie bei Trichinose. Dtsch. med. Wschr. **1943**, 359—363. — Linneweh, Wilh.: Erfahrungen bei Trichinose. Zbl. inn. Med. **64**, 433 (1943).

MacCoy, O. R.: Rapid loss of *Trichinella* larvae fed to immune rats and its bearing on the mechanism of immunity. Amer. J. Hyg. **32**, 105—116 (1940). — Matoff, K.: Zur Frage der Muskeltrichinellose beim Geflügel. Z. Inf.krkh. Haustiere **55**, 217—243 (1939). —

Altersimmunität und parenteral erzeugte Muskeltrichinellose beim Hund. Zbl. Bakter.
I Orig. **150**, 328 (1943). — Über die Möglichkeit der Entwicklung von *Trichinella spiralis*
bei Kaltblütern. Z. Parasitenkde **13**, 156—176 (1944). — McCoy, O. R.: The incubation
period of trichinosis. Amer. J. Trop. Med. **22**, 313—317 (1942). — Minning, W., u. P.
Ding: Hetrazan-Wirkung bei Mäusetrichinose. Z. Tropenmed. u. Parasitol. **3**, 103—108
(1951/52).

Nagel, A.: Über spezifische und unspezifische serologische Befunde bei der Trichinose
des Menschen. Z. Immun.forsch. **102**, 424 (1943). — Neghme, A.: Present status of trichinose
in Santiago, Chile. Z. of Parasitol. **35**, 136—137 (1949).

Oliver-Gonzalez, J.: The in vitro action of immune serum on the larvae and adults
of *Trichinella spiralis*. J. Inf. Dis. **67**, 292—300 (1940). — The dual antibody basis of acquired
immunity in trichinosis. J. Inf. Dis. **69**, 254—270 (1941). — Oliver-Gonzalez, J., and R.
J. Hewitt: Treatment of experimental intestinal trichinosis with 1-diethylcarbamyl-4-
methylpiperazine hydrochloride (Hetrazan). Proc. Soc. Exper. Biol. a, Med. **66**, 254—255
(1947). — Oppenheim, J. M., C. B. Whims and A. W. Frisch: Clinical and laboratory
observations on 256 cases of trichinosis. Bull. U. S. Army Med. Dep. **6**, 581—593 (1946).

Riedel, B. B.: Age resistance of mice to the nematode *Trichinella spiralis*. Trans.
Amer. Micr. Soc. **67**, 268—271 (1948). — Further studies of the effect of age of mice upon adult
Trichinella spiralis. J. of Parasitol. **36**, 27—28 (1950). — Riedel, B. B., and M. N. Lunde:
The comparative effect of some sulfonamide on experimental trichinosis in white mice. J. of
Parasitol. **35**, 261—266 (1949). — Roth, H.: Über das Vorkommen pränataler Trichinen-
übertragung bei künstlich infizierten Meerschweinchen. Zbl. Bakter. I Orig. **136**, 278
(1936). — Trichinosis in arctic animals. Nature (Lond.) **163**, 805—806 (1949).

Sawitz, W.: Prevalence of trichinosis in the USA. Publ. Health Rep. **53**, 365—383
(1938). — Schmidt, H. W.: Die Abriegelung der Trichinose-Infektion nach neuen Gesichtspunkten. Med. Klin. **1941**, 1180. — Schmidt-Lange, W.: Trichinen und Krebs. Z. Krebsforsch. **43**, 264 (1936). — Schwonzen, Th.: Über Serumeiweißveränderungen bei Trichinose
(unter Berücksichtigung der Elektrophorese). Klin. Wschr. **1951**, Nr 35/36, 612—615. —
Spaeth, Harald: Die Diagnose der Trichinose mittels Hauttest und Komplementbindungsreaktion. Dtsch. med. Wschr. **1942**, Nr 38, 912. — Staecker, Helmut: Über die Trichinose
des Herzmuskels. Inaug.-Diss. Med. Fak. Berlin 1936. — Stäubli, Carl: Trichinosis. Wiesbaden: Bergmann 1909.

Trawinski, H., u. J. Maternowska: Über Präcipitationsreaktion bei Trichinose. Zbl.
Bakter. I Orig. **131**, 10 (1934).

Veelken: Ist eine Vereinfachung und Verbilligung der Trichinenschau ohne sanitäre
Nachteile möglich? Inaug.-Diss. Berlin 1913.

Wagner, O.: Fortschritte der Trichinenforschung in epidemiologischer und diagnostischer
Hinsicht. Z. physiol. Chem. **274**, 116—128 (1942). Mit Literatur 1937—1942. — Trichinose
bei Tier und Mensch. Zbl. Bakter. I Orig. **154**, 155* (1949).

Ancylostoma und Necator.

Beaver, P. C.: Persistence of hookworm larvae in soil. Amer. J. Trop. Med. a. Hyg.
2, 102—108 (1953). — Bonne, C.: Invasion of the wall of the human intestine by ancylo-
stomes. Amer. J. Trop. Med. **22**, 507—509 (1942).

Cort, W. W.: Variations in hookworm disease. J. of Parasitol. **19**, 142 (1933).

Erhardt, A.: Testierungsmethode *Ancylostoma*-wirksamer Präparate und chemotherapeutische Untersuchungen an der Ancylostomiasis der Katze. Arch. Schiffs- u. Tropenhyg.
42, H. 3 (1938).

Foster, A. O.: Prenatal infection with the dog hookworm *Ancylosomum caninum*. J.
of Parasitol. **19**, 112—118 (1952). — Foster, A. O., and W. W. Cort: The relation of diet
to the susceptibility of dogs to *Ancylostoma caninum*. Amer. J. Hyg. **16**, 241—265 (1932). —
Foster, A. O., and S. X. Cross: The direct development of hookworm after oral infection.
Amer. J. Trop. Med. **14**, 565—573 (1934).

Heine, W.: Epidemiologie und Bekämpfung der Ancylostomiasis in der Welt. Erg.
Hyg. **21**, 157—268 (1938). — Hitch, J. M.: Systemic treatment of creeping eruption. Arch.
of Dermat. **55**, 664—673 (1947). — Horton, S. H.: Treatment of creeping eruption with
Hetrazan. Report of 13 cases. U. S. Armed Forc. Med. J. **1**, 668—671 (1950).

Kamalow, N. G.: On infection of human beings by *Ancylostomidae* through grass. Med.
Parasit. i Parasitic. Des. (Moskau) **15**, 68—72 (1946). — Kerr, K. B.: Studies on the passive
transference of acquired resistance to the dog-hookworm and pig-ascaris. Amer. J. Hyg.
27, 60—66 (1938). — Studies on acquired immunity to the dog-hookworm *Ancylostoma
caninum*. Amer. J. Hyg. **27**, 381—406 (1938).

Lawrence, J. J.: The cultivation of the free-living stages of the hookworm, *Ancylostoma
braziliense* de Faria, under aseptic conditions. Austral. J. Exper. Biol. a. Med. Sci. **26**,
1—8 (1948).

MAPLESTONE, P. A.: Creeping eruption produced by hookworm larvae. Indian Med. Gaz. **68**, 251—256 (1933). — MOLINA, R. D., u. H. A. SANTOS: Tetrachlorethylene treatment of ankylostomiasis. J. Philippine Med. Assoc. **22**, 385—387 (1946).

OTTO, G. F.: Further observations on the immunity induced in dogs by repeated infections with the hookworm, *Ancylostoma caninum*. Amer. J. Hyg. **33**, 39—57 (1941).

SHELDON, A. J., and M. E. GROOVER: An experimental approach to the problem of aquired immunity in human hookworm (*Necator americanus*) infections. Amer. J. Hyg. **36**, 183—186 (1942).

WELLS, H. S.: Observations on the blood sucking activities of the hookworm *Ancylostoma caninum*. J. of Parasitol. **17**, 167—182 (1931).

YUTUC, L. M.: Prenatal infection of dogs with ascarids. *Toxocara canis* and hookworms, *Ancylostoma caninum*. J. of Parasitol. **35**, 358—360 (1949).

Metastrongylus, Nippostrongylus und verwandte Arten.

CHANDLER, A. C.: Experiments on resistance of rats to superinfection with the nematode, *Nippostrongylus muris*. Amer. J. Hyg. **16**, 750—782 (1932).

DINNIK, J. A.: Eigentümlichkeiten und Entstehung der verschiedenen Entwicklungsweisen bei den Larven der *Strongylata* (*Nematoda*). Z. Tropenmed. u. Parasitol. **1**, 386—416 (1949). — DONALDSON, A. W., and G. F. OTTO: Effects of protein-deficient diets on immunity to a nematode (*Nippostrongylus muris*) infection. Amer. J. Hyg. **44**, 384—400 (1946).

ENIGK, K.: Zur Entwicklung von *Strongylus vulgaris* (*Nematodes*) im Wirtstier. Z. Tropenmed. u. Parasitol. **2**, 287—306 (1950). — Zur Therapie des *Strongylus vulgaris*-Befalles beim Pferde während der Präpatentperiode. Mh. prakt. Tierheilk. **3**, 75—83 (1951). — Behandlung des Lungenwurmbefalls der Wiederkäuer durch Aerosole. Mh. Tierheilk. **5**, 14—22 (1953).

KOTLÁN, A.: Zur Frage der Wirtsspezifität der Lungenwürmer. Zbl. Bakter. I Orig. **144**, 411—416 (1939).

MÜLLER, B.: Die Differenzierung der Strongylidenlarven in der Darmwand des Pferdes. Verh. der Dtsch. Zoologen in Marburg, S. 309—312, 1950.

SCHUCKMANN, W. v.: Über Nematoden aus Grassamen und ihre Bedeutung für die Entwicklung der Lungenwürmer. Zbl. Bakter. I Ref. **81**, 479—480 (1926). — SCHUCKMANN, W. v., u. M. ZUNKER: Zur Entwicklung der Schweine-Lungenwürmer. Z. Inf.krkh. Haustiere **38**, 233 (1930). — SOLIMAN, K. N.: Observations on the orientation of certain lungworms in the respiratory tracts and on their feeding habits. Brit. Vet. J. **107**, 274—278 (1951).

TALIAFERRO, W. H., and M. P. SARLES: The cellular reactions in the skin, lungs and intestine of normal and immune rats after infection with *Nippostrongylus muris*. J. Inf. Dis. **64**, 157—192 (1939). — The histopathology of the skin, lungs and intestine of rats during passive immunity to *Nippostrongylus muris*. J. Inf. Dis. **71**, 69—82 (1942).

WETZEL, R.: Die Entwicklungsdauer (Präpatentperiode) von *Strongylus edentatus* im Pferd. Dtsch. tierärztl. Wschr. **1952**, 129—130.

Strongyloides.

CAPLAN, JOS.: Creeping eruption in association with intestinal strongyloidiasis. Brit. Med. J. **1950**, 288. — CORDI, J. M., and G. F. OTTO: The effect of various temperatures on the eggs and larvae of *Strongyloides*. Amer. J. Hyg. **19**, 103—114 (1934).

ENGEL, RUDOLF v.: Geheilte *Strongyloides stercoralis*-Infektion. Dtsch. med. Wschr. **1944**, 188. — ENIGK, K.: Zur Epidemiologie des Strongyloidesbefalles der Haus- und Nutztiere. Z. Tropenmed. u. Parasitol. **2**, 124—142 (1950/51). — Zur Biologie von *Strongyloides*. Z. Tropenmed. u. Parasitol. **3**, 359—368 (1952). — Pathogenität und Therapie des Strongyloidesbefalles der Haustiere. Mh. prakt. Tierheilk. **4**, 99—112 (1952).

FÜLLEBORN, F.: Über die Taxen und das sonstige Verhalten der infektionsfähigen Larven von *Strongyloides* und *Ancylostoma*. Zbl. Bakter. **126**, 161—180 (1932).

GALLIARD, H.: Les types de developpement exogène de *Strongyloides stercoralis*. Leur transformation par passages experimentaux. C. r. Soc. Biol. Paris **141**, 102—105 (1947). — Recherches sur l'infestation expérimentale à *Strongyloides stercoralis* au Tonkin. Ann. de Parasitol. **25**, 441—473 (1950); **26**, 67—84 (1951). — GRAHAM, G. L.: Studies on *Strongyloides*. II. Homogenic and heterogenic progeny of the single, homogenically derived *S. ratti* parasite. Amer. J. Hyg. **27**, 221—234 (1938).

HARTZ, P. H. Human strongyloidiasis with internal autoinfection. Arch. of Path. **41**, 601—611 (1946).

KREIS, H. A.: Studies on the genus *Strongyloides* (*Nematodes*). Amer. J. Hyg. **16**, 450 bis 491 (1932).

LAPTEV, A. A.: Strongyloidiasis of the lungs. Klin. Med. (Moskau) **23**, 75—76 (1945). — LINSTOW, v.: *Strongyloides fülleborni* n. sp. Zbl. Bakter. I Orig. **38**, 532—533 (1905).

NAPIER, L. E.: *Strongyloides stercoralis* infection. Teil I u. II. J. Trop. Med. **52**, 25—30, 46—48 (1948/49).

SANDGROUND, J. H.: Some studies on susceptibility, resistance and acquired immunity to infection with *Strongyloides stercoralis* (Nematoda) in dogs and cats. J. of Parasitol. **8**, 507—538 (1928). — SCHUURMANS STEKHOVEN jr., J. H.: Researches on nema (tode)s and their larvae. III. *Strongyloides stercoralis* BAVAY. Z. Parasitenkde **1**, 231—261 (1929). — Neue Beobachtungen an *Strongyloides stercoralis* BAVAY. Z. Parasitenkde **12**, 404—418 (1942). — SCHUURMANS STEKHOVEN jr., J. H., u. F. PICK: Zur Biologie des *Strongyloides stercoralis* BAVAY und *Strongyloides simiae* LÜ und HOEPPLI. Typische und atypische Bewegungen, insbesondere der filariformen Larven. Z. Parasitenkde **12**, 36—53 (1942). — SHELDON, A. J.: Studies on active acquired resistance natural and artificial in the rat to infection with *Strongyloides ratti*. Amer. J. Hyg. **25**, 53 (1937).

WALLACE, F. G., ROBERT D. MONEY and ARTHUR SANDERS: *Strongyloides fülleborni* infection in man. Amer. J. Trop. Med. **28**, 299—302 (1948).

Ascaris.

AUGUSTINE, D. L.: Development in prenatel infestation of *Belascaris*. J. of Parasitol. **13**, 256—259 (1927).

BANSI, W.: Seltene entzündliche Erkrankungen der Lungen. Hippokrates **18**, 133—137 (1947). — BAUMHÖGGER, WALTER: Die Spulwurmerkrankungen in Darmstadt und Hessen vom Abwasseringenieur gesehen. Z. Hyg. **129**, 488—506 (1949). — BECKER, G.: Ein Beitrag zur Biologie von *Ascaris lumbricoides* an Hand von Infektionsversuchen an Kleintieren. Diss. aus dem Hygiene-Institut der Universität Marburg a. d. L. 1951. — BRAND, Th. V.: Der Stoffwechsel von *Ascaris lumbricoides* bei Oxybiose und Anoxybiose. Z. wiss. Biol. **21**, 221—235 (1935).

CAVIER, R., et J. SAVEL: Etude des conditions de vie de l'Ascaris du porc, *Ascaris lumbricoides* LINNÉ 1758, hors de l'organisme de l'hôte. C. r. Acad. Sci. Paris **234**, 1216—1218 (1952). — CORT, W. W., G. F. OTTO and L. A. SPINDLER: Investigations on *Ascaris lumbricoides* and the associated intestinal helminths of man in southwestern Virginia. Amer. J. Hyg. **11**, 1—55 (1930).

DORMANNS, E.: Über gehäuftes Auftreten schwerer Komplikationen und Todesfälle durch Ascariden. Med. Klin. **1947**, 145.

ENIGK, K.: Die Bodendesinfektion mit Methylbromid. Dtsch. tierärztl. Wschr. **1953**, Nr 11/12, 131—132. — ERHARDT, A.: Ein Fall von Darmperforation durch Spulwürmer (*Toxocara cati*) bei der Katze. Z. Parasitenkde **14**, 1—2 (1948). — ERHARDT, A., u. R. WIGAND: Die Askaridiasis. Merkbl. med. Parasitol. Stuttgart: Hippokrates-Verlag 1948, H. 2.

FISCHER, L.: Zur röntgenologischen Darstellung des Askaris. Dtsch. med. Wschr. **1947**, 262—263. — FLURY, F.: Zur Chemie und Toxikologie der Ascariden. Arch. exper. Path. u. Pharmakol. **67**, 275 (1912). — FRANK, A., u. K. PAUL: Über gehäuftes Auftreten flüchtiger eosinophiler Lungeninfiltrate mit *Ascaris*-Genese in einer Lungenheilstätte. Z. Tropenmed. u. Parasitol. **4**, 64—77 (1952). — FÜLLEBORN, F.: Über Ascaridenlarven im Gehirn. Arch. Schiffs- u. Tropenhyg. **25**, 62 (1921). — *Ascaris*-Infektion durch Verzehren eingekapselter Larven und über gelungene intrauterine *Ascaris*-Infektion. Arch. Schiffs- u. Tropenhyg. **25**, 367—375 (1921). — FÜLLEBORN, F., u. W. KIKUTH: Über die Allergie des Menschen gegenüber *Ascaris*. Klin. Wschr. **1929**, 1988—1995.

GREMBERGEN, G. VAN, R. VAN DAMME u. R. VERCRUYSSE: Le métabolisme respiratoire du nématode *Ascaris lumbricoides*. Enzymologia (Den Haag) **13**, 325—342 (1949).

HALL, G. A. M.: Tropical eosinophilia or pulmonary Ascariasis. Brit. J. Tbc. **40**, 124—129 (1946). — HARNISCH, O.: Untersuchungen zur Kennzeichnung des Sauerstoffverbrauchs von *Triaenophorus nodulosus* (Cest.) und *Ascaris lumbricoides* (Nematod.). Z. wiss. Biol. **19**, 310—348 (1933). — HARTWICH, G.: Vergleichende mikroskopisch-anatomische Untersuchungen über den Kopfbau einiger Ascariden. Wiss. Z. Martin-Luther Univ. Halle-Wittenberg **1**, 71—83 (1951/52). — HEMMERT-HALSWICK, A., u. O. GEBAUER: Die hygienischen und landwirtschaftlichen Forderungen bei der Abwasserverwertung. Gesdh.ing. **63**, 190 (1940). — HENI, F., F. THEDERING u. H. K. RIETHMÜLLER: Die flüchtigen eosinophilen Lungeninfiltrate. Dtsch. med. Wschr. **1947**, 421—426.

IMHOFF, K., u. E. MÜLLER: Die heiße Vergärung von stichfestem Schlamm. Gesdh.ing. **61**, 160 (1938).

JETTMAR, H. M.: Über die bakteriostatische Wirkung der Askariden-Cuticula. Arch. Hyg. u. Bakter. **136**, 568—573 (1952). — JETTMAR, H. M., u. H. EXNER: Thermoresistenzversuche an *Ascaris*- und *Trichuris*-Eiern. Arch. f. Hyg. **134**, 173—186 (1951). — Beiträge zum Studium der Chemoresistenz von *Ascaris*-Eiern. Arch. f. Hyg. **136**, 85—96 (1952).

KERR, K. B.: The cellular response in acquired resistance in guinea-pigs to an infection with pig Ascaris. Amer. J. Hyg. 27, 28—50 (1938). — KOINO, S.: Experimental infections on human body with Ascarides. Jap. Med. World 2, 317 (1922).

LARSH, J. E.: Relationship in mice of intestinal emptying time and natural resistance to pig Ascaris infection. Science (Lancaster, Pa.) 111, 62—63 (1950). — LENTZE, F.: Ascaridiose und Oxyuriasis, ein aktuelles Gesundheitsproblem. Z. Sozialhyg. 1, 9—12 (1949). — LIEBMANN, H.: Die Möglichkeit der Verbreitung von Zooparasiten des Menschen und der Haustiere durch die landwirtschaftliche Abwasserverwertung. Münchener Beiträge zur Abwasser-, Fischerei- u. Flußbiologie, H. 1, S. 21—64. 1953.

MENDHEIM, H., G. SCHEID u. J. SCHMIDT: Die selteneren Spulwurminfektionen beim Menschen. Z. Tropenmed. u. Parasitol. 3, 368—371 (1951/52). — MÜLLER, R. W.: Zur Pathogenese der flüchtigen eosinophilen Lungeninfiltrate. Dtsch. med. Wschr. 1938 II, 1286—1287. — Über Allergie und Immunität bei der Ascaris-Infektion des Menschen. Z. Hyg. 130, 28—35 (1949).

OESTERLIN, M.: Die von oxybiotisch gehaltenen Ascariden ausgeschiedenen Fettsäuren. Z. vergl. Physiol. 25, 88 (1938). — OGATA, S.: The destruction of Ascaris eggs. Ann. Trop. Med. 19, 301 (1925). — OLIVER-GONZALEZ, J.: Antigenic analysis of the isolated tissue and body fluids of the roundworm, Ascaris lumbricoides var. suum. J. Inf. Dis. 72, 202—212 (1943). — The inhibition of human isoagglutions by a polysaccharide from Ascaris suum. J. Inf. Dis. 74, 81—84 (1944). — OLIVER-GONZALEZ, J., and M. V. TORREGROSA: A substance in animal parasites related to the human isoagglutinogens. J. Inf. Dis. 74, 173—177 (1944).

PICK, F.: Le mécanisme de l'éclosion des œufs d'Ascaris megalocephala „in vitro". Acta trop. (Basel) 4, 346—348 (1947).

ROST: Über Askariden-Ileus, klinischer und experimenteller Beitrag. Dtsch. Z. Chir. 151, 251 (1919).

SADUN, ELVIO: The antibody basis of immunity in chickens to the nematode, Ascaridia galli. Amer. J. Hyg. 49, 101—116 (1949). — The effect of single infections of variable size on the resistance of chickens to the nematode, Ascaridia galli. Amer. J. Hyg. 49, 117—126 (1949). — SCHLIEPER, C.: Ascariasis in Europa 1930—1950. In: Welt-Seuchen-Atlas, herausgeg. von E. RODENWALDT. Hamburg: Falk-Verlag 1952. — Untersuchungen über die Bodenverseuchung in einem Gebiet großer Spulwurmhäufigkeit. Z. hyg. Zool. 1949, 285—297. — SCHLIEPER, C., u. W. KALIES: Quantitative Untersuchungen über die Spulwurmverseuchung der Bevölkerung im Landkreis Darmstadt. Zbl. Bakter. I Orig. 154, 78 (1949). — SCHMIDT, H.: Zur Immunbiologie der Ascariden. Zbl. Bakter. I Orig. 154, 139* (1949). — SCHNEIDRZIK, W. E. J.: Akute Bauchsymptome durch einzelne Askariden. Chirurg 20, 623—625 (1949). — SCHUBERT, R.: Die Vielgestaltigkeit des Askaridiasissymptombildes unter besonderer Berücksichtigung der Ascaridiasis der Gallenwege, Leber und der Pankreas und deren Therapie. Dtsch. med. Wschr. 1947, 410—417. — Spulwurmverseuchung, ihre Bedeutung und Eindämmung. Forschgn u. Fortschr. 25, 41—45 (1949). — SMIRNOW, G. G., u. M. TH. GLASUNOW: Über die Blutveränderungen beim Meerschweinchen nach einmaliger und wiederholter Ascarideninfektion. Z. Parasitenkde 1, 174—197 (1929). — SPRENT, J. F. A.: On the toxic and allergic manifestations caused by the tissues and fluids of Ascaris. J. Inf. Dis. 88, 168—177 (1951). — SPRENT, J. F. A., and H. H. CHEN: Immunological studies in mice infected with the larvae of Ascaris lumbricoides. I. Criteria of immunity and immunizing effect of isolated worm tissues. J. Inf. Dis. 84, 111—124 (1949). — STEWART, F. H.: Recent experiments on the life-history of Ascaris lumbricoides. Brit. Med. J. 1919, 102.

TODD, A. C., and K. P. HOLLINGSWORTH: Host sex as a factor in development of Ascaridia galli. Exper. Parasitol. 1, 303—304 (1952).

VOGEL, H., u. W. MINNING: Beiträge zur Klinik der Lungen-Ascariasis und zur Frage der flüchtigen eosinophilen Lungeninfiltrate. Beitr. Klin. Tbk. 98, 620 (1942).

ZYLKA, N.: Ein Beitrag zur Askaridiasis als chirurgischer Erkrankung. Dtsch. med. Wschr. 1947, 417.

Oxyuren.

BECKERS, H.: Diagnose und Therapie der Oxyuriasis bei geschlossenen Gruppen von Kindern. Inaug.-Diss. Bonn 1949. — BIJLMER, J.: An exceptional case of oxyuriasis of the intestinal wall. J. of Parasitology 32, 359—366 (1946). — BLOEM, T. F., J. K. HUYSINGA u. G. C. WILDDERINK: Treatment of oxyuriasis with phenothiazine. Nederl. Tijdschr. Geneesk. 91, 1946 (1947). — BOECKER, H.: Die Larven der Oxyuren und ihre Bedeutung für die Therapie. Zur Pharmakotherapie der Oxyuris. V. Arzneimittel-Forsch. 2, 378—381 (1952). — Die Entwicklung des Kaninchenoxyuren Passalurus ambiguus. Z. Parasitenkde 15, 491—518 (1953). — Neuere Untersuchungen an der Oxyuriasis. Vortr. Dtsch. Ges. für Hyg. u. Mikrobiolg. Düsseldorf 1953. Zbl. Bakter. I Orig. 160, 296—299 (1953). — BROCK, N., u. A. ERHARDT: Vergleichende therapeutische Untersuchungen an der Kaninchenoxyuriasis.

Arzneimittel-Forsch. **1**, 220—223 (1951). — BROCK, N., A. ERHARDT u. H. WILMANNS: Zur Behandlung der Oxyuriasis mit Atrimon. Dtsch. med. Wschr. **1952**, Nr 8, 240—242. — BRUMPT, L. C.: Anwendung von Cellophan-Klebestreifen zur Erleichterung der Diagnose Oxyuriasis. Presse méd. **1947**, 321.

CRAM, E. B., and L. REARDON: Studies on oxyuriasis. XII. Epidemiological findings in Washington, D. C. Amer. J. Hyg. **29**, 17—24 (1939).

EMUNDS, R.-M.: Beiträge zur Morphologie, Biologie und Entwicklungsgeschichte der Mäuseoxyuren. Diss. Bonn 1952. — ENIGK, K.: Zur Biologie und Bekämpfung von *Oxyuris equi.* Z. Tropenmed. u. Parasitol. **1**, 259—279 (1949). — ERHARDT, A.: Die biologischen Grundlagen für die klinische Beurteilung der Wirkung von Oxyurenmitteln. Pharmazie **2**, 104 (1947). — Kritischer Beitrag zur Behandlung der Oxyuriasis. Med. Klin. **1947**, 859. — Einige grundsätzliche Bemerkungen zur Wirkung von Oxyurenmitteln. Dtsch. med. Wschr. **1949**, Nr 13, 406—407. — Diskussionsbemerkung auf der Pharmakologen-Tagung in Bad Nauheim 1950. Arch. exper. Path. u. Pharmakol., Sitzgsber. — ERHARDT, A., u. ANNA MARIA GIESER: Testierungsmethode für Oxyurenpräparate und chemotherapeutische Untersuchungen mit 430 Kl an der Oxyuriaris des Kaninchens. Dtsch. tropenmed. Z. **45**, H. 17 (1941). — ERHARDT, A., u. R. WIGAND: Die Oxyurisasis (Enterobiasis). Merkbl. med. Parasitol. Stuttgart: Hippokrates-Verlag 1949, H. 3. — ERNST, W.: Ein Beitrag zur Wirksamkeit des Phenothiazins in der Diagnose und Behandlung der Oxyuriasis. Med. Klin. **1950**, Nr 28, 863—866.

FATHERREE, J. P., G. M. CARRERA and P. C. BEAVER: *Enterobius vermicularis* in the human uterus. Report of a case. Mississippi Doctor **1951**, 159—161.

GELLER, E. R.: Analysis of the population of *Enterobius vermicularis* in various portions of the host's intestine and autoinvasion in enterobiasis. Med. Parasit. i Parasitic. Des. (Moskau) **15**, 45—52 (1946). — GIERTHMÜHLEN, F.: Vergleichende diagnostische und therapeutische Untersuchungen bei der Oxyuriasis. Neue med. Welt **1950**, Nr 12. — GOETERS, W.: Untersuchungen an Oxyuren. Z. Hyg. **133**, 463—480 (1952). — Untersuchungen an Enterobien (Oxyuren). Z. Tropenmed. u. Parasitol. **1952**, H. 4, 508—537. — Biologie und Verbreitungsmechanismus der kindlichen *Enterobiasis vermicularis* (Oxyuriasis). Mschr. Kinderheilk. **101**, 43—47 (1952).

HASE, A.: Kurzer Beitrag zur Frage der Bekämpfung der Oxyuriasis mit Oxylase. Münch. med. Wschr. **1926**, Nr 5. — HINZ, W.: Oxyuriasis und der weibliche Genitaltrakt. Dtsch. med. Rdsch. **1948**, 447.

JONES, M. F., and L. JACOBS: Studies on oxyusiasis I—XXIII. XXIII. The survival of eggs of *Enterobius vermicularis* under known conditions of temperatura and humidity. Amer. J. Hyg. **33**, 88 (1941).

KNITUNEN-EKBAUM and E. N. MORGAN: The occurrence of *Enterobius vermicularis* in the appendix. Canad. Publ. Health J. **33**, 340—343 (1942). — KOZAR, Z.: Epidemiological studies on oxyuriasis (enterobiasis) in the childrens home in Gdansk. Bull. State Inst. Marine a. Trop. Hyg. Gdansk, Pol. **3**, No 1—2 (1950). — KU, D. Y.: *Oxyuris* infection of the wall of the fallopian tube. Trans. Ninth Congr. Nanking **1**, 605—610 (1934).

LENTZE, F. A.: Zur Biologie des *Oxyuris vermicularis.* Zbl. Bakter. I Orig. **135**, 156 (1935/36). — Über die Verbreitung von Spul- und Madenwürmern und über die Maßnahmen zu ihrer Bekämpfung vom Standpunkt der öffentlichen Gesundheitspflege. Veröff. Med.verw. **37**, H. 2 (1932).

MADSEN, H.: Biological observations upon *Enterobius vermicularis* (pinworm). Acta path. scand. (Københ.) **22**, 392—397 (1945). — MENDHEIM, H., u. G. SCHEID: Beiträge zur Diagnostik und Biologie der Oxyureninfektion. Med. Mschr. **1947**, Nr 8, 355. — Morphologische und biologische Studien an Oxyuren. Zbl. Bakter. I Orig. **153**, 339—342 (1948/49).

NEUMANN, E., u. H. R. WIEDEMANN: Zur Frage des Oxyurenbefalls bei Säuglingen. Kinderärztl. Prax. **18**, 556—561 (1950).

OELKERS, H.-A.: Untersuchungen an Oxyureneiern. Z. Parasitenkde **14**, 574—581 (1950).

REARDON, L.: Studies on oxyuriasis. Publ. Health Rep. **53**, 978—989 (1938). — RILEY, W. A.: A mouse oxyurid, *Syphacia obvelata*, as a parasite of man. J. of Parasitol. **6**, 89 (1920).

SANDOSHAM, A. A.: On *Enterobius vermicularis* (LINNAEUS 1758) and some related species from primates and rodents. J. of Helminthol. **24**, 171—204 (1950). — SCHENKEN, J., and EMMA MOSS: *Enterobius vermicularis* in the appendix. Report of a study on 1,000 surgically removed appendices. Amer. J. Clin. Path. **12**, 509—517 (1942). — SCHMIDT, J., u. H. MENDHEIM: Epidemiologisch-statistische Untersuchung über die Verbreitung der Oxyuriasis. Z. Hyg. **131**, 65—68 (1950). — SCHÜFFNER, W.: Die Bedeutung der Staubinfektion für die Oxyuriasis. Münch. med. Wschr. **1944**, Nr 31/32, 411. — SCHÜFFNER, W., u. JERSEN BOOL: Retrograde Oxyuren-Infektion „Retrofektion". Zbl. Bakter. I Orig. **155**, 229—234 (1950). — SCHÜFFNER, W., u. N. H. SWELLENGREBEL: Eine zweiseitige Methode zum Nachweis von Oxyuren-Eiern. Ihre Leistung gegenüber dem amerikanischen NIH-Wischer. Zbl. Bakter. I Orig. **151**, 71—80 (1943). — Der Nachweis von Oxyuren-Eiern am After, im Nagelschmutz und im Zimmerstaub. II. Mitt. Zimmerstaub. Zbl. Bakter. I Orig. **151**, 114—122 (1944). — Retrofection in oxyuriasis. A newly discovered mode of infection with *Enterobius vermicularis*. J. of Parasitol. **35**, 138—146 (1949). — SYMMERS, W. ST.: Pathology of oxyuriasis. Arch. of Path. **50**, 475—516 (1950).

TESSERAUX, H., u. H. VIEHMANN: Eine Appendicitis oxyurica. Zbl. Path. **89**, 25—29 (1952).

WELCKER, E. R.: Oxyuriasis des Wurmfortsatzes — Appendicitis ex oxyure —. Dtsch. Gesundheitswesen **5**, 323—330 (1950). — WRIGHT, W. H., JOHN BOZICEVICH and LEON S. GORDON: Studies on oxyuriasis. VII. Clinical improvement following treatment with single doses of tetrachlorethylene. Amer. J. Trop. Med. **18**, 609—618 (1938). — WRIGHT, W. H., and F. J. BRADY: Studies on oxyuriasis. XXII. The efficacy of gentian violet in the treatment of pinworm infestation. J. Amer. Med. Assoc. **114**, 861—866 (1940).

YORKE, W., and J. W. S. MACFIE: The anatomy of *Oxyuris equi* (SCHRANK 1788) RUD. 1803, and *Enterobius vermicularis* (LINN. 1758) LEACH, 1853. Trans. Roy Soc. Trop. Med., Lond. **15**, 148 (1921).

ZAWADOWSKY, M. M., u. L. G. SCHALIMOW: Die Eier von *Oxyuris vermicularis* und ihre Entwicklungsbedingungen, sowie die Bedingungen, unter denen eine Autoinfektion bei Oxyuriasis unmöglich ist. Z. Parasitenkde **2**, 12—43 (1930).

Gnathostoma und Gongylonema.

AFRICA, C. M., P. C. REFUERZO and E. Y. GARCIA: Observations on the life cycle of *Gnathostoma spinigerum*. Philippine J. Sci. **59**, 513—521 (1936).

DAENGSVANG, S.: Human gnathostomiasis in Siam with reference to the method of prevention. J. of Parasitol. **35**, 116—121 (1949).

GAUD, J., et A. G. CHABAUD: Présence du nematode *Gongylonema pulchrum* chez l'homme, au Maroc. Bull. Soc. Path. exot. Paris **44**, 62—65 (1951).

MORISHITA, K. O.R.: A pig nematode, *Gnathostoma hispidum* FEDCHENKO, as a human parasite. Ann .Trop. Med. **18**, 23—26 (1924).

PROMMAS, CH., and S. DAENGSVANG: Preliminary report of a study on the life-cycle of *Gnathostoma spinigerum*. J. of Parasitol. **19**, 287—292 (1933).

Filarien.

AGAVRILOAE, A.: A consideratiuni asupra unui caz de *Filaria bancrofti*. A case of *Wuchereria bancrofti* infection in Rumania. Ref. Stinntelor Med. Bucharest **36**, 719—727 (1946). — ASH-BURN, L. L., TH. A. BURCH and F. J. BRADY: Pathologic effects of Suramin, Hetrazan and arsenamide on adult *Onchocerca volvulus*. Bol. ofic. san. Panamericana **28**, 1107—1117 (1949).

BERTRAM, D. S.: The period required by *Litomosoides carnii* to reach the infective stage in *Liponyssus bacoti* and the duration of the mites' infectivity. Ann. Trop. Med. **41**, No 2, 253—261 (1947). — Studies on the transmission of cotton rat filariasis, I: The variability of the intensities of infection in the individuals of the vector, *Liponyssus bacoti*, its causation and its bearing on the problem of quantitative transmission. Ann. Trop. Med. **43**, 313—332 (1949). — Studies on the transmission of cotton rat filariasis. II: Factors influencing the efficiency of the vector, *Liponyssus bacoti*; with a statistical analysis by P. ARMITAGE. Ann. Trop. Med. **44**, 55—83 (1950). — BLACKLOCK, D. B.: The development of *Onchocerca volvulus* in *Simulium damnosum*. Ann. Trop. Med. **20**, 1—48 (1926). — The further development of *Onchocerca volvulus* LEUCKART in *Simulium damnosum* THEOB. Ann. Trop. Med. **20**, 203 (1926). — BOZICEVICH, J., and A. M. HUTTER: Intradermal and serological tests with *Dirofilaria immitis* antigen in cases of human filariasis. Amer. J. Trop. Med. **24**, 203—208 (1944). — BOZICEVICH, J., A. DONOVAN, L. MAZOOTI, A. F. DIAZ and E. PADILLA: Intradermal and complement fixation reactions elicited by various antigens in person infected with *Onchocerca volvulus*. Amer. J. Trop. Med. **27**, 51—62 (1947). — BUCKLEY, J. J. C.: On the development in *Culicoides furens* POEY of *Filaria* (= *Mansonella*) *ozzardi* MANSON 1897. J. of Helminth. **12**, 99—118 (1934). — BURCH, TH. A.: Experimental therapy of onchocerciasis with Suramin and Hetrazan. Bol. ofic. san. Panamericana **28**, 233—248 (1949).

CONNAL, A., and S. L. M. CONNAL: The development of *Loa loa* (GUYOT) in *Chrysops silacea* (AUSTEN) and in *Chrysops dimidiata* (VAN DER WULP). Trans. Roy. Soc. Trop. Med., Lond. **16**, 64 (1922/23). — CROSS, J. B., and J. A. SCOTT: The developmental anatomy of the fourth stage larvae and adults of *Litomosoides carinii* a filarial worm of the cotton rat. Trans. Amer. Microsc. Soc. **66**, 1—21 (1947). — CULBERTSON, J. T., H. M. ROSE, F. HERNANDEZ MORA-LES, J. OLIVER-GONZALEZ, L. FIGUEROA ORTIZ, F. RUIZ REYES and R. NETTEL: Experimental chemotherpay of filariasis. Trans. Roy. Soc. Trop. Med., Lond. **41**, 18—54 (1947).

FAIN, A.: Etude morphologique des formes parentales de *Wuchereria bancrofti* COBBOLD 1877 récoltées au Congo Belge. Ann. de Parasitol. **26**, 228—244 (1951). — FAUST, E. C., M. AGOSIN, A. GARCIA-LAVERDE, W. Y. SAYAD, V. M. JOHNSON and N. A. MURRAY: Unusual findings of filarial infections in man. Amer. J. Trop. Med. a. Hyg. 1, 239—249 (1952). — FENG, L. C.: A comparative study of the anatomy of *Microfilaria malayi* BRUG 1927 and *Microfilaria bancrofti* COBBOLD 1877. Chin. Med. J. 47, 1214—1246 (1933). — The development of *Microfilaria malayi* in *Anopheles hyrcanus* var. *sinensis* WIED. Chin. Med. J. Suppl. 1, 345—367 (1936). — FRANKS, M. B.: Spezific soluble antigen in the blood of filarial patients. J. of Parasitol. 32, 400—406 (1946). — FRANKS, M. B., M. B. CHENOWETH and N. R. STOLL: Reactions of natives of Okinawa and of american personnel to skin tests with test antigen prepared from microfilariae of *Dirofilaria immitis*. Amer. J. Trop. Med. 27, 617—632 (1947).

GALLIARD, H.: Recherches sur le mécanisme de la transmission des filaires par les culicidés. Ann. de Parasitol. 18, 209 (1941). — Development of *Wuchereria bancrofti* and *W. malayi* in *Aëdes albopictus*. Ann. de Parasitol. Humaine et Comparée 22, 30—35 (1947). — GALLIARD, H., u. P. HUARD: Recherches sur la filariose en Indochine. Nord. Proc. Trop. Med. Malarie 2, 957 (1948). — GARNHAM, P. C. C., and J. P. McMAHON: The eradication of *Simulium neavei* ROUBAUD, from an onchocerciasis area in Kenya colony. Bull. Entomol. Res. 37, 619—628 (1947). — GIBSON, C. L.: Comparative morphology of the skin-inhabiting microfilariae of man, cattle and equines in Guatemala. Amer. J. Trop. Med. a. Hyg. 1, 250—262 (1952). — GIBSON, C. L., and H. T. DALMAT: Three new potential intermediate hosts of human onchocerciasis in Guatemala. Amer. J. Trop. Med. a. Hyg. 1, 848—851 (1952). — GÖNNERT, R.: Zur Lebensdauer menschlicher Mikrofilarien. Zbl. Bakter. I Orig. 149, 75—81 (1943). — GORDON, R. M., L. J. CHWATT and C. M. JONES: The results of a preliminary entomological survey of loiasis at Kumba, British Cameroons, together with a description of the breeding-places of the vector and suggestions for future research and possible methods of control. Ann. Trop. Med. 42, 364—376 (1948). — GORDON, R. M., u. W. CREWE: The deposition of the infective stage of *Loa loa* by *Chrysops silacea* and the early stages of its migration to the deeper tissues of the mammalian host. Ann. Trop. Med. 47, 74—85 (1953). — GORDON, R. M., and W. H. R. LUMSDEN: A study of the behaviour of the mouth-parts of mosquitoes when taking up blood from living tissue; together with some observations on the ingestion of microfilariae. Ann. Trop. Med. 33, 259—278 (1939).

HARRIS, J. S., and W. A. SUMMERS: A concentration method for demonstrating microfilariae in blood. Amer. J. Trop. Med. 25, 497—498 (1945). — HAWKING, F., and J. P. THURSTON: The periodicity of microfilariae. I. The distribution of microfilariae in the body. Trans. Roy. Soc. Trop. Med. Lond. 45, 307—328 (1951). — HENRARD, C., et E. PEEL: *Culicoides grahami* AUSTEN. Vecteur de *Dipetalonema streptocerca* et non de *Acanthocheilonema perstans*. Ann. Soc. belge Méd. trop. 29, 127 (1949). — HIGHBY, P. R.: A technique for xenodiagnosis of filariasis. J. of Parasitol. 32, 433—434 (1946). — HISETTE, J.: Onchocercose oculaire. Mém. Inst. Roy. Col. Belg. 5, 1—114 (1937). — Ocular onchocerciasis. Amer. J. Trop. Med. 18, Suppl., 58—90 (1938). — HUGHES, T. E.: Some stages of *Litomosoides carinii* in *Liponyssus bacoti*. Ann. Trop. Med. 44, 285—290 (1950). — HUGHES, M. H., and J. W. R. SARKIES: The length of exposure to infestation and the danger of contracting onchocerciasis. Ann. Trop. Med. 45, 73—77 (1951).

JACHOWSKI jr., L. A., and F. G. OTTO: Filariasis in American Samoa. II. Evidence of transmission outside of villages. Amer. J. Trop. Med. a. Hyg. 1, 662—670 (1952).

KERSHAW, W. E.: Observations on *Litomosoides carinii* (TRAVASOSS 1919), CHANDLER 1931. II: The migration of the first-stage larva. Ann. Trop. Med. 43, 96—116 (1949). — Observations on *Litomosoides carinii* (TRAVASOSS 1919) CHANDLER 1931. III: The first-stage larva in the peripheral circulation; with a statistical analysis by R. L. PLACKETT. Ann. Trop. Med. 43, 238—260 (1949). — KERSHAW, W. E., and S. BERTRAM: Course of untreated infections of *Litomosoides carinii* in the cotton rat. Nature (Lond.) 1948, 149—150.

LANE, CLAYTON: Bancroftian filariasis. — Biological mechanisms that underlie its periodicity and other of its clinical manifestations. Trans. Roy. Soc. Trop. Med., Lond. 41, 717—784 (1948). — LIPPELT, H., u. W. MOHR: Zur Diagnostik der Filarienerkrankungen. Klin.Wschr. 1938, 1684.

MAIER, E. H.: Über örtliche Eosinophilie im sogenannten „Dicken Tropfen" um Mikrofilarien von *Loa loa* und *Filaria perstans*. Z. Tropenmed. u. Parasitol. 1, 416—420 (1949). — MANSON-BAHR, P.: The clinical manifestations and ecology of Pacific filariasis. Docum. Med. Geog. et Trop. 4, 193—204 (1952). — MAPLESTONE, P. A.: A re-description of *Wuchereria bancrofti* COBBOLD 1877 with special reference to the tail of the male. Indian J. Med. Res. 16, 683 (1928/29). — McFADZEAN, J. A.: Investigations into the cause of microfilarial periodicity. Brit. Med. J. 1952, 1106—1109. — McGREGOR, I. A., F. HAWKING and D. A. SMITH: The control of filariasis with Hetrazan. A field trial in a rural village (Keneba) in the Gambia. Brit. Med. J. 25, 908—911 (1952). — MENON, T. B., and B. RAMAMURTI: The behaviour of the infective larvae of *Wuchereria bancrofti* with special reference to their mode of escape and penetration of skin. Indian J. Med. Res. 29, 393 (1941). — MENON T. B., B. RAMAMURTI and D. G. RAO: Lizard filariasis. An experimental study. Trans. Roy. Soc. Trop. Med., Lond. 47, 373—386 (1944). — MINNING, W., u. P. DING: Hetrazanwirkung bei Froschfilariasis.

Z. Tropenmed. u. Parasitol. **2**, 535—543 (1950/51). — MOHR, W., u. H. LIPPELT: Bericht über weitere Ergebnisse mit der Filarien-Komplementbindungsreaktion. Klin. Wschr. **1940**, 157 bis 159. — MOIGNOUX, JEAN B.: Les onchocerques des equidés. Acta trop. (Basel) **9**, 125 (1952).

OTTO, G. F., H. W. BROWN, S. D. BELL jr. and N. D. THETFORD: Arsenamide in the treatment of infections with the periodic form of the filaria, *Wuchereria bancrofti*. Amer. Trop. Med. a. Hyg. **1**, 470—473 (1952).

PERRY, W. J.: Studies on *Mansonia xanthogaster* and its relation to filariasis in the South Pacific. J. of Parasitol. **35**, 379—382 (1949). — PRATT, I., and W. L. NEWTON: The migration of infective larvae of *Wuchereria bancrofti* within the mosquito host and their rate of escape under laboratory conditions. J. of Parasitol. **32**, 272—280 (1946).

RAO, S.: The duration of the life of the embryos of *Wuchereria bancrofti* in the human system. Indian. Med. Gaz. **68**, 3—5 (1933). — RODENWALDT, E.: Über Filariasis. Dtsch. med. Wschr. **1909**, Nr. 4. — *Filaria malayi* und ihre Überträger. Med. Welt **1934**, Nr 39. — ROGERS, L.: The present position of antimony treatment of filariasis: with a suggestion for its intensive use. Indian Med. Gaz. **82**, 346—348 (1947). — RUIZ REYES, F.: The present position in the treatment of onchocerciasis. Medicina (Mexiko) **27**, 245—250 (1947).

SANDGROUND, JACK H.: Helminthological observations and their bearing on certain aspects of the biology of *Onchocerca*. On the occurrence of *Elaephora poeli* in the african buffalo. Amer. J. Trop. Med. **18**, Suppl., 91—115 (1938). — SANTIAGO-STEVENSON, D., J. OLIVER-GONZALEZ and R. J. HEWITT: Treatment of filariasis bancrofti with 1-diethyl-carbamyl-4-methylpiperazine hydrochloride („Hetrazan"). J. Amer. Med. Assoc. **135**, 708 bis 712 (1947). — SAUNDERS, G. M., A. A. BIANCO and W. S. JORDAN: Intradermal tests with „*Dirofilaria immitis*" antigen as a diagnostic aid in human filariasis. U.S. Nav. Med. Bull. **46**, 1242—1253 (1946). — SCHOBINGER V. SCHOWINGEN, R.: Further experiences in the treatment of filariasis with Hetrazan. Acta trop. (Basel) **9**, 270—271 (1952). — SCOTT, J. A.: Observations on the rate of growth and maturity of *Litomosoides carinii*, a filarial worm of the cotton rat. J. of Parasitol. **32**, 570—573 (1946). — Studies on the transmission of the filarial worms of the cotton rat. Amer. J. Trop. Med. **28**, 481 (1948). — SCOTT, J. A., E. M. MACDONALD and B. TERMAN: A description of the stages in the life cycle of the filarial worm *Litomosoides carinii*. J. of Parasitol. **37**, 425—432 (1951). — SEMADENI, B.: Histologischer Befund bei einem Fall von zahlreichen Mikrofilarien beider Augen. Schweiz. med. Wschr. **1943**, 75—77. — SHARP, D.: *Filaria perstans*: its development in *Culicoides austeni*. Trans. Roy. Soc. Trop. Med., Lond. **21**, 371—396 (1928). — STRONG, RICHARD P.: Onchocerciasis in Africa and Central America. Amer. J. Trop. Med. **18**, Suppl., 1—57 (1938).

THETFORD, N. D., G. F. OTTO, H. W. BROWN and P. H. MAREN: The use of a phenyl arsenoxide in the treatment of *Wuchereria bancrofti* infection. Amer. J. Trop. Med. **28**, 577—584 (1948). — TOUMANOFF, C.: A propos de la dégénérence brune des microfilaires chez les moustiques, sa nature; analogie avec les „black spores" de Ross. Bull. Soc. Path. exot. Paris **33**, 372—377 (1940).

WHARTON, D. R. A.: Transplantation of adult filarial worms, *Litomosoides carinii*, in cotton rats. Science (Lancaster, Pa.) **1946**, 30/31. — Pathological changes in natural and experimental filariasis in the cotton-rat. J. Inf. Dis. **80**, 307—318 (1947).

YOKOGAWA, S.: Studies on the mode of transmission of *Wuchereria bancrofti*. Trans. Roy. Soc. Trop. Med., Lond. **32**, 653 (1939). — Transmission of *Wuchereria bancrofti*. Trans. Roy. Soc. Trop. Med., Lond. **33**, 363 (1939).

ZELIGS, M.: Intradermal tests with *Dirofilaria immitis* extract in human filariasis. U.S. Nav. Med. Bull. **47**, 824—826 (1947).

Dracunculus.

CHITWOOD, B. G.: Does the guinea worm occur in North America? J. Amer. Med. Assoc. **100**, 802—804 (1933).

FAIRLEY, N. H., and W. G. LISTON: Studies in the pathology of dracontiasis. Indian J. Med. Res. **11**, 915—932 (1924).

MIRZA, M. B.: Beiträge zur Kenntnis des Baues von *Dracunculus medinensis* VELSCH. Z. Parasitenkde **2**, 129—156 (1930). — MOORTHY, V. N.: A redescription of *Dracunculus medinensis*. J. of Parasitol. **23**, 220 (1937). — Observations on the development of *Dracunculus medinensis* larvae in cyclops. Amer. J. Hyg. **27**, 437 (1938). — MOORTHY, V. N., and W. C. SWEET: Further notes on the experimental infection of dogs with dracontiasis. Amer. J. Hyg. **27**, 301—310 (1938). — MÜLLER, REINER: Der Aesculapstab. Umschau **1950**, H. 13.

ONABAMIRO, S. D.: The transmission of *Dracunculus medinensis* by *Thermocyclops nigerianus*, as observed in a village in south-west Nigeria. Ann. Trop. Med. **45**, 1—10 (1951). — The geographical distribution and clinical features of *Dracunculus medinensis* in South-West Nigeria. West. Afric. Med. J. **1**, 159—165 (1952).

Kratzer und Blutegel.

AUTRUM, H., u. E. GRAETZ: Vergleichende Untersuchungen zur Verdauungsphysiologie der Egel. I. Die lipatischen Fermente von *Hirudo* und *Haemopis.* Z. vergl. Physiol. **21**, 429—439 (1935). — II. Fermente der Eiweißverdauung. Z. vergl. Physiol. **22**, 273 (1936).

BÜSING, K. H.: *Pseudomonas hirudinis,* ein bakterieller Darmsymbiont des Blutegels *(Hirudo officinalis)* Zbl. Bakter. I Orig. **157**, 478—484 (1952).

CLEAVE, H. J. VAN: Some host-parasite relationships of the acanthocephala, with special reference to the organs of attachment. Exper. Parasitol. **1**, 305—330 (1952).

PFLUFELDER, O.: Histophysiologische Untersuchungen über die Fettresorption darmloser Parasiten: Die Funktion der Lemnisken der Acanthocephalen. Z. Parasitenkde **14**, 274—280 (1949/50).

RAUTHER, M.: *Acanthocephala.* In: KÜKENTHALS Handbuch der Zoologie. 1928. — REICHE-NOW, E.: Über intracelluläre Symbionten bei Blutsaugern. Arch. Schiffs- u. Tropenhyg. **25** (1921). — Intrazelluläre Symbionten bei blutsaugenden Milben und Egeln. Arch. Protisten-kde **45**, 95—116 (1922).

SITA, E.: The life-cycle of *Moniliformis moniliformis* BREMSER 1811, Acanthocephala. Current Sci. **18**, 216—218 (1949). — STAMMERS, F. M. G.: Observations on the behaviour of land-leeches (genus *Haemadipsa*). Parasitology **40**, 237—246 (1950).

TA-HSIUNG CHIN: Research notes. Further note on leech infestation in man. J. of Parasitol. **35**, 215 (1949).

Arthropoden (Milben und Insekten).

Allgemein.

ARNOLD, E. H., S. W. SIMMONS and D. G. FAWCETT: Precipitin technique for deter-mining mosquito blood meals. Publ. Health Rep. **61**, 1244—1249 (1946).

BEAMENT, J. W. L.: The role of wax layers in the waterproofing of insect cuticle and egg-shell. Discuss. Faraday Soc. **1948**, 177—182. — BOLTZ, W.: Histologische Unter-suchungen an Injektionsstichspuren. Dtsch. Z. gerichtl. Med. **40**, 181—187 (1951). — BRISTOWE, W. S., and K. MELLANBY: Man's reaction to mosquito bites. Nature (Lond.) **23**, 750—751 (1946).

CREWE, W., and R. M. GORDON: The histology of the lesions caused by the sting of the hive-bee *(Apis mellifica).* Ann. Trop. Med. **43**, 341—344 (1949).

DENNELL, R.: A studie of an insect cuticle: the larval cuticle of *Sarcophaga falculata* PAND. *(Diptera).* Proc. Roy. Soc., Lond. **133**, 348 (1946). — DIETRICH, A.: Hautreaktionen nach Ungezieferstichen unter dem Bild eines *Lichen urticatus.* Arch. f. Dermat. **182**, 668 (1942).

EIDMANN, H.: Lehrbuch der Entomologie. Berlin: Paul Parey 1941.

FAUST, R., u. W. v. BUDDENBROCK: Die Regulierung des Gleichgewichts der höheren Dipteren durch die Halteren. Experientia (Basel) **7**, 265—266 (1951). — FOX, J. P.: A note on arthropod-transmitted viruses. Bull. Tulane Med. Fac. **9**, 30—39 (1950).

GANS, O.: Histologie der Hautkrankheiten, Bd. 1. Berlin 1925. — GOLDMAN, L., E. ROCK-WELL and D. RICHFIELD: III. Histopathological studies on cutaneous reactions to the bites of various arthropods. Amer. J. Trop. Med. a. Hyg. **1**, 514—525 (1952). — GORDON, R. M., and W. CREWE: The mechanism by which mosquitoes and tse-tse flies obtain their blood meal, the histology of the lesions produced and the subsequent reactions of the mammalian host; together with some observations on the feeding of *Chrysops* and *Cimex.* Ann. Trop. Med. **42**, 334—356 (1948). — GORDON, R. M., and W. H. R. LUMSDEN: A study of the behaviour of the mouth-parts of mosquitoes when taking up blood from living tissue together with some observations on the ingestion of microfilariae. Ann. Trop. Med. **33**, 259—278 (1939). — GRIFFITHS, R. B., and R. M. GORDON: An apparatus which enables the process of feeding by mosquitoes to the observed in the tissue of a live rodent; together with an account of the ejection of saliva and its significance in malaria. Ann. Trop. Med. **46**, 311—319 (1952).

HAMBURGER, F.: Lichen urticatus durch Ungeziefer. Münch. med. Wschr. **1942**, 514. — HASE, A.: Beiträge zur experimentellen Parasitologie. I. Über Verfahren zur Untersuchung von Quaddeln und anderen Hauterscheinungen nach Insektenstichen. Z. angew. Entomol. **12**, 243—297 (1927). — Über die Wirkung der Stiche blutsaugender Insekten. Münch. med. Wschr. **1929 I**, 107. — Über die Aufgaben der medizinischen Entomologie. Dtsch. Forschung, H. 9, S. 44—79, Landwirtschaftswissenschaft, Berlin 1929. — Über heftige blasige Hautreaktionen nach *Culicoides*-Stichen. Z. Parasitenkde **6**, 119 (1934). — Über die Stiche blutsaugender Ektoparasiten. Tatsachen, Probleme und Arbeitsprogramm. Z. Parasitenkde **13**, 215—247 (1944). — Hautreaktionen nach Stichen der Gnitze *Culicoides minutissimus* ZETT. *(Dipt. Heleïdae).* Z. Parasitenkde **15**, 519—537 (1953). — HECHT, A. F., u. R. WAGNER: Pharmakodynamische Untersuchung an der lebenden Haut. II. Physi-kalisch-chemische Grundlagen der intrakutanen Reaktionen am Menschen. Z. exper. Med.

33, 115—146 (1923). — HECHT, O.: Über Insektenstiche. Dermat. Wschr. 88, 793—810, 839—848 (1929). — Hautreaktionen auf die Stiche blutsaugender Insekten und Milben als allergische Erscheinungen. Zbl. Hautkrkh. **44**, 241—255 (1933). — HERTER, K.: Untersuchungen über den Temperatursinn von Warmblüter-Parasiten. Z. Parasitenkde **12**, 552—591 (1942). — Weitere Untersuchungen über den Temperatursinn von Warmblüter-Parasiten. Zool. Anz. **148**, 139—155 (1952). — Über den Temperatursinn der Insekten. Berlin: Duncker u. Humblot 1954.

KEMPER, H.: Die Spuren der Gesundheits- und Wohnungsschädlinge in ihrer Bedeutung für Schädlingskunde und Schädlingsbekämpfung. Berlin: Duncker u. Humblot 1941. — Die Haus- und Gesundheitsschädlinge und ihre Bekämpfung. Lehrbuch für den Schädlingsbekämpfer, 2. Aufl. Berlin: Duncker u. Humblot, 1950. — Daten zur Geschichte der hygienischen Zoologie. Z. hyg. Zool. **40**, 109—128, 137—174 (1952). — KOCH, A.: Fünfzig Jahre Erforschung der Insektensymbiosen. Naturwiss. **1950**, H. 14, 313—317. — KRIJGSMAN, B. J.: Die Nahrungsreaktionen blutsaugender Arthropoden. Z. Parasitenkde **9**, 549—558 (1937).

LEES: Passive and active water exchange through the cuticle of ticks. Discuss. Faraday Soc. **1948**, No 3, 187—192.

MARTINI, E.: Krankheiten übertragende Insekten. In: Naturforschung u. Medizin in Deutschland 1939—1946, Bd. 68, Hygiene III. Wiesbaden: Dietrichsche Verlagsbuchhandlung W. Klemm 1948. — Lehrbuch der medizinischen Entomologie, 4. Aufl. Jena: Gustav Fischer 1952. — MATHESON, ROBERT: Medical Entomology, 2. Aufl. New York: Compstock Publ. Comp. Inc. 1950. — MELLANBY, K.: Man's reaction to mosquito bites. Nature (Lond.) **1946**, 554. — MUDROW-REICHENOW, L.: Die keimfreie Aufzucht der Gelbfiebermücke *Aëdes aegypti*. Zool. Anz. **146**, 167—177 (1951).

PAWLOWSKY, E., A. STEIN u. R. PERFILIEV: Experimentelle Untersuchung über die Wirkung des *Phlebotomus*-Stiches auf die Menschenhaut. Z. Parasitenkde **5**, 1—13 (1932). — PETERSON, D. G., and A. W. A. BROWN: Studies of the responses of the female *Aedes* mosquito. Part III. The response of *Aedes aegypti* (L.) to a warm body and its radiation. Bull. of Entomol. Res. **42**, 535—541 (1951). — PFAFF, W.: Untersuchungen über den Aufbau der Insektenkutikula und den Eindringungsmechanismus des Kontaktinsektizides E 605. „Höfchen-Briefe" **5**, 93—160 (1952). — Über den Feinbau der Fibrillen aus der Cuticula von *Periplaneta americana* L. Naturwiss. **40**, 386—387 (1953). — POGOSJANC, E. E., i O. N. SARONOVA: Über die Möglichkeit der Übertragung eines den Milchdrüsenkrebs bei Mäusen verursachenden Agens durch blutsaugende Insekten. Dokl. Akad. Nauk SSSR. **64**, 81—83 (1949).

REEVES, W. C.: Quantitative field studies on a carbon dioxide chemotropism of mosquitoes. Amer. J. Trop. Med. a. Hyg. **2**, 325—331 (1953). — REICHENOW, E.: Consideraciones sobre el desarrollo de las relaciones ecológicas entre los artrópodos y los protozoos por ellos transmitidos. VI. Congr. internac. de Entomologia, Madrid, 6.—12. Sept. 1935, S. 501—508. 1940. — RIBBANDS, C. R.: Man's reaction to mosquito bites. Nature (Lond.) **1946**, 912—913. — ROCKWELL, E., and P. JOHNSON: The insect bite reaction. J. Invest. Dermat. **19**, 137—155 (1952). — ROTHER, W.: Beitrag zur Ungezieferfestigkeit. Dtsch. Mil.arzt **1942**, 457.

SAWARYNJUK, I.: Arthropoden als Träger und Reservoir tier- und menschenpathogener Virus- und Rickettsienarten. Diss. Frankfurt a. M. 1951. — SCHAERFFENBERG, B., u. E. KUPKA: Untersuchungen über die geruchliche Orientierung blutsaugender Insekten. I. Über die Wirkung eines Blutduftstoffes auf *Stomoxys* und *Culex*. Österr. zool. Z. **3**, 410—424 (1951). — SCHNEIDER, F.: Die Abwehrreaktion des Insektenblutes und ihre Beeinflussung durch die Parasiten. Vjschr. naturforsch. Ges. Zürich **95**, 22—44 (1950). — SCHOUTEDEN, H.: Neuer Atlas zum Kursus in medizinischer Entomologie. Tropenmed. Inst. Antwerpen **1941**. — SCHUCKMANN, W. v.: Insekten und Spinnentiere als Krankheitsüberträger. Immunität usw. **2**, H. 10/11 (1929/30). — SCHUERMANN, H.: Zur Frage der exogenen Entstehung des Strophulus infantum durch Insektenstiche. Dtsch. med. Wschr. **1949**, 77. — STAMMER, H. J.: Die Ökologie und der Entomologe. Entomon 1, 25—30 (1949).— SUBAROW, Y., and W. TRAGER: The chemical nature of growth factors required by mosquito-larvae. J. Gen. Physiol. **23**, 561—568. (1940).

THÉODORIDÈS, J.: The parasitological, medical and veterinary importance of *Coleoptera*. Acta trop. (Basel) **7**, 48—60 (1950). — THIEL, P. H. VAN: Attraction exercée sur *Anopheles maculipennis atroparvus* par l'acide carbonique dans un olfactomètre. Acta trop. (Basel) **4**, 10—20 (1947). — THIEL, P. H. VAN, u. C. WEURMAN: L'attraction exercée sur *Anopheles maculipennis atroparvus* par l'acide carbonique dans l'appareil de choix. II. Acta trop. (Basel) **4**, 1—9 (1947). — TRAGER, W.: Insect nutrition. Biol. Rev. **22** (1947).

WEBER, H.: Lehrbuch der Entomologie. Jena: Gustav Fischer 1933. — Grundriß der Insektenkunde, 2. Aufl. Jena: Gustav Fischer 1949. — WELLMANN, G.: Blutsaugende Insekten als mechanische Brucellenüberträger. Zbl. Bakter. I Orig. **156**, 414—426 (1951). —

WEYER, F.: Über die Technik der Bestimmung des von Stechmücken gesogenen Blutes nach der Praecipitationsmethode. Entomol. Beih. aus Berlin-Dahlem 1, 76 (1934). — Arthropoden als Krankheitserreger und -überträger. In: Handbuch der inneren Medizin, 4. Aufl., Bd. 1/2. 1950. — Die Beziehungen des Q-Fieber-Erregers (*Rickettsia burneti*) zu Arthropoden. Z. Tropenmed. u. Parasitol. 4, 344—382 (1953). — WEYER, F., u. F. ZUMPT: Gesundheitsschädliche Insekten und Spinnentiere der warmen Länder, 2. Aufl. Hamburg: Fr. W. Thaden 1943. — Grundriß der medizinischen Entomologie, 3. Aufl. Leipzig: Johann Ambrosius Barth 1952. — WIGGLESWORTH, V. B.: The insect cuticle as a living system. Discuss. Faraday Soc. 1948, 172.

Acarina (außer Ixodides).

D'ABRERA, V. ST. E.: Further observations on cases of asthma and bronchitis associated with high eosinophilia and with mites in the sputum. Indian Med. Gaz. 86, 414—417 (1946). — BAKER, E. W., and G. W. WHARTON: An introduction to acarology. New York: MacMillan & Co. 1952. — BERTRAM, D. S., K. UNSWORTH and R. M. GORDON: The biology and maintenance of *Liponyssus bacoti* HIRST 1913 and an investigation into its role as a vector of *Litomosoides carinii* to cotton rats and white rats together with some observations on the infection in the white rats. Ann. Trop. Med. 40, 228—254 (1946). — BORCHERT, ALFRED: Untersuchungen an der *Acarapis*-Milbe. Z. Parasitenkde 4, 331—368 (1932). — BRENNAN, J. M.: Two new species of *Neoschöngastia* with a key to the species of the world (*Acarina: Thrombiculidae*). J. of Parasitol. 37, 577—582 (1951). — BROWNING, E.: On the occurance of the tropical rat mite *Bdellonyssus bacoti* (HIRST 1913) — synonym *Liponyssus bacoti* (HIRST) — in Great Britain. Ann. Trop. Med. 44, 124—131 (1950).

CARTER, H. F., G. WEDD and V. St. A. D'ABRERA: The occurence of mites (*Acarina*) in human sputum and their possible significance. Indian Med. Gaz. 79, 163—168 (1944). — DESCHIENS, R.: L'acariase broncho-pulmonaire. Presse méd. 1951, 61—63. — L'acariase de l'appareil respiratoire chez les primates et chez l'homme. Ann. Inst. Pasteur 80, 107—147 (1951). — EICHLER, W. D.: Grenzfälle der Parasitendifferenzierung. V. Räudemilben. Mh. Vet.med. 1953, 145—146. — ENIGK, K., u. I. GRITTNER: Die *Sarcoptes*-Räude des Goldhamsters. Z. Parasitenkde 15, 25—33 (1951).

GORDON, R. M., and K. UNSWORTH: A review of scabies since 1939. Brit. Med. Bull. 3, 209 (1945). — GRIFFITHS, R. B., and F. J. O'ROURKE: Observations on the lesions caused by *Cnemidocoptes mutans* and their treatment, with special reference to the use of „Gammexane". Ann. Trop. Med. 44, 93—100 (1950). — GRÜTZ, O.: Über Scabies und Scabies norvegica. Dermatologica (Basel) 97, 279—297 (1948).

HARRISON, J. L., and J. R. AUDY: Hosts of the mite vector of scrub typhus. I. A checklist of the recorded hosts. Ann. Trop. Med. 45, 171—185 (1951). — II. An analysis of the list of recorded hosts. Ann. Trop. Med. 45, 186—194 (1951). — HASE, A.: Zur pathologisch-parasitologischen und epidemiologisch-hygienischen Bedeutung der Milben, insbesondere der *Tyroglyphinae* (Käsemilben), sowie über den sog. „Milbenkäse". Z. Parasitenkde 1, 765 (1929). — HOPLA, C. E.: Experimental transmission of tularemia by the tropical rat mite (*Bdellonyssus bacoti*). Amer. J. Trop. Med. 31, 768—783 (1951). — HUGHES, T. E.: The functional morphology of the mouth-parts of *Liponyssus bacoti*. Ann. Trop. Med. 43, 349—360 (1949). — The morphology of the gut in *Bdellonyssus bacoti* (HIRST 1913), FONSECA 1941. Ann. Trop. Med. 46, 54—60 (1952).

JENKINS, D. W.: Trombiculid mites affecting man. III. *Trombicula (Eutrombicula) splendens* EWING in North America. J. of Parasitol. 35, 201—202 (1949). — JOHNSON, C. G., and K. MELLANBY: Parasitology 34, 285 (1942). — JONES, B. M.: A method for studying the distribution and bionomics of trombiculid mites (*Acarina: Trombidiidae*). Parasitology 40, 1—13 (1950).

KARTMANN, L.: Preliminary observations on the relation of nutrition to pediculosis of rats and chickens. J. of Parasitol. 35, 367—374 (1949). — KIRSCH, E.: Pathologische Lungenveränderungen beim Rhesusaffen, hervorgerufen durch *Pneumonyssus simicola* (Acarina). Z. Parasitenkde 14, 626—636 (1950). — KORKHAUS, R.: Zur parasitologisch-pathologischen Bedeutung der *Tyroglyphidae*, *Tyrophagidae* und *Glycyphagidae* in tierischen Organismen. Sitzgsber. Ges. naturforsch. Freunde Berl. 34, 51 (1933).

LAVOIPIERRE, M., and R. B. GRIFFITHS: A preliminary note on a new species of *Cnemidocoptes* (*Acarina*) causing scaly leg in a budgerigar (*Melopsittacus undulatus*) in Great Britain. Ann. Trop. Med. 45, 253—254 (1951). — LEWTHWAITE, R.: Scrub-typhus: A disease of man transmitted by mites. Brit. Med. Bull. 3, 227—228 (1945).

MANSON-BAHR, P., and W. J. MUGGLETON: Significance of mites and their eggs in human faeces. Lancet 1945 I, 81/82. — MELLANBY, K.: The development of symptoms, parasitic infections and immunity in human scabies. Parasitology **35**, 197—206 (1944). — Mocsy, J. V. v.: Perorale Behandlung parasitärer Hautkrankheiten. Experientia (Basel) **3**, 76—77 (1947). — Örösi-Pál, Z.: Über den Klebstoff der Milbe *Acarapis woodi* Rennie in den Tracheen der Honigbiene. Z. Parasitenkde **9**, 669—673 (1937). — Oudemans, A. C.:Über Phthiriasis und über ihren Erzeuger, *Harpyrhynchus tabescentium* (Berthold 1845). Z. Parasitenkde **11**, 145—198 (1940).

Pawlowsky, E. N., u. A. K. Stein: Über die Wirkung von *Dermanyssus gallinae* auf die Hautdecken des Menschen. Z. Parasitenkde **5**, 421—424 (1933). — Pfaffenberg, R., u. J. Konischewski: Milben als Endoparasiten in den Harnwegen? Klin. Wschr. **1937**, 527. — Pflugfelder, O.: Reaktion des Hühnerlaufs bei *Cnemidocoptes*-Befall (*Sarcoptidae*). Z. Parasitenkde **15**, 290—307 (1952).

Reichenow, E.: Digestion intracellular en un ácaro. Bol. Real. Soc. españ. Histor. natur. Mayo 1918. — *Eutrichomastix lacertae* en la sangre y en ácaros hematófagos. Bol. Inst. Nac. Hig. Alfonso **13** (1918) — *Eutrichomastix lacertae* im Blut und in blutsaugenden Milben. Zbl. Bakter. I Orig. **84**, 466 (1920). — Reichmuth, W.: Die „Phthiriasis", eine Milbenkrankheit. Z. hyg. Zool. **1940**, Nr 12. — Richards, W. S.: The variation of the British harvest mite (*Trombiculidae, Acarina*). Parasitology **40**, 105—117 (1950). — The distribution and biology of the harvest mite in Great Britain (*Trombiculidae, Acarina*). Parasitology **40**, 118—126 (1950). — Roesler, Rudolf: Über eine durch *Notoëdres*-Milben erzeugte Gallbildung (Thylacium) an einer Fledermaus. Z. Parasitenkde **4**, 407—408 (1932).

Schmidt, H. W.: Über die Artspezifität von *Sarcoptes scabiei*. Zbl. Bakter. I Orig. **152**, 148 (1947). — Übertragungszyklus der Scabies: Fuchs-Hund-Mensch. Schweiz. Arch. Tierheilk. **41**, 398—404 (1949). — Schneider, W., u. H. Friderich: Zum Stand der heutigen Scabiesbekämpfung und -behandlung. Med. Klin. **1946**, No 21, 514. — Schwab, M., R. Allan and S. E. Sulkin: The tropical rat mite (*Liponyssus bacoti*) as an experimental factor of *Coxsackie*-virus. Amer. J. Trop. Med. a. Hyg. **1**, 982—986 (1952). — Scott, J. A., V. A. Stembridge and N. M. Sisley: A method for providing a constant supply of tropical rat mites *Liponyssus bacoti* infected with the cotton rat filaria, *Litomosoides carinii*. J. of Parasitol. **33**, 138—141 (1947). — Simpson, R. E. H.: Mites infesting carcinoma of the jaw. Lancet **1944 I**, 740. — Soysa, E., and M. D. S. Jayawardena: Pulmonary acariasis: a possible cause of asthma. Brit. med. J. **1945**, 1—6. — Stammer, H. J.: Eine neue Tracheenmilbe, *Bombacarus buchneri* n. g. n. sp. (*Acar. Podapolipodidae*). Zool. Anz. **146**, 137—150 (1951). — Steiniger, F.: Die tropische Rattenmilbe als Wohnungsplage in Deutschland. Prakt. Desinfektor **1952**, H. 1, 10—12. — Stolpe, W.: Die tropische Rattenmilbe *Bdellonyssus bacoti* in Lübeck. Prakt. Desinfektor **45**, 165—166 (1953). — Sudd, J. H.: Laboratory studies of adult female *Bdellonyssus bacoti* (Hirst 1916) (*Acarina, Parasitiformes*). Ann. Trop. Med. **46**, 158—164 (1952).

Thomas, E. W. P.: Dermatitis due to *Tyroglyphus longior* Gerv. var. *castellanii* Hirst in cheese dust. Brit. J. Dermat. **54**, 313—319 (1942).

Vitzthum, H.: Zoologische Acarusstudien. Z. Parasitenkde **1**, 1—23 (1929). — Systematische Betrachtungen zur Frage der Trombidiose. Z. Parasitenkde **2**, 223—247 (1930). — *Pneumonyssus stammeri*, ein neuer Lungenparasit. Z. Parasitenkde **2**, 595—615 (1930). — *Pneumonyssus simicola* Banks. Z. Parasitenkde **4**, 48—74 (1932). — Der Erreger der „Rüsselbildung" bei *Myotis nigricans* Wied. Z. Parasitenkde **4**, 400—406 (1932). — Acarina. In: Bronns Klassen und Ordnungen. Leipzig 1940.

Wharton, G. W., Dale W. Jenkins, James M. Brennan, Henry S. Fuller, Glen M. Kohls and C. B. Philip: The terminology and classification of trombiculid mites (*Acarina: Trombiculidae*). J. of Parasitol. **37**, 13—31 (1951). — Willmann, C.: Zwei neue Trombidioseerreger aus der Steiermark. Z. Parasitenkde **12**, 638—644 (1942). — Worth, C. B., and E. R. Rickard: Evalution of the efficiency of common cotton rat ectoparasites in the transmission of murine typhus. Amer. J. Trop. Med. **31**, 295 (1951).

Zumpt, F., and H. Graf: Medical importance of mites. S. Afric. J. Clin. Sci. **1**, 196—212 (1950).

Ixodides (Zecken).

Barnett, E. J.: Wood tick paralysis in children. J. Amer. Med. Assoc. **109**, 846 (1937). — Bell, J. E., and C. B. Philip: The human rickettsioses. Annual Rev. Microbiol. **6**, 91—118 (1952). — Berge, T. O., and E. H. Lennette: World distribution of Q-fever: human, animal and arthropod infections. Amer. J. Hyg. **57**, 125—143 (1953). — Bodkin, G. E.: The biology of *Amblyomma dissimile* Koch with an account of its power of reproducing parthenogenetically. Parasitology **11**, 10—17 (1918). — Burgdorfer, W.: *Ornithodorus moubata* als Testobjekt bei Q-Fieberfällen in der Schweiz. Acta trop. (Basel) **8**, 44—51 (1951). — Analyse des Infektionsverlaufs bei *Ornithodorus moubata* (Murray) und der natürlichen Übertragung von *Spirochaeta duttoni*. Acta trop. (Basel) **8**, 194—262 (1951).

CHABAUD, A.-G.: Sur la nutrition artificielle des tiques. Ann. de Parasitol **25**, 42—47 (1950). — L'infestation par des Ixodinés provoque-t-elle une immunité chez l'hôte? Ann. de Parasitol. **25**, 474—479 (1950). — CUNLIFFE, N.: Some observations on the biology and structure of *Ornithodorus moubata* MURRAY. Parasitology **13**, 327—344 (1921).

DAVIS, G. E.: Parthenogenesis in the argasid tick *Ornithodoros moubata* (MURRAY 1877). J. of Parasitol. **37**, 1—3 (1951). — The relapsing fevers: tick-spirochete specifity studies. Exper. Parasitol. **1**, 406—410 (1952). — Observations on the biology of the argasid tick *Ornithodoros brasiliensis* ARAGÃO, 1923, with the recovery of a spirochete, *Borrelia brasiliensis*, n. sp. J. of Parasitol. **38**, 473—476 (1952). — Biology as an aid to the indentification of two closely related species of ticks of the genus *Ornithodoros*. J. of Parasitol. **38**, 477—480 (1952).

ENIGK, K., u. I. GRITTNER: Die Exkretion der Zecken. Z. Tropenmed. Parasitol. **4**, 77—94 (1952).

GEIGY, R.: Ein Zeckentest zum Diagnostizieren des Q-Fiebers. Bull. schweiz. Akad. Med. Wiss. **7**, 1—8 (1951). — GREGSON, J. D.: The enigma of tick paralysis. Proc. Ent. Soc. Brit. Columb. **40**, 19 (1943). — GRÜN, H.: Die experimentelle Übertragung von Rückfallfieber Spirochaeten durch *Ornithodorus moubata*. Z. Hyg. **131**, 198—218 (1950).

HAMILTON, D. J.: Tick paralysis, a dangerous disease in children. Med. J. Ausstral. **27**, 759 (1940). — HEISCH, R. B., and W. E. GRAINGER: On the occurrence of *Ornithodoros moubata* MURRAY in burrows. Ann. Trop. Med. **44**, 153—155 (1950). — HEISCH, R. B., and C. A. W. GUGGISBERG: A description of *Ornithodoros erraticus* (LUCAS) from Kenya. Ann. Trop. Med. **46**, 1—7 (1952). — HOHORST, W.: Die Zecke *Dermacentor marginatus* SULZER 1776, ihre Verbreitung, Lebensweise und medizinische Bedeutung. Z. Parasitenkde **13**, 118—146 (1943).

JASCHKE, W.: Beiträge zur Kenntnis der symbiontischen Einrichtungen bei Hirudineen und Ixodiden. Z. Parasitenkde **5**, 514—541 (1933). — JELLISON, W. L., and J. D. GREGSON: Tick paralysis in Northwestern United States and British Columbia. Rocky Mountain Med. J. **1950**. — JELLISON, W. L., G. STOENNER, J. KRAMIS and BEARDMORE: An outbreak of tick paralysis in cattle in western Montana. Vet. Med. **46**, Nr 5 (1951). — JUSATZ, H. G.: Tularämie in Europa 1926—1951. In: Welt-Seuchen-Atlas, herausgeg. v. E. RODENWALDT. Hamburg: Falk-Verlag 1952.

KEMPER, H., u. W. REICHMUTH: Die Taubenzecke als Parasit des Menschen. Z. angew. Entomol. **28**, 183—185 (1941). — Die Taubenzecke als Parasit des Menschen. 2. Beitr. Über die Wirkung der Zeckenstiche auf die menschliche Haut. Z. hyg. Zool. **1941**, H. 11/12, 184—193. — KOHLS, G. M.: Vectors of rickettsial diseases. Ann. Int. Med. **26**, 713—719 (1947). — KUDICKE, R., H. KUDICKE, H. GRAMMEL u. A. LINNHÖFER: Über die Infektiosität von Rekurrenz-Zecken nach Versuchen mit *Spirochaeta hispanica* und *Ornithodorus moubata*. Z. Hyg. **137**, 13—27 (1953).

LEES, A. D.: Chloride regulation and the function of the coxal glands in ticks. Parasitology **37**, 172—184 (1946).

MARTINI, E.: Rückfallfieber in Europa und im Nahen Osten. In: Welt-Seuchen-Atlas, herausgeg. von E. RODENWALDT. Hamburg: Falk-Verlag 1952. — MAYER, A., u. W. MADEL: Beobachtungen über das Auftreten und die Bekämpfung von Taubenzecken (*Argas reflexus* F.). Desinfektion und Schädlingsbekämpfung, Ausg. B, Jg. 41, H. 10. — MEILLON, B. DE, and L. GOLDBERG: Development of *Ornithodorus moubata* on normal and Thiamin-deficient rats. Nature (Lond.) **1947**, 171. — MILNE, A.: The ecology of the sheep tick *Ixodes ricinus* L. Distribution of the tick in relation to geology, soil and vegetation in northern England. Parasitology **35**, 186—196 (1944). — The ecology of the sheep tick, *Ixodes ricinus*, a und b. (a) Microhabitat economy of the adult tick. Parasitology **40**, 14—34 (1950). — (b) Spatial distribution. Parasitology **40**, 35—40 (1950). — MOSKWIN, J. A.: Über die Rolle der Zecke (Ixodoidea) *Ornithodorus papillipes* BIR. (Turkestan) in der Übertragung des Rückfallfiebers. Z. Parasitenkde **2**, 73—89 (1930). — MUDROW, E.: Über die intracellulären Symbionten der Zecken. Z. Parasitenkde **5**, H. 1 (1932).

NAUCK, E. G., u. F. WEYER: Laboratoriumsinfektionen bei Q-Fieber. Dtsch. med. Wschr. **1949**, 198—202.

PAWLOWSKY, E. N., u. N. J. CHODUKIN: Über die Antikoaguline und andere wirksame Bestandteile der Zecke *Ornithodorus papillipes* BIR. Z. Parsitenkde **2**, 90—96 (1930). — PHILIP, C. B.: Observations on experimental Q-fever. J. Parasitol. **34**, 457 (1948). — Tick transmission of indian tick typhus and some related rickettsioses. Exper. Parasitol. **1**, 129—142 (1952).

REEVES, W. C.: Epidemiology of the arthropod-borne virus encephalitides. Bol. ofic. san. Panamerica **27**, 347—355 (1948). — RODANICHE, E. C. DE: Natural infection of the tick, *Amblyomma cajenennse* with *Rickettsia rickettsi* in Panama. Amer. J. Trop. Med. a. Hyg. **2**, 696—699 (1953). — ROESLER, R.: Histologische, physiologische und serologische Untersuchungen über die Verdauung bei der Zeckengattung *Ixodes* LATR. Z. Morph. u. Ökol. Tiere **28**, 297—317 (1934). — RUSER, M.: Beiträge zur Kenntnis des Chitins und der Muskulatur der Zecken (*Ixodidae*). Z. Morph. u. Ökol. Tiere **27**, 199—261 (1933).

Schulze, P.: Ixodina, Zecken. In: Biologie der Tiere Deutschlands, Liefg 2. Berlin: Gebrüder Bornträger 1923. — Die Arten der Zeckengattung *Dermacentor* s. l. aus Europa, Asien und Neu-Guinea. Z. Parasitenkde **6**, 416—431 (1934). — Neue und wenig bekannte deutsche *Ixodes*-Arten. Z. Parasitenkde **6**, 432—437 (1934). — Bemerkenswerte palaeozoische Arthropoden, die wahrscheinlich in die Spinnentierreihe gehören. Z. Morph. u. Ökol. Tiere **35**, 169—182 (1939). — Das Geruchsorgan der Zecken; Untersuchungen über die Abwandlungen eines Sinnesorgans und seine stammesgeschichtliche Bedeutung. Z. Morph. u. Ökol. Tiere **37**, 491—564 (1941).

Terhaag, L.: Zur Epidemiologie des Q-Fiebers. Arch. f. Hyg. **137**, 247—269 (1953). — Totze, R.: Beiträge zur Sinnesphysiologie der Zecke. Z. wiss. Biol. **19**, 110—161 (1953). — Trager, W.: Acquired immunity to ticks. J. of Parasitol. **25**, 57—81 (1939).

Weyer, F.: Beitrag zur Diagnose des Q-Fiebers. Verh. dtsch. Ges. inn. Med. (54. Kongr. Karlsruhe) **1948**, 277—279. — Zur Übertragung des Q-Fiebers. Zbl. Bakter. I. Orig. **154**, 165—172 (1949). — Die Übertragung des Q-Fiebers als zoologisches Problem. Neue Erg. u. Probl. Zool. (Klatt-Festschrift) **1950**, 1079—1088. — Wheeler, Ch. M.: Progress of spirochaete infection in the developmental stages of the host tick, *Ornithodorus hermsi*, Wheeler. Amer. J. Trop. Med. **18**, 413—420 (1938). — Relapsing fever in California; attempts to transmit spirochetes of California relapsing fever to human subjects by means of the bite of the vector, *Ornithodorus hermsi* Wheeler. Amer. J. Trop. Med. **18**, 641—660 (1938).

Zumpt, F.: *Ornithodorus moubata* Murray und andere Rückfallfieberzecken. Dtsch. tropenmed. Z. **46**, 321—328 (1942). — Phylogenie der Zecken und „Natürliches System". Z. Parasitenkd. **15**, 87—101 (1951).

Pentastomida (Zungenwürmer).

Cannon, D. A.: Linguatulid infestation of men. Ann. Trop. Med. **36**, 160—166 (1942). — Gribbohm: Zur Statistik der menschlichen Entozoen. Inaug.-Diss. Kiel 1877.

Heymons, R.: Beiträge zur Systematik der Pentastomiden. I—VI. Z. Parasitenkde I. **8**, 1—103 (1935). — II. **10**, 675—690 (1939). — III. **11**, 77—94 (1939). — IV. **12**, 317—329 (1942). — V. **12**, 330—339 (1942). — VI. **12**, 417—432 (1942). — Der Nasenwurm des Hundes (*Linguatula serrata* Froelich), seine Wirte und Beziehungen zur europäischen Tierwelt, seine Herkunft und praktische Bedeutung auf Grund unserer bisherigen Kenntnisse. Z. Parasitenkde **12**, 607—638 (1942). — Heymons, R., u. H. Vitzthum: Beiträge zur Systematik der Pentastomiden. Z. Parasitenkde **8**, 1—103 (1935).

Koch, M.: Zur Kenntnis des Parasitismus der Pentastomen. Verh. dtsch. path. Ges. **10** (1906).

Laengner, H.: Über *Pentastomum denticulatum* beim Menschen. Zbl. Bakter. I. Orig. **40**, 368—371 (1906). — Leuckart, R.: Bau und Entwicklungsgeschichte der Pentastomen nach Untersuchungen besonders von *Pent. taenioides* und *P. denticulatum*. Leipzig u. Heidelberg 1860.

Sagredo, N.: *Linguatula rhinaria*-Larven (*Pentastoma denticulatum*) in den Lungen des Menschen. Virchows Arch. **251**, 608 (1924). — Sonobe, K.: Über Linguatuliden-Larven-Knötchen (sog. Pentastomenknötchen) der Leber des Menschen. Virchows Arch. **263** (1927).

Wagner, E.: *Pentastomum* der Niere. Arch. physiol. Heilk. **1856**. In: Uhle u. Wagners Handbuch der allgemeinen Pathologie, 7. Aufl. Leipzig 1876.

Zenker, F. A.: Über einen neuen tierischen Parasiten des Menschen. Z. ration. Med. **5** (1854).

Anoplura (Läuse).

Adler, S., and R. Ashbel: The behaviour of *Spirochaeta persicus* in *Pediculus humanus*. Ann. Trop. Med. **36**, 83—96 (1942). — Alverdes, F., u. R. Bieling: Untersuchungen über bakterielle Infektionen bei Kleiderläusen (*Pediculus vestimenti*). Z. Naturforsch. **4b**, 150—157 (1949). — Aschenbrenner, R., u. H. Eyer: Rickettsiosen. In: Handbuch der inneren Medizin, 4. Aufl. Bd. 1, Teil 1, S. 638—761. 1952. — Aschner, M., u. E. Ries: Das Verhalten der Kleiderlaus beim Ausschalten der Symbionten. Z. Morph. u. Ökol. Tiere **26** (1933).

Bieling, R.: Untersuchungen über bakterielle Infektionen bei Läusen. Zbl. Bakter. I Orig. **154,151** (1949). — Bormann, F. v,: Endemische Vorkommen von Läuse-Fleckfieber 1914 bis 1950 und Epidemien des Läuse-Fleckfiebers 1914—1950 (Europa). In: Welt-Seuchen-Atlas, herausgeg. von E. Rodenwaldt. Hamburg: Falk-Verlag 1952. — Busvine, J. R.: Recent work on the louse. Brit. Med. Bull. **3**, 215—218 (1945). — Buxton, P. A.: The louse. An account of the lice which infest man, their medical importance and control, 2. Aufl. London: Edward Arnod & Co. 1947.

Chung, H. L., and Y. Wei: Studies on the transmission of relapsing fever in North China. II. Observations on the mechanism of transmission of relapsing fever in man. Amer. J. Trop. Med. **18**, 661—674 (1938). — Culpepper, G. H.: Rearing and maintaining a laboratory colony of bodylice on rabbit. Amer. J. Trop. Med. **28**, 499 (1948).

EICHLER, WOLFDIETRICH: Die Bedeutung von H. FAHRENHOLZ für die Läuseforschung. Z. hyg. Zool. **1950**, H. 10/11. — EYER, H.: Die durch Läuse übertragbaren Infektionskrankheiten und ihre Bekämpfung. Dtsch. med. Welt **14**, 261—264 (1940). — Zur Epidemiologie des Fleckfiebers. Dtsch. Mil.arzt **1942**, 333—337.

FAHRENHOLZ, H.: Zur Systematik der Anopluren. Z. Parasitenkde **9**, 50—56 (1937). — Eine neue Laus der Schimpansen. Z. Parasitenkde **12**, 107—119 (1942). — FERRIS, G. F., and CH. J. STOJANOVICH: The sucking lice. Memoirs Pacific Coast Entom. Soc. San Francisco, Bd. 1, 1951. 320 S.

HASE, A.: Beiträge zu einer Biologie der Kleiderlaus. Flugschriften der Dtsch. Ges. für angew. Entomol., Nr 1, 1915. — Neue Beobachtungen und Versuche über die Lebensfähigkeit der Kleiderläuse und ihrer Eier. Zbl. Bakter. I Orig. **82**, 461—468 (1919). — Die Kopflaus. Dtsch. Ges. für angew. Entomol., Merkbl. Nr. 7 (Ser. I), 1926 — Über Erfolgskontrollen und ihre biologischen Grundlagen bei Entlausungsmaßnahmen. Z. Parasitenkde **12**, 592—606 (1942). — Über Entlausung durch Ameisen sowie über die Wirkung der Ameisensäure auf Kleiderläuse. Z. Parasitenkde **12**, 665—677 (1942). — Die Kleiderlaus, der Überträger des Fleckfiebers. Dtsch. Ges. für angew. Entomol., Merkbl. Nr 1 (Ser. I), 1943. — Bekämpfung der Körperverlausung mit Hilfe pulverförmiger Mittel, sowie über Prüferfahrung von sog. Läusepudern. Z. hyg. Zool. **1943**, 1—17. — Weitere Beiträge zur Kenntnis der Kleiderlaus; insbesondere über Kotschnurenbildung. Z. Parasitenkde **13**, 150—155 (1944). — HASE, A., u. W. REICHMUTH: Grundlagen der behelfsmäßigen Entlausungsmaßnahmen. Berlin: Richard Schoetz 1940. — Läusebekämpfung, 2. Aufl. Merkbl. 15, Landesanstalt für Wasser-, Boden- und Lufthygiene, Zool. Abt. Berlin-Dahlem 1942. — HOMP, R.: Wärmeorientierung von *Pediculus vestimenti*. Z. vergl. Physiol. **26**, 1—34 (1938). — HOPKINS, G. H. E.: The host-associations of the lice of mammals. Proc. Zool. Soc. Lond. **119**, 387—604 (1949).

KEMPER, H., u. W. REICHMUTH: Vergleichende Untersuchungen über die Wirkung von Sabadillessig und Staphisagriaeessig auf Läuse. Z. hyg. Zoll. **1942**, H. 11/12.

MARTINI, E., u. F. ECKSTEIN: Läuse. Merkbl. des Bernhard Nocht -Institutes für Schiffs- u. Tropenkrkh. Hamburg S. 1—15, 1943. — MOOSER, H.: Die Beziehungen des murinen Fleckfiebers zum klassischen Fleckfieber. Acta Trop. (Basel) Suppl. 4, 87 (1945). — MÜLLER, FRITZ P.: Das Zahlenverhältnis der Geschlechter in Zuchtpopulationen der Kleiderlaus (*Pediculus corporis* DE GEER, Anoplura). Z. Parasitenkde **14**, 285—300 (1949).

NAUCK, E. G., u. F. WEYER: Erfahrungen bei der Zucht von Kleiderläusen und der künstlichen Infektion von Läusen mit Fleckfieber. Zbl. Bakter. I Orig. **147**, 353 (1941).

REICHMUTH, W.: Die Wirkung von Trichloracetonitril („Tritox") auf Kleiderläuse. Z. hyg. Zool. **1941**, H. 4. — Über das Verhalten, insbesondere die Widerstandsfähigkeit von Kleiderläusen und Eiern verschiedenen Entwicklungsgrades gegen „Asid-Gas" („Getak-Gas"). Z. hyg. Zool. **34**, H. 2/3 (1942). — Zur Arbeitsrichtung und Versuchstechnik in der Läuseforschung. Z. hyg. Zool. **35**, H. 5 (1943).

SCHMIDT, W..J.: Über physikalische und chemische Eigenschaften des Sekrets mit dem *Pediculus capitis* seine Eier ankittet. Z. Parasitenkde **10**, 729 (1939). — STEINIGER, F.: Einiges über die häufigsten Entlausungsfehler. Veröff. Gesdh.dienst. **57**, H. 2 (1943). — Zweiwöchige Quarantäne. Entlausung bei Temperaturen unter $+ 10^0$ C. Z. hyg. Zool. **36**, 106 (1944).

WEYER, F.: The behavior of *Rickettsia akari* in the body louse after artificial infection. Amer. J. Trop. Med. a. Hyg. **1**, 809—820 (1952). — Die experimentelle Infektion der Filzlaus *Phthirus pubis* L. mit *Rickettsia prowazeki* und *R. quintana*. Z. Tropenmed. u. Parasitol. **3**, 302—304 (1952). — Künstliche Infektion der Kleiderlaus mit *Rickettsia tsutsugamushi*. Z. Hyg. **137**, 419—428 (1953).

Heteroptera (Wanzen).

ABRAHAM, R.: Das Verhalten der Spermien in der weiblichen Bettwanze (*Cimex lectularius*) und der Verbleib der überschüssigen Spermamasse. Z. Parasitenkde **6**, 559—591 (1934). — ARKWRIGHT, J. A., E. E. ATKIN and A. BACOT: An hereditary rickettsia-like parasite of the bedbug (*Cimex lectularius*). Parasitology **13** (1921).

BRECHER, G., and V. B. WIGGLESWORTH: The transmission of *Actinomyces rhodnii* ERIKSON in *Rhodnius prolixus* STÅL (*Hemiptera*) and its influence on the growth of the host. Parasitology **35**, 220—224 (1944). — BUCHNER, P.: Über ein neues symbiontisches Organ der Bettwanze. Biol. Zbl. **41**, 570—574 (1921). — Studien an intracellulären Symbionten. 4. Die Bakteriensymbiose der Bettwanze. Arch. Protistenkde **46**, 225—263 (1923).

GEIGY, R., L. A. HALFF u. V. KOCHER: Untersuchungen über die physiologischen Beziehungen zwischen einem Überträger der Chagas-Krankheit *Triatoma infestans* und dessen Darmsymbionten. Schweiz. med. Wschr. **1953**, 928—930. — GEIGY, R., u. C. KRAUS: Rüssel und Stechakt von *Rhodnius prolixus*. Acta trop. (Basel) **9**, 272—276 (1952). — GEISTHARDT, G.: Über die ökologische Valenz zweier Wanzenarten mit verschiedenem Verbreitungsgebiet. Z. Parasitenkde **9**, 151—202 (1937).

HASE, A.: Die Bettwanze (*Cimex lectularius*), ihr Leben und ihre Bekämpfung. Monogr. angew. Entomol. 1917. — Weitere Versuche zur Kenntnis der Bettwanzen *Cimex lectularius* L. und *Cimex rotundatus* SIGN. (*Hex. Rhynch*). Z. Parasitenkde 2, 368—418 (1930). — Über die unterschiedliche Widerstandsfähigkeit der parasitären Hauswanzen *Cimex lectularus* und *Cimex rotundatus* gegenüber der Einwirkung von Äthylenoxyd nebst Bemerkungen über die Wirkung von Äthylenoxyd auf Meerschweine. Z. Parasitenkde 4, 369—386 (1932). — Beobachtungen an venezolanischen *Triatoma*-Arten sowie zur allgemeinen Kenntnis der Familie der *Triatomidae* (*Hemipt. Heteropt.*). Beiträge zur experimentellen Parasitologie. Z. Parasitenkde 4, 585—652 (1932). — Über Starrezustände bei blutsaugenden Insekten, insbesondere bei Wanzen. II. Mitteilung betreffs *Panstrongylus* (*Triatoma*) *geniculatus* PINTO 1931. Z. Parasitenkde 5, 708—724 (1933). — Zur Fortpflanzungsphysiologie der blutsaugenden Wanze *Rhodnius pictipes* (*Hemipt. Heteropt.*). Beiträge zur experimentellen Parasitologie. Z. Parasitenkde 6, 129—145 (1934). — Zur hygienischen Bedeutung der parasitären Haus- und Vogelwanzen sowie über Wanzenpopulationen und Wanzenkreuzungen. Z. Parasitenkde 10, 1 (1939). — Über *Triatoma dimidiata* (*Hemiptera, Triatomidae*). Z. Parasitenkde 11, 419—430 (1940). — Über die Maskierung, besonders der Eier, bei Bett- und Fledermauswanzen (Fam. *Cimicidae*). Z. Parasitenkde 12, 284—301 (1942). — Weitere Beobachtungen über die Maskierung bei parasitären Wanzen (*Cimicidae* und *Triatomidae*). Z. Parasitenkde 12, 388—403 (1942).

JANISCH, E.: Beobachtungen bei der Aufzucht von Bettwanzen. I. Über das Verhalten von Populationen bei verschiedenen Zuchtbedingungen. Z. Parasitenkde 5, 460—515 (1933).

KEMPER, H.: Beitrag zur Kenntnis des Stinkapparates von *Cimex lectularius* L. Z. Morph. u. Ökol. Tiere 15, 524—546 (1929). — Beiträge zur Biologie der Bettwanze (*Cimex lectularius* L.). IV. Über das Zerreißen des Darmtraktus und die Mortalität unter ungünstigen Lebensbedingungen. Z. Parasitenkde 5, 112—138 (1933). — Bettwanzenbekämpfung. Flugblatt Nr 1; Hyg. Zool. 21, H. 5 (1937). — DDT-haltige Mittel im Kampfe gegen die Wanzenplage. Pharmazie 3, 22—24 (1948). — Ergebnisse der kommunal gelenkten Wanzenbekämpfung in Berlin. Trans. Ninth Int. Congr. Entomol. 1, 923—927 (1952).

LANGUILLON, J.: Note sur la présence de *Triatoma rubrofasciata* en Guadeloupe et son infection naturelle par *Trypanosoma conorrhini*. Bull. Soc. Path. exot. Paris 44, 316—318 (1951).

MADEL, WALDEMAR: Beobachtungen an der Staubwanze *Reduvius personatus* L. Z. Parasitenkde 15, 102—108 (1951).

NAUCK, E. G., u. F. ZUMPT: Versuche zur Übertragung des epidemischen Fleckfiebers durch die Wanzen *Cimex lectularis* L. und *Triatoma rubrofasciata* DE GEER. Zbl. Bakter. I Orig. 147, 376—381 (1941).

OYE, EUG. L. VAN: Du rôle des punaise *Cimex lectularis* L. dans la propagation des maladies typhoides. Rev. belge Sci. med. 14, 369—376 (1942).

PETERS, G.: Die hochwirksamen Gase und Dämpfe in der Schädlingsbekämpfung. Sammlung chemischer und chemisch-technischer Vorträge. Stuttgart: Ferdinand Enke 1942.

RIVNAY, E.: Studies in tropisms of the bed bug *Cimex lectularius* L. Parasitology 24, 121—136 (1932).

SCHUCKMANN, W. v.: Über Versuche zur praktischen Wanzenbekämpfung. Prakt. Desinfektor 25, H. 9 (1933). — STEINIGER, F.: Über eine Großanwendung von Diäthyl-paranitrophenyl-monothiophosphat (E 605f) in der Wanzenbekämpfung. Z. Tropenmed. u. Parasitol. 2, 544—558 (1950/51). — STERNBERG, L.: A case of asthma caused by the *Cimex lectularius* (bedbug). J. Allergy 1, 83 (1929).

WENDT, A.: *Cimex hemipterus* F. *flavifusca* form. nov. (*Hex., Rhynchota*). Z. Parasitenkde 11, 199—202 (1939/40). — Über *Cimex pipistrelli* JENYNS und seine Formen (Hex. *Rhynchota*). Z. Parasitenkde 12, 259—272 (1942). — WIGGLESWORTH, V. B.: Symbiotic bacteria in a blood-sucking insect *Rhodnius prolixus* STÅL (*Hemiptera, Triatomidae*). Parasitology 28, 284—294 (1936).

Nematocera (Mücken, außer Anopheles).

ADLER, S., and O. THEODOR: A study of the sandfly population in endemic foci of infantile Kala-azar in Italy. Bull. Entomol. Res. 22, 105—113 (1931).

BALFOUR, A.: The wild monkey as a reservoir for the virus of yellow fever. Lancet 1914 I, 1176. — BARANOV, N.: Stand der Kolumbatscher Mückenforschung in Jugoslawien. Z. Parasitenkde 11, 215—234 (1940). — BEQUAERT, JOSEPH C.: The Black-Flies, or *Simuliidae*, of the Belgian Congo. Amer. J. Trop. Med. 18, Suppl. 116—136 (1938). — BRAUN, H., u. E. CASPARI: Kann *Culex pipiens* bakterielle Infektionserreger verbreiten? Schweiz. Z. allg. Path. 2, 175—193 (1939). — BROWN, A. W., D. S. SARKARIA and R. P. THOMPSONS: Studies on the responses of the female *Aedes* mosquito. Part I. The search for attractant

vapours. Bull. Entomol. Res. **42**, 105—114 (1951). — BUGHER, J. C., J. BOSHELL-MAURIQUE, M. ROCA-GARCIA and E. OSORNO-MESA: Epidemiology of jungle yellow fever in eastern Colombia. Amer. J. Hyg. **39**, 16 (1944).
DESCHIENS, R., u. F. PICK: Le choix des surfaces de ponte par *Aedes aegypti* (*Stegomyia fasciata*) dans des conditions expérimentales. Acta trop. (Basel) **6**, 1—11 (1949). — DOL-MATOVA, A. V.: On the biology of sandflies inhabiting burrows. Med. Parasit. i. Parasitic Dis. (Moskau) **15**, 47—55 (1947).
ECKSTEIN, F.: Die Grundlagen der Bekämpfung der Stechmückenbrut durch ober-flächenaktive Substanzen. Z. hyg. Zool. **31**, 237 (1939). — EMMEL, LUDWIG: Autotomie bei *Anopheles maculipennis* als Reaktion auf ein Kontaktgift (Gesarol). Z. hyg. Zool. **35**, 119—124 (1943).
GASCHEN, H.: Phlébotomes en Suisse. Acta trop. (Basel) **2**, 137—154 (1945). — GEIGY, R., u. R. GANDER: Äußere Einwirkungen beim Schlüpfen von *Aedes aegypti* aus dem Ei. Acta trop. (Basel) **6**, 97—104 (1949). — GIBBINS, E. G.: Studies on ethiopian simuliidae. *Simulium damnosum* THEOB. Trans. Roy. Entomol. Soc. (Lond.) **81** 37—52 (1933). — GIBSON C. L., and H. T. DALMAT: Three new potential intermediate hosts of human onchocerciasis in Guatemala. Amer. J. Trop. Med. a. Hyg. **1**, 848—851 (1952). — GILLETT, J. D., R. W. ROSS, G. W. A. DICK, A.-J. RADDOW and L. E. HEWITT: Experiments to test the possibility of transovarial transmission of yellow fever virus in the mosquito *Aedes* (*Stegomyia*) *africanus* THEOBALD. Ann. Trop. Med. **44**, 342—350 (1950).
HASE, A.: Über heftige, blasige Hautreaktionen nach Culicoides-Stichen. Z. Parasitenkde **6**, 119—129 (1934). — HENNIG, W.: Verbreitung der Phlebotomen. In: Seuchenatlas. Gotha: J. Perthes 1942. — Die Larvenformen der Dipteren. Eine Übersicht über die bisher be-kannten Jugendstadien der zweiflügeligen Insekten. 1. u. 2. Teil. Berlin: Akademie-Verlag 1948 u. 1950. — HERTIG, M., and G. B. FAIRCHILD: The control of *Phlebotomus* in Peru with DDT. Amer. J. Trop. Med. **28**, 207—230 (1948). — HILL, MARJORIE, A.: The life-cycle and habits of *Culicoides impunctatus* GOETGHEBUER and *Culicoides obsoletus* MEIGEN, together with some observations on the life-cycle of *Culicoides odibilis* AUSTEN, *Culicoides pallidicornis* KIEFFER, *Culicoides cubitalis* EDWARDS and *Culicoides chipterus* MEIGEN. Ann. Trop. Med. **41**, 55—115 (1947). — HOPKINS, C. A., and W. L. NICHOLAS: *Culicoides austeni*, the vector of *Acanthccheilonema perstans*. Ann. Trop. Med. **46**, 276—284 (1952). — HU, S. M. K., and H. YU: Preliminary studies on the blood preferences of *Anopheles hyrcanus* var. *sinensis* WIEDEMANN in Shanghai Region. Chin. Med. J. Suppl. 1, 379—386 (1936). — HÜHNE, WOLFGANG: Phlebotomen und Pappatacifieber in Nordkaukasien. Dtsch. tropen-med. Z. **48**, 7—10 (1944).
JETTMAR, H. M. Mikrobien als Feinde von Stechmückenlarven. Acta trop. (Basel) **4**, 193—209 (1947).
KAMALOW, N. G.: Zur Biologie der *Phlebotomus*-Arten Georgiens. Z. Parasitenkde **6**, 546—557 (1934). — KERR, I. A., y L. PATIÑO CAMERGO: Investigaciones sobre fievre ama-rella en Muzo y en la „region de Santander". Rev. Hig. y Tbc. **2**, 32 (1933). — KNIPLING, E. F.: Present status of mosquito resistance to insecticides. Amer. J. Trop. Med. a. Hyg. **1**, 389—394 (1952). — KOSTICH, D. Y.: Golubac fly (*Simulium columbaczense*) in Yugoslav Danubian region. Acta trop. (Basel) **9**, 264 (1952).
LANGERON, M.: Evolution de microfilaires nocturnes chez les phlebotomes. Ann. de Parasitol. **16**, 477—478 (1938). — LENZ, F.: Zur Biologie der Phlebotomen. Verh. Dtsch. Zoologen in Mainz 1949, S. 301—313. — Z. Tropenmed. u. Parasitol. **5** (1954). — LEVI-CASTILLO, R.: Die Epidemiologie des Buschgelbfiebers in Südamerika. Literaturverzeichnis. Z. Tropenmed. u. Parasitol. **2**, 453—454 (1950/51). — The problem of human and equine encephalomyelitis in Ecuador. Acta trop. (Basel) **9**, 77 (1952).
MAYER, K.: Beobachtungen über blutsaugende Ceratopogoniden. Arbeiten über morpho-logische und taxonomische Entomologie, Bd. 4, Nr 3, S. 231—234. 1937. — Chironomiden und Ceratopogoniden aus dem Fichtelgebirge. Arbeiten über morphologische und taxonomi-sche Entomologie, Bd. 5, Nr 1, S. 22—24. 1938.
NÁJERA, L.: The ecology of sandflies at the larval stage and the epidemiology of the diseases transmitted by them. Bull. Health Organisat. League Nat. **12**, 394—406 (1945/46).
PARKER, A. H.: The effect of a difference in temperature and humidity on certain reactions of female *Aedes aegypti* (L.). Bull. of Entomol. Res. **43**, 221—229 (1952). — PAWLOWSKY, E. N., u. A. K. STEIN, unter Mitarbeit von P. P. PERFILJEW: Experimentelle Untersuchungen über die Wirkung der wirksamen Bestandteile der Mücke *Culex pipiens* auf die Menschenhaut. Z. Parasitenkde **1**, 484—488 (1929). — PAWLOWSKY, E. N., A. K. STEIN u. P. P. PERFILJEW: Experimentelle Untersuchung über die Wirkung des *Phlebotomus*-Stiches auf die Menschenhaut. Z. Parasitenkde **5**, 1—13 (1933). — PERFILJEW, P. P.: Zur vergleichenden Anatomie von *Phlebotomus* (*Dipt. Psych.*). Z. Parasitenkde **1**, 437—475 (1929). — PEUS, F.: Die Stechmückenplage und ihre Bekämpfung. I. Teil. Die Haus-

mücken. Z. hyg. Zool. **31**, 102—125 (1939). — II. Teil. Die Aëdes-Mücken. Merkblatt Nr 16. Aus der Preuß. Landesanst. für Wasser-, Boden- und Lufthygiene. Zool. Abt. Berlin 1939. — Stechmücken. In: Die neue Brehm-Bücherei. Leipzig: Akademische Verlagsgesellschaft 1950.

REEVES, W. C.: Quantitative field studies on a carbon dioxide chemotropism of mosquitoes. Amer. J. Trop. Med. a. Hyg. **2**, 325—331 (1953). — Ross, R. W.: The survival of yellow fever virus in refrigerated mosquitoes. Ann. Trop. Med. **44**, 299—308 (1950).

SARKARIA, D. S., and W. A. BROWN: Studies on the responses of the female *Aedes* mosquito. Part II. The action of liquid repellent compounds. Bull. of Entomol. Res. **42**, 115—122 (1951). — SHUTE, P. G.: Mosquitoes in London. Monthly. Bull. Ministry of Health a. Publ. Health Lab. **8**, 228—231 (1949). — SMITHBURN, K. C., A. J. HADDOW and W. H. R. LUMSDEN: An outbreak of sylvan yellow fever in Uganda with *Aedes* (*Stegomyia*) *africanus* THEOBALD as principal vector and insect host of the virus. Ann. Trop. Med. **43**, 74—89 (1949). — SOPER, F. L., H. A. PENNA, E. CARDOSO, J. JR. SERAFIM, M. FROBISHER and J. PINHEIRO: Yellow fever without *Aedes aegypti*. Study of a rural epidemic in the Valle do Chanaan, Spiritu Santo, Brazil. 1932. Amer. J. Hyg. **18**, 555 (1933).

THIENEMANN, A.: Frostboden ... Ein Beitrag zum Problem der Stechmückenplage in Lappland. Arch. f. Hydrobiol. **34**, 306—345 (1938).

WADDELL, M. B., and H. W. KUMM: *Haemagogus capricornii* LUTZ as a laboratory vector of yellow fever. Amer. J. Trop. Med. **28**, 247—252 (1948). — WANSON, M., L. COURTOIS et B. LEBIED: L'éradication du *Simulium damnosum* (THEOBALD) à Léopoldville. Ann. Soc. belge Méd. trop. **29**, 373—403 (1949). — WEYER, F.: Die Gelbfiebermücke. Merkblätter des Bernhard Nocht-Institutes für Schiffs- und Tropenkrankheiten Hamburg, Merkblatt 8. — Phlebotomen. Merkblätter des Bernhard Nocht-Institutes für Schiffs- und Tropenkrankheiten Hamburg, S. 1—8, 1941. — WILHELMI, J.: Kriebelmücken. In: Tierheilkunde und Tierzucht Bd. VI, S. 337—349, 28. Liefg. 1928. — WILHELMI, J., u. TH. SALING: Stand und Aufgaben der Simuliidenforschung. Z. wiss. Zool. **132**, 329 (1928).

YAO, Y. T., C. C. WU and C. J. SUN: The development of microfilaria of *Wuchereria bancrofti* in sandfly, *Phlebotomus sergenti var. mongolensis*. A preliminary report. Chin. Med. J. Suppl. **2**, 401—410 (1938).

Anopheles.

CORREA, R. R., F. O. LIMA and D. CODA: Observations on the flight and longevity in nature of *Anopheles albitarsis domesticus*. J. Nat. Malaria Soc. **9**, 280—284 (1950).

EICHLER, W. D.: Salzwasserverträglichkeit und Sommerphase des *Anopheles atroparvus*. 8. Internat. Congr. Entomology. Stockholm 1948. — EICHLER, W. D., A. LÖPMANN u. F. PAGAST: Beobachtungen über *Anopheles hyrcanus*. Z. Tropenmed. u. Parasitol. **3**, 25—32 (1951).

FALLERONI, D.: Fauna anofelica italiana e suo „habitat" (paludi, risaie, canali). Metodi di lotta contro la malaria. Riv. Malariol. **5**, 553—593 (1926).

HECHT, O.: Experimentelle Beiträge zur Biologie der Stechmücken. V. Über den Wärmesinn der *Anopheles maculipennis*-Rassen bei der Eiablage. Arch. Schiffs- u. Tropenhyg. **38**, 124 (1934).

JETTMAR, H. M.: Über die Resistenz der aquatischen Entwicklungsformen der Stechmücke gegen Trocknung. Arch. f. Hyg. **134**, 11—26 (1951).

LAVEN, H.: Der Schuppenindex als Unterscheidungsmerkmal der Arten in der *Anopheles maculipennis*-Gruppe. Z. Tropenmed. u. Parasitol. **2**, 111—124 (1950/51).

MARTINI, E.: Die Rassenfrage bei *Anopheles maculipennis*. Ein kritisches Sammelreferat. Arch. Schiffs- u. Tropenhyg. **35**, 707—733 (1931).

PEUS, F.: Die Fiebermücken des Mittelmeergebietes. Leipzig: Dr. Schöps 1942.

STEINIGER, F.: Die Malaria-Überträger Schleswig-Holsteins. Z. Tropenmed. u. Parasitol. **2**, 94—106 (1950/51). — SY, M.: Anopheleslarvenbekämpfung mit Emulsionen. Tropenhyg. Schriftenr. **1944**, H. 11, 25.

UNGUREANU, E.: Nouvelles contributions à l'étude des races d'*Anopheles maculipennis*. Charactères morphologiques des femelles. 1re note. Arch. roum. Path. expér. **13**, 487—494 (1944). — UNGUREANU, E., and P. G. SHUTE: The value of the wing scales as an aid to the taxonomy of adult *Anopheles maculipennis*. Proc. Roy. Entomol. Soc. Lond., Ser. B **16**, 79—85 (1947).

WEYER, F.: Untersuchungen zur Rassenfrage bei *Anopheles maculipennis* in Nordwestdeutschland. Zbl. Bakter. I Orig. **127**, 397—417 (1933). — Die geographische Verbreitung der Rassen von *Anopheles maculipennis* in Deutschland. Z. Parasitenkde **10**, 437—463 (1938). — Zur Frage der Konstanz in der Zusammensetzung natürlicher Populationen von *Anopheles maculipennis*. Z. Parasitenkde **11**, 357—370 (1940). — Die Einrichtung einer Dauerzucht von *Anopheles superpictus* in Hamburg. (Mit biologischen Beobachtungen.) Zbl. Bakter. I Orig. **147**, 454—470 (1941). — Neuere Beobachtungen über die Winterruhe bei

Anopheles maculipennis MEIGEN. Z. Parasitenkde **12**, 157—164 (1942). — Bestimmungs-schlüssel für die *Anopheles*-Weibchen und -Larven in Europa, Nordafrika und Westindien. Merkblätter des Bernhard Nocht-Institutes für Schiffs- und Tropenkrankheiten Hamburg, S. 1—36, 1942. — Die „Rassen" von *Anopheles maculipennis* in Deutschland. Z. Para-sitenkde **14**, 38—60 (1949). — Neuere Beobachtungen über *Anopheles* in Deutschland. Z. Tropenmed. u. Parasitol. **2**, 367—401 (1950/51).

ZUMPT, F.: Die Rassenfrage bei *Anopheles maculipennis* MEIGEN. 1. Beitrag zum Problem der Artbildung und Artbegrenzung. Z. Parasitenkde **12**, 372—387 (1942).

Brachycera (Fliegen).

AUBERTIN, D., and P. A. BUXTON: Cochliomyia and myiasis in tropical America. Ann. Trop. Med. **28**, 245—253 (1934).

BANG, F. B., and R. W. GLASER: The persistence of poliomyelitis virus in flies. Amer. J. Hyg. **37**, 320—324 (1943). — BARANOV, N., u. J. JĚŽIC: Fliegenmaden als Wundschma-rotzer bei den Haustieren in Südserbien. Z. Parasitenkde **1**, 416—422 (1929). — BIRK, W.: Die Übertragung des *Paratyphus* Breslau durch die *Stomoxys calcitrans*. Zbl. Bakter. I Orig. **124**, 280—300 (1932). — BLACKLOCK, D. B., R. M. GORDON and J. FINE: Metazoan immunity: a report on recent investigations. Ann. Trop. Med. a. Hyg. **24**, 5—67 (1930). — BLAGOWESCHTSCHEWSKY, D. J., u. E. N. PAWLOWSKY: Zur Biologie und Bekämpfung der Hautbremse (*Hypoderma bovis* DE GEER). Z. Parasitenkde **3**, 185—204 (1931). — BORG-STROM, F. A.: Studies on experimental *Cochliomyia americana* infestations with special reference to the bacterial flora and the development of immunity. Amer. J. Trop. Med. **18**, 395—411 (1938). — BURTT, E.: The occurrence in nature of tsetse pupae (*Glossina swynnertoni* AUSTEN). Acta trop. (Basel) **9**, 304—344 (1952). — BUXTORF, A.: Die Ver-wendung von Insektiziden zur Bekämpfung von Glossinen. Acta trop. (Basel) **9**, 216—232 (1952).

COCKERELL, T. D.: Fossil insects from Florissant, Colorado. Bull. Amer. Mus. Nat. History **24**, 65—66 (1908).

DAKSHINAMURTY, S.: The common house-fly, *Musca domestica* L., and its behaviour to temperature and humidity. Bull. of Entomol. Res. **39**, 339—357 (1948). — DAVEY, J. T., and F. J. O'ROURKE: Observations on *Chrysops silacea* and *C. dimitiata* at Benin, Southern Nigeria. Ann. Trop. Med. **45**, 30—37 (1951). — DUNN, L. H.: Reasing of the larvae of *Dermatobia hominis* LINN. in man. Psyche **37**, 327 (1930).

EICHLER, W. D.: Über die Artzugehörigkeit der Dasselfliegenlarven aus dem Schlund und aus dem Wirbelkanal. Arch. Tierheilk. **76**, 414—424 (1941). — Morphologische und biologische Merkmale mitteleuropäischer Dasselfliegen und ihrer Larven. III. Z. Parasitenkde **12**, 95—106 (1942). — EMMEL, L.: Die Rolle der Fliegen als Krankheitsüberträger. Unter-suchungen zur Frage der Bedeutung der *Musca domestica* bei der Übertragung der Bakterien-Ruhr. Z. Hyg. **129**, 288—302 (1949). — ENIGK, K.: Versuche zur Bekämpfung des Dassel-befalles der Rinder. Berl. u. Münch. tierärztl. Wschr. **1953**, Nr 4, 49. — ENIGK, K., u. W. PFAFF: Z. Morph. u. Ökol. Tiere **1953**.

FAICHNE, N.: Fly-borne enteric fever; the source of infection. J. Army Med. Corps **13**, 580 (1909). — FAIRBAIRN, H., and A. T. CULWICK: Some climatic factors influencing populations of *Glossina swynnertoni*. Ann. Trop. Med. **44**, 27—33 (1950). — FRANCIS, E., and B. MAYNE: Experimental transmission of tularaemia by flies of the species *Chrysops discalis*. U. S. Publ. Health Serv., Hyg. Lab. Bull. **130**, 8—16, 19 (1922).

GALLI-VALERIO, B.: Sur quelques cas de myiases observés chez l'homme. Schweiz. med. Wschr. **1939** I, 451—452. — GARRET-JONES, C.: The growth of a maggot in sterile blood. Trans. Roy. Soc. Trop. Med., Lond. **43**, 545—546 (1950). — The Congo floor maggot *Auchmeromyia luteola* F. in a laboratory culture. Bull. of Entomol. Res. **41**, 679—708 (1951). GASCHEN, H.: Sur un cas d'invasion massive de "Vers de case". Acta trop. (Basel) **2**, 76—78 (1945). — GEBAUER, O.: Das Verhalten der großen Dasselfliege *Hypoderma bovis* DE GEER im Tierversuch und die percutane Invasion der Larve des 1. Stadiums. Z. Parasitenkde **11**, 391—400 (1939/40). — Beobachtungen und Betrachtungen zum Jahreszyklus der beiden Dasselfliegen des Rindes. Z. Inf.krkh. Haustiere **56**, 207 (1940). — GEIGY, R.: Beobachtungen an einer Zucht von *Glossina palpalis*. Verh. schweiz. naturforsch. Ges. Zürich **1946**; 155 bis 158. — Elevage de *Glossina palpalis*. Acta trop. (Basel) **5**, 201—218 (1948). — Obser-vations sur quelques espéces de Glossines de l'Afrique orientale. Internat. Kongr. für Hyg. und Med., Algier 3.—5. April 1950, S. 172—185. — GEIGY, R., u. M. HUBER: Untersuchungen über Bau und Funktion der Stigmen bei verschiedenen *Glossina*-Arten und bei *Stomoxys calcitrans*. Acta trop. (Basel) **9**, 233 (1952). — GILL, C. A., and R. B. LAL: The epidemiology of cholera with special reference to transmission. Ind. J. Med. Res. **18**, 1255—1297 (1931). — GRAHAM-SMITH, G. S.: Flies in relation to disease. London: Cam-bridge University Press 1913. — The relation of the decline in the number of horse-drawn vehicles and consequently of the urban breeding-grounds of flies, to the fall in the summer-diarrhoea death-rate. J. of Hyg. **29**, 132—138 (1929). — GROSS, H., u. U. PREUSS: Infektionsversuche an Fliegen mit darmpathogenen Keimen. 1. Mitteilung. Versuche mit Typhus und Paratyphusbakterien. Zbl. Bakter. I Orig. **156**, 371—377 (1951).

HASE, A.: Über *Lipoptena cervi* L. und über die Wirkung ihrer Stiche (*Dipt.*, *Pupipara*). Z. Parasitenkde **11**, 410—419 (1940). — Parasitologische Betrachtungen über *Pupiparen* (*Dipt.*), insbesondere über *Crataerina*. Z. Parasitenkde **11**, 637—651 (1940). — HAWLEY, J. E., R. L. PENNER, ST. E. WEDBERG and KULP: The role of the house fly, *Musca domestica*, in the multiplication of certain enteric bacteria. Amer. J. Trop. Med. **31**, 572—582 (1951). — HECHT, O.: Beiträge zur Biologie der neotropischen Dasselfliege *Dermatobia hominis* L. Z. Parasitenkde **15**, 109—118 (1951). — HENNIG, W.: Phlebotomen, Manuscript einer Monographie 1944.

JACKSON, C. H. N.: A new specific character for Tsetse-flies (*Glossina*) of the *morsitans* group. Ann. Trop. Med. **46**, 218—219 (1952). — JAMES, M. T.: The flies that cause myiasis. Man. U. S. Dep. Agric. Misc. Publ. No 631, U. S. Gov. Print. Off. Washington, 1947, 175 S. — JELLISON, L. W.: Tularemia, geographical distribution of "deerfly fever" and the biting fly, *Chrysops discalis* WILLISTON. Publ. Health Rep. **65**, 1321—1329 (1950).

KUNERT, H., u. L. SCHMIDTKE: Die Bedeutung der nichtstechenden Fliegen für die Verschleppung von Leptospiren. Z. Tropenmed. u. Parasitol. **3**, 475—486 (1951/52).

LEON, N.: A case of urethral Myiasis. J. of Parasitol. **7**, 184—185 (1921).

MEISSNER, E.: Die Rattenschwanzmade der Schwirrfliege (*Eristalis tenax*) als Schmarotzer im menschlichen Darm. Med. Klin. **1950**, 1474. — MELNICK, J. L., and L. R. PENNER: Experimental infection of flies with human poliomyelitis virus. Proc. Soc. Exper. Biol. a. Med. **65**, 342 (1947). — MORRIS, K. R., and M. G. MORRIS: The use of traps against Tsetse in West Africa. Bull. of Entomol. Res. **39**, 491—528 (1949).

PARAMONOW, S. J.: Bestimmungstabelle sämtlicher Entwicklungsstadien der Magendasseln. (Fam. *Gastrophilidae*; Dipt.) Z. Parasitenkde **14**, 27—38 (1949) — PAUL, J. R., u. Mitarb.: The detection of poliomyelitis virus in flies. Science (Lancaster, Pa.) **94**, 395—396 (1941). — PETER u. W. GAEHTGENS: Über den serologischen Nachweis der Dassellarveninfektion beim Rind und beim Menschen. Zbl. Bakter. I Orig. **132**, 81 (1934).

REICHMUTH, W.: Warum versagt DDT bei manchen Fliegen? Umschau Wiss. u. Techn. **1951**, H. 5. — RILEY, W. A.: The possibility of intestinal mysiasis in man. J. Econ. Entomol. **32**, 875 (1939). — ROUBAUD, E.: Les particularités de la nutrition et la vie symbiotique chez les mouches tsétsés. Ann. Inst. Pasteur **33**, 489—536 (1919). — RUPP, H.: Contribution à la lutte contre les Tsétsés. Acta trop. (Basel) **9**, 289—303 (1952).

SABIN, A. B., and R. WARD: Flies as carriers of poliomyelitis virus in urban epidemics. Science (Lancaster, Pa.) **94**, 590—591 (1941). — Insects and epidemiology of poliomyelitis. Science (Lancaster, Pa.) **95**, 300—301 (1942). — SCHMID, F.: Über die Biologie der Dasselfliege. Dtsch. tierärztl. Wschr. **1941**, 313—316. — SCHUCKMANN, W. v.: Über Fliegen, besonders ihre Rolle als Krankheitsüberträger und Krankheitserreger und über ihre Bekämpfung. Zbl. Bakter. **81**, 481—505, 529—568 (1926). — SCHULZ, H.: Über Fortpflanzung und Vorkommen von Fledermausfliegen (Fam. *Nycteribiidae-Diptera pupipara*). Z. Parasitenkde **10**, 297—328 (1939). — SÉGNY, E.: Etude biologique et systématique des sarcophagines myiasigènes du genre *Wohlfahrtia*. Ann. de Parasitol. **18**, 220 (1941). — SIMMONS, S. W.: Some histopathological changes caused by *Hypoderma* larvae in the esophagus of cattle. J. of Parasitol. **23**, 376 (1937). — STADLER, HANS: Über den Befall einer Kröte (*Bufo vulgaris* LAUR.) durch die Larven von *Lucilia sylvarum* MEIG.; Krankheitsgeschichte und Sektionsbefund. Z. Parasitenkde **2**, 360—367 (1930). — STEINIGER, F.: Die Gefahren der Fliegenplage und ihre Bekämpfung. Merkblatt 1942. — STONE, A.: The bionomics of some Tabanidae (Diptera). Ann. Entomol. Soc. Amer. **23**, 261—304 (1930). — STRICKLAND, C., and D. N. ROY: Experimental intestinal myiasis. Indian. J. Med. Res. **28**, 593 (1940).

THOMSEN, M.: Fly control in Denmark. Quart. Bull. Health. Organisat. League Nat. **3**, 304—324 (1934). — Stuefluen (*Musca domestica*) og Stikfluen (*Stomoxys calcitrans*). 176 de Beretning fre Forsøgslaboratoriet. København 1938.

WIESMANN, R.: Untersuchungen über das physiologische Verhalten von *Musca domestica* L. verschiedener Provenienzen. Mitt. schweiz. entomol. Ges. **20**, 484 (1947). — WILHELMI: Grundfragen zur Fliegenplage und ihre Bekämpfung. Arch. f. Hyg. **1926**, 82—89. — Die gemeine Stechfliege. Monographie zur angewandten Entomologie. Berlin: Parey-Verlag 1917.

ZUMPT, F.: Die Tsetsefliege. Jena: Gustav Fischer 1936. — Magenfliegen und Hautmaulwurf. Merkblätter des Bernhard Nocht-Institutes für Schiffs- und Tropenkrankheiten Hamburg, Merkblatt 9, 1941. — Die Stubenfliege. Merkblätter des Bernhard Nocht-Institutes für Schiffs- und Tropenkrankheiten Hamburg, Merkblatt 4, 1942. — Tsetsefliegen. Merk blätter des Bernhard Nocht-Institutes für Schiffs- und Tropenkrankheiten Hamburg, Merkblatt 6, 1942. — Hausfliegen als Überträger von Seuchen, insbesondere der spinalen Kinderlähmung. Anz. Schädlingskunde 1949, H. 11, 161—163. — Myiasis in man and animals in Africa. S. A. J. of Clin. Sci. 2, 38 (1951). — ZUMPT, F., and M. PATTERSON: Flies visiting human faeces and carcasses in Johannesburg, Transvaal. S. A. J. of Clin. Sc. 3, 92—106 (1952). — ZWINGMANN, A.: Beitrag zur Kenntnis der Larvenstadien der Dasselfliegen des Rindes. Inaug.-Diss. Hannover 1940.

Aphaniptera (Flöhe).

BLANC, G.: Longue persistance de la virulence du bacille pesteux chez la puce du rat Xenopsylla cheopis, conservée morte à sec. Ann. Inst. Pasteur. 75, 569—571 (1948). — BLANC, G., et M. BALTAZARD: Recherches expérimentales sur la peste. L'infection de la puce de l'homme, Pulex irritans, L. C. r. Acad. Sci. Paris 213, 813—816 (1941).

CARLÉ, R.: Das ökologische Mosaik der Infektketten bei einigen Seuchen in Südrußland (Tularämie, Pest, Malaria, Pappatacifieber). Z. Tropenmed. u. Parasitol. 2, 558—602 (1950/51).

GEIGY, R.: L'hypertrophie parasitaire de la femelle de Tunga penetrans. Bull. Soc. Path. exot. Paris 42, 123—125 (1949). — Sandfloh-Problem. Naturwiss. 1953, H. 2, 40—42. — GEIGY, R., u. A. HERBIG: Die Hypertrophie der Organe beim Weibchen von Tunga penetrans. Acta trop. (Basel) 6, 246—262 (1949). — GORDON, J. E., and P. T. KNIES: Flea versus rat control in human plague. Amer J. Med. Sci. 213, 362—376 (1947). — GRELL, K. G.: Die russische Steppenpest. In: Erdkunde, Bd. II. Lfg. 4/6, S. 230—237. 1948.

HARRISON, L. J.: Rodents in relation to disease and their control. J. Army Med. Corps 42, 273—283 (1949). — HASE, A.: Die Flohplage und ihre Bekämpfung. (Menschen- und Hundefloh.) Dtsch. Ges. für angew. Entomologie E.V. Merkblatt Nr 5, Ser. I, 3. Aufl. 1925. — Über die unterschiedliche Disposition gegenüber den Angriffen von Ungeziefer, insbesondere von Flöhen. Med. Welt 1942, Nr. 16, 396—397.

IOFF, I. G.: Die Fragen der Ökologie der Flöhe im Zusammenhang mit ihrer epidemiologischen Bedeutung. Landes-Verlag v. Orschonikidse (Pjatigorsk) 1941. — IOFF, I. G., u. POKROWSKAJA: Beobachtungen über die Zieselfloh-Infektion in der Zeit der Pest-Epizootie im Jahre 1928. Bekanntmachung des Staatlichen Bazillen-Instituts Rostow, S. 137—152, 1929.

LEESON, H. S.: Further experiments upon the longevity of Xenopsylla cheopis ROTHS. Parasitology 28, 403—409 (1936). — LINDUSKA, J. P., J. J. CHRAN and F. A. MORTON: Flea repellents for use on clothing. J. Econ. Entomol. 39, 767—769 (1946).

MACCHIAVELLO, A.: Reinfeccion pestosa de puertos peruanos por importación de sacos de Yute provenientes de la India. Bol. ofic. san. Panamericana 26, 225—227 (1947). — MOOSER, H.: Die Beziehungen des murinen Fleckfiebers zum klassischen Fleckfieber. Basel: Verlag für Recht und Gesellschaft 1945. — MOOSER, H., and M. R. CASTANEDA: The multiplication of the virus of mexican typhus fever in fleas. J. of Exper. Med. 55, 307—323 (1932).

PEUS, F.: Die Flohplage und ihre Bekämpfung. Flugblatt Nr 13 aus der Preußischen Landesanstalt für Wasser-, Boden- und Lufthygiene, Zool. Abt. Dahlem. — Die Flöhe, Monographie Bd. 5. Leipzig: Dr. Paul Schöps 1938. — Aphaniptera. (Die Flöhe.) In: Lehrbuch der medizinischen Entomologie von E. MARTINI. Jena: Gustav Fischer 1952. — Flöhe. In: Die Neue Brehm-Bücherei. Leipzig: Akademische Verlagsgesellschaft 1953.

RICKARD, E. R.: The survival time of the rickettsias of murine typhus in infected flea feces. Amer. J. Trop. Med. 31, 306—310 (1951).

WEYER, F.: Flöhe. Merkblätter aus dem Bernhard Nocht-Institut für Schiffs- und Tropenkrankheiten, Hamburg, Nr 3, 1942.

Arthropodenbekämpfung.

BOT, J.: The action of DDT, Hexachlorocyclohexane, Chlordane and Toxaphene. Doc. Med. Geogr. et Trop. 4, 57—70 (1952). — BROWN, A. W. A.: The development of resistance of insects to insecticides. 81. An. Rept. Ent. Soc. of Ontario, S. 34—35, 1950. — Insect control by chemicals. New York: John Wiley & Sons Inc. 1951. — BRUCE, W. N., and G. C. DECKER: House fly tolerance for insecticides. Soap Sanit. Chem. 26, 122—125, 145—147 (1950). — BUSVINE, J. R.: Mechanism of resistance to insecticides in house flies. Nature (Lond.) 168, 193 (1951). — BUXTON, P. A.: The use of the new insecticide DDT in relation to the problems of tropical medicine. Trans. Roy. Soc. Trop. Med., Lond. 38, 367—391 (1945). — BUXTORF, A.: Die Anwendung von Dichlordiphenyltrichloräthan als Insektizid in der Human- und Veterinär-Hygiene. Erg. Hyg. 26, 61—138 (1949).

CAMERON, G. R.: Risks to man and animals from use of DDT. Brit. Med. Bull. 3, 233 (1945). — CASE, R. A. M.: Toxische Wirkung des Insekten-Tötungsmittels DDT beim Menschen. Brit. Med. J. 1945, No 4432, 842. — CHADWICK, L. E.: The current status of physiological studies on DDT-resistance. Amer. J. Trop. Med. a. Hyg. 1, 404—411 (1952). —

CHRISTOPHERS, RICKARD: Insect repellents. Brit. Med. Bull. **3**, 222—224 (1945). — COHNEN, W.: Gefahren und Vorsichtsmaßregeln bei der Anwendung neuzeitlicher Insektizide. Arzt u. Patient **1950**, 105—106.

DECKER, G. C., and W. N. BRUCE: House fly resistance to chemicals. Amer. J. Trop. Med. a. Hyg. **1**, 395—403 (1952). — DOMENJOZ, R.: Pharmakologie und Toxikologie des p,p-Dichlordiphenyltrichloraethans. Erg. Hyg. **26**, 18—45 (1949).

EDDY, G. W.: Effectiveness of certain insecticides against DDT-resistant body lice in Korea. J. Econom. Entomol. **45**, 1043—1051 (1952). — ÉMMEL, L., u. M. KRÜPE: Beiträge zur Kenntnis der Wirkungsweise des 4.4'-Dichlordiphenyl-trichlormethyl-methans beim Warmblüter. Z. Naturforsch. 1, 691 (1946). — ENIGK, K.: Die Insektizide in der Veterinärmedizin. Mh. prakt. Tierheilk. **1**, 138—216 (1949). — Zecken- und Fliegenbekämpfung bei Weiderindern. Z. Tropenmed. u. Parasitol. **1**, 280—287 (1949). — Wirkung und Verträglichkeit der synthetischen Kontaktinsektizide. Exper. Vet.med. **1**, 1—16 (1950).

FINKENBRINK, W.: Neuartige Schädlingsbekämpfung bei der Milcherzeugung und Milchverarbeitung. Süddtsch. Molkereiztg **68**, 206—207 (1947). — FITZHUGH, O. G., and A. A. NELSON: The chronic oral toxicity of DDT. J. of Pharmacol. **89**, 18—30 (1947).

GARNHAM, P. C. C.: Mortality of *Aedes aegypti* feeding on rabbits receiving oral „Gammexane". Nature (Lond.) **160**, 156—157 (1947).

HADJINICOLAOU, J.: Malaria and mosquito control in Greece. Proc. 39. Annual Meeting N. J. Mosq. Ext. Assoc. 12—14. März 1952, S. 48—55. — HARRISON, C. M.: Inheritance of resistance to DDT in the housefly *Musca domestica* L. Nature (Lond.) **167**, 855—856 (1951). — HERTEL, H.: Chronische DDT-Intoxikation. Dtsch. Arch. klin. Med. **199**, 256—274 (1952). — HESS, A. D.: The significance of insecticide resistance in vector control programs. Amer. J. Trop. Med. a. Hyg. **1**, 371—388 (1952). — Current status of insecticide resistance in insects of public health importance. Amer. J. Trop. Med. a. Hyg. **2**, 311—317 (1953). — HEUBNER, W.: Über die Wanderung des DDT im Insektennerven. Sitzgsber. dtsch. Akad. Wiss. Berlin, Math.-naturwiss. Kl. 1948, Nr VIII. — HOFFMANN, J.: Zur Frage des Wirkungsmechanismus moderner Insektizide. Arch. exper. Path. u. Pharmakol. **208**, 183—185 (1949). — HOFFMANN, J., u. L. LENDLE: Zur Wirkungsweise neuerer insekticider Stoffe. Arch. exper. Path. u. Pharmakol. **205**, 223 (1948). — HURLBUT, H. S., R. M. ALTMAN and C. NIBLEY jr.: DDT-resistance in Korean body lice. Science (Lancaster, Pa.) **115**, 11—12 (1952).

KING, W. V.: Some results of recent work on the newer insecticides. Amer. J. Trop. Med. **28**, 487 (1948). — KNIPLING, E. F.: Present status of mosquito resistance to insecticides. Amer. J. Trop. Med. a. Hyg. **1**, 389—394 (1952). — KNIPLING, E. F., R. C. BUSCHLAND, F. H. BABERS, G. H. CULPEPPER and E. S. RAUN: Evaluation of selected insecticides and drugs as chemotherapeutic agents against external bloodsucking parasites. J. of Parasitol. **34**, 55—70 (1948). — KRESBACH, H.: Schwere DDT-Dermatitis mit erheblichen Störungen des Allgemeinbefindens und Symptomen von seiten innerer Organe. Wien. klin. Wschr. **1953**, Nr 27. — KWOCZEK, J.: Über die Toxizität der DDT- und Hexachlorcyclohexanpräparate. Med. Mschr. **1950**, 25.

LILLIE, R. D., and M. J. SMITH: Pathology of experimental poisoning in cats, rabbits, and rats with 2,2-Bis-Parachlorphenyl-1-1,1-trichlorethan. Publ. Health Rep. **59**, 979—984 (1944). — LINDQUIST, A. W., E. F. KNIPLING, H. A. JONES and H. H. MADDEN: Mortality of bedbugs on rabbit given oral dosages of DDT and pyrethrum. J. Econ. Entomol. **37**, 128 (1944). — LINDQUIST, A. W., and H. G. WILSON: Development of a strain of house flies resistant-DDT. Science (Lancaster, Pa.) **107**, 276 (1948). — LOCKAU, S., u. M. LÜDICKE: Die Darstellung von radioaktivem P-O, O-Diäthyl-o, p-nitrophenylmonothiophosphat, seine Aufnahme und Weiterleitung im Insektenkörper. Z. Naturforsch. **7**b, 389—397 (1952). — LUERS, H.: Über genetische Versuche mit Kontaktinsektiziden an *Drosophila*. „Moderne Biologie", Festschrift für HANS NACHTSHEIM, Berlin 1950. — Raising Drosophila on a medium containing DDT. Dros. Inf. Serv. **24**, 86 (1950). — Untersuchung zur Frage der Mutagenität des Kontaktinsektizids DDT an *Drosophila melanogaster*. Naturwiss. **40**, 293 (1953). — LÜERS, T., H. KÖPF u. H. LÜERS: Über Nervenzellenveränderungen bei *Drosophila* nach E 605-Vergiftungen. Biol. Zbl. **72**, 478 (1953).

McCULLOCH, R. N., and D. F. WATERHOUSE: Laboratory and field tests of mosquito repellents. Commonwealth of Australia. Council for Sci. a. Industr. Res. Bull. No 213, 28 S., 1947. — McINTOSH: Relation between particle size and shape of insecticidal suspensions and their contact toxicity. DDT suspensions against *Trib. castaneum* Hb. Ann. Appl. Biol. **34**, 586—610 (1947); **36**, 535—550 (1949). — MARCH, R. B., and R. L. METCALF: Studies in California of insecticide-resistant flies. Soap. a. Sanit. Chem. CSMA. Proc. **1950**, 80—83. — MAYER, K.: Zur Problematik der neuen Kontaktinsektizide. Nachrichtenblatt dtsch. Pflanzenschutzdienst. N. F. **5**, 81—85 (1951). — Mücken und Mückenabwehr. Umschau **1953**, H. 12. — MEILLON, B. DE: Effect on some bloodsucking arthropods of „Gammexane" when fed to a rabbit. Nature (Lond.) **158**, 839 (1946). — METCALF, R. L., and C. W. KEANS: Tenn. Val. Aut. Dep. Ent. Univ. Illinois 1946. Zit. nach WINTERINGHAM 1952. — METCALF,

R. L., and R. B. MARCH: J. Econ. Entomol. **43**, 5, 670 (1950). Zit. nach WINTERINGHAM 1952. — MÜLLER, P.: Physik und Chemie des Dichlordiphenyltrichloraethans. Erg. Hyg. **26**, 7—15 (1949). — Über Zusammenhänge zwischen Konstitution und insecticider Wirkung. I. Helvet. chim. Acta **29** (1949). — MÜLLER, P., R. DOMENJOZ, R. WIESMANN u. A. BUXTORF: Dichlordiphenyltrichloraethan als Insektizid und seine Bedeutung für die Human- und Veterinärhygiene. Erg. Hyg. **26**, 6—138 (1949).

PAL, R.: DDT-resistant strain of *Musca nebulo*. Trans. Roy. Soc. Trop. Med., Lond. **45**, 125—127 (1951). — PIEKARSKI, G., u. K. HOLZ: Über die Wirkung des Kontakt-insekticiden Handelspräparates „Gix" auf Ratten und Mäuse. Arch. exper. Path. u. Pharmakol. **210** 71—90 (1950).

REICHMUTH, W.: Neuere Ergebnisse und Probleme der Schädlingsbekämpfung. In: Naturforschung und Medizin in Deutschland 1939—1946, Bd. 67, S. 21—61. 1948. — Reaktionsunterschiede bei *Musca domestica* L. und deren praktische Bedeutung. Verh. Dtsch. Zool. Ges. in Marburg 1950, S. 170—178. — Ein Fall physiologischer Schädigung während des Schlupfes von *Sarcophaga carnaria* L. nach Versprühen von DDT-Lösung im Raum. Nachrichtenbl. dtsch. Pflanzenschutzdienstes **2**, 182—183 (1950). — Die Ungezieferbekämpfung auf abiotischer Grundlage (Entwesung). In: E. MARTINI, Lehrbuch der medizinischen Entomologie. Jena: Gustav Fischer 1952. — Über biologische Erscheinungen des unterschiedlichen Verhaltens von Insekten unter dem Einfluß biotischer und abiotischer Faktoren. Trans. Ninth Int. Congr. Ent. **1**, 495—501 (1952). — Über Faktoren der insektiziden Potenz. Trans. Ninth Int. Congr. Ent. **1**, 1005—1013 (1952). — RICHARDS, A. G., and L. H. CUTKOMP: The cholinesterase of insect nerves. J. Cellul. a. Comp. Physiol. **26**, 57—61 (1945). — RIEMSCHNEIDER, R.: Zur Chemie und Toxikologie neuzeitlicher Insektizide. Österr. Apotheker-Ztg Folge 37, **1951**, 2—6. — RIEMSCHNEIDER, R., u. B. ROHRMANN: Über die Zucht DFDT-resistenter *Drosophila melanogaster* M. Anz. Schädlingskunde **23**, H. 10 (1950.)

SMITH, C. N., and W. V. KING: Field Studies of tick repellents. Amer. J. Trop. Med. **30**, 97—102 (1950). — SMITH, U. J.: Death following accidental ingestion of DDT. J. Amer. Med. Assoc. **136**, 469 (1948).

THIEL, P. H. VAN: The repellent effect of insecticides, especially of contact insecticides. Documenta néerl. et indones. morbis. trop. **3**, 117—125 (1951). — TRAPIDO, H.: The toxicity of DDT to *Anopheles claviger* MEIGEN in Sardinia and on the Italian mainland. J. Nat. Malaria Soc. **10**, 266—271 (1951). — Modified response of *Anopheles albimanus* to DDT residual house spraying in Panama. Amer. J. Trop. Med. a. Hyg. **1**, 853—861 (1952).

VELBINGER, H. H.: Beitrag zur Toxikologie des DDT-Wirkstoffes Dichlor-diphenyltrichlormethylmethan. Pharmazie **1947**, H. 6, 268. — VICK F.: Der mechanische Mückenschutz beim ehemaligen deutschen Heer. Acta trop. (Basel) **5**, 349—353 (1948).

WASSERBURGER, H. J.: Schweineläusebekämpfung durch perorale HCC-Verabreichung. Mh. Vet.med. **1952**, 255—258. — WELSH, J. H., u. H. T. GORDON: The mode of action of certain insecticides on the arthropod nerve axon. J. Cellul. a. Comp. Physiol. **30**, 147—172 (1947). — WIESMANN, R.: Die Eintrittspforten des DDT am Insektenkörper. Mitt. schweiz. entomol. Ges. **22**, 257—291 (1949). — Der Wirkungsmechanismus des Dichlordiphenyltrichloraethans bei den Arthropoden, speziell bei den Insekten. Erg. Hyg. **26**, 46—61 (1949). — WIESMANN, R., u. R. LOTMAR: Beobachtungen und Untersuchungen über den Wirkungsbereich des neuen Repellent „Kik-Geigy". Acta trop. (Basel) **6**, 292—347 (1949). — WIGGLESWORTH, V. B.: Some notes on the integument of insects in relation to the entry of contact insecticides. Bull. of Entomol. Res. **33**, 205—218 (1942). — I. Action of inert dusts on insects. Nature (Lond.) **153**, 493—494 (1944). — II. Transpiration through the cuticle of insects. J. of exper. Biol. **21**, 97—114 (1945). — WILSON, H. F., and F. B. GAHAN: Susceptibility of DDT-resistant houseflies to other insecticidal sprays. Science (Lancaster, Pa.) **107**, 276—277 (1948). — WINTERINGHAM, F. P. W.: Zur Biochemie von Insektengiften. Endeavour **11**, No 41 (1952). — WINTERINGHAM, F. P. W., P. M. LOVEDAY and A. HARRISON: Resistance of houseflies to DDT. Nature (Lond.) **167**, 106—107 (1951).

Anhang: Untersuchungsmethoden und Kulturverfahren.

BARAKAT, M. R.: A new procedure for the cultivation of the nematode parasites. J. Roy. Egyptian Med. Assoc. **34**, 323—326 (1951). — BOECK, W. C., and DRBOHLAV: The cultivation of *Endamoeba histolytica*. Amer. J. Hyg. **5**, 371—407 (1925). — BROOKE, M. M., and M. GOLDMAN: Polyvinyl alcohol-fixative as a preservative and adhesive for protozoa in dysenteric stools and other liquid materials. J. Labor. a. Clin. Med. **34**, 1554—1560 (1949).

EICHLER, W.-D.: Zur Sammel-, Zucht- und Präparationstechnik der Larven und Fliegen unserer Rinderdasselfliegen. Z. hygien. Zool. **1940**, 97—106. — EICHLER, W. D., u .B. MÜLLER: Die Phasenkontrastmikroskopie in der parasitologischen Diagnostik. Exper. Vet. med. **2**, 103—110 (1950).

FAUST, E. C.: Modern criteria for the laboratory diagnosis of amebiasis. Amer. J. Trop. Med. a. Hyg. 1, 140—145 (1952). — FAUST, E. C., J. S. D'ANTONI, V. ODOM, M. J. MILLER, C. PERES, W. SAWITZ, L. F. THOMEN, J. TOBIE and J. H. WALKER: A critical study of clinical laboratory technics for the diagnosis of Protozoan cysts and Helminth eggs in feces. I. Preliminary communication. Amer. J. Trop. Med. 18, 169—184 (1938). — FIELD, J. W.: A simple and rapid method of staining malarial parasites in thick blood smears. Trans. Roy. Soc. Trop. Med., Lond. 34, 195—202 (1940).

HALLMAN, FRANCES A., JOSEPH B. MICHAELSON and JAMES N. DELAMATER: The cultivation of *Endamoeba histolytica* in a defined medium. Amer. J. Trop. Med. 30, 363—369 (1950).

JONES, B.: Impregnating polivinyl alcohol with picric acid for the simultaneous staining and permanent mounting of Acarina. Proc. Roy. Entomol. Soc. Lond. 21, 85—86 (1946).

MAGARA, M., E. AMINO and E. YOKOUTI: One method for the pure culture of *Trichomonas vaginalis*. Amer. J. Trop. Med. a. Hyg. 2, 267—270 (1953).

PICK, F.: Nouveaux dispositifs pour la technique de la coproculture. Acta trop. (Basel) 5, 354—359 (1948).

REICHENOW, E., H. VOGEL u. F. WEYER: Leitfaden zur Untersuchung der tierischen Parasiten des Menschen und der Haustiere, 3. völl. neubearb. Aufl. Leipzig: Johann Ambrosius Barth 1952.

SALMON, J. T.: New methods in microscopy for the study of small insects and arthropods. Trans. Roy. Soc. New Zealand 77, 250—253 (1949). — SCHLIEPER, C.: Helminthologische Laboratoriumsmethoden. Merkbl. Med. Parasitologie, herausgeg. E. RODENWALDT. Stuttgart: Hippokrates-Verlag 1949.

VELAT, CLARENCE A., PAUL P. WEINSTEIN and GILBERT F. OTTO: A stain for the rapid differentiation of the intestinal amoebae in fresh, wet preparations. Amer. J. Trop. Med. 30, 43—51 (1950).

WELLER, T. H., and G. J. DAMMIN: The acid-ether centrifugation and the zink-sulphat flotation techniques as methods for the recovery of the eggs of *Schistosoma mansoni*. Amer. J. Trop. Med. 25, 367—374 (1945). — WOLMAN, M.: Field's stain. Trans. Roy. Soc, Trop. Med. Lond. 36, 363—364 (1943).

Namenverzeichnis.

(Kursiv gedruckte Seitenzahlen beziehen sich auf das Literaturverzeichnis.)

Sachverzeichnis.

(Halbfett gedruckte Seitenzahlen beziehen sich auf ausführliche Kapitel,
kursiv gedruckte Seitenzahlen auf die Abbildungen.)

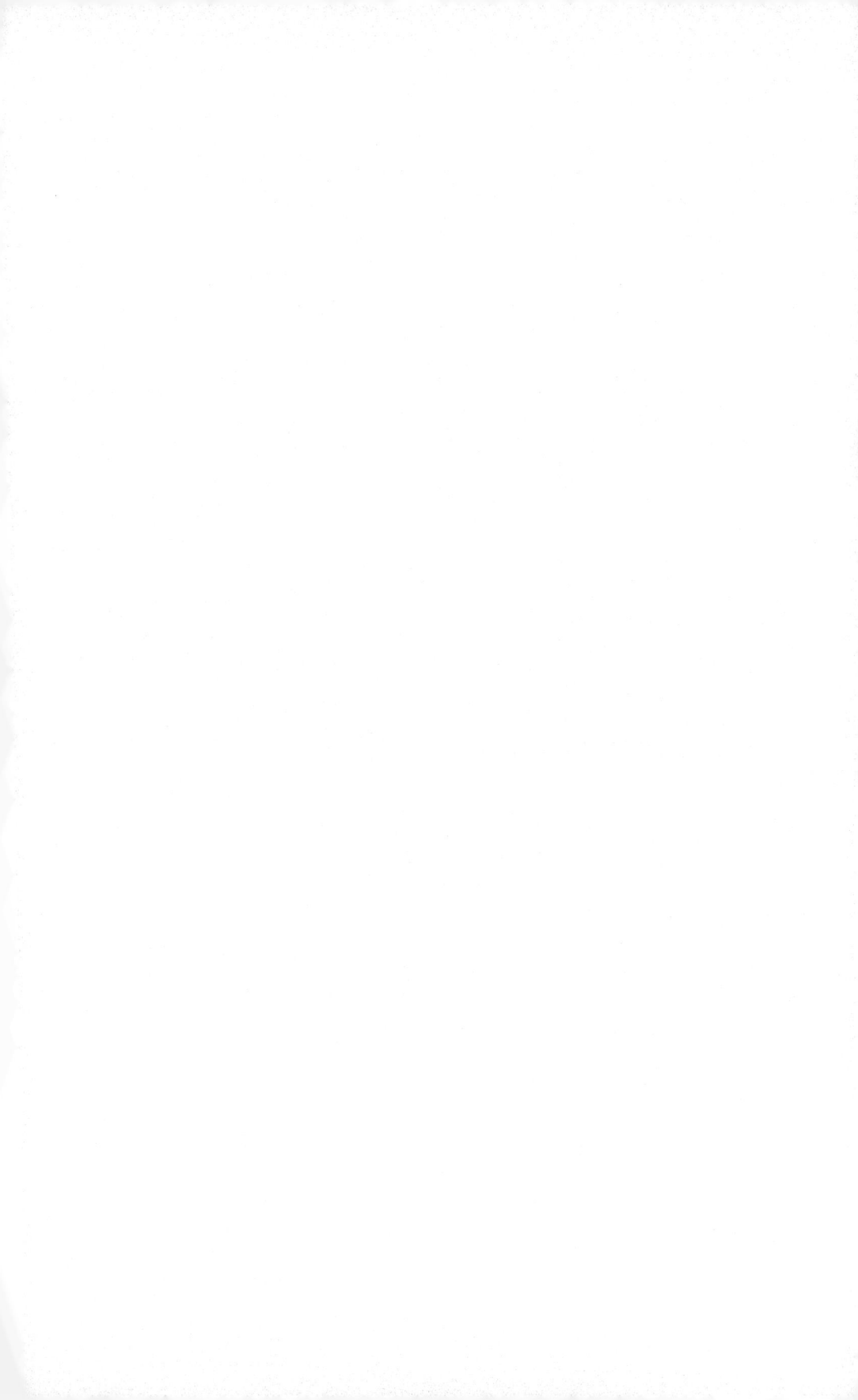

The manufacturer's authorised representative in the EU is Springer
Nature Customer Service Centre GmbH, Europaplatz 3, 69115 Heidelberg,
Germany. If you have any concerns regarding our products, please
contact ProductSafety@springernature.com

Printed and bound by CPI Group (UK) Ltd, Croydon, CR0 4YY
24/04/2026
02096317-0013